母胎医学
临床诊疗及
护理流程

Maternal Fetal Medicine Diagnosis,
Treatment and Nursing

主　编　刘彩霞

副主编　乔　宠　魏　军　夏春玲　金　镇　杜　鹃

专家委员会（按姓氏笔画排序）

丁依玲　马润玫　王子莲　王谢桐　冯　玲　刘兴会

李笑天　杨　艳　杨慧霞　邹　丽　陈敦金　范　玲

林建华　赵扬玉　胡娅莉　钟　梅　段　涛　贺　晶

漆洪波

人民卫生出版社

图书在版编目（CIP）数据

母胎医学临床诊疗及护理流程/刘彩霞主编 . —北京：人民卫生出版社，2018

ISBN 978-7-117-27431-9

Ⅰ.①母… Ⅱ.①刘… Ⅲ.①胎儿疾病 – 诊疗②胎儿疾病 – 护理 – 技术操作规程 Ⅳ.①R714.5 ②R473.71–65

中国版本图书馆 CIP 数据核字（2018）第 221115 号

| 人卫智网 | www.ipmph.com | 医学教育、学术、考试、健康，购书智慧智能综合服务平台 |
| 人卫官网 | www.pmph.com | 人卫官方资讯发布平台 |

母胎医学临床诊疗及护理流程

主　　编：刘彩霞

出版发行：人民卫生出版社（中继线 010-59780011）

地　　址：北京市朝阳区潘家园南里 19 号

邮　　编：100021

E - mail：pmph @ pmph.com

购书热线：010-59787592　010-59787584　010-65264830

印　　刷：北京画中画印刷有限公司

经　　销：新华书店

开　　本：889×1194　1/16　印张：50

字　　数：1549 千字

版　　次：2018 年 10 月第 1 版　2018 年 10 月第 1 版第 1 次印刷

标准书号：ISBN 978-7-117-27431-9

定　　价：258.00 元

编委名单（按姓氏笔画排序）

中国医科大学附属盛京医院

王珺 乔宠 刘彤 刘晓梅 刘彩霞 关洪波 杜鹃 金镇 赵平 赵岩
夏亚军 夏志军 夏春玲 黄英 崔红 富建华 臧彬 魏军

原中国医科大学附属盛京医院

李秋玲

大连医科大学附属第一医院

石芳鑫

沈阳医学院附属中心医院

刘伟

哈尔滨医科大学附属第一医院

孙敬霞

吉林大学第一医院

何津

中国医科大学附属第一医院

孟涛

哈尔滨医科大学附属第四医院

蔡雁

吉林大学第二医院

滕红

编者名单（按姓氏笔画排序）

中国医科大学附属盛京医院

丁旭东　于晓江　王　阳　王　珺　王大佳　毛　健　尹少尉　吕　远　乔　宠　刘　彤
刘兆玉　刘晓梅　刘彩霞　关洪波　孙　晶　那　全　杜　鹃　李　欢　李国福　杨洪艳
吴　颖　吴兴茂　吴秀英　吴慧颖　乞文旭　张志涛　张丽娟　陈皓旸　金　镇　金秀华
赵　平　赵　岩　赵广翊　姜　红　费英俊　栗　娜　夏亚军　夏志军　夏春玲　黄　英
崔　红　董有静　富建华　谢　诺　廖姗姗　臧　彬　戴　丽　魏　军

原中国医科大学附属盛京医院
李秋玲

大连医科大学附属第一医院
石芳鑫

沈阳医学院附属中心医院
刘　伟

哈尔滨医科大学附属第一医院
孙敬霞

吉林大学第一医院
何　津

中国医科大学附属第一医院
孟　涛

哈尔滨医科大学附属第四医院
蔡　雁

吉林大学第二医院
滕　红

秘书　郑东明　荆　彤

4

主编简介

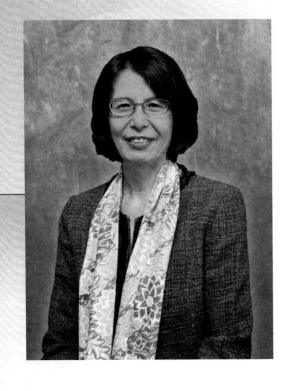

刘彩霞　教授

　　博士研究生导师,现任中国医科大学附属盛京医院妇产科教研室主任、产科主任;辽宁省母胎医学中心主任;辽宁省产科疾病临床医学研究中心主任;辽宁省产科临床医学创新协同联盟负责人;辽宁省围产急救中心主任;中华医学会辽宁省医学会妇产科学分会主任委员;中国医师协会整合医学分会生殖医学专业委员会副主任委员;中国医师协会妇产科分会母胎学组第一届委员会副主任委员;中国妇幼保健协会高危妊娠管理专业委员会副主任委员;中国优生科学协会妇儿临床分会副主任委员;中国预防医学会出生缺陷预防与控制专业专业委员第一届委员会副主任委员;中国妇幼保健协会促进自然分娩专业专家委员会副主任委员;中国医师协会辽宁省医师学会副会长;中国遗传学会遗传咨询分会顾问;首届辽宁名医,辽宁省教学名师,辽宁省第十届优秀科技工作者。

　　承担省部级以上科研课题 30 余项,科研经费 2000 余万元,发表 SCI 及核心期刊论文共计 100 余篇。曾获辽宁省教学成果奖 3 项,辽宁省科技进步奖 2 项。主编教材 12 部、副主编教材 6 部、参编教材 12 部、视听教材 12 部。

前　言

　　随着科学的进展和学科的进一步交叉及融合,近年来国际上逐渐用"母胎医学"取代了"围产医学",它是在整合了传统产科学、影像学、遗传学、发育学等多学科的基础上发展起来的致力于母婴健康、减少出生缺陷、提高出生人口素质的新学科。

　　母胎医学的发展大大加强了学科间整合,鼓励了学科与学科间相互交叉、相互渗透、相互融合、相互补充,实现多学科衔接和融合,促进边缘交叉学科的发展。中国医科大学附属盛京医院产科具有悠久的历史和丰厚的底蕴,2011年获得卫生部(现国家卫生健康委员会)首批临床国家重点专科——产科。目前无论是产科的床位数还是分娩量都位居全国大学综合性医院中第一。2008年8月起在国内率先开展多种胎儿治疗技术,包括EXIT(产时子宫外处理)+产房外科手术、胎盘支持的产时胎儿手术、胎儿镜下选择性胎盘血管交通支激光凝结术、射频消融术等。截至目前我院胎儿治疗技术全面、病种多、例数多,技术水平达国内先进水平。

　　依托于中国医科大学附属盛京医院产科成立的辽宁省妇产科临床医学研究中心、辽宁省孕产妇危重症抢救中心、辽宁省产前诊断中心、辽宁省母胎医学中心、辽宁省产科质量控制中心、辽宁省协同创新联盟、东北产科联盟等,致力于将先进的科技转化到临床,将优质的医疗护理服务辐射到东北三省,降低孕产妇和围产儿的死亡率,降低出生缺陷率,改善出生缺陷儿的预后。

　　随着二孩政策的实施,一次剖宫产术后的患者再次妊娠数量增多,因此我们接诊的凶险性前置胎盘也越来越多,为了避免在临床诊疗和护理过程中有遗漏,我们团队制定了清单式流程化管理流程,临床医护人员都认为是非常高效而且实用的一种疾病诊疗护理管理方式。因此决定联合东北三省的多学科专家撰写《母胎医学临床诊疗及护理流程》这样一本书,囊括全部母胎医学的流程,而且不仅仅是诊疗,还包括护理。其目的:一是帮助广大读者尤其是基层的医护人员可以遵照清单式流程进行诊疗和护理过程,避免发生遗漏,造成诊疗护理的遗憾;二是改善目前国内母胎医学领域缺乏此类专著的情况。本书包括每种疾病或者症状的病房、门诊和急诊的临床诊治流程及护理流程,而且还标注诊疗要点,有很好的实用性。

　　本书的特点是:首先,覆盖面广,囊括了母体医学、胎儿医学、麻醉、ICU、新生儿内科、新生儿外科、盆底、超声、磁共振、临床遗传学等多个母胎医学及其相关领域的疾病。其次,本书以主要疾病和临床症状为主线书写,将临床诊疗、护理过程进行流程及列表式管理,其中还详细按照疾病和症状分为门急诊诊疗和护理流程、病房诊疗和护理流程,具有原创性、实用性和可读性。最后,本书所有的临床诊疗护理流程均是依据目前的最新临床指南进行编写,而且还标注诊疗要点,兼顾了本书的专业水准和实用性。

本书内容丰富、覆盖面广、简单明了、实用性强、易于各级医院和医生进行操作。相信将会成为母胎医学及其相关学科的临床医护人员、规培人员、医学生、护理专业学生的一本有用的参考书。

在此感谢全体编写人员无私的付出,他们精益求精及忘我的工作精神时时令人感动!在此出版之际,恳切希望广大读者在阅读过程中不吝赐教,欢迎发送邮件至邮箱 renweifuer@pmph.com,或扫描封底二维码,关注"人卫妇产科学",对我们的工作予以批评指正,以期再版修订时进一步完善,更好地为大家服务。

刘彩霞

2018 年 8 月　于沈阳

目 录

第二篇　胎儿医学

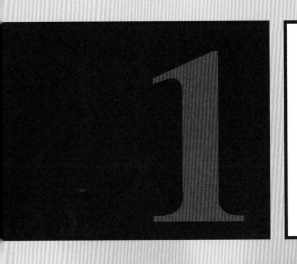

第一篇

母体医学

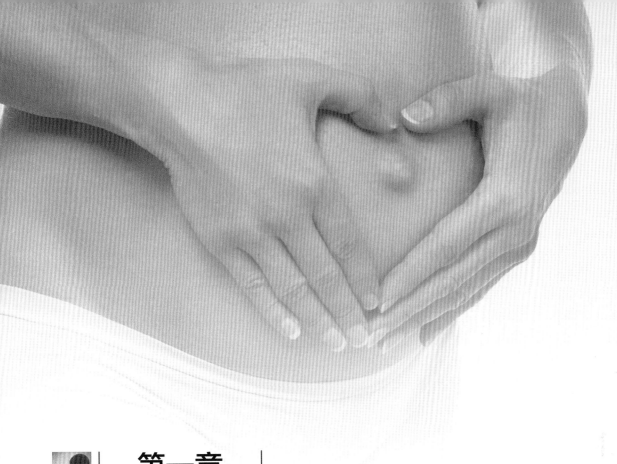

第一章

阴道流血

概述

　　在临床诊疗过程中,妊娠期、分娩期及产褥期阴道流血主要涉及以下疾病:流产、妊娠期滋养细胞疾病、异位妊娠、宫颈良恶性疾病、生殖道创伤、外阴及阴道静脉曲张破裂出血、黏膜下子宫肌瘤、前置胎盘、胎盘早剥、胎盘低置、帆状胎盘血管前置、胎盘血管瘤、胎盘血窦、绒毛膜下血肿、产后出血、羊水栓塞、阔韧带血肿、子宫复旧不良、滋养细胞超常反应、胎盘部位滋养细胞疾病等,还需要与假孕、功血、子宫内膜息肉、子宫内膜恶性病变、出血性输卵管炎、泌尿道感染、肛裂、痔疮等相鉴别。

　　本章将就常见的以阴道流血为主症的母体疾病进行详细讲解。

鉴别诊断流程图（图 1-1）

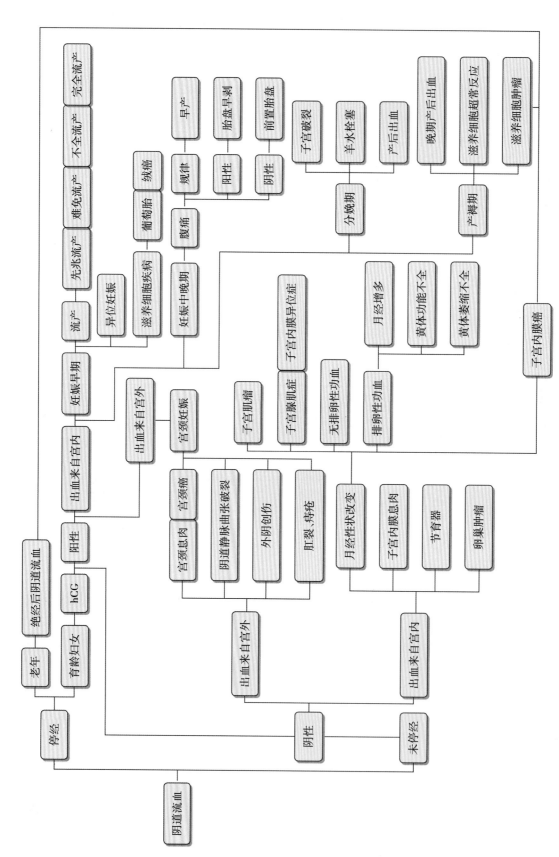

图 1-1 阴道流血鉴别诊断流程图

第一节 流产

一、先兆流产

(一) 流程化管理清单

1. 先兆流产门诊／急诊／住院诊疗流程

病史重点采集信息		
现病史	停经 *	月经周期是否规律
		停经时间
	性生活史 *	发生症状前的性生活日期
	阴道流血 *	性状
		量
		持续时间
	阴道排液及组织物排出 *	分泌物气味
		分泌物性状
		排出物大小
		排出物性质
	腹痛 *	部位
		性质
		程度
	发热 *	
既往史	孕产史 *	孕次__次
		自然流产史 早期流产史__次
		自然流产史 晚期流产史__次
		早产史__次
		胎膜早破史__次
		既往分娩方式 阴式分娩__次
		既往分娩方式 剖宫产__次
		目前存活子女__个
		出生缺陷
		胎死宫内

体格检查重点采集信息		
生命体征 *	体温	
	脉搏	
	呼吸	
	血压	
常规体检	活动 *	自如
		受限
	贫血貌 *	
	心肺部听诊	
	腹部检查 *	压痛
		反跳痛
		肌紧张
妇产科特殊检查（消毒窥器检查）*	出血部位	来自宫腔
		来自其他部位
	阴道	分泌物 性状
		分泌物 气味
		活动性出血
		赘生物
		宫颈表面出血
		宫颈管出血
	宫颈	宫颈口 关闭
		宫颈口 开放 羊膜囊
		宫颈口 开放 妊娠组织物

辅助检查重点项目			
□ 实验室检查	□ 血常规＋血型*		
	□ 凝血五项*		
	□ 血清 hCG*		
	□ 血清孕酮		
□ 超声*	□ 子宫大小		
	□ 妊娠囊	□ 部位	
		□ 大小	
	□ 液性暗区		

治疗方案		
□ 门诊	□ 动态观察生命体征	
	□ 7~10 天复查超声	
	□ 口服孕酮制剂或中药制剂	
□ 住院	□ 动态监测超声	
	□ 动态观察生命体征	
	□ 孕激素等黄体支持治疗	
	□ 内分泌异常对症治疗	
	□ 心理疏导及心理治疗	
	□ 宫缩抑制剂治疗	
	□ 宫颈环扎术	

注：标注"*"内容，为必查项目。

2. 妊娠早期先兆流产护理流程

护理流程	描述要点
□ 监测	□ 测量生命体征
□ 协助医师	□ 询问病史
	□ 体格检查
□ 健康教育	□ 病区环境
	□ 流产相关知识宣教
	□ 化验检查注意事项
	□ 负责医护人员
	□ 安全评估及告知
	□ 用药的作用和注意事项
□ 观察阴道流血和其他症状	□ 观察阴道流血及排出组织物
	□ 观察腹痛及其他症状
□ 心理护理	□ 心理状况评估及护理
□ 采血	□ 遵医嘱
□ 协助检查	□ 超声检查
□ 入院准备	□ 平车转运
	□ 根据病情开通急救绿色通道

护理流程	描述要点
□ 药物治疗	□ 遵医嘱给予阴道炎症消炎治疗
	□ 遵医嘱给予孕激素治疗
	□ 遵医嘱给予抑制宫缩药物治疗
□ 专科护理	□ 活动
	□ 会阴护理
	□ 预防便秘
	□ 排尿观察及指导
	□ 预防下肢静脉血栓
□ 出院指导	□ 复查时间
	□ 自我护理方法
	□ 办理出院相关流程

（二）妊娠早期先兆流产诊断要点

1. 病史要点

（1）停经伴有不规则阴道流血

1）对于以阴道流血为主诉来就诊的患者来说，很重要的病史为是否有停经史。

2）有些患者由于心理压力大、精神紧张出现的月经推迟或不规则现象不一定是妊娠，需要依靠血清 hCG 检测来进一步确诊。

3）假孕，又称想象妊娠，是中枢神经系统-下丘脑功能紊乱而导致闭经的一种典型实例。假孕患者的血液中，黄体生成激素和泌乳素水平均增多，从而可长期维持黄体功能和溢乳，因而出现类似妊娠的症状和体征。在确诊为假孕以前，必须认真地排除宫内孕和异位妊娠的可能，同时还应鉴别盆腔肿瘤或精神病等疾病，耐心细致地进行心理疗法，并适时地给予人工周期治疗，以调整其月经周期，设法使其真正妊娠。

（2）流血来自宫腔还是其他部位

1）对于阴道流血这一主症要着重询问，一般主要从流血性状、量、可能的部位及是否有其他伴发症状等几个角度进行询问。

2）若为排尿或排便后发生，一定要想到是否为尿道口或者肛门周围的黏膜和皮肤裂伤或泌尿系统感染及结石等。

3）通过查体进一步验证更为重要。妇产科消毒窥器检查前要仔细检查外阴、阴道口、尿道口及肛周部皮肤和黏膜，观察是否有裂伤或者出血。避免误诊和漏诊。

（3）阴道流血原因的确定

1）若想确定是否为阴道流血还需要仔细进行妇产科消毒窥器检查。很多妊娠早期阴道流血的患者会非常惧怕及担心窥器检查会造成流血增加或者流产，一定做好医患沟通，告知其该检查的目的、必要性及意义。

2）首先查看处女膜缘是否有裂伤或者活动性出血。

3）然后依次查看阴道壁（观察阴道壁是否有静脉曲张或者黏膜破损），观察阴道内是否有血性分泌物或活动性出血及血块等，初步判定出血的部位及出血量。

4）观察宫颈表面是否光滑、是否有新鲜裂伤，活动性出血较多时视野不清，需用干棉球将出血擦拭干净后再仔细排查。若发现宫颈表面不光滑，触之出血要考虑到阴道及宫颈炎症但也要想到宫颈恶性疾患的可能，根据患者孕期的 HPV 检查、阴道镜检查及阴道分泌物检查进行综合判断并决定是否进行下一步确诊。

5）在妊娠期阴道流血病因中宫颈管息肉及异位蜕膜占了很大比例，因此妊娠期进行消毒窥器检查至关重要。

（4）阴道流血是否伴发腹痛

1）阴道流血是否伴发腹痛对于妊娠期阴道流血的鉴别诊断非常重要。

2）腹痛的部位、性质和持续时间等也是主要的鉴别诊断内容。

3）一般阴道流血下腹疼痛主要考虑是否异位妊娠、先兆流产、先兆早产、分娩先兆或者胎盘早剥、胃肠炎、阑尾炎等。

4）阴道流血伴双侧下腹部条索状刺痛，主要考虑妊娠合并泌尿系结石等。

5）阴道流血伴上腹部疼痛要考虑到急性胃肠炎、胰腺炎、胆囊炎、阑尾炎及 HELLP 综合征等。

6）详见第三章腹痛章节叙述。

（5）是否有流产史

1）流产史对于下一步的诊断和治疗也很重要。

2）需要注意的是流产史包括人工流产史、药物流产史和自然流产史。有一部分患者既往妊娠属于胚胎停育，因无法自然流产，因此采用的人工流产或者药物流产或清宫方式，这样的病史归属于自然流产，但是可以标注流产方式为人工或药物或清宫。

3）自然流产史或者胚胎停止发育病史对于建立复发性流产的诊断及开展进一步系统的病因筛查至关重要。详见第十七章第三节复发性流产。

2. 体格检查要点

（1）重视生命体征：主要注意有无贫血、休克、感染征象。

（2）腹部检查

1）对于是否合并内外科疾病的鉴别至关重要。

2）触诊有无压痛、反跳痛及肌紧张。

（3）妇产科检查

1）阴道流血为主诉患者一定要进行妇产科消毒窥器检查。

2）检查前充分沟通，告知该操作的目的和必要性。

3）进行窥器检查做好外阴及会阴消毒工作，避免因此二次感染。

4）动作要轻柔，可以在窥器表面涂无菌润滑剂来减轻患者痛苦。

3. 辅助检查要点

（1）血常规及血型

1）血常规和血型检查对于门急诊患者很重要，尤其是血型检查，早期明确是否 Rh 阴性血型对于妊娠期间的抗体效价的适时监测，宫内胎儿溶血病的预测也有益。

2）血常规的检测主要明确是否有贫血和感染。

3）尤其是入院后动态监测血常规，有助于早期发现腹腔内出血或者隐匿性内出血的胎盘早剥等。

（2）血清 hCG

1）血清 hCG 单次测定只能表明是否妊娠，无法排除异位妊娠。

2）动态监测有助于判断宫内妊娠及排除异位妊娠。

3）妊娠 6~8 周时，正常情况每天应以 66% 速度增长，当 48 小时增长 <66% 提示妊娠预后不良。

（3）血清孕酮

1）孕激素呈脉冲式分泌，反映 LH 脉冲，并且其水平可能在 90 分钟内波动 8 次。

2）孕早期（12 周前），妊娠黄体在 hCG 的作用下产生孕酮，孕 8~10 周后胎盘合体滋养细胞成为产生孕酮的主要来源，并在孕 12 周前黄体酮维持在相对稳定的水平。在此期间，循环内源性孕激素并不是随着 hCG 的升高而升高，往往保持稳定甚至降低。

3）内源性孕酮的检测与预后相关但对指导用药没有明确意义；检测外源性孕酮对指导用药或判断预后也没有意义。因此不建议孕酮作为孕期监测的指标。但一旦确定妊娠,绒毛膜促性腺激素刺激黄体产生孕激素,因此孕激素水平在确定胚胎不能存活或异位妊娠上还是有一定的价值,检测孕酮水平没有错误,只是没有必要动态监测。

(4) 超声

1) 妊娠诊断除了病史和实验室检查外更重要的是需要通过超声检查确定是宫内妊娠或异位妊娠,由于阴式超声在妊娠早期对于异位妊娠的检出率更高更准确,因此必要时需要进行阴式超声排除异位妊娠等引起的阴道流血。临床上很多患者对于进行阴式超声检查有顾虑,应该进行充分的沟通,告知阴式超声的安全性和必要性。

2) 超声不但可以判定妊娠囊的位置,还可以测量大小,用于评估孕周。

(三) 治疗要点

1. 目前对于先兆流产大部分学者采取的观点是不要过度积极干预,可以在心理疏导及治疗的前提下进行动态观察。

2. 不建议卧床休息。大量的循证医学证据表明卧床休息并不能降低流产发生率而且还增加血栓形成风险。

3. 先兆流产可分为早期先兆流产及晚期先兆流产,在治疗上常需要根据发生流产时间及原因采取不同的治疗方案。若既往有复发性流产或早产史的患者的先兆流产应该给予充分重视,在既往病因排查基础上进行对因和对症治疗。

4. 早期先兆流产

(1) 可以采用口服、肌注、阴道用孕激素制剂

1) 每天 20~40mg 或其他口服黄体酮制剂。

2) 或肌注黄体酮,每天 20mg。

3) 阴道用黄体酮软胶囊 每天 200~300mg,或阴道用黄体酮缓释凝胶每天 90mg,对于阴道流血的患者阴道用药需谨慎。

(2) 用药后,临床症状改善直到消失,B超检查提示胚胎存活可继续妊娠或者继续使用 1~2 周后可以停止用药或者持续用药至 8~10 周。

5. 晚期先兆流产

(1) 孕酮用法、用量同早期先兆流产;用药后,先兆流产的症状、体征消失后 1~2 周可停药,有晚期复发性流产病史的孕妇应用至孕 28 周。

(2) 伴宫缩者可使用盐酸利托君片(安宝)等宫缩抑制剂。

(3) 宫颈机能不全者,在无感染情况下可行宫颈环扎术。

(四) 护理要点

先兆流产的孕妇及家属多对先兆流产相关知识不甚了解,伴有不同程度的心理问题。因此,针对先兆流产的孕妇,护士应掌握健康教育、心理护理、专科护理、用药护理等相关要点,降低流产率和相关并发症的发生,促进母儿健康。

1. 健康教育

(1) 护士应向孕妇及家属讲解,先兆流产如果是由于过度劳累或母体原因引起的,经查明原因针对病因和对症治疗多数是会好转的。

(2) 50%~60% 的先兆流产是胚胎染色体异常引起的,需要顺其自然不要勉强保胎,减少出生缺陷儿的发生。

(3) 经保胎治疗无效,腹痛加剧,阴道流血增多,宫口开放,流产不可避免,应适时终止妊娠。

(4) 孕妇应配合医师的治疗,保持情绪平稳,有不适及时告诉医护人员。

2. 心理护理

(1) 使用孕妇焦虑抑郁自评量表评估孕妇的心理状态。

(2) 心理功能障碍严重程度随患者而不同。必须向所有患者提供心理学支持。

(3) 尤其特殊关注既往有不良孕产史、高龄初产妇以及复发性流产、辅助生殖技术妊娠的孕产妇和家属。

(4) 早期妊娠丢失对夫妇二人的影响可能与新生儿死亡一样严重。除了悲伤之外,患者还可能愧疚。劝慰患者及家属,帮助其接受现实,以经验者的立场与其分享难免流产后再次成功分娩健康宝宝的事例,使其顺利度过悲伤期。

3. 专科护理

(1) 观察腹痛情况

1) 患者出现腹痛症状时,首先区分是宫缩痛还是其他原因引起的疼痛,及时通知医师。

2) 如是宫缩痛,要注意观察宫缩的强度、持续时间、间隔时间,遵医嘱给予解痉抑制宫缩的药物,同时安慰患者勿过于紧张。

3) 如是其他原因引起的疼痛,遵医嘱对症处理。

(2) 观察阴道流血情况

1) 密切观察阴道流血的颜色和量,告知患者和家属保留会阴垫,以观察阴道排出物,必要时送病理检查,以确定排出物的性质。

2）指导患者保持会阴部清洁，穿柔软宽松的纯棉内衣裤。每天用 0.05% 安尔碘给予会阴护理两次，指导产妇保持会阴清洁，必要时应用抗生素预防感染。

（3）预防便秘

1）指导孕妇适度活动，让孕妇及家属充分认识保持大便通畅的重要性，告知患者有便意时不能忍耐和克制，养成定时排便的习惯。

2）指导孕妇进清淡易消化食物及富含维生素的新鲜水果、蔬菜及含有粗纤维的食物。

3）鼓励孕妇多饮水，特别是每天清晨空腹饮一杯水，以保持大便通畅，防止便秘引起腹压增加而加重流产症状。

（4）预防下肢静脉血栓形成

1）护士应指导先兆流产孕妇在家属陪伴下每天要适度室内活动，严格卧床并不能降低流产的发生率。

2）同时，卧床期间孕妇可在床上做下肢的活动，防止下肢静脉血栓的发生。

4. 用药护理 对于肌注黄体酮者，应深部肌内注射，并应经常更换注射部位，以避免硬结形成，影响药物吸收。

（乔宠 杨云 王阳）

二、难免流产

（一）流程化管理清单

1. 难免流产门诊/住院诊疗流程

病史重点采集信息

□ 现病史	□ 停经*	□ 月经周期是否规律
		□ 停经时间
	□ 性生活史*	□ 发生症状前的性生活日期
	□ 阴道流血*	□ 性状
		□ 量
		□ 持续时间
	□ 阴道排液及组织物排出*	□ 分泌物气味
		□ 分泌物性状
		□ 排出物大小
		□ 排出物性质
	□ 腹痛*	□ 部位
		□ 性质
		□ 程度
	□ 发热*	

病史重点采集信息

□ 既往史	□ 孕产史*	□ 孕次__次
		□ 自然流产史 □ 早期流产史__次
		□ 晚期流产史__次
		□ 早产史__次
		□ 胎膜早破史__次
		□ 既往分娩方式 □ 阴式分娩__次
		□ 剖宫产__次
		□ 目前存活子女__个
		□ 出生缺陷
		□ 胎死宫内

体格检查重点采集信息

□ 生命体征*	□ 体温	
	□ 脉搏	
	□ 呼吸	
	□ 血压	
□ 常规体检	□ 活动*	□ 自如
		□ 受限
	□ 贫血貌*	
	□ 心肺部听诊	
	□ 腹部检查*	□ 压痛
		□ 反跳痛
		□ 肌紧张
□ 妇产科特殊检查*（消毒窥器检查）	□ 出血部位	□ 来自宫腔
		□ 来自其他部位
	□ 阴道	□ 分泌物 □ 性状
		□ 气味
		□ 活动性出血
	□ 宫颈	□ 赘生物
		□ 宫颈表面出血
		□ 宫颈管出血
		□ 宫颈口 □ 关闭
		□ 开放 □ 羊膜囊
		□ 妊娠组织物

辅助检查重点项目		
□ 实验室检查	□ 血常规＋血型*	
	□ 凝血五项*	
	□ 血清hCG*	
	□ 血清孕酮	
□ 超声*	□ 子宫大小	
	□ 妊娠囊	□ 部位
		□ 大小
	□ 液性暗区	

治疗方案		
□ 动态观察		
□ 门诊	□ 动态监测超声	
	□ 清宫术	
□ 住院	□ 动态观察生命体征	
	□ 早期难免流产	□ 清宫术
	□ 晚期难免流产	□ 手术治疗
		□ 非手术治疗
	□ 心理疏导及心理治疗	

注：标注"*"内容，为必查项目。

2. 难免流产护理流程

护理流程	描述要点
□ 监测	□ 测量生命体征
□ 协助医师	□ 询问病史
	□ 体格检查
□ 健康教育	□ 病区环境
	□ 流产相关知识宣教
	□ 化验检查注意事项
	□ 负责医护人员
	□ 安全评估及告知
	□ 用药的作用和注意事项
□ 观察阴道流血和其他症状	□ 观察阴道流血及排出组织物
	□ 观察腹痛及其他症状
□ 采血	□ 遵医嘱
□ 协助检查	□ 超声检查
□ 入院准备	□ 平车转运
	□ 根据病情开通急救绿色通道
□ 药物治疗	□ 遵医嘱

护理流程	描述要点
□ 专科护理	□ 活动
	□ 会阴护理
	□ 预防便秘
	□ 排尿观察及指导
	□ 预防下肢静脉血栓
	□ 产后阴道流血的观察
□ 产后心理护理	□ 产后复查的时间
	□ 再次妊娠的注意事项
□ 出院指导	□ 复查时间
	□ 自我护理方法
	□ 办理出院相关流程

（二）难免流产诊断要点

1. 病史要点

（1）停经、腹痛及阴道流血

1）停经是妊娠诊断的基本。早期难免流产常在先兆流产基础上，阴道流血增多，阵发性下腹痛加剧或出现阴道流液，伴有宫颈口扩张，有时可见胚胎和胎囊堵塞于宫颈口，子宫大小与停经周数基本相符。

2）有些难免流产患者并没有明显和规律的腹痛，但是会伴有腰痛、小腹坠痛，因此对于下腹坠胀感及腰痛的患者也要注意是否会有难免流产征象。

（2）宫颈口是否进行性开大

1）宫颈口是否进行性开大对于诊断难免流产十分重要。

2）随着目前的治疗手段的进展，很多时候，即使宫颈开大，只要没有宫缩、排除感染，就可以进行紧急宫颈环扎，因此宫口是否进行性开大很重要，不但是诊断的依据，也是是否能够进行紧急宫颈环扎的指征。

（3）其他高危因素

1）严重贫血、心脏病、心力衰竭、慢性肾炎、严重高血压、妊娠期糖尿病或糖尿病合并妊娠均是难免流产的高危因素。

2）目前认为晚期难免流产常与感染有关，因此重视全身和阴道局部感染的排查。

3）宫颈手术或损伤是宫颈机能不全的重要危险因素：宫颈锥切、Leep刀宫颈环形电切术的宫颈手术创伤，人工流产术中的机械宫颈扩张或分娩时宫颈裂伤均是宫颈机能不全的高危因素。

4）子宫解剖异常如双角、单角子宫、子宫纵隔等易致晚期流产。

（4）阴道流血原因的确定

1）和先兆流产一样，均要通过窥器检查确定阴道流血的来源和部位。

2）妊娠中期者行超声排除因胎盘前置和胎盘早剥引起的阴道流血。

2. 体格检查要点

（1）腹部检查

1）对于是否合并内外科疾病的鉴别至关重要。

2）触诊有无压痛、反跳痛及肌紧张。

（2）妇产科检查

1）均要进行妇产科消毒窥器检查，必要时反复检查。

2）注意检查宫颈口是否扩张及胚胎组织或胎囊堵塞情况。

3. 辅助检查要点

（1）血常规及血型

1）既往由于妊娠或输血，致 Rh 因子、不合的 ABO 血型因子在母体中产生抗体，妊娠后由胎盘进入胎儿体内与红细胞凝集而产生溶血，是早期难免流产的原因之一。因此血型检查对其病因诊断十分重要。

2）血常规的检测主要明确是否有贫血和感染。

3）入院后动态监测血常规，有助于早期发现腹腔内出血或者隐匿性内出血的胎盘早剥等。

4）CRP 和降钙素原也是检测感染的重要指标。

（2）血清 hCG 和孕酮监测（详见先兆流产）：绒毛组织发育异常导致卵巢分泌孕酮水平下降，因此某种程度上低孕酮水平尤其是 <5ng/ml 对难免流产有一定的诊断意义。

（3）超声

1）妊娠诊断除了病史和实验室检查外更重要的是需要通过超声检查确定妊娠囊情况。阴式超声能清晰显示妊娠囊是否存在变形、皱缩、边缘模糊不清、胎心搏动消失、胚胎肢体活动消失等。多普勒检测无心管搏动的频谱及彩色血流时提示胚胎已不存活。

2）超声不但可以判定妊娠囊的位置，还可以测量大小，用于评估孕周。

3）晚期难免流产超声可监测宫颈开放程度，指导是否需要行宫颈环扎术。

（三）治疗要点

1. 建议减少活动，必要时行抗生素抗感染治疗，减少宫腔感染的发生。

2. 难免流产可分为早期难免流产及晚期难免流产，在治疗上常需要根据发生流产时间及原因采取不同的治疗方案。

3. 早期难免流产应采取以下治疗方案

（1）一旦确诊为难免流产，应尽早行清宫术使胚胎及胎盘组织完全排出。

（2）在行清宫术时要确保清宫完全，避免宫内残留妊娠物。

（3）妊娠物检查并行病理，尽可能行绒毛染色体核型检查，明确流产原因。

（4）检测患者血常规、凝血五项及血型等，如出现异常及时行输血或补液治疗，如患者为 Rh 阴性血，应输注抗 D 免疫球蛋白。

（5）清宫后适当给予抗生素预防感染，使用缩宫素加强子宫收缩。

（6）术后监测 hCG 水平，观察其是否转阴，必要时行 B 超检查宫腔内是否残存妊娠物。

4. 晚期难免流产

（1）晚期流产因子宫较大、出血较多，可行缩宫素 10~20U 加 5% 葡萄糖注射液 500ml，静脉滴注，促进子宫收缩，当胎儿及妊娠物排出后检查是否完全，必要时行刮宫清除宫腔内残留妊娠物，芒硝退奶，抗生素抗感染治疗。

（2）晚期难免流产是否行保胎治疗仍存在争议。对于高风险患者选择性放置阴道子宫托还是孕酮治疗尚存在争议。

（3）目前对于晚期难免流产也有研究报道进行紧急宫颈环扎手术，多采用 McDonald 式，主要目的是争取促胎肺成熟治疗和向有高危新生儿救治能力单位转运的时间，尽可能延长孕周，但感染、术前宫缩频密者不适宜立即行紧急宫颈环扎术。

（4）做好术前准备：详细询问患者病史，了解宫颈长度及宫颈口扩张情况，行超声检查了解胎儿生长发育情况，行阴道分泌物检查指导术后抗生素的运用。

（5）密切监测患者体温、脉搏、血常规及 CRP 变化。如存在宫内感染应尽早终止妊娠。

（6）定期监测宫颈情况，如发现宫颈进一步缩短或内口扩张，行血常规及阴道分泌物检查排除宫内感染后可再次行宫颈环扎术。

（7）凡行宫颈环扎手术的孕妇，一旦出现不可避免的难免流产、早产临产和足月临产，一旦分娩发动，应采取紧急措施，防止产道梗阻性难产，避免子宫破裂的发生。

（四）护理要点

难免流产继续发展为不全流产或完全流产。孕妇及家属多具有恐慌心理,对是否能够继续妊娠仍抱有希望,或对流产后产妇的身体损伤情况不甚了解,伴有不同程度的心理问题。

1. 健康教育

(1) 护士应向孕妇及家属讲解难免流产的原因,经查明原因针对病因对症治疗,对下次妊娠也具有诊疗意义。

(2) 经查保胎治疗无效,腹痛加剧,阴道流血增多,宫口开放,流产不可避免,应及时终止妊娠。尽早的处理可预防和大大降低产后感染及并发症的发生。

2. 心理护理　同"一、先兆流产"。

3. 专科护理

(1) 观察子宫收缩情况

1) 难免流产即流产不可避免,观察宫缩的进展情况及时做好接产准备。

2) 要注意观察宫缩的强度、持续时间、间隔时间,同时观察宫口开大情况和胚胎组织或胎囊是否堵住宫颈口。

(2) 观察阴道流血情况

1) 重点观察阴道流血量及颜色,是否与产妇生命体征变化成正比,防止流血过多引起低血压,减少活动,有家属陪伴,预防跌倒的发生。

2) 告知患者和家属保留会阴垫,以观察阴道排出物,必要时送病理检查,以确定排出物的性质。

3) 流产后指导患者保持会阴部清洁,穿柔软宽松的纯棉内衣裤。每天用 0.05% 安尔碘给予会阴擦洗两次。

4) 阴道大量流血伴休克者,应立即建立静脉通路,同时抽血交错、备血,给予输血补液,配合医师行清宫术。

5) 经医师行阴道窥器检查后可行紧急宫颈环扎术的孕妇,配合医师行术前准备,给予抑制宫缩药物,带导尿包入手术室。

(乔宠　杨云　王阳)

三、不全流产

(一)流程化管理清单

1. 不全流产门诊 / 住院诊疗流程

病史重点采集信息			
现病史	□ 停经*	□ 月经周期是否规律	
		□ 停经时间	
	□ 性生活史*	□ 发生症状前的性生活日期	

病史重点采集信息			
□ 现病史	□ 阴道流血*	□ 性状	
		□ 量	
		□ 持续时间	
	□ 阴道排液及组织物排出*	□ 分泌物气味	
		□ 分泌物性状	
		□ 排出物大小	
		□ 排出物性质	
	□ 腹痛*	□ 部位	
		□ 性质	
		□ 程度	
	□ 发热*		
□ 既往史	□ 孕产史*	□ 孕次__次	
		□ 自然流产史	□ 早期流产史__次
			□ 晚期流产史__次
		□ 早产史__次	
		□ 胎膜早破史__次	
		□ 既往分娩方式	□ 阴式分娩__次
			□ 剖宫产__次
		□ 目前存活子女__个	
		□ 出生缺陷	
		□ 胎死宫内	

体格检查重点采集信息			
□ 生命体征*	□ 体温		
	□ 脉搏		
	□ 呼吸		
	□ 血压		
□ 常规体检	□ 活动*	□ 自如	
		□ 受限	
	□ 贫血貌*		
	□ 心肺部听诊		
	□ 腹部检查*	□ 压痛	
		□ 反跳痛	
		□ 肌紧张	
□ 妇产科特殊检查(消毒窥器检查)*	□ 出血部位	□ 来自宫腔	
		□ 来自其他部位	
	□ 阴道	□ 分泌物	□ 性状
			□ 气味
		□ 活动性出血	
	□ 宫颈	□ 赘生物	
		□ 宫颈表面出血	
		□ 宫颈管出血	
	□ 宫颈口	□ 关闭	
		□ 开放	□ 羊膜囊
			□ 妊娠组织物

辅助检查重点项目			
□ 实验室检查	□ 血常规 + 血型 *		
	□ 凝血五项 *		
	□ 血清 hCG*		
	□ 血清孕酮		
□ 超声 *	□ 子宫大小		
	□ 妊娠囊	□ 部位	
		□ 大小	
	□ 液性暗区		

治疗方案	
□ 住院	□ 动态监测超声
	□ 动态观察生命体征
	□ 清宫术
	□ 妊娠物病理
	□ 预防感染
	□ 预防休克
	□ 术后监测 hCG 水平
	□ 术后 B 超检查清宫情况
	□ 心理疏导及心理治疗

注:标注"*"内容,为必查项目。

2. 不全流产护理流程

护理流程	描述要点
□ 监测	□ 测量生命体征
□ 观察阴道流血和其他症状	□ 观察阴道流血及排出组织物
	□ 观察腹痛及其他症状
□ 采血	□ 遵医嘱
□ 药物治疗	□ 遵医嘱给予促宫缩药物治疗
	□ 遵医嘱开通静脉通路补液治疗
	□ 遵医嘱给予抗感染治疗
□ 专科护理	□ 会阴护理
	□ 子宫复旧的观察
	□ 排尿观察及指导
	□ 用药
□ 出院指导	□ 复查时间
	□ 自我护理方法
	□ 办理出院相关流程

(二) 不全流产诊断要点

1. 病史要点

1) 重点询问停经、腹痛及阴道流血量、排出组织物的大小及性状。

2) 重点询问与停经、流血、腹痛相关的症状及持续时间,有无恶心、头晕、肛门坠胀感等。

2. 体格检查要点

(1) 腹部检查:同"先兆流产"。

(2) 妇产科检查

1) 妇科检查应注意宫颈口有无扩张、异物阻塞。

2) 注意检查阴道及宫颈流血情况。

3. 辅助检查要点

超声对于流产是否完全即宫腔内是否有残余组织具有诊断率高、检查时间短、痛苦轻等优点,是首选的诊断方法。

(三) 治疗要点

1. 一旦确诊为不全流产,应尽早行清宫术使胚胎及胎盘组织完全排出。

2. 在行清宫术时要确保清宫完全,避免宫内残留妊娠物。有些患者有多次宫腔操作史或者宫腔内膜基底层受损常常有胎盘粘连、植入的发生,因此若清宫术中发现钳夹困难,切勿暴力,以免子宫穿孔。

3. 妊娠物检查并行病理检查,尽可能行绒毛染色体检查,明确流产原因。

4. 检测患者血常规、凝血五项及血型等,如出现异常及时行输血或补液治疗,如患者为 Rh 阴性血,应输注抗 D 免疫球蛋白。

5. 清宫中羊水栓塞的预防和处理原则是抗过敏、抗休克;解除肺动脉高压,改善心肺功能;纠正凝血障碍;防治肾衰竭及感染。

6. 清宫后适当给予抗生素预防感染,使用缩宫素加强子宫收缩。

7. 术后动态监测 hCG 水平,观察 hCG 是否转阴,超声监测宫内是否有残留物,如有残留可给予中药活血化瘀配合宫缩剂,促进内容物排出,必要时可以用甲氨蝶呤或者米非司酮等。

(四) 护理要点

确诊为不全流产,应协助医师尽早行清宫术使胚胎及胎盘组织完全排出。

● 专科护理:

1. 密切观察生命体征的变化。

2. 建立静脉通路,一旦患者发生休克,应尽快输液输血以补充血容量。

3. 清宫后遵医嘱给予抗生素预防感染,使用缩宫素加强子宫收缩。

4. 指导患者保持会阴部清洁,每天用 0.05% 安尔碘给予会阴擦洗两次。

5. 术后遵医嘱动态监测血 hCG 及行超声动态监测。

6. 做好用药指导,可给予中药活血化瘀,促进内容物排出,必要时可用甲氨蝶呤或者米非司酮等。

(乔宠 杨云 王阳)

四、完全流产

(一)流程化管理清单

1. 完全流产门诊 / 住院诊疗流程

病史重点采集信息

□ 现病史	□ 停经 *	□ 月经周期是否规律
		□ 停经时间
	□ 性生活史 *	□ 发生症状前的性生活日期
	□ 阴道流血 *	□ 性状
		□ 量
		□ 持续时间
	□ 阴道排液及组织物排出 *	□ 分泌物气味
		□ 分泌物性状
		□ 排出物大小
		□ 排出物性质
	□ 腹痛 *	□ 部位
		□ 性质
		□ 程度
	□ 发热 *	

□ 既往史	□ 孕产史 *	□ 孕次__次	
		□ 自然流产史	□ 早期流产史__次
			□ 晚期流产史__次
		□ 早产史__次	
		□ 胎膜早破史__次	

病史重点采集信息

□ 既往史	□ 孕产史 *	□ 既往分娩方式	□ 阴式分娩__次
			□ 剖宫产__次
		□ 目前存活子女__个	
		□ 出生缺陷	
		□ 胎死宫内	

体格检查重点采集信息

□ 生命体征 *	□ 体温		
	□ 脉搏		
	□ 呼吸		
	□ 血压		
□ 常规体检	□ 活动 *	□ 自如	
		□ 受限	
	□ 贫血貌 *		
	□ 心肺部听诊		
	□ 腹部检查 *	□ 压痛	
		□ 反跳痛	
		□ 肌紧张	
□ 妇产科特殊检查（消毒窥器检查）*	□ 出血部位	□ 来自宫腔	
		□ 来自其他部位	
	□ 阴道	□ 分泌物	□ 性状
			□ 气味
		□ 活动性出血	
	□ 宫颈	□ 赘生物	
		□ 宫颈表面出血	
		□ 宫颈管出血	
		□ 宫颈口	□ 关闭
			□ 开放 □ 羊膜囊
			□ 妊娠组织物

辅助检查重点项目			
□ 实验室检查	□ 血常规 + 血型 *		
	□ 凝血五项 *		
	□ 血清 hCG*		
	□ 血清孕酮		
□ 超声 *	□ 子宫大小		
	□ 妊娠囊	□ 部位	
		□ 大小	
	□ 液性暗区		

治疗方案	
□ 治疗	□ 动态观察生命体征
	□ 妊娠物病理
	□ 预防感染
	□ 预防出血
	□ 心理疏导及心理治疗

注:标注"*"内容,为必查项目。

2. 完全流产护理流程

护理流程	描述要点
□ 监测	□ 测量生命体征
□ 观察阴道流血和其他症状	□ 观察阴道流血及排出组织物
	□ 观察腹痛及其他症状
□ 采血	□ 遵医嘱
□ 药物治疗	□ 遵医嘱给予促宫缩药物治疗
	□ 遵医嘱开通静脉通路补液治疗
	□ 遵医嘱给予抗感染治疗
□ 专科护理	□ 会阴护理
	□ 子宫复旧的观察
	□ 排尿观察及指导
	□ 用药
□ 出院指导	□ 复查时间
	□ 自我护理方法
	□ 办理出院相关流程

(二)完全流产诊断要点

1. 病史要点
(1)重点询问停经、流血、腹痛的过程。
(2)询问阴道排出物的性状、大小,必要时仔细查看让患者保留的排出物是否为胚胎组织。

2. 体格检查要点
(1)腹部检查:触诊腹部时,需注意子宫大小是否接近正常。
(2)妇产科检查:妇科检查时需要注意宫颈口是否已经关闭,是否还有活动性出血。

3. 辅助检查要点
(1)血常规及血型:血常规的检测主要明确是否有贫血和感染。
(2)血清 hCG:一般流产后 2~4 周 hCG 应降至正常,在进行动态监测时若不降反升或者持续不降,应考虑到是否有异位妊娠、残留及妊娠滋养细胞疾病等。
(3)超声:超声主要是用于确定宫内妊娠组织是否均被排出,是否在附件区或者盆腔有异常回声等,阴式超声对于判断宫内孕流产及异位妊娠流产有鉴别意义。
(4)组织病理检查:排出物的病理检查有助于鉴别是否为葡萄胎或者部分性葡萄胎。

(三)治疗要点

1. 完全流产患者如无感染症状,无需特殊治疗。
2. 若有感染症状,应及时使用药物行抗感染治疗。
3. 注意子宫收缩及产后出血情况,产后出血较多时可采用促宫缩剂促进子宫收缩,止血效果佳。
4. 做好随访,并积极查明流产原因,指导下次妊娠防止流产再发。

(四)护理要点

1. 注意观察子宫收缩及产后出血情况,产后出血较多时可遵医嘱给促宫缩剂促进子宫收缩。
2. 注意生命体征的变化,若有感染症状,应及时使用药物行抗感染治疗。
3. 指导患者下次妊娠前做好相应检查以免发生再次流产。

(乔宽 杨云 王阳)

五、稽留流产

（一）流程化管理清单

1. 稽留流产门诊 / 住院诊疗流程

病史重点采集信息		
□ 现病史	□ 停经*	□ 月经周期是否规律
		□ 停经时间
	□ 性生活史*	□ 发生症状前的性生活日期
	□ 阴道流血*	□ 性状
		□ 量
		□ 持续时间
	□ 阴道排液及组织物排出*	□ 分泌物气味
		□ 分泌物性状
		□ 排出物大小
		□ 排出物性质
	□ 腹痛*	□ 部位
		□ 性质
		□ 程度
	□ 发热*	

□ 既往史	□ 孕产史*	□ 孕次＿次
		□ 自然流产史　□ 早期流产史＿次
		□ 晚期流产史＿次
		□ 早产史＿次
		□ 胎膜早破史＿次
		□ 既往分娩方式　□ 阴式分娩＿次
		□ 剖宫产＿次
		□ 目前存活子女＿个
		□ 出生缺陷
		□ 胎死宫内

体格检查重点采集信息		
□ 生命体征*	□ 体温	
	□ 脉搏	
	□ 呼吸	
	□ 血压	
□ 常规体检	□ 活动*	□ 自如
		□ 受限
	□ 贫血貌*	
	□ 心肺部听诊	

体格检查重点采集信息			
□ 常规体检	□ 腹部检查*	□ 压痛	
		□ 反跳痛	
		□ 肌紧张	
□ 妇产科特殊检查*（消毒窥器检查）	□ 出血部位	□ 来自宫腔	
		□ 来自其他部位	
	□ 阴道	□ 分泌物	□ 性状
			□ 气味
		□ 活动性出血	
		□ 赘生物	
		□ 宫颈表面出血	
	□ 宫颈	□ 宫颈管出血	
		□ 宫颈口　□ 关闭	
		□ 开放　□ 羊膜囊	
		□ 妊娠组织物	

辅助检查重点项目			
□ 实验室检查	□ 血常规＋血型*		
	□ 凝血五项*		
	□ 血清 hCG*		
□ 超声*	□ 子宫大小		
	□ 妊娠囊	□ 部位	
		□ 大小	
		□ 胎心搏动	
	□ 液性暗区		

治疗方案	
□ 住院	□ 动态观察生命体征
	□ 清宫术
	□ 妊娠物病理
	□ 预防感染
	□ 预防出血
	□ 术后监测 hCG 水平
	□ 术后 B 超检查清宫情况
	□ 心理疏导及心理治疗

注：标注"*"内容，为必查项目。

2. 稽留流产护理流程

护理流程	描述要点
□ 监测	□ 测量生命体征
□ 观察阴道流血和其他症状	□ 观察阴道流血及排出组织物
	□ 观察腹痛及其他症状
□ 采血	□ 遵医嘱
□ 协助检查	□ 超声检查
□ 药物治疗	□ 遵医嘱给予促宫缩药物治疗
	□ 遵医嘱开通静脉通路补液治疗
	□ 遵医嘱给予抗感染治疗
□ 专科护理	□ 会阴护理
	□ 子宫复旧的观察
	□ 排尿观察及指导
	□ 用药
□ 心理护理	□ 心理状况评估及答疑解惑
□ 出院指导	□ 复查时间
	□ 自我护理方法
	□ 办理出院相关流程

(二) 稽留流产诊断要点

1. 病史要点　同流产其他节。

2. 查体要点　重点是子宫大小与孕周不符,或较停经周数小。

3. 辅助检查要点

(1) 早期妊娠时常表现为 hCG 下降甚至达正常。

(2) 超声常可根据妊娠囊的形态、有无胎心搏动,确定胎儿是否存活。

(三) 治疗要点

1. 一旦确诊为稽留流产,应尽早行清宫术使胚胎及胎盘组织完全排出。

2. 在行清宫术时要确保清宫完全,避免宫内残留妊娠物。

3. 妊娠物检查并行病理,尽可能行绒毛染色体核型检查,明确流产原因。

4. 检测患者血常规、凝血五项及血型等,晚期流产易导致 DIC,造成严重出血。如出现异常及时行输血或补液治疗,如患者为 Rh 阴性血,应输注抗 D 免疫球蛋白。

5. 清宫后适当给予抗生素预防感染,使用缩宫素加强子宫收缩。

6. 术后监测 hCG 水平,必要时行 B 超检查宫腔内是否残存妊娠物。

(四) 护理要点

孕妇及家属多具有恐慌心理,对胚胎或胎儿死亡后是否能够顺利娩出情况不甚了解。伴有不同程度的心理问题。稽留流产可能造成的一系列并发症对产妇的生命安全构成了威胁。

1. 健康教育

(1) 护士应向孕妇及家属讲解造成稽留流产的原因。例如,包括遗传因素、免疫因素、环境因素、妊娠期感染等。查明原因对下次妊娠也具有诊疗意义。

(2) 尽早地处理稽留宫腔残留可预防和大大降低产后感染及并发症的发生。

2. 心理护理

(1) 多数患者对稽留流产认识不足,认为还有保胎价值,拒不接受治疗。护理人员应开展针对性的宣教工作,因人施教,通过个体化健康教育的实施,普及妇女卫生保健知识。

(2) 同时关心、体贴患者,尤其是难以受孕及复发性流产患者,要做好患者的心理护理。有研究表明压力是导致稽留流产的原因之一,有效的心理干预能够减轻稽留流产患者焦虑、恐惧心理,从而降低手术并发症。

(3) 治疗期间护理人员应根据患者的理解及接受能力,讲解手术步骤、注意事项等,让患者了解用药目的及治疗的安全性,增强患者对治疗的信心主动配合治疗及护理。

3. 专科护理

(1) 观察患者有无牙龈出血及皮肤出血点等凝血功能异常的表现。

(2) 观察有无阴道流血,观察分泌物性质、气味、颜色等。

(3) 告知患者和家属加强会阴部的护理,使用清洁会阴垫,以保持清洁,避免感染。

4. 用药护理

(1) 告知患者服用引产药物的不良反应,如恶心、呕吐等不适。

(2) 用药后可能会出现的腹痛、阴道流血、流液的表现应及时通知医师。

(3) 对于发热患者,遵医嘱给予抗生素。

(乔宠　杨云　王阳)

六、感染流产

（一）流程化管理清单

1. 感染流产门诊/住院诊疗流程

病史重点采集信息

现病史	停经 *	□ 月经周期是否规律
		□ 停经时间
	性生活史 *	□ 发生症状前的性生活日期
	阴道流血 *	□ 性状
		□ 量
		□ 持续时间
	阴道排液及组织物排出 *	□ 分泌物气味
		□ 分泌物性状
		□ 排出物大小
		□ 排出物性质
	腹痛 *	□ 部位
		□ 性质
		□ 程度
	发热 *	
既往史	孕产史 *	□ 孕次__次
		□ 自然流产史 / □ 早期流产史__次 / □ 晚期流产史__次
		□ 早产史__次
		□ 胎膜早破史__次
		□ 既往分娩方式 / □ 阴式分娩__次 / □ 剖宫产__次
		□ 目前存活子女__个
		□ 出生缺陷
		□ 胎死宫内
		□ 堕胎史

体格检查重点采集信息

生命体征 *	□ 体温
	□ 脉搏
	□ 呼吸
	□ 血压

体格检查重点采集信息

常规体检	活动 *	□ 自如	
		□ 受限	
	□ 贫血貌 *		
	□ 心肺部听诊		
	腹部检查 *	□ 压痛	
		□ 反跳痛	
		□ 肌紧张	
妇产科特殊检查（消毒窥器检查）*	出血部位	□ 来自宫腔	
		□ 来自其他部位	
	阴道	分泌物	□ 性状
			□ 气味
		□ 活动性出血	
	宫颈	□ 赘生物	
		□ 宫颈表面出血	
		□ 宫颈管出血	
		宫颈口	□ 关闭
			□ 开放 / □ 羊膜囊 / □ 妊娠组织物

辅助检查重点项目

实验室检查	□ 血常规 + 血型 *
	□ 凝血五项 *
	□ 血清 hCG *
超声	□ 子宫大小
	□ 妊娠囊 / □ 部位 / □ 大小
	□ 液性暗区

治疗方案

住院	□ 动态监测超声
	□ 动态观察生命体征
	□ 清宫术
	□ 预防感染
	□ B 超引导下行阴道后穹隆穿刺引流
	□ 心理疏导及心理治疗

注：标注"*"内容，为必查项目。

2. 感染流产护理流程

护理流程	描述要点
□ 监测	□ 测量生命体征
□ 观察阴道流血和其他症状	□ 观察阴道流血及排出组织物
	□ 观察腹痛及其他症状
□ 采血	□ 遵医嘱
□ 协助检查	□ 超声检查
□ 药物治疗	□ 遵医嘱给予促宫缩药物治疗
	□ 遵医嘱给予抗感染治疗
□ 专科护理	□ 会阴护理
	□ 子宫复旧的观察
	□ 排尿观察及指导
	□ 用药
□ 心理护理	□ 心理状况评估及答疑解惑
□ 出院指导	□ 复查时间
	□ 自我护理方法
	□ 办理出院相关流程

（二）感染流产诊断要点

1. 病史要点

（1）流产史

1）由于长期阴道流血滋养细菌生长，或有胚胎组织长期滞留于宫腔内，可发生宫腔、腹腔感染，甚至出现全身性感染。

2）询问是否有过堕胎史，如在非正规的医疗机构进行堕胎，由于设备、环境、人员等的违规，可使孕妇产生感染。

3）风疹、麻疹、腮腺炎、流感以及弓形虫感染均可能引起流产。早孕期间的生殖器疱疹病毒感染也会导致流产。

（2）询问感染的相关症状

1）是否有发热、腹痛、阴道是否有脓性白带排出等。

2）重视腹痛的部位及性质，详见第三章腹痛章节叙述。

2. 体格检查要点

（1）腹部检查

1）对于是否合并内外科疾病的鉴别至关重要。

2）触诊有无压痛、反跳痛及肌紧张。

3）子宫大小与孕周是否相符，子宫附件区是否疼痛。

（2）妇产科检查

1）注意检查阴道分泌物颜色、气味、性状等。

2）妇科内诊时要重点排查是否有子宫双附件的压痛、反跳痛及肌紧张。

3. 辅助检查要点

（1）血型、血尿常规、血涂片或培养

1）血尿常规的检测主要明确是否有贫血和感染。若白细胞升高，须尽快查明原因。防止子宫内感染侵入腹腔，继发败血症或休克。

2）血及宫颈管、宫腔拭子细菌培养。宫颈管或宫颈分泌物涂片，革兰染色检查细菌，能够准确确诊感染。

（2）超声

1）超声可根据妊娠囊的形态，有无胎心搏动，确定胚胎或胎儿是否存活。

2）超声可用来进行宫腔操作时监测，以免穿孔或残留。

（3）X线：必要时行X线检查，有子宫穿孔或内脏穿孔时可见膈下游离气体。产气杆菌感染时可见盆腔积气，严重者可成蜂窝状。

（三）治疗要点

1. 一旦确诊感染性流产应迅速控制感染，由于大部分残存组织已感染、坏死，容易引起败血症，因此应尽快清除宫腔内感染组织。

2. 清宫术进行时要注意尽量用卵圆钳钳夹出宫腔感染组织，禁止搔刮。

3. 当感染较严重、形成盆腔脓肿时应在超声引导下行阴道后穹隆穿刺引流。

4. 重视感染性休克的防治 术前、术中、术后均应重视抗感染治疗，抗菌药物的种类、剂量、给药方式应按照不同病人的实际状况而定。在致病菌未明确时，应选用广谱抗生素。密切监测脉搏、血压、呼吸、尿量等，维持水电解质平衡及生命体征稳定。

5. 感染易合并血栓性静脉炎，因此在抗感染的同时要注意预防血栓，可采用气压泵，必要时使用低分子肝素。

（四）护理要点

了解病人的病史，注意观察生命体征变化，有无腹痛，外阴有无肿胀。观察阴道分泌物的情况，是否为脓性或脓血性，有无异味。遵医嘱积极抗感染治疗。

1. 健康教育

（1）护士应向产妇及家属讲解引起感染性流产的病因及预后，消除紧张情绪积极配合治疗。

（2）经抗感染治疗保胎无效，流血增多，寒战高热，适时行清宫手术，禁止搔刮。

2. 专科护理

（1）密切观察患者的神志及生命体征、尿量等，建立静脉通路，给予抗感染药物治疗。

（2）做好会阴护理及阴道分泌物的观察。清宫术后观察阴道流血的情况。

（3）感染严重体温过高病人，同时做好物理降温，保持衣物、床单干爽清洁。

（乔宠 杨云 王阳）

七、复发性流产

（一）流程化管理清单

1. 复发性流产门诊/住院诊疗流程

病史重点采集信息

	□ 停经	□ 月经周期是否规律
		□ 停经时间
	□ 阴道流血	□ 性状
		□ 量
		□ 持续时间
□ 现病史	□ 阴道排液及组织物排出	□ 分泌物气味
		□ 分泌物性状
		□ 排出物大小
		□ 排出物性质
	□ 腹痛	□ 部位
		□ 性质
		□ 程度
	□ 发热	

□ 既往史	□ 孕产史	□ 孕次__次	
		□ 自然流产史	□ 早期流产史__次
			□ 晚期流产史__次
		□ 早产史__次	

病史重点采集信息

□ 既往史	□ 孕产史	□ 胎膜早破史__次	
		□ 既往分娩方式	□ 阴式分娩__次
			□ 剖宫产__次
		□ 目前存活子女__个	
		□ 出生缺陷	
		□ 胎死宫内	
	□ 宫颈异常	□ 解剖异常	
		□ 锥切手术或损伤	

体格检查重点采集信息

□ 生命体征	□ 体温		
	□ 脉搏		
	□ 呼吸		
	□ 血压		
□ 常规体检	□ 活动	□ 自如	
		□ 受限	
	□ 贫血貌		
	□ 心肺部听诊		
	□ 腹部检查	□ 压痛	
		□ 反跳痛	
		□ 肌紧张	
□ 妇产科特殊检查（消毒窥器检查）	□ 出血部位	□ 来自宫腔	
		□ 来自其他部位	
	□ 阴道	□ 分泌物	□ 性状
			□ 气味
		□ 活动性出血	
		□ 赘生物	
		□ 宫颈表面出血	
		□ 宫颈管出血	
	□ 宫颈	□ 关闭	
		□ 宫颈口	□ 羊膜囊
		□ 开放	□ 妊娠组织物

辅助检查重点项目

□ 实验室检查	□ 血常规＋血型		
	□ 尿常规		
	□ 肝肾功		
	□ 凝血因素	□ 凝血五项	
		□ 血栓弹力图	
		□ 血小板聚集	
	□ 内分泌功能	□ 甲状腺功能	
		□ 性激素六项	
		□ 血糖、胰岛素	
	□ 免疫因素	□ 自身抗体检测（反复检查，至少间隔6~12周，查3~5次）	
	□ 微量元素		
□ 超声	□ 胎儿常规超声	□ 动态监测妊娠囊、胎芽、胎心及胎儿生长情况	
		□ 测量宫颈内口宽度	□ 经腹
			□ 经会阴
		□ 宫颈口开放状态	□ 开放
			□ 关闭
		□ 动态监测液性暗区	□ 部位
			□ 大小
		□ 胎盘位置	
	□ 乳腺超声		
	□ 卵巢储备功能检测		
□ 染色体检测			
□ 宫腔镜			

治疗方案

□ 治疗	□ 休息对症治疗		
	□ 植入前筛查及植入前诊断		
	□ 宫腔镜手术		
	□ 宫颈环扎术		
	□ 抗凝治疗	□ 阿司匹林	□ 肝素
		□ 其他抗血小板药物	
	□ 内分泌治疗	□ 左甲状腺素钠片	□ 孕酮
		□ 溴隐亭	□ 其他调整排卵治疗等
	□ 免疫调节治疗	□ 泼尼松	□ 羟氯喹
		□ 主动免疫或被动免疫	
	□ 营养支持治疗	□ 碳酸钙D3片	
		□ 复合维生素片	□ 多维元素片
		□ 叶酸	
		□ 多糖铁复合物	
	□ 心理疏导及心理治疗		

2. 复发性流产门诊／急诊／住院护理流程

护理流程	描述要点
□ 协助医师	□ 询问病史
	□ 体格检查
□ 监测	□ 测量生命体征
	□ 腹痛
	□ 阴道流血
	□ 分泌物颜色、性状、量
□ 采血	□ 遵医嘱
□ 专科护理	□ 预防感染：会阴护理
	□ 卧位
	□ 用药
	□ 宫颈环扎术前术后护理
□ 心理护理	□ 心理状况评估及护理
□ 出院指导	□ 复查时间
	□ 自我护理方法
	□ 办理出院相关流程

（二）复发性流产诊断要点

1. 病史要点

（1）妊娠史的询问和确定

1）我国通常将3次或3次以上在妊娠28周之前的胎儿丢失称为复发性流产，但大多数专家认为，连续发生2次流产即应重视。

2）随着流产次数的增加、高龄等均会使复发性流产复发风险增加。

3）询问患者有无流产史，特别是自然流产史，流产时间、次数、特点。

4）流产前有无人流或药物流产史、刮宫史、宫腔镜操作史、子宫输卵管造影等。

5）有无正常分娩史，如有正常分娩史属于继发性的复发性流产，还要确认是否为同一性伴侣。

（2）既往流产的详细情况

1）询问既往流产的详细情况有助于进行诊断。

2）如果患者既往流产均为胚胎停止发育进行的人流或者清宫是属于复发性流产范畴的。但是若患者既往流产是在胎儿正常发育的情况下自愿终止妊娠的，不符合复发性流产。

3）既往流产是否有感染、慢性阴道流血、有无放射线、毒物接触史。

4）对于晚期流产患者还要重点询问是先流血还是先阴道流液，腹痛在流血或流液之前还是之后，有助于判断是因为胎膜破裂而导致晚期流产还是宫颈机能不全。

（3）内科合并症的询问：有无内科合并症也要重点询问，尤其是糖尿病、甲亢或甲减、高血压等慢性病史。

2. 体格检查要点 全身状况、腹部检查无特殊要点。妇科检查要点：

（1）注意检查宫颈口形态及长度。

（2）观察阴道分泌物颜色、量、气味。

3. 辅助检查要点 复发性流产的病因十分复杂，主要包括遗传因素、解剖因素、内分泌因素、免疫因素、感染因素、凝血因素、精神因素等，因此辅助检查主要是针对这些方面来进行。

（1）染色体检查

1）常采用辅助检查方法是外周血培养染色体核型分析。

2）最常见导致流产的染色体异常包括结构异常和数目异常。

3）结构异常主要包括相互易位、罗伯逊易位、臂间倒位、臂内倒位、基因多态性及性染色体异常等；易位中以平衡易位携带者多见，因平衡易位并未改变基因总数和遗传物质，仅改变了易位片段在染色体上的位置，因而本人可无畸形，但可遗传给下一代，造成子女携带易位染色体，引起染色体片段的多余或缺失，导致流产的发生。

4）数目异常主要有非整倍体、多倍体、嵌合体。

5）染色体异常会引起新生儿畸形和智力发育迟缓，因此仅检测夫妇双方染色体是不够的，还需要对于流产胚胎组织进行检测染色体核型、芯片或测序分析，可明确胚胎停止发育及死亡原因。对下次妊娠起到指导作用。

6）必要时可以在下次妊娠进行辅助生殖的植入前筛查、植入前诊断避免发生胚胎染色体异常。三代试管婴儿筛查染色体核型非常重要。

（2）超声和宫腔镜检查

1）常采用的辅助检查方法是进行子宫双附件的超声检查，可用于监测双侧卵巢卵泡储存情况、子宫内膜厚度及血流、排除子宫畸形及子宫肌瘤、卵巢肿瘤、大量盆腔积液等。

2）存在子宫发育的异常。若无法确定可考虑进行子宫输卵管碘油造影、宫腔镜等。

3）宫腔镜检查可进一步排查子宫内膜息肉、宫腔粘连、子宫内膜异常增生等。

4）目前宫颈机能不全诊断在非孕期的诊断实验包括：子宫输卵管造影、宫颈球囊牵引摄像、应用 Hegar 或 Pratt 宫颈扩张器评估宫颈扩张情况、球囊回弹试验和宫颈扩张分级计算宫颈阻力指数，然而没有任何一种试验是被严格的科学研究验证的，都不能用作诊断宫颈机能不全，因此并不推荐在未孕状态进行宫颈机能不全的诊断试验。

5）妊娠期间可采用经腹及经会阴超声检查监测宫颈长度及宫口开放情况，及时发现宫颈机能不全。

6）也有研究者采用超声在妊娠前及妊娠期间进行评价子宫动脉血流的检查来预测妊娠结局。

（3）内分泌因素的排查：常见导致复发性流产的主要内分泌因素包括糖尿病、甲状腺疾病（甲状腺功能亢进、桥本甲状腺炎、甲状腺功能减退、亚临床甲状腺功能减退等）、多囊卵巢综合征、高泌乳素血症等。因此需要进行这些内分泌功能的检测。

（4）免疫相关的抗体检查

1）既往有≥3 次妊娠≤10 周的流产的患者应该进行抗磷脂综合征的排查，间隔 12 周进行抗心磷脂抗体（ACA）、抗 β_2- 糖蛋白 -1（抗 β_2-GP-1）、狼疮抗凝物（LA）的检查。

2）此外，对于复发性流产患者还应注重自身免疫疾病的筛查，一般建议筛查 ANA、抗双链 DNA 抗体、抗 SSA 抗体、抗 SSB 抗体以排除系统性红斑狼疮（SLE）或类风湿关节炎（RA）等自身免疫疾病。

（5）感染指标检查

1）注意肝炎病毒、艾滋病及梅毒的筛查。

2）血常规的检测主要明确是否有贫血和感染。

3）阴道分泌物检查明确有无阴道局部感染，尤其是细菌性阴道病。

4）宫颈筛查人乳头瘤病毒（HPV）、宫颈液薄基层检查（TCT），必要时进行阴道镜及阴道活检检查。

（6）血栓前状态的筛查

1）临床上的血栓前状态包括遗传性和获得性两种类型。遗传性血栓前状态是由于凝血酶原基因、遗传性高半胱氨酸血症、凝血酶Ⅲ（ATⅢ）缺陷、蛋白 C 缺陷症、蛋白 S 缺陷症等导致。获得性血栓前状态主要包括抗磷脂综合征（APS）、获得性高半胱氨酸血症以及定向分化的结缔组织病、未分化的结缔组织病等导致。

2）血栓前状态的筛查包括同型半胱氨酸监测、凝血酶原基因筛查、抗凝血酶Ⅲ活性测定、蛋白 C 活性测定、蛋白 S 活性测定、凝血五项（包括 D- 二聚体）、血小板聚集功能等，必要时也可以检测血栓弹力图。

（三）治疗要点

1. 寻找病因，对因治疗　由于复发性流产病因复杂，因此我们对于复发性流产的患者必须进行系统全面的病因学筛查，然后针对病因进行相应治疗。

2. 染色体异常

（1）对于染色体平衡异位等染色体异常的夫妇，可以进行目前采用植入前筛查及植入前诊断的方法，挑选优质胚胎进行移植。

（2）若夫妇染色体无异常，仅胚胎染色体异常的流产目前尚无有效治疗方法。

3. 妊娠合并 APS 的治疗

（1）对于既往无流产史或单次流产发生在妊娠 10 周以前者，可给予小剂量阿司匹林（75mg/d）。

（2）对于有复发性流产病史的患者及≥1 次妊娠 10 周后流产者，在确诊妊娠后可给予肝素抗凝治疗至分娩前停药，5000U 皮下注射，每天 2 次。

4. 内分泌异常治疗

（1）对已经确诊的糖尿病患者在血糖未控制之前采取避孕措施，于计划妊娠前 3 个月尽可能将血糖控制在正常范围，于计划妊娠前 3 个月停用降糖药，改为胰岛素治疗。

（2）溴隐亭可以抑制泌乳素的分泌，治疗高泌乳素血症，改善妊娠结局，常在妊娠前使用。

（3）一般建议有甲亢病史的复发性流产患者在控制病情后方可受孕，但轻度甲亢患者在孕期应用抗甲状腺药物，如丙基硫氧嘧啶（PTU）比较安全；凡是已经确诊为甲减的复发性流产患者建议孕期坚持服用甲状腺激素，当甲状腺功能恢复正常后 3 个月后再考虑妊娠；亚甲减的患者应酌情补充左甲状腺素钠，使促甲状腺激素控制在正常水平，并可适当补充碘剂。

5. 血栓前状态的治疗

（1）抗凝治疗是目前公认的对血栓前状态患者最有效的治疗方法。

（2）可采用小剂量阿司匹林和（或）低分子肝素。

6. 预防性宫颈环扎

（1）子宫颈环扎术是治疗宫颈机能不全的主要手段。

（2）≥1 次无痛性子宫颈扩张史的孕妇可建议其在孕 13 周以后实施预防性子宫颈环扎术。

（3）可以孕期监测宫颈长度，若宫颈长度 <2.5cm，则进行应急性宫颈环扎术。

（四）护理要点

复发流产原因复杂，与夫妇染色体异常、内分泌因素、自身免疫疾病、血栓前状态等相关。病人对相关知识的匮乏导致心理产生恐惧。多次妊娠失败，患者心理受到严重打击。临床应着重心理护理及相关症状的护理。预防产后并发症及促进产妇身体的恢复。

1. 健康教育

（1）应向孕妇及家属讲解复发流产的原因。例如，如果是染色体异常、母体自身解剖、生理异常等，经查明原因对再次妊娠有着重要意义。

（2）流产后注意饮食合理，适当卧床休息，促进身体恢复。

2. 心理护理

（1）对患者进行一对一的心理访谈，积极与患者沟通交流，缓解患者的顾虑、担忧情绪，帮助建立治疗信心。

（2）做好疾病相关知识的宣教，加深患者对疾病的认知，充分认识到自身情绪对疾病的影响，提高健康意识。

（3）做好与患者家属的沟通交流工作，帮助患者取得家庭的支持与理解，从而减轻患者的心理负担和压力，保持较好的心理状态。

（4）协助病人进行相关检查和治疗，详细说明治疗方案和相关措施，提高患者对治疗的依从性，从而提高治疗效果。

3. 专科护理

（1）复发流产者观察宫缩、阴道流血症状。宫缩频繁伴阴道流血进行性增多，流产不可避免者适当给予促宫缩药物，必要时清宫。积极处理预防感染。

（2）宫颈环扎术前护理

1）阴道分泌物的检查、消毒，每天进行会阴护理 2 次。

2）配合医师做好术前准备，留置尿管。

3）给予侧卧位，应用抑制宫缩药物。

（3）宫颈环扎术后护理

1）监测生命体征。

2）术后6小时给予侧卧位及臀高位。

3）会阴护理每天2次,避免炎症刺激,诱发宫缩。

4）观察患者腹壁紧张度;禁止刺激乳头和按摩腹部。

5）术后禁食水,6小时后进清淡流质饮食,12小时后进软食。鼓励患者正常进食保证摄入足够的能量及营养素,多饮水。室内陈设每天应用含氯消毒剂擦拭。

6）卧床期间指导患者活动双下肢,必要时给予气压治疗和药物治疗,防止下肢静脉血栓形成。

4. 用药护理

（1）流产后子宫收缩不良者遵医嘱给予促宫缩药物,促进子宫恢复。大量阴道流血伴贫血者,给予补血药物或静脉输血治疗。

（2）皮下注射抗凝药物治疗患者,首选腹壁脐周注射,其次三角肌下缘,最后大腿外侧注射。注射时避开皮下硬结和淤血。注射后局部按压3~5分钟。对过敏反应、出血、血小板计数减少及发生骨质疏松药物不良反应进行监测。

（3）口服硝苯地平抑制宫缩,注意用药剂量及用药时间。

（4）应用盐酸利多君抑制宫缩时,注意药物的副作用,给予患者监测心率,心率>130次/分或孕妇不能耐受时及时通知医师。

（5）临床应用醋酸阿托西班注射液患者注意泵入的速度,输液同侧肢体避免输入其他药物,以免影响药物疗效。

（乔宠 杨云 王阳）

参考文献

1. 陈子江,林其德,王谢桐,等.孕激素维持早期妊娠及防治流产的中国专家共识.中华妇产科杂志,2016,51(7):481-483.
2. 朱旦蓉,林晓华.早期先兆流产孕产妇的护理.现代实用医学,2013,25(3):351-352.
3. Mouri MI,Rupp TJ. Abortion,Threatened. Treasure Island（FL）: Stat Pearls Publishing,2017 Jun.
4. 杨淑清.先兆流产患者护理中心理护理的应用意义探析.心理医师,2017,23(11):245-246.
5. Breeze C. Early pregnancy bleeding. Aust Fam Physician,2016,45(5):283-286.
6. 吴小林.循证护理应用于早期先兆流产患者的效果观察.健康前沿,2017,26(3):75.
7. 谢幸,苟文丽.妇产科学.第8版.北京:人民卫生出版社,2013.
8. 冯荣.血清孕酮诊断难免流产及异位妊娠的价值.中国实用妇科与产科杂志,2000,16(4):215-217.
9. 黄莉莎.1例晚期难免流产患者跌倒的根本原因分析.当代医学,2017,23(7):48-49.
10. 曹泽毅.中华妇产科学.第3版.北京:人民卫生出版社,2014.
11. 申微.欣母沛预防和治疗宫缩乏力性产后出血的临床应用.湖北中医杂志,2016,38(1):50-52.
12. 仇红玉,宋继成,徐善敏.稽留流产的病因分析及护理对策.实用临床医药杂志,2015,19(23):235-236.
13. 朱金鸽,刘志飞,秦惠玲,等.循证护理在稽留流产患者中的应用.中国医药指南,2015(9):237-238.
14. 桂友芳.舒适护理在稽留流产患者中的应用效果分析.当代护士(下旬刊),2014,8:62-63.
15. 林琳,陈娟娟,钟柳英,等.感染性流产并发脓毒症四例临床分析.中华产科急救电子杂志,2014,4:43-47.
16. 中华医学会妇产科学分会产科学组.复发性流产诊治的专家共识.中华妇产科杂志,2016,1:3-9.
17. 肖世金,赵爱民.复发性流产病因学研究进展.中国实用妇科与产科杂志,2014,1:41-45.
18. 包金莲,谢琴,郑吟燕,等.个体化心理干预在复发性流产继发不孕患者中的应用.齐鲁护理杂志,2017,23(12):109-111.
19. 姚荣芬,王利云,齐亚新,等.1例复发性流产患者宫颈环扎失败后第4次保胎成功的护理.中国实用护理杂志,2014,30(11):55-56.
20. 刘蓉,孙小玲,郭梅,等.居家护理在宫颈机能不全病人宫颈环扎术后护理中的应用.护理研究,2016,30(32):4046-4048.

第二节　异位妊娠

（一）流程化管理清单

1. 异位妊娠门诊／住院诊疗流程

病史重点采集信息		
现病史	停经 *	□ 月经周期是否规律
		□ 停经时间
	□ 性生活史 *	□ 发生症状前的性生活日期
	□ 阴道流血 *	□ 性状
		□ 量
		□ 持续时间
	□ 阴道排液及组织物排出 *	□ 分泌物气味
		□ 分泌物性状
		□ 排出物大小
		□ 排出物性质
	□ 腹痛 *	□ 部位
		□ 性质
		□ 程度
	□ 发热 *	

病史重点采集信息（续）		
既往史	孕产史 *	□ 孕次＿次
		自然流产史：□ 早期流产史＿次
		□ 晚期流产史＿次
		□ 早产史＿次
		□ 胎膜早破史＿次
		既往分娩方式：□ 阴式分娩＿次
		□ 剖宫产＿次
		□ 目前存活子女＿个
		□ 出生缺陷
		□ 胎死宫内

体格检查重点采集信息		
生命体征 *	□ 体温	
	□ 脉搏	
	□ 呼吸	
	□ 血压	
常规体检	□ 活动 *	□ 自如
		□ 受限
	□ 贫血貌 *	

体格检查重点采集信息			
常规体检	□ 心肺部听诊		
	□ 腹部检查 *	□ 压痛	
		□ 反跳痛	
		□ 肌紧张	
妇产科特殊检查 *（消毒窥器检查）	□ 出血部位	□ 来自宫腔	
		□ 来自其他部位	
	□ 阴道	□ 分泌物	□ 性状
			□ 气味
		□ 活动性出血	
	□ 宫颈	□ 赘生物	
		□ 宫颈表面出血	
		□ 宫颈管出血	
		宫颈口：□ 关闭	
		□ 开放	□ 羊膜囊
			□ 妊娠组织物

辅助检查重点项目		
□ 实验室检查	□ 血常规＋血型 *	
	□ 凝血五项 *	
	□ 血清 hCG *	
□ 超声 *	□ 子宫大小	
	□ 妊娠囊	□ 部位
		□ 大小
	□ 液性暗区	
□ 阴道后穹隆穿刺		

治疗方案	
住院	□ 动态监测超声
	□ 动态观察生命体征
	□ 保守治疗
	□ 手术治疗：□ 开腹
	□ 腹腔镜
	□ 心理疏导及心理治疗

注：标注"*"内容，为必查项目。

2. 异位妊娠护理流程

护理流程	描述要点		
□ 监测	□ 神志		
	□ 面色		
	□ 生命体征		
	□ 血氧		
	□ 腹痛		
	□ 阴道流血		
□ 协助医师	□ 询问病史		
	□ 体格检查		
□ 采血	□ 遵医嘱		
□ 入院准备	□ 备皮		
	□ 根据病情开通急救绿色通道		
□ 专科护理	非手术治疗	□ 活动	
		□ 饮食指导	
		□ 用药观察	
	手术治疗	□ 手术方式的介绍	
		□ 术前准备	□ 备皮
			□ 留置导尿
			□ 建立静脉通路
		□ 术后观察	□ 排气排便情况
			□ 术后各置管护理
			□ 用药指导
□ 心理护理	□ 心理状况评估及护理		
□ 出院指导	□ 复查时间		
	□ 自我护理方法		
	□ 办理出院相关流程		

（二）异位妊娠诊断要点

1. 病史要点 停经原因、流血来源确定、阴道检查明确流血特征、阴道流血是否伴发腹痛均参见第一节先兆流产。

（1）异位妊娠高危因素

1）盆腔炎性疾病：盆腔炎性疾病是由女性上生殖道炎症引起的一组疾病，包括子宫内膜炎、输卵管炎、输卵管卵巢脓肿和盆腔腹膜炎。由于其发生部位深藏于盆腔，病原微生物种类繁多且不容易采集，症状、体征轻重不一，使其诊断不如其他炎症性疾病那样容易明确。盆腔感染次数越多，异位妊娠发生的可能性就越大。如输卵管炎症导致管腔堵塞影响受精卵运行导致异位妊娠发生，既往剖宫产史也会增加盆腔感染风险，增加异位妊娠尤其是瘢痕妊娠

的发生率。腹部外科手术对异位妊娠的影响以阑尾手术最多。

2）吸烟：尼古丁会降低输卵管活动性，推迟卵细胞进入子宫，以及影响胚泡的形成和种植。此外，吸烟会降低人体体液免疫和细胞免疫，增加输卵管感染和发生盆腔炎症的危险。

3）异位妊娠史：有异位妊娠史的患者再发的几率明显增加，并随异位妊娠史次数的增加而增加。

4）避孕失败：由于宫内节育器造成不良宫内环境，不适合孕卵着床，从而导致异位妊娠的发生。由于正常输卵管的平滑肌活动和黏膜细胞的纤毛活动依赖于雌孕激素的适当刺激，避孕药会影响体内雌孕激素水平，从而影响输卵管的功能。

（2）异位妊娠腹痛特点

1）输卵管妊娠发生流产及破裂前常表现为一侧下腹部隐痛。

2）发生破裂时表现为一侧突然伴撕裂样疼痛。

3）当血液局限于下腹部表现为下腹部疼痛；局限于直肠子宫陷凹时可伴随肛门坠胀感；血液流向全腹可伴随全腹疼痛甚至刺激膈肌引起胸痛。

（3）确定异位妊娠的具体部位

1）受精卵在子宫腔以外着床都可以称作异位妊娠，因此可以根据异位妊娠发生部位，分为多种类型。它们的临床表现、治疗、预后各不相同。因此确定异位妊娠的具体部位对于下一步治疗很重要。

2）输卵管妊娠最常见，占异位妊娠的95%左右。输卵管妊娠流产，多发于8~12周，腹痛较轻，流血不多。输卵管妊娠破裂，疼痛剧烈流血很大，常引起休克，可威胁生命。因此明确异位部位很重要。

3）卵巢妊娠、腹腔妊娠、宫颈妊娠、子宫残角妊娠、剖宫产瘢痕部位妊娠等虽不常见也要注意鉴别。

2. 体格检查要点

（1）重视生命体征：主要是注意有无贫血、休克、感染征象。

（2）腹部检查

1）对于是否合并内外科疾病的鉴别至关重要。

2）触诊有无腹膜刺激征（压痛、反跳痛及肌紧张）。

3）异位流产或破裂所形成的血肿，与周围组织或器官发生粘连形成包块，包块较大或位置较高者，腹部可扪及。

4）出血多者叩诊可有移动性浊音。

（3）妇产科检查

1）阴道流血为主诉患者一定要进行妇产科消

毒窥器检查。

2）阴道后穹隆穿刺，适用于怀疑有腹腔内出血者。抽出暗红色不凝血，说明有腹腔内出血。注意不要将穿刺针误入静脉，静脉血较红，放置标本10分钟左右可凝结。但阴道后穹隆穿刺阴性，不能排除异位妊娠，还应结合其他诊断方法。

3. 辅助检查要点

（1）血常规及血型

1）血常规和血型检查对于门急诊患者很重要，尤其是血型检查，对于异位妊娠腹腔内出血患者可以尽早备血。

2）血常规的检测主要明确是否有贫血和感染。

3）尤其是入院后动态监测血常规，有助于早期发现腹腔内出血等。

（2）血清hCG

1）异位妊娠时，患者体内hCG水平通常较相同停经日期的宫内妊娠低，或者增长速度较慢。

2）连续测定hCG水平，若倍增时间>7天，异位妊娠可能性较大。

（3）超声

1）妊娠诊断除了病史和实验室检查外，更重要的是需要通过超声检查确定是宫内妊娠或异位妊娠，由于阴式超声在妊娠早期对于异位妊娠的检出率更高更准确，因此必要时需要进行阴式超声排除异位妊娠等引起的阴道流血。临床上很多患者对于进行阴式超声检查有顾虑，应该进行充分的沟通，告知阴式超声的安全性和必要性。

2）超声不但可以判定妊娠囊的位置，还可以测量大小，用于评估孕周。

3）应选择经阴道超声诊断输卵管异位妊娠，超声下尽可能区分附件肿块和卵巢，积极识别输卵管异位妊娠。

4）宫颈妊娠：子宫腔空虚，宫颈呈筒状，宫颈内口下可见妊娠囊，彩色多普勒检查未见妊娠囊周围血流。

5）剖宫产瘢痕妊娠：首选经阴道超声检查，必要时行经腹超声。

6）间质部妊娠：子宫腔空虚，输卵管间质部可见妊娠囊，妊娠囊周围肌层厚度<5mm，可见线样征。

7）腹腔异位妊娠：子宫体腔空虚，没有输卵管膨大或附件区不均质包块的证据，妊娠包块被腹膜隔离但被肠袢包围，超声探头施压可见明显类似妊娠囊的大幅度移动。

（4）其他诊断方法：腹腔镜和诊断性刮宫适用于以上方法难以确诊时。

（三）治疗要点

1. 期待治疗 对于输卵管妊娠患者，期待治疗适用于病情稳定、血清β-hCG呈下降趋势且初始血清β-hCG水平低于1500U/L的患者。期待治疗成功率与血清β-hCG水平成反比，初始血清β-hCG水平越高其成功率越低。血清β-hCG水平呈下降趋势也是期待治疗成功的预测指标。

2. 药物治疗

1）具有避免手术创伤、保留输卵管功能的优点。

2）适用于早期异位妊娠，要求保留生育功能的年轻患者。

3）对于生命体征不稳定、异位妊娠破裂、妊娠囊直径≥4cm或≥3.5cm伴有胎心搏动者禁忌。

4）甲氨蝶呤（MTX）是治疗输卵管妊娠最常用的药物，可全身用药也可局部用药。治疗方案很多，单次剂量肌内注射50mg/m²是最常用的方案。

5）用药后行B超及血清β-hCG水平监测，若14天后血清β-hCG下降并连续3次阴性且伴腹痛及阴道流血缓解或消失者为治疗成功，如未成功者伴有腹痛加重、阴道流血增多者应立即行手术治疗。

6）药物治疗期间注意甲氨蝶呤的毒副作用，最常见的副作用是胃肠胀气和肝酶短暂轻微的升高。

3. 手术治疗

（1）适应证

1）生命体征不稳定或有腹腔内出血征象。

2）诊断不明确者。

3）异位妊娠有进展者（如血清β-hCG>3000IU/L或持续升高、有胎心搏动、附件区大包块等）。

4）随诊不可靠者。

5）药物禁忌证或无效者。

（2）治疗：根据患者生育需求可分为保守手术和根治性手术治疗，多采用腹腔镜手术。

1）保守手术：①对于有生育要求的患者，临床上一般在腹腔镜下妊娠囊剥除后，再把输卵管吻合上，而不切除输卵管。②如果施行输卵管切开取胚术，则需告知患者有持续性异位妊娠的风险，术后需随访血清β-hCG水平。一小部分患者需要加用甲氨蝶呤（MTX）治疗，甚至行输卵管切除术。

2）根治手术：①适用于无生育要求、内出血并发休克的急症患者。②应在积极纠正休克同时，迅速找到病变输卵管，用卵圆钳钳夹出血部位，暂时控制出血，并加快输血、输液，待血压上升后继续手术切除输卵管。

4. 预防异位妊娠复发

1）治疗盆腔炎。

2）减少宫腔操作。

3）对有盆腔炎、不用宫内节育器或曾有异位妊娠者一旦停经密切注意。

4）异位妊娠术后积极抗感染。

（四）护理要点

1. 非手术治疗

（1）密切观察生命体征的变化，注意观察腹痛及阴道流血情况，一旦腹痛加剧、出血多或肛门坠胀等症状要立即通知医师。

（2）严格卧床休息，直至包块吸收、临床症状消失，避免因剧烈活动导致腹压增高，加剧异位妊娠破裂的风险。

（3）进食清淡、易消化食物，预防便秘。

（4）使用甲氨蝶呤药物治疗，注意深部肌内注射。告知患者用药后可能出现恶心、呕吐等不适症状。动态观察血 hCG 及肝肾功情况。

（5）对患者讲解该治疗方法及优点，出院后遵医嘱定期复查血 hCG 及超声检查。以保守治疗成功案例作为典范帮助患者树立坚持治疗、战胜疾病的信心。

2. 手术治疗

（1）护士向患者及家属解释异位妊娠病因多为盆腔炎症刺激（如输卵管炎症）或发育不良、功能异常有关。消除患者及家属担忧，积极配合治疗。查明原因尽快对症治疗是解决的唯一办法。

（2）手术治疗一般采取开腹手术和腹腔镜手术两种。

（3）做好术前准备，禁食水 6~8 小时，术区皮肤准备，留置尿管，排空膀胱。

（4）如紧急手术给予留置胃肠减压，采集手术备血等相关血样。

（5）建立两条以上静脉通路，以抢救休克，补液治疗。

（6）术后密切观察生命体征的变化，注意保持各管路通畅，观察引流液性状、量。协助患者翻身活动，观察腹胀及排气情况。

（乔宠 杨云 王阳）

参考文献

1. 谢幸,苟文丽.妇产科学.第 8 版.北京:人民卫生出版社,2013.

2. 王玉东.2016 年英国皇家妇产科医师学会及早期妊娠学会《异位妊娠的诊断和管理》指南解读.中国实用妇科与产科杂志,2017,33(9):916-919.

3. 丁桂容.异位妊娠保守治疗的护理体会.实用临床护理学电子杂志,2017,2(14):103-105.

4. 张志霞.循证护理在异位妊娠护理中的应用体会.实用妇科内分泌电子杂志,2015,2(05):77-80.

第三节 宫颈疾病

（一）流程化管理清单

1. 宫颈疾病门诊 / 住院诊疗流程

病史重点采集信息			
	□ 停经	□ 月经周期是否规律	
		□ 停经时间	
	□ 性生活史	□ 发生症状前的性生活日期	
	□ 外阴	□ 瘙痒	
		□ 性状	
	□ 阴道流血	□ 量	
		□ 持续时间	
现病史		□ 分泌物气味	
	□ 阴道排液及组织物排出	□ 分泌物性状	
		□ 排出物大小	
		□ 排出物性质	
		□ 部位	
	□ 腹痛	□ 性质	
		□ 程度	
	□ 发热		
		□ 孕次__次	
		□ 自然流产史	
		□ 早产史__次	□ 早期流产史__次
			□ 晚期流产史__次
	□ 孕产史	□ 胎膜早破史__次	
既往史		□ 既往分娩方式	
		□ 目前存活子女__个	□ 阴式分娩__次
			□ 剖宫产__次
		□ 出生缺陷	
		□ 胎死宫内	
	□ 宫颈手术史		

体格检查重点采集信息

生命体征*	☐ 体温		
	☐ 脉搏		
	☐ 呼吸		
	☐ 血压		
常规体检	☐ 活动*	☐ 自如	
		☐ 受限	
	☐ 贫血貌*		
	☐ 心肺部听诊		
	☐ 腹部检查*	☐ 压痛	
		☐ 反跳痛	
		☐ 肌紧张	
妇产科特殊检查（消毒窥器检查）*	☐ 出血部位	☐ 来自宫颈	
		☐ 来自其他部位	
	☐ 阴道	☐ 分泌物	☐ 性状
			☐ 气味
		☐ 活动性出血	
	☐ 宫颈	☐ 充血水肿	
		☐ 赘生物	
		☐ 宫颈表面出血	
		☐ 宫颈管出血	

辅助检查重点项目

实验室检查	☐ 血常规＋血型
	☐ 凝血五项
	☐ 血清 hCG
	☐ 阴道分泌物 +BV
	☐ SCC
三阶梯程序	☐ HPV+TCT
	☐ 阴道镜检查
	☐ 组织活检

治疗方案

☐ 保守治疗	☐ 动态观察生命体征	
	☐ 控制出血	
	☐ 预防感染	
☐ 手术治疗	☐ 锥切术	
	☐ 病灶全切	
☐ 放化疗		
住院 ☐ 宫颈癌合并妊娠	☐ 早期妊娠	☐ 根治术或放化疗后行根治术
	☐ 中期妊娠	☐ 成熟后行剖宫取胎＋根治术
	☐ 晚期妊娠	☐ 先行剖宫产术，后行根治术或放化疗
	☐ 中期妊娠	☐ 成熟后行剖宫取胎＋根治术
☐ 定期复查		
☐ 心理疏导及心理治疗		

注：标注"*"内容，为必查项目。

2. 宫颈良性病变护理流程

护理流程	描述要点
☐ 监测	☐ 腹痛
	☐ 阴道流血
☐ 观察胎儿安危	☐ 听胎心
	☐ 询问胎动
	☐ 胎心监护
☐ 健康教育	☐ 介绍妊娠期宫颈良性病变的处理方法
	☐ 化验检查注意事项
	☐ 用药的作用和注意事项
	☐ 教会患者和家属计数胎动的方法
☐ 协助医师	☐ 询问病史
	☐ 窥器阴道检查
☐ 采血	☐ 遵医嘱
☐ 专科护理	☐ 观察子宫宫缩
	☐ 会阴护理
	☐ 活动
☐ 出院指导	☐ 复查时间
	☐ 自我护理方法
	☐ 办理出院相关流程

3. 宫颈恶性病变护理流程

护理流程	描述要点
□ 监测	□ 生命体征
	□ 腹痛
	□ 阴道流血
□ 观察胎儿安危	□ 听胎心
	□ 询问胎动
	□ 胎心监护
□ 健康教育	□ 介绍妊娠期宫颈恶性病变的处理方法
	□ 化验检查注意事项
	□ 用药的作用和注意事项
	□ 教会患者和家属计数胎动的方法
□ 心理护理	□ 心理状况评估及护理
□ 协助医师	□ 询问病史
	□ 窥器阴道检查
□ 采血	□ 遵医嘱
□ 出院指导	□ 复查时间
	□ 自我护理方法
	□ 办理出院相关流程

（二）宫颈疾病诊断要点

1. 病史要点

（1）既往是否有宫颈良性病变或者阴道炎

1）既往有宫颈良性病变易在妊娠期间发生阴道流血。

2）子宫颈良性疾病包括子宫颈炎症性病变、子宫颈良性肿瘤、子宫颈瘤样肿瘤、子宫颈上皮异常增生等,其中以子宫颈炎最常见。

3）因阴道炎属于常见疾病,很多患者宫颈炎常由阴道炎发展而来,因此在询问病史时应结合阴道炎病史或症状。

4）子宫颈炎根据部位分为子宫阴道部炎症和子宫颈管黏膜炎症两类。

（2）既往或本次妊娠后是否有接触性出血

1）接触性出血可以是子宫颈炎也可以是宫颈癌的早期表现。

2）急性宫颈炎应了解患者是否有不洁性生活史,除阴道、宫颈局部炎症外,可合并尿路感染,表现为尿频、尿急、尿痛。

3）慢性宫颈炎由急性宫颈炎迁延而来,多数患者无明显症状,少数可有阴道分泌物增多呈淡黄色或脓性、性交后出血、外阴瘙痒等。

4）长期慢性炎症可导致子宫颈息肉,也是接触性出血或者孕早期阴道流血的主要原因。

5）子宫颈癌的特点为接触性出血,出血表现较明显。也可表现为不规则流血、经期延长、经量增多。但排出物通常为白色或血性、稀薄或米泔水样带有腥臭味。

（3）既往是否有过宫颈部位手术

1）宫颈部是否接受过手术对宫颈良性疾病的诊疗十分重要。

2）宫颈部进行过手术的患者要询问是否在孕前进行阴道炎症、TCT检查、HPV筛查及阴道镜检查,并详细询问手术当时病理结果及此次孕前检查的结果和目前治疗情况。

2. 体格检查要点　妇产科检查:

（1）重点观察宫颈表面及宫颈管。

（2）宫颈炎时,妇科检查可见子宫充血水肿、黏膜外翻,有脓性黏稠的分泌物附着或流出。

（3）子宫颈管黏膜质脆,操作时应避免诱发流血。

（4）"宫颈糜烂"现称为宫颈糜烂样外观,不属于宫颈疾病,是一种生理现象,宫颈癌早期表现与宫颈糜烂的外观相似,应注意鉴别。

3. 辅助检查要点

（1）血清hCG:妊娠早期阴道流血还应该结合性生活史及患者年龄,以排除因妊娠引起的异常阴道流血。

（2）阴道分泌物检查

1）子宫颈炎白带增多,分泌物呈脓性。子宫颈癌的分泌物通常为白色或血性、稀薄或米泔水样带有腥臭味。

2）检查是否有细菌性阴道炎(BV),若检查结果为线索细胞边界模糊、氨试验阳性、阴道pH>4.5、阴道有均质稀薄的分泌物、阴道涂片发现致病菌,可确定有BV。

（3）三阶梯程序:三阶梯诊疗即宫颈筛查-阴道镜检-组织病理学检查,是诊断宫颈癌的规范流程。宫颈筛查异常,有助于从正常人群中发现有癌前病变或宫颈癌的高危人群。宫颈筛查后,须经阴道镜指导下行宫颈活检。组织病理学结果是诊断宫颈癌的金标准。

1）宫颈细胞学检查:

① 液基细胞学检查:全称为液基薄层细胞检测

(TCT),是采用液基薄层细胞检测系统检测宫颈细胞并进行细胞学分类诊断,是目前国际上较先进的宫颈细胞学检查技术。

② 取样注意事项如下:

A. 用棉签将覆盖在宫颈外口的黏液拭去,如遇到黏液栓难以去除,可用卵圆钳钳去,切勿用力擦拭,以免损伤上皮导致出血。

B. 用宫颈刷中间较长的刷毛伸到宫颈管里顺时针旋转 5 圈,然后将子宫颈刷在保存液中涮洗至少 10 秒。

C. 对于子宫颈肥大、外翻、重度"糜烂"样改变时,除了刷取中心区域的样本外,还要刷取外翻的边缘部,即代表鳞柱交界部的从红色到粉色的过渡区。

D. 为减少出血,只旋转细胞刷或取样刷 1/4 圈(90°)~ 1/2 圈(180°)比较合适。

③ 为保证 TCT 检查的准确性需要注意:

A. 行 TCT 检查前 24 小时避免性生活。

B. 行 TCT 检查前 24~48 小时内不要冲洗阴道或使用阴道栓剂。

C. 如有炎症先治疗,然后再做 TCT 检查,以免影响诊断结果。

D. TCT 检查最好安排在非月经期进行。

E. 窥器置入阴道时不能用润滑剂。

④ 虽然是无创检查,但是检查后往往会有部分患者发生少量出血,一般不需特殊处理。也有部分患者确实是因为宫颈管内有息肉或者表面有严重的炎症或者恶性病变,因此导致出血较多,可以采用干棉球或棉棒局部按压方式止血。

2) HPV 检测:

① 在宫颈上皮内瘤变(CIN Ⅰ~Ⅲ)中,HPV 阳性检出率约为 35%~100%;在宫颈癌中可达 93%~100%。在宫颈癌中以 HPV16 和 18 型为主要类型。

② HPV 检测分为两种:HPV-DNA 检测和 HPV 分型检查。

③ HPV-DNA 检测:检测是否存在 HPV 感染,检测 HPV 在体内负荷量(负荷量越高,提示宫颈病变可能性越大)。

④ HPV 分型检查:HPV 分型检查更精确,能检测出高危型和低危型 HPV,找到导致宫颈癌前病变与宫颈癌的高危型 HPV。高危型 HPV:16、18、31、33、35、56、58 与宫颈上皮内瘤变(CIN)和宫颈癌密切相关;低危型 HPV:6、11、41、42、43、44 与生殖道尖锐湿疣有关。

⑤ HPV 采样刷头要深入宫颈管,旋转一圈,然后将刷头取出,在保存液的瓶子内涮洗。

3) 阴道镜:①宫颈细胞学检查正常而 HPV16/18 阳性、不典型鳞状上皮细胞、高危型 HPV 阳性、绝经妇女应行阴道镜检查。可进一步诊断宫颈癌。②怀疑宫颈浸润癌或宫颈癌前病变者,应进行阴道镜下宫颈活检。

(4) 肿瘤标志物检测

1) 肿瘤标志物异常升高,主要协助诊断,且对治疗的疗效评价、病情监测和随访具有重要作用。

2) 因宫颈癌以鳞状细胞癌最为常见,SCC 是子宫颈癌中最常检测的标志物。血清学水平超过 1.5ng/ml 被视为异常。

(5) 影像学检查

1) 由于解剖部位表浅,绝大多数子宫颈癌,经妇科检查及细胞病理学检查即可确诊,影像学检查在子宫颈癌诊断中的价值主要用于了解肿瘤转移、浸润范围,对手术的切除范围起指导作用。

2) 腹盆腔超声:用于观察盆腔及腹膜后区淋巴结转移情况。

3) 腹盆腔 CT:平扫 CT 观察宫颈局部病变效果不好,尤其是较早分期的病变;增强 CT 扫描利于宫颈局部病变的显示。CT 检查可以客观评价宫颈病变与周围结构的关系,以及淋巴结是否有转移,同时观察腹盆腔其他器官是否有转移。

4) 盆腔 MRI:软组织分辨率高,是显示宫颈病变最佳的影像学方法,可以明确地分辨病变与周围的结构,明确病变与直肠、膀胱、阴道等的关系,依照 MRI 表现进行术前分期的准确率较高。同时也可以观察双侧腹股沟、盆腔及腹膜后区淋巴结转移情况。

5) 胸片及胸部 CT:主要目的是为了排除肺转移。

6) 骨扫描:仅用于怀疑有骨转移的患者。

(三) 治疗要点

1. 合并阴道炎时进行阴道局部抗感染

(1) 滴虫阴道炎分泌物稀薄脓性、黄绿色、泡沫状、有臭味。

1) 全身治疗:甲硝唑(灭滴灵)成人每天 2 次,连用 7 天,FDA 用药指南指出该药妊娠期同样适用。

2) 局部治疗:先用肥皂棉球擦洗阴道壁,并用 0.02% 高锰酸钾溶液或温开水冲洗阴道,再用 1% 乳酸或 0.5% 醋酸洗后擦干。性伴侣须接受治疗。

(2) 假丝酵母菌阴道炎主要特征为白色稠厚呈凝乳或豆腐渣样分泌物。治疗包括局部用药、全身用药及联合用药等。选择局部或全身应用抗真菌药物;根据患者的临床分类,决定疗程的长短。局部药物有:咪康唑栓剂、克霉唑栓剂、凝胶消毒剂。全身用药为氟康唑口服,妊娠期不建议口服药。

(3) 细菌性阴道炎首选厌氧菌药物,如甲硝唑、替硝唑、克林霉素。妊娠期一般采用局部治疗。

2. 关于"宫颈糜烂"的正确认识和处理

(1) 宫颈糜烂样外观不是病变,是正常生理现象。由于女性进入性成熟期后,原始的鳞柱交接部向外移动,形成新的鳞柱交接部也就是生理鳞柱交接部。位于生理性鳞柱交接部以内的部分被覆柱状上皮,单层、粉红色、颗粒状、触之易出血,因此糜烂样外观就是柱状上皮外移所致。

(2) 宫颈柱状上皮异位不需要进行任何治疗,但对于有症状的宫颈炎,需要进行治疗。

(3) 急性炎症用栓剂药物治疗,慢性炎症可以采用激光或者冷冻等物理治疗的方法。

3. 宫颈及阴道尖锐湿疣的处理

(1) 尖锐湿疣一般不主张手术切除,因为手术治疗后,尖锐湿疣很容易复发,使治疗失败。

(2) 非手术治疗包括:冷冻治疗、激光治疗、微波治疗、电烧灼、光动力治疗等。

(3) 最新研究表明,5-氨基酮戊酸(ALA)光动力疗法用于宫颈尖锐湿疣的治疗效果显著。

4. 宫颈息肉的处理　宫颈息肉用血管钳即可钳除,稍加压迫止血,或在颈口处塞以纱布一块,24小时取出。息肉较大、蒂较粗者,摘除后基底断端可用烧灼止血。所有标本均应送作病理检查,确定是否需进一步治疗。术后可适当给予抗感染药物,并注意有无出血。

5. 宫颈ASCUS妊娠期处理　妊娠期细胞学为ASCUS的转阴率较高,可给予观察,定期复查,待产后再行明确诊断及治疗。

6. CIN Ⅰ~Ⅲ妊娠期处理

(1) CINⅠ的妊娠期妇女可不做处理。

(2) CINⅡ、CINⅢ的妊娠期妇女,若不能确诊为浸润癌,则不用接受治疗,仅给予观察,产后复查,异常再行处理。

(3) 子宫颈上皮内瘤变,通常与感染人乳头瘤病毒(HPV)、不洁的性生活史、多个性伴侣、首次性生活<16岁、早年分娩、多产有关。应注意若存在以上病史应考虑子宫颈恶性病变,需进一步检查。

7. 宫颈癌处理

(1) 妊娠期间发现宫颈恶性病变的处理:根据

2017年NCCN宫颈临床实践指南:

1) 单纯可疑癌、原位癌或早期浸润癌的患者,如要求继续妊娠者,可在严密观察下,临近预产期时剖宫产后,行子宫切除根治术或产后接受放疗。

2) 当确诊为宫颈癌,妊娠早期发现者可直接行根治术,或放疗后待胎儿死亡娩出后再行根治术;妊娠中期发现者,延迟至胎儿成熟后行剖宫取胎同时行根治术;妊娠晚期发现者,行剖宫产术,以后再行根治术或放疗。

(2) 宫颈锥切术后患者妊娠期间处理

1) 根据残留宫颈大小评估宫颈机能不全的可能性。

2) 有流产、早产者考虑孕期环扎或孕前环扎。

(四) 护理要点

首先分辨病人为先兆流产还是宫颈病变阴道流血。宫颈良性病变病人多以下腹坠胀感、腰痛及少量的阴道流血或分泌物异常为主因收入院。护理主要需向患者讲解何为宫颈良性病变,阴道分泌物异常的原因,消除患者紧张情绪。通常经对症治疗后不适症状即缓解。宫颈恶性病变需根据分期拟定治疗方案,做好病人的心理护理和专科护理。护理人员指导病人术后的复查,做好随访工作。

1. 健康教育

(1) 指导协助做好宫颈防癌普查的产前检查。

(2) 向患者讲解早产、流产、宫颈病变阴道流血、腹痛的特点。

(3) 介绍病情对胎儿及孕妇的影响,取得孕妇及家属的配合积极治疗。

(4) 讲解宫颈手术种类、术后效果及放化疗的相关知识。

2. 心理护理

(1) 消除患者的紧张情绪,配合治疗,预防妊娠期并发症的发生。

(2) 对于宫颈恶性病变的患者而言,癌症的威胁、生殖器官的缺失和自我形象的紊乱是造成其心理障碍的重要因素。

(3) 对于患有宫颈恶性病变的孕妇而言,在接受新生命的同时自己的生命受到了威胁,是放弃新生命还是放弃自己的生命很难抉择,所以护理人员应该根据实际病情,跟孕妇讲解治疗方案,积极配合治疗,避免悲剧的发生。

(4) 宫颈恶性病变术后应该多与患者沟通,按时巡视,安排家属陪护。必要时向患者提供专业心理学评估及支持。

3. 专科护理

（1）观察阴道流血及腹痛情况，注意宫颈病变流血与先兆流产的鉴别。宫颈恶性病变流血量多淋漓不止，积极纠正贫血，预防失血性休克。

（2）由于妊娠期的特殊生理变化，使宫颈病变加重，做好产前的防癌普查。

（3）妊娠期进行宫颈脱落细胞学检查是安全的。

（4）确保胎儿安全的情况下积极治疗宫颈良性病变，保持外阴清洁，预防感染。

（5）宫颈癌合并妊娠是女性中最常见的妇科恶性肿瘤，大多数为I期患者。推迟治疗直至胎儿成熟选择剖宫产，同时手术治疗。

（6）进食新鲜的蔬菜、水果保持大便通畅，避免增加腹压。

（7）术后禁止性生活、禁止盆浴3个月，以防止上行感染。

（8）可待妊娠足月病人给予每天6次听胎心，每天3次计数胎动，避免胎儿意外的发生。

（9）抗感染治疗，预防宫内感染出现早产、胎膜早破并发症。

（10）手术治疗病人做好术前的皮肤、肠道准备。

（11）术后预防尿潴留、泌尿系感染、便秘，做好预防下肢静脉血栓的护理。

4. 用药护理 用一些对胎儿无影响的外用栓剂或抗生素。

（乔宠 杨云 王阳）

参考文献

1. 章文华. 如何提高子宫颈细胞学取样的质量——细胞学取样的要点和难点. 中华妇产科杂志，2017，3（52）：211-212.
2. Marcelo S，Cesar PRJ，Márcio A，et al. Comparison of the Cervex-Brush ®Combl and the Cytobrush+Ayres spatula combination for cervical sampling in liquid-based cytology. Plos ONE，2016，11（10）：e0164077.
3. Martin-Hirsch P，Jarvis G，Kitchener H，et al. Collection devices for obtaining cervical cytology samples. The Cochrane database of systematic reviews，2000（3）：CD001036
4. 魏丽惠，赵昀. 现代阴道镜学. 第3版. 北京：北京大学医学出版社，2016.
5. 谢幸，苟文丽. 妇产科学. 第8版. 北京：人民卫生出版社，2013.
6. 曹泽毅. 中华妇产科学. 第3版. 北京：人民卫生出版社，2014.
7. 邓洪梅，梁旭东，赵昀，等. 2341例妊娠妇女宫颈筛查及产后随访. 现代妇产科进展，2011，20（05）：346-349.
8. 周晖，刘昀昀，林仲秋. 2017 NCCN宫颈癌临床实践指南解读. 中国实用妇科与产科杂志，2017，33（01）：100-107.

第四节 葡萄胎

（一）流程化管理清单

1. 葡萄胎门诊／住院诊疗流程

病史重点采集信息			
		□ 停经	□ 月经周期是否规律
			□ 停经时间
		□ 性生活史	□ 发生症状前的性生活日期
现病史		□ 阴道流血	□ 性状
			□ 量
			□ 持续时间
		□ 阴道排液及组织物排出	□ 分泌物气味
			□ 分泌物性状
			□ 排出物大小
			□ 排出物性质
		□ 腹痛	□ 部位
			□ 性质
			□ 程度
		□ 发热	
既往史	□ 孕产史	□ 孕次＿次	
		□ 自然流产史	□ 早期流产史＿次
			□ 晚期流产史＿次
		□ 早产史＿次	
		□ 胎膜早破史＿次	
		□ 既往分娩方式	□ 阴式分娩＿次
			□ 剖宫产＿次
		□ 目前存活子女＿个	
		□ 出生缺陷	
		□ 胎死宫内	

体格检查重点采集信息

□ 生命体征	□ 体温		
	□ 脉搏		
	□ 呼吸		
	□ 血压		
□ 常规体检	□ 活动	□ 自如	
		□ 受限	
	□ 贫血貌		
	□ 心肺部听诊		
	□ 腹部检查	□ 压痛	
		□ 反跳痛	
		□ 肌紧张	
		□ 子宫异常增大	
	□ 出血部位	□ 来自宫腔	
		□ 来自其他部位	
□ 妇产科特殊检查（消毒窥器检查）	□ 阴道	□ 分泌物	□ 性状
			□ 气味
		□ 活动性出血	
	□ 宫颈	□ 赘生物	
		□ 宫颈表面出血	
		□ 宫颈管出血	
		□ 宫颈口 □ 关闭	
		□ 宫颈口 □ 开放	□ 羊膜囊
			□ 妊娠组织物

辅助检查重点项目

□ 实验室检查	□ 血常规 + 血型	
	□ 凝血五项	
	□ 血清 hCG	
	□ 血清孕酮	
□ 超声	□ 有无妊娠囊、胎芽及胎心	
	□ 有无胎儿组织及残留绒毛膜囊	
	□ 血流异常丰富	
	□ 卵巢黄素化囊肿	□ 单侧
		□ 双侧
□ 病理诊断		

治疗方案

□ 住院	□ 动态观察生命体征
	□ 对症处理
	□ 清宫术
	□ 预防性化疗
	□ 定期监测 hCG

2. 葡萄胎护理流程

护理流程	描述要点
□ 健康教育	□ 病区环境
	□ 葡萄胎相关知识宣教
	□ 化验检查注意事项
	□ 负责医护人员
	□ 安全评估及告知
	□ 用药的作用和注意事项
□ 协助医师	□ 询问病史
	□ 体格检查
□ 监测	□ 生命体征
	□ 观察阴道流血性状
	□ 观察腹痛及其他症状
□ 采血	□ 遵医嘱
□ 专科护理	□ 会阴护理
	□ 管路的护理
	□ 排气排便情况观察
	□ 用药
□ 心理护理	□ 心理状况评估及护理
□ 出院指导	□ 复查时间
	□ 自我护理方法
	□ 办理出院相关流程

（二）葡萄胎诊断要点

1. 病史要点 阴道流血是否伴发腹痛：

（1）葡萄胎可导致卵巢黄素化囊肿，一旦发生扭转、破裂也可导致腹痛。

（2）详见第三章腹痛叙述。

2. 体格检查要点

（1）腹部检查：注意是否触及异常增大、变软的子宫。

（2）妇产科检查

1）可发现子宫增大与正常停经日期不符，而且异常变软。

2）有些情况下还会触及双侧增大增厚的卵巢黄素化囊肿。

3. 辅助检查要点

（1）血常规及血型

1）血常规和血型检查对于门急诊患者很重要，

用于术前准备。

2）血常规的检测主要明确是否有贫血和感染。

（2）血清 hCG

1）血清 hCG 是葡萄胎敏感而特异的指标。

2）葡萄胎患者 hCG 水平远超正常妊娠者。

（3）超声

1）超声是诊断葡萄胎最有效的影像学手段，准确率可达 95% 以上。

2）超声常显示子宫增大且大于停经周数、无妊娠囊或胎心搏动。

3）宫腔内充满闪亮密集光点及大小不等"雪片状"或"蜂窝状"杂乱回声。

4）完全性葡萄胎宫腔内不可见胎儿组织及残留绒毛膜囊，部分性葡萄胎可见少许。

5）完全性葡萄胎彩色多普勒可见子宫动脉血流丰富，胎盘水泡样组织及其旁可见较丰富血流，部分性葡萄胎中改变常不明显。

6）双侧或一侧卵巢黄素化囊肿，囊肿 >10cm 的有时可自发破裂，伴随急腹症症状，自发破裂时盆腔内可见游离液体。

（4）病理诊断：组织学是诊断葡萄胎的最终诊断依据，对后续治疗有指导作用。

（三）治疗要点

1. 葡萄胎一经诊断应及时清宫，常采用负压吸宫法。

2. 清宫前应注意患者生命体征及有无甲状腺功能亢进等并发症，如有应现对症处理。

3. 做好充足准备，开放静脉通路、备好止血药物及缩宫素等，必要时通知介入科做好动脉栓塞准备。

4. 由于葡萄胎清宫时出血多、子宫大而软，容易穿孔，在操作过程中应严格遵守操作规程。在充分扩张宫颈的基础上选用大号吸管吸宫，待大部分组织吸出后可改用刮匙轻柔刮宫。小月份子宫常可通过一次清宫完全清除葡萄胎组织，如不能清干净可于 1 周后行第二次刮宫，尽量避免≥3 次刮宫以增加感染风险。

（1）及时将刮出物送病理。

（2）卵巢黄素化囊肿清宫后会自行消退，一般不需处理。

（3）预防性化疗常于排空前或排空后，使用甲氨蝶呤、氟尿嘧啶等药物，遵循单药物、多疗程化疗至 hCG 阴性，但不常规推荐。

（4）清宫后需定期监测 hCG 水平 1 年，直至每周监测 1 次，连续 3 次阴性；每月监测 1 次，连续 6 个月阴性；每两个月监测 1 次，连续 6 个月阴性。

（5）葡萄胎清宫后一年或 hCG 达正常水平后 6 个月可再次妊娠。

（四）护理要点

葡萄胎发病率较低，患者对妊娠抱有希望，误认为正常胎儿妊娠延误病情。临床确诊葡萄胎后向患者交代必须及时终止"假妊娠"，行清宫术。术后出院随访的时间应详细交代，以防恶变及早发现病情。

1. 健康教育

（1）向患者介绍发生葡萄胎的相关知识，指导患者定期产检。

（2）年龄是另一高危因素，>35 岁的妇女，以及 <20 岁妇女发生率显著升高。应定期进行体格检查，及早发现，及早预防，及早治疗。

（3）既往有葡萄胎病史患者再次发生的几率很大，应做好出院后随访及自我防护检查的指导。

2. 心理指导 生育年龄患有葡萄胎患者，心理难以接受假孕事实。耐心倾听病人的诉说，对病人的感受表示同情。向患者介绍疾病基本知识、治疗的方法及效果，消除紧张情绪。做到知情同意。

3. 专科护理

（1）呕吐的护理：病人出现妊娠呕吐与激素水平有关，指导病人进食流食或半流食，严重时禁食水，必要时给予静脉补液，注意输液速度和时间，呕吐后指导病人漱口保持口腔卫生，促进舒适。协助医师纠正呕吐导致的水、电解质紊乱。

（2）子痫前期征象的护理：监测病人生命体征的变化，4 次/天监测血压变化。进行预防跌倒的防护措施。观察尿量、体重、水肿的变化。

（3）腹痛的护理：因葡萄胎增长迅速和子宫过度快速扩张所致，一般为下腹痛，可忍受。向患者解释腹痛的原因，疼痛时分散注意力，减缓疼痛。若疼痛加剧出现急腹症表现及时通知医师，可疑出现卵巢黄素化囊肿扭转或破裂。

（4）阴道排出物的观察与护理：保持外阴清洁，每天行会阴护理预防感染。因葡萄胎子宫较软，清宫后容易出现大出血，若出血量大于月经量 2 倍病人应及时通知医师。若阴道有水泡状组织，应及时收集标本送病理学检查。

（5）清宫术中护理：清宫术中注意病人生命体征的变化，特别是呼吸频率及主观感受，及早发现肺动脉栓塞表现及时治疗。

4. 出院指导

（1）葡萄胎患者清宫后必须进行定期随访，以便尽早发现滋养细胞肿瘤并及时处理。具体如下：

1）定期 hCG 测定，清宫后每周一次，直至连续 3 次阴性，以后每月一次共 6 次，然后再每 2 个月一次共 6 个月，自第一次阴性后共计 1 年。

2）询问病史包括月经状况，有无阴道流血、咳嗽、咯血等症状。

3）妇科检查，必要时可选择 B 超、X 线胸片或 CT 检查等。

（2）随访期间避孕 1 年，同时临床上表明口服避孕药是安全的。

（乔宠　杨云　王阳）

参考文献

1. 谢红宁. 妊娠滋养细胞疾病的超声特征与诊断. 肿瘤影像学，2017，26（3）：161-164.

2. 郑宇觐，戴晴. 妊娠滋养细胞疾病的超声诊断价值及进展. 中华医学超声杂志（电子版），2017，14（2）：88-90.

3. 谢幸，苟文丽. 妇产科学. 第 8 版. 北京：人民卫生出版社，2013.

4. 曹泽毅. 中华妇产科学. 第 3 版. 北京：人民卫生出版社，2014.

5. 刘淑芸. 葡萄胎的临床观察及护理. 中国伤残医学，2013，9：78-79.

6. 林荣春，黄妙玲，林仲秋.《FIGO 2015 妇癌报告》解读连载七——妊娠滋养细胞疾病诊治指南解读. 中国实用妇科与产科杂志，2016，32（1）：57-60.

第五节　绒癌

（一）流程化管理清单

1. 绒癌门诊 / 住院诊疗流程

病史重点采集信息		
□ 现病史	□ 停经	□ 月经周期是否规律
		□ 停经时间
	□ 性生活史	□ 发生症状前的性生活日期
	□ 阴道流血	□ 性状
		□ 量
		□ 持续时间
	□ 阴道排液及组织物排出	□ 分泌物气味
		□ 分泌物性状
		□ 排出物大小
		□ 排出物性质

病史重点采集信息			
□ 现病史	□ 腹痛	□ 部位	
		□ 性质	
		□ 程度	
	□ 发热		
□ 既往史	□ 孕产史	□ 孕次 __ 次	
		□ 自然流产史	□ 早期流产史 __ 次
			□ 晚期流产史 __ 次
		□ 早产史 __ 次	
		□ 胎膜早破史 __ 次	
		□ 既往分娩方式	□ 阴式分娩 __ 次
			□ 剖宫产 __ 次
		□ 目前存活子女 _ 个	
		□ 出生缺陷	
		□ 胎死宫内	

体格检查重点采集信息			
□ 生命体征	□ 体温		
	□ 脉搏		
	□ 呼吸		
	□ 血压		
□ 常规体检	□ 活动	□ 自如	
		□ 受限	
	□ 贫血貌		
	□ 心肺部听诊		
	□ 腹部检查	□ 压痛	
		□ 反跳痛	
		□ 肌紧张	
		□ 子宫异常增大	
	□ 出血部位	□ 来自宫腔	
		□ 来自其他部位	
□ 妇产科特殊检查（消毒窥器检查）	□ 阴道	□ 分泌物	□ 性状
			□ 气味
		□ 活动性出血	
	□ 宫颈	□ 赘生物	
		□ 宫颈表面出血	
		□ 宫颈管出血	
		□ 宫颈口	□ 关闭
			□ 开放 □ 羊膜囊
			□ 妊娠组织物

辅助检查重点项目		
□ 实验室检查		□ 血常规＋血型
		□ 凝血五项
		□ 血清 hCG
		□ 血清孕酮
□ 超声		□ 宫腔内蜂窝状改变
		□ 血流异常丰富
□ 影像学检查		□ X 线
		□ CT
		□ 磁共振
□ 病理诊断		

治疗方案		
□ 住院		□ 手术治疗
		□ 放疗
		□ 化疗

2. 绒癌护理流程

护理流程	描述要点
□ 健康教育	□ 同葡萄胎
□ 协助医师	□ 询问病史
	□ 体格检查
	□ 生命体征
□ 监测	□ 观察阴道流血及排出物的性状
	□ 观察呕吐、血压高及其他并发症状
□ 辅助检查	□ 遵医嘱
□ 协助检查	□ 超声、X 线、CT、MRI 检查
□ 专科护理	□ 伴随症状的护理
	□ 用药
□ 心理护理	□ 心理状况评估及护理
	□ 复查、随访时间
□ 出院指导	□ 自我护理方法
	□ 办理出院相关流程

(二) 绒癌诊断要点

1. 病史要点

(1) 阴道流血发生时间：常常发生在葡萄胎排空、流产或足月产后。

(2) 阴道流血量：有持续的不规则阴道流血，量不多时，可怀疑绒癌的发生。

(3) 阴道流血是否伴发腹痛

1) 绒癌一般无腹痛，但也可出现因子宫病灶穿破浆膜引起的急腹症，导致腹腔内出血。

2) 有时还会发生宫内病灶坏死感染导致腹痛。

3) 卵巢黄素化囊肿扭转、破裂也可导致腹痛。

4) 详见第三章腹痛章节叙述。

2. 体格检查要点

(1) 腹部检查：偶可触及双侧卵巢黄素化囊肿扭转的压痛。

(2) 妇产科检查：双合诊可触及异常增大的子宫及双侧增大的卵巢。

3. 辅助检查要点

(1) 血常规及血型：血常规的检测主要明确是否有贫血和感染。

(2) 血清 hCG

1) 血清 hCG 是绒癌敏感而特异的指标。

2) 血清 hCG 水平升高是绒癌患者的突出临床表现，但血清 hCG 水平正常或较低也不能排除绒癌的发生。

(3) 超声

1) B 超是诊断绒癌最常用的影像学手段。

2) B 超常显示子宫呈正常大小或不同程度增大。

3) B 超可见子宫肌层光点粗糙或宫腔内的杂乱回声，可见一或多个边缘不整的光团，显示为不规则的低回声、海绵状和蜂窝状回声，无明显边界。

4) 部分患者子宫局部或大部分表现为不规则的蜂窝状改变，易误认为葡萄胎残留，需结合病理检查作出正确判断。

5) 彩色多普勒超声主要显示为丰富的血流信号和低阻力血流频谱。

(4) X 线胸片

1) 转移性滋养细胞肿瘤，多见于非葡萄胎妊娠或绒癌。最常见部位依次是肺、阴道、盆腔、肝、脑。

2) 肺转移 X 线表现基本分两类：不规则形态的云片状阴影，可分布于肺的一侧或两侧，边界不清；圆形阴影，密度不高。

(5) CT、MRI：CT、MRI 有助于对 X 线阴性者的进一步检查。

(6) 病理诊断

1) 组织学是诊断绒癌的最终诊断依据，对后续治疗有指导作用。

2) 在子宫肌层或子宫外转移灶组织中，若仅见成片滋养细胞浸润及坏死出血，未见绒毛组织，应诊断为绒癌。

（三）治疗要点

绝大多数绒癌患者为育龄妇女,大多有生育要求,通过化疗为主、手术和放疗为辅的治疗方法,大多患者可治愈并保留生育功能。

1. 化疗

（1）以滋养细胞为主的绒癌又称不典型绒癌,对化疗敏感性极差,应及时行手术治疗,有助于预后。

（2）化疗常用甲氨蝶呤、放射菌素 D、氟尿嘧啶、环磷酰胺、长春新碱等。

（3）低危患者选择单一药物化疗,高危患者选择联合化疗,联合化疗首选 EMA-CO 方案或氟尿嘧啶为主的联合化疗方案。

（4）患者在接受每一疗程化疗后应定期测血 hCG 并结合其他辅助检查评估化疗疗效。

（5）化疗前应先检查患者骨髓、肝肾功能等生理指标,接受化疗时应严密监测有无以骨髓抑制为主的毒副作用,并尽可能保护肝肾功能,如有消化道反应、脱发等异常反应可适当调整化疗方案。

（6）停药指征为血 hCG 连续 3 次检查阴性后低危患者至少给予 1 个疗程化疗,高危患者继续行 3 个疗程化疗,其中首次化疗须为联合化疗。

2. 手术治疗

（1）起辅助作用,在控制大出血等并发症、缩短化疗时间等情况下应用。

（2）手术治疗可分为子宫切除术和保留生育功能的子宫病灶切除术。对有肺转移患者应考虑做肺叶切除术。

3. 放射治疗　主要用于有肝脑转移的绒癌患者,常较少应用。

（四）护理要点

绒毛膜癌是高度恶性的滋养细胞肿瘤,绝大多数继发于正常或不正常妊娠后。临床护理中主要注重心理护理、对症护理及出院随访的宣教。

1. 健康教育

（1）绒癌是一种高度恶性的滋养细胞肿瘤,妊娠期合并绒癌极为罕见,根据肿物出血情况及出血量终止妊娠,取得家属及患者的配合。

（2）做好术前及术后化疗方案的讲解,治愈的几率高,增强患者的信心。

（3）指导患者出院定期复查,按时随访。

2. 心理护理

（1）评估患者及家属对疾病的心理反应,让患者有机会宣泄心里痛苦。

（2）对患者做好环境、病友及医护人员的介绍,减轻患者的陌生感。

3. 专科护理

（1）阴道转移病人的护理

1）密切观察阴道流血,保持外阴清洁预防感染。

2）配血、备血,准备急救物品药品配合医师做好大出血抢救准备。

（2）肺部转移病人的护理

1）指导病人卧床休息,有呼吸困难者采取半卧位并吸氧,按医嘱给予镇静剂和化疗药物。

2）若出现大咯血,立即让病人取头低患侧卧位并保持呼吸道通畅,轻拍背部,排出积血。同时迅速通知医师,配合抗休克治疗。

（3）脑转移病人护理

1）预防跌倒损伤、咬伤、吸入性肺炎、压疮的发生。

2）昏迷、偏瘫的相应护理。

4. 用药护理　绒癌治疗临床以化疗为主,辅以手术治疗。主要根据个体情况使用化疗药物。注意药物副作用的护理:消化道反应者合理安排用药时间、分散注意力,减少呕吐,必要时给予静脉高营养。不可经口进食病人注意口腔护理。注意保护静脉。

5. 出院指导　随访要求详见"葡萄胎"。

（乔宠　杨云　王阳）

参考文献

1. 谢幸,苟文丽.妇产科学.第8版.北京:人民卫生出版社,2013.

2. 曹泽毅.中华妇产科学.第3版.北京:人民卫生出版社,2014.

3. 林荣春,黄妙玲,林仲秋.《FIGO 2015 妇癌报告》解读连载七——妊娠滋养细胞疾病诊治指南解读.中国实用妇科与产科杂志,2016,32(1):57-60.

4. 赵峻,向阳.胎盘部位滋养细胞肿瘤的诊治.中国实用妇科与产杂志,2017,33(4):353-357.

5. 郑宇觐,戴晴.妊娠滋养细胞疾病的超声诊断价值及进展.中华医学超声杂志(电子版),2017,14(2):88-90.

6. 廖琴.妇科恶性肿瘤患者存在心理问题及干预进展.医药前沿,2012,2(3):7.

7. 陈煜林,赵冬梅,洪春.1例绒癌肠转移的护理.中国实用护理杂志,2012,28(s1).

8. 范玉,刘玉红.绒毛膜癌的护理体会.中国社区医师(医学专业),2013,15(10):329.

第六节 滋养细胞超常反应

（一）流程化管理清单

1. 滋养细胞超常反应门诊／住院诊疗流程

病史重点采集信息

现病史	□ 停经	□ 月经周期是否规律
		□ 停经时间
	□ 性生活史	□ 发生症状前的性生活日期
	□ 阴道流血	□ 性状
		□ 量
		□ 持续时间
	□ 阴道排液及组织物排出	□ 分泌物气味
		□ 分泌物性状
		□ 排出物大小
		□ 排出物性质
	□ 腹痛	□ 部位
		□ 性质
		□ 程度
	□ 发热	

既往史	□ 孕产史	□ 孕次__次	
		□ 自然流产史	□ 早期流产史__次
			□ 晚期流产史__次
		□ 早产史__次	
		□ 胎膜早破史__次	
		□ 既往分娩方式	□ 阴式分娩__次
			□ 剖宫产__次
		□ 目前存活子女__个	
		□ 出生缺陷	
		□ 胎死宫内	

体格检查重点采集信息

生命体征	□ 体温
	□ 脉搏
	□ 呼吸
	□ 血压

体格检查重点采集信息

常规体检	□ 活动	□ 自如	
		□ 受限	
	□ 贫血貌		
	□ 心肺部听诊		
	□ 腹部检查	□ 压痛	
		□ 反跳痛	
		□ 肌紧张	
		□ 子宫异常增大	
	□ 出血部位	□ 来自宫腔	
		□ 来自其他部位	
妇产科特殊检查（消毒窥器检查）	□ 阴道	□ 分泌物	□ 性状
			□ 气味
		□ 活动性出血	
	□ 宫颈	□ 赘生物	
		□ 宫颈表面出血	
		□ 宫颈管出血	
	□ 宫颈口	□ 关闭	
		□ 开放	□ 羊膜囊
			□ 妊娠组织物

辅助检查重点项目

□ 实验室检查	□ 血常规＋血型
	□ 凝血五项
	□ 血清 hCG
□ 影像学检查	□ 盆腔超声
	□ 盆腔磁共振
□ 病理诊断	

治疗方案

□ 动态观察生命体征		
□ 住院	□ 手术治疗	□ 宫腔镜病灶电切术治疗
		□ 切除子宫

2. 滋养细胞超常反应护理流程

护理流程	描述要点
□ 健康教育	□ 病区环境
	□ 滋养细胞超常反应的相关知识宣教
	□ 化验检查注意事项
	□ 负责医护人员
	□ 安全评估及告知
	□ 用药的作用和注意事项
□ 协助医师	□ 询问病史
	□ 体格检查
□ 监测	□ 生命体征
	□ 观察阴道流血及排出物的性状
	□ 观察呕吐、血压高及其他并发症状
□ 辅助检查	□ 遵医嘱
□ 专科护理	□ 活动
	□ 伴随症状的护理
	□ 术后护理
	□ 用药
□ 心理护理	□ 心理状况评估及护理
□ 出院指导	□ 复查、随访时间
	□ 自我护理方法
	□ 办理出院相关流程

(二) 滋养细胞超常反应诊断要点

1. 病史要点　主要询问孕产史及阴道流血史:

(1) 临床表现常缺乏特异性,诊断及治疗有一定困难。

(2) 通常无诱因、顽固性的产后及流产后出现反复阴道流血或剖宫产后的子宫出血,在排除胎盘粘连、胎盘植入、滋养细胞肿瘤等原因且常规治疗无效时应考虑到滋养细胞超常反应。

2. 体格检查要点　无特殊。

3 辅助检查要点　临床诊断手段欠缺,尚无超声诊断滋养细胞超常反应的统一诊断标准。

(1) 血常规及血型:明确有无贫血和感染,血型利于术前备血。

(2) 血清 hCG:血清 hCG 表现为正常或增高。

(3) 盆腔超声:宫腔内可见妊娠物或宫壁或宫角区可见有混杂回声包块。

(4) 盆腔磁共振:子宫壁及宫腔内中高密度肿块,与子宫肌层边界模糊。

(5) 病理

1) 种植部位中间型滋养细胞数量增多,可浸润至子宫内膜和肌层,或伴有少量合体滋养细胞、异性巨核细胞、淋巴细胞浸润,但胎盘仍保持正常结构。

2) 滋养细胞不具有异型性。

3) 胎盘部位免疫组化 HPL、Mel-CAM 弥漫阳性。

4) 需要与以下疾病进行鉴别诊断:

① 胎盘粘连与胎盘植入:无中间型滋养细胞成分。

② 胎盘部位滋养细胞肿瘤:

A. 发生距上次妊娠间隔时间长,一般为上次妊娠后 1~3 年。

B. 中间型滋养细胞呈团块状、组织核分裂常见,细胞异型性常见。肌层浸润范围大。

C. 可发生于子宫、输卵管及宫颈等部位。

D. 免疫组化标记人胎盘生乳素抗体(HPL),黑素瘤细胞黏附分子(Mel-CAM)为强阳性,胎盘碱性磷酸酶(PLAP)为弱阳性。

(三) 治疗要点

1. 由于对滋养细胞超常反应的认识较少,临床诊断手段欠佳,诊断上常容易漏诊,常与胎盘残留相混淆。

2. 对于该疾病的治疗最好的方法是子宫切除术、刮宫术、宫腔镜探查病灶电切术治疗。

3. 如发生严重产后出血且常规治疗无效时,应及时果断切除子宫,以挽救患者生命。

(四) 护理要点

1. 通常表现为产后及流产后出现反复阴道流血,临床表现常缺乏特异性,诊断及治疗有一定困难。

2. 护理主要观察阴道流血情况,监测生命体征的变化。

(乔宪　杨云　王阳)

参考文献

1. 曹泽毅 . 中华妇产科学 . 第 3 版 . 北京:人民卫生出版社,2014.
2. 侯锐,姜罗,张淑兰,等 . 127 例胎盘部位超常反应的 meta 分析 . 中国医学工程,2012,2:36-37.

第七节　前置胎盘、凶险性前置胎盘

（一）流程化管理清单

1. 前置胎盘诊疗流程

病史重点采集信息

现病史	□ 停经	□ 月经周期是否规律
		□ 停经时间
	□ 流血次数	□ 首次
		□ 反复
	□ 阴道流血	□ 性状
		□ 量
		□ 持续时间
	□ 腹痛	□ 有或无
		□ 部位
		□ 性质
		□ 程度
	□ 发热	□ 有或无
□ 孕产史		□ 初产妇
		□ 经产妇
		□ 自然流产史　□ 早期流产史
		□ 晚期流产史
		□ 早产史
		□ 分娩次数
		□ 既往分娩方式 *　□ 阴式分娩
		□ 剖宫产
		□ 目前有存活子女
		□ 出生缺陷
		□ 胎死宫内
□ 既往史		□ 前置胎盘
		□ 产后出血
		□ 子宫及盆腔手术史

体格检查重点采集信息

□ 生命体征 *	□ 体温	
	□ 脉搏	
	□ 呼吸	
	□ 血压	
□ 常规体检	□ 活动	□ 自如
		□ 受限
	□ 贫血貌	□ 无
		□ 有

体格检查重点采集信息

□ 常规体检	□ 心肺部听诊	□ 正常	
		□ 异常	
	□ 腹部检查	□ 正常	
		□ 压痛	
		□ 反跳痛	
		□ 肌紧张	
□ 妇产科特殊检查（消毒窥器检查）	□ 出血部位	□ 来自宫腔	
		□ 来自其他部位	
	□ 阴道	□ 分泌物	□ 性状
			□ 气味
		□ 活动性出血	
	□ 宫颈	□ 赘生物	
		□ 宫颈表面出血	
		□ 宫颈管出血	
		□ 宫颈口　□ 关闭	
		□ 开放　□ 羊膜囊
		□ 妊娠组织物

辅助检查

□ 实验室检查	□ 血常规＋血型（必要时动态监测血常规）
	□ 凝血五项
	□ CRP
	□ 降钙素原
	□ 肝炎病毒
	□ 艾滋病、梅毒
	□ 血栓弹力图
超声	□ 胎儿超声　□ 早孕期胎囊接近或位于瘢痕处
	□ 动态监测胎儿大小及血流
	□ 胎盘植入程度评估
	□ 心脏彩超 *
	□ 泌尿系超声 *
	□ 双下肢血管超声 *
□ MRI	□ 胎盘植入程度评估

治疗方案	
□ 动态观察	
□ 门诊	□ 2~4 周产检、复查超声
	□ 口服宫缩抑制剂制剂
□ 住院	□ 详见住院流程
	□ 动态监测超声
	□ 动态观察生命体征
	□ 宫缩抑制剂保胎治疗
	□ 必要时预防感染治疗
	□ 心理疏导及心理治疗
	□ 择期或急诊手术

注：* 根据病情及胎盘植入程度决定

2. 凶险性前置胎盘围手术期诊疗流程

术前完善检查 *	□ 超声(明确胎盘位置,植入程度,是否膀胱植入,进行评分)
	□ 胎盘 MRI
	□ 泌尿系彩超
	□ 心脏彩超
	□ 双下肢血管超声
	□ 血栓弹力图
	□ 血常规 + 血型
	□ 凝血五项
术前一日 *	□ 备血(滤白红细胞、血浆、冷沉淀)(根据植入程度决定备血量)
	□ 备药(卡贝、卡前列素氨丁三醇、卡孕栓等宫缩剂)
	□ 手术同意书
	□ 妇科会诊 *
	□ 麻醉科会诊 *
	□ 介入科会诊 *(胎盘植入程度重需行腹主动脉球囊阻断术者)
	□ 泌尿会诊 *(明确膀胱植入者,是否需要下双 J 管,膀胱镜)
	□ ICU 病房
术日	□ 备皮,留置尿管,术前 30 分钟滴注抗生素
	□ 介入科放入球囊 *(准备相关药品)
	□ 泌尿外科放置输尿管支架双 J 管 *(准备膀胱镜、双 J 管)

术日	□ 超声机(腹主动脉球囊阻断者术中监测肾血流)*
	□ 新生儿医师到术间
	□ 药品、物品
术后	□ 监测生命体征
	□ 观察子宫底高度、阴道流血情况
	□ 取出腹主动脉球囊,包扎压迫穿刺点 30 分钟,右腿制动 24 小时 *
	□ 术后抗生素预防感染
	□ 气压治疗,下肢按摩
	□ 动态复查血常规及 DIC,介入球囊阻断者复查肾功能
	□ 一般术后 24 小时取出宫腔球囊,操作前给予宫缩剂
	□ 介入治疗者出院前完善双下肢血管超声,必要时再次复查 *
	□ 泌尿系超声 *
术后 42 天	□ 血尿常规、血 hCG、子宫附件彩超
	□ 介入治疗者复查凝血五项、肾功能
	□ 介入治疗者再次复查双下肢动脉血管超声

注：* 根据病情及胎盘植入程度决定

3. 凶险性前置胎盘护理流程

护理流程	描述要点
□ 监测	□ 神志
	□ 面色
	□ 生命体征
	□ 血氧
	□ 腹痛
	□ 阴道流血
□ 观察胎儿安危	□ 听胎心
	□ 询问胎动
	□ 胎心监护
□ 健康教育	□ 充分认知凶险性前置胎盘的危险性和配合要点
	□ 化验检查注意事项
	□ 用药的作用和注意事项
	□ 教会患者和家属计数胎动的方法
□ 心理护理	□ 心理状况评估及答疑解惑
□ 协助医师	□ 询问病史
	□ 体格检查

护理流程	描述要点
□ 采血	□ 见医嘱
□ 协助检查	□ 超声检查
	□ MRI 检查
□ 入院准备	□ 根据病情开通急救绿色通道
□ 药物治疗	□ 遵医嘱给予促胎肺成熟药物治疗
	□ 遵医嘱给予硫酸镁治疗
	□ 遵医嘱给予抑制宫缩药物治疗
□ 备血	6U 全血、600ml 血浆、冷沉淀 10U
□ 备药	□ 促进宫缩的药物
□ 术前准备	□ 备皮
	□ 留置尿管
	□ 左上肢留置套管针,建立 2 条静脉通路
	□ 术前 30 分钟静点抗生素
	□ 协助医师带药品入介入科放置球囊
	□ 带病理签入术间
□ 术后监测	□ 神志
	□ 面色
	□ 生命体征
	□ 血氧
□ 专科护理	□ 观察宫腔球囊位置、引流量、性质、颜色、是否脱落
	□ 观察腹腔引量、性质、颜色
	□ 观察阴道流血量、性质、颜色
	□ 观察穿刺部位有无血肿
	□ 指导穿刺侧下肢制动 24 小时
	□ 给予抗生素补液
	□ 会阴护理
	□ 指导母乳喂养方法
	□ 预防下肢静脉血栓
□ 产后心理护理	□ 母婴分离的护理
	□ 切除子宫的护理
□ 出院指导	□ 复查时间和内容
	□ 告知严格避孕 2 年
	□ 办理出院相关流程

(二)前置胎盘 / 凶险性前置胎盘诊断要点

1. 病史要点

(1)既往是否有剖宫产史

1)剖宫产史对前置胎盘植入程度的影响及治疗方案的选择至关重要。

2)需要注意的是,由于剖宫率的增加,前置胎盘的发生率不断提高,剖宫产术后再次妊娠的前置胎盘出现凶险性前置胎盘胎盘植入的风险明显增加,凶险性前置胎盘增加产后出血、子宫切除、孕产妇死亡的风险。胎盘植入的临床高危因素包括:前置胎盘、瘢痕子宫妊娠、多次人工流产及刮宫史等,其中前次剖宫产史及前置胎盘是导致胎盘植入发生的 2 个独立危险因素。有研究认为,前置胎盘者有 1、2、3、4、5 次剖宫产史者患胎盘植入的风险分别为 3%、11%、40%、61% 及 67%,而有 5 次剖宫产史而无前置胎盘者胎盘植入的风险仅为 0.8%。

3)因而孕早期发现子宫瘢痕处妊娠,根据病情决定是否继续妊娠。若继续妊娠应严密监测。

(2)流血来自宫腔还是其他部位

1)对于阴道流血这一主症要着重询问,一般主要从流血性状、量、可能的部位及是否有其他伴发症状等几个角度进行询问。

2)若为排尿或排便后发生,一定要想到是否为尿道口或者肛门周围的黏膜和皮肤裂伤或泌尿系统感染及结石等。

3)然后通过查体进一步验证更为重要。妇产科消毒窥器检查前要仔细检查外阴、阴道口、尿道口及肛周部皮肤和黏膜,观察是否有裂伤或者出血。避免误诊和漏诊。

(3)阴道流血原因的确定

1)若想确定是否为阴道流血还需要仔细进行妇产科消毒窥器检查。一定做好医患沟通,告知其该检查的目的、必要性及意义。

2)首先查看处女膜缘是否有裂伤或者活动性出血。

3)然后依次查看阴道壁(观察阴道壁是否有静脉曲张或者黏膜破损),观察阴道内是否有血性分泌物或活动性出血及血块等,初步判定出血的部位及出血量。

4)在妊娠期阴道流血病因中宫颈管息肉及异位蜕膜占了很大比例,因此妊娠期进行消毒窥器检查至关重要。

5)前置胎盘 / 凶险性前置胎盘阴道窥器检查

可能存在新鲜或暗红色血液从宫颈外口流出。

（4）妊娠中晚期宫腔内出血的相关疾病的确定

1）前置胎盘/凶险性前置胎盘的阴道流血多为妊娠中晚期无痛性阴道流血，出血程度可分为轻度、中度、重度和大出血。

2）胎盘早剥的经典表现阴道流血伴有腹痛，值得注意的是隐性早剥可能并无阴道流血（详见第八节胎盘早剥）。

3）脐带帆状附着出现前置血管破裂的出血多为突然出现的阴道流血，颜色鲜红，而且迅速出现胎心改变甚至胎死宫内。因前置血管破裂对胎儿存在极大的危害性，因而产前诊断帆状胎盘前置血管意义重大。三维超声多普勒可确诊血管前置。

4）对于临产早期出现的轻度阴道流血，在排除前置胎盘之前绝对不能进行阴道指诊检查，应非常小心地行阴道窥器检查，做好"两手准备"，如发生阴道大量流血，立即转为剖宫产。

2. 体格检查要点

（1）重视生命体征：主要是注意有无贫血、休克、感染征象。

（2）腹部检查

1）对于是否合并内外科疾病的鉴别至关重要。

2）触诊有无宫缩、压痛及反跳痛。

3）腹部瘢痕周围有无压痛。

（3）妇产科检查

1）阴道流血为主诉患者一定要进行妇产科消毒窥器检查。

2）检查前充分沟通，告知该操作的目的和必要性。

3）进行窥器检查做好外阴及会阴消毒工作，避免因此二次感染。

4）动作要轻柔、可以在窥器表面涂无菌润滑剂可减轻患者痛苦。

5）对于胎儿可存活的，应在做好术前准备的情况下进行阴道窥器检查。

3. 辅助检查要点

（1）血常规及血型

1）血常规和血型检查：判断患者贫血情况，为备血做好准备。对于门急诊患者很重要，尤其是血型检查，早期明确是否 Rh 阴性血型对于妊娠期间的抗体效价的适时监测，宫内胎儿溶血病的预测也有益。

2）尤其是入院后动态监测血常规，监测贫血及感染情况，有助于早期发现腹腔内出血或者隐匿性内出血的胎盘早剥等。

（2）血栓弹力图（TEG）：是一项动态监控凝血状态的技术。根据 TEG 指导输血管理：若 R 值低于正常范围，则补充新鲜冰冻血浆；若 K 值和 α 值低于正常范围，则补充新鲜冰冻血浆和（或）冷沉淀凝血因子；若 MA 低于正常范围，则补充浓缩血小板。

（3）超声

1）前置胎盘的超声检查时膀胱需适度充盈，临床上对需要进行阴式超声检查时，应该进行充分的沟通，告知阴式超声的安全性和必要性。

2）彩色多普勒及三维超声检查是临床上预测胎盘植入的常用检查方法，判断胎盘位置，预测胎盘植入风险。多数研究报道超声检查的敏感度为 77%~93%，特异度为 71%~98%，阳性预测值为 65%~88%，阴性预测值为 92%~98%。

3）凶险性前置胎盘超声图像主要包括：①胎盘位于子宫下段，达到或完全盖过宫颈内口。②胎盘实质内多个大小不一形态不规则的无回声区（"瑞士奶酪样"改变），称为"胎盘陷窝"。③彩色多普勒超声及能量多普勒见胎盘陷窝内血流丰富，呈漩涡状。多普勒频谱呈高速低阻型血流。④胎盘与子宫肌层之间的分界不清。胎盘与子宫之间的分界清晰可以排除胎盘植入，但假阴性预测值较高。⑤植入性胎盘穿透膀胱后壁时，与子宫肌层相邻膀胱浆膜层强回声带消失，有不规则结构突向膀胱。子宫浆膜层-膀胱之间的血供增加。

（4）胎盘 MRI 检查

1）在超声不能预测植入风险，MRI 对预测胎盘植入起重要作用，尤其是后壁胎盘者中，预测准确性高于超声。

2）MRI 对产前胎盘植入的预测具有重要价值，成为超声检查的重要补充手段。相关文献报道 MRI 诊断胎盘植入的敏感度为 72%~90%，特异度为 80%~94%。

（三）治疗要点

1. 治疗原则　抑制宫缩、止血、纠正贫血和预防感染。

2. 对于妊娠 24~34 周，阴道流血不多，孕妇一般状态良好的，可考虑期待治疗。

（1）皮质类固醇促进胎儿肺成熟治疗。

（2）宫缩抑制剂抑制宫缩治疗。

（3）对于出血时间长、反复阴道流血、存在感染倾向者应用广谱抗生素预防感染。

（4）血红蛋白低于 70g/L 时，应考虑输血。

（5）期待治疗后，阴道流血停止，B超检查提示胎儿及附属物发育良好，可继续妊娠。根据胎盘植入程度的评估择期剖宫产终止妊娠。

3. 终止妊娠时机

（1）妊娠34周后，根据胎儿成熟度、出血程度、胎盘植入程度以及新生儿科抢救能力决定终止妊娠时间。

（2）前置胎盘终止妊娠最佳时间37~38周。

（3）凶险性前置胎盘终止妊娠最佳时间36~37周，需判断胎盘植入程度及术中出血风险择期手术。

（4）对于阴道流血多或怀疑凶险性前置胎盘者，应在有经验医师护送下转运至上级医疗机构。

4. 终止妊娠

（1）剖宫产终止妊娠。

1）术前备血、纠正贫血、预防感染，做好处理产后出血的准备。

2）术前评估考虑植入程度严重者可行介入球囊阻断（髂内动脉或腹主动脉球囊阻断）。

3）切口原则上避开胎盘。

4）术中可应用强效宫缩剂、手术缝合（胎盘植入部分子宫壁楔形切除、局部缝合、子宫下段环状缝合）、宫腔填塞（纱布或球囊）、血管结扎（双侧子宫动脉结扎或髂内动脉结扎），严重的出血不可控制者切除子宫。

5）术后出现产后出血，抢救出血抗休克同时可考虑行子宫动脉或髂内动脉栓塞术。

6）发生产后出血者应注意纠正心力衰竭、肾功能不全、多器官功能衰竭、酸中毒、感染等。

（2）阴道分娩

1）适应于边缘性前置胎盘、阴道流血不多、无头盆不称和胎位异常、短时间内可以分娩者，在充分备血的情况下试产，产程进展异常或阴道流血增加应立即行剖宫产。

2）胎儿异常或胎死宫内的引产，应在有条件进行介入子宫动脉血管栓塞的情况下试行阴道分娩，若出现阴道流血多，可行介入子宫动脉或髂内动脉血管栓塞术，严重者行开腹剖宫取胎。

（四）术后随访及预防

1. 术后随访

（1）对于发生胎盘植入、产后出血的，应注意随访患者的阴道流血情况、hCG下降情况、月经来潮情况。

（2）围手术期行介入血管阻断或血管栓塞治疗的，术后应检查双下肢血管超声。

2. 预防

（1）减少炎症、多产、多次人流或引产对子宫内膜的损伤。

（2）尽可能降低剖宫产率，提倡阴道分娩，降低凶险性前置胎盘发生率。

（3）加强孕期管理，早期诊断前置胎盘；尽可能在早期诊断出子宫瘢痕处妊娠并及时处理。

（五）护理要点

因既往剖宫产率高，二孩政策放开后，凶险性前置胎盘的发病率呈上升趋势。凶险性前置胎盘可带来产前产时产后大出血、失血性休克，甚至造成弥散性血管内凝血、继发性感染、切除子宫以及早产等，严重威胁母儿的生命。对于凶险性前置胎盘，预防是关键，临床治疗该疾病的方法主要是手术治疗，护士应针对凶险性前置胎盘孕产妇给予科学有效的护理措施。

1. 自体备血

（1）36周之前对于符合适应证的孕妇，可以进行自体备血。

（2）适应证包括：患者血细胞比容>0.34；血红蛋白>110g/L；一般情况较好者。于妊娠32周开始自体储血，每次抽血200ml。

（3）备血过程中注意观察孕妇自觉症状，严密监测血压、宫缩及胎心变化。

（4）指导孕妇平时适当进食瘦肉、动物的肝脏等富含铁和富含维生素C的食物，术前48~72小时行血常规、凝血功能、肝肾功能等化验检查。

2. 腹主动脉球囊预防术中出血的护理

（1）凶险性前置胎盘的孕妇剖宫产手术当日，先在介入室局麻下行腹主动脉球囊预置术，穿刺侧大腿根部穿刺点加压包扎24小时，下肢制动24小时。

（2）注意观察穿刺部位有无出血、血肿发生，足背动脉搏动情况。

（3）术后每天给予压力抗栓泵按摩制动肢体60分钟。帮助和鼓励患者24小时后适度活动。

（4）观察皮温皮色、做好标志点准确测量腿围。

（5）有异常遵医嘱协助双下肢彩超检查。

3. 宫腔置入球囊的护理

（1）球囊置入后出血量观察：球囊放置后24小时内，尤其2小时内子宫仍有活跃出血的可能。球囊放置后观察宫腔球囊引流管引流血液情况及阴道出血情况。

（2）术后2小时内每15分钟观察一次宫腔球囊引流管引流出血液的量、颜色、性状。

（3）如引流出血液较少或无,说明球囊填塞有效;如引流液为大量鲜红色血液,30分钟内引流出血性液体超过50ml,及时报告医师处理。术后2小时引流管内的血液应不超过200ml。

（4）原则上严禁按压宫底,以防止球囊移位甚至脱出。观察记录阴道出血情况、子宫底高度、子宫质地。

（5）用记号笔在腹部标记宫底高度,以便严密监测,定期对比宫高变化情况。轻轻触摸腹部,感受子宫的质地,如触摸到硬如球状的子宫,说明子宫收缩良好。

（6）如出血较多,或在注射器逐次放水减压过程中又出现出血的现象,再次注水加压止血。

（7）妥善固定球囊引流管和尿管,勿打折扭曲受压,保持引流通畅,勿过度牵引,以免引起球囊的脱落、异位或其他并发症。

（8）如果宫腔球囊引流管内有凝固的血块,引流速度变慢或停止,结合患者的子宫收缩情况,警惕堵管的发生。如发生堵管,立即汇报医师,配合医师用无菌生理盐水对引流管进行冲洗,确保引流管畅通。

（9）球囊置入后6~24小时取出,最好白班取出,取出前合理使用缩宫剂,取出后密切观察生命体征、子宫收缩、阴道出血情况,警惕发生晚期产后出血。

4. 预防感染

（1）由于手术时间长,术中出血多,易发生感染。一般术前30分钟给予抗生素预防感染。

（2）术后严密观察体温和血常规的变化,及时遵医嘱调整药物的治疗。

（栗娜　刘兆玉　丁旭东　王阳）

参考文献

1. Canterino JC, Mondestin Sorrention M, Muech MV, et al. Vasa previa: prenatal diagnosis and evaluation with 3-Dimensional sonography and power angiography. J Ultasound Med, 2005, 24: 721-724.

2. Chilaka VN, Konje JC, Clarke S, et al. Practice observed: is speculum examination on admission a necessary procedure in the management of all cases of antepartum hemorrhage? J Obstet Gynaecol, 2000, 20: 396-308.

3. Eshkoli T, Weintraub AY, Sergienko R, et al. Placenta accreta: risk factors, perinatal outcomes, and consequences for subsequent births. Am J Obstet Gynecol, 2013, 208 (3): 219.

4. Silver RM, Landon MB, Rouse DJ, et al. Maternal morbidity associated with multiple repeat cesarean deliveries. Obstet Gynecol, 2006, 107 (6): 1226-1232.

5. Kupferminc MJ, Tamura RK, Wigton TR, et al. Placenta accrete is associated with elevated maternal serum alpha - fetoprotein. Obstet Gynecol, 1993, 82 (2): 266-269.

6. 柳友清,曲婉君,陈玲. 256例前置胎盘临床资料分析. 中外医学研究, 2010, 8 (14): 86-87.

7. 马礼明,王秋伟,虞斌,等. 异位妊娠多项指标联检的临床价值. 江西医学, 2006, 41 (2): 110-111.

8. Ophir E, Tendler R, Odeh M, et al. Creatine kinase as a biochemical marker in diagnosis of placenta increta and percreta. Am J Obstet Gynecol, 1999, 180 (4): 1039-1040.

9. Karlsson O, Jeppsson A, Hellgren M. Major obstetric haemorrhage: monitoring with thromboelastography, laboratory analyses or both? Int J Obstet Anesth, 2014, 23 (1): 10-17.

10. Warshak CR, Eskander R, Hull AD, et al. Accuracy of ultrasonography and magnetic resonance imaging in the diagnosis of placenta accreta. Obstet Gynecol, 2006, 108 (3Pt 1): 573, 581.

11. Dwyer BK, Belogolovkin V, Tran L, et al. Prenatal diagnosis of placenta accreta: sonography or magnetic resonance imaging? J Ultrasound Med, 2008, 27 (9): 1275-1281.

12. Esakoff TF, Sparks TN, Kaimal AJ, et al. Diagnosis and morbidity of placenta accreta. Ultrasound Obstet Gynecol, 2011, 37 (3): 324-327.

13. 宋亭,陈永露. MRI在产前诊断胎盘植入的应用价值. 中华产科急救电子杂志, 2014, 3 (1): 8-12.

14. Meng X, Xie L, Song W. Comparing the diagnostic value of ultrasound and magnetic imaging for placenta accrete: a systematic review and meta-analysis. Ultrasound Med Biol, 2013, 39 (11): 1958-1965.

15. Royal College of Obstetricians and Gynaecologists. Placenta previa, placenta previa accrete and vasa previa: diagnosis and management Green-top guideline no.27. January 2011. http://www.rcog.org.uk/ (last accessed 5 June 2016)

16. 中华医学会妇产科学分会产科学组. 前置胎盘的临床诊断与处理指南. 中华妇产科杂志, 2013, 48 (2): 148-150.

17. SOGC clinical practice guideline. Diagnosis and Management of Placenta Previa. MARCH JOGC MARS 2007.

18. 中华医学会围产医学分会,中华医学会妇产科学分会产科学组. 胎盘植入诊治指南 (2015). 中华围产医学杂志, 2015, 18 (7): 481-485.

19. 陶晓琴,袁慧琴,史玲美,等. 凶险性前置胎盘的观察及护理. 护士进修杂志, 2013, 28 (2): 145-147.

20. 朱乃芬. 6例植入性凶险性前置胎盘产妇行股动脉预置管栓塞术的护理. 中华护理杂志, 2012, 47 (9): 796-798.

21. 石宁,穆燕,柏义萍,等. 介入治疗用于预防和治疗凶险性前置胎盘剖宫产的手术护理. 护士进修杂志, 2017, 32 (1): 63-64.

22. 王兰芬,黄波. 髂总动脉球囊闭塞断流术下行植入性凶险性前置胎盘剖宫产术患者的护理. 护士进修杂志, 2015, (16): 1496-1497.

23. 张小青,程湘玮,王兰芳,等. 子宫填塞球囊在凶险性前置胎盘剖宫产术中应用的护理. 中华护理杂志, 2016, 51 (11): 1317-1319.

24. 董苏琳,黄绍强. 凶险性前置胎盘产后大出血的抢救护理. 中国实用护理杂志, 2013, 29 (z1): 87.

25. 邢惠卿,陈蔚. 凶险性前置胎盘产妇运用髂内动脉置管护理效果分析.护理研究,2015,16:2013-2014,2015.

26. 张俊茹,王珊珊,苟元,等.凶险性前置胎盘的临床观察及护理.全科护理,2015,27:2721-2723.

第八节　胎盘早剥

(一)流程化管理清单

1.胎盘早剥门诊/急诊/住院诊疗流程

病史重点采集信息

□ 现病史	□ 停经	□ 月经周期是否规律
		□ 停经时间
	□ 胎动	□ 胎动正常
		□ 胎动减少
		□ 胎动过频
	□ 高血压病史	□ 发生时间及控制情况
	□ 外伤史	□ 腹部受伤
	□ 阴道流血	□ 性状
		□ 量
		□ 持续时间
	□ 腹痛	□ 有
		□ 部位
		□ 性质
		□ 程度
	□ 发热	□ 有或无
□ 孕产史	□ 初产妇	
	□ 经产妇	
	□ 自然流产史	□ 早期流产史
		□ 晚期流产史
	□ 早产史	
	□ 胎膜早破史	
	□ 既往分娩方式	□ 阴式分娩
		□ 剖宫产
	□ 目前存活子女	
	□ 出生缺陷	
	□ 胎死宫内	
□ 既往史	□ 高血压病史	
	□ 糖尿病病史	
	□ 其他	
□ 家族史	□ 高血压病史	
	□ 糖尿病病史	

体格检查重点采集信息

□ 生命体征*	□ 体温		
	□ 脉搏		
	□ 呼吸		
	□ 血压		
□ 常规体检	□ 活动*	□ 自如	
		□ 受限	
	□ 腹部检查*	□ 标记宫底高度	
		□ 正常	
		□ 压痛	
		□ 反跳痛	
		□ 肌紧张	
□ 妇产科特殊检查*(消毒窥器检查)	□ 出血部位	□ 来自宫腔	
		□ 来自其他部位	
	□ 阴道	□ 分泌物	□ 性状
			□ 气味
		□ 活动性出血	
	□ 宫颈	□ 有无赘生物	
		□ 宫颈表面出血	
		□ 宫颈管出血	
		□ 宫颈口	□ 关闭
			□ 开放

辅助检查重点项目

□ 实验室检查	□ 血常规+血型*	
	□ DIC常规*	
	□ 肝炎病毒	
	□ 艾滋病+梅毒	
	□ 肝功能+肾功能+血脂+血糖	
	□ 血栓弹力图	
	□ ANA	
	□ ACA	
	□ 同时采血备血	
□ 超声	□ 胎儿超声	□ 子宫完整性
		□ 胎儿大小、血流
		□ 胎盘:胎盘位置、厚度、回声、胎盘前/后血肿
	□ 肝胆脾超声	
	□ 心脏彩超	

治疗方案

☐ 立即住院	
☐ 保胎治疗	☐ 动态监测超声
	☐ 动态观察生命体征
	☐ 动态监测血常规、DIC常规及感染指标
	☐ 糖皮质激素
	☐ 宫缩抑制剂
	☐ 血压高者控制血压
	☐ 妊娠>37~38周考虑分娩
☐ 急诊手术	☐ 充分备血及凝血制品(滤白红细胞、血浆、冷沉淀、凝血酶原复合物等)
	☐ 新生儿抢救准备
	☐ 准备宫缩剂
	☐ 应对产后出血准备
	☐ 应对DIC抢救准备
	☐ 术中必要时复查血常规、DIC常规及血栓弹力图
	☐ 监测尿量
	☐ 血压高者控制血压
☐ 阴道分娩	☐ 严密监测生命体征
	☐ 血压高者控制血压
	☐ 血液及凝血制品准备(滤白红细胞、血浆、冷沉淀及凝血酶原复合物等)
	☐ 必要时妇产血常规、DIC常规及血栓弹力图
	☐ 人工破膜
	☐ 宫缩强度弱者必要时催产素引产
	☐ 新生儿抢救准备
	☐ 胎盘娩出后应用宫缩剂
	☐ 产后出血干预准备
	☐ DIC抢救准备
	☐ 孕妇或胎儿病情变化时可急诊手术的准备

注:*根据病情及胎盘剥离程度决定

2. 胎盘早剥护理流程

护理流程	描述要点
☐ 监测	☐ 神志
	☐ 面色
	☐ 生命体征
	☐ 血氧
☐ 观察胎儿安危	☐ 询问胎动情况
	☐ 听胎心
	☐ 胎心监护
☐ 协助医师	☐ 询问病史
	☐ 体格检查
	☐ 观察腹痛阴道流血的状况
	☐ 标记宫底高度
☐ 采血	☐ 遵医嘱
☐ 建立静脉通路	☐ 输液
	☐ 输血
☐ 吸氧	
☐ 协助检查	☐ 超声检查
	☐ MRI检查
☐ 健康教育	☐ 教会患者和家属计数胎动的方法
	☐ 卧床休息,左侧卧位
	☐ 充分认知胎盘早剥的危险性和配合事项
	☐ 用药注意事项
☐ 药物治疗	☐ 遵医嘱促胎肺成熟治疗
	☐ 遵医嘱硫酸镁治疗
☐ 备血	☐ 6U全血、600ml血浆、10U冷沉淀
☐ 备药	☐ 促进宫缩的药物
☐ 术前准备	☐ 备皮
	☐ 留置尿管
	☐ 左上肢留置套管针,建立2条静脉通路
☐ 专科护理	☐ 观察腹腔引流量、性质、颜色
	☐ 观察阴道流血量、性质、颜色
	☐ 给予抗生素、补液
	☐ 会阴护理
	☐ 指导母乳喂养方法
	☐ 预防下肢静脉血栓
☐ 心理护理	☐ 指导孕产妇和家属保持情绪平稳,配合治疗
	☐ 母婴分离的指导
	☐ 切除子宫的指导
☐ 出院指导	☐ 复查时间和内容
	☐ 告知有效避孕措施,避孕2年
	☐ 办理出院相关流程

（二）胎盘早剥诊断要点

1. 病史要点

（1）详细询问病史中是否存在胎盘早剥的高危因素

1）吸烟或吸可卡因。

2）受外伤。

3）高血压病史。

（2）妊娠中晚期阴道流血原因的确定（同本章第七节前置胎盘、凶险性前置胎盘）。

（3）妊娠中晚期宫腔内出血的相关疾病的确定

1）前置胎盘/凶险性前置胎盘的阴道流血多为妊娠中晚期无痛性阴道流血，出血程度可分为轻度、中度、重度和大出血（详见本章第七节前置胎盘、凶险性前置胎盘）。

2）胎盘早剥的经典表现阴道流血伴有腹痛，但隐性胎盘早剥患者也可能表现为无阴道流血。部分胎盘后壁患者可能仅仅存在后背下部疼痛；可伴随胎儿窘迫甚至胎死宫内。

3）脐带帆状附着出现前置血管破裂的出血多为突然出现的阴道流血，颜色鲜红，而且迅速出现胎心改变甚至胎死宫内。因前置血管破裂对胎儿存在极大的危害性，因而产前诊断帆状胎盘前置血管意义重大。

4）对于先兆流产、先兆早产、临产早期出现的轻度阴道流血，在排除前置胎盘之前绝对不能进行阴道指诊检查，应非常小心地行阴道窥器检查。

2. 体格检查要点

（1）重视生命体征

1）主要是注意有无贫血、休克、感染征象。

2）监测患者血压，注意患者是否存在高血压或血压过低。

（2）腹部检查

1）对于是否合并内外科疾病的鉴别至关重要。

2）触诊有无压痛、反跳痛及肌紧张。

3）触诊宫缩强度、宫缩间隔、子宫轮廓以及是否存在子宫触痛。

4）标记宫底高度，观察是否存在宫底上升。

5）是否存在腰背部疼痛。

（3）妇产科检查

1）检查方法同本章第七节前置胎盘、凶险性前置胎盘。

2）阴道流血：陈旧性不凝血，与胎盘早剥严重程度不一定相符。

3. 辅助检查要点

（1）血常规及血型（同本章第七节前置胎盘、凶险性前置胎盘）。

（2）DIC 常规

1）胎盘早剥易发生凝血功能异常。

2）监测 PT、APTT、纤维蛋白原和降解产物的变化。

（3）血栓弹力图（同本章第七节前置胎盘、凶险性前置胎盘）。

（4）超声

1）检查胎儿大小、胎儿血流。

2）检查胎盘位置、厚度、胎盘回声，是否存在胎盘前/后血肿。值得注意的是，文献报道超声对胎盘早剥的检出率仅为 12%~25%，其阳性预测值较高，但敏感性不高，因此需要结合临床进行诊断。

3）有提示作用的超声影像包括：胎盘后血肿（高回声、等回声、低回声）；胎盘前血肿（绒毛膜板随胎儿运动而闪烁晃动）；胎盘增厚和回声增强；绒毛膜下聚集；边缘聚集。

（5）胎心监护

1）可疑胎盘早剥时应进行持续胎心监护。

2）提示胎盘早剥的异常胎心监护包括：晚期减速、变异减速、变异减少，胎心率正弦曲线以及胎儿心动过缓。

3）胎心监护监测的间隔时间根据孕妇的孕周及母儿的病情而定。

（三）治疗要点

1. 治疗需要根据孕周、胎盘早剥严重程度、有无并发症、宫口开大情况及胎儿宫内情况而定。当胎儿死亡后，治疗目标是减少母亲的并发症。胎儿足月且存活时，应立即娩出；当存在胎儿窘迫时，应当剖宫产分娩。

2. 保守治疗 对于妊娠 32~34 周 0~Ⅰ级胎盘早剥者，可予以保守治疗，促胎肺成熟治疗；妊娠<32 周如为显性阴道出血、子宫松弛，产妇及胎儿状态稳定时，行促胎肺成熟的同时考虑保守治疗。保守治疗过程期间需严密监测：胎儿超声、胎儿血流、生物物理评分、胎心监护；监测孕妇的宫缩、腹痛情况，宫底高度变化；定期监测孕妇血常规、凝血五项。一旦出现明显阴道出血、子宫张力高、凝血功能障碍及胎儿窘迫时，应立即终止妊娠。

3. 胎死宫内者 如评估孕妇生命体征，优先选择阴道分娩。严重的胎盘早剥常致胎儿死亡，且合并凝血功能异常,抢救产妇是治疗的重点。应尽快实施人工破膜减压及促进产程进展,减少出血;或使用催产素,但应用催产素应慎重,防止出现子宫破裂。产程中注意监测患者生命体征,必要时复查血常规、DIC 常规及血栓弹力图,注意孕妇是否存在 DIC,准备血制品及凝血制品。但若伴有其他异常如胎儿横位等可行剖宫产术,需根据具体情况制订个体化治疗方案。

4. 胎儿存活者

(1) 阴道分娩:以显性出血为主,宫口已开大,经产妇一般情况较好,估计短时间内能结束分娩者,人工破膜后可经阴道分娩。分娩过程中密切观察血压、脉搏、宫底高度、宫缩与出血情况,建议全程行胎心电子监护,了解胎儿宫内状况,并备足血制品,做好发生母儿病情变化可立即剖宫产的准备。

(2) 剖宫产术分娩:孕 32 周以上,胎儿存活,胎盘早剥Ⅱ级以上,建议尽快剖宫产终止妊娠;阴道分娩过程中,如出现胎儿窘迫征象或破膜后产程无进展、短期内无法分娩者,应尽快行剖宫产;近足月的轻度胎盘早剥者。病情可能随时加重,应考虑终止妊娠并建议剖宫产术分娩为宜。术中应用宫缩剂,必要时行相应的手术方案:B-Lynch 子宫捆绑缝合、子宫动脉结扎或髂外动脉结扎(有条件的可行介入血管栓塞),保守子宫治疗无效时必要时切除子宫。

(四) 护理要点

胎盘早剥可导致胎儿宫内窘迫、早产、胎死宫内,孕产妇大出血、DIC、切除子宫,危及产妇生命。预防和早期发现胎盘早剥、及时的治疗和护理是降低围产期母婴死亡率的关键。

1. 预防

(1) 妊娠期高血压疾病的孕妇使用药物控制血压应避免波动过大。

(2) 人工破膜时,应在宫缩间歇期让羊水缓慢流出。

(3) 孕期应注意避免长时间仰卧位,避免跌倒和外伤。

(4) 严密孕期监测,对于高危人群应做好健康指导,出现不明原因腹痛、腹胀、腰痛、阴道流血、胎心胎动异常应及时就诊。

2. 早发现隐性胎盘早剥

(1) 产科护士要提高对不典型胎盘早剥诱因的识别能力,入院时细致询问病史,对一些合并高危因素如妊娠期高血压疾病、外伤、胎膜早破、脐带过短、流产史等的孕妇要警惕胎盘早剥的发生。

(2) 对有高危因素的孕产妇如出现无痛性阴道流血、腹部胀感、腹痛、腰痛酸胀、胎心变化或胎心监护异常、血性羊水应及时与医师沟通,进一步完善超声,密切观察胎心胎动情况,适时终止妊娠。

(3) 腹痛是患者的自诉症状,孕妇诉腹痛时,注意鉴别病理性腹痛,对有诱发因素的患者,注意扪及宫缩特征、子宫张力及宫底高度的变化。孕产妇出现腹部胀感、子宫张力变大、及时报告医师,为正确处理获得良好结局赢得时间。

(4) 经腹 B 超检查提示胎盘下方混合性肿块、胎盘增厚、宫壁间液暗区,血红蛋白进行性下降,血小板减少、子宫底进行性上升应注意观察胎心胎动和胎心监护变化,必要时遵医嘱及时做好终止妊娠的准备。确保母儿安全。

3. 专科护理

(1) 产后出血的观察与护理

1) 胎儿娩出后,为了促进子宫收缩,立即肌注或静滴宫缩剂及按摩子宫。

2) 对于子宫出血不能有效控制的患者,迅速补充血容量纠正休克,并做好常规的吸氧、输液治疗,配合医师进行抢救工作的开展。

3) 备新鲜全血、新鲜冰冻血浆、血小板、纤维蛋白原等,做好大出血抢救准备。

4) 严密观察并记录患者神志、宫底高度、子宫收缩情况、阴道流血量情况,监测并记录生命体征及尿量,观察全身贫血状态及体征。

(2) DIC 的观察与护理

1) 注意观察患者皮肤、黏膜、牙龈,是否有出血点及瘀斑,伤口有无渗血不止,观察眼底及注射部位的出血、渗血情况。

2) 动态观察产后 24 小时阴道流血情况,如阴道流血不止、血液不凝固、无血凝块。监测血小板、凝血功能的变化,高度警惕 DIC 早期征象,及时通知医师,配合抢救。

(3) 肾衰竭的观察与护理

1) 产后密切观察患者 24 小时尿量的变化,准确测量 24 小时出入液量。

2) 每小时尿量 <30ml 及时检查导尿管是否通畅、补液量是否够,同时报告医师,做好相应处理。

(4) 产褥期感染的观察与护理

1) 胎盘早剥患者出血较多,容易并发各种感染,要尽早给予抗生素治疗。

2) 应严格无菌操作。做好各种导管护理,保持伤口敷料干燥,留置尿管,各引流袋定期更换。

3）注意监测体温,观察血常规、C- 反应蛋白、降钙素原变化。

4）保持会阴部清洁,严密观察恶露色、量、有无异味,每天 2 次外阴擦洗。

5）观察病人腹胀排气情况,对于已排气产妇,鼓励进食富有高蛋白、高维生素、含铁和维生素 C 丰富的软烂易消化食物,以增强抵抗力。

4. 心理护理

（1）胎盘早剥的病人病情严重,担心孩子安危,对生产过程充满恐惧感,家属也十分担心,所以医护人员要耐心解释病情和转归,让病人充分了解病情,与病人建立起相互信任的关系。

（2）随着疾病的进展,随时做好指导和解释工作,让患者和家属有充分的心理准备,配合治疗。

（栗娜　夏春玲）

参考文献

1. 中华医学会妇产科学分会产科学组 . 胎盘早剥的临床诊断与处理规范(第 1 版). 中华妇产科杂志,2012,47(12):957-958.
2. 谢幸,苟文丽 . 妇产科学 . 第 8 版 . 北京:人民卫生出版社,2014.
3. 余关佳,李俊男,王琳,等 . 119 例胎盘早剥的临床分析 . 实用妇产科杂志,2011,27(2):146-148.
4. 侯文颖,孙立涛 . 胎盘变异与肿瘤超声诊断进展 . 中华医学超声杂志:电子版,2017,14(5):342-345.
5. 徐冬,梁琤,徐静薇,等 . 1212 例胎盘早剥及漏误诊原因分析 . 中华妇产科杂志,2017,52(5):294-300.
6. 陈秀兰 . 妊娠高血压综合征合并胎盘早剥 50 例临床特征分析与护理 . 齐鲁护理杂志,2012,18(35):76-77.
7. 周媛,侯燕 . 对胎盘早剥患者实施急救护理的临床分析 . 中国急救医学,2015,35(z2):6-7.
8. 钱援芳,周月芳 . 1 例早发型重度子痫前期并发胎盘早剥术后大量腹水患者的护理 . 中国实用护理杂志,2015,31(5):363-364.
9. 张瑞卿,营平女 . 基层医院胎盘早剥预防和护理的分析研究 . 护理研究,2014,18:2262-2263.
10. 毛玉洁,范静桂,邓小莲,等 . 重度子痫前期并发胎盘早剥期待治疗的病情观察和护理 . 全科护理,2014,12(3):240-241.
11. 蒋晓蓉 . 胎盘早剥 50 例临床分析与护理 . 长江大学学报(自科版),2015,30:44-46.
12. 施琴琴 . 不典型胎盘早剥的护理 . 中外女性健康研究,2015,6:136-137.
13. 朱国燕 . 80 例胎盘早剥患者的临床观察与护理分析 . 齐齐哈尔医学院学报,2014,35(14):2160-2161.
14. 朱月琴 . 隐匿性胎盘早剥早期识别及预见性护理 . 全科护理,2012,10(12):1077-1078.
15. 邓小青,邓肖英 . 不典型胎盘早剥的护理体会 . 中国社区医师,2014,18:135-135,137.
16. 季爱云 . 75 例胎盘早剥的观察及护理体会 . 齐齐哈尔医学院学报,2015,22:3403-3404.
17. 张秋芬,张甜甜 . 胎盘早剥产妇的急救与临床护理 12 例 . 中国社区医师(医学专业),2012,14(15):322.

第九节　软产道裂伤

（一）流程化管理清单

1. 软产道裂伤门诊 / 急诊 / 住院诊疗流程

病史重点采集信息			
□ 现病史	□ 分娩经过	□ 产程延长
		□ 产程停滞
		□ 急产
		□ 第二产程延长
		□ 产钳助产术
		□ 胎头吸引
		□ 巨大儿
		□ 产后出血
	□ 治疗经过	□ 宫缩剂
		□ 预防羊水栓塞治疗
		□ 输血
		□ 是否存在胎盘胎膜残留
		□ 宫腔填塞纱布
		□ 宫腔填塞球囊
		□ 宫颈裂伤
		□ 阴道壁裂伤
		□ 阴道壁血肿
		□ 阴道纱布填塞
□ 既往史	□ 糖尿病史	
	□ 生殖器畸形	
	□ 阴道炎症	
	□ 子宫及阴道手术史	
□ 孕产史	□ 初产妇	
	□ 经产妇	
	□ 自然流产	
	□ 急产史	
	□ 难产史	
	□ 产道裂伤史	
	□ 剖宫产史	
	□ 产后出血史	
	□ 目前有存活子女	
□ 家族史	□ 糖尿病	
	□ 急产	

辅助检查重点项目

□ 实验室检查	□ 血常规 + 血型	
	□ DIC 常规	
	□ 血栓弹力图	
	□ 肝炎病毒	
	□ 肝功能、肾功能、心肌酶谱、脑钠肽	
	□ 艾滋病 + 梅毒	
	□ CRP、降钙素原	
	□ 血气分析	
	□ 同时采血留备血用	
□ 盆腔超声	□ 子宫完整性	
	□ 盆腔异常回声及包块	
	□ 宫腔:宫腔内异常回声	

体格检查重点采集信息

□ 生命体征*	□ 体温	
	□ 脉搏	
	□ 血氧	
	□ 呼吸	
	□ 血压	
□ 常规体检	□ 意识	□ 清楚
		□ 淡漠
		□ 昏迷
	□ 腹部检查	□ 标记宫底高度
		□ 腹部压痛
		□ 腹部反跳痛
		□ 肌紧张
		□ 宫腔压痛
□ 妇产科特殊检查	□ 阴道流血	□ 阴道流血量
		□ 来自宫腔
		□ 来自阴道壁
	□ 外阴	□ 活动出血
		□ 血肿
		□ 裂伤
	□ 阴道	□ 活动出血
		□ 阴道壁血肿
		□ 裂伤
		□ 裂伤无法探及顶端
	□ 宫颈	□ 活动出血
		□ 裂伤
		□ 裂伤无法探及顶端

治疗方案

□ 开通静脉通路	
□ 静脉采血完善相关检查及备血	
□ 缩宫素静脉滴注加强宫缩	
□ 保守治疗	□ 保持静脉通路通畅
	□ 分娩室检查软产道是否存在裂伤、血肿、活动出血
	□ 备血制品(根据化验检查及失血情况输血制品)
	□ 动态检测血常规及感染指标
	□ 动态监测 DIC 常规
	□ 必要时盆腔 MRI 检查
	□ 动态监测盆腔超声(宫腔及盆腔异常回声)
	□ 广谱抗生素预防感染
	□ 必要时手术室缝合
□ 急诊手术室	□ 开通 2 条以上静脉通路
	□ 术前 30 分钟广谱抗生素预防感染治疗
	□ 根据情况输血制品(滤白红细胞、血浆、冷沉淀、凝血酶原复合物等)
	□ 全麻
	□ *再次探查外阴、阴道壁、宫颈;查找出血原因,止血
	□ 超声监测下进行手术操作
	□ 监测血气分析、血常规、DIC 常规、血栓弹力图,指导液体及血制品输入
	□ 监测尿量
	□ 必要时介入血管栓塞术
	□ 严重者开腹探查
	□ 注意避免输尿管、膀胱副损伤
	□ 裂伤缝合,严重不可控制者切除子宫
	□ 重症者重症监护病房抢救治疗
	□ 术后预防产褥感染
	□ 纠正酸中毒及离子紊乱
	□ 预防重要脏器功能衰竭
	□ 预防下肢血栓形成

2. 软产道裂伤诊疗护理流程

护理流程	描述要点
□ 协助医师	□ 详细询问病史
□ 监测	□ 生命体征

护理流程	描述要点	
□ 体格检查	□ 意识:清楚、淡漠、昏迷	
	□ 阴道流血	□ 少于月经量
		□ 多于月经量
		□ 宫腔压痛
□ 妇产科特殊检查	□ 外阴	□ 有无裂伤
		□ 有无血肿
		□ 有无活动性出血
□ 采血	□ 遵医嘱	
□ 专科护理	□ 开通静脉通路	
	□ 会阴护理	
	□ 会阴Ⅰ、Ⅱ、Ⅲ度裂伤护理	
	□ 宫颈裂伤护理	
	□ 排尿观察及指导	
	□ 缝合处的观察	
□ 出院指导	□ 复查时间	
	□ 自我护理方法	

(二)软产道裂伤诊断要点

1. 病史要点

(1)详细询问病史及分娩过程中是否存在软产道裂伤的高危因素

1)头盆是否相称。

2)母亲是否存在急产或难产病史。

3)是否存在外生殖器发育异常。

4)是否存在阴道炎症。

5)宫缩过强或急产。

6)第二产程延长。

7)是否实施助产术。

8)分娩后是否存在排尿排便困难及直肠压迫症状。

(2)分娩后阴道流血的时间

1)胎儿娩出后立即出现的鲜红色阴道流血,需仔细检查软产道。需要患者采取合适的体位、足够的手术协助、良好的灯光以及良好的麻醉去仔细辨别软产道损伤及进行修补。

2)胎盘胎膜残留:胎盘胎膜娩出是否顺利。若存在胎盘、胎膜残留在宫腔内,胎盘胎膜娩出后应详细检查胎盘胎膜是否完整。若考虑胎盘胎膜残留时应进行超声检查。若需要清宫应在超声监测下进行。

3)宫缩乏力性产后出血:若胎儿、胎盘胎膜娩

出后,双合诊检查提示子宫轮廓不清,特征是软、收缩差的子宫,按压或按摩子宫可以减少出血,使宫腔内的血液及血块排出。强效宫缩剂加强子宫收缩后出血可明显减少。

4)若排除以上三种情况阴道流血未见明显减少,应考虑患者是否存在凝血功能异常,此时尤其注意患者是否存在羊水栓塞可能性,其他相关因素如肝功能异常、HELLP、胎死宫内、胎盘早剥、败血症等。应进行相关检查及输入相关血制品。

2. 体格检查要点

(1)重视生命体征

1)主要是注意有无呼吸困难、贫血、休克征象。

2)监测患者血压、心率、血氧。

3)尿量。

(2)腹部检查

1)检查子宫轮廓,收缩情况。

2)触诊有无压痛、反跳痛及肌紧张。

(3)妇产科检查

1)胎儿娩出后应详细检查软产道是否存在裂伤、血肿。

2)胎盘娩出后详细检查胎盘、胎膜是否完整娩出。

3)检查子宫收缩情况。

4)侧切口或裂伤缝合后,应详细检查是否存在活动出血或血肿。

5)产后观察患者外阴及侧切口周围情况。

3. 辅助检查要点

(1)血常规及血气分析

1)血气分析:快速给予提示患者的血氧状态、酸碱平衡及失血情况。

2)血常规的检测主要明确是否有贫血,是否存在感染倾向。

3)动态监测血常规及血气分析。

(2)DIC常规

1)辅助判断患者发生阴道流血原因。

2)发生产后出血后,常因产后出血导致凝血功能异常,监测PT、APTT、纤维蛋白原和降解产物的变化,指导临床输血管理。

(3)血栓弹力图:详见本章第七节前置胎盘、凶险性前置胎盘所述。

(4)超声

1)盆腔异常回声。

2)宫腔内是否存在异常回声,协助诊断是否存在胎盘胎膜残留。

3) 清宫或裂伤手术缝合术中监测,避免发生副损伤。

(三)治疗要点

1. 分娩前充分评估 临床常见的高危因素如急产、巨大儿、宫缩过强、产程进展过快、过早行会阴后-斜切开、不正确的接产或助产等。因而发生产后阴道流血多时应快速判断出血原因(详见本章第十节产后出血),准确评估失血量。保持静脉通路开放,持续监护产妇生命体征。

2. 产后详细检查软产道 软产道由子宫下段、宫颈、阴道及盆底软组织构成。阴道分娩后应常规检查宫颈及阴道,对于宫缩良好的产后出血,应考虑到软产道裂伤的可能性。对于暴露困难者,有效的麻醉有利于检查软产道裂伤情况及减少患者痛苦。存在裂伤的部位,一定要求充分暴露,探及裂伤顶端。

3. 软产道裂伤缝合

(1) 宫颈裂伤:裂伤若发生在3点或9点处,与子宫动脉下行支关联,容易发生出血。严重的宫颈裂伤,可能上延达子宫下段,损伤子宫动脉下行支,导致大出血。对于宫颈裂伤>2cm时,应当在裂伤上缘0.5cm处开始缝合,可吸收线间断或连续缝合。

(2) 阴道壁裂伤:助产士接产会阴保护不当或施行手术助产等可导致阴道壁裂伤,但也可以为自发性。阴道壁的裂伤容易发生在坐骨棘附近的区域,由侧壁向上延裂,甚至达到阴道穹隆部,若损伤阴道动脉,出血较多。阴道裂伤缝合前一定要查清顶端位置,有无向其他方向的延裂,彻底止血后按解剖层次逐层缝合,缝合起始点应超过顶端0.5~1.0cm,缝合尽量不留死腔,注意防止回缩的血管漏缝,缝合后注意有无明显出血或血肿的形成。

(3) 阴道壁血肿:阴道壁的裂伤可以向上延伸到阴道深部近穹隆处、阴道旁间隙,甚至达盆壁;血肿可以向上扩展形成阔韧带内血肿或腹膜后血肿;阴道壁裂伤缝合时损伤血管壁或断裂的血管漏缝均可导致阴道壁血肿的形成。产后或裂伤缝合后应密切注意患者是否存在肛门坠胀感、伤口处疼痛、排尿困难、会阴部膨隆且存在紫蓝色浸血时,应及时进行阴道及肛诊检查,及时发现血肿。若血肿张力较大或进行性增大,应切开血肿,清除积血,彻底止血后缝合。

(4) 会阴体裂伤

1) 造成会阴裂伤的有关因素包括:高龄;巨大儿;胎儿先露部位径线过大;枕位异常如枕后位、面先露等胎头以较大周径通过产道;急产和滞产;产妇会阴体发育差、会阴体过长、会阴组织肥厚、坚硬而缺乏弹性、会阴体陈旧性瘢痕;产妇骨盆出口狭窄,尤其是耻骨弓低、窄;接生技术不当;催产素使用不当;助产术如胎头吸引器、产钳、臀牵引等。

2) 会阴裂伤分类标准:会阴裂伤的发生率53%~79%,Ⅰ度和Ⅱ度较常见。如果裂伤没有合并活动性出血或者改变解剖结构就不需要干预。严重的裂伤是指伤及肛门括约肌的裂伤(obstetric anal sphincter injuries,OASIS)。目前对于OASIS的严重程度没有统一的评估标准,主要通过累及的组织多少分级。Sultan等于1999年提出的标准:Ⅰ度裂伤为会阴部皮肤和(或)阴道黏膜损伤;Ⅱ度裂伤为伴有会阴部肌肉损伤,但无肛门括约肌损伤;Ⅲ度裂伤为累及肛门括约肌复合体,又分为3个亚型;Ⅲa:肛门外括约肌(EAS)裂伤厚度≤50%,Ⅲb:EAS裂伤厚度≥50%,Ⅲc:EAS和肛门内括约肌(IAS)均受损;Ⅳ度裂伤:内外括约肌及肛门直肠黏膜均发生损伤。

3) 会阴Ⅲ度及Ⅳ度裂伤缝合原则:①会阴Ⅲ度和Ⅳ度裂伤修补术应该由经过规范培训有经验的医师施行。②修补应在满意的麻醉、照明设施和设备完善的分娩室或手术室内完成。如果患者出血量过多,可给予阴道填塞,并尽快将患者转运至手术室。③修补中应避免八字缝合,因其可能导致组织局部缺血。④修补后应进行直肠检查,以确保缝线没有穿透肛门直肠黏膜。如果在直肠内摸到缝合线,应拆除,重新缝合。

4) 肛门内括约肌缝合术:最好进行单独间断或褥式缝合,缝合时避免将肛门内括约肌重叠。

5) 肛门外括约肌修复技术:① Fernando RJ等的一项综述显示,对于肛门外括约肌全层撕裂者,可考虑行重叠缝合或端-端缝合,两者效果无统计学差异;②对于肛门外括约肌部分撕裂(所有Ⅲa和部分Ⅲb裂伤)者,使用端-端缝合。

6) 会阴裂伤的预防:其预防主要包括产前及时发现会阴阴道异常,选择合适分娩方式;指导产妇分娩时正确用力,防止胎儿娩出过快;提高接生技术;助产手术时要充分估计会阴伸展性,初产妇手术助产应作会阴侧切。

4. 软产道裂伤是产科最常见的分娩并发症,其病情危急,是导致产妇产后出血的一个重要因素。软产道裂伤是产后出血的四类原因之一,软产道裂伤后,尤其未及时发现可导致很大的血肿及出血(产后出血的诊疗流程参见第一章第十节）。裂伤缝合第一针应超过裂口顶端 0.5cm，常用间断缝合，若裂伤伤及子宫下段，缝合时应避免损伤膀胱和输尿管，必要时可经腹修补。修补阴道和会阴裂伤时，需按解剖层次缝合各层，缝合第一针应超过裂伤顶端，不留死腔，避免缝线穿透直肠黏膜。产后注意观察患者外阴情况、患者是否存在排尿排便困难及直肠压迫症状，防止出现软产道血肿。软产道发生大血肿时应切开血肿，清除积血，缝扎断端血管，彻底止血、缝合不能留有死腔。

（四）护理要点

软产道裂伤多因巨大儿、急产、阴道助产及生理因素相关。多为第三产程结束后即出现，积极处理第三产程，预防产后出血。根据软产道的特点，护士应注意病人的外阴侧切口情况，有无切口延裂，询问患者出血量。根据出血量，遵医嘱立即开通静脉通路，做好局部清洁，协助医师进行检查，必要时做好缝合准备。护士应掌握不同类型的产后出血的护理方法及观察重点。

● 专科护理

1. 确定为软产道裂伤原因引起的产后出血，立即协助医师进行缝合处理。

2. 阴道壁及会阴Ⅰ、Ⅱ度裂伤，注意观察缝合皮肤处的外观有无青紫、胀满感，触碰时患者的主观感受有无疼痛加剧，若出现会阴血肿及时通知医师。

3. 会阴Ⅲ度裂伤缝合后需留置尿管，产后 1~3 天给阿片酊口服，抑制排便；无渣饮食 3~5 天。产后 4~5 天给液状石蜡，每次 10ml，2 次 / 天，保持大便通畅，防止便秘。

4. 保持外阴清洁，及时更换纸垫，保留 24 小时纸垫评估出血量。

（栗娜　夏春玲）

参考文献

1. Hornemann A, Kamischke A, Luedders DW, et al. Advanced age is a risk factor for higher grade perineal lacerations during delivery in nulliparous women. Arch Gynecol Obstet, 2010, 281:59-64.

2. Handa VL, Danielsen BH, Gilbert WM. Obstetric anal sphincter lacerations. Obstet Gynecol, 2001, 98:225-230.

3. Cheng YW, Shaffer BL, Caughey AB. Associated factors and outcomes of persistent occiput posterior position: a retrospective cohort study from 1976 to 2001. J Matern Fetal Neonatal Med, 2006, 19:563-568.

4. Sultan AH. Obstetricperinealinjuryandanalincontinence. Clin Risk, 1999, 5:193-196.

5. Fernando RJ, Sultan AH, Kettle C, et al. Methods of repair for obstetric anal sphincter injury. Cochrane Database Syst Rev, 2013, 12:CD002866.

6. The American College of Obstetricians and Gynecologists. Prevention and Management of Obstetric Lacerations at Vaginal Delivery. Obstetrics & Gynecology, 2016, 128(1):e1-e15.

7. Royal College of Obstetrician and Gynaecologists. The Management of Third- and Fourth-Degree Perineal Tears. ROCG Green-top Guideline No.29.

8. Aigmueller T, Umek W, Elenskaia K, et al. Guidelines for the management of third and fourth degree perineal tears after vaginal birth from the Austrian. Urogynecology Working Group. Int Urogynecol J, 2013, 24:553-558

9. 谢幸，苟文丽．妇产科学．第 8 版．北京：人民卫生出版社，2013.

10. Leduc D, Senikas V, Lalonde AB, et al. SOGC Clinical Practice Guideline: active management of the third stage of labour: prevention and treatment of postpartum hemorrhage. JOGC, 2009, 31(10):980-993.

11. 高玮，魏珂．软产道裂伤 326 例临床相关因素分析．陕西医学杂志，2014, 7:931-931, 932.

12. 李幼娟，刘俭，张静芬，等．助产士有效沟通对阴道分娩软产道裂伤的影响．护理实践与研究，2013, 10(19):19-20.

第十节　宫缩乏力性产后出血

（一）流程化管理清单

1. 宫缩乏力性产后出血门诊 / 急诊 / 住院诊疗流程

病史重点采集信息		
□ 现病史	□ 分娩经过	□ 产程延长
		□ 第二产程延长
		□ 第二产程停滞
		□ 第三产程延长
		□ 新生儿体重
		□ 胎盘胎膜残留
		□ 软产道裂伤
		□ 子宫收缩乏力
	□ 治疗经过	□ 宫缩剂
		□ 预防羊水栓塞治疗
		□ 输血

病史重点采集信息

☐ 现病史
- ☐ 治疗经过
  - ☐ 胎盘胎膜残留而清宫
  - ☐ 宫腔填塞纱布
  - ☐ 宫腔填塞球囊
  - ☐ 宫颈裂伤缝合
  - ☐ 阴道壁裂伤缝合
  - ☐ 阴道纱布填塞

☐ 既往史
- ☐ 高血压
- ☐ 糖尿病
- ☐ 其他慢性疾病
- ☐ 子宫手术史

☐ 孕产史
- ☐ 初产妇
- ☐ 经产妇
- ☐ 自然流产史
- ☐ 急产史
- ☐ 难产史
- ☐ 既往分娩方式
  - ☐ 阴式分娩
  - ☐ 剖宫产
- ☐ 目前有存活子女

辅助检查重点项目

☐ 实验室检查
- ☐ 血常规 + 血型（必要时动态监测血常规）
- ☐ DIC 常规
- ☐ 血栓弹力图
- ☐ CRP
- ☐ 降钙素原
- ☐ 肝炎病毒
- ☐ 艾滋病、梅毒
- ☐ 肝功能 + 肾功能 + 血脂 + 血糖
- ☐ 血气分析
- ☐ 同时采血留备血用

☐ 盆腔超声
- ☐ 子宫完整性
- ☐ 盆腔异常回声及包块
- ☐ 宫腔内异常回声

体格检查重点采集信息

☐ 生命体征*
- ☐ 体温
- ☐ 脉搏
- ☐ 血氧
- ☐ 呼吸
- ☐ 血压

体格检查重点采集信息

☐ 常规体检
- ☐ 意识
  - ☐ 清楚
  - ☐ 淡漠
  - ☐ 昏迷
- ☐ 腹部检查
  - ☐ 标记宫底高
  - ☐ 腹部压痛
  - ☐ 腹部反跳痛
  - ☐ 肌紧张
  - ☐ 宫腔压痛

☐ 妇产科特殊检查*（必要时手术室麻醉下进行）
- 阴道流血
  - ☐ 无
  - ☐ 少于月经量
  - ☐ 多于月经量
  - ☐ 来自宫腔
  - ☐ 来自阴道壁
- ☐ 外阴
  - ☐ 裂伤
  - ☐ 血肿
  - ☐ 活动性出血
- ☐ 阴道
  - ☐ 裂伤
  - ☐ 阴道壁血肿
  - ☐ 活动性出血
- ☐ 宫颈
  - ☐ 裂伤
  - ☐ 活动出血

治疗方案

- ☐ 开通静脉通路
- ☐ 静脉采血完善相关检查及备血
- ☐ 缩宫素静脉滴注加强宫缩
- ☐ 住院治疗
  - ☐ 动态监测血常规、DIC 常规
  - ☐ 动态检测感染指标
  - ☐ 动态监测宫腔及盆腔异常回声
  - ☐ 备血制品（根据化验检查及失血情况输血制品）
  - ☐ 开通静脉通路
  - ☐ 按摩子宫
  - ☐ 宫缩剂促进子宫收缩
  - ☐ 广谱抗生素预防感染治疗
  - ☐ 纠正贫血、DIC 治疗
  - ☐ 重症者 ICU 抢救治疗

治疗方案	
急诊手术	☐ 开通 2 条以上静脉通路
	☐ 监测生命体征
	☐ 尿量
	☐ 吸氧
	☐ 监测血气分析、血常规、DIC 常规、血栓弹力图，指导液体及血制品输入
	☐ 交代病情知情签字
	☐ 分析产后出血原因
	☐ 根据情况输血制品（滤白红细胞、血浆、冷沉淀、凝血酶原复合物等）
	☐ 按摩子宫
	☐ 强效宫缩剂
	☐ 球囊或纱布宫腔填塞
	☐ 介入选择性血管栓塞术
	☐ 反复交代病情、知情签字
	☐ 全麻
	☐ 子宫捆绑缝合术
	☐ 血管结扎术止血
	☐ 注意避免输尿管、膀胱副损伤
	☐ 切除子宫治疗
	☐ 纠正休克、DIC 治疗
	☐ 术后预防感染治疗
	☐ 术后预防各重要脏器功能不全治疗
	☐ 重症者重症监护病房抢救治疗

2. 宫缩乏力性产后出血护理流程

护理流程	描述要点
☐ 监测	☐ 神志
	☐ 面色
	☐ 生命体征
	☐ 宫缩情况
	☐ 阴道流血
☐ 协助医师	☐ 询问病史
	☐ 体格检查

护理流程	描述要点
☐ 采血	☐ 遵医嘱
☐ 入院准备	☐ 备皮
	☐ 根据病情开通急救绿色通道
☐ 药物治疗	☐ 遵医嘱给予促宫缩药物
	☐ 遵医嘱给予补液治疗
☐ 备药	☐ 卡贝缩宫素注射液
	☐ 卡前列素氨丁三醇注射液
	☐ 卡前列甲酯栓
☐ 专科护理	☐ 子宫因素导致产后出血的护理
	☐ 产科因素导致产后出血的护理
	☐ 全身因素导致产后出血的护理
	☐ 预防感染
☐ 出院指导	☐ 复查时间
	☐ 自我护理方法
	☐ 办理出院相关流程

（二）宫缩乏力性产后出血诊断要点

1. 病史要点

（1）详细询问病史中是否存在宫缩乏力性产后出血的高危因素

1）产妇体质虚弱、合并慢性全身疾病或精神紧张等。

2）使用过多的宫缩抑制剂、麻醉剂或镇静药物。

3）急产、产程延长或滞产、试产失败等。

4）羊水过多、巨大儿、多胎妊娠等。

5）子宫畸形如双子宫、残角子宫等。

6）多产、剖宫产或子宫肌瘤剥除术术后再次妊娠。

7）子痫前期。

8）宫内感染。

（2）产后出血原因的确定

1）软产道裂伤：胎儿娩出后立即出现的鲜红色阴道流血，需仔细检查软产道。需要患者采取合适的体位、足够的手术协助、良好的灯光以及良好的麻醉去仔细辨别软产道损伤及进行修补。

2）胎盘胎膜残留：胎盘胎膜娩出是否顺利。若存在胎盘、胎膜残留在宫腔内，胎盘胎膜娩出后应详细检查胎盘胎膜是否完整。若考虑胎盘胎膜残留时应进行超声检查。若需要清宫应在超声监测下进行。

3）宫缩乏力性产后出血：若胎儿、胎盘胎膜娩出后，双合诊检查提示子宫轮廓不清，特征是软、收缩差的子宫，按压或按摩子宫可以减少出血，使宫腔内的血液及血块排出。强效宫缩剂加强子宫收缩后出血可明显减少。

4）凝血功能异常：是指由于血液凝固因子遗传性或获得性缺陷引起的出血性疾病。妊娠合并血液系统疾病如遗传性凝血功能异常、血小板减少症；肝脏疾病如重症肝炎、妊娠合并急性脂肪肝；以及产科容易发生 DIC 的疾病如羊水栓塞、胎盘早剥、胎死宫内时间过长、子痫前期重度及休克晚期的患者。70%~80% 的患者有不同程度的出血，子宫收缩良好，产道无裂伤，但出血持续不断，且血液经久不凝，无血块。同时可能出现切口渗血、注射处出血、广泛皮下瘀点瘀斑、黏膜下出血、血尿、胃肠道出血和颅内出血等。

2. 体格检查要点

（1）重视生命体征

1）主要是注意有无呼吸困难、贫血、休克等征象。

2）监测患者血压、心率、血氧。

3）注意患者周身是否存在瘀点瘀斑。

（2）腹部检查

1）触诊腹部有无压痛、反跳痛及肌紧张。

2）触诊宫缩强度、子宫轮廓以及是否存在子宫触痛。

（3）妇产科检查

1）胎儿娩出后应详细检查软产道是否存在裂伤、血肿。

2）胎盘娩出后详细检查胎盘、胎膜是否完整娩出。

3）检查子宫收缩情况。

4）侧切口或裂伤缝合后，应详细检查是否存在活动出血或血肿。

5）切口缝合处有无渗血，出血有无凝血块。

3. 辅助检查要点

（1）血常规及血气分析

1）血气分析：快速给予提示患者的血氧状态、酸碱平衡及失血情况。

2）血常规的检测主要明确是否有贫血。

3）动态监测血常规及血气分析。

（2）DIC 常规

1）判断患者发生阴道流血原因。

2）发生产后出血后，常因产后出血导致凝血功能异常，监测 PT、APTT、纤维蛋白原和降解产物的变化，指导临床输血管理。

（3）血栓弹力图（详见本章第七节前置胎盘、凶险性前置胎盘所述）。

（4）超声

1）盆腔异常回声。

2）宫腔内是否存在异常回声，协助诊断是否存在胎盘胎膜残留。

3）清宫或裂伤手术缝合术中监测，避免发生副损伤。

（三）治疗要点

1. 产后出血的预防　对于存在高危因素的孕妇，分娩前应做好相应准备。产程异常时积极处理。分娩后 2 小时，高风险者产后 4 小时内为产后出血的高危时间段，应密切观察子宫收缩情况及阴道出血量。

2. 产后出血的一般治疗　发生产后出血时，在寻找出血原因的同时需进行一般处理。立即呼救，寻求有经验的助产士、产科上级医师、麻醉师等的帮助。建立双静脉通道，补充血容量；进行呼吸管理，保持气道通畅，必要时给氧；监测出血量和生命体征，留置尿管，记录出入液体量；交叉配血，联系输血科，可能存在需大量用血；进行基础的实验室检查（血常规、凝血功能、血栓弹力图、血气分析、肝肾功能等），必要时动态监测。

3. 产后出血的病因治疗　见图 1-2。

4. 子宫收缩乏力性产后出血　一旦发现因子宫收缩乏力导致产后出血，则应尽早使用宫缩剂，采取球囊或纱布宫腔填塞，必要时行介入选择性动脉栓塞术，或子宫加压缝合、动脉结扎术等都控制出血。如果上述手段未有效控制出血，应及时作出子宫切除的决定（图 1-3）。

5. 宫缩乏力的宫缩剂应用

（1）缩宫素：为预防和治疗产后出血的一线药物。治疗产后出血方法为：采用缩宫素 10U 肌内注射、子宫肌层或宫颈注射，此后将 10~20U 缩宫素加入 500ml 晶体液中静脉滴注，给药速率根据患者的反应调整，常规速率为 250ml/h，约为 80mU/min。静脉滴注缩宫素可立即起效，但半衰期短（1~6 分钟），故需持续静脉滴注。缩宫素应用相对安全。大剂量应用时可引起高血压，水、钠潴留和心血管系统不良反应。快速静脉注射未稀释的缩宫素，可

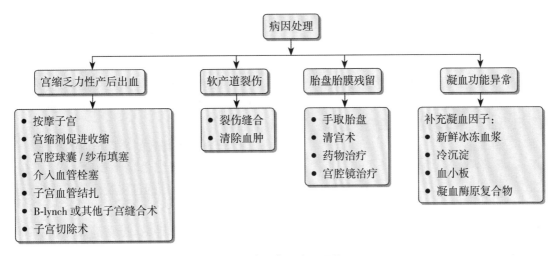

图 1-2　产后出血病因及处理

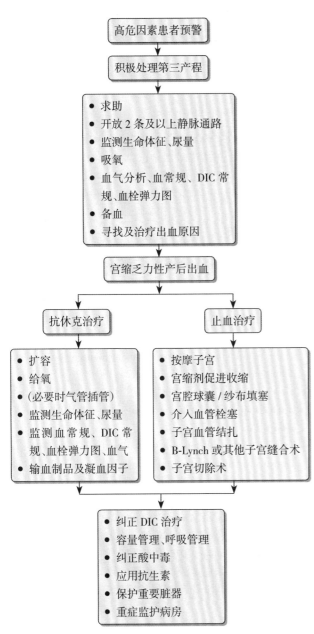

图 1-3　子宫收缩乏力性产后出血处理流程

导致低血压、心动过速和(或)心律失常。因缩宫素存在受体饱和现象,无限制加大用量反而效果不佳,并可出现不良反应,故 24 小时总量应控制在 60~80U。

(2) 长效制剂卡贝缩宫素:该药半衰期为 40 分钟,临床和药理特性与缩宫素类似,也是通过与子宫平滑肌的缩宫素受体结合发挥作用。国内外多中心 RCT 均表明:该药在控制择期剖宫产术后个体出血时与缩宫素同样有效。卡贝缩宫素的优势是单次给药、维持时间长、使用便捷;缺点是价格较昂贵。应用卡贝缩宫素的指征是:用于硬膜外麻醉或腰椎麻醉下的选择性剖宫产术后,以预防子宫收缩乏力和产后出血。其用法是:剖宫产胎儿娩出后,在 1 分钟内单剂量缓慢静脉注射 100μg (1 支 × 1ml)。

(3) 卡前列素氨丁三醇(欣母沛):用法为 250μg(1 支)深部肌内注射或子宫肌层注射,3 分钟起作用,30 分钟达作用高峰,可维持宫缩 2 小时;必要时可重复使用,总剂量不得超过 2000μg(8 支)。该药对于哮喘、心脏病和青光眼患者禁用,高血压患者慎用;不良反应较轻微,偶尔有暂时性恶心、呕吐等。该药作为治疗宫缩乏力的二线药物,适用于常规处理方法无效的子宫收缩乏力引起的产后出血。

(4) 米索前列醇:前列腺素 E_1 衍生物,可引起全子宫有力收缩。该药应用方法为 200~600μg 单次顿服或舌下给药。但该药不良反应较大,导致的恶心、呕吐、腹泻、寒战和体温升高较常见;高血压及活动性心、肝、肾脏病与肾上腺皮质功能不全者慎用,青光眼、哮喘及过敏体质者禁用。

(5) 卡前列甲酯栓:用法:卡前列甲酯栓 2 枚

（1mg）置入阴道内，贴附于阴道前壁下 1/3 处，约 2 分钟。该药可引起腹泻、恶心、呕吐、腹痛及面部潮红等不良反应，停药后上述反应均可消失。卡前列甲酯栓对于合并心血管疾病、哮喘及严重过敏体质、青光眼孕产妇禁用。

6. 宫缩乏力性产后出血的手术治疗

（1）宫腔填塞。

（2）B-Lynch 缝合。

（3）盆腔血管结扎。

（4）经导管动脉栓塞术。

（5）子宫切除术。

（四）护理要点

产后出血多发生在多胎、巨大儿或产妇在生产过程中出现精神紧张、恐惧、不安等不良情绪，压力过大导致身体处于极度疲劳状态，使其在整个分娩过程中出现滞产、产程延长等，进而造成宫缩乏力。因此，在产后，护士应重点观察以上高危产妇的宫缩情况及阴道流血情况。产后发生出血增多迹象立即协助医师进行抢救。

● 专科护理：

1. 子宫因素导致产后出血的护理

（1）产后标记宫底高度，按摩子宫，观察阴道流血量。动态观察病人的生命体征变化，每天记录宫底的位置。

（2）按摩子宫的方法：可采用经腹按摩或经腹经阴道联合按压，按摩时间以子宫恢复正常收缩并能保持收缩状态为止，应配合应用宫缩剂。

（3）同时，鼓励产妇及时排空膀胱，避免膀胱过度充盈影响子宫收缩。

（4）指导产妇进行母乳喂养，早接触早吸吮促进子宫收缩减少产后出血。

2. 产科因素导致的产后出血的护理

（1）此类患者出血量多且凶猛，短时间内失血，容易引起产妇的休克症状，如：心率加快，血压急剧下降，面色苍白，四肢厥冷，少尿或无尿。此时护士应准确计算出血量及休克指数，协助医师进行抢救等抗休克治疗。

（2）血量的估测方法：临床常用面积法，可按血纱布湿面积粗略估计失血量。

（3）休克指数 = 脉率 / 收缩压（mmHg）。休克指数 =1，为轻度休克，失血量 10%~30%（500~1500ml）；

休克指数 =1.5，为严重休克，失血量 30%~50%（1500~2500ml）；休克指数 =2.0，为重度休克，失血量 50%~70%（2500~3500ml）。

（4）补液治疗：遵医嘱进行正确的补液治疗，按照先晶体后胶体的原则，补液同时注意病人的生命体征的变化。

3. 全身因素导致的产后出血的护理

（1）此类患者多情绪不稳定，需要给病人进行心理护理，告知治疗的过程及抢救成功的经验，增加患者的信心。

（2）同时进行补液、进食高能量食物等方法尽快补充患者的体力。患有妊娠合并症的产妇遵医嘱对症治疗。

4. 预防感染　抢救过程中注意无菌操作。注意患者的体温变化，做好会阴护理。遵医嘱给予抗生素预防感染。

（栗娜　王阳）

参考文献

1. 中华医学会妇产科学分会产科学组 . 产后出血预防与处理指南（草案）. 中华妇产科杂志，2009，44（7）：554-557.

2. 中华医学会妇产科学分会产科学组 . 产后出血预防与处理指南（2014）. 中华妇产科杂志，2014，49（9）：641-646.

3. 谢辛，苟文丽 . 妇产科学 . 第 8 版 . 北京：人民卫生出版社，2013：211-234.

4. The American College of Obstetricians and Gynecologists' Committee on Practice Bulletins - Obstetrics in collaboration with Laurence E. Shields, Dena Goffman, and Aaron B. Caughey. Postpartum Hemorrhage. Obstetrics & Gynecology, 2017, 4（130）：168-186.

5. Menard MK, Main EK, Currigan SM. Executive summary of the reVITALize initiative: standardizing obstetric data definitions. Obstet Gynecol, 2014, 124：150-153.

6. Committee on Practice Bulletins—Obstetrics. Postpartum Hemorrhage. Obstetrics and Gynecology, 2017, 130（4）：e168-e186.

7. Loic Sentilhes, Christophe Vayssiere, Catherine Deneux-Tharaux, et al. Postpartum hemorrhage: guidelines for clinical practice from the French College of Gynaecologists and Obstetricians（CNGOF）in collaboration with the French Society of Anesthesiology and Intensive Care（SFAR）. European Journal of Obstetrics & Gynecology and Reproductive Biology, 2016, 198：12-21.

8. 曹嫚，王新华，顾梅蕾，等 . 宫缩乏力致分娩者产后出血的预防与护理进展 . 中华现代护理杂志，2012，18（8）：988-990.

第十一节 胎盘、胎膜残留

（一）流程化管理清单

1. 胎盘、胎膜残留门诊／急诊／住院诊疗流程

病史重点采集信息

	□ 分娩信息 *	□ 胎盘胎膜是否完整
		□ 产后是否清宫
		□ 是否发生产后出血
□ 现病史	□ 阴道流血 *	□ 性状
		□ 量
		□ 异味
		□ 持续时间
	□ 腹痛 *	□ 有／无
		□ 部位
		□ 性质
		□ 程度
	□ 发热 *	□ 有／无
□ 孕产史	□ 初产妇	
	□ 经产妇	
	□ 自然流产史	□ 早期流产史
		□ 晚期流产史
	□ 人工流产	
	□ 早产史	
	□ 胎膜早破史	
	□ 既往分娩方式	□ 阴式分娩
		□ 剖宫产
□ 既往史	□ 慢性盆腔炎病史	
	□ 子宫附件手术史	
	□ 宫腔粘连病史	

辅助检查重点项目

□ 实验室检查	□ 血常规＋血型 *
	□ DIC 常规 *
	□ 血栓弹力图
	□ CRP
	□ 降钙素原
	□ 血清 hCG
	□ 肝炎病毒

辅助检查重点项目

□ 实验室检查	□ 肝功能＋肾功能＋血脂＋血糖
	□ 艾滋病＋梅毒
	□ 宫腔分泌物细菌培养
□ 盆腔超声	□ 子宫完整性
	□ 宫腔内异常回声
	□ 盆腔包块
□ 磁共振检查 *	□ 胎盘是否存在植入

体格检查重点采集信息

□ 生命体征 *	□ 体温	
	□ 脉搏	
	□ 呼吸	
	□ 血压	
□ 常规体检	□ 活动 *	□ 自如
		□ 受限
	□ 腹部检查 *	□ 宫底高度
		□ 子宫轮廓清晰
		□ 宫区压痛
		□ 腹部压痛
		□ 腹部反跳痛
		□ 腹部肌紧张
□ 妇产科特殊检查（消毒窥器检查）*	□ 出血部位	□ 来自宫腔
		□ 来自其他部位
	□ 阴道	□ 分泌物 → □ 性状 / □ 气味
		□ 活动性出血
		□ 有无赘生物
	□ 宫颈	□ 宫颈表面有无出血
		□ 宫颈管有无出血
		□ 宫颈口 → □ 关闭
		□ 宫颈口 → □ 开放
		□ 宫颈口 → □ 是否存在组织嵌顿

治疗方案	
□ 门诊随诊	□ 监测阴道流血情况
	□ 监测 CRP
	□ 监测降钙素原
	□ 彩超检查提示宫腔残留情况
	□ 监测血清 hCG
	□ 药物治疗
□ 住院	□ 动态监测超声
	□ 观察患者阴道流血情况
	□ 动态监测血常规
	□ DIC 常规
	□ 感染指标
	□ 宫缩剂促进子宫收缩
	□ 广谱抗生素预防感染
	□ 出血多生命体征不平稳者介入手术治疗
	□ 无麻醉或者麻醉下清宫或开腹探查

注:* 根据病情严重程度决定

2. 胎盘、胎膜残留护理流程

护理流程	描述要点
□ 健康教育	□ 胎盘、胎膜残留相关知识宣教
	□ 负责医护人员
	□ 安全评估及告知
	□ 用药的作用和注意事项
□ 协助医师	□ 详细询问病史
□ 监测	□ 阴道流血
	□ 腹痛
	□ 发热
	□ 神志
□ 辅助检查、实验室检查	□ 遵医嘱
□ 门诊随诊	□ 阴道流血少量
	□ 无感染倾向
	□ 彩超检查提示宫腔残留不多
	□ 监测血清 hCG
	□ 药物治疗
□ 入院准备	□ 开通静脉通路
	□ 必要时手术备血
	□ 完善各项检查
□ 专科护理	□ 会阴护理
	□ 科学剥离胎盘
	□ 排尿观察及指导
	□ 产褥期恶露的观察

(二)胎盘、胎膜残留诊断要点

1. 病史要点

（1）详细询问病史中是否有胎盘植入的高危因素

1）孕产史。

2）此次妊娠是否保胎治疗。

3）此次分娩经过,胎盘胎膜是否娩出完整。

4）是否发生产后出血。

（2）分娩后胎盘、胎膜残留的原因

1）胎盘嵌顿:子宫局部环形缩窄因素:胎盘残留患者的子宫局部环形缩窄发生率较多,原因是子宫平滑肌收缩不协调所致,抑制宫颈扩张,在自然分娩的第三产程导致胎盘嵌顿。

2）胎盘粘连、胎盘植入:随着药物流产、人工流产、引产、剖宫产发生率不断升高,前置胎盘、胎盘粘连甚至胎盘植入的发生率也随之增加。胎盘粘连、胎盘植入易导致胎盘胎膜残留甚至胎盘无法娩出。

2. 体格检查要点

（1）重视生命体征

1）主要是注意有无贫血、休克、感染征象。

2）监测患者血压,注意患者是否存在高血压或血压过低。

（2）腹部检查

1）注意子宫轮廓及宫缩情况。

2）触诊有无压痛、反跳痛及肌紧张。

3）子宫区是否存在压痛。

（3）妇产科检查

1）检查宫颈口是否闭合及有无宫颈裂伤。

2）检查软产道是否存在裂伤及切口愈合情况。

3）阴道分泌物性状、气味。

4）进行宫腔分泌物细菌培养后阴道消毒。

3. 辅助检查要点

（1）血常规及血型

1）血常规的检测主要明确是否有贫血和感染。

2）尤其是入院后动态监测血常规,有助于早期发现腹腔内出血或及感染征象。

（2）DIC 常规

1）严重的感染出血可能出现凝血功能异常

2）监测 PT、APTT、纤维蛋白原和降解产物的变化。

（3）血栓弹力图(详见本章第七节所述)。

（4）超声

1）检查子宫大小及完整性。

2）检查宫腔内异常回声大小、位置、回声性质、与宫壁间是否存在血流信号。

（5）MRI

1）胎盘粘连胎盘植入的评估。

2）子宫壁完整性。

（三）治疗要点

1. 胎儿娩出后出现的阴道流血多或胎盘滞留，给予强效宫缩剂促进子宫收缩，开放静脉通路补充血容量，抽血交错备血(滤白红细胞、血浆、冷沉淀)，按摩子宫，超声检查。若考虑为胎盘嵌顿，宫口未闭合可试行手取胎盘；若考虑胎盘植入阴道流血不多，可暂不处理完善检查后进行处理；若阴道流血多，考虑胎盘植入，可行介入血管栓塞治疗，严重者急诊手术(图 1-4)。

2. 少量胎盘、胎膜残留随诊复查者 患者生命体征平稳，无感染倾向，凝血功能正常，阴道流血不多者，要求保留子宫保守治疗者，可给予米非司酮、甲氨蝶呤药物治疗，监测 hCG，定期复查超声。

3. 胎盘植入的保守治疗

（1）适应证：①超声检查及查体证实为植入性胎盘，且非穿透性植入性胎盘；②经处理出血得到控制；③生命体征平稳；④肝、肾功能及血、尿常规正常；⑤产妇拒绝切除子宫或产妇及家属同意保守治疗；⑥无应用 MTX 和米非司酮禁忌证；⑦需在医院的严格监测下施行保守治疗。

（2）保守治疗方案：①目前对胎盘植入采用 MTX 治疗尚无统一标准，常采用肌内注射或静脉滴注；②临床上 MTX 和米非司酮多配伍使用，两者具有协同作用，也可应用 MTX 后再应用米非司酮；③米非司酮用法为口服。

（3）药物保守治疗结局有以下 4 种：①残留组织吸收或自行排出；②清宫术；③钳夹术；④保守治疗失败，改为手术治疗，如子宫切除术。

因此，保守治疗过程中需密切监护生命体征、阴道流血情况，并定期复查超声及 hCG，判断保守治疗效果及下一步治疗方案。

（四）护理要点

● 专科护理：

1. 胎儿娩出后，尽量等待胎盘自然娩出。

2. 胎盘粘连

（1）密切观察阴道流血情况。

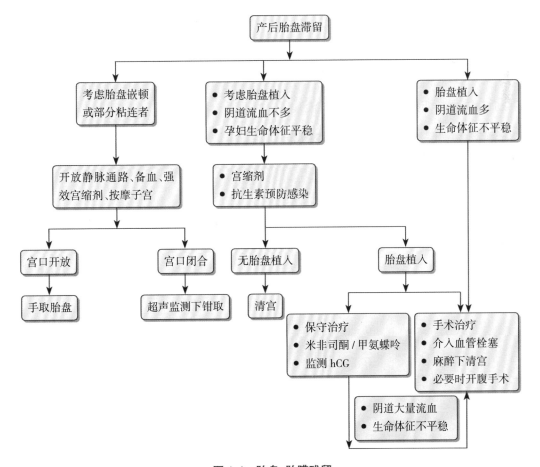

图 1-4 胎盘、胎膜残留

（2）监测生命体征变化。

（3）胎盘滞留：对行人工剥离胎盘术后产妇，加用强效宫缩剂。观察阴道流血量、性状、持续时间，同时观察产妇的神志及生命体征的变化。

（4）胎盘残留：对胎盘、胎膜残留者应用手或器械清理，动作要轻柔，避免子宫穿孔。

3. 胎盘植入　详见凶险性前置胎盘。

4. 对于保守治疗者做好出院宣教，保持外阴清洁，注意恶露情况，血性恶露持续时间 >7 天者及时返院行超声检查。

（栗娜　王阳）

参考文献

1. RCOG Green-top Guideline No. 27.Placenta praevia，placenta praevia accreta and vasa praevia：diagnosis and management.

2. 中华医学会妇产科学分会产科学组 . 产后出血预防与处理指南（2014）. 中华妇产科杂志，2014，49（9）：641-646.

3. 中华医学会围产医学分会，中华医学会妇产科学分会产科学组 . 胎盘植入诊治指南（2015）. 中华妇产科杂志，2015，50（12）：970-972.

4. 谢幸，苟文丽 . 妇产科学 . 第 8 版 . 北京：人民卫生出版社，2014.

第十二节　凝血功能异常

（一）流程化管理清单

1. 孕期凝血功能异常门诊 / 急诊 / 住院诊疗流程

病史重点采集信息		
现病史	停经	月经周期是规律
		月经量是增多
		停经时间
	胎动	发生孕周
		节律
	阴道流血	性状
		量
		持续时间
	腹痛	有
		部位
		性质
		程度
	出血征象	牙龈出血
		周身出血点
	发热	≥38.5℃

病史重点采集信息		
孕产史	初产妇	
	经产妇	
	自然流产史	早期流产史
		晚期流产史
	早产史	
	胎膜早破史	
	既往分娩方式	阴式分娩
		剖宫产
	目前有存活子女	
	子女健康状况	
	出生缺陷	
	胎死宫内	
既往史	肝脏疾病	
	血小板较少症	
	凝血功能异常	
	其他血液病	
	高血压	
	糖尿病	
	心脏病	
	手术史	
	输血史	
家族史	肝脏病家族史	
	血液系统疾病家族史	
	其他	

辅助检查重点项目		
实验室检查	血常规 + 血型	
	DIC 常规	
	肝炎病毒、艾滋病、梅毒	
	肝功能、肾功能	
	血栓弹力图	
	CRP、降钙素原	
胎儿超声	胎儿常规	
	胎儿血流	
	胎盘：胎盘位置、厚度、回声	
肝胆脾超声	肝脏占位及回声是否异常	

体格检查重点采集信息

□ 生命体征	□ 体温		
	□ 脉搏		
	□ 呼吸		
	□ 血压		
□ 常规体检	□ 活动	□ 自如	
		□ 受限	
	□ 皮肤	□ 瘀斑	
		□ 出血点	
		□ 黄染	
	□ 腹部检查	□ 标记宫底高度	
		□ 压痛	
		□ 反跳痛	
		□ 肌紧张	
		□ 子宫收缩	
□ 妇产科特殊检查（消毒窥器检查）	□ 出血部位	□ 来自宫腔	
		□ 来自其他部位	
	□ 阴道	□ 分泌物	□ 性状
			□ 气味
		□ 活动性出血	
		□ 有无赘生物	
	□ 宫颈	□ 宫颈表面有无出血	
		□ 宫颈管有无出血	
		□ 宫颈口	□ 关闭
			□ 开放

治疗方案

- □ 无阴道流血,血液科就诊明确凝血功能异常原因
- □ 遗传咨询,知情告知签字,必要时进行产前诊断
- □ 备滤白红细胞、血浆、冷沉淀及相应凝血因子
- □ 防止血栓形成
- □ 阴式分娩
  - □ 监测胎动,定期胎心监护
  - □ 监测患者宫缩及阴道流血情况
  - □ 动态监测超声
  - □ 动态观察生命体征
  - □ 动态监测血常规、DIC 常规、血栓弹力图及感染指标
  - □ 明确缺乏的相关因子,或治疗原发病
  - □ 适当补充相应缺乏因子
  - □ 评估分娩方式

治疗方案

□ 阴式分娩	□ 无剖宫产指征阴道分娩试产
	□ 分娩前充分备血及相关凝血因子、血浆等
	□ 尽量减少产钳、胎头吸引、旋转胎头等减少胎儿颅内出血风险
	□ 密切观察产程进展,充分交代病情
	□ 做好应对产后出血抢救措施,必要时急诊手术
□ 剖宫产手术	□ 存在手术指征或紧急剖宫产
	□ 充分备血及凝血制品(滤白红细胞、血浆、冷沉淀、凝血酶原复合物等相关凝血因子)
	□ 新生儿抢救准备
	□ 准备宫缩剂
	□ 应对产后出血准备
	□ 术中必要时复查血常规、DIC 常规及血栓弹力图
	□ 术中交代病情,充分告知

2. 孕期凝血功能异常护理流程

护理流程	描述要点
□ 监测	□ 生命体征
	□ 尿量
	□ 阴道流血性状、量、持续时间
	□ 有无出血倾向
	□ 有无休克早期表现
□ 采血、辅助检查	□ 遵医嘱
□ 入院准备	□ 开通静脉通路
	□ 完善各项检查
□ 询问病史	□ 分娩经过
	□ 既往史
□ 手术准备	□ 备血
	□ 留置尿管
	□ 胃管
	□ 备药:凝血酶原复合物、纤维蛋白原、酚磺乙胺
□ 术后护理	□ 观察阴道流血性状
	□ 观察周身皮肤情况
	□ 观察生命体征的变化
□ 专科护理	□ 会阴护理
	□ 抗过敏治疗
	□ 尿量的观察
	□ 保暖
	□ 术后置管的护理

护理流程	描述要点
□ 出院指导	□ 复查时间
	□ 自我护理方法
	□ 办理出院相关流程

（二）凝血功能异常诊断要点

1. 病史要点

（1）详细询问病史

1）孕前是否存在出血倾向。

2）家族史：是否存在凝血功能异常的家族异常疾病或其他血液病病史。

3）月经史：是否存在月经量过多，经期延长等情况。

4）孕期是否存在牙龈出血、皮肤出血点。

（2）妊娠期凝血功能异常的相关疾病

1）遗传性纤维蛋白原（fibrinogen，FIB）缺乏症：是一种罕见的出血性疾病。遗传性 FIB 缺乏可以是数量的异常，包括无和低 FIB 血症；也可以是质量异常，如异常 FIB 血症，或同时出现数量和质量异常的低异常 FIB 血症。妊娠期 FIB 缺乏容易出现流产、死产、绒毛膜后血肿、胎盘早剥、产后出血、产后血栓形成等并发症。

2）血友病：一种凝血功能障碍的 X 染色体隐性遗传病，主要由于凝血因子Ⅷ或Ⅸ缺乏所致。临床上分血友病 A（凝血因子Ⅷ缺陷症）和血友病 B（凝血因子Ⅸ缺陷症）。女性血友病患者极其罕见，女性血友病基因携带者能传递疾病，但不发病。女性基因携带者 50% 凝血因子水平正常，也可能凝血因子水平降低 10%~20%。妊娠期如考虑此疾病或基因携带，应进行产前诊断，明确胎儿是否会发病。产前诊断对于血友病基因携带者是非常重要的，约 1/3~1/2 的血友病携带者为无家族史的散发病例。随着胚胎着床前遗传病诊断的广泛开展，胚胎植入前选择胎儿性别在技术上成为了可能，血友病基因携带者可选择女性胚胎植入。

3）肝功能异常所致凝血功能异常：重症肝炎、妊娠期急性脂肪肝等因原发或继发的肝脏功能异常而引起的凝血因子缺乏，除补充相应凝血因子外应积极治疗原发病。

4）弥散性血管内凝血（DIC）：产科常因胎盘早剥、产后出血、羊水栓塞等而继发。在抢救出血、失血性休克的同时，根据凝血功能检测（DIC 常规及血栓弹力图），指导输血管理，纠正凝血功能、恢复体循环血容量。

2. 体格检查要点

（1）重视生命体征

1）主要是注意有无贫血、休克、感染征象。

2）观察患者有无出血倾向。

（2）腹部检查

1）对于是否合并内外科疾病的鉴别至关重要。

2）触诊有无压痛、反跳痛及肌紧张。

3）触诊宫缩强度、宫缩间隔、子宫轮廓以及是否存在子宫触痛。

（3）妇产科检查

1）阴道流血为主诉患者一定要进行妇产科消毒窥器检查。

2）检查前充分沟通，告知该操作的目的和必要性。

3）进行窥器检查做好外阴及会阴消毒工作，避免因此二次感染。

4）动作要轻柔，可以在窥器表面涂无菌润滑剂以减轻患者痛苦。

3. 辅助检查要点

（1）血常规及血型

1）血常规和血型检查对于门急诊患者很重要，尤其是血型检查，早期明确是否 Rh 阴性血型对于妊娠期间的抗体效价的适时监测，宫内胎儿溶血病的预测也有益。

2）血常规的检测主要明确是否有贫血和感染。

3）排除血液系统疾病如白血病等。

（2）DIC 常规

1）根据检查结果判定是否存在原发的相关因子缺乏。

2）异常检测结果需要血液专科会诊制订下一步检查计划。

3）监测 PT、APTT、纤维蛋白原和降解产物的变化，在发生 DIC 的情况时指导输血管理。传统单独根据 DIC 常规指导输血：若处于出血状态且 PT、APTT、TT 低于正常范围，则补充新鲜冰冻血浆（FFP）；若 FIB<1.5g/L，则补充冷沉淀凝血因子（CRYO）。

（3）血栓弹力图（thrombelastogram，TEG）（详见本章第七节前置胎盘、凶险性前置胎盘所述）。

（4）超声

1）检查胎儿大小、胎儿血流。

2）检查胎盘位置、厚度、胎盘回声，是否存在胎盘前 / 后血肿。凝血功能异常者易发生胎盘早剥、胎死宫内。

（5）胎心监护：根据患者及胎儿情况制定胎心监护频率。

（三）治疗要点

1. 孕期凝血功能异常 需确诊患者是否为遗传性血液系统疾病，必要时进行产前诊断。

2. 妊娠合并血友病 血友病携带者在孕期有可能发生严重出血症状，对胎儿造成严重的后果。有报道血友病携带者更易发生自然流产和产后出血。孕期都应在产科与血液科医师共同监护下进行产前保健。孕中、晚期须避免外伤，定期进行有关的实验室检查，必要时输入患者体内缺乏的凝血因子或新鲜血浆。在过去因考虑血友病患者分娩时或行产钳助产和胎头吸引术会发生无法控制的大出血，认为不适宜阴道分娩。近 30 年来，研究报道显示血友病孕妇即使经阴道分娩，亦可获得良好的妊娠结局。剖宫产不应作为血友病患者的常规分娩方式。所有具有潜在血友病携带者可能的女性均应在孕前接受血友病携带状态检测。对于血友病携带者，胚胎植入前遗传学诊断和精子分类等新技术可以最大程度地提高获得女性胎儿的可能性。

（1）产前诊断：对于血友病基因携带者产前诊断非常重要。早期产前诊断推荐在孕 10~12 周进行绒毛活检术，3~4 天即可获知胎儿性别，1 周即可确诊血友病。但是研究资料显示，仅有 35% 的携带者愿意接受产前检查，大部分的血友病新生儿直至发生出血症状后才被诊断为血友病。

（2）分娩前管理：目前更多认为血友病孕妇尽量选择阴道分娩，避免产伤和宫缩乏力性产后出血。临产后或术前应配新鲜血，注射维生素 K。如有严重出血或需剖宫产时，应补充凝血因子，最好输浓缩的凝血因子制剂：①冷沉淀：来自新鲜冷冻血浆，内含凝血因子Ⅷ；②抗血友病球蛋白冻干制剂：来自新鲜冷冻血浆 200ml/瓶用于抗血友病球蛋白活性不高的血友病患者；③凝血酶原复合物：200ml/瓶，适用于血友病出现抗凝物时。术前、术后纠正血浆 FⅧ或 FⅨ浓度在正常值 50% 以上。行剖宫产时，操作宜细致，避免子宫切口撕裂。

（3）新生儿处理：分娩方式对新生儿的影响，MacLean PE 等的研究报道，对于血友病携带者的新生儿，73 例患者中 9 例器械助产（胎头吸引术或产钳助产术）发生头颅出血 5 例，53 例阴道分娩中 2 例新生儿发生头颅出血，11 例剖宫产未发生新生儿

头颅出血。因而血友病孕妇或携带者应尽量避免胎头吸引术或产钳助产。分娩时应采集脐带血标本进行凝血功能筛查以及 FⅧ和 FⅨ水平检测。对疑为重型血友病 A 或 B 的患儿，最好在出生数小时内通过凝血因子检测以明确诊断。预防性维生素 K 肌内注射应推迟至取得上述检验结果之后，但如果预计推迟的时间较长，可予口服维生素 K。如果确诊为血友病，则应根据标准方案进一步给予口服维生素 K。

3. 遗传性纤维蛋白原（fibrinogen，FIB）缺乏症 一种罕见的出血性疾病。遗传性 FIB 缺乏症的患者妊娠期及围产期并发症高发，故一旦诊断该疾病，应明确疾病分型，并行孕前咨询。

（1）遗传性纤维蛋白原缺乏症的分型：Moerloose P 等遗传性 FIB 缺乏分为 2 型：Ⅰ型为无或低 FIB 血症，循环中 FIB≤1.5g/L；Ⅱ型为异常或低异常 FIB 血症，循环中 FIB 水平正常或低水平，质量异常。遗传性无 FIB 血症，是一种常染色体隐性遗传病，最早报道于 1920 年，发病率约 1/100 万，常见于近亲婚配家系。由于 FIB 完全缺乏，患者临床表现以出血为主，常以脐带出血为首发症状，还可表现为关节血肿、黏膜及脏器出血。妊娠期主要表现为早孕胎儿丢失、胎盘早剥、产后出血。遗传性低 FIB 血症是一种常染色体显性遗传病，少数为常染色体隐性遗传，杂合性多见。遗传性异常 FIB 血症是一种常染色体显性遗传病，杂合性多见，最早报道于 1958 年，发病率较无或低 FIB 血症高。

（2）孕期及分娩期管理：首先通过了解患者的家族史以及对家系中成员的基因进行筛查，确定遗传方式，评估下一代遗传该疾病的风险；其次，根据患者的病情，评估其是否能耐受妊娠及分娩，并评估妊娠相关风险，妊娠期间严密监测患者凝血功能，注意 FIB 水平及其他凝血指标的变化，及时发现出血倾向，警惕胎盘早剥的发生，必要时予 FIB 替代疗法。产后应继续监测 FIB 水平及凝血功能，警惕出血或血栓形成，必要时给予抗凝治疗。

4. 肝功能异常所致的凝血功能异常 肝脏疾病时常伴有凝血功能异常，最常表现为不同程度的出血，肝功能损害严重者出血越重。肝脏疾病所致的妊娠期凝血功能异常，应在纠正凝血功能异常的同时积极治疗肝脏原发病。

5. 产后弥散性血管内凝血 胎盘早剥、羊水栓塞、产后出血等易发生弥散性血管内凝血（DIC）。对于易发生 DIC 的孕产妇，应密切监测患者的 DIC 常

规及血栓弹力图,一旦确诊凝血功能异常,迅速补充相应凝血因子。①补充血容量及凝血因子:及时、足量输入红细胞悬液,同等比例的血浆、血小板是补充血容量和凝血因子的有效措施,也可输入冷沉淀;②血小板计数:血小板计数 <(50~75)*×10^9/L 或血小板计数降低并出现不可控制的渗血时,考虑输入血小板;③新鲜冰冻血浆:补充凝血因子、血浆蛋白、纤维蛋白原;④冷沉淀:纠正纤维蛋白原的缺乏,纤维蛋白原水平 <1.5g/L 时输入;⑤纤维蛋白原:输入 1g 可提升血浆中纤维蛋白原 0.25g/L。

(四) 护理要点

1. 妊娠期合并遗传性纤维蛋白原缺乏症、血友病、肝功能异常等,在分娩前做好预防及治疗,避免引起产后出血。分娩过程中引起的羊水栓塞、DIC 要立即进行抢救。

2. 具体内容详见本章第七节。

(栗娜　王阳)

参考文献

1. Iwaki T,Sandoval-Cooper MJ,Paiva M,et al. Fibrinogen stabilizes placental-maternal attachment during embryonic development in the mouse. Am J Pathol,2002,160(3):1021-1034.

2. 许靖,高利臣,饶丽娟,等. 新鲜冰冻血浆、冷沉淀和血小板在抢救并发凝血功能障碍产后出血中的作用分析. 中国输血杂志,2016,29(6):626-629.

3. Ljung RC. Prenatal diagnosis of haemophilia. Haemopilia,1999,5(2):84-87.

4. 中华医学会血液学分会血栓与止血学组,中国血友病协作组. 血友病诊断与治疗中国专家共识(2013 年版). 中华血液学杂志,2013,34(5):461-463.

5. Ljung R,Lindgren AC,Petrini P,et al. Normal vaginal delivery is to be recommended for haemophilia carrier gravidae. Acta Paediatr,1994,83(6):609-611.

6. 林慧玲,朱欢欢,叶铁真. 胎儿及新生儿血友病管理指南. 国际输血及血液学杂志,2011,34(4):379-381.

7. Casini A,Neerman-Arbez M. Congenital fibrinogen disorders:an update. Semin Thromb Hemost,2013,39(6):585-595.

8. Martinez J,Palascak J,Peters C. Functional and metabolic properties of human asialo fibrinogen. J Lab Clin Med,1977,89(2):367-377.

9. Lak M,Keihani M,Elahi F,et al. Bleeding and thrombosis in 55patients with inherited afibrinogenaemia. Br J Haematol,1999,107(1):204-206.

10. 谢幸,苟文丽. 妇产科学. 第 8 版. 北京:人民卫生出版社,2013.

11. 罗方媛,陈锰,张力,等. 难治性产后出血的五种止血手术疗效的比较及止血失败原因分析. 中华妇产科杂志,2012,47(9):641-645.

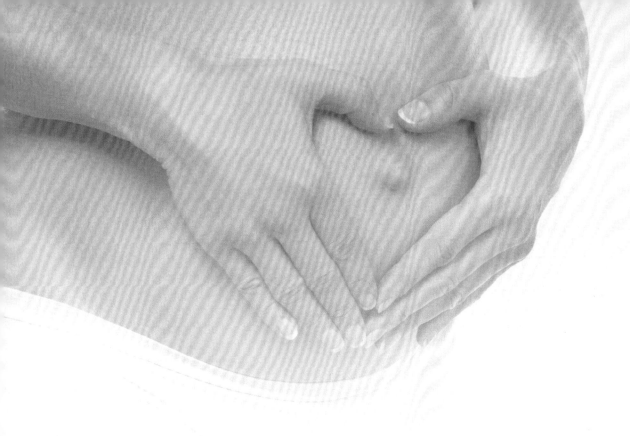

第二章

阴道排液及分泌物异常

概　述

　　妊娠妇女骨盆腔与子宫颈充血,加上激素水平的变化,的确会造成阴道分泌物的增加,正常情况下不会引起孕妇的不适。如果阴道分泌物量突然增加,甚至出现间断阴道排液现象,量可多可少有时会沾湿内裤,往往会引起孕妇的恐慌,急于就诊,需要鉴别是阴道炎还是胎膜早破;阴道分泌物颜色及性质改变,有异味伴有或不伴有阴道局部痛、痒的症状。B族链球菌(group B streptococcus,GBS)是β溶血性链球菌的一种,为条件致病菌,一般寄生在人体下消化道或者泌尿生殖道中,带菌率随人种、地域、年龄不同而异,国外报道在健康人群中带菌率高达20%~40%,国内孕妇的带菌率约为5%~15%。GBS感染对母婴均具有较大危害。其通过产道上行扩散感染子宫和胎膜,易导致晚期流产、早产、胎膜早破等,也可引起绒毛膜羊膜炎、产褥感染等;围产期GBS感染新生儿,易引起新生儿肺炎、脑膜炎和败血症等疾病,目前是新生儿严重感染病原菌的第1位。因此,临床上做好围产期GBS感染的筛查,给予GBS感染母儿及时适当的治疗,对改善不良结局具有重要的临床意义。

　　本章就可能导致阴道排液及分泌物异常的妊娠合并阴道炎(包括妊娠合并外阴阴道假丝酵母菌病、妊娠合并细菌性阴道病)以及发现分泌物异常同时伴有不良妊娠史等高危因素存在需要除外的围生期B族链球菌感染的诊治及预防;足月胎膜早破及未足月胎膜早破分别详细介绍。

鉴别诊断流程图(图 2-1)

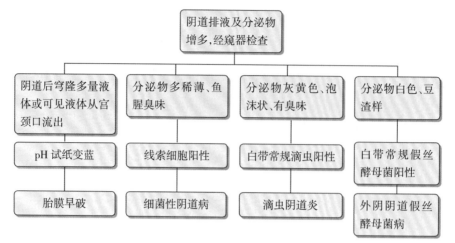

图 2-1　鉴别诊断流程图

第一节　阴道炎

1. 妊娠合并阴道炎症门诊诊疗流程

病史重点采集信息			
现病史	停经	□ 月经量	
		□ 月经周期是否规律	
		□ 末次月经时间	
	阴道流血	□ 有或无	
		□ 量及形状	
		□ 持续时间	
	阴道排液	□ 分泌物气味	
		□ 分泌物性状	
		□ 分泌物量	
		□ 分泌物性质	
		□ 局部异常感觉	□ 瘙痒
			□ 灼痛
	腹痛	□ 是否有腹痛	
		□ 部位	
		□ 性质	
		□ 程度	
	□ 有无发热		
孕产史	□ 孕次__次		
	□ 自然流产史	□ 早期流产史__次	
		□ 晚期流产史__次	
	□ 早产史__次		
	□ 胎膜早破史__次		
	□ 既往分娩方式	□ 阴道分娩__次	
		□ 剖宫产__次	
	□ 目前存活子女__个		
	□ 有或无出生缺陷		
	□ 有或无胎死宫内		

体格检查重点采集信息			
生命体征	□ 体温		
	□ 脉搏		
	□ 呼吸		
	□ 血压		
常规体检	□ 活动	□ 自如	
		□ 受限	
	□ 有无贫血貌		
	□ 心肺部听诊	□ 正常	
		□ 异常	
	□ 腹部检查	□ 正常	
		□ 压痛	
		□ 反跳痛	
		□ 肌紧张	
	□ 背部检查	□ 肾区有无叩痛	
妇产科特殊检查(窥器检查)	外阴	□ 色泽	
		□ 皲裂	
		□ 疣状物	
	阴道	□ 分泌物	□ 量
			□ 颜色
			□ 气味
			□ 性状
		□ 活动性出血	

体格检查重点采集信息				
□ 妇产科特殊检查（窥器检查）	□ 宫颈	□ 有无赘生物		
		□ 宫颈表面有无出血		
		□ 宫颈管有无出血		
		□ 宫颈口	□ 关闭	
			□ 开放	□ 羊膜囊
				□ 妊娠组织物
	□ 胎心	□ 有无		
	□ 胎心监护	□ 基线		
		□ 变异		
		□ 有无明显宫缩波		
		□ 加/减速		

辅助检查重点项目	
□ 实验室检查	□ 血常规＋血型
	□ 血浆凝血酶原时间（PT）
	□ 活化部分凝血酶原时间（APTT）
	□ 纤维蛋白原（FIB）
	□ 凝血酶时间（TT）
	□ D-二聚体（D-D）
	□ 国际标准化比值（INR）
	□ 阴道分泌物检查及其 CT+UU
□ 超声	产科超声

治疗方案	
□ 治疗	□ 对导致阴道炎原发病的治疗
	□ 局部用药或全身
	□ 随诊复查
	□ 必要时性伴侣检查
	□ 心理疏导及心理治疗

2. 妊娠合并阴道炎症鉴别流程（图 2-2）

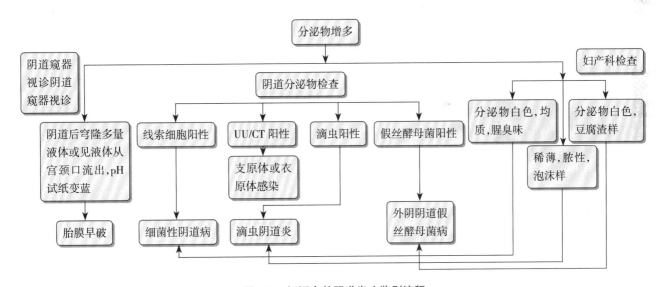

图 2-2　妊娠合并阴道炎症鉴别流程

3. 妊娠合并阴道炎门诊/急诊/住院护理流程

护理流程	描述要点
□ 健康教育	□ 病区环境
	□ 用药的作用和注意事项
	□ 化验检查注意事项
	□ 负责医护人员
	□ 安全评估及告知
	□ 阴道炎相关知识宣教

护理流程	描述要点
□ 心理护理	□ 心理状况评估及护理
□ 测量生命体征	□ 监测生命体征
□ 观察阴道流血和其他症状	□ 观察阴道分泌物的颜色、性质、量
	□ 观察感染及其他症状
□ 采血	□ 遵医嘱
□ 协助检查	□ 阴道分泌物检查

护理流程	描述要点
□ 专科护理	□ 活动
	□ 预防感染
	□ 会阴护理
	□ 保证睡眠
	□ 饮食护理
	□ 用药
□ 出院指导	□ 复查时间
	□ 自我护理方法
	□ 办理出院相关流程

一、妊娠合并外阴阴道假丝酵母菌病

1. 妊娠合并外阴阴道假丝酵母菌病(vulvovaginal candidiasis,VVC)诊断要点

(1)详细询问患者是否有糖尿病史、孕期血糖值。近期有没有使用过免疫抑制剂如皮质类固醇激素进行治疗,近期有没有使用过广谱抗生素及其他药物。

(2)有没有外阴瘙痒、灼痛、性交痛及尿痛的典型症状。

(3)阴道分泌物的量,典型VVC分泌物是由脱落上皮细胞和菌丝体、酵母菌和假菌丝组成的,其典型特征为白色稠厚呈凝乳或豆腐渣样。

(4)询问之前有没有过类似的症状,这次来诊的直接原因,及是否做过阴道分泌物的检查。

2. 体格检查要点

(1)重视生命体征。

(2)腹部检查

1)对于是否合并内外科疾病的鉴别至关重要。

2)触诊有无压痛、反跳痛及肌紧张。

3)背部检查:肾区叩痛。

(3)妇产科检查

1)注意视诊的重要性,仔细观察外阴及阴道黏膜颜色,分泌物颜色形状。VVC患者妇科检查可见外阴红斑、水肿甚至抓痕、糜烂、皲裂。阴道黏膜红肿,小阴唇内侧及阴道黏膜附有白色块状物,擦除后可见红肿黏膜或糜烂。

2)检查前充分沟通,告知该操作的目的和必要性。

3)进行妇产科窥器检查,并取适当分泌物及时送检。应仔细观察宫颈,若见阴道后穹隆多量液体或见液体从宫颈口流出,应考虑与胎膜早破作鉴别诊断,行pH试纸检测。

4)取分泌物前24~48小时应避免性交、阴道冲洗及局部用药。

5)动作要轻柔,以减轻患者痛苦。

6)大量分泌物的患者一定重视pH试纸检测,注意观察宫颈口有无液体流出,与胎膜早破相鉴别,避免误诊。

3. 辅助检查要点

(1)阴道分泌物检查

1)于阴道后穹隆取适量分泌物,送检验科送检,或显微镜下观察。

2)分泌物量不要过少。

3)对于有阴道炎症症状及体征的妇女,在阴道分泌物中找到假丝酵母菌芽生孢子或假菌丝可确诊VVC。

4)完善CT+UU检查以排除解脲支原体及沙眼衣原体感染。

(2)尿常规:尿常规的检查目的是明确有无泌尿系相关感染。采集标本时,有必要向患者说明中段尿采集注意事项。

(3)超声

1)妊娠诊断除了病史和实验室检查外,更重要的是需要通过超声检查确定是宫内妊娠或宫外妊娠。

2)超声不但可以判定妊娠囊的位置,还可以测量大小,用于评估孕周。

3)超声检测宫颈内口和宫颈长度可以评估早产风险。

治疗要点

1. 消除诱因 若有妊娠期糖尿病或糖尿病合并妊娠应给予积极治疗,及时停用糖皮质激素及皮质类固醇激素。保持良好的卫生习惯,少用护垫,勤换洗内裤、床单,每天开水烫洗使用过的内裤、盆、毛巾,最好使用流水冲洗,避免盆洗。

2. 药物治疗 妊娠合并VVC均属于复杂性VVC,应以局部阴道内用药治疗为主,推荐用药疗程为7天。

(1)咪康唑栓剂,每晚1粒(200mg),连用7天。

(2)克霉唑栓剂,每晚1粒(100~150mg),连用7天。

若用药7天症状不消失需复诊;停药1周后及1个月后应复查。

3. 无需对性伴侣进行常规治疗 部分性伴侣与患者接触后感染龟头炎,对于有症状的男性应进行假丝酵母菌检查及治疗。

二、妊娠合并滴虫阴道炎

（一）妊娠合并滴虫阴道炎诊断要点

1. 病史要点

（1）详细询问患者有没有不洁性行为，有没有近期去过公共浴池、游泳池，有没有使用过公共浴盆、浴巾、坐便器等。

（2）询问分泌物的颜色、形状。分泌物的典型特点为稀薄脓性、黄绿色、泡沫状、有臭味。分泌物呈脓性是因为分泌物中含有白细胞，若合并其他感染颜色则为黄绿色；滴虫无氧酵解碳水化合物产生泡沫状腐臭气体。

（3）滴虫性阴道炎常常合并瘙痒，部位为阴道口及外阴。若合并尿道感染，可有尿痛、尿频、血尿等症状。

（4）部分患者有外阴阴道灼热及性交痛的症状。部分患者症状轻微，甚至没有症状。

2. 体格检查要点

（1）重视生命体征。

（2）腹部检查

1）对于是否合并内外科疾病的鉴别至关重要。

2）触诊有无压痛、反跳痛及肌紧张。

3）肾区叩诊（必要时）。

（3）妇产科检查

1）进行妇产科窥器检查，并取适当分泌物及时送检。滴虫阴道炎可见阴道黏膜充血，严重者有散在出血点，甚至宫颈有出血斑点，可见"草莓样"宫颈。可见阴道后穹隆多量白带，呈灰黄色、黄白色稀薄液体或黄绿色脓性分泌物，常呈泡沫样。

2）其余同妊娠合并外阴阴道假丝酵母菌病部分。

3. 辅助检查要点

（1）阴道分泌物检查

1）阴道分泌物中找到滴虫即可确诊。对于可疑患者，若分泌物检查未能发现滴虫，可送培养，准确度较高。

2）其余同妊娠合并外阴阴道假丝酵母菌病部分。

（2）尿常规。

（3）超声：同妊娠合并外阴阴道假丝酵母菌病部分。

（二）治疗要点

1. 内裤及毛巾煮沸 5~10 分钟以消灭病原体。

2. 全身用药 中国妇产科杂志临床指南荟萃就滴虫阴道炎建议使用甲硝唑 2g 顿服，或甲硝唑 400mg，每天 2 次，服 7 天。目前关于孕期应用甲硝唑的安全性并无定论，在应用甲硝唑前，应取得患者及家属的知情同意。

3. 性伴侣应常规进行检查及治疗，告知患者及性伴侣在治愈前避免无保护性交。

4. 经过治疗后无症状患者不需随访。

三、妊娠合并细菌性阴道病

（一）妊娠合并细菌性阴道病诊断要点

1. 病史要点

（1）详细询问患者有没有常常阴道灌洗的不良习惯，性生活是否过于频繁。

（2）询问分泌物的颜色、形状。分泌物的典型特点是分泌物量多，有鱼腥臭味，尤其性交后加重。分泌物鱼腥臭味是由于厌氧菌繁殖的同时产生了胺类物质（尸胺、腐胺、三甲胺）。

（3）患者常常伴有轻度的外阴瘙痒及烧灼感。

（4）10%~40% 的患者可无临床症状。

2. 体格检查要点

（1）重视生命体征。

（2）腹部检查

1）对于是否合并内外科疾病的鉴别至关重要。

2）触诊有无压痛、反跳痛及肌紧张。

3）肾区叩诊（必要时）。

（3）妇产科检查

1）注意视诊的重要性，仔细观察外阴及阴道黏膜颜色，分泌物颜色形状。

2）检查前充分沟通，告知该操作的目的和必要性。

3）进行妇产科窥器检查，并取适当分泌物及时送检。检查可见阴道黏膜无充血的炎症改变，分泌物呈灰白色，均匀一致，稀薄，常黏附于阴道壁，容易自阴道壁拭去。

4）取分泌物前 24~48 小时应避免性交、阴道冲洗及局部用药。

5）动作要轻柔，以减轻患者痛苦。

6）大量分泌物的患者一定重视 pH 试纸检测，注意观察宫颈口有无液体流出，与胎膜早破相鉴别，避免误诊。

7）细菌性阴道病患者阴道分泌物 pH 常常 >4.5。

3. 辅助检查要点

（1）阴道分泌物检查

1）分泌物检查阴道线索细胞 >20% 有很高的诊断价值。线索细胞及阴道脱落的表层细胞,与细胞边缘贴附颗粒状物即各种厌氧菌,细胞边缘不清。

2）胺臭味试验阳性亦有诊断价值。取阴道分泌物适量放于玻片,加入 10% 氢氧化钾溶液 1~2 滴,产生烂鱼肉样气体,原因在于胺遇碱释放氨。

3）根据 Amsel 临床诊断标准:①稀薄白色分泌物;②线索细胞阳性;③分泌物 pH>4.5;④胺臭味试验阳性。以上 4 项有 3 项阳性即可诊断细菌性阴道病。

4）其余同妊娠合并外阴阴道假丝酵母菌病部分。

（2）尿常规。

（3）超声:同妊娠合并外阴阴道假丝酵母菌病部分。

（二）治疗要点

1. 注意外阴清洁,勤换洗内裤。

2. 全身用药　有症状的患者均需治疗。甲硝唑 400mg,每天 2 次,口服 7 天。应用甲硝唑前,应取得患者及家属的知情同意。或克林霉素 300mg,每天 2 次,口服 7 天。

3. 性伴侣不需常规治疗。

4. 需定期随访。

（三）护理要点

妊娠合并阴道炎的孕妇主要表现阴道分泌物增多,外阴瘙痒,灼热感,部分患者有尿频症状,也有少数患者症状轻微,对妊娠患者伴有不同程度的心理问题。因此,针对合并阴道炎的孕妇,护士应掌握健康教育、心理护理、专科护理、用药护理等相关要点,提高患者舒适度,控制炎症反应,促进母儿健康。

1. 健康教育

（1）护士应向孕妇及家属讲解阴道炎大多数的类型,讲解阴道炎的基本知识,讲解阴道炎的好发原因,消除患者的恐惧心理、害羞心理。

（2）对患者性卫生知识进行指导,禁止使用公共场所的公共物品。

（3）向患者说明阴道炎有可能引起胎膜早破,引起患者及家属对疾病的重视,提高患者依从率。

（4）孕妇如妊娠合并糖尿病,要积极治疗糖尿病,控制血糖,消除阴道炎的诱因。

2. 心理护理

（1）使用孕妇焦虑抑郁自评量表评估孕妇的心理状态。

（2）根据患者心理功能障碍严重程度不同,必须向所有患者提供心理学支持。

（3）不同类型阴道炎临床表现各不相同,如霉菌性阴道炎发病时瘙痒难耐,并且夜间加剧,患者睡眠质量明显下降,严重影响患者心情及休息,要保持室内安静,放一些舒缓的音乐保持患者心情愉悦。

（4）患者对局部用药是否危及胎儿会有疑惑,要耐心仔细地讲解药物作用、使用方法及注意事项。

3. 专科护理

（1）预防感染

1）保持外阴清洁、干燥,减少活动时摩擦,每天用 0.05% 安尔碘给予会阴护理两次,避免用手抓挠,以免皮肤破溃。

2）治疗期间所有盆具、内裤要及时消毒,避免交叉感染,要经常更换内裤,穿棉质宽松内裤。

3）协助医师取白带进行分泌物检查,明确致病菌,进行病因治疗。

4）注意观察分泌物的颜色、性质、量,如有异常,及时通知医师。

5）指导患者保持会阴部清洁,每天用 0.05% 安尔碘给予会阴护理两次。

（2）保证睡眠

1）保持室内清洁,安静,营造良好的睡眠环境。

2）放一些舒缓音乐,多与患者沟通,保持良好心态。

（3）饮食护理

1）孕妇宜清淡,忌辛辣食物,以免使瘙痒加重。

2）指导孕妇多进食富含维生素 C 的食物,可以喝酸奶、乳酸菌等。

4. 用药护理

（1）阴道局部用药时,注意栓剂要置于阴道后穹隆处才能最大化地发挥药效,可缓解阴道分泌物增多的症状。

（2）服用甲硝唑者,服药后 12~24 小时内避免哺乳,以减少甲硝唑对婴儿的影响;服用替硝唑者,服药后 3 天内避免哺乳。

（赵岩　费英俊）

参考文献

1. Kissinger P. Should expedited partner treatment for women with Trichomonas vaginalis be recommended? Sex Transm Dis,2010,37:397-398.

2. 韩姹,薛凤霞. 妊娠合并外阴阴道假丝酵母菌病. 实用妇产科杂志,2017,33（4）:251-252.

3. 郎景和. 中国妇产科杂志临床指南荟萃. 北京:人民卫生

出版社,2015.

4. 谢幸,苟文丽.妇产科学.第8版.北京:人民卫生出版社,2013.

5. Roberts CL. Treatment of vaginal candidiasis for the prevention of pre-termbirth:A systematic review and meta-analysis. Systematic Reviews,2015,4(1):1-9.

6. 王丽君.妊娠合并细菌性阴道病不同治疗方法对妊娠结局的影响.中国医药指南,2015,13(27):94-95.

7. VanSchalkwyk J,Yudin MH,Yudin MH,et al. Vulvovaginitis:screening for and management of trichomoniasis,vulvovaginal candidiasis,and bacterial vaginosis.J Obstet Gynaecol Can,2015,37(3):266-276.

8. Farr A,Kiss H,Holzer I,et al. Effect of asymptomatic vaginalcolonization with Candida albicanson pregnancy outcome. Acta Obstet Gynecol Scand,2015,94(9):989-996.

第二节 围产期 B 族链球菌(GBS)感染的诊治及预防

一、GBS 感染诊疗流程

1. GBS 感染门诊/急诊/住院诊疗流程

病史重点采集信息		
□ 停经 *	□ 月经周期是否规律	
	□ 停经时间	
	□ 末次月经	
□ 性生活史 *	□ 第一次发生性生活时间	
	□ 性生活是否活跃	
□ 阴道分泌物 *	□ 性状	
	□ 量	
	□ 气味	
□ 阴道流液 *	□ 性状	
	□ 量	
	□ 气味	
	□ 时间	
□ 宫缩 *	□ 发动时间	
	□ 持续时间	
	□ 间隔	
	□ 强度	
□ 排尿 *	□ 顺畅	
	□ 尿频	
	□ 尿急	
	□ 尿痛	

(现病史)

病史重点采集信息		
□ 既往史	□ 高血压	
	□ 糖尿病	
	□ 甲功异常	
□ 孕产史 *	□ 孕次__次	
	□ 自然流产史	□ 早期流产史__次
		□ 晚期流产史__次
	□ 早产史__次	
	□ 胎膜早破史__次	
	□ 既往分娩方式	□ 阴道分娩__次
		□ 剖宫产__次
	□ 目前存活子女__个	
	□ 有或无 GBS 感染患儿	
	□ 感染患儿并发症	□ 肺炎
		□ 败血症
		□ 脑膜炎

体格检查重点采集信息		
□ 生命体征 *	□ 体温	
	□ 脉搏	
	□ 呼吸	
	□ 血压	
□ 常规体检	□ 神志 *	□ 清晰
		□ 模糊
	□ 活动 *	□ 自如
		□ 受限
	□ 心肺检查	□ 正常
		□ 异常
	□ 腹部检查 *	□ 正常
		□ 压痛
		□ 反跳痛
		□ 肌紧张
□ 妇产科特殊检查 *(消毒窥器检查)	□ 常规	□ 腹型/宫高/腹围
		□ 宫缩
	□ 外阴	□ 正常/异常
	□ 阴道	□ 分泌物
		□ 量
		□ 性状
		□ 气味
	□ 流液	□ 性状
		□ 量
		□ 气味
		□ pH 试纸检测

体格检查重点采集信息				
□ 妇产科特殊检查 *（消毒窥器检查）	□ 宫颈	□ 有无赘生物		
		□ 宫颈表面有无出血		
		□ 宫颈管有无出血／流液		
		□ 宫颈口	□ 关闭	
			□ 开放	
	□ 胎心	□ 有无		
	□ 胎心监护	□ 基线		
		□ 变异		
		□ 有无明显宫缩波		
		□ 加／减速		

辅助检查重点项目			
□ 实验室检查	□ 血常规＋血型 *		
	□ 凝血五项 *		
	□ CRP*		
	□ 降钙素原 *		
	□ 尿常规 *		
	细菌培养	□ 阴道分泌物	
		□ 尿	
		□ GBS（阴道下 1/3 及肛周）	
□ 超声 *	产科超声		

注:* 为急诊必做项目,其余为门诊必做项目

2. GBS 感染诊疗流程(图 2-3)

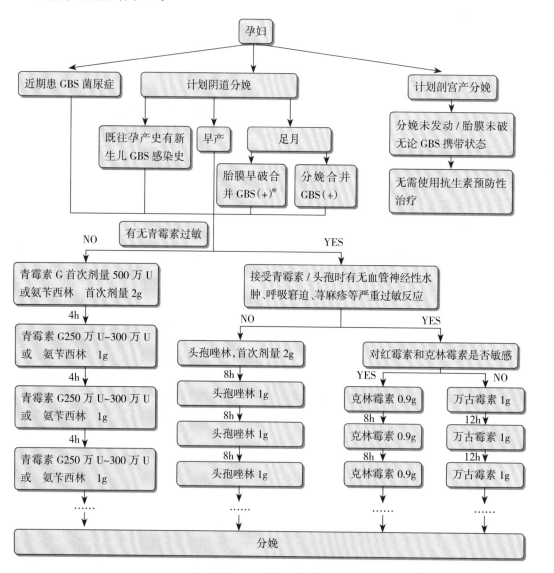

图 2-3　GBS 感染诊疗流程图

备注:*:立即提供抗生素预防 GBS 感染的同时尽可能快的诱导分娩。

若分娩时产妇 T≥38℃且不知道是否有 GBS 感染,建议对产妇使用对 GBS 敏感的广谱抗生素,若产妇既往妊娠时曾检测到 GBS 感染,需向其解释本次妊娠 GBS 携带的可能性,可在分娩时提供抗生素预防或者在预产期前 3~5 周(孕 35~37 周)行细菌学检测。

3. 妊娠合并 GBS 感染门诊 / 急诊 / 住院护理流程

护理流程	描述要点
□ 健康教育	□ 病区环境
	□ 用药的作用和注意事项
	□ 化验检查注意事项
	□ 负责医护人员
	□ 安全评估及告知
	□ GBS 感染相关知识宣教
□ 心理护理	□ 心理状况评估及护理
□ 测量生命体征	□ 监测生命体征
□ 观察 GBS 筛查结果	□ 观察 GBS 筛查结果
	□ 观察感染及其他症状
□ 采血	□ 遵医嘱
□ 协助检查	□ 无菌阴道拭子
	□ 棉拭子取直肠分泌物
□ 专科护理	□ 胎心
	□ 胎动
	□ 预防感染
	□ 会阴护理
	□ 新生儿护理
	□ 用药
□ 出院指导	□ 复查时间
	□ 自我护理方法
	□ 办理出院相关流程

二、GBS 诊断及治疗要点

(一) 病史要点

1. 什么样的人群属于 GBS 感染的高危人群

(1) GBS 为条件致病菌,正常人群及孕妇均可感染。

(2) 发生 GBS 感染的高危人群常有以下高危因素:肥胖、高血压、血糖异常、多产、高龄、低龄和既往性生活活跃等。

(3) 妊娠期体内雌激素和孕激素水平升高、糖原含量增加、阴道 pH 改变引起菌群失调时,也容易导致 GBS 繁殖增加。

2. 哪些孕妇推荐行 GBS 感染的筛查?

2017 年 9 月 Royal College Obstetricians & Gynae-cologists(RCOG)指南不推荐对所有妊娠期女性进行普遍的 GBS 筛查,因目前没有证据表明 GBS 常规筛查的利大于弊,理由如下:

(1) 许多妇女感染 GBS,在大多数情况下,她们的婴儿是安全出生的,没有感染。

(2) 在妊娠后期进行筛查,并不能准确预测哪些婴儿会感染 GBS。

(3) 17%~25% 的女性在妊娠 35~37 周筛查时 GBS 感染,在分娩时呈阴性,5%~7% 的女性在妊娠 35~37 周筛查时 GBS 阴性,在分娩时呈阳性。

(4) 在许很多严重感染 GBS 的婴儿都是在建议筛查的时间之前早产的。

临床上妊娠期女性感染 GBS 主要的临床不良预后是新生儿早发型 GBS 感染,后者发生的临床危险因素主要有:

1) 既往孕产史有新生儿 GBS 感染史。

2) 妊娠期间通过细菌学检查发现 GBS 感染(如尿路感染或阴道分泌物拭子检测阳性)。

3) 早产。

4) 胎膜破裂时间的延长。

5) 疑似产妇产时感染,包括绒毛膜羊膜炎。

6) 发热。

因此,对于上述妊娠期女性,建议行 GBS 感染的筛查。

3. 孕妇什么时间段行 GBS 感染筛查为好?

虽然 2017 年 RCOG 指南不推荐对妊娠期女性进行普遍的 GBS 筛查,但我国目前临床上仍参照 2002 年美国疾病预防与控制中心(CDC)指南,建议所有妊娠期女性,无论 GBS 感染危险因素是否存在,均在孕 35~37 周进行 GBS 感染筛查,或者在分娩前 3~5 周,例如双胞胎的检测在妊娠 32~34 周进行。

4. 孕妇 GBS 感染的临床表现有哪些?

(1) 胎膜早破:宫颈及直肠的 GBS 可引起上行感染,GBS 菌体及其毒性产物刺激羊膜及蜕膜细胞产生一系列炎性介质,引起局部炎症反应,使胎膜局部张力减少,导致孕妇在产前发生胎膜破裂。

(2) 早产:当 GBS 数量多且毒力强、孕妇免疫力低下或引起阴道炎的 GBS 上行造成胎膜早破时,机体释放的磷脂酶 A2 可刺激羊膜等组织产生细胞因子及前列腺素,从而引起子宫收缩导致早产发生。

(3) 羊膜腔感染:孕妇妊娠期 GBS 上行造成胎盘、胎膜及羊水等感染即为羊膜腔感染。由于 GBS 对绒毛膜的穿透能力远大于其他可引起生殖道感染的致病菌如大肠埃希菌等,GBS造成的羊膜腔感染病情也更严重。

(4)泌尿系统感染:孕妇妊娠期 GBS 感染可导致泌尿系感染症状,比如尿频、尿急、尿痛等。

(5)败血症:孕妇妊娠期 GBS 感染可导致孕产妇发生败血症,表现为高热不退、寒战或者其他感染征象。

5. 新生儿 GBS 感染的临床表现有哪些?

(1)早发型感染:约占新生儿感染的 80%,常在患儿出生后 7 天内发生且以生后 24 小时内发生多见,主要为肺炎和败血症,主要临床表现有发绀、呼吸困难甚至呼吸暂停等症状,少数表现为昏睡及颅内压增高等脑膜炎症状,若治疗不及时病情恶化可出现循环障碍及体温调节异常等症状。因此,建议围绕新生儿是否发热、呼吸是否顺畅等进行针对性问诊。

(2)晚发型感染:约占新生儿感染的 20%,常在患儿出生 7 天后至出生后 3 个月发生,多见于足月儿,常呈隐匿性发病,主要临床表现为败血症、脑膜炎,约 50% 晚发型 GBS 感染引起脑膜炎的患儿出现听力丧失、脑积水或语言发育障碍等后遗症。近年来亦有 GBS 导致患儿出现蜂窝织炎或骨关节炎等的报道。因此,建议围绕新生儿是否发热、神志是否清晰,有无引出病理反射等情况进行针对性问诊。

(二)辅助检查要点

1.GBS 标本的采集

(1)标本采集时间:在妊娠早期及妊娠中期,GBS 感染较少引起绒毛膜羊膜炎,2016 年 Money 等在 *Journal of obstetrics and gynaecology Canada* 发表的文章主张在妊娠晚期(35~37 周)检测 GBS 的感染情况。

(2)标本采集部位:女性 GBS 感染检测部位包括宫颈、阴道、直肠和肛门,常用的检测部位为阴道下 1/3 和直肠。直肠采集标本时,取材部位需超过肛门括约肌;采集宫颈标本时,不需使用窥器,并同时采集阴道和直肠标本,以提高 GBS 检测的阳性率。对于可疑败血症或子宫内膜炎的孕妇,还应检测羊水、血液或尿液中是否存在 GBS。有感染症状的新生儿,需检测其血液、脑脊液或呼吸道分泌物中 GBS 感染情况。

2. GBS 检测方法

1)微生物学检测方法:GBS 直接培养法是确诊 GBS 感染的金标准,可同时明确敏感抗生素的种类,是新生儿 GBS 感染的首选检测方法。GBS 直接培养法的缺点是检测时间较长、对培养液的要求较高。对孕妇检查取样由于阴道及肛门周围粪肠球菌等杂菌混杂,检测结果的假阳性率和假阴性率均较高。

2)免疫学检测方法:GBS 免疫学检测方法采用特异性抗体检查 GBS 抗原,包括乳胶微粒凝集试验、对流免疫电泳试验、协同凝集试验和酶联免疫试验等方法。抗原检测法的优点是检测迅速,但敏感性和特异性稍低,易出现假阴性结果,GBS 菌量较少时难以检测出来。

3)分子生物学检测方法:GBS 分子生物学检测方法即采用实时荧光定量 PCR 方法,通过设计特异性引物和探针,使 GBS 靶基因快速准确地扩增百万倍,达到迅速、敏感检测 GBS 的目的。PCR 检测 GBS 的特异性和阳性预测值均为 100%,灵敏度达 97%,阴性预测值达 98.8%。标本送至实验室后,40~100 分钟内即可得到检测结果。但是此方法价格相对昂贵,难以在临床广泛开展。

(三)治疗要点

1. 治疗对象　2017 年 RCOG 指南建议在以下情况对孕妇行 GBS 的抗生素治疗:①近期患 GBS 菌尿症;②既往孕产史中有新生儿 GBS 感染史,本次计划阴道分娩;③早产并计划阴道分娩;④胎膜早破合并 GBS 感染;⑤本次妊娠 GBS 感染,计划阴道分娩。

以下情况不需要使用抗生素:①分娩未发动或胎膜未破时行剖宫产;②此次妊娠 GBS 筛查阴性。

2. 抗生素的应用目的　预防上行性感染导致羊膜腔感染,母体发生胎膜早破,早产;导致新生儿肺炎、败血症或者脑膜炎等不良结局的发生。

3. 抗生素的选择　GBS 对青霉素和大部分 β 内酰胺类抗生素敏感,青霉素是治疗 GBS 感染的首选药物,广谱抗生素氨苄西林为备选药物;青霉素过敏者根据药敏试验结果依次选择头孢唑林、克林霉素和万古霉素。2017 年 RCOG 指南不再推荐使用红霉素进行 GBS 的治疗。若分娩时产妇 T≥38℃且不知道是否有 GBS 感染,建议对产妇使用对 GBS 敏感的广谱抗生素。

4. 给药时间　GBS 感染预防性使用抗生素应在分娩前 4 小时以上,一般给予抗生素直至分娩结束。Money 等在 *Journal of obstetrics and gynaecology Canada* 发表的文章主张早产或胎膜早破 GBS 感染的孕妇,预防性使用抗生素至少 48 小时。胎膜早破合并 GBS 感染应立即提供抗生素预防 GBS 感染的同时尽可能快地诱导分娩。若产妇既往妊娠时曾检测到 GBS 感染，需向其解释本次妊娠 GBS 感染的可能性，可提供抗生素预防性治疗，也可在预产期前 3~5 周(孕 35~37 周)行细菌学检测。

5. 给药剂量　对孕妇而言，青霉素不过敏者，首次使用抗生素治疗 GBS 需给予 500 万 U 青霉素 G 或 2g 氨苄西林作为负荷剂量，随后每 4 小时静脉注射 250 万 ~300 万 U 青霉素 G 或 1g 氨苄西林，直至分娩；对青霉素过敏者，如无血管神经性水肿、呼吸窘迫、荨麻疹等严重过敏表现，可应用头孢唑林进行预防，负荷量 2g 静脉滴入，然后 1g/8h，直至分娩。若出现严重过敏反应，建议筛查同时检测 GBS 对克林霉素和红霉素的敏感性，如果均敏感可以每 8 小时静脉注射 0.9g 克林霉素，若对于克林霉素耐药则建议每 12 小时静脉注射 1g 万古霉素。

对新生儿而言，可疑因 GBS 感染导致脓毒血症时，2012 年 Bakhtiari 等在 *Iranian journal of public health* 发表的文章指出，应立即静脉给予抗生素，用药 48~72 小时，直至实验室培养结果报告。2015 年 Porta 在 *official journal of the American Academy of Physician Assistants* 发表的文章指出，若无并发脑膜炎，用药疗程 10 天；若并发脑膜炎，用药至脑脊液培养阴性，疗程至少 2 周。

(四) GBS 感染的预防

1. 预防性使用抗生素　是目前采用的预防孕妇 GBS 感染最主要的方法。但我国多数基层医疗机构尚未开展 GBS 的筛查，建议对于有下列情况者采取产时抗生素预防：曾有 GBS 疾病患儿的生产史；此次孕期内有 GBS 菌尿症；早产；产时体温≥38℃；破膜时间≥18 小时。

2. 疫苗　随着 GBS 耐药率的增加，疫苗的使用可能是预防 GBS 感染的未来趋势。研究表明孕妇与新生儿体内Ⅲ型 GBS 抗体平均浓度的相关系数为 0.86，当孕妇体内抗体浓度 >2mg/L 时，孕妇无菌率为 90%，新生儿无菌率高达 97%。因此理论上疫苗在预防 GBS 感染中可以起到重要的作用。针对 GBS 的疫苗目前主要有以下 3 种：荚膜多糖疫苗、荚膜多糖蛋白结合疫苗、蛋白疫苗。但是所有疫苗目前均处于研发状态，尚不可应用于临床。

(五) 护理要点

GBS 感染的孕妇及家属多对 GBS 感染相关知识不甚了解，不能引起患者的足够重视。因此，针对

GBS 感染的孕妇，护士应掌握健康教育、心理护理、专科护理、用药护理等相关要点，降低新生儿发生 GBS 感染的机会。

1. 健康教育

（1）护士应向孕妇及家属讲解 GBS 筛查时间及检测方法，对 35~37 周的孕妇进行阴道和直肠的 GBS 筛检，这样能够提高预防效率，节省资源，同时能够大量减少不必要的抗生素使用，孕妇不用过度紧张。

（2）患者 GBS 筛查结果为阳性的患者，告知这种感染对于孕妇大多数无临床症状，孕妇不用过度担心。

（3）告知患者 GBS 感染如果感染新生儿是有一定危险的，要孕妇和家属重视此病，在分娩结束时，要配合医师对新生儿进行 GBS 筛查。

2. 心理护理

（1）使用孕妇焦虑抑郁自评量表评估孕妇的心理状态。

（2）心理功能障碍严重程度随患者而不同。必须向所有患者提供心理学支持。

（3）尤其特殊关注既往有不良孕产史、高龄初产妇以及复发性流产、辅助生殖技术妊娠的孕产妇和家属。

（4）孕妇对新生儿是否会有 GBS 感染很担忧，要劝慰患者，新生儿感染几率不是很高，即使感染，早期发现早期治疗，预后良好。

（5）对于 GBS 感染的患者，也可以在临产前或胎膜破裂时给予抗生素治疗，除剖宫产胎膜完整的例子，可以大大降低新生儿感染率，劝慰患者，减少担忧，配合治疗，安心用药。

3. 专科护理

（1）观察感染情况

1）每天 4 次测量生命体征，当分娩体温 >37.5℃，羊水浑浊，可能出现宫内感染，应立即通知医师，及时给予相应的对症处理。

2）密切观察患者有无尿频、尿急、尿痛等尿路感染症状，如有上述症状，应嘱患者多饮水，立即通知医师。

3）指导患者保持会阴部清洁，穿柔软宽松的纯棉内衣裤。每天用 0.05% 安尔碘给予会阴擦洗两次，必要时应用抗生素预防感染。

4）母乳喂养。

（2）新生儿护理

1）观察新生儿有无异常表现如异常松软、喂养

困难或对食物耐受、不能用环境因素解释的体温异常（<36℃或 >38℃）、呼吸急促、皮肤颜色改变等，立即通知医师，对其进行相应处理。

2）配合医师完成新生儿 GBS 感染的筛查工作（方法为拿无菌棉拭子在新生儿鼻腔、咽部旋转一周取分泌物）。

4. 用药护理

（1）使用青霉素静脉输入时，要注意患者有无过敏史，青霉素试敏为阴性方可使用。

（2）青霉素过敏者建议使用头孢类消炎药（使用前进行原液试敏），头孢过敏者建议使用红霉素，红霉素过敏者建议使用克林霉素，静脉滴注至少 >1小时，或最大输注速率应 <10mg/min。

（赵岩　费英俊）

参考文献

1. Bakhtiari R，Dallal MMS，Mehrabadi JF，et al. Evaluation of culture and PCR methods for diagnosis of group B Streptococcus carriage in Iranian pregnant women. Iranian Journal of Public Health，2012，41（3）：65-70.

2. Money D，Allen VM. The Prevention of Early-Onset Neonatal Group B Streptococcal Disease.J Obstet Gynaecol Can，2016，38（12S）：S326-S335.

3. 郎景和 . 中国妇产科杂志临床指南荟萃 . 北京：人民卫生出版社，2015.

4. 谢幸，苟文丽 . 妇产科学 . 第 8 版 . 北京：人民卫生出版社，2013.

第三节　胎膜早破

一、胎膜早破流程化管理清单

1. 胎膜早破门诊 / 急诊 / 住院诊疗流程

病史重点采集信息

□ 现病史	□ 停经 *	□ 月经周期是否规律
		□ 末次月经
		□ 核算孕周大小
	□ 组织物排出 *	□ 组织物性质
	□ 阴道流血 *	□ 量
		□ 持续时间
	□ 阴道排液 *	□ 分泌物量
		□ 分泌物性状
		□ 持续时间
		□ 加腹压时是否加重

病史重点采集信息

□ 现病史	□ 腹痛 *	□ 部位
		□ 性质
		□ 程度
		□ 间歇
	□ 发热 *	
□ 孕产史 *	□ 孕次 __ 次	
	□ 自然流产史	□ 早期流产史 __ 次
		□ 晚期流产史 __ 次
	□ 早产史 __ 次	
	□ 胎膜早破史 __ 次	
	□ 既往分娩方式	□ 阴道分娩 __ 次
		□ 剖宫产 __ 次
	□ 目前存活子女 __ 个	
	□ 有或无出生缺陷	
	□ 有或无胎死宫内	
□ 既往史	□ 其他手术史或外伤史	
	□ 宫颈手术史	□ 手术时间 / 术式

体格检查重点采集信息

□ 生命体征 *	□ 体温	
	□ 脉搏	
	□ 呼吸	
	□ 血压	
□ 常规体检	□ 活动 *	□ 自如
		□ 受限
	□ 贫血貌 *	□ 无
		□ 有
	□ 心肺部听诊	□ 正常
		□ 异常
	□ 腹部检查 *	□ 正常
		□ 压痛
		□ 反跳痛
		□ 肌紧张
□ 妇产科特殊检查（消毒窥器检查）	□ 是否看到前羊膜囊	
	□ 阴道后穹隆积液 *	□ 液体 □ 性状
		□ 量
		□ pH 试纸有无变色
		□ 是否触到条索状搏动物
		□ 宫颈管有无出血 / 流液
	□ 宫颈 *	□ 关闭
		□ 宫颈口 □ 开放 □ 羊膜囊 / □ 妊娠组织

辅助检查重点项目

□ 实验室检查	□ 血常规 + 血型 *	
	□ 血浆凝血酶原时间(PT)*	
	□ 活化部分凝血酶原时间(APTT)*	
	□ 纤维蛋白原(FIB)*	
	□ 凝血酶时间(TT)*	
	□ D- 二聚体(D-D)*	
	□ 肝肾功及血清离子 *	
	□ 尿常规 *	
	□ 阴道分泌物检查 *	
	□ 肝炎病毒、艾滋病及梅毒 *	
	□ 降钙素原及 CRP*	
	□ 内分泌(甲状腺功能及血糖值)	
□ 超声 *	□ 羊水量(动态监测)	
	□ 胎儿	□ 胎先露
		□ 大小
		□ 是否有胎儿脐带绕颈
	□ 胎盘	□ 位置
		□ 厚度
□ 胎心监护	□ 是否为反应型	
	□ 有无明显宫缩波	
	□ 有无减速	
	□ 基线变化	
	□ 反应型是否良好	

治疗方案

□ 动态观察

□ 指导患者臀高位

□ 治疗	急诊	□ 孕足月,无需特殊用药,收入院治疗
		□ 孕不足月,可给予宫缩抑制剂,积极收入院治疗
	住院	□ 动态监测超声及感染指标
		□ 动态观察生命体征
		□ 抗感染对症治疗
		□ 必要时抑制宫缩及促胎肺成熟治疗
		□ 内分泌异常对症治疗
		□ 补液治疗

治疗方案

		PPROM	PROM
□ 治疗	住院	□ 孕 <24 周,建议终止妊娠 □ 孕 24~27^{+6} 周,根据患者意愿决定是否继续保胎治疗 □ 促胎肺成熟治疗 □ 宫缩抑制剂 □ 若有明确的宫内感染或胎儿窘迫、胎盘早剥等,立即终止妊娠	□ 剖宫产或阴道试产 □ 引产方式 □ 若有明确的宫内感染或胎儿窘迫、胎盘早剥等,立即终止妊娠

注:* 为急诊必做项目,其余为门诊必做项目

2. 胎膜早破门诊 / 急诊 / 住院护理流程

护理流程	描述要点
□ 健康教育	□ 病区环境
	□ 用药的作用和注意事项
	□ 化验检查注意事项
	□ 负责医护人员
	□ 安全评估及告知
	□ 胎膜早破相关知识宣教
□ 心理护理	□ 心理状况评估及护理
□ 测量生命体征	□ 监测生命体征
□ 观察阴道流血和其他症状	□ 观察阴道流液的颜色、量、气味
	□ 观察感染及其他症状
□ 采血	□ 遵医嘱
□ 协助检查	□ 超声检查
	□ 胎心监护
□ 专科护理	□ 胎心
	□ 胎动
	□ 活动
	□ 预防感染
	□ 会阴护理
	□ 预防胎儿窒息
	□ 观察羊水性状、颜色、气味、量
	□ 预防便秘
	□ 饮食护理
	□ 用药
□ 出院指导	□ 复查时间
	□ 自我护理方法
	□ 办理出院相关流程

3. 胎膜早破鉴别诊断流程图(图2-4)

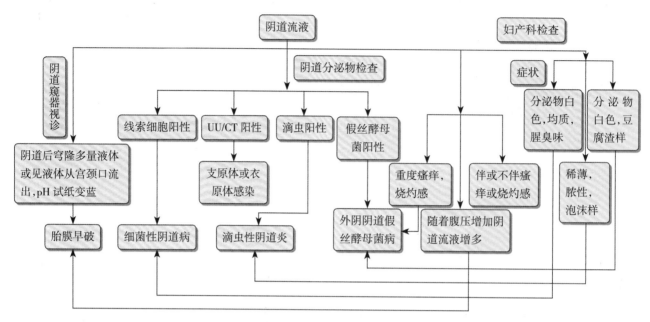

图2-4 胎膜早破鉴别诊断流程图

二、胎膜早破(PROM)诊断要点

(一) 病史要点

1. 足月PROM还是未足月PROM(PPROM) 以阴道流液为主诉来就诊的患者很重要的病史是孕周的大小。

(1) 有时患者孕周大小不确定,可根据末次月经推算孕周;若月经不规律,可根据早期超声核算孕周,早期超声包括可显示胎芽、胎囊或者头臀长的超声。

(2) 足月胎膜早破与足月前胎膜早破的治疗与预后是不同的,根据孕周大小制订下一步诊疗计划。

2. 是否存在维生素C、锌及铜的缺乏与不足 缺乏维生素C、锌及铜,可使胎膜抗张能力下降,易引起胎膜早破。

3. 是否有流产史或者宫颈手术史

(1) 患者因手术创伤或先天性宫颈组织薄弱,宫颈内口松弛,前羊膜囊楔入,胎膜受力不均。

(2) 患者宫颈过短(<25mm)或宫颈机能不全,宫颈锥形切除史,胎膜缺乏宫颈黏液保护,易受病原微生物感染,发生胎膜早破。

(3) 子宫颈环扎术是PPROM的高危因素,约38%发生PPROM,对于环扎术后患者发生胎膜早破,不同孕周的治疗方法不同,建议个性化处理。

4. 阴道流液是否伴有腹痛或阴道流血

(1) 引起胎盘早剥的原因有很多,胎膜早破是其中之一。阴道流液伴有腹痛或阴道流血,不除外胎盘早剥的可能。

(2) 胎盘早剥严重危及母儿生命,母儿的预后取决于处理是否及时与恰当。

5. 是否伴有发热、母体心率增快

(1) 患者发热并有心率增快,提示羊膜腔感染的可能。

(2) 羊膜腔感染是胎膜早破的严重并发症,如果临床诊断绒毛膜羊膜炎或可疑绒毛膜羊膜炎时,应及时应用抗生素,诊断绒毛膜羊膜炎应尽快终止妊娠。

6. 仔细询问病史,辨别阴道排液和尿道排液

(1) 妊娠晚期宫颈分泌物增多。临产前伴随宫颈条件的成熟,会有较多的液体从阴道排出,易被误诊为胎膜早破。宫颈分泌物为黏性,量较典型的胎膜破裂流的羊水少,实验室检查可证实无羊水内容物。

(2) 尿失禁:观察液体从尿道口排出而不是来自阴道,压迫膀胱时明显,涂片无羊水内容物。

(3) 多以突然出现阴道流液,量时多时少,活动后或在腹压增加,如咳嗽、打喷嚏等时,阴道流液会增加。

(二) 查体要点

1. 重视生命体征 主要是注意有无感染征象,尤其是体温、脉率、心率等。

2. 腹部检查

(1) 注意子宫有无压痛,是否可扪及宫缩。

(2) 注意胎心是否正常。

3. 妇产科检查

(1) 窥阴器检查可见液体自宫颈流出或后穹隆较多积液,足月者或见到胎脂样物质,向上推胎先露或腹部宫底处加压时,液体流出量增多。

(2) 检查前充分沟通,告知该操作的目的和必要性。

(3) 进行窥器检查做好外阴及会阴消毒工作,避免因此二次感染。

(4) 动作要轻柔,可以在窥器表面涂消毒液以减轻患者痛苦。

(三) 辅助检查要点

1. 血常规及血型

(1) 血常规和血型检查对于门急诊患者很重要,尤其是血型检查,早期明确是否 Rh 阴性血型对于妊娠期间的抗体效价的适时监测,宫内胎儿溶血病的预测也有益。

(2) 血常规的检测主要明确是否有贫血和感染。

(3) 尤其是入院后监测血常规,有助于动态监测感染情况,从而制订下一步诊疗计划。

2. 阴道液 pH 测定

(1) 正常阴道液 pH 在 4.5~5.5,由于孕妇羊水呈弱碱性,因此当检出阴道液 pH>6.5 时即可初步怀疑为胎膜早破。但当阴道流出液被血液、尿液、精液、细菌等污染后可造成假阳性,而当流出液量较少时同样可产生假阴性,因此阴道流出液 pH 检测的误差相对较大。

(2) 此方法操作起来简单方便,是临床应用比较广泛的方法。

3. 阴道液涂片检查 取阴道后穹隆积液置于载玻片上,干燥后镜检呈羊齿植物叶状结晶时可高度怀疑胎膜早破,但此方法需在胎膜早破发生 4 小时内检测,并且同样易受精液、尿液、血液等影响,其诊断 PROM 的敏感度为 51%~98%,假阳性率为 6%。

4. 生化指标检测

(1) 对于上述检查方法仍难确定的可疑 PROM 孕妇,可采用生化指标检测。

(2) 胎儿纤连蛋白(fFN)是胎膜分泌的细胞外基质蛋白。当宫颈及阴道分泌物内 fFN 含量 >0.05mg/L 时,胎膜抗张能力下降,易发生胎膜早破。

(3) 胰岛素样生长因子结合蛋白 1(IGFBP-1)以及胎盘 α 微球蛋白 1(PAMG-1),主要应用于难确诊且无规律宫缩的可疑 PROM 孕妇。

5. 羊膜腔感染检测

(1) 羊水细菌培养。

(2) 羊水涂片革兰染色检查细菌。

(3) 羊水 IL-6 测定:IL-6≥7.9ng/ml,提示羊膜腔感染。

(4) 血 C 反应蛋白 >8mg/L,提示羊膜腔感染。

(5) 降钙素原结果分为 3 级(正常:<0.5ng/ml;轻度升高:≥0.5~2ng/ml;明显升高≥10ng/ml),轻度升高即表示感染存在。

6. 羊膜镜检查 可直视胎先露部,看见头发或者其他胎儿部分,看不到前羊膜囊即可诊断为胎膜早破。

7. B 型超声检查 通过超声检查,可以了解羊水量,如果羊水量比较少,而且在先露部位以下未发现羊水,则有可能是胎膜早破。不过超声检查只能辅助检查,不能进行确诊。必要时需完善胎儿脐血流超声,进一步监测胎儿宫内情况。

8. 阴道分泌物检查 对于胎膜早破患者应进行阴道分泌物检查,尤其是 B 族溶血性链球菌培养;对于 B 族链球菌培养阳性患者,应进行规范化治疗。

(四) 治疗要点

1. 足月妊娠胎膜早破 足月 PROM 明确诊断后,应评估母胎状况,排除胎儿宫内窘迫、绒毛膜羊膜炎、胎盘早剥、胎位异常、母体合并症等。无剖宫产指征者破膜后 2~12 小时积极引产可以显著缩短破膜至分娩的时间,并且显著降低绒毛膜羊膜炎及产褥感染的风险,而不增加剖宫产率和阴道助产率及其他不良妊娠结局的发生;有研究表明,足月 PROM 积极引产者与期待者的新生儿感染率并无明显差异,但国内主要基于初产妇的回顾性研究结果显示延迟至破膜后 24 小时如果不临产再引产则显著增加新生儿感染率和剖宫产率。足月 PROM 孕妇在短时间内不临产者在积极引产后更有利于获得良好的母儿结局。

(1) 引产方法:对于子宫颈条件成熟的足月 PROM 孕妇,行缩宫素静脉滴注是首选的引产方法。若孕妇的胎心监护无异常,则进行缩宫素刺激引产;ACOG 就强调了引产过程中应遵循引产规范;对于宫颈条件不成熟同时无促宫颈成熟及阴道分娩禁忌证者,可应用前列腺素制剂以促进子宫颈成熟,但要注意预防感染。使用前列腺素类药物改善子宫颈条件时应注意产科的相关规范，密切监测宫缩情况及胎儿情况，若发生宫缩过频或胎儿宫内窘迫征象应及时取出药物，必要时应用宫缩抑制剂。

（2）破膜超过 12 小时，应积极应用抗生素预防感染。

（3）胎先露高浮者，需抬高臀部，防止脐带脱垂。

2. PPROM 的评估和处理 首先对于孕妇及胎儿状况进行全面评估：①准确核对孕周：根据月经周期、受孕时间、早中孕期超声测量数据等。②评估有无感染；③评估胎儿状况：胎儿大小、胎方位、羊水指数、有无胎儿窘迫；有无胎儿畸形。④评估母体有无其他合并症或并发症，如胎盘早剥等。

确定处理方案：依据孕周、母胎状况、当地医疗水平及孕妇和家属意愿 4 个方面进行决策：放弃胎儿，终止妊娠；保胎期待治疗；如果终止妊娠的益处大于期待延长孕周，则积极引产或者有指征时剖宫产。

（1）立即终止妊娠放弃胎儿

1）孕周 <24 周：为无生机儿阶段，由于需期待数周才能获得生存可能，早产儿不良结局发生率高，且母儿感染风险大，多不主张继续妊娠，以引产为宜。

2）孕 24~27^{+6} 周：若要求引产放弃胎儿者，因在我国尚未进入围产期，可以依据孕妇本人及家属的意愿选择。

（2）期待保胎

1）孕 24~27^{+6} 周：符合保胎条件同时孕妇及家人要求保胎者；但保胎时间长，风险大，要充分告知期待保胎过程中的风险。但如果已经羊水过少，羊水最大深度 <20mm 宜考虑终止妊娠。

2）孕 28~33^{+6} 周：无继续妊娠禁忌，应保胎、延长孕周至 34 周，保胎过程中给予糖皮质激素和抗生素治疗，密切监测母胎状况。

3）促胎肺成熟：①应用指征：<37 孕周无期待保胎治疗禁忌证者，均应给予糖皮质激素治疗。但孕 26 周前给予糖皮质激素的效果不肯定，建议达孕 26 周后再给予糖皮质激素。②具体用法：地塞米松 6mg 孕妇肌内注射，每 12 小时 1 次，共 4 次，或倍他米松 12mg 肌内注射，每天 1 次，共 2 次。给予首剂后，24~48 小时内起效并能持续发挥作用至少 7 天。即使估计不能完成 1 个疗程的孕妇也建议使用，能够有一定的作用，但不宜缩短使用间隔时间。孕 32 周前使用了单疗程糖皮质激素治疗，尚未分娩，在应用 1 个疗程 2 周后，孕周仍不足 32^{+6} 周，估计短期内终止妊娠者可再用 1 个疗程，但总疗程不能超过 2 次。对于糖尿病合并妊娠或者妊娠期糖尿病孕妇处理上无特殊，但要注意监测血糖水平，防止血糖过高而引起酮症。

4）抗生素的应用：导致 PPROM 的主要原因是感染，多数为亚临床感染，对于 PPROM 预防性应用抗生素可有效延长 PPROM 的潜伏期，减少绒毛膜羊膜炎的发生率，降低破膜后 48 小时内和 7 天的分娩率，降低新生儿感染率以及新生儿头颅超声检查的异常率。

5）宫缩抑制剂的使用：① PPROM 引起的宫缩多由于亚临床感染诱发前列腺素大量合成和分泌有关，如果有规律宫缩，建议使用宫缩抑制剂 48 小时，完成糖皮质激素促胎肺成熟的处理。完成上述处理后，如果仍有规律宫缩应重新评估绒毛膜羊膜炎和胎盘早剥的风险，如有明确感染或已经进入产程不宜再继续保胎，临产者应用宫缩抑制剂不能延长孕周。②常用的宫缩抑制剂有 β 受体兴奋剂、前列腺素合成酶抑制剂、钙离子拮抗剂、缩宫素受体拮抗剂等。个体化选择宫缩抑制剂，同时应注意对孕妇及胎儿带来的不良反应。

6）硫酸镁的使用：在妊娠 32 周前使用硫酸镁有抑制宫缩作用的同时，对胎儿还有保护中枢神经的作用。负荷剂量 5g 静滴，30 分钟滴完，然后以 1~2g/h 维持。建议用硫酸镁 2 天。硫酸镁应用前及使用过程中应监测呼吸，膝反射，尿量，24 小时总量不超过 30g。禁忌证：孕妇患肌无力、肾衰竭等。

7）期待治疗过程中密切监测孕妇及胎儿宫内情况，病情变化及时处置。

（3）不宜继续保胎采用引产或剖宫产终止妊娠

1）孕 34~36^{+6} 周：已接近足月者，90% 以上的胎儿肺已经成熟，新生儿发生 RDS 的几率显著下降，早产儿的存活率接近足月儿，则不宜保胎；对于孕 34~34^{+6} 周由于有约 5% 以上的新生儿会发生 RDS，目前，国内外学术界对于是否延长孕周至 35 周尚无统一的意见，建议依据孕妇本人状况和意愿及当地医疗水平决定是否期待保胎，但要告知延长孕周有增加绒毛膜羊膜炎等发生的风险。

2）无论任何孕周，明确诊断的宫内感染、明确诊断的胎儿窘迫、胎盘早剥等不能继续妊娠者。

（4）分娩方式

1）PPROM 选择何种方式分娩，需综合考虑孕周、早产儿存活率,是否存在羊水过少或绒毛膜羊膜炎、胎儿能否耐受宫缩、胎方位等因素。PPROM 不是剖宫产指征。

2)阴式分娩时不必常规会阴切开,亦不主张预防性产钳助产。

3)有剖宫产指征时,应选择剖宫产术分娩为宜;胎儿臀位时应首选剖宫产术分娩,但也要根据孕周、当地医疗条件权衡。

(5)PPROM 胎儿娩出后建议有条件者行胎盘胎膜病理检查,明确有无组织病理性绒毛膜羊膜炎。对于可疑宫内感染或明确的宫内感染者行羊膜腔和新生儿耳拭子培养。

3. PROM 主要并发症的预防与诊治

(1)羊水过少:保守期待保胎治疗时高臀位卧床休息,避免不必要的肛查和阴道检查,动态监测羊水量。羊水指数 <5cm 或羊水最大平面垂直深度 <2cm 为羊水过少,是 PPROM 的常见并发症。孕 26 周前羊水过少可以导致胎儿肺发育不良、胎儿变形等;此外,羊水过少也是绒毛膜羊膜炎和胎儿宫内窘迫的高危因素。如果羊水过少,密切监测有无绒毛膜羊膜炎和胎儿窘迫,依据情况适时终止妊娠。

(2)绒毛膜羊膜炎:破膜时间越长,绒毛羊膜炎的风险越大。羊膜腔感染的诊断和处理:急性临床绒毛膜羊膜炎的主要表现为孕妇体温升高(体温 >37.8℃)、脉搏增快(≥100 次 / 分)、胎心率增快(≥160 次 / 分)、宫底有压痛、阴道分泌物异味、外周血白细胞计数升高(≥15×10⁹/L 或核左移)。孕妇体温升高的同时伴有上述 2 个或以上的症状或体征可以诊断为临床绒毛膜羊膜炎。处理:及时应用抗生素,一旦确定诊断应尽快终止妊娠,不能短时间内阴道分娩患者应选择剖宫产术终止妊娠。有条件者可行羊膜腔和新生儿耳拭子培养及胎盘胎膜送病理检查,但是有典型的临床感染的症状如果无病理支持并不能否认宫内感染的诊断。新生儿按高危儿处理。

(3)B 族溶血性链球菌上行性感染:PROM 是 B 族溶血性链球菌上行性感染的高危因素,是导致孕妇产时及产褥期感染、胎儿感染及新生儿感染的重要病原菌,因此重视 GBS 感染的防治。若之前有过筛查并且 GBS 感染则在发生胎膜破裂后立即使用抗生素治疗,若未行 GBS 培养,足月 PROM 破膜时间超过 18 小时或孕妇体温≥38℃也应考虑启动抗生素的治疗。对于 PPROM 孕妇有条件者建议行阴道下 1/3 及肛周分泌物的 GBS 培养。对于 GBS 培

养阳性者,即使之前已经应用了广谱抗生素,一旦临产,应重新给予抗生素治疗。青霉素为首选药物,如果青霉素过敏则用头孢菌素类抗生素或红霉素。Onland W、de Laat MW、Mol BW 等研究显示,预防GBS 感染的抗生素用法:①青霉素 G 首次剂量 480万 U 静脉滴注,然后 240 万 U/4h 直至分娩;或氨苄西林负荷量 2g 静脉滴注,然后每 4 小时 1g 的剂量静脉滴注直至分娩。②对青霉素过敏者则用头孢唑林,以 2g 作为起始剂量静脉滴注,然后每 8 小时1g 直至分娩。③对头孢菌素类过敏者则用红霉素500mg,每 6 小时 1 次静脉滴注;或克林霉素 900mg静脉滴注,每 8 小时 1 次。

(五)护理要点

胎膜早破的孕妇及家属多对胎膜早破相关知识不甚了解,相对比较恐慌,并且对于胎膜早破可能引起的感染不甚了解。因此,针对胎膜早破的孕妇,护士应掌握健康教育、心理护理、专科护理、用药护理等相关要点,降低流产率、早产率和相关并发症及不良结局的发生,促进母儿健康。

1. 健康教育

(1)护士应向孕妇及家属讲解胎膜早破大多数的原因,如感染、宫压过高、胎位不正等,讲解一旦发生胎膜早破,胎膜是不能被修复完善的,但是羊水是再生的,可以通过多饮水、体位、静脉营养液等方式补充和(或)减少流失。

(2)根据患者孕周,对患者进行相应的宣教,如若孕周过小,不能盲目鼓励,要让患者认识到流产或引产的必要性与必然性。

(3)对于孕周较大分娩后为有生机儿的孕妇经保胎治疗无效,羊水量下降,宫内感染,宫口开放,早产不可避免应适时终止妊娠。

2. 心理护理

(1)使用孕妇焦虑抑郁自评量表评估孕妇的心理状态。

(2)心理功能障碍严重程度随患者而不同。必须向所有患者提供心理学支持。

(3)尤其特殊关注既往有不良孕产史、高龄初产妇以及复发性流产、辅助生殖技术妊娠的孕产妇和家属。

(4)孕妇对未知的妊娠结果既焦虑又期待,妊娠早期胎膜早破,我们要帮助孕妇了解其妊娠的不良结局劝慰患者及家属,帮助其接受现实,以经验者的立场与其分享难免流产 / 引产后再次成功分娩健

康宝宝的事例,使其顺利度过悲伤期。

（5）对于难免早产的孕妇,要详细讲解胎膜早破的相关知识,病情发展与预后,让患者及家属有充分的心理准备,知道早产或剖宫产可能影响新生儿的健康,已取得患者及家属的理解和配合。

3. 专科护理

（1）观察感染情况

1）每天4次测量生命体征,当体温>37.8℃,脉搏超过100次/分,胎心率超过160次/分,宫底有压痛,阴道分泌物异味,外周血白细胞计数增高（$\geqslant 15 \times 10^9$L）,C反应蛋白$\geqslant 10$mg/L,体温升高的同时伴有上述2个或以上症状可以诊断宫内感染。

2）密切观察阴道流液的颜色、量、气味、性状等,如有异常,及时通知医师。

3）指导患者保持会阴部清洁,穿柔软宽松的纯棉内衣裤。每天用0.05%安尔碘给予会阴护理两次,指导产妇保持会阴清洁,必要时根据医嘱应用抗生素预防感染。

（2）预防胎儿窒息

1）入院后根据孕周及胎头衔接情况给予卧位指导,给予臀高位,降低羊水流失,防止脐带脱垂,有利于胎儿氧气与血液供应。

2）给予患者每天3次吸氧,每次30分钟,以改善胎儿的血氧供应。

3）教会患者自我监测胎动方法,每天早、中、晚3次,每次1小时,胎动多少反映胎儿的乏氧情况,如有异常,及时通知医师。

（3）预防便秘

1）指导孕妇适度活动,让孕妇及家属充分认识保持大便通畅的重要性,告知患者有便意时不能忍耐和克制,养成定时排便的习惯。

2）指导孕妇进高蛋白、富含维生素易消化的食物,多吃新鲜水果、蔬菜。

3）鼓励孕妇多饮水,以保持大便通畅,防止便秘引起腹压增加而加重破水症状,同时可以补充一定量的羊水。

4. 用药护理

（1）根据医嘱使用抗生素者,必要时联合用药,保证输液通畅,用药及时准确。

（2）根据孕周给予地塞米松促胎肺成熟者,应深部肌内注射,并应经常更换注射部位,以避免硬结形成,影响药物吸收;在此时应监测血糖的变化。

（3）根据患者孕周给予促胎肺成熟的同时给予宫缩抑制剂,以延长胎龄。

（赵岩　费英俊）

参考文献

1. American College of Obstetricians and Gynecologists.Practice Bulletin No.139:premature rupture of membranes.Clinical management guidelines for obstetrician-gynecologists. Obstet Gynecol,2013,122（4）:918-930.

2. 谢幸,苟文丽.妇产科学.第8版.北京:人民卫生出版社,2013:133-135.

3. Giraldo-Isaza MA,Berghella V. Cervical cerclage and preterm PROM. Clin Obstet Gynecol,2011,54（2）:313-320.

4. 王志云.足月及近足月胎膜早破引产时机的探讨.中国妇幼健康研究,2011,22（4）:487.

5. 中华医学会妇产科学分会产科学组.妊娠晚期促宫颈成熟与引产指南（草案）.中华妇产科杂志,2008,43（1）:75-78.

6. ACOG Committee on Practice Bulletins—Obstetrics. ACOG Practice Bulletin No.107:Induction of labor. Obstet Gynecol,2009,114（2 Pt 1）:386-397.

7. 邹丽颖,范玲,段涛,等.0.8mm控释地诺前列腺素栓用于足月胎膜早破促宫颈成熟的多中心研究.中华妇产科杂志,2010,45:492-496.

8. 时春艳.羊膜腔感染的诊断和处理.中华产科急救电子杂志,2013,2（1）:33-36.

9. 时春艳,杨磊,杨慧霞,等.妊娠晚期孕妇B族链球菌感染的检测及其对妊娠结局的影响.中华妇产科杂志,2010,45（1）:12-16.

10. 时春艳,赵杨玉,范玲,等.实时聚合酶链反应方法检测妊娠晚期孕妇B族链球菌的多中心研究.中华围产医学杂志,2014,17（7）:489-492.

11. Verani JR,McGee L,Schrag SJ,et al. Prevention of perinatal group B streptococcal disease—revised guidelines from CDC,2010. MMWR Recomm Rep,2010,59（10）:1-36.

12. Onland W,de Laat MW,Mol BW,et al. Effects of antenatal corticosteroids givenprior to 26 weeks'gestation:a systematic review of randomized controlled trials. Am JPerinatol,2011,28（1）:33-44.

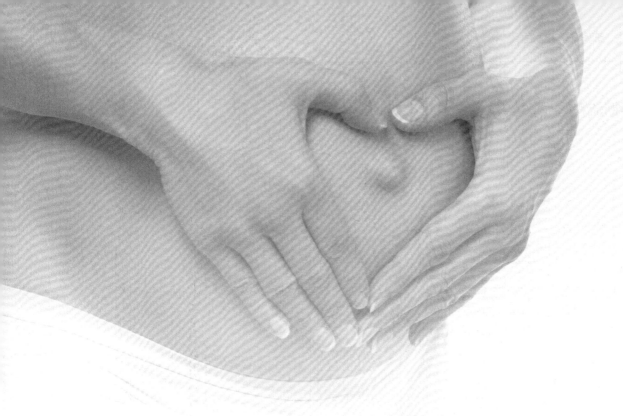

第三章

腹　痛

概述

　　妊娠合并急腹症病因复杂,病情多变,诊治过程涉及胎儿的生长、发育和健康等诸多问题,显得尤为棘手。由于妊娠期生理变化,加之炎症刺激子宫收缩等因素,常导致其临床表现不典型,难以获得早期诊断和积极有效的治疗,导致流产和早产等并发症发生,甚至危及母儿生命。妊娠合并外科疾病表现为腹痛的疾病有:妊娠合并阑尾炎、妊娠合并急性胆囊炎、妊娠合并急性胰腺炎、妊娠合并肠梗阻、妊娠合并泌尿系统结石等,还需与妇产科表现腹痛的疾病相鉴别,如异位妊娠、先兆流产、先兆早产、分娩先兆、胎盘早剥、子宫破裂或者宫腔感染、子宫附件扭转、盆腔附件急性炎症、子宫肌瘤红色变性或浆膜下子宫肌瘤扭转等。

　　本章将以腹痛为主症的疾病进行讲解。

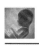

鉴别诊断流程图(图 3-1)

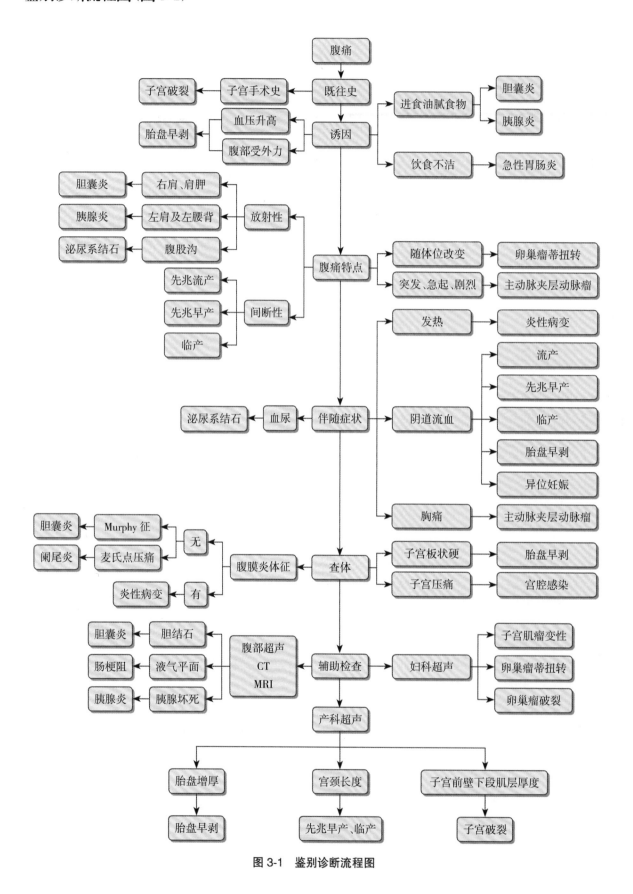

图 3-1 鉴别诊断流程图

第一节 妊娠合并阑尾炎

（一）流程化管理清单

1. 妊娠期合并阑尾炎诊疗流程

病史重点采集信息			
□ 现病史	□ 停经*	□ 月经周期是否规律	
		□ 停经时间	
	□ 诱因*	□ 发生腹痛前有无剧烈活动,不洁饮食史	
	□ 腹痛*	□ 无 □ 有	
		□ 部位(转移性右下腹痛)	
		□ 性质	
		□ 程度	
		□ 持续时间	
	□ 发热*	□ 有 □ 无	
		□ 持续时间	
		□ 程度	
	□ 消化道症状*	□ 恶心、呕吐	
		□ 腹胀	
		□ 腹泻	
	□ 阴道排液	□ 有 □ 无	
	□ 阴道流血*	□ 有 □ 无	
		□ 性状	
		□ 量	
		□ 持续时间	
□ 既往史	□ 病史*	□ 是否患有阑尾炎	□ 急性 □ 慢性
			□ 手术 □ 保守
		□ 其他病史	□ 有 □ 无
	□ 孕产史*	□ 孕次__次	
		□ 自然流产史	□ 早期流产史__次
			□ 晚期流产史__次
		□ 早产史__次	
		□ 胎膜早破史__次	
		□ 既往分娩方式	□ 阴式分娩
			□ 剖宫产__次
		□ 目前存活胎儿__个	
		□ 出生缺陷	□ 有 □ 无
		□ 胎死宫内	□ 有 □ 无
	□ 手术史*		

体格检查重点采集信息			
□ 生命体征*	□ 体温		
	□ 脉搏		
	□ 呼吸		
	□ 血压		
□ 常规查体	□ 活动	□ 自如	
		□ 受限	
	□ 贫血貌	□ 有 □ 无	
	□ 心肺听诊	□ 正常	
		□ 异常	
	□ 腹部检查*	□ 压痛	
		□ 反跳痛	
		□ 肌紧张	
		□ 疼痛部位	
		□ 转移性下腹痛	
	□ 宫缩*	□ 无	
		□ 强弱	
		□ 持续时间	
		□ 间隔时间	
□ 妇产科专科检查(消毒内诊)*	□ 阴道	□ 活动性出血	
		□ 分泌物	□ 性状
			□ 气味
	□ 宫颈	□ 宫颈扩张程度	
		□ 宫颈口流血情况	

辅助检查重点项目		
□ 辅助检查	□ 实验室检查	□ 血常规(动态监测)*
		□ 尿常规
		□ 凝血五项*
		□ 血离子(动态监测)*
		□ 血糖*
		□ 肾功能(动态监测)*
		□ 肝功能
		□ 乙肝表面抗原、梅毒螺旋体抗体、抗HIV抗体、丙型肝炎抗体

辅助检查重点项目

辅助检查	实验室检查	□ 血型	
		□ 血尿淀粉酶*	
		□ 血培养(必要时)	
		□ 降钙素原(PCT)(动态监测)*	
		□ 超敏C反应蛋白(hs-CRP)(动态监测)*	
	影像学检查*	□ 妇产科超声*	□ 子宫情况
			□ 胎儿情况
			□ 双附件情况
		□ 腹部超声*	□ 盆腔积液
			□ 盆腔包块
			□ 阑尾 → □ 有　□ 无 / □ 部位 / □ 大小 / □ 性状
		□ 磁共振检查(MRI)(结合孕周,酌情应用)	
		□ CT平扫(结合孕周,酌情应用)	

注:*为急诊必做项目,其余为住院必做项目

2. 妊娠合并阑尾炎护理流程

治疗方案

门诊	□ 请外科会诊		
	□ 常规产检		
	□ 门诊随诊,动态监测		
住院治疗	□ 手术治疗	□ 腹腔镜手术	
		□ 开腹手术	
	□ 保守治疗	□ 抗生素	
		□ 静脉补液	
		□ 禁食水	
		□ 动态观察生命体征	
		□ 动态监测超声(阑尾情况及胎儿情况)	
		□ 动态监测胎儿宫内情况	
		□ 保胎治疗	
	□ 术后治疗	□ 单纯阑尾切除术	□ 抗生素
			□ 静脉补液
			□ 禁食水
			□ 动态观察生命体征
			□ 保胎治疗
		□ 若同时行剖宫产术	□ 抗生素
			□ 静脉补液
			□ 禁食水
			□ 动态观察生命体征
			□ 观察引流管情况

护理流程 / 描述要点

护理流程	描述要点	
□ 监测*	□ 神志	
	□ 面色、面容	
	□ 生命体征	
	□ 阴道流血:观察是否有阴道流血及组织物排出	
□ 观察腹痛	□ 腹痛:观察腹痛部位(转移性右下腹痛)、性质和持续时间	
□ 观察胎儿安危*	□ 听胎心	
	□ 询问胎动	
	□ 胎心监护	
□ 健康教育	□ 阑尾炎相关知识宣教	
	□ 化验检查注意事项	
	□ 用药的作用和注意事项	
	□ 教会患者和家属计数胎动的方法	
□ 心理护理	□ 心理状况评估及答疑解惑	
□ 协助医师	□ 询问病史	□ 阑尾炎病史
		□ 糖尿病病史
	□ 体格检查	
□ 采血	□ 遵医嘱	
□ 协助检查	□ 彩超检查	
	□ 磁共振检查	
	□ CT检查(必要时)	
□ 入院准备	□ 备皮	
	□ 留置尿管	
	□ 根据病情开通急救绿色通道	
□ 药物治疗	□ 遵医嘱给予抗感染治疗	
	□ 遵医嘱给予硫酸镁抑制宫缩	
□ 备血	□ 遵医嘱	
□ 术前准备*	□ 备皮	
	□ 留置尿管	
	□ 左上肢留置套管针	
	□ 术前30分钟静滴抗生素	
	□ 协助医师带相关药品及物品入术间	
□ 术后监测及吸氧*	□ 神志	
	□ 生命体征	
	□ 血氧	
	□ 吸氧	

护理流程	描述要点
□ 专科护理*	□ 观察切口部位有无渗液、皮下硬结、红肿
	□ 腹腔引流管的护理
	□ 尿管的护理
	□ 观察是否有阴道流血及组织物排出
	□ 观察腹痛部位、性质和持续时间
	□ 给予抗炎补液治疗
	□ 会阴护理
	□ 预防下肢静脉血栓
□ 术后健康教育	□ 药物、饮食、心理、康复护理指导
□ 出院指导	□ 复查时间和内容
	□ 术后饮食及计数胎动
	□ 办理出院相关流程

*注:*为急诊必做项目,其余为住院必做项目

(二) 妊娠合并阑尾炎诊断要点

1. 病史要点

(1) 腹痛特点

1) 阑尾炎的腹痛特点:最初在上腹部,逐渐移向脐周,然后随着炎症进展而转移至右下腹。盲肠后位的阑尾,患者常主诉右下腹钝痛,而不是局部压痛。在这类患者中进行直肠或阴道检查比腹部检查更可能引出疼痛。盆腔位置的阑尾可引起麦氏点下压痛。

2) 妊娠期阑尾炎腹痛特点:妊娠早期合并阑尾炎的患者多与非孕期体征相似。妊娠中、晚期,随着子宫不断增大,阑尾的位置会向头侧移位几厘米,因此在晚期妊娠时,疼痛可能局限于右中腹甚至右上腹(图3-2)。且孕期炎症不易被包裹,容易弥散,阑

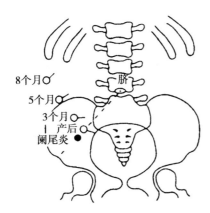

图3-2 妊娠期阑尾炎压痛点位置变化

尾穿孔继发弥漫性腹膜炎。

3) 当阑尾穿孔时,压痛和反跳痛可波及全腹,但仍以阑尾所在的位置压痛最明显。

4) 妊娠期对于以腹痛为主诉就诊的患者,首先要确定腹痛是宫缩引起还是其他情况导致腹痛。若先出现宫缩,考虑是否因宫缩程度过强导致腹痛;若先出现腹痛,则需考虑是否为炎症等其他因素刺激子宫,诱发宫缩。

(2) 消化道症状

1) 常见症状如胃灼热、排便不规律、肠胃气胀、不适或腹泻,但不是所有患者都出现消化道症状。

2) 阑尾炎时,恶心和呕吐(如果存在)均出现在腹痛开始发作之后,而妊娠出现的恶心和呕吐与腹痛无关。

(3) 发热

1) 炎症重时可出现中毒症状,发热达38℃左右,若阑尾穿孔时体温可更高。

2) 但不是所有妊娠期阑尾炎患者都存在发热情况。

(4) 是否有慢性阑尾炎病史:文献报道妊娠期急性阑尾炎患者中,20%~40%有慢性阑尾炎病史。

2. 体格检查要点

(1) 重视生命体征:主要是注意有无发热、休克征象。

(2) 腹部检查

1) 对于与其他妊娠合并的外科疾病鉴别很重要。

2) 最常见的阑尾炎压痛点发生在麦氏点附近;但是,随着子宫不断增大,阑尾的位置会向头侧移位几厘米,因此在晚期妊娠时,压痛点可能局限于右中腹甚至右上腹。

3) 因妊娠期胀大子宫特点,有时腹膜刺激征不明显,当继发弥漫性腹膜炎时可出现全腹压痛、反跳痛及肌紧张,阑尾处压痛更明显。

4) 妊娠期阑尾位置改变使得阑尾炎的体征常不典型。

(3) 妇产科检查

1) 检查前充分沟通,告知该操作的目的和必要性。

2) 测量宫高、腹围以明确胎儿大小,是否与孕周相符。

3) 注意子宫张力以排除胎盘早剥。

4) 触摸子宫体部及子宫下段是否有压痛以排除绒毛膜羊膜炎及子宫破裂情况。

5）检查宫缩合并消毒内诊以排除有无流产、早产、临产的先兆。

3. 辅助检查要点

（1）血常规

1）血常规的检测主要明确是否有贫血和感染。

2）妊娠女性存在生理上轻度白细胞增多：晚期妊娠时总白细胞计数可高达 16 900/μl，临产期间可升高至 29 000/μl，且可能出现轻微的核左移。

3）白细胞超过 $15 \times 10^9/L$ 有诊断意义。但血常规的检测对于诊断妊娠期阑尾炎无特异性。

4）入院后动态监测血常规，可以监测抗生素使用的效果，明确炎症控制情况等。

（2）超敏 C 反应蛋白（hs-CPR）

1）阑尾炎会出现超敏 C 反应蛋白水平升高。

2）但 CPR 敏感性高，特异性低。

（3）降钙素原（PCT）

1）PCT 对于全身细菌性感染具有较高的特异性，当发生脓毒症和感染性休克时 PCT 可升高 10 或 100 倍。

2）PCT 联合 hs-CRP 可反映阑尾炎的炎症反应程度，同时还可判断急性阑尾炎是否伴发腹膜炎、腹腔脓肿的存在。

（4）肝功能

1）国外学者 Sand 等通过对 538 例非妊娠急性阑尾炎患者的研究发现血清胆红素的轻度升高（总胆红素 >1.0mg/dl）可以作为阑尾穿孔的一个标志，其敏感性为 70%，特异性为 86%。

2）可能机制是：阑尾炎穿孔使来自于胃肠道的大肠埃希菌和拟杆菌释放入血，从而影响肝细胞释放炎症因子等以及干预胆汁酸的形成导致胆汁酸淤积，并且大肠埃希菌促进红细胞溶解，从而导致血清胆红素的升高。

3）但妊娠合并急性阑尾炎穿孔时是否存在血清胆红素升高，目前还不明确，需进一步研究。

（5）超声

1）B 超是首选诊断性影像学检查方法。超声对于妊娠期急性阑尾炎患者的诊断敏感性为 67%~100%，特异性为 83%~96%，而在一般人群中敏感性和特异性分别是 86% 和 96%。

2）超声下见右下腹存在不可压缩的盲端管状结构且最大直径超过 7mm 则支持可疑阑尾炎的临床诊断。

3）高 BMI 的孕妇的阑尾在超声下显像不清会影响对阑尾炎的诊断。

（6）磁共振成像（MRI）

1）对于超声检查不能确诊阑尾炎的妊娠女性，可行 MRI 检查。其敏感性为 94%，特异性为 97%。

2）磁共振成像下见阑尾增大（直径 >7mm），且含有积液。

3）2008 年的妊娠期和哺乳期 CT 和 MRI 影像诊断指南指出，早孕期行 MRI 检查，动物试验中有致畸的风险，但在人类身上并没有发现，另外有导致自然流产的风险，因此早孕期行 MRI 检查时需谨慎。

（7）CT

1）CT 是非孕期阑尾炎患者的首选检查。CT 检查的敏感性和特异性分别为 85.7% 和 97.4%。

2）CT 下可见增大的阑尾直径 >7mm，伴管腔梗阻；阑尾壁增厚（>2mm）；阑尾周围脂肪条纹征；阑尾壁增强；阑尾结石。

3）2008 年的妊娠期和哺乳期 CT 和 MRI 影像诊断指南中指出，辐射暴露对于孕期妇女的致畸作用可以忽略，主要问题在于使胎儿致癌，且早孕期致癌的风险要高于中期妊娠及晚期妊娠，所以除非必要情况，尽量减少 CT 检查。若必须行 CT 检查，其辐射剂量应控制在 5rad（0.05Gy）以下。

（三）治疗要点

妊娠期急性阑尾炎一般不主张保守治疗。一旦确诊，应在积极抗感染治疗的同时，立即手术治疗，尤其在妊娠中、晚期。诊断可疑急性阑尾炎，若一时难以确诊，应放宽手术指征。因为症状出现后若延迟手术超过 24 小时会增加穿孔的风险。

1. 手术治疗 术前谈话需向患者及家属交代推荐的外科治疗方案、操作对患者及胎儿的潜在危险、医疗替代方案以及医疗机构的专家团队，需同时考虑到患者的主观要求及妊娠时期。外科治疗需要胃肠外科、产科、麻醉以及放射线医师的团队协作进行。

（1）阑尾切除术：急性阑尾炎的根治性治疗方法是阑尾切除术。手术方法分为开腹手术、腹腔镜探查术。

1）腹腔镜下阑尾切除术：腹腔镜手术视野开阔，术中可充分冲洗腹腔，术后腹腔残余感染率低，术后切口的感染率更低，术后恢复快，住院时间短。

2）腹腔镜手术中气腹影响子宫血运，可能影响妊娠结局及胎儿发育，并且使用 CO_2 维持气腹可使母儿产生高碳酸血症，因此术前必须与患者及家属进行充分沟通,经同意后需有经验的医师施行手术。

3) 2011年关于妊娠期腹腔镜手术的指南指出,妊娠任何时期均可行腹腔镜手术,施行手术的最佳孕周为26~28周。开腹手术:妊娠晚期增大的子宫导致阑尾位置的改变,腹腔镜手术因视野受限寻找阑尾困难,可行开腹手术。

4) 另外,术前评估腹腔粘连情况、患者对于腹压的耐受能力及胎儿情况,酌情考虑手术方式。

(2) 妊娠期合并阑尾炎:一般情况下不同时行剖宫产术。但当出现以下情况时,需同时行剖宫产术:

1) 阑尾穿孔并发弥漫性腹膜炎,盆腔感染严重,子宫及胎盘已有感染征象。

2) 近预产期或胎儿近成熟,已具备体外生存能力。

3) 病情严重,危及孕妇生命,而术中暴露阑尾困难。

(3) 为减少对子宫刺激,最好不放置腹腔引流,以防引起早产。若腹腔炎症严重而局限,阑尾穿孔,盲肠壁水肿,可放置引流管。若术中同时行剖宫产术,需考虑子宫切口感染可能。

2. 特殊情况的处理

(1) 阑尾穿孔:阑尾穿孔的处理取决于穿孔的性质是弥漫性还是包裹性。

1) 弥漫性穿孔:弥漫性穿孔会导致脓液和排泄物在腹腔内弥散。需尽快行剖腹手术以切除阑尾并充分冲洗腹腔,术后放置引流。

2) 包裹性穿孔:多见于早孕期患者,中、晚孕期因子宫增大,阑尾位置改变,炎症不易被包裹与局限,容易弥散。因炎症包裹被局限,且手术时可增加手术损伤及术后并发的风险,多采取非手术治疗:禁食水、抗生素抗感染及补液对症治疗。若行非手术治疗,需严密监测患者生命体征。可能随之发生并发症(例如,术后脓肿或肠皮肤瘘),需要行回肠结肠切除术或盲肠造口术。

(2) 阑尾周围脓肿:若病情稳定,宜应用抗生素治疗,也可在超声引导下穿刺抽脓或放置引流;手术目的以引流为主,若阑尾暴露方便,也应切除阑尾,阑尾根部完整者施单纯结扎;如阑尾根部坏疽穿孔,可行U字缝合关闭阑尾开口的盲肠壁。

3. 围手术期治疗 围手术期抗生素的选择应覆盖革兰阴性和革兰阳性菌(例如,第二代头孢菌素)及厌氧菌(例如,克林霉素或甲硝唑)。若继续妊娠者,应选择对胎儿影响小、敏感的广谱抗生

素,如头孢类或青霉素类药物。本病厌氧菌感染占75%~90%,应选择针对厌氧菌的抗生素。建议选用甲硝唑并同时与青霉素类、头孢菌素类等配伍使用。需继续妊娠者,应选择对胎儿影响小的广谱抗生素,继续抗感染治疗。术后3~4天内应给予抑制宫缩药及镇静药等保胎治疗。术后禁食水直至排气后可逐渐增加饮食。

4. 非手术治疗 目前尚无妊娠期急性阑尾炎关于保守治疗的指南,可参考非孕期急性阑尾炎的指南。

2015年 the World Society of Emergency Surgery(WSES)指南中指出,单纯性阑尾炎可应用抗生素进行保守治疗,其成功率较高,且住院时间较短,并发症的发生率较低。但存在病情加重改行阑尾切除术以及远期复发的可能。因此需向患者及家属告知保守治疗存在的风险。保守治疗过程中需严密监测母儿状态,动态观察炎性指标的改变。

保胎治疗:行胎心监护、彩超等,动态监测胎儿宫内情况。根据孕周,必要时给予促胎肺成熟治疗(见第三章第六节早产)。预防性应用宫缩抑制剂(见第三章第六节早产)。

(四) 护理要点

妊娠合并阑尾炎是妊娠期最常见的外科并发症,可发生在妊娠的各个阶段。由于受妊娠的影响,炎症易扩散,发生阑尾穿孔和腹膜炎。而炎症和腹痛的刺激也会引起宫缩,导致流产或早产。如不及时诊治,可危及孕妇和胎儿的生命安全。对于妊娠合并急性阑尾炎,抗感染和尽早手术是关键,护士应针对合并急性阑尾炎的孕产妇给予科学有效的护理措施。

1. 观察阑尾炎临床表现

(1) 观察患者神志,测量生命体征,判断有无休克征象。

(2) 观察患者腹痛部位、性质、持续时间,腹部有无压痛、反跳痛、肌紧张表现。

(3) 是否出现寒战、高热及发热持续时间。

(4) 是否伴有恶心、呕吐等消化道症状。

(5) 询问有无阑尾炎及糖尿病病史及此次发病的诱因。

2. 保守治疗的护理措施

(1) 单纯性阑尾炎可进行保守治疗,一般为抗感染治疗。告诉患者及其家属,医师会优先选择对胎儿影响最小的药物,并告知所用药物的作用及不

良反应,减轻患者焦虑情绪。

(2) 抗感染治疗期间,密切观察病情变化,出现异常,及时通知医师,若病情加重,做好术前准备。

(3) 观察有无先兆流产

1) 阑尾炎炎性刺激及腹痛均可引起先兆流产,护士应密切监测宫内胎儿的情况,如有异常应立即通知医师。

2) 观察是否有阴道流血及组织物排出。

3) 鉴别腹痛是否为宫缩痛。

3. 手术治疗的护理措施

(1) 护士应告知患者,妊娠合并急性阑尾炎患者,一经确诊,在积极应用抗生素抗感染的同时,应尽早接受手术治疗。而保守治疗要冒着阑尾穿孔及阑尾周围脓肿的风险,所以不可取。

(2) 高度怀疑或确诊妊娠期阑尾炎时,应嘱患者禁食水,为急诊手术做准备。

(3) 观察术后切口愈合情况及腹腔引流管、尿管的护理

1) 术后护士应密切观察患者切口部位恢复情况,定时清洁皮肤,防止发生切口感染,若切口发生渗液、皮下硬结、红肿,应及时给予消毒,并及时更换切口敷料,避免手术切口发生感染。

2) 如有留置腹腔引流管的患者,应定期挤压引流管,检查引流管是否通畅,并观察和记录引流液的颜色、性状、量。

3) 观察尿管是否通畅,记录尿液颜色、性质、量。拔除尿管后观察排尿情况,必要时应用膀胱容量测量仪测量膀胱残余尿。

4) 预防便秘和咳嗽,避免增加腹压引起切口疝。

(4) 术后待患者禁饮食 6 小时后,即应开始补充流质饮食,可先饮少量温开水,如无呕吐再进流食,肠蠕动恢复后予以半流食,逐渐过渡到营养丰富容易消化的普食。

(5) 术后早期下床活动,预防肠粘连及肠梗阻。

(6) 体位护理

1) 指导孕妇取左侧半卧位休息。

2) 左侧卧位可减少自发性宫缩,提高胎盘血液的灌注,增加胎儿氧供与营养。

3) 取半卧位可使渗出液、脓液局限于直肠子宫陷凹,减少毒素的吸收,有利于引流,且减轻切口疼痛,还可减轻心肺负担。

(7) 观察有无先兆流产。* 详见保守治疗叙述。

(8) 预防下肢静脉血栓形成

1) 术后卧床期间,每天给予压力抗栓泵按摩双下肢 120 分钟。

2) 护士应指导孕妇在家属陪伴下每天要适度室内活动。

3) 同时,卧床期间孕妇可在床上做下肢的活动,防止下肢静脉血栓的发生。

(9) 用药护理

1) 术后应用头孢类抗生素预防感染同时采用保胎治疗,孕早期行黄体酮肌内注射,孕中期及晚期行抑制宫缩的药物治疗,采用硫酸镁静滴治疗。

2) 硫酸镁静脉输液时,应密切监测输液速度、孕妇子宫收缩情况及对药物的反应情况。

3) 长期大量应用硫酸镁会抑制呼吸和心肌收缩,在用药过程中要严密监测并注意呼吸、尿量、膝反射情况,并备有葡萄糖酸钙用以解毒。

(何津　吴颖)

参考文献

1. Franca NAH, Amorim MM, Nóbrega BM. Acute appendicitis in pregnancy: literature review. Rev Assoc Med Bras (1992), 2015, 61(2): 170-177.

2. House JB, Bourne CL, Seymour HM, et al. Location of the appendix in the gravid patient. J Emerg Med, 2014, 46(5): 741-744.

3. Sand M, Bechara FG, Holland-Letz T, et al. Diagnostic value of hyperbilirubinemia as a predictive factor for appendiceal perforation in acute appendicitis. Am J Surg, 2009, 198(2): 193-198.

4. Williams R, Shaw J. Ultrasound scanning in the diagnosis of acute appendicitis in pregnancy. Emerg Med J, 2007, 24(5): 359-360.

5. Duke E, Kalb B, Arif-Tiwari H, et al. A Systematic Review and Meta-Analysis of Diagnostic Performance of MRI for Evaluation of Acute Appendicitis. AJR Am J Roentgenol, 2016, 206(3): 508-517.

6. Chen MM, Coakley FV, Kaimal A, et al. Guidelines for computed tomography and magnetic resonance imaging use during pregnancy and lactation. Obstet Gynecol, 2008, 112(2 Pt 1): 333-340.

7. Basaran A, Basaran M. Diagnosis of acute appendicitis during pregnancy: a systematic review. Obstet Gynecol Surv, 2009, 64(7): 481-488.

8. Segev L, Segev Y, Rayman S, et al. Acute appendicitis during pregnancy: different from the nonpregnant state. World J Surg, 2017, 41(1): 75-81.

9. Jonathan P, Raymond P, William R, et al. Guidelines for diagnosis, treatment, and use of laparoscopy for surgical problems during pregnancy. Surg Endosc, 2011, 25: 3479-3492.

10. Di SS，Birindelli A，Kelly MD，et al. WSES Jerusalem guidelines for diagnosis and treatment of acute appendicitis. World J Emerg Surg，2016，11：34.

11. 张秀花，宋会欣，迟培环.妊娠早期腹腔镜阑尾切除术围术期护理体会.腹腔镜外科杂志，2016，21（6）：470-473.

第二节　妊娠合并盆腔炎

（一）流程化管理清单

1. 妊娠合并盆腔炎诊疗流程

病史重点采集信息

	□ 停经 *	□ 月经周期是否规律
		□ 停经时间
	□ 性生活史 *	□ 发生症状前的性生活日期
	□ 阴道排液及组织物排出 *	□ 分泌物气味
		□ 分泌物性状
		□ 排出物大小
		□ 排出物性质
	□ 阴道流血	□ 有　□ 无
		□ 性状
		□ 量
		□ 持续时间
□ 现病史	□ 腹痛 *	□ 有　□ 无
		□ 部位
		□ 性质
		□ 持续时间
	□ 发热 *	□ 有　□ 无
		□ 持续时间
		□ 程度
□ 既往史	□ 盆腔炎病史 *	□ 有　□ 无
	□ 其他病史	□ 有　□ 无
	□ 孕次＿次	
	□ 自然流产史	□ 早期流产史＿次
		□ 晚期流产史＿次
	□ 早产史＿次	
	□ 胎膜早破史＿次	
□ 孕产史	□ 既往分娩方式	□ 阴式分娩＿次
		□ 剖宫产＿次
	□ 目前存活子女＿个	
	□ 出生缺陷	□ 有　□ 无
	□ 胎死宫内	□ 有　□ 无

体格检查重点采集信息

□ 生命体征	□ 体温 *	
	□ 脉搏	
	□ 呼吸	
	□ 血压	
□ 常规体检	□ 活动	□ 自如
		□ 受限
	□ 贫血貌	□ 无
		□ 有
	□ 心肺部听诊	□ 正常
		□ 异常
	□ 腹部检查 *	□ 正常
		□ 压痛
		□ 反跳痛
		□ 肌紧张
	□ 宫缩 *	□ 无
		□ 强或弱
		□ 持续时间
		□ 间隔时间
□ 妇产科特殊检查（消毒内诊检查）	□ 阴道	□ 分泌物　□ 气味
		□ 性状
		□ 活动性出血
	□ 宫颈	□ 宫颈流血　□ 有
		□ 无
		□ 宫口扩张程度

辅助检查重点项目

□ 辅助检查 □ 实验室检查	□ 血常规（动态监测） *
	□ 凝血五项 *
	□ 血离子（动态监测） *
	□ 血糖
	□ 肾功能
	□ 肝功能
	□ 乙肝表面抗原、梅毒螺旋体抗体、抗 HIV 抗体、丙型肝炎抗体
	□ 血型
	□ 阴道分泌物或宫颈黏液培养 *
	□ 血培养（必要时）
	□ 尿常规
	□ 尿细菌培养
	□ 降钙素原
	□ 超敏 C 反应蛋白 *

辅助检查重点项目			
辅助检查	□ 影像学检查	□ 妇产科超声*	□ 动态监测妊娠囊及胎芽和胎心,确定宫内妊娠及胎儿状况
			□ 双附件区回声
			□ 盆腔积液
			□ 盆腔包块
		□ 磁共振检查(MRI)(必要时)	

治疗方案		
□ 门诊治疗	□ 常规产检	
	□ 外科会诊	
□ 住院治疗	□ 抗感染对症治疗	
	□ 动态观察生命体征	
	□ 动态监测胎儿宫内情况	
	□ 必要时保胎对症治疗	

注:*为急诊必做项目,其余为住院必做项目

2. 妊娠合并盆腔炎护理流程

护理流程	描述要点	
□ 监测*	□ 详见本章阑尾炎章节叙述	
□ 观察腹痛*	□ 观察腹痛部位、性质和持续时间	
□ 观察胎儿安危*	□ 听胎心	
	□ 询问胎动	
	□ 胎心监护	
□ 健康教育	□ 盆腔炎相关知识宣教	
	□ 化验检查注意事项	
	□ 用药的作用和注意事项	
	□ 教会患者和家属计数胎动的方法	
□ 心理护理	□ 心理状况评估及答疑解惑	
□ 协助医师	□ 询问病史	□ 盆腔炎病史
		□ 性伴侣生殖器炎症病史
	□ 体格检查	
□ 采血	□ 遵医嘱	
□ 协助检查	□ 彩超检查	
	□ 磁共振检查	
	□ CT检查(必要时)	
□ 入院准备	□ 备皮	
	□ 留置尿管	
	□ 根据病情开通急救绿色通道	

护理流程	描述要点	
□ 药物治疗	□ 遵医嘱给予抗感染治疗	
	□ 遵医嘱给予硫酸镁抑制宫缩	
□ 备血	□ 遵医嘱	
□ 术前准备*	□ 备皮	
	□ 留置尿管	
	□ 左上肢留置套管针	
	□ 术前30分钟静滴抗生素	
	□ 协助医师带相关药品及物品入术间	
□ 术后监测及吸氧*	□ 详见阑尾炎章节叙述	
□ 专科护理*	□ 观察切口部位有无渗液、皮下硬结、红肿	
	□ 腹腔引流管的护理	
	□ 尿管的护理	
	□ 观察是否有阴道流血及组织物排出	
	□ 观察腹痛部位、性质和持续时间	
	□ 给予抗炎补液治疗	
	□ 会阴护理	
	□ 预防下肢静脉血栓	
□ 术后健康教育	□ 药物、饮食、心理、康复护理指导	
□ 出院指导	□ 复查时间和内容	
	□ 术后饮食及计数胎动	
	□ 办理出院相关流程	

注:*为急诊必做项目,其余为住院必做项目

(二) 妊娠合并盆腔炎诊断要点

盆腔炎症性疾病包括子宫内膜炎、输卵管炎、输卵管卵巢脓肿和盆腔腹膜炎。患者临床表现轻重差异很大,症状及体征不尽相同,临床上作出正确诊断较困难,尤其是症状不明显者。妊娠期及产褥期由于特殊生理状态,可以使盆腔炎的症状、体征更加不典型,诊断更加困难。

1. 病史要点

(1) 诱因:腹痛前有性活动、性卫生不良、下生殖道感染、邻近器官炎症等情况,可为妊娠期盆腔炎的诊断提供线索。

(2) 腹痛的部位、性质和持续时间等特点

1) 子宫触痛或附件区触痛或宫颈举痛,这是盆

腔炎基本诊断标准。腹痛为持续性，活动或性交后加重。患者临床表现差异较大，轻者无明显异常发现，或妇科检查仅发现宫颈举痛或子宫触痛或附件区压痛。病情严重者可表现急性病容，下腹有明显压痛、反跳痛及肌紧张，甚至出现腹胀、肠鸣音减弱或消失。而妊娠期子宫增大，特别是中晚期妊娠，增大的子宫将腹壁牵拉扩张，反应性降低，腹痛及肌紧张不明显，症状不如非孕期典型。

2）产后子宫复旧不良可导致腹痛，但最典型表现为血性恶露持续时间延长，有时也表现为晚期产后出血。如果为胎盘残留所导致，则血性恶露持续时间更长，量也较多，恶露浑浊或伴有臭味，如有脓性分泌物流出，则提示可能伴发子宫内膜炎，此时患者可出现腰痛及下腹坠胀感。但也有些症状不典型患者恶露量极少，主要症状为下腹部出现剧烈疼痛。总之，产后子宫复旧不良可并发子宫内膜炎和子宫肌质炎，如感染控制不及时，可发展为急性盆腔炎甚至败血症。

3）盆腔炎较重时，若肝包膜和前右上腹的腹膜表面存在炎症，则发生肝周围炎。可存在极轻微的肝间质受累。约10%的急性盆腔炎女性会发生肝周围炎，其特征为右上腹疼痛伴明显胸膜炎表现，有时会放射至右肩。体格检查时发现显著的右上腹压痛。这个部位疼痛的严重性可能会掩盖盆腔炎的诊断，并容易误诊为胆囊炎。产后盆腔血肿，腹痛多伴肛门坠胀感，腹痛症状有时与急性盆腔炎相似，但失血的全身症状更加明显，可有大汗淋漓、坐立不安等症状，与失血相关的面色苍白、头晕、心悸、出冷汗、血压下降及休克等表现。附件区血肿可有患侧腹痛明显，盆腔深部血肿疼痛多不明显而不易被及时发现。

4）剖宫产子宫切口血肿及剖宫产术后前鞘后血肿也可引起腹痛，一般剖宫产术后腹壁小血肿可无明显临床症状，但如未及时有效处理形成大血肿，则血肿周围肿胀、压痛甚至发生切口感染等。此种疼痛多为局部胀痛，疼痛位置较盆腔内疼痛浅表。

5）妊娠期下腹疼痛对于盆腔炎的诊断并不具有特异性，异位妊娠、先兆流产、先兆早产、分娩先兆、胎盘早剥或者先兆子宫破裂等均可有腹痛表现，子宫收缩引起的腹痛为阵发性、胎盘早剥或子宫破裂引起的腹痛多伴随其他与之相关的症状。

6）妊娠期腹痛还应考虑胃肠炎、阑尾炎、妊娠合并泌尿系结石等内外科疾病，以免延误病情。

（3）是否伴有发热及其持续时间及程度

1）体温超过38.3℃（口表）是诊断盆腔炎的附加标准，当盆腔炎较重，出现腹膜炎或盆腔脓肿时，体温升高较明显。

2）怀孕初期，体温受激素影响可以轻度升高；妊娠合并内外科疾病时，可以引起体温升高，须注意鉴别。

（4）异常阴道分泌物

1）多数盆腔炎性疾病患者常表现为宫颈或阴道异常黏液脓性分泌物，有时会伴有异味。

2）阴道分泌物检查还可同时发现阴道合并感染，如细菌性阴道病及滴虫性阴道炎等。

3）宫颈病变者，也可出现阴道分泌物异常，可根据内诊检查情况行宫颈细胞学检查。

（5）是否有盆腔炎病史或盆腔炎高危因素

1）盆腔炎病史对诊断和治疗非常重要。既往盆腔炎类型、致病菌种类及治疗经过、转归情况对此次诊治有指导意义。

2）据美国资料，盆腔炎高发年龄为15~25岁。

3）性活动活跃期妇女，尤其是初次性交年龄小，有多个性伴侣，性交过频以及性伴侣有性传播疾病者为高发人群。

4）下生殖道感染：如淋病奈瑟菌性宫颈炎、衣原体性宫颈炎以及细菌性阴道病与盆腔炎性疾病的发生密切相关。

5）子宫腔内手术操作后感染：如刮宫术、输卵管通液术、子宫输卵管造影术、宫腔镜检查等，由于手术所致生殖道黏膜损伤、出血、坏死，导致下生殖道内源性病原体上行感染。

6）性卫生不良：经期性交、使用不洁月经垫等，均可使病原体侵入而引起炎症。此外，低收入群体不注意性卫生保健，阴道冲洗者盆腔炎性疾病的发生率高。

7）邻近器官炎症直接蔓延，如阑尾炎、腹膜炎等蔓延至盆腔，病原体以大肠埃希菌为主。

8）慢性盆腔炎再次急性发作，盆腔炎所致的盆腔广泛粘连、输卵管损伤、输卵管防御能力下降，容易造成再次感染，导致急性发作。

（6）是否有腹胀腹泻、恶心呕吐、里急后重等消化道症状：盆腔炎较重出现腹膜炎或盆腔脓肿时，可有肠鸣音减弱或消失，腹胀腹泻、恶心呕吐、里急后重等消化道症状。

（7）是否有泌尿系统症状：盆腔炎可合并泌尿系统炎症，若出现尿频、尿急、尿痛或者血尿、脓尿等泌尿系统症状时，应行尿液及泌尿系统超声检查。

（8）剖宫产术中盆腔炎症表现

1）有盆腔炎病史的孕妇，即使临床上症状不明显，在剖宫产术中仍常可见盆腔粘连、子宫表面炎症性改变、输卵管积水等盆腔炎远期并发症；一般认为这是继发于感染损伤组织在愈合中伴随的瘢痕和粘连形成。

2）剖宫产术中分离粘连及触碰炎症性表现比较明显的组织可增加术中损伤及出血风险，故有盆腔炎病史的孕妇，剖宫产术中需格外注意避免损伤及出血。

2. 体格检查要点

（1）重视生命体征：主要是注意有无发热、休克、感染征象。

（2）腹部检查

1）对于是否合并内外科疾病的鉴别至关重要。

2）触诊下腹部有无压痛、反跳痛及肌紧张、肠鸣音情况。

（3）妇产科检查

1）若结合腹痛、发热、盆腔炎病史等情况高度怀疑患有盆腔炎的孕妇，可以在向孕妇告知其该检查的目的、必要性及意义，充分沟通的情况下，进行双合诊及妇产科消毒窥器检查。

2）若阴道内及宫颈表面的分泌物较多，则先用灭菌拭子清除过多分泌物。将取材拭子插入颈管内取材；若见脓性分泌物从宫颈口流出，说明宫颈管黏膜或宫腔有急性炎症。

3）须注意阴道穹隆有无触痛、是否饱满、有没有宫颈举痛及子宫体压痛。

4）若出现子宫两侧压痛明显，可考虑单纯输卵管炎或输卵管积脓或输卵管卵巢脓肿，孕早期有时可触及患侧增粗的输卵管或不活动的包块，压痛明显，孕中晚期子宫体增大，附件区触诊不满意。

5）宫旁结缔组织炎时，可扪及宫旁一侧或两侧片状增厚、压痛明显。

6）若有盆腔脓肿形成且位置较低时，可扪及后穹隆或侧穹隆有肿块且有波动感。

7）在妊娠期妇科内诊检查动作须轻柔，必要时可结合肛诊检查进一步了解情况。

3. 辅助检查要点

（1）血常规、C反应蛋白、血沉

1）血常规白细胞及中性粒细胞等升高情况、红细胞沉降率增快、C反应蛋白升高、降钙素原升高，血液检验结果结合下腹痛等基本诊断标准可增加盆腔炎性疾病诊断的特异性。

2）尤其是入院后动态监测血常规、C反应蛋白、血沉、降钙素原，有助于监测治疗情况。

（2）分泌物检查

1）阴道分泌物生理盐水涂片见到大量白细胞增多是诊断盆腔炎的附加标准。

2）阴道分泌物或宫颈黏液脓性分泌物检查，淋病奈瑟菌或沙眼衣原体阳性可以增加诊断的特异性，同时也可以筛查阴道炎性疾病及部分性传播疾病。

3）若宫颈分泌物正常且阴道分泌物镜下见不到白细胞，盆腔炎性疾病诊断须慎重，应考虑其他引起腹痛的疾病。

（3）男性伴侣的检查

1）男性伴侣生殖器炎症可以表现为红、肿、热、痛、瘙痒等症状，一般通过检查分泌物行相关病原微生物检查、血常规、C反应蛋白、血沉、降钙素原等化验检查来明确诊断。

2）由淋病或沙眼衣原体感染引起的盆腔炎患者的男性性伴侣常无症状，不管患者检测出的病原体如何，均应对患者出现症状前60天内接触过的性伴侣进行检查和治疗。

3）如果盆腔炎患者性行为发生在症状出现或诊断之前的60天以上，最后接触的性伴侣也应接受检查和相应治疗。

（4）超声

1）轻度的盆腔炎一般很难在超声影像中显示出特殊征象。

2）超声检查依靠检查者的手法及经验，孕期常规腹部超声，尤其是中晚孕期，附件区受增大子宫影响不易探查。

3）非孕期盆腔炎性疾病的患者，超声检查对于识别来自输卵管、卵巢及肠管粘连一起形成的包块或脓肿有85%的准确性。当出现输卵管卵巢脓肿时，在附件区可能看到复杂的厚壁、多房囊性积液，通常内部有回声或有多个液平面。

4）最新超声多普勒成像技术可检测输卵管血流情况，对检出输卵管充血有较高的敏感性，常提示输卵管炎的存在。

5）超声可以探查盆腔积液情况，一般少量盆腔积液不属于异常情况，但如果积液量明显增多或者结合其他盆腔炎性疾病的症状或体征，则可提高盆腔炎性疾病诊断的准确性。

（5）胎盘绒毛膜病理检查：孕期有盆腔炎表现并且胎膜早破的产妇，分娩后可行绒毛膜病理检查，再结合孕期有无发热情况,可进一步评估胎儿有无宫内感染情况。

(6) 后穹隆穿刺、腹腔镜检查及子宫内膜活检:妊娠期不适宜上述检查。

(三) 治疗要点

1. 对于妊娠期盆腔炎的治疗主要为密切监测宫内妊娠情况的前提下,抗生素药物治疗为主,必要时手术治疗。若炎症刺激引起宫缩,则应抑制宫缩保胎对症治疗,根据孕周促胎肺成熟。

2. 由于淋病奈瑟菌和沙眼衣原体在盆腔炎中均起重要作用,所选择的抗生素应包括针对这两种微生物的活性。

3. 孕期首选采用头孢曲松加阿奇霉素的二联治疗;妊娠期间应避免使用多西环素。如果妊娠患者具有严重的IgE介导的头孢菌素类变态反应,则应在给药前进行脱敏治疗。如果不能进行脱敏治疗,可将庆大霉素加阿奇霉素联合方案作为妊娠期间的替代方案。如果妊娠患者接受了替代方案,则推荐进行治愈检测。

4. 疗程 目前尚未确定最佳的疗程,大多数研究采用了14天的疗程。

5. 性伴侣 无论盆腔炎患者性传播感染试验的结果如何,如果在症状出现前60天内其曾与男性性伴侣发生性接触,该男性性伴侣应接受检查和治疗。评估和治疗性伴侣对降低患者再感染的风险至关重要。治疗方案应包括对抗淋病奈瑟菌和沙眼衣原体具有活性的抗生素,例如肌内注射头孢曲松(250mg)加单剂口服阿奇霉素(1g)或口服多西环素(100mg,一天2次,共7天)。

6. 特殊类型盆腔炎的治疗 结核性盆腔炎,因盆腔结核多表现为输卵管结核(85%~90%),主要并发症为不孕,故妊娠期盆腔结核极其少见。异烟肼是妊娠期结核首选药物,乙胺丁醇作为B类药物可酌情考虑使用,利福平有引起胎儿畸形可能。链霉素及对氨基水杨酸钠均可以直接或间接影响胎儿。因孕期应用药考虑对胎儿的影响,治疗起来非常棘手,且盆腔结核多为全身结核的一个表现,故孕期一旦发现盆腔结核,应全身全面检查,结合孕周及结核病情况,与结核病医师共同制订治疗方案。

(四) 护理要点

妊娠合并盆腔炎,由于炎症和腹痛的刺激可能会诱发宫缩和胎膜早破,对母儿均有较大危害。因此,针对患有盆腔炎的孕妇,护士应配合医师积极给予抗感染治疗,必要时手术,降低流产率和相关并发症的发生,促进母儿健康。

1. 观察盆腔炎临床表现

(1) 观察患者腹痛部位、性质及持续时间,以便区分盆腔炎引起的腹痛和宫缩痛。盆腔炎引起的腹痛为持续性下腹痛,宫缩痛是阵发性的。发现情况及时通知医师。

(2) 如是宫缩痛,要注意观察宫缩的强度、持续时间、间隔时间,遵医嘱给予解痉抑制宫缩的药物,同时安慰患者勿过于紧张。

(3) 观察阴道排液或流血情况,排液性质、有无异味,阴道流血量和持续时间。

(4) 若出现腹痛突然加剧、寒战、高热、恶心、呕吐、腹胀腹泻、肠鸣音减弱或消失,检查腹部拒按或有感染中毒性休克表现,应注意脓肿破裂的发生,须立即通知医师,在抗菌药物治疗的同时,做好手术准备。

(5) 监测生命体征,特别注意有无高热寒战,有无休克、感染征象,并给予胎心监测。

(6) 询问症状发生前的性生活日期,询问孕妇有无盆腔炎病史和性伴侣有无生殖系统炎症病史。

2. 健康教育

(1) 饮食方面:讲解饮食与盆腔炎发生、发展和转归的关系,指导患者忌食生冷、辛辣刺激食物,多食富含维生素、优质蛋白、清淡易消化饮食。

(2) 生活指导方面:妊娠期严禁吸烟饮酒,保持会阴清洁,注意腹部保暖,适当运动,劳逸结合。

(3) 炎症急性发作期应指导患者卧床休息,以半卧位为佳,该体位有利于脓液积聚于直肠子宫陷凹而使炎症局限。

3. 心理护理 因为盆腔炎具有疾病复发率高、病程迁延等特征,再加上妊娠期担心宝宝健康,患者容易出现焦虑、抑郁等不良情绪,因此,护理人员应加强与患者之间的交流,建立和谐的护患关系,对患者的心理和情绪变化进行动态监测,积极给予疏导和干预,确保患者了解到积极心理状态对疾病治疗的意义。

4. 专科护理

(1) 观察有无先兆流产情况。*详见阑尾炎章节叙述。

(2) 术后腹腔引流管及尿管护理。*详见阑尾炎章节叙述。

5. 用药护理

(1) 密切监测宫内妊娠情况的前提下,以抗生素药物治疗为主,必要时手术治疗。

(2) 若炎症刺激引起宫缩,则应抑制宫缩保胎对症治疗,根据孕周促胎肺成熟。

(3) 抗生素的应用会破坏阴道正常菌群,乳酸杆菌胶囊可有效补充人体正常生理菌群,恢复微生态平衡,在提高机体免疫力、提高清洁程度等方面具有显著效果。

(何津 吴颖)

参考文献

1. 沈铿,马丁.妇产科学.第3版.北京:人民卫生出版社,2015:257-276.
2. Ross J,Judlin P,Jensen J. International Union against sexually transmitted infections. 2012 European guideline for the management of pelvic inflammatory disease. Int J STD AIDS,2014,25:1.
3. Workowski KA,Bolan GA. Centers for Disease Control and Prevention. Sexually transmitted diseases treatment guidelines,2015. MMWR Recomm Rep,2015,64:1.
4. 谢幸,苟文丽.妇产科学.第8版.北京:人民卫生出版社,2013:258-267.

第三节 妊娠合并急性胆囊炎

(一)流程化管理清单

1. 妊娠合并急性胆囊炎诊疗流程

病史重点采集信息			
现病史	□ 停经 *	□ 月经周期是否规律	
		□ 末次月经	
	□ 腹痛 *	□ 部位	
		□ 性质	
		□ 程度	
		□ 持续时间	
	□ 诱因	□ 无	
		□ 有	□ 饱餐
			□ 进食油腻食物
	□ 发热	□ 无	
		□ 有	□ 持续时间
			□ 程度
			□ 寒战
	□ 恶心 *	□ 有	
		□ 无	

病史重点采集信息			
现病史	□ 呕吐 *	□ 有	□ 呕吐物性状
		□ 无	
	□ 阴道流血 *	□ 无	
		□ 有	□ 性状
			□ 量
			□ 持续时间
既往史	□ 胆石症病史 *	□ 有	
		□ 无	
	□ 其他手术史	□ 有	
		□ 无	
孕产史 *	□ 孕次__次		
	□ 自然流产史__次		
	□ 早产史__次		
	□ 胎膜早破史__次		
	□ 既往分娩方式	□ 阴式分娩__次	
		□ 剖宫产__次	
	□ 目前存活子女__个		
	□ 出生缺陷	□ 有	
		□ 无	
	□ 胎死宫内	□ 有	
		□ 无	

体格检查重点采集信息			
生命体征 *	□ 体温		
	□ 脉搏		
	□ 呼吸		
	□ 血压		
常规体检	□ 活动 *	□ 自如	
		□ 受限	
	□ 黄疸 *	□ 无	
		□ 有	
	□ 心肺部听诊	□ 正常	
		□ 异常	
	□ 腹部检查 *	□ 正常	
		□ 压痛(Murphy 征)	
		□ 反跳痛	
		□ 肌紧张	
	□ 包块	□ 大小	
		□ 边界	
		□ 压痛	

体格检查重点采集信息

常规体检	腹部检查*	宫缩	无
			强或弱
			持续时间
			间隔时间
妇产科特殊检查*（消毒内诊检查）	阴道	分泌物	性状
			气味
		活动性出血	
	宫颈	闭合宫颈长度	
		宫颈口扩张	
	胎儿监测	胎心监护	
		胎动监测	

辅助检查项目

实验室检查	□ 血常规和超敏C反应蛋白*	
	□ 肾功能*	
	□ 电解质*	
	□ 血糖*	
	□ 尿常规	
	□ 血型	
	□ 凝血常规	
	□ 肝功能*	□ 丙氨酸转移酶和门冬氨酸转移酶
		□ 碱性磷酸酶
		□ 胆红素
	□ 血淀粉酶	
	□ 尿淀粉酶	
	□ 乙肝表面抗原、梅毒螺旋体抗体、抗HIV抗体、丙型肝炎抗体	
	□ 甲状腺功能	
影像学检查	□ 胎儿超声*	□ 胎儿生长指标
		□ 胎盘位置
		□ 宫颈长度
	□ 消化系统超声*	□ 胆囊大小
		□ 水肿
		□ 结石
		□ 周围渗出
	□ CT	
	□ MRI	

注:*为急诊必做项目,其余为住院必做项目

治疗方案

□ 门诊治疗	□ 常规产检		
	□ 肝胆外科会诊		
□ 住院治疗	□ 动态观察生命体征		
	□ 保守治疗	□ 禁食水基础上,营养支持治疗	
		□ 抗感染治疗	
		□ 适当解痉、止痛治疗	
		□ 结合孕周促胎肺成熟	
		□ 预防性应用宫缩抑制剂	
	□ 手术治疗	□ 手术方式	□ 胆囊切除术(小切口及腹腔镜)
			□ 胆总管引流术
			□ 胆囊造口引流术
			□ 超声引导下经皮经肝胆囊穿刺引流术
			□ 病灶局部脓液引流术
	□ 术后继续妊娠给予保胎治疗		
	□ 心理疏导及心理治疗		

2. 妊娠合并急性胆囊炎护理流程

护理流程	描述要点
□ 监测*	□ 黄疸
	□ 详见阑尾炎章节叙述
□ 观察腹痛*	□ 观察腹痛部位(右上腹痛)、性质和持续时间
□ 观察胎儿安危*	□ 听胎心
	□ 询问胎动
	□ 胎心监护
□ 健康教育	□ 胆囊炎相关知识宣教
	□ 化验检查注意事项
	□ 用药的作用和注意事项
	□ 教会患者和家属计数胎动的方法
□ 心理护理	□ 心理状况评估及答疑解惑
□ 协助医师	□ 询问有无胆石症病史
	□ 体格检查
□ 采血	□ 遵医嘱
□ 协助检查	□ 胎儿超声
	□ 消化系统超声
□ 入院准备	□ 备皮
	□ 留置尿管
	□ 根据病情开通急救绿色通道

护理流程	描述要点
□ 药物治疗	□ 遵医嘱给予抗感染治疗
	□ 遵医嘱给予硫酸镁抑制宫缩
□ 备血	□ 遵医嘱
□ 术前准备*	□ 备皮
	□ 留置尿管
	□ 左上肢留置套管针
	□ 术前30分钟静滴抗生素
	□ 协助医师带相关药品及物品入术间
□ 术后监测及吸氧*	□ 详见阑尾炎章节叙述
□ 专科护理*	□ 腹腔引流管的护理
	□ 尿管的护理
	□ 观察是否有阴道流血及组织物排出
	□ 观察腹痛部位、性质和持续时间
	□ 给予抗炎补液治疗
	□ 会阴护理
	□ 预防下肢静脉血栓
□ 术后健康教育	□ 药物、饮食、心理、康复护理指导
□ 出院指导	□ 复查时间和内容
	□ 术后饮食及计数胎动
	□ 办理出院相关流程

注:* 为急诊必做项目,其余为住院必做项目

(二)妊娠合并急性胆囊炎诊断要点

1. 病史要点

（1）腹痛病史

1）询问患者腹部疼痛的部位、程度、性质、发作时间、诱因及缓解的相关因素,与饮食、体位、睡眠等的关系;腹膜刺激征及 Murphy 征是否阳性等,注意区分是胆囊炎所致的疼痛还是其他原因导致宫缩所引起的腹痛。

2）急性胆囊炎主要是右上腹部疼痛,开始时仅有上腹胀痛的不适,逐渐发展至呈阵发性绞痛。

3）夜间发作较常见,饱餐、进食肥腻食物常诱其发作。

4）疼痛可放射到右肩、肩胛和背部。如病情继续发展,疼痛可为持续性、阵发性加剧。

5）胆囊穿孔多表现为腹痛呈持续性钝痛或绞痛、发热不退、黄疸加重等症状,可出现急性腹膜炎

体征,甚至感染性休克表现。典型的急性胆囊炎表现为三联症,即腹部绞痛、寒战发热、黄疸,急性重症胆囊炎可在此基础上出现低血压和神志的改变。

6）但有时临床表现常不典型,使早期诊断困难,易出现误诊、漏诊。由于妊娠子宫增大,使母体腹腔脏器位置略有变化,故常与妊娠合并阑尾炎、急性胃肠炎等相混淆。妊娠早期易误诊为早孕反应,妊娠晚期易误诊为先兆早产、临产或胎盘早剥等。因此对妊娠合并不明原因的中上腹疼痛伴恶心、呕吐,应注意把胆石症作为鉴别诊断的疾病之一。同时应联合妇产科和肝胆外科医师会诊。

（2）发热:胆囊炎病人常有轻～中度的发热,通常无寒战,可有畏寒,如出现寒战、高热,则表明病变严重,如胆囊坏疽、穿孔或胆囊积脓,或合并急性胆管炎。

（3）消化道症状:伴恶心、呕吐、厌食、便秘等消化道症状。

（4）胆石症病史

1）急性胆囊炎病因是胆囊管梗阻和细菌感染引起的炎症。约95%以上的患者有胆囊结石。急性结石性胆囊炎初期的炎症可能是由结石直接损伤受压部位的胆囊黏膜引起,细菌感染是在胆汁淤积的情况下出现。主要致病原因有:①胆囊管梗阻:胆囊结石移至胆囊管附近时,可堵塞胆囊管或嵌顿于胆囊颈,嵌顿的结石直接损伤黏膜,导致胆汁排出受阻,胆汁滞留、浓缩。高浓度的胆汁酸盐具有细胞毒性,引起细胞损害,加重黏膜炎症、水肿甚至坏死。②细菌感染:致病菌多从胆道逆行进入胆囊或经血液循环或淋巴途径进入胆囊,在胆汁流出不畅情况下造成感染。

2）妊娠期间多种因素可导致胆囊结石和结石性胆囊炎发生。其发病原因如下:①在体内孕激素作用下,血液及胆汁内胆固醇浓度增加,胆酸、胆盐可溶性发生改变,使胆固醇容易析出而形成结晶;②孕激素可使胆道平滑肌松弛,胆囊排空能力减弱,胆汁淤滞,容易导致胆固醇沉积并形成结石;③雌激素可降低胆囊黏膜上皮对钠的调节,使黏膜吸收水分的能力下降,影响胆囊的浓缩功能。此外,妊娠女性总胆汁酸池较小,胆固醇分泌增加。这些因素均导致胆汁酸池胆固醇过度饱和,易于胆固醇结石的形成。妊娠期尤其是妊娠晚期胆道平滑肌张力下降,Oddis 括约肌痉挛、胆汁淤积、结石梗阻等均可诱发急性胆囊炎、急性胆管炎,甚至导致急性胆源性胰腺炎等严重胆道疾病。

2. 体格检查要点

（1）生命体征：监测体温。

（2）观察有无黄疸：胆囊炎患者胆色素可通过受损的胆囊黏膜进入血液循环，或邻近炎症引起Oddi括约肌痉挛。10%~20%的病人可出现轻度黄疸。另约10%~15%的病人可因合并有胆总管结石而导致黄疸。

（3）腹部检查

1）由于在妊娠过程中，随着胎儿不断发育、子宫体积不断增大，会对周围脏器造成压迫，进而导致相关脏器解剖位置的变化，使得患者在发生急腹症时所表现出的症状和体征不够典型，进而影响了对疾病的诊断。

2）急性胆囊炎患者右上腹胆囊区常有明显压痛、肌紧张，右肋缘下可触到随呼吸运动触痛的肿大胆囊，Murphy征阳性，但孕晚期时不多见。检查方法：受检者仰卧下肢屈曲，检查者站其右侧，用左手拇指按压于胆囊点处（右腹直肌外缘与右肋缘交点），中等以上力度，其余四指及手掌平放于右前下胸壁。让受检者缓慢深吸气，如在吸气过程中因拇指压迫处疼痛而突然屏气者为Murphy征阳性。

3）妊娠子宫将腹壁牵拉扩张，张力增加，反应性降低，结果可使通常作为诊断急腹症依据的腹肌紧张变得不可靠。

3. 辅助检查

（1）血常规和C反应蛋白

1）血常规和C反应蛋白检查对于门急诊患者很重要，主要是明确是否有感染及贫血情况。

2）85%胆囊炎患者的白细胞升高伴核左移，发生胆囊坏死穿孔时，白细胞可达20×10^9/L。

3）超敏C反应蛋白在感染发生后的6~8小时开始升高，其在血中升高的幅度与感染的程度呈正相关，可用于监控病情变化，它比临床体征可更早作出并发症警报和治疗效果的判定。

4）入院后需动态监测血常规和超敏C反应蛋白，用于抗生素疗效观察。

（2）肝功：胆囊炎患者血清丙氨酸氨基转移酶（ALT）和天门冬氨酸氨基转移酶（AST）可轻度升高，约1/2的病人血清胆红素升高。碱性磷酸酶（ALP）常升高，但因ALP受母体雌激素影响，诊断时帮助不大。若转氨酶和碱性磷酸酶或直接胆红素显著升高，则应怀疑是否为胆总管结石、胆管炎或Mirizzi综合征（胆石嵌入远端胆囊管，引起胆总管受到外源性压迫）。

（3）超声

1）消化系超声：妊娠期怀疑有胆囊疾病时首选超声检查，超声可发现胆囊内结石的大小、多少、形状及其位置。此外，还可了解胆囊壁的增厚程度及胰腺、胰管是否有变化，此项检查还有利于区别阑尾炎及腹腔内其他疾病。胆囊炎超声检查可见胆囊增大、囊壁增厚（>4mm），明显水肿时见"双边征"，胆囊内结石可显示强回声，其后有声影，对急性胆囊炎的诊断准确率可达85%~95%。

2）胎儿超声：超声检查确定胎儿生长指标，明确胎儿大小及存活情况，评估孕周；也可协助了解胎盘附着部位及有无胎盘早剥及其胎盘早剥程度。

（4）MRI检查：胰胆管成像可作为诊断胆囊结石的二线工具，主要用于诊断疑似黄疸或者不确定的肝内胆管扩张，尤其有助于鉴别伴有黄疸的肝内胆汁淤积的妊娠患者，因为临床表现和生化指标往往无法鉴别。目前尚未发现妊娠期非增强MRI会对胎儿产生有害影响；然而，不推荐在妊娠早期使用MRI，因为关于器官发生期胎儿安全性的资料有限。

（5）内镜逆行胰胆管造影（ERCP）、增强CT等影像学检查手段对诊断有一定帮助并可指导进一步的治疗，但因是具有放射性的检查，对胎儿有影响应尽量避免在产前进行。

（三）治疗要点

1. 保守治疗 该病的治疗原则是保守治疗为主，且多数经非手术治疗后缓解。因为部分妊娠期胆石症是无症状的，为暂时的，29%患者直径<10mm的结石将在产后会自行消失。

1）首先控制饮食，在急性发作期应该禁食禁水，必要时胃肠减压。

2）给予高糖、高蛋白、高维生素、低脂肪饮食。

3）应用对胎儿影响较小的抗生素，头孢菌素类在胆汁中浓度较血液中高，而且对胎儿无不良影响，应作为首选。

4）适当给予解痉、止痛对症处理。

2. 手术治疗

（1）手术原则：兼顾孕妇及胎儿双方面，尽量避免对胎儿的损害。但如果病情危重，则以挽救母亲生命为前提，如无产科指征，原则上不考虑同时行剖宫产术终止妊娠。

（2）手术指征：若病情发展则应选择手术治疗。

1）非手术治疗无效，病情加重者。

2）有明显的腹膜炎体征，或疑为坏疽性胆囊炎、胆囊穿孔、胆囊周围积液患者。

3）合并有胆总管结石、急性胆管炎，并出现梗阻性黄疸。

4）并发急性坏死性胰腺炎。

5）妊娠期胆绞痛反复发作(>3 次)的胆囊结石。

（3）手术方式：力求简单，应减少对腹腔的干扰，减少对孕妇及胎儿的侵害。

1）胆囊切除术(小切口及腹腔镜)：一般常规行胆囊切除术，腹腔镜胆囊切除术是公认的切除胆囊的标准方法，也是妊娠女性的首选技术。

2）胆总管引流术：胆总管狭窄或梗阻性胆囊炎。

3）胆囊造口引流术：对高危病人或局部粘连解剖不清者，可先行造口术减压引流。

4）超声引导下经皮经肝胆囊穿刺引流术：对于身体较差，晚期急性胆囊炎并胆囊颈部结石嵌顿又希望继续妊娠患者，可选择经皮经肝胆囊穿刺引流术治疗。

5）病灶局部脓液引流术。

（4）手术时机

1）接近足月时行胆囊切除手术在技术上存在一定困难，通常情况下应首先尝试应用抗生素和补液疗法进行内科保守治疗。如果治疗有效，可将胆囊切除术推迟至分娩后进行。通常在分娩 6 周后进行手术，以使母亲从分娩中恢复、与婴儿建立感情及恢复体力。

2）如果患者在接受保守治疗后仍然存在症状或出现发生并发症的体征，则应行胆囊切除术(开腹或腹腔镜)，并根据孕龄决定是否终止妊娠。

（5）保胎治疗

1）行胎心监护、彩超等，动态监测胎儿宫内情况。

2）根据孕周，必要时给予促胎肺成熟治疗(见第三章第六节早产)。

3）预防性应用宫缩抑制剂(见第三章第六节早产)。

（四）护理要点

急性胆囊炎是妊娠期比较常见的急腹症。可发生于妊娠各期，以妊娠晚期多见。急性胆囊炎可发生严重并发症，如胆源性胰腺炎、胆囊积脓、胆囊穿孔、急性腹膜炎等，炎症可诱发宫缩导致流产、早产、胎儿窘迫等，威胁母儿生命。治疗方法以保守治疗为主。因此，针对妊娠合并急性胆囊炎的孕妇，护士应给予科学有效的护理措施。

1. 观察胆囊炎临床表现

（1）观察患者神志，测量生命体征，判断有无休克征象。

（2）观察患者腹痛部位、性质、持续时间，腹部有无压痛、反跳痛、肌紧张表现，Murphy 征是否阳性。

（3）既往多有右上腹疼痛病史，常在饱餐或过度疲劳后突发右上腹痛，也可见于上腹部正中或剑突下，阵发性加剧。疼痛可放射至右肩部、右肩胛下角或右腰部，少数患者可放射至左肩部。

（4）是否出现黄疸、寒战高热，及发热持续时间。

（5）是否伴有恶心、呕吐、厌食、便秘等消化道症状。

（6）询问有无胆石症病史及此次发病的诱因。

2. 保守治疗的护理措施

（1）控制饮食：重症患者应禁食水，必要时进行胃肠减压。轻症患者症状发作期，应禁脂肪饮食，缓解期可给予高糖、高蛋白、高维生素、低脂肪、低胆固醇饮食。补液治疗，补充营养，维持水、电解质平衡。

（2）抗感染治疗：大肠埃希菌、克雷伯杆菌和肠球菌是胆囊炎的主要病原菌，厌氧菌感染少见。头孢菌素类在胆汁中浓度较血液中高，对胎儿无不良影响，应作为首选。

（3）对症治疗：适当给予解痉、止痛对症处理。可用解痉止痛药，如阿托品肌内注射，或哌替啶肌内注射。症状缓解期可适当服用利胆药，如选用 50% 硫酸镁口服，可使 Oddi 括约肌松弛，促进胆囊排空。

3. 手术治疗的护理措施

（1）术前，护士应注意观察病情，以便医师判断手术指征：①保守治疗无效，且病情加重；②有明显的腹膜炎体征或疑为坏疽性胆囊炎、胆囊穿孔、胆囊周围积液；③合并有胆总管结石、急性胆管炎，出现梗阻性黄疸，并发急性坏死性胰腺炎；④妊娠期胆绞痛反复发作 >3 次者。目前认为妊娠期腹腔镜下胆囊切除术是安全有效的方法。

（2）观察术后切口愈合情况及腹腔引流管、尿管的护理(*同第一节妊娠合并阑尾炎)。

（3）腹腔镜胆囊切除术后 24 小时，即应开始补充流质饮食，可先饮少量温开水，如无呕吐再进流食，肠蠕动恢复后予以半流质，逐渐过渡到营养丰富容易消化的普食。其他手术方式的术后饮食根据肠道恢复情况而定。

（4）术后早期下床活动，预防肠粘连及肠梗阻。

（5）体位护理（＊同第一节妊娠合并阑尾炎）。

（6）观察有无先兆流产（＊同第一节妊娠合并阑尾炎）。

（7）预防下肢静脉血栓形成（＊同第一节妊娠合并阑尾炎）。

（8）用药护理：术后应用头孢菌类抗生素预防感染，同时采用保胎治疗，孕早期行黄体酮肌内注射，孕中期及晚期行抑制宫缩的药物，采用硫酸镁静滴治疗（＊硫酸镁用药注意事项同第一节妊娠合并阑尾炎）。

（何津　吴颖）

参考文献

1. 陈孝平,汪建平.外科学.第8版.北京:人民卫生出版社,2013:459-461.

2. 沈铿,马丁.妇产科学.第3版.北京:人民卫生出版社,2015:214-215.

3. Chiappetta Porras LT, Napoli ED, Canullan CM, et al. Minimally invasive management of acute biliary tract disease during pregnancy. HPB Surgery, 2009, 2009:1-3.

4. Palanivelu C, Rangarajan M, Senthilkumaran S, et al. Safety and efficacy of laparoscopic surgery in pregnancy: experience of a single institution. Journal of Laparoendoscopic & Advance Surgical Techniques, 2007, 17(2):186-190.

第四节　妊娠合并胰腺炎

（一）流程化管理清单

1. 妊娠合并胰腺炎诊疗流程

病史重点采集信息			
□ 现病史	□ 停经 *	□ 月经周期是否规律	
		□ 末次月经	
	□ 腹痛 *	□ 部位	
		□ 性质	
		□ 程度	
		□ 持续时间	
	□ 诱因	□ 无	
		□ 有	□ 饱餐
			□ 进食油腻食物
	□ 发热	□ 无	
		□ 有	□ 持续时间
			□ 程度
			□ 寒战

病史重点采集信息			
□ 现病史	□ 恶心 *	□ 有	
		□ 无	
	□ 呕吐 *	□ 有	□ 呕吐物性状
		□ 无	
	□ 阴道流血 *	□ 无	
		□ 有	□ 性状
			□ 量
			□ 持续时间
□ 既往史	□ 胆石症病史 *	□ 有	
		□ 无	
	□ 高脂血症史 *	□ 有	
		□ 无	
	□ 其他手术史	□ 有	
		□ 无	
□ 孕产史 *	□ 孕次__次		
	□ 自然流产史__次		
	□ 早产史__次		
	□ 胎膜早破史__次		
	□ 既往分娩方式	□ 阴式分娩__次	
		□ 剖宫产__次	
	□ 目前存活子女__个		
	□ 出生缺陷	□ 有	
		□ 无	
	□ 胎死宫内	□ 有	
		□ 无	

体格检查重点采集信息			
□ 生命体征 *	□ 体温		
	□ 脉搏		
	□ 呼吸		
	□ 血压		
□ 常规体检	□ 活动 *	□ 自如	
		□ 受限	
	□ 黄疸 *	□ 无	
		□ 有	
	□ 心肺部听诊	□ 正常	
		□ 异常	

体格检查重点采集信息

□ 常规体检	□ 腹部检查 *	□ 正常	
		□ 压痛	
		□ 反跳痛	
		□ 肌紧张	
		□ 肠鸣音	
		□ Grey-Turner 征	
		□ Cullen 征	
		□ 宫缩	□ 无
			□ 强或弱
			□ 持续时间
			□ 间隔时间
□ 妇产科特殊检查（消毒内诊检查）	□ 阴道 *	□ 分泌物	□ 性状
			□ 气味
		□ 活动性出血	
	□ 宫颈 *	□ 闭合宫颈长度	
		□ 宫颈口扩张	
	□ 胎儿监护	□ 胎心监护	
		□ 胎动监护	

辅助检查项目

□ 实验室检查	□ 血淀粉酶 *
	□ 尿淀粉酶 *
	□ 血清脂肪酶 *
	□ 血常规和 C 反应蛋白 *
	□ 血糖 *
	□ 钙 *
	□ 电解质 *
	□ 肾功能 *
	□ 肝功能 *
	□ 血脂 *
□ 实验室检查	□ 血型
	□ 尿常规
	□ 凝血常规
	□ 乙肝表面抗原、梅毒螺旋体抗体、抗 HIV 抗体、丙型肝炎抗体
	□ 甲功

辅助检查项目

□ 影像学检查	□ 胎儿超声 *	□ 胎儿生长指标
		□ 胎盘位置
		□ 宫颈长度
	□ 消化系超声 *	□ 胰腺周围渗出
		□ 胰腺水肿
		□ 胆囊结石
		□ 胆管扩张
	□ CT	
	□ MRI	

注：* 为急诊必做项目，其余为住院必做项目

治疗方案

□ 门诊治疗	□ 常规产检		
	□ 肝胆外科会诊		
□ 住院治疗	□ 动态观察生命体征		
	□ 非手术治疗	□ 禁食、胃肠减压	
		□ 补液、防治休克	
		□ 镇痛解痉	
		□ 抑制胰腺分泌	
		□ 营养支持	
		□ 抗生素的应用	
	□ 保胎治疗	□ 结合孕周促胎肺成熟	
		□ 预防性应用宫缩抑制剂	
	□ 手术治疗	□ 手术方式	坏死组织清除加引流术
			继发肠瘘，将瘘口外置或近端肠管造口术
			假性囊肿，酌情行内、外引流术
	□ 胆源性胰腺炎的处理		

2. 妊娠合并胰腺炎护理流程

护理流程	描述要点
□ 监测 *	□ 黄疸
	□ 详见阑尾炎章节叙述
□ 观察腹痛 *	□ 腹痛：观察腹痛部位（上腹部）、性质和持续时间（突发性、持续性）
□ 观察胎儿安危 *	□ 听胎心
	□ 询问胎动
	□ 胎心监护

护理流程	描述要点	
□ 健康教育	□ 胰腺炎相关知识宣教	
	□ 化验检查注意事项	
	□ 用药的作用和注意事项	
	□ 教会患者和家属计数胎动的方法	
□ 心理护理	□ 心理状况评估及答疑解惑	
□ 协助医师	□ 询问病史	□ 胆石症病史
		□ 高脂血症史
	□ 体格检查	
□ 采血	□ 遵医嘱	
□ 协助检查	□ 彩超检查	
	□ 磁共振检查	
	□ CT检查(必要时)	
□ 入院准备	□ 备皮	
	□ 留置胃肠减压	
	□ 根据病情开通急救绿色通道	
□ 保守治疗*	□ 禁食水,胃肠减压	
	□ 补液、营养支持和抗休克治疗	
	□ 止痛	
	□ 抑制胰腺分泌	
	□ 抗感染治疗	
	□ 观察有无先兆流产,必要时抑制宫缩治疗	
□ 备血*	□ 遵医嘱	
□ 术前准备*	□ 备皮	
	□ 留置胃肠减压及尿管	
	□ 左上肢留置套管针(重型胰腺炎应留置两条以上静脉通路)	
	□ 协助医师带相关药品及物品入术间	
□ 术后监测及吸氧*	□ 详见阑尾炎章节叙述	
□ 专科护理*	□ 给予抑制胰腺分泌、抗炎补液、抗休克治疗	
	□ 观察切口部位有无渗液、皮下硬结、红肿	
	□ 腹腔引流管的护理	
	□ 尿管的护理	
	□ 观察是否有阴道流血及组织物排出	
	□ 观察腹痛部位、性质和持续时间	
	□ 会阴护理	
	□ 预防下肢静脉血栓	

护理流程	描述要点	
□ 术后健康教育	□ 药物、饮食、心理、康复护理指导	
□ 出院指导	□ 复查时间和内容	
	□ 术后饮食及计数胎动	
	□ 办理出院相关流程	

注:* 为急诊必做项目,其余为住院必做项目

(二)妊娠合并胰腺炎诊断要点

1. 病史要点

(1)腹痛的特征

1)腹痛是胰腺炎的主要临床症状。

2)胰腺炎腹痛常于饱餐后12~48小时或饮酒后突然发作,轻者钝痛,重者持续刀割样痛或绞痛,疼痛位于中上腹偏左,可放射到左肩及左腰背部。胆源性者可始发于右上腹,逐渐向左侧转移。病变累及全胰时,疼痛范围较宽并呈束带状向腰背部放射。

3)妊娠合并急性胰腺炎时,胰腺坏死或炎性渗液刺激腹膜,同时也激惹子宫,引起平滑肌异常收缩,可混淆腹痛的性质,以为是孕妇临产表现。应注意区分是否为其他原因导致宫缩引起的宫缩痛。

(2)发热:较轻的急性水肿性胰腺炎可不发热或只轻度发热,发病1~2天出现,持续3~5天。合并胆道感染者常伴有寒战、高热。胰腺坏死伴感染时,持续性高热则为主要症状之一。

(3)消化道及其他症状

1)腹胀常与腹痛同时存在。是腹腔神经丛受刺激产生肠麻痹的结果,早期为反射性的,继发感染后则由腹膜后的炎症刺激所致。腹膜后炎症越严重,腹胀会越明显。腹腔积液时可加重腹胀。病人排便、排气停止。腹内压增高可导致腹腔间隔室综合征的发生。

2)早期即可并发出现恶心、呕吐症状,呕吐通常剧烈而频繁。呕吐物为胃十二指肠内容物,偶可呈咖啡色。并且呕吐后腹痛的程度不能缓解。

3)休克表现:早期休克主要是由低血容量所致,后期继发感染使休克原因复杂化而且常难以纠正。

4)伴急性肺功能衰竭时可有呼吸困难和发绀症状。

(4)胆道疾病史

1)急性胰腺炎有多种致病的危险因素,国内以胆道疾病为主,占50%以上,称为胆源性胰腺炎。

妊娠合并急性胰腺炎致病因素与非孕期急性胰腺炎患者一致,最主要的致病因素为胆道疾病。妊娠期可导致胆汁淤积以及胆石的形成,这是由于妊娠时胆囊排空减慢,胆固醇在肝胆汁中分泌增多所致。妊娠可增加孕妇体内孕激素的含量,而孕激素具有松弛胆囊平滑肌的作用,从而增加胆汁淤积和胆石的形成的风险。当胆结石阻塞胰腺导管后,胰蛋白酶可过早激活胰蛋白酶原,从而导致胰腺腺泡细胞的自身消化,随后引起胆源性胰腺炎。

2)产妇随子宫增大,胰腺管的受压增大,不仅可使胰腺的血液供给受阻,导致胰腺缺血发生微循环障碍,还能直接导致胆囊排空的时间延长,胆汁淤滞黏稠,易于胆汁反流入胰管,诱发胰腺炎。

(5)高脂血症史

1)高脂血症是胰腺炎发病的常见高危因素,孕期甘油三酯可升高2~3倍,胆固醇可升高30%。孕妇孕期的高蛋白、高脂饮食容易增加胰腺的负担,刺激胰液过度分泌,从而导致胰腺炎的发生。

2)血液中甘油三酯及胆固醇浓度的增高,可导致血液黏滞性增加,红细胞变形能力下降,进一步导致胰腺微循环的障碍,继而诱发胰腺炎。

3)在导致妊娠合并胰腺炎的病因中胆道疾病和高脂血症分别占50%和20%,但高脂血症导致的胰腺炎症状较胆道系统疾病导致的更为严重、结局更差。

(6)是否有阴道流血:一般有阴道流血的腹痛还要考虑是否为异位妊娠、先兆流产、先兆早产、分娩先兆、胎盘早剥、子宫破裂或者宫腔感染等产科相关疾病。

2. 体格检查

(1)生命体征

1)监测体温。

2)坏死性胰腺炎患者可有脉搏细速、血压下降,乃至休克表现。

(2)观察有无黄疸:若结石嵌顿或胰头肿大压迫胆总管可出现黄疸表现。

(3)腹部检查

1)由于在妊娠的特殊过程中,随着胎儿生长发育、子宫体积不断增大,则会对其周围脏器造成压迫,进而引起周围相关脏器解剖位置的变化,使得患者在患胰腺炎时所表现出的症状和体征不够典型,可影响对疾病的准确诊断。

2)急性水肿性胰腺炎时压痛多只限于上腹部,常无明显反跳痛及肌紧张。急性出血坏死性胰腺炎则压痛明显,并有肌紧张和反跳痛,范围较广或可累及全腹,严重者会出现板状腹。

3)胰腺坏死伴感染时,还可出现腰部皮肤水肿、发红和压痛。

4)少数严重的患者胰腺的出血可经腹膜后途径渗入皮下。在腰部、季肋部和下腹部皮肤出现大片青紫色瘀斑,称 Grey-Turner 征;若出现在脐周,称 Cullen 征。

5)移动性浊音多为阳性。肠鸣音减弱或消失。

(4)妇产科检查:详见胆囊炎章节。

3. 辅助检查

(1)血、尿淀粉酶:是最常用的诊断方法及依据。

1)血清淀粉酶在发病数小时后开始升高,24小时达高峰,4~5天后逐渐降至正常。但肠梗阻、肠系膜缺血、腮腺炎、胆囊炎及巨淀粉酶血症等疾病亦可导致血淀粉酶的升高,应注意鉴别。甚至有少部分正常人也会出现生理性的淀粉酶升高,但一般不超过正常值的2倍。

2)尿淀粉酶在24小时才开始升高,48小时可达高峰,下降缓慢,1~2周后恢复至正常。

3)血清淀粉酶值超过500U/dl(正常值40~180U/dl),尿淀粉酶也明显升高(正常值80~300U/dl),有诊断价值。血清淀粉酶出现得早,但消失得也早,而尿淀粉酶则恰好相反,但是尿淀粉酶的值可受多种因素影响。

4)淀粉酶值越高其诊断正确率越大。淀粉酶异常是胰腺炎患者的典型表现,但是其特异性较差,其升高水平高低与疾病的严重程度并不呈正相关。当胰腺广泛坏死时,淀粉酶可不升高,甚至是正常。必要时行腹腔穿刺测腹水淀粉酶,则更有助于诊断。血、尿淀粉酶的测定不但有助于急性胰腺炎的诊断,也可为治疗手段的选择提供参考。

(2)血清脂肪酶:血清脂肪酶常在起病后48~72小时开始上升,持续7~10天。持续时间比较长,对就诊较晚的胰腺炎患者诊断价值较高,其灵敏度与特异度也均高于淀粉酶,因此在妊娠合并急性胰腺炎的患者,联合淀粉酶与脂肪酶测定,大大提高了疾病诊断的敏感性、特异性以及准确率。

(3)血脂

1)孕妇在妊娠过程中都会经历甘油三酯和总胆固醇水平的生理性升高过程。这些物质在怀孕初期通常是保持在正常范围内的,随着孕期的延长,胆固醇会比怀孕初期增加50%,甘油三酯会增加原来的 2~4 倍,而雌激素、孕激素、催乳素等会调节上述水平变化。

2)胎盘将类固醇合成胆固醇和脂肪,为胎儿的快速生长作准备,甘油三酯和胆固醇生理性升高一般不会超过 332ng/ml 和 335ng/ml。甘油三酯极度升高会增加患者患胰腺炎及高脂血症的风险。严重的高脂血症,即甘油三酯水平达到 1000ng/ml,孕妇体内若达到这个水平则是病理性的升高。

3)家族性高脂血症是指由于遗传基因异常所致的血脂代谢紊乱,具有家族聚集性的特点,包括家族性高胆固醇血症、家族性高甘油三酯血症(HTG)、家族性混合性高脂血症等。甘油三酯显著升高可增加急性胰腺炎的发病风险,故家族性高脂血症患者发生急性胰腺炎的风险明显高于非高脂血症患者。

(4)血糖:高血糖与糖代谢紊乱是重症胰腺炎患者死亡率升高的重要原因。妊娠期产妇对胰岛素需求量的增加及妊娠期特有的内分泌和代谢变化,可代偿性地加剧胰腺局部的炎症,诱发胰腺炎发生。

(5)血常规和 C 反应蛋白

1)主要是明确是否有感染。

2)C 反应蛋白在健康人体内浓度很低,但发生急性炎症时,机体可产生并释放大量 C 反应蛋白,因此在临床上 C 反应蛋白常被作为预测、诊断和跟踪炎症性疾病的指标。C 反应蛋白检测方便而且廉价,常常用于临床胰腺炎的辅助诊断,且大多数急性胰腺炎患者入院后 48 小时内 C 反应蛋白水平可达到高峰,其后开始下降。血清 C 反应蛋白的高低能间接反映胰腺炎的严重程度以及评估疾病预后。

(6)血钙:由于腹内脂肪坏死与钙结合皂化导致血钙降低,且血钙降低程度与病情严重程度相关,当血钙低于 1.5mmol/L 时提示预后不良。

(7)影像学检查

1)胎儿超声:超声检查确定胎儿生长指标,明确胎儿大小及存活情况,评估孕周;也可协助了解胎盘附着部位及有无胎盘早剥及其胎盘早剥程度。

2)消化系超声:

A. 超声检查是妊娠合并急性胰腺炎的主要检查手段,具有简单、方便、对胎儿影响小等优势,是大多数因胆石症引起的妊娠合并急性胰腺炎的首选检查。可发现胰腺肿大和胰周液体积聚。胰腺水肿时显示为均匀低回声,出现粗大的强回声可提示有出血、坏死的可能。如发现胆道结石、胆管扩张,诊断胆源性胰腺炎可能性大。但由于上腹部胃肠气体等的干扰,可影响诊断的准确性。

B. 内镜超声:即将微型超声探头安装在内镜前端,随胃镜进入消化道,能够清晰准确地显示消化道管壁各层结构及周围脏器情况,其用于检查胆管结石 <2mm 的微小结石和胆管淤泥的准确率几乎为 100%。但是,由于超声内镜检查需在麻醉下进行,对孕妇及胎儿可能存在潜在影响,故在妊娠合并急性胰腺炎中不推荐应用。

3)增强 CT 扫描:

A. 最具诊断价值的影像学检查。不仅能诊断急性胰腺炎,而且能鉴别是否合并胰腺组织坏死。在胰腺弥漫性肿大的背景上若出现质地不均匀、液化和蜂窝状低密度区,则可诊断为胰腺坏死。还可在网膜囊内、胰周、肾旁前和肾旁后间隙、结肠后甚至髂窝等处发现胰外积液和坏死感染的征象。此外,对胰腺炎并发症如胰腺脓肿和假性囊肿等也有诊断价值。

B. 增强 CT 仍然是目前公认的诊断妊娠合并急性胰腺炎的"金标准",但是由于考虑 CT 的辐射对孕妇及胎儿可能都会产生一定的影响,所以选择检查时要慎重。

4)MRI:

A. 可提供与 CT 类似的诊断信息。能够很好地显示胰腺及其周围组织的结构、胰腺坏死组织及其周围脏器的变化,在评估胰腺坏死、炎症范围及有无游离气体等方面都有价值,对急性胰腺炎的分型具有鉴别诊断价值。其对胰胆管组织可提供多方位的图像,对由胆石症引起的急性胰腺炎具有很高的诊断意义。

B. 主要适用于超声不能确诊者。不仅对于诊断急性胰腺炎及其并发症(水肿、假性囊肿或出血性胰腺炎)非常有意义,还能确定主胰管是否清楚及是否伴有持续性的胆汁淤积。

C. 磁共振胰胆管成像(MRCP)无放射性,能清楚地显示软组织,胰胆管系统显像效果也较好,但目前尚无明确的指南提出在妊娠期进行 MRCP 检查。

4. 治疗要点　妊娠期急性胰腺炎可发生于任何时期,妊娠中晚期多见,母婴死亡率高达 37% 和 11%~37%。

妊娠期急性胰腺炎的治疗原则上基本与非妊娠期相同,但也要求考虑到产科的相关问题,注意随时监护胎儿情况,把握终止妊娠的时机。

对于孕早期和孕中期的急性胰腺炎患者,治疗应以母亲为主,其次考虑胎儿因素。而对于妊娠晚期的急性胰腺炎患者,此时胎儿存活率高,治疗时应兼顾胎儿。如急性胰腺炎保守治疗效果不佳,而胎儿娩出可存活时应及时终止妊娠。

非手术治疗:适应于急性胰腺炎全身反应期、水肿性及尚无感染的出血坏死性胰腺炎。

(1) 禁食、胃肠减压:持续胃肠减压可防止呕吐、减轻腹胀、降低腹内压。

(2) 补液、防治休克

1) 静脉输液,补充电解质,纠正酸中毒,预防治疗低血压,维持循环稳定,改善微循环。对重症患者应进行重症监护。

2) 对于出现休克的重症胰腺炎患者,有时需输入清蛋白、血浆等增加血容量,以预防休克。

(3) 镇痛解痉:在诊断明确的情况下给予解痉止痛药,患者会出现腹胀腹痛,对孕妇可以采用山莨菪碱等药物解痉止痛,以缓解其症状。

(4) 抑制胰腺分泌

1) 质子泵抑制剂或 H_2 受体阻滞剂,可间接抑制胰腺分泌;多数认为生长抑素及胰蛋白酶抑制剂也有抑制胰腺分泌的作用。关于生长抑素类,尽管美国食品和药物管理局(FDA)根据动物实验将生长抑素及其类似物的妊娠期安全使用等级评定为 B 级,但有鉴于相关临床报道较少,故生长抑素及其类似物对妊娠期母胎的短期及长远影响仍没有明确定论。根据目前国、内外的报道,妊娠期使用生长抑素类似物治疗对孕妇及胎儿或新生儿的生长发育似乎无明显负面效应。

2) 生长抑素及其类似物在孕期使用的利弊应根据临床实际情况予以权衡。

3) 抑制胰酶外分泌及胰酶抑制剂的药物虽能通过胎盘,对胎儿及母体产生不利影响尚未明确,但病情危重时仍须权衡利弊使用。

(5) 营养支持

1) 禁食期主要靠完全肠外营养(TPN)。待病情稳定,肠功能恢复后可早期给予肠内营养,酌情恢复饮食。

2) 妊娠期妇女在患有重症胰腺炎时会导致超高代谢和严重的应激反应,引起患者的营养障碍、代谢紊乱,可更进一步地造成病情的恶化。

3) 肠外营养主要依靠静脉途径获得机体所需要的全部营养素,包括氨基酸、糖类、维生素、矿物质、微量元素和水等在内的营养成分,而肠内营养更具有保护肠黏膜屏障功能,减轻细菌移位,降低胰腺坏死组织继发感染的几率。对肠源性感染和

多脏器功能障碍综合征的发生能够起到重要的预防作用。

(6) 抗生素的应用

1) 有感染证据时可经验性或针对性使用抗生素。

2) 以往认为早期使用抗生素能预防胰腺坏死合并感染,但已证实预防性使用抗生素并不能显著降低死亡率。

3) 2014 年急性胰腺炎诊治指南提出,胰腺炎患者不推荐静脉使用抗生素以预防感染。而对于胆源性急性胰腺炎或合并感染的急性胰腺炎应常规使用抗生素。

4) 使用抗生素时,应选择对胎儿相对安全的药物。

5. 手术治疗 对于经非手术治疗 48 小时以上,病情无好转,出现胰腺坏死或感染,已形成胰腺脓肿或出现大量腹腔积液的患者或出现严重并发症的患者需手术治疗。

(1) 手术指征

1) 已形成胰腺脓肿、消化道瘘等。

2) 出现胰腺脓肿、假性囊肿等并发症,需切开引流的患者。

3) 合并胰胆管梗阻。

4) 发现有胰腺坏死,出现腹膜后大量渗液压迫胰腺的患者。

5) 尚不能确诊,急性腹膜炎不能排除其他急腹症的患者,需剖腹探查。

(2) 手术方式

1) 坏死组织清除加引流术:急性出血性胰腺炎,坏死组织的清除则力求彻底,但要谨防出血及残留血块引起的继发感染,为达到充分引流的目的,单纯的被膜切开是不够的,必须进行彻底松动和探查整个胰腺,否则易形成胰腺脓肿。术中腹腔彻底冲洗,引流的合理放置和术后灌洗引流,均可减少并发症的发生。

2) 继发肠瘘:将瘘口外置或近端肠管造口术。

3) 假性囊肿:酌情行内、外引流术。

(3) 胆源性胰腺炎的处理:手术目的是取出胆管结石,解除梗阻,通畅引流。

6. 产科治疗

(1) 治疗过程中应严密监测胎儿宫内情况。

(2) 约 60% 妊娠期急性胰腺炎的患者出现早产,因此在治疗过程中应视情况给予抑制宫缩治疗,如胎儿早产无法避免,应结合孕周给予促胎肺成熟

治疗以提高胎儿存活率。

（3）当出现胎儿宫内窘迫、胎儿宫内死亡以及明显的流产或早产征兆时，应及时终止妊娠。多数可自然分娩，产程中应严密监测病情变化；胰腺炎病情较重时为挽救孕妇生命可适当放宽剖宫产指征。

（4）适时的终止妊娠对孕妇有好处，把握终止妊娠时功能够明显降低孕妇及围产儿死亡率，根据产道条件及胎儿是否能存活选择终止妊娠方法，原则上要求产程短。

7. 护理要点　妊娠期急性胰腺炎近来发病率有增高趋势，是一种妊娠期严重并发症，其发病急、进展快，尤其是严重并发症多、预后复杂多变，对母婴危害大。护士应积极准确地配合医师进行药物治疗和手术治疗，给予科学有效的护理措施。

（1）观察胰腺炎临床表现

1）观察腹痛情况，是否为突然发作的持续性上腹痛，有无压痛、反跳痛及肌紧张，有无腰背肩部放射痛。注意区分是胰腺炎所致的腹痛或是其他原因导致子宫收缩或胎盘早剥引起的腹痛。

2）观察是否伴有恶心、呕吐，呕吐是否剧烈而频繁，以及呕吐物性状，呕吐后腹痛是否缓解。

3）观察患者有无黄疸。

4）观察是否出现寒战、高热及发热持续时间。

5）观察腰部及脐周皮肤有无水肿、发红或青紫性瘀斑，即 Grey-Turner 征及 Cullen 征。

6）观察患者神志，严密监测生命体征，监测尿量，判断是否有脉搏细速、血压下降等休克征象。

7）询问有无胆石症病史及高脂血症史，此次发病有无饱餐或进食油腻食物等诱因。

（2）轻型胰腺炎护理

1）轻型胰腺炎一般选择保守治疗，但要密切观察母亲病情变化及胎儿宫内情况，及时向医师汇报。

2）治疗原则：

A. 禁食水，胃肠减压，直至腹痛消失。

B. 补液、营养支持和防治休克：中心静脉置管，给予胃肠外高营养，注意维持水、电解质平衡。

C. 药物镇痛解痉：首选哌替啶 50~100mg，可加用阿托品。

D. 抑制胰腺分泌：静脉泵入生长抑素等药物。

E. 抗感染治疗：广谱抗生素。

3）禁食水及胃肠减压的健康指导：

A. 禁食水和胃肠减压是治疗重要措施。胃肠

减压期间应绝对禁食，告知患者在此期间禁食的重要意义，即通过禁食及胃肠减压可以减少食物及胃酸刺激胰液分泌，并减轻呕吐和腹胀症状，及时引流出胃肠分泌的液体及胆汁。

B. 向患者及家属讲解饮食治疗是综合治疗的重要环节，以取得患者的配合。

C. 患者经过一段时间的禁食治疗，病情好转可以进食后，往往会因害怕再次发生腹痛而恐惧进食，不知道该吃什么。护士应对患者做好详细的饮食指导，并遵循：饮水—流质—半流质—软食—普食，循序渐进的饮食原则，进食低脂、易消化食物，禁食辛辣刺激性食物，忌暴饮暴食，戒烟酒。指导患者平时生活规律，少食多餐，积极治疗胆道疾病，建立健康的生活方式。

4）胎儿监护的健康指导

A. 入院后常规给予超声及胎心监护，从而了解和掌握胎儿的一般情况，如发现异常应及时处理避免意外事故的发生。

B. 教会患者自数胎动并说明意义，胎动正常提示胎儿安全，胎动过少或过多提示胎儿缺氧，应及时处理。常规给予吸氧，保证胎儿氧气供应。

C. 随时观察宫缩情况，注意有无早产征象。必要时抑制宫缩，促胎肺成熟治疗。

（3）重型胰腺炎护理

1）重型胰腺炎须手术治疗，告知患者由于急性胰腺炎对孕妇影响大，很可能危及孕妇生命，故孕早期以救治母亲为主；孕晚期胎儿存活率大，可考虑先终止妊娠再对产妇进行进一步治疗。面对可能失去胎儿的孕妇，护士要注意加强心理支持，并联合其家属进行安慰，尽快调整不良情绪。

2）外科术后常规护理，包括监测生命体征及胃肠减压、引流管和尿管的护理等。

3）严密监测尿量及 24 小时出入液量，观察患者神志及末梢循环情况，以及是否有脉搏细速、血压下降等休克征象。若出现休克，配合医师积极进行抗休克治疗。

4）严密监测胎儿宫内情况，必要时抑制宫缩，预防早产。如胎儿早产无法避免，应结合孕周给予促胎肺成熟治疗以提高胎儿存活率。

5）当出现胎儿宫内窘迫、胎儿宫内死亡以及明显的流产或早产征兆时，应及时终止妊娠。

6）预防下肢静脉血栓形成（* 同本章第一节妊娠合并阑尾炎）。

7）出院指导：指导患者低脂饮食，孕期定期监

测血脂。

（4）用药护理

1）由于生长抑素抑制胰岛素及胰高血糖素的分泌，在治疗初期会导致血糖水平短暂的下降，注意低血糖的发生。

2）生长抑素半衰期为1.1~3分钟之间，在连续给药的过程中，应不间断地输入，换药间隔不应超过3分钟，需要严格持续泵控输入。

3）早期全胃肠外营养支持，保证疾病治疗和促进胎儿生长，但营养制剂的选用应遵循个性化原则。

（何津 吴颖）

参考文献

1. 陈孝平,汪建平.外科学.第8版.北京:人民卫生出版社,2013:483-487.
2. 沈铿,马丁.妇产科学.第3版.北京:人民卫生出版社,2015:217-219.
3. Wu BU,Banks PA. Clinical management of patients with acute pan-creatitis. Gastroenterology,2014,21(11): 829-830.
4. Eddy JJ,Gideonsen MD,Song JY,et al. Pancreatitis in pregnancy. Obstet Gynecol,2008,112(5): 1075-1081.
5. Turhan AN,Gönenç M,Kapan S,et al. Acute biliary pancreatitis related with pregnancy: a 5-year single center experience. Ulus Travma Acil Cerrahi Derg,2010,16(2): 160-164.
6. Kotwal V,Talukdar R,Levy M,et al. Role of endoscopic ultrasound during hospitalization for acute pancreatitis. World J Gastroenterol,2010,16(39): 4888-4891.
7. Pitchumoni CS,Yegneswaran B. Acute pancreatitis in pregnancy. World Journal of Gastroenterology,2009,15(45): 5641-5646.
8. 丁洪琼,曾祥英.晚期妊娠合并重症急性胰腺炎14例临床护理.齐鲁护理杂志,2012,18(10):83-85.
9. 中华医学会外科学分会胰腺外科学组.急性胰腺炎诊治指南(2014).中华肝胆外科杂志,2015,21(1):1-4.

第五节 妊娠期泌尿系结石

（一）流程化管理清单

1. 妊娠期泌尿系结石诊疗流程

病史重点采集信息

	□ 停经	□ 月经周期是否规律
		□ 停经时间

病史重点采集信息

现病史	□ 腹痛 *	□ 部位	
		□ 性质	
		□ 程度	
		□ 明显诱因,如突然改变体位	
		□ 持续时间	
	□ 放射痛 *	□ 腰背部	
		□ 腹股沟	
		□ 阴唇	
		□ 大腿内侧	
	□ 肾区叩痛 *	□ 左	
		□ 右	
	□ 排尿改变 *	□ 血尿	
		□ 尿流中断	
		□ 尿频	
		□ 尿急	
		□ 尿痛	
	□ 发热 *	□ 有	□ 无
		□ 持续时间	
		□ 程度	
	□ 阴道排液	□ 有	□ 无
	□ 阴道流血 *	□ 有	□ 无
		□ 性状	
		□ 量	
		□ 持续时间	
既往史	□ 泌尿系结石病史 *	□ 有	□ 无
	□ 其他病史	□ 有	□ 无
孕产史	□ 孕次__次		
	□ 自然流产史	□ 早期流产史__次	
		□ 晚期流产史__次	
	□ 早产史__次		
	□ 胎膜早破史__次		
	□ 既往分娩方式	□ 阴式分娩__次	
		□ 剖宫产__次	
	□ 目前存活子女__个		
	□ 出生缺陷	□ 有	□ 无
	□ 胎死宫内	□ 有	□ 无

体格检查重点采集信息

生命体征*	□ 体温		
	□ 脉搏		
	□ 呼吸		
	□ 血压		
常规体检	□ 活动	□ 自如	
		□ 受限	
	□ 贫血貌	□ 无 □ 有	
	□ 心肺部听诊	□ 正常	
		□ 异常	
	□ 腹部检查*	□ 正常	
		□ 压痛	
		□ 反跳痛	
		□ 肌紧张	
	□ 肾区叩痛*	□ 有 □ 无	
		□ 部位	
	□ 宫缩*	□ 无	
		□ 强弱	
		□ 持续时间	
		□ 间隔时间	
妇产科特殊检查（消毒内诊检查）	□ 阴道	□ 分泌物	□ 气味
			□ 性状
		□ 活动性出血	
	□ 宫颈	□ 宫颈口流血情况	
		□ 宫口扩张程度	

辅助检查重点项目

辅助检查	实验室检查	□ 血常规（动态监测）*
		□ 凝血五项*
		□ 血离子（动态监测）*
		□ 血糖*
		□ 肾功能（动态监测）*
		□ 肝功能
		□ 乙肝表面抗原、梅毒螺旋体抗体、抗 HIV 抗体、丙型肝炎抗体
		□ 血型
		□ 血尿定位*
		□ 血培养（必要时）
		□ 血甲状旁腺激素

辅助检查重点项目

辅助检查	实验室检查	□ 甲状腺功能	
		□ 尿常规	
		□ 尿细菌培养*	
		□ 降钙素原	
		□ 超敏 C 反应蛋白	
	影像学检查	□ 妇产科超声*	□ 动态监测胎儿宫内情况
			□ 双附件区回声
			□ 盆腔积液
			□ 盆腔包块
		□ 腹部超声*	□ 双肾
			□ 双输尿管
			□ 膀胱
		□ 磁共振检查（MRI）	
		□ CT 平扫（结合孕周，酌情应用）	

治疗方案

□ 门诊治疗	□ 常规产检
	□ 外科会诊
	□ 动态监测
住院治疗*	□ 结合孕周促胎肺成熟
	□ 预防性应用抑制宫缩药物
	□ 动态观察生命体征
	□ 补液支持治疗
	□ 抗感染治疗
	□ 解痉、止痛治疗
□ 外科介入治疗	□ 经皮肾穿刺造瘘术
	□ 输尿管内支架管置入
	□ 输尿管镜检查术及取石、碎石术
	□ 开放性手术

注：* 为急诊必做项目，其余为住院必做项目

2. 妊娠期泌尿系结石护理流程

护理流程	描述要点
□ 监测*	□ 详见阑尾炎章节叙述
□ 观察腹痛*	□ 观察腹痛部位、性质和持续时间
	□ 有无放射痛和肾区叩痛
	□ 有无明显诱因，如突然改变体位
排尿改变*	□ 血尿
	□ 尿流中断
	□ 尿频 □ 尿急 □ 尿痛

护理流程	描述要点	
□ 观察胎儿安危*	□ 听胎心	
	□ 询问胎动	
	□ 胎心监护	
□ 健康教育	□ 阑尾炎相关知识宣教	
	□ 化验检查注意事项	
	□ 用药的作用和注意事项	
	□ 教会患者和家属计数胎动的方法	
□ 心理护理	□ 心理状况评估及答疑解惑	
□ 协助医师	□ 询问泌尿系结石病史	□ 有
		□ 无
	□ 体格检查	
□ 采血	□ 遵医嘱	
□ 协助检查	□ 彩超检查	
	□ 磁共振检查(酌情)	
	□ CT检查(必要时)	
□ 入院准备	□ 留置静脉通路	
□ 药物治疗*	□ 遵医嘱给予补液、抗炎和止痛治疗	
	□ 遵医嘱给予硫酸镁抑制宫缩	
□ 术前准备	□ 备血	
	□ 备皮	
	□ 留置尿管	
	□ 左上肢留置套管针	
	□ 术前30分钟静滴抗生素	
	□ 协助医师带相关药品及物品入术间	
□ 术后监测及吸氧*	□ 详见阑尾炎章节叙述	
□ 专科护理*	□ 保守治疗注意补充足够液体,观察尿量及尿色,观察腹痛情况	
	□ 手术治疗注意观察经皮肾造瘘处局部皮肤有无红肿,引流的尿液颜色、性状、量,观察腹痛是否缓解	
	□ 观察是否有阴道流血及组织物排出	
	□ 观察腹痛部位、性质和持续时间,识别宫缩痛	
	□ 会阴护理	
□ 术后健康教育	□ 药物、饮食、心理、康复护理指导	
□ 出院指导	□ 复查时间和内容	
	□ 术后饮食及计数胎动	
	□ 办理出院相关流程	

注:*为急诊必做项目,其余为住院必做项目

(二) 妊娠期泌尿系结石诊断要点

妊娠合并泌尿系结石临床较为少见,以上尿路结石为主,发病率很低,但妊娠期一旦合并泌尿系结石,其诊断、治疗较非孕期困难。妊娠期输尿管生理性扩张,有助于小结石的排除,同时,妊娠期激素变化和机械因素使泌尿系统发生各种生理性变化(例如孕晚期生理性肾积水)又会增加形成结石的风险。在相同年龄段,妊娠期妇女泌尿系结石的发病率与非妊娠女性差异不大,大多数发病在妊娠中晚期,由于妊娠期女性泌尿系统解剖及生理的改变,以及考虑到对胎儿的潜在危险性,临床上对于妊娠期泌尿系统结石的诊断及治疗存在较大困难。

1. 病史要点

(1) 疼痛特点

1) 上尿路结石的典型症状为疼痛及血尿,疼痛常位于肋脊角、腰背部或上腹部,可向下腹部、腹股沟、大腿内侧、阴唇放射,多为间歇性钝痛,也可呈绞痛发作。

2) 下尿路结石,可表现为膀胱区疼痛。

3) 当结石在肾与输尿管交汇处或向下移动时,可出现肾绞痛,患者可出现疼痛难忍,大汗淋漓,辗转不安,呻吟不止,恶心呕吐,疼痛可沿侧腹部向下放散。

4) 如果出现急性尿路梗阻出现剧烈绞痛,可以诱发宫缩,引起下腹痛或者全腹疼痛,甚至发生流产或者早产。

5) 妊娠期泌尿系结石引起的腹痛需与阑尾炎、胆囊炎、胰腺炎、胃肠炎等引起的疼痛相鉴别。

(2) 血尿、排尿改变

1) 泌尿系结石病情发作时常伴肉眼血尿或镜下血尿,偶尔血尿为无痛性。

2) 下尿路结石,由于结石梗阻,可出现排尿时尿流突然中断现象。

3) 若妊娠期出现阴道少量流血或者血性分泌物,有时易与血尿混淆,检查时须注意流血来源。

4) 孕期由于增大的子宫压迫膀胱,可以出现尿频。

(3) 尿路感染症状

1) 由于妊娠使输尿管受到增大子宫的机械性挤压,妊娠合并泌尿道结石者发生泌尿道感染的几率明显增高,且感染不容易控制,一般需要联合用药或者用药时间较长。

2) 合并尿路感染时,可出现发热、寒战、恶心、

呕吐及尿路刺激症状。

3）妊娠合并泌尿系结石引起的尿路感染需要与单纯妊娠合并泌尿系感染相鉴别：妊娠合并泌尿系感染可分为无症状菌尿症、急性膀胱炎、急性肾盂肾炎和慢性肾盂肾炎。患者多表现为起病急骤，突然出现寒战、高热（≥40℃）或低热。伴头痛、恶心、呕吐等全身症状和腰痛、肾区叩痛及尿频、尿急、尿痛等膀胱刺激症状。出现泌尿系感染症状时，超声及 MRI 检查泌尿系统有无结石是确定单纯泌尿系统感染还是泌尿系统结石并发感染的关键。

（4）是否有泌尿系结石病史：既往有泌尿系结石病史对诊断非常重要，既往结石部位、治疗经过及预后情况对此次治疗有指导意义。

2. 体格检查要点

（1）重视生命体征：主要是注意有无发热、休克、感染征象。

（2）腹部及腰背部检查

1）肾结石时体格检查几乎都有肋腹压痛，也可表现为患侧肾区轻度的叩击痛和腹肌紧张或肌肉痉挛。

2）出现急性尿路梗阻出现剧烈绞痛时，可以引起下腹痛或者全腹疼痛，当诱发宫缩时，腹部触诊可触及子宫体间歇性变硬。

3）大的结石并发重度积水时可扪及肿大的肾脏，肾绞痛发作时，深按肾区可使绞痛加重，导致叩诊难以进行。

3. 辅助检查要点

（1）血液检查：入院后动态监测血液检查结果，有助于监测治疗情况及指导用药。

1）血常规：检查白细胞计数及分类以明确有无感染。

2）血生化：检查结果对代谢评估非常重要，如血钙、血磷降低情况。

3）血钾和二氧化碳结合力：降低则提示肾小管性酸中毒。

4）血尿素氮和肌酐可以评价肾脏功能。

（2）尿液检查

1）尿常规：尿中见到红细胞，通常可提示泌尿系结石的存在；结晶尿通常出现于肾绞痛发作期。

2）尿培养：脓细胞或中段尿培养查见细菌提示尿路感染。

3）血尿定位：血尿定位检验可以检测泌尿系统出血部位，从而指示结石存在部位。

4）尿液检查标本应尽量采用新鲜晨尿，留取中段尿：即待小便开始最初的一段尿液将尿道冲刷后再留取中间一段的尿液。注意无菌操作，将尿液置于无菌试管中，不少于 10ml。

（3）影像学检查

1）超声检查：超声检查操作简便、灵活性高、可进行多切面检查，可以对结石进行有效定位，还可以观察肾脏结构、肾盂积水及输尿管扩张程度，是妊娠期泌尿系结石的主要影像学检查方法。其中，输尿管结石诊断最为困难，这是因为输尿管容易受到胎儿影像的影响，且日益增大的子宫会对输尿管产生压迫作用，不利于观察。肾脏及盆部超声检查可能漏诊远端输尿管结石。因此，当经腹部超声检查没有发现提示信息时，必要时酌情行经阴道或是多普勒超声诊断。超声检查还有助于其他泌尿系统疾病的筛查，妊娠期生理性肾积水须与梗阻引起的病理性肾积水相鉴别。

2）磁共振检查（MRI）：虽然结石在 MRI 检查中不显像，但可通过结石存在部位的充盈缺损以及近段输尿管扩张等间接表现来推断结石的存在。

3）X 线检查：行腹部 X 线片及肾盂造影检查是诊断泌尿系统结石的常用方法，但妊娠期，尤其是早期妊娠因考虑到对胎儿的影响使用须慎重。

4）CT 检查：CT 检查诊断泌尿系统结石的准确率较高，但与 X 线检查一样同样存在放射线威胁胎儿安全的问题，因此在遵循医疗安全使用原则的基础上，一般不对妊娠期女性采取常规 X 线或 CT 检查。

5）膀胱镜检查：如果患者出现膀胱区疼痛明显、尿流突然中断与血尿等典型症状时，应考虑膀胱结石，必要时行膀胱镜检查。

（三）治疗要点

1. 保守治疗是妊娠期合并泌尿系结石的首选治疗方法，其具体方案及药物需要泌尿外科医师及产科医师协作进行，约有 1/3 的患者需要多次入院进行保守治疗才能缓解。约 2/3 以上的患者经保守治疗结石会自行排出。

1）补液：补充水分，保持日尿量在 2000~3000ml 以上，配合使用利尿解痉药物，可促使小结石排出。

2）抗感染：约 50% 的妊娠期输尿管结石患者伴随泌尿系感染，如肾盂肾炎、膀胱炎、致病菌 90% 为大肠埃希菌，符合使用抗生素指征。因为大部分抗生素可通过胎盘屏障，故不仅需根据细菌培养及药敏结果合理选择，同时需考虑患者与胎儿的安全。

目前被证明对妊娠安全的抗生素包括青霉素类、头孢类、大环内酯类以及呋喃妥因类。

3) 解痉、止痛：一般应用镇痛药，阿片类药物为妊娠期首选止痛药物。

黄体酮与硫酸镁从不同的药理学机制相互协同，使输尿管平滑肌松弛，变痉挛收缩为节律收缩，使输尿管规律性蠕动。黄体酮通过竞争抗醛固酮，起到利尿作用。

晚期妊娠 37 周后哌替啶和吗啡可能引起胎儿呼吸抑制，因此应用须谨慎并密切监测胎儿宫内状态。

肾绞痛发作时可以给予哌替啶 50mg，或与异丙嗪 25mg 并用肌注，症状无好转时每 4 小时重复注射一次。

吗啡 10mg 和阿托品 0.5mg 联合肌注。

硝苯地平 10mg 每天 4 次或疼痛时舌下含服，也有很好的止痛效果。

4) 休息：卧床休息，侧卧（使有症状的一侧在上方），这可减轻妊娠子宫对输尿管的压迫。

2. 外科治疗　15%~30% 的患者保守治疗无效，需要针对患者个性化需求选择外科介入治疗方案。

(1) 外科治疗指征包括：不能控制的疼痛、败血症、孤立肾发生梗阻、双侧输尿管梗阻、出现先兆早产或者子痫前期等产科并发症的患者，并且具有进行微创泌尿外科治疗的经验及器械。

(2) 术前谈话需向患者及家属交代推荐的外科治疗方案、操作对患者及胎儿的潜在危险、医疗替代方案以及医疗机构的专家团队，需同时考虑到患者的主观要求及妊娠时期。外科治疗需要泌尿外科、产科、麻醉以及放射线医师的团队协作进行。

1) 经皮肾穿刺造瘘术：这是一种临时性的尿流改道手术，在患者因结石梗阻导致败血症或避免输尿管内操作的情况下，可作为选择方案。优点在于创伤小、解除梗阻快速及有确切效果。

2) 输尿管内支架管置入：通过膀胱镜逆行或经皮肾穿刺顺行放置输尿管支架管以缓解梗阻或疼痛是处理妊娠患者的快捷有效方案。放置内支架后，结石可待妊娠结束后处理。必须每 4~6 周更换 1 次支架直到分娩。

3) 输尿管镜检查术及取石、碎石术：可作为保守治疗或其他方法治疗失败的妊娠期泌尿系结石的治疗方案。其优点在于缩短住院时间，直视下观察患侧输尿管及肾盂以明确诊断，同时进行治疗。输尿管镜下碎石可采用钬激光、脉冲激光、气压弹道、

超声、取石篮甚至异物钳等。

4) 开放性手术：一般不推荐，但在所有上述治疗均失败或者缺少输尿管镜的情况下，可慎重选择。

5) 经皮肾镜碎石术：妊娠期不推荐该方法，对于较大肾结石伴梗阻，可先行经皮肾穿刺造瘘术待妊娠结束后再行经皮肾镜碎石术。

6) 体外震波碎石术：因冲击波可能造成胎儿死亡，故一般认为妊娠为体外震波碎石术的禁忌证。

3. 无论保守治疗或者手术治疗，均需加强胎儿监测及密切观察是否伴发产科相关并发症，适当给予保胎对症治疗，必要时给予促胎肺成熟治疗。

(四) 护理要点

妊娠合并泌尿系结石的孕妇多伴有腹部剧烈绞痛和感染，给母体和胎儿均带来不同程度危害，可能导致母体发生肾功能损害，严重可导致尿性脓毒血症，危及母体生命安全。对于胎儿，可能发生早产、低体重等，危害胎儿健康。因此，针对妊娠合并泌尿系结石的孕妇，护士应给予科学的护理措施。

1. 观察泌尿系结石典型表现

(1) 观察腹痛情况，有无肾绞痛或放射痛，有无肾区叩痛或膀胱区疼痛。疼痛持续时间。有无明显诱因，如体位突然改变。

(2) 观察有无血尿，如有阴道血性分泌物，要注意区分。

(3) 观察排尿改变情况，有无尿流中断现象。40% 的患者出现尿急、尿频、尿痛等膀胱刺激征。

(4) 合并尿路感染时，可出现发热、寒战、恶心、呕吐及尿路刺激症状。

(5) 询问有无泌尿系统结石病史。

2. 保守治疗的护理措施

(1) 为保证母体和胎儿的安全，妊娠合并泌尿系结石首选保守治疗。

(2) 保守治疗的内容包括抗炎、补液、解痉镇痛，64%~84% 的妊娠合并泌尿系结石患者经保守治疗可自行排除结石。在这期间，孕妇应定期复查、加强休息，同时大量饮水，保持在每天尿量达到 2000~3000ml。一旦出现症状加重，应及时入院。

(3) 约有 1/3 的患者需要多次入院进行保守治疗才能缓解，因此应做好出院指导和心理护理。

(4) 观察有无先兆流产（详见阑尾炎章节 *）。

(5) 药物护理注意事项：晚期妊娠 37 周后哌替啶和吗啡可能引起胎儿呼吸抑制，因此应用须谨慎并密切监测胎儿宫内状态。

（6）体位护理：健侧卧位，可减轻妊娠子宫对输尿管的压迫。

3. 手术治疗的护理措施

（1）若保守治疗无效，可以选择经皮肾穿刺造瘘术或输尿管内支架（双 J 管）置入术等。

（2）经皮肾穿刺造瘘术，注意观察造瘘处局部皮肤有无红肿，引流的尿液颜色、性状、量，观察腹痛是否缓解。

（3）双 J 管置入术，注意观察双 J 管相关并发症的发生。

（4）术后也要指导患者多饮水、多排尿，观察尿量颜色、性状、量。

（5）观察腹痛症状是否缓解。

（6）观察有无先兆流产（详见阑尾炎章节 *）。

（何津　吴颖）

参考文献

1. 刘国庆,张世林,王剑锋,等 . 妊娠期合并泌尿系结石的临床分析 . 中华泌尿外科杂志,2014,35(10):745-748.
2. Semins MJ,Matlaga BR. Kidney stones and pregnancy. Adv Chronic Kidney Dis,2013,20(3):260-264.
3. 宋灵敏,周逢海,常德辉,等 . 妊娠期泌尿系结石的诊治研究进展 . 中国医师杂志,2014,16(4):571-573.
4. 沈铿,马丁 . 妇产科学 . 第 3 版 . 北京:人民卫生出版社,2015:214-215.

第六节　早产

（一）流程化管理清单

1. 早产诊疗流程

病史重点采集信息

病史 *	□ 现病史	□ 停经 *	□ 月经周期是否规律
			□ 停经时间
		□ 腹痛	□ 有或无
			□ 部位
			□ 性质
			□ 程度
			□ 性状
		□ 阴道流血 *	□ 量
			□ 持续时间
			□ 流液时间
		□ 阴道流液 *	□ 分泌物气味
			□ 分泌物性状

病史重点采集信息

病史 *	□ 现病史	□ 受孕方式	□ 自然怀孕
			□ IVF-ET
		□ 多胎妊娠	□ 是
			□ 否
	□ 孕产史 *	□ 孕次__次	
		□ 自然流产	□ 早期流产史__次
			□ 晚期流产史__次
		□ 早产史__次	
		□ 胎膜早破史__次	
		□ 既往分娩方式	□ 阴式分娩__次
			□ 剖宫产__次
		□ 目前存活子女__个	
		□ 有或无出生缺陷	□ 有或无胎死宫内
	□ 既往史	□ 妊娠间隔时间	
		□ 手术史	□ 宫颈手术史
	□ 个人史	□ 习惯及嗜好	□ 烟酒嗜好
			□ 吸毒

体格检查重点采集信息

□ 生命体征 *	□ 体温		
	□ 脉搏		
	□ 血压		
	□ 呼吸		
□ 常规体检	□ 活动 *	□ 自如	
		□ 受限	
	□ 贫血貌 *	□ 无	
		□ 有	
	□ 心肺部听诊	□ 正常	
	□ 腹部检查 *	□ 正常	
		□ 压痛	
		□ 反跳痛	
		□ 肌紧张	
□ 消毒内诊 *	□ 宫颈口	□ 关闭	
		□ 开放	□ 开放大小
			□ 羊膜囊
			□ 妊娠组织物
	□ 宫颈长度		
	□ 宫颈表面有无出血		

体格检查重点采集信息		
消毒内诊*	宫颈管有无出血	
	明确宫颈情况	pH试纸是否变色
		羊水性状(颜色,有无异味)
	有无赘生物	

辅助检查重点项目		
辅助检查	实验室检查	血常规+血型*
		尿常规
		尿细菌培养
		凝血五项*
		肝功能
		肾功能
		CRP
		降钙素原
	分泌物检查	GBS
		阴道分泌物+BV
		fFN
	超声*	宫颈长度
		监测宫颈内口扩张形态
	胎心监护	观察宫缩波情况
		胎心率
治疗	给予抑制宫缩治疗	
	胎儿中枢神经系统保护剂(硫酸镁)	
	给予抗感染治疗(胎膜早破)	
	给予促胎肺成熟治疗	

注:*为急诊必做项目,其余为住院必做项目

2. 早产护理流程

护理流程	描述要点
健康教育	病区环境
	早产相关知识宣教
	化验检查注意事项
	负责医护人员
	安全评估及告知
	用药的作用和注意事项
协助医师	询问病史
	体格检查
监测	生命体征
观察胎儿安危	听胎心
	计数胎动

护理流程	描述要点
采血	遵医嘱
协助检查	超声检查
	fFN
专科护理	观察腹痛位置、性质及程度
	观察阴道流血流液情况
	用药指导
心理护理	心理状况评估及护理
出院指导	复查时间
	产妇新生儿护理方法
	办理出院相关流程

(二)早产诊断要点

1. 病史要点

(1)妊娠周数:根据末次月经、胎动时间及早孕期超声核实孕周。早产其孕周满28周但不满37周。

(2)孕产史

1)有早产史孕妇其早产的再发风险是普通孕妇的2倍,前次早产孕周越小,再次早产风险越高。

2)如果早产后有过足月分娩,再次单胎妊娠者不属于高危人群。对于前次双胎妊娠,在30周前早产,即使此次是单胎妊娠,也有较高的早产风险,早产史及晚孕期流产史对于下一步的诊断和治疗很重要。对于此次早产史病因筛查具有指导意义。

3)需要注意的是早产包括自发性早产和治疗性早产,其中治疗性早产是因为妊娠合并症和并发症而终止妊娠。

4)对于妊娠间隔过短的孕妇,两次妊娠间隔如控制在18~23个月,早产风险相对较低。

(3)腹部紧缩感

1)对于腹部紧缩感这一主症要着重询问,一般主要从部位、出现时间、持续时间。

2)然后通过查体触诊腹部是否发紧进一步验证更为重要。

(4)腹部紧缩感是否伴发腹痛:判断腹痛的部位性质及强度,判断是否为宫缩痛,还是其他腹部疾病引起的腹痛例如阑尾炎、急性胰腺炎或胎盘早剥。

(5)腹部紧缩感是否伴发阴道流血或阴道流液:早产通常伴随着胎膜早破,有1%~2%的孕妇会

发生胎膜早破,占早产发生率的 30%,是造成早产的重要原因。

(6) 宫颈手术史:有子宫颈手术史者:如宫颈锥切术、环形电极切除术(LEEP)治疗后发生早产的风险增加,子宫发育异常者早产风险也会增加。

(7) 孕妇年龄:孕妇年龄过小或过大者:孕妇 ≤17 岁或 >35 岁,早产的风险较大。

(8) 多胎妊娠者:双胎的早产率近 50%,三胎的早产率高达 90%。

(9) 异常嗜好者:有烟酒嗜好或吸毒的孕妇,早产风险增加。

(10) 辅助生殖技术助孕者:采用辅助生殖技术妊娠者其早产发生风险较高。

(11) 有妊娠并发症或合并症者:如并发重度子痫前期、子痫、产前出血、妊娠期肝内胆汁淤积症、妊娠期糖尿病、并发甲状腺疾患、严重心肺疾患、急性传染病等,早产风险增加。

(12) 胎儿及羊水量异常者:胎儿结构畸形和(或)染色体异常、羊水过多或过少者,早产风险增加。

2. 体格检查要点

(1) 一般生命体征:主要是注意有无感染征象。

(2) 腹部检查:触诊腹部排除是否合并内外科疾病。

(3) 妇产科检查

1) 四步触诊法:初步判断胎方位,同时判断子宫是否有宫缩。

2) 消毒内诊查看宫颈扩张程度及宫颈管消退程度。

3) 阴道流液的患者一定要进行阴道检查,判断是否有脐带脱垂,在胎先露旁或前方及阴道内触及有搏动的条索状物,或脐带脱出于外阴。

3. 辅助检查要点

(1) 超声

1) 对于有早产高危因素的孕妇,在妊娠 16~24 周常规超声检测时注意测量宫颈长度。超声可以监测宫颈长度 CL,孕中期阴道超声发现宫颈长度 <25mm,发生早产的风险增加。

2) 妊娠 24 周前阴道超声测量 CL<25mm:强调标准化测量 CL 的方法:

A. 排空膀胱后经阴道超声检查。

B. 探头置于阴道前穹隆,避免过度用力。

C. 标准矢状面,将图像放大到全屏的 75% 以上,测量宫颈内口至外口的直线距离,连续测量 3 次后取其最短值。宫颈漏斗的发现并不能增加预测敏感性(Ⅱ级 1)。

D. 鉴于我国国情以及尚不清楚对早产低风险人群常规筛查 CL 是否符合卫生经济学原则,故目前不推荐对早产低风险人群常规筛查。

(2) 胎心监护:观察 20 分钟宫缩波情况。出现规律宫缩即 20 分钟 4 次或每 60 分钟内 8 次。

(3) 阴道分泌物胎儿纤维连接蛋白测定(fFN):fFN 阳性提示早产的风险增加,重大意义是其阴性预测值和近期预测。fFN 与宫颈长度超声测定能提高临床早产的检出率。

(4) GBS 检测

1) 采集部位:女性 B 族链球菌感染检测部位包括宫颈、阴道、直肠和肛门,常用的检测部位为阴道下 1/3 和直肠。

2) PCR 检测是 B 族链球菌感染的快速有效检测方法,但敏感抗生素的选择仍需采用培养法确定。B 族链球菌直接培养法的缺点是检测时间较长、对培养液的要求较高。

3) 在妊娠早期及妊娠中期,单纯 B 族链球菌感染较少引起绒毛膜羊膜炎,因此目前多主张妊娠晚期(35~37 周)检测 B 族链球菌的感染情况。

4) 妊娠 35~37 周后 GBS 检测与胎膜早破、早产、产褥感染等相关,也可导致新生儿肺炎,对妊娠结局产生不良影响。

5) 孕周 <37 周早产或胎膜早破 B 族链球菌检测阳性的孕妇,预防性使用抗生素至少 48 小时。首次使用抗生素治疗 B 族链球菌需给予 500 万 U 青霉素 G 或 2g 氨苄西林作为负荷剂量,随后每 4 小时静脉注射 250 万 U。

(三) 治疗要点

1. 抑制宫缩,适当延长孕周　为促进胎肺成熟及宫内转运赢得时间,宫缩抑制剂只应用于延长孕周对母儿有益者,死胎、严重胎儿畸形、重度子痫前期、子痫、绒毛膜羊膜炎等不使用宫缩抑制剂。ACOG 推荐使用宫缩抑制剂预防早产的上限为妊娠 34 周。宫缩抑制剂使用疗程为 48 小时,持续使用宫缩抑制剂不能预防早产,也能改善围生儿结局。

● 常用宫缩抑制剂:

(1) 钙通道阻断剂:常用药物为硝苯地平。

1) 通过平滑肌细胞膜上的钙通道抑制钙离子重吸收,抑制子宫收缩。

2) 用法:英国皇家妇产科协会(ROCG)推荐硝

苯地平起始剂量为20mg口服,然后每次10~20mg,每天3~4次,根据宫缩情况调整,可持续48小时。用药期间密切注意血压变化,防止血压过低。

(2) β肾上腺素能受体激动剂

1) 用于抑制宫缩的β₂肾上腺素能受体兴奋剂主要是利托君,其能与子宫平滑肌细胞膜上的β₂肾上腺素能受体结合,使细胞内环磷酸腺苷(c-AMP)水平升高,抑制肌球蛋白轻链激酶活化,从而抑制平滑肌收缩,其副作用较硝苯地平多。

2) 用法:100mg溶于500ml GS静脉滴注,开始时0.05mg/min的速度静脉滴注,以后每隔10~15分钟增加0.05mg,直至0.35mg/min,至宫缩停止,逐渐减量后可改口服。

3) 副作用:在母体方面主要有恶心、头痛、鼻塞、低血钾、心动过速、胸痛、气短、高血糖、肺水肿、偶有心肌缺血等;胎儿及新生儿方面主要有心动过速、低血糖、低血钾、低血压、高胆红素,偶有脑室周围出血等。

4) 禁忌证:孕妇心脏病,肝功异常,未控制的糖尿病,子痫前期,心动过速,甲状腺功能亢进症,绒毛膜羊膜炎等。控制孕妇的心率在140次/分以下,若孕妇心率>120次/分,应适当减量或减慢滴速。

(3) 阿托西班

1) 是一种选择性缩宫素受体拮抗剂,作用机制是竞争性结合子宫平滑肌及蜕膜的缩宫素受体,使缩宫素兴奋子宫平滑肌的作用削弱。副作用发生率较低,但价格较昂贵,无明确禁忌证。

2) 最初建议6.75mg的剂量超过1分钟,其次是注入18mg/h持续3小时,然后6mg/h持续45小时(最多330mg)。

(4) 前列腺素抑制剂

1) 吲哚美辛:主要用于32周前早产。

2) 用法:口服,经阴道或直肠给药,首次剂量50~100mg,25mg每天4次。

3) 孕妇会有恶心、胃酸反流、胃炎等,需要监测羊水量,监测发现胎儿动脉导管狭窄立即停药。

2. 胎儿中枢神经系统保护剂　硫酸镁:硫酸镁作为宫缩抑制剂仍有争议。2014年中华医学会妇产科学分会早产指南推荐妊娠32周前早产者常规应用硫酸镁作为胎儿中枢神经系统保护剂治疗。

动物实验表明,镁离子可以通过胎盘屏障和血脑屏障并发挥脑保护作用,研究证实,当通过外周静脉给予妊娠大鼠硫酸镁后,其胎鼠血、羊水及脑组织中镁离子浓度显著增加;如果皮下注射硫酸镁,2小时后镁离子即可通过胎盘及血脑屏障,聚集于胎鼠脑组织而发挥脑保护作用。

其可能机制为:①通过稳定胎儿血压和脑血流以稳定胎儿脑循环。镁离子能够稳定早产儿血压(出生2天内),抑制脑动脉痉挛,稳定脑血流等良性血流动力学效应。②通过稳定神经元膜和阻断兴奋性神经递质的释放来预防兴奋毒损伤。③通过抗氧化效应避免氧化损伤。④通过抗炎作用预防炎症损伤,妊娠期缺血缺氧-再灌注损伤及炎症性疾病中,硫酸镁能通过负性调控促炎因子、过氧化自由基释放等途径减少细胞坏死。

3. 控制感染　对于胎膜未破有早产症状的孕妇不宜使用抗生素。

(1) 当分娩在即而下生殖道B族溶血性链球菌监测阳性,应根据药敏试验选用对胎儿安全的抗生素。

(2) 对于未足月胎膜早破孕妇,应预防性使用抗生素。

4. 促胎肺成熟

(1) 妊娠<35周,一周内可能分娩的孕妇,应使用糖皮质激素促进胎肺成熟。

(2) 孕35~36^{+6}周择期剖宫产,建议在产前给予1个疗程的糖皮质激素以促胎肺成熟。

(3) 推荐<34周出现早产迹象,且之前接受过皮质类固醇治疗已超过14天的患者,在7天内有早产风险进行皮质类固醇激素重复治疗。

(4) 对于孕周<35周的孕妇,如无法完成1个疗程,应尽可能给予糖皮质激素≥1次。

(5) 常用药物　倍他米松和地塞米松。地塞米松5~6mg/次,肌内注射12小时重复1次,共4次,为1个疗程,倍他米松10~12mg/次,肌内注射,24小时重复1次,共2次,为1个疗程。

(6) 不推荐常规使用2个及以上疗程的糖皮质激素;不推荐口服或静脉注射。

(四) 产时处理

早产儿尤其是<32孕周的极早产儿需要良好的新生儿救治条件,有条件者可转到有早产儿救治能力的医院分娩。

1. 产程中加强胎心监护有利于识别胎儿是否存在窘迫,尽早进行处理。

2. 若行分娩镇痛,硬脊膜外阻滞麻醉镇痛相对安全。

3. 在没有指征情况下不提倡会阴侧切及产钳应用。

4. 早产儿出生后应适当延长 30~120 秒后断脐带,可减少新生儿输血的需要,大约可减少 50% 的新生儿脑室内出血。

(五) 预防要点

1. 加强科技宣传,重视孕前及孕期保健,注意高危因素,积极处理高危因素。

(1) 孕期,首次产检时应详细了解早产高危因素,尽可能针对性预防。

(2) 孕前戒烟酒;控制好原发病如高血压、糖尿病、甲状腺功能亢进、红斑狼疮等。

(3) 停止服用可能致畸的药物。

(4) 避免低龄(<17 岁)或高龄(>35 岁)妊娠。

(5) 提倡合理的妊娠间隔(6 个月以上);避免多胎妊娠。

(6) 孕期平衡饮食,合理增加妊娠期体质量,避免体质量过低妊娠。

(7) 避免吸烟饮酒等不良嗜好。早孕期超声检查确定胎龄,排除多胎妊娠,双胎应了解绒毛膜性质。

2. 特殊类型孕酮的应用 微粒化孕酮胶囊、阴道孕酮凝胶、17α- 羟己酸孕酮酯。

(1) 对于有晚期流产或早产史的无早产症状者,不论宫颈长短,推荐使用 17α- 羟己酸孕酮酯。

(2) 对有前次早产史,孕 24 周前宫颈缩短,CL<25mm,可经阴道给予微粒化孕酮胶囊 200mg/d 或孕酮凝胶 90mg/d,至妊娠 34 周;能够减少孕 33 周前早产及围产儿病死率。

(3) 对无早产史,孕 24 周前阴道超声发现宫颈缩短,CL<20mm,推荐使用微粒化孕酮胶囊 200mg/d 阴道给药,或阴道孕酮凝胶 90mg/d,至妊娠 36 周。

3. 宫颈环扎术

(1) 适应证

1) ACOG 指南认为,有 ≥1 次妊娠中期无痛行宫口扩张流产史,排除临产和胎盘早剥,就是宫颈环扎的指征,而 SOGC 和 RCOG 则认为需要有 ≥3 次妊娠中期流产史或早产史,才是宫颈环扎的指征。

2) 三个指南都认为预防性宫颈环扎术的时机是孕 12~14 周。

3) 对有前次早产或晚期流产史、此次为单胎妊娠,妊娠 24 周前 CL<25mm,无早产临产症状,也无绒毛膜羊膜炎、持续阴道流血、胎膜早破、胎儿窘迫、胎儿严重畸形或死胎等宫颈环扎术禁忌证,推荐使用宫颈环扎术。但对子宫发育异常、宫颈锥切术后,宫颈环扎术无预防早产作用。

4) 而对双胎妊娠,宫颈环扎术可能增加早产和胎膜早破风险,上述情况均不推荐使用宫颈环扎术。

(2) 分类:预防性宫颈环扎:宫颈环扎术的时机是孕 12~14 周。

1) 救援性的宫颈环扎术:SOGC 指南认为,当孕周 <24 周,宫口扩张 <4cm,且没有宫缩的时候,可以考虑环扎;RCOG 指南认为,即使宫口扩张 >4cm,或羊膜囊突出,也可以制订个体化方案,ACOG 则认为,如果技术可行,对于单胎,排除宫缩和羊膜腔感染,可以实施环扎术。

2) 以超声为指征时,即既往有自发性早产史,起初认为不是宫颈机能不全导致,但在监测的过程中发现宫颈长度 ≤25mm,建议行环扎。

(3) 手术方式

1) 经阴道:改良 McDonalds 术式,Shirodkar 术式,环扎部位尽可能高位。

2) 经腹环扎术:包括开放性手术或腹腔镜手术,ACOG、SOGC 和 RCOG 都认为如果考虑宫颈机能不全,且有经阴道环扎失败史,建议行腹扎。对于广泛宫颈切除术史,RCOG 不建议行腹扎,其他两个指南建议行腹扎。

3) 3 种手术的效果相当,但改良 McDonalds 术式侵入性最小,而经腹宫颈环扎术仅应用于经阴道环扎失败者。

(六) 护理要点

早产的早期临床表现微弱,常不被患者重视,其最初表现为不规则宫缩,伴有腹部下坠感,阴道内出现少许血液或血色分泌物,而后发展成有规律地宫缩。因此,针对早产的孕妇,护士应掌握健康教育、心理护理、专科护理、用药护理等相关要点,提高胎儿成活率,促进母儿健康。

1. 心理护理

(1) 大多数缺乏对先兆流产的相关知识的认知,使自身产生焦虑情绪,社会关系和家庭经济条件也会对孕妇造成一些负面影响,护理人员应对患者给予充分的安慰,向其说明本次早产的原因与治疗方案,告知其治疗效果,以缓解其焦虑情绪。

（2）同时争取患者家属，特别是丈夫的配合，劝慰产妇，以积极乐观的态度面对治疗。

2. 专科护理

（1）观察腹痛情况

1）患者出现腹痛症状时，首先区分是宫缩痛还是其他原因引起的疼痛，及时通知医师。

2）如为宫缩痛，注意观察宫缩强度、持续时间、间隔时间，遵医嘱给予解痉抑制宫缩的药物，同时安慰患者勿过于紧张。

3）如其他原因引起的疼痛，遵医嘱对症处理。

（2）观察阴道流血流液情况

1）密切观察阴道流血的颜色和量。

2）需要绝对卧床休息，休息时需采用左侧卧位，以提高子宫的血液灌注情况，降低宫缩可能性，增加胎儿氧供。

3）穿柔软宽松的纯棉内衣裤，垫消毒会阴垫，必要时应用抗生素预防感染。

（3）预防便秘的情况

1）指导患者多食用易消化食物，及富含维生素的新鲜水果、蔬菜及含有粗纤维的食物，适当食用有润肠通便作用的食物，如蜂蜜、芝麻、香油等。

2）鼓励孕妇多饮水，以保持大便通畅。

3）在病情稳定的情况下，进行适当的床上活动，增加肠蠕动。

4）护士应做好健康教育，让孕妇和家属充分认识保持大便通畅的重要性，指导其正确使用便盆，协助排便，告知患者有便意时不能忍耐和克制，养成暗示排便的习惯。

（4）监测胎心及胎动

1）对妊娠 16 周以上的孕妇，护士每天给予多普勒测定 2 次，并告知孕妇自我监测胎动。

2）指导孕妇尽量左侧卧位，以改善胎盘血液供应。

3. 用药护理

（1）宫缩抑制剂，为完成促胎肺成熟治疗，以及转运孕妇到早产儿抢救条件的医院分娩赢得时间。应用钙通道阻断剂时观察血压，防止血压过低。前列腺素抑制剂应用时注意观察母体有无恶心、胃酸反流、胃炎等，妊娠 32 周后用药，需特别观察羊水量及胎儿动脉导管宽度防止动脉导管提前关闭。β_2-肾上腺素受体兴奋剂使用过程中应密切观察心率和不适主诉，如心率超过 120 次 / 分，或主诉心前区疼痛应停止使用。

（2）妊娠 32 周前早产者应用硫酸镁作为胎儿中枢神经系统保护剂治疗。硫酸镁不但能降低早产儿的脑瘫风险，而且能减轻妊娠 32 周早产儿的脑瘫严重程度。用药期间注意呼吸不得小于 16 次 / 分，24 小时尿量不少于 600ml，膝反射的观察。

（3）如胎膜已破损的情况下，早产已成为不可避免的事实，医护人员应尽快安排生产，尽量避免新生儿并发症，并按医嘱对患者使用抗生素来抗感染。

（4）在不可继续妊娠的情况下，遵医嘱给孕妇使用糖皮质激素，加快胎儿肺成熟速度，以此避免新生儿出现呼吸窘迫综合征，并准备生产相关事宜。糖皮质激素应用广泛副作用多，其中激素影响糖代谢导致血糖升高，故应用期间应检测血糖。

（魏军 富建华 吴颖）

参考文献

1. 孔祥永,封志纯,杨慧霞,等. 早产儿呼吸窘迫综合征早期防治专家共识. 中华围产医学杂志,2017,20(8):557-559.

2. Society for Maternal-Fetal Medicine. Implementation of the use of antenatal corticosteroids in the late preterm birth period in women at risk for preterm deliver. American Journal of Obstetrics and Gynecology,2016,215(2):B13-B15.

3. Thor Haahr, Anne S. Ersbøll, MA Karlsen, et al. Treatment of bacterial vaginosis in pregnancy in order to reduce the risk of spontaneous preterm delivery - a clinical recommendation. Acta Obstetricia et Scandinavica,2016,95(8):850-860.

4. L Sentilhes,MV Sénat,PY Ancel,et al. Prevention of spontaneous preterm birth：Guidelines for clinical practice from the French College of Gynecologists and Obstetricians (CNGOF). J Gynecol Obstet Biol Gynecologica Reprod,2016,45(10):1446-1456.

第七节 子宫破裂

（一）流程化管理清单

1. 子宫破裂诊疗流程

病史重点采集信息		
□ 现病史	□ 停经*	□ 月经周期是否规律
		□ 停经时间
	□ 胎动改变	□ 无改变
		□ 胎动频繁
		□ 胎动减少或消失

病史重点采集信息

□ 现病史	□ 腹痛*	□ 宫缩
		□ 持续时间(产妇持续腹痛尤其是宫缩间歇期,对诊断的提示作用明显)
		□ 疼痛特点
		□ 诱因及缓解因素
		□ 伴随症状
	□ 阴道流血*	□ 量
		□ 性状
		□ 颜色
	□ 其他	□ 排尿困难
		□ 呼吸困难,头晕,恶心
		□ 其他不适
□ 孕产史	□ 孕__次,产__次	
□ 既往史	□ 妇产科相关病史	□ 剖宫产史
		□ 子宫肌瘤核除术史
		□ 异位妊娠,输卵管手术史
		□ 输卵管积水病史
		□ 人工流产等宫腔手术史
	□ 其他	□ 过敏史,疾病史,手术及外伤史

体格检查重点采集信息

□ 生命体征	□ 体温	
	□ 脉搏	
	□ 呼吸	□ 正常
		□ 急促
	□ 血压	
	□ 血氧饱和度	
□ 常规体检	□ 活动*	□ 自如
		□ 受限
	□ 贫血貌*	□ 无
		□ 有
	□ 心肺部听诊	□ 正常
		□ 异常
	□ 腹部检查*	□ 视诊(注意有无理性缩复环产生)

体格检查重点采集信息

□ 常规体检	□ 腹部检查*	□ 触诊	□ 宫缩
			□ 压痛
			□ 反跳痛
			□ 肌紧张
			□ 瘢痕压痛
			□ 产科四部触诊(子宫破裂时,在腹壁下可清楚地触及胎儿肢体,子宫外形扪不清,胎方位摸不清,有时在胎体的一侧可扪及缩小的宫体)
		□ 听诊	
□ 妇产科特殊检查*(消毒窥器检查)	□ 出血部位	□ 来自宫腔	
		□ 来自其他部位	
	□ 宫颈	□ 扩张程度,展平程度	
	□ 胎儿检查	□ 胎心率,胎方位,胎先露	

辅助检查重点项目

辅助检查	□ 实验室检查	□ 血常规 + 血型(动态监测血常规)注意血红蛋白变化
		□ 凝血五项
		□ 病毒检测
		□ 尿常规
	□ 超声	□ 胎儿常规检查
		□ 子宫瘢痕
	□ 胎心监护	□ 宫压
		□ 反应型

治疗方案

门诊/急诊处理	孕期监测	□ 做好围产期保健工作,做好产前检查,有高危因素者,应严格产检,必要时提前入院待产
	子宫破裂	□ 开通静脉通路,完善术前准备,迅速启动院内急救绿色通道及急救预案
住院处理	□ 一般治疗	□ 开通静脉通路,(必要时给予 CVP)输液、输血、氧气吸入等抢救休克。并给予大剂量抗生素预防感染
	□ 手术治疗	□ 无论胎儿是否存活均应尽快手术治疗
术后处理	抗生素预防感染,动态检测血红蛋白变化,注意阴道流血情况。避免感染,预防静脉血栓形成,预防盆底损伤	

注:* 为急诊必做项目,其余为住院必做项目

2. 妊娠子宫破裂产住院护理流程

护理流程	描述要点
□ 监测	□ 生命体征
□ 观察胎儿安危	□ 胎心监测
	□ 胎儿监护
□ 开放静脉通路	□ 留置静脉套管针
□ 健康教育	□ 病区环境
	□ 子宫破裂相关知识宣教
	□ 化验检查注意事项
	□ 负责医护人员
	□ 安全评估及告知
	□ 用药的作用和注意事项
□ 协助医师	□ 询问病史
	□ 体格检查
□ 采血	□ 遵医嘱
□ 协助检查	□ 超声检查
□ 专科护理	□ 术前护理 □ 疼痛的观察及护理
	□ 准备抢救物品及药品
	□ 备皮、配血
	□ 留置尿管
	□ 术后护理 □ 导管的护理
	□ 预防下肢静脉血栓
	□ 用药指导
□ 心理护理	□ 心理状况评估及护理
□ 出院指导	□ 复查时间
	□ 自我护理方法
	□ 办理出院相关流程

(二) 子宫破裂诊断要点

由于致病因素不同,破裂发生的过程及临床表现不同。瘢痕子宫破裂可无先兆子宫破裂阶段,一开始就是子宫破裂的表现。因阻塞性分娩引起的子宫破裂一般分为先兆子宫破裂和子宫破裂两个阶段:

(1) 先兆子宫破裂:瘢痕子宫妊娠的孕妇,在活动或宫缩时子宫瘢痕处疼痛,触诊有压痛,超声检查发现子宫瘢痕处的肌层连续性缺失。

临产后,当产程延长,胎先露下降受阻,强有力的阵缩使子宫下段逐渐拉长变薄而子宫体部更加增厚变短,两者之间形成明显环状凹陷,随产程进展,

此凹陷可逐渐上升达脐平甚至脐上,称病理性缩复环(pathological retraction ring)。产妇自觉下腹剧痛难忍,烦躁不安,呼吸急促,排尿困难,脉搏增快。检查腹部,在腹壁上可见一明显的凹陷,子宫下段隆起,压痛明显,子宫圆韧带极度紧张,可明显触及并有压痛。由于过强的宫缩致胎儿缺氧,胎动频繁,胎心率不规则。由于嵌顿于骨盆入口的胎儿先露压迫膀胱,损及膀胱黏膜,导尿时可见血尿。此种情况如不及时解除,子宫将在病理性缩复环处及其下方发生破裂。

(2) 子宫破裂:①完全子宫破裂:子宫壁全层裂开,羊水、胎盘及胎儿的一部分或全部被挤入腹腔。发生破裂时,产妇突感腹部撕裂样剧痛,然后阵缩停止,腹痛骤然减轻。不久,随着羊水、胎儿、血液进入腹腔,出现持续性全腹疼痛,产妇出现面色苍白、出冷汗、呼吸浅表、脉细数、血压下降等休克症状体征,阴道可能有鲜血流出,量可多可少。拨露、下降中的胎先露部消失,扩张的宫口回缩,子宫前壁破裂时裂口可向前延伸致膀胱破裂。腹部检查全腹有压痛及反跳痛,在腹壁下可清楚地触及胎儿肢体,胎心音消失,子宫外形扪不清,有时在胎体的一侧可扪及缩小的宫体,若腹腔内出血多,可叩出移动性浊音。阴道检查可发现胎先露上升,宫口缩小,有时可在宫腔内扪及破裂口。②不完全破裂:子宫肌层部分或全部裂开而浆膜层仍保持完整,子宫腔与腹腔不通,胎儿仍留在宫腔内。如裂口在子宫侧壁下段,可于阔韧带两叶间形成血肿,如子宫动脉被撕裂,可引起严重腹膜外出血和休克。腹部检查子宫仍保持原有外形,破裂后压痛明显,并可在腹部一侧触及逐渐增大的血肿。阔韧带血肿亦可向上延伸而成为腹膜后血肿。如出血不止,血肿可穿破浆膜层,形成完全性子宫破裂。

1. 病史要点

(1) 腹痛:子宫破裂一旦发生,往往是非常突然和紧急的,造成的后果也是严重的。其临床表现多样:先兆子宫破裂表现为烦躁不安、下腹疼痛,子宫破裂后有撕裂样疼痛,然后全腹持续性疼痛,因破裂程度不同及体位或胎儿及胎儿附属物压迫破裂口,有时症状不典型,可有宫缩间歇耻骨上疼痛,产妇持续腹痛尤其是宫缩间歇期,对诊断的提示作用明显。

(2) 宫缩:先兆子宫破裂期子宫收缩频繁,为强直性或痉挛性收缩,一旦子宫破裂,宫缩停止或消失。

(3) 阴道流血:阴道可能有鲜血流出,量可多

可少。

（4）排尿困难或血尿：由于嵌顿于骨盆入口的胎儿先露压迫膀胱，损及膀胱黏膜，导尿时可见血尿。子宫前壁破裂时裂口可向前延伸致膀胱破裂。

（5）胎动异常：由于过强的宫缩致胎儿缺氧，胎动频繁，胎心率不规则，缺氧时间长可出现胎动消失。

2. 体格检查要点

（1）重视生命体征：可出现面色苍白、出冷汗、呼吸浅表、脉细数、血压下降等休克症状体征。

（2）腹部检查

1）当产程延长，胎先露下降受阻，强有力的阵缩使子宫下段逐渐拉长变薄而子宫体部更加增厚变短，两者之间形成明显环状凹陷，随产程进展，此凹陷可逐渐上升达脐平甚至脐上，称病理性缩复环（pathological retraction ring）。

2）腹部检查：先兆破裂时子宫下段压痛或新出现的子宫局部疼痛，子宫破裂时全腹有压痛及反跳痛，在腹壁下可清楚地触及胎儿肢体，胎心音消失，子宫外形扪不清，胎方位摸不清，有时在胎体的一侧可扪及缩小的宫体，若腹腔内出血多，可叩出移动性浊音。

3）专科检查：阴道检查可发现胎先露上升，宫口缩小，有时可在宫腔内扪及破裂口。产妇阴道可能有鲜血流出，量可多可少。拨露、下降中的胎先露部消失，扩张的宫口回缩。原来的胎心听诊部位无法找到胎心。

3. 辅助检查要点

（1）胎心监护：胎心监护异常（晚期减速、重度变异减速、胎儿持续心动过缓）。

（2）超声：超声可协助确定破口部位及胎儿与子宫关系。

（3）血液化验：血红蛋白的进行性下降提示失血，作为动态监测手段。血常规及凝血功能、血清离子、血气分析、血糖检查等作为辅助手段，能协助明确失血情况及代偿状态。

超过 1/2 的孕妇会出现两个以上的症状，最多见为胎心监护异常和腹痛，子宫破裂的诊断通常在紧急剖宫产或产后剖腹探查时做出。但大多数研究认为胎心监护异常是子宫破裂最常见的征象之一，可提示高达 70% 的子宫破裂。

（三）鉴别诊断

1. 胎盘早剥 常见于有高血压或外伤史的患者，腹部检查子宫体硬，宫缩间歇不明显，子宫轮廓清楚，胎体在宫腔内，阴道检查先露清楚，子宫破裂多发生于分娩期，有难产史或剖宫产史，检查胎儿在腹壁下，其一侧有子宫，B 超有助于诊断。

2. 难产并发腹腔感染 产程长，多次阴道检查史，并有腹痛及腹膜炎体征，但体检及 B 超检查胎儿在宫腔内，子宫无缩小。

（四）治疗要点

1. 治疗原则

（1）先兆子宫破裂：应用镇静剂抑制宫缩后尽快剖宫产。

（2）子宫破裂在纠正休克、防治感染的同时行剖腹探查，手术原则力求简单、迅速，能达到止血目的。根据子宫破裂的程度与部位，手术距离发生破裂的时间长短，以及有无严重感染而定不同的手术方式。

2. 治疗方案

（1）一般治疗：输液、输血、氧气吸入等抢救休克。并给予大剂量抗生素预防感染。

（2）手术治疗

1）先兆子宫破裂：发现先兆子宫破裂时立即给以抑制子宫收缩的药物，如给吸入或静脉全身麻醉，肌内注射或静脉注射镇静剂，如哌替啶 100mg 等，不论胎儿是否存活，均应尽快行剖宫产术。

2）子宫破裂：子宫破裂的治疗在输液、输血、吸氧和抢救休克的同时，无论胎儿是否存活均应尽快手术治疗。在子宫破裂发生的 30 分钟内施行外科手术是降低围产期永久性损伤以及胎儿死亡的主要治疗手段。根据情况判断孕妇将来是否可以再次妊娠，选择合适的手术方式。

（五）预后

1. 失血性休克 子宫破裂可发生腹腔内大量失血，危及母儿生命。

2. 感染 羊水胎盘排入腹腔阴道检查等易导致腹膜炎败血症，威胁产妇生命。

3. 失去生育能力 若手术中患者状态不良、失血多、术后严重感染等需切除子宫，术后丧失生育能力。

（六）预防与保健

1. 做好计划生育工作 避免多次人工流产，节制生育，减少多产。提倡自然分娩，降低剖宫产率。

2. 做好围产期保健工作 认真做好产前检查，有瘢痕子宫、子宫畸形、宫角妊娠史手术治疗，输卵管妊娠腹腔镜手术治疗史者，产道异常等高危因素者，应严格产检，行超声检查，注意瘢痕处是否存在压痛，必要时提前入院待产。

3. 提高产科诊治质量 正确处理产程，严密观察产程进展，警惕并尽早发现先兆子宫破裂征象并及时处理；严格掌握缩宫素应用指征；正确掌握产科手术助产的指征及操作常规；正确掌握剖宫产指征。

（七）护理要点

子宫破裂病情凶险，若未及时诊治可导致产妇常因短期内大量出血而休克，甚至死亡。合理的术前术后干预护理会极大地提高产妇和新生儿存活率。医院为子宫破裂患者开放绿色通道，确保患者在第一时间得到治疗保证患者安全。

1. 子宫破裂的迹象 在子宫破裂之前常形成病理性收缩环，在环的下方子宫膨隆，压痛明显，询问产妇有无血尿、排尿困难、脉搏快，甚至有体温升高、疲乏等症状，子宫病理缩腹环形成、下腹部压痛、胎心率异常和血尿是先兆子宫破裂的四大表现。

2. 术前准备

（1）预防休克的护理

1）快速、准确进行静脉穿刺，建立有效静脉通道，以确保及时补充血容量。

2）监测心率、脉搏、血氧、血压。

3）观察患者有无面色苍白、出冷汗、呼吸浅表、脉细数、血压下降等休克表现。

（2）胎儿安危

1）持续进行胎儿监护和心电、血氧饱和度监护，给予高流量吸氧。

2）必要时行 B 超检查观察胎儿情况。

（3）心理护理：患者往往感到恐惧焦虑，担心自身安危及胎儿生命安全，护理人员应关心、体贴患者，积极抢救的同时，给其讲解如何积极配合治疗以及手术的必要性，并向家属作好思想工作，取得配合。

3. 术后护理

（1）导管的护理

1）保持导管通畅，勿打折受压扭曲，观察量、性质及颜色。

2）如子宫破裂时损伤膀胱，尿管留置时间可视病情延长，仔细观察尿量，以掌握膀胱恢复情况和肾

脏功能。

（2）疼痛的护理

1）患者出现腹痛症状时，观察疼痛的部位及持续时间，及时通知医师。

2）必要时给予止疼药物治疗。

（3）预防下肢静脉血栓的护理

1）患者卧床时可嘱患者在床上缓慢屈伸上腿，家属可协助按摩、活动双下肢。

2）根据病情鼓励患者早期下床活动，早期活动可有效预防术后下肢静脉栓塞。

（魏军　吴颖）

参考文献

1. American College of Obstetricians and Gynecologists. ACOG practice bulletin no.115：vaginal birth after previous cesarean delivery. Obstet Gynecol, 2010, 116：450-463.

2. Royal College of Obstetricians and Gynaecologists. Birth after previous caesarean birth. Green-top guideline no.45.Royal Coll. Obstet Gynecol, 2015, 32：1-31.

3. 张为远. 中华围产医学. 北京：人民卫生出版社, 2012.

4. 刘兴会, 漆洪波. 难产. 北京：人民卫生出版社, 2015.

第八节　妊娠合并肠梗阻

（一）流程化管理清单

1. 妊娠合并肠梗阻诊疗流程

病史重点采集信息		
☐ 停经	☐ __天	
☐ 末次月经	☐ ____	
☐ 受孕方式	☐ 自然妊娠　☐ 促排卵	
	☐ 体外受精　☐ IVF-ET	
☐ 早孕反应	☐ 无　☐ 轻度　☐ 妊娠剧吐	
☐ 不良接触史	☐ 无	☐ 妊娠期间有毒性物质接触
	☐ 妊娠期间化学性物质接触	
	☐ 妊娠期间有放射性物质接触	
☐ 用药史	☐ 长期用药__	☐ 孕期用药__
☐ 产检史	☐ 规律产检　☐ 无规律产检	
☐ 症状	☐ 腹痛、腹胀	性质
		程度
		持续时间
		缓解因素

（左侧跨行：☐ 孕产史）

病史重点采集信息

□ 孕产史	□ 症状	□ 恶心呕吐	诱发因素	
			持续时间	
			程度	
			缓解因素	
		□ 排气排便	□ 是	
			□ 否	
		□ 其他症状	□ 有	
			□ 无	
		□ 诊疗经过	描述：＿＿＿	
	□ 一般情况	□ 胎动	□ 正常	□ 异常
		□ 流血	□ 有	□ 无
		□ 流液	□ 有	□ 无
		□ 饮食睡眠精神状态	□ 有	□ 无
	□ 孕＿次产＿次			
	□ 既往胎停	□ 无 □ 有;＿次		
	□ 胎死宫内	□ 无 □ 有;＿次		
	□ 既往分娩畸形胎儿	□ 无 □ 有;＿次		
	□ 手术史	□ 无 □ 有,描述：＿＿＿		
□ 既往史		□ 肠梗阻、肠套叠等病史	□ 无 □ 有	
		□ 肠管畸形等先天疾病史	□ 无 □ 有	
		□ 腹部外伤史	□ 无 □ 有	

体格检查重点采集信息

□ 一般情况	□ 体温	□ 脉搏	□ 呼吸	□ 血压	
	□ 贫血貌	□ 无	□ 轻度	□ 中重度	
	□ 水肿情况	□ 无	□ 轻度	□ 中重度	
	□ 活动	□ 自如	□ 受限		
□ 心肺部听诊	□ 正常				
	□ 异常				
□ 腹部视诊	□ 膨隆	□ 有 □ 无			
	□ 肠型	□ 有 □ 无			
	□ 蠕动波	□ 有 □ 无			
□ 腹部听诊	□ 气过水声	□ 有 □ 无			
	□ 肠鸣音	□ 强 □ 弱 ＿＿＿次/分 □ 消失			

体格检查重点采集信息

□ 腹部触诊	□ 包块	□ 有 □ 无	
	□ 压痛	□ 有 □ 无	
	□ 反跳痛	□ 有 □ 无	
	□ 肌紧张	□ 有 □ 无	
□ 腹部叩诊	□ 移动性浊音	□ 阳性 □ 阴性	
□ 专科查体 *	□ 体重 □ 宫高 □ 腹围 □ 胎方位 □ 胎心率		
	□ 窥器下	□ 流血	□ 无 □ 有
		□ 流液	□ 无 □ 有
		□ 分泌物	□ 无 □ 少 □ 多
	□ 消毒内诊	□ 宫颈	□ 未消 □ 消＿%
		□ 宫口	□ 未开 □ 开＿cm

辅助检查重点项目

□ 实验室检查	□ 血常规＋血型
	□ 凝血五项
	□ 血 CRP,降钙素原
	□ 肝肾功能、血糖
	□ LDH、CK
	□ 血气分析
	□ 血清离子
	□ 肝炎病毒
	□ 梅毒＋HIV
□ 影像学	□ 胎心监测
	□ 胎心监护
	□ 产科超声
	□ 腹部超声
	□ 腹部 X 线片
	□ CT 检查
	□ MRI 检查
	□ 结肠镜检查
□ 治疗	□ 监测胎儿宫内情况
	□ 请外科会诊
	□ 动态观察生命体征
	□ 胃肠减压,补液
	□ 应用抗生素预防感染,首选青霉素及头孢菌素类
	□ 纠正电解质紊乱及酸碱平衡失调,必要时给予血液及血液制品
	□ 动态监测胎儿宫内情况,必要时终止妊娠

2. 妊娠合并肠梗阻护理流程

护理流程	描述要点
□ 监测	□ 生命特征
	□ 血氧
□ 胎儿检测	□ 胎心
	□ 胎动计数
	□ 胎心监护
□ 协助医师	□ 询问病史
	□ 体格检查
□ 健康教育	□ 病区环境
	□ 肠梗阻相关知识宣教
	□ 化验检查注意事项
	□ 负责医护人员
	□ 安全评估及告知
	□ 用药的作用和注意事项
□ 采血	□ 遵医嘱
□ 协助检查	□ 超声检查
	□ MRI
	□ 结肠镜检查
□ 专科护理	□ 留置胃肠减压
	□ 观察腹痛位置、性质及程度
	□ 观察流血情况及贫血貌的观察
	□ 排气排便的观察及饮食指导
	□ 预防下肢静脉血栓
	□ 用药指导
□ 心理护理	□ 心理状况评估及护理
□ 出院指导	□ 复查时间
	□ 自我护理方法
	□ 办理出院相关流程

（二）妊娠合并肠梗阻诊断要点

1. 病史要点

（1）腹痛

1）机械性肠梗阻时，梗阻上段肠内容物通过受阻，肠管蠕动增强，肠壁平滑肌强烈收缩和痉挛，之后肠管肌过度疲劳呈暂时性迟缓状态，腹痛随之消失，故呈阵发性绞痛。

2）如果呈剧烈的持续性腹痛，则应警惕绞窄性肠梗阻的发生。

3）麻痹性肠梗阻的肠壁肌呈瘫痪状态，没有收缩蠕动，因此呈持续性胀痛。

（2）呕吐

1）高位肠梗阻时，呕吐出现早而频繁，呕吐物为胃和十二指肠内容物伴大量胃肠液、胰液和胆汁，腹胀多不明显。

2）低位肠梗阻时，呕吐出现晚且次数少，晚期可吐出带粪味的肠内容物。

3）呕吐物呈棕褐色或血性时，考虑肠管血运障碍。

（3）腹胀

1）高位肠梗阻腹胀不明显，可见胃型。

2）低位肠梗阻腹胀一般较重，腹壁薄弱的患者中，梗阻以上肠管膨胀，可见肠型。

（4）肛门停止排气排便：不完全性肠梗阻及高位肠梗阻早期可有排气和少量排便；完全性肠梗阻患者则不再排气排便。

2. 体格检查要点

（1）重视生命体征：主要注意有无休克、感染征象。因脱水及电解质紊乱出现唇干舌燥、眼窝凹陷、脉搏细弱等。

（2）腹部检查

1）腹部可见肠型和肠蠕动波。

2）机械性肠梗阻听诊肠鸣音亢进与阵发性腹痛的出现相一致，有气过水声。麻痹性肠鸣音可消失。

3）触诊时可摸到肿块，梗阻部位有压痛和反跳痛。

4）绞窄性肠梗阻时，腹腔有渗液，移动性浊音可呈阳性。

5）妊娠晚期子宫增大占据腹腔，肠襻移向子宫的后方或两侧，使体征不明显、不典型，应予警惕。

3. 辅助检查要点

（1）一般检查及化验

1）胎心监测、胎心监护等检查掌握胎儿宫内情况。

2）白细胞计数、电解质、肝肾功能、C反应蛋白、血清乳酸、乳酸脱氢酶（LDH）和肌酸激酶（CK）、动脉血气等化验检查。

3）当出现局部缺血时，血清乳酸、LDH和CK可能由于肠低灌注而增加。

4）血清乳酸盐仅在广泛存在的肠道梗阻时才会升高，因此乳酸增加对肠梗阻患者的缺血是高度敏感的，是进行紧急手术的有力信号。

5）对于急性梗阻患者的评估，血清检测可以指导调整电解质异常和液体复苏。

（2）超声

1）产科超声检查：掌握胎儿宫内情况。

2）超声检查：超声在无回声肠腔积液的良好透声窗下，肠壁结构、黏膜皱襞、回盲瓣及肠腔内容物均可清晰显示，也可看到粪石、肿瘤等梗阻病灶，结合肠蠕动改变，超声检查可以在床边进行，同时可实施动态观察，是评价妊娠合并肠梗阻首选的影像学检查方法。对积液型肠梗阻的诊断相对较好，而对积气型肠梗阻的诊断困难。

3）诊断依据是：①肠管扩张伴积气、积液，小肠内径可超过 3cm，结肠内径可超过 6cm。②肠管蠕动活跃，肠管内以液体为主的液气混合回声呈现漩涡状来回流动，或以气体为主滚动性强光团回声梗阻。注意，麻痹性肠梗阻时肠管蠕动明显减弱或消失。③肠壁水肿。

（3）腹部 X 线平片

1）美国妇产科学会妊娠期影像学指南（2004年）认为，诊断性放射检查一般暴露剂量≤5rads，并不增加胎儿先天畸形、胎儿生长受限及流产的风险。但需注意，妊娠 8~15 周是胚胎对放射线最敏感时期，此阶段选择放射线检查应慎重。

2）可行仰卧和直立的腹部 X 线平片，可见空气-液水平、肠段扩张、积液。机械性肠梗阻时梗阻部位以上肠管充气、胀大，充气肠袢大小不一。麻痹性肠梗阻可见肠道普遍胀气，充气肠袢大小较为一致。由于腹部组织结构影像互相重叠，分辨率低，征象难以显示清晰，诊断肠梗阻是基于肠腔内积气显示扩张的肠管，但肠梗阻发生早期肠管开始积液，而积气少或无。

（4）CT

1）CT 检查对肠梗阻病因、部位、类型的判断及诊断绞窄性梗阻有明显优势。

2）然而，CT 扫描不应在孕期进行常规检查，除非临床病史、体格检查和普通胶片对小肠梗阻的诊断不具有决定性作用。CT 检查放射线暴露剂量大，尽管孕期单次应用相对安全，但需慎重。CT 扫描提供的附加信息有助于诊断肠缺血及肠穿孔。

（5）MRI

1）现缺乏证据证明 MRI 的诊断价值优于 CT，故不推荐作为常规检查方法，仅局限于那些有 CT 或碘对比禁忌证的患者，或多次 CT 扫描不能确诊的患者建议使用。MRI 具有无辐射暴露、高分辨率、高软组织对比度和大视野图像的特点，有助于确定梗阻部位和病因，并可显示在腹部和骨盆内肠梗阻部位的炎症、脓肿形成或出血。妊娠期合并肠梗阻 MRI 特征为小肠扩张横径至 3cm，结肠扩张至 6~9cm，梗阻近端肠管明显扩张，并见气液平面。肠扭转在轴位或冠状位均可呈"漩涡状"，肠套叠呈"弹簧状"或"袖套状"。

2）有临床研究认为，MRI 的电磁场有可能对正处于发育中的胎儿引发生物效应。所以建议妊娠 12 周之内行 MRI 检查需要权衡利弊。钆剂增强 MRI 检查仅可用于母体利益远远大于可能带来的胎儿危害时。

（6）结肠镜检查：低位肠梗阻与肠扭转和结肠癌有关，结肠镜检查对明确梗阻部位及病因，决定是否手术及手术方式的选择具有重要意义。由于梗阻的存在以及增大子宫的影响，增加进镜难度及穿孔并发症的几率，因此结肠镜要轻柔操作，对伴有严重腹痛、腹胀、呕吐及腹膜炎，怀疑有肠坏死、肠穿孔时，严禁结肠镜检查。

4. 分类

（1）**按病因分类**

1）机械性肠梗阻：机械性肠梗阻约占 90% 以上，其中半数以上由粘连引起，其次有肠扭转、肠套叠、先天畸形、炎性狭窄、嵌顿疝和腹部肿块等。

2）动力性肠梗阻：由于肠壁肌肉运动功能失调所致，并无肠腔狭窄。又分为麻痹性和痉挛性两种。前者因交感神经反射性兴奋或毒素刺激肠管而失去蠕动能力，以致肠内容物不能运行，后者系肠管副交感神经过度兴奋，肠壁肌肉过度收缩所致。

3）血运性肠梗阻：由于肠系膜血管内血栓形成，血管栓塞，引起肠管血液循环障碍，导致肠蠕动功能丧失，使肠内容物停止运行。

4）假性肠梗阻：无明显的病因，属慢性疾病，也可能是一种遗传性疾病。表现有反复发作的肠梗阻症状，但十二指肠与结肠蠕动可能正常。

（2）**按肠壁有无血运障碍分类**

1）单纯性肠梗阻：梗阻以上部位肠蠕动增强，以克服肠内容通过障碍，肠腔内因气体和液体积贮而膨胀，肠管扩张，肠壁水肿，最后导致肠蠕动乏力，同时液体漏出至腹腔，梗阻以下肠管瘪陷、空虚或仅存少量粪便。

2）绞窄性肠梗阻：因血供中断，首先静脉回流受阻，肠壁充血、水肿、增厚呈暗红色，随病程进展继而出现动脉血运障碍，血栓形成，肠管变紫黑色、变薄、缺血,导致坏死、穿孔,死亡率可高达 20%~30%,是最严重的并发症。

(3) 根据病变部位、梗阻程度和病程发展快慢还可分为高位小肠(空肠)梗阻、低位小肠(回肠)和结肠梗阻。

(4) 根据发病轻重缓解分为急性肠梗阻和慢性肠梗阻。

(三) 鉴别诊断

妊娠合并肠梗阻应与妊娠合并卵巢囊肿蒂扭转、早产、隐性胎盘早剥、急性羊水过多及其他内外科疾病如急性阑尾炎、胆囊炎、胆石症等疾病相鉴别。根据病史、超声等影像学检查不难鉴别。

(四) 治疗要点

肠梗阻的管理存在争议,因为手术可以引起新的粘连,而保守治疗不能消除梗阻的原因。

1. 保守治疗

(1) 禁食、胃肠减压、补液:是治疗妊娠合并肠梗阻的首要措施,目的是减少胃肠道积留的气体、液体,减轻肠腔膨胀、减少肠壁水肿。还可以减轻腹内压,改善因膈肌抬高导致的呼吸与循环障碍。禁食水状态下可给予生长抑素减少胃肠液的分泌量。

(2) 注意监测并及时纠正水、电解质紊乱及酸碱失衡,当血液生化结果尚未获得前,要先给予平衡盐液。当肠梗阻晚期或合并绞窄性肠梗阻时,大量血液及血浆渗出至肠腔或腹腔,需要给予血液制品。

(3) 肠梗阻后,肠黏膜屏障功能受损,易发生感染。另外,膈肌上移影响肺部气体交换及分泌物排出,易发生肺部感染。应用广谱抗生素预防感染。

(4) 对于诱发宫缩的妊娠合并肠梗阻,应给予镇静、抑制宫缩等安胎治疗。

(5) 吸氧治疗。

(6) 口服氧化镁、嗜酸乳杆菌等口服治疗可以加快治疗部分肠梗阻的治疗,缩短住院时间。

2. 手术治疗

(1) 非绞窄性肠梗阻可在严密观察下保守治疗,若 48 小时仍不缓解或出现腹膜炎时,应尽快手术。患者常因呕吐、肠壁水肿、肠腔内大量渗液、胃肠减压丢失大量液体而致低血容量、休克、肾衰。应考虑手术治疗。

(2) 绞窄性肠梗阻不论发生在妊娠任何时期,因绞窄性肠梗阻可导致肠壁坏死和穿孔,并发严重腹腔感染及中毒性休克。均应尽早手术,同时采用上述各种非手术治疗措施。

(3) 术前补充足够的血容量,减少因麻醉所致的血压波动,同时持续低流量鼻饲给氧,减少胎儿宫内缺氧。

(4) 手术方式分为开放手术及腹腔镜手术,须请有经验的外科医师检查所有肠管,因常可能有一处以上的粘连梗阻。如有肠管坏死,还须做部分肠管切除与吻合术。

3. 不同孕周处理方式

(1) 妊娠早期合并肠梗阻:经过保守治疗后,临床症状改善,肠梗阻解除者,可以继续妊娠。若经保守治疗无效,应先作人工流产,然后考虑手术治疗肠梗阻。

(2) 妊娠中期合并肠梗阻:妊娠 12~28 周,外科手术操作对妊娠子宫一般影响不大,如无产科指征,无需终止妊娠,术中尽量避免干扰子宫,术后继续保胎治疗。妊娠 28~34 周时,外科手术操作对妊娠子宫影响很大,在促胎儿肺成熟的基础上,同时行剖宫产术。

(3) 妊娠晚期合并肠梗阻:妊娠晚期,尤其是妊娠 34 周以后,胎儿存活率较高,由于膨大的子宫影响肠梗阻手术的进行,应先行剖宫产术,使子宫缩小后再探查腹腔,否则膨大的子宫使术野难以暴露,难以操作。

(五) 预后

妊娠合并肠梗阻的孕产妇死亡率与不及时诊断、不及时手术与术前准备不充分直接相关。其母体病死率为 10%~20%,胎儿病死率为 30%~50%,多发生在绞窄性肠梗阻或肠穿孔伴有水、电解质失衡时。如能做到早期诊断和及时处理可降低病死率。

(六) 预防

怀孕期间一定要注意适当运动,多吃些易消化、富含纤维素的植物性食物,如水果、蔬菜等,少吃动物性食物,尤其不要吃太多含高蛋白且不易消化吸收的食物,肉类食品可煮至熟烂后再吃。对一些不易嚼烂、易形成团块的食物,如糯米、葡萄、香菇、竹笋、动物筋膜及肌腱等,要尽量少吃,特别是经常便秘者,平时更应多活动、多饮水、多吃蔬果、少吃辛辣,必要时可在医师指导下服用一些药物。此外,积极防治各种孕期并发症,也是预防食物性肠梗阻的重要措施举措之一。

（七）护理要点

妊娠合并肠梗阻患者护理要点是观察腹痛、腹胀、恶心、呕吐、排气排便等，观察有无肠梗阻引起的水、电解质紊乱及酸碱失衡，解除肠梗阻的效果，及产科处理后术后护理。

1. 留置胃肠减压及饮食指导

（1）肠梗阻解除前先让患者持续胃肠减压，禁食水。

（2）通过静脉营养支持治疗。

（3）肠梗阻缓解后可逐渐由流食如米汤、藕粉等，慢慢过渡到半流食至普食。

（4）避免饮用牛奶、豆浆等产气食物。

（5）留置胃管期间口腔护理每天 2 次，保持口腔清洁，预防感染。

2. 保守治疗

（1）观察腹痛腹胀情况

1）患者出现腹痛症状时，首先区分是宫缩痛还是其他原因引起的疼痛，及时通知医师。

2）如为宫缩痛，注意观察宫缩强度、持续时间、间隔时间，遵医嘱给予解痉抑制宫缩的药物，同时安慰患者勿过于紧张。

3）如其他原因引起的疼痛，遵医嘱对症处理，适时给予药物缓解肠道平滑肌痉挛，使腹痛得以缓解。病因尚不明确时，不可随意使用吗啡类止疼剂。

（2）观察阴道流血流液情况

1）密切观察阴道流血的颜色和量。

2）需要绝对卧床休息，休息时需采用半卧位，以提高子宫的血液灌注情况，降低宫缩可能性，增加胎儿氧供。

3）穿柔软宽松的纯棉内衣裤，垫消毒会阴垫，必要时应用抗生素预防感染。

（3）观察排气排便情况

1）听诊肠鸣音是否亢进，呈高调金属音。可否闻及气过水声。

2）在病情稳定的情况下，进行适当的床上活动，增加肠蠕动。

3）护士应做好健康教育，让患者及家属充分认识保持大便通畅的重要性，指导其正确使用便盆，协助排便，告知患者有便意时不能忍耐和克制，养成暗示排便的习惯。

4）必要时遵医嘱给予患者药物缓解。

（4）监测胎心及胎动

1）对妊娠 16 周以上的孕妇，护士每天给予多普勒测定 2 次，并告知孕妇监测胎动。

2）指导孕妇尽量半卧位。

3）妊娠后期给予低流量氧气吸入 1~2ml/min，可有效缓解宫内缺氧。

（5）用药护理

1）在可继续妊娠的情况下，对患者使用硫酸镁（浓度 25%）等宫缩抑制剂，抑制宫缩，延长妊娠时间，需卧床休息，尽可能地保证妊娠足月，同时观察宫缩强度、持续时间、间隔时间。

2）护理人员对患者进行宣教，虽然处在妊娠阶段，但也可以进行一些简单的功能锻炼，不仅有利于患者，也有利于胎儿的健康。

3. 产科处理

（1）准确记录患者妊娠月份，观察促进胎儿成熟程度。

（2）剖宫产手术术后护理。

4. 手术治疗　外科手术术后护理。

（魏军　吴颖）

参考文献

1. Fausto C, Salomone D, Federico C, et al. Adhesive small bowel adhesions obstruction: Evolutions in diagnosis, management and prevention. World J Gastrointest Surg, 2016, 8(3): 222-231.

2. Salomone D, Federico C, Marica G. Bologna guidelines for diagnosis and management of adhesive small bowel obstruction (ASBO): 2013 update of the evidence-based guidelines from the world society of emergency surgery ASBO working group. World J Emerg Surg, 2013, 8(1): 42.

3. 连岩, 王谢桐. 妊娠合并肠梗阻. 中华产科急救电子杂志, 2016, 1: 10-14.

4. Webster PJ, Bailey MA, Wilson J, et al. Small bowel obstruction in pregnancy is a complex surgical problem with a high risk of fetal loss. Am R Coll Surg Engl, 2015, 97(5): 339-344.

5. Reeves M, Frizelle F, Wakeman C, et al. Acute colonic pseudoobstruction in pregnancy. ANZ J Surg, 2015, 85(10): 728-733.

6 Redlich A, Rickes S, Costa SD. Small bowel obstruction in pregnancy. Arch Gynecol Obstet, 2007, 275: 381-383.

第九节　妊娠合并主动脉夹层动脉瘤

（一）流程化管理清单

1. 妊娠合并主动脉夹层动脉瘤诊疗流程

病史重点采集信息

	□ 停经	□ __天	
	□ 末次月经	□ __	
□ 现病史	□ 症状	□ 胸痛	诱因（剧烈活动，情绪激动等） 性质 程度 持续时间 缓解因素
		□ 腹痛	诱发因素 持续时间 程度 缓解因素
		□ 恶心、呕吐	□ 无 □ 有
		□ 头晕、胸闷	□ 无 □ 有
		□ 发热、腹胀、腹泻或便秘	□ 无 □ 有
	□ 一般情况	□ 胎动	
		□ 腹痛	□ 未出现
		□ 流血	□ 正常　□ 异常
		□ 流液	□ 有　□ 无
		□ 饮食、精神状态	□ 有　□ 无
	□ 不良嗜好	□ 吸烟	□ 有　□ 无
		□ 饮酒	□ 有　□ 无
□ 孕产史	□ 孕__次产__次		
□ 既往史	□ 手术史	□ 无 □ 有，描述：____	
	□ 高血压史	□ 无 □ 有，描述：____	
	□ 嗜铬细胞瘤	□ 无 □ 有，描述：____	
	□ 外伤史	□ 无 □ 有，描述：____	
	□ 马方综合征、血管炎	□ 无 □ 有，描述：____	
	□ 梅毒、结核、肺炎等传染病	□ 无 □ 有，描述：____	
	□ 骨髓炎、败血症	□ 无 □ 有，描述：____	
	□ 服药史、免疫抑制剂服用史	□ 无 □ 有，描述：____	

体格检查重点采集信息

□ 一般情况	□ 体温 □ 脉搏 □ 呼吸 □ 血压	
	□ 收缩压差	□ 正常 □ 异常
	□ 脉搏短绌	□ 有 □ 无
	□ 贫血貌	□ 无 □ 轻度 □ 中重度
	□ 水肿情况	□ 无 □ 轻度 □ 中重度
	□ 活动	□ 自如 □ 受限
□ 心肺听诊	□ 正常	
	□ 异常	
□ 面色	□ 红润	
	□ 苍白	
□ 声音	□ 洪亮	
	□ 嘶哑	
□ 腹部检查	□ 包块	□ 有 □ 无
	□ 压痛	□ 有 □ 无
	□ 反跳痛	□ 有 □ 无
□ 专科查体	□ 体重 □ 宫高 □ 腹围 □ 胎方位 □ 胎心率	
	□ 窥器下 □ 流血	□ 无 □ 有
	□ 流液	□ 无 □ 有
	□ 分泌物	□ 无 □ 少 □ 多
	□ 消毒内诊 □ 宫颈	□ 未消 □ 消__%
	□ 宫口	□ 未开 □ 开__cm

辅助检查重点项目

□ 实验室检查	□ 血常规 + 血型
	□ 凝血五项（D- 二聚体）
	□ 心肌酶谱、肌钙蛋白
	□ 肝肾功能、血清离子、血糖、血气分析
	□ 肝炎病毒
	□ 梅毒 +HIV

辅助检查重点项目		
☐ 影像学	☐ 胎心监测、胎心监护	
	☐ 产科超声	
	☐ 经胸超声心动图（TTE）	
	☐ 经食管超声心动图（TEE）	
	☐ 胸片	
	☐ 心电图	
	☐ CT 检查	
	☐ MRI 检查	
	☐ 结肠镜检查	
☐ 治疗方案	☐ 请胸外科、心内科、介入科、普外科、超声科影像科等会诊	
	☐ 动态观察生命体征,请胸外科、心内科、介入科、普外科、超声科影像科等会诊	
	☐ 建立静脉通路、控制血压	
	☐ 限制活动,镇痛、镇静	
	☐ 监测胎儿宫内情况	

2. 妊娠合并主动脉夹层瘤护理流程

护理流程	描述要点
☐ 监测	☐ 生命体征
☐ 胎儿安危	☐ 胎心监护
	☐ 胎心监测
☐ 建立静脉通路	☐ 留置静脉输液针
☐ 健康教育	☐ 病区环境
	☐ 主动脉夹层瘤相关知识宣教
	☐ 化验检查注意事项
	☐ 负责医护人员
	☐ 安全评估及告知
	☐ 用药的作用和注意事项
☐ 协助医师	☐ 询问病史
	☐ 体格检查
☐ 采血	☐ 遵医嘱
☐ 协助检查	☐ MRI
	☐ TTE 或 TEE
	☐ 胸片
	☐ 心电图
	☐ 超声检查

护理流程	描述要点
☐ 专科护理	☐ 观察有无休克样症状
	☐ 观察胸痛、腹痛的位置、性质及程度
	☐ 观察有无恶心、呕吐腹胀情况
	☐ 监测脉搏和血压
	☐ 用药指导
☐ 心理护理	☐ 心理状况评估及护理
☐ 住院准备	☐ 办理入院
	☐ 手术准备
☐ 术后护理	☐ 出血的观察
	☐ 心功能的观察
☐ 出院指导	☐ 复查时间
	☐ 自我护理方法
	☐ 办理出院相关流程

（二）妊娠合并主动脉夹层动脉瘤诊断要点

1. 病史要点

（1）疼痛：A 型多见于胸和肩胛间区,B 型多在背部、腹部。临床表现 90% 以上患者以突发剧痛为首发症状,疼痛的强度比部位更具特征性,一开始即表现为严重的撕裂样或针刺样剧烈疼痛,可呈现为急性胸痛、后背痛、下腹痛,使用吗啡等止痛药物不能缓解。由于血管内膜撕裂刺激迷走神经,部分患者可能出现支气管痉挛表现。

（2）血压：大部分患者可伴有高血压,患者常因剧痛而呈休克貌,焦虑不安,大汗淋漓、面色苍白、心率加速,但血压常不低甚至增高。收缩压 <90mmHg 者往往提示病情危重,随时有心脏停搏危险。在发现可疑患者血压低时,可同时测量患者双侧肢体血压,可有双侧血压不等的特点。

（3）其他

1）夹层累及内脏动脉、肢体动脉及脊髓供血时可出现相应脏器组织缺血表现,肾脏缺血、下肢缺血或截瘫等神经症状。

2）主动脉夹层压迫腹腔动脉及其分支可引起恶心、呕吐、腹胀等。

3）压迫颈交感神经引起 Horner 综合征（患侧眼球内陷、瞳孔缩小、上睑下垂、血管扩张及面颈部无汗为特征的一组交感神经麻痹综合征）。

4）局灶性神经功能缺失,如压迫喉返神经引起声音嘶哑。

2. 体格检查要点

（1）重视生命体征：急性主动脉夹层患者通常有面色苍白、四肢厥冷等休克样表现。主要是注意有无贫血、休克、感染征象。突然出现低血压或低氧血症。

（2）其他

1）夹层血肿累及主动脉瓣瓣环或影响瓣叶的支撑时发生主动脉瓣关闭不全，可突然在主动脉区出现舒张期吹风样杂音，脉压增宽，急性主动脉瓣反流可引起心力衰竭。

2）脉压改变，一般见于颈、肱或股动脉，一侧脉搏减弱或消失。肢体收缩压差 >20mmHg。

3）主动脉的分支受压迫，可有心包摩擦音、胸腔积液、心脏压塞症状（心音遥远、心搏微弱）。

4）无特异改变。病变累及冠状动脉时，可出现心肌急性缺血甚至急性心肌梗死改变。

5）脉搏短绌，脉率低于心率。

3. 辅助检查要点

（1）检查化验

1）胎心监测。

2）胎心监护。

3）D- 二聚体水平和纤维蛋白降解产物水平明显增高，D- 二聚体在急性主动脉夹层患者血浆中升高，尽管特异性较差，但敏感性高，阴性结果有利于排除急诊急性主动脉夹层的诊断。

4）常规化验可也有助于排除其他诊断，如心肌酶谱、肌钙蛋白等指标有利于排除心肌梗死的可能性。白细胞计数和中性粒细胞比值明显增高。

（2）超声

1）产科超声了解胎儿宫内情况。

2）妊娠前经影像学检查（包括血管造影），或妊娠后经胸超声心动图（TTE）或经食管超声心动图（TEE）检查证实主动脉增宽、主动脉扩张、主动脉腔内有撕裂的内膜片回声，显示真假两腔、内膜破口等而确诊。

（3）CT：CT 是诊断急性主动脉夹层的常用手段，具有简单、准确的特点，在急诊情况下也可以满足术前准备的要求，因此 CT 在主动脉夹层的诊断和术前评估方面也有重要价值，特别是增强 CT。但 CT 检查的风险和缺陷在于需要搬动患者而且检查时间长，对于病情危重凶险或者血压不稳的患者存在较大风险，且 CT 扫描有放射性暴露的风险，需权衡母婴利弊后谨慎使用。

（4）MRI：MRI，特别是磁共振血管造影（MRA），

对内膜破口的位置、主动脉夹层部位、分支受累情况的表现更直观。但是需搬动、耗时长且身上不宜有金属。

（5）胸片：胸片可以看到主动脉球扩大、纵隔增宽，甚至有时可以看到钙化主动脉内膜的移位，但胸片不能作为急性主动脉夹层的确诊手段。

（6）心电图：心电图可以是正常的，也可以是左心室肥大的表现，当冠状动脉受累时则为心肌缺血的表现。另外，心电图有助于排除心肌梗死。

（7）主动脉造影术：对 B 型主动脉夹层分离的诊断较准确，但对 A 型病变诊断价值少。

（8）血管内超声（IVUS）：IVUS 直接从主动脉腔内观察管壁的结构，能准确识别其病理变化。对动脉夹层分离诊断的敏感性和特异性接近 100%。但属于侵入性检查，有一定的危险性，不常用。

4. 分型　主要根据主动脉夹层内膜裂口的位置和夹层累及的范围来划分。

（1）DeBakey 分型法

1）Ⅰ型：从近端主动脉开始，累及大部分或整个主动脉。

2）Ⅱ型：仅累及升主动脉。

3）ⅢA 型局限于胸膈肌以上的胸降主动脉。ⅢB 型发展至膈肌以下，累及大部分胸腹降主动脉。

（2）Standford 分型法

1）A 型：相当于 Debakey 分型法的Ⅰ型和Ⅱ型。

2）B 型：相当于 Debakey 分型法的Ⅲ型。研究显示，A 型主动脉夹层孕妇占妊娠合并主动脉夹层者的 50%~89%，院前病死率高达 53%。B 型主动脉夹层孕妇占妊娠合并主动脉夹层者的 11%~21%，预后较 A 型者好。

（三）妊娠合并主动脉夹层瘤的鉴别诊断

1. 急性心肌梗死　急性心肌梗死时疼痛一般逐渐加剧，疼痛部位局限胸骨后或向颈部或左臂放射。心电图和心肌酶谱的动态变化及影像检查有助于主动脉夹层与急性心肌梗死的鉴别。急性主动脉夹层如误诊为心肌梗死而服用阿司匹林、抗凝药或者溶栓，严重者可致生命危险，将对后续治疗造成不良影响，造成医疗事故。

2. 急腹症　主动脉夹层累及腹主动脉或其大分支时可产生各种急腹症的临床表现，有时误诊为肠系膜动脉栓塞、急性胰腺炎、急性胆绞痛、肾绞痛（临床中突发腰腹痛而坐卧立不安的患者，有单侧肾叩击痛，通常是肾结石患者，而主动脉夹层腰腹痛患

者无明显压痛点或叩痛点）、消化性溃疡穿孔或肠梗阻等。需密切观察身体相应部位有无血管阻塞体征。超声多普勒、CT、MRI 及主动脉造影可供鉴别。

3. 主动脉瓣反流 当主动脉夹层引起主动脉关闭不全造成急性主动脉瓣反流时，应与其他原因引起的主动脉瓣反流，如感染性心内膜炎所致主动脉瓣穿孔及主动脉窦瘤破裂相鉴别，感染性心内膜炎所致主动脉瓣穿孔，一般有长期不明原因的发热等感染性心内膜炎的病史，超声波检查可见瓣膜穿孔，无假腔形成，无主动脉根部扩大，可见瓣膜赘生物形成，通过超声、主动脉造影、CT、MRI 检查可资鉴别。

4. 肺动脉栓塞 患者身体较弱或长期卧床的患者多见，多由下肢深静脉血栓脱落所致，肺动脉造影可诊断。

（四）妊娠合并主动脉夹层动脉瘤治疗要点

妊娠期主动脉夹层的诊断和治疗均颇为棘手。孕前筛查高危人群，全面评估，严密监测，孕期及产褥期做到早诊断、早治疗，改善疾病预后，降低母婴死亡率。

1. 非手术治疗

（1）持续监护患者血压、脉搏、心率、血氧，给予患者吸氧等支持治疗。

（2）控制患者血压及心率，从而减小对主动脉壁的压力。使收缩压在 100~120mmHg 之间，舒张压低于 80mmHg。尽可能保持心率 60~80 次 / 分。应用 β 受体阻滞剂进行稳定血压及降低心率，对于β 受体阻滞剂控制血压不佳的患者可选择硝普钠静脉滴注，但要注意急性主动脉反流的发生。硝普钠初始用药剂量为 20μg/min，并观察患者血压指标变化，适当增加用药剂量，最大剂量不可超过 300μg/min。在硝普钠使用前需保证足量的 β 受体阻滞剂，用药期间监测患者尿量、血容量、血压，尿量应>30ml/h。

（3）保证患者卧床静养，尽量避免外环境刺激，必要时应以镇静药物，调整心理应激状况，减少意外事件风险。可适当给予止疼药物。

（4）休克患者可采取全血、蛋白补充治疗，在用药期间注意心肌应激反应，加强组织及心肌持续供氧，氧流量控制在 1~2L/min。

2. 手术治疗

（1）手术指征 ①近端主动脉夹层；②远端主动脉夹层伴脏器供血不足；③明显主动脉瓣关闭不全；④用药后血压仍高，疼痛不止。

（2）手术方式 ①主动脉根部置换 + 全主动脉弓置换 + 支架象鼻植入术（Bentall+Sun 术）；②主动脉根部置换术（Bentall 术）；③带膜支架植入术；④全胸腹主动脉置换术。

（3）理想的方案是治疗主动脉夹层的同时保证孕妇和胎儿的安全，但是在临床中，治疗决策的制定需要考虑孕妇的健康及胎儿的孕龄。由于手术时体外循环可以引起流产、胎儿窘迫、胎死宫内、胎儿生长受限等不良结局，故建议行主动脉手术时给予常温、高压 >70mmHg、高流量 >2.5L/(min·m²) 以及搏动性灌注。

3. 终止妊娠时机

（1）早孕期一旦发生 A 型主动脉夹层，需要立即行手术治疗，同时应考虑终止妊娠。

（2）对于妊娠接近 28 周，进行主动脉手术的同时严密监测胎儿宫内状态，积极保胎治疗，尽可能延长孕周。

（3）在 28~32 周的孕妇，何时实施剖宫产手术依胎儿情况而定。

（4）孕周 >32 周后，建议剖宫产后实施主动脉外科修复手术，可以改善母婴的预后。紧急剖宫产的实施，除了产科因素如胎儿窘迫、胎儿生长受限及难产等之外，主动脉进行性扩张及潜在的主动脉破裂是主要的原因。

（五）主动脉夹层动脉瘤预防

当孕妇突然出现胸背痛，特别是患有主动脉疾病家族史、主动脉瓣发育不良、主动脉缩窄、主动脉粥样硬化、结缔组织病、外伤、大动脉炎、马方综合征、确诊胸主动脉瘤或者既往主动脉手术史等的备孕妈妈，都属于主动脉夹层的高危人群。以下建议：

1. 有高危因素的患者，孕妇应密切检测血压变化情况，必要情况下定期检测升主动脉直径，患者在孕期尤其妊娠后期，出现心慌、胸闷等相关症状，应高度怀疑心血管疾病发生的可能，并进行相应的检查，以便早期明确诊断。

2. 患者在孕期需要接受更严格的产前检查，4~8 周检查心脏超声，并定期接受 MRI 检查，及时评估病情与妊娠风险，并及时与心脏科、妇产科专家进行沟通。

3. 对于马方综合征患者而言，升主动脉根部直径是预测主动脉夹层发生风险的最重要指标。如果升主动脉根部直径 <4.0cm,发生主动脉夹层的风险低于 1%;>4.0cm,发病风险高达 10% 以上。因此,对于遗传性结缔组织病的女性,妊娠之前应该常规进行主动脉相关影像检查。如果升主动脉直径 >4.5cm,在妊娠之前选择性行主动脉替换手术能够有效降低主动脉夹层的发病率;升主动脉直径 >4.0cm 的高危孕妇,在妊娠期间升主动脉直径持续增大,孕期尚不足 28 周的,可以选择促进胎儿肺成熟的措施,提前实施剖宫产手术,以降低主动脉夹层的发生率。

(六) 护理要点

主动脉夹层动脉瘤为少见急发病,该病起病急、发展快、死亡率高,要求护士有敏锐的观察能力,熟悉相应的临床表现、体征和实验室检查,为早期确诊和治疗提供重要依据。

1. 非手术治疗

(1) 预防休克的护理

1) 严密观察患者有无头晕、头昏、晕厥、面色苍白、出冷汗、脉搏增快的症状。

2) 注意观察患者神志、眼球运动、肌张力、声音等情况的变化。

(2) 心理护理:本病发病突然,疼痛难忍,且多表现极度的恐惧及焦虑,不良心理状态不利于血压及心率的控制,应做好安抚解释工作,给予患者心理支持。

(3) 监测

1) 给予心率、脉搏、血压、血氧、胎心监测。

2) 患者血压可有双侧血压不等的特点,故应双侧对比测量。

3) 观察桡动脉、颈动脉、股动脉搏动变化,若动脉搏动消失或两侧强弱不等则提示阻塞可能。

4) 还需严密观察患者意识及有无头痛、头晕等征象。

5) 腹主动脉瘤破裂时可出现少尿、血尿、无尿等临床表现,应准确记录出入量,预防肾衰。

(4) 疼痛的观察

1) 疼痛发生突然,表现为剧烈和持续的撕裂活剥脱样疼痛,最长为胸前区,也可在肩胛区,也可向腹部和臀部发展,也可放射到上肢或颈部。疼痛会随着病变部位的增大或减少出现相应的变化,当出血停止、血肿机化吸收或夹层远端内膜破裂,夹层中的血液重回到动脉腔时疼痛可能消失。

2) 如为宫缩痛,注意观察宫缩强度、持续时间、间隔时间,遵医嘱给予解痉抑制宫缩的药物,同时安慰患者勿过于紧张。

(5) 观察阴道流血情况

1) 密切观察阴道流血的颜色和量。

2) 需要绝对卧床休息,休息时需采用左侧卧位,以提高子宫的血液灌注情况,降低宫缩可能性,增加胎儿氧供。

3) 穿柔软宽松的纯棉内衣裤,垫消毒会阴垫,必要时应用抗生素预防感染。

(6) 预防便秘

1) 指导孕妇适度活动,让孕妇及家属充分认识保持大便通畅的重要性,告知患者有便意时不能忍耐和克制,养成定时排便的习惯。

2) 指导孕妇进清淡易消化食物及富含维生素的新鲜水果、蔬菜及含有粗纤维的食物。

3) 鼓励孕妇多饮水,特别是每天清晨空腹饮一杯水,以保持大便通畅,防止便秘引起腹压增加而加重流产症状。

(7) 用药护理

1) 主动脉夹层最严重的并发症,一般多发生在发病后数小时内,须快速平稳降压、减慢心率,一般应用硝普钠和口服降压药、β 受体阻滞剂,避免应用抗凝药、活血化瘀的药物。

2) 需注意和观察四肢血压,双侧桡动脉、足背动脉搏动及末梢循环情况。

2. 手术治疗

(1) 术前准备:备皮、配血、留置尿管。

(2) 术后护理

1) 疼痛的护理:根据疼痛评分表判定患者疼痛程度,及时给予药物止疼,预防并发症的发生。如出现背痛或胸痛必须及时通知医师。

2) 教会患者自测心率、脉搏、血压,并定期监测血压,按医嘱服药,不得擅自调整药量。

3) 保持良好心态,劳逸结合,避免剧烈活动。

4) 28~32 周的孕妇行剖宫产手术的术后护理。

5) 外科手术术后护理:严密观察每小时出血量、颜色、性质,有无出血块及引流瓶水柱波动情况,保持通畅。

6) 观察患者尿量、心电图、血压和末梢循环情况,动态观察 S-T 段演变趋势。

7) 观察患者神志精神状况,观察肢体活动情况和血供情况。

8) 监测每小时尿量,如量少而比重低,提示急性肾衰竭;需注意液体的总入量和单位时间内的入量。

(魏军　吴颖)

参考文献

1. 2014 ESC Guidelines on the diagnosis and treatment of aortic diseases. Eur Heart Journal,2014,35: 2873-2926.

2. Stephanie LC,Andrew DC,Jacob G,et al. Stanford type a aortic dissection in pregnancy: a diagnostic and management challenge. Heart Lung Circ,2013,22(1):12-18.

3. 褚黎,张军,李燕娜,等.妊娠合并主动脉夹层24例临床分析.中华妇产科杂志,2017,52(1):32-39.

4. 褚黎,张军,李燕娜,等.妊娠合并主动脉夹层或合并主动脉瘤的临床分析.China Medicine,2017,12(7):1053-1057.

5. 王国权,翟水亭,李天晓,等.妊娠合并主动脉夹层的临床治疗体会.中华放射学杂志,2016,50(9):697-699.

6. Lang RM,Badano LP,Mor-Avi V,et al. Recommendations for cardiac chamber quantification by echocardiography in adults: an update from the American Society of Echocardiography and the European Association of Cardiovascular Imaging. Eur Heart J Cardiovasc Imaging,2015,16(3):233-270.

7. Shu C,Fang K,Dardik A,et al. Pregnancy—associated type B aortic dissection treated with thoracic endovascular aneurysm repair. Ann Thorac Surg,2014,97(2):582-587.

8. Nishino H,Suda K,Kuramaoto A,et al. Stanford type B aoaic dissection associated with pregnancy in patients with Marfan syndrome—a case report and review of the literature. J Cardiol Cases,2010,1:e180-e183.

9. 靳琼,闫震.妊娠合并主动脉夹层相关研究.中国临床医师杂志,2016,44(4):29-31.

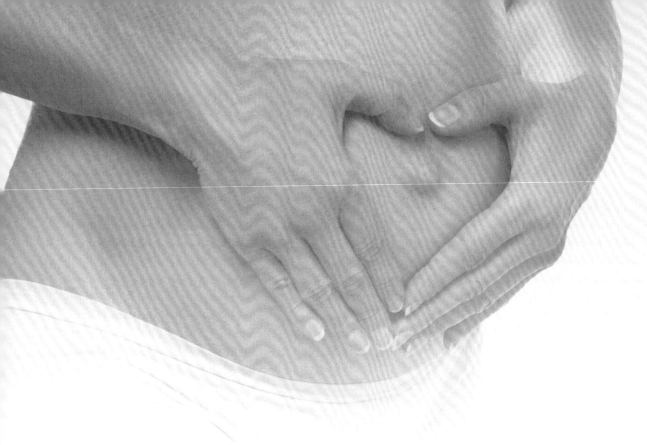

第四章

呼吸困难、发绀

概述

在育龄期妇女中,心脏病死因可占到第三位,而妊娠合并心脏病者约占1%。虽然近年来全球范围内心脏病的发病率有所下降,但在我国其仍然是导致孕产妇死亡的主要原因之一。

在临床诊疗过程中,妊娠期、分娩期及产褥期呼吸困难、发绀主要涉及以下疾病:妊娠合并心脏病、围产期心肌病、肺动脉高压、艾森曼格综合征、羊水栓塞等,还需要与肺栓塞、哮喘、感染、贫血等相鉴别。

心力衰竭是各种心血管疾病的严重或终末阶段,致死率和致残率高。围产期心衰是产科严重的并发症,亦是心脏病孕产妇死亡的主要原因。随着二孩政策放开,高龄孕产妇明显增加,妊娠合并严重疾病日益增多,如:高血压、糖尿病、心脏病、肾病及风湿免疫疾病等。高级生殖技术使得许多年纪较大以及合并其他疾病而不孕的妇女可以受孕。世界卫生组织于2016年报道,孕产妇死亡的主要原因:产科出血、感染、妊娠高血压(子痫前期和子痫)、分娩并发症和不安全的人工流产。而心衰和肺水肿发生的常见诱因为:子痫前期、高血压、出血、贫血和产褥感染,故降低妊娠心衰发生的关键措施即积极诊治并发症。

138

概述	肺栓塞在妊娠和产褥期是罕见的,其发生率为 1/7000 例妊娠,产前和产后肺栓塞的发生率基本上相同,但那些发生在产后的肺栓塞死亡率更高,大约 10% 的孕产妇死亡是由肺栓塞引起的。70% 肺栓塞的女性临床证据表明有深静脉血栓形成,30%~60% 的患有深静脉血栓的妇女将会有一个共同存在的隐性肺栓塞。 　本章将就常见的以呼吸困难及发绀为主症的母体疾病进行详细讲解。

鉴别诊断流程图(图 4-1)

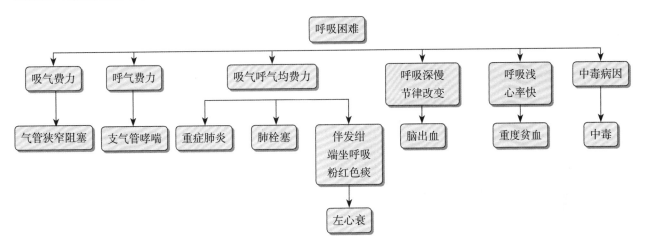

图 4-1　呼吸困难鉴别诊断流程图

第一节　妊娠合并先天性心脏病

一、妊娠合并先天性心脏病

(一) 流程化管理清单

1. 妊娠合并先天性心脏病管理流程

病史重点采集信息

现病史	产科常规*	停经	□ 末次月经
			□ 预产期
		孕期经过	□ 血压
			□ 血糖
			□ 唐氏筛查
			□ 无创 DNA
			□ 羊水穿刺
			□ OGTT
		饮食睡眠二便	□ 饮食
			□ 是否能平卧,是否有夜间憋醒
			□ 是否有尿量改变

病史重点采集信息

现病史	重点询问*	呼吸困难*	□ 发生时间
			□ 程度
			□ 缓解方法
		□ 心慌*	
		□ 乏力*	
		□ 胸闷*	
		□ 胸痛*	
		□ 咳嗽*	
		□ 咳痰*(注意性状)	
		□ 咯血*	
		□ 发热*	

病史重点采集信息

□ 既往史	□ 心脏病史 *	□ 种类	
		□ 是否经过治疗	□ 手术
			□ 用药
	□ 药物食物过敏史		
	传染病史		
	□ 外伤手术输血史		
□ 孕产史	□ 孕__产__次		
	□ 既往分娩方式		
	□ 有或无出生缺陷		
	□ 有或无胎死宫内		

体格检查重点采集信息

□ 生命体征 *	□ 体温	
	□ 脉搏	
	□ 呼吸	
	□ 血压	
	□ 血氧饱和度	
□ 常规查体	□ 活动 *	□ 自如
		□ 受限
		□ 端坐呼吸
	□ 贫血貌 *	□ 程度
	□ 发绀 *	
	□ 杵状指	
	□ 颈静脉怒张	
	□ 肝 - 颈静脉回流征	
	□ 水肿	□ 位置
		□ 程度
	□ 心肺听诊 *	□ 正常
		□ 收缩期杂音
		□ 舒张期杂音
		□ 干湿啰音
		□ 哮鸣音
□ 产科查体	□ 腹部 *	□ 宫高
		□ 腹围
		□ 压痛
		□ 宫缩
		□ 肝脾大
	□ 胎心率 *	
	□ 阴道	□ 分泌物
		□ 流血

体格检查重点采集信息

□ 产科查体	□ 宫颈	□ 位置
		□ 硬度
		□ 消退
		□ 开大
		□ 先露位置

辅助检查重点项目

□ 心电图	□ 心电图 *	
	□ 动态心电图	
□ 超声心动图 *	□ 心腔大小	
	□ 房室壁缺损大小、位置	
	□ 肺动脉压力	
	□ 射血分数	
	□ 彩色显像分流情况	
	□ 三尖瓣反流速率	
□ 实验室检查	□ 血常规 + 血型 *	
	□ 凝血五项 *	
	□ 心肌酶谱 *	
	□ 肌钙蛋白 *	
	□ 肝肾功能、离子 *	
	□ 血气分析 *	
	□ 脑钠肽	□ 脑钠肽（BNP）
		□ 脑钠肽前体（pro-BNP）
		□ 氨基酸末端脑钠肽前体
	□ 肝炎病毒	
	□ TPPA+RPR+HIV	
□ 胎儿染色体检查	□ 无创 DNA	
	□ 羊水穿刺	
□ 胎心监护（≥34 周）	□ 基线	
	□ 变异	
	□ 加速	
□ 胎儿超声 *	□ 胎儿大小	
	□ 脐血流	
	□ 胎盘	
	□ 羊水	
□ 胎儿心脏超声		

治疗方案			
□ 门诊	□ 封堵术后/房缺 <1cm², 室缺 ≤1.25cm²	□ 继续妊娠	
		□ 正常产检	
		□ 补充营养(维生素、铁剂、叶酸等)	
		□ 遗传咨询	
	□ 未手术、房缺 >1cm²、室缺 ≥1.25cm²	□ 妊娠早期	□ 继续妊娠
			□ 无明显症状
			□ 心功能I~II级
			□ 建议终止
			□ 有明显症状
			□ 心功能 >II级
		□ 妊娠中期	□ 充分休息，避免过劳
			□ 2周产检1次(>20周每周产检1次)
			□ 产科、心内科、心外科共同管理
			□ 补充营养(维生素、铁剂、叶酸等)
			□ 定期复查心功能指标及心脏超声
			□ 防治妊娠期高血压疾病
			□ 防止感染
		□ 妊娠晚期	□ 每周产检
			□ 防治心衰
			□ 36~37周入院治疗
□ 住院	□ 请会诊	□ 心内科、心外、麻醉、ICU	
	□ 重症讨论		
	□ 阴式分娩	□ 指征	□ 封堵术后/房缺 <1cm²、室缺 ≤1.25cm²
			□ 心功能I~II级
		□ 第一产程	□ 无产科指征
			□ 镇静、镇痛、半卧位
			□ 监测生命体征、吸氧
			□ 抗生素预防感染
			□ 必要时予以预防心衰治疗
		□ 第二产程	□ 避免屏气、加腹压
			□ 会阴侧切
			□ 阴道助产(胎头吸引器、产钳等)
		□ 第三产程	□ 镇静
			□ 腹部压沙袋
			□ 酌情应用缩宫剂
			□ 禁用前列腺素
			□ 严格控制入液量

治疗方案			
□ 住院	□ 手术指征	□ 合并产科问题	
		□ 房缺 >1cm²、室缺 ≥1.25cm²、未手术	
		□ 心功能 >II级	
	□ 剖宫产手术	□ 尽量硬膜外麻醉	
		□ 谨慎应用缩宫素及相关制剂	
	□ 预防产后出血	□ 子宫动脉上行支结扎术	
		□ 子宫捆绑术(B-Lynch缝合)	
		□ 球囊填塞术	
	□ 转入ICU继续治疗		

注:* 为急诊必做项目,其余为住院必做项目

2. 妊娠合并先天性心脏病门诊/急诊/住院护理流程

护理流程	描述要点
□ 健康教育	□ 先心病相关知识
	□ 用药的作用和注意事项
□ 监测	□ 生命体征
	□ 血氧
	□ 心慌、气短、呼吸困难
	□ 测量宫高、腹围
	□ 胎心、胎动、产兆
□ 采血	□ 遵医嘱
□ 协助检查	□ 心脏超声检查
	□ 心电图
	□ 超声检查
□ 专科护理	□ 心功能分级
	□ 休息与活动
	□ 预防感染
	□ 预防心衰
	□ 预防产后出血
	□ 饮食护理
	□ 用药
□ 心理护理	□ 心理状况评估及护理
□ 出院指导	□ 复查时间
	□ 自我护理方法
	□ 办理出院相关流程

（二）妊娠合并先天性心脏病诊断要点

1. 病史要点

（1）既往是否提示先天性心脏病

1）要详细询问患者是否知晓患有先天性心脏病。重点询问心脏病的种类、缺损的部位、大小、是否行手术治疗、手术的时间、手术方式、手术前心功能的改变及用药情况等，对判断本次妊娠是否可以继续及母儿的预后有着重要意义。

2）部分患者如心功能良好，且平常活动后无明显症状，既往可能未行心脏相关检查，则孕前很难发现罹患心脏疾病。由于妊娠加重原发心脏疾病，活动后或者静息状态下出现呼吸困难、心悸等症状才就诊，对这样的患者应着重询问症状，仔细查体，并结合辅助检查作出诊断。

（2）孕期是否严格定期产检

1）合并先天性心脏病的孕妇如可妊娠，则孕期需加强产检，并应转入三级保健单位进行产检，医师应详细询问产检情况，产检的时间、地点，所做的相应检查结果，是否于产科及心内心外科共同监测并评估心功能情况。

2）孕期是否行胎儿染色体检查及胎儿心脏超声检查，对胎儿的预后有早期提示作用。

（3）识别早期心衰

1）合并先天性心脏病的患者应详细询问呼吸循环系统症状，包括心慌、气短、呼吸困难、胸闷、胸痛、咳嗽、咳痰、乏力、夜间憋醒等，并详细询问症状的诱因、性质、持续时长、缓解因素等，注意识别早期心衰。

2）出现以下情况注意发生早期心衰，应及时处理：①轻微活动后出现心慌、气短、胸闷等症状。②休息时心率增快，>110 次／分，呼吸 >20 次／分。③夜间不能平卧，憋醒。④肺底部出现少量持续湿啰音，咳嗽后不消失。

2. 体格检查要点

（1）重视生命体征

1）主要是血氧情况，了解患者是否已存在缺氧。

2）心率及心律。

（2）是否有发绀

1）发绀指的是人体血液中还原血红蛋白增多，从而导致黏膜及皮肤表现为青紫色。

2）多发生在色素沉着少、皮肤薄、毛细血管丰富的部位，如口唇、甲床、指（趾）等。

3）根据其病因一般可分为中心性发绀、周围性发绀、混合性发绀。

① 中心性发绀：主要表现为全身性，除了颜面及四肢外，也累及躯干的皮肤黏膜。原因多为心肺疾病引起的呼吸功能衰竭、肺通气换气功能障碍等，如发绀型先心病（法洛四联症、艾森曼格综合征等）、阻塞性肺气肿、急性呼吸窘迫综合征等。

② 周围性发绀：主要表现在肢体的末端，多因周围循环血流障碍所致，如右心衰竭、血栓性静脉炎、雷诺病等。

③ 混合性发绀：中心性与周围性发绀同时存在，可见于心力衰竭者。

4）同时需与其他血液疾病相鉴别，如高铁血红蛋白血症、硫化血红蛋白血症等。

（3）是否有杵状指（趾）

1）杵状指（趾）是指手指或足趾末端增生、肥厚、增宽，指甲从根部到末端隆起呈杵状。

2）原因主要为肢体末端慢性缺氧、代谢障碍及中毒损伤，长期缺氧时末端肢体毛细血管增生扩张，血流丰富而软组织逐渐增生，末端膨大。

3）多见于发绀型心脏病、呼吸系统疾病（支气管肺炎、肺脓肿等）、营养障碍性疾病（肝硬化等）。

（4）心肺听诊

1）房间隔缺损：

① 典型的房间隔缺损患者一般心前区隆起，心界扩大，触诊可有抬举性搏动。

② 肺动脉瓣区可闻及Ⅱ~Ⅲ级收缩期喷射样杂音，多不伴震颤。肺动脉第二音增强及分裂，肺动脉压显著增高时亦可听到舒张期吹风样杂音。

③ 左向右分流量大时，可在胸骨左缘下方闻及舒张期隆隆样杂音。

④ 如肺底出现持续性湿啰音需警惕早期心衰的发生。

2）室间隔缺损

① 胸骨左缘三、四肋间响亮而粗糙的全收缩期反流性杂音，一般 4 级以上，伴震颤，心前区广泛传播。

② 心尖区闻及舒张中期反流性杂音。

③ 肺动脉高压时收缩期杂音减轻，肺动脉瓣舒张期吹风样杂音。

3）法洛四联症

① 胸骨左缘二、三肋间收缩期吹风样喷射型杂音，伴震颤。

② 心脏浊音界增大。

③ 心前区可有抬举性搏动。

（5）是否存在肺动脉高压及心衰体征：

1）注意口唇颜色，有无发绀及杵状指，判断是否存在长期缺氧。

2）注意有无颈静脉怒张及肝颈静脉回流征及肝脾大。

3）注意周身有无水肿及水肿发生的部位、程度等，判断是否存在心功能不全。

3. 辅助检查要点

（1）血生化检测

1）心肌酶谱、肌钙蛋白水平升高是心肌损伤的标志。

2）心衰患者脑钠肽及脑钠肽前体（pro-BNP）、脑钠肽氨基酸末端（NT-pro-BNP）均明显升高，并随心衰的严重程度而增高。

3）NT-pro-BNP<300pg/ml，BNP<100pg/ml 可排除急性心衰；BNP>300pg/ml，心衰风险较高；NT-pro-BNP>5000pg/ml，短期内死亡风险较高；NT-pro-BNP>1000pg/ml，长期死亡风险较高；治疗后比治疗前 NT-pro-BNP/BNP 下降幅度≥30% 则证明治疗有效。

4）血气分析可了解氧气的供应及酸碱平衡情况，判断有无乏氧及乏氧的程度等。

5）孕期产检时需动态复查，不断评估患者心功能变化。

（2）心电图

1）房间隔缺损：典型房间隔缺损的心电图提示电轴右偏、完全性右束支传导阻滞、不完全右束支传导阻滞，部分患者有右心房、室肥大。P 波可能增高，提示右房增大，PR 间期可能延长。

2）室间隔缺损：缺损小时无异常，缺损大时可左心室肥大，左右心室合并肥大，不完全右束支传导阻滞。

3）法洛四联症：心电图示右心室肥大、劳损，右侧心前区各导联 R 波升高、T 波倒置。部分患者心电图可见右房肥大表现，P 波高尖。

（3）超声心动图

1）是诊断房室间隔缺损最重要、直观的无创检查，可对房室间隔缺损准确分类，并判断心室肥厚及心腔大小。

2）房室间隔中断，注意中断的位置及大小。

3）右心房、室内径增大，肺动脉增宽，三尖瓣活动幅度增大。

4）彩色血流显像见房室内异常血液分流（早期为左向右分流，晚期为右向左分流）。

5）近期指南并未硬性规定孕妇行心脏超声检查的孕周，一般建议合并心脏病孕前行心脏超声检查，由产科医师及心脏内科、心脏外科医师共同评估。孕早期、中期、晚期均可复查，密切监测，尤其孕 32~34 周为心脏负荷大时，应予以复查。

（4）胎儿心脏超声及染色体检查

1）妊娠合并先天性心脏病不除外合并染色体异常可能，故应完善染色体检查。

2）先天性心脏病大多为多基因遗传，尤其是室间隔缺损，有较高的遗传性，因此合并先天性心脏病的孕妇，其胎儿发生先天性心脏病的机会也相应增加，孕期需行胎儿心脏超声检查，必要时行羊水穿刺检查，甚至行基因测序。目前先天性心脏病的遗传学仍在研究中，有研究表明，先天性心脏病与常染色体显性遗传的先心病基因 de novo 蛋白变异有关，研究发现，虽然综合征性 CHD 通常由父母中不存在的自发突变所致，但单纯性 CHD 通常是来源于健康父母的有害基因变异所致。另外，研究者还发现自发突变可导致综合性 CHD 的 3 个新基因（*CHD4*、*CDK13* 和 *PRKDA*）。也有研究表明，先天性心脏病与 22q11 部分基因微缺失，*TBX5* 基因突变，*Csx/Nkx2.5* 基因突变等有关。

（三）治疗要点

1. 孕前咨询　如孕前已知晓合并先天性心脏病，应就诊于心外科咨询，如缺损较大，或既往有心衰病史，应先行手术治疗后再评估心功能，考虑是否妊娠。并行染色体检查排除其他如 21- 三体综合征等染色体异常疾病。

目前评估心功能情况多采用纽约心脏病协会（NYHA）的心功能分级方法：

- Ⅰ级：一般体力活动不受限制。
- Ⅱ级：一般体力活动轻度受限，活动后心悸、气短，休息时无症状。
- Ⅲ级：一般体力活动显著受限，休息时无症状，轻微日常工作即感不适、心慌、呼吸困难，或既往有心衰史。
- Ⅳ级：一般体力活动严重受限，做任何轻微活动时均感不适，休息时仍有心慌、呼吸困难等心衰表现。

2. 孕期管理　如心功能良好，且无明显症状者无法发现，往往为体检发现，或妊娠加重心脏负荷，表现出相应心功能不全症状时才发现。故应指导患者定期产检,动态复查心脏超声及相关生化指标,结合患者症状及体征,评估心脏功能,并防治心衰,注意识别早期心衰。

妊娠合并房室间隔缺损的孕妇孕期应加强产前检查,并需在产科、心内科、心外科的共同管理下产检,每2周产检一次,孕20周后应每周检查一次,注意有无心衰症状,并定期复查心脏超声、心肌酶谱、肌钙蛋白等相关指标,不断评估患者心功能情况,以决定是否可继续妊娠、入院时机及分娩方式等。严重者需入院治疗,严密监测,促胎肺成熟,为

有可能发生的早产作准备。注意早期心衰的识别,嘱其充分休息,避免重体力劳动及情绪激动等。孕期注意补充营养,防治贫血。

因先天性心脏病孕妇易缺氧,故而影响胎儿氧供,引起胎儿窘迫。因此,孕34周后应每周行胎心监护及超声脐血流检测以观察胎儿宫内情况。

3. 终止妊娠的指征　参考WHO心脏病孕妇风险评估分类法,2016年妊娠合并心脏病的专家共识制定了我国妊娠合并心脏病的分层管理方法(见表4-1)。

表 4-1　我国妊娠合并心脏病的分层管理方法

妊娠风险分级	疾病种类	就诊医院级别
I级(孕妇死亡率未增加,母儿并发症未增加或轻度增加)	• 无合并症的轻度肺动脉狭窄和二尖瓣脱垂;小的动脉导管未闭(内径 ≤3mm) • 已手术修补的不伴有肺动脉高压的房间隔缺损、室间隔缺损、动脉导管未闭和肺静脉畸形引流 • 不伴有心脏结构异常的单源、偶发的室上性或室性早搏	二、三级妇产科专科医院或二级及以上综合性医院
II级(孕妇死亡率轻度增加或者母儿并发症中度增加)	• 未手术的不伴有肺动脉高压的房间隔缺损、室间隔缺损、动脉导管未闭 • 法洛四联症修补术后且无残余的心脏结构异常 • 不伴有心脏结构异常的大多数心律失常	三级妇产科专科医院或三级综合性医院
III级(孕妇死亡率中度增加或者母儿并发症重度增加)	• 轻度二尖瓣狭窄(瓣口面积 >1.5cm²) • Marfan综合征(无主动脉扩张),二叶式主动脉瓣疾病,主动脉疾病(主动脉直径 <45mm),主动脉缩窄矫治术后 • 非梗阻性肥厚型心肌病 各种原因导致的轻度肺动脉高压(<50mmHg) • 轻度左心功能障碍或者左心射血分数40%~49%	三级妇产科专科医院或三级综合性医院
IV级(孕妇死亡率明显增加或者母儿并发症重度增加;需要专家咨询;如果继续妊娠,需告知风险;需要产科和心脏科专家在孕期、分娩期和产褥期严密监护母儿情况)	• 机械瓣膜置换术后 • 中度二尖瓣狭窄(瓣口面积 1.0~1.5cm²)和主动脉瓣狭窄(跨瓣压差≥50mmHg) • 右心室体循环患者或Fontan循环术后 • 复杂先天性心脏病和未手术的紫绀型心脏病(氧饱和度 85%~90%) • Marfan综合征(主动脉直径 40~50mm);主动脉疾病(主动脉直径 40~50mm) • 严重心律失常(房颤、完全性房室传导阻滞、恶性室性早搏、频发的阵发性室性心动过速等) • 急性心肌梗死,急性冠状动脉综合征 • 梗阻性肥厚型心肌病心脏肿瘤,心脏血栓 • 各种原因导致的中度肺动脉高压(50~80mmHg) • 左心功能不全(左心射血分数 30%~39%)	有良好心脏专科的三级甲等综合性医院或综合实力强的心脏监护中心
V级(极高的孕妇死亡率和严重的母儿并发症,属妊娠禁忌证;如果妊娠,须讨论终止问题;如果继续妊娠,需充分告知风险;需由产科和心脏科专家在孕期、分娩期和产褥期严密监护母儿情况)	• 严重的左室流出道梗阻重度二尖瓣狭窄(瓣口面积 <1.0cm²)或有症状的主动脉瓣狭窄 • 复杂先天性心脏病和未手术的紫绀型心脏病(氧饱和度 <85%) • Marfan综合征(主动脉直径 >45mm);主动脉疾病(主动脉直径 >50mm),先天性的严重主动脉缩窄 • 有围产期心肌病病史并伴左心功能不全 • 感染性心内膜炎 • 任何原因引起的重度肺动脉高压(≥80mmHg) • 严重的左心功能不全(左心射血分数 <30%);纽约心脏病协会心功能分级 III~IV级	有良好心脏专科的三级甲等综合性医院或综合实力强的心脏监护中心

注:1mmHg=0.133kPa

共识中指出,分级为I~II级且心功能I级者可以妊娠至足月,如果出现严重心脏并发症或心功能下降则提前终止妊娠。风险分级III级且心功能I级者可妊娠至34~35周终止妊娠,如果有良好的监护条件,可妊娠至37周再终止妊娠;但期间应密切监测,如出现严重心脏并发症或心功能下降则提前终止妊娠。

风险分级IV级但仍然选择继续妊娠者,即使心功能I级,也建议在妊娠32~34周终止妊娠;部分患者经过临床多学科评估可能需要在孕32周前终止妊娠,如果有很好的综合监测实力,可以适当延长孕周;出现严重心脏并发症或心功能下降则及时终止妊娠。

4. 分娩方式的选择 孕晚期根据患者缺损的部位、大小、心功能情况及产科因素个体化选择分娩方式。如封堵术后或缺损较小,心功能良好,无产科手术指征,产道条件及胎儿大小相称,则可行阴道试产,可给予相应处理尽量缩短产程,产程中应注意预防感染、防治心衰、预防产后出血。

5. 术中注意事项 如缺损较大,心功能II级以上,合并产科因素,应选择剖宫产手术。术中尽量选择硬膜外麻醉方式,根据患者症状及生命体征,酌情应用缩宫剂,预防产后出血。并且可适当放宽剖宫产手术指征。

6. 注重术后监测 因术后3天内产妇血流动力学改变较大,心脏负荷仍较重,易诱发心衰,故术后应转入ICU观察、治疗。如条件允许,术前在ICU观察及治疗更为安全。

7. 后续治疗 产后仍应对房缺产妇进行严密监测,产后3天,尤其是24小时内是发生心衰的危险时期,产妇应休息、严密监测,预防产后出血、感染、血栓,尤其是卧床患者。产褥期结束后可至心内科行介入先天性心脏病封堵术或至心外科行外科手术修补缺损。

心功能III级以上者不宜哺乳。缺损不大且心功能良好者,产后可以哺乳。

(四)护理要点

妊娠合并先天性心脏病的孕妇及家属多对先天性心脏病相关知识不甚了解,伴有不同程度的心理问题。因此,针对妊娠合并先天性心脏病的孕妇,护士应根据先天性心脏病的分类及发病的程度进行健康教育,做好心理护理、专科护理,严格控制术后用药,促进母儿健康。

1. 健康教育

(1)护士应向孕妇及家属讲解先天性心脏病的相关知识,根据患者心功能状况对患者进行相应的指导。

(2)指导孕妇限制活动,充分休息,可以减少耗氧量和减轻呼吸困难症状。

(3)孕妇应配合医师的治疗,保持情绪平稳,有不适及时告诉医护人员。

2. 心理护理

(1)使用孕妇焦虑抑郁自评量表评估孕妇的心理状态。

(2)心理功能障碍严重程度随患者而不同。必须向所有患者提供心理学支持。

(3)妊娠合并先天性心脏病患者,当出现心慌、气短、胸闷、发绀时,必须住院治疗,由于患者紧张,加之对周围环境不熟悉,易加重其焦虑症状,护士要向家属认真讲解病情,增加信任感,倾听产妇需求,给予相应的指导和帮助。

(4)告知预防心力衰竭的有效措施,帮助其识别早期心力衰竭的症状和体征,以及出现心力衰竭后的抢救和应对措施,减轻孕妇及家属的焦虑和恐惧心理,增加其安全感。

3. 专科护理

(1)术前护理:预防心衰。

1)观察患者口唇、甲床等有无发绀症状,给予每天3次吸氧,每次30分钟,改善发绀症状。

2)监测体温、脉搏、血压、血氧饱和度等生命体征,观察患者有无呼吸困难等症状,如有异常,及时通知医师。

3)听胎心,观察胎儿在宫内情况,如有异常,及时通知医师。

4)病情加重,周数较大,根据医嘱给予患者备皮、备血等术前准备。

(2)术中护理:减轻心脏负荷。

1)术中密切观察生命体征,吸氧,并维持循环的稳定。

2)限制输液量和输液速度,避免短时间内大量输液,为避免术中低血压,保证全身组织灌注充足,需要补液,可以选择输液泵输液,严格控制输液速度。

(3)术后护理

1)预防心力衰竭及消除心力衰竭诱因:

A. 控制输液量及输液速度并准确记录出入液量。

B. 防腹压骤降,胎儿娩出后,腹部继续压一2kg的沙袋,持续24小时,防止因血流动力学改变而引起的心力衰竭。

C. 镇痛及吸氧,遵医嘱给予镇痛剂,氧流量6L/min。

2）预防产后出血：

A. 每1小时按摩宫底一次,促进子宫收缩,预防产后出血。

B. 遵医嘱给予缩宫素加生理盐水静脉滴注,防止产后出血。

3）预防感染：

A. 给予抗生素治疗,预防感染发生。

B. 密切观察恶露的颜色、量、气味、性状等,如有异常,及时通知医师。

C. 指导患者保持会阴部清洁,穿柔软宽松的纯棉内衣裤。每天用0.05%安尔碘给予会阴护理2次。

D. 做好口腔护理,预防口腔炎发生。

4）饮食护理：术后禁食水,6小时后流食,12小时后半流食,限制钠盐摄入,每天不超过4~5g,少进食汤水类食物,防止乳汁分泌。

5）预防便秘：

A. 产妇勿用力排便,以免增加腹压,引起心力衰竭。

B. 必要时可以使用开塞露辅助排便。

6）休息与活动：

A. 术后72小时内绝对卧床休息,创造良好的休息环境,避免不良刺激,保证充足睡眠,每2小时翻身一次。

B. 嘱患者回奶,避免母乳喂养导致产妇过度劳累。

C. 适当活动,以不累为前提进行活动。

4. 用药护理

（1）对于使用静脉输液的患者,一定注意输液速度及输液量防止心衰。

（2）缩宫素尽量不使用肌注,可以选择静脉泵入,防止产妇疼痛加剧引起的心衰。

（金镇　费英俊）

参考文献

1. 林建华,张卫社,张军,等. 妊娠合并心脏病的诊治专家共识(2016).中华妇产科杂志,2016,51（6）:401-409.
2. European Society of G,Association for European Paediatric C,German Society for Gender M,et al. ESC Guidelines on the management of cardiovascular diseases during pregnancy：the Task Force on the Management of Cardiovascular Diseases during Pregnancy of the European Society of Cardiology（ESC）. European Heart Journal,2011,32:3147-3197.
3. Frank ES,Meryl SC,Laurie BA,et al. Guidelines for the Echocardiographic Assessment of Atrial Septal Defect and Patient Foramen Ovale：From the American Society of Echocardiography and Society for Cardiac Angiography and Interventions. Journal of the American Society of Echocardiography,2015,28:910-958.
4. 谢幸,苟文丽. 妇产科学. 第8版. 北京：人民卫生出版社,2013:82-87.
5. 曹泽毅. 中华妇产科学. 第3版. 北京：人民卫生出版社,2014.
6. Sifrim A,Hitz MP,Wilsdon A,et al. Distinct genetic architectures for syndromic and nonsyndromic congenital heart defects identified by exome sequencing. Nature genetics,2016,48（9）:1060-1065.

第二节　妊娠合并肺动脉高压

一、妊娠合并肺动脉高压

（一）流程化管理清单

1. 妊娠合并肺动脉高压诊疗流程

病史重点采集信息			
□ 现病史	□ 产科常规*	□ 停经	□ 末次月经
			□ 预产期
		□ 孕期经过	□ 血压
			□ 血糖
			□ 唐氏筛查
			□ 无创DNA
			□ 羊水穿刺
			□ OGTT
		□ 饮食睡眠二便	□ 饮食
			□ 是否能平卧,是否有夜间憋醒
			□ 是否有尿量改变
		□ 呼吸困难*	□ 发生时间
			□ 程度
			□ 缓解方法
	□ 重点询问*	□ 心慌*	
		□ 乏力*	
		□ 胸闷*	
		□ 胸痛*	
		□ 咳嗽*	
		□ 咳痰*（注意性状）	
		□ 咯血*	
		□ 发热*	

病史重点采集信息

既往史	□ 心脏病史 *	□ 种类	
		□ 是否经过治疗	□ 手术
			□ 用药
	□ 药物食物过敏史		
	□ 传染病史		
	□ 外伤手术输血史		
孕产史	□ 孕_产_次		
	□ 既往分娩方式		
	□ 有或无出生缺陷		
	□ 有或无胎死宫内		

体格检查重点采集信息

生命体征 *	□ 体温	
	□ 脉搏	
	□ 呼吸	
	□ 血压	
	□ 血氧饱和度	
常规查体	□ 活动 *	□ 自如
		□ 受限
		□ 端坐呼吸
	□ 贫血貌 *	□ 程度
	□ 发绀 *	
	□ 杵状指	
	□ 颈静脉怒张	
	□ 肝 - 颈静脉回流征	
	□ 水肿	□ 位置
		□ 程度
	□ 心肺听诊 *	□ 正常
		□ 收缩期杂音
		□ 舒张期杂音
		□ 干湿啰音
		□ 哮鸣音
产科查体	□ 腹部 *	□ 宫高
		□ 腹围
		□ 压痛
		□ 宫缩
		□ 肝脾大
	□ 胎心率 *	
	□ 阴道	□ 分泌物
		□ 流血

体格检查重点采集信息

产科查体	□ 宫颈	□ 位置
		□ 硬度
		□ 消退
		□ 开大
		□ 先露位置

辅助检查重点项目

□ 心电图	□ 心电图 *	
	□ 动态心电图	
□ 心脏超声 *	□ 心腔大小	
	□ 房室壁是否有缺损	
	□ 肺动脉压力	
	□ 射血分数	
	□ 彩色显像分流情况	
	□ 三尖瓣反流速率	
□ 实验室检查	□ 血常规 + 血型 *	
	□ 凝血五项 *	
	□ 心肌酶谱 *	
	□ 肌钙蛋白 *	
	□ 肝肾功能 *	
	□ 离子 *	
	□ 血气分析 *	
	□ 脑钠肽	□ 脑钠肽（BNP）
		□ 脑钠肽前体（pro-BNP）
		□ 氨基酸末端脑钠肽前体
	□ 自身免疫抗体	□ 抗核抗体
		□ 抗心磷脂抗体
		□ 抗 β₂- 糖蛋白抗体
		□ 狼疮抗凝物
	□ 肝炎病毒	
	□ TPPA+RPR+HIV	
	□ 尿常规	
□ 肺通气功能测定		
□ 胎儿染色体检查	□ 无创 DNA	
	□ 羊水穿刺	
□ 胎心监护（≥34 周）	□ 基线	
	□ 变异	
	□ 加速	
□ 胎儿超声 *	□ 胎儿大小	
	□ 脐血流	
	□ 胎盘	
	□ 羊水	
□ 胎儿心脏超声		

治疗方案			
□ 门诊／急诊	□ 立即收入院终止妊娠		
□ 住院	□ 完善检查,请会诊	□ 心内科	
		□ 心外科	
		□ 麻醉科	
		□ ICU	
	□ 重症讨论		
	□ 尽快终止妊娠		
	□ 剖宫产术中	□ 尽量硬膜外麻醉	
		□ 谨慎应用缩宫素及相关制剂	
		□ 预防产后出血	□ 子宫动脉上行支结扎术
			□ 子宫捆绑术
			□ 球囊填塞术
			□ 必要时全子宫切除术或次全子宫切除术
	□ 剖宫产术后	□ 限制并记录出入液量	
		□ 中心静脉压监测	
		□ 吸氧	
		□ 动态监测血尿常规、肝肾功、离子、心肌酶谱、血气分析等检查	
		□ 复查心脏超声	
		□ 镇静镇痛	
		□ 利尿通便	
		□ 抗感染治疗	
		□ 保护心肌	
		□ 纠正离子紊乱:补铁、补钙、补钾	
		□ 调节心律	
		□ 抗凝预防血栓	
		□ 保护胃黏膜	
		□ 改善心室重构	
		□ 改善冠脉循环	
		□ 改善肝功	
	□ 病情好转转入心内科继续治疗		

注:* 为急诊必做项目,其余为住院必做项目

2. 妊娠合并肺动脉高压门诊／急诊／住院护理流程

护理流程	描述要点
□ 健康教育	□ 肺动脉高压相关知识宣教
	□ 用药的作用和注意事项
□ 监测	□ 生命体征
	□ 血氧
□ 观察临床表现和其他症状	□ 观察临床表现,乏力,劳力性呼吸困难等
	□ 检查心功能分级及肺动脉高压分级情况
□ 采血	□ 遵医嘱
□ 协助检查	□ 心脏超声检查
	□ 心电图
	□ X线检查
	□ 超声心动图
	□ 右心导管检测
□ 专科护理	□ 休息与活动
	□ 预防感染
	□ 预防右心衰
	□ 饮食护理
	□ 用药
□ 心理护理	□ 心理状况评估及护理
□ 出院指导	□ 复查时间
	□ 自我护理方法
	□ 办理出院相关流程

(二)肺动脉高压诊断要点

1. 病史要点

(1) 呼吸循环系统症状的询问

1) 已合并肺动脉高压的患者多数有呼吸循环系统症状,包括呼吸困难、胸闷、胸痛、心慌、气短、咳嗽、咳痰、乏力、夜间憋醒等,要详细询问其症状的诱因、性质、持续时长、缓解因素,以及痰的性状,如有粉红色泡沫痰,注意是否已存在心衰。

2) 一般劳累后呼吸困难是最早出现的症状,但正常妊娠的孕妇有时也会出现类似症状,开始时乏力、虚弱较轻微,但随着妊娠进展一般会逐渐加重,并出现其他症状。

3) 胸痛也是典型症状之一,与心肌缺血有关。

（2）是否有原发心脏疾病及自身免疫性疾病

1）肺动脉高压往往并非独立存在的，而常为其他心脏疾病病情加重而导致的，尤其妊娠本身就可加重疾病进展，故此类患者需仔细询问其既往史，重点询问是否合并原发心脏疾病，如房间隔缺损、室间隔缺损、法洛四联症等，是否行手术治疗，手术时间、手术方式、手术前后心功能的改变及用药情况等，对疾病的诊断与鉴别诊断有重要意义。

2）多数患者心功能尚可，活动无明显症状及体征，既往也未进行系统检查，只是妊娠加重原发心脏疾病，出现相应症状而就诊，则应对其症状详细询问，并结合查体及辅助检查作出相应诊断。

3）对于无原发心脏疾病的患者应注意询问产检情况，仔细询问是否有血压及尿常规的改变，及相应的诊治情况，有助于判断患者是否合并妊娠期高血压疾病。

4）一些自身免疫性疾病也可引起肺动脉高压，如结缔组织病、结节病等，应注意相关症状的询问及检查。

（3）是否有尿量改变及水肿并分析水肿的原因

1）对于有呼吸循环系统症状的患者应详细询问二便情况，尤其是尿量的改变，还有是否有水肿症状以及水肿的严重程度，注意有无早期心衰表现。

2）如合并水肿，则应考虑水肿来源，为心源性还是肾源性，右心功能不全、右心衰时因循环的静脉压升高及毛细血管滤过压增高可引起心源性水肿。而合并高血压的患者肾小球扩张，内皮细胞肿胀，纤维素沉积于内皮细胞，血浆蛋白自肾小球漏出形成蛋白尿，导致低蛋白血症，引起肾源性水肿。

3）肺动脉高压的患者往往这两种原因同时存在。

2. 体格检查要点

（1）重视生命体征

1）主要是血氧情况，如指脉氧低于95%应警惕，可同时行血气分析检查。

2）注意血压情况，判断是否合并高血压疾病。

（2）是否有发绀及杵状指：注意患者口唇颜色，是否发绀，判断其是否存在长期缺氧；注意是否有贫血，但先天性心脏病患者往往代偿性升高，不易发现贫血。

（3）心肺听诊

1）注意心脏各瓣膜区的收缩期及舒张期杂音，肺动脉压明显升高时右心扩大，肺动脉瓣区搏动增强，心音亢进，有三尖瓣反流的收缩期杂音，肺动脉瓣反流的舒张期杂音。

2）注意肺部听诊呼吸音是否清晰，是否有干湿啰音及哮鸣音。心衰时心率增快，双肺呼吸音减弱，并可闻及干湿啰音。

（4）是否有颈静脉怒张及肝颈静脉回流征：心衰时查体可见颈静脉怒张，肝颈静脉回流征阳性，并可触及肿大的肝脏。

（5）是否有水肿：注意水肿的位置、性质及程度，是否为凹陷性。

3. 辅助检查要点

（1）血气分析

1）怀疑肺动脉高压患者的必做检查。

2）由于过度通气，二氧化碳分压通常降低。注意是否存在酸碱失衡。

3）围产期需动态复查。

（2）血常规+血型

1）注意是否存在贫血。

2）注意是否有血小板减少，警惕是否合并妊娠期高血压疾病及 HELLP 综合征。

（3）血生化检测

1）详见本章第一节。

2）围产期需动态复查。

（4）自身免疫抗体

1）包括抗核抗体、抗心磷脂抗体、抗 β_2- 糖蛋白抗体、狼疮抗凝物等。

2）与结缔组织病、结节病、狼疮等自身免疫性疾病相鉴别。

（5）心电图：右心房、室增大或肥厚、肺型 P 波、电轴右偏，II、III、aVF 及右胸前导联 ST-T 改变。但心电图检查为筛查手段，其敏感性及特异性均不是很高，故即使没有上述特征性改变，也不能排除肺动脉高压的诊断。

（6）超声心动图

1）可反映心脏血流动力学变化，除外心脏瓣膜病，测定右室压力，估测肺动脉压力，是最常用也是最必要的检查。

2）可测定左、右室心腔大小，右室肥厚程度、室壁运动情况、肺动脉瓣及三尖瓣反流情况。

3）注意射血分数的变化。

4）产后需复查，判断预后。

（7）胎儿超声检查

1）注意胎儿大小是否与孕周相符，如合并肺动脉高压的患者胎儿可能处于长期缺氧的状态，故可能存在生长受限。

2）胎儿脐血流的变化,注意是否存在胎儿宫内窒迫。

（8）胎心监护:胎心基线、变异及加速情况,注意是否有胎儿宫内窒迫。

（9）肺功能测定

1）有助于区别气道或肺实质疾病,了解患者肺通气及换气功能。

2）肺动脉高压患者表现为肺弥散功能障碍和轻～中度肺容积减少。

（三）治疗要点

1. 孕前及孕期评估

（1）合并肺动脉高压的患者应避免妊娠。

（2）如合并其他心脏疾病,孕前进行手术或药物治疗,治疗后再次评估是否可妊娠。

（3）妊娠合并肺动脉高压者早孕期应停用华法林等抗凝药物,就诊于心内科及产科咨询,完善检查并评估妊娠风险,每个月复查心脏超声及相关指标,密切监测,若发展为心衰应尽早终止妊娠。

2. 孕期监护　妊娠合并肺动脉高压中重度属风险分级Ⅳ～Ⅴ级,妊娠风险高,故孕早期建议终止妊娠;孕中期应由产科、心内科、麻醉科等多学科综合管理,缩短产检间隔时间,如有心功能不全症状应终止妊娠,即使处于孕中期,如肺动脉高压重度(静息状态下,右心导管监测到的肺动脉平均压力 <50mmHg 为轻度肺动脉高压,50~80mmHg 为中度,>80mmHg 为重度)、心功能 >Ⅲ级,则剖宫取胎术更为安全。

3. 妊娠合并肺动脉高压孕晚期应住院治疗

（1）孕 34 周左右可择期行剖宫产术终止妊娠

1）如有心功能不全,术前可予以利尿等预防心衰治疗。

2）术前完善心内科、心外科、麻醉科及 ICU 会诊。

3）妊娠合并肺动脉高压的患者死亡率极高,而终止妊娠后母体回心血量增加,心脏负荷加重,随时有心衰、心搏骤停,甚至猝死可能,故要与患者及家属反复沟通,术前充分交代病情。

4）术中血流动力学监测,包括动脉血压、中心静脉置管、肺动脉导管等。

5）术中严密监测,胎儿娩出后腹部沙袋及腹带加压。

6）术中根据患者状态及生命体征酌情应用缩宫剂,也可应用子宫捆绑术、子宫动脉结扎术等预防产后出血。

7）术后转入 ICU 继续治疗。

（2）产后的处理

1）心功能Ⅲ级以上不宜哺乳,予以退奶。

2）建议严格避孕,根据个体差异选择避孕方式,尽量避免口服避孕药。

4. 根据 2015 年欧洲心脏病学学会肺动脉高压的治疗指南,措施如下:

（1）一般治疗

1）避免妊娠。

2）接种疫苗预防流感及肺炎。

3）心理关怀。

4）监护下运动康复。

5）择期手术者尽量选择硬膜外麻醉。

6）避免过度体力活动。

（2）支持治疗

1）利尿剂:合并右心衰及体液潴留者。

2）长期持续氧疗:动脉血氧分压持续低于 60mmHg。

3）抗凝剂:特发性肺动脉高压、可遗传性肺动脉高压者。

4）纠正贫血和(或)补充铁剂。

（3）药物治疗

1）初始单药治疗或联合口服用药,如效果欠佳可双药或三药序贯联合使用。

2）钙通道阻滞剂。

3）内皮素受体拮抗剂:安贝生坦、波生坦等。

4）5 型磷酸二酯酶抑制剂:西地那非、他达那非等。

5）鸟苷酸环化酶激动剂:利奥西呱。

6）应根据药物分级管理酌情选择。

（四）护理要点

妊娠合并肺动脉高压的孕妇及家属多对肺动脉高压相关知识不甚了解,伴有不同程度的心理问题。因此,针对妊娠合并肺动脉高压的孕妇,护士应根据心脏功能的严重程度正确指导如何活动,严密观察血氧饱和度,备好吸氧用具,严格控制输液速度,降低病死率和相关并发症及不良结局的发生,促进母儿健康。

1. 健康教育

（1）护士应向孕妇及家属讲解肺动脉高压的相关知识,根据患者肺动脉高压分级及心功能分级对患者进行相应的指导,肺动脉高压为轻度,心功能分级为Ⅰ~Ⅱ级应在医师严密监测下妊娠,严重者要严格避孕。

(2) 指导孕妇限制活动,充分休息,可以减少耗氧量和减轻呼吸困难症状。

(3) 孕妇应配合医师的治疗,保持情绪平稳,有不适及时告诉医护人员。

2. 心理护理

(1) 使用孕妇焦虑抑郁自评量表评估孕妇的心理状态。

(2) 心理功能障碍严重程度随患者而不同。必须向所有患者提供心理学支持。

(3) 妊娠合并肺动脉高压患者,致死率很高,孕妇及家属高度恐惧、紧张,针对患者情况,护士通过与其交流,及时给予安慰及鼓励。

(4) 针对个别患者几乎是自杀式的妊娠,对新生儿渴望度极高,护士要耐心,认真讲解此疾病的危险性,不能使其盲目期望。

(5) 早期妊娠丢失和不能再次受孕对夫妇二人的影响很严重。除了悲伤之外,患者还可能愧疚。劝慰患者及家属,帮助其接受现实。

3. 专科护理

(1) 术前护理

1) 休息与活动:

A. 绝对卧床休息,半卧位或者左侧卧位,创造良好的休息环境,避免不良刺激,保证充足睡眠,每2小时翻身一次。

B. 针对于心功能Ⅰ~Ⅱ级患者,适当活动,可以在床上进行简单的抬腿、活动手臂等。

2) 预防右心衰:

A. 观察患者有无劳力性呼吸困难、乏力、晕厥、心绞痛、咯血、声音嘶哑等自觉症状,给予每天3次吸氧,每次30分钟,改善乏氧症状,如有上述症状,立即通知医师,给予相应处理。

B. 监测体温、脉搏、血压、血氧饱和度等生命体征,如有异常,及时通知医师。

C. 听胎心,教会患者自数胎动,观察胎儿在宫内情况,如有异常,及时通知医师。

D. 病情加重,周数较大,根据医嘱给予患者备皮、备血等术前准备。

(2) 术中护理:减轻心脏负荷。

A. 术中密切观察生命体征,吸氧,并维持循环的稳定。

B. 限制输液量和输液速度,避免短时间内大量输液,为避免术中低血压,保证全身组织灌注充足,需要补液,可以选择输液泵输液,严格控制输液速度。

(3) 术后护理

1) 休息与活动:绝对卧床休息,半卧位或者左侧卧位,创造良好的休息环境,避免不良刺激,保证充足睡眠,每2小时翻身一次。

2) 保持呼吸道通畅:术后转入ICU病房继续治疗,给予机械辅助通气,血氧饱和度维持在88%以上,必要时吸痰,患者出现呛咳,听诊肺部有明显痰鸣音时,经气管插管吸痰,避免频繁刺激,加重心脏负担,不能过早脱离机械通气,在拔除气管插管前,做好气道湿化。

3) 预防右心衰:

A. 监测体温、脉搏、血压、血氧饱和度等生命体征,如有异常,及时通知医师。

B. 准确记录24小时出入量,严格限制入量,控制输液速度,使用输液泵或微量泵进行用药,减轻心脏负担。

C. 给予患者镇痛药,防止患者因疼痛,加重心脏负担。

D. 给予患者回奶治疗,避免因喂奶引起劳累,加重心脏负担。

4) 预防感染:

A. 给予抗生素治疗,预防感染发生。

B. 密切观察恶露的颜色、量、气味、性状等,如有异常,及时通知医师。

C. 指导患者保持会阴部清洁,穿柔软宽松的纯棉内衣裤。每天用0.05%安尔碘给予会阴护理2次。

D. 做好口腔护理,预防口腔炎发生。

5) 饮食护理:术后禁食水,排气后给予肠外营养,拔除气管插管后给予低盐饮食,每天钠摄入量<2.4g,限制饮水量,适当补充铁剂。

4. 用药护理

(1) 对于使用静脉输液的患者,一定注意输液速度及输液量防止心衰。

(2) 使用抗凝剂时,要严密观察患者有无出血倾向(如:皮肤黏膜出血,牙龈出血,阴道流血等)。

(3) 使用利尿剂时,要严密检测患者有无电解质紊乱、血容量不足等。

(金镇 费英俊)

参考文献

1. 林建华,张卫社,张军,等. 妊娠合并心脏病的诊治专家共识(2016). 中华妇产科杂志, 2016, 51(6): 401-409.

2. 谢幸, 苟文丽. 妇产科学. 第8版. 北京: 人民卫生出版社, 2013: 82-87.

3. Galie N, Humbert M, Vachiery JL, et al. 2015 ESC/ERS Guidelines for the diagnosis and treatment of pulmonary hypertension: The Joint Task Force for the Diagnosis and Treatment of Pulmonary Hypertension of the European Society of Cardiology (ESC) and the European Respiratory Society (ERS): Endorsed by: Association for European Paediatric and Congenital Cardiology (AEPC), International Society for Heart and Lung Transplantation (ISHLT). European Heart Journal, 2016, 37: 67-119.

第三节　妊娠合并艾森曼格综合征

(一) 流程化管理清单

1. 妊娠合并艾森曼格综合征诊疗流程

病史重点采集信息

□ 现病史	□ 产科常规*	□ 停经	□ 末次月经
			□ 预产期
		□ 孕期经过	□ 血压
			□ 血糖
			□ 唐氏筛查
			□ 无创DNA
			□ 羊水穿刺
			□ OGTT
		□ 饮食睡眠二便	□ 饮食
			□ 是否能平卧, 是否有夜间憋醒
			□ 是否有尿量改变
	□ 重点询问*	□ 呼吸困难*	□ 发生时间
			□ 程度
			□ 缓解方法
		□ 心慌*	
		□ 乏力*	
		□ 胸闷*	
		□ 胸痛*	
		□ 咳嗽*	
		□ 咳痰*(注意性状)	
		□ 咯血*	
		□ 发热*	

病史重点采集信息

□ 既往史	□ 心脏病史	□ 种类		
		□ 是否经过治疗	□ 手术	
			□ 用药	
□ 孕产史	□ 孕__产__次			
	□ 既往分娩方式			
	□ 有或无出生缺陷			
	□ 有或无胎死宫内孕			

体格检查重点采集信息

□ 生命体征*	□ 体温		
	□ 脉搏		
	□ 呼吸		
	□ 血压		
	□ 血氧饱和度		
□ 常规查体	□ 活动*	□ 自如	
		□ 受限	
		□ 端坐呼吸	
	□ 贫血貌*	□ 程度	
	□ 发绀*		
	□ 杵状指		
	□ 颈静脉怒张		
	□ 肝-颈静脉回流征		
	□ 水肿	□ 位置	
		□ 程度	
	□ 心肺听诊*	□ 正常	
		□ 收缩期杂音	
		□ 舒张期杂音	
		□ 干湿啰音	
		□ 哮鸣音	
	□ 腹部*	□ 宫高	
		□ 腹围	
		□ 压痛	
		□ 宫缩	
		□ 肝脾大	
□ 产科查体	□ 胎心率*		
	□ 阴道	□ 分泌物	
		□ 流血	
	□ 宫颈	□ 位置	
		□ 硬度	
		□ 消退	
		□ 开大	
		□ 先露位置	

辅助检查重点项目

□ 心电图	□ 心电图*
	□ 动态心电图
□ 心脏超声*	□ 心腔大小、右心比例
	□ 室壁运动
	□ 三尖瓣反流速率、肺动脉压力
	□ 射血分数
	□ 房室水平分流的方向
	□ 下腔静脉的宽度及随呼吸运动的变化幅度
□ 实验室检查	□ 血常规＋血型*
	□ 凝血五项*
	□ 心肌酶谱*
	□ 肌钙蛋白*
	□ 肝肾功能、离子*
	□ 血气分析*
	□ 脑钠肽 　□ 脑钠肽（BNP）
	□ 脑钠肽前体（pro-BNP）
	□ 氨基酸末端脑钠肽前体
	□ 肝炎病毒
	□ TPPA＋RPR＋HIV
□ 胎儿染色体检查	□ 无创 DNA
	□ 羊水穿刺
□ 胎心监护（≥32 周）	□ 基线
	□ 变异
	□ 加速
□ 胎儿超声*	□ 胎儿大小
	□ 脐血流
	□ 胎盘
	□ 羊水
□ 胎儿心脏超声	

治疗方案

□ 门诊／急诊	收入院终止妊娠
□ 住院	□ 完善检查，请会诊　□ 心内科
	□ 心外科
	□ 麻醉科
	□ ICU
	□ 重症讨论

治疗方案

□ 尽快终止妊娠		
□ 住院	□ 剖宫产术中	□ 心脏功能稳定、凝血功能正常的患者推荐椎管内麻醉
		□ 心脏功能明显不稳定、术中易出现肺动脉高压危象的患者考虑全身麻醉
		□ 谨慎应用缩宫素及相关制剂
		□ 预防产后出血　□ 子宫动脉上行支结扎术
		□ 子宫捆绑术
		□ 腹主动脉球囊堵塞术
		□ 必要时全子宫切除术或次全子宫切除术
	□ 剖宫产术后	□ 限制并记录出入液量
		□ 中心静脉压监测
		□ 吸氧
		□ 动态监测相关检查及心脏超声
		□ 镇静镇痛
		□ 利尿
		□ 抗感染治疗
		□ 保护心肌
		□ 纠正离子紊乱
		□ 调节心律
		□ 抗凝预防血栓
		□ 保护胃黏膜
		□ 改善心室重构
		□ 改善冠脉循环
		□ 改善肝肾功
	□ 病情好转转入普通病房继续治疗	

注：* 为急诊必做项目，其余为住院必做项目

2. 妊娠合并艾森曼格综合征门诊／急诊／住院护理流程

护理流程	描述要点
□ 健康教育	□ 艾森曼格综合征相关知识宣教
	□ 用药的作用和注意事项
□ 测量	□ 生命体征
	□ 血氧
□ 观察临床表现和其他症状	□ 观察呼吸困难、皮肤青紫等临床表现
	□ 检查心功能分级及肺动脉高压分级情况

护理流程	描述要点
□ 采血	□ 遵医嘱
	□ 心脏超声检查
	□ 心电图
□ 协助检查	□ X线检查
	□ 超声心动图
	□ 右心导管检测
	□ 休息与活动
	□ 预防感染
□ 专科护理	□ 预防心衰及肺动脉高压危象
	□ 饮食护理
	□ 用药
□ 心理护理	□ 心理状况评估及护理
	□ 复查时间
□ 出院指导	□ 自我护理方法
	□ 办理出院相关流程

（二）妊娠合并艾森曼格综合征诊断要点

1. 病史要点

（1）呼吸循环系统症状的询问

1）艾森曼格综合征的主要病理生理特点是肺动脉高压，是一组先天性心脏病发展的结果，患者多数有呼吸循环系统症状，详见肺动脉高压章呼吸循环系统症状。

2）患者临床常见发绀、杵状指（趾）、呼吸困难及活动受限等症状和体征。自幼有心脏杂音病史。幼时无发绀，儿童期后出现逐渐出现轻～中度发绀，于劳累后加重，原有动脉导管未闭者下半身发绀较上半身明显，逐渐出现杵状指（趾）。气急、乏力、头晕，以后可发生右心衰竭，注意与发绀型先天性心脏病鉴别，特别是法洛四联症。胸痛也是典型症状之一，与心肌缺血有关。

（2）是否合并其他心脏疾病

1）艾森曼格综合征往往并非独立存在的，而常合并瓣膜病、心律失常等，尤其妊娠本身就可加重疾病进展，故此类患者需仔细询问其既往史，重点询问是否合并原发心脏疾病，如房间隔缺损、室间隔缺损、动脉导管未闭等，是否行相应治疗，对疾病的诊断与鉴别诊断有重要意义。

2）多数患者既往并未进行系统检查，注意对其症状的详细询问，详见肺动脉高压章呼吸循环系统

症状的询问。

（3）何时进行系统诊治：系统治疗患者孕中期起予以抗凝治疗，注意药物种类、凝血的改变，注意术前需停药的时间。

（4）是否有水肿症状：略，见肺动脉高压章节。

2. 体格检查要点

（1）重视生命体征

1）主要是血氧情况。

2）注意血压情况，判断是否合并高血压疾病。

（2）是否有发绀及杵状指：注意患者口唇颜色，是否存在有发绀，判断其是否存在长期缺氧。

（3）心肺听诊

1）艾森曼格综合征可合并瓣膜病变，一过性因肺动脉压升高，右房、右室压升高，主要见于房缺、室缺、动脉导管未闭等原明显的收缩期杂音可以减轻。当实质性右向左分流时杂音再次变得明显。注意心脏各瓣膜区的收缩期及舒张期杂音，肺动脉压明显升高时右心扩大，肺动脉瓣区搏动增强，心音亢进，可及 P2 亢进分裂，同时有肺动脉瓣双期杂音，三尖瓣反流的收缩期杂音。

2）注意肺部听诊，听诊重点详见本章第二节妊娠合并肺动脉高压"肺部听诊"内容。

（4）是否有颈静脉怒张及肝颈静脉回流征：详见本章第二节妊娠合并肺动脉高压。

（5）是否有水肿：详见本章第二节妊娠合并肺动脉高压。

3. 辅助检查要点

（1）心电图：心电图变化同肺动脉高压患者心电图，心电图检查为筛查手段，其敏感性及特异性均不是很高，故即使没有上述特征性改变，也不能排除艾森曼格综合征的诊断。

（2）心脏超声

1）艾森曼格综合征同肺动脉高压患者相同，可反映心脏血流动力学变化，是最常用也是最必要的检查，对鉴别诊断有意义。同时可测定心脏功能及性状的改变情况，注意射血分数的变化，可对产后复查，判断预后。

2）房室水平分流的方向。

3）下腔静脉的宽度及随呼吸运动的变化幅度。

（3）胎儿超声及胎心监护检查：同本章第二节妊娠合并肺动脉高压。

（4）胸部放射性检查、肺功能测定、通气 / 灌注显像及心导管及心血管造影等有创检查。

1）胸部放射性检查：

A. 必要时行胸片检查。

B. 右心室、右心房增大。

C. 肺动脉总干弧及左、右肺动脉均扩大。

D. 肺野轻度充血或不充血而血管纹理变细，呈残根样改变。

E. 左心室可增大。

F. 艾森曼格综合征患者会出现肺动脉高压，肺动脉高压的严重程度可能与放射性检查结果不一致。

G. 妊娠早期禁用，妊娠中期应慎用，病情严重必须摄片时应以铅裙保护腹部。

2）肺功能测定：

A. 有助于区别气道或肺实质疾病，了解患者肺通气及换气功能。

B. 肺动脉高压患者表现为肺弥散功能障碍和轻～中度肺容积减少。

3）通气/灌注显像：

A. 多用于怀疑慢性血栓栓塞性肺动脉高压的患者。

B. 一般终止妊娠后完善该检查。

C. 心导管及心血管造影：心导管及心血管造影除可见原有畸形外，可确定双向分流或右向左分流。导管检查对艾森曼格综合征患者有一定危险，因已无手术指征，一般不行此项检查

（5）血气分析：略，见本章第二节妊娠合并肺动脉高压。

（6）血生化检测：略，见本章第二节妊娠合并肺动脉高压。

（三）治疗要点

1. 艾森曼格综合征患者孕早期的管理 妊娠合并艾森曼格综合征患者不宜妊娠，一旦妊娠应尽早终止妊娠。此类患者应于妊娠前经有经验的心内科和产科医师共同充分告知其妊娠的风险，如果患者仍坚持要求继续妊娠，不听从劝告，除告知妊娠风险外，还应加强孕妇监护和管理，积极早期行超声心动、血气分析、凝血功能等常规检查，评价心功能，基层医院应及时将患者转诊至尤其是有心内科专业优势的三级综合医院，三级综合医院由产科医师、心内科医师及麻醉科医师密切合作，尽量做到早诊断、早入院并及时组成医疗组进行有效的监测和准备，也应加强孕期的动态监测，观察病情的发展变化，完善相关检查及心功能评估。

2. 艾森曼格综合征患者孕期的注意事项

（1）妊娠期间的任何时候如果出现症状或血流动力学不稳定的状况应住院治疗。

（2）艾森曼格综合征孕妇死亡率极高，不宜妊娠。故国内外关于妊娠合并艾森曼格综合征的报道极少，鉴于艾森曼格综合征患者有血栓高危因素，尽管抗凝剂的作用有待证实，但相关经验治疗从孕中期（亦有说法描述从孕 20 周起）时使用肝素抗凝，分娩前 48 小时（亦有说法描述分娩前 24 小时）停用，产后可再恢复使用；孕期使用低分子肝素更安全。小剂量的华法林并非禁忌，并应向患者告知药物可能的致畸作用。

（3）每天的用药取决于患者的心功能，通常鼓励患者长时间的卧床休息减少心脏负荷。

（4）随着孕龄的延长发生呼吸困难的几率增加，吸氧有利于减轻肺血管的阻力和减少分流。

（5）应定期监测血气以便了解分流是否增加。

（6）如果发生充血性心力衰竭应使用洋地黄制剂和利尿剂。

（7）妊娠期间应行胎儿监护如超声检查胎儿的生长发育状况、NST 等，了解胎儿在宫内的情况。

3. 艾森曼格综合征患者终止妊娠条件

（1）孕期任何时期，一旦发生母体或胎儿异常应及时行剖宫产。

（2）妊娠合并艾森曼格综合征孕晚期应住院治疗。

（3）择期行剖宫产术终止妊娠

1）如有心功能不全，术前可予以利尿等预防心衰治疗。

2）术前予以预防性抗感染治疗 1~2 天。

3）术前完善心内科、心外科、麻醉科及 ICU 会诊。

（4）妊娠合并艾森曼格综合征的患者死亡率极高，母儿预后均差，而终止妊娠后母体回心血量增加，心脏负荷加重，随时有心衰、心搏骤停，甚至猝死可能，术中及术后出现肺动脉高压危象，心、肺、脑多系统的衰竭，术后需转入重症监护病房，费用高，不保证预后，故术前要与患者及家属反复沟通，充分交代病情。

1）术前可给予吸氧、低分子肝素、西地那非药物控制肺动脉高压。

2）术中严密监测，胎儿娩出后立即给予腹部沙袋及腹带加压，以避免腹压骤降周围血液涌向内脏而增加心脏负担，慎用宫缩剂。

3）术中根据患者状态及生命体征酌情应用子宫捆绑术、子宫动脉结扎术等预防产后出血，甚至可

行全子宫或次全子宫切除术。

4) 患者不适合再次妊娠,术中可同时行输卵管结扎术。

5) 术中及术后可用扩血管药物等联合治疗,争取将肺动脉压力控制在体循环的 1/3 以下(肺动脉压力检测的金标准为右心导管检测,有创检查;超声心动图也可检测,但有一定误诊率),预防肺动脉高压危象发生。术中、术后注意体循环压,防止血压过低而发生恶性心律失常。

6) 术后转入 ICU 继续治疗。

4. 艾森曼格综合征患者产后的处理

(1) 产后短时间应卧床休息,减轻心脏负担,避免任何微小刺激如气管吸引、咳嗽、呕吐、大便干燥等腹压增加情况,预防诱发肺动脉高压危象,出现心肺脑等多系统衰竭。

(2) 建议人工喂养,不宜哺乳,予以退奶。

(3) 产后至少观察 2 周,病情稳定后方可出院。

(4) 建议严格避孕,根据个体差异选择避孕方式,避免口服避孕药。

(5) 心内科及心外科就诊。

(四) 护理要点

妊娠合并艾森曼格综合征的孕妇及家属多对艾森曼格综合征相关知识不甚了解,伴有不同程度的心理问题。因此,针对妊娠合并艾森曼格综合征的孕妇,护士应严密监测心率的变化,做好健康教育,严密观察患者有无呼吸困难及皮肤的颜色等,做好心理护理,做好专科护理,保证室温处于恒温状态,防止心律失常,降低致死率,促进母儿健康。

1. 健康教育

(1) 护士应向家属讲解艾森曼格综合征的相关知识,临床上有针对性地进行宣教。

(2) 指导孕妇限制活动,充分休息,保证良好的睡眠。

(3) 艾森曼格综合征为妊娠的禁忌证,要避免再次怀孕,如再次怀孕要早期终止妊娠。

(4) 产妇要保持营养均衡,限盐饮食,少食多餐,避免暴饮暴食,避免肺内感染。

2. 心理护理

(1) 使用孕妇焦虑抑郁自评量表评估孕妇的心理状态。

(2) 心理功能障碍严重程度随患者而不同。必须向所有患者提供心理学支持。

(3) 妊娠合并艾森曼格综合征患者,当出现呼吸困难时,有濒死感,加之噪音刺激,患者易出现紧张、恐惧,护士要向家属认真讲解病情,增加信任感,倾听产妇需求,给予相应的指导和帮助。

(4) 避免在患者身边谈论病情,以免引起患者过度紧张,而紧张、恐惧、高温、活动均可增加心脏负荷,增加耗氧量,加重缺氧和心力衰竭,而情绪过于激动也可引起栓子脱落,故在救治中保持环境安静,空气流通,注意与患者的沟通,给予鼓励和安慰。

3. 专科护理

(1) 术前护理

1) 观察患者皮肤颜色有无青紫,有无呼吸困难,有无杵状指等,给予心电监护,观察生命体征,发现异常,及时通知医师,给予每天 3 次吸氧,每次 30 分钟,改善发绀症状。

2) 卧床休息,避免活动,半卧位,必要时双下肢下垂,保持床单位清洁,干燥,每 2 小时翻身一次,必要时按摩双下肢,避免血栓形成。

3) 听胎心,嘱患者计数胎动,观察胎儿在宫内情况,如有异常,及时通知医师。

4) 床旁准备抢救的物品及药品,给予备皮、备血等手术准备。

(2) 术中护理

1) 预防心力衰竭及肺动脉高压危象:

A. 术中密切观察生命体征,吸氧,并维持循环的稳定。

B. 限制输液量和输液速度,避免短时间内大量输液,为避免术中低血压,保证全身组织灌注充足,需要补液,可以选择输液泵输液,严格控制输液速度。

C. 胎儿娩出后避免给予缩宫素治疗,为防止产后出血,给予术中按摩子宫,放置 COOK 球囊,改良式子宫背带式缝合法等促进子宫收缩。

2) 预防回心血量的增加:

A. 胎儿娩出后,即刻用腹部沙袋加压,防止回心血量骤加。

B. 置双下肢电动气压驱血带仪,是防止回心血量骤增骤减,预防心力衰竭和右向左分流的加重的有效措施。

3) 加强体温管理:

A. 为防止术中低体温,保持室温 24~26℃。

B. 手术单下铺水温毯,温度在 37℃左右。

C. 输入的晶体和胶体液均放置在 37℃的恒温箱内预热,以防止体温低诱发的心律失常现象。

(3) 术后护理

1) 病情观察与监护:

A. 监测心电监护,观察呼吸、血压、CVP 和血氧饱和度,如有异常,及时通知医师,给予相应处理。

B. 准确记录 24 小时出入量,严格限制入量,控制输液速度,使用输液泵或微量泵进行用药,减轻心脏负担。

C. 必要时使用 Swan-Ganz 导管,Swan-Ganz 导管是监测肺动脉高压,血气和右向左分流的重要通路,需要正确连接和妥善固定,确保三通指向正确。

D. 必要时使用体外膜肺氧合器,肺内严重感染时,可以使用,保证其密闭性;保持患者肛温在 34~37℃,防止体温太低,导致凝血机制和血流动力学的紊乱;观察末梢循环和肢体温度,注意保暖;观察尿量及颜色,如有异常,及时通知医师。

2)休息与活动:绝对卧床休息,半卧位或者左侧卧位,创造良好的休息环境,避免不良刺激,保证充足睡眠,每 2 小时翻身一次,防止血栓形成。

3)保持呼吸道通畅:术后转入 ICU 病房继续治疗,给予机械辅助通气,血氧饱和度维持在 88% 以上,必要时吸痰,患者出现呛咳,听诊肺部有明显痰鸣音时,经气管插管吸痰,避免频繁刺激,加重心脏负担,不能过早脱离机械通气,在拔除气管插管前,做好气道湿化。

4)预防感染:

A. 给予抗生素治疗,预防感染发生。

B. 密切观察恶露的颜色、量、气味、性状等,如有异常,及时通知医师。

C. 指导患者保持会阴部清洁,穿柔软宽松的纯棉内衣裤。每天用 0.05% 安尔碘给予会阴护理 2 次。

D. 做好口腔护理,预防口腔炎发生。

5)饮食护理:术后禁食水,排气后给予肠外营养,拔除气管插管后给予加强营养,限盐饮食,少食多餐,避免暴饮暴食。

4. 用药护理

(1)对于使用静脉输液的患者,一定注意输液速度及输液量防止心衰。

(2)使用抗凝剂时,要严密观察患者有无出血倾向(如:皮肤黏膜出血,牙龈出血,阴道流血等)。

使用利尿剂时,要严密检测患者有无电解质紊乱、血容量不足等。

(金镇 费英俊)

参考文献

1. 林建华,张卫社,张军,等. 妊娠合并心脏病的诊治专家共识(2016). 中华妇产科杂志,2016,51(6):401-409.

2. 谢幸,苟文丽. 妇产科学. 第 8 版. 北京:人民卫生出版社,2013:82-87.

3. 廖志敏,唐昱英,倪娟,等. 艾森曼格综合征妊娠相关病例 29 例分析. 四川大学学报(医学版),2017,48(2):321-323.

4. Grewal J,Silversides CK,Colman JM,et al. Pregnancy in women with heart disease:risk assessment and management of heart failure. Heart Fail Clin,2014,10(1):117-129.

5. Michael N,Kathleen S. Pregnancy Complicated by Valvular Heart Disease:An Update. J Am Heart Assoc,2014,3(3):e000712.

6. Emmanuelle J,Christophe G,Guillaume B,et al. French Intensive Care Society,International congress - Réanimation 2016. Ann Intensive Care,2016,6(Suppl 1):50. doi:10.1186/s13613-016-0114-z.

7. Galie N,Humbert M,Vachiery JL,et al. 2015 ESC/ERS Guidelines for the diagnosis and treatment of pulmonary hypertension:The Joint Task Force for the Diagnosis and Treatment of Pulmonary Hypertension of the European Society of Cardiology(ESC)and the European Respiratory Society(ERS). Endorsed by:Association for European Paediatric and Congenital Cardiology(AEPC),International Society for Heart and Lung Transplantation(ISHLT). European heart Journal,2016,37(1):67-119.

第四节 围产期心肌病

(一)流程化管理清单

1. 围产期心肌病诊疗流程

病史重点采集信息		
现病史	□ 停经*	□ 末次月经
		□ 预产期
	□ 产检情况*	□ 血压
		□ 唐氏筛查
		□ 无创 DNA
		□ 羊水穿刺
		□ OGTT
	□ 呼吸困难*	□ 发生时间
		□ 程度
		□ 缓解方法
	□ 心慌*	
	□ 乏力*	
	□ 胸闷*	
	□ 胸痛*	
	□ 咳嗽*	

病史重点采集信息

现病史	☐ 咳痰 *		
	☐ 咯血 *		
	☐ 发热 *		
	☐ 食欲缺乏		
	☐ 睡眠 *	☐ 不能平卧	
		☐ 夜间憋醒	
	☐ 二便 *	☐ 正常	
		☐ 尿少或无尿	
既往史	☐ 心脏病史	☐ 种类	
		☐ 是否经过治疗	☐ 手术
			☐ 用药
	☐ 孕产史	☐ 孕__产__次	
		☐ 顺产 ☐ 剖宫产	
		☐ 出生缺陷	
		☐ 胎死宫内	

体格检查重点采集信息

生命体征	☐ 体温	
	☐ 脉搏	
	☐ 呼吸	
	☐ 血压	
	☐ 血氧饱和度	
常规体检	☐ 活动 *	☐ 自如
		☐ 受限
		☐ 端坐呼吸
	☐ 贫血貌 *	
	☐ 发绀 *	
	☐ 杵状指	
	☐ 颈静脉怒张	
	☐ 肝 - 颈静脉回流征	
	☐ 水肿	☐ 位置
		☐ 程度
	☐ 心肺听诊	☐ 正常
		☐ 收缩期杂音
		☐ 舒张期杂音
		☐ 干湿啰音
		☐ 哮鸣音
妇产科特殊检查	☐ 腹部	☐ 宫高
		☐ 腹围
		☐ 胎方位
		☐ 宫缩
		☐ 压痛

体格检查重点采集信息

妇产科特殊检查	☐ 胎心	
	☐ 内诊	☐ 宫颈位置
		☐ 宫颈硬度
		☐ 宫颈消退
		☐ 宫颈开大
		☐ 先露位置

辅助检查重点项目

☐ 心电图	☐ 心电图 *	
	☐ 动态心电图	
☐ 心脏超声 *	☐ 心腔大小	
	☐ 室壁运动	
	☐ 肺动脉压力	
	☐ 射血分数	
	☐ 彩色显像分流情况	
	☐ 三尖瓣反流速率	
☐ 实验室检查	☐ 血常规 + 血型 *	
	☐ 凝血五项 *	
	☐ 心肌酶谱 *	
	☐ 肌钙蛋白 *	
	☐ 肝肾功能、离子 *	
	☐ 血气分析 *	
	☐ 脑钠肽	☐ 脑钠肽（BNP）
		☐ 脑钠肽前体（pro-BNP）
		☐ 氨基酸末端脑钠肽前体
	☐ 肝炎病毒	
	☐ TPPA+RPR+HIV	
☐ 肺通气功能测定		
☐ 胎儿染色体检查	☐ 无创 DNA	
	☐ 羊水穿刺	
☐ 胎心监护（≥34 周）	☐ 基线	
	☐ 变异	
	☐ 加速	
☐ 胎儿超声 *	☐ 胎儿大小	
	☐ 脐动脉血流	
	☐ 胎盘	
	☐ 羊水	

治疗方案		
□ 门诊/急诊	□ 收入院治疗	
□ 住院治疗方案		
□ 完善检查,请会诊		□ 心内科
		□ 心外科
		□ 麻醉科
		□ ICU
□ 重症讨论		
□ 尽快终止妊娠		
□ 剖宫产术中	□ 尽量硬膜外麻醉	
	□ 禁用前列腺素或麦角新碱类药物	
	□ 谨慎应用缩宫素及相关制剂	
	□ 预防产后出血	□ 子宫动脉上行支结扎术
		□ 子宫捆绑术(B-Lynch 缝合)
		□ 子宫球囊填塞
		□ 必要时全子宫切除或次全切除
□ 剖宫产术后	□ 限制并记录出入液量	
	□ 中心静脉压监测	
	□ 吸氧	
	□ 动态监测相关检查,复查心脏超声	
	□ 镇静镇痛	
	□ 利尿通便	
	□ 抗感染治疗	
	□ 保护心肌	
	□ 纠正离子紊乱	
	□ 调节心律	
	□ 抗凝预防血栓	
	□ 保护胃黏膜	
	□ 改善心室重构	
	□ 改善冠脉循环	
	□ 改善肝功	

注:* 为急诊必做项目,其余为住院必做项目

2. 围产期心肌病/急诊/住院护理流程

护理流程	描述要点
□ 健康教育	□ 围产期心肌病相关知识宣教
	□ 化验检查注意事项
	□ 用药的作用和注意事项
□ 测量	□ 生命体征
	□ 血氧

护理流程	描述要点
□ 观察临床表现和其他症状	□ 观察临床表现,有无胸闷,呼吸困难
	□ 观察水肿情况
□ 采血	□ 遵医嘱
□ 协助检查	□ 心脏超声检查
	□ 心电图
	□ 超声心动图
□ 专科护理	□ 胎心
	□ 休息与活动
	□ 预防感染
	□ 预防心衰
	□ 预防血栓
	□ 饮食护理
	□ 用药
□ 心理护理	□ 心理状况评估及护理
□ 出院指导	□ 复查时间
	□ 自我护理方法
	□ 办理出院相关流程

(二)围产期心肌病诊断要点

1. 病史要点

(1)呼吸循环系统症状的询问

1)早期临床表现为乏力、运动耐量下降、劳力型呼吸困难、呼吸急促、咳嗽、水肿,晚期可出现端坐呼吸、夜间阵发性呼吸困难、咳粉红色泡沫痰等典型的左心充血性心衰的症状和体征。

2)严重的围产期心肌病(PPCM)患者可出现颈静脉怒张、肝淤血、下肢水肿及浆膜腔积液等并发右心衰的临床症状和体征。超声心动图显示左室射血分数(LVEF)降低,无心肌肥厚或扩张,无结构异常。

(2)是否有原发心脏疾病

1)需排除导致心衰的其他常见病因,如缺血性心肌病、高血压性心脏病、瓣膜病、感染、中毒、代谢性心肌病、肺栓塞、甲状腺功能亢进症等。

2)产科 PPCM 诊断标准:既往无心血管疾病史,于妊娠 28 周后至产后 6 个月内发生的扩张型心肌病为 PPCM。

(3)是否有尿量的改变及水肿症状

1)尿量(详见本章第二节妊娠合并肺动脉高压)。

2）水肿。

2. 体格检查要点

（1）重视生命体征

1）血压（详见本章第二节妊娠合并肺动脉高压）。

2）血氧。

3）心率及心律。

（2）心肺听诊

1）心界多向左下或双侧扩大，心率常偏快，安静休息时心率也常 >100 次 / 分，心音低钝，心尖区可闻及病理性第三心音或奔马律，多个瓣膜区可听到较柔和的收缩期杂音。

2）双肺听诊可有散在湿啰音。

（3）妇产科检查

1）胎儿彩超评估胎儿大小及是否有胎儿宫内窘迫情况。胎心监护评估胎儿宫内状况，是否需要尽早终止妊娠。

2）对于有产兆的孕妇，应检查骨盆大小及宫口扩张程度，判断孕妇是否具备短期内阴式分娩的条件。

3. 辅助检查要点

（1）血生化检测

1）心肌酶谱、肌钙蛋白水平升高是心肌损伤的标志。

2）心衰患者脑钠肽及脑钠肽前体（pro-BNP）、脑钠肽氨基酸末端（NT-pro-BNP）均明显升高，并随心衰的严重程度而增高。

3）NT-pro-BNP<300pg/ml，BNP<100pg/ml 可排除急性心衰；NT-pro-BNP>5000pg/ml，短期内死亡风险较高；NT-pro-BNP>1000pg/ml，长期死亡风险较高；治疗后比治疗前 NT-pro-BNP/BNP 下降幅度 ≥30% 则证明治疗有效。

4）围产期需动态复查。

（2）心电图：心电图改变不能对围产期心肌病作出明确诊断。最常见的心电图改变是 ST-T 异常。也可见心房颤动和心房扑动、前间壁导联 Q 波、PR 和 QRS 间期延长以及束支阻滞。

（3）超声心动图：围产期心肌病常见的超声心动图改变包括左室收缩功能减低和左室扩大。超声心动图还可发现可能存在的附壁血栓、二尖瓣或三尖瓣返流以及心包积液。随访研究表明，入院时较高的左室射血分数预示较高的治愈率和较短的恢复时间。另有研究结果表明初始左室射血分数较高的围产期心肌病患者在再次妊娠时较少复发。出院后应在产后 6 周和 6 个月，此后每年进行超声心动图检查以监测疾病有无进展。

（4）胎儿超声检查

1）注意胎儿大小是否与孕周相符，如合并肺动脉高压的患者胎儿可能处于长期缺氧的状态，故可能存在生长受限。

2）胎儿脐血流的变化，注意是否存在胎儿宫内窘迫。

（5）胎心监护：胎心基线、变异及加速情况，注意是否有胎儿宫内窘迫。

（三）治疗要点

有效控制心衰症状、适时终止妊娠、选择合适的分娩麻醉方式及促进患者左室收缩功能的恢复是治疗的关键。

1. 抗心力衰竭　治疗围产期心肌病与其他类型心力衰竭的治疗基本相同。围产期心肌病的急性期治疗应给予吸氧、利尿剂等。给予药物治疗时必须充分考虑到这些药物在妊娠和哺乳期的安全性并严密监测可能发生的不良反应。

2. 抗心律失常治疗　心房颤动是围产期心肌病患者最常见的心律失常。围产期时普鲁卡因胺属于相对安全的药物，曾经作为一线抗心律失常药物，目前则将 β 受体阻滞剂和地高辛作为一线治疗药物。

3. 抗凝治疗　心力衰竭和妊娠是血栓栓塞的独立危险因素。当左室射血分数 <30% 时，推荐产前给予低分子肝素，产后给予普通肝素或低分子肝素和华法林进行抗凝治疗。华法林对胎儿有致畸作用，妊娠期慎用。肝素或华法林不进入乳汁，均可用于哺乳期。

4. 重症心衰患者　应在控制症状后尽早终止妊娠。妊娠后 3 个月内的心衰患者应早期引产。产前 1 个月内发生的心衰，心功能Ⅱ级以上或估计不能胜任产程应尽早行剖宫术。

（1）如有心功能不全，术前可予以利尿等预防心衰治疗。

（2）术前完善心内科、心外科、麻醉科及 ICU 会诊。

（3）PPCM 合并Ⅲ级以上心功能不全患者死亡率极高，而终止妊娠后母体回心血量增加，心脏负荷加重，随时有心衰、心搏骤停甚至猝死可能，故要与患者及家属反复沟通，术前充分交代病情。

（4）术中严密监测，胎儿娩出后腹部沙袋及腹带加压。

（5）术中根据患者状态及生命体征酌情应用缩宫剂，术前、术中、术后应禁用前列腺素或麦角新碱类药物，这些药物可加重心衰，也可应用子宫捆绑术、子宫动脉结扎术、子宫球囊堵塞等预防产后出血，甚至可行全子宫或次全子宫切除术。

（6）术后转入 ICU 继续治疗。

（7）产后的处理

1）心功能Ⅲ级以上不宜哺乳，予以退奶。

2）建议严格避孕，根据个体差异选择避孕方式，尽量避免口服避孕药。

（四）护理要点

围产期心肌病的孕妇及家属多对围产期心肌病相关知识不甚了解，伴有不同程度的心理问题。因此，针对妊娠合并围产期心肌病的孕妇，护士应严密观察患者的自觉症状，监测生命体征，做好健康教育、心理护理，加强专科护理，严格控制输液速度，预防心衰的发生，减少相关并发症及不良结局的发生，促进母儿健康，保证母儿安全。

1. 健康教育

（1）护士应向孕妇及家属讲解围产期心肌病的相关知识，根据患者心功能状况对患者进行相应的指导。

（2）孕期避免重体力劳动，孕中晚期防止摄盐过多。

（3）孕期与产后要预防贫血、感染等病症，保证心功能正常运行。

（4）孕妇应配合医师的治疗，保持情绪平稳，有不适及时告诉医护人员。

2. 心理护理

（1）使用孕妇焦虑抑郁自评量表评估孕妇的心理状态。

（2）心理功能障碍严重程度随患者而不同。必须向所有患者提供心理学支持。

（3）妊娠合并围产期心肌病患者，当出现心慌、气短、胸闷、呼吸困难时，必须住院治疗，由于患者紧张，加之对周围环境不熟悉，易加重其焦虑症状，护士要向家属认真讲解病情，增加信任感，倾听产妇需求，给予相应的指导和帮助。

（4）告知预防心力衰竭的有效措施，帮助其识别早期心力衰竭的症状和体征，以及出现心力衰竭后的抢救和应对措施，减轻孕妇及家属的焦虑和恐惧心理，增加其安全感。

3. 专科护理

（1）术前护理

1）预防心衰：

A. 观察患者有无活动后心慌、气短、胸闷、咳嗽等症状，给予每天 3 次吸氧，每次 30 分钟，改善乏氧症状。

B. 监测体温、脉搏、血压、血氧饱和度等生命体征，观察患者有无呼吸困难等症状，如有异常，及时通知医师。

C. 听胎心，观察胎儿在宫内情况，如有异常，及时通知医师。

D. 病情加重，周数较大，根据医嘱给予患者备皮、备血等术前准备。

2）预防血栓：

A. 孕妇应卧床休息，半卧位，嘱其自行翻身，给予双下肢按摩，自行屈伸双下肢等主动或被动运动，防止血栓形成。

B. 可以使用气压治疗和（或）穿抗血栓压力袜，预防血栓形成。

C. 必要时，使用抗凝剂，要注意患者有无出血倾向等。

（2）术中护理：减轻心脏负荷。

1）术中密切观察生命体征，吸氧，并维持循环的稳定。

2）限制输液量和输液速度，避免短时间内大量输液，为避免术中低血压，保证全身组织灌注充足，需要补液，可以选择输液泵输液，严格控制输液速度。

（3）术后护理

1）预防心力衰竭：

A. 控制输液量及输液速度并准确记录出入液量。

B. 密切监测生命体征变化，如有异常，及时通知医师。

C. 面罩吸氧，氧流量 6L/min。

D. 使患者充分休息，保持室内安静，清洁。

2）预防感染：

A. 给予抗生素治疗，预防感染发生。

B. 密切观察恶露的颜色、量、气味、性状等，如有异常，及时通知医师。

C. 指导患者保持会阴部清洁，穿柔软宽松的纯棉内衣裤。每天用 0.05% 安尔碘给予会阴护理两次。

D. 注意患者保暖。

E. 减少人员探视,减少感染机会。

3）饮食护理:加强营养,补充维生素,限制盐和水的摄入,给予低盐高蛋白饮食。

4）预防血栓:

A. 孕妇应卧床休息,半卧位,嘱其适当翻身活动,给予双下肢按摩,自行屈伸双下肢等主动或被动运动,防止血栓形成。

B. 可以使用气压治疗和（或）穿抗血栓压力袜,预防血栓形成。

C. 必要时,使用抗凝剂,要注意患者有无出血倾向等。

D. 观察患者双下肢水肿情况,皮温皮色,足背动脉搏动情况,测量腿围等,发现异常,及时通知医师。

4. 用药护理 对于使用静脉输液的患者,一定注意输液速度及输液量防止心衰。

（金镇 费英俊）

参考文献

1. 林建华,张卫社,张军,等. 妊娠合并心脏病的诊治专家共识(2016). 中华妇产科杂志,2016,51(6):401-409.

2. Johnson CL, Jensen L, Sobey A. Peripartum cardiomyopathy: Review and practice guidelines. Am J Crit Care, 2012, 21(2): 89-98.

3. McMurray JJ, Adamopoulos S, Anker SD, et al. Esc guidelines for the diagnosis and treatment of acute and chronic heart failure 2012: the task force for the diagnosis and treatment of acute and chronic heart failure 2012 of the European Society of Cardiology developed in collaboration with the heart failure association (hfa) of the esc. Eur Heart J, 2012, 33:1787-1847.

4. Shah T, Ather S, Bavishi C, et al. Peripartum cardiomyopathy: a contemporary review. Methodist Debakey Cardiovasc, 2013, 9(1):38-43.

5. Sheppard R, Rajagopalan N, Safirstein J, et al. An update on treatments and outcomes in peripartum cardiomyopathy. Future Cardiol, 2014, 10:435-447.

6. Barone Rochette G, Rodire M, Lantuejoul S. Value of cardiac MRI inperipartum cardiomyopathy. Arch Cardiovasc Dis, 2011, 104(4): 263-264.

7. 武智晓,黎明江. 围产期心肌病的诊断与治疗新进展. 疑难病杂志,2012,11(4):319-321.

8. 林建华,赵卫秀. 子痫前期并发围产期心肌病早期识别及干预. 中国实用妇科与产科杂志,2014,30(10):759-761.

第五节 心力衰竭

（一）流程化管理清单

1. 急性心衰诊疗流程

病史重点采集信息			
现病史	☐ 妊娠孕周	☐ 停经,末次月经,周期是否规律,预产期	
		☐ 早孕和胎动时间,早期超声	
	☐ 早期心衰的症状	☐ 轻微活动后有无胸闷、心悸、气短及夜间憋醒	
	☐ 心衰的症状	☐ 劳力性呼吸困难	
		☐ 夜间端坐呼吸、胸闷胸痛,咯血	
		☐ 持续时间	
	☐ 心衰诱因	☐ 上呼吸道感染	
		☐ 贫血	
		☐ 劳累,睡眠欠佳,情绪激动	
		☐ 心律失常	
		☐ 液体是否超负荷	
☐ 既往史	☐ 相关疾病史	☐ 有无高血压疾病	
		☐ 有无心脏病	☐ 哪种类型
			☐ 心功能情况
		☐ 甲状腺,糖尿病,贫血等	

体格检查重点采集信息		
☐ 生命体征*	☐ T	
	☐ P	
	☐ R	
	☐ BP	
☐ 常规体检*	☐ 体位	☐ 半卧位
		☐ 端坐呼吸
	☐ 发绀,颈静脉怒张	☐ 无
		☐ 有
	☐ 心肺部听诊	☐ 杂音
		☐ 肺部湿啰音
	☐ 腹部检查	☐ 肝脾是否增大
		☐ 腹水
	☐ 下肢检查	☐ 有无水肿
	☐ 产科检查	☐ 宫高,腹围,先露
		☐ 子宫是否敏感
		☐ 胎心
		☐ 产道、先露
		☐ 宫颈评分

辅助检查重点项目

□ 实验室检查	□ 血常规 + 血型 *(必要时动态监测血常规)
	□ 凝血五项,D- 二聚体 *
	□ 脑钠肽(BNP)*,BNP 前体(pro-BNP),氨基末端 B 型利钠肽(NT-ProBNP)
	□ 肝肾功、电解质
	□ 血气
□ 胎心监护	□ NST、CST 或 OCT
□ 心电图、超声	□ EKG
	□ 心脏彩超 □ 心脏结构
	□ 收缩功能

治疗方案

□ 门急诊	□ 吸氧,半坐位,监测氧饱和度	
	□ 抗心衰	□ 利尿、扩血管、强心
		□ 评估初始治疗良好反应指标:主观症状改善,静息心率 <110 次 / 分,无直立性低血压,尿量增加,不吸氧时血氧饱和度 >95%
	□ 产科处理	□ 开放绿色通道,急诊收入院
□ 住院	□ 吸氧,半坐位,心电监护,监测氧饱和度,必要时气管插管,多学科合作	
	□ 抗心衰:利尿扩血管,强心,保护器官功能	
	□ 监测体重,出入量,持续的心电监护	
	□ 寻找病因,治疗原发病	
	□ 评估心肺功能及胎儿宫内安危	
	□ 尽快决定分娩方式和分娩时机,选择合适麻醉,必要时转心内科和 ICU	

注:* 为急诊必做项目,其余为住院必做项目

2. 妊娠合并心力衰竭门诊 / 急诊 / 住院护理流程

护理流程	描述要点
□ 健康教育	□ 心力衰竭相关知识宣教
	□ 用药的作用和注意事项
□ 测量	□ 生命体征
	□ 血氧
□ 观察临床表现和其他症状	观察临床表现,有无呼吸困难
	□ 测量宫高、腹围
□ 采血	□ 遵医嘱

护理流程	描述要点
□ 协助检查	□ 心脏超声检查
	□ 心电图
	□ 超声心动图
	□ X 线检查
□ 专科护理	□ 胎心
	□ 休息与活动
	□ 预防心衰
	□ 预防便秘
	□ 急性心衰的处理原则
	□ 饮食护理
	□ 用药
□ 心理护理	□ 心理状况评估及护理
□ 出院指导	□ 复查时间
	□ 自我护理方法
	□ 办理出院相关流程

(二) 心衰的诊断要点

1. 早期心衰的诊断要点

(1) 症状特点:孕妇就诊时如果自诉轻微活动后出现胸闷、心悸气短以及夜间阵发性呼吸困难,不要仅仅考虑为妊娠期的心血管系统的生理性变化所致,一定要考虑是否有早期心衰的可能,需要询问引起心衰的高危因素是否存在,如高血压、子痫前期、既往心脏病情况,同时进一步做体格检查。

(2) 体格检查特点:注意心率、呼吸,进行心肺听诊;如果静息时心率 >110 次 / 分,呼吸 >20 次 / 分。听诊:肺底出现持续性湿啰音,应该考虑符合早期心衰的诊断。

2. 心衰的诊断要点

(1) 病史特点

1) 充血性心衰可以表现为逐渐发生,或者表现为急性突发的肺水肿。

2) 通常伴有夜间咳嗽,日常生活能力明显下降,劳力后呼吸困难,和(或)进行性的症状,包括咳粉红色泡沫样痰,渐进性水肿、呼吸急促、呼吸窒息样的咳嗽是严重心衰的症状。

3) 其他症状包括端坐呼吸、心悸和胸骨后疼痛。

(2) 体格检查特点

1) 生命体征:心率加快,呼吸急促,重症常出现

交替脉,开始发病时血压可正常或升高,但病情加重时,血压下降、脉搏细弱,最后出现神志模糊,甚至昏迷、休克、窒息而死亡。

2)端坐呼吸、发绀、杵状指、持续性颈静脉怒张。

3)心肺检查:除原有的心脏病体征外,叩诊心脏增大,心尖区可闻及舒张期奔马律,肺动脉瓣区第二心音亢进,两肺底部可及散在的湿性啰音,重症者两肺满布湿性啰音并伴有哮鸣音,常出现交替脉。

4)水肿:是右心衰的典型表现,体质量明显增加,下肢、腰背部及骶部等低垂部位呈凹陷性水肿,重症者可波及全身,少数患者可有心包积液、胸水或腹水。

5)特征性的体征通常是心脏扩大和肺水肿的体征。

(3)辅助检查特点(2016 ESC 急、慢性心力衰竭诊断和治疗指南)

1)利钠肽(NPs)的血浆浓度可被用作一种初步诊断检测,尤其是在超声心动图不能及时应用的非急性情况下。利钠肽升高有助于确立初步的诊断工作,区别那些需要进一步心脏检查的患者;为排除重要的心脏功能不全,低于切点值的患者不需要超声心动图检查。血浆利钠肽浓度正常的患者不可能有心衰。在非急性情况下的正常值上限:B 型

利钠肽(BNP)为 35pg/ml,N 末端 B 型利钠肽前体(NT-proBNP)为 125pg/ml;在急性情况下,应使用较高的值(BNP<100pg/ml,NT-proBNP<300pg/ml)。在上述的排除性切点,阴性预测值高(0.94~0.98),但阳性预测值低,非急性情况为 0.44~0.57,急性情况为 0.66~0.67,因此,推荐使用利钠肽来排除心衰,但不用来确诊。

2)心电图(ECG)异常可提高心衰诊断的几率,但特异性低。ECG 上某些异常可提供病因信息,ECG完全正常的患者,心衰是不可能的(敏感性 89%)。因此,推荐 ECG 的常规应用,主要是排除心衰。

3)超声心动图是最有用的,广泛用于疑似心衰患者的检测,以明确诊断。它可提供关于心室容量、心室收缩和舒张功能、室壁厚度、瓣膜功能和肺动脉高压的即时信息。这些信息对明确诊断并确定适宜的治疗极为重要。

(三)心衰的治疗要点

心衰是产科一个严重的合并症,是孕产妇死亡的一个主要原因,对其风险评估及分级分层管理是非常重要的。

1. 妊娠风险评估

(1)妊娠风险评估和分级分层管理(表 4-2)(妊娠合并心脏病的诊治专家共识 2016 年)。

表 4-2　心脏病妇女妊娠风险分级及分层管理

妊娠风险分级	疾病种类	就诊医院级别
Ⅰ级(孕妇死亡率未增加,母儿并发症未增加或轻度增加)	无合并症的轻度肺动脉狭窄和二尖瓣脱垂;小的动脉导管未闭(内径≤3mm)已手术修补的不伴有肺动脉高压的房间隔缺损、室间隔缺损、动脉导管未闭和肺静脉畸形引流不伴有心脏结构异常的单源、偶发的室上性或室性期前收缩	二、三级妇产科专科医院或者二级及以上综合性医院
Ⅱ级(孕妇死亡率轻度增加或者母儿并发症中度增加)	未手术的不伴有肺动脉高压的房间隔缺损、室间隔缺损、动脉导管未闭法洛四联症修补术后且无残余的心脏结构异常不伴有心脏结构异常的大多数心律失常	二、三级妇产科专科医院或者二级及以上综合性医院
Ⅲ级(孕妇死亡率中度增加或者母儿并发症重度增加)	轻度二尖瓣狭窄(瓣口面积>1.5cm²)Marfan 综合征(无主动脉扩张),二叶式主动脉瓣疾病,主动脉疾病(主动脉直径<45mm),主动脉缩窄矫治术后非梗阻性肥厚型心肌病各种原因导致的轻度肺动脉高压(<50mmHg)轻度左心功能障碍或者左心射血分数 40%~49%	三级妇产科专科医院或者三级综合性医院
Ⅳ级(孕妇死亡率明显增加或者母儿并发症重度增加;需要专家咨询;如果继续妊娠,需告知风险;需要产科和心脏科专家在孕期、分娩期和产褥期严密监护母儿情况)	机械瓣膜置换术后中度二尖瓣狭窄(瓣口面积 1.0~1.5cm²)和主动脉瓣狭窄(跨瓣压差≥50mmHg)右心室体循环患者或 Fontan 循环术后复杂先天性心脏病和未手术的发绀型心脏病(氧饱和度 85%~90%)Marfan 综合征(主动脉直径 40~45mm);主动脉疾病(主动脉直径 45~50mm)严重心律失常(房颤、完全性房室传导阻滞、恶性室性期前收缩、频发的阵发性室性心动过速等)急性心肌梗死,急性冠状动脉综合征 梗阻性肥厚型心肌病 心脏肿瘤,心脏血栓 各种原因导致的中度肺动脉高压(50~80mmHg)左(左心射血分数 30%~39%)	有良好心脏专科的三级甲等综合性医院或者综合实力强的心脏监护中心

续表

妊娠风险分级	疾病种类	就诊医院级别
V级(极高的孕妇死亡率和严重的母儿并发症,属妊娠禁忌证;如果妊娠,须讨论终止问题;如果继续妊娠,需充分告知风险;需由产科和心脏科专家在孕期、分娩期和产褥期严密监护母儿情况)	严重的左室流出道梗阻重度二尖瓣狭窄(瓣口面积<1.0cm²)或有症状的主动脉瓣狭窄复杂先天性心脏病和未手术的发绀型心脏病(氧饱和度<85%)Marfan综合征(主动脉直径>45mm),主动脉病变(主动脉直径>50mm),伴左心功能不全感染性心内膜炎任何原因引起的重度肺动脉高压(≥80mmHg)严重的左心功能不全(左心射血分数<30%);心脏病协会心功能分级Ⅲ~Ⅳ级	有良好心脏专科的三级甲等综合性医院或者综合实力强的心脏监护中心

(2)心脏病妇女的孕前和孕期综合评估

1)孕前:提倡心脏病患者孕前经产科医师和心脏科医师联合咨询和评估,对严重心脏病患者要明确告知不宜妊娠,对可以妊娠的心脏病患者也要充分告知妊娠风险。

2)孕早期:应告知妊娠风险和可能会发生的严重并发症,指导去对应级别的医院规范进行孕期保健,定期监测心功能。心脏病妊娠风险分级Ⅳ~Ⅴ级者,要求其终止妊娠。

3)孕中、晚期的综合评估:一些心脏病患者对自身疾病的严重程度及妊娠风险认识不足,部分患者因没有临床症状而漏诊心脏病,少数患者妊娠意愿强烈而隐瞒病史涉险妊娠,就诊时已是妊娠中晚期。对于这类患者是否继续妊娠,应根据妊娠风险分级、心功能状态、医院的医疗技术水平和条件、患者及家属的意愿和对疾病风险的了解及承受程度等综合判断和分层管理。妊娠期新发生或者新诊断的心脏病患者,均应行心脏相关的辅助检查以明确妊娠风险分级,按心脏病严重程度进行分层管理。

2. 预防或延缓心衰的发生或预防死亡 心衰原因:孕产妇心衰的常见原因为子痫前期、高血压、出血、贫血和产褥感染。

(1)相当多的证据表明,通过改变心衰危险因素或治疗无症状左室收缩功能不全,可以延缓或预防心衰的发生。

(2)很多资料表明控制高血压可延缓心衰的发作。不同的降压药(利尿剂、ACEI、ARB、β受体阻滞剂)都是有效的,但ACEI孕期用药对胎儿有不良影响,是禁忌证,产后可以应用。有心脏功能明显异常的孕妇,推荐血压应降到更低的目标(SBP<120mmHg vs. <140mmHg)。有子痫前期发生高危因素的孕妇,应在妊娠的12~16周,积极予小剂量阿司匹林口服,预防其发生,从而预防心衰及死亡的发生。

(3)对于妊娠合并贫血的孕妇,查找原因,积极纠正贫血。

(4)产科出血高危因素的孕妇,进行孕期及分娩前的充分评估和应急准备,对于大出血的孕妇进行积极复苏,合理的液体管理。

(5)产褥期重症感染,积极查找病因,抗感染,预防败血症、多器官功能受损及心衰发生。

3. 不宜继续妊娠的严重心脏病患者的处理

(1)孕早期的管理:心脏病妊娠风险分级Ⅳ~Ⅴ级者属妊娠高风险,孕早期建议行人工流产终止妊娠,实施麻醉镇痛高危流产更好,减轻疼痛、紧张对血流动力学的影响。结构异常性心脏病者需抗生素预防感染。

(2)孕中期的管理:心脏病妊娠风险分级Ⅳ级者,应充分告知病情,根据医疗条件、患者及家属意愿等综合考虑是否终止妊娠;心脏病妊娠风险分级Ⅴ级者,或者心脏病加重,出现严重心脏并发症和心功能下降者应及时终止妊娠。终止妊娠的方法根据心脏病严重程度和心功能而定,重度肺动脉高压、严重瓣膜狭窄、严重心脏泵功能减退、心功能≥Ⅲ级者剖宫取胎术较为安全。

(3)孕晚期的管理:如果出现严重心脏并发症或心功能下降则提前终止妊娠。心脏病妊娠风险分级Ⅳ级但仍然选择继续妊娠者,即使心功能Ⅰ级,也建议在妊娠32~34周终止妊娠;部分患者经过临床多学科评估可能需要在孕32周前终止妊娠,如果有很好的综合监测实力,可以适当延长孕周;出现严重心脏并发症或心功能下降则及时终止妊娠。心脏病妊娠风险分级Ⅴ级者属妊娠禁忌证,一旦诊断需要尽快终止妊娠,如果患者及家属在充分了解风险后拒绝终止妊娠,需要转诊至综合诊治和抢救实力非常强的医院进行保健,综合母儿情况适时终止妊娠。

4. 急性心力衰竭(AHF)的管理(2016 ESC急、慢性心力衰竭诊断和治疗指南)

(1)AHF是一种危及生命的疾病,因而应迅速转移到最近的医院,最好是到有心外科和(或)CCU/

ICU 的医院。

1）AHF 的早期诊断是重要的，所以，疑似 AHF 的所有患者都要进行诊断检查，并应及时和并行启动适宜的药物和非药物治疗。

2）患者重要的心肺功能初始评估和连续非侵入性监测，包括指脉氧、血压、呼吸速率和几分钟内建立连续的 ECG 监测，是必不可少的，以评估通气、外周灌注、氧合作用、心率和血压是否正常。还应监测尿量，但不推荐常规用尿导管。

3）呼吸窘迫 / 衰竭或血流动力学受损的患者，应分到能提供直接呼吸和心血管支持的位置。

（2）当 AHF 被确诊时，选择进一步处理必须进行临床评估。

1）推荐 AHF 的初步诊断应当基于详细的病史评估系统，既往心血管病史和潜在的心脏和非心脏诱因，以及通过体检基于充血和（或）低灌注体征 / 症状的评估，并通过另外的适宜检查如 ECG、X 线胸片（孕期慎用）、实验室评估（用特异性标志物）和超声心动图来进一步证实。

2）入院时，应对所有 AHF 患者的血液进行如下实验室评估：心肌肌钙蛋白、血尿素氮（BUN）、肌酐、电解质（钠、钾）、肝功能、甲状腺刺激激素（TSH）、葡萄糖、全血细胞计数；D- 二聚体检查是疑似急性肺栓塞患者的指征。

3）常规动脉血气检查并不需要，且应限于氧合作用不能通过指脉氧评估的患者。然而，当需要准确测定 O_2 和 CO_2 分压时，动脉血气分析是有用的。

（3）识别导致失代偿需要紧急处理的诱因 / 病因 - 对因治疗：识别导致失代偿，应当紧急处理的主要诱因 / 病因，以避免进一步恶化。这些包括如下：

1）重度子痫前期、子痫：全身小动脉痉挛、血压升高、水肿、心肌缺血、引起急性心衰及肺水肿。迅速硫酸镁解痉及积极降压利尿为主。

2）高血压急症：由于动脉血压迅速而过度增高促发的 AHF，通常表现为急性肺水肿。迅速降低血压应作为主要的治疗目标并尽快启动。推荐采用静脉滴注血管扩张剂联用袢利尿剂，积极降低血压。

3）快速型心律失常或严重的心动过缓 / 传导阻滞。AHF 患者的严重心律失常和不稳定状态应当紧急用药物治疗、电转复或临时起搏来纠正。

4）急性肺栓塞：当急性肺栓塞被证实为休克或低血压的原因时，推荐立即行特异性治疗，通过溶栓、基于导管的方法或外科取栓直接再灌注。急性肺栓塞患者，应当根据适宜的指南来管理。

5）在 AHF 管理的急性阶段，应当识别急性病因 / 诱因，接着启动特异的治疗（在 60~120 分钟内启动）。

5. 入住病房、ICU/CCU 的标准

（1）有持续、严重呼吸困难或血流动力学不稳定的患者，如果需要，应分诊到能提供立即复苏支持的位置。

（2）对高危患者（即有持续、严重呼吸困难、血流动力学不稳定、反复心律失常 AHF），应在高度独立的环境（ICU/CCU）中提供诊疗。

（3）入住 ICU/CCU 的标准包括如下任意一项

1）需要插管（或已经插管）。

2）低灌注的体征 / 症状。

3）氧饱和度（SpO_2）<90%（尽管已吸氧）。

4）动用了辅助呼吸肌，呼吸频率 >25 次 / 分。

5）心率 <40 次 / 分或 >130 次 / 分，SBP<90mmHg。

（4）其余的 AHF 患者通常需要在普通病房住院。

（5）从 ICU/CCU 的降阶诊疗由临床稳定性和病情的缓解来决定。进一步治疗将需要多学科团队的参与。

6. 早期氧疗和（或）通气支持的管理　AHF 患者氧疗和通气支持的管理推荐：

（1）推荐经皮动脉氧饱和度（SpO_2）监测。（ⅠC）

（2）特别是对于急性肺水肿的患者，应当考虑采用静脉血液测定血 pH 和二氧化碳张力（包括乳酸）。对于心源性休克的患者，最好用动脉血液测定。（ⅡaC）

（3）推荐对伴有 SpO_2<90% 或 PaO_2<60mmHg（8.0kPa）的 AHF 患者进行氧疗，以纠正低氧血症。（ⅠC）

（4）对于呼吸窘迫（呼吸频率 >25 次 / 分，SpO_2<90%）的患者，应当考虑无创正压通气（CPAP，BiPAP），并尽快开始，以减轻呼吸窘迫和降低气管内机械插管率。

（5）无创正压通气可降低血压，故对于低血压的患者应慎用。当采用这种治疗时，应定期监测血压。Ⅱa B 如果发生呼吸衰竭，导致低氧血症［PaO_2<60mmHg（8.0kPa）］、高碳酸血症［$PaCO_2$>50mmHg（6.65kPa）］和酸中毒（pH<7.35），不能无创管理，推荐插管。（ⅠC）

7. 药物治疗

（1）利尿剂

1）利尿剂是治疗 AHF 伴液体负荷过重和有充

血征象患者的基石。利尿剂增加肾脏盐和水的排泄并有一定血管扩张作用。对于有低灌注表现的AHF患者,在达到足够的灌注前,应避免用利尿剂。

2) 如果血压允许,可静脉注射利尿剂加上血管扩张剂,以缓解呼吸困难。

3) 使用呋塞米可使呼吸困难改善更多、体重减轻和液体丢失更多,但代价是使肾功能暂时恶化。

4) 静脉注射呋塞米治疗AHF是最常用的一线利尿剂。新发AHF患者或没有肾衰史和既往没有使用利尿剂的慢性心衰患者,静脉推注20~40mg可能有效,而既往用了利尿剂的患者,通常需要较大的剂量。作为一种替代,可以考虑静脉推注10~20mg托拉塞米。

(2) 血管扩张剂

1) 为了缓解AHF患者的症状,静脉内使用血管扩张剂(表4-3)是第二常用的药物,然而,没有强劲的证据来证实其有益的作用。

2) 通过降低静脉张力(优化前负荷)和动脉张力(降低后负荷),血管扩张剂有双重获益。血管扩张剂治疗高血压性AHF是特别有效的,而对SBP<90mmHg(或症状性低血压)患者应当避免。应谨慎控制剂量以免过度降压,过度降压与预后不良

相关。对于有明显二尖瓣或主动脉瓣狭窄的患者,血管扩张剂应当慎用。

(3) 正性肌力药(表4-4)应限用于心输出量严重降低导致重要器官受损的患者,这种情况常见于低血压性AHF。

对于潜在原因是低血容量或其他潜在可纠正因素的低血压AHF病例,在这些原因去除前,不推荐用正性肌力药物。如果认为是β受体阻滞剂引起的低血压,要逆转β受体阻滞剂的作用,左西孟旦优于多巴酚丁胺。然而,左西孟旦是一种血管扩张剂,因此,它不适合治疗低血压(SBP<85mmHg)或心源性休克的患者,除非与其他正性肌力药或升压药联用。正性肌力药尤其是有肾上腺能机制的药物,可引起窦性心动过速,并可诱发心肌缺血和心律失常,因此,需要ECG监测。人们存在长期担心,它们可增高死亡率,这来源于间歇或连续输入正性肌力药物的那些研究。在任何情况下,正性肌力药都必须慎用,从相当小的剂量开始,密切监测,逐步加量。

(4) 升压药:对于显著低血压的患者,可给予对外周动脉有显著收缩作用的药物,如较大剂量[>5mg/(kg·min)]的去甲肾上腺素或多巴胺。给予这些药物以提升血压并使血液重新分布到重要器

表4-3　静脉内使用治疗急性心衰的血管扩张剂

血管扩张剂	剂量	主要副作用	其他
硝酸甘油	以10~20μg/min开始,增加到200μg/min	低血压、头痛	低血压、头痛
硝酸异山梨酯	以1mg/h开始,增加到10mg/h	低血压、头痛	低血压、头痛
硝普钠	以0.3μg/(kg·min)开始,增加到5μg/(kg·min)	低血压、硫氰酸钠中毒	光敏感
脑钠素	以2μg/kg推注+0.01ug/(kg·min)滴注	低血压	

表4-4　用于治疗急性心衰的正性肌力药和(或)升压药

血管扩张剂	推注	输注速度
多巴酚丁胺[a]	无	2~20μg/(kg·min)(β受体+)
多巴胺	无	3~5μg/(kg·min);inotropic(β受体+) >5μg/(kg·min)(β受体+) 升压(α受体+)
米力农[b]	25~75μg/kg经10~20分钟	0.375~0.75μg/(kg·min)
依诺昔酮[a]	0.5~1.0mg/kg经5~10分钟	5~20μg/(kg·min)
左西孟旦[a]	12μg/kg经10分钟(可选)[c]	0.1μg/(kg·min),可减至0.05或增至0.2μg/(kg·min)
去甲肾上腺素	无	0.5~1.0μg/(kg·min)
肾上腺素	推注:复苏时可静脉推1mg,每3~5分钟重复1次	0.05~0.5μg/(kg·min)

注:[a]也是一种血管扩张剂;[b]对急性恶化性缺血心衰不推荐;

[c]对低血压患者不推荐推注

官。然而,这将以左室后负荷增高为代价。多巴胺治疗各种休克患者曾与去甲肾上腺素作比较。亚组分析提示,去甲肾上腺素组副作用较少且死亡率较低。去甲肾上腺素(肾上腺素)应限用于尽管充盈压足够且用了其他血管活性药物及复苏方案,仍有持续性低血压的患者。

(5) 预防血栓栓塞:推用肝素或其他抗凝剂预防血栓栓塞,除非有禁忌或不必要(因为正在用口服抗凝剂治疗)。

(6) 阿片类药物:阿片类药物可缓解呼吸困难和焦虑。不推荐常规使用阿片类药物治疗 AHF,对于严重呼吸困难,主要是肺水肿的患者,只能谨慎考虑用阿片类药物。剂量依赖的副作用包括恶心、低血压、心动过缓和呼吸抑制(可能需要增加无创通气)。用了吗啡的患者中潜在死亡风险增高存在争议。

(7) 总之,妊娠合并心衰的药物治疗复杂,需要考虑药物对胎儿及哺乳的影响,表 4-5 为急性心衰患者药物治疗的管理推荐(2016 ESC 急、慢性心力衰竭诊断和治疗指南)。

表 4-5　为急性心衰患者药物治疗的管理推荐

推荐	推荐类别	证据水平
利尿剂		
对于所有因液体负荷过重而入院的急性心衰(AHF)患者,推荐静脉用袢利尿剂,以改善症状。在静脉内使用利尿剂期间,推荐定期监测症状、尿量、肾功能和电解质。	I	C
对于新发 AHF 患者,或没有接受口服利尿剂的慢性失代偿性心衰患者,推荐的初始剂量应为呋塞米(或同等量)20~40 mg 静脉注射;对于长期用利尿剂治疗的患者,初始剂量至少应等同于口服剂量。	I	B
推荐可间歇推注或连续输注给予利尿剂,剂量和疗程应根据患者症状和临床状态进行调整。	I	B
对于难治性水肿或症状缓解不明显的患者,可以考虑袢利尿剂与噻嗪型利尿剂或螺内酯联合使用。	IIb	C
血管扩张剂		
对于收缩压 >90mmHg(和无症状性低血压)的 AHF 患者,为缓解症状,应当考虑静脉用血管扩张剂。在静脉用血管扩张剂期间,应密切监测症状和血压。	IIa	B
对于高血压性 AHF 患者,应当考虑静脉用血管扩张剂作为初始治疗,以改善症状和减轻充血。	IIa	B
正性肌力药:多巴酚丁胺、多巴胺、左西孟旦、磷酸二酯酶Ⅲ(PDEⅢ)抑制剂		
对于尽管充盈压足够,仍有低血压(SBP<90mmHg)和/或有低血压体征/症状的患者,可以考虑短期静脉内输入正性肌力药物,以增加心输出量,提升血压,改善外周灌注和维持终器官功能。	IIb	C
如果认为是 β 受体阻滞剂引起的低血压和随后的低灌注,可以考虑静脉内输入左西孟旦或 PDEⅢ抑制剂,以逆转 β 受体阻滞剂的作用	IIb	C
如果患者不是症状性低血压或低灌注,不推荐用正性肌力药,因为存在安全性顾虑。	III	A
升压药		
对于尽管用了另一种强心药治疗,仍有心源性休克的患者,可以考虑用升压药(首选去甲肾上腺素),以升高血压和增加重要器官的灌注。	IIb	B
当用正性肌力药和升压药时,推荐监测 ECG 和血压,因为它们可引起心律失常、心肌缺血,而在用左西孟旦和 PDEIII 抑制剂的情况下引起低血压。	I	C
对这样的情况,可考虑动脉内血压监测。	IIb	C
血栓栓塞预防		
对于还没有抗凝且没有抗凝禁忌证的患者,推荐血栓栓塞预防(如用低分子肝素),以降低深静脉血栓和肺动脉栓塞风险。	I	B
其他药物		
紧急控制房颤患者的心室率: A.作为一线治疗应当考虑用地高辛和(或)β 受体阻滞剂	IIa	C
B.可以考虑用胺碘酮	IIb	B
对于有严重呼吸困难的患者,可考虑慎用鸦片制剂以缓解呼吸困难和焦虑,但可发生呕吐和呼吸浅慢。	IIb	B

（8）肾脏替代治疗：超滤是采用跨膜压力梯度去除通过半透膜的血浆水分。没有证据支持超滤作为 AHF 患者的一线治疗优于袢利尿剂。目前，不推荐常规使用超滤，而应局限于对利尿剂无效的患者。对于难治性容量负荷过重：对补液措施无效的尿少、严重高钾血症（[K$^+$]≥6.5mmol/L）、严重酸中毒（pH<7.2）、血清尿素氮水平≥25mmol/L（≥150mg/dl）和血肌酐≥300mmol/L（≥3.4mg/dl）的患者，表明可能需要启动肾替代治疗。

8. 心衰的产科处理

（1）一旦发生急性心衰，需要多学科合作抢救，根据孕周、疾病的严重程度及母儿情况综合考虑终止妊娠的时机和方法。慢性心衰有疾病逐渐加重的过程，更主要的是应严密关注疾病的发展、保护心功能、促胎肺成熟、把握好终止妊娠的时机。

（2）终止妊娠时机：一旦诊断心衰，原则上应纠正心衰后终止妊娠，如果心衰难以纠正或者危及母儿生命，应边纠正心衰边准备剖宫产。如果患者及家属在充分了解风险后拒绝终止妊娠，需要转诊至综合诊治和抢救实力非常强的医院进行保健，综合母儿情况适时终止妊娠。

（3）分娩方式：心衰诊断明确，应考虑剖宫产终止妊娠。如果已经临产，短时间能够结束分娩，可以考虑阴道分娩，推荐产程中行持续胎心监护，缩短第二产程，必要时可使用产钳或胎头吸引助娩。

（4）围术期管理

1）术前准备：孕 34 周前终止妊娠者促胎肺成熟；结构异常性心脏病者剖宫产术终止妊娠前预防性应用抗生素；麻醉科会诊，沟通病情，选择合适的麻醉方法；术前禁食 6~12 小时。

2）麻醉选择：腰椎硬膜外麻醉通常是可取的，因为它减少了与疼痛相关的交感神经活性的提高。然而，局部麻醉可以引起低血压，必须仔细监测静脉输液。

3）术中、术后监护和处理：心衰患者术中术后心电监护、中心静脉压（CVP）和氧饱和度（SpO$_2$ 或 SaO$_2$）监测、动脉血气监测、尿量监测。胎儿娩出后可以腹部砂袋压迫，防止腹压骤降而导致的回心血量减少。可以使用缩宫素预防产后出血，麦角新碱禁用。限制每天的液体入量和静脉输液速度，心功能下降者尤其要关注补液问题；对无明显低血容量因素（大出血、严重脱水、大汗淋漓等）的患者，每天入量一般宜在 1000~2000ml 之间，甚至更少，保持每天出入量负平衡约 500ml/d，以减少水钠潴留，缓解症状。产后 3 天后，病情稳定逐渐过渡到出入量平

衡。在负平衡下应注意防止发生低血容量、低血钾和低血钠等，维持电解质及酸碱平衡。结构异常性心脏病者术后继续使用抗生素预防感染 5~10 天。预防产后出血。

（石芳鑫 费英俊）

参考文献

1. 中华医学会妇产科学分会产科学组. 妊娠合并心脏病的诊治专家共识(2016). 中华妇产科杂志, 2016, 51(6):401-409.
2. ESC Guidelines on the management of cardiovascular diseases during pregnancy. European Heart Journal doi: 10.1093/eurheartj/ehr218
3. Kostis JB, Davis BR, Cutler J, et al. Prevention of heart failure by antihypertensive drug treatment in older persons with isolated systolic hypertension. JAMA, 1997, 278:212-216.
4. Wright JT, Williamson JD, Whelton PK, et al. A randomized trial of intensive versus standard blood-pressure control. N Engl J Med, 2015, 373:2103-2116.
5. Cunningham FG, Leveno KJ, Bloom SL, et al. Williams Obstetrics.24th ed. Mc Graw Hill Education, 2014:973-999.
6. Helmut B, Volkmar F, Jeroen JB, et al. 2017 ESC/EACTS Guidelines for the management of valvular heart disease, The Task Force for the Management of Valvular Heart Disease. European Heart Journal, 2017: 1-53.

第六节 换瓣术

（一）流程化管理清单

1. 换瓣术合并妊娠门诊／急诊／住院诊疗流程

病史重点采集信息		
□ 现病史	□ 妊娠孕周	□ 停经，末次月经，周期是否规律，预产期
		□ 早孕和胎动时间，早期超声
	□ 心脏病的症状	□ 有无心慌、气短及夜间憋醒
		□ 有无呼吸困难
		□ 夜间端坐呼吸、胸闷胸痛，咯血
		□ 持续时间
	□ 抗凝相关病情	□ 抗凝剂型及剂量
		□ 是否换用其他抗凝药物
		□ 是否有出血表现
		□ 是否定期监测凝血功能（INR/APTT）
		□ 是否有下肢疼痛和肿胀

病史重点采集信息

□ 既往史	□ 心脏病病史	□ 何种心脏病,心功能、是否有心衰发生
		□ 换瓣的指征、时间及瓣膜种类
		□ 换瓣后心功能的改善及变化
	□ 其他疾病	□ 甲状腺、糖尿病及贫血等
□ 孕娩史	□ 有无流产、畸形、早产及低出生体重儿的发生,询问相关可能的因素	

体格检查重点采集信息

□ 生命体征 *	□ 体温	
	□ 心率	
	□ 呼吸	
	□ 血压	
□ 常规体检 *	□ 体位	
	□ 发绀,颈静脉怒张	□ 无
		□ 有
	□ 心肺部听诊	□ 杂音
		□ 肺部湿啰音
	□ 腹部检查 □ 下肢检查 □ 产科检查	□ 肝脾是否增大,下肢是否肿胀、压痛及增粗
		□ 宫高,腹围,先露
		□ 子宫是否敏感
		□ 胎心
		□ 骨盆内测量 □ 宫颈评分 □ 先露及位置

辅助检查重点项目

□ 实验室检查	□ 血常规 + 血型
	□ 凝血五项,D- 二聚体
	□ 肝肾功能,离子
	□ 利钠肽(BNP)、BNP 前体(pro-BNP)、氨基末端 B 型利钠肽(NT-ProBNP)
	□ 血气
胎心监护	□ NST,CST 或 OCT
□ 心电图超声	□ EKG
	□ 心脏彩超 → □ 心脏结构
	□ 收缩功能

治疗方案

- □ 评估心脏功能
- □ 评估妊娠风险,交代抗凝治疗对母儿的不良影响

□ 门急诊 - 抗凝治疗	□ 药物剂型及剂量
	□ 孕 12 周内,华法林减少剂量或停用选择以低分子肝素为主
	□ 孕中、晚期建议华法林剂量尽量 <5mg/d,调整国际标准化比率(INR)至 1.5~2.0
□ 病房 - 产科处理	□ 终止妊娠前 3~5 天应停用口服抗凝药,更改为低分子肝素或普通肝素
	□ 调整 INR 至 1.0 左右时剖宫产手术比较安全
	□ 使用低分子肝素者,分娩前停药 12~24 小时(剖宫产停药 24 小时)以上
	□ 使用普通肝素者,分娩前停药 4~6 小时以上
	□ 紧急分娩时未停用普通肝素或低分子肝素抗凝治疗者,如果有出血倾向,可以谨慎使用鱼精蛋白拮抗;如果口服华法林,可以使用维生素 K_1 拮抗
	□ 分娩时机和方式:根据心脏病种类功能及产科情况决定
	□ 加强新生儿监护,注意新生儿颅内出血问题
	□ 哺乳:应用华法林不是禁忌证
	□ 避孕:剖宫产同时考虑绝育术,雌孕激素口服避孕药是人工瓣膜患者的禁忌证

2. 换瓣术合并妊娠门诊 / 急诊 / 住院护理流程

护理流程	描述要点
□ 健康教育	□ 换瓣术合并妊娠相关知识宣教
	□ 用药的作用和注意事项
□ 测量	□ 生命体征
	□ 血氧
□ 观察临床表现和其他症状	□ 观察临床表现,有无乏氧,呼吸困难
□ 采血	□ 遵医嘱
□ 协助检查	□ 心脏超声检查
	□ 心电图和 24 小时动态心电图
	□ 超声心动图
	□ 影像学检查:X 线、CT 和 MRI 检查
	□ 心导管及心血管造影(金标准)

护理流程	描述要点
□ 专科护理	□ 胎心
	□ 预防产后出血
	□ 预防心律失常
	□ 预防心衰
	□ 预防血栓栓塞
	□ 预防感染
	□ 饮食护理
	□ 新生儿监护
	□ 用药
□ 心理护理	□ 心理状况评估及护理
□ 出院指导	□ 复查时间
	□ 自我护理方法
	□ 办理出院相关流程

(二) 妊娠合并瓣膜术的诊断要点

1. 病史要点

(1) 孕期心慌、气短及呼吸困难是否有加重的表现(生物瓣膜有瓣膜退化的可能,有可能出现心衰的表现)

(2) 抗凝的相关情况

1) 药物类型及剂量。

2) 何时停华法林改为低分子肝素。

3) 是否有出血症。

(3) 是否有下肢疼痛及肿胀。

(4) 既往心脏病的情况

1) 何种心脏病、心功能、是否有心衰发生。

2) 换瓣的指征、时间、何种瓣膜。

3) 换瓣后的心脏功能改善及变化情况。

(5) 有无流产、畸形、早产及低出生体重儿的发生,询问相关可能的因素。

2. 体格检查要点

(1) 重视生命体征:T、P、R、BP。

(2) 注意体位变化、有无发绀、杵状指、颈静脉怒张。

(3) 心肺体征:心脏是否增大、有无杂音、两肺底部有无湿性啰音。

(4) 双下肢是否有水肿、肿胀及腓肠肌压痛,两侧下肢粗细是否有差别。

3. 辅助检查特点

(1) 血常规及凝血功能和 D- 二聚体:机械瓣膜

用华法林抗凝的患者,调整国际标准化比率(INR)至 1.5~2.0,用肝素者,APTT 应维持在正常值的 1.5~2.0 倍,监测血小板变化(血小板减少症与肝素治疗有关)。

(2) 生化检查:生物瓣膜有瓣膜退化的可能,有可能出现心衰的表现,或者机械瓣膜心功能不良者,应测定:

1) 心肌酶学和肌钙蛋白:水平升高是心肌损伤的标志。

2) 血浆脑钠肽:包括脑钠肽(BNP)、BNP 前体(pro-BNP)和氨基酸末端 -BNP 前体(NT-pro-BNP):心衰患者无论有无症状,血浆 BNP、pro-BNP 和 NT-pro-BNP 均明显升高。临床上以治疗后 BNP、pro-BNP、NT-pro-BNP 比治疗前基线水平的下降幅度 ≥30% 作为判断治疗效果的标准,BNP、pro-BNP、NT-pro-BNP 的检测可作为有效的心衰筛查和判断预后的指标,可以检测其中任意 1 项。妊娠合并心脏病的诊治专家共识(2016)。

3) 血气。

(3) 心电图(ECG):推荐 ECG 的常规应用,主要是排除心衰。

(4) 超声心动图

1) 超声心动图是获得心脏和大血管结构改变、血流速度和类型等信息的无创性、可重复的检查方法,能较为准确地定量评价心脏和大血管结构改变的程度、心脏收缩和舒张功能。是最有用的,广泛用于疑似心衰患者的检测,以明确诊断。

2) 评估机械瓣或生物瓣的功能,是否有瓣膜血栓形成。

(三) 妊娠合并瓣膜术的治疗要点

1. 孕前及孕期心脏功能的评估

1) 和其他心脏病一样,NYHA 功能分级需要明确。需要做基本的超声心动图检查。有生物人工瓣膜的患者应该被告知瓣膜退化的症状。

2) 华法林对胚胎的病理学的影响应该与有机械瓣膜的患者进行讨论。

3) 关于肝素治疗的可能、时机和持续时间,应该在知情同意的基础上由患者作出决定。

2. 抗凝(妊娠合并心脏病的诊治专家共识 2016 年推荐)

(1) 孕期

1) 人工瓣膜孕妇的死亡率为 1%~4%,机械瓣膜孕妇严重的不良事件发生率高达 40%,故孕期治疗性抗凝是非常重要的。

2) 对于机械瓣膜置换术后、伴房颤或严重泵功能减退的心脏病患者以及有血栓-栓塞高危因素的患者妊娠期需要使用抗凝治疗。

3) 抗凝药物种类的选择需要根据疾病、孕周、母亲和胎儿安全性等综合考虑。

4) 华法林对胚胎的致畸作用与剂量相关,低分子肝素对胎儿的影响较小,但是预防母亲发生瓣膜血栓的作用较弱。

5) 建议孕 12 周内,原来使用华法林者减少华法林剂量或停用华法林,选择以低分子肝素为主;孕中、晚期建议华法林剂量尽量 <5mg/d,调整国际标准化比率(INR)至 1.5~2.0。

(2) 分娩前

1) 妊娠晚期口服抗凝药(如华法林)者,终止妊娠前 3~5 天应停用口服抗凝药,更改为低分子肝素或普通肝素,调整 INR 至 1.0 左右时剖宫产手术比较安全。

2) 使用低分子肝素者,分娩前停药 12~24 小时(剖宫产停药 24 小时)以上,使用普通肝素者,分娩前停药 4~6 小时以上,使用阿司匹林者分娩前停药 4~7 天以上。若孕妇病情危急,紧急分娩时未停用普通肝素或低分子肝素抗凝治疗者,如果有出血倾向,可以谨慎使用鱼精蛋白拮抗;如果口服华法林,可以使用维生素 K_1 拮抗;阿司匹林导致的出血风险相对较低。

(3) 分娩后

1) 分娩后 12~24 小时后若子宫收缩好、阴道流血不多,可恢复抗凝治疗。

2) 原应用华法林者,因其起效缓慢,在术后最初数天应同时使用低分子肝素并监测 INR,华法林起效后停用低分子肝素。

3) 需要预防血栓者,分娩后 24 小时后使用低分子肝素。

4) 加强新生儿监护,注意新生儿颅内出血问题。

3. 产科处理

(1) 孕期

1) 生物人工瓣膜的患者应该随访瓣膜功能退化的症状,机械瓣膜的患者必须维持充分的抗凝。那些连续使用华法林治疗的患者,必须监测国际标准化比值。如果使用肝素,必须监测部分凝血活酶时间。

2) 血小板减少症与肝素治疗有关,分为早期和晚期两种类型。早期可以在治疗的第五天内发现。血小板计数通常在 72 小时内恢复正常。晚期血小板减少在肝素使用的五天后发生,这与肝素依赖性免疫球蛋白 G 有关。肝素依赖的免疫球蛋白 G 能引起血小板聚集和激活,伴随并发的逆行的大动脉或静脉血栓。应该知道起始血小板计数,并连续监测血小板计数。晚期血小板减少症的发现,需要停止使用肝素。

(2) 分娩时机和方式:需要根据心脏病类型、心脏功能及产科情况综合评估,剖宫产手术前停用抗凝剂(见抗凝部分)对于生物人工瓣膜的患者,阴道助产是有益的,它可以缩短第二产程以及避免因屏气而增加血流动力学压力。

(3) 由于伴有人工瓣膜心脏病妇女病情严重,妊娠面临非常大的风险,剖宫产时应考虑行绝育手术。

(4) 哺乳:因为华法林在母乳中的浓度很低,哺乳安全,不是母乳喂养的禁忌证。

(5) 避孕:因为雌孕激素口服避孕药有血栓形成的风险,在人工瓣膜的女性中相对禁忌。

(四) 护理要点

换瓣术合并妊娠的孕妇及家属多对换瓣术比较了解,但是合并妊娠后的相关知识不甚了解,伴有不同程度的心理问题。因此,针对换瓣术合并妊娠的孕妇,护士应做好健康教育、心理护理,正确指导活动、休息、饮食,观察自觉症状及生命体征,做好专科护理,正确执行医嘱,预防感染,对使用抗凝剂患者观察皮肤、黏膜及牙龈有无出血倾向,降低并发症及不良结局的发生,促进母儿健康。

1. 健康教育

(1) 护士应向孕妇及家属讲解换瓣术合并妊娠的相关知识,根据患者心功能状况对患者进行相应的指导。

(2) 指导孕妇限制活动,充分休息,预防感冒及感染,科学饮食,加强营养。

(3) 孕妇应配合医师的治疗,保持情绪平稳,有不适及时告诉医护人员。

(4) 产后指导:①哺乳:心脏病妊娠风险分级 I~II 级且心功能 I 级者建议哺乳,长期服用华法林者建议人工喂养;②避孕;③心脏病随访。

2. 心理护理

(1) 使用孕妇焦虑抑郁自评量表评估孕妇的心理状态。

（2）心理功能障碍严重程度随患者而不同。必须向所有患者提供心理学支持。

（3）换瓣术合并妊娠的患者，存在焦虑心理，表现在对疾病本身缺乏了解，担心分娩的安全性，担心胎儿的安危，护士应向家属及患者讲解疾病的基本知识，解除患者顾虑，增强信心，使患者以最佳状态等待分娩。

（4）随着妊娠进展，心脏负荷逐渐加重，孕妇精神紧张，顾虑重重，易产生紧张、恐惧心理，护士应根据患者情况对患者进行心理疏导。

3. 专科护理

（1）术前护理

1）心衰的观察与处理原则：

A. 观察症状：急性心衰：以急性肺水肿为主要表现的急性左心衰多见，常为突然发病，患者极度呼吸困难，被迫端坐呼吸，伴有窒息感、烦躁不安、大汗淋漓、面色青灰、口唇发绀、呼吸频速、咳嗽并咳出白色或粉红色泡沫痰。体检心尖区可有舒张期奔马律，肺动脉瓣区第二心音亢进。

B. 急性心衰处理原则：

a. 患者取端坐位，腿下垂，以减少静脉回流。

b. 吸氧，高流量氧气吸入，8L/min，湿化瓶里放入乙醇。

c. 遵医嘱给予强心、利尿、扩血管等药物。

d. 必要时四肢轮扎。

e. 保暖。

f. 适时终止妊娠。

2）预防心衰：

A. 重视早期心衰表现：①轻微活动后即出现胸闷、心悸、气短；②休息时心率超过110次/分，呼吸超过20次/分；③夜间常因胸闷而坐起呼吸；④肺底出现少量持续性湿啰音，咳嗽后不消失。

B. 给予每天3次吸氧，每次30分钟，改善发绀症状。

C. 监测体温、脉搏、血压、心率、呼吸、血氧饱和度等生命体征，观察患者有无呼吸困难等症状，如有异常，及时通知医师。

D. 听胎心，观察胎儿在宫内情况，如有异常，及时通知医师。

E. 孕34周前终止妊娠者促胎肺成熟，根据医嘱给予患者备皮、备血等术前准备。

（2）术中护理

1）减轻心脏负荷。

2）术中密切观察生命体征，吸氧，并维持循环

的稳定。

3）限制输液量和输液速度，避免短时间内大量输液，为避免术中低血压，保证全身组织灌注充足，需要补液，可以选择输液泵输液，严格控制输液速度。

（3）术后护理

1）预防产后出血：

A. 产后2小时内每15分钟按摩宫底一次，2~24小时内每1小时按摩宫底一次，促进子宫收缩，预防产后出血。

B. 监测生命体征，观察宫底高度，阴道流血情况，及早发现宫缩乏力及隐匿性出血。

C. 若子宫收缩良，阴道流血不多，术后24~48小时恢复抗凝剂治疗，仍需观察阴道流血量，有无血尿、黑便、牙龈出血等，如有异常及时通知医师。

2）预防心力衰竭：

A. 控制输液量及输液速度并准确记录出入液量。

B. 防腹压骤降，胎儿娩出后，腹部继续压一2kg的沙袋，持续24小时，防止因血流动力学改变而引起的心力衰竭。

C. 镇痛及吸氧，术后给予有效的镇痛，以减轻疼痛引起的应激反应，氧流量3L/min。

D. 同时监测心率及尿量，注意观察有无心悸、气促等症状，如有上述症状，立即通知医师。

3）预防心律失常：

A. 术后吸氧24小时，低流量吸氧3L/min。

B. 心电监护24~48小时，严密观察患者心率、心律、血氧饱和度变化，监测血气分析，同时检测血钾浓度，避免低钾血症发生，预防术后心律失常的发生。

4）预防血栓栓塞：

A. 术后应早期活动双下肢，使双下肢有主动和被动运动，防止血栓形成。

B. 术后2小时给予患者翻身一次，防止血栓。

C. 给予患者气压治疗，穿抗压力血栓袜，48小时后根据病情可协助患者下床活动。

5）预防感染：

A. 给予抗生素治疗，预防感染发生。

B. 密切观察恶露的颜色、量、气味、性状等，如有异常，及时通知医师。

C. 指导患者保持会阴部清洁，穿柔软宽松的纯棉内衣裤。每天用0.05%安尔碘给予会阴护理两次。

D. 做好口腔护理，预防口腔炎发生。

E. 做好乳房护理,保持乳汁通畅,防止乳腺炎发生。

6) 饮食护理:指导患者进食高蛋白,低脂肪,富含维生素和矿物质的饮食,限制钠盐的摄入,进食不宜过饱,少食多餐。

7) 新生儿监护:

A. 加强新生儿监护。

B. 注意观察有无新生儿颅内出血问题。

4. 用药护理

(1) 对于使用抗凝剂患者,要注意观察有无皮肤黏膜出血,有无牙龈出血,有无血尿,黑便等症状。

(2) 缩宫素尽量不适用肌注,可以选择静脉输液,防止产妇疼痛加剧引起的心衰。

(石芳鑫 费英俊)

参考文献

1. 中华医学会妇产科学分会产科学组. 妊娠合并心脏病的诊治专家共识(2016). 中华妇产科杂志,2016,51(6):401-409.

2. Cunningham FG,Leveno KJ,Bloom SL,et al. Williams Obstetrics. 24th ed. Mc Graw Hill Education,2014:979-981.

3. DK James,PJ Steer,CP Weiner,et al. 高危妊娠. 段涛,杨慧霞,主译. 北京:人民卫生出版社,2009,10:730-732.

4. Cunningham FG,Leveno KJ,Bloom SL,et al. Williams Obstetrics. 24th ed. Mc Graw Hill Education,2014:973-999.

5. Helmut B,Volkmar F,Jeroen J,et al. 2017 ESC/EACTS Guidelines for the management of valvular heart disease,The Task Force for the Management of Valvular Heart Disease. European Heart Journal,2017:1-53.

第七节 肺栓塞

(一)流程化管理清单

1. 妊娠期肺栓塞门诊 / 急诊 / 住院诊疗流程

病史重点采集信息		
☐ 现病史	☐ 妊娠孕周	☐ 停经,末次月经,周期是否规律,预产期
		☐ 早孕和胎动时间,早期超声
	☐ 症状	☐ 呼吸困难、胸闷气短
		☐ 胸痛
		☐ 咯血
		☐ 咳嗽
		☐ 晕厥
		☐ 下肢肿胀、疼痛

病史重点采集信息		
☐ 现病史	☐ 高危因素	☐ 年龄
		☐ 体重
		☐ 手术—长期卧床的手术,骨科
		☐ 长期卧床
		☐ 子痫前期
		☐ 严重的内科疾患(心脏机械瓣术后、APS 等)
		☐ 感染或炎症
☐ 孕产史	☐ 孕次	
☐ 既往史	☐ 血栓栓塞病	☐ 个人史
		☐ 家族史

体格检查重点采集信息		
☐ 生命体征*	☐ 体温	
	☐ 脉搏	
	☐ 呼吸	
	☐ 血压	
☐ 常规体检*	☐ 发绀	☐ 有
		☐ 无
	☐ 肺部听诊	☐ 胸膜摩擦音
		☐ 啰音
	☐ 心脏听诊	☐ 窦性心动过速
		☐ 舒张期奔马律
		☐ 肺动脉第二心音亢进
		☐ 主动脉瓣或肺动脉瓣第二心音分裂
	☐ 下肢检查	☐ 水肿
		☐ 压痛
☐ 产科检查	☐ 腹部检查	☐ 宫底高度
		☐ 胎心
		☐ 子宫是否敏感
	☐ 阴道检查	☐ 宫颈宫口
		☐ 先露部

辅助检查重点项目		
☐ 实验室检查	☐ 血气分析	
	☐ 血浆 D- 二聚体	
	☐ 血常规、血型、凝血象	
	☐ 肝肾功能	

辅助检查重点项目		
□ 影像学检查	□ 胸部 X 线	
	□ 下肢深静脉超声	
	□ 超声心动图、心电图	
	□ 放射性核素肺通气灌注扫描、肺 CT 或 MRI	
□ 胎心监护	NST、OCT、CST	
□ 超声	□ 产科超声	

治疗方案		
□ 门急诊	□ 监测生命体征变化	
	□ 吸氧、立即收入院	
□ 住院	□ 监测生命体征变化,心电监测、血氧饱和度监测	
	□ 吸氧,镇痛,必要时升压、扩容	
	□ 抗凝治疗:肝素/低分子肝素/华法林	
	□ 溶栓治疗:尿激酶、rtPA	
	□ 下腔静脉滤器	
	□ 评估心肺功能及胎儿宫内情况	

2. 妊娠合并肺栓塞门诊/急诊/住院护理流程

护理流程	描述要点
□ 测量	□ 生命体征
	□ 血氧
□ 观察临床表现和其他症状	□ 观察有无突然发生寒战、呛咳、气急、烦躁不安、呕吐等前驱症状。
	□ 观察急性疼痛:胸痛,肩痛,颈部痛,心前区及上腹痛
□ 采血	□ 遵医嘱
□ 协助检查	□ 胸部 X 线检查
	□ 心电图
	□ 肺灌注显像和肺通气、灌注显像
	□ 肺动脉造影
	□ 超声心动图
□ 专科护理	□ 预防护理
	□ 肺栓塞的抢救
	□ 恢复期护理
	□ 用药
□ 心理护理	□ 心理状况评估及护理
□ 出院指导	□ 复查时间
	□ 自我护理方法
	□ 办理出院相关流程

(二) 妊娠期肺栓塞诊断要点

急性肺栓塞缺乏特异性临床症状和体征,易漏诊。

1. 病史要点

(1) 临床症状

1) 急性呼吸困难、胸痛、咯血和昏厥是急性肺栓塞常见的临床症状。有学者取前三个常出现的临床症状称为"肺栓塞三联症"。

2) 由于低氧血症及右心功能不全而出现缺氧表现,如烦躁不安、头晕、胸闷以及心悸症状也会出现在较严重的患者。

3) 症状表现取决于栓子的大小、数量、栓塞的部位及患者是否存在心、肺等器官的基础疾病。

4) 多数患者因呼吸困难、胸痛、先兆晕厥、晕厥和(或)咯血而被疑诊肺栓塞(PE)。

5) 胸痛是 PE 常见症状,多因远端 PE 引起的胸膜刺激所致。

6) 既往存在心衰或肺部疾病的患者,呼吸困难加重可能是 PE 的唯一症状。

7) 咯血,提示肺梗死,多在肺梗死后 24 小时内发生,呈鲜红色,或数天内发生可为暗红色。

8) 晕厥虽不常见,但有时却是急性 PE 的唯一或首发症状。PE 也可以完全没有症状,只是在诊断其他疾病或者尸检时意外发现。

(2) 重视危险因素:

1) 怀孕相关:不动(如卧床保胎,长途旅行)、先兆子痫或子痫、人工生殖(ART)、妊娠糖尿病、双胎或多胎妊娠、多次怀孕、胎儿生长受限、产前出血、怀孕期间的手术。

2) 既往病史:抗磷脂综合征、系统性红斑狼疮等自身免疫病;心脏或肺部疾病、卵巢过度刺激综合征;静脉曲张、炎症或感染;肾病综合征;癌症、糖尿病等。

3) 社会人口统计:年龄(>35 岁)、BMI≥30kg/m^2、吸烟者(>10 根/天)。

4) 分娩或产后:长时间劳动(超过 24 小时)、剖宫产、手术阴道分娩、死胎、早产、产后出血(>1L)、输血、产褥期的任何外科手术、产后感染等。

5) 高危因素:既往有 VTE 个人史、有 VTE 家族史的血栓形成倾向或抗凝血酶缺乏症。

2. 体格检查要点

(1) 注意生命体征:主要是呼吸系统和循环系统体征,特别是呼吸频率增加(超过 20 次/分)、心率加快、血压下降及发绀。低血压和休克罕见，但却非常重要。颈静脉充盈或异常搏动提示右心负荷增加。

（2）心肺体征：可闻及湿啰音及哮鸣音、呼吸音减弱（胸腔积液）等。肺动脉瓣区可出现第2心音亢进或分裂，心动过速，三尖瓣区可闻及收缩期杂音，甚至有舒张期奔马律。

（3）腹部体征：急性肺栓塞致急性右心负荷加重，可出现肝脏增大、肝颈静脉反流征和下肢水肿等右心衰竭的体征。

（4）下肢检查：下肢静脉检查发现一侧大腿或小腿周径较对侧大超过1cm，或下肢静脉曲张，应高度怀疑VTE。

3. 辅助检查要点

（1）动脉血气分析：是肺栓塞重要的筛选方法。血气分析的检测指标不具有特异性，可表现为低氧血症、低碳酸血症、肺泡-动脉血氧梯度[P(A-a)O$_2$]增大及呼吸性碱中毒，但多达40%的患者动脉血氧饱和度正常，20%的患者肺泡-动脉血氧梯度正常。需注意在孕晚期卧位的PaO$_2$可以比直立位低15mmHg。检测时应以患者就诊时直立位、未吸氧、首次动脉血气分析测量值为准。

（2）血浆D-二聚体：急性血栓形成时，凝血和纤溶同时激活，可引起血浆D-二聚体的水平升高。随着孕周的增加，血浆D-二聚体出现生理性的升高，因此D-二聚体检测的阴性预测价值很高，阳性预测价值很低。因此血浆D-二聚体测定的主要价值在于能排除急性PE，而对确诊PE无益。若<500ng/ml可排除肺栓塞。若D-二聚体结果异常，需行下肢加压超声，发现近端DVT可进一步证实急性肺栓塞的诊断，提示需抗凝治疗，从而避免不必要的胸部X线检查。

（3）下肢深静脉超声检查：PE和DVT为VTE的不同临床表现形式，90%PE患者栓子来源于下肢DVT，70%PE患者合并DVT。由于PE和DVT关系密切，且下肢静脉超声操作简便易行，因此下肢静脉超声在PE诊断中有一定价值。除常规下肢静脉超声外，对可疑患者推荐行加压静脉超声成像（CUS）检查，静脉不能被压陷或静脉腔内无血流信号为DVT的特定征象。

（4）胸部X线平片：PE如果引起肺动脉高压或肺梗死，X线平片可出现肺缺血征象如肺纹理稀疏、纤细，肺动脉段突出或瘤样扩张，右下肺动脉干增宽或伴截断征，右心室扩大征等。多在12~36小时内

出现。胸片的辐射剂量是胎儿及母体可承受范围内的。

（5）肺通气灌注扫描

1）疑似急性肺栓塞的患者，若胸片正常，应行肺通气/灌注（V/Q）显像以除外急性肺栓塞。典型征象是与通气显像不匹配的肺段分布灌注缺损，在诊断亚段以下急性肺栓塞中具有特殊意义。但任何引起肺血流或通气受损的因素如肺部炎症、肺部肿瘤、慢性阻塞性肺疾病等均可造成局部通气血流失调，因此单凭此项检查可能造成误诊，此检查可同时行双下肢静脉显像，与胸部X线平片、CT肺动脉造影相结合，可显著提高诊断的特异度和敏感。

2）V/Q扫描或CT肺动脉造影（CT pulmonary angiogram，CTPA）对胎儿和母体的辐射剂量是在可接受范围内的，对于临床上高度怀疑肺栓塞的孕妇，两项检查均不可忽视。

（6）CTPA或MRI：当胸片异常，而V/Q扫描不明确或不可用时，可行CTPA。CTPA可直观判断肺动脉栓塞的程度和形态，以及累及的部位及范围，是诊断PE的重要无创检查技术，但其对亚段及以远肺动脉内血栓的敏感性较差。MRI为肺栓塞诊断的有用的无创性技术，较大栓塞时可见明显的肺动脉充盈缺损。MRI在妊娠24周后应用对母亲和胎儿均未见不良影响。对母乳喂养的PE进行调查的女性在CTPA或MRI后不需要丢弃乳汁，但在V/Q扫描后，母乳应丢弃12小时。

（7）心电图：急性PE的心电图表现无特异性。通常显示心动过速，但也可以完全正常。大面积的肺栓塞，ECG会显示"S1Q3T3"图形（Ⅰ导联宽大的S波，Ⅲ导联出现Q波和T波倒置），V$_1$~V$_4$导联T倒置和右束支传导阻滞，急性右心扩张及肺动脉高压，表现为心轴明显右移，极度顺钟向转位，多数患者ECG正常。轻症可仅表现为窦速，约见于40%的患者。房性心律失常，尤其房颤多见。

（8）肺功能测定

1）生理死腔增大，死腔气/潮气量的比值>40%时，提示有PE，并可见肺内分流量增加。

2）2011年美国胸腔学会/胸部放射学学会临床实践指南推荐的妊娠妇女怀疑肺栓塞诊断流程表（图4-2）。

（三）治疗要点

1. 血流动力学和呼吸支持

（1）急性肺栓塞诊断与治疗中国专家共识

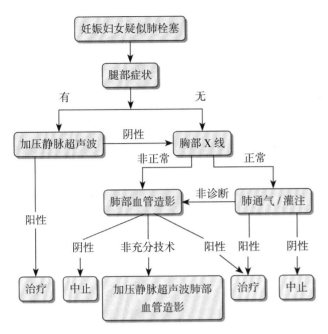

图 4-2　妊娠合并肺栓塞诊治流程图

(2015)指出,急性右心衰及其导致的心排血量不足是 PE 患者死亡的首要原因。因此,PE 合并右心衰患者的支持治疗极其重要。对心脏指数低、血压正常的 PE 患者,给予适度的液体冲击(500ml),有助于增加心输出量。

(2)在药物、外科或者介入再灌注治疗的同时,通常需使用升压药。如去甲肾上腺素,但应限于低血压患者。多巴酚丁胺和(或)多巴胺对心脏指数低、血压正常的 PE 患者有益,但应掌握尺度。肾上腺素兼具去甲肾上腺素和多巴酚丁胺的优点,而无体循环扩血管效应,可能对 PE 伴休克患者有益。

(3)血管扩张剂降低肺动脉压力和肺血管阻力,但这些药物缺乏肺血管特异性,经体循环给药后可能导致体循环血压进一步降低,应慎用。

(4)PE 患者常伴中等程度的低氧血症和低碳酸血症。通常在吸氧后逆转,故应进行机械通气。

2. 抗凝治疗　抗凝予普通肝素和低分子肝素均是可以接受的,但在最近修订的指南中,大多数推荐的是低分子量肝素,例如,美国胸科医师学会建议在怀孕期间使用低分子量肝素,因为更好的生物利用度,更长的血浆半衰期,更可预测的剂量反应,减少患骨质疏松症和血小板减少症的风险,减少频繁的剂量(Bates,2012 年)。

(1)抗凝治疗药物:根据 2014 年加拿大妇产科医师学会推荐的剂量为:

1)肝素:首先予 80U/kg 静脉注射(最大量5000U),继之以 18U/(kg·h)持续静脉滴注。或者

150~200U/kg,每 12 小时皮下注射。在初始 24 小时内每 4~6 小时测 1 次 APTT,据此调整药量,每次调整后 3 小时测定 APTT,使其维持于正常值的 1.5~2.5倍。治疗稳定后,每天测 1 次 APTT。使用第 3~5天必须复查血小板计数。若长期使用,应在使用的第 7~10 天和第 14 天复查血小板计数。体重低于50kg 的孕妇适当减量。

2)低分子肝素:所有的低分子肝素均根据厂家推荐的治疗剂量及体重给药,每 24 小时 1 次或每12 小时 1 次皮下注射,一般无需监测,但对于极端体重或有肾脏疾病的患者应监测抗 Xa 因子活性并调整用药剂量。

3)华法林:产后 PE 可用静脉注射肝素 5~10天,在治疗第一天开始使用华法林。每天检测国际标准比(INR),调整华法林用量,使 INR 在 2~3 之间。当 INR 持续处于治疗范围 4~7 天后,停用肝素、改为华法林。华法林至少要连续使用 3 个月。

A. 华法林能通过胎盘,妊娠早期会引起胚胎病,妊娠晚期会引起胎儿和新生儿出血以及胎盘早剥,整个妊娠期间华法林都有引起中枢神经系统异常的可能。

B. 华法林可用于哺乳期女性,产后可用华法林替代肝素治疗。

C. 抗凝治疗至少维持至产后 6 周,总疗程至少3 个月。

(2)新型口服抗凝剂禁用于妊娠患者。

(3)阿司匹林:美国胸科医师协会(American College of Chest Physicians,ACCP)第 10 版指南的最新推荐中肯定了阿司匹林在预防血栓复发中的作用。对于无诱因的近端 DVT 或 PE 的患者,停用抗凝治疗后,如无阿司匹林禁忌证,建议使用阿司匹林预防 VTE 复发优于不用药物。指南同时提出,阿司匹林相对于抗凝治疗仍是次优选择,如患者需延长抗凝治疗时长,阿司匹林并不是合理替代方案。

3. 溶栓治疗　2008 年静脉血栓病循证临床实践指南推荐,为预防产时出血,患者分娩前禁忌使用溶栓药,除非发生大面积肺栓塞。严重肺栓塞者宜大剂量溶栓治疗,静脉滴注尿激酶 600 000U/d,连续3 天。链激酶极少量可通过胎盘,尿激酶、阿替普酶(rt-PA)不能通过胎盘。溶栓治疗应注意的并发症:胎盘早剥、早产和死胎、孕妇出血。

4. 外科血栓清除术　手术取栓的母胎死亡率较高(围产儿死亡率高达 10%~20%)。除非有溶栓禁忌或溶栓失败伴血流动力学不稳定者,利大于弊

情况下,可行外科血栓清除术。

5. 下腔静脉滤器

(1) 不推荐 PE 患者常规植入下腔静脉滤器。放置下肢静脉滤器的适应证:①抗凝治疗时多次发生肺栓塞;②抗凝失败;③不宜用抗凝治疗。

(2) 孕期新生的下肢静脉血栓,分娩前放置临时下腔静脉滤器,可有效预防肺栓塞,术后一周内取出滤网。

6. 压力治疗
血栓清除后,患肢可使用间歇加压充气治疗或弹力袜,以预防血栓复发。

7. 血栓栓塞症的预防
肺栓塞常由静脉血栓栓塞所致,但是其症状及体征缺乏特异性,病情急且重,因此预防 VTE 的发生,就会明显降低 PE 的发生(图 4-3)。

8. 抗凝与分娩 (图 4-4)

(1) 对于自然分娩,一般而言,治疗性的肝素应用通常在临产时停用,若子宫收缩良好及无明显软产道裂伤,分娩后数小时内可再开始使用;否则可考虑推迟 1~2 天。推荐在最后一次用 LMWH 后 24 小时再使用神经轴止痛药。使用 UFH 的妇女,可以在

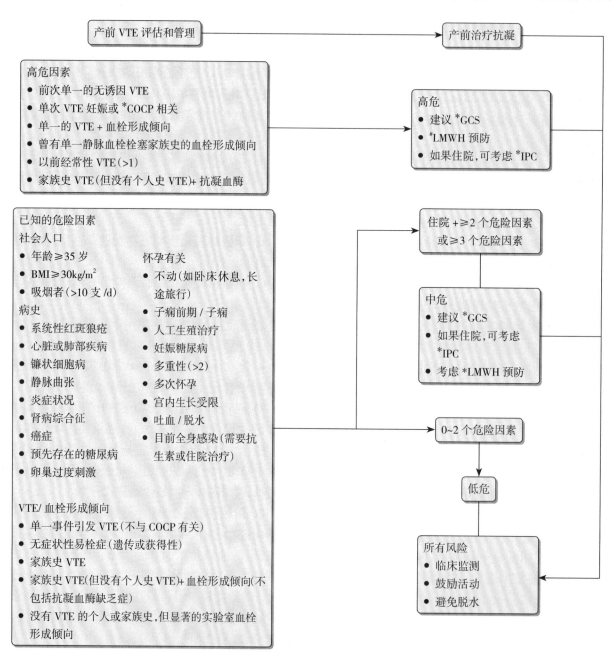

图 4-3 产前 VTE 评估和管理

\# 根据个人评估确定剂量(标准,中间或治疗)

注:*GCS 逐级加压弹力袜;*IPC 间歇加压充气治疗;*COCP 复方口服避孕药

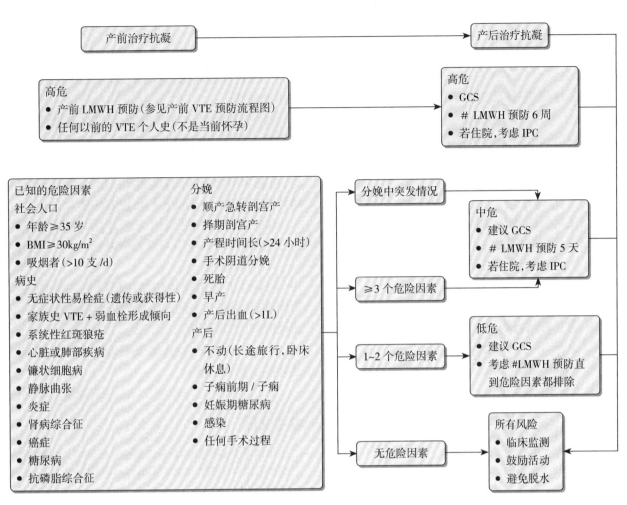

图 4-4 预防产后 VTE 评估和管理流程图
#根据个人评估确定剂量(标准,中间或治疗)

分娩时监测 APTT,当值正常时就可以给予硬膜外麻药。在撤去硬膜外导管 3 小时后可以给予预防剂量的 LMWH,在第二天早上可以继续给予治疗剂量。硫酸鱼精蛋白缓慢静脉给药可迅速有效地逆转肝素的作用,在需要中和肝素时勿过量。

(2)对于择期剖宫产,LMWH 和 UFH 应该在进行手术前 24 小时停止使用,术后 3 小时后给予一次预防剂量的 LMWH 和 UFH,而且应该在当天傍晚重新开始治疗剂量,如果术中出血多,适当地推迟用药时间将更为谨慎。术后推荐使用弹力袜。

(四)护理要点

妊娠合并肺栓塞的患者死亡率极高。因此,防应大于治,护士应掌握肺栓塞临床表现及症状,严密观察病情变化,严密监测生命体征,通过预防护理、专科护理,降低死亡率和相关并发症的发生,促进母儿健康。

1. 预防护理

(1)观察肺栓塞高危患者,如:子痫前期、妊娠合并糖尿病等,产前对患者进行血栓栓塞相关因素分析评估。

(2)入院后详细询问病史和症状,检查双下肢,量取腿围,皮温皮色,足背动脉搏动情况等,如有异常,及时通知医师。

(3)剖宫产或难产手术应做到操作轻柔细致,减少组织损伤,尤其要注意避免损伤血管而诱发血栓形成。

(4)产后、术后鼓励患者尽可能多翻身及屈伸下肢,指导患者早期下床活动,促进血液回流,增强血液循环,可以使用抗压力血栓袜及气压治疗。

(5)必要时应用预防性抗凝血疗法。

2. 专科护理

(1)观察临床表现

1)起病突然,一般为患者活动后突然发生不明原因的心血管虚脱,面色苍白,出冷汗,突然呼吸困难,咳嗽,咯血等。

2)患者极度焦虑不安、恐惧、淡漠、倦怠、恶心、抽搐和昏迷。

3)急性疼痛:胸痛、肩痛、颈部痛、心前区及上腹痛。

4)当出现突然呼吸困难、活动后胸痛时要警惕发生肺栓塞。

(2)肺栓塞的抢救

1)一般处理:

A. 绝对卧床休息,侧卧位,患侧向下避免误吸和窒息,严格限制探视。

B. 大流量吸氧、力争保持血氧饱和度95%以上。

C. 疼痛患者应迅速止痛。

D. 建立静脉通路。

E. 给予心电监护监测生命体征。

F. 及时采集血标本。

G. 必要时机械通气。

2)血流动力学支持:遵医嘱协助医师给予患者多巴胺等药物。

3)抗休克治疗:

A. 补充血容量。

B. 维持血压。

C. 及时纠正水、电解质失衡。

4)防治心衰,必要时应用强心剂和利尿剂。

5)溶栓治疗,有溶栓禁忌证的患者可以行介入或者外科手术。

(3)恢复期护理

1)各脏器功能监护:

A. 保持呼吸道通畅。术后转入ICU病房继续治疗,给予机械辅助通气,做好气道湿化,加强呼吸道管理,定时翻身,叩背,每2小时吸痰一次,及时清除呼吸道分泌物,保证气道通畅,防止继发感染。

B. 给予镇静镇痛药物。

C. 循环功能监测。心电监护,监测心率、心律、动脉血压、中心静脉压,注意心率及心律的变化,严防恶性心律失常的发生。

2)预防肺栓塞:

A. 观察有无胸痛、咳嗽、咯血等临床症状,如有上述症状,立即通知医师。

B. 鼓励其床上被动和主动运动,进行气压治疗和使用抗压力血栓袜。

C. 观察双下肢皮温、皮色、足背动脉搏动情况,

如有异常,及时通知医师。

3. 心理护理

(1)对于出现肺栓塞症状,作为医护人员,应当沉着、冷静,不能因为自身的忧虑加重患者及其家属的焦虑情绪。

(2)要多鼓励和支持患者,帮助使其增强信心,鼓励患者病情一定会得到控制。

(3)由于病情严重、发病急速,抢救无效而死亡的,可能会引起家属的激动情绪,要尽量给予解释并陪伴他们身边,以帮助他们度过哀伤期。

(4)如有患者家属因为患者死亡而有过激行为,应保证自身安全下尽量劝慰家属。

4. 用药护理

(1)对于使用抢救药品执行口头医嘱时,必须再次确认一遍,2人同时听到同样的口头医嘱,一人记录时间,方可给药。

(2)使用溶栓药物,要观察有无皮肤黏膜破溃及牙龈出血等症状。

(石芳鑫　费英俊)

参考文献

1. 中华医学会心血管病学分会肺血管病学组.急性肺栓塞诊断与治疗中国专家共识(2015).中华内科杂志,2016,44(3):197-211.

2. Claire M,Tim B,Sanjeev C,et al. Recommendations for the diagnosis and treatment of deep venous thrombosis and pulmonary embolism in pregnancy and the postpartum period. Australian and New Zealand Journal of Obstetrics and Gynaecology,2012,52: 14-22.

3. Leung AN,Bull TM,Jaeschke R,et al. An Official American Thoracic Society/Society of Thoracic Radiology Clinical Practice Guideline:Evaluation of Suspected Pulmonary Embolism In Pregnancy. American Journal OF Respiratory And Critical Care Medicine,2011: 144.

4. 曹泽毅.中华妇产科学.第3版.北京:人民卫生出版社,2014.

5. Marik PE,Plante LA. Venous thromboembolic disease and pregnancy. N Engl J Med,2008,359:2025-2033.

6. 刘芮汐,漆洪波.产褥期静脉血栓栓塞性疾病的诊断与处理.中华产科急救电子杂志,2014,3(2):114-118.

7. 朱浩萍,滕银成.妊娠期肺栓塞的预防和处理.中华产科急救电子杂志,2014,3(2):90-95.

8. Chan WS,Lee A,Spencer FA,et al. D-dimer testing in pregnant patients:towards determining the next 'level' in the diagnosis of deep vein thrombosis. J Thromb Haemost,2010,8:1004-1011.

9. Queensland Clinical Guideline:VTE prophylaxis in pregnancy and the puerperium. February 2014.

10. DK James，PJ Steer，CP Weiner，et al. 高危妊娠 . 段涛，杨慧霞，主译 . 北京：人民卫生出版社，2009.

11. Chan WS，Rey E，Kent NE，et al. Venous thromboembolism and antithrombotic therapy in pregnancy. Sogc clinical practice guideline，2014，308：527-553.

12. Cunningham Fy，Leveno KJ，Bloom SL，et al.Williams Obstetrics.24th ed. Mc Graw Hill Education，2014：1011-1015.

13. Clive K，Elie AA，Ornelas J，et al. American College of Chest Physicians：Antithrombotic Therapy for VTE Disease. CHEST，2016：315-352.

14. 美国家庭医师学会编 . 产科高级生命支持 . 第 5 版 . 盖铭英，龚晓明，主译 . 北京：中国协和医科大学出版社，2010.

第八节　哮喘

（一）流程化管理清单

1. 妊娠期哮喘门诊 / 急诊 / 住院诊疗流程

病史重点采集信息

□ 现病史	□ 停经	□ 停经时间
		□ 月经周期是否规律
	□ 咳嗽	□ 诱因
		□ 性质
		□ 持续时间
		□ 伴随症状
	□ 胸闷	□ 诱因
		□ 持续时间
		□ 伴随症状
	□ 呼吸困难、咳嗽	□ 诱因
		□ 程度
		□ 持续时间
		□ 伴随症状
	□ 症状反复发作	□ 有或无
		□ 发作的时间规律
□ 孕产史	□ 孕次__次	
	□ 分娩次__次	□ 剖宫产__次
		□ 阴式分娩__次
	□ 流产次__次	
	□ 有或无出生缺陷	
	□ 有或无胎死宫内	

病史重点采集信息

□ 既往史	□ 哮喘发作史	□ 有
		□ 无
	□ 高血压、糖尿病、心脏病史等，手术史、输血史，食物、药物过敏史	
□ 家族史	□ 有无哮喘史	

体格检查重点采集信息

□ 生命体征 *	□ 体温	
	□ 脉搏	
	□ 呼吸	
	□ 血压	
□ 常规体检 *	□ 活动	□ 自如
		□ 受限
	□ 心脏听诊	□ 正常
		□ 异常
	□ 肺部听诊	□ 哮鸣音 □ 有
		□ 无
		□ 湿啰音 □ 有
		□ 无
□ 产科特殊检查 *	□ 视诊	□ 腹型
		□ 大小
		□ 有无手术瘢痕
	□ 触诊	□ 宫高
		□ 腹围
		□ 胎产式
		□ 胎先露
		□ 胎方位
		□ 胎先露部是否衔接
	□ 听诊	□ 胎心率
	□ 阴道内诊（妊娠 37~41 周 宫颈 Bishop 评分）	□ 宫颈管消退、宫口开大
		□ 胎先露及其位置
		□ 宫颈硬度、位置

辅助检查重点项目

□ 实验室检查	□ 血常规 + 血型
	□ 凝血五项
	□ 动脉血气
□ 肺功能检查（必要时）	□ 第 1 秒用力呼气容积
	□ 呼气峰流量
	□ 支气管激发试验
	□ 支气管舒张试验

辅助检查重点项目		
☐ 超声	☐ 早期妊娠	☐ 子宫大小
		☐ 妊娠囊大小
		☐ 妊娠囊部位
	☐ 中晚期妊娠	☐ 胎儿
		☐ 胎盘
		☐ 脐带
		☐ 羊水

治疗方案		
☐ 动态监测生命体征、胎心、胎动、胎心监护、超声等		
☐ 门急诊	☐ 慢性哮喘	☐ 宣教、避免诱发因素
		☐ 药物 → ☐ 控制药物
		☐ 药物 → ☐ 缓解药物
		☐ 定期随诊
	☐ 哮喘急性发作	☐ 立即氧疗
		☐ 平喘药物
		☐ 评估胎儿宫内情况
		☐ 评估病情及肺功能
		☐ 立即收入院
☐ 住院	☐ 哮喘急性发作	☐ 立即氧疗、积极用药
		☐ 评估胎儿宫内情况
	☐ 哮喘持续状态	☐ 及早气管插管，积极用药
	☐ 评估分娩时机及分娩方式	

2. 妊娠合并哮喘门诊/急诊/住院护理流程

护理流程	描述要点
☐ 健康教育	☐ 哮喘相关知识宣教
	☐ 用药的作用和注意事项
☐ 测量	☐ 生命体征
	☐ 血氧
☐ 观察临床表现和其他症状	☐ 观察临床表现，有无呼吸困难等
☐ 采血	☐ 遵医嘱
☐ 协助检查	☐ 变应原检测
	☐ 肺功能测定
	☐ 胸部 X 线检查
☐ 专科护理	☐ 胎心
	☐ 哮喘发作急救护理
	☐ 预防哮喘发作的护理

护理流程	描述要点
☐ 专科护理	☐ 饮食护理
	☐ 用药
☐ 心理护理	☐ 心理状况评估及护理
☐ 出院指导	☐ 复查时间
	☐ 自我护理方法
	☐ 办理出院相关流程

（二）妊娠期哮喘诊断要点

1. 病史要点

（1）典型哮喘

1）呼吸困难、咳嗽，症状可在数分钟内出现，并持续数小时数天不等，可通过平喘药物缓解，或者自行缓解。症状尤以夜间或凌晨发作或者加重，有时严重影响睡眠。

2）有时患者出现胸部发紧、喘鸣，可发生严重缺氧，亦可发生气胸、纵隔气肿、急性肺源性心脏病，甚至呼吸衰竭，死亡。

（2）不典型哮喘

1）以咳嗽为唯一的症状，是不典型哮喘，称为咳嗽变异型哮喘（cough variant asthma，CVA）。刚开始发作时可能只有单纯咳嗽，以后渐加重，出现其他症状，如呼吸困难、喘鸣等。常易漏诊，对以反复咳嗽为主诉就诊的妊娠期妇女，应考虑可能为哮喘。

2）以胸闷为唯一症状，是不典型哮喘，称为胸闷变异型哮喘（chest tightness variant asthma，CTVA）。排除因妊娠周数增加所导致的胸闷及其他疾病所致胸闷。

3）隐匿性哮喘：指无反复发作喘息、气急、胸闷或咳嗽的表现，但长期存在气道反应性增高者。随访发现有 14%~58% 的无症状气道反应性增高者可发展为有症状的哮喘。

（3）哮喘急性发作：喘息、气急、胸闷或咳嗽等症状突然发生或症状加重，常因接触变应原等刺激物或治疗不当所致。哮喘急性发作时其程度轻重不一，病情加重可在数小时或数天内出现，偶尔可在数分钟内危及生命。

（4）哮喘持续状态

1）任何类型的哮喘发作后经积极治疗 30~60 分钟仍无改善，称为哮喘持续状态。

2）呼吸困难、咳嗽、喘息等反复发作，可能与接触变应原、上呼吸道感染、药物（如阿司匹林和 β 受体阻滞剂)、大气污染、职业接触、冷空气、精神刺激和心理等有关,最常见于有遗传性过敏体质的孕妇。

2. 体格检查要点

(1) 生命体征:主要是注意心率、呼吸频率和血压。

(2) 胸部检查

1) 有辅助呼吸肌运动,呼气比吸气更为明显。

2) 胸部有过度充气的表现,胸腔前后径增大,横膈下降。

3) 发作时典型的体征是双肺可闻及广泛的哮鸣音,呼气相延长。但非常严重的哮喘,哮鸣音反而减弱,甚至完全消失,表现为"沉默肺",是病情危重的表现。

(3) 产科检查

1) 常规产前检查。

2) 如病情严重,监测胎心、胎动情况,警惕胎儿宫内缺氧。

3. 辅助检查要点

(1) 肺功能检查

1) 第 1 秒用力呼气容积(forced expiratory volume, FEV_1)是指最大吸气到肺总量后,开始呼气第 1 秒内呼出的气量,是评价气流阻塞严重性单一的最佳测量指标。肺活量(vital capacity, VC)代表肺一次最大的功能活动量。FEV_1/VC 是气流阻塞早期而又敏感的指标。动态监测肺功能若发现 FEV_1 减少,或者 FEV_1/VC 达到 12%,均可以诊断为妊娠期哮喘,FEV_1>20% 表明病情严重。

2) 呼气峰流量(peak expiratory flow, PEF)是指用力呼气时的最高流量,判断气道阻塞简单,重复性好,且与 FEV_1 相关性好,因此妊娠期可行 PEF 动态监测,测得个体 PEF 最佳值及 24 小时变异率,24 小时变异率≥20% 即可诊断,治疗后所测得 PEF 低于应达到值的 80%,24 小时变异率 >15% 均表明还需要积极治疗。

3) 支气管激发试验(bronchial provocation test, BPT)是指采用某种刺激使支气管平滑肌收缩,通过肺功能检查判定支气管缩窄的程度,借以判断气道的反应性。通常以使 FEV_1 下降 20% 所需吸入乙酰甲胆碱或组胺累积计量或浓度来表示,如 FEV_1 下降≥20%,判断结果为阳性,提示存在气道高反应性。BPT 适用于非哮喘发作期、FEV_1 在正常预计值 70% 以上患者的检查。如果患者在妊娠期间出现哮喘症状,不建议进行 BPT。

4) 支气管舒张试验(bronchial dilation test, BDT)

通过给予扩张支气管的药物,观察气道的舒缓反应的方法,判断药物疗效。用药后 FEV_1 改变率较前增加 12% 以上,且 FEV_1 绝对值增加 >200ml,则为 BDT 阳性。

(2) 动脉血气监测

1) 重度哮喘时需监测动脉血气变化。

2) 由于过度通气可使 $PaCO_2$ 下降,pH 上升,表现为呼吸性碱中毒。若病情进一步加重,可同时出现缺氧和 CO_2 潴留,表现为呼吸性酸中毒,甚至呼吸衰竭,$PaCO_2$ 正常或升高表明严重梗阻。当严重换气不足,$PaCO_2$ 达到 40mmHg,需考虑机械换气,若 $PaCO_2$ 超过 50mmHg 时必须要气管插管机械通气。

(3) 痰液检查:部分患者痰涂片显微镜下可见较多嗜酸性粒细胞。

(4) 过敏原检测

1) 妊娠期进行过敏原诊断是十分必要的,但不建议进行皮肤过敏原实验,因为有些过敏原可能诱发全身的过敏反应。

2) 血清特异性 IgE 检测可靠性和特异性较皮肤实验高,无局部皮肤和全身严重不良反应发生的风险。

4. 根据 2016 年支气管哮喘防治指南哮喘分期

1) 急性发作期:是指喘息气急、咳嗽、胸闷等症状突然发生,或原有症状加重,并以呼气流量降低为其特征,常因接触变应原、刺激物或呼吸道感染诱发。

2) 慢性持续期:是指每周均不同频度和(或)不同程度地出现喘息气急、胸闷、咳嗽等症状。

3) 临床缓解期:是指患者无喘息、气急、胸闷、咳嗽等症状,并维持 1 年以上。

5. 严重程度的分级 见表 4-6。

(三) 治疗要点

1. 病情评估 评估内容包括:哮喘发作频率、病情轻重、肺功能异常的程度、急救吸入用药使用的频率、急性发作时需要使用口服糖皮质激素或急诊就诊及住院的病史。

2. 患者教育

(1) 孕前已经开始用药控制哮喘的孕妇应继续用药,很多孕妇认为用药会影响胎儿,应对此类患者进行宣教,使她们了解哮喘与妊娠的关系以及孕期良好控制哮喘的预后,妊娠期用药对于哮喘的控制极为必要,主动出击治疗哮喘所带来的好处远胜药物的潜在危害。若不治疗哮喘,一旦哮喘控制不佳

表 4-6　慢性哮喘分级

严重度分级	治疗前临床表现	肺功能
第4级 重度持续	经常持续发作,夜间症状频繁 近期有危及生命的大发作,活动受限	FEV_1 或 PEF< 预计值 60%,PEF 或 FEV_1 变异率 >30%,经积极治疗仍低于正常
第3级 中度持续	每天发作哮喘,每周夜间哮喘 >1 次,每天需使用 β_2 受体激动剂,发作时活动受限	FEV_1 或 PEF 在预计值 60%~79%,PEF 或 FEV_1 变异率 >30%,治疗后可接近正常
第2级 轻度持续	每周哮喘发作 2~6 次,每月夜间哮喘发作 >2 次,但少于每周 1 次	FEV_1 或 PEF ≥预计值 80%,PEF 或 FEV_1 变异率 20%~30%
第1级 间歇发作	每周哮喘发作少于 1 次,两次发作间无症状且 PEF 正常,夜间症状每月 ≤2 次	FEV_1 或 PEF> 预计值 80%,PEF 或 FEV_1 变异率 <20%,用 β_2 受体激动剂后正常

甚至恶化,将会严重影响胎儿;若治疗哮喘,则相关药物有可能会影响胎儿。很显然,哮喘恶化对胎儿造成的伤害绝对会大于药物治疗所带来的影响,清晰明了地告诫妊娠妇女这一点非常重要。

(2) 教会患者如何使用吸入性药物,尽量避免接触变应原、知道什么情况下去医院就诊以及定期进行肺功能检查。

(3) 学会自我监测症状和 PEF 变异率

1) 当咳嗽、喘息、胸闷、气促等症状出现,或是上述症状较前逐渐加重,或是药物控制欠佳,预示着哮喘发作或是加重,应及时就诊。

2) 监测 PEF 有简易的峰流速仪及电子的峰流速仪,如 PEF 低于应达到值的 80%,表示存在气道阻塞,应积极治疗。也可监测 PEF 变异率,监测的最佳时间在晨起及约睡醒后 12 小时。

3. 减少环境刺激　大部分哮喘患者皮肤过敏原实验是阳性的,通常是对环境中的普通过敏原致敏,如冷空气、花粉、尘螨、烟雾等,应尽量避免接触变应原。

4. 药物治疗（表 4-7）

(1) 药物:根据 2017 年 GINA 全球哮喘处理和预防策略可分为:

1) 控制药物:需要长期每天使用的药物,这些药物主要通过抗感染作用使哮喘维持临床控制,包括吸入型糖皮质激素、全身用糖皮质激素、白三烯调节剂、长效 β_2 受体激动剂、缓释茶碱、色甘酸钠等。

2) 缓解药物:按需使用的药物,这些药物通过迅速解除支气管痉挛从而缓解哮喘症状,包括速效吸入 β_2 受体激动剂、全身用糖皮质激素、吸入型抗胆碱药物、短效茶碱及短效口服 β_2 受体激动剂。

A. 糖皮质激素:目前控制哮喘最有效的药物,通过作用于气道炎症形成过程中的诸多环节,有效抑制气道炎症。

B. β_2 受体激动剂:主要通过激动气道的 β_2 肾上腺受体,从而起到舒张支气管、缓解哮喘症状的作用。

C. 白三烯调节剂:通过调节白三烯的生物活性而发挥抗炎作用,同时可以舒张支气管平滑肌,是目前除吸入型糖皮质激素唯一可单独应用的哮喘控制性药物。

D. 茶碱类药物:拮抗腺苷受体,增强呼吸肌的力量以及增强气道纤毛清除功能等,从而起到舒张支气管和气道抗炎作用。

E. 色甘酸钠:预防性阻断肥大细胞脱颗粒,而非直接舒张支气管,用于预防支气管哮喘。

F. 抗胆碱药:通过阻断节后迷走神经通路,降低迷走神经张力而起到舒张支气管、减少黏液分泌的作用,但比 β_2 受体激动剂作用弱。

(2) 妊娠合并慢性哮喘的阶梯药物治疗法

1) 轻度间歇发作型:必要时吸入 β_2 受体激动剂,沙丁胺醇首选。

2) 轻度持续发作型:吸入色甘酸钠,上述药物疗效不佳时,可吸入糖皮质激素类药物替代。

3) 中度持续发作型:吸入糖皮质激素类药物,对于吸入中等计量糖皮质激素仍不能完全控制病情者加用口服氨茶碱或吸入 β_2 受体激动剂。

4) 重度持续发作型:上述疗法如隔天发作、每天发作或发作频繁者,可加入口服糖皮质激素类药物。

(3) 妊娠合并哮喘急性发作的治疗

1) 立即评估肺功能,需及早住院。

2) 哮喘急性发作时,由于支气管平滑肌痉挛和平喘药物应用后引起的通气 / 血流比值失调,可出现低氧血症,应及早氧疗与辅助通气。

3) 吸入 β_2 受体激动剂类药物,在发作后 60~90 分钟内最多吸入 3 次,随后每 1~2 小时吸入

表 4-7 妊娠哮喘妇女用药

妊娠期安全性	β₂受体激动剂	吸入型糖皮质激素	全身用糖皮质激素	白三烯调节剂	茶碱	抗胆碱药物
A						
B	特布他林	布地奈德		孟鲁司特、扎鲁司特		异丙托溴铵
C	沙丁胺醇、福莫特罗、沙美特罗	倍氯米松、氟替卡松、氟尼缩松	甲泼尼龙、泼尼松龙、泼尼松		氨茶碱、茶碱缓释片	

1 次,直至病情控制良好。

4)雾化吸入溴化异丙托品溶液。

5)对于长期应用糖皮质激素的患者和经 1 小时上述治疗后疗效不佳者,可静脉注射甲泼尼龙,1mg/kg,每 6~8 小时一次,病情稳定可逐渐减量。

6)住院者可考虑静脉应用氨茶碱,负荷量为 6mg/kg,最初维持剂量为 0.5mg/(kg·h),调整滴速保持血药浓度为 8~12μg/ml。

7)若上述疗法疗效欠佳,可考虑应用特布他林注射液 0.25mg 加入生理盐水 100ml 中,以 0.0025mg/min 的速度缓慢静滴。

(4)哮喘持续状态:任何类型的哮喘发作后经积极治疗 30~60 分钟仍无改善,称为哮喘持续状态。易出现极度呼吸肌疲劳,低氧血症,低血压,心律失常,神志异常,应及早气管插管机械换气,以维持血氧分压在 60mmHg 以上,血氧饱和度在 95% 以上,并同时积极用药。

1)支持治疗:

A. 脱离致敏环境。

B. 吸氧:原则上低流量、低浓度吸氧,浓度一般不超过 40%,流量为 1~3L/min。

C. 纠正脱水:根据心功能及脱水情况,一般每天输液 2000~3000ml。

D. 积极纠正酸碱失衡和电解质紊乱。

2)药物治疗:

A. 吸入 β₂ 受体激动剂类药物:在第 1 小时可每 20 分钟吸入 4~10 喷或连续雾化给药,随后根据治疗反应,每 1~2 小时重复吸入 4~10 喷,随后根据需要间断给药(每 4 小时 1 次)。

B. 糖皮质激素类药物:产时哮喘持续状态推荐用法:甲泼尼龙 80~160mg/d,或氢化可的松 400~1000mg/d 分次给药。静脉和口服给药的序贯疗法可减少激素用量和不良反应(如静脉使用 2~3 天,继之口服 3~5 天)。

C. 静脉给予氨茶碱:首剂氨茶碱 0.25g 加入 100ml 葡萄糖液中静滴或静推(不少于 20 分钟),继而以 0.5~0.8mg/(kg·h)速度静脉持续滴入,建议每天氨茶碱总量不超过 0.8g。

3)机械通气治疗:当出现意识改变、呼吸肌疲劳、PaCO₂≥45mmHg 等情况,积极给予机械通气。

5. 分娩时的处理

(1)产前继续吸入色甘酸钠、倍氯米松或口服氨茶碱。

(2)产程中若哮喘急性发作,处理原则同上述。

(3)对于激素依赖型患者,静脉给予氢化可的松 100mg,或进入产程或分娩时肌内注射 100mg,随后在 24 小时内每 8 小时肌内注射或静脉给予氢化可的松 100mg,用药至无任何并发症出现。

(4)哮喘急性发作并不意味着就要终止妊娠,即使重症哮喘急性发作经及时有效的治疗后仍可继续妊娠直至分娩,仅极少部分危重哮喘或哮喘持续发作,有同时合并其他产科严重并发症者,为防止胎儿窘迫及病情加重,应在积极治疗后及时终止妊娠,可适当放宽剖宫产指征。

6. 定期随访

(1)询问患者是否有任何疑问。

(2)评估哮喘控制状态及并发症。

(3)评估治疗效果。

7. 其他处理要点

(1)对于有早产倾向或发生早产的哮喘患者,应该应用宫缩抑制剂,硫酸镁和特布他林是首选药。

(2)麦角新碱及其衍生物可引起哮喘患者严重的支气管痉挛,故禁用。

(3)阿片类麻醉剂能够释放组胺,可加重支气管痉挛,禁用。

(4)由于潜在的致畸性副作用和胎盘/子宫血管收缩,应避免使用全身用肾上腺素。

(5)当病情需要使用前列腺素制剂时,可以使用前列腺素 E₁ 或者前列腺素 E₂。

(6)硬膜外麻醉优于全麻,因其发生肺部感染及肺不张的几率低。

（7）缩宫素为哮喘患者产后出血首选用药。

（四）护理要点

妊娠合并哮喘的孕妇及家属多对哮喘相关知识不甚了解,伴有不同程度的心理问题。因此,针对妊娠合并哮喘的孕妇,护士应做好健康教育,避免接触引起哮喘的诱发因素,积极做好预防,做好心理护理,掌握哮喘发作的急救流程,正确指导用药等相关要点,降低早产率的发生,促进母儿健康。

1. 健康教育

（1）护士应向孕妇及家属讲解妊娠合并哮喘的发病机制、哮喘的诱因对妊娠的影响。

（2）指导患者避免接触引起哮喘的诱发因素,如:冷空气、上呼吸道感染及动物毛发等,孕妇必须加强自我保护,注意保暖,减少外出。

（3）要求患者定期去医院检查并进行肺功能测定,每天进行哮喘自我检测,并记录哮喘发作的频率及诱因,以便医师能准确地了解病史。

（4）教育患者正确地使用药物及相关吸入装置,避免产生相关不良反应,对胎儿产生影响。

（5）孕妇应配合医师的治疗,保持情绪平稳,有不适及时告诉医护人员。

2. 心理护理

（1）使用孕妇焦虑抑郁自评量表评估孕妇的心理状态。

（2）心理功能障碍严重程度随患者而不同。必须向所有患者提供心理学支持。

（3）妊娠合并哮喘的患者担心妊娠期哮喘发作,均有紧张、焦虑心情,要让患者了解哮喘病的发病过程及目前基本治疗方法,让患者认识到哮喘病经过积极治疗是可以控制的,控制发作后对母体内的胎儿成长发育没有影响。

（4）妊娠合并哮喘患者担心用药对胎儿的影响,多呈现紧张、焦虑、担心,目前控制妊娠期哮喘持续发作的平喘药,对胎儿的影响很小或无影响,治疗哮喘的药物对妊娠母体和胎儿带来的风险远远小于哮喘未控制对两者所带来的风险。因此,要让患者认识到在医师指导下及时用药物控制哮喘发作,是保证胎儿安全的正确选择,从而,解除孕妇对妊娠期用药的恐惧和疑惑,积极配合治疗。

（5）要让家属了解上述常识,营造欢乐愉快的家庭气氛,提高患者的信心。

3. 专科护理

（1）产前护理

1）哮喘发作的急救护理:

A. 给予患者半卧位,疏散家属,给予空旷的环境,消除紧张心理和焦虑情绪。

B. 给予低流量吸氧。

C. 使用患者常备的喷雾剂,备好急救药品及物品,遵医嘱给药。

D. 听胎心,观察胎儿在宫内情况,如有异常,及时通知医师。

2）预防哮喘发作的护理:

A. 观察患者有无突然发作的胸闷、气喘及呼吸困难、咳嗽等症状,如有上述症状,立即通知医师,给予相应处理。

B. 保持室内环境干净清洁,严密观察室内温度及湿度并进行调节,病房内不放置花草,以免诱发疾病。

C. 呼吸道护理,注意让患者多饮水,经常翻身,有效排痰。

D. 低流量吸氧,每天3次,每次30分钟。

E. 听胎心计数胎动,观察胎儿在宫内情况,如有异常,及时通知医师。

3）饮食护理:患者平时饮食宜清淡、易消化、忌刺激辛辣的食物,同时,多吃水果、蔬菜,多饮水补充水分。个别患者对牛奶、鱼虾、海鲜等食物过敏,可诱发哮喘发作,应禁食。

（2）产时护理:预防产时哮喘发作。

1）尽量保持稳定的情绪,必要时给氧。

2）利用宫缩间歇给予患者高热量、富含维生素、易消化的半流饮食。

3）产程中及时为孕妇更换汗液浸湿的衣裤,防止受凉。

4）密切观察患者有无胸闷、气急等自觉症状及呼吸变化,及时发现哮喘早期征象。

5）指导患者采用拉玛兹分娩减痛法,通过呼吸运动减轻疼痛和疲劳。

6）尽可能缩短第二产程,必要时采取低位产钳等方法助产。

（3）产后护理:预防产后哮喘发作:

1）由于分娩时体力消耗或手术创伤,宜选择较安静病房,保证产后得到充分休息。

2）产后出汗较多,需及时更换衣裤被褥,注意保暖,防止受凉,并多饮水。

3）注意观察患者肺部呼吸、咳嗽、痰液情况,防止痰液黏稠,每天肺部叩打(2~3)次。

4)剖宫产术后患者,鼓励其尽早床上活动,指导有效咳痰方法,促进痰液排出,预防肺内感染。

4. 用药护理　对于使用喷雾剂的患者,注意用法用量。

(石芳鑫　费英俊)

参考文献

1. 葛均波,徐永健.内科学.第8版.北京:人民卫生出版社,2013:28-38

2. 曹泽毅.中华妇产科学.第3版.北京:人民卫生出版社,2014:597-601.

3. 钟南山,沈华浩,林江涛,等.支气管哮喘防治指南.中华结核和呼吸杂志,2016,39(9):1-20.

4. 中华医学会呼吸病学会哮喘学组.支气管哮喘控制的中国专家共识.中国内科杂志,2013,52(5):1-26.

5. Chan AL,Juarez MM,Gidwani N,et al.Management of critical asthma syndrome during pregnancy.Clinical reviews in allergy & immunology,2015,48(1):45-53.

6. Kim S,Kim J,Park SY,et al.Effect of pregnancy in asthma on health care use and perinatal outcomes.The Journal of allergy and clinical immunology,2015,136(5):1215-1223.

7. Cunningham FG,Leveno KJ,Bloom SL,et al. Williams obstetrics. 24th ed. New York:McGraw-Hill Education,2014:1011-1015.

8. 曾笑梅,陈惠华,邓新宇.妊娠期呼吸生理改变与哮喘急性发作的治疗.中华临床医师杂志,2015,9(7):115-119.

9. 涂荣祖,陈庆武,徐丘卡.妊娠合并支气管哮喘132例诊治分析.现代实用医学,2016,28(12):1605-1606.

10. 全球哮喘防治创议.GINA全球哮喘处理和预防策略.GINA,2017:1-154.

11. 周惠玲,何智晖.产时哮喘持续状态的处理.中华产科急救电子杂志,2017,6(2):70-72.

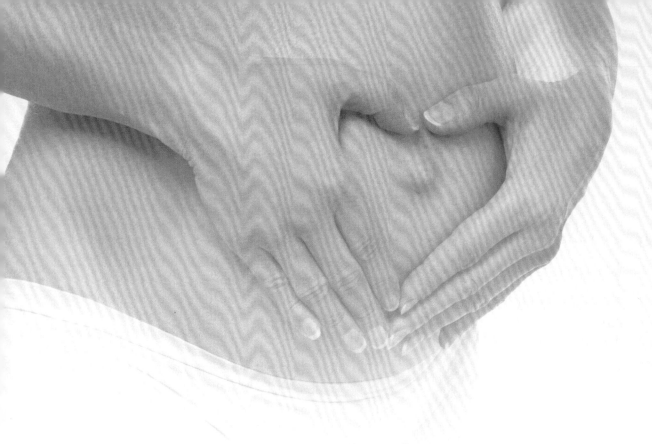

第五章

心　悸

概述

　　很多孕妇在妊娠期、分娩期及产褥期常有心悸的症状，引起心悸的因素分为生理性和病理性。产生心悸的生理性因素：如情绪紧张、剧烈活动、发热、药物等，临床意义取决于基础疾病。病理性因素引起心悸主要涉及以下疾病：缺氧、贫血、妊娠期甲状腺功能亢进（甲亢危象）、妊娠期甲状腺功能减退、妊娠期抑郁症、心力衰竭以及妊娠期心律失常等疾病。尽管大部分心悸为良性，多无器质性病变，不会对孕妇及胎儿造成不利影响，一般无需特殊处理，但临床医师也应该提高警惕，结合病史、相关检查明确引起心悸的原因，综合考虑妊娠时间、症状、对胎儿的不良反应等，并对治疗方式进行全面的考量，改善不良的妊娠结局。

　　本章将就常见的以心悸为主症的母体疾病进行详细讲解。

鉴别诊断流程图（图 5-1）

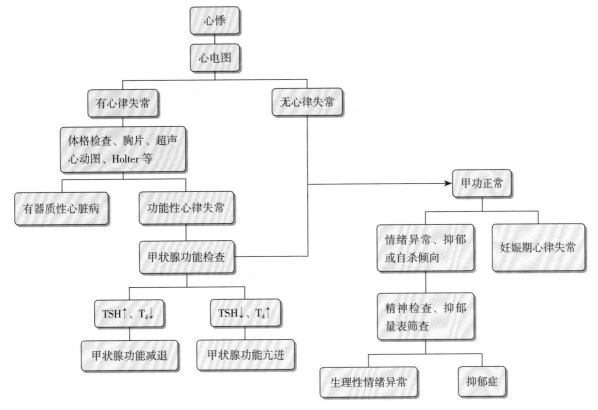

图 5-1　心悸鉴别诊断流程图

第一节　心律失常

（一）流程化管理清单

1. 妊娠期心律失常诊疗流程

病史重点采集信息		
□ 现病史	□ 停经 *	□ 月经周期是否规律
		□ 停经时间__天
	□ 性生活史	□ 发生心悸前
	□ 心悸 *	□ 持续时间__秒
		□ 频率__次 / 天
		□ 突发突止
	□ 气短	
	□ 胸前区压榨性疼痛 *	
	□ 运动后呼吸困难 *	
	□ 夜间憋醒	
	□ 晕厥 *	
	□ 咳嗽	
	□ 发热 *	

病史重点采集信息		
□ 孕产史	□ 自然流产史	□ 早期流产史
		□ 晚期流产史
	□ 早产史	
	□ 胎膜早破史	
	□ 既往分娩方式	□ 阴式分娩
		□ 剖宫产
	□ 出生缺陷史	
	□ 宫内胎死史	
□ 家族史	□ 家族性高血压史	
	□ 家族性心脏病史	
□ 个人史	□ 吸烟	
	□ 嗜酒	
	□ 冶游史	
	□ 外地久居史	
	□ 放射性毒素接触史	

体格检查重点采集信息

□ 生命体征*	□ 体温__℃			
	□ 脉搏__次/分			
	□ 呼吸__次/分			
	□ 血压__mmHg			
□ 常规体检*	□ 活动*	□ 自如		
		□ 受限		
	□ 贫血貌			
	□ 体格检查*	□ 心脏专科检查	□ 心前区隆起	
			□ 心尖搏动异常	
			□ 心脏扩大	
			□ 心脏震颤	
			□ 心包摩擦感	
			□ 心肺部听诊	□ 正常
				□ 异常
	□ 有无赘生物	□ 肝-颈静脉回流征阳性		
		□ 下肢水肿		
	□ 妇产科检查	□ 四步触诊法	□ 正常	
			□ 异常	
		□ 阴道	□ 分泌物	□ 性状
				□ 气味
			□ 活动性出血	
		□ 宫颈	□ 充血水肿	
			□ 宫颈管出血	
			□ 赘生物	
			□ 宫颈表面出血	
			□ 宫颈扩张	
		□ 产前检查	□ 宫高符合孕周	
			□ 胎心正常范围	
			□ 胎儿心动过速	
			□ 胎儿心动过缓	
			□ 胎儿心律不齐	
			□ 先露头	
			□ 先露臀	
			□ 胎位不定	

辅助检查重点项目

□ 实验室检查	□ 血常规+血型
	□ 心肌酶学和肌钙蛋白
	□ 脑钠肽
	□ 凝血功能
	□ D-二聚体
	□ 离子
	□ 血气分析
	□ 甲功
□ 心电图	□ 心律失常
	□ 心肌缺血
	□ 心肌梗死及其部位
	□ 传导阻滞
	□ 其他
□ 超声心动图*	□ 正常
	□ 异常

治疗方案

门诊	□ 检查病因
	□ 定期复查心电图
	□ 注意休息,应尽可能给予非药物无创终止
	□ 心内科就诊
住院	□ 动态监测心电图
	□ 动态观察生命体征
	□ 心内科、内分泌科等相应科室会诊
	□ 物理治疗
	□ 心脏起搏器治疗
	□ 食管调搏术治疗
	□ 对症药物支持治疗
	□ 必要时进行射频消融及手术治疗
	□ 适时终止妊娠

注:* 为必做项目

2. 妊娠期心律失常门诊／急诊／住院护理流程

护理流程	描述要点
□ 健康教育	□ 病区环境
	□ 负责医护人员
	□ 化验检查注意事项
	□ 安全评估及告知
	□ 胎动计数观察及指导
□ 心理护理	□ 心理状况评估及护理
□ 监测	□ 生命体征
	□ 阴道流血及流液情况
	□ 腹痛及其他症状
	□ 心慌、憋闷
	□ 心率、心律
□ 协助医师	□ 询问病史
	□ 体格检查
□ 协助检查	□ 心电图、动态心电图、超声心动图
	□ 胎心监护
	□ 超声检查
□ 专科护理	□ 听胎心
	□ 自理能力活动评估
	□ 预防跌倒／坠床护理告知
	□ 用药指导
□ 出院指导	□ 复查时间
	□ 自我护理方法
	□ 办理出院相关流程

（二）妊娠期心律失常的诊断要点

1. 病史要点

（1）临床症状

1）有无胸闷、气短、心悸等症状,持续时间、发作形式、如何缓解,活动后是否加重等。

2）有无咳嗽、发热、胸痛、咯血、水肿等表现。

3）仔细问心律失常是初发还是复发,持续时间,家族内是否有相似病例,过去服药史,最近用药,此次发病是否接受过治疗等。

（2）本次妊娠是否存在妊娠期高血压疾病、围产期心肌病

1）妊娠期高血压疾病性心脏病是妊娠期高血压疾病发展至严重阶段的并发症,是妊娠期特有的心脏病。

2）仔细核对患者的孕周,排除是否合并围产期心肌病。围产期心肌病是于妊娠晚期至产后 6 个月之间首次发生、以累及心肌为主的扩张型心肌病,以心功能下降、心脏扩大为主要特征,常伴有心律失常和附壁血栓形成。通过发病时间、病变特征及辅助检查确立诊断。

（3）既往是否存在心脏病史

1）孕前已确诊心脏病:①妊娠后保持原有的心脏病诊断,应注意补充心功能分级和心脏并发症等次要诊断。②了解患者孕前的活动能力:有无心悸、气短、劳力性呼吸困难、晕厥、活动受限、高血红蛋白血症等病史。③既往是否做过心脏手术:如心脏矫治术、瓣膜置换术、射频消融术、起搏器置入术等,要详细询问手术时间、手术方式、手术前后心功能的改变及用药情况。

2）孕前无心脏病病史:隐匿性心脏病,多为漏诊的先天性心脏病(房、室间隔缺损)和各种心律失常。部分患者没有症状,经规范的产科检查而明确诊断;部分患者因心悸、气短、劳力性呼吸困难、晕厥、活动受限等症状,进一步检查而明确诊断。

（4）关注家族性心脏病病史和猝死史。

2. 体格检查要点　2016 年我国《妊娠合并心脏病的诊治专家共识》提出不同种类的妊娠合并心脏病患者有其不同的临床表现、不同的查体特点。

（1）发绀型先天性心脏病:口唇发绀、杵状指（趾）。

（2）有血液异常分流的先天性心脏病:明显的收缩期杂音。

（3）风湿性心脏病:可有心脏扩大。

（4）瓣膜狭窄或关闭不全:有舒张期或收缩期杂音。

（5）心律失常:可有各种异常心律(率)。

（6）金属瓣换瓣:有换瓣音。

（7）肺动脉高压:右心扩大,肺动脉瓣区搏动增强和心音亢进。

（8）妊娠期高血压疾病性心脏病者:有明显的血压升高。

（9）围产期心肌病:以心脏扩大和异常心律为主。

（10）其他:部分先天性心脏病修补手术后可以没有任何阳性体征;心衰时心率加快、第三心音、两肺呼吸音减弱、可闻及干湿性啰音、肝-颈静脉回流征阳性、肝脏肿大、下肢水肿等。

3. 辅助检查要点　2016 年《妊娠合并心脏病

的诊治专家共识》提出根据疾病的具体情况和检测条件酌情选择下列检查。

（1）血生化检测

1）心肌酶学和肌钙蛋白：心肌酶学和肌钙蛋白：心肌酶学包括肌酸激酶（CK）、肌酸激酶同工酶（CKMB），CK、CK-MB 和心肌肌钙蛋白水平升高是心肌损伤的标志。

2）脑钠肽（BNP）：

A. 包括脑钠肽、BNP 前体（pro-BNP）、氨基酸末端 -BNP 前体（NT-pro-BNP），有助于评估心室容量负荷和室壁张力的大小，间接评估心功能。

B. 心衰患者无论有无症状，血浆 BNP、pro-BNP、NT-pro-BNP 水平均明显升高，并且随心衰的严重程度而呈一定比例的增高。

C. 临床上以治疗后 BNP、pro-BNP、NT-pro-BNP 比治疗前基线水平的下降幅度≥30% 作为判断治疗效果的标准。

D. BNP、pro-BNP、NT-pro-BNP 的检测可作为有效的心衰筛查和判断预后的指标。

3）电解质：

A. 电解质紊乱会影响心肌的除极与复极及激动的传导，导致各种心律失常，并可反映在心电图上，但由于受其他因素的影响，心电图改变与血清中电解质水平的改变并不完全一致。

B. 血钾异常：

a. 高血钾可引起室性心动过速、心室扑动或颤动，甚至心脏停搏。

b. 低血钾可使心脏自律性、兴奋性增加，传导性降低，引起房性心动过速、室性异位搏动和室性心动过速、室内传导阻滞、房室传导阻滞等各种心律失常。

C. 血钙异常：

a. 严重高血钙可发生窦性静止、窦房阻滞、室性期前收缩、阵发性室性心动过速等。

b. 低血钙一般很少发生心律失常，常与其他电解质异常并存。

4）其他：

A. 血气分析能对机体的酸碱平衡状态、电解质紊乱程度、缺氧程度、通气以及换气功能做出全面的评估，为鉴别诊断和治疗提供依据。

B. 甲功检测能够排除因甲状腺疾病引起的心律失常。

C. 另外，血常规、肝肾功能、凝血功能、D- 二聚体等可根据病情酌情选择。

（2）心电图和 24 小时动态心电图

1）心电图：

A. 常规 12 导联心电图：能帮助诊断心率（律）异常、心肌缺血、心肌梗死及梗死的部位、心脏扩大和心肌肥厚。

B. 有助于判断心脏起搏状况和药物或电解质对心脏的影响。

2）24 小时动态心电图：

A. 可连续记录 24 小时静息和活动状态下心电活动的全过程，协助诊断阵发性或间歇性心律失常和隐匿性心肌缺血。

B. 能提供心律失常的持续时间和频次、心律失常与临床症状相关性的客观资料。

C. 能够为临床分析病情、确立诊断和判断疗效提供依据。

（3）超声心动图

1）获得心脏和大血管结构改变、血流速度和类型等信息的无创性、可重复的检查方法。

2）较为准确地定量评价心脏和大血管结构改变的程度、心脏收缩和舒张功能。

（4）影像学检查：根据病情选择性进行心、肺影像学检查，包括 X 线、CT 和 MRI 检查。

1）胸部 X 线：

A. 可显示心脏的扩大、心胸比例变化、大血管口径的变化及肺部改变。

B. 2011 年《国际心血管病杂志》指出，X 线检查考虑到对胎儿发育的影响，仅在十分必要时（且最好在孕 4 个月之后）才可以考虑。必须在具备严密的胎儿放射线防护的条件下进行。

C. 根据 2016 年美国妇产科协会关于《妊娠期和哺乳期诊断成像指南》，胎儿的 X 线照射剂量如果低于 50mGy 不会对胎儿造成不良影响，高于 50mGy 才可能出现健康问题，而尤以孕 0~2 周间最为敏感。诊断性 X 线片、CT 以及核医学成像检查所带来的辐射暴露远远低于对胎儿产生危害的剂量。如果有检查必要，不应拒绝或回避其使用。

2）胸部 CT：

A. 对于复杂心脏病有一定意义，但在妊娠合并心脏病的诊断中 CT 应用较少。

B. 在妊娠早期禁用，妊娠中期应慎用，病情严重必须摄片时应以铅裙保护腹部。

3）非增强的 MRI：MRI 用于复杂心脏病和主动脉疾病，可作为心脏超声的有效补充，但钆对比剂由于能透过血胎屏障而不推荐使用。

(三)治疗要点

1. 治疗原则

（1）既能够挽救母体的生命，又尽量不损害胎儿的生命和健康。

（2）对于孕前存在心律失常的患者建议孕前进行治疗。

（3）2014年《中华心律失常学杂志》指出：妊娠期心律失常多数是良性的，不需要特殊处理。孕妇是否治疗需要根据母胎状况选择治疗方案，包括妊娠的时间、发作频率、发作持续时间以及终止心律失常的方法是否对孕妇及胎儿有不利影响或不良反应，在临床症状明显、持续时间过长的心动过速和（或）伴有血流动力学异常者、严重的心动过缓如二度Ⅱ型及三度房室传导阻滞伴有血流动力学障碍者、孕妇的风险超过胎儿时则需要进行治疗。

2. 治疗方法
主要有非药物无创治疗（如迷走神经刺激和食管心房调搏）、药物治疗、电击复律、人工起搏器及射频消融。

（1）所有的抗心律失常药物均被默认为对胎儿具有潜在毒性，目前尚缺乏有关妊娠期使用抗心律失常药物的循证医学证据，应避免最初3个月用药，以防胎儿先天性发育异常。

1）2015年《ACC/AHA/HRS 成人室上性心动过速管理指南》指出：腺苷是终止妊娠期室上性心动过速患者的首选药物。因为此药物半衰期短，进入胎儿循环可能性不大，预计对胎儿无副作用。

2）过去几十年来有大量报告指出，β肾上腺素能阻滞药物用于治疗母体心律失常是安全的，它被认为是多种妊娠心律失常的一线药物选择。但孕期应用β阻滞剂可能出现胎儿生长受限，这一副作用在阿替洛尔尤其明显，特别是在妊娠早期接受阿替洛尔治疗以及长期治疗的孕妇，故建议谨慎应用。

（2）刺激迷走神经：深吸气后屏气同时用力做呼气动作（Valsalva法）或用压舌板等刺激咽喉部产生恶心感，可终止发作。在通过听诊证实无杂音后可进行颈动脉窦按摩，通过在右或左颈动脉窦提供稳定的压力5~10秒。另一种迷走神经刺激方法是以经典的潜水反射为基础，即冰水湿毛巾敷脸。临床实践中因为压迫眼球有潜在风险已经被废弃了。

（3）食管心房调搏术：2013年《心律失常紧急处理专家共识》提出食管心房调搏可用于所有室上性心动过速患者，特别适用于因各种原因无法用药者，如有心动过缓病史。

1）2016年《中国心脏起搏与心电生理杂志》指出食管心房调搏术作为一种非药物的治疗方法，对妊娠期妇女及胎儿均无毒副作用，具有简单易行、安全、无严重不良反应等优点。

2）所有患者在行食管心房调搏前均应建立静脉通道、行心电监护、监测血压、监测外周血氧，准备急救物品和体外心脏除颤仪，必要时行胎心监护。

3）用食管调搏法终止心律失常全程需心电图监测。室上性心动过速一般随着有效刺激停止而立即终止，出现窦性心律。

4）食管起搏常引起患者恶心和（或）呕吐等明显不适感，因此时间不宜过长。

（4）同步直流电转复：2013年《心律失常紧急处理专家共识》指出同步直流电转复适用于心房颤动、阵发性室上性心动过速、阵发性室性心动过速，尤其适用于伴心绞痛、心力衰竭、血压下降等血流动力学障碍及药物治疗无效者。

1）2015年《ACC/AHA/HRS 成人室上性心动过速管理指南》指出同步电复律在妊娠的所有阶段均是安全的。由于其到达胎儿的电流较小，所以对胎儿无明显影响。

2）放置电极板时应当使能量和电流路径远离子宫。建议在转复期间（如果时间允许）以及转复后对胎儿进行监测。对妊娠患者使用的能量与非妊娠患者相同。

3）患者仰卧、吸氧、持续心电监护、建立静脉通道、做好气管插管等复苏抢救准备。转复过程中与转复成功后，均须严密监测心律/心率、呼吸、血压、神志等变化。

（5）人工起搏器：适用于血流动力学障碍的缓慢性心律失常。

1）2015年《EHRA/ESC 心脏起搏器和心脏再同步化治疗指南》指出妊娠期植入起搏器的风险很低并且操作比较安全，特别是在妊娠8周以后。

2）2011年《国际心血管病杂志》提出，如果分娩时出现症状性心动过缓或者完全性房室传导阻滞，则可以在超声导引下，或者采用床旁漂浮导管的方法植入临时起搏电极。但放置时间不宜太久，以免出现局部感染。

3）起搏方法：①经皮起搏：将两个特制电极片粘贴于心尖部和右胸上部，也可粘贴于前后胸部。连接具有起搏功能的除颤器。进行起搏电压和频率调节。一般需数十伏电压才可起搏成功。此法操作简单，但患者有疼痛不适，难以耐受。经皮起搏是一种安全、快速的临时起搏方法,只可作为紧急情况下或等待经静脉起搏的过渡措施。②经静脉起搏:这种方法起搏可靠,患者痛苦小,可在床边或 X 线指导下操作。采用经皮穿刺法经颈静脉或锁骨下静脉置入临时起搏电极,将电极尖端置于右室心尖部,尾端与临时起搏器相联。选择适当起搏频率和电压(电流)起搏。经静脉临时起搏电极可保留数天,甚至更长时间。但时间过长将出现感染、血栓等并发症。应酌情抗感染及抗凝治疗。

(6) 导管射频消融术:可考虑用于药物治疗无效和不能耐受的妊娠期室上性心动过速患者的长期治疗方法。

1) 计划怀孕的妇女,症状性心动过速应在怀孕前行导管消融治疗。

2) 该手术是在 X 线的监测下,通过血管的穿刺,把附有电极的导管经静脉或者动脉插入心脏,检测出引起心律失常的关键部位,通过导管向该处释放电流,使局部发生坏死从而消除心律失常。

3) 2015 年《ACC/AHA/HRS 成人室上性心动过速管理指南》指出妊娠患者导管消融中胎儿射线暴露的风险是所关心的问题,因为高剂量的电离辐射与额外的恶性肿瘤和先天畸形有关,然而,在最常见的心血管介入措施中,胎儿的辐射剂量不太可能超过 50mGy,是可以忽略的风险阈值剂量。当前技术例如三维心脏电生理检测系统可在妊娠妇女中进行消融操作时将射线减少到最小,甚至零辐射。因此,如果需要在妊娠妇女中进行导管消融,应当使用减少辐射的技术;应避免在妊娠起初 3 个月内手术,因为此时发生畸形的风险最高。

(四)护理要点

妊娠合并心律失常是常见的妊娠合并症,合并心律失常的种类及产妇的临床表现各不相同,因此临床上的诊治方法也是多种多样的。心律失常的孕妇及家属多对心律失常相关知识不甚了解,伴有不同程度的心理问题。因此,针对心律失常的孕妇,护士应掌握健康教育、心理护理、专科护理、用药护理等相关要点,降低妊娠期心律失常并发症的发生,促进母儿健康。

1. 健康教育

(1) 告知在胎盘激素的作用下,中晚期妊娠妇女的心血管系统发生着一系列改变,血容量直至分娩前可增加 40%~50%。在妊娠期,无论是否合并心脏病变,都可发生各种心律失常。大部分不需要药

物治疗。

(2) 护士应了解家属对孕妇的态度,告知病情与情绪不稳有关,保证充分的休息,防止疲劳给予正确的饮食指导,以易消化、高蛋白、低脂肪、高纤维食物为主,多食用水果等维生素含量较高的食物,避免食用油腻、辛辣刺激类食物。

(3) 孕妇应配合医师的治疗,保持情绪平稳,有心慌、气短及心悸不安、期前收缩频发时及时告诉医护人员。

(4) 对有心功能不全、严重心律失常及严重器质性心脏病的孕妇(特别是晚期妊娠的)住院密切观察,适时终止妊娠。

2. 心理护理

(1) 首先解除孕妇心理刺激源引起的心律失常,尤其是无器质性心脏病的心律失常,认真听从孕妇主诉,给予针对性心理护理。

(2) 耐心地与孕妇交流,了解其需求,并满足其需求。介绍成功病例,增强其信心。

(3) 妊娠期心律失常的孕妇多担心在孕期服用药物对胎儿的不良影响,针对这一情况,护士应主动介绍治疗药物的疗效及安全性。

(4) 向孕妇宣传优生优育知识,每个孕妇都希望自己生个健康聪明的宝宝,鼓励孕妇心情放松,减轻紧张恐惧焦虑等负面情绪。

(5) 心律失常同时积极治疗电解质紊乱,认知宣教,使其缓解由于紧张恐慌情绪引起的恶心、呕吐,减少心律失常的诱因。

(6) 产后 72 小时内是回心血量骤增的时机,预防心衰发生。对于产褥期出现烦躁和紧张不安的产妇,适当使用镇静剂是一种不错的选择,还要密切观察产妇子宫的复旧情况以及阴道的流血情况,在产后仍然要对其进行持续的心电监护。注意探视时间的选择,避免情绪过于激动。

3. 专科护理

(1) 观察早期自觉症状

1) 尽量采取去除病因和诱因、吸氧、镇静、侧卧位休息、刺激迷走神经(适用于阵发性室上性心动过速)等方法进行治疗,有明确指征再考虑使用抗心律失常药物。

2) 保持环境安静,护理人员操作宜轻稳,保证处置集中进行,减少对患者的不良刺激。

3) 患者出现轻微的胸闷、气短症状时,衣服不要太紧,尤其呼吸困难时,应将纽扣松开。

4) 喘息不能平卧者,应用被褥垫高背部或采用

半卧位。

（2）观察心功能不全情况

1）给予生命体征监护、容量管理、液体出入量和速度的控制,防止发生心功能不全。有水肿的患者,饮食宜低盐或无盐,控制摄入水量,记录出入液量,测腹围,隔日测体重。

2）如发现患者呼吸困难、唇色发绀、出汗、肢冷等情况,应先予吸氧及心电监护,同时报告医师,及时处理。

3）根据患者的不同心功能分级选择最适合患者的分娩方式,有助于降低不良母婴结局的发生率,产后进行根据不同心功能分级给予活动指导及哺乳指导。

（蔡雁　谢诺）

参考文献

1. 中华医学会妇产科学分会产科学组 . 妊娠合并心脏病的诊治专家共识 . 中华妇产科杂志,2016,51（6）:401-409.

2. 李剑,罗新平 . 心血管疾病与妊娠 . 国际心血管病杂志,2011,38（6）:347-349.

3. ACOG. Committee Opinion No. 656 Summary:Guidelines for Diagnostic Imaging During Pregnancy and Lactation. Obstet Gynecol,2016,127（2）:418.

4. 万学红,卢雪峰 . 诊断学 . 第 8 版 . 北京:人民卫生出版社,2013.

5. 孔令云,郭继鸿 . 妊娠期心律失常的治疗 . 国际心血管病杂志,2013,40（2）:79-81.

6. 许静 . 妊娠期心律失常的发生机制及治疗 . 中华心律失常学杂志,2014,18（4）:260-262.

7. Page RL,Joglar JA,Caldwell MA,et al. ACC/AHA/HRS Guideline for the Management of Adult Patients With Supraventricular Tachycardia:Executive Summary:A Report of the American College of Cardiology/American Heart Association Task Force on Clinical Practice Guidelines and the Heart Rhythm Society. Circulation,2016,133（14）:e471-e505.

8. 中华医学会心血管病学分会,中国生物医学工程学会心律分会,中国医师协会循证医学专业委员会,等 . 心律失常紧急处理专家共识 . 中华心血管病杂志,2013,41（5）:363-376.

9. 盛红宇,王其琼,李志军,等 . 食管心房调搏在阵发性心悸患者中的应用 . 中国心脏起搏与心电生理杂志,2016,30（1）:83-84.

10. European Society of Cardiology（ESC）,European Heart Rhythm Association（EHRA）,Brignole M,et al. 2013 ESC Guidelines on cardiac pacing and cardiac resynchronization therapy. Europace,2013,15（8）:1070-1118.

第二节　妊娠合并甲状腺疾病

一、妊娠合并甲亢

（一）流程化管理清单

1. 妊娠合并甲亢诊疗流程

病史重点采集信息			
□ 现病史	□ 停经*	□ 月经周期不规律	
		□ 月经量不正常	
	□ 心悸*	□ 无	
		□ 有 发生频率__次/周	
		□ 持续时间__秒	
		□ 有	□ 轻度
			□ 中度
			□ 重度
	□ 伴随体征	□ 眼突	
		□ 震颤	
	□ 伴随症状	□ 发热*	
		□ 多汗	
		□ 食欲亢进	
		□ 腹泻	
		□ 易激动	
		□ 烦躁失眠	
		□ 女性月经稀少	
	□ 自觉甲状腺肿大*	□ 孕前即发现	
		□ 孕期产检发现	
□ 孕产史*	□ 自然流产史	□ 早期流产史	
		□ 中期流产史	
	□ 既往胎死宫内		
	□ 早产史		
	□ 胎膜早破史		
	□ 足月产	□ 阴道分娩	
		□ 剖宫产	
	□ 胎儿畸形		
	□ 新生儿智力低下		
□ 既往史	□ 既往甲状腺疾病史		

体格检查重点采集信息

生命体征*	□ 体温＿℃	
	□ 脉搏＿次/分	
	□ 呼吸＿次/分	
	□ 血压＿mmHg	
	□ 突眼*	□ 眼压升高
		□ 上睑迟落
		□ 眼外肌肥大
		□ 结膜充血
		□ 眼睑退缩
		□ 眶周组织水肿
		□ 眼睑闭合不全
		□ 暴露性角膜炎
		□ 视神经病变
	□ 近端肌肉无力	
	□ 萎缩	
	□ 手震颤	
	□ 心脏听诊	□ 心动过速
		□ 房颤
	□ 甲状腺检查*	□ 肿大I度
		□ 肿大II度
		□ 肿大III度
		□ 不对称
		□ 随吞咽运动上下移动
		□ 触诊有震颤
		□ 听诊有血管杂音
妇产科特殊检查（消毒窥器检查）	□ 四步触诊法	□ 正常
		□ 异常
	□ 阴道	□ 分泌物 □ 性状 / □ 气味
		□ 阴道壁充血或赘生物
	□ 宫颈	□ 充血水肿
		□ 宫颈管有无出血
		□ 赘生物
		□ 宫颈表面出血
		□ 宫颈扩张
	□ 产前检查	□ 宫高符合孕周
		□ 胎心正常范围
		□ 胎儿心动过速
		□ 胎儿心动过缓
		□ 胎儿心律不齐
		□ 先露头
		□ 先露臀
		□ 胎位不定

辅助检查重点项目

□ 实验室检查*	□ 血常规＋血型
	□ 基础代谢率测定*
	□ 离子
	□ 血气分析
	□ 血清 FT_4 值测定
	□ TSH 值测定
	□ TRAb 值测定
□ 甲状腺超声*	
□ 心电图	
□ 心脏超声	

治疗方案

□ 门诊	动态观察生命体征
	内分泌科会诊
	监测甲功
	药物治疗
	甲状腺超声
□ 住院	手术治疗
	终止妊娠

注:* 为必做项目

2. 妊娠合并甲亢门诊/急诊/住院护理流程

护理流程	描述要点
□ 健康教育	□ 病区环境
	□ 化验检查注意事项
	□ 负责医护人员
	□ 安全评估及告知
	□ 用药的作用和注意事项
	□ 胎动计数观察及指导
□ 心理护理	□ 心理状况评估及护理
□ 监测	□ 生命体征
	□ 阴道流血及流液情况
	□ 腹痛及其他症状
	□ 心律、心率
□ 协助医师	□ 询问病史
	□ 体格检查
□ 协助检查	□ 胎心监护
	□ 超声检查
	□ 心电图检查
□ 采血	□ 遵医嘱
□ 专科护理	□ 听胎心
	□ 自理能力活动评估
	□ 预防跌倒/坠床护理告知
	□ 用药指导
	□ 饮食指导
□ 出院指导	□ 复查时间
	□ 自我护理方法
	□ 办理出院相关流程

（二）妊娠合并甲亢诊断要点

1. 病史要点

（1）临床症状：是否存在如下甲亢症状，如心慌、心动过速、怕热、多汗、食欲亢进、消瘦、体重下降、疲乏无力及情绪易激动、性情急躁、失眠、思想不集中、眼球突出、手舌颤抖、甲状腺肿大等。

（2）是否做过如下检查或手术

1）血常规、甲状腺功能。

2）甲状腺彩超。

3）基础代谢率。

4）心电图。

5）甲状腺手术。

（3）既往是否有甲亢病史

1）是否做过甲状腺功能的检测。

2）是否做过甲状腺超声。

3）是否因以上症状在内分泌科就诊。

4）是否曾诊断"甲亢"而治疗。

5）如治疗，是否遵医嘱规律用药。

2. 体格检查要点

（1）重视生命体征：尤其心率、体温。

（2）甲亢体征

1）情绪（兴奋或抑制）。

2）皮肤、出汗。

3）颈部甲状腺肿大。

4）有无突眼、手震颤等征象。

3. 辅助检查要点

（1）血常规：血常规的检测主要明确是否有贫血和感染。

（2）甲状腺激素检测：血清 FT_4、TSH、TRAb。

1）血清游离甲状腺素（FT_4）：

A. 血清 FT_4 水平，占 TT_4 的 0.03%，是组织摄取甲状腺素的主要活性成分，理论上不受结合蛋白的影响。

B. 临床上普遍采用电化学免疫方法间接测定 FT_4 值，该间接法受反应温度、缓冲液成分、甲状腺素抗体浓度以及结合力等因素的影响。

C. 采用间接法检测 FT_4 值时，甲状腺功能的评估需要建立妊娠期特异性甲状腺功能参考值范围以及不同试剂的特异性参考值范围。

D. 孕早期血清 FT_4 水平较非妊娠时升高 10%~15%。

E. 最新建议：由于临床评估 FT_4 值的不准确性，2017 年美国甲状腺学会（American Thyroid Association，ATA）指南推荐：血清总甲状腺素（total thyroxine，TT_4）是估计妊娠晚期激素浓度的高度可信的方法。从妊娠 7 周开始，非妊娠状态 TT_4 参考值每周增加 5% 作为 TT_4 参考值上限；妊娠 16 周后可以采用将非妊娠状态 TT_4 参考值增加 50% 作为妊娠期参考值上限。也可通过计算游离甲状腺素指数来准确估计 FT_4 的浓度。

2）促甲状腺激素受体抗体（TRAb）测定：

A. 是鉴别甲亢病因、诊断 Graves 病（GD）的重要指标之一。

B. 新诊断的 GD 患者 75%~96% 有 TRAb 阳性。

C. 需要注意的是，TRAb 中包括促甲状腺激素受体刺激性抗体（TSAb）和促甲状腺激素刺激阻断性抗体（TSBAb）两种抗体，而检测到的 TRAb 仅能反映有针对 TSH 受体抗体存在，不能反映这种抗体的功能。

3）TSH 测定：

A. 妊娠血清 TSH 水平下降，较非妊娠妇女平均降低 0.4mU/L，20% 的孕妇可降至 0.1mU/L 以下。

B. TSH 水平降低发生在妊娠 8~14 周，妊娠 10~12 周下降至最低。

C. 妊娠参考值：本医院或本地区建立的妊娠期参考值或者指南参考值。

D. 2011 年 ATA 指南中推荐，妊娠早期血清 TSH 的参考值上限为 2.5mU/L，妊娠中和晚期的血清 TSH 参考值上限为 3.0mU/L。

E. 2017 年 ATA 指南认为妊娠早期 TSH>2.5mU/L 作为妊娠期血清 TSH 参考值上限是不恰当的。推荐建立不同人群不同妊娠时期 TSH 的参考值范围，建立参考值范围纳入的人群必须符合无甲状腺疾病史、碘摄入充足及甲状腺过氧化物酶抗体（thyroid peroxidase antibody，TPOAb）阴性等条件。如果无法建立 TSH 特异性参考值范围，建议将妊娠早期 TSH 的参考值上限定为 4.0mU/L。

（3）甲状腺超声检查：甲状腺超声检查是一种安全有效、非常敏感的手段，可以及早发现甲状腺的异常图像，必要时提示其进一步检查确诊，以达到及早发现、及时治疗、改善预后的目的。

（三）治疗要点

抗甲状腺药物可以影响母体及胎儿的甲状腺功能，轻度甲亢对母体和胎儿是相对安全的，但中、重度甲亢会危害母胎安全。因此妊娠期何时及如何治疗甲亢是目前临床面临的重要问题。妊娠期甲亢治疗选择抗甲状腺素药物（ATD）治疗，必要时手术治疗。推荐用于妊娠期甲亢的 ATD 包括丙硫氧嘧啶（PTU）和甲巯咪唑（MMI）。由于放射性物质有致畸的可能，影响胎儿发育，故妊娠期和哺乳期甲亢妇女禁用 [131] 碘治疗。

亚临床甲亢与妊娠母儿不良结局没有显著关系，不需要特殊治疗，但是要做好全孕期随访。

1. 药物治疗 ATD 起始剂量取决于症状的严重程度及血清甲状腺激素的水平，必要时咨询内分泌科。

（1）丙硫氧嘧啶（PTU）

1）用药时机：妊娠早期。

2）药物用法：2017 年 ATA 指出 PTU 起始剂量为 100~600mg/d（平均每例患者的常规剂量为 200~400mg/d）。

3）母胎影响：PTU 可通过胎盘，所以可能会引起胎儿甲状腺功能减退和甲状腺肿。母体可能也有不良反应，常见的轻度不良反应有皮肤反应（皮疹）、关节痛、胃肠道反应、味觉或嗅觉失常（较少见）等；常见的严重不良反应包括多发性关节痛、粒细胞缺乏、肝炎等；罕见的重度不良反应，如血管炎、低凝血酶原血症、肝内胆汁淤积症、肝功能衰竭、低血糖和胰腺炎。用药前一定要进行血细胞计数和肝功能检查。

（2）甲巯咪唑（MMI）

1）用药时机：妊娠中期及晚期。在妊娠早期服用 PTU 者，因肝肾功能及白细胞计数等副作用较重，2014 年《中华妇产科学》（第 3 版）及美国食品和药物管理局均建议，妊娠中期后将 PTU 改为 MMI，以减少肝脏毒性损害。

2）药物用法：2017 年 ATA 指出 MMI 的起始剂量为 5~30mg/d（平均每例患者的常规剂量为 10~20mg/d）。

3）母胎影响：MMI 对母体损害小，引起的肝毒性较少见，主要是轻微的胆汁淤积性黄疸。可能导致胎儿皮肤发育不全、鼻后孔和食管闭锁、颜面畸形等。

（3）β 肾上腺素受体阻断剂

1）用药目的：妊娠期 Graves 甲亢手术治疗时，术前推荐应用 β 受体阻断剂进行准备。

2）药物用法：2014 年《中华妇产科学》提出，抑制组织中 T_4 转换为 T_3 和（或）抑制 T_3 与受体结合时，普萘洛尔的应用剂量为 20~30mg/d，每 6~8 小时服用。

3）母胎影响：避免长期使用，与宫内生长限制、胎儿心动过缓和新生儿低血糖症相关。

（4）是否联合应用 LT_4？

1）LT_4 与 ATD 联合应用可以降低产后 Graves 病复发率。

2）联合应用往往需要使用大剂量的 ATDs 以维持 FT_4 的正常水平，因此很可能导致胎儿甲减。

3）2014 年《中华妇产科学》（第 3 版）中提出，不推荐 LT_4 与 ATD 联合治疗妊娠甲亢，除非发生罕见的胎儿甲亢。LT_4 与 ATD 联合的唯一指征是对胎儿甲亢的治疗。

（5）停药时机

1）妊娠中后期可以减少 ATD 剂量。

2）在妊娠 T_3 期有 20%~30% 患者可以停用 ATD。

3）TSH 水平正常时可提示 ATD 应减量或停药。

4）TRAb 消失则提示可以终止 ATD 治疗。

5）伴有高水平 TRAb 的孕妇需持续应用直到分娩。

6）Graves 病症状加重经常发生在分娩后，需监测后再考虑停药。

2. 手术治疗 妊娠是甲状腺切除手术的相对禁忌证，故应明确掌握妊娠期甲亢患者的手术指征。

（1）适应证

1）对 ATD 过敏。

2）药物治疗效果不佳者 / 需要大剂量 ATD 才能控制甲亢。

3）患者不能耐受或不依从 ATD 治疗。

4）伴喘鸣、吞咽困难、呼吸困难等明显甲状腺肿症状者。

5）疑有癌变者。

（2）手术时机：如果确定手术，妊娠中期是最佳时间。

（3）术前评估：手术时测定孕妇 TRAb 滴度，以评估胎儿发生甲亢的潜在危险性。

（4）术前准备：推荐应用 β 受体阻断剂和短期碘化钾溶液（50~100mg/d）行术前准备。

（5）手术常见并发症：包括颈部血肿、喉返神经损伤、喉上神经损伤、甲减及术后甲亢复发等。

3. 甲亢危象治疗 甲亢危象是内科危急重症之一，发病率为 8%，任何年龄均可发生，主要表现有高热（体温 >39℃）、心动过速或心律失常（脉搏 >160 次 / 分），同时合并神经、循环及消化系统严重功能紊乱如烦躁、大汗、呕吐及水泻，甚至昏迷和心搏呼吸骤停。

2017 年 ATA 指南建议：妊娠期甲亢危象及处理，由于甲亢危象起病急、进展快、病死率高，故一旦发生，以抢救患者生命为重，暂不考虑对胎儿的影响。

（1）支持治疗

1）吸氧、心电监护。

2）高热处理：①物理降温：冰袋、酒精擦浴。②人工冬眠疗法。③口服对乙酰氨基酚 325~650mg/4~6h。

3）纠正水、电解质紊乱及酸碱失衡。

4）补充高代谢状态所消耗的营养及维生素。

（2）药物治疗

1）抑制甲状腺素合成：①丙硫氧嘧啶（propylthiouracil，PTU），首剂量口服 600~1000mg，此后每 4 小时 200~250mg，每天总剂量为 1200~1500mg。②鼻饲或直肠给药。③症状控制后改为维持剂量。④有肝脏疾病的患者慎用 PTU。

2）抑制甲状腺素释放：①使用抗甲状腺药物至少 1 小时以后加用碘剂。②复方碘溶液：8~10 滴口服，1 次 /6~8 小时。③碘化钾：5 滴口服，1 次 /6 小时。④碘泛酸：1g，每 8 小时静脉推注 1 次，24 小时后改为 0.5g，每天 2 次。⑤碘泊酸盐：0.5~3.0g 口服，每天 1 次。⑥病情缓解后，应尽早减量至停用，否则危象控制后甲亢难以控制。⑦碘过量、碘诱发甲亢及胺碘酮诱发的甲状腺素毒症可使用锂或高氯酸钾。⑧甲亢危象的锂治疗剂量：每 8 小时 300mg，与抗甲状腺药物联合使用可抑制甲状腺激素释放并减少甲状腺素的合成，但用药期间需监测锂浓度避免中毒。

3）阻断外周 β 肾上腺素受体：

A. β 受体阻断剂普萘洛尔，每次顿服 20~200mg，或每天 160~320mg，分次给药；重症患者可静推普萘洛尔 1~2mg，每 10~15 分钟重复给药直至症状缓解。物理降温：冰袋、酒精擦浴。

B. 有 β 受体阻断剂禁忌证时，可选择胍乙啶和利血平，但不能应用于心衰、低血压及心源性休克的患者。

4）阻断外周组织 T_4 向 T_3 转化：

A. 大剂量的糖皮质激素氢化可的松 100mg 静推，每天 3 次；地塞米松 2mg 静推每 6 小时 1 次。

B. 病情稳定后，应尽早减量，逐步停药。

（3）终止妊娠及时机

1）病情稳定后 2~4 小时终止妊娠，以剖宫产为宜。

2）继续妊娠期间应严密监测孕妇甲状腺功能、促甲状腺激素受体抗体水平，超声监测胎儿心率及甲状腺体积。

3）如药物控制甲亢症状不满意，可行甲状腺切除手术，孕中期手术最为安全。妊娠中后期可以减少 ATD 剂量。

4）术后给予大剂量广谱抗生素控制感染，警惕围术期再次诱发甲亢危象。

（四）护理要点

甲状腺功能亢进症（甲亢）一般是指多种因素及原因引起的甲状腺激素合成或释放过多，从而引发患者表现为高代谢临床综合征。妊娠合并甲亢可对母婴产生多种不良影响，甲亢的控制程度直接影响母婴的预后，临床一般采用手术治疗或者服用甲亢药物。患者由于代谢紊乱常会出现焦虑情绪，对生活质量造成严重影响。通过实施护理干预措施，能够有效改善患者的心理焦虑情况，提高生活质量。控制过高的甲状腺素的同时要考虑药物对胎儿的影响，尽可能使孕妇的甲状腺功能接近或达到正常妇女妊娠期的生理水平，并避免甲减发生。

1. 健康教育

（1）甲亢患者的精神一般多为紧张，临床上常表现为多疑，可能是因为甲亢时交感神经持续性兴奋导致的，要向患者及家属解释，取得信任及配合。

（2）护士应对孕妇讲解甲状腺功能亢进症的基本知识，对于患者的焦虑情绪合理引导，让患者放松情绪。

（3）护士应告知妊娠期一过性甲亢的孕妇，短期的生化指标的异常有可能受妊娠早期激素影响，定期复查，调整心态，无需用药即可恢复正常。

（4）对于甲亢合并妊娠的孕妇，护士应做到按医嘱正确地给药，提醒孕妇按时服药，进行常规药物治疗的基础上再进行护理干预。

（5）护士对孕妇的碘摄取量严格进行控制，避免食用碘含量过于丰富的食品，同时尽量避免食用刺激性强的食物，指导患者正确服用抗生素。

（6）告知孕产妇控制甲亢的重要性，告知如控制不良的甲亢会引起心悸、烦热等一系列高代谢症状，特别在围产期可能诱发甲亢性心脏病和甲状腺危象。

2. 心理护理

（1）对于心理焦虑的孕妇，制订针对性的个性化改善方案，改变以往不健康的生活方式，让患者养成良好的习惯,根据患者的病情严重程度对锻炼强度进行调整。

(2)同时对于孕妇不良的心理情绪进行积极引导,让患者合理宣泄情绪,保持精神饱满,树立面对疾病的信心。

(3)告知妊娠期合并甲亢的孕妇若甲状腺功能得到良好控制,其新生儿出现早产、低出生体重、高胆红素血症、甲状腺功能异常、畸形及窒息发生率均明显降低。

(4)对于及早发现并定期复查,药物控制的孕妇讲解,控制甲亢症状及维持甲状腺功能在正常范围,可改善新生儿预后,对优生优育、改善人口素质有十分重要的意义。

3.专科护理

(1)观察孕期情况

1)甲亢孕妇易发生胎儿生长受限,孕期应加强监护,避免感染、精神刺激和情绪波动,避免甲状腺危象发生。妊娠37~38周入院监护,并决定分娩方式。

2)妊娠合并甲亢孕妇应当增加产前检查的次数,监测孕妇血压、体重、宫高、腹围的变化,监测肝功能、白细胞和激素水平等,每月进行一次超声检查,及时发现胎儿甲亢、甲减;并加强对胎儿的监护。

3)甲亢孕妇易发子痫前期及妊娠期糖尿病,注意早期补钙、低盐低脂饮食、少食多餐等营养指导,避免高碘摄入。

4)甲亢孕妇易早产。如果发生先兆早产,应积极保胎,用药治疗。孕妇还应行心电图及超声心动图检查,住院观察中护士应加强胎儿监护,加强胎动计数指导。

5)孕妇怀孕期间要持续服用药物,不允许私自停用药物。其次要做好甲状腺功能监测工作,根据不同时期甲状腺功能的变化规律对剂量进行调整。

(2)观察分娩期情况

1)甲亢病情控制良好者,考虑经阴道分娩,分娩时应鼓励患者,补充能量,注意缩短第二产程,必要时手术。

2)分娩时,应激、疼痛、精神心理压力、劳累、饥饿、感染及不适当停药,均可诱发甲状腺危象的发生。

3)产后病情常加重,注意保证产妇休息,减少不必要的刺激,减少探视人员,加强对母儿的监护,及时发现异常情况及时通知医师。

4)无论经阴道分娩还是剖宫产均应预防感染,预防甲状腺危象。

5)新生儿出生时取脐血检测 T_3、T_4。注意新生儿甲状腺大小,有无杂音,有无甲亢或甲减的症状和体征。

(3)预防眼突

1)轻度眼突孕妇眼球活动受限,随着甲亢症状的好转症状可缓解。

2)中度眼突孕妇可以局部护理包括睡觉时抬高头部、外出佩戴茶色眼镜、睡前用抗生素眼膏。

3)重度眼突孕妇可根据医嘱给予肾上腺皮质激素。

(4)预防甲状腺危象

1)甲状腺危象是内科急危重症之一,发病率为8%,任何年龄均可发生,主要表现有高热(体温>39℃)、心动过速或心律失常(脉搏>160次/分),同时合并神经、循环及消化系统严重功能紊乱如烦躁、大汗、呕吐及水泻,甚至昏迷和心搏呼吸骤停。

2)护士应根据病情测量生命体征,如脉搏及血压,如发现孕妇出现发热、心率加快、皮肤潮红、大汗淋漓应警惕甲状腺危象发生的可能性,给予物理降温同时通知医师。

3)如孕妇出现心律失常或心衰早期症状时,应遵医嘱马上建立两条静脉通路,静脉补液,纠正水电解质紊乱,同时给予用β-受体阻滞剂,减慢心率,降低心肌收缩力,减少心肌耗氧量。

4)如仍未缓解的孕妇,在医师评估完剖宫产指征后,紧急为患者进行术前准备,配合医师急诊手术。

4.用药护理

(1)无论孕期应用任何一类治疗甲亢的药物,医疗指南中都没有明确地指出其药物副作用对胎儿完全无影响,一些常用的药物均会通过胎盘或乳汁分泌,所以,护士应指导孕妇服药同时定期做甲功系列的生化检查以动态地调节药量。

(2)妊娠合并甲亢患者的治疗以甲基硫氧嘧啶为主,因该药通过胎盘的药物量少,速度慢,能在甲状腺内阻断甲状腺激素的合成,并阻断 T_4 转变为 T_3。治疗期间严格执行医嘱,持续用药,不可骤然停药。

(3)在孕妇分娩后,护士应在72小时及时为新生儿采足跟血,完善新生儿甲状腺功能的检查,做到早发现,早诊断,早治疗。

(4)告知甲亢患者产后有病情加重倾向,不但需要继续用药,而且要增加药量,但是乳汁含药量很少,产后哺乳是安全的,鼓励母乳喂养。

(蔡雁　谢诺)

二、妊娠合并甲状腺功能减退

(一)流程化管理清单

1. 妊娠合并甲状腺功能减退诊疗流程

病史重点采集信息

现病史	停经*	月经周期是否规律
		月经量较前改变
	精神状态和消化系统*	嗜睡
		反应迟钝
		记忆力减退
		智力低下
		厌食
		腹胀
		便秘
		麻痹性肠梗阻
	甲减危象*	低体温(T<35℃)
		呼吸减慢
		心动过缓
		血压下降
		甚至发生昏迷
		休克
		心肾衰竭
	体温异常*	无
		有__℃
孕产史*	自然流产史	早期流产史
		晚期流产史
	早产史	
	胎膜早破史	
	既往分娩方式	阴式分娩
		剖宫产
	新生儿出生缺陷	
	胎死宫内	
既往史	既往甲状腺疾病史	

体格检查重点采集信息

生命体征*	体温__℃		
	脉搏__次/分		
	呼吸__次/分		
	血压__mmHg		
常规体检	心率减慢*		
	反应迟钝*		
	心肺部听诊异常	心率减慢	
	查体异常	表情呆滞	
		反应迟钝	
		面色苍白	
		颜面水肿	
		唇厚舌大	
		常有齿痕	
		皮肤干燥	
		温度低	
妇产科特殊检查(消毒窥器检查)	四步触诊法	正常	
		异常	
	阴道	分泌物	性状异常
			异味
		阴道壁充血	
		赘生物	
	宫颈	充血水肿	
		宫颈管出血	
		赘生物	
		宫颈表面出血	
		宫颈扩张	
	产前检查	宫高符合孕周	
		胎心正常范围	
		胎儿心动过速	
		胎儿心动过缓	
		胎儿心律不齐	
		先露头	
		先露臀	
		胎位不定	

辅助检查重点项目	
□ 实验室检查*	□ 血常规 + 血型
	□ 血清 TT$_4$ 值测定
	□ 血清 FT$_4$ 值测定
	□ 血清 TPOAb 值测定
	□ 血清 TgAb 值测定
	□ 血清 TSH 值测定
□ 甲状腺超声	
□ 心电图	
□ 心脏超声	

治疗方案	
□ 门诊	动态观察生命体征
	内分泌科会诊
	监测甲功
	药物治疗
	甲状腺超声
□ 住院	终止妊娠

注：* 为必做项目

2. 妊娠合并甲状腺功能减退门诊 / 急诊 / 住院护理流程

护理流程	描述要点
□ 健康教育	□ 病区环境
	□ 化验检查注意事项
	□ 负责医护人员
	□ 安全评估及告知
	□ 用药的作用和注意事项
	□ 胎动计数观察及指导
□ 心理护理	□ 心理状况评估及护理
□ 监测	□ 生命体征
	□ 阴道流血及流液情况
	□ 腹痛及其他症状
	□ 心律、心率
□ 协助医师	□ 询问病史
	□ 体格检查
□ 协助检查	□ 胎心监护
	□ 超声检查
	□ 心电图检查

护理流程	描述要点
□ 采血	□ 遵医嘱
□ 专科护理	□ 听胎心
	□ 自理能力活动评估
	□ 预防跌倒 / 坠床护理告知
	□ 用药指导
	□ 饮食指导
□ 出院指导	□ 复查时间
	□ 自我护理方法
	□ 办理出院相关流程

（二）妊娠合并甲状腺功能减退诊断要点

1. 病史要点

（1）是否有甲减症状：是否存在如下症状：疲劳、感觉迟钝，动作缓慢，智力减退，记忆力严重下降，嗜睡，注意力不集中，怕冷，毛发干枯，颜面水肿，眼睑松肿，表情淡漠等。

（2）是否做过如下检查及手术

1）血常规、甲状腺功能。

2）甲状腺彩超。

3）基础代谢率。

4）心电图、超声心动图。

5）甲状腺手术。

（3）孕前是否有甲减

1）是否做过甲状腺功能检测。

2）是否到内分泌科规律治疗。

3）是否曾诊断为"甲减"并治疗。

4）如果有甲减治疗，是否遵医嘱规律服药。

2. 体格检查要点

（1）重视生命体征：尤其心率、血压。甲减可导致低体温（<35℃）、心率减慢、血压下降，严重者可致昏迷、休克等。

（2）甲减体征

1）情绪（淡漠或抑制）。

2）毛发干枯，颜面水肿，眼睑松肿。

3）怕冷、嗜睡。

4）注意力不集中。

3. 辅助检查要点

（1）血清 TSH 升高、FT$_4$、TT$_4$ 降低，升高和降低水平与病情程度相关。

（2）TPOAb、TgAb 是确定原发性甲减病因的重要指标和诊断自身免疫甲状腺炎(包括桥本甲状腺炎、萎缩性甲状腺炎)的主要指标,一般认为 TPOAb 的意义较为肯定。当 TPOAb>50U/ml 和 TgAb>40U/ml,临床甲减和亚临床甲减的发生率显著增加。

(3) 其他检查:轻、中度贫血,血清总胆固醇、心肌酶谱可能升高,少数病例血清泌乳素升高、蝶鞍增大。

(三) 治疗要点

1. 妊娠期临床甲减的治疗

(1) 治疗目标:2017 年 ATA 提出,左旋甲状腺素(L-T$_4$)治疗妊娠期临床甲减时 TSH 目标是:T1 期 0.1~2.5mU/L,T2 期 0.2~3.0mU/L,T3 期 0.3~3.0mU/L。

(2) 用药时机:一旦确定临床甲减,立即开始治疗,尽早达到上述治疗目标。

(3) 药物治疗与剂量

1) 妊娠期临床甲减选择 LT$_4$ 治疗,不给予 T$_3$ 或者甲状腺片治疗。

2) 非妊娠临床甲减的完全替代剂量是 1.6~1.8μg/(kg·d),妊娠临床甲减的完全替代剂量可以达到 2.0~2.4μg/(kg·d)。

3) T$_4$ 起始剂量 50~100μg/d,根据患者的耐受程度增加剂量,尽快达标。

4) 临床甲减患者,一旦发现怀孕,立即增加 LT$_4$ 的剂量。最简单的方法是每周额外增加 2 天的剂量(即较妊娠前增加 29%)。这种方法能够尽快有效地防止 T1 期发生低甲状腺素血症,根据血清 TSH 治疗目标及时调整剂量。

(4) 母胎影响

1) 已有充分的数据表明,在怀孕的不同时期应用 LT$_4$,对胎儿没有任何的毒性效应,也不会引发畸形,甚至在高剂量 LT$_4$ 治疗的情况下,哺乳时分泌到乳汁中的甲状腺激素的量不足以导致婴儿发生甲状腺功能亢进或 TSH 分泌被抑制。

2) 但是妊娠期间不宜将 LT$_4$ 与抗甲状腺药物联合应用以治疗甲状腺功能亢进症,原因是加用 L-T$_4$ 会增加抗甲状腺药物剂量。

2. 妊娠期亚临床甲减的治疗原则

(1) 当血清 TSH 值大于妊娠特异性参考值范围上限并伴 TPOAb 阳性时,推荐 LT$_4$ 治疗(强烈推荐,中等质量证据)。

(2) 当 TSH 介于参考值范围上限和 10mU/L 之间、伴 TPOAb 阴性时,考虑 LT$_4$ 治疗(弱推荐,低质量证据)。

(3) 当 TPOAb 阴性、TSH 值 >10.0mU/L 时,推荐 L-T$_4$ 治疗(强烈推荐,低质量证据)。

(4) 对于 TSH 介于 2.5mU/L 和参考值范围上限的妊娠妇女,既往有不良妊娠史或甲状腺自身抗体阳性,考虑 L-T$_4$ 治疗;如不治疗,需监测甲状腺功能。

(5) 不推荐对妊娠期单纯低甲状腺素血症进行常规治疗。

(四) 护理要点

妊娠期甲状腺功能减退(甲减)可对母儿产生严重的危害,如损害后代的神经智力发育,增加早产、流产、低体重儿、死胎和妊娠期高血压疾病等风险,必须给予治疗及时、恰当的药物治疗可明显改善母儿预后。护士应掌握健康教育、心理护理、饮食护理、用药护理等相关要点,使 TSH 水平尽早达到标准水平,保证母胎健康。

1. 健康教育

(1) 妊娠期甲减的诊断标准与普通人群不同,医护人员应首先将该标准告知患者,使其心中有数,并结合自己的状况积极参与到甲减控制中来。

(2) 护士应对孕妇讲解妊娠合并甲减的症状,最常见的有怕冷、皮肤粗糙、毛发干枯、疲乏、软弱无力、嗜睡、神情淡漠、情绪抑郁、反应迟钝、行动缓慢,使其了解自身的症状,切勿将妊娠症状与甲减症状相混淆。

(3) 为了保证胎儿的智力正常发育,甲减孕妇在妊娠早期应每隔 0.5~1 个月监测甲状腺功能,使 TSH<2.5mU/L,中晚期应每隔 1 个月监测甲状腺功能,使 TSH<3mU/L。定期到医院监测胎儿发育情况,孕晚期更要加强胎儿监测,防止胎儿窘迫的发生。若有异常情况尽早住院治疗,防止出现早产、自发性流产。

(4) 甲减孕妇的机体代谢能力下降,机体的免疫力和抵抗力较差,很容易受寒感冒,所以应动、静结合,做适当的锻炼,注意防寒保暖,预防便秘。

(5) 评估孕妇目前的活动量,活动和休息的方式,与孕妇共同制订日常活动计划,病情严重者应绝对卧床休息。

(6) 对于食欲减退的孕妇,应鼓励患者多进食。还应适当休息,避免过度劳累,如有异常情况适时终止妊娠。

(7) 我们建议加强妊娠期妇女的宣传教育,并于产检时建立尿碘监测,对于尿碘水平异常的患者进行甲功筛查,做到个体化指导。

(8) 指导临床甲减孕妇妊娠前半期(1~20周)甲状腺功能的监测频度是每4周一次。在妊娠26~32周应当检测一次血清甲状腺功能指标。

(9) 妊娠期临床甲减对甲状腺激素需求量增加是妊娠本身的原因所致,所以产后 L-T₄ 剂量应当相应减少,并于产后6周复查母体血清 TSH 水平,适当减药量。

2. 心理护理

(1) 护士应做好入院介绍,帮助孕妇更好地适应缓解,消除紧张情绪,同时评估焦虑程度。护理中应耐心倾听患者诉说病史,引导患者诉说内心的担忧,掌握患者的心理动态。

(2) 对于心理焦虑的孕妇,评估心理症状,并对甲减相关知识进行讲解。向患者介绍妊娠期甲减的预后,强调说明如果甲状腺功能在整个孕期都控制在正常范围内,其妊娠结局多数为良好,并且产后婴儿的智力水平也无异常。告知孕妇,怀孕期良好的情绪、心境对胎儿的成长发育有直接、正面的影响。

(3) 护士应告知孕妇甲状腺疾病要注意心理的放松,不要情绪激动,保持乐观心态的重要性,做到有计划的适量运动,运动改变心态。

(4) 因患者表情淡漠、精神抑郁、性格孤僻,应加强对患者的心理护理,主动与患者多交谈,关心体贴患者,以解除患者顾虑,增加生活情趣,树立战胜疾病的信心。

3. 饮食护理

(1) 对孕妇要注意碘盐的补充,防止因母体缺碘而导致子代患病。可选用适量海带、紫菜,可用碘盐。

(2) 避免食用卷心菜、白菜、油菜、木薯、核桃等,以免发生甲状腺肿大。

(3) 供给足量蛋白质,孕妇每天蛋白质充足,才能维持人体蛋白质平衡。可选用蛋类、乳类、各种肉类、鱼类、各种豆制品、黄豆等。

(4) 限制脂肪和富含胆固醇的饮食,甲减患者往往有高脂血症,这在原发性甲减更明显,故应限制脂肪饮食。

(5) 供给丰富维生素,有贫血者应补充富含铁质的饮食,纠正贫血,如动物肝脏,必要时还要供给叶酸、肝制剂等。还要保证供给各种蔬菜及新鲜水果。

(6) 妊娠期甲减容易合并糖代谢异常、高血压、贫血等疾病,在饮食上除了要保证孕期的营养摄入外,还要按低脂肪、高蛋白、高维生素、高纤维素、低钠、碘摄入至少200μg/d(除桥本甲状腺炎致甲减外)、摄水2000~3000ml/d 饮食,饮食应易消化、吸收,提倡细嚼慢咽、少量多餐,避免腹泻。

4. 用药护理

(1) 甲减患者使用安眠药物时应注意剂量、时间,防止诱发昏迷。使用利尿剂宜间歇使用,注意观察尿量,是否有电解质紊乱,防止发生低钾血症等。

(2) 护士应指导患者正确用药,不可自行减药或停药,并密切关注药物不良反应。

(3) 左甲状腺素钠(优甲乐)为常用药物,药物最好在清晨空腹顿服,并且应与铁剂、钙剂和维生素等至少分开2小时服用,以防它们形成化合物影响吸收。在早孕期间空腹服药常不易耐受,可推迟至无恶心、呕吐时间服用。

(4) 用药后应密切观察患者有否心率加快、心律不齐、血压改变,如有异常及时通知医师。

(5) 妊娠期母体和胎儿对甲状腺激素的需求增加,尤其妊娠4~6周,以后逐渐升高,直至妊娠第20周达稳定状态,持续保持至分娩,加强产检,要动态观察及监测用药效果。

(蔡雁 谢诺)

参考文献

1. 陈灏珠,钟南山,陆再英.内科学.第8版.北京:人民卫生出版社,2013:685-693.

2. Stagnaro-Green A,Abalovich M,Alexander E,et al. Guidelines of the American Thyroid Association for the diagnosis and management of thyroid disease during pregnancy and postpartum. Thyroid,2011,21(10):1081-1125.

3. 胡继芬,陈璐,陈丽红,等.妊娠期甲状腺功能检测指标研究.中国实用妇科与产科杂志,2013,29(12):970-975.

4. American College of Obstetricians and Gynecologists.Thyroid disease in pregnancy. Obstet Gynecol,2015,125(4):996-1005.

5. Mrunalini P,Bala K,Kumari C,et al. Out of the blue! Thyroid crisis. Anesth Essays Res,2015,9(1):130-132.

6. Alexander EK,Pearce EN,Brent GA,et al. 2017 Guidelines of the American Thyroid Association for the diagnosis and management of thyroid disease during pregnancy and the postpartum. Thyroid,2017,27(3):315-389.

7. 曹泽毅.中华妇产科学.第3版.北京:人民卫生出版社,2014:577-586.

第三节　抑郁症

(一) 流程化管理清单

1. 妊娠期抑郁症诊疗流程

病史重点采集信息

□ 现病史	□ 孕前 □ 孕期 □ 产后	□ 情绪 *	□ 心情压抑
			□ 沮丧
			□ 情感淡漠
			□ 易哭
			□ 焦虑
			□ 恐惧
			□ 易怒
		□ 睡眠 *	□ 失眠
			□ 睡眠过度
		□ 体重 *	□ 无明显改变
			□ 显著下降
			□ 显著增加
		□ 思维集中程度 *	□ 思维能力减退
			□ 注意力不集中
		□ 有不良应激事件发生	
		□ 自杀想法 *	
□ 月经史	□ 规律		
	□ 欠规律		
□ 孕产史	□ 未孕	□ 流产史	
	□ 分娩方式	□ 剖宫产分娩	
		□ 顺产	
		□ 阴道助产	
□ 既往史	□ 复发或遗传 *	□ 家族性遗传病史	

体格检查重点采集信息

□ 生命体征 *	□ 体温__℃		
	□ 脉搏__次 / 分		
	□ 呼吸__次 / 分		
	□ 血压__mmHg		
□ 常规体检	□ 活动 *	□ 自如	
		□ 受限	
	□ 面部表情 *	□ 淡漠	
		□ 亢奋	
	□ 心肺部听诊	□ 正常	
		□ 异常	
□ 精神专科检查	□ 心理测试 *	□ 正常	
		□ 异常	
	□ 智力	□ 正常	
		□ 异常	
	□ 心理评估 *	□ 淡漠	
		□ 焦虑	
		□ 恐惧	
		□ 自杀倾向	
		□ 杀婴倾向	
	□ 注意力	□ 集中	
		□ 不集中	

辅助检查重点项目		
□ 实验室检查	□ 心电图	
	□ 血中性激素水平检测	
	□ 血 5- 羟色胺水平	
	□ 甲状腺功能	
	□ 脑部核磁	
	□ 脑电图	
□ 患者个人信息 *	个人信息采集	
	□ 工作	□ 无业
		□ 在职
	□ 学历	□ 高中以下
		□ 高中
		□ 大学及大学以上

治疗方案
□ 心理门诊
□ 精神心理科会诊
□ 药物治疗
□ 物理治疗

注:* 为必做项目

2. 妊娠期抑郁症门诊 / 急诊 / 住院护理流程

护理流程	描述要点
□ 健康教育	□ 病区环境
	□ 化验检查注意事项
	□ 负责医护人员
	□ 安全评估及对家属的告知
	□ 用药的作用和注意事项
	□ 胎动计数观察及指导
□ 心理护理	□ 心理状况评估及护理
	□ 患者家属心理护理
□ 监测	□ 生命体征
	□ 阴道流血及流液情况
	□ 腹痛及其他症状
	□ 情绪、心理变化
□ 协助医师	□ 询问病史
	□ 体格检查
□ 协助检查	□ 胎心监护
	□ 超声检查
	□ 心电图检查

护理流程	描述要点
□ 采血	□ 遵医嘱
□ 专科护理	□ 听胎心
	□ 自理能力活动评估
	□ 预防跌倒 / 坠床护理告知
	□ 用药指导
□ 出院指导	□ 复查时间
	□ 自我护理方法
	□ 办理出院相关流程

(二)诊断要点

1. 病史要点

(1) 抑郁障碍出现的时间

1) 孕前是否有抑郁障碍:孕前是否有情感低落、兴趣和愉快感丧失、焦虑、心悸、集中注意和注意的能力降低、自我评价和自信降低、自罪观念和无价值感等。

A. 月经是否规律

B. 是否因以上症状在精神科就诊

C. 是否做过精神科的专科检查

D. 是否曾诊断为"抑郁障碍"

E. 是否口服药物治疗及疗效如何

2) 妊娠后是否有抑郁障碍:

A. 妊娠期间是否出现情绪低落、思维迟缓、运动抑制、食欲缺乏、睡眠障碍、极度缺乏安全感等。

B. 是否出现自残、自杀甚至伤害腹中胎儿等。

C. 是否受过刺激,例如家庭暴力、夫妻不和、婆媳关系不和、不良社会因素等。

3) 是否为产后抑郁:

A. 是否曾遭受过家庭暴力、家庭关系不和谐、失业、家庭经济状况差、社会支持缺乏等负性生活事件。

B. 是否在妊娠前和妊娠期间存在过度焦虑、记忆力下降、出现孕期失眠症、孕期发生抑郁。

C. 是否出现产后泌乳不足、新生儿状态差。

D. 是否有自杀或者杀婴倾向。

E. 是否有不良孕产史(如早产、引产或前置胎盘等),不良孕产史是产妇患产后抑郁症的危险因素。

F. 有相关研究指出:采取剖宫产分娩方式与产后抑郁症的发生有高度相关性。

(2) 是生理性改变还是抑郁症状:女性在月经

期、妊娠期以及经历分娩后,往往会出现一些生理性的躯体及精神方面的改变,此时容易与抑郁障碍的相关临床表现混淆,因此要注意甄别。

1) 2015 年《中国抑郁障碍防治指南》指出:女性在月经期可出现易激惹或其他心理和行为的改变,经前期女性常出现烦躁、易激惹、易与他人和家人发生矛盾,对紧张的工作感到力不从心;还有许多躯体不适,如头痛、失眠、注意力不集中、疲乏、无力、感觉异常等,部分孕、产妇可能具备以上类似于月经前、月经期的生理改变。但少数孕产妇,其症状严重程度可能符合抑郁症标准。

2) 妊娠期卵巢的黄体功能继续存在,分泌的黄体酮增加,雌激素浓度也会明显增加,随着激素水平的变化会发生一系列的情绪改变。妊娠 3 个月后,抑郁障碍的风险开始增加。

3) 分娩后的第一周,由于血中激素的剧烈变化以及心理社会因素导致约 50%~75% 的女性出现轻度抑郁症状,10%~15% 的产妇罹患产后抑郁障碍。产后抑郁障碍在症状、病程、病期和结局与其他抑郁障碍相似。

4) 2014 年《产后抑郁障碍防治指南的专家共识》提出:产妇大多数都会存在睡眠问题,主要是由于照顾、喂养婴儿所致;精力下降、疲乏感:产妇经历分娩,还要照顾婴儿,往往会出现生理性的精力下降、疲乏感,但这种状况会随着时间的延长、充分的休息而好转。很多产妇都会出现注意力不集中、记忆力下降的表现,但程度一般较轻,持续时间较短暂,但是产后抑郁障碍患者往往程度较重,且持续时间较长。产妇分娩后,尤其是剖宫产术后,常会出现躯体不适症状,从而影响食欲。产妇分娩后,常会出现躯体不适症状,在剖宫产及产后并发症患者中更常见,但这种躯体不适症状往往部位明确,随着产后恢复也会逐渐好转。

(3) 是否有家族性精神疾病病史:2015 年《中国抑郁障碍防治指南》指出:抑郁障碍的发生与遗传素质密切相关。家系研究发现亲属同病率远高于一般人群,在抑郁症患者的调查中发现大约有 40%~70% 的患者有遗传倾向,即大约将近或超过 1/2 以上的患者可有抑郁症家族史。

2. 诊断要点 诊断抑郁障碍时既要评估目前发作的特点,还要评估既往发作的情况。抑郁障碍的诊断主要根据病史、临床症状、病程特点及体格检查和实验室检查,依照相关的精神疾病诊断分类标准而确定。防止围产期抑郁症的漏诊,一方面临床

医师要正确识别抑郁症状,另一方面避免孕产妇不情愿向医师提及其情绪方面的变化。

(1) 临床症状要点

1) 伴发躯体症状:抑郁发作时躯体症状多见,不适身体症状主诉可涉及各系统器官,其中早醒、食欲减退、体重下降、性欲减退以及抑郁心境晨重夜轻等生物学特征有助于诊断,但最重要的是应明确这些躯体症状不是躯体疾病所导致的。

2) 伴有精神病性症状:应与精神分裂症进行鉴别。

3) 伴发焦虑症状:多数抑郁障碍患者伴有焦虑症状,而这些焦虑症状通常会掩盖抑郁症状,焦虑症状也往往是促使患者就医的主要原因,需要仔细甄别其中的主次关系才能正确识别出抑郁障碍。

(2) 精神及体格检查要点

1) 精神检查医师同患者进行接触与谈话的技巧,是提供诊断依据的重要步骤。

2) 包括一般表现(意识、定向力、接触情况、日常生活表现等)、认知过程(感知觉、注意力、思维障碍、记忆力、智能、自知力等)、情感活动、意志及行为表现等,但更应关注患者的情绪及其相关症状。

3) 评估患者抑郁是否伴有躁狂症状、认知缺陷和精神病性症状,对精神病性症状的评估应注意是否与患者心境协调。

4) 评估患者的自杀风险和暴力风险是抑郁障碍评估的重要环节,同时还需评估与其他精神障碍的共病情况。

5) 对怀疑为抑郁障碍的患者均应做全面的体格检查(包括神经系统检查),以排除躯体疾病的可能,同时也有助于发现一些作为患病诱因的躯体疾病。

(3) 辅助检查要点

1) 实验室检查:包括血糖、甲状腺功能、心电图、性激素、5-羟色胺(5-HT)等。有研究表明 5-羟色胺参与多种中枢神经系统的生理反应,这一类单胺类神经递质含量下降或功能降低,对抑郁症的发生及转归有重要的作用,并且认为产后体内雌激素水平迅速下降或持续低水平是产后抑郁症产生的重要原因。

2) 抑郁症心理量表。

(4) 心理评估:密切监测和评估具有围产期抑郁症的高危因素的女性。2014 年《产后抑郁障碍防治指南的专家共识》提出:首先可由经过相关培训的社区及产科医护人员完成对患者初步的心理评

估,然后采用临床定式检查或精神科会诊,由精神科医师作出符合相应诊断标准的临床诊断。2015年美国妇产科学会(ACOG)《关于围产期抑郁症筛查第630号指南》推荐,临床医务人员用标准有效的筛查表对围产期妇女进行至少一次针对抑郁和焦虑症状的筛查。

常用心理评估量表简介:

1)筛查量表:最常用的是爱丁堡孕产期抑郁量表(Edinburgh postnatal depression scale,EPDS)。其次有产后抑郁筛查量表(PDSS)、医院焦虑抑郁量表(HADS)等。

A. EPDS简介:EPDS是一个有效的产后抑郁自评筛选工具,于1987年由英国Cox等创制。该量表共有10个项目,分别涉及心境、乐趣、自责、焦虑、恐惧、失眠、应付能力、悲伤、哭泣和自伤等,分0(从未)、1(偶尔)、2(经常)、3(总是)四个等级,得分范围0~30分,5分钟即可完成。

B. EPDS界值:Cox将13分推荐为极有可能患产后抑郁的界值,而卫生保健人员常规使用时可采用9分作为界值。当得分≥13时,则该产妇需要进一步确诊;如果产妇在第10个问题回答不是0,有自杀及其他奇怪的想法或无序行为,则需要立刻转诊到精神专科医院。

C. EPDS使用:大量研究表明,产后抑郁发生的峰值处于产后1个月以内。因此,EPDS筛查的最佳时间也为产后2~6周。

2)其他常用量表:如贝克抑郁量表(BDI)、抑郁自评量表(SDS)、患者健康问卷抑郁量表(PHQ-9)、汉密尔顿抑郁量表(HAMD)和蒙哥马利抑郁量表(MADRS)等。

(三)治疗要点

1. 常用的抗抑郁药物

(1)选择性5-HT再摄取抑制剂(SSRIs):氟西汀、帕罗西汀、曲舍林、氟伏沙明、西酞普兰等。

(2)5-HT和NE再摄取抑制剂(SNRIs):文拉法辛。

(3)NE和特异性5-HT抗抑郁药(NaS-SAs):米氮平。

(4)三环类及四环类抗抑郁药丙咪嗪、氯米帕明等。

(5)单胺氧化酶抑制剂(MAOI):吗氯贝胺。

2. 妊娠期抑郁障碍的治疗　处理应根据抑郁障碍的严重程度决定,妊娠抑郁可先用人际心理治疗或认知行为治疗,无效则改用抗抑郁药治疗,常选SSRIs和SNRIs。

(1)药物治疗

1)治疗原则:

A. 2015年 *Use of psychotropic drugs during pregnancy and breast-feeding* 中指出:如果必须使用药物治疗,可选用一些对孕妇较为安全的药物,曲舍林和西酞普兰在SSRIs中是治疗抑郁症的一线治疗方法;舍曲林在妊娠和哺乳期有相当好的安全记录,可优先选用。

B. 妊娠早期应避免使用药物治疗。

C. 单独使用:尽可能不联合用药,如既抑郁又失眠,可选一种镇静性三环类抗抑郁药(TCAs),而不是SSRIs联合曲唑酮或苯二氮䓬类药物。

D. TCAs虽很有效,但不良反应多,应限用。

E. 妊娠期服单胺氧化酶抑制剂(MAOIs)限制胎儿生长,故只能临近分娩时使用。

2)药物对产妇及胎儿的影响:2012年《临床精神医学杂志》中提出:

A. 死亡率:妊娠早期服三环抗抑郁药(TCAs)、氟西汀、帕罗西汀、舍曲林或氟伏沙明,不增加胎儿死亡率。

B. 畸形率:大多数抗抑郁药物在妊娠早期服用并不会增加后代畸形风险;锂盐可能导致胎儿畸形,尤其是心脏畸形,应尽量避免在孕期使用。

C. 流产:应用抗抑郁药物发生的流产率较基础流产率升高。

D. 妊娠期服用5-HT再摄取抑制剂和文拉法辛,可引起早产、出生体质量减轻、新生儿中毒和持续肺高压。

E. FDA和加拿大卫生部已警告,妊娠7~9个月服SSRIs,生出的新生儿有撤药综合征可能性。

3)停药时机:2015年《中国抑郁障碍防治指南》指出:从优生的角度考虑,抑郁障碍的患者在孕前、孕期和哺乳期均应停药,以免药物对精子、卵子、胎儿和新生儿发育带来不利影响。

(2)物理治疗:包括支持性心理治疗、认知治疗、婚姻家庭治疗、经颅微电流刺激疗法等。

3. 产后抑郁障碍的治疗　目前的研究证据显示,产后抑郁障碍患者若不治疗可能会对产妇及婴儿产生严重的长期不良影响,而接受治疗则会改变这种结果,因此强烈推荐对产后抑郁障碍患者治疗。2015年ACOG建议:妇产科医生应做好启动药物治疗、转诊至适宜的精神卫生医疗机构或二者同时进行准备。

（1）治疗原则

1）综合治疗原则：当前治疗产后抑郁障碍的三种主要方法是药物治疗、心理治疗和物理治疗。众多的循证医学证据显示，综合治疗的效果优于单一的任何一种治疗。

2）全病程治疗原则：产后抑郁障碍为高复发性疾病，目前倡导全病程治疗。分为：急性期（推荐6~8周）、巩固期（至少4~6个月）和维持期（首次发作6~8个月，2次发作至少2~3年，发作3次及以上则需要长期维持治疗）三期。

3）分级治疗原则：轻度抑郁发作可以首选单一心理治疗，但产妇必须被监测和反复评估，如果症状无改善，就必须要考虑药物治疗；中度以上的抑郁发作应该进行药物治疗或药物联合心理治疗，并建议请精神科会诊；若为重度抑郁发作并伴有精神病性症状、生活不能自理或出现自杀及伤害婴儿的想法及行为时，务必转诊至精神专科医院。

4）坚持以产妇安全为前提原则：对产后抑郁障碍患者，首先应该考虑的是产妇的安全。如果症状严重或非药物治疗无效，应立即进行药物治疗。

5）保证婴儿安全原则：迄今为止，美国FDA和我国CFDA均未正式批准任何一种精神药物可以用于哺乳期。所有的精神科药物均会渗入乳汁，婴儿通过母乳接触药物后对发育的远期影响尚不清楚。因此原则上尽量避免在哺乳期用药，若必须在哺乳期用药，应采取最小有效剂量，以使婴儿接触的药量最小，而且加量的速度要慢。

（2）治疗方法

1）药物治疗：

A. 选择性5-羟色胺再摄取抑制剂（SSRIs）：SSRIs是产后抑郁障碍患者的一线治疗药物。主要包括氟西汀、帕罗西汀、舍曲林、氟伏沙明、西酞普兰和艾司西酞普兰6种。对于哺乳期妇女，多属于慎用。众多研究发现，舍曲林对被哺乳婴儿极少存在不利影响，安全性较高，但尚缺乏远期影响资料的研究结果。

B. 其他抗抑郁药：除三环类抗抑郁药（TCAs）及选择性5-羟色胺及去甲肾上腺素再摄取抑制剂（SNRIs）——文拉法辛属慎用外，其他药物目前的研究资料不足，不建议服用。目前尚无证据表明哪种抗抑郁药对产后抑郁障碍更有效。选药的主要依据为既往用药史及耐受性。

C. 其他药物：如抗焦虑药和镇静催眠药、抗

精神病药、情感稳定剂、雌激素等。一般来说，产后抑郁障碍患者若需要抗精神病药或情感稳定剂治疗，往往提示她们的病情较重，很难维持对婴儿的正常哺乳，因而不推荐此类产妇进行母乳喂养。

2）心理治疗：已有的证据显示，对于某些产后抑郁障碍患者，心理治疗可作为首选治疗，而且推荐心理治疗在任何可能的时候都要成为产后抑郁障碍患者治疗方案的一部分。疗效最肯定的心理治疗方法为人际心理治疗（IPT）及认知行为治疗（CBT）。

3）物理疗法及其他疗法：

A. 物理疗法：最常用的物理疗法为改良电痉挛治疗（MECT）及重复经颅磁刺激（rTMS）。大量的临床证据证实，MECT的有效率可高达70%~90%。在某些产后抑郁障碍患者，如具有强烈自杀及伤害婴儿倾向时可作为首选治疗。

B. 其他疗法：如运动疗法、光疗、音乐治疗、饮食疗法等也被用来辅助产后抑郁障碍的治疗。与药物及心理治疗相比，这些治疗可行性更好。

4. 产后抑郁障碍的预防

（1）医师在孕期阶段可以利用孕妇学校、讲座等多种渠道普及关于怀孕和分娩的常识，减轻孕产妇产前的紧张和恐惧。家庭中的女性前辈可以多多传授分娩和育儿经验。配偶和家人要了解学习照顾孕产妇和育婴相关知识，对孕产妇多给予理解、关心和支持，外来的支持可以将负性应激的影响降到最低。

（2）调整好家庭关系，尤其是婆媳关系。

（3）要持续关注产妇的变化和需求，耐心倾听产妇的忧虑和苦恼，并给予积极的回应，用友善、亲切、温和的语言，表达出更多的关心，使产妇具有良好的身心适应状态，安全度过产后抑郁的发生期。

（4）产妇要尽可能多休息，孩子睡觉时产妇也尽量睡觉，要学会寻求丈夫、家人和朋友的帮助。

（5）完善妇产科协作医疗模式，为围产期女性提供心理治疗和精神支持。

（四）护理要点

抑郁症是一类严重危害人类身心健康的疾病，随着生活、工作压力的增大，抑郁症的发病率日益增高，风险因素包括青少年妊娠、未婚妇女、经济困难、重度抑郁症病史、健康状况不佳、心理社会压力大及受教育程度。护士应掌握健康教育、心理护理、专科护理、安全护理、用药护理等相关要点，妊娠期抑郁症管理的重点在于预防、早期发现、早期干预及合理

治疗。

1. 健康教育

（1）护士对轻度抑郁的孕妇进行孕期、分娩及产后健康知识的宣教能消除其恐怖紧张情绪。

（2）护士告知家属良好的家庭环境及社会支持有益于减轻妊娠期抑郁症患者症状，治疗护理的同时取得家属的配合，积极改善患者心理状态。

（3）护士也应告知家属并不是所有的患者都会对单一的治疗方法有反应，所以当患者进行心理治疗时应继续监测病情进展以确保必要时进行其他方法治疗。

（4）家属应协助孕妇尽量配合医师的治疗，保持情绪平稳，有不适及时告诉医护人员。

（5）告知妊娠期抑郁症可引起围产期和产褥期的多种病理性临床问题，增加自发性流产、妊娠剧吐、产力异常、产后出血等并发症，所以要重视孕妇心理变化，做好产检，早期发现、早期治疗，预防不良预后发生。

2. 心理护理

（1）个体认知行为护理是通过护士纠正患者的负性思维模式来解决其心理问题，使其积极、正面、乐观看待问题，告知凡事都是可以解决的，并且帮助其解决。

（2）集体人际关系护理是关注患者妊娠期的角色转变和人际功能，期望通过提高患者社会交往技能和角色转化能力来改善其不良心理状况。告知患者为人母亲的伟大之情，感受胎动的神奇之处，聆听胎心的惊喜之音。

（3）鼓励丈夫共同参与到心理护理干预，主要包括与患者之间的互动和交流、技能技巧的示范、模拟训练，让患者感受到爱人的温暖。

（4）护理人员鼓励患者主动倾诉自己的内心想法，从而全面掌握患者的心理状况，还可以联合患者的亲朋好友给予其家庭、社会支持，经常为患者做思想工作，使患者保持良好的心理状态。

（5）解答患者提出的问题，使她们从中获得相关的卫生保健知识，对自己的身体状况有所了解，能正确对待孕期、分娩期出现的不适。开设母婴课堂，利用图谱、多媒体让孕妇学会给婴儿哺乳、换尿布、洗澡等技能，为孕妇向母亲角色的过渡在思想上、技能上做好准备。

3. 专科护理

（1）观察情绪心理变化及护理

1）积极开展孕期健康教育工作，应告知孕妇怀孕期间正常的心理、生理变化及与分娩相关的知识，以减轻孕妇紧张、恐惧的心理，为孕妇向母亲角色的过渡做好准备。

2）了解孕妇的家庭情况，有无精神家族病史、焦虑及与怀孕相关的并发症，重视出现危险因素的孕妇，帮助解决潜在的人际矛盾，保持乐观稳定的情绪。

3）全面正确地评估心理问题，做好心理咨询和护理，及时排除心理障碍，建立孕期心理档案，与孕妇接触时要和蔼可亲，动作轻柔，耐心倾听，避免敏感问题。

4）指导孕妇通过听音乐、看书、看报与医护人员谈心和其他产妇交流等方式来解除恐惧，建立良好的人际关系，树立信心。

5）密切观察孕妇的产程进展情况，尊重孕妇及家属的一般要求。

（2）观察产后情况

1）产后需要充分的休息，保持病室安静舒适、减少刺激、通风良好，及时巡回，必要时专人护理。防止受凉或中暑，尤其是产后体虚、多汗，很容易受凉，嘱患者卧床休息，保持衣着温暖适宜。

2）向产妇及家属传授育婴知识、正确护理新生儿，指导进行母乳喂养、母婴互动交流、加强与宝宝接触，帮助产妇顺利实现角色转换，指导丈夫早期参与照顾新生儿，及时处理产妇及新生儿出现的情况，引导产妇早期开始锻炼，摒弃不良情绪，增进积极情绪。

3）指导产妇保持会阴部清洁，穿柔软宽松的纯棉内衣裤。每天用 0.05% 安尔碘给予会阴护理两次，指导产妇保持会阴清洁，必要时应用抗生素预防感染。

（3）预防睡眠不足

1）睡眠障碍是抑郁症最常见的症状，对于存在睡眠障碍的抑郁症患者，应给以积极关注、及时心理和药物治疗、疏导和关怀，减少患者对睡眠的错误认知，以增加患者人际交往中快乐的感受能力。

2）指导产妇适度活动，可根据身体恢复情况床上翻身或者离床走动，但一定要落实专人陪会，避免产后因激素下降导致情绪低落而造成不良后果。

3）病室可适当播放轻音乐，缓解产后焦虑心理，护士应尽量集中护理处置，减少探视人员，避免不必要的刺激。

4）安排合理的睡眠环境，满足产妇的睡眠要求，养成良好的睡眠节律，护士告知产妇的睡眠周期应与新生儿保持一致，尽量多休息，不要过度疲劳。

5）必要时通知医师给予相应药物治疗，观察用药后的情况。

4. 安全护理

（1）对于抑郁症患者来说，将持续处于情绪低落状态，对生活信心丧失，容易产生自杀的念头，因此，需做好相关的安全护理方案。护理人员应积极与患者进行沟通交流，鼓励患者家属与同事经常探望患者，与其进行聊天等，讲述使人心情愉快的事件，避免患者情绪紧张或者不愉悦；且要求护理人员严密观察患者，认真进行交接班，对各种危险品进行认真检查与清理，以免出现意外事件。

（2）对患者给予理解和同情，与患者建立良好人际关系，对患者的诉说耐心倾听，密切观察有无自杀的倾向，如焦虑不安、失眠、沉默少语或在病房徘徊、忧郁、烦躁、拒食、卧床不起等。针对不同情况及时给予心理上的支持，将患者的消极想法扼杀在萌芽状态，避免意外发生。

（3）患者房间设施安全易观察，墙壁以明快色彩为主，房间内放轻音乐，以利于调动患者积极的生活态度。

（4）对于抑郁症患者来说，通常思维较为迟钝，记忆力减退等，更有甚者为木僵状态，降低或者缺乏生理自理能力。因此，护理人员与家属需依据其自身病情、心理状态、性格特点等，给予相应的生活照顾，满足患者的生活需要。

5. 用药护理　同患者积极宣传严格遵医嘱用药的重要性及意义，提高患者关于用药的认识度，对药物不良反应现象进行密切观察，及时与医师沟通，并适当对药物方案进行调整，提高患者用药依从性，严格做好药品管理工作，发药时，仔细检查口腔，严防藏药或蓄积后一次吞服，应反复向家属交代病情，取得家属的配合和帮助，做好患者的疏导工作，提高疾病治愈率并降低复发率，将患者生活质量改善。

（蔡雁　谢诺）

参考文献

1. 丁辉,陈林,邸晓兰.产后抑郁障碍防治指南的专家共识（基于产科和社区医师）.中国妇产科临床杂志,2014,6:572-576.

2. 卢瑾,李凌江,许秀峰.《中国抑郁障碍防治指南(第2版)》解读:评估与诊断.中华精神科杂志,2017,50(3):169-171.

3. 杨怀洁,杨成良.产后抑郁症的研究进展.现代妇产科进展,2015,24(1):72-77.

4. 李凌江,陆林.精神病学.第3版.北京:人民卫生出版社,2015.

5. Larsen ER,Damkier P,Pedersen LH. Use of psychotropic drugs during pregnancy and breast-feeding. Acta Psychiatr Scand Suppl,2015,132(445):1-28.

6. McAllister-Williams RH,Baldwin DS,Cantwell R,et al. British Association for Psychopharmacology consensus guidance on the use of psychotropic medication preconception, in pregnancy and postpartum 2017. J Psychopharmacol,2017,31(5):519-552.

7. 李凌江,马辛.中国抑郁障碍防治指南.第2版.北京:中华医学电子音像出版社,2015:56-67.

8. 杨宝峰.药理学.第8版.北京:人民卫生出版社,2013:141-154.

9. Natasha KS,Kathryn M,Samantha MB. Use of antidepressants in breastfeeding mothers.Breastfeeding Medicine,2015,6:290-299.

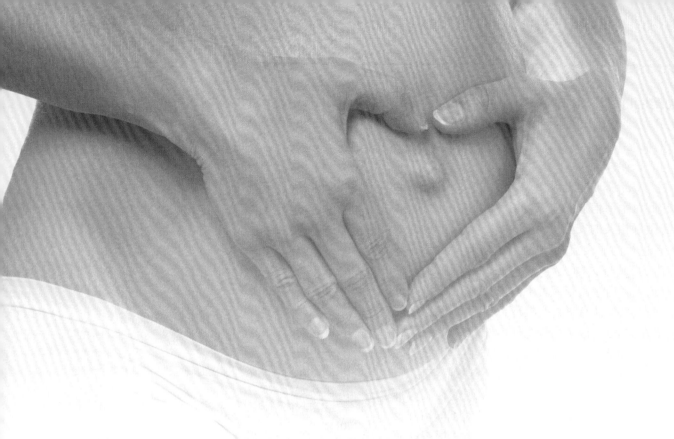

第六章

胎心异常、胎动异常

概述

　　胎动是胎儿生命体征之一，初产妇在孕16~20周左右会首次感觉胎动，从最初的胎儿颤动、蠕动，到胎儿的翻身运动及肢体活动等，强度不一。通过胎动可以了解胎儿在宫内的安危，同时也是孕妇自我监护的有效途径之一，是最直接、最经济的检测胎儿安危的指标，可靠性达80%左右。在临床诊疗过程中，医师最常问的也是孕妇是否觉得胎动与往常一致，是否有明显增多或明显减少。一旦胎动异常，包括明显增加50%，或减少50%，甚至消失，都是胎儿缺氧的一种表现，会导致胎儿窘迫，严重会出现死胎。

鉴别诊断流程图(图6-1)

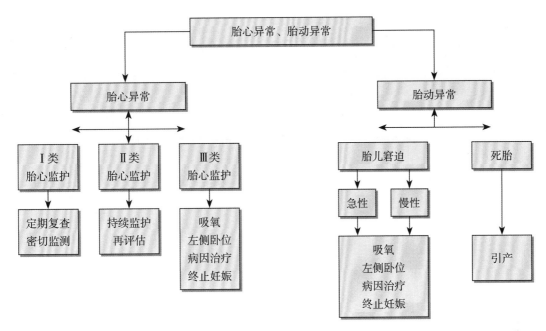

图 6-1　胎心异常、胎动异常鉴别诊断流程图

第一节　胎儿窘迫

(一)流程化管理清单

1. 胎儿窘迫门诊 / 急诊 / 住院诊疗流程

病史重点采集信息			
□ 现病史	□ 核算孕周*		□ 月经周期是否规律
			□ 停经时间
			□ 早期超声
	□ 胎动*	□ 胎动规律是否与既往不同	□ 次数明显增多
			□ 次数明显减少 / 消失
			□ 强度:减弱 / 剧烈
		□ 胎动异常已出现多长时间	
	□ 其他症状*	□ 腹痛	
		□ 阴道流血	
		□ 阴道流液	

病史重点采集信息		
□ 现病史	□ 高危因素*	□ 胎盘:前置胎盘、胎盘早剥
		□ 脐带:脐带绕颈,扭转,真结,脱垂,螺旋
		□ 羊水:羊水过少 / 过多
		□ 母体:血糖高;低血糖;高血压;低血压;甲状腺功能亢进;甲状腺功能低下;易栓症;肝内胆汁淤积症;贫血;系统性红斑狼疮;抗磷脂综合征;宫内感染
	药物影响	催产素 镇静剂 麻醉药物 降压药物

体格检查重点采集信息

☐	生命体征*	☐ 体温	
		☐ 脉搏	
		☐ 呼吸	
		☐ 血压	
☐	妇产科特殊检查*	☐ 查体	☐ 宫高
			☐ 腹围
			☐ 胎心率
		☐ 妇科检查	☐ 分泌物 ☐ 性状 / ☐ 异味
			☐ 宫颈 bishop 评分
		羊水性状	Ⅰ度 / Ⅱ度 / Ⅲ度

辅助检查重点项目

☐ 辅助检查	☐ 实验室检查	☐ 血常规 + 血型		
		☐ 凝血五项		
		☐ 肝肾功能		
		☐ 血清离子		
		☐ 血糖		
		☐ 传染病筛查	☐ 乙肝	
			☐ 丙肝	
			☐ 梅毒	
			☐ 艾滋病	
	☐ 胎心监护			
	☐ 改良的生物物理评分或生物物理评分			
	☐ 超声	☐ 血流	☐ 母体血流:子宫动脉血流	
			☐ 胎儿血流:	☐ 脐动脉
				☐ 脐静脉
				☐ 静脉导管
				☐ 大脑中动脉
		☐ 羊水	羊水指数	☐ <5
				☐ >5

治疗方案

☐ 治疗	☐ 门诊随访:无妊娠合并症与并发症,NST 及超声无异常,无腹痛及阴道流血流液,宣教计数胎动方法,门诊密切随访,填写胎动计数表,有条件者可行胎心监护,远程监测		
	☐ 急性胎儿窘迫	☐ 一般处理:吸氧、左侧卧位、停用催产素、阴道检查除外脐带脱垂、纠正脱水、酸中毒、低血压及电解质紊乱	
		☐ 病因治疗:抑制宫缩、羊水过少导致脐带受压可行羊膜腔输液	
		☐ 尽快终止妊娠	
	☐ 慢性胎儿窘迫	☐ 一般处理:间断吸氧、左侧卧位、积极治疗合并症及并发症	
		☐ 加强胎儿监护、促胎肺成熟	
		☐ 终止妊娠	

注:* 为急诊必做项目,其余为住院必做项目

2. 胎儿窘迫门诊 / 急诊 / 住院护理流程

护理流程	描述要点
☐ 健康教育	☐ 病区环境
	☐ 化验检查注意事项
	☐ 负责医护人员
	☐ 安全评估及告知
	☐ 用药的作用和注意事项
	☐ 胎动计数观察及指导
☐ 心理护理	☐ 心理状况评估及护理
☐ 监测	☐ 生命体征
	☐ 阴道流血及流液情况
	☐ 腹痛及其他症状
	☐ 胎动情况
☐ 协助医师	☐ 询问病史、胎动
	☐ 体格检查
☐ 协助检查	☐ 胎心监护
	☐ 超声检查
	☐ 心电图检查
☐ 采血	☐ 遵医嘱
☐ 专科护理	☐ 听胎心
	☐ 左侧卧位、吸氧
	☐ 自理能力活动评估
	☐ 预防跌倒 / 坠床护理告知
	☐ 用药指导
☐ 出院指导	☐ 复查时间
	☐ 自我护理方法
	☐ 办理出院相关流程

（二）胎儿窘迫诊断要点

1. 病史要点

（1）胎动是否有异常

1）孕中期患者感觉胎动活跃不一定存在缺氧，应嘱患者计数 12 小时胎动，形成胎儿自身的规律，如规律无明显改变，可能与个体化差异有关，而不是缺氧。

2）孕中期觉胎动少，应排除患者肥胖、羊水过多或胎盘前壁导致孕妇对胎动的敏感性降低有关。

3）孕晚期胎动减少，可能与胎儿相对活动空间减少有关，不一定是胎儿乏氧的症状。尤其是胎儿衔接后，活动次数及强度有一定程度的减少及减弱。

4）胎动监测是通过孕妇自测评价胎儿宫内情况最简便有效的方法之一。但存在一定的主观性。缺氧初期为胎动频繁，继而减弱及次数减少，进而消失。临床常见胎动消失 24 小时后胎心消失。

（2）孕妇是否有内科疾病

1）血糖异常：高血糖孕妇中通常可观察到脐带血高胰岛素水平。高水平的胎儿胰岛素、血糖、氨基酸、脂肪浓度导致脂肪细胞有丝分裂，增加潜在的胎儿脂肪堆积。胎儿宫内的过度生长，使胎儿氧需求增加。胎儿氧需求和氧供应的不平衡导致胎儿、胎盘组织缺氧继而出现胎儿代谢性酸中毒。如果高血糖孕妇再合并肥胖、高龄、胎儿畸形或胎儿生长受限，会导致胎儿窘迫的发生率大大增加。

低血糖是指成年人空腹血糖浓度低于 2.8mmol/L，糖尿病患者血糖值 ≤3.9mmol/L 即可诊断低血糖。低血糖在孕期是一个非常危险的事件，可分为严重低血糖、有症状记录的低血糖、无症状低血糖、可能有症状低血糖和假性低血糖。约 75% 的糖尿病孕妇在孕期至少经历 1 次低血糖。血糖是胎儿生长发育的一种主要营养物质，因此，母体持续低血糖可能导致子宫胎盘血流降低和胎儿生长受限，而血糖过低加速脂肪分解，产生酮体过多，导致胎儿酸中毒、胎儿窘迫。

2）血压异常：持续性的高血压导致胎盘低灌注，导致慢性的胎儿缺血缺氧，会导致与胎儿生长所需的正平衡打破后，出现胎儿酸中毒、窘迫。低血压常见于孕晚期的仰卧位低血压，会导致突发性的胎儿急性缺氧，如不能及时纠正，严重会导致死胎。

3）内科疾病：母体罹患内科疾病均有可能通过孕妇全身血氧含量降低减少胎盘灌注、胎盘血管功能受损等，导致胎儿生长受限和死胎。包括全身各

系统疾病：慢性高血压、糖尿病、肾功能不全、肝硬化、心脏功能不全、支气管扩张、贫血、自身免疫性疾病（系统性红斑狼疮、抗磷脂综合征、干燥综合征）。

4）宫内感染：可大致分为感染性炎症和非感染特异性炎性反应，可在任何孕周引起 FGR 和（或）死胎，以及不同程度的胎儿窘迫。前者由特异性病原体感染胎盘引起，如已知的 EB 病毒、风疹病毒、巨细胞病毒、弓形虫、人类免疫缺陷病毒、梅毒螺旋体等。非感染特异性炎性反应按影响部位大致分为绒毛炎、绒毛膜羊膜炎和蜕膜炎。非特异性绒毛炎被认为与 FGR 及胎儿窘迫密切相关。一项系统分析结果发现，非特异性绒毛炎的发生率在发生 FGR 病例的胎盘中远高于正常妊娠；再次妊娠后 FGR 及死胎发生率更高。

（3）孕妇近期是否有应激事件出现：睡眠是否正常，情绪是否激动。

（4）孕妇近期是否应用药物影响：催产素静点、镇静剂、麻醉药物、降压药物。

2. 查体要点

（1）孕妇血氧含量低 / 血压异常：母体有既往的低血氧状态或孕期发现的心功能减退，例如患者先天性心脏病、肺动脉高压、恶性心律失常、持续的心律不齐、围产期心肌病等，肺炎、呼吸功能减退、胸廓畸形等孕妇低氧状态，导致胎儿缺血缺氧。

（2）羊水测量：NST 反映测试时胎儿是否有酸中毒或缺氧，是急性指标。羊水量可以反映子宫胎盘的功能，是慢性指标。联合应用 NST 和羊水测量称为改良的生物物理评分。

（3）是否伴有阴道流液：羊水粪染可分 3 度，浅绿色为Ⅰ度，黄绿色为Ⅱ度，棕黄色稠厚为Ⅲ度。羊水粪染不是胎儿窘迫的征象。出现羊水粪染者，如果胎心监护正常，不需要进行特殊处理。如果胎心监护异常，存在宫内缺氧情况，会引起胎粪吸入综合征（MAS），造成不良胎儿结局。

3. 辅助检查要点

胎儿窘迫没有诊断的金标准，需要联合多种检测手段综合判断，包括胎动、胎心监护、彩色多普勒超声检查、胎儿生物物理评分等。

（1）胎心监护（详见本章第三节胎心监护异常）：胎心率变化是急性胎儿窘迫的重要征象。急性缺氧早期，胎儿电子监护可出现胎心基线代偿性加快，显著变异，后续会出现晚期减速或重度变异减速。急性缺氧晚期，胎心基线可 <100 次 / 分，基线变异 <5次 / 分，伴频繁晚期减速或重度变异减速，胎儿常结

局不良,可随时胎死宫内。

(2)彩色多普勒超声检查:目前,彩色多普勒超声通过测量子宫动脉血流、胎儿血流动力学指数如脐动脉、大脑中动脉、静脉导管、肾动脉、腹内脐静脉等来反映胎儿各个器官的异常;有学者也使用上述指标联合预测胎儿预后,如脑-胎盘血流比率等对胎盘功能综合评价,判断胎儿宫内慢性缺氧状态,发现胎儿循环衰竭征象。

(3)胎儿生物物理项评分:是一种联合超声监测高危胎儿行为的方法,包括胎动(FM)、胎儿呼吸运动(FBM)、非激惹试验(NST)、胎儿肌张力(FT)、羊水量(AFV)共5项,每项正常则评2分,总分8~10分为正常,8~6分可能有急或慢性缺氧,6~4分有急或慢性缺氧,4~2分有急性缺氧伴慢性缺氧,0分有急慢性缺氧。

(三)治疗要点

1. 急性胎儿窘迫　果断采取措施,改善胎儿缺氧状态。

(1)一般处理:间断吸氧,左侧卧位。停用催产素、阴道检查除外脐带脱垂并评估产程进展。纠正脱水、酸中毒、低血压及电解质紊乱。

(2)病因治疗:抑制宫缩、羊水过少导致脐带受压可行羊膜腔输液。

(3)尽快终止妊娠。

2. 慢性胎儿窘迫　针对病因,根据孕周、胎儿成熟度及胎儿缺氧程度决定处理。

(四)护理要点

胎儿在宫内有缺氧征象危及胎儿健康和生命,称为胎儿窘迫。胎儿窘迫是由于胎儿在宫内发生缺氧和酸中毒而引起的影响其生命健康的综合征,是孕妇在围产期常见的胎儿并发症之一,妊娠后期尤其是高危妊娠的孕妇高发,可导致围生儿死亡、胎儿智力低下、神经系统受损以及脑瘫等,严重者常需要行剖宫产术。护士应掌握健康教育、心理护理、专科护理、用药护理等相关要点,降低胎儿不良预后,促进母儿健康。

1. 健康教育

(1)告知孕妇胎动是胎儿生命体征之一,可用以了解胎儿在宫内的安危,同时也是孕妇自我监护的好方法,可靠性达80%以上。正常情况下,胎动每小时不少于3次,12小时不应低于30次。

(2)护士应向孕妇及家属讲解胎动计数的重要

性,指导孕妇认真计数胎动,如有异常通知医师。

(3)孕妇自觉胎动较频繁时,应首先采取左侧卧位,再次计数胎动,如仍不能缓解且伴有其他不适主诉时及时通知医师给予胎心监护。

(4)如胎心监护提示有胎儿窘迫症状,应向家属及孕妇做好告知,适时终止妊娠。

(5)告知孕妇如胎动过频时发生胎膜早破症状,应立刻卧床,保持情绪平稳,家属及时告诉医护人员。

(6)距离足月妊娠越远,胎儿娩出后生存可能性越小,则可将情况向家属说明,尽量保守治疗以期延长孕周数。实际胎儿胎盘功能不佳者,胎儿发育必然受到影响,所以预后较差,使家属做好充分的心理准备。

2. 心理护理

(1)常与孕妇沟通,耐心讲解胎儿窘迫的原因,告知可自我监测及预防预后的手段,即胎动计数。

(2)向孕产妇提供相关信息,如医疗措施的目的、操作的过程等。

(3)对于通过吸氧或改变体位后可自行缓解的胎儿窘迫症状,护士应给予安慰,告知病情已好转,孕妇情绪对胎儿的影响及变化,尽量避免过分焦虑。

(4)告知家属督促孕妇计数胎动会增加孕妇依从性,从而会有效降低胎死宫内等不良妊娠结局的发生。

(5)对于胎儿不幸死亡的父母亲,护理人员可安排一个远离其他婴儿和产妇的单独房间,陪伴她们或者安排家人陪伴她们等。

(6)应对孕妇进行产前教育,进入产程后重视解除产妇不必要的思想顾虑和恐惧心理,使孕妇了解分娩是生理过程,增强其对分娩的信心。分娩前鼓励多进食,必要时静脉补充营养。

(7)还要根据辅助检查及时准确判断胎儿窘迫及预防,选择正确的分娩方式,取得家属的配合及信任。

3. 专科护理

(1)观察胎心情况

1)护士应每天给予孕妇6次听胎心,做到定时、定次数。

2)听胎心时间不要过短,听到胎心后要得到孕妇的确认,如发现胎心异常,应该给予胎心监护。

3)胎心正常为110~160次/分,在胎动时会加快,平稳后再次降到正常值,如异常,通知医师给予胎心监护及对症处理。

（2）观察胎动情况

1）胎动是表明胎儿存活的良好标志，也是对宫内缺氧最为敏感的指标。

2）指导孕妇每天 3 次计数胎动，每一小时胎动为 3~5 次，多余或少于均不正常。如胎动较频，可以采取左侧卧位，是否自行缓解；如胎动较少，可以进食或适当活动后再次计数。

3）如胎动始终异常应该及时通知医护人员，可遵医嘱给予吸氧 30 分钟再次进行胎心监护，发生胎儿窘迫时一定要快速做好剖宫产准备，确保母儿健康。

（3）预防并发症

1）胎儿宫内窘迫是胎儿围产期死亡及新生儿神经系统后遗症的常见原因，占围产儿死亡原因的首位，长时间会导致大脑缺血缺氧综合征，引起一系列的神经精神症状，严重地影响到孩子身体及以后的生活。

2）新生儿窒息是胎儿宫内窘迫的延续，早期诊断及正确处理胎儿宫内窘迫可降低新生儿窒息发生率，所以要加强孕前孕期保健，定期产检，加强高危妊娠孕妇的孕期检查。

3）加强孕妇计数胎动的意识，认真做好及解读胎心监护，早期发现异常及时处理，减少新生儿窒息及不良预后。

（崔红　谢诺）

参考文献

1. 谢幸,苟文丽.妇产科学.第 8 版.北京:人民卫生出版社,2013.
2. 杨慧霞,狄文.妇产科学.北京:人民卫生出版社,2016.

第二节　死胎

（一）流程化管理清单

1. 死胎门诊 / 急诊 / 住院诊疗流程

病史重点采集信息

□ 现病史	□ 核算孕周 *	□ 月经周期是否规律
		□ 停经时间
		□ 早期超声
	□ 胎动 *	□ 胎动消失时间 □ 胎动变化时间

病史重点采集信息

□ 现病史	□ 其他症状 *	□ 腹痛
		□ 阴道流血
		□ 阴道流液
	□ 高危因素 *	□ 脐带:脐带缠绕、脐带扭转、脐带真结、脐带脱垂
		□ 胎盘:前置胎盘、胎盘早剥、胎盘结构及功能异常、双胎输血综合征
		□ 母体因素:妊娠期高血压疾病、妊娠期肝内胆汁淤积症、妊娠合并重度贫血、心衰、妊娠合并宫内感染、糖尿病、系统性红斑狼疮
		□ 胎儿因素:胎儿先天发育异常
□ 既往史	是否存在不良孕产史;2 次及以上的胚胎发育停滞、胎儿生长受限、死胎	

体格检查重点采集信息

□ 生命体征 *	□ 体温	
	□ 脉搏	
	□ 血压	
	□ 呼吸	
□ 妇产科特殊检查 *	□ 查体	□ 宫高
		□ 腹围
		□ 多普勒未测及胎心率
		□ 皮肤牙龈是否存在出血点瘀斑
	□ 宫颈 Bishop 评分	

辅助检查重点项目

□ 辅助检查	□ 实验室检查	□ 血常规 + 血型
		□ 凝血五项或 DIC 常规
		□ 肝肾功能
		□ 血糖
		□ 血清离子
		□ TORCH 筛查
		□ B 群链球菌
		□ 细小病毒 B-19
		□ 狼疮抗凝物及抗心磷脂抗体
		□ 甲功监测
		□ 尿常规及尿沉渣
		□ 肝炎病毒
		□ 艾滋病 + 梅毒
	□ 超声	□ 羊水
		□ 脐带
		□ 胎盘

治疗	□ 尽早引产。根据病情选择引产方式	□ 药物引产:羊膜腔内或宫腔内羊膜腔外注射药物、米索前列醇、缩宫素
		□ 非药物引产:水囊、剖宫取胎
	□ 寻找死胎原因	□ 建议尸体解剖、胎盘脐带胎膜病理检查及染色体检查
		□ 注重死胎产后咨询及预防处理

注:* 为急诊必做项目,其余为住院必做项目

2. 死胎门诊 / 急诊 / 住院护理流程

护理流程	描述要点
□ 健康教育	□ 病区环境
	□ 化验检查注意事项
	□ 负责医护人员
	□ 安全评估及告知
	□ 用药的作用和注意事项
□ 心理护理	□ 心理状况评估及护理
□ 监测	□ 生命体征
	□ 阴道流血及流液情况
	□ 腹痛及其他症状
□ 协助医师	□ 询问病史
	□ 体格检查
□ 协助检查	□ 超声检查
	□ 心电图检查
□ 采血	□ 遵医嘱
□ 专科护理	□ 自理能力活动评估
	□ 预防跌倒 / 坠床护理告知
	□ 用药指导
□ 出院指导	□ 复查时间
	□ 自我护理方法
	□ 办理出院相关流程

(二)死胎诊断要点

1. 病史要点

(1)胎动:胎动消失通常是死胎的外在表现。

(2)既往是否存在不良孕产史。

2. 体格检查要点

(1)生命体征:主要是注意有无贫血、休克、感染征象。

(2)注意是否存在牙龈出血、皮肤散在出血点及瘀斑等情况。

3. 辅助检查诊断要点

(1)凝血五项或 DIC 常规:明确死胎患者是否出现 DIC 倾向。

(2)超声:超声下未见胎心搏动,是确诊死胎的最终依据。

(三)治疗要点

1. 死胎诊断明确后,尽早引产。依据孕妇情况个性化选择分娩方式,尽快终止死胎妊娠是临床共识。

2. 寻找死胎原因,建议尸体解剖、胎盘脐带胎膜病理检查及染色体检查、基因芯片检查。

查找死胎病因是死胎管理的重要内容。死胎尸检可以识别其外观的异常、先天畸形、感染、贫血、胎儿生长受限及大脑肝脏比率异常,可以明确 40% 的死胎原因,是判断死胎原因的金标准,但目前死胎尸检率仅为 4.5%~58%,影响了死胎病因的判断。为进一步明确死胎原因,胎儿组织染色体及基因分析、胎儿组织穿刺活检、胎盘活检以及死胎 MRI 检查,是推荐的检测内容,可以确定 5%~20% 的染色体及基因异常,对中枢神经系统异常诊断的特异度达到95%。对感染高危人群应复查胎儿梅毒及微小病毒 B19。其他检测还包括抗体筛查、母胎输血筛查以及尿液的毒理学筛查,若患者既往有血栓、胎盘不良或反复死胎病史者应加测狼疮抗凝物、抗心磷脂抗体、V 因子的 Leiden 突变和凝血酶原基因启动子 G20210A 突变。对于既往有不能解释的复发性流产、早产及胎膜早破病史的妇女,推荐行子宫影像学检查,排查宫颈机能不全及宫腔形态异常。

3. 根据病情制订个体化引产方案。引产方法分为药物引产(羊膜腔内或宫腔内羊膜腔外注射药物、米索前列醇、缩宫素)和非药物引产(水囊、剖宫取胎)。

4. 胎儿死亡 4 周以上仍未排出者,应常规查凝

血功能。若血小板 $<100 \times 10^9/L$，纤维蛋白原 $<1.5g/L$，应补充凝血物质。给予小剂量肝素和低分子肝素治疗，皮下注射，一天 1~2 次。一般用药 24~48 小时后血小板和纤维蛋白原可恢复到有效止血水平，复查凝血功能正常后可予引产。术前应准备足够的红细胞、血浆，防止产后出血。

5. 注重死胎产后咨询及预防处理。目前，对于死胎复发风险的预测缺乏可靠的科学数据支持。评估死胎复发风险时主要依据其是否存在潜在的内科疾病，产科相关病史以及是否合并染色体异常等因素进行分析。对于合并有内科疾病如糖尿病、高血压、系统性红斑狼疮、抗磷脂综合征的妇女，孕前、妊娠期间相应地治疗可以改善其再次妊娠的结局；同时尽量减少危险因素如肥胖、吸烟、饮酒等。理论上，预防血栓的形成可以减少有此类死胎史者的胎儿死亡风险。使用低分子肝素行抗凝治疗可改善胎盘功能障碍性疾病（如子痫前期、易栓症、死产等）的预后。对有子痫前期、FGR、胎盘早剥等高危妊娠并发症高危因素的妇女，再次妊娠孕前以及妊娠期间应采取预防、及时治疗与加强产前监护等措施，有助于降低死胎发生率。孕早期及孕中期应排查畸形及染色体异常。

（四）护理要点

胎死宫内是指妊娠产物从母体完全排除之前胎儿已经死亡，我国的死胎定义为孕 20 周以后的胎儿死亡及分娩过程中的死产。通常死胎孕妇会经历悲伤、自责、震惊、紧张、焦虑、孤独等一系列的不良情绪体验，影响工作生活、夫妻关系、下次妊娠等。护士应掌握健康教育、心理护理、专科护理、用药护理等相关要点，促进患者早日康复，再次孕育健康宝宝。

1. 健康教育

（1）孕妇合并疾病及并发症为死胎发生的最主要原因。定期进行围产期保健是必不可少的，及早发现孕妇是否有血管病变，避免感染，降低胎膜早破发生率；避免腹部遭受外界撞击及挤压也不容忽视。

（2）应加强孕期的自我监护，让孕妇学会如何正确地计数胎动，孕 20 周后开始采取计数胎动等措施。

（3）一旦发生胎死宫内，耐心讲解处理方法及产后注意事项，取得患者及家属信任，配合治疗，了解心理变化，分娩后注意休息，让患者情绪得到理解及宣泄，并且可以建立再次良好妊娠的信心。

（4）护士应告知患者康复以后再次妊娠前需要进行的必要产前检查，妇女健康状况，如保持理性体质量，戒烟、酒等也可降低死胎发生率。

2. 心理护理

（1）护士应用适度的心理疏导方法转移患者的注意力，再慢慢讲解，使其逐渐接受事实。

（2）护士给予心理支持，包括详细告知患者想咨询的内容，让其感受到信任与安全；叮嘱家属给予患者细致的照顾与陪伴，帮助其寻求家庭支持，减轻患者心理负罪感。

（3）评估孕产妇的心理反应并作出相应的护理干预，使孕产妇恢复信心，有助于促进身心健康，改善不良结局，为将来优生优育打下基础。

（4）护士在产程中应用关切的话语分散患者的注意力，减轻焦虑情绪，尽量减少分娩痛苦给患者带来的二次伤害。

3. 专科护理

（1）观察产后阴道流血情况

1）观察阴道流血的颜色、性质及气味，指导患者及时更换内裤及床垫，保持会阴部清洁。

2）观察宫缩情况及宫底高度，注意出血有无凝血块，监测生命体征的变化，及早发现产后出血及DIC。

（2）预防感染

1）指导患者保持会阴部清洁，穿柔软宽松的纯棉内衣裤。每天用 0.05% 安尔碘给予会阴护理两次，严格无菌操作，指导产妇保持会阴清洁，必要时应用抗生素预防感染。

2）如分娩中有残留的患者，指导患者适当离床活动并应给予促进子宫收缩的药物进行治疗，也可适当使用抗生素类药物。

3）补充充足的水分及维生素。指导患者饮白开水 2500~3000ml/d，满足患者对维生素和水分的需求。

（3）乳房护理

1）避免乳汁分泌，促进患者回乳。指导患者避免食用猪蹄汤等肉汤类食物，预防引产后乳汁分泌。

2）指导患者采用生麦芽泡水，3 次/天，促进回乳；辅助芒硝外敷，1 次/天，减轻乳房肿胀。

4. 用药护理

（1）对于使用催产素引产的患者，注意评估产兆及输液效果，注意输液部位的皮肤。

（2）根据患者的病情及感染指标，合理应用抗生素预防感染。

（3）水囊引产者，告知患者水囊脱落要及时通知医师，配合应用催产素。

（4）对于早期妊娠使用前列腺素引产的患者，随时观察产程进展，有无发热、恶心、呕吐等不适反应，如有异常及时通知医师。

（崔红　谢诺）

参考文献

1. Nijkamp JW, Sebire NJ, Bouman K, et al. Perinatal death investigations: what is current practice? Semin Fetal Neonatal Med, 2017, 22 (3): 167-175.

2. Auger N, Tiandrazana RC, Healy-Profitós J, et al. Inequality in fetal autopsy in Canada. J Health Care Poor Underserved, 2016, 27 (3): 1384-1396.

3. Reis AP, Rocha A, Lebre A, et al. Perinatal mortality classification: an analysis of 112 cases of stillbirth. J Obstet Gynaecol, 2017, 37 (7): 835-839.

4. Jones F, Thibon P, Guyot M, et al. Practice of pathological examinations in stillbirths: a 10-year retrospective study. J Gynecol Obstet Biol Reprod (Paris), 2016, 46 (1): doi: 10.1016/j.jgyn.2016.06.004.

5. 章锦曼，阮强，张宁 . TORCH 感染筛查、诊断与干预原则和工作流程专家共识 . 中国实用妇科与产科杂志，2016，32 (6): 535-540.

6. Menendez C, Castillo P, Martínez MJ, et al. Validity of a minimally invasive autopsy for cause of death determination in stillborn babies and neonates in Mozambique: an observational study. PLoS Med, 2017, 14 (6): e1002318.

7. Rolnik DL, Wright D, Poon LC, et al. Aspirin versus placebo in pregnancies at high risk for preterm preeclampsia. N Engl J Med, 2017, 377 (7): 613-622.

8. 张海娟，杨孜 . 低分子肝素在子痫前期中应用的回顾与展望 . 中国实用妇科与产科杂志，2016，32 (6): 755-759.

第三节　胎心监护异常

（一）流程化管理清单

1. 胎心监护异常门诊 / 急诊诊疗流程

病史重点采集信息

□ 现病史	□ 核算孕周*	□ 月经周期是否规律
		□ 停经时间及早期超声
	□ 胎动*	□ 胎动规律是否与既往不同
	□ 其他症状*	□ 腹痛
		□ 阴道流血
		□ 阴道流液

病史重点采集信息

□ 现病史	□ 高危因素*	□ 胎盘：前置胎盘、胎盘早剥
		□ 脐带：脐带绕颈、脐带扭转、脐带脱垂、脐带先露
		□ 羊水：羊水过少
		□ 母体合并症及并发症

体格检查重点采集信息

□ 生命体征*	□ 体温	
	□ 脉搏	
	□ 呼吸	
	□ 血压	
□ 妇产科特殊检查*	□ 查体	□ 宫高
		□ 腹围
		□ 胎心率
		□ 宫缩情况
	□ 宫颈 Bishop 评分	

辅助检查重点项目

□ 胎心监护		
□ 超声*	□ 胎儿大小	
	□ 羊水	
	□ 彩色多普勒超声检查	□ 母体血流：子宫动脉血流
		□ 胎儿血流：脐动脉、脐静脉、静脉导管、大脑中动脉
	□ 胎盘	
	□ 生物物理项评分	

治疗方案

□ 门诊随访：无妊娠合并症与并发症，复查 NST 无异常，超声无异常，无腹痛及阴道流血流液，宣教计数胎动方法，门诊密切随访	
□ 住院治疗	□ 详见住院流程

注：* 为急诊必做项目，其余为住院必做项目

2. 胎心监护异常住院诊疗流程

病史*	□ 现病史			
	□ 既往史			
体格检查*	□ 生命体征			
	□ 常规体检			
	□ 妇产科特殊检查*			
辅助检查	□ 实验室检查	□ 血常规+血型		
		□ 凝血五项		
		□ 肝肾功能、血糖		
		□ 血清离子		
		□ 传染病筛查	□ 乙肝	
			□ 丙肝	
			□ 梅毒	
			□ 艾滋病	
	□ 吸氧、左侧卧位、声震刺激后复查胎心监护			
	□ 改良的生物物理评分或生物物理评分			
	□ 超声	□ 彩色多普勒超声检查	□ 母体血流：子宫动脉血流	
			□ 胎儿血流：脐动脉、脐静脉、静脉导管、大脑中动脉	
治疗	□ NST有反应型或I类胎监	定期复查,密切监测患者病情变化及胎儿宫内情况		
	□ NST无反应型或II类胎监	□ 宫内复苏:吸氧、改变体位、补液纠正脱水和低血压、宫缩抑制剂		
		□ 羊水过少导致脐带受压可行羊膜腔灌注		
		□ 进一步评估胎儿宫内状态		
	□ III类胎监	□ 宫内复苏后如无改善,应紧急终止妊娠		

3. 胎心监护异常门诊 / 急诊 / 住院护理流程
同本章第一节胎儿窘迫。

(二) 胎心监护异常诊断要点

1. 病史要点　胎动:胎动监测是通过孕妇自测

评价胎儿宫内情况最简便有效的方法之一。但存在一定的主观性。

2. 辅助检查要点

(1)电子胎心监护的应用的专家共识:关于胎心监护在临床的应用,需要根据孕周、合并症与并发症等指征来决定行胎心监护的时机。没有指征者,常规做胎心监护,导致假阳性,过度干预与治疗。有指征监护者,若对胎心监护图形判定不准确,可能延误处理,导致不良结局。

1)低危孕妇:目前尚无明确证据表明,对低危孕妇(无合并症及并发症的孕妇)常规进行产前电子胎心监护能够降低胎死宫内等不良妊娠结局的发生风险,故不推荐低危孕妇常规进行胎心监护。但是,当低危孕妇出现胎动异常、羊水量异常、脐血流异常等情况时,应及时进行胎心监护,以便进一步评估胎儿情况。

2)高危孕妇:对于高危孕妇(母体因素,如妊娠期高血压疾病、妊娠合并糖尿病、母体免疫性疾病、有胎死宫内等不良孕产史等;胎儿因素,如双胎妊娠、胎儿生长受限、羊水偏少、胎动减少、脐血流异常等),胎心监护可从妊娠 32 周开始,但具体开始时间和频率应根据孕妇情况及病情进行个体化应用。如患者病情需要,最早可从进入围产期(妊娠 28 周)开始。另外,鉴于我国新生儿救治技术的飞速进展,在妊娠 28 周前,开始的时间应以新生儿可能存活且患者及家属决定不放弃新生儿抢救为前提,同时应告知患者及家属,对于这个时期的胎儿,胎监图形的解读存在较大误差。医护人员应认识到,这个时期的胎儿由于神经系统发育尚不完善,故其特点有别于足月儿。但目前尚缺乏更多明确指导临床医师如何判读这部分监护图形的相关研究。

(2)胎心监护的判读:(表 6-1)

胎心监护包括在无宫缩、无外界负荷刺激下进行的 NST 和自发或诱发宫缩的 SCT。

胎心监护基本术语的定义:

(1)胎心率(FHR)基线:指在无胎动和无子宫收缩影响时,10 分钟以上的胎心率平均值。胎心率基线包括每分钟心搏次数(次 / 分)及基线变异。正常 FHR 为 110~160 次 / 分;FHR>160 次 / 分或 <110 次 / 分,历时 10 分钟,称为心动过速或心动过缓。基线变异:FHR 基线存在振幅及频率波动,可分为变异缺失(波幅无任何改变,基线平直)、微小变异(波幅范围≤5 次 / 分)、中等变异(波幅范围在 6~25 次 /

表 6-1 NST 的结果判读及处理

参数	正常 NST	不典型 NST	异常 NST
基线	110~160 次 / 分	100~110 次 / 分 >160 次 / 分, <30 分钟 基线上升	胎心过缓 <100 次 / 分 胎心过速 >160 次 / 分, >30 分钟 基线不确定
变异	6~25 次 / 分(中等变异) ≤5 次 / 分, <40 分钟	40~80 分钟内 ≤5 次 / 分	≤5 次 / 分, ≥80 分钟 ≥25 次 / 分, >10 分钟 正弦型
减速	无减速或偶发变异减速 持续短于 30 秒	变异减速持续 30~60 秒	变异减速持续时间超过 60 秒 晚期减速
加速(足月胎儿)	20 分钟内两次或两次以 上加速超过 15 次 / 分, 持续 15 秒	20 分钟内两次以下加速超过 15 次 / 分, 持续 15 秒	20 分钟一次以下加速超过 15 次 / 分, 持续 15 秒
加速(<32 周胎儿)	40 分钟内两次或者两次 以上加速超过 10 次 / 分, 持续 10 秒	40~80 分钟内两次以下加速超 过 10 次 / 分, 持续 10 秒	大于 80 分钟两次以下加速超过 10 次 / 分, 持续 10 秒
处理	观察或进一步评估	需要进一步评估	积极处理;全面评估胎儿状况;BPP 评 分;及时终止妊娠

分)、显著变异(>25 次 / 分)。

(2)宫缩:正常宫缩是指观察 30 分钟,10 分钟内有 5 次或 5 次以下宫缩。宫缩过频是指观察 30 分钟,10 分钟内有 5 次以上宫缩。当宫缩过频时应记录有无伴随胎心率变化。

(3)加速:指胎心率突然显著增加。孕 32 周及以上,胎心加速 >15 次 / 分,持续时间 >15 秒,但不超过 2 分钟。孕 32 周以下:胎心加速 >10 次 / 分,持续时间 >10 秒,但不超过 2 分钟。延长加速:胎心加速持续 2~10 分钟。胎心加速 ≥10 分钟则考虑胎心率基线变化。

(4)早期减速:特点是 FHR 曲线下降几乎与宫缩曲线上升同时开始,FHR 曲线最低点与宫缩曲线高峰一致,即波谷对波峰,下降幅度 <50 次 / 分,持续时间短,恢复快。子宫收缩后迅速恢复正常。一般发生在第一产程后期,为宫缩时胎头受压引起,不受孕妇体位或吸氧改变。

(5)变异减速:特点是胎心率减速与宫缩无固定关系,下降迅速且下降幅度大(>70 次 / 分),持续时间长短不一,但恢复迅速。一般认为宫缩时脐带受压兴奋迷走神经引起。

(6)晚期减速:FHR 减速多在宫缩高峰期后开始出现,即波谷落后于波峰,时间差多在 30~60 秒,下降幅度 <50 次 / 分,胎心率恢复水平所需时间较长。晚期减速一般认为是胎盘功能不良、胎儿缺氧的表现。

(7)延长减速:胎心率显著的减慢,≥15 次 / 分,持续时间 ≥2 分钟,但不超过 10 分钟。胎心减速超过 10 分钟则考虑胎心率基线变化。

(8)正弦波:在无胎动反应基础上,胎心基线呈现平滑的正弦波样摆动,振幅 5~15 次 / 分,频率固定,3~5 次 / 分,持续时间 ≥20 分钟。

(三)治疗要点(表 6-2)

NST 有反应型或 I 类胎监:定期复查,密切监测患者病情变化及胎儿宫内情况。

NST 无反应型或 II 类胎监:需进一步进行评估,持续监护和再评估,必要时行其他辅助检查以确定胎儿情况及实施宫内复苏(吸氧、改变体位、补液纠正脱水和低血压、宫缩抑制剂;羊水过少导致脐带受压可行羊膜腔灌注)。

III 类胎监:立即评估,迅速采取措施如吸氧、侧卧、停止刺激、处理孕妇低血压以及宫缩过频引起的胎心改变;如宫内复苏措施均无效,应立即终止妊娠。

(四)护理要点

胎心监护是胎心胎动宫缩图的简称,是对胎儿在子宫内的心率变化情况及孕妇的子宫压力进行监测和记录的一种技术,能够准确反映胎儿的生长

表6-2 三级胎心监护的结果判读及处理

级别	图形特点	临床意义
I级	基线:110~160次/分 基线变异:正常 加速:有或无 减速:有或无早期减速,无晚期减速或变异减速	提示在监护期内胎儿酸碱平衡状态良好,不需特殊处理
II级	除了I、III以外的波形 包括以下任何一项: ①基线:胎儿心动过缓但不伴变异缺失;胎儿心动过速 ②基线变异:变异缺失但不伴反复性减速;微小变异;显著变异 ③加速:刺激胎儿后没有加速 ④减速:间歇性变异减速;反复性变异减速伴微小变异或正常变异;延长减速(≥2分钟,<10分钟);反复性晚期减速伴正常变异;变异减速有其他特征如:恢复基线缓慢,存在"尖峰"或"双肩峰"	尚不能提示胎儿宫内有异常的酸碱平衡状态,需要综合考虑临床情况、持续监护、采取其他评估方法来判定胎儿有无缺氧,可能需要宫内复苏
III级	包括以下任何一条: ①基线变异缺失 + 以下任何一条: 胎儿心动过缓 反复性晚期减速 反复性变异减速 ②正弦模式	提示在监护期内胎儿出现异常的酸碱平衡状态,必须立即采取措施进行宫内复苏。如果实施上述措施胎心曲线没有改善,需立即终止妊娠

发育情况,因此护士应在健康教育及心理护理中做好胎动计数指导的宣教,如发现异常及时通知医师给予胎心监护,以便进一步评估胎儿情况,以便及时采取进一步措施。

1. 健康教育

(1) 胎心监护一般可从妊娠32周开始,但具体开始时间和频率应根据孕妇情况及病情进行个体化应用;如患者病情需要,最早可从进入围产期(妊娠28周)开始。

(2) 护士在监测前对患者进行健康教育及心理护理。部分产妇监测前会有焦虑等不良情绪。告知胎心监护异常通常与孕妇心理焦虑有关,所以应放松心态。

(3) 护士应向产妇进行系统的健康教育,详细向患者介绍妊娠相关知识及NST的基本原理、流程、注意事项,告知对胎儿无良影响等,减轻患者的心理压力。

(4) 护士应告知在胎心监护期间,若是在20分钟之内未发现胎动,则通过腹壁,推动胎头,或是通过平时胎教时某种特殊声音刺激,再一次观察20分钟,继续胎心监测,针对胎动异常者,可将监护时间适当地延长,走纸速度也可调低一些。

(5) 适度告知胎心监护异常中胎心率基线、信号丢失、胎动次数等随着妊娠周数的增加而减少;而胎心率变异和加速则随着妊娠周数的增加而增多;

胎心率减速与妊娠周数无关。

(6) 告知妊娠中晚期实施胎心监护有积极的临床意义,根据中晚期胎心监护结果对高危妊娠孕妇提供不同的临床护理干预措施,能够更有效保障母婴健康,按时做胎心监护,如有异常及时通知医师处理。

2. 心理护理

(1) 告知胎心监护设备能准确、及时地对胎儿的宫内情况和宫缩情况进行预测,所以产前进行胎心监护是很有必要的。对造成胎儿缺氧和宫内窘迫的原因及时地掌握,并采取有效的措施。如果出现异常情况,可以及时有效地进行处理,这样就可以保证产妇和胎儿的安全。

(2) 对于心理状况较差的产妇,护理人员要耐心倾听其内心想法,根据孕妇的实际情况对其进行心理疏导。

(3) 胎心监护中如孕妇产生不安等心理状况,护士应合理运用肢体、动作及语言交流技巧安抚患者,与孕妇进行亲切交流。

(4) 胎心监护在预测产妇分娩结局中具有显著的作用,可及时掌握胎儿是否发生宫内窘迫,在及时干预新生儿窒息,预防各类新生儿疾病方面具有重要的作用,指导孕妇加强孕期检查,定期做胎心监护。

3. 专科护理

(1) 孕妇取坐位或侧卧位在监测床上后,护士要对孕妇进行细致的检查,使用多普勒确定孕妇的胎心位置,以便监测的顺利进行。

(2)胎心监护异常:主要包括胎心过速和胎心过缓;基线变异减弱;早期减速;变异减速,包括轻度减速和重度减速;晚期减速;延长减速等情况,胎心监护结果具有敏感、准确、特异等特征,可做到及时预测宫内胎儿情况,正确解读,给予相应处理,可降低新生儿疾病发生。

(3)定期参加专科知识培训,规范化定义和解读有助于在临床工作中做出正确的评估和处理,最大程度地为孕儿安全服务。

(崔红　谢诺)

参考文献

谢幸,苟文丽.妇产科学.第8版.北京:人民卫生出版社,2013.

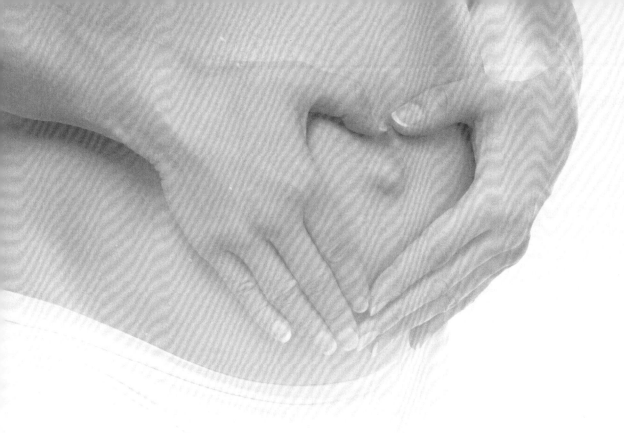

第七章

呕吐、头痛

概述

在临床诊疗过程中妊娠期、分娩期及产褥期呕吐和头痛主要涉及以下疾病：妊娠剧吐、子痫前期、子痫、HEELP综合征、Wernicke脑病、可逆性脑后部白质病变综合症、脑出血、大脑静脉窦血栓、硬膜外麻醉后颅内低压综合症等，还需要与肝炎、甲亢、酮症酸中毒、胃炎、胆囊炎、急性脂肪肝、消化道溃疡，胃癌、阑尾炎、卵巢囊肿蒂扭转、脑肿瘤、偏头痛、紧张性头痛、颅内动静脉畸形、脑梗塞等相鉴别。

本章将就常见的以呕吐、头痛为主症的母体疾病进行详细讲解。

鉴别诊断流程图(图 7-1)

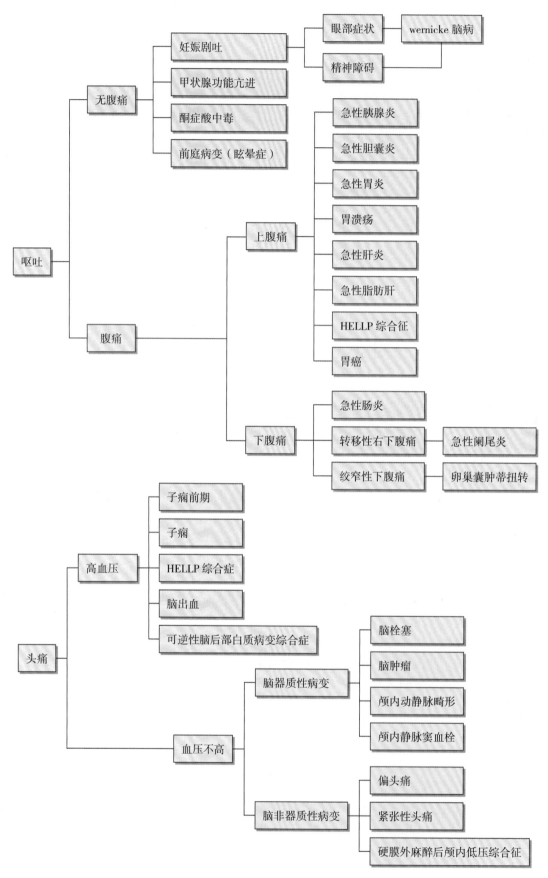

图 7-1 鉴别诊断流程图

第一节 妊娠剧吐

(一) 流程化管理清单

1. 妊娠剧吐诊疗流程

病史重点采集信息			
□ 现病史	□ 停经		□ 月经周期是否规律
□ 孕产史	□ 孕次__次		
	□ 既往分娩方式		□ 阴式分娩__次
			□ 剖宫产__次
	□ 目前存活子女__个		
	□ 有或无出生缺陷		
	□ 有或无胎死宫内		
□ 既往史	慢性病史	□ 有或无糖尿病	
		□ 有或无心脏病	
		□ 有或无高血压	
		□ 有或无甲亢	
	传染病史	□ 有或无肝炎	
		□ 有或无梅毒和(或)艾滋病	
	手术史	□ 有或无手术	
	药物过敏史	□ 有或无药物过敏	

体格检查重点采集信息		
□ 生命体征	□ 体温	
	□ 脉搏	
	□ 呼吸	
	□ 血压	
□ 常规体检	□ 活动	□ 自如
		□ 受限
	□ 脱水貌	□ 无
		□ 有
	□ 心肺部听诊	□ 正常
		□ 异常

体格检查重点采集信息		
□ 常规体检	□ 腹部检查	□ 腹平坦
		□ 腹膨隆
		□ 腹软
		□ 腹胀
		□ 有或无腹部包块
		□ 有或无压痛
		□ 有或无反跳痛
		□ 有或无肌紧张
		□ 有或无移动性浊音
		□ 肠鸣音亢进
		□ 肠鸣音减弱
		□ 肠鸣音消失
	□ 停经时间	
	□ 呕吐发生时间	□ 停经3个月内
	□ 恶心呕吐	□ 呕吐物性状
		□ 呕吐次数
		□ 持续时间
	□ 伴随症状	□ 发热
		□ 腹痛
		□ 尿量减少
		□ 阴道流血
		□ 黄疸
		□ 心慌
		□ 视力模糊
		□ 精神症状

辅助检查重点项目	
□ 实验室检查	□ 血常规

治疗方案		
□ 门诊	□ 动态观察	
□ 住院	□ 心理疏导及心理治疗	
	□ 葡萄糖及林格液等补液支持治疗（根据进食量调整液体入量）	
	□ 补充维生素 B_1、B_6 及维生素 C,补充钾等电解质支持治疗	
	□ 必要时静滴肾上腺皮质激素	
	□ 必要时终止妊娠	
	□ 尿常规	
	□ 血气分析	
	□ 血离子	
	□ 甲功	
	□ 肝肾功	
	□ 血氨	
	□ 血糖	
	□ 肝炎病毒标志物	
	□ 盆腔超声	
	□ 心电图	
	□ 眼底检查	

2. 妊娠剧吐门诊 / 急诊 / 住院护理流程

护理流程	描述要点
□ 健康教育	□ 病区环境
	□ 化验检查注意事项
	□ 负责医护人员
	□ 安全评估及告知
	□ 用药的作用和注意事项
□ 心理护理	□ 心理状况评估及护理
□ 监测	□ 生命体征
	□ 阴道流血情况
	□ 腹痛及其他症状
	□ 呕吐物的颜色、性质、量
	□ 面色、皮肤
	□ 尿量、尿常规、尿酮体、血清离子变化

护理流程	描述要点
□ 协助医师	□ 询问病史
	□ 体格检查
□ 协助检查	□ 超声检查
	□ 心电图检查
□ 专科护理	□ 自理能力活动评估
	□ 预防跌倒 / 坠床护理告知
	□ 恶心、呕吐
	□ 用药指导
	□ 促进睡眠
	□ 计 24 小时尿量 / 出入液量
	□ 必要时听胎心
□ 采血	□ 遵医嘱
□ 出院指导	□ 复查时间
	□ 自我护理方法
	□ 办理出院相关流程

（二）妊娠剧吐诊断要点

1. 病史要点

（1）明确正常的宫内妊娠

1）对于以恶心呕吐为主诉来就诊的患者来说首先应确认是否为正常的宫内妊娠。

2）必须首先排除葡萄胎的诊断。

3）葡萄胎患者会出现血清 hCG 水平升高,发生严重的妊娠呕吐。多发生于子宫异常增大和 hCG 水平异常升高者,出现时间一般较正常妊娠早,症状严重,且持续时间长。发生严重呕吐且未及时纠正时可导致水电解质平衡紊乱。葡萄胎患者常有停经后阴道流血。

4）需要依靠超声来排除此诊断。

（2）恶心呕吐是由于妊娠还是其他疾病引起的

1）对于恶心呕吐这一主要症状要着重询问,一般主要从恶心呕吐发生的时间、诱因、呕吐次数及持续时间、呕吐物性状、缓解方式及是否有其他伴随症状等几个方面进行询问。

2）若为进食后发生,特别进食油腻后发生,一定要想到是否为急性胆囊炎。胆囊炎既往常有病史,急性胆囊炎发作时,患者常首先出现右上腹痛,向右肩背部放散,疼痛呈持续性,阵发性加剧,后期表现发热,多为低热,寒战、高热不常见,早期多无黄疸。

3）若患者表现为厌食、乏力,伴有皮肤、黏膜黄疸,消瘦,持续时间较长,应考虑病毒性肝炎可能。

4) 患者如恶心呕吐,伴有中上腹部疼痛,周期性发作,与饮食具有明显的相关性及节律性,未怀孕时亦曾发生过此类现象,应考虑消化道溃疡可能。

5) 患者如恶心呕吐频繁,伴腹胀、反酸、嗳气、体重减轻,持续时间较长,应考虑妊娠合并胃癌可能。

6) 如患者表现为突然恶心呕吐,伴发热,初期表现中上腹或脐周疼痛,数小时后腹痛转移并固定于右下腹,应考虑急性阑尾炎。

7) 患者如突然改变体位或剧烈活动后,发生恶心呕吐,同时发生一侧剧烈腹痛,呈绞窄性,应考虑卵巢囊肿蒂扭转可能。

8) 患者突发恶心呕吐,伴发热、腰痛,考虑肾盂肾炎可能。患者常有尿频、尿急、尿痛等膀胱刺激症状。

9) 如患者恶心呕吐,食欲下降,近期体重减轻,不能忽视糖尿病酮症酸中毒可能。部分患者呼吸中可有类似烂苹果气味的酮臭味。中、重度酮症酸中毒患者常有脱水症状,如尿量减少、皮肤干燥、眼球下陷等。脱水超过体重 15% 时则可有循环衰竭,症状包括心率加快、脉搏细弱、血压及体温下降等。神志改变的临床表现个体差异较大,早期有头痛、头晕、萎靡,继而烦躁、嗜睡、昏迷。严重者可危及生命。

10) 部分妊娠合并甲状腺功能亢进的患者,有时也会出现恶心呕吐及厌食的表现,需注意。

11) 部分神经失调(假性脑瘤,前庭病变)患者亦有恶心呕吐等症状。

12) 患者突发恶心呕吐,腹痛,以右上腹或剑下明显,黄疸进行性加重,伴有出血倾向,不同程度的意识障碍,考虑急性脂肪肝。

13) 患者突发恶心呕吐,常伴有头痛、头晕、视物不清,甚至抽搐昏迷,不能除外子痫前期可能。

14) 然后通过查体及相关辅助检查进一步验证更为重要。如有其他伴随症状,应仔细进行腹部检查甚至盆腔检查,避免误诊和漏诊。

(3) 妊娠呕吐是否伴发腹痛

1) 妊娠呕吐是否伴发腹痛对于妊娠剧吐的鉴别诊断非常重要。

2) 腹痛的部位、性质和持续时间等也是主要的鉴别诊断内容。

3) 一般妊娠剧吐伴下腹疼痛主要考虑是否胃肠炎、阑尾炎等。

4) 妊娠剧吐伴一侧下腹部绞窄性疼痛,主要考虑妊娠合并卵巢囊肿蒂扭转等。

5) 妊娠剧吐伴上腹部疼痛要考虑到急性胃肠炎、胰腺炎、胆囊炎、肝炎及 HELLP 综合征等。

(4) 是否有精神症状

1) 精神症状对于下一步的诊断和治疗非常重要。

2) Wernicke-Korsakoff 综合征:是由维生素 B_1 缺乏引起的中枢神经系统疾病。Wernicke 脑病以眼部症状(眼球震颤、眼肌麻痹表现为眼球活动、凝视、会聚障碍、瞳孔异常,视力减退和视野改变,视网膜出血等)、躯干性共济失调(站立和行走不稳)及精神障碍(震颤性谵妄、完全性意识模糊、淡漠状态)为特征。

3) Korsakoff 精神病:表现为严重的近事记忆障碍,对远期的记忆相对保留。患者意识清楚,其他认知功能尚好,常伴有表情呆滞、缺乏主动性,产生虚构与错构。

4) 部分患者有周围神经损害而出现多发性神经病,表现为四肢无力、感觉异常、烧灼感、肌肉疼痛,四肢远端呈手套袜套型深浅感觉障碍,腱反射减退或消失等。

5) 一旦出现,如不紧急治疗,死亡率高达 50%,即使积极处理,死亡率仍有 17%。

2. 体格检查要点

(1) 重视生命体征:主要是注意有无发热、脱水、精神异常等征象。

(2) 腹部检查:伴有腹痛的患者,腹部检查对于是否合并内外科疾病的鉴别至关重要。

(3) 妇产科检查:恶心呕吐为主诉患者无需进行妇产科阴道检查。

3. 辅助检查要点

(1) 血常规:血常规检查对于门急诊患者很重要,测定血红细胞计数、血红蛋白、血细胞比容、全血及血浆黏度,以了解有无血液浓缩及其程度。

(2) 尿液检查

1) 计算每天尿量,测定尿比重、酮体。

2) 动态监测有助于判断疾病严重程度及治疗有效性。

(3) 血气分析

1) 以了解血液 pH、碱剩余及酸碱平衡情况。

2) 动态监测有助于判断疾病严重程度及治疗有效性。

(4) 血离子

1) 测定血钾、钠、氯,以了解有无电解质紊乱。

2）动态监测有助于判断疾病严重程度及疗效。

（5）肝肾功能

1）测定血胆红素、转氨酶、尿素氮、肌酐等，以了解有无肝肾功能损伤。

2）动态监测有助于判断疾病严重程度及治疗是否有效。

（6）甲状腺功能：测定 T_3、T_4、TSH 等，以鉴别是否合并甲亢。

（7）血糖：通过测定血糖，可明确有无合并糖尿病。

（8）血氨：通过测定血氨，可鉴别妊娠期急性脂肪肝。

（9）肝炎病毒标志物：通过测定肝炎病毒抗原及抗体，鉴别妊娠合并急性病毒性肝炎。

（10）心电图：以及时发现有无低血钾或高血钾影响，并了解心肌情况。

（11）眼底检查：以了解有无视网膜出血。

（12）超声

1）妊娠诊断除了病史和实验室检查外更重要的是需要通过超声检查确定是正常的宫内妊娠，同时排除葡萄胎。

2）超声不但可以判定妊娠囊的位置还可以测量大小，用于评估孕周。

（三）治疗要点

1. 目前对于妊娠恶心呕吐的治疗提倡从预防开始，建议早期治疗，防止病情进展为妊娠剧吐。重度呕吐提倡入院补液治疗，同时重视对患者进行心理疏导，了解患者的思想情绪，解除其顾虑，增强其战胜疾病的信心，并注意患者精神状态的改变。

2. 如呕吐严重，可禁食，每天静脉滴注葡萄糖、林格液 3000ml，加入维生素 B_6 100mg，维生素 C 2.5g；肌注维生素 B_1 100mg。

（1）根据血钾、钠情况，决定补充剂量。

（2）根据血气分析结果，静滴碳酸氢钠溶液。

（3）营养不良者，静脉滴注必需氨基酸、脂肪乳等营养液。

（4）必要时可给予止吐剂。

3. 一般经上述治疗 2~3 天后，病情大多迅速好转，症状缓解。待呕吐停止后，鼓励患者进食少量流质、清淡、易消化饮食，避免油腻、甜品及刺激性食品，少食多餐，并逐渐增加进食量，减少液体输入量。

4. 如治疗数天后，效果不显著，可加用肾上腺皮质激素：氢化可的松 200~300mg 加入 5% 葡萄糖

液 500ml 中静滴。

5. 必要时可辅助中医按摩、针灸、音乐、心理治疗等。

6. 经上述治疗，如病情不见好转，反而出现下列情况，应终止妊娠：

（1）持续黄疸。

（2）持续蛋白尿。

（3）体温升高，持续在 38℃ 以上。

（4）心率 >120 次 / 分。

（5）多发性神经炎及神经性体征。

（6）Wernicke-Korsakoff 综合征。

7. Wernicke-Korsakoff 综合征　凡疑似病例，立即终止妊娠，并给予大剂量维生素 B_1，500mg 分次肌注，后每天 100mg 肌注，直至正常进食。

（四）护理要点

妊娠剧吐是发生于妊娠早期至妊娠 16 周之间，以恶心呕吐频繁为重要症状的一组综合征。少数孕妇早孕反应严重，频繁恶心呕吐，不能进食，以至发生体液失衡及新陈代谢障碍甚至威胁孕妇生命。因此护士应从健康教育、心理护理、专科护理、用药护理上给予妊娠剧吐患者最大的护理支持，帮助患者平稳度过妊娠剧吐时期。

1. 健康教育

（1）护士应对孕妇讲解妊娠剧吐的基本知识，告知与 hCG 的显著升高有关、与雌激素有关。一般通过治疗及休息，随着孕周的增加可慢慢改善。

（2）护士应告知有妊娠剧吐症的孕妇在恶心呕吐频繁时应该卧床休息，避免疲倦，还要减少在视线范围内引起不愉快的情景和异味。

（3）家属应该协助孕妇摄取均衡的营养，选择能被孕妇接受的食物，以流质为主，避免油腻。同时还要避免过冷过热的食物。

（4）对于严重妊娠剧吐的孕妇应禁食水，维持足够的水分；恢复电解质的平衡；维持适当的营养；给予情绪的支持。

（5）对于妊娠剧吐影响继续妊娠的患者，也应对其讲解，继续妊娠不仅不能孕育健康胎儿，还会危及孕妇生命，不要强行保胎。

（6）终止妊娠指征：体温持续高于 38℃；卧床休息时心率 >120 次 /min；持续黄疸或蛋白尿；出现多发性神经炎及神经性体征；有颅内或眼底出现经治疗不好转者；出现 Wernicke 脑病。

（7）适当告知有相关研究发现，受孕时服用复

合维生素可能减少因呕吐需要的医疗处理,因此,推荐孕前 3 个月服用复合维生素方案,可能降低妊娠剧吐的发生率及其严重程度。

2. 心理护理

(1) 妊娠剧吐与孕妇的精神状态和生活环境有密切的联系,在精神紧张的状态下,呕吐会变得更频繁,所以要尽量让孕妇的心情舒畅,压力减少。

(2) 由于孕妇剧烈呕吐过后会出现害怕进食的状况,家属要予以理解和安慰,应尽量避免接触容易诱发呕吐的气味、食品或添加剂。避免早晨空腹,鼓励少量多餐,两餐之间饮水、进食清淡干燥剂高蛋白的食物。

(3) 注意调整好孕妇的精神状态,避免过度紧张和焦虑,家属也应该给予鼓励,保持愉悦的心情,转移注意力。

(4) 居住环境要尽量布置得清洁、安静、舒适,避免异味的刺激,保持室内的空气流通。平时还应该远离呛鼻的气味。适量运动对减轻孕吐也有一定的帮助,但是孕吐严重时要尽量卧床休息。满足生理需要才能使心理健康。

(5) 关心患者,体贴生活,耐心护理,让患者认识病情,保持情绪稳定,配合治疗。

3. 专科护理

(1) 预防体液不足、营养失调

1) 观察患者恶心呕吐的次数、颜色、性质及量,评估患者皮肤情况及尿量。

2) 对于不能进食的患者要给予输液治疗,每天静脉滴注葡萄糖液、葡萄糖盐水、生理盐水及平衡液共 3000ml 左右,适当加快输液速度。

3) 对于能进食的患者,给予流质饮食,要做到少食多餐,多饮水,保证合适体位方便进食。

4) 定期称体重并做好记录,鼓励适当运动。

(2) 预防焦虑

1) 根据患者的焦虑程度给予健康教育及相关知识指导,必要时给予心理支持。

2) 了解患者的需要,及时给予帮助,满足需要。

3) 引导患者说出焦虑的原因,并给予相应的疏导。指导患者掌握自我心理调节的方法,如听音乐、阅读、聊天、散步等。

(3) 观察睡眠情况

1) 评估患者睡眠状态,引导患者说出睡眠不足的原因,分析解答。

2) 保持安静舒适的睡眠环境,避免声音和光线的刺激,减少干扰。

3) 必要时遵医嘱给予口服安定药物治疗。

(4) 预防 Wernicke-Korsakoff 综合征:主要表现为中枢神经系统症状:眼球运动障碍、共济失调、精神和意识障碍。及时、及早补充维生素 B_1,可有效防治。

4. 用药护理

(1) 由于妊娠剧吐患者普遍都是大量补充液体,维持体液,补充营养,所以要注意观察留置针的血管情况,避免发生液体渗漏引起静脉炎。

(2) 同时还要注意观察尿量,避免出现肾衰。

(3) 输液中有钾离子应注意补液速度,做好尿量的观察。

(4) 止吐药物的应用,首选维生素 B_6,整个孕期可安全使用。

(任丽娜 孟涛 谢诺)

参考文献

1. 曹泽毅 . 中华妇产科学 . 第 3 版 . 北京:人民卫生出版社,2014.
2. 陈红,张华,漆洪波 . 美国妇产科医师学会"妊娠期恶心呕吐指南 2015 版"要点解读 . 中国实用妇科与产科杂志,2016,10(10):929-932.
3. 欧阳振波,尹倩,金松,等 . 中、美、加、英妊娠期恶心呕吐及妊娠剧吐诊治指南的解读 . 现代妇产科进展,2017,26(11):332-334.

第二节 脑出血

(一) 流程化管理清单

1. 妊娠期及分娩期脑出血门诊 / 急诊诊疗流程

病史重点采集信息		
现病史	□ 停经*	□ 月经周期是否规律
		□ 停经时间
	□ 孕期是否定期产检*	□ 产检时有什么异常情况
	□ 血压升高*	□ 有或无
		□ 血压波动范围
		□ 是否应用药物控制
	□ 头痛*	□ 发生时间
		□ 头痛性质
		□ 头痛部位
		□ 是否加重

病史重点采集信息

□ 现病史	□ 恶心呕吐 *	□ 有或无
		□ 呕吐物性状
		□ 是否为喷射状
		□ 呕吐频次
	□ 意识障碍 *	□ 有或无
	□ 偏瘫或失语 *	□ 有或无
□ 既往史	□ 高血压病史 *	□ 有或无
		□ 发生时间
		□ 是否用药　□ 有或无
		□ 最高值
	□ 是否有脑血管畸形史	□ 是否已经治疗
	□ 是否偏头痛史	

体格检查重点采集信息

□ 生命体征 *	□ 体温		
	□ 脉搏		
	□ 呼吸		
	□ 血压		
□ 常规体检	□ 活动 *	□ 自如	
		□ 受限	
	□ 是否神志清楚 *	□ 无	
		□ 有	
	□ 瞳孔反射	□ 正常	
		□ 异常	
	□ 神经系统查体 *	□ 肌力	
		□ 肌张力	
		□ 生理反射	
		□ 病理反射	
□ 妇产科特殊检查 *（消毒窥器检查）	□ 子宫查体	□ 宫高与孕周相符	
		□ 宫缩	
		□ 有间歇期	
	□ 阴道	□ 分泌物	□ 性状
			□ 气味
		□ 活动性出血	
	□ 宫颈	□ 消失度	
		□ 位置	
		□ 软硬度	
		□ 宫颈 □ 关闭	
		□ 开放 □ □ 开大程度	
			□ 先露位置

辅助检查重点项目

□ 实验室检查	□ 血常规 + 血型 *		
	□ 凝血五项 *		
	□ 肝肾功血离子		
	□ 血气血糖		
□ 产科超声	□ 胎儿大小		
	□ 羊水量	□ 深度	
		□ 指数	
	□ 胎盘位置		
□ CT	□ S/D		
	□ 脐带绕颈		
	□ 是否出血		
	□ 出血量		
	□ 出血位置		

治疗方案

□ 请神经内科及神经外科会诊		
□ 入院	□ 保守	□ 详见住院流程
	□ 手术	□ 详见住院流程

注：* 为急诊必做项目，其余为门诊必做项目

2. 妊娠期及分娩期脑出血住院诊疗流程

病史 *	□ 目前孕周	
	□ 是否高血压	
	□ 是否头痛	
	□ 是否恶心呕吐	
	□ 是否意识障碍	
	□ 是否偏瘫或失语	
	□ 是否有脑血管畸形病史	
	□ 是否有偏头痛病史	
□ 体格检查 *	□ 生命体征	□ 体温
		□ 呼吸
		□ 脉搏
		□ 血压
	□ 常规体检	□ 活动
		□ 神志
		□ 瞳孔
		□ 肌力
	□ 神经科特殊检查 *	□ 肌张力
		□ 生理反射
		□ 病理反射

辅助检查	□ 实验室检查	□ 血常规＋血型（必要时动态监测血常规）		
		□ 凝血五项（必要时动态监测血常规）		
		□ 动态监测血离子		
		□ 动态监测血气分析		
		□ 动态监测血糖		
	□ MRI 或弥散	□ 进一步是否脑出血		
		□ 判断出血性状	□ 部位	
			□ 大小	
治疗	□ 请神经内科和神经外科会诊			
	□ 决定是否手术			
	□ 决定是否终止妊娠			
	□ 决定终止妊娠方式			
	□ 支持治疗			

注：* 病史及体格检查同妊娠期脑出血门诊流程

3. 妊娠期脑出血门诊／急诊／住院护理流程

护理流程	描述要点
□ 健康教育	□ 病区环境
	□ 化验检查注意事项
	□ 负责医护人员
	□ 安全评估及告知
	□ 用药的作用和注意事项
	□ 胎动计数观察及指导
□ 心理护理	□ 心理状况评估及护理
□ 监测	□ 生命体征
	□ 阴道流血及流液情况
	□ 腹痛及其他症状
	□ 胎动情况
	□ 头晕、头痛、肢体麻木、口齿不清等
	□ 呕吐、偏瘫、失语、意识障碍、大小便失禁等
□ 协助医师	□ 询问病史
	□ 体格检查
	□ 胎心监护
	□ 超声检查
□ 协助检查	□ CT 和（或）磁共振
	□ 心电图检查
	□ 腰椎穿刺

护理流程	描述要点
□ 采血	□ 遵医嘱
□ 专科护理	□ 听胎心
	□ 自理能力活动评估
	□ 预防跌倒／坠床护理告知
	□ 用药指导
	□ 并发症的观察及护理
□ 出院指导	□ 复查时间
	□ 康复自我护理方法
	□ 办理出院相关流程

（二）妊娠期及分娩期脑出血诊断要点

1. 病史要点

（1）是否有高血压

1）妊娠合并急性脑出血是妊娠期的严重合并症，其发病率虽然很低，但死亡率较高。妊娠期特殊的生理机制，容易发生脑出血：①患者在妊娠期血容量上升，导致血管扩张，形成出血。②患者动脉压过高，会导致血脑屏障失调，血管破裂。③患者凝血功能减弱，血管通透性改变，导致出血几率增加。④存在妊娠期高血压情况时，患者的血压升高。⑤孕中晚期孕妇的血容量急骤增加，使其心排出量增加，收缩压及舒张压均增高；尤其是合并妊娠高血压疾病时，患者全身小动脉痉挛，引起血管壁损伤，造成血管破裂出血。⑥分娩时第二产程腹压增加均可使血压进一步升高，从而使颅压升高，尤其在合并微血管瘤形成或脑动脉瘤时，极易造成破裂出血。

2）妊娠期高血压疾病是导致脑出血最常见原因，它是妊娠期特有的疾病，其基本的病理变化是全身小动脉痉挛，凝血系统激活导致的缺血缺氧可累及全身所有器官。妊娠期高血压疾病后脑部小动脉痉挛引起脑血管自身调节功能丧失，长时间的痉挛性收缩，容易导致微血管内血栓形成，严重的可能发生大面积脑出血；子痫前期血管内皮细胞受损，毛细血管通透性增加，血浆、红细胞可渗出到脑血管外间隙中，造成点状出血；此外胶体渗透压降低明显，易发生脑水肿；而且，当平均动脉压≥140mmHg（1mmHg＝0.133kPa）时，可导致脑血管壁的损伤和自身调节功能的丧失，进而发生脑血管破裂出血。

3）妊娠期高血压导致脑出血首要表现为大脑皮层瘀斑出血，这种出血在皮层呈放射型、条纹状分层分布，深达 2~4cm，并且常见于枕叶区，其次为顶叶、额叶和颞叶。基底节、脑桥和大脑半球表现为大小不等血肿,可延伸至脑室。

4)在慢性高血压孕妇中,妊娠期脑出血与长期血压控制不佳密切相关。长期高血压导致脑内小动脉分叉处或其附近中层变性,高血压的机械作用引起血管内膜水肿以及血管痉挛使动脉壁发生营养障碍、血管渗透性增高,血浆渗过内膜,大量纤维蛋白溶解酶进入血管壁中,导致组织溶解,内膜玻璃样变。同时微小动脉瘤发生增加。在此病理基础上,当血压急剧升高超过了血管壁所能承受的压力时,血管破裂出血。高血压病史越长,脑出血风险越大。

5)妊娠期妇女如果发生脑出血症状不伴随高血压应该考虑其他原因导致的脑出血。

(2)是否有头痛及头痛的部位:头痛主要为局部或全头胀痛,突然出现,间断性或持续性,进行性加重,逐渐出现视物模糊、肢体无力、昏迷等。

脑实质出血头痛的特点为头痛的程度随出血的部位和大小发生变化,常见部位为枕部或额部。20%~50%的急性脑出血可以在数天或数周前就可以出现预警性头痛(warning headache),其可能是局部的或弥漫性的,但一般比较轻微,可以自然缓解,可以被非麻醉类止痛药抑制。如果头痛突然加重,提示破裂的动脉壁漏出少量出血至脑组织或进入蛛网膜下腔,称为预警性漏出,预示着病情加重。

(3)脑出血发生的时间

1)妊娠期脑出血可发生于整个妊娠期间,子痫前期-子痫引起脑出血多发生于孕中晚期,而脑血管畸形引起的脑出血在孕中期也并不罕见。因此,临床医师在妊娠的任何时段都不能放松对该疾病的警惕。

2)子痫抽搐时,或分娩、排便用力、情绪波动时,由于血压骤升时脑血管内压力增加,极易导致受损的血管壁破裂出血。

3)产褥期的血流动力学变化增加了脑出血的风险。

4)剖宫产时突然而剧烈的血流动力学变化增加了脑出血的风险,同时硬膜外麻醉引起长时间脑脊液压力降低会导致动脉透壁压的改变,特别对有动脉瘤或脑动静脉畸形的孕妇,脑血管破裂出血风险增加。

(4)根据症状和体征判断出血部位

1)局部神经系统体征常常与出血部位相关。

2)内囊出血:两眼向出血灶同侧凝视,三偏征——偏瘫、偏身感觉障碍和偏盲。

3)丘脑出血:病灶对侧偏身感觉丧失及轻偏瘫

失语,丘脑出血可波及中脑,发生双眼垂直同向运动障碍或向上运动受限,似"日落眼",瞳孔较小,不等大,对光反应阳性。

4)脑桥出血:突然发病,很快陷入深昏迷,数小时内死亡,出现去大脑强直,两眼向对侧凝视;因体温调节中枢失调可有持续高热;脑干呼吸中枢受累时,出现呼吸困难、不规则呼吸。

5)小脑出血:突然发病,眩晕,频繁呕吐,枕部头痛,一侧上下肢共济失调,但瘫痪不严重,眼球震颤,一侧周围性面瘫。如出血量多则进行性颅内压增高,很快进入昏迷,大多在48小时内因枕骨大孔疝而死亡。

6)脑叶出血:枕叶出血时出血侧的眼球痛,对侧偏盲;左颞叶出血可有同侧耳痛,言语多重复,语言理解差,病灶对侧及同侧偏盲;额叶出血为病灶对侧轻偏瘫与两额部头痛;顶叶出血病灶同侧颞部疼痛,对侧中度感觉障碍与轻偏瘫。

7)脑室出血:多为脑实质出血破入侧脑室,第3脑室、脑干及小脑出血破入第四脑室,可出现病情加重,昏迷加深,强直抽搐。

(5)是否有恶心呕吐:与颅内压增高或脑干受累有关,常常为喷射状呕吐。需与急性胃肠炎和妊娠剧吐相鉴别。

(6)是否有偏瘫:根据患者的偏瘫症状大致可以分析出血的部位及量的多少。

(7)是否有意识障碍、昏迷:常见子痫发作后陷入昏迷,昏迷程度与颅内增高程度、出血部位及出血量多少有关。如出血量在第三脑室灰白质或丘脑核易昏迷,在大脑半球灰白质出血,昏迷少见。

(8)是否有眼花或视物模糊:5%的患者行眼底检查时可以发现单侧或双侧的眼底出血,如妊娠期高血压病人发现眼底出血,高度怀疑有颅内出血。

(9)是否有抽搐或癫痫痉:颅内出血为强直-阵挛性抽搐,注意与低钙抽搐、癔症抽搐、高血糖抽搐、癫痫抽搐或子痫抽搐相鉴别。

(10)是否有颈项强直:围产期脑出血的患者还会出现脑膜刺激征,通常表现为颈项强直,是血液流入蛛网膜下腔导致无菌性脑膜炎的表现。

(11)脑出血的危险因素:妊娠高血压、子痫前期、子痫和脑血管畸形、高龄妊娠、剖宫产、多产等是妊娠期脑出血的重要危险因素,既往脑血管病、高血压病、糖尿病、心瓣膜病、镰刀形细胞贫血症、系统性红斑狼疮及嗜烟等危险因素均可增加妊娠期脑血管意外的风险。血液系统疾病引起的凝血障碍如再生障碍性贫血、血小板减少性紫癜等也有可能导致妊娠期脑出血的发生,对于有蛋白 C 缺乏等血液疾病的患者进行抗凝治疗时若用药量不当也会增加脑出血的风险。

2. 体格检查要点

(1) 重视生命体征:主要注意有无呼吸深而快或慢而不规则或呈潮式呼吸,血压是否明显升高。

(2) 神经科查体:查体内容包括意识及精神状态、脑神经、运动系统、感觉系统、反射、自主神经系统。全面的查体不仅能帮助定性诊断,结合症状分析往往能协助定位诊断。

1) 意识障碍的分级:

A. 嗜睡(somnolence):是指意识障碍的早期表现,意识清醒水平下降,精神萎靡,动作减少。患者持续地处于睡眠状态,能被唤醒,也能正确地回答问题,能够配合身体检查,但刺激停止后又进入睡眠。

B. 昏睡(stupor):是指意识清醒水平较前者降低,需高声喊叫或较强烈的疼痛刺激方可能唤醒,醒后可见表情茫然,能简单含混和不完全地回答问话,对检查也不能够合作,刺激停止后立即进入熟睡。

C. 浅昏迷:一旦进入昏迷(coma)状态,患者表现为意识丧失,高声喊叫不能唤醒,亦即对第二信号系统完全失去反应。此时强烈的疼痛刺激,如压眶上缘可有痛苦表情及躲避反射。可有较少的无意识自发动作。腹壁反射消失,但角膜反射、瞳孔对光反射、咳嗽反射、吞咽反射、腱反射存在,生命体征无明显改变。抑制达到皮层。

D. 中昏迷:是指对疼痛的反应消失,自发动作也消失,四肢完全处于瘫痪状态,腱反射亢进,病理反射阳性。角膜反射、瞳孔对光反射、咳嗽反射和吞咽反射等仍存在,但已减弱。呼吸和循环功能尚稳定。抑制达到皮层下。

E. 深昏迷:是指患者表现眼球固定,瞳孔散大,角膜反射、瞳孔对光反射、咳嗽反射和吞咽反射等均消失。四肢呈弛缓性瘫,腱反射消失,病理反射也消失。

2) GLASGOW 评分(表 7-1):此表是评价意识障碍最常用的标准,最高的得分为 15,表示正常状态,低于 15 分即表示有意识障碍存在。分数越低,意识障碍亦越重。这一昏迷计分法(GCS)现已被各国用以估计颅脑损伤的程度,较一致认为,颅脑损伤在伤后 6 小时的 GCS 计分低于 8 分者属重型病例,低于 5 分者为严重病例,计分在 9 分以上 12 分以下者为中型病例,计分为 13 分以上者为轻型病例。

3) 肌力如何分级:根据肌力的情况,一般均将肌力分为以下六级:

- 0级 完全瘫痪,不能作任何自由运动。
- I级 可见肌肉轻微收缩。
- II级 肢体能在床上平行移动。
- III级 肢体可以克服地心吸收力,能抬离床面。
- IV级 肢体能做对抗外界阻力的运动。
- V级 肌力正常,运动自如。

4) 肌张力分级:改良的 Ashworth 分级标准。

- 0 级 正常肌张力。
- 1 级 肌张力略微增加:受累部分被动屈伸时,在关节活动范围之末时呈现最小的阻力,或出现突然卡住和突然释放。
- 1+ 级 肌张力轻度增加:在关节活动后 50% 范围内出现突然卡住,然后在关节活动范围后 50% 均呈现最小阻力。
- 2 级 肌张力较明显地增加:通过关节活动范围的大部分时,肌张力均较明显地增加,但受累部分仍能较容易地被移动。
- 3 级 肌张力严重增加:被动活动困难。

表 7-1 GLASGOW 评分

睁眼活动	计分	运动功能	计分	语言功能	计分
自动睁眼	4	能听从指令活动	6	语言切题	5
闻声后睁眼	3	局部痛刺激有反应	5	语不达意	4
痛刺激后睁眼	2	正常回缩反应	4	语言错乱	3
从不睁眼	1	屈曲性姿势	3	糊涂发言	2
		伸直性姿势	2	无语言	1
		无运动反应	1		

● 4级　僵直:受累部分被动屈伸时呈现僵直状态,不能活动。

5)病理反射检查:当上运动神经元受损后,被锥体束抑制的屈曲性防御反射变得易化或被释放,称为病理反射。严重者,各种刺激均可加以引出,甚至出现所谓的"自发性"病理反射。

Babinski征:用叩诊锤柄端等物由后向前划足底外缘直到踇趾基部,阳性者踇趾背屈,余各趾呈扇形分开,膝、髋关节屈曲。刺激过重或足底感觉过敏时亦可出现肢体回缩的假阳性反应。此征也可用下列方法引出:① Oppenheim征:以拇、示指沿胫骨自上向下划;② Chaddock征:由后向前划足背外侧缘;③ Gordon征:用力挤压腓肠肌。

Hoffmann征:为上肢的病理反射。检查时左手握患者手腕,右手食、中指夹住患者中指,将腕稍背屈,各指半屈放松,以拇指急速轻弹其中指指甲,引起拇指及其余各指屈曲者为阳性。此征可见于10%~20%的正常人,其呈双侧对称性阳性,故一侧阳性者有意义。

3. 辅助检查要点

(1)颅脑超声:在起病24小时进行,并可动态观察,如见到脑中浅波移位或血肿,可支持脑出血诊断。随诊中可发现病灶区低密度回声,超声多普勒可进行脑血流动力学的监测。

(2)计算机断层摄像(CT)

1)可见高密度出血影,尚可显示出血部位、大小、周围水肿、脑室出血等。CT的电离辐射对胎儿的潜在危害包括死胎、胎儿生长受限、小头综合征、智力障碍、器官畸形和新生儿肿瘤。损害的大小取决于射线的剂量和暴露时胎儿的孕周。根据美国妇产科医师协会关于妊娠期及哺乳期影像学检查安全性指南指出,除个别情况外,X线检查、CT扫描或核医学成像检查所致辐射的暴露剂量远低于胎儿的损害剂量。如这些检查是超声或MRI的必要补充或更易于疾病的诊断,不应被拒绝用于妊娠期女性。CT发生不良事件的绝对风险较小,发生率较低。但是妊娠期脑血管疾病漏诊和误诊会对胎儿和母亲造成巨大的危害。孕期应该使用最低射线剂量。增强CT扫描会使用碘油造影剂,这种碘剂可以通过胎盘,影响胎儿的甲状腺功能。但远期预后尚不清楚,影响可能是短暂的。

2)颅内血肿CT的特点:

A. 分型:内侧型(血肿居内囊内侧)、外侧型(血肿居内囊外侧)、混合型、皮质下型、小脑型、脑干型。

B. 血肿不同时期的CT表现:

急性期(<1周):均匀高密度,CT值60~80HU,肾形、类圆形或不规则形。

吸收期(2周~2个月):高密度血肿向心性缩小,边缘模糊,逐渐变为等低密度。

囊变期(>2个月):较小的血肿由胶质和胶原纤维愈合,大的则残留囊腔,呈脑脊液密度,基底核的囊腔多呈条带状或新月状。

(3)磁共振成像(MRI)

1)可显示多层面。

2)又无显影剂、核辐射,对孕妇胎儿较安全,对颅内解剖及病理变化的探查效果优于CT和B超。

3)MRI的工作原理为使用氢质子能量,没有电离辐射,大量证据支持妊娠期的任何时间使用MRI是安全的。孕期使用钆剂是否安全目前尚无共识。目前缺乏钆剂在人类孕期使用的安全性研究,除非绝对必要,尽量避免在孕期使用。

4)脑出血具有特征性的MRI影像表现,MRI对超急性期脑出血敏感性高,各期血肿均具有不同的信号特征,可根据MRI的信号特征对血肿进行分期,对脑出血的诊断、治疗及预后判断具有重要价值。2007年美国的放射安全指南提出"只要患者能接受MRI的利弊风险,MRI可以在孕期任何时候安全使用"。但是MRI的增强造影剂钆可通过胎盘,目前认为可诱导胎儿肾脏系统性纤维化,被FDA列为妊娠期C类用药,仅限于"对胎儿的潜在利益大于潜在危险"的情况下使用。2007年美国放射安全指南建议:为安全使用MRI,应该避免在孕期静脉注射钆,只有绝对必要时方考虑使用。

5)血肿在不同时期的MRI表现:

急性期(<3天):血肿主要为去氧血红蛋白,T_1W_1等信号,T_2W_1低信号。

亚急性期(3天~4周):血肿去氧血红蛋白逐渐变为高铁血红蛋白,T_1W_1出现高信号,由周边开始,T_2W_1仍为低信号。血肿至6~8天,T_1W_1、T_2W_1均为高信号,这是因为红细胞溶解,其内外磁化率差异不复存在。

慢性期(≥4周):血肿呈长T_1长T_2信号影,在T_2W_1上,血肿与水肿之间出现条状低信号环,是由于含铁血黄素沉着缩短T_2之故。

(4)脑血管造影

1)仅在手术前使用。

2)脑血管造影检查血管畸形者可见畸形血管迂曲。

（5）脑脊液检查：显示压力高，血性脑脊液，但颅内压高者禁用，因可引起脑疝，诊断明确者也不必做此检查。

4. 治疗要点

（1）对于围产期脑出血，早发现、早诊断、早治疗是提高疗效的重要手段。

（2）强调多学科联合支持，产科与神经外科、神经内科、麻醉科和 ICU 医师共同合作是抢救成功的关键，共同讨论明确诊断和制订治疗方案及终止妊娠的时机和终止妊娠的方式，根据患者病情轻重及孕周大小决定保守治疗及手术治疗。

（3）强调个体化治疗方案，针对不同孕周、不同致病原因和不同病情给予不同的治疗方法。

（4）脑出血的治疗包括内科治疗和外科治疗，大多数患者均以内科治疗为主，如果病情危重或发现有继发原因，且有手术适应证者，则应该进行外科治疗。

1）内科治疗：

① 一般治疗：脑出血患者在发病后的最初数天病情往往不稳定，应常规予以持续生命体征监测、神经系统评估、持续心肺监护，包括袖带血压监测、心电图监测、氧饱和度监测。脑出血患者的吸氧、呼吸支持及心脏病的处理，原则同《中国急性缺血性脑卒中诊治指南 2014》。

② 血压管理：

A. 应综合管理脑出血患者的血压，分析血压升高的原因，再根据血压情况决定是否进行降压治疗。

B. 当急性脑出血患者收缩压 >220mmHg 时，应积极使用静脉降压药物降低血压；当患者收缩压 >180mmHg 时，可使用静脉降压药物控制血压，根据患者临床表现调整降压速度，160/90mmHg 可作为参考的降压目标值。早期积极降压是安全的，其改善患者预后的有效性还有待进一步验证。

C. 在降压治疗期间应严密观察血压水平的变化，每隔 5~15 分钟进行 1 次血压监测。

D. 拉贝洛尔、肼屈嗪和口服硝苯地平都是合理的选择。由于 ACEI 抑制剂和血管紧张素受体阻断剂可以导致严重的先天畸形，孕期禁用。硝普钠有潜在的胎儿氰化物中毒可能，孕期使用存在争议。孕期长期使用甲基多巴、硝苯地平、拉贝洛尔、美托洛尔是安全的。

E. 降压过程需平稳，降压目标为 160/90mmHg 以下，平均动脉压 130mmHg 以下。

③ 血糖管理：血糖值可控制在 7.7~10.0mmol/L 的范围内。应加强血糖监测并相应处理：

A. 血糖超过 10mmol/L 时可给予胰岛素治疗。

B. 血糖低于 3.3mmol/L 时，可给予 10%~20% 葡萄糖口服或注射治疗。目标是达到正常血糖水平。

④ 体温管理：脑出血患者早期可出现中枢性发热，特别是在大量脑出血、丘脑出血或脑干出血者。入院 72 小时内发热持续时间与临床转归相关，这为积极治疗发热以使脑出血患者的体温维持正常提供了理论依据；然而，尚无资料表明治疗发热能改善临床转归。有临床研究结果提示经血管诱导轻度低温对严重脑出血患者安全可行，可以阻止出血灶周围脑水肿扩大。但低温治疗脑出血的疗效和安全性还有待深入研究。需注意的是，发病 3 天后，可因感染等原因引起发热，此时应该针对病因治疗。

⑤ 药物治疗：由于止血药物治疗脑出血临床疗效尚不确定，且可能增加血栓栓塞的风险，不推荐常规使用。神经保护剂、中药制剂的疗效与安全性尚需开展更多高质量临床试验进一步证实。

⑥ 病因治疗：

A. 使用抗栓药物发生脑出血时，应立即停药。

B. 对口服抗凝药物（华法林）相关脑出血，静脉应用维生素 K、新鲜冻干血浆和 PCC 各有优势，可根据条件选用。对新型口服抗凝药物（达比加群、阿哌沙班、利伐沙班）相关脑出血，目前缺乏快速有效拮抗药物。

C. 不推荐 rFⅦa 单药治疗口服抗凝药相关脑出血。

D. 对普通肝素相关脑出血，推荐使用硫酸鱼精蛋白治疗。

E. 对溶栓药物相关脑出血，可选择输注凝血因子和血小板治疗。目前尚无有效药物治疗抗血小板相关的脑出血。

F. 对于使用抗栓药物发生脑出血的患者，何时、如何恢复抗栓治疗需要进行评估，权衡利弊，结合患者具体情况决定。

⑦ 其他：针刺治疗的疗效与安全性尚需开展更多高质量临床试验进一步证实。

⑧ 并发症治疗：

A. 颅内压升高者，应卧床、适度抬高床头、严密观察生命体征。需要脱水除颅压时，应给予甘露醇静脉滴注，而用量及疗程依个体化而定。同时，注意监测心、肾及电解质情况。必要时，也可用呋塞米、甘油果糖和（或）白蛋白。

B. 痫性发作：

a. 有癫痫发作者应给予抗癫痫药物治疗。考虑到绝大多数抗癫痫药物都有潜在的致畸作用,不推荐预防用药。近期国际抗癫痫药物妊娠期使用信息报道提示,妊娠期使用的四种主要抗癫痫药物(丙戊酸、苯巴比妥、卡马西平、拉莫三嗪)的致畸作用具有剂量 - 依赖效应,拉莫三嗪的剂量小于 300mg 致畸风险最小。

b. 疑似为癫痫发作者,应考虑持续脑电图监测。如监测到痫样放电,应给予抗癫痫药物治疗。

c. 不推荐预防性应用抗癫痫药物。

2) 外科治疗:

① 手术指征:对于大多数原发性脑出血患者,外科治疗的有效性尚不能充分确定,不主张无选择地常规使用外科或微创手术。以下临床情况,可个体化考虑选择外科手术或微创手术治疗:

A. 出现神经功能恶化或脑干受压的小脑出血者,无论有无脑室梗阻致脑积水的表现,都应尽快手术清除血肿;不推荐单纯脑室引流而不进行血肿清除。

B. 对于脑叶出血超过 30ml 且距皮质表面 1cm 范围内的患者,可考虑标准开颅术清除幕上血肿或微创手术清除血肿。

C. 发病 72 小时内、血肿体积 20~40ml、GCS>9 分的幕上高血压脑出血患者,在有条件的医院,经严格选择后可应用微创手术联合或不联合溶栓药物液化引流清除血肿。

D. 40ml 以上重症脑出血患者由于血肿占位效应导致意识障碍恶化者,可考虑微创手术清除血肿。

E. 病因未明确的脑出血患者行微创手术前应行血管相关检查(CTA/MRA/DSA)排除血管病。

② 针对孕 <28 周的孕妇,有手术指征的先行开颅手术清除颅内血肿,建议同时终止妊娠。针对孕周≥28 周的孕妇,胎儿条件成熟的可先行剖宫产取出胎儿,随机将新生儿送至新生儿科积极抢救患儿生命,继续行开颅手术清除血肿,抢救孕妇性命,尽力保全两者生命;胎儿检查成熟度不足的,根据患者家属意愿及病情决定是否要终止妊娠,以抢救孕妇生命为前提,情况良好可继续保胎治疗。

A. 治疗妊娠期高血压脑出血的患者,需要根据患者的不同情况,采取不同的措施,其内容主要包括以下几个方面:第一方面,孕周。孕周 <36 周时,发生脑出血症状要及时采取手术措施;孕周 >36 周时,要采取紧急治疗措施,并进行剖宫产手术。第二方面,出血情况。对出血量在 30ml 以内的患者,使用

解痉、脱水降颅压治疗,在分娩时不能采取神经外科措施;对急性梗阻性脑积水、脑干受压、明显压迫等情况的患者,采取剖宫产手术分娩。妊娠期脑出血多发生在晚期妊娠及分娩过程,妊娠合并急性脑出血应先行终止妊娠,依患者情况适时行开颅手术,分娩以剖宫产为宜,尽量同时行绝育术。不宜采取母乳喂养。妊娠合并急性脑出血以全麻下剖宫产为宜,并同时做好新生儿抢救的准备,母婴多可获得较好的结局。

B. 非妊娠期高血压疾病导致的脑出血,依据病情,终止妊娠可行选择性剖宫产或经阴道分娩但需要硬膜外麻醉镇痛,产程中避免过度紧张及疼痛导致的血压骤升,在第二产程实施手术助产术,避免产妇过度用力。相对而言,剖宫产术可降低第二产程中的血压骤升风险。对于合并动脉瘤但从未发生破裂的孕妇分娩方式选择上,尚无证据表明剖宫产术优于严密监护下的经阴道分娩。

C. 对于脑动脉瘤患者,由于妊娠对肿瘤的促进作用,一般情况下不宜妊娠,一旦妊娠应及时终止,并根据患者颅内出血情况及一般状况决定是否施行开颅手术。为避免第二产程用力颅内压增高加重脑出血,在绝大多数情况下以剖宫产为宜。

5. 护理要点　妊娠合并脑出血是指发生在妊娠、产褥期的急性出血性脑血管疾病,是产科的急重症,而妊娠期高血压是导致妊娠期脑出血最主要原因,其次脑血管畸形等。因此护士应掌握健康教育、心理护理、专科护理、用药护理、康复期护理等相关要点,尽力保证母儿健康。

(1) 健康教育

1) 告知患者及家属妊娠合并脑出血最常见的临床表现是头痛、呕吐,抽搐和意识障碍,缺乏特异性。当孕产妇突然出现头痛、恶心、呕吐、抽搐和昏迷等症状时,不要忽视,及时通知护士,并且尽量保持卧床,不要情绪激动或继续走动,及时行头 CT 及 MRI 检查明确诊断,早诊断及时治疗是改善预防的关键。

2) 告知对于症状较轻的孕妇经过系统检查之后,可以采取保守治疗的,可以告知按时服药,监测血压,改变体位时动作缓慢,注意休息。

3) 妊娠期脑出血可发生于整个妊娠期间,子痫前期 - 子痫引起脑出血多发生于孕中晚期,而脑血管畸形引起的脑出血在孕中期也并不罕见。因此,提高家属和孕产妇对该疾病的重视。

4) 告知孕妇家属对于子痫引起的脑出血具有

发病急、进展快、病死率高,一旦具备手术指征,应立即手术,取得家属配合。

5) 告知家属妊娠合并急性脑出血的病情较急,危及母儿生命,致残致死率高,故医护全力救治也不排除母儿不良预后,取得家属的理解。

(2) 心理护理

1) 使用孕妇焦虑抑郁自评量表评估孕妇的心理状态,安慰鼓励患者重新树立信心,争取早日康复出院。

2) 由于病情严重,患者感到恐惧、悲观,护理人员要告知患者疾病的转归过程,使其对治疗有信心,取得合作。

3) 观察患者的心理变化,及时、调整其心理状态,要善于引导患者谈话,耐心倾听患者谈话,使其感受到心理寄托。

4) 指导其从正面、有利的方面看待病情。做各项治疗护理要得到患者的同意,并且要重视家属的作用,在患者情绪不稳定时,允许家属陪护,是一种有效的心理支持和感情交流,可使患者获得慰藉,减轻孤独感,增加安全感,有利于疾病的恢复。

(3) 专科护理

1) 观察血压情况:

A. 密切监测患者血压,每天 4 次测量血压,必要时长期监护,保持环境安静,避免声、光等刺激及过多干扰,心情稳定,避免过度劳累。

B. 观察意识、瞳孔的变化,可通过问话、呼唤、疼痛刺激及肢体运动等情况来判断患者的意识状况。如出现头痛、呕吐立即通知医师。

C. 引导患者合理饮食,多食用高蛋白质、高维生素的食物,保持患者排便通畅,预防患者出现便秘现象,以防止颅内压再次出现的情况。

2) 预防坠积性肺炎的发生:

A. 术后患者去枕平卧 6 小时,头偏向一侧,6 小时后床头抬高 20°~30°,保持呼吸道通畅,防止误吸。

B. 给予面罩或鼻导管吸氧,保持室内空气清新,湿度适宜。

C. 如术后患者有痰,协助翻身轻叩背部,或是雾化吸入使痰液脱落,利于排出。

D. 保持床单位清洁,观察患者皮肤情况,防止压疮的发生。

3) 预防下肢静脉血栓形成:

A. 护士应指导孕妇在家属陪伴下每天要适度室内活动。

B. 观察双下肢皮温、皮色、有无肿胀及疼痛等不适症状。

C. 卧床期间可行气压治疗,每 2 小时床上翻身活动一次,孕妇也可在床上适当活动下肢,防止深静脉血栓的形成。

(4) 用药护理

1) 常规药物的使用与非妊娠期一样,例如甘露醇治疗高颅压,抗癫痫药物控制和预防癫痫发作,尼莫地平解除血管痉挛等。

2) 患者入院后,立即安置急救病房,保持患者呼吸通畅,予以吸氧,测血压,建立静脉通道,遵医嘱快速静滴 25% 甘露醇 250ml,以降低颅内压,注意神志、瞳孔及呼吸血压的变化,随时观察胎心的变化。并做好剖宫产及开颅手术的相关准备工作,以保证患者安全。

3) 对于长时间输液的患者,注意输液速度,不宜过快,避免加重心脏负荷。

(5) 康复期护理

1) 妊娠合并脑出血患者多有不同程度的偏瘫或失语等神经功能障碍,早期进行康复指导训练,可以改善功能转归。

2) 肢体功能锻炼患者病情稳定后,早期开始康复治疗,促使神经系统早日建立新的联系,达到恢复极限,避免发生失用综合征。

3) 为了防止脑出血的再发生,指导患者要定期复查,生活要有规律,防止情绪激动和便秘。

(陈海英　孟涛　谢诺)

参考文献

1. 黄醒华. 妊娠期高血压疾病并发脑出血的诊断与治疗. 中国实用妇科与产科杂志,2004,20(10):586-589.
2. Bernotas G,Simaitis K,Bunevičius A,et al. Safety and efficacy of stereotactic aspiration with fibrinolysis for deep-seated spontaneous intracerebral hemorrhages:a single-center experience. Medicina(Kaunas),2017,3.
3. Committee Opinion No. 656:Guidelines for Diagnostic Imaging During Pregnancy and Lactation. Obstet Gynecol,2016,127:e75-e80.
4. 白人驹. 医学影像诊断学. 北京:人民卫生出版社,2006:77-86.
5. 高元桂,蔡幼铨,蔡祖龙. 磁共振成像诊断. 北京:人民军医出版社,2004:203-213.
6. 中华医学会神经病学分会,中华医学会神经病学分会脑血管病学组. 中国脑出血诊治指南(2014). 中华神经外科杂志,2015,31(12):435-444.
7. 王文娟,刘艳芳,赵性泉,译. 脑出血治疗指南. 中国卒中杂志,2006,12(i2):888-899.

8. 中华医学会神经外科学分会中国医师协会急诊医师分会,国家卫生和计划生育委员会脑卒中筛查与防治工程委员会.自发性脑出血诊断治疗中国多学科专家共识.中华神经外科,2015,31(12):1189-1194.

9. Dastur CK,Yu W. Current management of spontaneous intracerebral haemorrhage. Stroke and Vascular Neurology,2017,2:21-29.

第三节 脑血栓

(一) 流程化管理清单

1. 妊娠合并脑血栓诊疗流程

病史重点采集信息			
□ 病史 *	□ 现病史	□ 停经 *	□ 月经周期是否规律
			□ 停经时间
		□ 头痛 *	□ 有或无
		□ 呕吐 *	□ 性状
			□ 次数
		□ 视力障碍	□ 有或无
		□ 癫痫发作	□ 有或无
		□ 意识障碍	□ 有或无
			□ 程度
		□ 肢体感觉/运动障碍	□ 有或无
			□ 程度
		□ 孕产史 *	□ 孕次__次
			□ 目前存活子女__个
	□ 既往史	□ 口服避孕药	□ 有或无
		□ 吸烟	□ 有或无
		□ 饮酒	□ 有或无
		□ 高血压病	□ 有或无
		□ 糖尿病	□ 有或无
		□ 心脏病	□ 有或无
		□ 神经系统疾病	□ 有或无

病史重点采集信息		
□ 生命体征		
□ 常规产检	□ 胎产式	
	□ 宫高	
	□ 腹围	
	□ 胎位	
	□ 胎心	

体格检查重点采集信息		
□ 体格检查 *	□ 神经系统特殊检查 *	
	□ 神志 *	□ 清楚
		□ 不清楚
	□ 视力 *	□ 正常
		□ 模糊
	□ 肢体活动 *	□ 正常
		□ 障碍
	□ 肢体感觉 *	□ 正常
		□ 障碍
	□ 四肢肌力	□ 正常
		□ 降低

辅助检查重点项目		
□ 辅助检查	□ 实验室检查	□ 血常规+血型
		□ 凝血五项
		□ 肝肾功能
		□ 血离子
	□ 胎儿超声	□ 胎儿发育情况
	□ CT	□ 病变部位和大小
	□ MRI	□ 病变部位和大小
	□ DSA	□ 病变部位和大小

治疗方案	
□ 治疗	□ 适时及时终止妊娠
	□ 营养支持
	□ 降颅压
	□ 预防感染
	□ 抗凝治疗
	□ 溶栓

注:*代表住院需注意项目,未标注为门诊/急诊和住院通用

2. 妊娠合并脑血栓门诊/急诊/住院护理流程
略(详见本章第二节脑出血)

(二) 妊娠合并脑血栓诊断要点

1. 病史要点
(1)产科病史:产科病史同其他产妇,注意是否合并妊娠期高血压疾病,注意孕期血压情况,询问妊娠期高血压疾病患者是否有胎盘早剥等征象,产后

患者注意追问分娩方式、分娩经过及孕期情况。

（2）全身症状：注意有无发热、意识障碍。

（3）颅内压增高表现：注意有无剧烈头痛、恶心、呕吐。头痛是最常见的症状，大约 90% 的病例会出现。

（4）癫痫发作：注意有无全面性强直-痉挛发作或局限性运动发作。

（5）运动障碍：注意有无偏瘫。

（6）是否有语言感觉障碍：注意有无运动性失语或偏身感觉障碍。

（7）是否有视物不清：注意有无失明或视觉障碍。

（8）是否有神经系统病史

1）神经系统病史对于下一步的诊断和治疗也很重要。

2）需要注意的是神经系统病史包括脑血管畸形病史、脑梗病史等。

3）神经系统病史对于脑血栓的诊断及开展进一步系统的病因筛查至关重要。

（9）是否为急性或亚急性起病

1）该病多数为急性或亚急性起病。

2）少数患者病情迁延、反复或进行性加重。对于此类患者要注意询问患者发病过程及治疗过程。

2. 体格检查要点

（1）重视生命体征：主要是注意有无神志淡漠、对事物没兴趣、无应答、甚至昏睡征象。

（2）产科检查

1）检查前充分沟通，告知该操作的目的和必要性。

2）对于妊娠期高血压疾病患者注意有无子宫压痛、板状腹等胎盘早剥征象。

（3）神经系统检查

1）最常见的颅内静脉窦血栓（cerebral venous and sinus thrombosis，CVST）形成一般呈急性、亚急性起病，临床表现较复杂而无特异性，这与血栓形成的部位、范围、进展速度及有无有效的侧支循环等有关。根据栓塞部位及皮质受损部位可出现相应局灶性神经功能缺损，如偏瘫、失语、脑神经损害、颅内高压、意识障碍等。

2）如血栓形成速度缓慢，并有静脉侧支代偿，则对颅内血流动力学和脑代谢的影响较小，临床上可无明显的症状与体征。

3）当血栓发展显著影响脑静脉血流时，可以累及多窦，甚至深静脉血栓形成，使脑实质损伤范围进一步扩大。不同静脉窦收集来自不同静脉回流的血液，由于受累静脉窦不同，发生回流障碍的静脉也就不同，出现梗死的部位也各异。以上矢状窦为主的病灶多位于额、顶叶，可出现肢体瘫痪、感觉异常、癫痫发作甚至膀胱功能障碍等；以横窦、乙状窦为主的病灶多位于颞叶及颞枕交界区，可出现对侧肢体瘫痪、后组脑神经受损的表现，直窦血栓形成则出现昏迷、动眼神经损伤及较严重的肢体瘫痪、去脑强直状态甚至脑疝。由于发病部位不同，临床症状也有所不同。

3. 辅助检查要点

（1）头颅 CT

1）对于妊娠及产褥期患者，一旦发生神经系统症状，疑有脑血管病发生时应及早请神经科医师会诊，通过详细的神经系统体检及影像学检查，确定是否发生了脑血管病。

2）头颅 CT 是最普及、最常见的颅脑检查设备，对发病早期脑血栓的识别很重要，可排除动脉性脑梗死、脑出血及颅内占位病变。

（2）头颅 MRI：MRI 在显示早期脑血栓病灶的形态、大小、数量、部位等方面明显优于 CT，MRI 在脑血栓发病数小时后即可显示低信号、高信号的病变区域，与 CT 相比，可发现脑干、小脑梗死和小灶梗死。然而，MRI 不能鉴别缓慢的血流信号与血栓信号，且对直窦及深静脉系统血栓不敏感，故对诊断有一定的局限性，MRI 无对比剂静脉血管成像（MRV）的应用弥补了此不足。CVST 时 MRV 的直接征象为发育正常的静脉窦高血流信号缺失或呈现边缘模糊且不规则的较低血流信号，间接征象为由于静脉回流障碍导致的脑表面及深部静脉扩张，侧支循环形成。有学者认为，MRI 静脉窦异常信号与相应部位血流信号消失结合，可确诊此病。

（3）DSA 检查：数字减影血管造影术（DSA）显示静脉窦血栓形成的部位、范围及静脉异常回流及代偿情况，被认为是诊断 CVST 的"金标准"，表现主要为受累静脉窦充盈缺损或不显影，动静脉循环时间明显延长，小静脉迂曲扩张、数目增多、静脉逆流等。

（三）治疗要点

1. 标准治疗方法　颅内静脉窦血栓形成的标准治疗是应用肝素或低分子肝素抗凝治疗，使该病的致死率大大降低。CVST 一旦确诊立即选择全身抗凝治疗，可给予低分子肝素、口服华法林抗凝治疗。对病情严重者,我院采用多途径联合血管内治疗,包括静脉窦内接触性溶栓、机械碎栓、颈动脉溶栓、静脉窦内支架置入术,可提高静脉窦血栓的再通率、降低孕产妇致残率,CVST 治疗后,应继续给予抗凝药物 3 个月。对于脑梗死患者,给予缓解脑水肿、降颅压、抗凝、改善脑循环、营养脑细胞、促进神经功能恢复等治疗。如伴有高同型半胱氨酸血症,给予维生素 B_6、B_{12}、叶酸等治疗。对合并抗磷脂抗体综合征、系统性红斑狼疮等结缔组织疾病者,应给予肾上腺皮质激素或免疫调节治疗,抗凝及抗血小板治疗。

2. 上矢状窦远端置管经静脉内接触性溶栓

(1) 病理生理改变:颅内静脉窦血栓形成的主要病理生理改变为脑血液循环的流出道闭塞,血液回流受阻,使脑组织内静脉压升高,脑淤血、水肿、颅内压升高,严重者可导致静脉性脑出血及蛛网膜下腔出血,故治疗的关键在于如何尽快开通阻塞的静脉及静脉窦。静脉窦血栓的自溶约始于发病后 20 天,较大的血栓溶解需要近 2 个月的时间,血管内介入治疗则可加速此过程。上矢状窦是颅内静脉窦血栓形成易累及部位,上矢状窦血栓约占全部颅内静脉窦血栓的 70%~80%。上矢状窦是脑静脉系统主要的回流通道。上矢状窦主要引流大脑上静脉分布区大脑半球浅层的血液,其也是脑脊液的主要回流通道;通过 Trolard 吻合及大脑中静脉,上矢状窦还是大脑深静脉的潜在回流通道。大脑上静脉汇入上矢状窦时,一般都是斜穿,在开口处的内皮皱襞形成半月状瓣膜装置,有防止血液倒流的作用,但窦内血压高于静脉血压时,窦内过度充盈,半月瓣样的皱襞即失去作用,可以产生血液逆流,即血液可由上矢状窦倒流入大脑上静脉,进而通过 Trolard 吻合及 Labbe 吻合可汇入海绵窦、蝶顶窦或横窦。这为上矢状窦远端置管局部溶栓奠定解剖学基础。另外,上矢状窦管腔较大易于操作,这是选择上矢状窦置管的另一原因。

(2) 施行局部溶栓治疗的标准:尽管充分抗凝治疗,神经功能缺损仍进行性加重;昏迷。

(3) 上矢状窦远端置管经静脉内接触性溶栓的优点:将微导管置于上矢状窦血栓远端接触性溶栓是一有效治疗措施,其优点是将微导管置于静脉窦血栓内,应用小剂量尿激酶持续泵入进行持续溶栓治疗,可显著提高血栓局部溶栓药物浓度,可增加静脉窦再通率,远端溶解的血栓可经侧支静脉逆流循环汇入海绵窦、蝶顶窦或横窦等逐步清除或者经过

部分再通的静脉窦逐步清除。另外,随着远端血栓的溶解,可逐步回撤微导管,直至静脉窦主干再通。虽然上矢状窦远端置管经静脉内接触性溶栓是一种逆血流操作,但是颅内静脉系统的解剖生理特点使该治疗成为一种有效治疗措施。

(4) 血管内介入溶栓治疗的最佳时机:目前尚无统一的标准,一般认为昏迷、颅内出血、快速恶化的神经功能缺损、后颅窝损害、严重的视神经乳头水肿或有高度视力丧失的风险、肝素治疗反应差、直窦血栓形成、累及深静脉系统等是预后不良的指标,多建议进行局部介入治疗。

(5) 治疗的并发症:在整个溶栓过程中需检测凝血酶原时间、国际标准化比值、纤维蛋白原含量,根据凝血酶原时间、国际标准化比值、纤维蛋白原含量,调整尿激酶用量,可有效防止颅内出血并发症。

(6) 辅助抗凝治疗:针对预防颅内静脉窦血栓形成复发,抗凝治疗是公认有效的治疗方式。抗血小板聚集可能是预防产褥期颅内静脉窦血栓形成复发的有效治疗方式。针对预防颅内静脉窦血栓形成复发,对于产褥期颅内静脉窦血栓形成患者,在上矢状窦远端置管局部溶栓治疗术后,给予氢氯吡格雷和(或)阿司匹林抗血小板聚集预防血栓再形成是安全、有效的。

上矢状窦远端置管局部溶栓治疗重症产褥期颅内静脉窦血栓形成是一种安全、有效的治疗方式,上矢状窦远端置管局部溶栓可能是治疗产褥期颅内静脉窦血栓形成的一种有前途的、优先选择的治疗方式。侧支循环代偿在疾病恢复过程中起到重要作用;对于产褥期颅内静脉窦血栓形成患者,局部溶栓治疗术后给予氢氯吡格雷和(或)阿司匹林抗血小板聚集预防血栓再形成是安全、有效的。抗血小板聚集治疗可能是预防产褥期颅内静脉窦血栓形成复发的有效治疗方法。

3. 多学科协作　孕产妇合并脑血管病临床上虽然少见,但其治疗需要产科、神经科、放射科及康复科等多学科合作。脑血栓形成患者可予补液扩容、稀释血液、降颅压及抗凝等治疗,同时应注意药物对胎儿的影响,并根据患者病情,多科室合作确定适合的治疗方案。

4. 抗凝治疗的副作用　抗凝治疗是目前比较公认的治疗方法,可改善临床症状,预防血栓扩展,加强血液回流代偿,且无新的出血发生,降低死亡率,在伴发颅内出血的患者也可应用。肝素或低分子肝素不通过胎盘及乳汁,在妊娠期及产褥期使用

对胎儿及新生儿较安全,对母体主要副作用有出血、血小板减少、骨质疏松。据文献统计,使用肝素或低分子肝素抗凝能使脑静脉血栓形成的患者死亡率和致残率从23.1%降至10.0%。

5. 妊娠合并抽搐重点鉴别

(1) 子痫/子痫前期:子痫前期指妊娠20周以后,出现血压升高和蛋白尿,并可出现头痛、眼花、恶心、呕吐、上腹不适等症状。子痫是由子痫前期发展成更为严重的症状,引起抽搐发作、肌肉强直或昏迷。头痛一般是子痫发作的先兆。其他高血压疾病(伴/不伴子痫前期)也可以导致产后头痛,引发脑病。

(2) 可逆性脑后部白质病变综合征(PRES):PRES患者均存在严重的基础疾病,包括恶性高血压及妊娠子痫、恶性肿瘤接受化疗患者、严重的肾脏疾病、服用免疫抑制剂治疗等。PRES综合征常在产后发生,且常与子痫前期有关。神经系统症状多在上述基础疾病的治疗过程中出现,急性或亚急性起病。PRES综合征的临床表现有头痛、癫痫、精神状态改变、行为异常、视觉改变(最常见的是偏盲、视觉忽略和皮质盲,偶有幻视),偶有局部神经体征的缺失。PRES的CT和MRI颅脑影像学改变具有鲜明的特征性,主要累及大脑半球顶枕区,表现为以皮质下白质为主的弥漫性对称性大片脑水肿,小脑、额颞叶白质以及基底节均偶有受累。若及早确诊并给予支持治疗,神经系统病变多可在数月内恢复。

(3) 蛛网膜下腔出血:常急性起病,以数秒或数分钟内发生剧烈的头痛,呈胀痛或炸裂样疼痛,多伴有恶心呕吐,可有意识障碍及抽搐发作。查体一般项强及克氏征均为阳性。头CT可见脑池、脑沟弥散性高密度。腰穿脑脊液呈血性,压力高或在正常范围内。妊娠是该病的危险因素。低颅压患者可继发蛛网膜下腔出血,出血量较多时腰穿可见血性脑脊液甚至CT可见的基底池弥散性高密度,但腰穿压力一般偏低或在正常低值。鉴别时须详细询问患者发病过程,有无头痛性质的改变,有无体位性头痛的过程,如影像学表现中还伴有硬膜下积液或积血、脑室系统缩小或垂体增大或充血,应想到低颅压继发蛛网膜下腔出血的可能。

(4) 脑梗死/脑缺血:临床症状通常有突发头痛、恶心、癫痫发作、局灶性的神经体征,为非体位性头痛。发病初期CT和MRI表现常常是正常的,需要行颅内多普勒超声和血管造影检查来诊断是缺血还是梗死。

(5) 硬膜下血肿:急性硬膜下血肿根据外伤史、颅内压增高表现、伴有局灶体征,结合头颅CT扫描即可明确诊断。一般在伤后3周至数月出现慢性颅内压增高症状,多数经头颅CT扫描即可明确。颅内低压患者可能并发硬膜下血肿,可能是由于颅内压下降导致桥联血管张力升高,从而导致出血。颅内低压患者如出现头痛性质的变化,并出现颅内高压或局灶的神经体征等,要警惕硬膜下血肿的可能。

(6) 脑膜炎:多在产后的最初几天发病。剧烈头痛,伴有发热、颈项强直、克氏征和布氏征阳性,可能有嗜睡、意识模糊、呕吐、癫痫发作及皮疹。诊断依靠脑脊液检查和培养,致病菌通常为草绿色链球菌。

(7) 颅内假性肿瘤/良性颅内高压:临床上仅存在颅内高压的症状和体征如头痛、呕吐、视神经乳头水肿,一般无局灶性体征。无占位性病变存在。由于假性脑瘤常见于年轻肥胖女性,提示激素水平可能对发病有一定影响。50%的患者在妊娠期病情恶化,但分娩后常好转。

(8) 脑肿瘤:根据肿瘤生长的部位可伴随不同的症状。早期症状通常头痛为钝痛,非搏动性,伴有恶心、呕吐、癫痫发作和局灶性神经症状。头颅CT可明确肿瘤生长的部位与性质。

(9) 产后脑血管病:产后脑血管病又称产后血管病或称产后可逆性脑血管收缩综合征。是指妊娠期间无并发症的正常产妇在产后出现严重的雷击样头痛。伴或不伴呕吐、抽搐、局灶性神经功能缺损症状。血管检查特征性表现为颅内动脉多发、节段性、可逆性痉挛。临床甚为罕见。

6. 产科处理　根据病情,结合孕周及胎儿情况进行综合评价。妊娠中晚期合并脑血栓患者如出现颅内压升高,无论胎儿能否存活均应考虑剖宫产终止妊娠,防止脑疝形成;如患者病情平稳,在保证孕妇安全同时可适时延长孕周;如胎儿已达可存活期宜尽早终止妊娠。妊娠早、中期合并脑血栓,病情危重难以维持至围产期,应积极治疗脑血栓,选择时机终止妊娠。早期妊娠可行负压吸引术,中期妊娠可选择利凡诺羊膜腔内注射引产术,引产成功率高,相对安全。因为米非司酮+米索药物引产术对于血栓或高血压患者为禁忌。终止妊娠时机选择在神经外科手术前或术后,应视孕妇一般情况、妊娠周数及神经科情况综合考虑。妇产科医师与相关科室讨论决定最佳方案,以保证母婴安全。

7. CVST 的预防 对于妊娠合并 CVST,预防是关键。应充分认识妊娠合并 CVST 高危因素,并进行干预和治疗,教育孕妇改善生活方式,戒烟,控制体重。对于妊娠期高血压疾病,根据 2014 年美国心脏协会和卒中协会推荐,血压应控制在低于 140/90mmHg 范围内。对于妊娠合并糖尿病患者,积极控制血糖。对于早孕合并妊娠剧吐患者尽早进行补液治疗及营养支持,改善脱水、酸中毒情况及纠正电解质紊乱。对合并脑血管畸形、血液系统及心血管系统疾病患者,应重点监测管理,多学科协作。当出现任何神经系统症状,应引起医师重视,及时结合影像学检查早期确诊,合理治疗。选择适当方式适时终止妊娠。改善孕产妇结局,提高患者生存质量。

(四) 护理要点

妊娠期脑血栓最常见的是颅内静脉窦血栓,临床表现较复杂而无特异性,这与血栓形成的部位、范围、进展速度及有无有效的侧支循环等有关。根据栓塞部位及皮质受损部位可出现相应局灶性神经功能缺损,如偏瘫、失语、脑神经损害、颅内高压、意识障碍等。要密切观察病情,注意颅高压症状变化,对患者做好健康教育、专科护理及心理护理,可有效提高疾病临床治愈率,降低死亡率和致残率。

1. 健康教育

(1) 护理人员要给家属仔细讲解疾病的发病症状和预防措施,好让家属在第一时间观察到患者的异常并做出及时的应急措施。

(2) 护士告知患者可因起病急缓、血栓部位及病因而异,表现为头痛、呕吐、视力下降、肢体瘫痪、癫痫发作和意识障碍等。

(3) 护士告知患者避免一切增加颅内压的因素,保持情绪稳定。

(4) 避免剧烈咳嗽,饮食以低脂肪、低胆固醇、忌油腻和辛辣的清淡易消化的半流质为主,鼓励患者多喝水,多吃水果和蔬菜,防止便秘,排尿困难时予药物治疗,保持大小便通畅。

(5) 患者绝对卧床休息,抬高床头 15°~30°,有利于颅内静脉回流,减轻脑水肿,降低颅内压,使头痛症状减轻。

2. 专科护理

(1) 吞咽障碍的护理

1) 评估患者吞咽障碍的程度,观察是否能经口进食,进食不同稠度食物的吞咽情况,有无饮水呛咳,根据实际情况采取不同姿势、技巧协助进食。

2) 饮食护理:鼓励可以吞咽的患者进食高蛋白、高维生素的食物,避免盐分、脂肪等过多摄入,选择软烂、糊状食物,少量多餐;鼓励患者充分咀嚼食物;进食时床头抬高 30°~45°,进食后坐立 30~60 分钟,防止食物反流;不能进食的患者,遵医嘱给予营养支持。

3) 做好吞咽训练,教患者练习紧闭口唇、咬牙、做吸吮、空吞咽动作。

(2) 预防窒息

1) 进食前注意休息,保持良好的进食环境;避免进食水、茶等液体,不可使用吸管饮水。

2) 患者床旁备开口器、舌钳、压舌板、牙垫,避免发作时发生咬舌以及舌根后坠造成呼吸道梗阻,引起窒息。

(3) 用药护理

1) 使用溶栓抗凝药物时密切观察患者的意识和血压,监测凝血功能化验回报,观察皮肤及消化道是否有出血倾向,如皮肤青紫及瘀斑、牙龈出血、黑便等。

2) 护士为患者留置静脉导管时,尽量减少静脉穿刺次数,注意延长静脉穿刺部位的压迫时间,防止穿刺部位皮下淤血形成。

3) 护士尽可能减少肌内注射及动脉穿刺,避免身体各部被硬物碰撞,使用软牙刷刷牙,预防牙龈出血。

4) 使用扩血管药物时密切观察患者是否有头部胀痛、颜面发红、血压降低等症状,严格监测血压变化、控制输液速度。

(4) 预防静脉血栓形成

1) 观察是否并发颅内出血、栓子脱落引起的栓塞等并发症。

2) 护士应指导孕妇在家属陪伴下适度室内活动,对于血栓严重的患者应严格卧床、制动,防止栓子栓塞重要脏器,如心、肺等。

3) 卧床期间可行气压治疗,孕妇也可在床上适当活动下肢,防止深静脉血栓的形成。

(5) 预防感染

1) 保持室内通风,空气清新,及时更换床单位。

2) 及时更换产褥垫及卫生纸,观察阴道流血情况,每天 2 次给予患者会阴护理,保持会阴部清洁,预防感染。

3）密切监测体温变化,减少家属探视,加强口腔护理,防止口唇干裂,做好床边隔离,防止交叉感染。

4）每2小时翻身时给予叩背,同时鼓励患者有效咳痰,多饮水,预防肺部感染。

3. 心理护理

（1）脑血栓发病急,患者突然失去运动和语言能力,患者难免出现悲观、焦虑、抑郁等情绪,无法积极配合治疗,护理人员应对患者予以鼓励,指导患者做力所能及的事情,树立患者战胜疾病的信心

（2）保持情绪的稳定。对于患者来说,心情的好坏直接影响后期的康复程度,一般患者在患病后,都表现出消极、悲观、自卑和难过的情绪对生活失去信心,不善于交流,护理人员要耐心与患者交流,给患者讲解保持良好心情的重要性,要观察到患者的性格特征和兴趣爱好,用患者感兴趣的方式来进行康复指导训练。

（3）护士对新生儿预后较好的产妇讲解母乳喂养的好处,指导患者新生儿护理内容,使其做好充分准备,分散注意力。

（4）护士对于新生儿预后不好的产妇给予心理支持,疏导不良情绪,让其慢慢接受现实,并做好下次妊娠良好结局的宣教。

（杨秀华 孟涛 谢诺）

参考文献

1. Visrutaratna P, Oranratanachai K, Likasitwattanakul S. Clinics in diagnostic imaging (103). Dural sinus thrombosis with cerebral venous infarction. Singapore Med J, 2005, 46(5): 238-243.

2. Röttger C, Trittmacher S, Gerriets T, et al. Reversible MR imaging abnormalities following cerebral venous thrombosis. AJNR Am J Neuroradiol, 2005, 26(3): 607-613.

3. Davie CA, O'Brien P. Strok eand pregnancy. J Neurol Neurosurg Psychiatry, 2008, 79(3): 240-245.

4. Sharshar T, Lamy C, Mas J. Incidence and causes of strokes associated with pregnancy and puerperium. A study in public hospitals of Ile de France. Stroke in Pregnancy Study Group. Stroke, 1995, 26(6): 930-936.

5. 林建华,张建平,贺晶. 低分子肝素在产科中的应用. 现代妇产科进展, 2007, 16(6): 401.

6. 王弓力,邵凌云,任雨笙. 妊娠高血压综合征患者抗氧化能力及凝血、纤溶系统的变化. 中华妇产科杂志, 2001, 36(5): 308.

第四节　妊娠期高血压疾病

（一）流程化管理清单

1. 妊娠期高血压疾病诊疗流程

病史重点采集信息			
病史*	现病史	□ 停经*	□ 月经周期是否规律
			□ 停经时间
		□ 孕期产检情况*	□ 早孕超声胎心胎芽大小
			□ 早孕反应
			□ 有无先兆流产症状
			□ 唐氏筛查
			□ 胎儿超声
			□ 糖尿病筛查
			□ 孕检血压
		□ 产科症状*	□ 宫缩及腹痛
			□ 阴道流血
			□ 阴道流液
			□ 胎动情况
		□ 相关症状*	□ 头晕头痛
			□ 视物不清
			□ 胸闷气短
			□ 咳嗽咳痰
			□ 上腹胀痛
			□ 恶心呕吐
			□ 腹泻
			□ 水肿
	孕产史*	□ 孕次__次	
		□ 自然流产史	□ 早期流产史__次
			□ 晚期流产史__次
		□ 早产史__次	
		□ 既往分娩方式	□ 阴式分娩__次
			□ 剖宫产__次
		□ 目前存活子女__个	
		□ 有或无出生缺陷	
		□ 有或无胎死宫内	
	既往史	□ 疾病史*	□ 高血压
			□ 糖尿病

体格检查重点采集信息

□ 体格检查*	□ 生命体征	□ 体温	
		□ 脉搏	
		□ 呼吸	
		□ 血压	□ 平均动脉压
	□ 常规体检	□ 一般情况*	□ 活动是否自如
			□ 意识是否清楚
		□ 皮肤黏膜	□ 水肿
			□ 出血点
			□ 黄染
		□ 颜面部*	□ 水肿
			□ 贫血貌
		□ 心肺部听诊*	□ 正常
			□ 异常
	□ 专科检查	□ 产科检查*	□ 宫高
			□ 腹围
			□ 胎产式
			□ 胎先露
			□ 胎心
			□ 宫缩
		□ 消毒内诊*（必要时）	□ 阴道流血 / □ 来自宫腔 / □ 来自其他部位
			□ 宫颈 / □ 消失度 / □ 位置 / □ 质地 / □ 有无开大
			□ 骨软产道 / □ 正常 / □ 异常

辅助检查重点项目

□ 辅助检查	□ 实验室检查	□ 血常规 + 血型*
		□ 凝血五项*
		□ 抗凝血酶Ⅲ
		□ 血脂
		□ 肝肾功能 + 血离子 + 空腹血糖*
		□ 肝炎病毒 + 梅毒艾滋*
		□ 心肌酶谱*
		□ 肌钙蛋白*
		□ BNP, pro-BNP*
		□ 血气分析*
		□ 尿蛋白*

辅助检查重点项目

□ 辅助检查	□ 实验室检查	□ 24 小时尿蛋白定量
		□ 抗心磷脂抗体
		□ 狼疮抗凝物
		□ 抗 β_2- 糖蛋白 1
		□ 甲功系列
		□ 外周血异型红细胞
		□ 血栓弹力图
	□ 超声*	
	□ 胎心监护*	
	□ 头颅 CT 或 MRI	

治疗方案

□ 治疗	□ 充分交代病情
	□ 完善眼科、心内科会诊
	□ 休息，镇静
	□ 有指征的硫酸镁解痉
	□ 有指征的降压、利尿治疗
	□ 有指征的促胎肺成熟
	□ 监测血压
	□ 计尿量
	□ 动态监测实验室指标
	□ 胎心监护
	□ 超声监测胎儿生长发育
	□ 适时终止妊娠

注：* 为急诊必做项目，其余为门诊必做项目

2. 妊娠期高血压疾病门诊/急诊/住院护理流程

护理流程	描述要点
□ 健康教育	□ 病区环境
	□ 化验检查注意事项
	□ 负责医护人员
	□ 安全评估及告知
	□ 用药的作用和注意事项
	□ 胎动计数观察及指导
□ 心理护理	□ 心理状况评估及护理
□ 监测	□ 生命体征
	□ 阴道流血及流液情况
	□ 腹痛及其他症状
	□ 胎动情况
	□ 头晕、头痛、视物不清
	□ 水肿、尿量
□ 协助医师	□ 询问病史
	□ 体格检查

护理流程	描述要点
□ 协助检查	□ 胎心监护
	□ 超声检查
	□ 心电图检查
□ 采血	□ 遵医嘱
□ 专科护理	□ 听胎心
	□ 自理能力活动评估
	□ 预防跌倒/坠床护理告知
	□ 用药指导
	□ 并发症的预防及护理
□ 出院指导	□ 复查时间
	□ 自我护理方法
	□ 办理出院相关流程

(二) 妊娠期高血压疾病诊断要点

1. 病史要点

（1）末次月经及早孕超声核对预产期：无论患者月经型是否规律，都有必要应用早期超声仔细核对孕周和预产期，孕周和预产期确定有助于我们判断胎儿大小与孕周是否相符，是否存在胎儿生长受限；确定早发或者晚发型子痫前期；根据孕周制订诊疗方案。

（2）血压升高出现的时间：妊娠期高血压疾病指妊娠期 20 周以后出现的高血压，收缩压≥140mmHg（1mmHg=0.133kPa）和（或）舒张压≥90mmHg，于产后 12 周内恢复正常。而既往存在的高血压或在妊娠 20 周前发现收缩压≥140mmHg 和（或）舒张压≥90mmHg 则为慢性高血压。

（3）子痫前期高危因素的询问：虽然目前尚无能够准确预测子痫前期发病的方法，但是一些高危因素和其发病具有相关性，包括妊娠期高血压疾病病史、妊娠期高血压疾病家族史，双胎妊娠，初产妇，孕前患有高血压、肾病、糖尿病、自身免疫性疾病、抗磷脂综合征，年龄 >40 岁，BMI>35kg/m^2。

（4）仔细询问有无相关症状

1）重点询问注意头痛头晕、眼花、胸闷、上腹部不适或疼痛、恶心呕吐或其他消化系统症状，有无宫缩及阴道流血，胎动情况，周身有无出血倾向，体重及尿量变化，脏器受累情况。

2）注意头痛部位、是否伴有意识障碍、恶心呕吐，有无抽搐发作病史，要考虑脑出血、脑血栓及后

部脑病综合征以及子痫发作可能。

3）胸闷气短的患者需注意是否在夜间或活动后加重，有无咳嗽咳痰，是否出现心功能不全表现，考虑有无妊娠期高血压性心脏病及围产期心肌病的可能。

4）上腹部不适，注意部位，是否伴有恶心呕吐，子痫前期患者可出现肝功能异常甚至 HELLP 综合征。

5）如有宫缩，注意有无间歇期，宫底是否有升高，考虑早剥的可能。

6）阴道流血性状、量，不能认为是见红，注意孕期超声胎盘位置有无异常，考虑早剥的可能，行窥器检查观察流血来源。

7）近期体重是否增长过快，水肿是否进行性加重。

（5）胎儿发育有无畸形情况：注意询问胎儿畸形筛查相关情况，保胎或者延长孕周的前提需确定胎儿无明显异常，胎儿水肿的孕妇有发生镜像综合征的可能，导致母体出现子痫前期的临床表现。

2. 体格检查要点

（1）重视生命体征

1）血压：同一手臂至少 2 次测量的收缩压≥140mmHg 和（或）舒张压≥90mmHg。若血压低于 140/90mmHg，但较基础血压升高 30/15mmHg 时，虽不作为诊断依据却需要密切随访。对首次发现血压升高者，应间隔 4 小时或以上复测血压，如 2 次测量均为收缩压≥140mmHg 和（或）舒张压≥90mmHg 诊断为高血压。对严重高血压孕妇收缩压≥160mmHg 和（或）舒张压≥110mmHg 时，间隔数分钟重复测定后即可以诊断。

2）平均动脉压。

3）贫血，水肿。

4）心肺听诊。

（2）一般情况

1）周身有无瘀点瘀斑。

2）皮肤黄染情况。

（3）腹部检查

1）触诊有无压痛、反跳痛及肌紧张。

2）重点注意肝脏区域有无压痛。

（4）产科检查

1）四步触诊法。

2）宫底有无异常增高，是否有板状腹，子宫张力如何。

3）阴道流血性状、量，行窥器检查观察流血来

源,窥器检查前注意既往超声胎盘位置有无异常。

4)消毒内诊检查,宫颈评分。

3. 辅助检查要点

(1)血常规及血型

1)血常规和血型检查对于门急诊患者很重要,明确血型后对有输血需求的患者可以及时备血。血常规的检测主要明确是否有贫血和血小板减少。

2)尤其是入院后动态监测血常规,有助于早期发现腹腔内出血或者隐匿性内出血的胎盘早剥等。

(2)凝血功能

1)凝血功能的监测对妊娠期高血压疾病患者非常重要,特别是子痫前期患者会出现凝血功能障碍及易栓症。

2)关注纤维蛋白原双向变化,FIB的含量与凝血酶活性有关,在血小板的聚集过程中起着重要作用。已有研究发现重度子痫前期病例 FIB 含量明显增加,在凝血功能亢进导致大量纤维蛋白原消耗而肝脏生成不足时也可减少。发生急性 DIC 时,大量纤维蛋白原被消耗,可降低至 <1.5g/L,甚至血浆纤维蛋白原无法检测到。当重度子痫前期患者纤维蛋白原实验室检查虽在正常范围之内,但已经较正常晚期妊娠(3~6g/L)明显下降时,应提高警惕并进行动态复查,以及时发现凝血异常。

3)抗凝血酶Ⅲ(AT-Ⅲ)检测的预警意义:AT-Ⅲ是人体重要的抗凝物质,主要作用是抑制或灭活凝血因子及纤溶酶、血小板聚集。在存在胎盘功能障碍而临床症状表现不明显之前 AT-Ⅲ就有降低趋势。

4)血栓弹力图是监测整个凝血过程的分析仪,能够完整监测从凝血开始至凝血因子瀑布样激活、血小板及纤维蛋白聚集及最后纤维蛋白溶解的全过程,因此可能有助于全面评估孕产妇围产期的凝血功能。

(3)尿蛋白及尿蛋白定量

1)蛋白尿的存在仍然是不可忽视的客观指标,与其他系统受累及的临床指标一样,都是子痫前期重要诊断指标之一,但不应是子痫前期的限定诊断条件。伴随对子痫前期多因素发病多系统受累及的认识提升,蛋白尿是肾脏受累及的表现之一,与存在肾脏系统的受累和孕妇存在的基础疾病有关。蛋白尿可以是子痫前期的首发临床表现,也可以在子痫后出现,也可以见到无蛋白尿的子痫前期和子痫。

2)尿蛋白量≥2g/24h 在 2015 年的指南中仍被列入重度子痫前期标准,但它既不是单纯作为终止妊娠的标准,也不是早发子痫前期期待治疗的禁忌

标准,而是肾脏受累及的表现之一。

(4)有无溶血存在

1)外周血异型红细胞,有助于 HELLP 综合征的诊断。

2)胆红素。

(5)肝肾功能、心肌酶谱、肌钙蛋白

1)评估脏器受累情况。

2)转氨酶、白蛋白。

(6)胎儿超声

1)胎儿生长发育、有无胎儿生长受限。

2)羊水量。

3)胎盘有无早剥征象。

4)子宫动脉、脐动脉和大脑中动脉血流阻力。

(7)胎心监护

1)变异。

2)加速。

3)减速。

(8)头颅 CT 或 MRI 检查

1)脑出血。

2)矢状窦血栓。

3)后部脑病综合征。

(三)治疗要点

关于处理,各国指南都是基于临床表现给出基本治疗:休息、镇静、预防抽搐、有指征地降压和利尿、密切监测母胎情况,适时终止妊娠。其中解痉与降压是对症治疗;密切监测母胎情况,适时终止妊娠,是基于疾病的动态变化和多系统受累及程度,需要给予全面灵活的监测手段和不失时机的适时终止妊娠。

1. 治疗地点　妊娠期高血压孕妇可居家或住院治疗;非重度子痫前期孕妇应评估后决定是否住院治疗;重度子痫前期及子痫孕妇均应住院监测和治疗。

2. 降压治疗的目的　是预防心脑血管意外和胎盘早剥等严重母胎并发症。收缩压≥160mmHg 和(或)舒张压≥110mmHg 的高血压孕妇应进行降压治疗;收缩压≥140mmHg 和(或)舒张压≥90mmHg 的高血压患者也可应用降压药。

3. 硫酸镁是子痫治疗的一线药物,也是重度子痫前期预防子痫发作的预防用药,对于非重度子痫前期的患者也可酌情考虑应用硫酸镁。

4. 子痫前期 孕妇需要限制补液量以避免肺水肿。除非有严重的液体丢失(如呕吐、腹泻、分娩失

血)使血液明显浓缩,血容量相对不足或高凝状态者,通常不推荐扩容治疗。

5. 应用镇静药物的目的 是缓解孕产妇的精神紧张、焦虑症状、改善睡眠、预防并控制子痫。

6. 子痫前期孕妇不主张常规应用利尿剂,仅当孕妇出现全身性水肿、肺水肿、脑水肿、肾功能不全、急性心功能衰竭时,可酌情使用呋塞米等快速利尿剂。

7. 严重低蛋白血症伴腹水、胸水或心包积液者,应补充白蛋白或血浆,同时注意配合应用利尿剂及严密监测病情变化。

8. 孕周 <34 周并预计在 1 周内分娩的子痫前期孕妇,均应接受糖皮质激素促胎肺成熟治疗。有研究提示对于有 34~36 周 ⁺⁶ 分娩的新生儿在产前应用糖皮质激素亦能显著降低新生儿呼吸系统疾病的发生。

9. 子痫前期孕妇经积极治疗,而母胎状况无改善或者病情持续进展的情况下,终止妊娠是唯一有效的治疗措施。终止妊娠最佳时机,应当以发生母婴病死率及新生儿窒息率均为最低的时间为标准。妊娠期高血压、轻度子痫前期的孕妇应适度增加产前检查时间,在医师的监控下,可期待至孕 37 周以后分娩。重度子痫前期围生儿死亡率与母亲病情相关,与孕周长短也密切相关,并且随着孕周的增加而减小。因此,尽量延长孕周对新生儿的预后十分重要。期待治疗的利弊应当权衡,34 周之后的重度子痫前期患者,母亲病情许可,可以期待。对于重度子痫前期,应适当放宽剖宫产指征。出现下列情况可以考虑:有产科指征者;宫颈条件不成熟,不能在短时间内经阴道分娩;有多器官功能衰竭的迹象,引产失败,胎盘功能明显减退,或已有胎儿窘迫征象者。

(四) 护理要点

妊娠期高血压疾病是指妊娠期 20 周以后出现的高血压,收缩压 ≥140mmHg(1mmHg=0.133kPa)和(或)舒张压 ≥90mmHg,于产后 12 周内恢复正常。是产科常见疾患,是孕产妇死亡的重要原因之一。因此,针对妊娠期高血压疾病的孕妇,护士应掌握健康教育、心理护理、专科护理、用药护理等相关要点,降低母胎死亡率,改善母婴预后。

1. 健康教育

(1) 分时段的健康教育,产时给予分娩方式知识讲解,指导如何配合。产后指导产妇以健康生活方式控制高血压,减少压力;减轻并保持正常体重;

进行规律的有氧体力活动,减少再次妊娠时发病风险。

(2) 护士做好患者及家属的思想工作,让其了解妊娠期高血压疾病的一般常识,解除其对分娩和疾病的恐惧,取得家属的理解和配合。

(3) 护士指导孕妇进高蛋白饮食,补充从尿里丢失的蛋白质,防止低蛋白血症的发生。适当减少食盐及动物性脂肪的摄入,控制液体过多摄入。

(4) 护士告知孕妇以左侧卧位为佳,以解除增大的子宫对下腔静脉的压迫,保证子宫和胎盘的血流灌注,改善胎儿的缺氧状态,保证足够的睡眠时间,每天不少于 10 小时。

(5) 孕妇应配合医师的治疗,保持情绪平稳,有不适及时告诉医护人员。

2. 心理护理

(1) 做好妊娠期高血压疾病的知识介绍,其主要以高血压、水肿、蛋白尿为主要临床表现,使患者了解疾病常识,减轻心理负担。

(2) 保持室内环境安静,为患者安排单人间,保持空气流通,使患者心情舒畅。

(3) 对分娩的恐惧,对疾病的认识通过医护的宣教,得到进一步了解,更要耐心地向孕妇介绍分娩方式使其充分认识分娩过程,主动积极配合,树立信心。

(4) 护士应以亲切的态度,热情的服务,详细而确切的解答,使患者得到安慰,增强信心,取得配合。

(5) 护士可以鼓励家属给予爱的表达,以帮助患者摆脱恐惧与焦虑。可交替使用放松技术,如看电视、听广播、看书等分散患者的注意力,减轻焦虑对生理的影响。

3. 专科护理

(1) 观察血压情况

1) 密切观察患者病情变化,遵医嘱给予密切监护或每天 4 次测量血压,给予相应的降压药物治疗。

2) 观察患者有无血压增高带来的头痛、头晕及视物不清等症状,或是上腹部不适症状,警惕重度子痫前期和子痫的发生。

3) 注意观察尿量及尿蛋白的变化,观察有无出血倾向,及早发现有无肝脏、肾脏等器官受累,预防 HELLP 综合征发生。

(2) 预防抽搐

1) 积极治疗原发病,遵医嘱正确及时使用硫酸镁。

2) 减少光、声、触动等刺激诱发抽搐,室内关大灯开小灯,帘幔遮光,必要时使用耳塞及眼罩,保持室内环境安静和空气流通。

3）治疗及护理操作尽量轻柔,相对集中,减少干扰。适当限制探视,减少来访人次,保证充足睡眠,必要时睡前口服地西泮片。

4）绝对卧床休息,以侧卧位为宜,加强生活护理。子痫前期时应设立专人护理,床旁加护栏。

5）做好子痫抽搐的抢救药物及设备的准备,床旁放置子痫抢救盘。

（3）预防胎盘早剥

1）妊娠期高血压疾病患者需要密切监测,警惕高发因素,及早诊断胎盘早剥。如何及早发现胎盘早剥一直是产科临床亟待解决的难题。

2）严密监测胎心、胎动及胎心监护,注意观察有无腹痛、腰酸胀痛、心悸、阴道流血、胎动及子宫收缩情况。尤其注意阴道大量流血时,迅速通知医师,尽快终止妊娠。

3）密切观察血压、脉搏、呼吸、体温、尿量,记录24小时出入液量,必要时进行血尿及其他检查。

4）胎盘早剥可引起严重的母婴并发症,因此早识别并及时处理,尽量缩短临床征象至处理的时限,可减少母儿不良预后的发生率。

（4）预防下肢静脉血栓形成

1）护士应指导孕妇在家属陪伴下每天要适度室内活动。

2）卧床期间尽早体位干预,也可行气压治疗,或尽早床上适当活动下肢,防止深静脉血栓的形成。

3）术后即可以给予穿抗血栓压力袜。

4. 用药护理　应用硫酸镁的注意事项:

（1）膝反射必须存在,定期用打诊锤检查膝反射。

（2）呼吸不少于16次/分。

（3）尿量不少于600ml/24h(不少于25ml/h)。

（4）应用硫酸镁的患者应备有10%的葡萄糖酸钙作为解毒剂,10ml葡萄糖酸钙推注时要在3分钟内推完。

（刘晶　孟涛　谢诺）

参考文献

1. 中华医学会妇产科学分会妊娠期高血压疾病学组. 妊娠高血压期疾病诊治指南(2015). 中华妇产科杂志,2015,50(10):721-728.

2. 杨孜,张为远. 妊娠期高血压疾病诊治指南(2015)解读. 中国实用妇科与产科杂志,2015,31(10):886-893.

3. American College of Obstetricians and Gynecologists Task Force on Hypertension in Pregnancy. Hypertension in pregnancy. Report of the American College of Obstetricians and Gynecologists' Task Force on hypertension in pregnancy. Obstet Gynecol,2013,122(5):1122-1131.

4. Queensland Clinical Guidelines (Translating evidence into best clinical practice). Hypertensive disorders of pregnancy. Queensland Health,2016.

5. Gyamfibannerman C,Thom EA,Blackwell SC,et al. Antenatal corticosteroids for women at risk of late preterm delivery. New England Journal of Medicine,2016,374(14):1311.

6. 吴静. 妊娠期高血压疾病的护理进展. 基层医学论坛,2016,20(16):2271-2272.

第五节　硬膜外麻醉后颅内低压

（一）流程化管理清单

1. 硬膜外麻醉后颅内低压诊疗流程

病史重点采集信息			
□ 此次分娩情况		□ 分娩孕周	
		□ 分娩方式	□ 阴道分娩
			□ 剖宫产
	□ 麻醉方式	□ 无	
		□ 局部麻醉	
		□ 椎管内麻醉*	□ 穿刺次数
			□ 穿刺针型
			□ 是否刺破硬脊膜
		□ 全身麻醉	
□ 现病史	□ 头痛*	□ 部位	
		□ 性质	
		□ 程度	
		□ 发生时间	
		□ 持续时间	
		□ 加重方式	
		□ 缓解方式	
	□ 呕吐	□ 性状	
		□ 量	
	□ 恶心	□ 有	□ 无
	□ 眩晕	□ 有	□ 无
	□ 颈项僵硬	□ 有	□ 无

病史重点采集信息

现病史	视觉异常	畏光
		复视
		其他
	听觉异常	听力丧失
		听力减退
		耳鸣
	精神症状	有 无
	肢体运动障碍	有 无
	肢体感觉障碍	有 无
	发热*	有 无
	治疗过程	无
		有：用药种类
		用药剂量
		用药时间
	此次妊娠期情况	妊娠期高血压疾病
		妊娠期糖尿病
		血栓栓塞疾病
		其他
	产后恢复情况	阴道流血
		子宫复旧
		子宫切口愈合情况
孕产史*	孕次__次	
	自然流产史	早期流产史__次
		晚期流产史__次
	早产史__次	
	胎膜早破史__次	
	既往分娩方式	阴式分娩__次
		剖宫产__次
	目前存活子女__个	
	有或无出生缺陷	
	有或无胎死宫内	
既往史	手术外伤史	
	腰椎穿刺史	
	头痛病史	
	其他疾病史	

体格检查重点采集信息

生命体征	体温		
	脉搏		
	呼吸		
	血压		
一般情况	表情		
	体位		
	神志		
皮肤黏膜	水肿	无	
		有，分度：___	
	肤色		
头颅			
眼	眼睑有无水肿		
	结膜有无苍白		
	巩膜有无黄染		
	有无眼球运动障碍		
	有无眼球震颤		
	视力	正常 异常	
耳	听力	正常 异常	
心肺听诊	正常	异常	
腹部检查	正常		
	压痛		
	反跳痛		
	肌紧张		
四肢	活动		
	肌力		
	肌张力		
神经系统	腹壁反射	有 无	
	肌腱反射	有 无	
	膝腱反射	有 无	
	跟腱反射	有 无	
	Hoffmann 征	左侧 阴性 阳性	
		右侧 阴性 阳性	
	Babinski 征	左侧 阴性 阳性	
		右侧 阴性 阳性	

体格检查重点采集信息

□ 神经系统	□ 踝阵挛	□ 左侧	□ 阴性	□ 阳性
		□ 右侧	□ 阴性	□ 阳性
	□ 扑翼样震颤	□ 阴性	□ 阳性	
	□ Kerning 征	□ 左侧	□ 阴性	□ 阳性
		□ 右侧	□ 阴性	□ 阳性
	□ Brudzinski 征	□ 阴性	□ 阳性	
□ 产科检查	□ 子宫大小			
	□ 子宫压痛			
	□ 阴道恶露	□ 量		
		□ 性状		
		□ 气味		
	□ 剖宫产腹壁切口愈合情况			

辅助检查重点项目

□ 实验室检查	□ 血常规
	□ 尿常规
	□ 凝血五项
	□ 肝功能
	□ 肾功能
	□ 血离子
	□ 血气分析
□ 心电图	
□ 腰椎穿刺	
□ 影像学检查	□ 颅脑 CT
	□ 颅脑磁共振成像（MRI）*
	□ 脊柱 MRI
	□ 脊髓造影
	□ 放射性核素脑池造影（RIC）
	□ 磁共振静脉血管造影（MRV）

门诊 / 急诊治疗方案

- □ 平卧位
- □ 补液
- □ 药物治疗

住院治疗方案

- □ 动态观察生命体征
- □ 心理疏导及心理治疗
- □ 完善神经内科、神经外科、麻醉科等会诊
- □ 平卧位
- □ 补液
- □ 药物治疗
- □ 硬膜外注射药物治疗

注：* 为必查项目

2. 硬膜外麻醉后颅内低压门诊 / 急诊 / 住院护理流程

护理流程	描述要点
□ 健康教育	□ 病区环境
	□ 颅内低压相关知识宣教
	□ 化验检查注意事项
	□ 负责医护人员
	□ 安全评估及告知
	□ 用药的作用和注意事项
□ 心理护理	□ 心理状况评估及护理
□ 监测	□ 生命体征
	□ 头痛的部位、性质、频率、诱因、与体位的关系
	□ 血氧饱和度
□ 协助医师	□ 询问病史
	□ 体格检查
□ 协助检查	□ 影像学检查
□ 采血	□ 遵医嘱
□ 专科护理	□ 减少声、光刺激
	□ 指导并协助头低脚高位
	□ 鼓励多饮水
	□ 会阴护理、乳房护理
	□ 用药指导
	□ 并发症的预防及护理
□ 出院指导	□ 复查时间
	□ 自我护理方法
	□ 办理出院相关流程

（二）硬膜外麻醉后颅内低压诊断要点

1. 病史要点

（1）是否有硬膜外麻醉史

1）颅内低压一般是由于脑脊液生成减少、吸收亢进或脑脊液漏所致，分为自发性和继发性。

2）自发性颅内低压主要是由于硬膜裂缝引起的脑脊液渗漏，与椎管内操作无关。

3）继发性颅内低压指因头外伤、开颅术、持续脑室引流、脑脊液鼻漏、近期腰椎穿刺、腰椎穿刺后数小时使用脱水剂、糖尿病、高渗治疗、重症感染、枕骨大孔或脊髓腔梗阻、脊髓麻醉、显著低血压或休克、放射治疗、恶病质、维生素A缺乏、低钠血症等引起的低颅压。

4）硬膜外麻醉后继发性颅内低压是由于脑脊液自硬脊膜穿刺点泄漏而引起的，因此，对于该病的诊断必须要有明确的诊断性腰椎穿刺或椎管内麻醉史。妊娠妇女并发硬膜外麻醉后颅内低压多与剖宫产手术麻醉或分娩镇痛有关。

5）有许多因素影响硬膜外麻醉颅内低压的发病，如年龄、性别、妊娠、头痛病史、穿刺针的尺寸、穿刺点的位置、角度，穿刺的次数，局部麻醉药的剂型，麻醉师的经验，推药时间的长短，分娩方式等。

6）临床上需仔细询问患者此次分娩情况，包括分娩时间、分娩方式、分娩过程中是否进行硬膜外麻醉、穿刺过程中是否反复穿刺、穿刺针型、是否刺破硬脊膜等。

7）询问患者既往是否有多次椎管内穿刺史、有无硬膜穿刺后头痛病史等。

（2）是否为急性或亚急性起病

1）该病多数为急性或亚急性起病。

2）少数患者病情迁延、反复或进行性加重。对于此类患者要注意询问患者发病过程及治疗过程，病程中有无头痛性质的转变等。

（3）是否以头痛为首发症状：该病首发症状多以头痛为主要表现，少数以颈背部疼痛或头晕起病。颅内低压引起头痛可能是由于脑脊液容量和压力的突然改变和脑血管扩张，以及直立位时脑组织失去脑脊液的支持，在重力作用下下垂，牵拉颅内对痛觉敏感的结构包括硬脑膜、脑神经和血管所致。另外，脑脊液减少还可能激活腺苷受体，诱发头痛加剧。

1）头痛是否与体位相关：

A. 该病特征性的临床表现是体位性头痛，即站立或坐起时出现头痛或头痛加重，平卧后好转或消失，亦可能以体位性头晕为主要临床表现。因此，需询问患者头痛或头晕与体位的关系。

B. 2004年国际头痛分类第2版（the international classification of headache disorders 2nd end，ICHD-Ⅱ）上对硬膜穿刺后头痛（postdural puncture headache，PDPH）的诊断是：患者头痛在坐起或站立后15分钟内加重，躺下后15分钟内改善。

C. 实际上体位性头痛的时间没有明确的限制，不仅指坐起或站立后的数秒或数分钟，而是体位改变后的数小时内头痛进行性加重都可以认为是体位性头痛。同样，平躺后数分钟甚至需要数小时后头痛可逐渐缓解。

D. 体位性症状在发病初期较明显，后期不明显。

E. 需排除体位性头痛的其他原因：脑膜癌瘤病、蛛网膜下腔出血、脑膜炎、直立性心动过速综合征及室管膜瘤等。

F. 以直立性头痛起病的患者当出现头痛方式改变时还需警惕一些并发症如硬膜下出血、脑静脉系统血栓形成等的发生。

G. 有些患者腹部加压后头痛可以缓解。

2）头痛的部位：

A. 头痛多位于枕部、额部或全头部，有时向肩颈部和背部放射。

B. 有时头痛可以从一点或单边开始逐渐进展为全头痛。

3）头痛的性质：

A. 多为钝痛，也可为搏动性头痛、全头胀痛，少数病例会出现雷击样头痛、震动性头痛。

B. 阵发或持续性头痛。

4）头痛的程度：

A. 头痛程度分为三级：轻度：头痛能忍受，不影响生活、学习、工作；中度：头痛尚能忍受，对生活、学习、工作有一定影响；重度：头痛严重，对生活、学习、工作有影响，必须休息甚至卧床。

B. 该病通常是重度的，也可为轻微～中度。

C. 询问患者头痛的程度，是否影响日常工作与学习。

5）头痛的发生和持续时间：2013年国际头痛分类第3版（ICHD-Ⅲ）上定义：

A. 硬膜外麻醉后头痛发生在硬膜外穿刺后5天内。

B. 头痛在2周内会自然转好，或通过自体硬脊膜补片封闭漏口后缓解。

（4）伴随症状

1）颈项强直或后颈部疼痛：是除头痛外最常见的症状，多是由于脑移位压迫颈神经根所致。

2）眩晕、恶心、呕吐：可能与影响椎 - 基底动脉系统或自主神经系统有关，也可能因为脑干腹部受压，影响前庭神经所致。

3）听觉异常：包括听力丧失、听力减退和耳鸣。这是由于脑脊液降低，内耳毛细胞位置变化。听力缺失发生在低频范围。

4）视觉异常：包括畏光、复视及调节功能异常。多由于脑移位牵拉或压迫视神经、动眼神经、滑车神经、展神经等引起。

5）少见精神症状如生活懒散、精神不振、言语减少、动作迟缓等，记忆障碍，偏身无力，麻木，帕金森症，昏迷，溢乳，眼震，小脑共济失调，延髓性麻痹，味觉异常，癫痫，厌食，尿崩症，腹痛，腹泻等。

（5）与其他产后头痛相鉴别：

1）紧张性头痛：

A. 轻～中度头痛。

B. 不因体力活动而加重。

C. 性质是收缩性的，环头颅周围痛，常诉头顶重压发紧或头部带样箍紧感，另在枕颈部发紧僵硬，转颈时尤为明显。

D. 无畏光或畏声症状。

E. 少数患者伴有轻度烦躁或情绪低落，许多患者还伴有头昏、失眠、焦虑或抑郁等症状。

2）偏头痛：

A. 属血管性头痛。

B. 头痛位于单侧颞额的眶部，呈搏动性跳痛，常伴恶心及呕吐，为反复发作性头痛。

C. 头痛前可先有视觉障碍如视物模糊视野，视物有盲点或偏盲等先兆，也可无任何先兆。

D. 妊娠能降低偏头痛发作频率，但在产后不久可能复发。

E. 产后首次发作的偏头痛很少见。

3）子痫前期 / 子痫：

A. 子痫前期指妊娠 20 周以后，出现血压升高和蛋白尿，并可出现头痛、眼花、恶心、呕吐、上腹不适等症状。

B. 子痫是由子痫前期发展成更为严重的症状，引起抽搐发作、肌肉强直或昏迷。

C. 头痛一般是子痫发作的先兆。

D. 其他高血压疾病（伴 / 不伴子痫前期）也可以导致产后头痛，引发脑病。

4）可逆性脑后部白质病变综合征（PRES）：

A. PRES 患者均存在严重的基础疾病，包括恶性高血压及妊娠子痫、恶性肿瘤接受化疗患者、严重的肾脏疾病、服用免疫抑制剂治疗等。

B. PRES 综合征常在产后发生，且常与子痫前期有关。

C. 神经系统症状多在上述基础疾病的治疗过程中出现，急性或亚急性起病。

D. PRES 综合征的临床表现有头痛、癫痫、精神状态改变、行为异常、视觉改变（最常见的是偏盲、视觉忽略和皮质盲，偶有幻视），偶有局部神经体征的缺失。

E. PRES 的 CT 和 MRI 颅脑影像学改变具有鲜明的特征性，主要累及大脑半球顶枕区，表现为以皮质下白质为主的弥漫性对称性大片脑水肿，小脑、额颞叶白质以及基底节均偶有受累。

F. 若及早确诊并给予支持治疗，神经系统病变多可在数月内恢复。

5）蛛网膜下腔出血：

A. 常急性起病，以数秒或数分钟内发生剧烈头痛，呈胀痛或炸裂样疼痛，多伴有恶心呕吐，可有意识障碍及抽搐发作。

B. 查体一般项强及克氏征均为阳性。

C. 头 CT 可见脑池、脑沟弥散性高密度。

D. 腰穿脑脊液呈血性，压力高或在正常范围内。

E. 妊娠是该病的危险因素。

F. 低颅压患者可继发蛛网膜下腔出血，出血量较多时腰穿可见血性脑脊液甚至 CT 可见的基底池弥散性高密度，但腰穿压力一般偏低或在正常低值。

G. 鉴别时须详细询问患者发病过程，有无头痛性质的改变，有无体位性头痛的过程，如影像学表现中还伴有硬膜下积液或积血、脑室系统缩小或垂体增大或充血，应想到低颅压继发蛛网膜下腔出血的可能。

6）脑静脉窦血栓形成：

A. 常见的病因包括炎症性和非炎症性两大类。炎症性病因为全身及局部性感染；非炎症性病因则包括严重脱水、妊娠、产后、消耗性疾病、血液病、脑部手术、头部外伤、结缔组织病及肾病综合征等。

B. 临床表现差异较大，没有特异性。常见的临床表现有：颅内压增高的症状：持续且严重的头痛、喷射性呕吐，或可见视神经乳头水肿；脑病症状：通常表现有癫痫、精神异常、意识混乱、意识模糊，甚至昏迷等。

C. 影像学检查可以确诊。

D. 颅内低压患者可能并发静脉窦血栓,可能是由于低颅压时颅内血容量代偿性增加,颅内静脉系统扩张及硬脑膜静脉充盈,血流缓慢,血流淤滞。另外脑脊液丢失也会使重吸收到静脉系统的脑脊液减少,静脉系统的血液黏度增加。同时,脑组织下沉所致的脑静脉及静脉窦的血管壁受到机械性牵拉造成静脉血管内皮细胞损伤。

E. 颅内低压患者如出现头痛性质的变化,由体位相关性头痛转变为持续性头痛,或出现局灶的神经体征、癫痫及昏迷等,要警惕静脉窦血栓的可能。

7) 脑梗死 / 脑缺血:

A. 临床症状通常有突发头痛、恶心、癫痫发作、局灶性的神经体征,为非体位性头痛。

B. 发病初期 CT 和 MRI 表现常常是正常的,需要行颅内多普勒超声和血管造影检查来诊断是缺血还是梗死。

8) 硬膜下血肿:

A. 急性硬膜下血肿根据外伤史、颅内压增高表现、伴有局灶体征,结合头颅 CT 扫描即可明确诊断。

B. 慢性硬膜下血肿多发于老年人及小儿。一般在伤后 3 周至数月出现慢性颅内压增高症状,多数经头颅 CT 扫描即可明确。

C. 颅内低压患者可能并发硬膜下血肿,可能是由于颅内压下降导致桥联血管张力升高,从而导致出血。

D. 颅内低压患者如出现头痛性质的变化,并出现颅内高压或局灶的神经体征等,要警惕硬膜下血肿的可能。

9) 颅腔积气:

A. 注气试验用以确认硬膜外腔,若将气体注入硬膜下或蛛网膜下腔可能引起颅内积气,出现产后突发性体位性头痛,有时伴有颈背疼痛或精神状态的改变。

B. 放射线检查可以确诊。

C. 一般一周后症状消失。

10) 脑膜炎:

A. 多在产后的最初几天发病。

B. 剧烈头痛,伴有发热、颈项强直、克氏征和布氏征阳性,可能有嗜睡、意识模糊、呕吐、癫痫发作及皮疹。

C. 诊断依靠脑脊液检查和培养,致病菌通常为草绿色链球菌。

11) 颅内假性肿瘤 / 良性颅内高压:

A. 临床上仅存在颅内高压的症状和体征如头痛、呕吐、视神经乳头水肿,一般无局灶性体征。无占位性病变存在。

B. 由于假性脑瘤常见于年轻肥胖女性,提示激素水平可能对发病有一定影响。

C. 50% 的患者在妊娠期病情恶化,但分娩后常好转。

12) 脑肿瘤:

A. 根据肿瘤生长的部位可伴随不同的症状。早期症状通常头痛为钝痛,非搏动性,伴有恶心、呕吐、癫痫发作和局灶性神经症状。

B. 头颅 CT 可明确肿瘤生长的部位与性质。

13) 自发性颅内低压:

A. 自发性颅内低压主要是因为硬膜裂缝引起的脑脊液漏,无椎管内操作史。

B. 症状与硬膜穿刺后颅内低压相同。

C. 诊断需要放射性核素脑池显像和 CT 脊髓造影。

14) 鼻窦炎:

A. 鼻窦炎引起的头痛与脓性鼻分泌物相关,头痛可以为单侧或双侧,取决于病变范围。前组鼻窦炎多表现前额部和鼻根部胀痛或闷痛,后组鼻窦炎的头痛在头顶部、后枕部。

B. 有时伴有发热,感染部位皮肤有触痛。

C. 夜间窦道填充,故清晨醒来时疼痛加重;直立位有利于脓液引流,症状减轻。

15) 咖啡因戒断:

A. 咖啡因戒断可导致头痛、疲劳和焦虑。

B. 每天服用咖啡因 300mg/100mg,3 天后 /7 天后即可出现戒断性头痛。

16) 泌乳性头痛:

A. 头痛发生在哺乳最初几分钟内,停止哺乳后头痛停止。

B. 可能与血管加压素浓度升高有关。

17) 肌肉骨骼性头痛:

A. 产程中用力导致的劳累和睡眠不足会加重此类头痛。

B. 多伴有颈肩部头痛,无硬膜穿破史。

18) 产后脑血管病:

A. 产后脑血管病又称产后血管病或称产后可逆性脑血管收缩综合征。

B. 是指妊娠期间无并发症的正常产妇在产后出现严重的雷击样头痛。

C. 伴或不伴呕吐、抽搐、局灶性神经功能缺损症状。

D. 血管检查特征性表现为颅内动脉多发、节段性、可逆性痉挛。

E. 临床甚为罕见。

2. 体格检查要点

（1）生命体征：注意有无发热、高血压。注意卧位与直立位时脉搏、血压的变化。颅内低压患者直立时心搏徐缓（每分钟较平时心率减慢 10 次以上）。

（2）一般情况：注意患者表情、头痛与体位关系、神志。

（3）皮肤黏膜：注意双下肢有无水肿、肤色改变。

（4）眼：注意结膜有无水肿、有无视力异常、有无眼球运动障碍、有无眼底视神经乳头模糊或视神经乳头水肿出血和渗出；有无眼震。

（5）耳：注意听力有无异常。

（6）神经系统检查：注意检查脑神经和脊神经的运动感觉和反射，脑膜刺激征（颈项强直、克氏征、布氏征）情况。

（7）产科检查

1）触诊宫底位置，检查子宫复旧情况，子宫有无压痛。

2）若行剖宫产手术，检查腹部切口愈合情况；若行会阴侧切术，需检查会阴侧切口愈合情况。

3）检查阴道流血情况，注意量、性状、气味。

4）检查双乳局部有无红、硬结、热、痛，泌乳是否通畅。

3. 辅助检查要点

（1）实验室检查

1）血常规：血常规检查主要明确是否有贫血、感染和血小板异常，有助于对颅内感染、出血性疾病和血栓栓塞性疾病的鉴别诊断。

2）尿常规：注意有无尿蛋白，以鉴别子痫前期 / 子痫；注意有无尿酮体，对于呕吐严重患者有利于评估病情严重程度，及时给予补液补钾治疗。

3）凝血五项：评价凝血功能有无异常，有助于鉴别颅内出血性疾病和血栓栓塞性疾病。

4）肝功能：子痫前期重度患者可能有肝功能受累；对于呕吐严重患者需除外妊娠合并肝炎等消化系统疾病。

5）肾功能：子痫前期重度患者可能有肾功能受累。

6）血离子及血气分析：呕吐严重患者可能出现

酸碱失衡和电解质紊乱，及时给予对症治疗。

（2）常规心电图：颅内低压患者直立时可能出现心动过缓。

（3）腰椎穿刺

1）腰穿压力低于 $60mmH_2O$ 是颅内低压诊断的依据之一。颅内低压患者脑脊液压力可不降低，这是由于其病理生理基础并非脑脊液压力降低而是容量减少。

2）脑脊液可呈无色透明、微黄色透明及均匀一致血性。

3）脑脊液化验多有蛋白、红细胞、白细胞的轻度升高，白细胞升高以淋巴细胞为主，糖氯一般正常。

4）压腹试验证实穿刺针头确在椎管蛛网膜下隙内，压颈试验证明椎管无阻塞现象。

5）脑脊液培养均为阴性，没有感染和肿瘤转移的征象。

6）若临床及影像学表现典型可确立诊断，则无需再行腰穿检查以避免医源性脑脊液外漏进一步加重低颅压。

4. 影像学特点

（1）颅脑 CT

1）颅脑 CT 平扫检查对于颅内低压的诊断特异性低。

2）多数患者无异常，少数患者脑室缩小、双侧硬膜下积液或出血表现。

（2）颅脑磁共振成像（MRI）

1）颅脑 MRI 检查是颅内低压诊断的首选检查方法，尤其是 MRI 增强扫描。

2）典型表现：弥漫性硬脑膜强化，硬膜下积液或出血，脑下垂，脑室变小、垂体增大和硬膜窦扩张等。

（3）脊柱 MRI

1）脊柱 MRI 检查对于颅内低压诊断也有一定的意义。

2）表现为硬膜下积液、硬脊膜强化、脊膜憩室、硬膜下静脉丛扩张等。

3）偶尔可发现脑脊液外溢至脊椎旁，从而提供脑脊液漏的定位诊断。

（4）脊髓造影

1）脊髓造影对脑脊液漏口进行准确定位。

2）现有以下三种方法：计算机断层扫描脊髓造影（CTM），钆显影后磁共振脊髓造影，重 T_2 加权磁共振脊髓造影（HT_2W MRM）。

3）CTM 为目前探测脑脊液漏的最佳选择。

4）HT₂W MRM 为非侵入性检查，省时，无放射线与造影剂暴露，分辨率高，精确度可与 CTM 相比，在定位脑脊液漏方面有望取代 CTM 的角色。

（5）放射性核素脑池显像（RIC）

1）可用于探测患者脑脊液是否外漏并找出漏口位置。

2）典型表现为：蛛网膜下腔有放射性核素聚集，肾及膀胱过早显影，大脑凸面放射性物质活性减低。

3）缺点：定位较不精确且有放射线暴露。

（6）磁共振静脉血管造影（MRV）：血管造影一般用于颅内低压并发症如脑静脉系统血栓形成、硬脑膜动静脉瘘等的诊断。

（三）治疗要点

1. 心理疏导及心理治疗

（1）产妇本身易产生抑郁、焦虑的情绪，颅内低压头痛等症状会影响产后哺乳、日常活动和功能恢复，可能导致出院延迟，住院费用增加，因此产妇更易产生抑郁症状和焦虑。

（2）作为医师，应理解患者的痛苦，给予鼓励和支持，解释病因，提供治疗方案，告知病情进展及预后。

（3）若病情需要，可请心理科医师协助治疗，可适当减轻患者痛苦。

2. 平卧位

（1）嘱患者采取去枕平仰卧位或头低脚高位。

（2）母乳喂养时可采用侧卧位哺乳。

（3）绑腹带能增加腹压，提高脑脊液压力，缓解头痛。

3. 补液

（1）每天给予生理盐水 2000~3000ml 静脉滴注以扩充血容量，促进脑脊液生成。静脉输液时要注意滴速，防止产后心功能衰竭和水中毒。

（2）嘱患者多饮水，若有严重恶心呕吐症状的患者，需注意记录出入液体量，注意有无酸碱平衡和电解质紊乱，根据病情调整补液补钾量和能量供给。

4. 药物治疗

（1）镇痛药

1）最常用非甾体抗炎药。

2）其他：对乙酰氨基酚、阿片类药物。

（2）止吐药。

（3）控制脑血管扩张药

1）甲基黄嘌呤：其衍生物通过阻滞腺苷受体而使脑血管收缩，黄嘌呤还可以激活钠 - 钾泵促进脑脊液生成以改善头痛症状。主要不良反应：癫痫、胃痉挛以及心律失常，限制用于有癫痫发作史和妊娠高血压的患者。甲基黄嘌呤只有少量进入母乳中。

2）咖啡因：咖啡因 300mg 口服或 500mg 加到 500~1000ml 生理盐水中静滴 2 小时以上可以安全、有效地治疗颅内低压。但咖啡因的时效短，须重复使用，副作用有癫痫发作、焦虑和心律失常，限制用于有癫痫和妊娠期高血压疾病的患者。咖啡因可以在母乳出现，但剂量非常小。

3）氨茶碱：茶碱是另一种甲基黄嘌呤，可收缩脑血管，并且是长效制剂。茶碱只有少量进入母乳中。

（4）其他：如舒马普坦、促肾上腺皮质激素（ATCH）、普加巴林、加巴潘丁、甲基麦角新碱、氢化可的松等，但由于缺乏疗效可靠性的证据，临床上应用较少。

5. 硬膜外注射治疗

（1）指征：经过保守治疗效果不佳的患者，可以采用侵入性治疗——硬膜外注射治疗。

（2）硬膜外治疗物质包括非血液物质和血液。

（3）非血液物质，如生理盐水、胶体（右旋糖酐和羟乙基淀粉酶）和蛋白胶，注入硬膜外腔后短时间可增加硬膜外腔的压力，减少脑脊液外漏，恢复蛛网膜下腔的压力，但都不能长久缓解颅内低压。

（4）硬膜外血补片（epidural blood patch，EBP），可以使 90% 的患者初次治疗后症状完全消失，剩下的小部分患者头痛明显改善，可以进行日常活动，因而是目前难治性颅内低压最常用的治疗手段。根据脊髓造影检查发现脑脊液漏点位置选择穿刺部位，行硬膜外穿刺，同时从静脉抽取新鲜自体静脉血 10~20ml，迅速通过硬膜外置管缓慢注入靠近脑脊液漏点的硬膜外间隙，硬膜外血补片产生机化凝血块，可对局部脑脊液漏点产生压迫，减少脑脊液漏出。此疗法还可使脑脊液反应性分泌增加、吸收减少，蛛网膜下腔压力升高。对于复杂漏点的患者往往需反复进行自体血注射治疗。EBP 为有创性治疗方法，其并发症包括背部疼痛、感觉异常、脊神经根炎、脑神经麻痹、马尾综合征、硬膜外脓肿、蛛网膜炎。EBP 禁忌证包括患者拒绝、凝血功能障碍、败血症、发热、解剖学异常。

6. 其他

（1）对于有明确的硬膜外囊肿、憩室、严重的硬膜下血肿或顽固的颅内低压,可行外科手术干预。

(2)对于保守治疗效果欠佳的患者,有学者应用蝶腭骨神经节封闭和双侧枕大神经封闭的方法治疗,有一定疗效。

(四)护理要点

硬膜外麻醉后继发性颅内低压主要是脑脊液自硬脊膜穿刺点泄漏引起,因此,对于该病的诊断必须要有明确的诊断性腰椎穿刺或椎管内麻醉史。妊娠妇女并发硬膜外麻醉后颅内低压多与剖宫产手术麻醉或分娩镇痛有关。主要症状为直立性头痛,平卧后症状逐渐消失。护士应掌握健康教育、心理护理、头痛护理、专科护理、用药护理等相关要点,有助于患者早日康复。

1. 健康教育

(1)护士告知产妇保守治疗,嘱患者采取去枕平仰卧位或头低脚高位。母乳喂养时可采用侧卧位哺乳。绑腹带能增加腹压,提高脑脊液压力,缓解头痛。

(2)护士告知术后6小时之内严格去枕平躺卧床休息,减少刺激。患者出现恶心、呕吐症状,头偏向一侧,及时通知医护人员。

(3)护士告知可以进食的产妇每天保证足量水的摄入。

(4)此病为自限性疾病,头痛一般在2周内会自然转好,经治疗后预后良好。早期诊断和早期治疗是治愈本病的关键。误诊及延误治疗可导致病情迁延及不良并发症的发生。

(5)一般症状是表现为直立性头痛和低压,因此告知产妇活动前做好准备工作。如缓慢改变体位,先床上翻身活动,再床头适当摇高至半卧位,然后缓慢站立,如有不适症状及时通知医师,卧床休息。

2. 心理护理

(1)产妇本身易产生抑郁、焦虑的情绪,颅内低压头痛等症状会影响产后哺乳、日常活动和功能恢复,可能导致出院延迟,住院费用增加,因此产妇更易产生抑郁症状和焦虑。

(2)医护人员应理解患者的痛苦,给予鼓励和支持,解释病因,提供治疗方案,告知病情进展及预后,取得心理和理解,树立信心。

(3)症状较轻的患者不给予特殊治疗,对其进行常规宣教,告知严格卧床休息时间,延后枕头应用,体位改变时一定要动作缓慢,一般可以自行康复,建立康复信心。

(4)保持室内环境安静,为患者安排单人间,保持空气流通,使患者心情舒畅,避免不良刺激引起的头痛、呕吐干扰病情观察。

(5)鼓励患者多饮水,注意劳逸结合,注意休息,减少过长时间的站立,必要时取头低足高位以减轻头痛症状。

(6)严重患者可以给予补液治疗,告知患者减轻心理负担,积极配合治疗。

(7)鼓励患者多想新生儿出生的喜悦和婴儿的可爱,多讨论婴儿的喂养计划等以使产妇专注讨论问题,减轻痛苦。

3. 头痛护理

(1)教会患者区分疼痛程度,来评估自己的头痛程度,护士根据其疼痛程度给予相应的处理方法。

(2)可以使用冰袋或冰帽冷敷缓和头痛症状。

(3)协助患者取去枕平仰卧位或头低脚高位,减轻颅内低压性头痛。

(4)指导呼吸方式,尽量使用腹式呼吸来增加其体内的腹部压力,缓解头痛状况。

(5)鼓励多饮晶体液体。

(6)要尽量保持病房安静、舒适,减少声、光对患者的不良刺激。

(7)分散患者注意力,增加舒适度,引导患者做深呼吸、听音乐、看书、看电视、聊天,鼓励家属陪伴,减少不良的情绪刺激。

(8)必要时给予镇静止痛药。

4. 专科护理

(1)会阴护理:指导患者保持会阴部清洁,穿柔软宽松的纯棉内衣裤。每天用0.05%安尔碘给予会阴护理两次,指导产妇保持会阴清洁。

(2)乳房护理:指导并协助完成母乳喂养,选择恰当的姿势哺乳。产妇绝对卧床,只能选侧卧位或仰卧位哺乳。

(3)饮食:给予营养丰富、易消化食物为主,保持大便通畅,鼓励患者多饮水,若呕吐症状严重,应适量增加盐的摄入,准确记录出入水量,调整输液量和饮水量。

(4)预防下肢静脉血栓形成:术后即可取垫枕自由卧位,经常翻身和变换体位,不仅可增加患者的舒适感降低压疮发生率,提高睡眠质量,同时可刺激肠功能恢复,增进食欲,促进切口愈合,减少肠粘连及血栓性静脉炎的发生。

5. 用药护理

(1)使用镇痛药物种类、剂量及时间准确,详细记录用药前后产妇头痛等症状的变化，为诊断及用药提供临床依据。

（2）由于输液量大、时间长，可选用留置静脉针，以有利肢体活动和防止渗出，要注意保护穿刺部位和血管，指导患者家属给予穿刺部位局部按摩、热敷、适当活动。

（3）对钾离子敏感者，补钾时速度宜慢，浓度不宜过大。

（4）某些营养脑血管及神经的药物可扩张血管，加剧患者的头痛，做好解释工作，注意调整药物滴速。

（孙曼妮　孟涛　谢诺）

参考文献

1. Olesen J, Steiner TJ. The International classification of headache disorders. 2nd ed（ICDH-Ⅱ）. Journal of neurology, neurosurgery, and psychiatry, 2004, 75(6):808-811.
2. Jes Olesen. The International Classification of Headache Disorders. 3rd ed. Cephalalgia : an international journal of headache, 2013, 33(9):629-808.
3. 李佳. 低颅压综合征的病因学及临床分析. 吉林:吉林大学, 2014:44-56.
4. 许黎峰, 朱斌炜, 周夕生. 低颅压综合征的影像学诊断. 医学影像学杂志, 2017, 27(5):934-936.
5. Niraj G, Kelkar A, Girotra V. Greater occipital nerve block for postdural puncture headache（PDPH）:a prospective audit of a modified guideline for the management of PDPH and review of the literature. Journal of clinical anesthesia, 2014, 26(7):539-544.
6. Nair AS, Rayani BK. Sphenopalatine ganglion block for relieving postdural puncture headache : technique and mechanism of action of block with a narrative review of efficacy. The Korean journal of pain, 2017, 30(2):93-97.
7. 洪优优. 产妇低颅压综合征头痛的护理体会. 临床医药文献电子杂志, 2014, 1(10):1791-1794.
8. 彭楚萍. 1例自发性低颅压患者行硬膜外血贴治疗的护理. 当代护士（下旬刊）, 2015, 8:138-139.

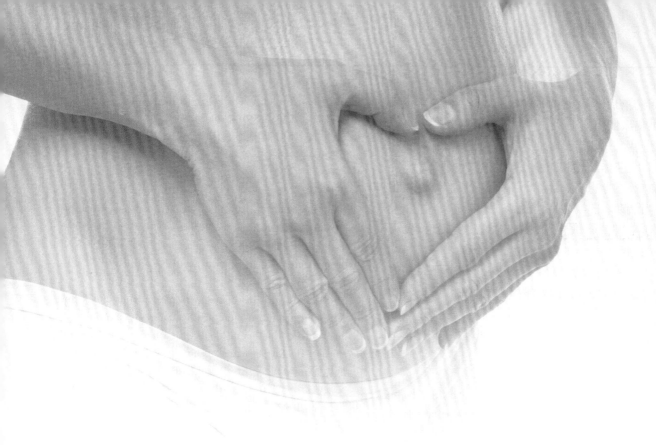

第八章

黄疸、瘙痒

概述

　　在妊娠期、分娩期及产后临床诊疗过程中，以黄疸、瘙痒为主症的母体疾病主要涉及以下疾病：病毒性肝炎、妊娠期痒疹、妊娠期胆汁淤积症和妊娠期急性脂肪肝等。以上疾病均可发生黄疸、瘙痒等症状，需要在诊断时加以鉴别。还需要与子痫前期、HELLP综合征、溶血性黄疸、妊娠多形疹、妊娠疱疹等相鉴别。

　　本章将就常见的以黄疸、瘙痒为主症的母体疾病进行详细讲解。

鉴别诊断流程图（图8-1）

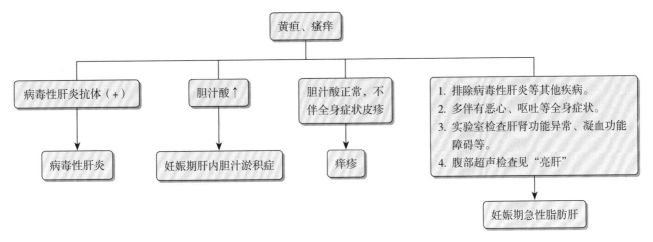

图 8-1 黄疸、瘙痒鉴别诊断流程图

第一节 病毒性肝炎

（一）流程化管理清单

1. 妊娠合并病毒性肝炎诊疗流程

病史重点采集信息		
☐ 现病史	☐ 停经*	☐ 月经周期是否规律
		☐ 停经时间
	☐ 接触史*	☐ 疫区居留史
		☐ 输血史
		☐ 不洁注射史
		☐ 血液透析
		☐ 多个性伴侣
		☐ 家族传染病史
		☐ 肝炎患者接触史
	☐ 自觉症状*	☐ 消化系统性状:如食欲减退、恶心、呕吐、厌油、腹胀、肝区痛等
		☐ 皮肤瘙痒
		☐ 尿色深黄

病史重点采集信息		
		☐ 持续时间
	☐ 发热*	☐ 有或无
☐ 既往史	肝炎病史	☐ 有或无
	☐ 孕次__次	
	☐ 自然流产史	☐ 早期流产史__次
		☐ 晚期流产史__次
	☐ 早产史__次	
	☐ 胎膜早破史__次	
☐ 孕产史*	☐ 既往分娩方式	☐ 阴式分娩__次
		☐ 剖宫产__次
	☐ 目前存活子女__个	
	☐ 有或无出生缺陷	
	☐ 有或无胎死宫内	

体格检查重点采集信息

□ 生命体征*	□ 体温	
	□ 脉搏	
	□ 呼吸	
	□ 血压	
□ 常规体检	□ 黄染*	□ 皮肤、黏膜
		□ 结膜
	□ 肝病面容、肝掌、蜘蛛痣	
	□ 瘙痒抓痕	
	□ 陶土便	
	□ 肝脾大	
	□ 肝区叩痛	
	□ 腹水	
□ 产科检查	□ 宫高	
	□ 腹围	
	□ 胎心率	

辅助检查重点项目

□ 实验室检查	□ 血常规 + 血型*（必要时动态监测血常规）	
	□ 凝血五项*	
	□ 肝功能	
	□ 肾功能	
	□ 离子	
	□ 血、尿淀粉酶	
	□ 空腹血糖（必要时动态监测）*	
	□ 肝炎病毒血清学检查*	
	□ 乙肝 DNA 定量	
	□ 梅毒	
	□ HIV	
	□ 尿常规*	
□ 超声*	□ 子宫大小	
	□ 妊娠囊	□ 动态监测,确定宫内妊娠
	□ 胎儿情况,确定活胎	

治疗方案

□ 动态观察	□ 定期复查肝功能	
□ 药物治疗	□ 门诊	□ 抗病毒
		□ 保肝药
	□ 住院	□ 动态监测肝肾功能、凝血功能
		□ 动态观察生命体征
		□ 抗病毒、保肝、对症、支持治疗
		□ 心理疏导及心理治疗

注:*为急诊必做项目,其余为门诊必做项目

2. 妊娠合并病毒性肝炎住院护理流程

护理流程	描述要点
□ 健康教育	□ 病区环境
	□ 疾病相关知识宣教
	□ 化验检查注意事项
	□ 负责医护人员
	□ 安全评估及告知
	□ 用药的作用和注意事项
□ 协助医师	□ 询问病史
	□ 体格检查
□ 监测	□ 生命体征
□ 产兆观察和其他症状	□ 观察有无宫缩、阴道流血及流液
	□ 观察腹痛、腹胀及其部位
	□ 询问有无疲乏、恶心、呕吐及食欲缺乏
	□ 观察皮肤黏膜有无黄染、出血点及瘀斑
	□ 意识状态
□ 完善化验	□ 遵医嘱
□ 协助完善检查	□ 胎心监护
	□ 胎儿超声及母体肝、胆、脾超声检查
□ 一般护理	□ 休息与活动
	□ 饮食与营养
□ 专科护理	□ 产前、产后观察评估及指导
	□ 用药及药物反应观察
	□ 预防下肢静脉血栓
	□ 母乳喂养指导
	□ 新生儿免疫
□ 心理护理	□ 心理状况评估及护理
□ 出院指导	□ 复查时间
	□ 自我护理方法
	□ 新生儿免疫及预防方法
	□ 办理出院相关流程

（二）妊娠合并肝炎诊断要点

1. 病史要点

（1）接触史

1）可疑甲型肝炎患者询问是否在甲肝流行区，有无进食未煮熟的海产品，如毛蚶、蛤蜊及饮用污染水。

2）可疑乙型肝炎孕妇询问其家族史、输血、不洁注射史，以及与 HBV 感染者接触史等。

3）可疑丙型肝炎询问有无输血及血制品史、静脉吸毒、血液透析、多个性伴侣、母亲为 HCV 感染者等。

4）丁型肝炎同乙型肝炎，在我国以西南部感染率较高。

5）戊型肝炎基本同甲肝，暴发流行以水传播多见。

（2）注意疾病的潜伏期：甲肝的潜伏期 2~6 周，平均约 30 天，乙肝潜伏期 1~6 个月，丙肝潜伏期约 2~26 周，输血所致的丙肝潜伏期 2~16 周（与感染病毒量多少有关），丁肝仅在 HBV 感染者才可能发生 HDV 感染，故 HDV 感染的临床表现决定于伴随的 HBV 感染，戊肝临床表现与甲肝相仿。

（3）患者自觉症状

1）有无食欲减退、恶心、呕吐、厌油、腹胀、肝区痛等消化系统症状。

2）有无畏寒、发热、乏力，黄疸及皮肤瘙痒、尿色深黄等表现。

2. 体格检查要点

（1）一般情况

1）注意血压、脉搏，体温变化，皮肤黏膜、结膜有无黄染。

2）慢性肝炎患者可有肝病面容、肝掌、蜘蛛痣。

3）淤胆型肝炎黄疸可伴有严重的瘙痒或陶土便。

（2）腹部检查

1）肝、脾大（妊娠早中期可触及，妊娠晚期因子宫底升高，触诊困难）、肝区叩痛。

2）慢性肝炎患者可有上腹部毛细血管扩张，重症可出现腹水。

3）产科检查：宫高、腹围、胎心检查，了解胎儿宫内情况。

3. 辅助检查要点

（1）血清病原学检查：如乙肝病毒检测（HbsAg、抗 Hbs、HbeAg、抗 Hbe、抗 Hbc-IgM）及甲型、丙型肝炎病毒抗体检查呈阳性结果。

1）血清病原学检查：抗 HAV-IgM 阳性，提示 HAV 急性感染；抗 HAV-IgG 阳性，提示 HAV 感染后长期存在。

2）HBV 血清标志物的临床意义见表 8-1。

（2）肝功能变化

表 8-1　HBV 血清标志物的临床意义

HBsAg	抗 -HBs	HBeAg	抗 -HBe	抗 -HBc	临床意义
+		+			急性肝炎早期，传染性强
+		+		+	大三阳。急性或慢性现症感染，传染性强
+			+	+	小三阳。有无传染性应结合 HBV DNA 检测结果
+				+	有过 HBV 感染，目前有无传染性应结合 HBV DNA 结果
	+			+	HBV 感染的恢复期，有免疫力，无传染性
	+				①注射疫苗后；②遥远的过去有过 HBV 感染
			+	+	①窗口期，抗 -HBs 即将出现；② HBV 感染已过

注：

➢ HBsAg 阳性，提示目前感染 HBV 患者或病毒携带者；绝大部分 HBV 现症感染为阳性，但阳性并不能肯定有传染性。

➢ 抗 -HBs 是保护性抗体，出现后提示曾感染过 HBV，病毒已清除，病情恢复。

➢ HBeAg 阳性，提示大量乙肝病毒存在于血液中，传染性强；是病毒复制指标，阳性者肯定有传染性，但阴性者不能否定有病毒复制。

➢ 抗 -HBe 表示 HBV 感染恢复期，传染性较低。单看其阳性与否意义不大，应结合 HBV DNA 检测。HBV DNA（+）是病毒感染的直接证据；（-）提示病毒复制水平低或已清除。

➢ 抗 HBc-IgG：凡有过 HBV 感染者均可阳性，单凭此不能判断目前 HBV 的感染状态。抗 HBc-IgM 阳性，提示病人体内乙型肝炎病毒正在复制、增殖，处于 HBV 感染期。

1）转氨酶（AST、ALT）明显升高,大于正常10倍以上。

2）血清胆红素 >17.1μmol/L。

3）尿胆红素阳性。

4）淤胆型肝炎以结合胆红素升高为主。

（3）进一步检查:包括血液学指标及影像学检查结果。

1）总蛋白、白蛋白减少,白蛋白与球蛋白比例倒置,凝血酶原时间明显延长,血小板减少,可有出血倾向。

2）肝肾综合征时,肾功能检查可出现急性肾衰竭表现。

因妊娠子宫底升高,肝脏触诊较困难,B超检查可明确肝脏情况。

4. 临床分型

（1）急性肝炎

1）起病较急,常有畏寒、发热、乏力、食欲缺乏、恶心、呕吐等急性感染症状。

2）可分为黄疸型与无黄疸型。

3）肝大质偏软。

4）ALT 显著升高。

（2）慢性肝炎

1）急性肝炎6个月以上未愈,肝功能未恢复者,即转为慢性肝炎。

2）常有乏力、倦怠、下肢酸软、肝区隐痛等症状,可有面色灰暗、肝病面容、黄疸、肝掌、蜘蛛痣、胸前毛细血管扩张,肝大质偏硬,脾大等体征。

（3）重型肝炎:在急性或慢性肝炎的基础上,出现:

1）黄疸进行性快速升高:数天内达 171mmol/L 以上。

2）极度乏力,消化道症状进行性加重;腹胀明显,腹水;可出现肝性脑病,血氨升高。

3）丙氨酸转氨酶（ALT）、门冬氨酸转氨酶（AST）明显升高。若转氨酶下降,胆红素进一步升高,出现"胆酶分离"酶-胆分离;并发肝肾综合征时,尿量减少,肌酐、尿素氮明显增加。

4）出血倾向进行性加重,PT 进行性延长,PTA 降低。肝糖原合成、分解及异生能力受损:空腹及餐后血糖偏低。

（4）淤胆型肝炎

1）起病类似急性黄疸型肝炎,症状轻,黄疸重,黄疸持续时间长。

2）胆汁淤积表现:皮肤瘙痒、大便颜色变浅。

3）化验:ALT 轻度升高,TB 显著升高,以结合胆红素为主;γ-GT、ALP 及胆固醇明显升高。

（5）肝炎肝硬化

1）多有慢性肝炎病史。

2）有乏力、腹胀、尿少、肝掌、蜘蛛痣、脾大、腹水、脚肿。

3）胃底食管下端静脉曲张、白蛋白下降、A/G 倒置等肝功能受损和门脉高压表现。

（三）治疗要点

1. 治疗原则

（1）注意隔离休息,合理加强营养,补充高维生素、高蛋白、足量碳水化合物、低脂肪饮食。

（2）积极保肝治疗,避免应用可能损害肝脏的药物,防止重症肝炎的发生。

（3）预防感染,加强宫缩防止产后出血,注意纠正凝血功能异常。

2. 甲型肝炎孕妇的治疗要点

（1）急性黄疸型肝炎

1）轻/中度患者（约占总感染者的80%）门诊随访、建议休息和口服补液治疗。

2）对于伴有呕吐、脱水及肝功能失代偿（意识或性格改变）等严重患者应入院治疗。

（2）应告知怀孕期妇女感染甲型肝炎会增加流产及早产的风险,若发生流产及早产应当及时就诊。

（3）目前尚未见甲型肝炎通过乳汁传播的报道。即使婴儿被传染,其症状都较轻或无症状。因此,应根据个体情况权衡感染的风险及是否停止哺乳。

（4）注意隔离:从发生黄疸的2周前直至已有黄疸1周后有传染性,应注意隔离。

（5）每1~2周随访1次,直到转氨酶水平恢复正常（通常4~12周）。感染后通常是终生获得免疫力。

3. 乙肝孕妇的治疗要点

（1）急性黄疸型肝炎

1）参照甲型肝炎。

2）抗病毒治疗可以预防急性肝衰竭,减少重型急性感染患者的发病率与病死率。

（2）慢性乙肝的治疗

1）是否抗病毒治疗取决于患者 HBV DNA 水平、是否存在炎症坏死和肝纤维化。对于成人,当 HBV DNA>2000U/ml,且存在炎症坏死和（或）肝纤维化证据时,应给予治疗。

2）可选择替诺福韦、恩替卡韦或聚乙二醇干扰素进行抗病毒治疗。抗病毒治疗可减轻肝损伤并减少发生肝癌的风险,从而使患者长期获益。

3) 母亲患有乙型肝炎,婴儿出生后便接种疫苗。某些时候当母亲 HBV DNA 载量较高[HBV DNA 载量 >200 000U/ml(>10^6 拷贝 /ml)]时,应给予乙型肝炎特异性免疫球蛋白 200U(1A)。这些措施可减少多达 90% 的垂直传播。

4) 妊娠后期当孕妇 HBV DNA>10^7U/ml 时,给予替诺福韦治疗可降低 HBV 垂直传播给婴儿的风险。

5) 怀孕可能会使 HBV 激活,但很少会产生不良的后果。

4. 丙肝孕妇治疗要点

(1) 急性感染的治疗

1) 治疗急性阶段的丙型肝炎可延缓疾病的进展,并减少慢性化的发生。

2) 急性丙型肝炎患者应随访 4 周 HCV RNA 情况;那些在 4 周后病毒载量下降 <2 Log10 或者在 12 周时 HCV RNA 仍阳性者应考虑治疗。

(2) 慢性感染的治疗

1) 根据 HCV 基因型、病毒载量、肝病所处的阶段、能否耐受干扰素 α 及其副作用等情况,选择适合的抗病毒治疗方案。

2) 丙型肝炎合并甲型肝炎易发生重症肝炎,而丙型肝炎合并乙型肝炎的预后较差,建议丙型肝炎患者接种甲型肝炎和乙型肝炎疫苗。

(3) 孕产妇管理

1) 孕妇妊娠期间垂直传播风险几率极低,但目前没有明确的干预措施可以减少母婴传播。

2) 对 HCV RNA 阳性的孕妇,应避免羊膜腔穿刺,尽量缩短分娩时间,保证胎盘的完整性,减少新生儿暴露于母血的机会。

3) 利巴韦林有致畸的副作用,丙肝孕妇不推荐使用。

4) 尚无明确的证据表明哺乳会增加疾病传染给婴儿的风险。

5. 重症肝炎的处理要点

重症肝炎病情能否逆转取决于存活肝细胞的数量及其再生能力。及早发现与治疗,以对症支持治疗为主,防治并发症,维持机体内环境的稳定,给肝细胞以再生的机会。治疗措施主要有:

(1) 一般支持治疗

1) 早期诊断,及早卧床休息。

2) 维持水、电解质、热量平衡;限制水、钠摄入。

3) 输注新鲜血浆、血制品等支持治疗。

(2) 防治肝细胞坏死,促进肝细胞再生:HGF、PGE_1 等。

(3) 并发症的治疗

1) 预防和控制出血。

2) 预防和治疗肝性脑病:限蛋白、酸化肠道、6-AA 等。

3) 防治肝肾综合征。

4) 预防和控制感染。

(4) 产科处理

1) 妊娠早期:积极治疗,待病情好转时尽早行人工流产。

2) 妊娠中晚期:避免手术、药物对肝脏的影响,经治疗无效、病情加重时也应考虑终止妊娠。重症肝炎确诊后经积极控制 24 小时后迅速剖宫产终止妊娠。术前 4 小时应停用肝素治疗。

3) 分娩期:分娩前数天肌内注射维生素 K_1,20~40mg/d;备新鲜血;若胎儿较小、宫颈条件好、估计短时间内能结束分娩,可阴道分娩,注意胎儿监护,间断吸氧预防胎儿窘迫;手术助产缩短第二产程;预防产后出血,加强宫缩,防止产道损伤和胎盘残留。

4) 产褥期:给予对肝脏损害小的广谱抗生素以预防感染,母乳喂养问题存有争议,多数人主张以预防为主的观点,不宜哺乳。退奶不宜用损害肝脏的雌激素,可用大麦芽煎服或外用芒硝敷于乳房。

(四) 护理要点

妊娠合并病毒性肝炎的孕妇及家属相较于普通的孕妇及家属具有更多的不安、担忧及恐惧。因此,对于妊娠合并病毒性肝炎的孕妇应注重心理护理和疏导,同时向孕产妇讲解相应的疾病知识和护理方法,并指导如何做好新生儿的免疫与预防,降低并发症的发生和新生儿感染的几率。

1. 一般护理

(1) 休息与活动

1) 轻型肝炎可指导患者注意休息,注意生活规律、劳逸结合。

2) 重型肝炎宜绝对卧床休息,减轻肝脏负担,待症状好转后再适当活动。

(2) 营养与饮食

1) 根据患者口味调整饮食,避免煎炸、辛辣刺激食物,戒酒。

2) 指导孕妇进清淡易消化食物及富含维生素的新鲜水果、蔬菜及含有粗纤维的食物。

3）轻型肝炎可予高蛋白、高维生素、高热量饮食，以增强机体抵抗力；重型肝炎宜限制蛋白摄入，每天应 <0.5g/kg。

4）如摄入蛋白过多，可指导病人进食高纤维食物，以保大便通畅，减少氨的吸收。

2. 专科护理

（1）预防下肢静脉血栓形成

1）如不限制孕产妇活动或不要求绝对卧床，可指导患者每天适当活动促进血液循环。

2）如要求绝对卧床，期间孕妇可在床上做下肢的活动，也可行气压治疗，防止下肢静脉血栓的发生。

3）密切关注化验指标，配合医师给药。

（2）产前观察评估及指导

1）密切注意胎心、胎动的变化。

2）观察有无宫缩、阴道流血、流液等症状。

3）肝区有无疼痛，有无腹胀。

4）评估意识状态，警惕肝性脑病的发生。

（3）产后观察评估及指导

1）常规产后护理。

2）因肝功损害，抵抗力低，应注意做好基础护理，预防产后感染。

3）因肝功损害，凝血功能改变，应注意观察阴道出血情况，预防产后出血，尤其产后 24 小时内。

4）注意患者情绪变化，有无烦躁等异常，警惕肝性脑病及跌倒坠床发生。

（4）用药护理

1）遵医嘱给药，注意保肝药物的用法与用量。

2）注意药物之间的配伍禁忌和使用注意事项，如哪些药物不能同时或连续输注，是否需要冲管，用何种液体冲管等。

3. 母儿相关指导

（1）新生儿免疫阻断：以孕妇 HBsAg 阳性为例，足月新生儿出生后 24 小时内注射乙肝疫苗。免疫球蛋白需要在出生后 12 小时内（理论上越早越好）使用。生后 1 个月、6 个月于社区注射乙肝疫苗（0、1、6 个月 3 针方案）。

（2）母乳喂养指导

1）以乙肝为例，正规预防后，不管孕妇 HBeAg 阳性还是阴性，其新生儿都可以母乳喂养，无需检测乳汁中有无 HBV DNA。

2）指导正确的哺乳方法。

3）喂奶时注意卫生，保持双手及乳房清洁，注意观察乳头有无破溃及新生儿口腔黏膜有无损伤，

预防感染。

（滕红　金秀华）

参考文献

1. Brook G，Bhagani S，Kulasegaram R，et al. United Kingdom National Guideline on the Management of the viral hepatitides A，B and C 2015. International Journal of STD & AIDS，2016，1（27）：501.
2. 陈熠，段钟平．第八届全国疑难及重症肝病大会会议纪要．中华肝脏病杂志，2015，23（9）：716.
3. 中国肝炎防治基金会，中华医学会感染病学分会，中华医学会肝病学分会．乙型肝炎母婴阻断临床管理流程．中华肝脏病杂志，2017，25（4）：254.
4. 中华医学会肝病学分会，中华医学会感染病学分会．《丙型肝炎防治指南》2015 年更新版．实用肝脏病杂志，2016，19（4）：IX.
5. 李兰娟，任红．传染病学．第 8 版．北京：人民卫生出版社，2013：40.
6. 陈曼绮，张建平．围生期重症肝炎对母儿的影响及诊治．实用妇产科杂志，2016，32（1）：5.

第二节　妊娠期痒疹（PUPPP）

（一）流程化管理清单

1. 妊娠期痒疹门诊 / 急诊诊疗流程

病史重点采集信息		
□ 现病史	□ 停经	□ 停经时间
		□ 末次月经
	□ 皮损特点	□ 部位
		□ 形状
		□ 大小
		□ 持续时间
		□ 消退后是否再次出现
	□ 瘙痒	□ 有或无
		□ 首发部位
		□ 首发时间
		□ 有无规律
		□ 程度
	□ 其他全身症状	□ 有或无（黄疸、恶性、头痛、乏力等）
□ 既往史	□ 既往发病	□ 孕前有无发病

体格检查重点采集信息		
□ 生命体征	□ 体温	
	□ 脉搏	
	□ 血氧	
	□ 呼吸	
	□ 血压	
□ 常规体检	□ 皮损检查	□ 部位
		□ 大小
		□ 破损
		□ 皮屑
	□ 全身检查	□ 黄疸
		□ 发热
□ 产科专项检查	□ 宫高	
	□ 腹围	
	□ 胎心、胎动	

辅助检查重点项目		
□ 实验室检查	□ 血常规	
	□ 肝功能、血清胆汁酸	
	□ 免疫球蛋白 IGE	
	□ 过敏原	
	□ 组织病理（必要时）	
	□ 免疫荧光	
□ 产科检查（必要时）	□ 胎心监护	
	□ 产科超声	

治疗要点	
□ 局部治疗	□ 止痒水、炉甘石洗剂、皮质激素类软膏
□ 全身治疗	□ 抗组胺药
	□ 维生素 B₆
	□ 糖皮质激素（泼尼松 40mg/d，尽可能短期用药，症状减轻逐渐减量至停药）

2. 妊娠期痒疹住院护理流程

护理流程	描述要点
□ 健康教育	□ 同第八章第一节病毒性肝炎
□ 协助医师	□ 询问病史
	□ 体格检查
□ 监测	□ 生命体征

护理流程	描述要点
□ 产兆观察和其他症状	□ 观察有无宫缩、阴道流血及流液
	□ 观察皮肤黏膜有无黄染、瘙痒及部位
	□ 询问有无疲乏、恶心、呕吐及食欲缺乏
	□ 询问有无高热、咽痛等不适症状
□ 完善化验	□ 遵医嘱
□ 协助完善检查	□ 胎心监护
	□ 胎儿、胎盘超声检查
	□ 皮肤划痕试验
□ 一般护理	□ 休息与环境
	□ 饮食与营养
□ 专科护理	□ 皮肤状况
	□ 用药及药物反应观察
□ 心理护理	□ 心理状况评估及护理
□ 出院指导	□ 复查时间
	□ 自我护理方法
	□ 办理出院相关流程

（二）妊娠期痒疹诊断要点

妊娠瘙痒性荨麻疹性丘疹及斑块（pruritic urticarial papules and plaques of pregnancy，PUPPP）是妊娠特有的皮肤病之一。又称妊娠多形疹（polymorphic eruption of pregancy，PEP）。

1. 病史要点

（1）皮肤瘙痒出现的孕周：以皮肤瘙痒为主诉来就诊的产妇可先确定妊娠的孕周，以及皮损出现的时间，有一些伴有瘙痒的皮肤病是妊娠晚期常见的，通常与妊娠晚期发病的妊娠期肝内胆汁淤积症等相鉴别。赵辨主编的《中国临床皮肤病学》中提出此病好发于初次妊娠，多数起病于妊娠末3个月。妊娠痒疹可根据皮肤瘙痒出现的时间可将其分为早发型痒疹和晚发型痒疹。早发型妊娠痒疹出现时间一般在妊娠6个月内发病，常见于妊娠第12~16周。迟发型妊娠痒疹通常在分娩前2周之内发病。妊娠丘疹性皮炎可发生于妊娠任何时期，7~10天消退，但新疹不断出现，直到分娩结束。

（2）痒疹始发部位及皮损特点

1）痒疹的始发部位及皮损特点是诊断和鉴别诊断的重点，根据不同的病种，皮损的特点有着较大的区别。可以着重询问瘙痒始发部位、始发的时间、出现的时间是否有规律性。在2016《中国医学文摘皮肤科学》蒋文军"妊娠期皮肤病的分类"中提出妊娠期特异性皮肤病的分类及临床特点。此病皮疹初为1~3mm大小红色丘疹,后逐渐融合成荨麻疹样丘疹和斑块,周围可见苍白圈。皮损呈多样性,包括中毒样红斑损害、丘疱疹、环状或多环形风团和小疱融合形成的大疱或无菌性脓疱,皮损消退后可出现鳞屑或结痂。皮损多发生于腹部,特别是腹部妊娠纹,逐渐扩展至大腿、臀部、胸背部、上肢等处。皮损常与妊娠期痒疹混淆的有妊娠痒疹及荨麻疹。

2)早发型妊娠痒疹好发于躯干上部、上臂及股部,两侧对称,腹部及臀部偶发。为淡红色及正常皮色丘疹,直径约3mm。迟发型妊娠痒疹最早出现在腹部妊娠纹上,与早发型大致相同,也可有丘疱疹及风团样皮疹,似多形性红斑皮疹,可迅速蔓延全身。两者皮疹均有剧烈瘙痒,且夜间尤甚,常因抓痕、血痂等继发性皮疹。常在分娩3周后消退。

3)荨麻疹为边界清楚的红色风团,发生迅速,消退后不留痕迹。

4)妊娠丘疹性皮炎为红色丘疹,大小约3~5mm,顶端尖锐,散在分布,每天都有新皮疹出现。

(3)瘙痒伴或不伴有黄疸等全身症状

1)妊娠期痒疹一般不伴有全身症状。但有一些对妊娠结局有着不良影响的特有妊娠特有疾病常伴有瘙痒,所以是否伴有全身症状对诊断非常重要。

2)如伴有黄疸可与妊娠期肝内胆汁淤积症(ICP)相鉴别,ICP早期手掌及脐周间断性瘙痒,夜间尤重,可发展为全身瘙痒。瘙痒发生2~4周后出现黄疸,分娩后1~2周可消失。通常可引起不良妊娠结局。

3)如伴有恶心、头痛、乏力前驱症状可与妊娠疱疹相鉴别,皮损常见于脐周,皮损为风团样损害、水肿性丘疹、多形性红斑,可形成大疱、水疱及糜烂,伴有瘙痒及灼痛感。妊娠疱疹因子可通过胎盘屏障,出现新生儿皮肤损害。

(4)有无过敏史及用药史

1)有一些皮肤病是因遗传因素、过敏体质有关,非妊娠期也可有发病史。在妊娠期可能会加重,但一般不会影响妊娠结局及分娩过程。如特异性皮炎。

2)妊娠期孕妇细胞免疫明显受抑制,一些感染性皮肤病及既往慢性皮肤病史可能会复发,如单纯疱疹、水痘及麻风等。

2. 体格检查要点

(1)皮损特点检查:皮损发生部位、特点、大小、有无皮屑、破损等。

(2)瘙痒特点:瘙痒初始部位、时间、有无规律、程度等。

(3)生命体征检查:检查血压、心率、脉搏、呼吸、体温有无异常。

3. 辅助检查要点

(1)血常规:是否合并感染。

(2)肝功能:对于鉴别妊娠期肝内胆汁淤积症有重要帮助。

(3)过敏原:排查是否对某类物质过敏。

(4)免疫球蛋白IgE:升高提示I型变态反应病的可能性大。

(5)组织病理:一般组织病理检查无特异性。

(6)免疫荧光:通常与其他皮肤病鉴别时应用,如妊娠类天疱疮可发现皮损周围正常皮肤真皮表皮交界处有C_3、IgG线状沉积。

4. 治疗要点 赵辨主编的《中国临床皮肤病学》中提出对于治疗妊娠期痒疹主要还是对症治疗,此病为自限性疾病,分娩后可缓解,以局部用药为主,常用止痒剂(止痒水、炉甘石洗剂等)和皮质激素类软膏,也可口服抗组胺药,同时可口服维生素B_6,严重者可应用糖皮质激素类(尽可能短期用药,症状减轻可逐渐减量至停药)。

5. 护理要点 妊娠期痒疹是指在妊娠期出现的一种瘙痒性皮疹。发病率为0.5%~2.0%,是最常见的妊娠皮疹,分为早发型(妊娠24~26周)和迟发型(妊娠36~38周)两种。因其发生时常伴剧烈痒感,且晚间尤其严重,影响孕妇日常生活及睡眠,很多患有妊娠痒疹孕妇因此烦躁不安,情绪不稳定,更有甚者影响到胎儿的生长发育,非常痛苦。

(1)健康教育

1)护士应向孕妇及家属讲解疾病相关的知识,平复患者的不良情绪,告知患者应以积极心态去面对疾病,配合治疗及护理。

2)妊娠期痒疹多数倾向于自身免疫性疾病,相关资料表明患痒疹孕妇的皮肤敏感性常常高于无痒疹孕妇,故治疗上以减轻瘙痒、缓解症状为主。

3)治疗期间患者本人应注意留意胎动的变化以及有无其他不适,如发现其他症状及时反馈给医师。

4)该疾病应与荨麻疹及麻疹相鉴别,因此会做相应检查以作鉴别诊断,请患者配合。

(2)一般护理

1)休息与环境:①妊娠痒疹患者因瘙痒,常常休息不够,睡眠不足,因此应为患者营造一个舒适的生活环境,并保持环境舒适、整洁。②可听一些舒缓的音乐,读感兴趣的书籍,或就感兴趣的话题与人交流等,分散注意力。

2) 饮食营养:饮食以清淡可口为主,多吃水果、蔬菜,多喝水。忌吃生、冷、辛辣、刺激性食物,不饮酒。

(3) 专科护理

1) 皮肤状况:①避免搔抓。②避免外界不良因素对皮肤的刺激,如含化学成分的化妆品、洗衣粉、肥皂等。③避免可能导致的过敏,远离过敏原,如花粉、动物皮毛、尘螨等。④穿棉质的透气性好的贴身衣裤。保持皮肤干湿度适中,清洁后涂抹防过敏的保湿霜。

2) 用药及药物反应观察:孕期用药应谨慎。可外用炉甘石搽剂止痒或在医师指导下使用中药内服外敷。糖皮质激素在医师指导下短期使用。

(滕红　金秀华)

参考文献

1. 将文军,崔雨蒙,高艳娥.妊娠期皮肤病的分类.中国医学文摘皮肤科学,2016,33(5):565-573.
2. 杜丽霞,傅强,张秀春,等.妊娠特应性皮疹.中国医学文摘皮肤科学,2013,30(1):13-14.
3. 赵辨.中国临床皮肤病学.南京:江苏凤凰科学技术出版社,2009:1060-1066.

第三节　妊娠期肝内胆汁淤积症

(一) 流程化管理清单

1. 妊娠期肝内胆汁淤积症(ICP)诊疗流程

病史重点采集信息

病史*	现病史	停经*	停经时间
			月经周期
		单胎妊娠	多胎妊娠
		瘙痒*	出现时间
			部位
			是否有夜间加重
			有无皮肤抓痕
			有无治疗
		黄疸*	出现时间
			随孕周延长而加重
			有无皮疹
			有无治疗

病史重点采集信息

病史*	现病史	定期孕检	NT
			唐筛
			糖耐量
			系统超声
		其他合并症及并发症	妊娠期高血压疾病或慢高合并妊娠
			妊娠期糖尿病或糖尿病合并妊娠
			甲状腺功能异常(亢进或减退)
			羊水异常
			胎盘异常
	既往史	ICP病史*	
		避孕药用药史*	
		皮肤病史*	
		其他病毒感染史:EB、巨细胞病毒	
	孕产史	孕次	
		产次	剖宫产次
			自然产次
		流产次	

体格检查重点采集信息

体格检查*	生命体征	体温	
		脉搏	
		呼吸	
		血压	
	常规体检	产科情况:□宫高　□腹围	
		胎动	
		活动受限*	有
			无
		皮肤抓痕*	手掌、脚掌、脐周
			四肢、躯干等其他部位
		黄疸*	有
			无

□ 监测胎心率*(多普勒)

辅助检查重点项目

辅助检查*	实验室检查	血常规、血型	
		凝血五项	
		动态监测血清胆汁酸　□肝功	
		肝炎病毒血清学检查	
	超声	三维超声	胎心、胎儿相关指标
		肝脏超声	肝脏变化

治疗方案

治疗	☐ 动态监测胎心、胎动,超声、总胆汁酸、肝功
	☐ 熊去氧胆酸降胆汁酸治疗
	☐ 保肝对症治疗
	☐ 血浆置换
	☐ 维生素 K 减少出血

注:* 为急诊必做项目,其余为门诊必做项目

2. 妊娠期肝内合并胆汁淤积症住院护理流程

护理流程	描述要点
☐ 健康教育	☐ 同第八章第一节病毒性肝炎
☐ 协助医师	☐ 询问病史
	☐ 体格检查
☐ 监测	☐ 生命体征
☐ 产兆观察和其他症状	☐ 观察有无宫缩、阴道流血及流液
	☐ 观察皮肤黏膜有无黄染、瘙痒及部位
	☐ 询问有无疲乏、恶心、呕吐及食欲缺乏
☐ 完善化验	☐ 遵医嘱
☐ 协助完善检查	☐ 胎心监护
	☐ 胎儿、胎盘超声检查
☐ 一般护理	☐ 休息与活动
	☐ 饮食与营养
☐ 专科护理	☐ 皮肤状况
	☐ 产前、产后观察评估及指导
	☐ 预防下肢静脉血栓
	☐ 用药及药物反应观察
☐ 心理护理	☐ 心理状况评估及护理
☐ 出院指导	☐ 同第八章第二节妊娠期痒疹

(二) 妊娠期肝内胆汁淤积症(ICP)诊断要点

1. 病史要点

(1) 皮肤瘙痒出现时间

1) 皮肤瘙痒是首先出现的症状,起病大多数在妊娠晚期,少数在妊娠中期。

2) 妊娠痒疹:常见于妊娠的第 12~36 周之间,高峰期为第 20~34 周(详见本章第二节妊娠期痒疹)。

(2) 皮肤瘙痒出现部位:手掌、脚掌、脐周是瘙痒的常见部位,可逐渐加剧延及四肢、躯干、颜面部,瘙痒持续至分娩,大多数在分娩后数小时或数天。

(3) 是否伴有黄疸

1) 瘙痒发生后 2~4 周部分患者可出现黄疸,发生率在 15% 左右,多数为轻度黄疸,于分娩后 1~2 周消退。

2) 询问患者既往是否有胆结石、脂肪肝、肝硬化、肝外胆管损伤等可引起黄疸的疾病。

(4) 是否有消化道症状

1) 少数孕妇可有恶心、呕吐、食欲缺乏、腹痛、腹泻、轻微脂肪痢等非特异性症状。

2) 排除消化道疾病如急性肠炎等。

3) 胎盘早剥也可出现腹痛、恶心、呕吐等症状。

(5) ICP 的高危因素

1) ICP 多发生在妊娠晚期、多胎妊娠、既往口服避孕药者,主要与体内高雌激素水平有关。

2) 流行病学研究发现,ICP 发病具有季节性、地域性。冬季高于夏季,世界各地 ICP 发病率明显不同,我国在长江流域的发病率亦高。

3) 在母亲或姐妹中有 ICP 病史的妇女中 ICP 发病率明显增高。

2. 体格检查要点

(1) 重视生命体征:主要是注意四肢皮肤有无抓痕、黄疸。

(2) 腹部检查:对于是否合并内外科疾病的鉴别至关重要。

(3) 产科检查:确定有无胎心,询问患者胎动情况。

1) 胎动计数:若胎动计数≥3 次 / 小时为正常,<3 次 / 小时或减少 50% 者提示胎儿宫内缺氧。

2) 胎儿电子监护(NST):孕 33~34 周,1 次 / 周;>34 周,2 次 / 周。

3. 辅助检查要点

(1) 产科彩超

1) 孕周 >34 周,应 1 次 / 周。B 超检测胎心、胎儿大小(包括双顶径、腹围、股骨长)、羊水情况及胎盘位置及成熟度。

2) 彩色多普勒超声检测胎儿脐动脉和大脑中动脉血流。收缩期最大血流速度与舒张末期血流速度比值(S/D)、搏动指数(PI)、阻力指数(RI)。

(2) 血清胆汁酸测定

1) 诊断 ICP 最重要的实验室指标,在瘙痒症状出现或转氨酶升高前几周血清胆汁酸就已升高。总胆汁酸水平升高,伴或不伴肝酶水平升高就足以支持 ICP 的诊断和严重程度的判别。

2) 动态监测血清胆汁酸水平。孕周 <32 周,

1~2 周复查一次。孕周 >32 周,1 次 / 周。若总胆汁酸 >20μmol/L 或 ALT>100U/L 者,无论孕周大小,需 1 周复查。

(3) 肝功测定:大多数 ICP 患者的门冬氨酸转氨酶(AST)和丙氨酸转氨酶(ALT)均有轻~中度升高,升高波动在正常值的 2~10 倍,分娩后肝功能在分娩后 4~6 周内回复正常,不遗留肝脏损害。部分患者也可轻~中度升高,以结合胆红素升高为主。

(4) 血常规、凝血、血型及肝炎病毒血清学检查

1) 血常规和血型检查对于门急诊患者很重要,尤其是血型检查,早期明确是否 Rh 阴性血型对于妊娠期间的抗体效价的适时监测,宫内胎儿溶血病的预测也有益。

2) 血常规、凝血的检测主要明确是否有凝血异常。

3) 尤其是入院后动态监测血常规,有助于早期发现隐匿性内出血的胎盘早剥等。

4) 肝炎病毒血清学检查排除肝炎可能。

(5) 肝脏超声:ICP 患者肝脏无特征性改变,肝脏超声检查仅对排除孕妇有无肝脏系统基础性疾病有意义。

4. ICP 严重程度判断(2015 年妊娠期肝内胆汁淤积症诊疗指南)

(1) 轻度

1) 生化指标:血清总胆汁酸 10~39μmol/L,总胆红素 <12μmol/L,结合胆红素 <6μmol/L。

2) 临床症状:瘙痒为主,无明显其他症状。

(2) 重度

1) 生化指标:血清总胆汁酸 ≥40μmol/L,和(或)胆红素 ≥12μmol/L,结合胆红素 ≥6μmol/L。

2) 临床症状:瘙痒严重,伴有其他症状;合并多胎妊娠、妊娠期高血压疾病、复发性 ICP、曾因 ICP 致围生儿死亡者。

Puljic A 于 2015 年在文献 *The risk of infant and fetal death by each additional week of expectal management in intrahepatic cholestasis of pregnancy by gestational age* 中指出,根据 ICP 孕妇的血清胆汁酸水平分为:轻度(10~39μmol/L)、中度(40~99μmol/L)、重度(≥100μmol/L)。

(三) 治疗要点

ICP 主要危害胎儿,导致难以预测的急性胎儿窘迫及胎死宫内。治疗重点在于降低围产儿病死率;治疗目的是缓解瘙痒症状、恢复肝功能,降低血清胆汁酸水平,以降低早产、羊水胎粪污染、胎儿窘迫、死胎的发生率,改善妊娠结局;治疗原则是早期诊断、密切监护、及时治疗、适时终止妊娠。

1. 一般处理 适当卧床休息,取左侧卧位,以增加胎盘血流量,计数胎动。低脂、易消化饮食。重视其他妊娠合并症的治疗如妊娠期高血压疾病、妊娠期糖尿等。

2. 药物治疗

1) 熊去氧胆酸(UDCA):是治疗 ICP 的首选药物,可缓解瘙痒、降低血清学指标,延长孕周,改善母儿预后。目前尚未发现 UDCA 造成人类胎儿毒副作用和围生儿远期不良影响的报道。UDCA 用法用量:建议按照 15mg/(kg·d)的剂量分 3~4 次口服,常规剂量疗效不佳,而又未出现明显副作用时,可加大剂量为 1.5~2.0g/d。

2) S- 腺苷蛋氨酸(SAMe):是治疗 ICP 的二线药物。用量为静脉滴注每天 1g,疗程 12~14 天;口服 500mg/ 次,每天 2 次。

3) 地塞米松:建议仅用于 34 周前有早产可能的单疗程使用促胎肺成熟。

4) 维生素 K:减少出血。用法用量:肌内注射或静脉滴注维生素 K 120mg,每天一次,连用 3 天。若一周内未分娩,则重复应用。

5) 血浆置换术:人工肝血浆置换术是目前临床治疗各种原因所致肝衰竭的主要方法之一。血浆置换是将患者的血液引出体外,经过膜式血浆分离方法将患者血浆从全血中分离弃去,这可滤除体内可溶性免疫复合物及有毒物质,同时将其余的血液成分和同等新鲜血浆回输体内。从而补充患者体内所需的一些凝血因子、蛋白等,改善患者肝功能等。血浆置换术用于治疗妊娠期肝内胆汁淤积所致肝酶升高可能有效,但无证据支持。

3. 产科治疗

(1) 终止妊娠时机

1) 轻度 ICP:孕 38~39 周左右终止妊娠。

2) 重度 ICP:孕 34~37 周终止妊娠,根据治疗反应、有无胎儿窘迫、双胎或合并其他母体并发症等因素综合考虑。

(2) 阴道分娩指征

1) 轻度 ICP。

2) 不合并产科其他剖宫产指征(头盆不称、严重妊娠期并发症或合并症等)。

3) 孕周 <40 周。

（3）引产和产程管理

1）Mozurkewich E 2009 年在文献 *Indications for induction of labour：a best-evidence review* 中指出：引产可能会降低胎死宫内的风险，但目前只有较低水平的临床证据。

2）引产过程中避免宫缩过强加重胎儿缺氧，密切监测胎心变化。

3）产程初期需常规行 OCT，放宽剖宫产指征。

（4）剖宫产指征

1）重度 ICP。

2）既往有 ICP 病史，并发生过不良妊娠结局（死胎、死产、新生儿窒息或死亡）。

3）胎盘功能严重下降或高度怀疑胎儿窘迫。

4）存在其他合并症如双胎或多胎、重度子痫前期等。

5）存在其他阴道分娩禁忌证。

（四）护理要点

妊娠期肝内胆汁淤积症（ICP）属于妊娠常见并发症之一，若该疾病得不到及时控制，则极有可能引发胎儿宫内窘迫、羊水污染以及早产等并发症的出现。所以发生在孕晚期的皮肤瘙痒及黄疸等症状应引起孕妇及家属的高度重视。一旦经确诊应注意饮食、休息，保持良好的生活环境，及时治疗，适时终止妊娠。

1. 一般护理

（1）休息与活动：注意生活规律、劳逸结合、适当卧床，以左侧卧位为宜。

（2）营养与饮食：给予高热量、高蛋白、高维生素类饮食，多吃蔬菜、水果、多饮水，避免刺激性食物。指导孕妇进清淡易消化食物及富含维生素的新鲜水果、蔬菜及含有粗纤维的食物。

2. 专科护理

（1）皮肤状况

1）患者多为孕中晚期，多伴局部皮肤或全身瘙痒，或伴有黄疸。瘙痒夜间尤其加重，严重影响生活质量。

2）患者应注意皮肤的清洁、干燥，穿棉质透气好的贴身衣裤。

3）保持皮肤的完整性，剪短指甲，避免搔抓。

4）不用刺激性强的洗浴用品，如肥皂。

5）必要时可在医师指导下使用炉甘石洗剂外涂止痒。

（2）预防下肢静脉血栓形成（详见本章第一节病毒性肝炎）。

（3）产前观察评估及指导

1）密切注意胎心、胎动的变化。

2）观察有无宫缩、阴道流血、流液等症状。

3）瘙痒症状有无减轻，黄疸有无好转。

4）注意 B 超监测胎儿成熟度、羊水是否浑浊、胎盘成熟度分级等。

（4）产后观察评估及指导

1）常规产后护理。

2）因肝功损害，抵抗力低，应注意做好基础护理，预防产后感染。

3）因肝功损害，凝血功能改变，易发生产后出血。

（5）用药护理

1）密切注意化验结果，如肝功、血清胆汁酸、血清总胆红素、转氨酶等。

2）产前给药以减轻症状和纠正各生化指标，尽可能以扭转妊娠结局为主。注意药物的用法与用量。

3）除给予保肝治疗外，对于病情较重者给予泼尼松降低血雌激素和胆酸水平，以便尽快消除瘙痒症状，改善肝功能，孕周较小时及时给予地塞米松肌内注射或静脉注射以促胎肺成熟。

4）产后注意大出血风险，可遵医嘱给予促宫缩药物预防。

3. 新生儿相关指导

（1）妊娠期肝内胆汁淤积症患者胎儿因其母体高危因素，易发生宫内窘迫、新生儿窒息，因此多建议行剖宫产手术，做好新生儿抢救一切准备，第一时间请儿科医师会诊，严密监护新生儿。

（2）早产儿送温箱保暖，密切注意生命体征。

（滕红　金秀华）

参考文献

1. 沈铿，马丁. 妇产科学. 第 3 版. 北京：人民卫生出版社，2015：140-141.

2. 刘建，兰易，邹姝丽，等. 妊娠期肝内胆汁淤积的诊断与治疗进展. 中华肝脏病杂志，2008，16（8）：580-581.

3. Puljic A，Kim E，Page J，et al. The risk of infant and fetal death by each additional week of expectal management in intrahepatic cholestasis of pregnancy by gestational age. AMJ Obstet Gynecol，2015，212：667.

4. Mozurkewich E，Chilimigras J，Koepke E，et al. Indications for induction of labour：a best-evidence review. BJOG，2009，116（5）：626-636.

第四节 妊娠期急性脂肪肝

（一）流程化管理清单

1. 妊娠期急性脂肪肝诊疗流程

病史重点采集信息

□ 现病史 *	□ 消化道症状	□ 是否突发性恶心、呕吐、厌油
		□ 是否上腹部疼痛
		□ 是否腹胀
		□ 症状持续时间
	□ 黄疸	□ 是否巩膜黄染
		□ 是否皮肤黄染
		□ 是否尿色深黄
		□ 是否瘙痒
		□ 症状持续时间
	□ 全身出血倾向	□ 是否上消化道出血
		□ 是否皮肤出血性瘀斑
		□ 症状持续时间
	□ 肾功能障碍	□ 是否少尿、无尿
		□ 症状持续时间
	□ 子痫前期表现	□ 是否高血压
		□ 是否蛋白尿
		□ 是否水肿
	□ 意识障碍	□ 是否出现情绪激动、精神错乱、狂躁、嗜睡等
		□ 症状持续时间
	□ 孕产史	□ 孕__次
		□ 目前存活子女__个
		□ 有或无出生缺陷
		□ 有或无胎死宫内
□ 既往史	□ HBV 感染史	□ 有或无 HBV 感染

体格检查重点采集信息

□ 体格检查	□ 生命体征	□ 体温
		□ 脉搏
		□ 呼吸
		□ 血压

体格检查重点采集信息

□ 体格检查	□ 常规体检	□ 活动 *	□ 自如
			□ 受限
		□ 下肢水肿 *	□ 无
			□ 有
		□ 心肺部听诊	□ 正常
			□ 异常
			□ 正常
			□ 肝区轻度叩痛
		□ 腹部检查 *	□ 腹胀
			□ 鼓肠
		□ 巩膜检查 *	□ 正常
			□ 黄染

辅助检查重点项目

□ 辅助检查	□ 实验室检查	□ 血常规 + 血型 *	
		□ 凝血五项 *	
		□ 血清 hCG*	
		□ 总胆红素	
		□ 肾功	
		□ LDH	
		□ ALT	
		□ 碱性磷酸酶 ALP	
	□ 超声检查	□ 脂肪监测	□ 肝脏脂肪沉积分布类型
			□ 脂肪浸润程度
		□ 肝回声监测	□ 肝回声强度
			□ 肝实质回声

治疗方案	
	☐ 严密监测病情变化
	☐ 最大限度的支持治疗,维持水、电解质平衡
☐ 治疗	☐ 及时终止妊娠
	☐ 积极处理产科并发症
	☐ 对肝衰竭相关并发症的防治
	☐ 人工肝支持治疗
	☐ 当肝脏脂肪累积无法及时清除、病情危重时,适时地进行肝移植

注:*为急诊必做项目,其余为住院必做项目

2. 妊娠期急性脂肪肝门诊/急诊/住院护理流程

护理流程	描述要点
☐ 健康教育	☐ 病区环境
	☐ AFLP 相关知识宣教
	☐ 化验检查注意事项
	☐ 负责医护人员
	☐ 安全评估及告知
	☐ 用药的作用和注意事项
☐ 协助医师	☐ 询问病史
	☐ 体格检查
☐ 测量生命体征	☐ 体温
	☐ 脉搏
	☐ 血压
	☐ 血氧
☐ 观察消化道症状及其他症状	☐ 观察消化道症状
	☐ 观察是否上消化道出血、皮肤出血性瘀斑
	☐ 观察尿量
☐ 采血	☐ 血常规+血型
	☐ 凝血五项
	☐ 血清 hCG
	☐ 肝酶
	☐ 总胆红素
	☐ 尿酸
	☐ LDH
	☐ ALT
	☐ 碱性磷酸酶 ALP
	☐ 尿素氮
	☐ 肌酐

护理流程	描述要点
☐ 协助检查	☐ 超声检查
☐ 专科护理	☐ 活动
	☐ 营养支持
	☐ 维持血糖
	☐ 维持氮平衡、血容量和胶体渗透压
	☐ 维持水电解质及酸碱平衡
	☐ 用药
☐ 心理护理	☐ 心理状况评估及护理
☐ 出院指导	☐ 复查时间
	☐ 自我护理方法
	☐ 办理出院相关流程

(二)妊娠期急性脂肪肝(AFLP)诊断要点

1. 病史要点

(1) AFLP 的临床表现:AFLP 临床表现多样,早期可无症状或出现非特异性症状,如不适、疲劳、头痛、厌食、恶心、呕吐,易被忽视。在大多数患者恶心、呕吐和喜食凉食是最重要的症状。有些患者出现烦渴及上腹部疼痛,有的在发病初期就出现较特异的症状,包括进行性加重的黄疸及出血性疾病。很多患者常在诊断后病情迅速恶化。

1) AFLP 常发生于妊娠晚期,孕 28~40 周均可发生,亦有报告在孕 26 周,或产后立即发生,绝大多数发生于初产妇,但亦可见于经产妇。①消化道症状:起病急,80% 患者骤发持续性恶心、呕吐,伴上腹部疼痛、厌油等消化道症状。呕吐物初为所进食物,病程后期可呕吐咖啡样物,腹胀常较明显。②黄疸:在消化道症状出现 1~2 周后表现出来,并进行性加重,常无瘙痒,是 AFLP 的典型临床特征,表现为巩膜、皮肤黄染,尿色深黄。③全身出血倾向:由于肝功能严重受损,凝血因子Ⅱ、Ⅴ、Ⅶ、Ⅸ、Ⅹ等合成不足,甚至可继发 DIC,均可引起凝血功能障碍,出现皮肤、黏膜等多部位出血,特别是产道大出血。此外,由于肝功能严重受损,肝脏对血液内组胺灭活能力降低,致使过多的组胺刺激胃酸分泌过盛,从而导致胃黏膜发生广泛性糜烂,甚至溃疡形成,引起上消化道出血。④意识障碍:主要为急性肝衰竭的表现,属肝性脑病,继黄疸逐日加深之后,出现性格改变,如情绪激动、精神错乱、狂躁、嗜睡等,以后可有扑翼样震颤,逐步进入昏迷,易误诊为产后癔症等精神疾

病。由于肝糖原生成缺乏、消耗增加,常出现低血糖,重度低血糖有时也成为昏迷的原因。⑤肾功能障碍:表现为少尿、无尿及急性氮质血症。属肝肾综合征,常伴低血钠、低尿钠。⑥常合并子痫前期:重症患者发病前或发病过程中,可出现高血压、蛋白尿及水肿等子痫前期表现,两者互相影响,使病情加重。

2)AFLP 临床表现和肝功能检查结果易与肝炎混淆,既往 AFLP 诊断排除肝炎病原学阳性患者,因此,在 HBV 感染合并 AFLP 时易导致误诊或漏诊,延误早期治疗。

(2)AFLP 的临床鉴别:AFLP 的临床症状缺乏特异性,病情严重程度不同,可与妊娠晚期其他疾病同时存在,因此需与以下疾病相鉴别:

1)子痫前期:此病发病率约为 5%,起病相对较慢,无进行性黄疸,且凝血功能是高凝状态。主要临床表现为高血压、蛋白尿。部分 AFLP 患者有子痫前期的症状。

2)血栓性血小板减少性紫癜(thrombotic thrombocytopenic purpura,TTP):TTP 多可发生于 10~40 岁女性,多发生于妊娠早、中期,以发热、血小板减少、肾功能损害、微血管溶血性贫血及中枢神经系统五联症为主要表现,但无肝酶升高。AFLP 的患者一般无溶血表现。

3)妊娠期急性重症肝炎:此病可发生于妊娠任何时期,实验室检查病毒标志物阳性,肝酶明显升高,病理提示肝细胞大量坏死,而肾衰出现较晚,AFLP 患者的 AST、ALT 多为轻中度升高,病毒标志物阴性。

4)HEILP 综合征:此病是以溶血、肝酶升高及血小板减少为特点的疾病,发病率为 1%~6%。研究表明,AFLP 是 HELLP 综合征的不同类型,患者的肝脏也可见脂肪浸润,但极少发生 DIC 和意识障碍,是妊娠期高血压疾病的严重并发症。

5)妊娠期肝内胆汁淤积症(intrahepatic cholestasis of pregnancy,ICP):此病发病率为 0.2%~2%,多发生于妊娠中晚期,以瘙痒性黄疸为特征。实验室检查示,肝功能正常或肝酶轻度升高,凝血功能多正常。血清总胆汁酸升高明显,与 AFLP 不同的是本病无肾功能不全和凝血功能障碍,而瘙痒很少见于 AFLP。

2. 体格检查要点

(1)重视临床症状:注意有无巩膜黄染、双下肢水肿等。

(2)腹部检查

1)有无肝浊音界缩小,肝区轻度叩痛。

2)有无高度腹胀、腹隆,严重鼓肠等。

3. 辅助检查要点

(1)AFLP 临床诊断方法:AFLP 的早期诊断有一定困难,原因在于发病初期临床表现无特异性。诊断主要根据临床表现和实验室检查共同完成,其中实验室检查更为重要,确诊则依赖于病理学检查。

(2)实验室检查

1)在实验室进行血细胞、肝功能、凝血机制以及肝炎病毒检查。检测指标包括白细胞(WBC)总数、血小板(PLT)计数、丙氨酸氨基转移酶(ALT)、天冬氨酸氨基转移酶(AST)、血清白蛋白(ALB)、血清总胆红素(TBiL)、结合胆红素(DBiL)、血浆纤维蛋白原(FBG)、部分凝血酶原时(PT)、凝血酶时间(TT)、凝血激酶时间(APTT)、血糖(GLU)以及各种肝炎病毒标志物。

2)白细胞明显升高(WBC≥15.0×10⁹/L)、血小板减少,可见幼红细胞和嗜碱性点彩红细胞。

3)凝血酶原时间、部分凝血活酶时间延长,纤维蛋白原减少。血中抗凝血酶Ⅲ常下降,可能为 DIC 的诱因之一。其他凝血因子如凝血因子Ⅴ、凝血因子Ⅶ、凝血因子Ⅷ均减低,3P 试验可阳性。

4)血清转氨酶(ALT 或 AST)呈轻~中度升高,血清总胆红素中~重度升高,以结合胆红素升高为主,血清白蛋白降低,血糖降低。AFLP 病情发展很快,如果未得到及时、正确的处理,很快出现酶胆分离,提示预后不良。

5)血尿酸、肌酐、尿素氮升高,尤其是尿酸的增高程度与肾功能损害程度不成比例,有时高尿酸血症可在 AFLP 临床发作前即存在。

6)尿蛋白阳性,尿胆红素常阴性。血胆红素高,而尿胆红素阴性是其特征性表现,但尿胆红素阳性时不能排除诊断。

7)肝性脑病者,血氨明显增高;合并胰腺炎者血淀粉酶增高。

8)AFLP 患者中大约有 50% 合并有不同程度的妊娠期高血压疾病,20% 有肝脏酶学异常、精神神经系统症状、血小板减少等 HELLP 综合征的典型表现。研究认为,HELLP 综合征和 AFLP 可能是疾病从轻度病变到严重过程中的谱系改变。一般情况下,其典型表现包括血小板减少、尿酸升高、凝血酶原时间延长、总胆红素升高,但通常 <5mg/dl,乳酸脱氢酶(LDH)水平正常。随着病情的发展,血小板减少的程度加重,LDH 轻度升高(一般 <600U/L)和发

生凝血障碍。一旦糖原耗尽,低血糖症状可进一步加重病情。

9) AFLP 的其他实验室检查包括 ALT 升高达正常上限 10 倍以上,碱性磷酸酶(ALP)水平达正常的 3~4 倍,白细胞增加,尿素氮和肌酐不同程度升高。抗凝血酶Ⅲ降低,甚至出现弥散性血管内凝血(disseminated intravascular coagulation,DIC),严重者可有胆 - 酶分离。AFLP 致命的并发症包括出血、多器官功能衰竭、肝破裂、肝包膜下血肿和败血症。另一项研究认为,AFLP 与胰腺炎有一定的关系,在 12 例 AFLP 患者中有 11 例血清脂肪酶为 100~5869U/L 程度不等的升高,平均为 1866U/L,1 例患者的血清淀粉酶高达 552U/L,影像学有 3 例出现了胰腺假性囊肿,3 例有不同程度的急性肾小管坏死和急性皮质坏死,需要肾脏移植。一般来说,肾功能异常继发于肝功能异常之后,特别是出现肝性脑病之后,常表现为肝肾综合征。与 HELLP 综合征相比,AFLP 患者更易发生凝血功能障碍、低血糖、肝性脑病、肾衰竭、DIC。

10) 影像学检查:AFLP 患者肝细胞发生脂肪变时,超声上可出现云雾状密集样改变,并随着病情加重,深部声衰退。国内研究发现,AFLP 脂肪肝的检出率,产前明显高于产后。通常认为,超声学检查对 AFLP 的诊断意义不大,因为其敏感性和特异性较低,无论是超声下典型的"亮肝"还是腹水,超声只能发现大约 75% 的病例。但国内研究发现,妊娠早、中、晚期分别常规进行腹部超声筛查,并对各脏器声像图进行对比,联合临床表现和实验室检查,可以早期诊断 AFLP。

11) 比起超声检查,CT 平扫被认为更有意义,敏感性优于腹部超声。但限于射线等影响,CT 仅在高度怀疑 AFLP 患者中使用。

12) 肝活检是诊断 AFLP 金标准,其病理表现为肝细胞内脂肪呈微囊泡状。但由于患者存在凝血功能障碍,且为有创检查,而肝活检又存在一定的风险和限制,因此应用率很低。

13) 国内研究认为,妊娠 34 周开始,白细胞、肝功能联合凝血功能检测可作为一线筛查方案,消化道症状、肾功能联合腹部超声筛查可作为二线筛查方案,必要时可一线、二线联合筛查。

(3)血常规及血型

1) 由于 AFLP 肝脏合成功能受损,凝血因子缺乏,患者多存在凝血功能障碍。血常规和血型检查对于门急诊患者很重要,尤其是血型检查,早期明确

是否 Rh 阴性血型对于妊娠期间的抗体效价的适时监测,宫内胎儿溶血病的预测也有益。

2) 血常规的检测主要明确是否有贫血和感染。

(4)影像学检查

1) 正常肝脏含有 5% 的脂肪,AFLP 晚期时脂肪含量可增加到 50%,此时超声检查显示肝脏弥漫性回声及反射增强,有"亮肝"之称。

2) CT 检查显示肝脏缩小、肝脏脂肪浸润、肝实质密度衰减。

3) 据报道,肝脏超声、CT、MRI 等影像学检查在诊断 AFLP 方面虽然有一定的帮助,但敏感性较差。

(5) AFLP 的临床诊断标准

1) 肝活检是诊断 AFLP 金标准,其病理表现为肝细胞内脂肪呈微囊泡状。但由于患者存在凝血功能障碍,且为有创检查,而肝活检又存在一定的风险和限制,因此应用率很低。

2) 目前公认的使用频率较高的诊断 AFLP 的标准是英国 Swansea 大学建立,此标准已经病理学验证。列出 14 项指标,只要满足 6 项以上就可诊断,其诊断敏感性 100%,特异性为 57%,对肝细胞脂肪变性的阳性预测值为 85%,阴性预测值为 100%,是公认的最敏感的 AFLP 诊断标准。

3) Swansea 标准:在排除其他疾病可能的情况下,符合 6 项及以上条件的能够诊断为 AFLP:①呕吐;②上腹痛;③多饮;④脑病;⑤结合胆红素 >14μmol/L;⑥低血糖 <4mmol/L;⑦尿酸 >340μmol/L;⑧白细胞数 >11×10⁶/L;⑨超声提示腹水或"亮肝";⑩AST 或 ALT>42IU/L;⑪血氨 >47μmol/L;⑫肌酐 >150μmol/L;⑬凝血时间 >14 秒,或活化凝血酶原时间 >34 秒;⑭肝活检提示微泡脂肪变性(金标准)。

有相关研究提到 AFLP 患者门诊筛查时机,建议从妊娠 34 周以后开始。筛查内容首选血常规、凝血常规、肝功能检查;若合并上消化道症状,可进一步行肾功、腹部彩超检查;低血糖、高血氨和肝性脑病可作为病情评估指标;对于高度怀疑 AFLP 的患者或复诊困难的患者需完善以上所有检查,以尽早将 AFLP 患者门诊检出的时间前移。积极的行产前检查,做到早发现。

(三)治疗要点

1. 严密监测病情变化　如果患者存在多器官功能损伤和死亡的高危因素,推荐转入重症监护病房治疗,应由产科、ICU、肾内科、血液科、新生儿科等多科医师共同协作抢救。除了常规的生命体征监

护,进行中心静脉压监测非常必要,如果患者出现严重脱水,在中心静脉压监测下可大量补液;如出现高血容量表现,即中心静脉压升高,即应限制输液量。有条件也可选择脉搏轮廓温度稀释连续心排血量测量技术(PiCCO)进行血流动力学监测。在对母体病情危重程度进行评估的同时,要对胎儿生命体征进行监护。

2. 最大限度的支持治疗　需保证30kcal/(kg·d)的总热量,及时纠正低钠、低氯、低钾血症和碱中毒,维持水、电解质平衡。每天交替输注新鲜血浆和(或)白蛋白,改善低蛋白血症,有利于肝细胞再生,增加血浆渗透压和有效循环量,减轻腹水,防治脑水肿,补充体内缺乏的凝血因子,促进血管内皮细胞修复。对伴贫血或明显出血倾向者,予以输注浓缩红细胞、血小板及凝血因子。严密检测血糖,及时纠正低血糖。

3. 及时终止妊娠　一旦确诊,不论病情轻重,病期早晚,都应尽快终止妊娠。原因如下:

(1) 本病常迅速恶化危及母胎生命。

(2) 迄今为止无产前得以治愈的报道,而近年采用尽早分娩措施已使母胎存活率明显提高,而且多数患者肝功能在产后迅速改善。

(3) 本病发生于妊娠晚期,分娩对胎儿影响不大。AFLP与急性重型肝炎不能鉴别时亦应终止妊娠,因早期分娩可望改善前者的预后而并不使后者的预后更加恶化。多数学者认为,虽然阴道分娩和剖宫产短期内均可加重心、肝、肾等脏器的负担,但阴道分娩的AFLP患者产后初始往往病情仍在加重,在凝血功能障碍的基础上易发生产后宫缩乏力,引起难以控制的产后出血。病情严重时胎儿已处于宫内缺氧状态,耐受产道挤压能力下降,从而出现胎儿窘迫、死胎、死产等,使治疗处于被动,导致抢救失败。剖宫产虽不能完全预防产后出血,但较阴道分娩更为积极主动,可以减少肝功能进一步损伤,提高患者存活率。最好选择局部麻醉,慎用硬膜外麻醉或全身麻醉。阴道分娩只适用于宫颈条件成熟、胎儿较小、已临产、估计短期内能经阴道分娩者。

4. 积极处理产科并发症　因患者多伴有腹胀、腹水,剖宫术后腹腔常规放置引流管,以利缓解腹胀,有利于伤口愈合。术后给予宫缩药物,适当的按摩子宫、腹部伤口加压包扎,以减少子宫及创面出血。必要时可选择阴道内填塞、子宫动脉介入栓塞等方法治疗产后大出血。对凝血功能严重障碍,预估产后大出血难以避免的患者,要根据再生育需求,

谨慎实施子宫切除术。

5. 肝衰竭相关的并发症的防治

(1) 肝性脑病的防治:安静的环境对Ⅰ~Ⅱ级肝性脑病患者是有帮助的,尽可能避免使用镇静剂,如果躁动不安,可以选择小剂量短效的苯二氮类镇静。建议应用乳果糖治疗肝性脑病。一旦发展到Ⅲ/Ⅳ级肝性脑病,就必须实施气管插管和机械通气。肝衰竭患者镇静和肌松药物的选择到目前尚未开展深入的研究,因其不会导致肌肉收缩,从而不增加颅内压,非去极化的神经肌肉阻滞剂,如阿曲库铵是较好的选择。气管插管后的镇静药一般选丙泊酚,因其可减少大脑的血流。丙泊酚在肝衰竭患者中半衰期会延长,使用小剂量就足够。

(2) 消化道出血的防治:必须常规给予 H_2 受体拮抗剂或质子泵抑制剂或作为二线用药的硫糖铝,预防应激性胃溃疡出血的发生。

(3) 感染的防治:AFLP患者存在很高的并发感染(包括产褥感染、脓毒症、肺部感染等)的风险,建议常规应用广谱抗生素预防感染。同时,必须密切地监测感染的发生,定期摄胸片,进行血、尿、痰的培养。

(4) 血流动力学异常和肝肾综合征的防治:急性和亚急性肝衰竭患者常常发生血流动力学异常,表现为心率异常加快,脉压加大,可及水冲脉闻及枪击音,随后发生低血压和急性肾衰竭或肝肾综合征。建议用生理盐水静脉输入补液扩容,如果补液不能纠正低血压,就要考虑使用血管活性药物以维持血压。循环支持的目标是平均动脉压≥75mmHg和大脑灌注压60~80mmHg,一般推荐应用去甲肾上腺素。为保护肾功能,应避免使用肾毒性药物,如氨基糖苷类抗生素、非甾体类解热镇痛药等。要避免大量利尿而造成血容量不足。如果需要肾脏替代治疗,建议采用连续性肾脏替代治疗方法,如连续性静脉-静脉血液滤过,而不采用间歇性血透。AFLP并发肝肾综合征的治疗可参照欧洲肝硬化患者并发肝肾综合征处理指南。特利加压素联合白蛋白应考虑用作1型肝肾综合征的一线治疗药物。如治疗3天后,血肌酐未降低至少25%,则特利加压素剂量应逐步增加直至最大剂量2mg/4h。部分应答的患者(血肌酐未降低<133μmol/L)或那些血肌酐未降低的患者,应在14天内终止治疗。特利加压素的替代药物为米多君+奥曲肽(奥曲肽目标剂量200μg,皮下注射,每天3次;米多君逐步调整剂量直到最大剂量12.5mg口服,每天3次,达到平均血压增高

15mmHg,两者均联合使用白蛋白(每天 10~20g,静脉输注 20 天)。

(5) 肝肺综合征的防治:肝衰竭患者并发肝肺综合征的临床表现主要是运动性呼吸困难,对症处理的办法是卧床休息和吸氧。应避免快速起床,防止直立性脱氧的发生。

(6) 弥散性血管内凝血的防治:诊断肝衰竭患者并发 DIC 是困难的,当存在 DIC 的临床表现,同时检测因子Ⅷ降低,才能考虑合并 DIC。早期作出诊断,在密切监测凝血功能的情况下可试用肝素或低分子肝素。如存在活动性出血,可补充新鲜冰冻血浆及凝血因子,可适当应用抗纤溶药物。

6. 人工肝支持治疗 人工肝是一种体外代替肝脏在人体中功能的手段,通过一系列方法来清除血液循环中的有害物质,主要有血浆置换、胆红素吸附或持续血液滤过等。人工肝治疗可稳定机体的内环境,使电解质平衡,纠正酸碱失衡,还可补充凝血因子等多种生物活性物质。血浆置换(PE)是目前人工肝系统中应用广泛、疗效显著的方法之一。PE 是将患者的血液引出体外,经过膜式血浆分离方法将患者血浆从全血中分离弃去,这可滤除体内可溶性免疫复合物及有毒物质,同时将其余的血液成分和同等新鲜血浆回输体内。从而补充患者体内所需的一些凝血因子、蛋白等,改善患者肝功能等。Martin 等发表了持续性 PE 应用于 AFLP 患者,经 2~4 个疗程,所有患者的生化指标均得到改善。根据吉林大学第二医院 2003~2015 年收治的 AFLP 患者,终止妊娠后即开始进行每天 3000ml 以上的血浆置换,同时进行血液净化,再辅以各种对症治疗,绝大多数患者经 5~7 次的血浆置换,病情明显好转。因此,根据病情变化,积极进行治疗,早期让患者度过 7~10 天的无肝期是最为重要的。资料表明,血浆置换可快速清除肝脏内沉积的脂肪,保护肝细胞避免氧化应激对线粒体的伤害,同时缩短住院时间。

7. 肝脏移植 当肝脏脂肪累积无法及时清除、病情危重时,适时地进行肝移植,也不失为一个好的办法。据报道 2002 年荷兰的 2 例 AFLP 孕产妇,1 例 30 岁女性,孕 25 周自然分娩后出现肝性脑病,随后进行了原位肝脏移植;另 1 例是 35 岁女性诊断 AFLP 分娩后 6 天出现肝性脑病,进行了辅助性肝移植,移植后对其二人进行随访 10 年,预后均良好。

8. 预后 AFLP 产妇早期诊断经积极治疗后病情可迅速好转,胆红素于产后 5~10 天开始下降,凝血功能的各项指标多在产后 4~12 天可恢复正常,如果产后未发生少尿过程,则肝肾功能恢复相对较快,肌酐可于产后 3 天开始下降,7 天左右恢复正常。由于机体消耗、肝合成能力恢复慢,产后白蛋白继续下降,往往于产后 1 周左右开始回升,约于产后 3 周左右恢复至正常值。AFLP 可以复发或出现急性并发症慢性化,因此 AFLP 患者康复后,应尽量避免再次妊娠。对需要再次妊娠者,需密切观察随访检测,如果出现再发早期征象,则应及早处理。一些报道表明,20%~70% 的患者在下一次妊娠会再次患病。

(四) 护理要点

1. 心理护理

(1) 使用孕妇焦虑抑郁自评量表评估孕妇的心理状态。

(2) 心理功能障碍严重程度随患者而不同。必须向所有患者提供心理学支持。

(3) 尤其特殊关注既往有不良孕产史、高龄初产妇、双胎产妇。

2. 专科护理

(1) 给予以碳水化合物为主的营养支持,患者每天能量供给应达到 1500~2100kcal/d,其中碳水化合物占 60%,蛋白质占 10%~15%,脂肪占 25%~30%。

(2) AFLP 患者多有严重低血糖,因患者肝功能受损,抗利尿激素、醛固酮灭活及白蛋白合成能力下降,且多存在肾功能不全,患者易合并水肿甚至胸腹水,故不宜静脉输液过多。

(3) 要使血糖维持在正常水平并保证足够的热卡,应静脉滴注 10%~25% 或更高浓度的葡萄糖液,并配合相应比例的胰岛素,以促进糖原合成。同时可分次口服适当的葡萄糖水以缓解静脉输液量与热卡供给量的矛盾。在此基础上供给足量的蛋白质(新鲜冰冻血浆 200ml/d,白蛋 10g/(1~2d)。

3. 用药护理

(1) 在评估吸收能力与血氨的基础上适量口服氨基酸或优质蛋白以维持氮平衡、血容量和胶体渗透压,减少腹水和脑水肿的发生,有肝性脑病者应减少胃肠道蛋白摄入量。

(2) 含 8~12 个碳原子的中长链脂肪乳对胆红素与凝血功能影响较小,可酌情使用,同时注意补充各种维生素,监测 24 小时出入量,维持水电解质及酸碱平衡。

(滕红 金秀华)

参考文献

1. Apiratpracha W,Yoshida EM,Scudamore CH,et al. Chronic pan-creatitis：a sequela of acute fatty liver of pregnancy. Hepatobiliary Pancreat Dis Int,2008(7)：101-104.

2. Goel A,Ramakrishna B,Zachariah U,et al. How accurate are the Swansea criteria to diagnose acute fatty liver of pregnancy in predicting hepatic microvesicular steatosis？ Gut,2011,60(1)：138-139.

3. Maier JT,Schalinski E,Haberlein C,et al. Acute fatty liver of pregnancy and its differentiation from other liver diseases in pregnancy. Geburtshilfe Frauenheilkd,2015,75(8)：844-847.

4. Dwivedi S,R unmei M.R etrospective study of seven cases with acute fatty liver of pregnancy. ISRN Obstet Gynecol,2013,2013：730569.

5. Geenes V,Williamson C. Intrahepatic cholestasis of pregnancy. World J Gastroenterol Wjg,2009,15(17)：2049-2066.

6. Varner M,Rinderknecht NK. Acute fatty metamorphosis of pregnancy. A maternal mortality and literature review. J Reprod Med,1980,24(4)：177-180.

7. Zhou G,Zhang X,Ge S. Retrospective analysis of acute fatty liver of pregnancy：twenty-eight cases and discussion of anesthesia. Gynecol Obstet Invest,2013,76(2)：83-89.

8. Magooulas PL,El-Hattab AW. Systemic primary carnitine deficiency：an overview of clinical manifestations,diagnosis,and management. Orphanet J R are Dis,2012,7(1)：1-6.

9. 陈敦金,孙雯. 妊娠期急性脂肪肝的早期识别. 中华产科急救电子杂志,2014,3(3)：29-31.

10. Chu YF,Meng M,Zeng J,et al.Effectiveness of combing plasma exchange with continuous hemodifiltration on acute fatty liver of pregnancy complicated by multiple organ dysfunction. Atrif Organs,2012,36(1)：530-534.

11. 谢群香. 妊娠期急性脂肪肝腹部超声的临床特点及分析. 医学信息,2015,28(10)：182-183.

12. 张倩,王萍,吴静,等. 超声检查在妊娠期急性脂肪肝诊断中的价值. 临床超声医师杂志,2015,17(8)：576-577.

13. 陈宇,黄亚娟,顾京红,等. 早期诊断和综合治理妊娠期急性脂肪肝 11 例临床分析. 实用妇产科杂志,2014,30(7)：544-547.

14. 朱特选,李琪,张卫社,等. 妊娠期急性脂肪肝患者门诊筛查时机和筛查方法的探讨. 中南大学学报(医学系),2015,40(7)：748-753.

15. Knight M,Nelsonpiercy C,Kurinczuk JJ,et al. A prospective national study of acute fatty liver of pregnancy in the UK. Gut,2008,57(7)：951-956.

16. Nelson DB,Yost NP,Cunningham FG. Acute fatty liver of pregnancy：clinical outcomes and expected duration of recovery. Am J Obstet Gynecol,2013,209(5)：456.e1-456.e7

17. 王晓艳,陶建英. 15 例妊娠期急性脂肪肝的早期诊断及治疗. 临床与病理杂志,2015,35(9)：1643-1647.

18. Treem WR. Mitochondrial fatty acid oxidation and acute fatty liver of pregnancy. Semin Gastrointest Dis,2002,13：55-66.

19. Hui C,Li Y,Jianping T,et al. Severe liver disease in pregnancy. Int J Gynecol Obstet,2008,101：277-280.

20. Wang HY,Jiang Q,Shi H,et al. Effect of caesarean section on maternal and foetal outcomes in acute fatty liver of pregnancy：a systematic review and meta-analysis. Sci Rep,2016,6：28826.

21. Martin JN Jr,Briery CM,Rose CH,et al. Postpartum plasma exchange as adjunctive therapy for severe acute fatty liver of pregnancy. J Clin Apher,2008,23(4)：138-143.

22. Supriya K,Thunga S,Narayanan A,et al. Recombinant activated factor Ⅶ in the management of acute fatty liver of pregnancy：A case report. J Obstet Gynaecol Res,2015,41(7)：219-230.

23. Chu YF,Meng M,Zeng J,et al. Effectiveness of combing plasma ex-change with continuoushemodifiltration on acute fatty liver of preg-nancy complicated by multiple organ dysfunction. Atrif Organs,2012,36(1)：530-534.

24. Jin F,Cao M,Bai Y,et al. Therapeutic effects of plasma exchange for the treatment of 39 patients with acute fatty liver of pregnancy. Discov Med,2012,13(72)：369-373.

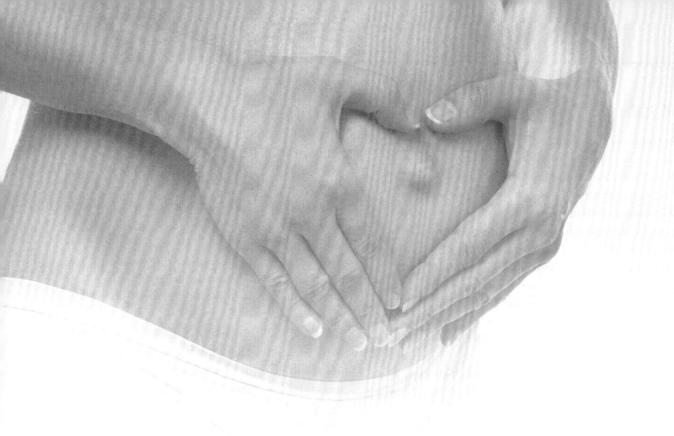

第九章

血 异 常

概
述

　　临床实践中,妊娠合并血液异常常见疾病包括:缺铁性贫血、巨幼细胞性贫血、再生障碍性贫血、急慢性白血病、妊娠期血小板减少症、特发性血小板减少性紫癜、海洋性贫血、铁粒幼细胞性贫血、慢性病贫血、骨髓增生异常综合征等,以及一些可以引起血异常的非血液系统疾病,如:重度子痫前期、急性脂肪肝、抗磷脂综合征、系统性红斑狼疮等。血液系统异常可发生于准备受孕以及整个孕期。

　　本章就常见的以血液系统异常为主症的母体疾病进行详细讲解。

鉴别诊断流程图（图 9-1）

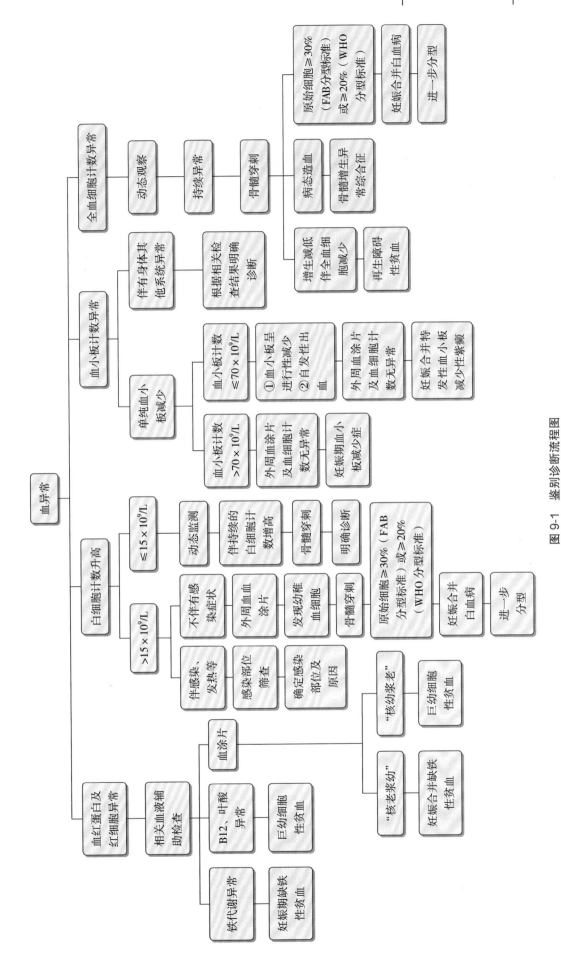

图 9-1 鉴别诊断流程图

第一节 妊娠期贫血

一、流程化管理清单

1. 妊娠期贫血诊疗流程

病史重点采集信息		
□ 现病史	□ 停经	□ 月经周期是否规律、月经量
		□ 末次月经
	□ 早孕反应	□ 程度
		□ 是否住院治疗
	□ 胎动	□ 出现时间
		□ 胎动情况
	□ 阴道流血	□ 腹痛有无
		□ 阴道流血量
	□ 贫血*	□ 头晕、乏力
		□ 心慌、气短
		□ 有无皮肤黏膜出血
		□ 有无牙龈出血
	□ 消化道症状*	□ 厌食
		□ 恶心、呕吐
		□ 腹胀、腹泻
		□ 持续时间
	□ 周围神经炎*	□ 手足麻木
		□ 感觉异常
		□ 行走困难
	□ 其他	□ 低热
		□ 水肿
		□ 表情淡漠
□ 孕产史	□ 孕次__次	
	□ 既往分娩方式	□ 阴式分娩__次
		□ 剖宫产__次
	□ 流产史	□ 自然流产__次
		□ 人工流产__次
		□ 药物流产__次
	□ 异常分娩史*	
	□ 目前存活子女__个	

□ 既往史	□ 失血史*	□ 急性失血史	□ 消化道大出血
			□ 手术、外伤
		□ 慢性失血史	□ 消化道溃疡
			□ 月经过多、痔疮
	□ 营养不良史		

体格检查重点采集信息		
□ 生命体征	□ 体温	
	□ 脉搏	
	□ 血氧	
	□ 呼吸	
	□ 血压	
□ 常规体检	□ 贫血貌*	□ 无
		□ 有
	□ 心肺听诊	□ 正常
		□ 异常
	□ 出血	□ 无
		□ 有,____部位
	□ 腹部检查	□ 未见异常
		□ 压痛
		□ 反跳痛
		□ 肌紧张
		□ 肝大
		□ 脾大
	□ 水肿	
□ 特殊体检	□ 匙状甲	
	□ 舌乳头萎缩	
□ 产科专项检查	□ 宫高	
	□ 腹围	
	□ 胎位	
	□ 宫缩	
	□ 胎心	
	□ 内诊	

辅助检查重点项目		
□ 超声检查		□ 孕妇心脏
		□ 孕妇肝胆脾等
		□ 胎儿与子宫超声
□ 电子胎心监护		
□ 实验室检查		□ 血常规＋血型
		□ 血涂片
		□ 凝血功能
		□ 肝肾功能
		□ 贫血系列*
		□ 血清铁、总铁结合力
		□ 血清锌原卟啉(ZnPP)
		□ 可溶性转铁蛋白受体(sTfR)
		□ 骨髓穿刺(再障*)

治疗要点	
□ 门诊治疗	□ 针对引起贫血的不同原因对症治疗,多学科合作
	□ 铁缺乏和轻、中度缺铁性贫血患者以口服铁剂治疗为主,并改善饮食,进食富含铁的食物,随诊
	□ 妊娠合并巨幼细胞贫血,补充维生素 B_{12}、叶酸等对症治疗
	□ 妊娠合并再生障碍性贫血病情稳定者,纠正贫血、预防感染、防治出血
□ 住院治疗	□ 重度缺铁性贫血患者入院治疗,注射铁剂;少量多次输注浓缩红细胞,Hb 达到 70g/L,症状改善后,可改为口服铁剂治疗
	□ 重度非缺铁性贫血患者,给予输血治疗
	□ 妊娠合并再生障碍性贫血病情严重者,除输血外,还可以给予造血干细胞移植治疗
	□ 动态监测母胎情况
	□ 个体化选择分娩方式
	□ 预防产后出血、血栓栓塞及感染

注:* 为重点项目

2. 妊娠期贫血护理流程

护理流程	描述要点
□ 健康教育	□ 贫血相关知识宣教
	□ 化验检查注意事项
	□ 负责医护人员
	□ 安全评估及告知
	□ 用药的作用和注意事项

护理流程	描述要点
□ 协助医师	□ 询问病史
	□ 体格检查
□ 监测	□ 生命体征
□ 采血	□ 遵医嘱
□ 协助检查	□ 超声检查
	□ 骨髓穿刺
□ 专科护理	□ 活动
	□ 电子胎心监测(根据孕周而定)
	□ 避免产程延长,预防产后出血
	□ 预防感染
	□ 吸氧
	□ 用药
□ 心理护理	□ 心理状况评估及护理
□ 出院指导	□ 复查时间
	□ 自我护理方法
	□ 办理出院相关流程

二、妊娠期缺铁性贫血

1. **缺铁性贫血**(iron deficiency anemia,IDA)是铁缺乏引起的小细胞低色素性贫血。占妊娠期贫血的 95%。我国孕妇 IDA 患病率为 19.1%,妊娠早、中、晚期 IDA 患病率分别为 9.6%、19.8% 和 33.8%。

2. **铁缺乏**(iron deficiency,ID)　目前尚无统一的诊断标准。根据中华医学会围产医学分会2014 年发布的《妊娠期铁缺乏和缺铁性贫血诊治指南》建议,血清铁蛋白浓度 <20μg/L 诊断铁缺乏。

3. **IDA 根据储存铁水平分为 3 期**

(1) 铁减少期:体内储存铁下降。血清铁蛋白 <20μg/L,转铁蛋白饱和度及血红蛋白(Hb)正常。

(2) 缺铁性红细胞生成期:红细胞摄入铁降低。血清铁蛋白 <20μg/L,转铁蛋白饱和度 <15%,Hb 水平正常。

(3) IDA 期:红细胞内 Hb 明显减少。血清铁蛋白 <20μg/L,转铁蛋白饱和度 <15%,Hb<110g/L。

4. **贫血分度**　根据中华医学会围产医学分会2014 年发布的《妊娠期铁缺乏和缺铁性贫血诊治指南》及 WHO 推荐的分度标准:轻度贫血(100~109g/L),中度贫血(70~99g/L),重度贫血(40~69g/L),极重度贫血(<40g/L)。

（一）IDA 诊断要点

1. 病史要点

（1）既往病史

1）既往有月经过多等慢性失血性疾病史。

2）有长期偏食、妊娠早期呕吐、胃肠功能紊乱导致的营养不良病史等。

（2）症状

1）轻者无明显症状。

2）重者可有疲劳、易怒、心慌、头晕、气短等。

2. 实验室检查要点

（1）血象

1）血红蛋白 <110g/L、红细胞 $<3.5 \times 10^{12}$/L，血细胞比容 <0.33，平均红细胞体积（mean corpuscular volume，MCV）<80fl、平均红细胞血红蛋白浓度（meancorpuscularhemoglobinconcentration，MCHC）<32%。

2）外周血网织红细胞 Hb 含量下降、计数减少。

3）白细胞计数及血小板计数均在正常范围。

4）小细胞低色素性贫血。

（2）血清铁蛋白

1）最具特异性和最易获得有效的铁缺乏指标。

2）血清铁蛋白 <30μg/L 提示铁耗尽早期。

3）血清铁蛋白 <20μg/L 时诊断 IDA。

4）去铁蛋白是与 C- 反应蛋白类似的急性反应相蛋白，感染时血清铁蛋白升高。

5）铁缺乏合并感染时血清铁蛋白可能出现假性正常或升高。

（3）血清锌原卟啉（ZnPP）

1）重度 ID 的评价指标。

2）当组织铁储存减少时，锌代替铁与原卟啉结合，ZnPP 水平升高。

3）血清 ZnPP 不受血液稀释影响，受炎症和感染的影响也较小。

（4）可溶性转铁蛋白受体（sTfR）

1）只有在铁储备耗尽时血清 sTfR 水平才开始上升。

2）受炎症反应影响小。

（5）骨髓象

1）铁缺乏的金指标。

2）骨髓铁染色可见细胞内外铁均减少，尤以细胞外铁减少明显。

3）红系造血呈轻度或中度增生活跃，以中、晚幼红细胞增生为主。

（6）铁剂治疗试验：小细胞低色素性贫血患者首选铁剂治疗，2 周后 Hb 升高为 IDA。

3. 鉴别诊断　小细胞低色素性贫血，见表 9-1。

（二）治疗要点

1. 内科处理

（1）口服铁剂

1）根据中华医学会围产医学分会 2014 年发布的《妊娠期铁缺乏和缺铁性贫血诊治指南》，铁缺乏和轻、中度贫血患者以口服铁剂治疗为主，并改善饮食，进食富含铁的食物。

2）目前常用的铁剂主要有两大类：二价铁剂和多糖铁复合物。常用的二价口服铁剂有硫酸亚铁、富马酸亚铁、葡萄糖酸铁等，一般认为 Fe^{2+} 比 Fe^{3+} 易于吸收，但其化学性质活泼，易氧化成 Fe^{3+}，而且有明显的胃肠道刺激作用，孕妇很难坚持服用，并且 Fe^{2+} 在体内易产生内源性自由基导致细胞膜脂质过氧化造成细胞膜损伤。现有新型口服补铁制剂多糖铁复合物，是以 Fe^{3+} 为核心，多糖为复合物的补血制剂。多糖铁复合物在十二指肠中吸收，对肠道无

表 9-1　各种贫血的鉴别诊断

	缺铁性贫血	铁粒幼细胞性贫血	海洋性贫血	慢性病贫血
血象	小细胞低色素性贫血	小细胞低色素性贫血	小细胞低色素性贫血	大部分为正细胞正色素性贫血，小部分为小细胞低色素性贫血
血清铁	降低	增高	不低且常增高	降低
血清铁蛋白	降低	增高	不低且常增高	增高
转铁蛋白饱和度	降低	增高	不低且常增高	降低
总铁结合力	增高	不低	—	降低
骨髓铁粒幼细胞	降低	增高	—	—

腐蚀作用,不影响胎儿的生长发育,适宜孕妇及哺乳期妇女服用。

3)用法用量:

A. 口服铁剂 100~200mg/d。口服铁剂有效者血象首先表现为外周血网织红细胞的上升,7~10 天左右达到高峰,2 周后血红蛋白浓度明显上升,6~8 周后可达正常水平。通常治疗 2 周后复查 Hb 评估疗效,2 周后 Hb 水平增加 10g/L,3~4 周后增加 20g/L。治疗 2 周后如 Hb 增加量≥10g/L,表明治疗效果良好,可继续口服铁剂治疗。

B. 当 Hb 恢复正常后,继续口服铁剂 3~6 个月或至产后 3 个月。

C. Hb 正常孕妇如果血清铁蛋白 <30μg/L,应摄入元素铁 60mg/d,治疗 8 周后评估疗效。

4)注意事项:①服药时间与吸收率;②应重视饮食因素对铁吸收利用的影响,如与维生素 C 同服增加吸收率;③副作用明显者从小剂量开始或换药。

(2)注射铁剂

1)适应证:

A. 口服铁剂治疗无效。

B. 不能耐受口服铁剂或有不良反应。

C. 严重贫血。

D. 拒绝输血。

E. 距离分娩或手术时间短。

2)禁忌证:

A. 妊娠前 3 个月。

B. 非缺铁性贫血、铁过量、铁利用障碍。

C. 已知对单糖或二糖铁复合物过敏者。

D. 急慢性感染和慢性肝病。

3)用法用量:中华医学会围产医学分会 2014 年发布的《妊娠期铁缺乏和缺铁性贫血诊治指南》推荐:

A. 给药前计算补充铁剂总量:总注射铁剂量(mg)= 体重(kg)×(Hb 目标值 –Hb 实际值)(g/L)× 0.24+ 储存铁量(mg);储存铁量 =500mg;Hb 目标值(Hb 达到 110g/L)。

B. 单次注射铁剂剂量 100~200mg,总注射铁剂量超过 200mg,则分次给药。2~3 次 / 周。

C. 注射铁剂种类:蔗糖铁、低分子右旋糖酐铁、葡萄糖酸铁、麦芽糖酸铁等,蔗糖铁最安全。

D. 注射铁剂每 150~200mg 约可提高 Hb10g/L,给药后 1~2 周贫血参数无变化则考虑诊断问题。

E. 使用方法:静脉滴注或静脉缓慢直接推注。静脉滴注加入生理盐水中,按照 1ml 本品稀释到 20ml 0.9% 盐水中(10ml 本品 = 200mg);稀释后立即使用;100mg 铁至少滴注 15 分钟、200mg 至少滴注 1.5 小时。

4)不良反应:注射部位疼痛、头痛和头晕等症状,偶有致命性过敏反应。

5)注意事项:①监测血清铁蛋白水平,以免铁过量;②在妊娠中、晚期应用较安全。

(3)输血

1)适应证:

A. 静脉注射铁剂无效。

B. Hb<70g/L 时建议输血,200ml/ 次。

C. Hb 在 70~100g/L 之间,根据患者手术与否和心脏功能等因素决定是否需要输血。

2)不良反应:输血反应、感染等。

3)注意事项:

A. 少量多次输血。

B. 有出血高危因素的孕妇,应在产前备血。

C. 贫血孕妇对失血耐受性低,如产时出现明显失血应尽早输血。

D. 所有输血均应获得书面知情同意。

(4)其他:临床上除了单纯缺铁性贫血外,可能存在混合性贫血,如缺铁同时存在叶酸、维生素 B_{12} 缺乏等,应加以补充叶酸或维生素 B_{12}。

2. 产科处理

(1)妊娠期:规范产检,及时诊断,足程治疗,避免母儿并发症。

(2)分娩期

1)尽量缩短第二产程,避免产道裂伤及失血。

2)胎儿娩出后及时应用子宫收缩药物减少产后失血。

(3)产褥期

1)产后 48 小时复查 Hb。

2)产后 Hb<100g/L,口服元素铁 100~200mg,至少 3 个月,复查 Hb 和血清铁蛋白正常停药。

(三)预防要点

1. 注重孕前纠正铁缺乏和贫血　所有的月经期妇女每周补充 60mg 的硫酸亚铁可以使其在妊娠前有充足的铁储备。

2. 在妊娠期 IDA 高发的地区,建议自 12 周起,孕妇每天补充 60mg 的元素铁及 400μg 的叶酸,并且维持至产后 6 个月。

3. 加强妊娠期营养补充,合理安排膳食,多食含铁丰富的食物;补铁的同时还需补充足够的蛋白质,否则铁再多也无法合成血红蛋白。

4. 在首次产检(最好在孕 12 周以内)筛查血常规、血涂片、血清铁蛋白、维生素 B$_{12}$ 及叶酸。每 8~12 周复查。

5. 血清铁蛋白 <30μg/L 的孕妇,需要口服铁剂。

三、妊娠合并再生障碍性贫血诊治要点

1. 诊断　再生障碍性贫血(aplastic anemia, AA),简称再障,是因骨髓造血干细胞数量减少和质的缺陷导致造血障碍,引起外周全血细胞(红细胞、白细胞、血小板)减少为主要表现的一组综合征。妊娠期前或妊娠后新近发现的以全血细胞减少为主,一般抗贫血治疗无效,符合下列 3 项中的 2 项即可诊断为妊娠合并再障:①中性粒细胞计数 <1.2×10^9/L,血小板计数 <70×10^9/L;②网织红细胞计数 <60×10^9/L;③骨髓细胞数量减少,增生低下,除外其他引起全血细胞减少的疾病。国内报道其发病率为 0.03%~0.08%。

2. 分型　我国根据再障发病的急缓及疾病的严重程度分为:急性再障(或重型再障Ⅰ型)和慢性再障(包括病情进展后的重型再障Ⅱ型 - 慢性再障病程中病情恶化,临床表现、血常规及骨髓细胞学检查同急性再障时,诊断为重型再障Ⅱ型)。

具备以下条件中的 2 项即可诊断为重型再障:①网织红细胞绝对值 <15×10^9/L;②中性粒细胞 <0.5×10^9/L;③血小板 <20×10^9/L。

(一)诊断要点

1. 病史要点

(1) 妊娠合并再障以慢性型居多,主要表现为不明原因的、进行性加重的、不易治愈的贫血,可在孕期的各阶段发病,初期可无症状,轻度的贫血往往被忽略。

(2) 随着贫血的加重,患者会出现皮肤及内脏出血或感染。

(3) 由于贫血的原因,患者内脏器官相对缺血,使患者的心脏负荷加重,同时因妊娠生理负荷的增加,患者易发生贫血性心脏病及妊娠期高血压疾病。

2. 实验室检查

(1) 血象:全血细胞减少;网织红细胞百分数 <0.01;淋巴细胞比例增高。

(2) 骨髓象:骨髓多部位增生减低(< 正常 50%)或重度减低(< 正常 25%),造血细胞减少,非造血细胞比例增高,骨髓小粒空虚。

3. 鉴别诊断(表 9-2)

(二)治疗要点

1. 内科处理

(1) 对症支持治疗

1) 再障纠正贫血最主要的方法是成分输血治疗。

2) 再障患者的血红蛋白低于 60g/L 时会对母胎产生较严重影响,应少量多次输注红细胞来纠正贫血,使临产前血红蛋白 >80g/L。

3) 中华医学会血液学分会红细胞疾病(贫血)学组发布的《再生障碍性贫血诊断与治疗中国专家共识(2017 年版)》建议:妊娠合并再障患者输注血小板,维持患者血小板 >20×10^9/L。

4) 英国血液学标准委员会发布的《再生障碍

表 9-2　再生障碍性贫血的鉴别诊断

	再生障碍性贫血	阵发性睡眠性血红蛋白尿(PNH)	骨髓增生异常综合征(MDS)	急性白血病
血象	全血细胞减少,淋巴细胞比例增高	全血细胞减少	持续性一系或多系减少;网织红细胞 90% 减少	红细胞减少,白细胞多数增高,血小板减少
骨髓象	骨髓增生低下,巨核细胞明显减少	骨髓增生活跃,尤以红系明显	病态造血,骨髓有核红细胞糖原染色(PAS)可阳性	红系、粒系、巨核系三系减少
原始细胞	占有核细 <30%	占有核细胞 <30%	占有核细胞 <30%	占有核细胞 ≥30%
酸溶血试验(Ham 试验)	(−)	(+)	(−)	(−)
蛇毒因子溶血试验(CoF 试验)	(−)	(+)	(−)	(−)

性贫血诊断和管理指南》建议:积极治疗的稳定的再障患者,血小板 <10×10⁹/L,应给予预防性输注血小板;对于有严重感染的患者,应维持患者血小板 >20×10⁹/L。

5)我国专家提出,当血小板 <20×10⁹/L 时,建议预防性输注血小板,使血小板 >50×10⁹/L,防止产时和产后出血。

6)对感染患者及时采用经验性广谱抗生素,并根据细菌培养及药敏试验,及时调整抗生素。当中性粒细胞 <0.5×10⁹/L 时,应预防性应用抗生素及抗真菌药物。出现危及生命的中性粒细胞减少症可输注粒细胞成分血。

(2)促造血治疗:目前尚缺乏有效且安全的造血生长因子提升红细胞和血小板计数。雄激素可以刺激骨髓红系造血,减轻女性患者月经期出血过多,是再障治疗的基础促造血用药,但雄激素对妊娠合并再障的作用目前还未完全清楚,应用过量会使孕妇及女胎男性化。

(3)免疫治疗:若通过其他治疗能稳定地控制出血症状及感染,则不进行免疫抑制疗法,否则会加重感染或出现难以控制的出血。

1)抗胸腺细胞球蛋白(ATG):通过改变 T 细胞功能和降低抗原反应等途径抑制细胞免疫反应,在治疗再障方面取得了显著疗效。中华医学会血液学分会红细胞疾病(贫血)学组发布的《再生障碍性贫血诊断与治疗中国专家共识(2017 年版)》不推荐妊娠期使用 ATG。

2)环孢素:重型再障时与 ATG 联合使用,增加疗效。英国风湿病学会(BSR)和英国风湿病卫生专业人员协会(BHPR)发布的《妊娠期和哺乳期处方用药指南 2016》建议妊娠期可使用最低有效剂量环孢素。环孢素口服剂量为 3~5mg/(kg·d)。不宜长期大剂量应用。鲜有致畸。

3)糖皮质激素:糖皮质激素能抑制炎症反应,对有出血倾向的患者还有部分止血作用,同时对于孕妇还可以促进胎儿肺成熟,增加胎儿存活率,但对免疫功能有抑制作用,易致感染,不宜久用。

(4)造血干细胞移植:造血干细胞移植是目前对再障唯一的病因学治疗方法,也是目前最有效的治疗方法。造血干细胞移植术后需要长期、大量地应用免疫抑制药物或放疗,而这些治疗方法对胎儿有毒害作用,因而,造血干细胞移植术属妊娠期间的禁忌证。

2. 产科处理

(1)妊娠期

1)再障患者在病情缓解前应避孕。

2)合并急性再障及重型再障的患者建议及早终止妊娠。

3)合并慢性再障病情稳定或改善者,可联合血液科继续妊娠,以延长孕周。

(2)分娩期

1)若无剖宫产指征,尽量经阴道分娩。

2)适当助产,缩短第二产程。

3)防止产伤,产后仔细检查软产道,认真缝合伤口,防止产道血肿形成。

4)有剖宫产指征者,血小板 <50×10⁹/L 时预防性输注血小板,若剖宫产术中发生不可控制的大出血,可考虑行全子宫切除术。

(3)产褥期:继续支持疗法,应用宫缩剂加强宫缩,预防产后出血,广谱抗生素预防感染。

(4)其他保护措施

1)重型再障患者应予保护性隔离。

2)避免出血,防止外伤及剧烈活动。

3)必要的心理护理。

(三)护理要点

贫血性疾病主要包括缺铁性贫血、巨幼细胞性贫血、溶血性贫血以及再障。常由多种病因引起,通过不同的病理过程,使人体外周血红细胞容量减少。妊娠期血容量增加,血浆增加多于红细胞增加,血液呈稀释状态。因此,妊娠可加重原有的贫血,贫血则增加妊娠风险,严重危及母儿健康,同时贫血使母体耐受性减低,易产生倦怠感,影响亲子感情及产后心理康复。

1. 健康教育

(1)护士应向孕妇及家属告知首次产前检查时最好妊娠 12 周以内检查外周血血常规,每 8~12 周重复检查血常规。有条件者可检测铁蛋白。讲解妊娠期贫血病因及相关疾病知识,指导患者积极治疗慢性失血性疾病。

(2)妊娠期铁的需要量比月经期高 3 倍,并随妊娠进展铁的需要量逐步增加。欧洲《指南》建议血清铁蛋白 <30μg/L 的妊娠妇女口服补铁。指导患者改变长期偏食等不良饮食习惯,调整饮食结构,适度增加营养。

(3)依据贫血程度安排工作及活动量,轻度贫血者可床下活动,适当减轻工作量;重度贫血者需卧床休息,避免头晕乏力发生意外。

2. 心理护理　由于产前贫血,产妇总是担心新生儿会贫血。护士耐心地向她们解释孕妇骨髓和胎儿是铁的主要受体组织,在竞争摄取孕妇血清铁的过程中,胎儿组织占优势,而铁通过胎盘又是单向运输,不能由胎儿向孕妇方向逆转转运。因此,一般情况下,胎儿缺铁程度不会太严重。

3. 专科护理

(1) 饮食指导:摄取高铁、高蛋白及高维生素 C 食物,改善体内缺铁状况,血红素铁比非血红素铁更容易吸收。含血红素铁高的食物有红色肉类、鱼类和禽类等。含维生素 C 高的食物可促进铁吸收,如水果、绿叶蔬菜、胡萝卜、土豆等。告知患者牛奶等奶制品可抑制铁吸收。蔬菜、谷物、茶叶中的磷酸盐、鞣酸等影响铁的吸收,应注意饮食合理搭配,纠正偏食、挑食等不良饮食习惯。

(2) 妊娠期加强母婴监测

1) 产前检查常规给予血常规、铁蛋白检测,妊娠晚期应重点复查。血红蛋白至少在 80g/L 以上妊娠。

2) 评估胎儿宫内生长发育情况,积极预防流产、早产、FGR、胎儿窘迫、胎死宫内、感染等并发症。

3) 经治疗无效,流产不可避免应适时终止妊娠。

(3) 分娩期护理

1) 重症贫血患者临产后配血备用。

2) 加强胎心监护,给予低流量吸氧。

3) 尽量缩短第二产程,防止过度用力,避免造成脑等重要脏器出血及胎儿颅内出血,酌情给予阴道助产。

4) 胎儿前肩娩出后,遵医嘱给予宫缩剂,加强宫缩,减少出血。

5) 产后仔细检查软产道,防止形成隐匿性血肿。

6) 产程中严格无菌操作。

(4) 产褥期预防感染

1) 应用广谱抗生素预防感染。

2) 重型再障患者应予保护性隔离,有条件者入住层流病房。

3) Hb<110g/L 的无症状产妇,在产后补充元素铁 100~200mg/d,持续 3 个月,治疗结束时复查 Hb 和血清铁蛋白。

4. 用药护理

(1) 妊娠期缺铁性贫血患者

1) 妊娠期铁缺乏和缺铁性轻、中度贫血者以口服铁剂治疗为主,重度贫血者口服铁剂或注射铁剂治疗,还可以少量多次输注浓缩红细胞。疗程:铁剂治疗至血红蛋白恢复正常后,应继续口服铁剂 3~6 个月或至产后 3 个月。

2) 口服铁剂诊断明确的缺铁性贫血妊娠妇女应补充元素铁 100~200mg/d,治疗后 2 周复查血红蛋白评估疗效,通常 2 周后血红蛋白增加 10g/L,3~4 周后增加 20g/L;非贫血妊娠妇女如果血清铁蛋白 <30μg/L,应补充元素铁 60mg/d,治疗 8 周后评估疗效;患血红蛋白病的妊娠妇女如果血清铁蛋白 <30μg/L,可予口服铁剂。

3) 常用的口服铁剂:硫酸亚铁 0.3g 或琥珀酸亚铁 0.1g,每天 3 次,同时服用维生素 C 0.3g 或 10% 稀盐酸 0.5~2ml,促进铁吸收。也可选用 10% 枸橼酸铁铵 10~20ml,每天 3 次。铁剂易引起胃肠道反应,如恶心、呕吐、胃部不适等,可指导患者餐中或餐后服用,用药期间铁与肠内硫化氢作用形成黑便,应予以解释。多糖铁复合物不良反应较小,每次 150mg,每天 1~2 次。

4) 口服铁剂的患者约有 1/3 出现剂量相关的不良反应,主要表现为恶心、呕吐、便秘、腹痛、腹泻等胃肠道症状。较低铁含量制剂可减轻胃肠道症状。若有胃肠道反应,治疗宜从小剂量开始,每 2~3 天逐渐加量,直至达到治疗剂量。

5) 注射用药适应证:不能耐受口服铁剂、依从性不确定或口服铁剂无效者,妊娠中期以后可选择注射铁剂。常用注射铁剂:①右旋糖酐铁:为三价铁-右旋糖苷胶状复合物,注射后血中浓度提高较慢,24~48 小时达峰值,有发生严重过敏反应的风险。②蔗糖铁:为氢氧化铁蔗糖复合物,很少引起过敏反应,其缺点在于,不能 1 次大剂量使用,常规 1g 的总量需要分数次输注。

6) 用量:注射铁剂的剂量取决于妊娠妇女体重和 Hb 浓度,目标是使 Hb 达到 110g/L,可根据下列公式计算:总注射铁剂量(mg) = 体重(kg)×(Hb 目标值 −Hb 实际值)(g/L)×0.24+ 铁储存量(mg);铁储存量 =500mg。

给药途径分为深部肌内注射和静脉注射首次给药应从小剂量开始,主要不良反应为注射部位疼痛,可伴头晕头痛,偶有致命性过敏反应。禁忌证:注射铁过敏史、妊娠早期、急慢性感染和慢性肝病。主要不良反应:注射部位疼痛、头晕、头疼等症状,偶有致命性过敏反应。另外游离铁可引起组织毒性,故决定使用注射铁剂前,应检测血清铁蛋白水平,确诊 ID。注射铁剂应在有处理过敏反应设施的医院,由有经验的医务人员操作。

7)输血:当血红蛋白 ≤ 70g/L、临近预产期或短期内需行剖宫产者,可少量、多次输红细胞悬液或全血,避免加重心脏负担诱发急性左心衰竭。

(2)妊娠期巨幼红细胞性贫血患者

1)补充叶酸 10~20mg,每天 3 次口服。合并缺铁性贫血时,应补充铁剂。重视血清钾水平下降,防止低钾所致突然性的死亡。

2)注射用药:叶酸口服吸收不良者每天肌内注射叶酸 10~30mg。维生素 B_{12} 缺乏者可肌内注射维生素 B_{12}100~200μg,每天 1 次。

3)输血血红蛋白 ≤ 60g/L 时,应少量间断输新鲜血或红细胞悬液。

(3)妊娠期再生障碍性贫血患者

1)输血是纠正贫血对症治疗的最主要方法。少量、间断、多次输新鲜血。

2)出现明显出血倾向给予肾上腺皮质激素治疗,易致感染,不宜久用。

3)预防感染:选用对胎儿无影响的广谱抗生素。

4)预防产后出血:产褥期应用宫缩剂加强宫缩。

(刘伟　戴丽)

参考文献

1. 中华医学会围产医学分会.妊娠期铁缺乏和缺铁性贫血诊治指南.中华围产医学杂志,2014,17(7):451-454.

2. Pavord S,Myers B,Robinson S,et al. UK guidelines on the management of iron deficiency in pregnancy. Br J Haematol,2012,156:588-600.

3. 甘旭培,徐先明.妊娠合并再生障碍性贫血.中华产科电子急救杂志,2015,4(1):32-37.

4. 中华医学会血液学分会红细胞疾病(贫血)学组.再生障碍性贫血诊断与治疗中国专家共识(2017 年版).中华血液学杂志,2017,38(1):1-5.

5. British Committee for Standards in Haematology. Guidelines for the diagnosis and management of adult aplastic anaemia. British Journal of Haematology,2016,172(2):187-207.

6. Flint J,Panchal S,Hurrell A,et al. BSR and BHPR guideline on prescribing drugs in pregnancy and breastfeeding-Part I: standard and biologic disease modifying anti-rheumatic drugs and corticosteroids. Rheumatology (Oxford),2016,55(9):1693-1697.

第二节　妊娠合并白血病

一、流程化管理清单

1.妊娠合并白血病诊疗流程

病史重点采集信息			
现病史	□ 停经	□ 月经周期是否规律、月经量多少	
		□ 停经时间	
	□ 胎动	□ 有或无	
	□ 出血 *	□ 出血时间	
		□ 出血部位	
		□ 出血原因	
		□ 估计出血量	
	□ 发热 *	□ 诱因	
		□ 是否伴有寒战	
		□ 是否伴有咳嗽、咳痰、咽喉痛等	
		□ 是否反复发热	
	□ 贫血 *	□ 头晕、眼花、乏力、耳鸣、心悸、气短等	
	□ 其他身体不适(缺乏特异性)	□ 易疲劳	
		□ 食欲缺乏	
		□ 体重减轻	
	□ 疼痛 *	□ 骨骼和关节疼痛为主	
		□ 牙龈疼痛	
		□ 其他部位疼痛	
既往史	□ 孕产史	□ 产后出血史	□ 出血原因
			□ 出血量
			□ 相关处置
		□ 流产史	□ 流产后出血量
		□ 孕次	
		□ 既往分娩方式	□ 阴式分娩
			□ 剖宫产分娩
	□ 既往是否患有血液系统疾病		
	□ 有无毒物、放射性物质接触史,有无长期药物使用史(尤其是特殊用药情况)		
	□ 家族中有无血液系统疾病病史		

体格检查重点采集信息

□ 生命体征	□ 体温	
	□ 脉搏	
	□ 血氧	
	□ 呼吸	
	□ 血压	
□ 常规体检*	□ 心肺听诊	□ 正常
		□ 异常
□ 重点检查*	□ 出血	□ 皮肤淤血、瘀斑
		□ 牙龈出血
	□ 贫血貌	□ 睑结膜、口腔黏膜、口唇等颜色改变（较为可靠）
		□ 皮肤干枯、弹性降低
	□ 全身淋巴结	□ 淋巴结肿大部位
	□ 皮肤斑丘疹	
	□ 牙龈增生及肿胀	
	□ 胸骨、胫骨压痛	
	□ 腹部查体	□ 肝脏触诊
		□ 脾脏触诊
□ 产科专科检查	□ 宫高、腹围	
	□ 宫缩	
	□ 胎心（视孕周而定）	
	□ 内诊检查（视孕周而定）	

辅助检查重点项目

□ 实验室检查	□ 血常规＋血型
	□ 血涂片
	□ 凝血五项
	□ 肝功、肾功、心肌酶谱、脑钠肽、血气分析、CRP、降钙素原等
	□ 艾滋病＋梅毒＋肝炎病毒
	□ 骨髓穿刺及活检
	□ HLA 配型（移植前检测）
	□ 髓过氧化物酶（MPO）
	□ 糖原染色（PAS）
	□ 非特异性酯酶
	□ 免疫学检查
	□ 细胞遗传学、分子生物学检查
□ 超声检查	□ 孕妇超声检查（心脏、肝、胆、脾）
	□ 胎儿超声检查
□ 胎儿电子胎心监护	

治疗要点

□ 对于已系统治疗且病情稳定的患者	□ 门诊随访
	□ 必要时请血液科会诊
□ 对于孕期首次诊断的患者或孕前白血病妊娠后病情不稳定	□ 多学科会诊
	□ 收入相关科室诊治
	□ 动态监测母儿安危
	□ 适时终止妊娠
□ 对于基层医院，建议转诊至有血液疾病诊治能力的三级综合医院	

注：*为重点项目

2. 妊娠合并白血病护理流程

护理流程	描述要点
□ 健康教育	□ 妊娠合并白血病相关知识宣教
	□ 化验检查注意事项
	□ 负责医护人员
	□ 安全评估及告知
	□ 用药的作用和注意事项
□ 协助医师	□ 询问病史
	□ 体格检查
□ 监测	□ 生命体征
□ 出血、发热、贫血及其他症状	□ 有无出血，出血部位原因评估出血量，皮肤是否有瘀斑、淤血
	□ 发热的热型是否伴有感染
	□ 观察患者有无贫血貌，伴随进行性加重
	□ 观察患者有无骨关节及其他部位疼痛及淋巴结肿大
□ 采血	□ 遵医嘱
□ 协助检查	□ 骨髓穿刺
	□ 细胞生化检查
	□ 免疫学检查
	□ 细胞遗传学检查
	□ 分子生物学检查
	□ 超声检查

护理流程	描述要点
□ 专科护理	□ 根据孕周、胎儿宫内情况、病情及家属意愿多学科联合制订孕期护理计划
	□ 根据病情控制情况及产科指征决定分娩时机及分娩方式
	□ 产后积极应用宫缩剂预防和控制产后出血
	□ 预防感染
	□ 电子胎心监护（根据孕周而定）
	□ 新生儿均应按高危儿处理
	□ 用药
□ 心理护理	□ 心理状况评估及护理
□ 出院指导	□ 复查时间
	□ 自我护理方法
	□ 办理转科或出院相关流程

二、妊娠合并急性白血病

（一）妊娠合并急性白血病诊断要点

白血病（leukemia）是起源于造血干细胞的恶性克隆性疾病，受累细胞出现增殖失控、分化障碍、凋亡受阻。白血病根据分化程度和自然病程，一般分为急性白血病和慢性白血病两类。急性白血病根据所累及细胞系而分为急性髓系白血病（acute myeloid leukemia，AML）和急性淋巴细胞白血病（acute lymphoblastic leukemia，ALL）。

国外报道妊娠合并白血病发病率为 1/100 000~1/75 000，妊娠合并急性白血病占绝大部分，其中约 2/3 为妊娠合并急性髓性白血病，1/3 为妊娠合并急性淋巴细胞白血病；目前国内无可靠大样本发病率报道。

妊娠合并急性白血病患者，临床表现缺乏特异性，多是产检时首先发现血细胞计数异常，进而通过骨髓穿刺检查而确诊。

1. 病史要点

（1）最常见的症状是易疲劳、食欲缺乏、体重减轻、皮肤紫癜及骨关节疼痛等。

（2）急性起病者可出现高热、贫血多呈进行性加重、出血等。

（3）注意既往有无血液病史及反复出现的上述临床表现。

2. 体格检查要点

（1）多伴有淋巴结肿大及轻中度肝脾大，严重

的肝脾大多见于慢性髓性白血病。

（2）皮肤及黏膜苍白。

（3）全身瘀点、瘀斑、牙龈出血、鼻腔出血。

（4）骨关节多表现为胸骨下段压痛。

3. 辅助检查要点

（1）妊娠期血象异常的界点

1）大多数患者白细胞增多，也有白细胞计数正常或者减少。血涂片分类检查可见数量不等的原始和幼稚细胞。

2）由于妊娠的影响，孕期白细胞计数会有一定程度的升高，对于白细胞高出什么范围就认为是明显的异常，确切的分界点有待于进一步临床研究。国内外相关研究提出，当白细胞总数 >15 × 10⁹/L 或 < 4 × 10⁹/L 时，无论是否合并有贫血和（或）血小板异常，均应在血液科专科进一步检查。

3）另约有 10% 的患者仅表现为轻度贫血和（或）中度的血小板减少，而白细胞计数正常，外周血中无原始细胞。对于此类患者，应注意与引起贫血和血小板减少的其他血液疾病进行鉴别，并动态监测血常规及外周血涂片，必要时骨髓穿刺明确诊断。

（2）妊娠期骨髓穿刺

1）骨髓细胞形态学检查是诊断妊娠合并急性白血病的基础。

2）急性白血病骨髓象中原始细胞占全部骨髓有核细胞 ≥30%（FAB 分型标准）或 ≥20%（WHO 分型标准）。

3）妊娠期骨髓穿刺是安全的。骨髓穿刺在孕期的安全性已被认可。临床实践中大多数医师对于孕期的骨髓穿刺仍存在一定顾虑，需要产科、血液科医师共同权衡，并在孕妇知情同意后综合决策。

4）妊娠期骨髓穿刺的时间与孕周无关，与临床诊断的需要有关。

5）国际专家小组 2010 年发布的《成人急性粒细胞白血病的诊断和治疗》推荐，对于临床上可疑的患者，可以先行外周血细胞形态学检查，如发现原始幼稚细胞，可进一步行骨髓穿刺检查。

（3）其他辅助检查：包括细胞化学检查、流式细胞学检查、染色体核型分析、原位杂交以及基因检查等，主要用于急性白血病的分型及指导后续治疗。

4. 鉴别诊断要点 妊娠合并急性白血病主要与类白血病反应、骨髓增生异常综合征、再障、缺铁性贫血等进行鉴别。需要血液专科医师进行鉴别诊断。详见表 9-3。

表 9-3　妊娠合并急性白血病的鉴别诊断

	妊娠合并急性白血病	类白血病反应	MDS（RAEB 型）	再障	缺铁性贫血
血象	主要以白细胞增高为主	白细胞增多，但随原发病的好转而恢复	可出现原始和（或）幼稚细胞	全血细胞减少	红细胞及血红蛋白减少
血涂片	出现原始及早幼细胞	中、晚幼粒细胞	可出现原始和（或）幼稚细胞	一般无异常	呈小细胞低色素性贫血
骨髓象	原始细胞占全部骨髓有核细胞≥30%（FAB 分型标准）或≥20%（WHO 分型标准）	有时原始粒细胞增多	可出现原始和（或）幼稚细胞，原始细胞 <20%	增生减低或重减低	增生活跃，以红系为主
细胞化学异常	不同分型具有不同表现	NAP 活力显著增高	糖原反应(+)	NAP 强阳性	无
Auer 小体	有	无	无	无	无
病态造血	无	无	有	无	无
铁代谢异常	无	无	无	铁染色可见贮存铁增多	根据疾病进程，可出现不同的铁代谢异常

注：① MDS：骨髓增生异常综合征；② RAEB：难治性贫血伴原始细胞增多；③ NAP：碱性磷酸酶

（二）妊娠合并急性白血病治疗要点

1. 妊娠合并急性白血病的孕期处理　对于妊娠合并白血病孕期处理，英国血液学标准委员会 2015 年发布的《妊娠合并急性白血病的诊断和管理指南》建议如下：

1）对于孕期患者的处理，既需要考虑化疗的副作用和效果，还需顾及妊娠并发症及胎儿的安全，因此应结合患者及家属的意愿，综合权衡利弊，多学科联合制订诊疗策略。

2）妊娠早期诊断的急性白血病，由于急性白血病病情进展迅速，自然病程短，对母儿存在极大的影响，且急性白血病的治疗药物对胎儿有损害，早孕期用药有致畸作用，建议及时终止妊娠后开始规范专科治疗。

3）妊娠中晚期诊断的急性白血病，其药物致胎儿畸形的风险下降，但化疗药物可导致胎儿心脏、肾功能的损伤仍应引起重视；且由于疾病本身和化疗导致的母体营养缺乏，都增加了发生胎儿生长受限、低出生体重儿、早产、死胎等不良妊娠的风险。因此孕中晚期发病者，在患者及家属知情同意的前提下，给予规范化疗，待病情缓解后根据产科指征终止妊娠。

4）对于妊娠达到或超过 36 周诊断为妊娠合并急性白血病患者，应在终止妊娠后开始规范化疗。

2. 围分娩期的处理

（1）多学科管理：妊娠合并急性白血病孕妇在围分娩期应激状况下将面临更大的风险，包括产时、产后出血、贫血、产褥期感染等。尤其是化疗后骨髓处于严重抑制状态下更易发生。在做好充分准备和良好医患沟通的基础上，由妇产科、血液内科、输血科、ICU 等多学科团队综合管理较为安全。

（2）分娩时机的选择：关于分娩时机的选择，英国血液学标准委员会 2015 年发布的《妊娠合并急性白血病的诊断和管理指南》建议如下：

1）推荐通过择期计划分娩终止妊娠。

2）当妊娠 24~35 周时，如果 1 周内能够分娩，建议给予地塞米松或倍他米松预防早产相关并发症。而国内临床实践中，应根据本院新生儿救治水平综合评估决策。

3）为了减低分娩并发症和对新生儿的骨髓抑制，一般选择在两次化疗的间歇期或在治疗后 2~3 周终止妊娠，以利于骨髓造血功能的恢复。

4）若临近分娩才确诊急性白血病，可分娩后再化疗；不建议母乳喂养，分娩后应立即开始规范化疗。

5）分娩时机的选择应综合产科因素、患者实际病情、新生儿救治水平，综合决策。

（3）分娩方式的选择：关于分娩时机的选择，英国血液学标准委员会 2015 年发布的《妊娠合并急性白血病的诊断和管理指南》建议如下：

1）妊娠合并急性白血病不是剖宫产指征。

2）关于分娩方式，推荐择期引产终止妊娠。

3）考虑到剖宫产术后出血、感染、切口愈合不良等问题，尤其是手术对白血病患者预后的影响，因此，仅当存在剖宫产产科指征时可剖宫产终止妊娠。

4）阴道分娩时要特别注意有无软产道裂伤及会阴血肿形成，及时处理。

5）考虑到血肿形成或感染的风险，当孕妇血小板计数 $<80 \times 10^9/L$ 时，无论阴道分娩或剖宫产终止妊娠，均应避免应用硬膜外镇痛或麻醉，推荐选用全麻下行剖宫产术。

6）产后积极应用宫缩剂预防和控制产后出血，应用广谱抗生素预防产褥期感染。

3. 孕前诊断的急性白血病患者能否妊娠

（1）对于急性白血病患者，从治疗后完全缓解之日起计算，期间无白血病复发达 3~5 年者称为白血病持续完全缓解；停止化疗或是无病生存达 10 年者，即可视为临床治愈。

（2）足疗程化疗完全缓解后，可以妊娠，甚至足月分娩，但仍有较高的疾病复发率和母体死亡率。

（3）经过足量治疗达到临床治愈后本身复发率极小，且妊娠既不是引起白血病的原因，也不会改变白血病的自然病程，因此这类患者如有生育要求，较疾病缓解后再妊娠相对安全。

（4）孕期及产后仍应动态监测患者的血细胞计数情况，加强随访。

（5）如孕前急性白血病病情控制不良，不建议妊娠，以免影响妊娠结局。

4. 妊娠合并急性白血病新生儿处理

（1）均应按高危新生儿处理，出生后应及时行新生儿外周血常规检查，有条件的可以查染色体。

（2）对于此类新生儿，尤其是孕期暴露于化疗药物的新生儿，远期可伴有神经系统、生殖系统等发育异常，也存在发生恶性肿瘤的风险，因此应加强随访。

三、妊娠合并慢性髓性白血病

（一）妊娠合并慢性髓性白血病诊断要点

慢性髓性白血病（chronic myelogenous leukemia, CML）是骨髓造血干细胞克隆性增殖形成的恶性肿瘤，占成人白血病的 15%，相较于急性白血病，其起病缓慢，常伴有明显脾脏肿大。

1. 病史要点 症状缺乏特异性，常见有乏力、易疲劳、低热等。

2. 体格检查要点

1）多呈进行性加重，表现为皮肤及黏膜苍白、乏力、头晕甚至呼吸困难等。

2）非孕期，90% 的慢性髓系白血病伴有脾大，40%~50% 患者伴有肝大；由于受妊娠的影响，上述表现常不易发现。

3. 辅助检查要点

（1）血象

1）外周血白细胞数为 $(10~200) \times 10^9/L$，分类中有不同阶段的粒细胞，以中幼粒及成熟粒细胞为多数。

2）红细胞形态正常，血红蛋白正常，血片可见到有核红细胞，血小板正常或升高。

3）加速期和急变期血红蛋白和血小板可明显下降。

（2）骨髓象

1）增生明显活跃或极度活跃，以髓系细胞为主。

2）慢性期原始粒细胞 <10%，嗜酸、嗜碱性粒细胞增多；进展到加速期时原始细胞 ≥10%；急变期 ≥20%，或原始细胞 + 早幼细胞 ≥50%。

（3）其他辅助检查：包括细胞化学检查、流式细胞学检查、染色体核型分析、原位杂交以及基因检查等。

4. 鉴别诊断要点 见表 9-4。

（二）治疗要点

1. 妊娠合并慢性髓性白血病患者绝大多数处于慢性期，尤其是妊娠中晚期发病的患者可以顺利度过妊娠期，甚至维持到足月分娩。

2. 在孕早期发生的 CML，当白细胞 $<100 \times 10^9/L$，血小板 $<500 \times 10^9/L$，血红蛋白 >70g/L，一般不需要治疗。

3. 对于围分娩期的处理，参考本章"妊娠合并急性白血病部分"。

（三）护理要点

妊娠合并白血病是一种极其严重的产科合并症，由于其血细胞异常及凝血功能障碍，对母儿危害极大，患者妊娠期和围产期 DIC、感染、出血发生风

表 9-4　妊娠合并慢性髓性白血病的鉴别诊断

	妊娠合并慢性髓性白血病	类白血病反应	MDS（RAEB 型）	再障
血象	外周血白细胞数为(10~200)×10⁹/L，分类中有不同阶段的粒细胞，以中幼粒及成熟粒细胞为多数	WBC 增多，但多随原发病好转而恢复	可出现原始(或)幼稚细胞	全血细胞少
血涂片	血片可见到有核红细胞	中、晚幼粒细胞，但多随原发病好转而恢复	可出现原始(或)幼稚细胞	一般无异常
骨髓象	慢性期原始粒细胞 <10%，嗜酸、嗜碱性粒细胞增多；进展到加速期时原始细胞≥10%；急变期≥20%，或原始细胞 + 早幼细胞≥50%	有时原始粒细胞增多，但多随原发病好转而恢复	可出现原始(或)幼稚细胞，原始细胞 <20%	增生减低或重度减低
细胞化学异常	一般无	NAP 活力显著增高	糖原反应(+)	NAP 强阳性
病态造血	无	无	有	无
铁代谢异常	无	无	无	铁染色可见贮存铁增多

注：① MDS:骨髓增生异常综合征；② RAEB:难治性贫血伴原始细胞增多；③ NAP:碱性磷酸酶

险增加，亦可造成流产、早产、胎儿生长受限、胎死宫内等，甚至造成孕产妇的死亡。因此患者及家属均会表现出明显的焦虑和紧张，有些患者甚至有绝望厌世情绪，护士应在观察病情变化的同时重视患者的情绪变化。

1. 健康教育

（1）护士应向孕妇及家属讲解白血病是一类造血干细胞的恶性克隆性疾病，通常不会通过胎盘传给新生儿。

（2）孕妇应配合医师的治疗，保持情绪平稳，有不适及时告诉医护人员。

2. 心理护理　当患者担忧胎儿是否健康，可通过超声使其亲眼看到胎儿的情况。

3. 专科护理

（1）观察出血情况

1）观察患者全身皮肤、黏膜出血情况，穿刺部位有无出血不止，尽可能减少穿刺机会。有无贫血貌，这类患者多呈进行性加重。

2）警惕不明原因的腹痛、胸闷、呼吸困难等消化道及呼吸系统出血症状以及头痛、呕吐、视物不清、烦躁、意识改变等颅内出血表现。

3）当血小板 <20×10⁹/L，指导患者绝对卧床，避免情绪激动剧烈活动。

4）勿用力咳嗽预防便秘，使用软毛牙刷。观察患者有无口腔溃疡及口腔黏膜炎的发生。

5）妊娠合并慢性白血病患者在孕期应行下肢血管及门静脉彩超检查，警惕血栓形成，还应警惕孕期 DIC 的发生。

6）如孕期进行化疗，终止妊娠应在两次化疗间歇，治疗后 2~3 周，以利于患者骨髓造血功能的恢复。

7）对于人工流产术及引产术患者应在超声引导下，彻底清宫，确保无宫内残留，防止产后出血。阴式分娩患者，产后应仔细检查软产道，及时发现产道血肿。

8）产后积极应用宫缩剂预防和控制产后出血，严密监测生命体征，观察有无腹痛，阴道流血量、色、性质及气味变化。

（2）预防感染

1）妊娠合并白血病患者易发生各种感染，应做好保护性隔离，限制亲属探视避免交叉感染。当中性粒细胞计数 <0.5×10⁹/L 时，感染风险增加，一旦出现感染征象，应积极应用广谱抗生素控制感染。

2）做好皮肤及会阴部护理，防止泌尿、生殖系统感染。

3）保持病室空气流动，定时通风，有条件可住层流病室。

（3）胎儿监护

1）妊娠合并白血病易致胎儿缺氧，易发生宫内窘迫及胎死宫内，加强胎儿监护，及时发现异常，给予间断吸氧，教会孕妇自数胎动。

2）防止胎死宫内引起的 DIC。

（4）新生儿的处理

1）妊娠合并白血病患者分娩的新生儿均按高

危新生儿处理。

2）新生儿出生后应及时检测血常规，有条件者行染色体检查。

3）妊娠期暴露于化疗药物的新生儿远期神经系统发育、生殖功能以及发生恶性肿瘤等情况应加强随访。

4. 用药护理

（1）减轻化疗药物引起的不良反应如恶心呕吐等遵医嘱使用止吐剂。分散患者注意力，患者出现呕吐时嘱其侧卧位，防止误吸，观察呕吐物性质、量、色，及时清理。

（2）化疗期间嘱其清淡饮食，避免刺激，餐后半卧位或坐位休息30分钟，不宜立即躺下。

（刘伟　戴丽）

参考文献

1. 张红梅，漆洪波．妊娠合并白血病．实用妇产科杂志，2016，32（9）：652-655.

2. Hurley TJ，McKinnel JV，Irani MS. Hematologic malignancies in pregnancy. Obstetric and Gynecology Clinics of North America，2005，32：595-614.

3. Dohner H，Estey EH，Amadori S，et al. Diagnosis and management of acute myeloid leukemia in adults：recommendations from an international expert panel，on behalf of the European Leukemia Net. Blood，2010，115（3）：453-474.

4. Sahra A，Gail LJ，Dominic JC，et al. Guidelines for the diagnosis and management of acute myeloid leukaemia in pregnancy. British Journal of Haematology，2015，doi：10.1111/bjh.13554.

第三节　妊娠合并血小板减少

一、流程化管理清单

1. 妊娠合并血小板减少诊疗流程

病史重点采集信息		
□ 现病史	□ 停经	□ 月经周期是否规律、月经量多少
		□ 末次月经
	□ 胎动史	
	□ 出血 *	□ 有或无
		□ 出血原因
		□ 出血部位
		□ 有无皮肤黏膜出血
		□ 有无牙龈出血

病史重点采集信息		
□ 现病史	□ 贫血	□ 头晕、眼花乏力
		□ 心慌、气短
	□ 发热	□ 有或无
	□ 身体其他不适表现 *	□ 有或无
		□ 易疲劳
		□ 疼痛
		□ 中枢神经系统症状，如头痛、头晕
□ 孕产史 *	□ 孕次__次	
	□ 流产史（自然流产、药流、人工流产）	
	□ 既往分娩方式	□ 阴式分娩__次
		□ 剖宫产__次
	□ 异常分娩史	
□ 既往史	□ 出血史 *	□ 孕前有无异常出血
		□ 部位及持续时间
	□ 疾病史 *	□ 有无妊娠合并血小板减少病史
		□ 有无孕前血小板减少病史
		□ 有无血液恶性肿瘤病史
		□ 长期用药（尤其是特殊用药情况）
		□ 输血史
		□ 慢性肝病
		□ 甲状腺疾病
□ 家族史	□ 家族性血异常病史 *	

体格检查重点采集信息		
□ 生命体征	□ 体温	
	□ 脉搏	
	□ 血氧	
	□ 血压	
	□ 呼吸	
□ 常规体检	□ 皮肤黏膜 *	□ 瘀点、瘀斑
		□ 黄疸
	□ 淋巴结	□ 肿大
	□ 贫血貌 *	□ 有
		□ 无

体格检查重点采集信息

常规体检	心肺听诊	正常
		异常
	腹部检查*	正常
		压痛、反跳痛、肌紧张
		肝大
		脾大
产科专项检查	宫高、腹围	
	胎位	
	宫缩	
	胎心	
	内诊(视孕周而定)	

辅助检查重点项目

超声检查*	孕妇超声(心脏、肝、胆、脾等)
	胎儿与子宫超声
电子胎心监护	
实验室检查	血常规
	外周血涂片*
	凝血功能、D-二聚体
	血栓弹力图*
	尿常规
	肝肾功能
	HBV、HCV
	HIV
	抗血小板抗体
	抗磷脂抗体
	狼疮抗凝物
	直接抗人球蛋白试验
	幽门螺杆菌
	骨髓检查

治疗要点

- 动态监测血常规同时请血液科会诊
- GT 患者一般在产科门诊随诊,不予治疗
- 轻度的 ITP 患者随访观察,一般不必终止妊娠。妊娠早期合并重度 ITP 肾上腺皮质激素治疗者需要终止妊娠
- 单纯的肾上腺皮质激素治疗可以在门诊进行,并动态监测相关指标

治疗要点

- 血小板进行性下降显著,门诊激素治疗无改善,患者有出血症状收入院治疗
- 与血液科等多学科合作共同诊治
- 动态监测母儿安危
- 适时终止妊娠

注:*为重点项目

2. 妊娠合并血小板减少护理流程

护理流程	描述要点
健康教育	血小板减少疾病相关知识宣教
	化验检查注意事项
	负责医护人员
	安全评估及告知
	用药的作用和注意事项
协助医师	询问病史
	体格检查
监测	生命体征
出血、发热及其他症状	有无出血,出血部位原因评估出血量,皮肤及黏膜有无瘀斑、淤血
	发热的热型是否伴有感染
	观察患者有无中枢神经系统症状
	有无肝脾大
	观察患者有无疼痛及疲乏
采血	遵医嘱
协助检查	超声检查
	骨髓穿刺
	尿常规
	尿沉
专科护理	根据孕周、胎儿宫内情况、病情及家属意愿多学科联合制订孕期护理计划
	根据病情控制情况及产科指征决定分娩时机及分娩方式,尽可能阴道分娩
	产后积极应用宫缩剂预防和控制产后出血
	电子胎心监护(根据孕周而定)
	对于产前使用激素者,应预防感染
	用药
分娩准备	备血或做好分娩准备
心理护理	心理状况评估及护理
出院指导	复查时间
	自我护理方法
	办理出院相关流程

二、妊娠期血小板减少症

（一）诊断要点

1. 概述 妊娠期血小板减少症（gestational thrombocytopenia，GT）有超过 26 000 例孕妇的大样本研究发现，血小板计数 $<150 \times 10^9$/L 者占 6.6%~11.6%，血小板计数 $<100 \times 10^9$/L 仅占 1%。妊娠期血小板减少症占妊娠合并血小板减少的 70%~80%。妊娠期血小板减少症（GT）或称为妊娠相关性血小板减少（PAT）是妊娠的一种正常生理性变化，与妊娠期血容量增加、血液稀释、高凝状态血小板损耗增加、胎盘循环中血小板收集和利用增多等原因，导致血小板相对减少有关，非血小板破坏增加所致。无血小板质的改变及凝血系统紊乱，为良性自限性经过。

本病的主要特点是妊娠期血小板生理性减少，鲜有全身或其他系统性病理生理改变。诊断的主要方式是排他性诊断。

2. 病史要点

（1）血小板减少出现的孕周、程度是诊断 GT 的关键。

1）妊娠期首发的疾病，孕前无血小板减少病史。

2）孕早期血小板计数正常，通常起病于孕中期或孕晚期。

3）一般血小板减少的程度轻，多在产后 1~2 个月血小板水平恢复正常，再次妊娠时可重复发生。

（2）《2016 年 ACOG 第 166 号指南》指出：明确诊断需要基于详尽的病史、家族史。

1）是否存在孕前血小板减少病史。

2）是否曾有特殊用药、输血史、肝炎等感染性疾病史。

3）是否有 SLE 等免疫性疾病病史。

4）是否有反复自然流产、血栓形成等病史。

5）是否有血液系统疾病、恶性肿瘤等病史。

6）是否存在血小板减少等血异常家族史。

（3）临床症状：无明显临床症状。

3. 体格检查要点

（1）无阳性体征。

（2）单纯的 GT，通常出血体征不明显。

4. 辅助检查要点 GT 没有特异的实验室诊断标志，是排他性诊断。主要包括血涂片、凝血、血栓弹力图、免疫学疾病筛查等。如果血小板在

70 $\times 10^9$/L 以上，不建议做骨穿。

（1）血小板计数

1）血小板降低程度较轻，一般计数 $>70 \times 10^9$/L。

2）血常规除血小板减少外其余无异常。

（2）血涂片

1）美国妇产科医师学会 2016 年发布的《实践简报 No.166：妊娠合并血小板减少》指出：GT 外周血涂片无特异性表现，有时可发现由血小板聚集引起的假性血小板减少。

2）当外周血涂片血小板形态无异常时，需要与原发性、继发性 ITP、药物等所致的血小板减少症（血细胞形态无异常）鉴别。

（3）其他辅助检查

1）包括：凝血功能、抗血小板抗体、免疫相关抗体、骨髓检查、直接抗人球蛋白试验、肝肾功能、抗磷脂抗体、SLE 血清学筛查、甲状腺功能、病毒学筛查（HBV、HIV、HCV、巨细胞病毒）及幽门螺杆菌感染筛查。

2）GT 在以上辅助检查中通常表现正常或是阴性。

3）主要用于判断继发于其他疾病的血小板减少症。

5. 鉴别诊断要点 见表 9-5。

6. GT 和轻度的 ITP 的鉴别 目前仍然存在较大的难度，主要从病史及辅助检查出发进行排除性诊断意义更大。

美国妇产科医师学会 2016 年发布的《实践简报 No.166：妊娠合并血小板减少》指出：

（1）血小板计数低于 50×10^9/L 几乎肯定是特发性血小板减少性紫癜。

（2）在孕晚期或产褥期，突然出现的明显的孕产妇血小板减少，应当考虑先兆子痫、血栓性血小板减少性紫癜、溶血性尿毒综合征、急性脂肪肝或弥散性血管内凝血，尽管特发性血小板减少性紫癜仍可能存在。

美国血液学学会和英国血液学学会分别推荐：

（1）美国血液学学会推荐血小板为 70×10^9/L、英国血液学标准委员会推荐血小板为 80×10^9/L 是 GT 和 ITP 两者鉴别的临界值，血小板低于临界值可基本排除 GT。

（2）国内学者认为 ITP 是免疫性疾病，常常导致中、重度的血小板减少，因此发生血小板显著减少时应该排除 GT。

表 9-5　妊娠合并血小板减少的鉴别诊断

	GT	PE	HELLP	AFLP	ITP	TTP	APS
发病孕周	孕中晚期	孕晚期	孕晚期,产后	孕晚期	孕早中期	孕中晚期	整个孕期
血小板减少	+	+	+++	+	++	+++	+
高血压	−	+++	+++	+	++	+	+/−
蛋白尿	+/−	+++	+++	+/−	++/+++	+/−	+/−
上腹部疼痛		+/−	+++	++	+/−	+/−	+/−
转氨酶异常	+/−	+	+++	+++	+/−	+/−	+/−
溶血	−	+/−	+++	+	+/−	+++	+/−
肾功能异常		+/−	+	++	+++		+/−
弥散性血管内凝血		+/−		+++			+/−
神经系统症状	−	+	+	+	+++	+/−	+

注:①−:(0); +/−:偶有(0~20%);+:时有(20%~50%); ++:常见(50%~80%);+++:非常频繁或持续存在(80%~100%)。②GT:妊娠相关性血小板减少(或是妊娠期血小板减少症)。③PE:重度子痫前期。④AFLP:急性脂肪肝。⑤ITP:特发性血小板减少性紫癜。⑥TTP:血栓性血小板减少性紫癜。⑦APS:抗磷脂综合征

(二) 治疗要点

1. 处理原则　单纯的 GT 一般不需要治疗,如果 GT 出现血小板严重的减少或伴有出血症状则考虑 ITP 诊断,按照 ITP 治疗。

2. 随诊观察指征

(1) 孕早期血小板无进行性下降及出血表现的患者。

(2) 孕中晚期 PLT>50×10⁹/L 且无明显临床出血征象的患者。

(3) 随诊期间一般不需要特殊干预,但需要严密随访,定期复查血常规、凝血功能等相关指标。

3. 需进行临床干预的指征

(1) 终止妊娠指征:GT 患者孕早期出现血小板进行性下降伴有出血表现或孕早期就采取肾上腺皮质激素治疗者。

(2) 妊娠中晚期 PLT<20×10⁹/L 且伴有临床出血征象或者临产前 PLT<50×10⁹/L 的患者,采取针对性干预治疗。

(3) 干预手段主要包括:根据病情采取肾上腺皮质激素、免疫球蛋白、血小板输注、脾切除等对症支持治疗。

4. 围产期管理

(1) 分娩方式的选择

1) 首选阴道分娩。虽然 GT 凝血功能基本正常,也要注意产道损伤和侧切口的出血。

2) 有剖宫产指征者选择剖宫产终止妊娠。

3) 血小板计数 <50×10⁹/L 者剖宫产相对安全,以预防阴道分娩可能造成的产妇和新生儿颅内出血。

(2) 麻醉方式的选择

1) 血小板计数≥80×10⁹/L 可行椎管内麻醉或镇痛。

2) 血小板计数为(50~80)×10⁹/L,选择全麻。

(3) 产后注意事项

1) 无论选择何种分娩方式均应在胎儿娩出后立即给予缩宫素,确保子宫收缩良好,减少产后出血发生率。

2) 应重视产后随访:产后的 1~3 个月内进行血小板检测以确定血小板水平是否恢复。

三、妊娠合并特发性血小板减少性紫癜

(一) 诊断要点

1. 特发性血小板减少性紫癜(idiopathic thrombocytopenia purpura,ITP)

中华医学会血液学分会止血与血栓组 2016 年发布的《成人原发免疫性血小板减少症诊断与治疗中国专家共识》,将以前的特发性血小板减少性紫癜称为原发免疫性血小板减少症(primary immune thrombocytopenia)。ITP 是一种获得性自身免疫性出血性疾病。临床表现以皮肤黏膜出血为主,严重者

可发生内脏出血,甚至颅内出血。ITP 占妊娠合并血小板减少不足 10%。该病主要发病机制是由于血小板破坏增多和巨核细胞产生血小板不足。

2. 病史要点

(1) 妊娠前可有 ITP 病史。

(2) 妊娠 28 周前出现血小板减少且进行性加重,通常低于 $70 \times 10^9/L$。

(3) 常见皮肤、黏膜自发性出血,且反复发作。

3. 体格检查要点

(1) 出血

1) 妊娠合并 ITP 的表现与非孕期相同,可出现皮肤瘀点、齿龈出血、鼻出血等。

2) 出血程度与血小板计数有关。血小板数 $>50 \times 10^9/L$ 常为损伤后出血,在 $(20{\sim}50) \times 10^9/L$ 之间可有不同程度的自发性出血,$<20 \times 10^9/L$ 常有严重出血。

(2) 脾脏:脾脏一般不大或轻度增大。

4. 辅助检查要点

(1) 血小板计数

1) ITP 血小板计数为进行性下降,通常比 GT 显著降低。

2) 美国妇产科医师学会 2016 年发布的《实践简报 No.166:妊娠合并血小板减少》推荐:血小板计数 $<100 \times 10^9/L$ 更可能是免疫性血小板减少(ITP),血小板计数 $<50 \times 10^9/L$ 几乎肯定是由于特发性血小板减少性紫癜。

3) ITP 的血小板减少在孕前即可发生,分娩后不能完全恢复正常。

(2) 血涂片

1) ITP 血细胞形态无异常。

2) 血涂片可以排除假性血小板减少(血涂片可见血小板聚集)、遗传性血小板减少(血小板形态异常)、血栓性血小板减少性紫癜(可见破碎红细胞)、弥散性血管内凝血、白血病(血涂片可见幼稚细胞)或其他恶性肿瘤相关的血小板减少等。

(3) 其他辅助检查

1) 常规检测:凝血功能、肝肾功能、监测血压及尿常规、微生物检测、骨髓穿刺、抗磷脂综合征及系统性红斑狼疮等自身免疫性疾病的筛查等。

2) ITP 时凝血功能及肝肾功能检查一般无异常。

3) 合并高血压及蛋白尿时应考虑子痫前期;合并高血压、蛋白尿、溶血、肝酶升高考虑 HELLP 综合征;微生物检测可除外导致血小板减少的感染性

疾病(幽门螺杆菌、丙型肝炎病毒、乙型肝炎病毒、人类免疫缺陷病毒感染)。

4) 骨髓穿刺(不是常规检查项目):如果伴白细胞数量及形态异常、淋巴结肿大等症状,则需要进行骨髓穿刺。ITP 时骨髓象巨核细胞数增多或正常、有成熟障碍。

5) 诊断 ITP 的特殊实验室检查(不作为常规检测):

A. 抗血小板抗体:鉴别免疫性和非免疫性血小板减少时检测。ITP 时抗血小板抗体阳性。

B. 血小板生成素(TPO):鉴别 ITP 与不典型再障或低增生性骨髓增生异常综合征时检测。血小板生成减少时 TPO 水平升高;血小板破坏增加时 TPO 水平正常。

5. 鉴别诊断要点 详见表 9-5。

(1) 轻度的 ITP 需要与 GT 相鉴别

1) GT 为妊娠期首发的血小板轻度减低,通常在 $70 \times 10^9/L$ 以上。

2) 轻度的 ITP 与 GT 在临床上很难鉴别,可以做抗血小板抗体检测。

(2) 子痫前期重度、HELLP 综合征

1) 首发妊娠期高血压疾病,在此基础上继发血小板减少,为妊娠期高血压疾病的严重并发症。

2) HELLP 综合征除了血小板减少以外,同时有溶血、肝酶升高。其典型表现为乏力、右上腹不适或疼痛、子痫抽搐、血尿、消化道出血。

(3) 其他

1) 包括 TTP、溶血性尿毒综合征(hemolytic uremic syndrome,HUS)、抗磷脂综合征(antiphospholipid syndrome,APS)等。

2) TTP、HUS 均以溶血、血小板减少为特征,属微血管病性溶血性疾病。

3) TTP 多发生于妊娠中晚期,其典型表现为溶血、血小板减少、神经精神异常、发热和肾功能不全五联症。

4) 出现严重肾功能不全应考虑溶血性尿毒症综合征(HUS)。

5) APS 为一组由抗磷脂抗体引起的临床综合征的总称,主要表现为血栓形成、习惯性流产、血小板减少。抗磷脂抗体阳性为诊断依据。

(二)治疗要点

1. 妊娠合并 ITP 的监测及处理时机

(1) 当 ITP 与 GT 鉴别存在困难时,血小板计数

<50×10⁹/L 者应按 ITP 处理。

（2）孕期动态监测血常规。产检的时间根据病情适当缩短。妊娠 34 周后至少每周一次。

（3）孕龄 <36 周孕妇无出血及急症分娩表现且 PLT>30×10⁹/L 则无需处理。

（4）对妊娠期 PLT<30×10⁹/L，或虽 PLT>30×10⁹/L 但有出血表现时需给予干预（肾上腺皮质激素、免疫球蛋白、血小板制剂、脾切除及其他支持疗法）。

（5）侵袭性操作如手术、分娩或麻醉时需维持更高的血小板水平。

（6）美国妇产科医师学会 2016 年发布的《实践简报 No.166：妊娠合并血小板减少》推荐 ITP 治疗时机：妊娠期 ITP 同非孕期 ITP 的处理，治疗通常在出现典型出血症状、血小板计数 <30×10⁹/L 或者在特定操作前。

（7）中华医学会血液学分会止血与血栓学组发布的《成人原发免疫性血小板减少症诊断与治疗中国专家共识 2016 版》推荐：若患者有出血症状，无论血小板减少数量如何都应积极治疗；临产时血小板计数应该达到如下指标：自然分娩 ≥50×10⁹/L，剖宫产 ≥80×10⁹/L（安全域值）。

（8）日本血液学会 2014 年发布的《妊娠合并特发性血小板减少性紫癜诊疗共识》建议，为达到临产时血小板计数安全阈值，需要预产期前 2 个月时开始干预。

2. 妊娠合并 ITP 的药物选择 日本血液学会 2014 年发布的《妊娠合并特发性血小板减少性紫癜诊疗共识》；美国妇产科医师学会 2016 年发布的《实践简报 No.166：妊娠合并血小板减少》以及国内产科专家推荐，一致认为皮质类固醇激素的使用仍然是首选。皮质类固醇激素或联合静脉内免疫球蛋白是孕妇 ITP 的一线治疗方法。

（1）肾上腺皮质激素

1）首选泼尼松。与地塞米松相比较少透过胎盘屏障。

2）常用剂量 0.25~0.50mg/（kg·d）（分次或顿服），2~14 天起效，4~28 天疗效达高峰后逐步减量至 5~10mg/d，维持 PLT>50×10⁹/L 水平。

3）泼尼松治疗 4 周仍无反应，提示治疗无效，应迅速减量至停用。

4）通常认为短疗程、低剂量泼尼松对妊娠合并 ITP 患者是安全的，但需注意其特有的不良反应（妊娠期糖尿病、高血压、早产、胎盘早剥、胎儿先天性唇

腭裂等）。

5）长期大剂量应用糖皮质激素需注意对胎儿肾上腺功能的抑制作用。

（2）免疫球蛋白（IVIG）

1）当糖皮质激素治疗无效或孕妇不能耐受其不良反应以及需快速提升血小板水平时，可考虑给予 IVIG。应用 IVIG 400mg/（kg·d），连续 3~5 天。

2）应用 IVIG 后 6~72 小时内血小板计数即可增加，有效率 70% 左右，但通常需要反复治疗。

3. 其他治疗方法

（1）输注血小板

1）美国妇产科医师学会 2016 年发布的《实践简报 No.166：妊娠合并血小板减少》推荐：血小板输注仅作为暂时措施控制危及生命的大出血或手术前准备。

2）病情危急时，需要立即提升血小板水平，给予血小板输注。①血小板 <10×10⁹/L 伴有活动性出血；②紧急手术需要提升血小板到 50×10⁹/L。

3）输注血小板时应注意以下事项：

A. 由于血小板寿命较短，尤其 ITP 患者血小板在体内存活的时间为 48~230 分钟，输注的血小板可迅速被破坏，因此选择分娩前或剖宫产前 1 小时内一次性静脉输注 10~12U 对预防产后出血的效果最佳；不能反复输注。

B. 因血小板输注显著增加或加重血栓的形成，故血栓性血小板减少性紫癜患者禁忌血小板输注，需要加以鉴别。

（2）脾切除

1）现有的指南和共识并不常规推荐妊娠期进行脾切除。

2）糖皮质激素和丙球治疗后血小板计数仍 <10×10⁹/L 且存在出血倾向的难治性患者可以考虑脾切除。一般情况下不被医患双方接受。

3）由于妊娠早期脾切除可致流产，而妊娠晚期因妊娠子宫影响术野加大手术难度，故脾切除多于妊娠中期进行，可采用开腹或腹腔镜脾切除术。

（3）为达到临产时血小板计数安全阈值，需要预产期前 2 个月时开始干预。

4. 围产期的处理

（1）ITP 患者的分娩时机：结合血小板数目、是否伴有产科并发症、胎儿宫内情况、药物治疗的有效性、医院综合救治能力等多方面因素综合评估。

日本血液学会 2014 年发布的《妊娠合并特发性血小板减少性紫癜诊疗共识》指出：

1）血小板计数控制正常的情况下，可等待自然临产。如果超过预产期、具有产科引产指征、胎膜早破无宫缩，可考虑人工引产。

2）随着孕周增大，多数患者血小板计数进一步降低，尤其在妊娠晚期可能会显著下降，故在妊娠37周后结合宫颈成熟度可考虑计划分娩。

3）如果患者对标准治疗（肾上腺皮质激素、免疫球蛋白、血小板制剂、脾切除及其他支持疗法）无效，血小板计数呈进行性下降或存在出血倾向时，可遵循以下原则计划分娩：妊娠不足34周者，尽可能保守治疗，延长孕周；妊娠34周后，则考虑终止妊娠。

（2）分娩方式的选择

1）根据产科指征选择分娩方式。

2）血小板计数≥50×10⁹/L建议经阴道分娩；剖宫产者建议血小板计数≥80×10⁹/L。

（3）麻醉方式的选择

1）无出血倾向的ITP患者，血小板计数≥80×10⁹/L可行椎管内麻醉或分娩镇痛。

2）如果血小板计数为（50~80）×10⁹/L，选择全麻较为安全。

（4）ITP分娩新生儿的管理

1）前次分娩的新生儿如果存在血小板减少，与此次分娩的新生儿发生血小板减少有较强相关性。

2）ITP孕妇的新生儿不一定出现血小板减少。为避免有创性操作对合并有血小板减少的胎儿造成损伤，不推荐经皮脐血穿刺测定胎儿血小板数目及胎儿头皮血采集测定血小板数目。

3）分娩时采集脐带中脐动脉里的静脉血进行血细胞计数，在结果出来之前及时给予新生儿维生素K预防性肌内注射，直至脐带血血小板计数结果报告正常停止使用。

4）新生儿在生后2~5天血小板降低到最低值，所以要动态进行临床观察和血液学指标的监测。与新生儿科协同治疗。

（5）产褥期产妇的管理

1）无论选择何种分娩方式均应在胎儿娩出后立即给予缩宫素，确保子宫收缩良好，减少产后出血发生率。

2）避免软产道损伤，产后仔细检查有无裂伤及血肿，及时处理。

3）ITP患者分娩时如果出现产后出血，抢救后注意预防感染，监测血常规及超声，及时发现出血及血肿，尽早处理。

4）产后1~3个月重复检查ITP的相关检测，产后的处理同非孕期ITP患者的处理原则。

（三）护理要点

妊娠合并血小板减少是围产期一种常见疾病，可由多种内科合并症和妊娠并发症引起，尤以妊娠相关性血小板减少、血小板减少性紫癜最为常见。妊娠合并血小板减少若处理不当，严重威胁母儿健康。因此，正确认识该疾病，是获得良好预后的关键。

1. 健康教育

（1）护士应向孕妇及家属讲解妊娠相关性血小板减少是一种良性的血小板减少，一般于产后1~6周内可恢复正常。

（2）妊娠合并血小板减少性紫癜一种常见的自身免疫性血小板减少性疾病。皮肤、黏膜自发性出血最为常见，且出血常反复发作，产后不能完全恢复正常，需后续治疗。抗心磷脂抗体阳性者，流产及动静脉血栓形成的风险增加。

2. 专科护理

（1）妊娠期加强母婴监测

1）应做好孕期检查预防妊娠期并发症的出现如：妊娠期高血压疾病、妊娠期糖尿病、胎膜早破、产后出血、DIC、感染等。

2）部分抗血小板抗体可通过胎盘屏障进入新生儿血液循环，引起胎儿血小板破坏，导致胎儿、新生儿血小板减少，严重者可出现新生儿颅内出血。

3）教会患者正确计数胎动方法，发现胎动次数减少或过频，提示可能出现胎儿宫内窘迫，及时予以吸氧。

4）孕晚期增加超声对胎儿成长发育、脐动脉血流、羊水量等指标监测的次数，警惕胎盘功能不良及FGR的发生。

（2）观察出血情况

1）观察患者全身皮肤、黏膜有无出血点，牙龈出血、鼻出血、黑便、血尿。

2）警惕有不明原因的头痛、呕吐、视物不清、烦躁、意识改变等颅内出血表现。

3）分娩前备好新鲜浓缩血小板，预防出血不止的情况。

4）避免产程延长或急产，尽可能缩短第二产程，适当助产，详细检查软产道，防止产后出血，观察缝合处有无渗血。

5）产后积极应用宫缩剂预防和控制产后出血，严密监测生命体征，观察有无腹痛，阴道流血量、色、性质及气味变化。产后 1~3 个月内监测血小板确保血小板恢复正常水平。

（3）预防感染

1）严格执行无菌操作，防止交叉感染，必要时应用抗生素。

2）保持病室空气流动，定时通风换气。

（4）新生儿的处理

1）新生儿均按产科常规处理，注射维生素 K_1 如有头皮血肿需连续注射 3 天。

2）新生儿出生后应及时取脐带血行血小板检查，观察是否有血小板计数低于正常值。

3）观察新生儿皮肤有无出血点、紫癜，前囟是否紧张，警惕新生儿颅内出血及新生儿血小板减少。

3. 用药护理

（1）对于应用激素及免疫球蛋白的患者，严格控制药物剂量及浓度，注意配伍禁忌。肾上腺皮质激素具有一定的致畸作用，长期使用可增强胎儿生长受限、胎儿肾上腺功能抑制、胎膜早破的风险。孕早期不推荐使用，孕中晚期或分娩前小剂量、短期使用较为安全。免疫球蛋白停药后可有反跳现象。

（2）孕妇在孕期雌激素水平高于正常易出现水钠潴留血压升高，引起库欣综合征，故用药前为患者做好解释，一般停药后症状可逐渐消退。

（3）观察用药后的不良反应。

（刘伟　戴丽）

参考文献

1. Practice Bulletin No.166：Thrombocytopenia in Pregnancy. Obstetrics & Gynecology，2016，128（3）：e43-e53.

2. 徐雪，梁梅英，郭天元．2014 年日本"妊娠合并特发性血小板减少性紫癜诊疗共识"解读．中华围产医学杂志，2015，18（4）：246-251.

3. 中华医学会血液学分会止血与血栓学组．成人原发免疫性血小板减少症诊断与治疗中国专家共识（2016 年版）．中华血液学杂志，2016，37（2）：89-93.

4. 石中华，丁虹娟．妊娠合并血小板减少的病因及诊疗策略．实用妇产科志，2016，32（9）：649-652.

5. 余琳．妊娠合并血小板减少诊断及处理．中国实用妇科与产科杂志，2014，30（6）：406-410.

6. 侯明．妊娠合并原发免疫性血小板减少症的诊治概要．中华血液学杂志，2015，36（1）：85-86.

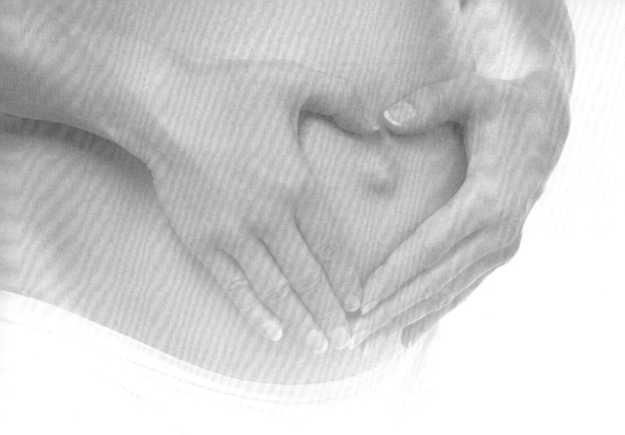

第十章

尿异常

概述

　　妊娠期、产褥期有很多并发症会导致尿异常,出现蛋白尿、血尿、菌尿等诸多情况。

　　肾小球肾炎分为急性与慢性两种,前者在妊娠期罕见,发生率约为 1∶4000 次妊娠,可能与孕期的免疫抑制状态有关,孕期慢性肾小球肾炎较前者常见,是慢性肾病中较常见的一种。慢性肾小球肾炎简称慢性肾炎,系指蛋白尿、血尿、高血压、水肿为基本临床表现,起病方式各有不同,病情迁延,病变缓慢进展,可有不同程度的肾功能减退,最终将发展为慢性肾衰竭的一组肾小球病。

　　慢性肾衰竭是在慢性肾脏病基础上缓慢出现肾功能进行性减退直至衰竭的一种临床综合征。临床上以肾小球滤过率下降、代谢产物潴留、水电解质和酸碱平衡失调为主要表现。原则上慢性肾衰竭妇女不宜妊娠,强调避孕,妊娠后宜及时作人工流产。妊娠期易发生胎儿生长受限、高血压及肾功能恶化。

　　肾病综合征是由多种原因引起的以蛋白尿、低蛋白血症、高胆固醇血症及明显水肿为特征的一组综合征。

　　女性盆底功能障碍(pelvic floor dysfunction,PFD)是盆底支持结构缺陷、损伤及功能障碍造成的疾患,主要表现为尿失禁、盆腔脏器的脱垂和性功能障碍。如盆底功能障碍在产后不能尽

概述

早发现并进行康复训练,盆底支持组织因妊娠与分娩所受损伤不能及时恢复或者修复时间很长。有研究表明 PFD 的发病与妊娠以及分娩有较大关系。

产后尿潴留(postpartum urinary retention,PUR)是指阴道分娩后 6 小时内或子宫下段剖宫产术拔除尿管后无法自行排尿或出现急性尿潴留的症状,或尽管有排尿但发现膀胱残余尿量仍超过 150ml。产后尿潴留对产后子宫收缩的影响很大,增大产后大出血的风险。

本章节主要讨论妊娠合并泌尿系感染、肾积水、肾炎、尿毒症肾衰及肾病综合征、女性盆底功能障碍、产后尿潴留等相关内容,并制定门急诊的流程化管理。

鉴别诊断流程图(图 10-1)。

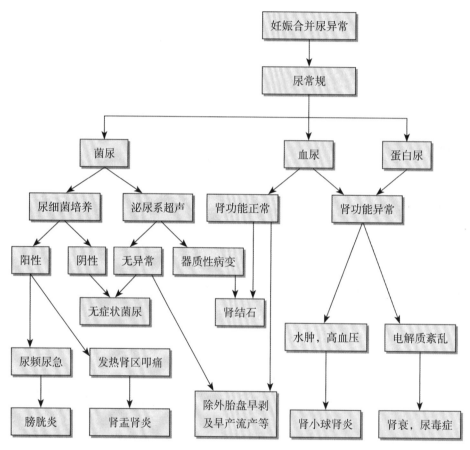

图 10-1 尿异常鉴别诊断流程图

第一节 妊娠合并泌尿系感染

（一）流程化管理清单

1. 妊娠合并泌尿系感染诊疗流程

病史重点采集信息		
□ 现病史	□ 停经	□ 末次月经
		□ 月经周期
		□ 痛经
	□ 胎动	□ 正常
		□ 频繁
		□ 微弱
	□ 排尿情况	□ 排尿时疼痛
		□ 尿频
		□ 尿不净
		□ 排尿困难
	□ 腰腹痛	□ 腰痛
		□ 腹痛
		□ 尿路刺激症状
	□ 阴道分泌物	□ 颜色
		□ 性状
		□ 气味
	□ 发热和寒战	□ 有
		□ 无
	□ 尿量	□ 多
		□ 少
□ 既往史	□ 病史 *	□ 泌尿系疾病史
		□ 尿路感染史
		□ 肾小球肾炎
		□ 泌尿系结石
		□ 泌尿系先天发育异常
	□ 其他病史	□ 有 □ 无
	□ 孕产史 *	□ 孕次__次
		□ 自然流产史
		□ 早期流产史__次
		□ 晚期流产史__次
		□ 早产史__次

病史重点采集信息		
□ 既往史	□ 孕产史 *	□ 胎膜早破史__次
		□ 既往分娩方式
		□ 阴式分娩
		□ 剖宫产__次
		□ 目前存活胎儿__个
		□ 出生缺陷 □ 有 □ 无
		□ 胎死宫内 □ 有 □ 无
	□ 手术史 *	

体格检查重点采集信息		
□ 生命体征	□ 体温	
	□ 呼吸	
	□ 血压	
	□ 脉搏	
□ 常规体检	□ 活动	□ 自如
		□ 受限
	□ 皮温	□ 正常
		□ 发热
	□ 心肺部听诊	□ 正常
		□ 异常
	□ 腰腹部查体	□ 正常
		□ 压痛
		□ 反跳痛
		□ 肌紧张
		□ 肾区叩痛
□ 产科查体	□ 阴道	□ 分泌物
		□ 流液或出血
	□ 宫颈	□ 开放
		□ 关闭
		□ 阴道异常流液
	□ 腹部	□ 宫缩
		□ 弛缓
	□ 胎心率	□ 正常
		□ 异常

辅助检查重点项目		
□ 实验室检查	□ 血常规＋血型	
	□ 凝血五项	
	□ 尿常规	
	□ 尿细菌培养	
	□ CRP	
	□ 降钙素原	
	□ 清洁中段尿培养	
	□ 尿道分泌物培养	
	□ 阴道分泌物培养	
□ 影像学检查	□ 双肾输尿管膀胱三维超声	
	□ 胎儿常规三维超声	
□ 胎心监护	□ 正常	
	□ 异常	
□ 门诊治疗	□ 多饮水勤排尿,注意休息,左侧卧位	
	□ 动态监测生命体征	
	□ 动态监测化验指标	
	□ 口服抗生素对症治疗	
□ 住院治疗	□ 多饮水勤排尿,注意休息,左侧卧位	
	□ 抗生素及补液对症治疗	
	□ 严重肾积水、肾积水合并感染	□ 膀胱镜下输尿管支架置入术
		□ 经皮肾穿刺造瘘引流术
	□ 留置尿管	
	□ 心理疏导及心理治疗	

注:* 为重点项目

2. 妊娠期泌尿系感染门诊／急诊／住院护理流程

护理流程	描述要点
□ 健康教育	□ 病区环境
	□ 化验检查注意事项
	□ 负责医护人员
	□ 安全评估及告知
	□ 用药的作用和注意事项
	□ 胎动计数观察及指导
□ 心理护理	□ 心理状况评估及护理

护理流程	描述要点
□ 监测	□ 生命体征
	□ 阴道流血及流液情况
	□ 腹痛及其他症状
	□ 尿频、尿急、尿痛
	□ 肾区痛
	□ 血尿、蛋白尿、尿量
	□ 水肿
□ 协助医师	□ 询问病史
	□ 体格检查
□ 协助检查	□ 胎心监护
	□ 超声检查
	□ 心电图检查
□ 专科护理	□ 听胎心
	□ 计 24 小时尿量
	□ 用药指导
	□ 饮食指导
	□ 并发症的预防及护理
□ 采血及尿标本	□ 遵医嘱采集血标本
	□ 尿常规、尿细菌培养
□ 出院指导	□ 自我护理方法
	□ 办理出院相关流程
	□ 复查时间

(二) 妊娠合并泌尿系感染诊断要点

1. 病史要点　妊娠期泌尿系感染的诊断与一般泌尿系感染基本相似,尚无明确诊断标准,缺乏一定的准确性。妊娠期合并泌尿系感染可有典型症状,如尿路刺激征、血尿、腰痛、发热等;不典型症状,如单纯发热、乏力等;也可无任何临床症状,即无症状性尿路感染。

(1) 排尿异常:绝大多数患者尿频、尿急、尿痛等尿路刺激症状明显,少数的患者会出现肉眼血尿及脓尿。妊娠合并膀胱炎的患者可出现排尿困难,部分患者呈无症状菌尿,患者尿培养阳性而无尿路感染症状。

(2) 疼痛症状

1) 妊娠合并泌尿系感染常见的疼痛通常表现为腰痛,肋脊角或输尿管点压痛和肾叩击痛等。右侧比左侧或者双侧腰痛更为常见。

2）妊娠期对于以腰腹痛为主诉就诊的患者,首先要确定腹痛是宫缩引起还是其他情况导致腰腹痛。若先出现宫缩,考虑是否因宫缩程度过强导致腹痛;若先出现腹痛,首先要排除胎盘早剥及子宫破裂等并发症。

（3）发热寒战:妊娠合并泌尿系感染的患者一般无全身感染症状,妊娠合并肾盂肾炎的患者可出现高热及寒战,体温可高达38℃以上,同时伴有恶心、乏力等症状。

（4）妊娠期泌尿系感染的易感因素

1）妊娠期胎盘分泌的大量雌激素,孕激素共同作用于肾盂、肾盏、输尿管,使输尿管平滑肌松弛,蠕动减慢,膀胱对张力的敏感性减弱易过度充盈,为细菌滋生创造条件。

2）妊娠中期子宫增大和右旋压迫输尿管,尤其是右侧输尿管,造成尿路迂曲扩张、蠕动减慢、尿路淤滞等均为尿路感染的诱因,为细菌在膀胱繁殖创造条件,是重要的发病因素之一。

3）妊娠中期增大的子宫于骨盆入口处压迫输尿管,形成机械性的梗阻,肾盂及输尿管扩张,肾积水容易在此期发生。

4）妊娠期呕吐、偏食等使孕妇体质较差,疾病抵抗力差,易患牙龈炎、咽炎及鼻炎等,感染病灶的细菌可经血液循环扩散到泌尿系统。

5）孕期尿液中葡萄糖、氨基酸等物质较未孕时增多,有利于细菌生长,故妊娠期易发生急性肾盂肾炎。另外,妊娠期妇女因子宫增大常常会有尿频、尿急症状,患者对此现象不重视,甚至为了减少排尿而少饮水,从而延误早期尿路感染的诊治。

2. 妊娠期泌尿系感染的疾病特点及诊断　绝大多数患者尿频、尿急、尿痛等临床症状明显,其中部分伴有恶心、呕吐及全身酸痛,少部分伴有发热寒战及肉眼血尿。根据临床表现不同,泌尿系感染可分为:无症状菌尿症、急性膀胱炎、急性肾盂肾炎和慢性肾盂肾炎。

（1）无症状菌尿症（asymptomatiebacteriuria）:当细菌在泌尿系统持续性滋生、繁殖,临床却无泌尿系感染症状者称无症状菌尿症。只有行产前检查、尿培养才能筛查出。其确诊要基于清洁中段尿细菌培养菌计数,杆菌细菌数≥105/ml及球菌细菌数≥200/ml有诊断意义。若低于上述标准应重复检测。

（2）急性膀胱炎（acute cystitis）:可由无症状菌尿症发展而来。表现为膀胱刺激征（尿频、尿急及尿痛），尤以排尿终了时明显。下腹部不适,偶有血尿。多数不伴有明显的全身症状。清洁中段尿白细胞增多,亦可有红细胞。尿培养细菌超过正常值。培养阴性者应行衣原体检查,它也是引起泌尿生殖道感染的常见病原体。

（3）肾盂肾炎（pyelonephritis）:分为急性与慢性两种。急性肾盂肾炎是妊娠期最常见的泌尿系统合并症。起病急骤,突然出现寒战、高热可达40℃以上,也可低热。伴头痛、周身酸痛、恶心、呕吐等全身症状和腰痛及尿频、尿急、尿痛、排尿未尽感等膀胱刺激征。排尿时常有下腹疼痛,肋腰点（腰大肌外缘与第12肋骨交叉处）有压痛,肾区叩痛阳性。血白细胞增多,尿沉渣见成堆的白细胞或脓细胞。尿培养细菌阳性,多为大肠埃希菌。血培养可能阳性。若仅有高热而无泌尿系统症状,需与各种发热疾病相鉴别。

慢性肾盂肾炎往往无明显泌尿系统症状,常表现为反复发作的泌尿道刺激症状或仅出现菌尿症,少数患者有长期低热或高血压。可有慢性肾功能不全的表现。

若患者孕前合并尿路结石,或泌尿系发育异常,例如马蹄形肾,重复肾盂、输尿管,少数患者由于先天或后天因素患有肾盂输尿管连接处梗阻,孕期随着激素水平的变化及孕周增大,会更容易发生尿路感染及肾积水。

3. 体格检查要点

（1）重视生命体征:注意监测血压、脉率、体温、呼吸等生命体征,尤其要重视有无发热、寒战,有否重度感染及休克征象。

（2）专项查体

1）行背部叩诊,肋脊角或输尿管点压痛及肾区重点检查,进一步确定病灶的范围。

2）对于自述腰背疼痛的患者要注意是否有宫缩,以鉴别是否先兆流产、早产或足月临产。

（3）妇产科查体

1）是否有腹部紧缩感,是否有规律宫缩。

2）必要时行阴道内诊判别在宫缩的同时是否有宫颈短缩及宫口开放。

3）检查宫口处是否有异常流液或流血。

4）必要时行阴道分泌物化验,以便进一步明确感染的来源。

5）对于已合并发热的患者,应密切监测胎儿宫内情况,常规听胎心,胎心监护与胎儿超声。

4. 辅助检查要点

（1）血常规

1）通过白细胞和中性粒细胞及淋巴细胞值判断是否有感染。

2）血红蛋白值评估是否贫血及贫血的严重程度，严重贫血应及时纠正，避免感染加重。

（2）尿常规及尿细菌培养

1）尿常规：将外阴清洗干净后留取中段尿样送检，判别有否菌尿，部分患者呈无症状菌尿，即患者尿培养阳性而无尿路感染症状。

2）尿培养：将外阴清洗干净后留取中段尿样送检，明确感染菌株及对其敏感的抗生素种类，以便为治疗提供指导。妊娠合并泌尿系感染最常见的菌种是大肠埃希菌。仅有菌尿而无感染症状患者，建议第一次尿培养阳性结果后再培养一次。

3）如果疼痛明显或培养结果为非典型性感染菌种，如变形杆菌、克雷伯杆菌，应考虑是否有尿路结石存在。

（3）B族溶血性链球菌培养：妊娠期B族溶血性链球菌感染应可引发绒毛膜羊膜炎或新生儿感染，必要时行阴道分泌物培养此项细菌检测，观察是否培养出B族溶血性链球菌，以进一步除外分泌物感染及对症治疗。

（4）尿道及阴道口分泌物：妊娠期泌尿系感染中念珠菌感染比例高，且易复发。其可能原因为：妊娠期妇女免疫功能下降，雌激素水平升高，阴道上皮糖原含量增加、酸性增强，适合念珠菌繁殖。建议同时完善阴道分泌物及尿道分泌物该项细菌培养。

（5）影像学检查：除非患者存在解剖异常或考虑肾脏疾病，通常无需常规影像学检查。肾盂肾炎患者应用抗生素治疗48~72小时无效时，应进行泌尿系超声检查以除外周脓肿或肾结石妊娠合并泌尿系感染的治疗要点。

专科医师及妇产科医师密切合作，充分向患者做好沟通，缓解患者精神紧张情绪。抗菌治疗方案包括抗菌药物的选用品种、剂量、给药途径、疗程等。

5. 妊娠合并泌尿系感染的治疗要点

（1）抗菌药物的品种

1）选择原则上应根据病原体种类及病原体对抗菌药物的敏感性，即细菌药物敏感性的结果而定。因此有条件的医疗机构，在临床诊断为尿路感染的患者应在开始抗菌治疗前，及时留取合格的尿标本，或怀疑有血行感染时应留取血标本做病原学及药敏检查。

2）妊娠期抗生素的选择既要考虑治疗效果，又要避免对胎儿的不良影响。选择对孕妇安全的

FDA分级中B级药品，如头孢氨苄、阿莫西林可在整个孕期内使用，妊娠期使用较安全。孕早期尽量避免使用甲氧苄啶，产程中及哺乳期避免使用呋喃妥英，整个孕期避免使用氨基糖苷类及喹诺酮类抗生素。

3）孕早期的患者在保证用药相对安全基础上以抗感染治疗为主，必要时加用黄体酮保胎治疗。孕中期及孕晚期在抗感染治疗基础上必要时加用抑制宫缩药物。

4）无全身感染症状的孕妇，在尿培养结果出示前，可根据患者的感染部位（上尿路还是下尿路）、发病情况、发病场所（医院感染还是社区感染）、既往抗菌药物用药史及其治疗反应等推测可能的病原体。并结合当地感染常见菌种，先给予抗菌药物经验性治疗7天。待获知病原学检测及药敏试验结果后，结合先前的治疗反应适当调整用药方案。孕周36周以前的下尿路感染孕妇首选7日抗菌药物疗法，所有的患者治疗期间予充足补液，保证尿量每天2000ml以上；积极处理发热，以物理降温为主，间断低流量吸氧，以减少高热对胎儿的不良影响。

（2）抗菌药物的剂量：按各种抗菌药物的治疗剂量范围给药。治疗上尿路感染。尤其是严重感染时，抗菌药物剂量宜较大（治疗剂量范围高限）；而治疗单纯性下尿路感染时，由于多数药物尿中药物浓度远高于血药浓度，则可应用较小剂量（治疗剂量范围低限）。同时，要根据肝肾功能情况调整给药剂量。

（3）给药途径

1）对于下尿路感染的患者，应予口服治疗，选取口服吸收良好的抗菌药物品种，不必采用静脉或肌内注射给药。仅在下列情况下可先予以注射给药：①不能口服或不能耐受口服给药的患者（如吞咽困难者）；②患者存在可能明显影响口服药物吸收的情况（如呕吐、严重腹泻、胃肠道病变或肠道吸收功能障碍等）；③所选药物有合适抗菌谱，但无口服剂型；④患者对治疗的依从性差。

2）对于上尿路感染，初始治疗多选用静脉用药，病情稳定后可酌情改为口服药物。

（4）疗程：抗菌药物疗程因感染不同而异，对于急性单纯性下尿路感染，疗程基本少于7天。但上尿路感染，如急性肾盂肾炎疗程一般为2周。对于反复发作尿路感染，可根据情况进行长期抑菌治疗。

（5）妊娠期无症状菌尿的治疗：妊娠期女性：无症状菌尿是首个被明确的与围产期不良结局密切相关的亚临床感染之一。无症状菌尿的孕妇产出早

产儿或低体重儿的几率是没有菌尿的女性的 20~30 倍。建议在妊娠前 3 个月每月均行一次尿培养检查。怀孕期间治疗无症状性菌尿可使孕妇继发肾盂肾炎的风险从 20%~35% 降低到 1%~4%，也能改善胎儿的状况，减少产出低体重儿和早产儿的几率。患有无症状菌尿或有症状尿路感染的孕妇应该接受口服抗菌药物治疗并定期复查。抗菌药物的选择及疗程包括：阿莫西林 500mg 口服，每 8 小时 1 次，3~5 天；阿莫西林 - 克拉维酸钾 500mg 口服，每 12 小时 1 次，3~5 天；头孢氨苄 500mg 口服，每 8 小时 1 次，3~5 天或磷霉素氨丁三醇 3g 口服，单剂治疗。

（6）非药物性治疗：药物治疗同时且伴肾积水进行性加重时，应该及时行经膀胱镜输尿管逆行插管。输尿管双 J 管起到支架模型并具有内引流作用，能有效引流肾盂内淤滞的尿液，降低肾盂内压，减少细菌毒素的吸收，迅速缓解发热、腰痛等症状；且通过双 J 管的扩张作用，有利于输尿管内小结石和结晶排出。

（7）适时终止妊娠：对于妊娠晚期且已有严重感染伴高热患者，应考虑适时终止妊娠，避免因母体感染加重而导致胎儿宫内感染、流产及胎死宫内。

（三）护理要点

妊娠期由于孕激素的作用，平滑肌蠕动减缓，输尿管平滑肌蠕动同样受到抑制，增大的子宫还会压迫输尿管，因此可能会发生尿潴留，激发泌尿系感染。不仅给孕妇自身带来痛苦，也可能导致胎膜早破、早产等并发症，因此护士应在积极配合医师治疗的基础上，从健康教育、心理护理、专科、用药等方面做好相应护理。

1. 健康教育

（1）泌尿系感染常见症状为尿频、尿急、尿痛，其中部分伴有恶心、呕吐及全身酸痛，少部分伴有发热寒战及肉眼血尿。

（2）注意卫生习惯，每天清洗外阴，勤更换内裤，教会排尿、排便后正确的擦拭方法。

（3）养成睡前排尿习惯，睡眠以左侧卧位为宜，以利于尿液引流，尽量避免采取仰卧位。

（4）合理饮食，保持营养均衡，多进食水果蔬菜，防止便秘，适当的体力活动，增强抵抗力。

（5）鼓励患者多饮水，保证尿量每天 2000ml 以上，尽可能每 2~3 小时排尿一次。

（6）留取尿常规及尿细菌培养标本时，采集晨尿清洁中段尿。

2. 心理护理

（1）主动向患者解释疾病病因、治疗、护理方法，告知妊娠期免疫系统受到抑制，孕酮激素的分泌不断增长，造成尿道平滑肌松弛，蠕动变得缓慢，降低尿流速度；增大的子宫压迫输尿管；孕期营养吸收力增强，生理性糖尿等造成细菌生长；增加尿路感染发生。

（2）对于保守治疗的患者告知其药物对胎儿的安全性，需行经膀胱镜输尿管逆行插管者术前讲明步骤和注意事项，减轻其紧张情绪，术后可能出现轻微血尿，1~2 天后可消失。

（3）对于妊娠晚期需终止妊娠者及时给予安慰，做好沟通，缓解患者精神紧张，避免情绪出现较大波动。

3. 专科护理

（1）如患者排尿困难可以先采用物理方法引导，如热敷下腹部、温水泡脚、听流水声、吹口哨、按摩下腹部、采取半蹲半坐体位等方法。要给予心理暗示、增加信心、缓解压力，若无效可遵医嘱给予留置尿管等。

（2）准确记录排尿的颜色、性质及量，留置尿管者要告知注意事项。

（3）行经膀胱镜输尿管逆行插管术后观察有无持续肉眼血尿、腹痛、发热等情况，定期做超声检测导管位置是否在位，确保效果。

（4）每天早晚行会阴护理，测量四次体温，保持床单位清洁整齐，防止逆行感染。

（5）监测胎心胎动，定期胎心监护及超声检查，积极处理发热，物理降温为主，间断低流量吸氧，减少高热对胎儿的不良影响，观察宫缩、阴道流液等。

（6）产后尽量给予半卧位，护理操作严格无菌操作，做好基础护理，根据菌种合理应用抗生素，预防产褥期感染发生。

4. 用药护理

（1）黄体酮（详见第一章第一节先兆流产）。

（2）硫酸镁（详见第七章第四节妊娠期高血压疾病）。

（3）抗生素：严格以药敏结果显示的病原菌种类和特点为依据，选择合适的抗生素进行治疗，尽量选择无毒副作用的药物，对影响胎儿的药物如氯霉素、氨基糖苷类尽量不用或少用。

（夏亚军　谢诺）

参考文献

1. 王荣,王雪刚,陈宣余,等.双J管内引流治疗妊娠期肾积水合并急性肾盂肾炎的体会.临床泌尿外科杂志,2011,26(8):587-588.

2. Soto E,Romero R,Vaisbuch E,et al. Fragment Bb:evidence for activation of the alternative pathway of the complement system in pregnant women with acute pyelonephritis. J Matern Fetal Neonatal Med,2010,23(10):1085-1090.

3. Simsek Y,Ustun Y,Kaymark O,et al. Hydronephrosis of pregnancy associated with torsion of the fallopian tube:a case report. Eur Rev Med Pharmacol Sci,2011,159(4):448-451.

4. 陈文忠,桂志明,何锦园,等.妊娠期尿路结石的治疗.临床泌尿外科杂志,2011,26(11):849-851.

5. 尿路感染诊断与治疗中国专家共识编写组.尿路感染诊断与治疗中国专家共识(2015版)——尿路感染抗菌药物选择策略及特殊类型尿路感染的治疗建议.中华泌尿外科杂志,2015,36(04):245-248.

6. Mullins JK,Semins MJ,Hyams ES,et al. Half Fourier single-shot turbo spinecho magnetic resonance urography for the evaluation of suspected renal colic in pregnancy. Urology,2012,79(6):1252-1255.

7. Johnston CL,Johnston MJ,Corke A,et al. A likely urinary tract infection in a pregnant woman. BMJ(clinical reaserch ed),2017,357:j777.

第二节　妊娠合并肾积水

(一)流程化管理清单

1. 妊娠合并肾积水诊疗流程

病史重点采集信息		
□ 现病史	□ 停经	□ 月经周期
		□ 停经时间
	□ 尿液	□ 颜色浅
		□ 颜色正常
		□ 量多
		□ 量少
	□ 排尿情况	□ 排尿时疼痛
		□ 尿频
		□ 尿不净
		□ 排尿困难
	□ 腰腹痛	□ 腰痛
		□ 腹痛
		□ 尿路刺激症状
	□ 发热	□ 寒战
	□ 胎动	□ 正常
		□ 弱
		□ 频繁

病史重点采集信息		
□ 病史*	□ 泌尿系疾病史	□ 尿路感染史
		□ 肾小球肾炎
		□ 泌尿系结石
		□ 泌尿系先天发育异常
	□ 其他病史	□ 有 □ 无
□ 既往史 □ 孕产史*	□ 孕次__次	
	□ 自然流产史	□ 早期流产史__次
		□ 晚期流产史__次
	□ 早产史__次	
	□ 胎膜早破史__次	
	□ 既往分娩方式	□ 阴式分娩
		□ 剖宫产__次
	□ 目前存活胎儿__个	
	□ 出生缺陷	□ 有　　□ 无
	□ 胎死宫内	□ 有　　□ 无
□ 手术史*		

体格检查重点采集信息		
□ 生命体征	□ 体温	
	□ 呼吸	
	□ 脉搏	
	□ 血压	
□ 常规体检	□ 活动	□ 自如
		□ 受限
	□ 面容	□ 苍白
		□ 黄染
	□ 心肺部听诊	□ 正常
		□ 异常
	□ 腰腹部查体	□ 正常
		□ 压痛
		□ 反跳痛
		□ 肌紧张
		□ 肾区叩痛
□ 产科查体	□ 阴道	□ 分泌物
		□ 活动性出血
	□ 胎心率	□ 正常
		□ 异常
	□ 宫颈口	□ 开放
		□ 关闭

辅助检查重点项目		
□ 实验室检查	□ 血常规＋血型	
	□ 凝血五项	
	□ 尿常规	
	□ 尿细菌培养	
	□ CRP	
	□ 降钙素原	
□ 影像学检查	□ 双肾输尿管膀胱三维超声 □ 磁共振尿路成像 □ 胎儿常规三维超声	
□ 胎心监护	□ 正常	
	□ 异常	

治疗方案		
□ 治疗	□ 多饮水,注意休息,健侧卧位	
	□ 动态监测超声	
	□ 动态监测生命体征	
	□ 门诊治疗:定期产检、胎动计数、胎心监护抗炎、解痉、止痛	
	□ 抗生素	
	□ 解痉药物对症治疗	
	□ 手术	□ 膀胱镜下输尿管支架置入术
		□ 经皮肾穿刺造瘘引流术
	□ 心理疏导及心理治疗	
□ 产科治疗	□ 胎动计数　　□ 胎心监护 □ 促胎肺成熟　□ 胎儿超声监测	
□ 适时终止妊娠	□ 阴试分娩　　□ 手术分娩	

注:*为重点项目

2. 肾积水门诊 / 急诊 / 住院护理流程

(详见本章第一节妊娠合并泌尿系感染)

(二) 妊娠合并肾积水诊断要点

1. 妊娠期泌尿系统的生理特点　临床上有90%的妊娠妇女会出现生理性肾积水,积水出现于孕4~6周,可持续到产后6~10周。原因如下:

(1) 妊娠期孕激素分泌增加抑制输尿管、肾盂平滑肌蠕动,使其扩张。

(2) 孕期膨大的子宫压迫盆腔内的输尿管形成机械性梗阻,因而扩张一般发生在骨盆入口以上。

(3) 子宫常向右旋转,故右侧扩张和扭曲更显著;肾积水右侧更加常见和明显。

(4) 妊娠中期后右侧卵巢血管曲张变粗可使输尿管直接受压,妊娠中期后子宫增大压迫,更明显肾积水容易在此期发生。

2. 妊娠合并肾积水的疾病特点

(1) 若患者孕前合并尿路结石,或泌尿系发育异常,如先天性肾盂输尿管连接处狭窄、肾下极异位血管或纤维束压迫输尿管引起的肾积水等。孕期随着激素水平的变化及孕周增大,输尿管增粗及蠕动减弱,尿流缓慢,肾盂及输尿管自妊娠中期轻度扩张,且右侧输尿管常受右旋妊娠子宫的压迫,可致肾积水,且更容易发生尿路感染。

(2) 患者一般表现为腰腹痛、尿痛或血尿,部分患者出现尿频、尿急、尿痛等尿路刺激症状,少部分患者出现发热,主要为尿路感染伴发热,严重者可发展为肾积脓、败血症。孤立肾尿路梗阻,有顽固性疼痛伴恶心、呕吐。B超检查多数能确定诊断。妊娠合并肾积水时,如何判断生理性还是非生理性肾积水是一个很重要的问题。尤其是非生理性肾积水时,如何有效地鉴别有无合并尿路结石是治疗的关键所在。

3. 体格检查要点

(1) 重视生命体征:妊娠合并上尿路结石发生肾积水的临床表现主要有腰腹部疼痛、恶心呕吐、膀胱刺激征、肉眼血尿、发热等,与非妊娠期的症状相似。

(2) 专项查体

1) 行背部叩诊,肋脊角或输尿管点压痛及肾区重点检查,进一步确定病灶的范围。

2) 对于自述腰背疼痛的患者要注意是否有宫缩,以鉴别是否先兆流产、早产或足月临产。

(3) 产科查体

1) 是否有腹部紧缩感,是否有规律宫缩。

2) 必要时行阴道内诊判别在宫缩的同时是否有宫颈短缩及宫口开放。

3) 检查宫口处是否有异常流液或流血。

4) 对于已合并发热的患者,应密切监测胎儿宫内情况,常规听胎心,胎心监护,胎儿超声。

4. 辅助检查要点

(1) 血常规及血型

1) 通过白细胞和中性粒细胞及淋巴细胞值判断是否有感染。

2) 血红蛋白值评估是否贫血及贫血的严重程

度,严重贫血应及时纠正,避免感染加重。

（2）肾功能检查:常规化验血肌酐、尿素氮、肌酐清除率判别肾功能状况。

（3）尿常规及尿细菌培养

1）尿常规:将外阴清洗干净后留取中段尿样送检,判别有否菌尿,部分患者呈无症状菌尿,即患者尿培养阳性而无尿路感染症状。

2）尿细菌培养:将外阴清洗干净后留取中段尿样送检,明确感染菌株及对其敏感的抗生素种类,以便为治疗提供指导。妊娠合并泌尿系感染最常见的菌种是大肠埃希菌。仅有菌尿而无感染症状患者,建议第一次尿培养阳性结果后再培养一次。

3）如果疼痛明显或培养结果为非典型性感染菌种,如变形杆菌、克雷伯杆菌,应考虑是否有尿路结石存在。

（4）超声:B超检查有简单快捷、对胎儿无害的优点,因而被列为首选。大多数妊娠合并上尿路结石患者的结石位于输尿管,由于受增大的子宫及肠胀气的影响,B超检查的难度增加。同时完善胎儿常规超声,监测胎儿宫内情况。同时完善胎儿常规超声,监测胎儿宫内情况。

（5）泌尿系磁共振水成像（MRU）:传统的CT、X线及造影检查,因可能对胎儿的致畸效应不建议应用,泌尿系磁共振水成像（MRU）可显示肾脏集合系统及输尿管的形态,可作为妊娠期合并肾积水的二线诊断方法。

（三）妊娠合并肾积水的治疗要点

1. 专科医师及妇产科医师密切合作,充分与患者做好沟通,缓解患者精神紧张情绪。

2. 首选保守治疗。对于无症状的轻度肾积水,可随访观察,监测肾功能及肾积水变化。当出现腰痛、恶心等临床症状时,首先选择多饮水,健侧卧位及利尿、镇痛、解痉、抗感染等治疗。

3. 有合并感染的患者应给以抗感染治疗。抗生素选择方面,建议应用对孕妇及胎儿相对安全药物,如头孢菌素类、青霉素类、大环内酯类,对胎儿有明显不良反应的抗生素如氨基糖苷类、喹诺酮类抗生素应禁用。

4. 肾积水是尿路梗阻所致,梗阻时间长短对肾功能的影响起到关键性的作用,应尽快解决梗阻。妊娠合并尿路功能及结构异常的治疗方案同非妊娠期妇女的复杂性尿路感染一致,纠正尿路异常的因素,选择敏感的抗菌药物治疗7~10天。

5. 保守治疗无效,且肾积水进行性加重时,应该及时行经膀胱镜输尿管逆行插管。输尿管双J管起到支架模型并具有内引流作用,能有效引流肾盂内淤滞的尿液,降低肾盂内压,减少细菌毒素的吸收,迅速缓解发热、腰痛等症状;且通过双J管的扩张作用,有利于输尿管内小结石和结晶排出。但对于脓性肾病或肾盏积脓,经肾穿刺造瘘持续引流为其首选治疗方法,不推荐应用逆行输尿管置管引流。孕晚期由于受增大子宫的影响,逆行置入双J管通过梗阻部位可能有困难,并且有可能导致输尿管黏膜下损伤、假道形成甚至穿孔。治疗操作时需要注意。

6. 对于妊娠晚期且已有严重感染伴高热的患者,应考虑适时终止妊娠,避免因母体感染加重而导致胎儿宫内感染。

（四）护理要点

妊娠期合并肾积水在临床上较为常见,特别出现肾绞痛,起病急、疼痛剧烈、易反复发作,发作时常伴有恶心、呕吐、大汗淋漓、面色苍白等症状,严重者常伴有疼痛性休克。处理不得当可导致感染、流产、胎膜早破和早产等并发症,因此,护理上重视健康教育、心理、专科等方面的护理,并配合医师进行及时有效的治疗对缓解孕妇症状、减轻痛苦及保护胎儿均有重要意义。

1. **健康教育**　详见本章第一节妊娠合并泌尿系感染。

2. **心理护理**　详见本章第一节妊娠合并泌尿系感染。

3. **专科护理**

（1）疼痛护理

1）减少大幅度活动,并取舒适卧位,各种处置要集中进行,给予营造安静环境,多与患者沟通,给予安慰,缓解焦虑。

2）遵医嘱给予解痉止痛药物如山莨菪碱肌内注射,避免使用影响胎儿的止痛药。

3）实施患侧双J管置入,缓解疼痛。

4）要密切监测母体宫内胎儿情况,观察有无宫缩出现,必要时给予间断低流量吸氧,胎心监护,给予保胎治疗。

（2）行膀胱镜下输尿管支架（双J管）置入术后的患者

1）留置尿管期间,每天早晚行会阴消毒,保持尿道口清洁。

2）观察记录尿量、颜色。

3）指导患者多饮水，以防止尿中沉淀物和黏液堵塞双 J 管，造成引流不畅。

4）定期实施 B 超复查，对双 J 管位置进行明确，确保其位于肾盂 - 输尿管 - 膀胱内。留置时间为妊娠结束后 1~4 周，留置时间 3 个月以上者，指导 3 个月入院复查。

（3）行经皮肾穿刺造瘘引流术后的患者

1）卧床休息 2~3 天，无明显出血即可下床活动。

2）妥善固定肾造瘘管，严防脱落。

3）记录肾造瘘管引流液色、性质、量。

4）肾造瘘引流液色鲜红时，应嘱患者绝对卧床休息，保持大便通畅，避免用力咳嗽，止血药物静滴。

4. 药物护理

（1）在应用多种肌内注射药物的时候注意药物的配伍禁忌，对于注射部位的选择也要适当更换，避免影响药物吸收及不良反应的发生。

（2）合理应用抗生素治疗肾盂肾炎引起的肾积水。妊娠期肾积水的治疗以保守治疗为主，缓解临床症状，控制感染，维持妊娠状态稳定。

（夏亚军 谢诺）

参考文献

1. 王荣,王雪刚,陈宣余,等.双 J 管内引流治疗妊娠期肾积水合并急性肾盂肾炎的体会.临床泌尿外科杂志,2011,26（8）:587-588.

2. Soto E,Romero R,Vaisbuch E,et al. Fragment Bb:evidence for activation of the alternative pathway of the complement system in pregnant women with acute pyelonephritis. J Matern Fetal Neonatal Med,2010,23（10）:1085-1090.

3. Simsek Y,Ustun Y,Kaymark O,et al. Hydronephrosis of pregnancy associated with torsion of the fallopian tube:a case report. Eur Rev Med Pharmacol Sci,2011,159（4）:448-451.

4. 陈文忠,桂志明,何锦园,等.妊娠期尿路结石的治疗.临床泌尿外科杂志,2011,26（11）:849-851.

5. Mullins JK,Semins MJ,Hyams ES,et al. Half Fourier single-shot turbo spinecho magnetic resonance urography for the evaluation of suspected renal colic in pregnancy. Urology,2012,79（6）:1252-1255.

6. 胡克邦,赵光涛,于兵,等.妊娠合并肾积水的诊疗分析.中国妇幼保健杂志,2014,24（15）:4325-4326.

7. 李艳玲.妊娠期尿路感染的特征分析与护理研究.妇幼保健,2016,10（11）:197-198.

8. 马应梅.妊娠期尿路感染危险因素的临床防治措施分析.心血管病防治知识,2015,5:151-152.

9. 杨霄.产科产褥期感染相关情况分析与治疗.中国临床研究,2016,8（33）:95-96.

10. 张万峰,姜德智,李明,等.孕妇肾积水的诊断治疗研究.中国现代医药杂志,2015,25（3）:56-58.

11. 张文鹏,李少华,朱海滨,等.留置双 J 管治疗妊娠期肾积水效果观察.河南外科学杂志,2017,23（4）:46-47.

12. 陈雪磊,刘学华.妊娠合并肾积水 50 例临床分析.中国现代药物应用,2016,10（2）:100-101.

第三节 肾炎、尿毒症、肾衰

一、肾炎

（一）流程化管理清单

1. 肾炎诊疗流程

病史重点采集信息			
现病史	□ 停经 *	□ 月经是否规律	
		□ 停经时间	
	□ 胎动史 *	□ 胎动时间	
	□ 性状 *	□ 血尿	
		□ 尿色	
		□ 尿量	
		□ 气味	
	□ 水肿 *	□ 有	□ 无
		□ 持续时间	
		□ 部位	
		□ 性质	
		□ 轻	□ 重
	□ 高血压 *	□ 有	□ 无
		□ 发现时间	
既往史	□ 孕产史 *	□ 孕次	
		□ 自然流产史	
		□ 既往分娩史	
		□ 目前存活子女数	
	□ 疾病史 *	□ 链球菌感染	
		□ 急性肾小球肾炎	
		□ 高血压	□ 糖尿病
		□ 痛风	
	□ 家族史 *	□ 肾病	

体格检查重点采集信息

□ 生命体征 *	□ 体温	
	□ 脉搏	
	□ 呼吸	
	□ 血压	
□ 常规检查	□ 活动 *	□ 自如
		□ 受限
	□ 血尿 *	□ 无
		□ 有
	□ 水肿 *	□ 无
		□ 有
		□ 轻
		□ 重
	□ 心肺部听诊 *	□ 正常
		□ 异常
	□ 腹部检查 *	□ 正常
		□ 腹水
□ 产科检查	□ 宫高 *	
	□ 腹围 *	
	□ 胎心率 *	
	□ 阴道分泌物	□ 性状
		□ 气味
	□ 宫颈 *	□ 关闭
		□ 开放

辅助检查重点项目

□ 实验室检查	□ 血常规 + 血型 *	
	□ 凝血五项 *	
	□ 肝炎病毒、梅毒、艾滋	
	□ 尿常规 *、尿细菌培养	
	□ 24 小时尿蛋白定量 *	
	□ 肾功能 *+ 血清离子	
	□ 肝功能	
	□ 血脂系列	
	□ 血气分析 *	
	□ 血清补体 *	
	□ 血糖(空腹 / 随机)*	
	□ 抗链球菌溶血素 *	
	□ 肌酐清除率 *	
□ 超声	□ 胎儿三维彩超 *	
	□ 泌尿系彩超 *	
□ 胎心监护	□ 正常	□ 异常

治疗方案

□ 门诊随诊	□ 定期监测实验室各项指标	
	□ 定期产检	
	□ 肾内科随诊	
□ 住院治疗	□ 产科	□ 肾脏内科
	□ 肾功能正常	□ 继续妊娠
	□ 孕早期发生高血压、蛋白尿、水肿	
	□ 肾功能不全伴高血压	□ 适时终止妊娠
	□ 胎儿窘迫等产科指征	

注:* 为重点项目

2. 妊娠期肾炎门诊 / 急诊 / 住院护理流程

护理流程	描述要点
□ 健康教育	□ 病区环境
	□ 化验检查注意事项
	□ 负责医护人员
	□ 安全评估及告知
	□ 用药的作用和注意事项
	□ 胎动计数观察及指导
□ 心理护理	□ 心理状况评估及护理
□ 监测	□ 生命体征
	□ 阴道流血及流液情况
	□ 腹痛及其他症状
	□ 血尿、蛋白尿
	□ 水肿
□ 协助医师	□ 询问病史
	□ 体格检查
□ 协助检查	□ 胎心监护
	□ 超声检查
	□ 心电图检查
	□ 泌尿系彩超
□ 专科护理	□ 听胎心
	□ 自理能力活动评估
	□ 预防跌倒 / 坠床护理告知
	□ 计 24 小时尿量
	□ 用药指导
	□ 饮食指导
	□ 并发症的预防及护理
□ 采血	□ 遵医嘱
□ 出院指导	□ 复查时间
	□ 自我护理方法
	□ 办理出院相关流程

（二）肾炎诊断要点

1. 病史要点

（1）尿化验异常史：凡是尿化验异常（蛋白尿、血尿）、伴或不伴水肿及高血压病史达 3 个月以上，无论有无肾功能损害均应考虑此病。

（2）发病前是否有链球菌感染史：对于突发少尿、血尿、水肿、高血压等临床表现的患者来说，发病前是否有链球菌感染史很重要。

（3）是否有肾小球肾炎等病史：对于慢性发病者，应了解有无急性肾小球肾炎病史，对于没有明确病史者，应询问是否有血尿史、高血压、糖尿病、痛风或肾病家族史等。同时应明确有无继发性肾小球肾炎及遗传性肾小球肾炎等病史。

2. 体格检查要点

（1）血尿：约 30% 的患者可有肉眼血尿，通常为患者首发症状及就诊原因。

（2）水肿：80% 以上患者均有水肿，典型表现为晨起眼睑水肿或伴有下肢轻度凹陷性水肿，少数严重者可波及全身。

（3）高血压：约 80% 患者出现一过性轻、中度高血压，少数患者可出现严重高血压，甚至出现头痛、呕吐及抽搐等高血压脑病症状。

3. 辅助检查要点

（1）尿液分析：尿检查发现蛋白尿，红、白细胞及（或）细胞与颗粒管型。急性者以红细胞为主，慢性阶段肾脏浓缩功能减退，尿比重低而固定维持在 1.010 左右。

（2）肾功能：肾功能可一过性受损，血尿素氮、肌酐有不同程度增高。超过 1~2 周后尿量渐增，肾功能于利尿后数天可逐渐恢复正常。

（3）免疫学检查：起病初期血清 C_3 及总补体下降，8 周内逐渐恢复正常，对诊断意义很大。血清抗链球菌溶血素"O"滴度可能升高。部分患者起病早期循环免疫复合物及血清冷球蛋白可呈阳性。

（4）血气分析：部分患者可出现电解质紊乱及代谢性酸中毒。

（5）肝功能：由于大量蛋白尿，血白蛋白降低。

（6）泌尿系彩超：慢性肾小球肾炎，肾脏可能缩小，表面不规则。

（三）治疗要点

1. 孕前咨询
血压、肾功能正常或轻度肾功能不全者可以承受妊娠；血压高或中、重度肾功能不全

者，应做好避孕，防止妊娠。

2. 孕期管理

（1）慢性肾炎患者肾脏血流量减少，血液尿素氮和肌酐浓度升高，胎盘血供不足，影响胎儿发育，可造成流产、死胎、胎儿生长受限发生率升高。但如果肾功能损害轻微，孕期适当监护，多数能维持到足月。

（2）妊娠合并慢性肾炎者约 50% 并发妊娠期高血压疾病，使病情恶化，发生急性肾衰竭，围生儿死亡率高，同时，大量尿蛋白使血浆蛋白浓度下降，影响胎儿发育，因此，妊娠早期凡不适合继续妊娠者应动员其施行疗病性流产。若血压及水、电解质平衡控制满意，肾功能无继续恶化者不一定需要终止妊娠，充分交代风险，知情同意。对继续妊娠者按高危妊娠进行管理，需产科和内科医师协同监护及处理。妊娠 32 周以前每 2 周产检 1 次，之后每周 1 次。除正常产科检查外，每月需测定 1 次 24 小时尿蛋白定量、血清肌酐、尿素氮、电解质及肌酐清除率，如无明显原因出现肾功能恶化需终止妊娠。饮食限盐，严密监测血压，及早发现妊娠期高血压疾病。如发现血压升高积极控制血压。定期行尿常规及尿培养，及早发现及治疗无症状菌尿及泌尿系感染。定期监测血红蛋白及血清蛋白，及时纠正贫血及低蛋白血症。定期评估胎儿生长发育及宫内状况，及早发现并纠正胎儿生长受限，及时发现胎儿窘迫。

3. 分娩方式及分娩时机
肾功能正常或轻度受损者可达足月分娩，但不应超过预产期，如无产科指征可行阴式分娩，试产过程中需加强监护。如肾功能持续恶化、血压控制不满意或胎儿窘迫等则随时终止妊娠。

4. 产后
定期随诊肾功能和血压。

（四）护理要点

妊娠期肾炎，也称慢性肾小球肾炎，与因细菌感染引起的肾盂肾炎不同，肾炎临床上较常见的一种自身免疫性疾病，由于病程呈进行性缓慢发展，起病较隐匿，大多数患者在发现病变时已出现不同程度的肾功能损害，护士应从健康教育、心理护理、专科护理、药物护理等方面综合护理干预，不仅能在一定程度上提高临床疗效，还能明显减轻患者焦虑程度，有助于提高护理满意度及护理效果。

1. 健康教育

（1）慢性肾炎患者肾脏血流量减少，血液尿素

氮和肌酐浓度升高可导致胎盘供血不足,影响胎儿发育,应根据自身情况选择是否继续妊娠。

(2) 产检次数:32周前每两周产检1次,之后每周1次,除正常产科检查外,每月需测定1次24小时尿蛋白定量、血清肌酐、尿素氮、电解质及肌酐清除率的变化,及早预防子痫、HELLP综合征等导致急性肾衰竭或肾损伤,做好孕期管理。

(3) 饮食指导:注意一日三餐要定时定量,荤素搭配,饮食的总体搭配应是营养丰富,严格控制钾盐和钠盐的摄入,多食用富含维生素A、B和C的新鲜水果蔬菜等。适量饮水,避免加重肾脏负担。

(4) 在规范生活习惯方面,要保证充足的睡眠,在工作和生活中注意劳逸结合,尽量避免高强度的体力劳动和体育运动等。

(5) 密切关注血压变化,规律用药,血压高于正常及时通知医师。

(6) 对于急性期的患者,休息可减轻心脏负担,改善心功能,增加心排血量,减少水钠潴留及潜在并发症,同时静脉压下降,减轻血肿,因此告知患者合理安排作息时间十分必要,还要积极治疗及预防泌尿系感染防止复发。

2. 心理护理

(1) 综合考虑患者的年龄、压力反应、生理、心理、工作环境、相关辅助检查、社会文化、生活习惯、经济状况以及文化程度,并根据评估结果制定符合患者病情特点的护理干预措施。

(2) 向患者讲解肾炎的发病原因、治疗方法及注意事项等,丰富患者的疾病相关知识,并与患者及家属沟通,解释家庭关怀重要性,使家属多陪伴。

(3) 护士应为患者营造一个和谐的人文环境及温馨的病房环境,尽量将此类肾炎患者安排同一病房管理,并保持病房安静、清洁。良好并且舒适的治疗和护理环境是患者所需要的,为了防止交叉性感染的发生,要每天对病房进行紫外线照射。

(4) 护士应耐心地与各位慢性肾炎患者进行沟通,善于从多个角度来理解患者的心理状态,将患者内心的不良情况进行排解,同时也应加强与患者家属的联系沟通,全方位了解患者的情况,经常查房,检测患者状态,使患者能够体会出专业护理人员的同情心、爱心和关心。

3. 专科护理

(1) 观察血压情况

1) 护士应每天给予血压监测四次,必要时长期监测,根据血压变化情况遵医嘱给予药物指导,服药后休息片刻再活动,以免体位改变引起血压变化,孕期尽量采用左侧卧位,减少右旋增大的子宫对下腔静脉的压迫,增加回心血量。

2) 急性期患者应该卧床休息4~6周,直到患者一些病症恢复正常,可以慢慢到床下活动或者到户外散步。

3) 根据患者的实际病情要注意患者合理的饮食搭配,给患者一定的维生素的补充,以及合理的蛋白和脂肪饮食,以保证患者患病期间所需要的营养物质。

(2) 观察水肿情况

1) 如未发生水肿的患者,应严格监测尿常规或尿蛋白定量,定期测量患者双下肢的腿围,防止水肿的发生。

2) 如已出现水肿的患者,应指导患者多休息,卧床时尽量抬高双下肢,减轻水肿。

3) 饮食指导上也应告知严格控制盐的摄入,增加蛋白质的摄入,如出现不良反应及时通知医护人员。

(3) 观察尿量情况

1) 密切观察患者的病情,每天注意尿的颜色、性质、量,收集尿标本做尿蛋白定性定量检测,详细记录24小时出入量。

2) 应加强患者饮食关怀,控制水、钠、蛋白质等物质的摄入,补充丰富微量元素及维生素,以新鲜蔬菜水果为主,避免损伤患者肾脏功能的食物,记录患者钾、钠出血量,预防高钾、低钾的发生。

4. 药物护理　护士应该叮嘱患者按照医嘱来进行严格的用药,并对患者的病情进行严密观察,在使用利尿剂期间,要随时监测患者酸碱平衡、电解质紊乱的现象,若有异常,及时通知医师,给予调整。不能用一些容易导致肾有一定损害的药,也不能自行增减药量,尤其注意提醒降压药避免快速降压使血压出现过低的现象,防止对肾灌流造成不良的影响,适当使用抗生素,消除耐药性,密切注意患者用药后有无不良反应。

二、尿毒症、肾衰

（一）流程化管理清单

1. 尿毒症、肾衰诊疗流程

病史重点采集信息

□ 现病史	□ 停经 *	□ 月经是否规律
		□ 停经时间
	□ 胎动史 *	□ 胎动时间
	□ 血尿 *	□ 有
		□ 无
		□ 持续时间
		□ 尿色
		□ 尿量
		□ 气味
	□ 水肿 *	□ 有
		□ 无
		□ 持续时间
		□ 部位
		□ 性质
		□ 轻
		□ 重
	□ 高血压 *	□ 有
		□ 无
		□ 发现时间
□ 既往史	□ 孕产史 *	□ 孕次
		□ 自然流产史
		□ 既往分娩史
		□ 目前存活子女数
	□ 疾病史 *	□ 原发性肾小球疾病
		□ 糖尿病肾病
		□ 高血压肾损害
		□ 痛风
		□ 其他
	□ 家族史 *	□ 肾病

体格检查重点采集信息

□ 生命体征 *	□ 体温	
	□ 脉搏	
	□ 呼吸	
	□ 血压	
□ 常规检查	□ 活动 *	□ 自如
		□ 受限
	□ 血尿 *	□ 无
		□ 有
	□ 水肿 *	□ 无
		□ 有
		□ 重
		□ 轻
	□ 心肺部听诊 *	□ 正常
		□ 异常
	□ 腹部检查 *	□ 正常
		□ 腹水
□ 产科检查	□ 宫高 *	
	□ 腹围 *	
	□ 胎心率 *	
	□ 阴道分泌物	□ 性状
		□ 气味
	□ 宫颈 *	□ 关闭
		□ 开放

辅助检查重点项目

□ 实验室检查	□ 血常规＋血型 *
	□ 凝血五项 *
	□ 肝炎病毒、梅毒、艾滋
	□ 尿常规 *
	□ 24 小时尿蛋白定量 *
	□ 肾功能 *
	□ 肝功能
	□ 血气分析 *
	□ 血清补体 *
	□ 血清离子 *
	□ 血糖（空腹 / 随机）*
	□ 糖化血红蛋白 *
	□ 血脂系列 *
	□ 肌酐清除率 *

辅助检查重点项目		
□ 超声	□ 胎儿三维彩超*	
	□ 泌尿系彩超*	
□ 胎心监护	□ 正常	
	□ 异常	

治疗方案		
□ 门诊随诊	□ 定期监测各项生化指标	
	□ 定期产检	
	□ 肾内科治疗	
□ 住院治疗	□ 轻度肾功能不全	□ 继续妊娠
		□ 腹膜透析
	□ 肾功能恶化	□ 终止妊娠
	□ 血压控制不满意	
	□ 胎儿窘迫等产科指征	

注:*为重点项目

2. 尿毒症、肾衰门诊/急诊/住院护理流程

护理流程	描述要点
□ 健康教育	□ 病区环境
	□ 化验检查注意事项
	□ 负责医护人员
	□ 安全评估及告知
	□ 用药的作用和注意事项
	□ 胎动计数观察及指导
□ 监测	□ 生命体征
	□ 阴道流血及流液情况
	□ 腹痛及其他症状
	□ 水电解质和酸碱失衡
	□ 贫血、出血倾向
	□ 疲乏、注意力不集中、谵妄等
	□ 恶心、呕吐、腹胀、腹泻
	□ 皮肤瘙痒、面色萎黄、水肿
□ 协助医师	□ 询问病史
	□ 体格检查
□ 协助检查	□ 胎心监护
	□ 胎儿/泌尿系超声检查
	□ 心电图检查
□ 采血	□ 遵医嘱

护理流程	描述要点
□ 专科护理	□ 听胎心
	□ 自理能力活动评估
	□ 预防跌倒/坠床护理告知
	□ 计24小时出入液量
	□ 用药指导
	□ 饮食指导
	□ 指导生活护理
	□ 皮肤护理
	□ 预防感染
	□ 并发症的预防及护理
□ 心理护理	□ 心理状况评估及护理
□ 出院指导	□ 复查时间
	□ 自我护理方法
	□ 办理出院相关流程

(二)尿毒症、肾衰诊断要点

慢性肾衰竭是各种慢性肾脏病持续进展的共同结局。它是以代谢产物潴留,水、电解质及酸碱代谢失衡和全身各系统症状为表现的一种临床综合征。

1. 病史要点

(1)既往是否有原发性肾小球疾病、糖尿病肾病及高血压肾损害等各种慢性肾病史。

(2)短期内是否存在慢性肾病急性加重的诱因:高血糖、高血压、有效血容量不足、肾脏局部血供急剧减少、肾毒性药物、泌尿道梗阻、严重感染、高钙血症、肝衰竭及心力衰竭等均可导致肾功能急剧恶化。

2. 体格检查要点

(1)水、电解质代谢紊乱:当发生代谢性酸中毒时,患者可表现为食欲缺乏、呕吐、虚弱无力、呼吸深长等。当发生水、钠潴留时,可表现为不同程度的皮下水肿和体腔积液。

(2)心血管系统表现

1)大部分患者存在不同程度的高血压。

2)65%~70%尿毒症患者可出现心力衰竭症状,表现为呼吸困难、不能平卧、肺水肿等。

(3)呼吸系统症状:当体液过多或酸中毒时可出现气短、气促,严重酸中毒可出现呼吸深长。体液过多、心功能不全可引起肺水肿或胸腔积液。

（4）消化道症状：主要表现为食欲缺乏、恶心、呕吐、口腔有尿味及消化道出血等。

（5）血液系统异常：多数患者均有轻、中度贫血，晚期患者有出血倾向。有轻度出血倾向者可出现皮下或黏膜出血点、瘀斑，重者可发生胃肠道出血、脑出血等。

（6）神经肌肉系统症状：早期可出现疲乏、失眠、注意力不集中甚至性格改变等。

1）尿毒症时常有反应淡漠、谵妄、惊厥、幻觉、精神异常等表现。

2）周围感觉神经障碍。

3. 辅助检查要点

（1）尿液分析：尿常规和 24 小时尿蛋白定量可发现大量蛋白尿。

（2）肾功能：血清肌酐、尿素氮、尿酸等水平明显升高。

（3）动脉血气分析：表现为代谢性酸中毒。

（4）血清离子：可出现低钠血症、高钾血症、低钙血症和高镁或低镁血症等。

（5）血糖和血脂：可出现血糖和血脂水平增高。

（6）检测肾小球滤过率：可通过检测血清肌酐、肌酐清除率、放射性核素法等测肾小球滤过率。

（7）泌尿系彩超：除外结石、肾结核、肾囊性疾病等。

（三）治疗要点

一些学者认为血尿素氮在 50~70mg/dl 或更低时行透析治疗，给胎儿一个好的生存条件。由于血液透析易引起低血压及肝素出血等并发症，低血压者持续不卧床腹膜透析从理论上能维持子宫内环境，避免低血压引起胎儿死亡或自然流产。由于胎儿及母亲产生的代谢产物增加，透析次数应增加，每天需透析 6 次。在妊娠后期，由于患者不能耐受腹腔内增加的体积，透析交换液量要减少，如难以达到目标透析剂量，可采用持续循环式腹膜透析的透析方式。分娩一般采用剖宫产，由于剖宫产位置比较低，不影响腹膜的完整性，可在产后 48~72 小时继续行腹膜透析。

（四）护理要点

尿毒症合并妊娠患者作为围产期严重疾病之一，不仅威胁孕妇及胎儿生命，更给孕妇及家属带来沉重的心理、生理和经济负担。妊娠期肾衰竭的原因，除了非妊娠期常见的原因外，妊娠的一些特殊并发症可诱发急性肾衰竭，包括产科大出血、羊水栓塞、妊娠期急性脂肪肝、子痫前期等。护士应从健康教育、心理护理、专科护理等方面给予护理支持，最大限度地促进母儿健康。

1. 健康教育

（1）尿毒症育龄妇女常合并月经紊乱及不孕，即使通过规律血液透析，其妊娠率也极低。一旦妊娠，易发生原有肾功能恶化，血压升高，甚至子痫。

（2）未透析患者由于妊娠的影响，会提前进入透析。

（3）延长透析时间或强化透析可减少早产和提高出生体重，提升胎儿的存活率；一旦确证妊娠，每周透析时间就应延长到 20 小时以上（使透前尿素氮 <17.85mmol/L）。

（4）由于妊娠风险大，合并症多，通常在孕早期即建议终止妊娠，临床上鲜少维持到妊娠中晚期，根据病情适时终止妊娠。

（5）保持患者日常起居的干净清洁，因尿素霜沉淀皮肤会产生干燥骚扰症状，指导患者穿较宽松的棉质衣服，避免紧身衣服的摩擦，可每天使用温水擦浴，禁止使用碱性沐浴露或者指导患者高热量、优质蛋白、低钾低磷的饮食方式，注意维生素、钙铁等元素的补充，限制水钠摄入，严格控制 24 小时出入量。

（6）常需要静脉补铁，同时应补充叶酸，并严密监测血红蛋白和铁储备情况。

（7）患者应以休息为主，尽量避免干扰，保证患者的安全与舒适，根据病情适当地做些运动，增强患者的身体素质。

2. 心理护理

（1）对于患者对自身疾病和胎儿的担心以及家庭的经济压力等问题，护理人员除耐心倾听其倾诉外，还要和其家庭成员一起支持、鼓励患者，多介绍成功案例，以增强信心，缓解焦虑情绪。

（2）热情做好入院宣教，协助患者熟悉病房情况，减少患者因环境改变导致的不适及压力。

（3）多与患者沟通交流，介绍透析的大概流程，拉近护患距离，使患者积极看待血液透析治疗法，避免存在心理障碍，影响透析的效果。

（4）注意对疾病知识的宣教，使患者对自己的病情有一定的认识与了解，增强患者的治疗信心，减少患者焦虑的心情。

3. 专科护理

（1）动静脉瘘口的护理

1）血液透析作为有效的治疗方法,可有效改善预后,保持内瘘血管通畅,加强保护、锻炼。

2）日常评估可触摸内瘘静脉端血管或用听诊器听诊,若触及震颤或听到杂音,则为通畅;如触及不到震颤或听不到杂音,则内瘘有可能发生闭塞,及时通知医师处理。

3）防止造瘘侧手臂受压,造瘘侧手臂的衣袖要宽松,造瘘侧手臂不能持重物或佩戴过紧饰品,禁止用力过猛,时刻保持放松状态。

4）禁止在造瘘侧手臂进行测量血压、输液、输血、静脉注射、抽血等操作,以免造成内瘘闭塞,如有异常及时通知医师。

5）血液透析后需要无菌纱布按压穿刺点,与此同时,顺时针方向缓慢拔出针头,当针头即将要拔出时适当增加压力,可有效缓解患者的疼痛,并避免出血,再使用止血绷带包扎15分钟,在此过程中,严格控制压力力度,既避免出血,还能触到搏动,拔针24小时后进行穿刺部位热敷护理。

（2）生命体征监测

1）待产期间做好胎儿监测工作。给予每天六次听胎心,24小时胎动计数指导,如有异常及时通知医师。

2）胎儿生长受限,可给予每天吸氧3次,每次30分钟。无高血压者可用激素预防早产,并可促进胎肺成熟。

3）慢性肾病患者有出血倾向,但妊娠期间凝血功能亢进,全身处于高凝状态,易诱发心脑血管病变等风险,定期复查凝血四项。

4）孕32~34周孕妇血容量达到最高峰,心脏负担加重,是孕期心力衰竭的高发期,而尿毒症患者又常伴高血压,故密切监护心率、血压变化非常重要。

5）术后48小时由于回心血量增加,是孕产妇剖宫产术后心力衰竭的高发期,因此术后予吸氧、心电监护、血透治疗,严密观察患者的生命体征变化极为必要。

6）术后24小时内密切观察子宫收缩及阴道流血情况,按时按摩子宫刺激宫缩。

7）鼓励床上早期活动,促进肛门排气。

8）哺乳会增加患者身体负担,且患者仍需药物及规律透析治疗,哺乳者需要进食较多水分和蛋白质,与尿毒症患者因限制水分和蛋白质相矛盾,故不宜母乳喂养,所以帮助回奶,可芒硝外敷。

9）保持周围环境的安静,避免灯光刺激,予眼罩辅助患者休息,并在床旁放置子痫抢救盘,利于并

发子痫时抢救;注意观察24小时出入量,避免电解质紊乱,预防肾损害的加重。

（3）少尿期护理

1）严格限制液体入量,宁少勿多,保持液体平衡,促进排尿,认真记录24小时出入量。

2）做好口腔及皮肤护理,严格执行无菌操作。

3）遵医嘱监测电解质、酸碱平衡、肌酐、尿素氮及血糖监测,尤其注意血钾的变化,避免心搏骤停。

4）督促患者做好血液透析、血液滤过、腹膜透析的准备工作。

5）即便患者处于少尿期,对组织内大量蛋白也会造成一定破坏,患者一定程度上劳动耐力降低,需要进行合理营养补充,进行适量活动锻炼

（4）多尿期护理

1）准确记录出入量。

2）随着尿量的增加,使大量的钾钠离子随尿排出,防止水分和电解质的过度丢失,需要大量补充电解质,防止脱水、低钾和低钠血症的发生。

3）做好保护性隔离。室内空气要新鲜,避免与易感人群接触,严格控制探视人员,各种介入性操作要严格执行无菌操作原则。

（5）恢复期护理

1）由于长期消耗,抵抗力低下,易发生全身感染,适当运动,增强体质。

2）告知恢复期尽量多饮水,每天约2000ml以上。

3）避免劳累和一切加重肾脏负担的因素,如高血压等。

4）遵医嘱给药,指导患者勿乱用药物。

（6）预防产褥期感染

1）保持床单位清洁、平整、干净,避免发生压疮。保持病室经常通风,保证空气清新。

2）与家属沟通,取得家属理解,控制探视人员,减少探视时间,避免交叉感染。

3）护士应在护理操作时严格执行无菌操作。保持动静脉瘘侧肢体皮肤清洁干燥,勤换衣物、内裤,鼓励床上早期活动,促进恶露的排出,必要时遵医嘱应用抗生素治疗。

（夏亚军　谢诺）

参考文献

1. Cunningham FG, Leveno KJ, Bloom SL, et al. Williams Obstetrics.24th ed. Mc Graw Hill education,2014;607-608.

2. 曹泽毅. 中华妇产科学. 第3版. 北京:人民卫生出版社,

2014:616-617.

3. 陈惠萍,张炯,唐政,等.妊娠与肾脏病变.肾脏病与透析肾移植杂志,2009,18(2):188-193,199.

4. 李学旺,李航.肾脏病与妊娠.中华肾脏病杂志,2004,20(2):143-144.

5. 谢幸,苟文丽.妇产科学.第8版.北京:人民卫生出版社,2013.

6. 曹泽毅.中华妇产科学临床版.北京:人民卫生出版社,2010:292-294.

第四节 肾病综合征

(一)流程化管理清单

1. 肾病综合征诊疗流程

病史重点采集信息		
□ 现病史	□ 停经*	□ 月经是否规律
		□ 停经时间
	□ 胎动史*	□ 胎动时间
		□ 有　　　□ 无
	□ 血尿*	□ 持续时间
		□ 尿色
		□ 尿量
		□ 气味
	□ 水肿*	□ 有　　　□ 无
		□ 持续时间
		□ 部位
		□ 性质
		□ 轻　　　□ 重
	□ 高血压*	□ 有　　　□ 无
		□ 发现时间
□ 既往史	□ 孕产史*	□ 孕次
		□ 自然流产史
		□ 既往分娩史
		□ 目前存活子女数
	□ 疾病史*	□ 肾小球肾炎
		□ 脂性肾病
		□ 狼疮肾
		□ 重金属或药物中毒
		□ 梅毒
		□ 肾静脉血栓
		□ 高血压　　□ 糖尿病
		□ 高脂血症
	□ 家族史*	□ 肾病

体格检查重点采集信息		
□ 生命体征*	□ 体温	
	□ 脉搏	
	□ 呼吸	
	□ 血压	
□ 常规检查	□ 活动*	□ 自如
		□ 受限
	□ 血尿*	□ 无
		□ 有
	□ 水肿*	□ 无
		□ 有
		□ 轻　　　□ 重
	□ 心肺部听诊*	□ 正常
		□ 异常
	□ 腹部检查*	□ 正常
		□ 腹水
□ 产科检查	□ 宫高*	
	□ 腹围*	
	□ 胎心率*	
	□ 阴道分泌物	□ 性状
		□ 气味
	□ 宫颈*	□ 关闭
		□ 开放

辅助检查重点项目	
□ 实验室检查	□ 血常规+血型*
	□ 凝血五项*
	□ 尿常规*、尿培养
	□ 24小时尿蛋白定量
	□ 肾功能*+血清离子
	□ 肝功能、血脂系列
	□ 肝炎病毒、梅毒、艾滋
	□ 血糖
	□ 血气分析*
	□ 血清补体
	□ 抗链球菌溶血素
	□ 肌酐清除率
□ 超声	□ 胎儿三维彩超*
	□ 泌尿系彩超*
□ 胎心监护	□ 正常　　　□ 异常

治疗方案

□ 门诊随诊	□ 定期监测各项生化指标	
	□ 定期产检	
	□ 肾内科随诊	
□ 治疗	□ 肾功能正常	□ 继续妊娠
	□ 肾功能恶化	
	□ 血压不满意	□ 终止妊娠
	□ 胎儿窘迫等产科指征	

注:* 为重点项目

2. 妊娠期肾病综合征门诊 / 急诊 / 住院护理流程

护理流程	描述要点
□ 健康教育	□ 病区环境
	□ 化验检查注意事项
	□ 负责医护人员
	□ 安全评估及告知
	□ 用药的作用和注意事项
	□ 胎动计数观察及指导
□ 心理护理	□ 心理状况评估及护理
□ 监测	□ 生命体征
	□ 阴道流血及流液情况
	□ 腹痛及其他症状
	□ 血尿、蛋白尿
	□ 水肿
□ 协助医师	□ 询问病史
	□ 体格检查
□ 协助检查	□ 胎心监护
	□ 超声检查
	□ 心电图检查
	□ 泌尿系彩超
□ 专科护理	□ 听胎心
	□ 自理能力活动评估
	□ 预防跌倒 / 坠床护理告知
	□ 计24 小时尿量
	□ 用药指导
	□ 饮食指导
	□ 并发症的预防及护理
□ 采血	□ 遵医嘱
□ 出院指导	□ 复查时间
	□ 自我护理方法
	□ 办理出院相关流程

(二)肾病综合征诊断要点

1. 病史要点

(1)既往肾病等病史:增殖性或膜性增殖性肾小球肾炎、脂性肾病、狼疮肾、家族性肾炎、糖尿病性肾病、梅毒、淀粉样变性、肾静脉血栓、重金属或药物中毒以及过敏等。临床特征为大量蛋白尿、低蛋白血症、高血脂及水肿。

(2)是否合并有慢性肾病和妊娠期高血压疾病:慢性肾脏病和妊娠期高血压疾病患者都可以出现大量蛋白尿,约30% 可出现肾病综合征。子痫前期通常在妊娠 20 周以后出现蛋白尿,并且在产后 12 周内恢复正常。如果妊娠 20 周以前出现蛋白尿,或产后 12 周以后仍然有蛋白尿者,应警惕慢性肾脏病的存在。

2. 体格检查要点

(1)水肿:由于大量蛋白从尿中丢失,患者可表现为明显的水肿,甚至发生腹水。

(2)高血压:合并妊娠期高血压疾病的孕妇表现为血压升高等相关症状和体征。

3. 辅助检查要点

(1)尿液分析:24 小时尿蛋白定量 >3.5g/d,高者可达 5g/d,合并其他肾脏疾病时,尿中可出现红、白细胞及细胞与颗粒管型。

(2)肾功能:血尿素氮、肌酐有不同程度增高。

(3)血脂系列:胆固醇及血脂水平增高。

(4)肝功能:血清白蛋白水平降低,低于 30g/L,白、球蛋白比例倒置。

(5)其他:血糖水平升高;梅毒血清反应阳性;自身抗体或抗核抗体阳性等。

(三)治疗要点

1. 孕前咨询　血压、肾功能正常或轻度肾功能不全者可以耐受妊娠;血压高或中、重度肾功能不全者,应做好避孕,防止妊娠。一旦妊娠,应及早行人工流产。

2. 孕期管理　妊娠早期,如肾功能正常,仅有无症状蛋白尿,可继续妊娠。如妊娠早期已有高血压、蛋白尿及水肿,应考虑终止妊娠。对于继续妊娠者,应严密产前检查,妊娠期要保证充足的睡眠和休息,合理营养,选择富含必需氨基酸的优质蛋白质。密切监测胎儿宫内安危、胎盘功能、胎儿发育情况及胎儿成熟度,同时,产科应与肾内科协同治疗,积极降压、纠正贫血及低蛋白血症等,严密监测肾功能,一旦发现肾功能恶化,积极寻找原因,如无法找到原因者,应予住院,适时终止妊娠。

3. 分娩时机分娩方式

(1) 如孕妇病情允许,可适当延长孕周,根据病情、有无并发症、治疗效果及胎儿宫内安危情况综合判断,适时终止妊娠。

(2) 如妊娠至中晚期发生肾功能不全者,可考虑 34 周终止妊娠。

(3) 如孕妇病情稳定,胎儿生长情况良好,可考虑 36 周终止妊娠。

(4) 分娩方式可根据病情及产科查体,选择自然分娩或剖宫产分娩。

4. 产后 定期随诊肾功能、血压及尿蛋白。

(四) 护理要点

妊娠期肾病综合征临床表现除有妊娠期高血压疾病的表现外,还具备肾病综合征的"三高一低"特征,即水肿、大量蛋白尿、高脂血症及低蛋白血症,同时剖宫产术后易诱发急性胰腺炎,护士应从健康教育、心理护理、专科护理、药物护理等方面入手,在院期间加强对有合并症的孕产妇的病情观察,早发现,早治疗,做好细致安全的护理,是使患者早期康复出院的重要条件。

1. 健康教育

(1) 加强孕期宣教、规范产前系统检查,做到早发现、早诊断、早处理,依据患者自身的病情、是否出现严重的并发症、治疗效果等情况合理延长孕周,抓住最佳的终止妊娠时机,降低妊娠期并发症发生及围生儿病死率。

(2) 妊娠期患者本身血液处于高凝状态,妊娠期肾病综合征患者由于有效循环血量减少、血液浓缩,再加上高脂血症,使血流缓慢,血液黏稠度明显增加,有血栓形成倾向,并使胎盘血管粥样硬化,易导致孕妇胎盘早剥,严重供血不足造成胎儿生长受限,因此高脂血症不可忽视,遵医嘱应用抗凝药物。

(3) 注意休息,避免情绪紧张,过度兴奋,剖宫产后遵医嘱服用治疗胰腺炎的药物,避免暴饮暴食和嗜酒,忌浓茶和咖啡,限制含糖高的食物。

(4) 每天指导患者注意尿的颜色、性质、量,重视患者的主诉,告知患者有烦躁不安、头痛、视物模糊、恶心、呕吐、右上腹痛等症状,警惕子痫发生,立即通知医护人员。

(5) 注意产后蛋白质的摄入,纠正低蛋白血症,早期活动,预防血栓。嘱患者定期随访,做好自我观察,避免复发。

2. 心理护理

(1) 为患者创造安静、优雅、清洁的环境,室内各类物品要摆放整齐、光线柔和、噪声要低,使患者感到有安全感,保证患者充足的睡眠。

(2) 加强与患者的有效沟通,及时给予针对性的心理疏导,减轻患者的精神压力,减少负性情绪对疾病的影响。给患者举例完全治疗康复的案例,树立患者对治疗的信心。

3. 专科护理

(1) 预防感染等并发症

1) 术后应严密观察患者阴道出血及子宫收缩情况,及时更换会阴垫,做好会阴护理,预防产后出血及术后感染。

2) 保持口腔清洁,协助患者抬高头部卧位,暗室静卧,减少探视,避免嘈杂的环境导致血压升高。

3) 密切观察患者切口有无渗血、有无红肿、裂开的情况,及时换药,防止感染。

4) 加强皮肤护理,嘱患者勤翻身活动,必要时协助患者翻身,避免压疮,指导患者家属叩背方法。

(2) 观察水肿情况

1) 妊娠期肾病综合征不仅包括子痫前期的临床症状,也具有"三高一低"主要特征,所以产后应继续监测血压及水肿情况,准确记录患者 24 小时出入量,做好患者的液体管理,预防产后子痫及低蛋白血症。

2) 改善患者水肿情况,可适当使用利尿剂,改善临床症状,同时定期监测患者的尿蛋白、血浆蛋白及肾功能等情况,严格控制输液速度及量,避免诱发心衰。妊娠期肾病综合征患者的饮食要清淡,给予优质适量蛋白及高热量、高维生素、低盐、低脂饮食,存在氮质血症的患者,应适当控制蛋白摄入量。

4. 药物护理

(1) 应用硫酸镁时每次用药前及用药过程中必须了解患者膝腱反射是否存在,用药过程中注意尿量、呼吸、中毒症状,备钙剂,监测血镁浓度。

(2) 指导患者口服硝苯地平,不要舌下含化,应口服,加强降压效果。

(3) 偶尔静脉输注降压时使用输液泵精确控制泵速,严密监测血压变化。

(4) 妊娠期肾病综合征的治疗以综合治疗为主,除了降压、解痉、输注蛋白、利尿减轻水肿外,还应用激素及抗凝药物治疗,告知患者严格遵医嘱用药的重要性,预防血栓等并发症发生。

(夏亚军 谢诺)

参考文献

1. 曹泽毅. 中华妇产科学临床版. 北京：人民卫生出版社，2010：292-294.
2. 任清燕. 妊娠期肾病综合征 32 例分析. 疑难病杂志，2006，5（2）：141-142.
3. 刘丹，邓小燕，谢纲，等. 妊娠期肾病综合征 62 例临床特点及围生结局分析. 实用妇产科杂志，2012，28（4）：288-290.
4. 翟涛. 综合护理干预在慢性肾小球肾炎患者中的应用. 齐鲁护理杂志，2017，23（13）：90-91.
5. 王丽君. 护理干预模式在慢性肾炎护理中的应用研究. 中国医学工程，2017，25（1）：116-117.
6. 董明，许微微，孙丽欣，等. 46 例慢性肾小球肾炎患者开展综合护理干预的工作体会. 中国医学创新，2017，14（12）：97-100.
7. 庞存英. 慢性肾炎的健康教育及护理对策. 临床医药文献杂志，2015，2（32）：6658.
8. 卜彦屏，吴甫民. 妊娠期急性肾损伤的研究进展. 中国全科医学，2014，17（2）：229-232.
9. 苏林虹，张静，夏秀芳. 1 例尿毒症患者中孕引产的护理体会. 吉林医学，2017，38（5）：999-1000.
10. 刘冰，罗太珍. 1 例尿毒症合并妊娠病人的护理. 全科护理，2013，11（11）：3165-3166.
11. 毛安丽，郑桂. 诱导期血液透析患者的健康教育体会. 现代养生，2017，18：170.
12. 蒋九华. 保护性护理干预在血液透析动静脉内瘘的应用效果. 实用临床护理学杂志，2017，2（37）：13.
13. 李淑慧. 不同护理模式在慢性肾衰竭患者中的护理效果对比分析. 大家健康，2014，8（16）：297.
14. 王程圆，马燃，王琨，等. 护理干预在慢性肾衰竭患者中的应用价值分析. 微量元素与健康研究，2017，34（5）：74-75.
15. 付荣华. 奥扎格雷过敏致急性肾衰竭少尿期的护理要点分析. 基层医学论坛，2015，19（16）：2276-2277.
16. 钱铁英. 急性肾衰竭临床观察及护理分析. 世界最新医学信息摘要，2015，15（20）：229.

第五节　产后盆底功能障碍

一、产后盆底功能障碍性疾病

（一）流程化管理清单

1. 产后盆底功能障碍性疾病诊疗流程

病史重点采集信息

□ 现病史	□ 分娩方式 *	□ 阴道分娩
		□ 剖宫产
	□ 新生儿出生体重 *	□ 巨大儿

病史重点采集信息

□ 现病史	□ 脱垂情况 *	□ 有无肿物脱出阴道口	
		□ 有无排便困难	
		□ 有无尿频、尿急或排尿困难	
		□ 有无腹压增加后漏尿	
	□ 分娩情况 *	□ 产程时间	
		□ 手术助产	□ 无
			□ 有
		□ 会阴侧切	□ 无
			□ 有
		□ 产道损伤	□ 无
			□ 有
	□ 腹痛 *	□ 有或无	
		□ 部位	
		□ 性质	
		□ 程度	
	□ 孕期盆底肌肉训练 *	□ 有或无	
□ 既往史	□ 孕产史 *	□ 孕次__次	
		□ 自然流产史	□ 早期流产史__次
			□ 晚期流产史__次
		□ 早产史__次	
		□ 既往分娩方式	□ 阴式分娩__次
			□ 剖宫产__次
		□ 目前存活子女__个	
		□ 有或无出生缺陷	

体格检查重点采集信息

□ 生命体征 *	□ 体温	
	□ 脉搏	
	□ 呼吸	
	□ 血压	
□ 常规体检	□ 活动 *	□ 自如
		□ 受限
	□ 贫血貌 *	□ 无
		□ 有
	□ 心肺部听诊	□ 正常
		□ 异常

体格检查重点采集信息		
☐ 常规体检	☐ 腹部检查*	☐ 正常
		☐ 压痛
		☐ 反跳痛
		☐ 肌紧张
☐ 特殊检查	☐ 妇科检查	☐ POP-Q 评分
		☐ 三合诊有无肠疝
	☐ 神经肌肉检查	☐ 会阴部感觉
		☐ 球海绵体肌反射
		☐ 肛门反射
		☐ 盆底肌自主张力
		☐ 盆底肌自主收缩力

辅助检查重点项目	
☐ 膀胱功能评估	☐ 结肠运输功能测定
☐ 尿流动力学测定	☐ 排粪造影
☐ 尿道活动度测定	☐ 直肠肛管压力测定
☐ 盆底肌电图检查	☐ 影响学检查

治疗方案	
☐ 盆底肌肉训练	☐ 联合康复治疗
☐ 生物反馈治疗	☐ 子宫托治疗
☐ 电生理治疗	☐ 手术治疗
☐ 阴道哑铃家用康复器训练	

注:*为重点项目

2. 产后盆底功能障碍性疾病的护理流程

护理流程	描述要点
☐ 健康教育	☐ 病区环境
	☐ 盆腔脏器脱垂相关知识及盆底功能锻炼宣教
	☐ 化验检查注意事项
	☐ 安全评估及告知
☐ 心理护理	☐ 心理状况评估及护理
☐ 协助医师	☐ 询问病史
	☐ 体格检查
☐ 监测	☐ 生命体征
☐ 观察排尿、排便情况	☐ 观察是否伴有尿频、尿急、压力性尿失禁、排尿困难等尿路症状
	☐ 观察是否伴随排便障碍等症状
☐ 采血、采尿	☐ 遵医嘱
☐ 协助检查	☐ 遵医嘱

护理流程	描述要点
☐ 物理治疗	☐ 物理治疗相关内容及注意事项健康指导
	☐ 盆底肌肉训练指导
☐ 子宫托治疗	☐ 子宫托使用指导
☐ 入院准备	☐ 阴道准备(消毒、坐浴)
	☐ 盆底肌肉训练指导
☐ 专科护理	☐ 健康教育
	☐ 心理疏导
	☐ 环境干预
	☐ 为患者治疗提供便利
	☐ 盆底康复指导
	☐ 随访
	☐ 手术护理
☐ 出院指导	☐ 复查时间
	☐ 出院后盆底康复锻炼及注意事项
	☐ 办理出院相关流程

(二) 产后脱垂诊断要点

1. 病史要点

(1) 孕产次:随着产次的增加,盆底功能损害越严重,盆腔脏器脱垂等盆底障碍性疾病的发生率越高。

(2) 分娩方式

1) 妊娠能导致盆底肌结构和功能的改变,而分娩过程中产程延长和阴道助娩可以使盆底急性损害增加。

2) 阴道分娩是盆底肌肉功能改变的重要影响因素,尤其是阴道助娩,其中产钳助产肛提肌损伤率在 35%~52.6%,损伤了坐骨肌和耻骨尾骨肌,导致盆底肌肉收缩减弱,功能下降。

3) 剖宫产对尿失禁和盆腔脏器脱垂的远期预防作用存在争论。

(3) 产程延长

1) 第二产程延长会导致肛提肌的断裂,如果合并会阴Ⅲ、Ⅳ度裂伤将会对肛门括约肌造成损害。

2) 第二产程中,宫口完全扩张,胎头下降,子宫收缩使宫内压力高达 8kPa,母体宫缩用力会进一步增加宫内压力可以达到 19kPa,盆底还要承受3000~6000g 的婴儿体质量,所以,如果第二产程延长,这种压迫作用会持续存在,使盆底肌肉神经缺血缺氧,导致组织永久的失神经。

(4) 新生儿出生体重:新生儿出生体质量对于盆底功能的影响尚没有达成共识,研究发现,新生儿出生体质量是盆底脏器脱垂的一个危险因素。

(5) 体重指数 BMI

1) 肥胖可以压迫盆底肌肉,继而出现腹压的慢性增长。

2) 减重可以使盆底障碍性疾病得到缓解,也从侧面证实了 BMI 对于盆底功能会产生影响。

(6) 孕期盆底肌肉训练(PFMT)

1) 孕期盆底组织长时间受到机械性压迫,并且受胎盘激素的影响,结构和功能会产生改变,而且这种改变一直持续到产后。

2) 国际尿失禁咨询委员会(ICI)和英国国家健康与临床卓越研究所(NICE)指南建议初产妇都应在孕期监督下做盆底肌肉训练。

2. 体格检查要点

(1) 全身检查:生命体征是否平稳。

(2) 专科检查

1) 取膀胱截石位,观察患者放松状态下以及屏气用力状态下的最大脱垂情况。

2) 注意外阴形态和有无阴道黏膜溃疡。

3) 如果患者提示脱垂不能达到最大程度,可取站立位检查。

4) 使用双叶窥具进行顶端支持的评估,使用单叶窥具进行阴道前后壁脱垂的评估。

5) 三合诊检查鉴别是否合并肠疝。

6) 检查结果使用盆腔器官脱垂定量(POP-Q)分度法记录。

(3) 神经肌肉检查

1) 会阴部感觉以及球海绵体肌反射、肛门反射等。

2) 判定盆底肌的基础张力和自主收缩力,包括肌肉收缩的强度、时程和对称性,可以参考盆底肌力牛津分级系统判定。

3. 临床表现要点

(1) 患者能看到或者感到膨大的组织器官脱出阴道口,可伴有明显下坠感,久站或劳累后症状明显,卧床休息后症状减轻,严重时脱出的器官不能回纳。

(2) 可有分泌物增多、溃疡、出血等。

(3) 阴道前壁膨出者可有排尿困难、活动后漏尿、尿不尽感等;阴道后壁膨出者可有便秘、排便困难等。

4. 辅助检查要点

(1) 膀胱功能评估

1) 尿液感染相关的尿常规、尿培养、残余尿测定、泌尿系彩超、尿流率检测等。

2) 上述检查与患者病史、症状结合起来是决定下一步治疗方案的前提和基础。

(2) 尿流动力学测定

1) 对于大部分脱垂患者,尤其是没有手术指征的患者,复杂的尿流动力学检查并不是必需的。

2) 尿流动力学测定是在膀胱充盈和排空过程中测定表示膀胱和尿道功能的各种生理指标。

(3) 尿道活动度的测定

1) 尿道高活动度即静息情况下尿道角度 >30°,或者最大用力时角度 >30°。

2) 尿道活动度的测定可以通过棉签试验或超声获得。

3) 尿道高活动度合并尿失禁的症状可以帮助决定是否同时行抗尿失禁手术。

(4) 盆底肌电图的检查:专门的盆底肌肉神经检测仪进行盆底肌电位计神经反射检测,可以帮助判断有无肌源性和神经源性病变。

(5) 结肠运输功能测定:对便秘者进行结肠传输实验,如结肠运输功能不良,则存在慢性传输型便秘。

(6) 排粪造影:通过排粪造影可判断有无直肠前突,协助鉴别便秘类型。

(7) 直肠肛管压力测定:合并便秘者,排粪造影和直肠肛管压力测定可确诊直肠出口梗阻型便秘。

(8) 影像学检查

1) 产后脱垂患者并不需要常规行诊断性影像学检查。

2) 盆底超声可直观显示膀胱、尿道、直肠等因脱垂引起的扭曲和移位。

(三) 治疗要点

1. 非手术治疗

(1) 盆底肌肉训练:针对产后脱垂的训练方法:嘱患者做缩紧肛门阴道的动作。每次收紧 3~5 秒后,慢慢放松 3~5 秒,逐渐延长收缩的持续时间达每次 8~10 秒,放松时间与收紧时间相等;连续做 10~15 分钟,每天 3 次或每天做 150~200 次。练习时应注意除了肛提肌群,腹部、大腿、臀部均不用力。

(2) 生物反馈(biofeedback,BF):生物反馈把人们身体不容易意识到的生物信号,如脑电、肌电、血压皮温等转变为可以被人容易感知的信号,如听觉以及视觉信号,从而可调控内脏器官的活动,治疗相关疾病,常作为身心疾病治疗常规的有机组成部分。

(3) 电刺激(electrical stimulation,ES):国外,电刺激疗法较早应用于盆底肌肉萎缩以及损伤的防治,我国应用电刺激治疗产后 PFD 亦效果显著。相关研究显示,盆底肌肉受电刺激的影响有可能和以下几个方面有关:①减轻肌重丢失,延缓肌肉萎缩进程。②缩短自发性肌肉收缩活动出现的时间和肌肉运动单位电活动。③神经轴突再生速度的加快,肌肉失神支配时间的缩短。④运动肌肉功能恢复的质量的改进。⑤萎缩肌肉的被动性收缩或者电刺激诱发损伤心理安慰对患者来说是良好的。盆底神经损伤引起的肌萎缩通过长脉冲双相性电刺激进行治疗,肌细胞的数量和质量可以增加,收缩功能对于肌肉的恢复而言得以促进,可感觉运动神经纤维的恢复部分使用梯形脉冲。

(4) 阴道哑铃家用康复器训练:阴道哑铃是一种带有金属内芯塑料的球囊,将其置于阴道内,利用康复器的本身重量的下坠作用,迫使阴道肌肉收缩,改善阴道肌力。该训练简单、方便、安全、有效、无副作用。研究发现 Kegel 训练联合家庭阴道哑铃康复器训练能够明显改善产后盆底肌肌力,促进盆底肌的生殖器官的功能恢复,提高生育妇女的生活质量和幸福指数。

(5) 联合康复治疗:将不同的针对盆底肌训练的方法有机地、选择性地结合起来进行治疗,效果明显高于单纯使用任何一种康复治疗方法。目前临床当中常常将盆底肌肉训练结合上其他的训练方法,包括结合电刺激治疗、生物反馈治疗、阴道哑铃家用康复器等。联合康复治疗能产生协同效应,提高疗效。

(6) 子宫托治疗:使用子宫托的适应证:①不愿手术治疗的 POP 患者;②未来还计划再生育的 POP 患者;③POP 程度较轻的患者;④身体情况不能耐受手术的 POP 患者;⑤当患者出现可能与 POP 相关的盆腔痛、背痛等症状时,可先用子宫托实验治疗,模拟手术后情况,预测手术是否可缓解患者症状;⑥了解 POP 患者是否合并隐匿性 SUI。

2. 手术治疗　对于中重度或保守治疗效果不佳的产后 PFD 患者,常需考虑手术治疗方案。传统的手术治疗主要是阴道前后壁修补术和阴式子宫切除术。近年来,新的理念是以"盆底整体理论"为基础,以盆底重建为原则,尽量通过会阴阴道和腹腔镜手术等微创手术方式,使盆底解剖结构及功能恢复。

(四) 护理要点

1. 健康教育

(1) 疾病知识:护理人员要详细询问患者病史,对患者心理、生理状态进行严密观察、评估,对患者进行有针对性的疾病知识、产后保健知识及注意事项指导,提高患者对疾病的认识。

(2) 物理治疗:向患者详尽地解释盆底物理康复治疗的作用、治疗时间及注意事项。告知患者盆底肌肉解剖与功能关系、电生理图中各参数的临床意义,治疗有效时哪些参数发生什么变化,调动患者的主观能动性,提高治疗效果。

(3) 手术治疗:向患者介绍盆底手术相关知识,指导患者完善术前各项检查,告知患者此类手术具有创伤小、范围小、恢复快、复发率低并可保留器官等优点,让患者安心住院,配合手术。

2. 心理疏导　盆底功能障碍性疾病的症状可表现为尿失禁、粪失禁、性功能障碍等,不少患者认为这是难以启齿的隐私问题,不好意思描述不适症状。医护人员应和蔼可亲地鼓励患者大胆讲述各种不适症状,用亲切、通俗易懂的语言向患者宣教沟通盆底康复专业知识,告知产后尽早进行盆底康复治疗的重要意义。努力取得产妇的信任,使产妇更愿意接受盆底筛查和治疗。

3. 环境干预　筛查和康复治疗室应保持整洁温馨舒适,配置盆底解剖模型,在室内张贴或摆放盆底知识图文并茂的宣传印刷品。有盆底知识的宣教幻灯片、动态视频,以便随时为患者进行简明扼要的解释沟通,打消她们的疑虑,提高其依从性。用布帘或屏风把筛查区及治疗区隔断屏蔽好,保护患者的隐私,让患者有安全感。

4. 为患者盆底评估、康复治疗提供各种便利　改善盆底评估及康复治疗就诊流程,提供微信、电话、现场预约等多种预约方式,减少患者等候时间及烦躁情绪。为避免产妇担心将孩子留在家中太久无法哺乳而难以配合前来医院行盆底评估或康复治疗,可允许并鼓励其做盆底评估或康复治疗时带孩子来医院。在产科门诊及住院部设置母婴哺乳间,方便患者及家属给孩子换尿布、母乳喂养等。

5. 盆底康复指导　指导患者进行骨盆底训练时首先了解身体解剖知识,感知相关器官、肌肉、韧带的部位、形态,需在大脑中形成准确的解剖影像,然后再进行相关训练,这会让训练更加准确和有效。

指导患者学习肌肉运动如何与人体其他部位的功能如呼吸及其他日常活动协调。指导患者训练骨盆底时要认知由此产生的心理感受。训练骨盆底时会唤醒或触及到过去生活中的与骨盆部位相关的经历，要指导患者学会认知这些情感。指导患者正确进行Kegel训练。要告知患者盆底康复治疗是要终生坚持的，否则疗效不易保持，鼓励患者坚持完成疗程。

6. 随访 电话随访是一种容易操作、实用而相对低价的方法。孩子刚出生时，患者及家属常因缺乏育儿经验而忙乱不堪，产后42天后可能会忘记来产科行盆底筛查，可打电话提醒她们及时来产科行盆底筛查及治疗。对于已接受盆底康复治疗的患者，也可电话随访治疗效果，为她们解疑答惑，增强她们坚持进行盆底康复治疗的信心，督促她们规范治疗，纠正她们关于治疗的一些不正确的思想和行为。

7. 子宫托护理 护士向患者讲解子宫托治疗方法、目的及注意事项等，解答患者疑虑，以缓解其心理压力，树立治疗信心。长期佩戴子宫托患者，应指导患者子宫托取出、放置、消毒及日常护理方法、相关注意事项等。若患者不能正确护理子宫托，可来医院进行消毒和清洗处理。护理人员要在此过程中观察患者阴道，有无糜烂、擦伤及出血。

8. 手术护理 产后脱垂需手术患者，要给予充分的心理疏导，术后给予饮食指导，预防下肢静脉血栓形成，预防肺部感染及术区感染，预防便秘，指导患者进行盆底肌功能锻炼和膀胱训练。

9. 出院指导 指导患者出院后，保持外阴清洁干燥，防止感染。注意休息及保暖，预防感冒。加强营养，进高蛋白、高维生素、易消化饮食。尽量避免增加腹压的动作，如咳嗽、久蹲、提重物、便秘等。持之以恒的盆底肌肉锻炼。手术患者术后3个月内禁止盆浴及性生活。术后一个月来院复查，病情有变化随诊。

二、产后尿失禁

(一) 流程化管理清单

1. 产后尿失禁诊疗流程

病史重点采集信息

□ 现病史	□ 分娩方式 *	□ 阴式分娩
		□ 剖宫产
	□ 新生儿出生体重 *	□ 巨大儿

病史重点采集信息

□ 现病史	□ 排尿情况 *	□ 有无腹压增加不自主溢尿	
		□ 有无排尿困难	
		□ 有无尿频、尿急、尿不尽	
		□ 阴道口有无肿物脱出	
	□ 分娩情况 *	□ 产程时间	
		□ 手术助产	□ 无
			□ 有
		□ 会阴侧切	□ 无
			□ 有
		□ 产道损伤	□ 无
			□ 有
	□ 腹痛 *	□ 有或无	
		□ 部位	
		□ 性质	
		□ 程度	
	□ 孕期盆底肌肉训练 *	□ 有或无	
□ 既往史	□ 孕产史 *	□ 孕次__次	
		□ 自然流产史	□ 早期流产史__次
			□ 晚期流产史__次
		□ 早产史__次	
		□ 既往分娩方式	□ 阴式分娩__次
			□ 剖宫产__次
		□ 目前存活子女__个	
		□ 有或无出生缺陷	

体格检查重点采集信息

□ 生命体征 *	□ 体温		
	□ 脉搏		
	□ 呼吸		
	□ 血压		
□ 常规体检	□ 活动 *	□ 自如	
		□ 受限	
	□ 贫血貌 *	□ 无	
		□ 有	
	□ 心肺部听诊	□ 正常	
		□ 异常	

体格检查重点采集信息

□ 常规体检	□ 腹部检查*	□ 正常
		□ 压痛
		□ 反跳痛
		□ 肌紧张
□ 特殊检查	□ 妇科检查	□ 阴道口有无盆腔脏器膨出及程度
		□ 双合诊:子宫大小、盆底肌收缩力
		□ 肛门指诊:括约肌肌力及有无直肠膨出
	□ 针对尿失禁检查	□ 压力试验
		□ 指压实验
		□ 棉签实验

辅助检查重点项目

□ 尿垫试验	□ 盆底肌肉功能检测
□ 膀胱功能检测	□ 影响学检查
□ 排尿日记	

治疗方案

□ 盆底肌肉训练	□ 联合康复治疗
□ 生物反馈治疗	□ 药物治疗
□ 电生理治疗	□ 手术治疗
□ 阴道哑铃家用康复器训练	

注:*为重点项目

2. 产后尿失禁护理流程

护理流程	描述要点
□ 健康教育	□ 病区环境
	□ 产后尿失禁相关知识宣教
	□ 化验检查注意事项
	□ 安全评估及告知
□ 心理护理	□ 心理状况评估及护理
□ 协助医师	□ 询问病史
	□ 体格检查
□ 监测	□ 生命体征
□ 观察排尿、排便情况	□ 观察每天排尿次数、发生尿失禁的条件、频次、特征以及溢尿量
	□ 观察是否伴随排便障碍等症状
□ 采血、采尿	□ 遵医嘱
□ 协助检查	□ 遵医嘱

护理流程	描述要点
□ 物理治疗	□ 物理治疗相关内容及注意事项健康指导
	□ 用药指导
	□ 盆底肌肉康复训练的指导
	□ 膀胱训练指导
	□ 排便训练的指导
	□ 指导患者做好排尿日记
□ 入院准备	□ 盆底肌肉功能训练
	□ 心理护理
□ 专科护理	□ 疼痛护理
	□ 留置尿管护理
	□ 预防静脉血栓护理
	□ 预防便秘的护理
	□ 饮食及健康指导
	□ 盆底肌肉训练指导
□ 出院指导	□ 复查时间
	□ 出院后盆底康复锻炼及注意事项
	□ 办理出院相关流程

(二)产后尿失禁诊断要点

1. 病史要点

(1)年龄

1)育龄妇女压力性尿失禁的发生率随着年龄的增加而增加。

2)高龄产妇产后3个月新发的尿失禁增加,这种现象在35岁以上的产妇中尤为明显。

3)年龄是除妊娠和分娩之外的独立因素,并且可能会作用于其他产科因素,对盆底肌力产生影响。

(2)孕产次:随着产次的增加,盆底功能损害越严重,尿失禁等盆底障碍性疾病的发生率越高。

(3)分娩方式

1)妊娠能导致盆底肌结构和功能的改变,而分娩过程中产程延长和阴道助娩可以使盆底急性损害增加。

2)剖宫产对尿失禁和盆腔脏器脱垂的远期预防作用存在争论。对于急诊剖宫产和选择性剖宫产来说,远期尿失禁的发生率仍然很高,仅有部分保护作用。

(4)产程延长

1)第二产程延长会导致肛提肌的断裂,如果合并会阴Ⅲ、Ⅳ度裂伤将会对肛门括约肌造成损害。

2）第二产程中,宫口完全扩张,胎头下降,子宫收缩使宫内压力高达 8kPa,母体宫缩用力会进一步增加宫内压力可以达到 19kPa,盆底还要承受3000~6000g 的婴儿体质量,所以,如果第二产程延长,这种压迫作用会持续存在,使盆底肌肉神经缺血缺氧,导致组织永久的失神经。

（5）体重指数 BMI

1）肥胖可以压迫盆底肌肉,继而出现腹压的慢性增长。

2）减重可以使盆底障碍性疾病得到缓解,也从侧面证实了 BMI 对于盆底功能会产生影响。

（6）孕期盆底肌肉训练（PFMT）

1）孕期盆底组织长时间受到机械性压迫,并且受胎盘激素的影响,结构和功能会产生改变,而且这种改变一直持续到产后。

2）国际尿失禁咨询委员会（ICI）和英国国家健康与临床卓越研究所（NICE）指南建议初产妇都应在孕期监督下做盆底肌肉训练。

2. 体格检查要点

（1）一般检查:生命体征、步态及身体活动能力、精细程度及对事物的认知能力。

（2）全身检查

1）神经系统检查:下肢肌力、会阴部感觉、肛门括约肌张力及病理征等。

2）腹部检查:注意有无尿潴留。

（3）专科检查

1）外生殖器有无盆腔脏器膨出及程度。

2）外阴部有无长期感染所引起的异味、皮疹。

3）双合诊了解子宫水平、大小和盆底肌收缩力等。

4）肛门指诊检查括约肌肌力及有无直肠膨出。

（4）针对尿失禁专科检查

1）压力试验。

2）指压实验。

3）棉签实验。

3. 临床表现要点

（1）最典型的症状是腹压增加下不自主溢尿。

（2）可有尿频、尿急、尿不尽、急迫性尿失禁症状。

（3）部分患者可出现排尿后膀胱区胀满。

（4）可伴有阴道膨出。

4. 辅助检查要点

（1）尿垫试验

1）有助于证明漏尿的存在即漏尿量。

2）嘱患者在一定时间内做一系列规定动作,测量患者活动前后佩戴卫生巾的重量。

（2）膀胱功能检测

1）尿常规检测:排除感染、血尿、代谢异常;观察尿失禁症状是否因尿路感染的治愈而得以改善。

2）残余尿测定:使用膀胱容量测定仪测量残余尿量;残余尿量 <30ml 为正常;残余尿量 30~100ml 意义不确切;残余尿量 >100ml 不正常。

3）尿流动力学测定可帮助区分压力性尿失禁、急迫性尿失禁和混合尿失禁。

（3）排尿日记:最大的意义在于对复杂性尿失禁的临床诊断及评估意义较大。

（4）盆底肌肉功能检测

1）肛提肌、肛门外括约肌的肌力、张力的评估和分级。

2）应用神经肌肉电刺激治疗仪通过对盆底Ⅰ类、Ⅱ类肌肉肌力、疲劳度、阴道动态压力测定来评估盆底肌肉组织的肌力。

3）Ⅰ类纤维:强直收缩,长而持久,不易疲劳;Ⅱ类纤维:阶段性收缩,快速短暂,易疲劳。

（5）影像学检查

1）膀胱尿道造影可了解尿道角度变化、膀胱位置及膀胱颈的改变。

2）MRI 成像在软组织的区别上可产生清晰图像。

3）膀胱镜可证明解剖学压力性尿失禁。

4）经会阴超声可观测并证实用力时膀胱颈的开放或过度下降情况,有助于压力性尿失禁的诊断。

（三）治疗要点

1. 非手术治疗

（1）盆底肌肉训练:盆底肌肉锻炼又称 Kegel 训练（Kegel exercise）,指有意识地对耻骨 - 尾骨肌群进行收缩锻炼,以增强盆底肌支持张力,达到加强控尿能力的目的。研究证明,Kegel 训练可以促进孕妇盆底血液循环,加强盆底肌肉张力,减轻妊娠子宫对下肢静脉的压迫,使骨盆内脂肪沉积减少,防止盆底功能障碍性疾病的发生。国内应用盆底肌锻炼法治疗女性尿失禁较多,在子宫、膀胱、直肠脱垂和阴道紧缩度降低等方面应用较少。

针对产后尿失禁的训练方法:指导患者认识盆底肌群,在不增加腹压的情况下正确地收缩盆底肌,而后采取个体化原则,指导患者做盆底肌训练,一般肌肉收缩持续 2~10 秒,取决于每个患者锻炼时的能力,可以从开始的 1~2 秒逐渐延长收缩时间至 10 秒,然后按照 1:1 或 1:2 比例的放松时间进行放松。对于急迫性尿失禁患者需训练其有急迫症状时,不要马上跑去洗手间而应该努力放松停顿下来,然后不断收缩盆底肌肉来抵消急迫感,抑制逼尿肌收缩,防止漏尿。向患者解释盆底肌训练需要持之以恒,必要时也可使用阴道康复器即阴道哑铃来加强盆底肌的训练。

（2）生物反馈（biofeedback,BF）：生物反馈把人们身体不容易意识到的生物信号,如脑电、肌电、血压皮温等转变为可以被人容易感知的信号,如听觉以及视觉信号,从而可调控内脏器官的活动,治疗相关疾病,常作为身心疾病治疗常规的有机组成部分。

（3）电刺激（electrical stimulation,ES）：国外,电刺激疗法较早应用于盆底肌肉萎缩以及损伤的防治,我国应用电刺激治疗产后 PFD 亦效果显著。相关研究显示,盆底肌肉受电刺激的影响有可能和以下几个方面有关：①减轻肌重丢失,延缓肌肉萎缩进程。②缩短自发性肌肉收缩活动出现的时间和肌肉运动单位电活动。③神经轴突再生速度的加快,肌肉失神支配时间的缩短。④运动肌肉功能恢复的质量的改进。⑤萎缩肌肉的被动性收缩或者电刺激诱发损伤心理安慰对患者来说是良好的。盆底神经损伤引起的肌萎缩通过长脉冲双相性电刺激进行治疗,肌细胞的数量和质量可以增加,收缩功能对于肌肉的恢复而言得以促进,可感觉运动神经纤维的恢复部分使用梯形脉冲。

（4）阴道哑铃家用康复器训练：阴道哑铃是一种带有金属内芯塑料的球囊,将其置于阴道内,利用康复器的本身重量的下坠作用,迫使阴道肌肉收缩,改善阴道肌力。该训练简单、方便、安全、有效、无副作用。研究发现 Kegel 训练联合家庭阴道哑铃康复器训练能够明显改善产后盆底肌肌力,促进盆底肌的生殖器官的功能恢复,提高生育妇女的生活质量和幸福指数。

（5）药物治疗：治疗压力性尿失禁的另一方法是药物治疗,其目的是加强尿道括约肌的功能。有 3 类药物可加强括约肌的功能：α 肾上腺素能受体激动剂（如盐酸米多君）、抗胆碱能药物和雌激素。由于是产后哺乳期,药物的应用受到限制。

（6）联合康复治疗：将不同的针对盆底肌训练的方法有机地、选择性地结合起来进行治疗,效果明显高于单纯使用任何一种康复治疗方法。目前临床

当中常常将盆底肌肉训练结合上其他的训练方法,包括结合电刺激治疗、生物反馈治疗、阴道哑铃家用康复训练等。联合康复治疗能产生协同效应,提高疗效。

2. 手术治疗 对于保守治疗无效或效果欠佳患者可结合采用微创手术治疗。无张力阴道吊带（TVT）手术是治疗压力性尿失禁的微创手术,将吊带放置于尿道中段下面,作用为抬高膀胱颈,恢复正常尿道后角度,加强尿道中段的支持,增强尿道紧缩力和尿道阻力。

（四）护理要点

1. 健康教育

（1）疾病知识：护理人员要详细询问患者病史,对患者心理、生理状态进行严密观察、评估,对患者进行针对性的疾病知识及产后保健宣教指导,提高患者对疾病的认识。

（2）物理治疗：向患者详尽地解释盆底物理康复治疗的作用、治疗时间及注意事项。告知患者盆底肌肉解剖与功能关系、电生理图中各参数的临床意义,治疗有效时哪些参数发生什么变化,调动患者的主观能动性,提高治疗效果。

（3）药物治疗：指导患者严格按照医嘱服用药物,如有不适及时就诊。

（4）手术治疗：向患者介绍盆底手术相关知识,指导患者完善术前各项检查,告知患者此类手术具有创伤小、范围小、恢复快、复发率低并可保留器官等优点,让患者安心住院,配合手术。

2. 心理疏导 产后尿失禁可能增加产后抑郁的风险,因此对产后尿失禁患者进行心理疏导尤为重要。护理人员应给予患者树立成功康复的信心,减轻患者心理压力。

3. 盆底肌训练指导 指导患者认识盆底肌群,在不增加腹压的情况下正确地收缩盆底肌,而后采取个体化原则,指导患者做盆底肌训练,一般肌肉收缩持续 2~10 秒,取决于每个患者锻炼时的能力,可以从开始的 1~2 秒逐渐延长收缩时间至 10 秒,然后按照 1:1 或 1:2 比例的放松时间进行放松。对于急迫性尿失禁患者需训练其有急迫症状时,不要马上跑去洗手间而应该努力放松停顿下来,然后不断收缩盆底肌肉来抵消急迫感,抑制逼尿肌收缩,防止漏尿。向患者解释盆底肌训练需要持之以恒,必要时也可使用阴道康复器即阴道哑铃来加强盆底肌的训练。

4. 膀胱训练 指导患者进行膀胱训练,即起床后排空膀胱,然后根据要求的间隔去排尿,清醒时必须在固定的时间间隔至厕所排尽尿液,晚上睡眠时不需训练,如果在指定时间前有强烈尿意,需转移注意力,可做深呼吸,然后强力收缩盆底肌两次,可以想想轻松愉悦的事情,听轻松的音乐等。如果到指定时间仍无尿意,也要努力排空膀胱,无论尿量多少。与此同时需准确记录排尿日记,并记录尿急时的感受、活动以及是否有漏尿等。嘱患者每周至门诊复查。

5. 排便训练 便秘和粪便压迫为尿失禁的影响因素,因此要指导患者进行排便训练,保证患者正常的水分及膳食纤维的摄入,保持正常的粪便硬度和规律性肠道运动。

6. 手术护理 产后尿失禁需手术患者,要给予充分的心理疏导,术后给予饮食指导,预防下肢静脉血栓形成,预防肺部感染及术区感染,预防便秘,指导患者进行盆底肌功能锻炼和膀胱训练,以重新建立排尿机制。

7. 出院指导 指导患者出院后,保持外阴清洁干燥,防止感染。避免感冒、咳嗽、重体力劳动及长时间蹲、坐、立等增加腹压动作,多食富含纤维素食物、新鲜蔬菜和水果,保持大便通畅。肥胖患者尽可能减轻体重减小尿失禁复发率。3个月内禁止性生活及盆浴,3个月后门诊复查,如有阴道出血及异常分泌物及时来院就诊。

(五) 盆底功能障碍性疾病预防要点

1. 仿生物治疗 盆底功能障碍性疾病是妇女产后常见病、多发病,最常见的FPFD为尿失禁,产后盆底组织的结构及功能因妊娠和分娩而受到影响,盆底支撑组织的肌肉、筋膜、韧带在阴道分娩过程常常受到过度牵拉和机械损伤,这些将对盆底组织的结构及功能发生不可逆转的改变。80%的妇女第一次阴道分娩后的盆底组织在神经传导方面的改变在电生理学中得到证实。针对盆底肌肉和膀胱颈尿道括约肌的损伤机制进行仿生物理治疗,达到预防和治疗女性产后尿失禁的作用。

以往FPFD的治疗方法多为手术治疗,手术治疗虽然对解剖结构恢复方面有效,但对功能恢复效果不佳,且手术创伤较大、术后复发再次手术率高、生活质量受影响等。研究发现,FPFD与中老年妇女PFD的发生机制不同,其认为FPFD可通过盆底功能康复治疗得到恢复。近年研究表明,产后严重盆底脱垂患者进行9个月康复治疗后完全康复,认为年轻女性就算是有重度生殖器官脱垂,亦应尽量避免手术治疗。

仿生物理治疗主要是通过不同的方法对受损盆底肌肉、神经进行功能锻炼和物理刺激,帮助盆底肌肉、神经协调收缩以及增加肌肉、神经等组织的血液循环,加速组织修复和生理功能恢复。产后早期开始女性盆底功能仿生物治疗,可预防和减少产后盆腔器官脱垂(POP),女性压力性尿失禁(SUI)等PFD症状:近期效果更显著,且操作方便、无创、经济,已逐渐成为产后女性盆底功能康复的首选方法,值得推广应用。

2. 重视分娩时会阴损伤的修复 会阴1度和2度裂伤是阴道分娩最常见产道损伤,而初次阴道分娩后会阴完整率仅为6%。通常认为裂伤的缝合较简单而不重视该类修复术。值得一提的是,即使是最顺利的分娩,医务人员都必须及时评估以排除更深层的损伤(包括肛门括约肌损伤)。娴熟恰当的手术修复、准确的缝合。产后镇痛、病情告知等一系列措施是产后盆底功能重建的基础。肛门括约肌在盆底支持结构中起到非常重要的作用,不仅要有适当预防3度会阴裂伤的措施,更重要的是一旦发生肛门括约肌损伤要有恰当的治疗措施。首先应争取最佳手术时机,即立刻或于分娩数小时内修复肛门括约肌(1期修复),强调由受过正规培训的产科医师实施。如难以实现应经止血和镇痛处理后。强烈推荐于24小时内行延迟修复术,同时要加强后续治疗,如抗生素与缓泻剂和对症治疗、排便控制功能训练及产后随访等。

3. 及时评估产后盆底肌肉功能 产后盆底肌肉检查及评估通常在产后6周左右。包括病史询问、妇科检查及盆底肌肉功能评估。病史包括有无合并慢性便秘、慢性咳嗽、糖尿病等高危因素。妇科检查首先了解会阴有无伤口,伤口愈合情况,会阴体弹性,阴道口能否闭合,最大屏气向下用力时会阴平面下移度及同坐骨结节平面的关系,会阴骶神经分布区域的痛温觉:其次,要了解子宫位置及复旧情况。盆底肌肉功能评估主要包括盆底肌力和阴道收缩压。盆底肌力主要评估肌肉收缩强度、能否对抗阻力,肌肉收缩持续时间及疲劳度、对称性,重复收缩能力及快速收缩次数。直肠检查用于评价休息状态及自主收缩状态下的肛门括约肌有无受损,而阴道收缩压表示阴道浅深肌层的综合肌力水平。

（六）盆底功能障碍性疾病研究进展

近年来,医学技术的高速发展,为盆底功能障碍性疾病的治疗提供了重要的作用。诸多学者不断加强研究力度,开始关注妊娠和分娩导致的女性盆腹动力学改变,从而研究提出了产后整体康复的理念。

1. 在妊娠和分娩过程中,因产妇体型的改变,对盆底组织带来了损伤。表现在:

（1）腹部症状:即产妇腹部出现妊娠纹,肌肉逐渐松弛,脂肪堆积;血液循环不良、手术创伤等。

（2）脊柱、骨盆症状:腰椎前突,出现骨盆倾斜度改变,腰背疼痛,尾骨错位或骨折等。

（3）其他方面的症状:产后肠胀气、产后尿潴留、乳房肿胀、子宫收缩不良都有可能酿成盆底功能障碍性疾病。

2. 产后整体康复　主要是在健康理念的指导下,借助现代科技手段,针对产妇产后这一特殊实际的生理变化及心理变化等实施系统的康复训练指导,通过专业的康复训练,促使产后机体尽快恢复,避免日后留下后遗症等。产后整体康复的关键在于,综合评估产妇的情况,并进行全面的检查,从而制订针对性治疗和干预计划。

（1）如果患者盆底功能出现症状反应,可采用电刺激、生物反馈训练方法,加强盆底肌肉力量,改善局部神经血管的营养状态,最终达到预防盆底功能障碍性疾病发生的目的。康复训练时间,可依据患者的症状严重程度进行,保证方案的可行和安全性。

（2）如果患者存在腹直肌分离情况,可采用电刺激腹部肌肉,增强肌肉力量,从而改善症状。此方法一般每周进行两次,但治疗过程中需要注意的是,盆底肌肉力量要达到 3 级以上,避免加重对患者盆底肌肉的损伤程度。

（3）如果患者存在骨盆症状或脊柱症状,可采用耻骨联合分离方法,即产后 24 小时内进行电刺激治疗,达到镇痛和放松内收肌的目的。但为增进疗效,治疗时,需根据患者耐受情况调节电流强度,每次 30 分钟,每天 1 次。

（4）如果患者存在尾骨错位或骨折情况,可采用手法复位进行治疗,具体按摩骶尾骨附着韧带,来减轻对韧带的牵拉,尽快恢复错位的尾骨,还可以采用电刺激方法,纠正错位,缓解疼痛。

（夏志军　宋悦　吴颖）

参考文献

1. Semti M,Solvatore S,Khullar V,et al. Prospective study to SeSS risk factors for pelvic floor dysfunction after delivery. Acta Obstet Gynecol Scand,2008,87(3):313-318.

2. Ljn G,Shindel AW Banie L,et al. Molecular mechanisms related to parturition—induced stress urinary incontinence. Eur Urol,2009,55(5):1213-1223.

3. Mohktar MS,Ibrahim F,Mohd RNF,et al. A qualitative approach to measure women's sexual function using electromyography:a preliminary study of the Kegel exercise.

4. Morkved S,Bo K. Effect of pelvic floor muscle training during pregnancy and after childbirth on prevention and treatment of urinary incontinence:a systematic review. Br J Sports Med,2014,48(4):299-310.

5. Barbosa AM,Marini G,Piculo F,et al. Prevalence of urinary incontinence and pelvic floor muscle dysfunction in primiparae two years after Cesarean section cross-sectional study. Sao Paulo Med J,2013,13l(2):95-99.

6. Boyle R,Hay-Smith EJC,Cody JD,et al. Pelvic floor muscle training for prevention and treatment of urinary and fecal incontinence in antenatal and postnatal women:a short version Cochrane review. Neurourology and Urodynamics,2014,33(3):269-276.

7. Lovegrove Jones RC,Peng Q,Stokes M,et al. Mechanisms of pelvic floor muscle function and the effect on the urethra during a cough. Eur Urol,2010,57(6):1101-1110.

8. Nemeth Z. Ott J-Complete recovery of severe postpartum genital prolepses after conservative creationent—a case report. Int Urogynecol J,2011,22(11):1467-1469.

9. Bohhli. Dorsal hump surgery and lateral osteotomy. Oral Maxillofacial Surg Clin N Am,2012,24:75-86.

10. Liang CC,Chang SD,Lin SJ,et al. Lower urinary tract symptoms in primiparous women before and during pregnancy. Arch Gynecol Obstet,2012,285(5):1205-1210.

11. Handa VL,Blomquist MC,Dermott Kc,et al. Pelvic floor disorders after childbirth:effect of episiotomy,perineal laceration,and operative birth. Obstet Gynecol,2012,19(2):233-239.

12. Neels H,Wyndaele JJ,Tjalma WA,et al. Knowledge of the pelvic floor in nulliparous women. J Phys ner Sci,2016,28(5):1524-1533.

13. Legendre G,Ringa V,Fauconnier A,et al. Menopause,hormone treatment and urinary incontinence at midlife. Maturitas,2013,74(1):26-30.

14. Segal S,Morse A,Sangal P,et al. Efficacy of FemiScan pelvic floor therapy for the treatment of urinary incontinence. Female Pelvic Med Reconstr Surg,2016,22(6):433-437.

15. Shelly B. Pelvic muscle exercises using a home trainer for pelvic muscle dysfunction:a case report. Urol Nurs,2016,36(2):82-87.

16. Hijaz A, Sadeghi Z, Byrne L, et al. Advanced maternal age as a risk factors for stress urinary incontinence: a review of the literature. Int Urogynecol J, 2012, 23(4): 395-401.

17. Dumoulin C, Martin C, Elliott V, et al. Randomized controlled trial of physiotherapy for postpartum stress incontinence: 7-year follow - up. Neurourol Urodyn, 2013, 32(5): 449-454.

18. Boyle R, Hay-Smith EJ, Cody JD, et al. Pelvic floor muscle training for prevention and treatment of urinary and faecal incontinence in antenatal and postnatal women. Cochrane Database Syst Rev, 2012, 10: D7471.

19. Engberg S, Sereika SM. Effectiveness of pelvic floor muscle training for urinary incontinence: comparison within and between nonhomebound and homebound older adults. J Wound Ostomy Continence Nurs, 2016, 43(3): 291-300.

20. Jurczak I, Chrzeszczyk M. The impact assessment of pelvic floor exercises to reduce symptoms and quality of life of women with stress urinary incontinence. Pol Merkur Lekarski, 2016, 40(237): 168-172.

21. Ahlund S, Nordgren B, Wilander EL, et al. Is home-based pelvic floor muscle training effective in treatment of urinary incontinence after birth in primiparous women？ A randomized controlled trial. Acta Obstet Gynecol Scand, 2013, 92(8): 909-915.

第六节　产后尿潴留

（一）流程化管理清单

1. 产后尿潴留诊疗流程

病史重点采集信息

□ 现病史	□ 分娩方式 *	□ 阴式分娩
		□ 剖宫产
	□ 分娩时间 *	□ 分娩具体时间
	□ 排尿情况 *	□ 产妇有明显尿意,但试图排尿失败
		□ 产妇无尿意,但膀胱充盈明显
		□ 产妇有尿意,不敢排尿或仅排出少许尿液,膀胱仍充盈
	□ 分娩情况 *	□ 产程时间
		□ 手术助产　□ 无 / □ 有
		□ 会阴侧切　□ 无 / □ 有
		□ 产道损伤　□ 无 / □ 有

病史重点采集信息

□ 现病史	□ 腹痛 *	□ 有或无
		□ 部位
		□ 性质
		□ 程度
	□ 发热 *	□ 有或无
□ 既往史	□ 孕产史 *	□ 孕次＿次
		□ 自然流产史　□ 早期流产史＿次 / □ 晚期流产史＿次
		□ 早产史＿次
		□ 既往分娩方式　□ 阴式分娩＿次 / □ 剖宫产＿次
		□ 目前存活子女＿个
		□ 有或无尿潴留史

体格检查重点采集信息

□ 生命体征 *	□ 体温	
	□ 脉搏	
	□ 呼吸	
	□ 血压	
□ 常规体检	□ 活动 *	□ 自如
		□ 受限
	□ 贫血貌 *	□ 无
		□ 有
	□ 心肺部听诊	□ 正常
		□ 异常
	□ 腹部检查 *	□ 正常
		□ 压痛
		□ 反跳痛
		□ 肌紧张
□ 特殊检查 *	□ 视诊	□ 下腹部膨隆
	□ 触诊	□ 膀胱底的高度 / 子宫底高度
	□ 叩诊	□ 膀胱区有无浊音

辅助检查重点项目

□ 实验室检查	□ 血常规 + 血型 * □ 凝血五项 * □ 尿常规 *
□ 超声 * □ 膀胱容量测定仪 *	□ 子宫大小、位置 □ 有无盆腔血肿 □ 测定残余尿量

治疗方案

□ 物理疗法
□ 药物疗法
□ 中医疗法
□ 导尿干预

注:* 为重点项目

2. 产后尿潴留护理流程

护理流程	描述要点
□ 健康教育	□ 病区环境
	□ 尿潴留相关知识宣教
	□ 化验检查注意事项
	□ 安全评估及告知
□ 心理护理	□ 心理状况评估及护理
□ 协助医师	□ 询问病史
	□ 体格检查
□ 监测	□ 生命体征
□ 观察排尿情况	□ 观察能否排尿
	□ 观察膀胱充盈程度
□ 采血、采尿	□ 遵医嘱
□ 协助检查	□ 遵医嘱
□ 入院准备	□ 留置导尿
□ 专科护理	□ 活动
	□ 会阴护理
	□ 排尿观察及指导
	□ 饮食及健康指导
	□ 盆底肌肉训练指导
□ 出院指导	□ 复查时间
	□ 自我护理方法
	□ 办理出院相关流程

(二) 产后尿潴留诊断要点

1. 病史要点

(1) 分娩方式

1) 剖宫产的产后尿潴留发生率高于阴道分娩。

2) 剖宫产术中可能会损伤膀胱,以及产妇在术后承受更多的痛苦使用硬膜外麻醉可增加产后尿潴留率。

3) 剖宫产中使用硬膜外麻醉也可能增加产后尿潴留率。

(2) 孕产次

1) 初产妇的产后尿潴留率高于经产妇。

2) 初产妇使用更多的器械助产和会阴侧切术可增加产后尿潴留率。

(3) 产程时间

1) 产程延长,受胎头压迫,膀胱三角区黏膜进一步充血水肿,尿道括约肌水肿充血及会阴部肿胀,增加了产后尿潴留的机会。

2) 分娩的持续时间与产后尿潴留有直接相关性。

(4) 手术助产

1) 手术助产包括胎头吸引术和产钳助产术、臀位助产术。

2) 手术助产或暴力向下按压,使膀胱位置下移,可损伤位于子宫骶韧带两侧的副交感神经,致使逼尿肌和膀胱内括约肌功能失调,引起尿潴留。

3) 使用器械助产的产妇由于局部的阻滞麻醉和软产道损伤使局部神经功能障碍,这在产后尿潴留发生中具有重要意义。

(5) 会阴侧切

1) 会阴侧切产妇大多数都属难产,比自然分娩的产妇产程更长或滞产,胎先露的压迫时间过长,导致骨盆神经麻痹及膀胱三角区与尿道内口处黏膜水肿充血,甚至出血。

2) 在临床阴道分娩当中,会阴侧切产妇由于改变了泌尿系统生理特性,再加上产妇担心下床活动会出现切口裂开,从而下床活动时间较晚等,都加大了尿潴留的发生率,影响了产后的康复。

(6) 分娩镇痛

1) 分娩镇痛的方法包括硬膜外阻滞、蛛网膜下隙阻滞或腰 - 硬联合阻滞、连续蛛网膜下隙阻滞。常用的分娩镇痛是硬膜外麻醉镇痛法。

2) 椎管内阻滞由于阻滞了骶神经,可使膀胱逼尿肌和内括约肌暂时失去功能,产生排尿困难。

3）分娩中麻醉药物或是镇痛泵的使用,使患者对排尿反射不敏感,早期不感觉有尿意,而感觉有尿意时,膀胱已过度充盈,导致膀胱逼尿肌及括约肌麻痹而造成尿潴留。

（7）产道损伤

1）妊娠晚期,由于子宫增大,膀胱被推向前上方,尿道相应延长。分娩过程中胎先露的压迫或多次阴道检查使膀胱、尿道充血、水肿,尤以滞产时胎先露对膀胱颈及骨盆底长时间压迫者更甚。

2）屏气时膀胱内压力明显升高,膀胱感觉及张力减弱,逼尿肌收缩力减弱,而尿道水肿又使排尿阻力增加,两者协同易发生尿潴留。

3）软产道损伤,累及尿道外口,使之充血,收缩受限,腹内压较低,不能协助排尿,亦导致尿潴留。

（8）妊娠并发症

1）妊娠期高血压疾病患者往往应用大量的解痉及镇静药物,如硫酸镁、莨菪类药物等,这些药物能降低膀胱肌张力和收缩功能,引起尿潴留。

2）糖尿病对外周神经的影响也会提高产后尿潴留的发生。

（9）胎膜早破

1）胎膜早破患者大多数需要臀高位卧床休息,很多孕妇不习惯卧床排尿,容易引起产前尿潴留,以致膀胱过度充盈失去收缩力从而增加产后尿潴留的发生率。

2）卧床休息可致第一产程延长,胎头长期压迫膀胱区使膀胱黏膜充血、水肿及肌张力降低对内部张力的增加不敏感导致尿潴留。

3）对于单胎头位孕足月胎膜早破,先露衔接良好的孕妇采取传统的待产体位（平卧、侧卧交替）可使骨盆活动度受限,出口径线不能相应增大,胎头下降阻力相对增加,造成产程延长,产妇疲劳,增加产后尿潴留发生率。

4）采取自由体位可以改善骨盆,骨络排列,增加骨盆径线;身体向前倾屈,解除了胎头对骶骨的压迫,缓解腰部酸痛,促进胎体、胎头旋转,纠正异常胎位;产妇站立位或坐位因重力作用促使胎头下降,加快产程进展,促进自然分娩,降低产后尿潴留发生率。

（10）产后未及时排尿

1）产后膀胱残留容量与产后尿潴留有关。

2）有一部分产妇因不习惯卧床排尿而未及时排尿从而导致尿潴留。

3）有些产妇身体虚弱,产程过长致过度疲劳,

再加分娩后腹直肌分离,腹壁松弛,腹压下降逼尿肌收缩乏力,敏感度下降而无力排尿。

（11）精神心理因素

1）无论选择哪种分娩方式产妇都可能会因害怕伤口疼痛不敢用力排尿,或担心伤口感染恐惧排尿,以致膀胱过度充盈而失去收缩力,反射性抑制使尿道括约肌痉挛,增加排尿困难,导致尿潴留。

2）有一部分产妇因不习惯卧床排尿而未及时排尿导致尿潴留。

2. 体格检查要点

（1）重视生命体征:主要是注意有无贫血、休克、感染征象。

（2）腹部检查

1）检查前充分沟通,告知该操作的目的和必要性。

2）对于是否合并内外科疾病的鉴别至关重要。

3）触摸子宫底高度对于是否存在子宫复旧不良的判断至关重要。

4）触诊有无压痛、反跳痛及肌紧张。

3. 临床表现要点

（1）产妇有明显尿意,但试图排尿失败。

（2）产妇无尿意,但膀胱充盈明显。

（3）产妇有尿意,不敢排尿或仅排出少许尿液,膀胱仍充盈。

4. 辅助检查要点

（1）血常规及血型

1）血常规和血型检查对于门急诊患者很重要。

2）血常规的检测主要明确是否有贫血和感染。

3）入院后动态监测血常规,有助于与盆腔血肿相鉴别。

（2）尿常规

1）产后尿潴留会影响到膀胱功能,更有可能造成泌尿系感染,严重者引起产褥感染、膀胱破裂等。

2）有助于及时发现有无泌尿系感染,及时治疗,预防不良后果发生。

（3）超声:超声检查有助于与盆腔血肿及子宫复旧不全相鉴别。

（4）膀胱容量测定仪:可以在超声检测残余尿量 >150ml。

（三）治疗要点

1. 物理治疗

（1）诱导排尿:通过听水流声反射性缓解排尿

抑制,使产妇产生尿意,促进她们尽快排尿。或者护理人员一边与产妇聊天、一边用水冲洗产妇外阴,并告诉产妇已排出尿等进行诱导,通过条件反射使产妇放松会阴部肌肉以诱导产妇尽快排尿。

(2) 热敷法:将热水袋或者热毛巾放于产妇下腹部膀胱区及会阴,借助热力作用使得松弛的腹肌进行收缩,诱发腹压升高,以促进产妇排尿,此方法对于尿潴留时间短膀胱充盈不严重的产妇有较好的疗效。

(3) 红外线灯照射:利用红外线对产妇膀胱区进行照射,时间为 15~20 分钟,每天 2 次,通过照射可解除平滑肌痉挛,促进神经传导功能恢复,尤其是生物效应释放热能,进入组织后达到恢复平滑肌功能的效果,达到促进排尿的目的。

(4) 热熏法:外阴用一个高度为 35~40cm、口径约 35cm 的类似家庭坐式马桶的塑料桶,里面放上 2/3 的温开水,水温热度为产妇能承受的微烫的 45~50℃。产妇坐在桶上,放松心情,由桶内的水蒸气不断熏蒸会阴,并用小毛巾不断将温水淋到会阴与膀胱区,利用水蒸气及温水刺激尿道周围神经感受器,达到促进排尿的效果。

(5) 低频脉冲电疗仪治疗:方法:在低频脉冲电疗仪治疗片上涂抹耦合剂,分别放在腹正中耻骨联合处及骶尾部,将治疗能量控制在 80~90mA,治疗时间为 30~50 分钟,促使盆底肌肉与筋膜进行规律运动,同时带动膀胱壁肌肉规律运动,达到良好的排尿效果。

2. 中医治疗

(1) 指压穴位:利用右手拇指对利尿穴进行垂直下压,原则为先轻后重、逐渐增压,同时叮嘱产妇放松,大约 1 分钟,大多数产妇可自行排尿,可以根据膀胱底高度反复按压,直到排尽为止。这种方法在一些临床实践中应用普遍,被证实属于操作简单、经济高效、无不良反应的方法。

(2) 针灸穴位:以透曲骨穴、中极穴、三阴交穴、地机穴等为主要穴位,留针 20 分钟,通常情况下针灸后 40 分钟可自行排尿。

(3) 足三里穴:注射疗法在无菌操作下,使用一次性 5ml 6 号针头的注射器抽吸甲硫酸新斯的明注射液 1mg,垂直快速刺入足三里穴,同时小幅度提插,得气后将药液注入两侧穴位,每侧 0.5mg,若无效可间隔 30~60 分钟重复注射 1 次。

3. 药物治疗

(1) 开塞露纳肛:开塞露纳肛、灌肠帮助排尿已得到较多临床验证,通过排便能促进排尿的神经反射,促使腹肌收缩、腹内压增高,同时逼尿肌收缩,内括约肌松弛、尿道阻力降低而达到顺利排尿的效果。将开塞露开口端连接导尿管,把 20~40ml 开塞露液注入直肠 7~9cm,能使药液完全保留在肠腔不易外溢,使直肠在短时间内充满药液,刺激肠蠕动进一步增强,促使排便,同时可以引起膀胱逼尿肌快速兴奋,使膀胱逼尿肌的收缩力增强,从而促进产妇顺利排尿。

(2) 甲硫酸新斯的明注射:甲硫酸新斯的明可采取穴位注射或肌内注射,该药物有选择性作用兴奋膀胱平滑肌的机制,从而促进膀胱平滑肌收缩、排尿。

(3) 酚妥拉明肌内注射:酚妥拉明有极强的抗肾上腺素功能,采取肌内注射后可舒张血管,改善微循环,从而缓解黏膜水肿,促进膀胱肌张力的恢复,最终解除尿道括约肌痉挛而达到排尿的目的。邓新征等研究指出,采取肌内注射酚妥拉明 + 热敷治疗尿潴留,其治愈率高达 93.75%。

4. 导尿干预治疗

(1) 若经过前述方案处理效果不佳,可采取导尿术干预,尤其是急性尿潴留患者,第 1 次导尿量可控制在 1000ml 以内,避免膀胱内压急剧下降,血液大量滞留在腹腔,导致血压下降而发生虚脱。之后每次放尿 500ml 左右,待尿液排尽后再继续保留尿管 1 天,留置尿管期间进行膀胱功能锻炼,鼓励产妇多饮水,根据尿意确定放尿时间,待产妇膀胱功能恢复后则将尿管拔除。留置尿管拔除后尿潴留问题也需给予关注。

(2) 第二产程导尿:妊娠末期由于内分泌改变及子宫的压迫,膀胱和尿道均有不同程度的水肿,分娩过程中胎先露的压迫及阴道检查,更使之充血水肿加重,其产程延长者更甚,加之屏气时腹压骤增,膀胱内压明显上升,可致膀胱感觉张力均有所减退,逼尿肌收缩力下降;产妇由于对分娩缺乏正确认识,导致精神过度紧张,引起排尿困难;第二产程频繁的宫缩痛,产妇由于剧痛忽略了排尿;正常孕妇在住院前不会在床上小便,第二产程在床上卧位屏气,由于没有接受过卧位排尿的训练,不习惯此体位排尿;由于以上原因的存在,增加了第二产程中及产后尿潴留的发生率,因此导尿对于第二产程中的孕妇很重要,它既有利于胎先露的下降,又避免膀胱持续充盈引起膀胱肌的麻痹,预防第二产程中及产后尿潴留的发生。

（四）护理要点

产后尿潴留患者对产后康复知识缺乏,角色变化的紧张焦虑等心理问题。护士应掌握健康教育、心理护理、专科护理、用药护理等相关要点,降低产后尿潴留发生率,促进产后康复。

1. 健康教育　详细询问产妇病史,对产妇心理、生理状态进行严密观察、评估,向产妇讲解盆底解剖结构图及其功能,鼓励患者下床活动排尿,促进子宫收缩。盆底肌训练可增强产妇尿道口、阴道、肛门周围肌肉收缩促进会阴部血液循环,帮助尿道及膀胱消肿,以恢复盆底肌控尿功能。

2. 心理疏导　鼓励产妇及时自行排尿,给予相应的指导和监督,以促使排尿功能恢复。针对产妇紧张、害怕切口痛、担心会阴切口感染裂开等不良心理进行心理疏导,同时通过亲人鼓励及支持,帮助产妇消除紧张、恐惧心理,使产妇保持有良好的心理状态,能够主动及时地排尿,对于预防产妇因情绪因素引起的产后尿潴留是非常有效的。如产妇有头晕等不适症状,可指导产妇在床上排尿。

3. 专科护理

（1）观察腹胀情况:观察产妇膀胱充盈情况并督促及早排尿,必要时配合医师监测膀胱残余尿量。

（2）诱导排尿法:利用蒸汽法、温水冲洗尿道口直接刺激周围神经感受器,或给予产妇听流水声,产生条件反射而排尿。

（3）热敷法:可用 60℃左右热水袋或毛巾,热敷产妇膀胱区或者骶尾部,使松弛腹肌收缩,增加腹压,松弛尿道括约肌,刺激膀胱收缩,引起排尿。注意避免烫伤。

（4）通便排尿法:将开塞露 2 支(40ml)塞入肛门内,指导患者保留 15~20 分钟,刺激逼尿肌收缩,引起排尿。

（5）配合患者进行物理治疗:利用低频神经肌肉治疗仪、微波理疗、低频脉冲电疗仪、红外线灯照射等方法可促进骶神经传导恢复,活跃逼尿肌纤维,启动排尿收缩反射,抑制尿道括约肌痉挛以达到自行排尿的目的。治疗前应遵照医嘱给予患者导出残余尿液,排空膀胱。

（6）导尿:在严格无菌操作下实行导尿术,必要时可遵医嘱留置尿管,以彻底排空膀胱,使麻痹的膀胱肌肉休息并逐渐恢复张力。留置尿管期间指导患者注意多饮水,增加尿量,预防感染。

4. 用药护理　观察用药后反应及排尿情况。

5. 盆底肌训练　指导产妇取舒适的体位,嘱产妇吸气与收缩肛门,呼气与放松肛门同时进行,即产妇吸气的同时收缩肛门约 3~5 秒,于呼气的同时放松肛门,采取循序渐进方法,逐渐增加训练次数,并逐渐延长每次肛门收缩持续的时间,直至每次肛门收缩持续的时间达到 8~10 秒,每次进行训练时间为 10~15 分钟。通过盆底肌训练,使产妇正确、有节奏性、有意识地收缩盆底肌,帮助产后恢复盆底肌张力、增加盆底肌收缩能力,达到有效地恢复盆底肌的控尿功能。同时通过盆底肌训练,可以增强产妇的尿道口、阴道、肛门四周肌肉的收缩,促进产妇会阴部血液、淋巴液的循环,帮助尿道及膀胱消肿,达到自主排尿的目的。

（五）研究进展

间歇性导尿术(intermittent catheterization,IC)指定期经尿道或腹壁窦道插入导尿管以帮助不能自主排尿的患者排空膀胱或储尿囊的治疗方法,间歇性导尿术因其简洁、方便、经济和有效,被公认为是目前科学的尿路管理方法。其不仅适应于神经源性膀胱的管理,同样也适应于非神经源性膀胱的管理。

产后长期的留置尿管可以使膀胱括约肌和尿道口处于松弛状态,排尿功能、排尿反射较前明显减弱。留置尿管夹闭间歇性开放放尿,可以在膀胱充盈、放尿的过程中,提高膀胱张力,可以使膀胱括约肌、尿道口以及膀胱功能得到一定的锻炼和恢复,提高自主排尿成功率,减少排尿困难、尿潴留等并发症的发生。留置尿管持续开放的患者其膀胱括约肌、尿道口长时间地处于松弛状态,膀胱储尿功能得不到有效的锻炼,导致患者在拔除尿管后无自主排尿反射及排尿功能。

越来越多的研究证明留置尿管夹闭间歇性开放放尿较持续性放尿的产妇其排尿功能在拔除尿管后可明显改善,排尿功能可在短期内恢复正常。产后患者选择间歇性导尿术,可以减少患者泌尿道感染的机会,促进产妇恢复,有利于提高产科质量。

亦有研究对间歇无菌导尿及间歇清洁导尿与留置尿管夹闭间歇性开放放尿进行比较,发现前两者可以更有效地促进膀胱功能的恢复,减少并发症发生。因间歇性无菌导尿及清洁导尿可有效减少长期留置导尿容易产生的泌尿系统感染的机会,导尿间歇期膀胱逼尿肌及括约肌处于自然储尿与控尿状态,两次导尿之间可以不限次数地进行排尿训练,观察排尿功能恢复的情况,更为有效促进逼尿肌反射的恢复,减轻自主神经的反射功能障碍,而且间歇导尿可以减轻患者的心理负担,消除了心理障碍,增强患者战胜疾病信心。而留置导尿夹闭间歇性开放放尿,每天定时开放和夹闭尿管,只能锻炼膀胱的周期性充盈和排空,不能随时观察自主排尿恢复的情况,而且留置尿管会造成患者的不便与难堪,尿道口和膀胱壁的血液供应较差,水囊压迫容易导致局部的血液循环较差。

(夏志军　宋悦　吴颖)

参考文献

1. Saultz JW,Toffler WL,Shackles JY. Postpartum urinary retention. J Am Board Fam Pract,1991,4:341-344.

2. Glavind K,Bjork J. Incidence and treatment of urinary retention postpartum. Int Urogynecol J Pelvic Floor Dysfunct,2003,14:119-121.

3. Leach S. "Have you had a wee yet?" Postpartum urinary retention. The Practising Midwife,2011,14:23-25.

4. Kermans G,Wyndaele JJ,Thiery M,et al. Puerperal urinary retention. Acta Urilogic Belgica,1986,54:376-385.

5. Chai AH,Wong T,Mak HL,et al. Prevalence and associated risk factors of retention of urine after caesarean section. Int Urogynecol J,2008,19:537-542.

6. Liang CC,Wong SY,Tsay PT,et al. The effect of epidural analgesia on post partum urinary retention. Int Tobstet Anesth,2002,11:164-169.

7. Mulder FE,Schoffelmeer MA,Hakvoort RA,et al. Risk factors for postpartum urinary retention:a systematic review andmeta-analysis. Bjog An International Journal of Obstetrics Gynaecoloogy,2012,119:1440-1446.

8. Duenas G,Rico H,Gorbea V,et al. Bladder rupture caused by postpartum urinary retention. Obstet Gynecol,2008,112(2):481-482.

9. Evron S,Dimitrochenko V,Khazin V,et al. The effect of intermittent versus continuous bladder catheterization on labor duration and postpartum urinary retention and infection:a randomized trial. J Clin Anesth,2008,20(8):567-572.

10. Millet L,Shaha S,Bartholomew ML. Rates of bacteriuria in laboring women with epidural analgesia:continuous vs intermittent bladder catheterization. Am J Obstet Gynecol,2012,206(4):316.

11. Madigan E,Neff DF. Care of patients with long-term indwelling urinary catheters. Online J Issues Nurs,2003,8(3):7.

12. Hakvoort R,Thijs S,Bouwmeester F,et al. Comparing clean intermittentcatheterisation and transurethral indwellingcatheterisation for incomplete voiding after vaginal prolapse surgery:a multicentre randomised trial. BJOG,2011,118(9):1055-1060.

13. Niel-Weise BS,van den Broek PJ. Urinary catheter policies for short term bladder drainage in adults. Cochrane Database Syst Rev,2005,5(3):CD 004 203.

14. King RB,Carlson CE,Mervine J,et al. Clean and sterile intermittent catheterization methods in hospitalized patient with spinal cord injury. Arch Phys Med Rehabil,1992,73:798-802.

15. Philippe G,Benoit N,Sandfine R,et al. Influence of urinary management on urologic complications in a spinal cord injury patients. Arch Phy Med Rehabil,1998,79:1206-1209.

16. Woodbury MG,Hayes KC,Askes HK. Intermit tent carla—eterization practices following spinal cord injury:a national survey. Can J Urol,2008,15(3):4065-4071.

17. Xin Y,Hai YY,Xue LG,et al. The prevalence of fecal incontinence and urinary incontinence in primiparous postpartum Chinese women. European Journal of Obstetrics Gynecology & Reproductive Biology,2010,152(2):214-217.

18. Vargasblasco C,Arimanymanso J,Perabajo F. Urological diseases most frequently involved in medical professional liability claims. Medicina Clínica,2014,2(14):52-55.

19. Harding S,Lenguerrand E,Costa G,et al. Trends in mortality by labour market position around retirement ages in three European countries with different welfare regimes. Int J Public Health,2013,58(1):99-108.

20. Singh CR,Bhat RG. Alpha-foetoprotein in the diagnosis of prelabour rupture of membranes. J Clin Diagn Res,2014,8(11):CO01-CO02.

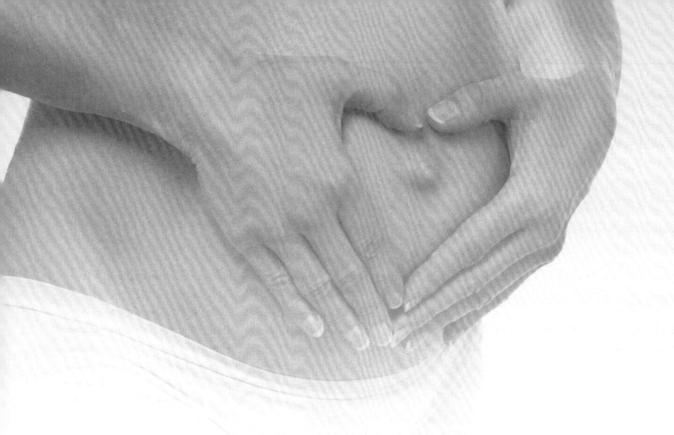

第十一章

抽搐、昏迷

概述

　　抽搐，即横纹肌的不随意收缩；引发抽搐的原因有很多，癫痫、子痫、头部外伤、脑卒中或血管畸形、颅内占位性病变、脑膜炎或脑炎、HIV脑病、重症感染、尿毒症、肝性脑病、SLE（系统性红斑狼疮）、低血糖、低钠血症、高渗状态、低钙血症、癔症等诸多疾病均有可能导致妊娠期间抽搐发作，发病时需认真鉴别。其中子痫为妊娠特有疾病。昏迷是严重的意识障碍，表现为意识持续的中断或完全丧失。子痫、Wernicke脑病、脑卒中、癫痫、重度休克、Adams-Stokes综合征、败血症、肺炎、肺性脑病、糖尿病昏迷、低血糖、甲状腺危象、稀释性低钠血症、低氯性碱中毒、高氯性酸中毒、吗啡及有机磷农药中毒等均可导致妊娠期间昏迷，发病后需相互鉴别。抽搐、昏迷是临床上的急、危重症，常相继出现，其中呼吸心搏骤停是最严重的表现，如不能在数分钟内得到抢救，危及生命。

　　本章将就子痫、癫痫、糖尿病酮症昏迷、呼吸心搏骤停分节讲解。

鉴别诊断流程图（见图 11-1）

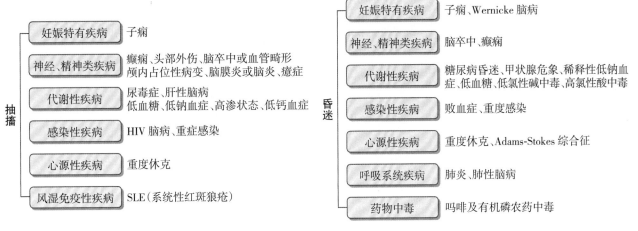

图 11-1 抽搐、昏迷鉴别诊断流程图

第一节 子痫

（一）流程化管理清单

1. 子痫急诊和住院诊疗流程

病史重点采集信息*	
现病史	□ 末次月经
	□ 月经周期
	□ 首次尿妊娠试验阳性日期 / 血 hCG 检测日期
	□ 首次超声检查日期、确定妊娠早期孕周
	□ 空腹血糖
	□ 唐氏筛查 / 其他产前诊断
	□ OGTT
	□ 早孕反应
	□ 首次胎动时间
	□ 胎动情况
	□ 孕早期血压
	□ 首次血压升高日期
	□ 有无药物治疗、血压情况
	□ 有无头晕、眼花、水肿及其持续时间

病史重点采集信息*	
现病史	□ 抽搐发生的持续时间、次数,有无意识丧失
	□ 阴道流血
	□ 腹痛
	□ 孕检 - 尿常规检测
	□ 有无失语、失用、偏瘫、面瘫、眩晕等
	□ 有无头痛、呕吐等
孕产史	□ 孕次__次
	□ 流产史__次、异位妊娠史__次
	□ 早产史__次、足月产__次
	□ 目前存活子女__个
	□ 既往分娩方式
既往史	□ 有无癫痫病史、脑外伤病史
	□ 高血压病史

体格检查重点采集信息*

生命体征*	□ 体温
	□ 脉搏
	□ 呼吸
	□ 血压
全身系统检查	□ 意识状态
	□ 脑膜刺激征：颈强直、Kernig 征、Brudzinski 征
	□ 瞳孔是否等圆等大
	□ 直接对光反射、间接对光反射
	□ 结膜
	□ 水肿
	□ 口腔有无舌咬伤
	□ 心肺听诊
	□ 宫底位置
	□ 腹部压痛及反跳痛
	□ 肌紧张及板状腹
	□ 肌力、肌张力
	□ 生理反射
	□ 病理反射（Babinski 征、Chaddock 征、Hoffmann 征）
	□ 尿便失禁
产科特殊检查	□ 宫高、腹围
	□ 胎心率
	□ 胎方位、胎产式
	□ 宫口开大
	□ 宫颈管消退
	□ 先露位置
	□ 宫颈硬度、位置
	□ 有无阴道流血

辅助检查重点项目*

□ 血常规 + 血型
□ 凝血五项
□ 尿常规
□ 肝功、肾功、离子、血糖、血脂
□ 动脉血气分析
□ 24 小时尿蛋白定量
□ 乙肝、丙肝、梅毒、HIV 检测
□ 超声检查（胎儿、胎盘及羊水）
□ 胎心监测
□ 超声：肝胆脾超声、胸腹腔彩超
□ 眼底检查
□ 心电图、心脏彩超及心功能测定
□ 头部磁共振及脑电图

治疗方案

急诊一般紧急处理	□ 清理呼吸道，吸氧、保持气道通畅，维持呼吸
	□ 建立静脉通路，缓慢补液、保证循环稳定、密观生命体征，留置导尿、观察尿量
	□ 左侧卧位、预防坠地伤、唇舌咬伤，避免声、光刺激
	□ 硫酸镁解痉
住院治疗	□ 立即住院治疗（三级医疗机构）。病史采集、体格检查及辅助检查均可于住院后不断完善
	□ 非三级医疗机构应在患者生命体征稳定，短时间产程无变化的情况下积极转诊
	□ 控制抽搐：首选硫酸镁
	□ 控制血压
	□ 监控并发症
	□ 适时终止妊娠：一般抽搐控制后即可考虑终止妊娠
	□ 产后处理

注：*为重点项目

2. 子痫住院护理流程

护理流程	描述要点
□ 健康教育	□ 同第八章第一节病毒性肝炎
□ 协助医师	□ 胎心监护
	□ 询问病史
	□ 体格检查
□ 护理相关	□ 垫压舌板、开放气道
	□ 监护、吸氧、建立静脉通路
	□ 采血、给药
□ 病情观察和其他症状	□ 意识状态
	□ 有无舌咬伤及其他外伤
	□ 观察有无宫缩、阴道流血及流液
	□ 询问抽搐前症状体征
□ 完善化验	□ 遵医嘱
□ 协助完善检查	□ 胎儿、胎盘、羊水超声检查
	□ 心电图
	□ 眼底检查、心功能测定及心脏彩超
	□ 子宫动脉、脐动脉血流
	□ 头 CT 或 MRI
□ 专科护理	□ 急救处理、胎儿状态观察及监测
	□ 采血、给药
	□ 预防并发症
	□ 孕产妇安全及手术准备
	□ 术后观察
□ 心理护理	□ 心理状况评估及护理
□ 出院指导	□ 同第八章第二节妊娠期瘙疹

（二）子痫诊断要点

1. 病史要点

（1）子痫患者就诊时多伴有意识障碍，注意病史陈述者及病史的可靠程度。

（2）注意询问患者妊娠前有无高血压、肾病、糖尿病及自身免疫性疾病等病史或表现，有无妊娠期高血压疾病史；了解患者此次妊娠后高血压、蛋白尿等症状出现的时间和严重程度；有无妊娠期高血压疾病家族史。

（3）通常，怀孕妇女在抽搐发作之前发生高血压和蛋白尿，是子痫的特征。

（4）在抽搐之前可能会出现一些其他神经系统症状，如恶心、呕吐、头痛和皮质失明。如果并发多器官功能损伤和衰竭，那么会出现相应的症状和体征，如腹痛、黄疸、气短、尿量减少等。

（5）子痫的临床表现可以非常不典型：可以发生于存在严重高血压者，也发生在轻度血压升高者，且有 16% 并未发现临床上的高血压存在；有 48% 的子痫存在着严重蛋白尿，还有 14% 并无蛋白尿。曾有病例报道，个别子痫前期患者陷入昏迷或昏睡，但没有发生抽搐。从昏迷中醒来后，会经历"黑暗"和"短暂的"单侧暂时失明。

（6）怀孕期间与子痫无关的抽搐需要与子痫相鉴别。这些疾病包括癫痫发作障碍、脑外伤、脑炎、HIV 脑病、癔症、脑肿瘤、大脑动脉瘤以及药物相关的癫痫发作。详细询问相关病史，以利鉴别诊断。

2. 体格检查要点

（1）重视生命体征：注意患者生命体征，谨防呼吸心搏骤停、休克等急危重症的发生。

（2）系统检查：腹部查体注意宫底高度有无变化，子痫抽搐后易出现胎盘早剥等并发症，查体时注意有无腹部压痛、反跳痛、肌紧张，宫底高度有无变化，警惕胎盘早剥的发生。

（3）产科查体：四步触诊及妇科指诊，对于产时子痫，协助判断产程进展及能否短时间内阴道分娩。

3. 辅助检查要点

（1）妊娠期高血压疾病的基本病理生理变化是全身小动脉痉挛，内皮细胞功能障碍，全身各系统靶器官血流灌注减少而造成损害，出现不同的临床征象。包括心血管、血液、肾脏、肝脏、脑和子宫胎盘灌流等。子痫患者的各个系统受损，条件允许时应完善相关肝、肾、心血管系统、血液系统检查，眼底检查和神经系统相关检查。

（2）注意尿常规、尿蛋白测定以明确诊断。

（3）注意血常规检查，子痫患者常合并血小板减少。

（4）注意凝血功能检查，患者常常合并凝血功能障碍，产后出血风险大。

（5）注意肝肾功能的实验室检查和超声检查，是否有肝肾功能损伤，有无 HELLP 综合征的发生。

（6）产科超声检查胎儿生长发育指标，注意有无胎儿生长受限；检查胎盘情况，有无胎盘早剥征象。

（7）胸腹腔超声检查，有无胸腹水情况。

（8）必要时行眼底检查，观察眼底有无动脉痉挛、视网膜水肿及视盘水肿。

（三）治疗要点

治疗子痫目标是控制抽搐并防止再次抽搐、控制血压、尽快分娩并密切监测多器官功能衰竭的发生。

1. 控制抽搐 使用硫酸镁预防和治疗抽搐。

（1）硫酸镁是治疗子痫及预防复发的首选药物。

（2）硫酸镁治疗子痫的有效性的研究于 1955 年首次发表。

（3）母体中毒剂量的血清镁浓度分别为：

$7.0\sim10.0$ mEq/L：髌骨反射丧失。

$10.0\sim13.0$ mEq/L：呼吸抑制。

$15.0\sim25.0$ mEq/L：改变房室传导和（进一步）完整的心脏阻塞。

>25.0 mEq/L：心搏骤停。

根据公式：mEq/L=mmol/L× 原子价

$3.5\sim5.0$ mmol/L：髌骨反射丧失。

$5.0\sim6.5$ mmol/L：呼吸抑制。

$7.5\sim12.5$ mmol/L：改变房室传导和（进一步）完整的心脏阻塞。

>12.5 mmol/L：心搏骤停。

（4）静脉给药后，抗抽搐作用的发作很快，持续约 30 分钟。肌内给药后，发作时间约为 1 小时，持续 $3\sim4$ 小时。

（5）有效的抗抽搐血清水平范围为 $2.5\sim7.5$ mEq/L。

（6）镁仅以肾脏排泄。

（7）即使使用治疗性血清镁浓度，也可能发生复发性抽搐，可能需要额外的镁，但密切监测呼吸、心脏和神经障碍。如果镁给药导致高血清浓度不能控制抽搐，可以使用其他静脉抗抽搐药，准备气管插管和机械通气,并避免镁毒性,镁中毒可致母体胸肌麻痹。

(8) 硫酸镁比地西泮、苯妥英或氯丙嗪、异丙嗪和哌替啶合剂效果更好。

2. 控制血压和监控并发症

(1) 脑血管意外是子痫患者死亡的最常见原因。当收缩压持续≥160mmHg、舒张压≥110mmHg时要积极降压以预防心脑血管并控制血压和监控并发症。

(2) 在子痫期间血压控制选择的药物是肼屈嗪和(或)拉贝洛尔。它们有效且对胎儿没有负面影响。

(3) 注意监测子痫之后的胎盘早剥、肺水肿等并发症。

(4) 肺水肿是严重子痫的一个常见并发症,影响约3%的子痫患者;大多数是由静脉输液引起的。

(5) 侵入性血流动力学检查可以用以监测并发心脏病、肾脏疾病、难治性高血压、肺水肿或少尿的风险。

3. 适时终止妊娠

(1) 子痫患者抽搐控制后即可考虑终止妊娠。

(2) 如子痫患者抽搐发生时尚未分娩,则需要采取措施控制抽搐的同时迅速终止妊娠。即使胎儿不成熟,也需要终止妊娠,因为子痫这种状况对母儿均存在风险。

(3) 由于子痫部分表现多器官功能损伤,在分娩前准备时(通常是剖宫产)需要评估其他器官(肝、肾、肺、心血管系统以及凝血系统),除非已经进入产程。

(4) 当发生凝血功能损伤时,剖宫产术的区域麻醉是禁忌的。

4. 产后处理

(1) 孕妇产后应继续使用硫酸镁至少24~48小时,预防产后子痫;注意防治产后子痫。

(2) 应提高注意:产后3~6天是产褥期血压高峰期,症状可能反复出现甚至加重,此期间应监测血压,如血压≥150/100mmHg应继续给予降压治疗。哺乳期可继续应用产前使用的降压药物,禁用ACEI和ARB类(卡托普利、依那普利除外)降压药。产后血压持续升高要注意评估和排查孕妇其他系统疾病的存在。

(3) 孕妇重要器官功能稳定后方可出院。

(4) 出院随访12周。

(四)护理要点

子痫是妊娠期高血压疾病最严重的阶段,极易造成妊娠期母儿的死亡,一旦发生应及时给予急救措施,预防并发症,挽救孕妇和胎儿生命。

患者意识状态恢复后做好心理护理。

抢救时即抽搐缓解后均应监测好胎儿状态,终止妊娠做好术前准备。

术后密切观察,做好健康指导。

1. 专科护理

(1) 子痫急救处理

1) 监护、吸氧。

2) 从臼齿放入压舌板,防止舌咬伤。

3) 保证呼吸顺畅,解开衣领扣子及腰带,保持呼吸通畅。

4) 检查静脉通路是否通畅,如不通畅则立即建立有效静脉通路。静脉通路宜建立两路或者两路以上,以利于抢救。

5) 留置导尿。

(2) 采血、给药

1) 配合医师完善化验,采样采集不宜在输液侧肢体,以防血液稀释影响化验结果。动脉血采集注意穿刺点的按压,以防出血。

2) 硫酸镁用药前应注意:①膝反射存在;②呼吸频率≥16次/分;③尿量≥25ml/h或≥600ml/24h。用药中注意观察患者反应,备好钙剂,防止硫酸镁中毒。监测血液中镁离子浓度。镁离子中毒时停用硫酸镁并缓慢(5~10分钟)静脉推注10%葡萄糖酸钙10ml。

3) 镇静药物常用地西泮及冬眠合剂,严格遵医嘱,用药时核对好用量,用药过程中监测生命体征。

4) 如发生脑水肿给予甘露醇降颅压,应全速滴入,用药时护理好静脉通路,防止药液外渗。

5) 应用白蛋白时注意前后用生理盐水冲管,液体黏稠常发生输液速度改变,护士应经常巡视,调整输液速度。

(3) 胎儿状态观察及监测(同癫痫胎儿状态观察及监测)。

(4) 并发症

1) 脑血管意外是子痫患者死亡的常见原因。当收缩压持续≥160mmHg,舒张压≥110mmHg时应积极降压预防心脑血管意外发生。

2) 注意补液的速度,防止心衰、肺水肿发生。

3) 监测胎心,注意患者生命体征,有无阴道流血、腹痛等,预防胎盘早剥、DIC、胎死宫内等发生。

4) 观察尿量,预防肾衰竭。

2. 术前准备

(1) 子痫控制2小时后可考虑终止妊娠,患者如短时间内不能阴道分娩,病情有加重可能,应放宽手术指征。护士第一时间抽取血样,做交叉配血。

(2) 抢救过程中留置尿管,等待手术过程中,保持尿管通畅,密切注意尿量的变化。

3. 术后观察

(1) 子痫术后仍需严密监测生命体征,每天监测血压,直至血压平稳,期间应用口服及静脉降压药物控制血压。

(2) 术后严密观察阴道流血情况,遵医嘱给予宫缩剂,预防产后并发症。

(3) 告知患者留尿方法,做尿蛋白定量。

(4) 术后仍需继续应用硫酸镁,预防产后子痫。

(5) 子痫患者多为肥胖、水肿,术后卧床时间长易发生压疮,护理上应注意提醒和协助患者变换体位,保持床单位整洁。

(6) 做好术后的安全管理,做好家属的健康宣教,加床档保护,以防术后子痫抽搐发生坠床危险。

4. 孕产妇安全

(1) 子痫发作先兆常为头痛、头晕、视物模糊,但前驱症状短暂,可指导家属识别,以便再次发作时赢得抢救时间。

(2) 子痫患者应注意避免声、光刺激,避免不良刺激引起的应激反应诱发再次抽搐。

(3) 余同本章第二节癫痫。

(孙敬霞 金秀华)

参考文献

1. Kane SC, Dennis A, da Silva Costa F, et al. Contemporary Clinical Management of the Cerebral Complications of Preeclampsia. Obstetrics and Gynecology International, 2013: 985606.

2. ACOG practice buletin. Diagnosis and management of preeclampsia and eclampsia. Number 33, January 2002. Obstet Gynecol, 2002, 99 (1): 159-167.

3. Cunningham FG, Fernandez CO, Hernandez C. Blindness associated with preeclampsia and eclampsia. American Journal of Obstetrics and Gynecology, 1995, 172 (4 Pt 1): 1291-1298.

4. Sperling JD, Gossett DR. Screening for Preeclampsia and the USPSTF Recommendations. JAMA, 2017, 317 (16): 1629.

5. Rozenberg P. Magnesium sulphate for the management of preeclampsia. Gynecol Obstet Fertil (in French), 2006, 34 (1): 54-59.

6. Pritchard JA. The use of the magnesium ion in the management of eclamptogenic toxemias. Surg Gynecol Obstet, 1955, 100 (2): 131-140.

7. Lu JF, Nightingale CH. "Magnesium sulfate in eclampsia and pre-eclampsia: pharmacokinetic principles". Cln Pharmacokinet, 2000, 38 (4): 305-314.

8. Magnesium Sulfate-FDA prescribing information, side effects and uses. drugs.com. Archived from the original on 29 May 2016. Retrieved 4 September 2016.

9. Duley L, Henderson-Smart DJ, Walker GJ, et al. Magnesium sulphate versus diazepam for eclampsia. The Cochrane database of systematic reviews, 2010, 12: CD000127.

10. Duley L, Henderson-Smart DJ, Chou D. Magnesium sulphate versus phenytoin for eclampsia. The Cochrane database of systematic reviews, 2010, 10: CD000128.

11. Duley L, Gülmezoglu AM, Chou, D. Magnesium sulphate versus lytic cocktail for eclampsia. The Cochrane database of systematic reviews, 2010, 9: CD002960.

12. 中华医学会妇产科学分会妊娠期高血压疾病学组. 妊娠期高血压疾病诊治指南. 中华妇产科杂志, 2015, 50 (10): 721-728.

第二节 癫痫

(一) 流程化管理清单

1. 癫痫急诊诊疗流程

病史重点采集信息*	
□ 现病史	□ 末次月经
	□ 月经周期
	□ 首次尿妊娠试验阳性日期 / 血 hCG 检测日期
	□ 首次超声检查日期
	□ 空腹血糖
	□ 唐氏筛查 / 其他产前诊断
	□ OGTT
	□ 早孕反应
	□ 首次胎动时间
	□ 胎动情况
	□ 孕期血压
	□ 抽搐发生的持续时间、次数,有无意识丧失
	□ 癫痫的发作频率、严重程度
	□ 癫痫的发作类型
	□ 有无头晕、眼花、水肿
	□ 阴道流血
	□ 腹痛
	□ 孕检 - 尿常规检测
	□ 有无失语、失用、偏瘫、面瘫、眩晕等
	□ 有无头痛、呕吐等

病史重点采集信息 *

□ 孕产史	□ 孕次__次
	□ 流产史__次、异位妊娠史__次
	□ 早产史__次、足月产__次
	□ 目前存活子女__个
	□ 既往分娩方式
□ 既往史	□ 有无癫痫病史、脑外伤病史
	□ 高血压病史

体格检查重点采集信息 *

□ 生命体征 *	□ 体温
	□ 脉搏
	□ 呼吸
	□ 血压
□ 全身系统检查	□ 意识状态
	□ 脑膜刺激征:颈强直、Kernig 征、Brudzinski 征
	□ 瞳孔是否等圆等大
	□ 直接对光反射、间接对光反射
	□ 结膜
	□ 水肿
	□ 口腔有无舌咬伤
	□ 心肺听诊
	□ 宫底位置
	□ 腹部压痛及反跳痛
	□ 肌紧张及板状腹
	□ 肌力、肌张力
	□ 生理反射
	□ 病理反射(Babinski 征、Chaddock 征、Hoffmann 征)
	□ 尿便失禁
□ 产科特殊检查	□ 宫高、腹围
	□ 胎心率
	□ 胎方位、胎产式
	□ 宫口开大
	□ 宫颈管消退
	□ 先露位置
	□ 宫颈硬度、位置
	□ 有无阴道流血

辅助检查重点项目 *

□ 血常规 + 血型
□ 凝血五项
□ 尿常规
□ 肝功、肾功、离子、血糖、血脂

辅助检查重点项目 *

□ 24 小时尿蛋白检测
□ 动脉血气分析
□ 乙肝、丙肝、梅毒、HIV 检测
□ 超声检查(胎儿、胎盘及羊水)
□ 胎心监测
□ 心电图、心脏彩超及心功能测定
□ 头部磁共振及脑电图

治疗方案

□ 急诊一般紧急处理	□ 神经内科、产科同时进行规律产检
	□ 注意胎儿排畸检查
	□ 遵从神经内科抗癫痫药物的用药指导、切忌患者自行停药或私自减药
□ 住院治疗	□ 抽搐患者应立即住院治疗(三级医疗机构)。病史采集、体格检查及辅助检查均可于住院后不断完善
	□ 非三级医疗机构应在患者生命体征稳定,短时间产程无变化的情况下积极转诊
	□ 抽搐患者未确诊癫痫之前,按子痫抽搐给予一般处理及硫酸镁
	□ 保持气道通畅,维持呼吸、循环稳定,密切观察生命体征,留置导尿,观察尿量等。预防坠地伤、唇舌咬伤
	□ 产时监护
	□ 产后处理

注:* 为重点项目

2. 妊娠合并癫痫住院护理流程

护理流程	描述要点
□ 健康教育	□ 同第八章第一节病毒性肝炎
□ 协助医师	□ 胎心监护
	□ 询问病史
	□ 体格检查
□ 护理相关	□ 垫压舌板、开放气道
	□ 监护、吸氧、建立静脉通路
□ 病情观察和其他症状	□ 意识状态
	□ 有无舌咬伤及其他外伤
	□ 观察有无宫缩、阴道流血及流液
	□ 询问抽搐前症状体征
□ 完善化验	□ 遵医嘱
□ 协助完善检查	□ 神经系统检查
	□ 脑电图、头 CT 或 MRI
	□ 胎心监护
	□ 胎儿、胎盘超声检查

护理流程	描述要点
□ 专科护理	□ 急救处理
	□ 采血、给药
	□ 胎儿状态观察及监测
	□ 孕产妇安全
	□ 退奶
□ 心理护理	□ 心理状况评估及护理
□ 出院指导	□ 同第八章第二节妊娠期痒疹

(二) 癫痫诊断要点

注意癫痫应由神经内科医师进行诊断。

癫痫诊断主要根据癫痫发作史,目击者对发作过程提供可靠的详细描述,辅以脑电图痫性放电证据即可确诊。

1. 病史要点

(1) 注意既往有无癫痫病史,对于有癫痫病史的孕妇,应对既往治疗经过、发作次数、用药情况、癫痫发作类型及癫痫诱发因素等多方面进行询问。注意了解用药情况,包括既往应用抗癫痫药物种类、剂量、是否有效。

(2) 对于既往无癫痫病史患者,注意询问有无颅脑外伤、脑炎、家族史、高热抽搐、脑部肿瘤或脑血管异常、酗酒戒断情况等。

(3) 注意区分癫痫发作类型的重要性。癫痫可分全面强直 - 阵挛发作(大发作)、单纯部分发作、复杂部分发作、失神发作(小发作)。全面强直 - 阵挛发作(大发作)是最有可能导致突发癫痫死亡的发作类型,同时也是妊娠期癫痫患者死亡的主要原因。

(4) 若患者为抽搐入院,注意患者此次抽搐发作的持续时间、严重程度、有无意识障碍。发作间歇患者是否持续昏迷。

2. 体格检查要点 妊娠合并癫痫患者,查体注意神经系统专科查体及产科查体,防治产科并发症。

3. 辅助检查要点

(1) 进行必要的血、尿、便常规检查及血糖、电解质(钙磷)测定、心电图及心脏彩超等,用以排除心脏、代谢等原因导致的抽搐发作。

(2) 针对于癫痫进行的检查:脑脊液检查、脑脊液氨基酸分析、脑电图检查、头部的影像学检查(包括头部的 CT、MRI、PET)。对于抽搐发作的孕妇而言,影像学检查 CT、MRI 相对安全。有文献指出,单一次检查对妊娠中晚期胎儿的影响很小。

(3) 孕期监管注意抗癫痫用药的血药浓度监测。

(4) 唐氏筛查、胎儿超声检查等孕期检查。对于服用抗癫痫药物的妊娠期癫痫患者,胎儿发生先天性畸形的风险增加。抗癫痫药物所致先天性畸形,常见神经管畸形、先天性心脏病、尿道及骨骼发育异常以及唇腭裂。注意严格按照孕期要求完成相应的产前检查。

(三) 癫痫治疗要点

1. 对于癫痫发作患者处理

(1) 对于妊娠中晚期首次出现抽搐的患者,若不能立即确诊为癫痫,应立即保持呼吸道通畅、吸氧、防止吸入与外伤、建立静脉通路,并加强胎儿监护,同时按子痫给予硫酸镁治疗。

(2) 对于确诊的妊娠期癫痫患者,为避免癫痫发作导致的胎儿酸中毒及胎儿窘迫,应尽快终止癫痫状态。对于终止癫痫状态,首选为苯二氮䓬类药物,如地西泮 10~20mg 缓慢静脉注射。

2. 癫痫患者的孕期管理

(1) 妊娠期癫痫患者应由神经内科、产科医师规律产检及指导用药。

(2) 应注意妊娠期癫痫患者(包含服用 AEDs 抗癫痫药物的患者)发生产科并发症的风险较正常孕妇增高,应制定预防机制及对策。有研究比较正常孕妇及妊娠期癫痫患者的妊娠结局:妊娠期癫痫患者较正常孕妇发生自发性流产、产前出血、高血压、引产、剖宫产、早产、胎儿生长受限以及产后出血的几率均增高。

(3) 应于神经内科就诊指导癫痫用药方案。国内临床常用的 AEDs 包括丙戊酸、苯巴比妥、苯妥英钠、卡马西平等传统 AEDs,以及拉莫三嗪、左乙拉西坦、托吡酯、奥卡西平、唑尼沙胺、加巴喷丁等新一代 AEDs。临床医师应充分告知患者服用这些药物可能存在的致畸风险。由于抗癫痫药物的致畸可能,一些癫痫孕妇自行减少甚至停用抗癫痫药物,增加了患者癫痫发作甚至癫痫患者突然死亡的风险。另外,由于雌孕激素可以影响神经元的兴奋性及癫痫的发作阈,癫痫发作频率和严重程度在妊娠期可能会有 15%~32% 的增加。妊娠期癫痫患者应于有丰富经验的神经内科医师处制订用药方案,服用最低剂量的合适抗癫痫药物。对服用抗癫痫药物的妊娠期癫痫患者,应关注其是否发生抑郁、焦虑及其他副作用。

(4) 建议癫痫妇女自孕前 3 个月起口服 5mg/d

叶酸直至早孕期末,以降低发生先天性畸形的几率。

3. 癫痫患者的分娩期处理

(1) 分娩时机和分娩方式:癫痫不是计划性剖宫产或引产的指征。对于癫痫发作控制良好的妊娠期癫痫患者,不需要提前终止妊娠。妊娠期癫痫患者有明显的癫痫发作恶化情况,反复出现并且延长发生时间,具有发生癫痫持续状态的高风险,在这种情况下,可考虑行剖宫产。

(2) 产程中可适当使用无痛分娩以降低易触发癫痫发作的风险因素,如失眠、压力及脱水等。分娩时应继续服用抗癫痫药物,为防止呕吐,可采用静脉注射。

(3) 产程中加强胎儿监护。

4. 癫痫患者的产后处理

(1) 产后早期仍是癫痫发作频率的高风险期,这是由于压力增加、失眠、缺漏服药及焦虑等导致。

(2) 很多妊娠期癫痫患者抗癫痫用药剂量高于孕前剂量。妊娠期发生的生理改变会在产褥期逐渐恢复,因此继续服用高剂量抗癫痫药物会有药物中毒风险。产后 10 天内应与神经科专家调整抗癫痫药物剂量。

(四) 护理要点

癫痫孕妇的妊娠期并发症较普通人群明显增加,癫痫发作引起的缺氧和外伤,可致流产、胎膜早破、早产、子痫前期发生、宫内感染等,对孕妇和胎儿均有严重影响。

1. 健康教育　抽搐发作时,注意患者安全,24 小时家属陪护,注意患者意识状态的变化。

(1) 癫痫得到很好控制的孕妇可以阴道分娩,但应注意分娩镇痛。

(2) 尽量去除诱发癫痫的外界刺激和不良因素。

(3) 癫痫发作先兆常为头痛、头晕、烦躁不安、举止异常。

2. 心理护理

(1) 如患者意识状态恢复,及时了解患者的需求,解决患者的实际问题。

(2) 保持患者情绪稳定,避免情绪激动引起的应激性反应再次诱发癫痫。

3. 专科护理

(1) 癫痫发作处理

1) 从白齿放入压舌板,防止舌咬伤。

2) 保证呼吸顺畅,解开衣领扣子及腰带,保持呼吸通畅。

3) 监护、吸氧、检查静脉通路是否通畅,如不通畅则立即建立有效静脉通路。

4) 静脉通路宜建立两路或者两路以上,以利于抢救。

(2) 采血、给药

1) 遵医嘱完善化验,采血不宜在输液侧肢体,以防血液稀释影响化验结果。

2) 动脉血采集后注意按压时间不能少于 10 分钟,防止出血。

3) 癫痫常给予地西泮注射液静脉推注,后给予静脉滴注。

4) 因地西泮有抑制呼吸、分泌物增多、血压下降等不良反应,用药过程中应严密监测患者生命体征。

(3) 胎儿状态观察及监测

1) 按时听胎心及进行胎心监护。

2) 意识恢复后指导患者进行胎动计数。

3) 观察宫缩及阴道流血、流液情况。

4) 行胎儿超声检查,确认宫内状况。

(4) 孕产妇安全

1) 急救的同时保证患者安全,加床档。

2) 躁动患者使用约束带约束。

3) 利用安全评估表对患者进行安全评估。

4) 进行安全告知并床头悬挂防跌倒警示牌。

4. 喂养指导

(1) 癫痫患者在产后应继续服用抗癫痫药物,药物会对女性的月经周期、母乳喂养、避孕等产生影响。大部分患者在医师指导下,可进行母乳喂养。在母乳喂养过程中,如出现长时间的镇静、对喂养不感兴趣、体质量不增加等表现,则应立即停止母乳喂养。

(2) 不能进行母乳喂养的患者应指导产妇回奶药的方法及注意事项,如芒硝可灌入长筒丝袜外敷乳房,避开乳头。芒硝保存注意避开强光及热源,以防药物溶化。维生素 B_6 每天三次口服,每次剂量为 200mg。产后回奶应注意避免对乳房进行热敷及按摩。

(孙敬霞　金秀华)

参考文献

1. Shorvon S,Tomson T. Sudden unexpected death in epilepsy. Lancet,2011,378(9808):2028-2038.

2. Gaillard WD,Cross JH,Duncan JS,et al. Epilepsy imaging study guideline criteria:commentary on diagnostic testing

study guidelines and practice parameters. Epilepsia,2011,52
(9):1750-1756.

3. Dineen R,Banks A,Lenthall R,et al. Imaging of acute
neurological conditions in pregnancy and the puerperium. Clin
Radiol,2005,60(11):1156-1170.

4. ACOG Committee Opinion. Number 299,September 2004
(replaces No.158,September 1995). Guidelines for diagnostic
imaging during pregnancy. Obstet Gynecol,2004,104(3):
647-651.

5. Hernandez-Diaz S,Smith CR,Shen A,et al. Comparative
safety of antiepileptic drugs during pregnancy. Neurol,2012,
78(21):1692-1699.

6. Kaplan YC,Nulman I,Koren G,et al. Dose-dependent risk
of malformations with antiepileptic drugs:an analysis of data
from the EURAP epilepsy and pregnancy registry. Ther Drug
Monit,2015,37(5):557-558.

7. Meador KJ,Baker GA,Browning N,et al. Fetal antiepileptic
drug exposure and cognitive outcomes at age 6 years (NEAD
study):a prospective observational study. Lancet Neurol,
2013,12(3):244-252.

8. Laura MB,Felecia MH,Jacquelyn LB. Epilepsy during
pregnancy:focus on management strategies. Int J Womens
Health,2016,8:505-517.

9. Altman D,Carroli G,Duley L,et al. Do women with preeclampsia,
and their babies,benefit from magnesium sulphate? The Magpie
Trial:a randomised placebo-controlled trial. Lancet,2002,
359(9321):1877-1890.

第三节 糖尿病酮症酸中毒

(一) 流程化管理清单

1. 糖尿病酮症酸中毒急诊、住院诊疗流程

病史重点采集信息*

	□ 末次月经
	□ 月经周期
	□ 首次尿妊娠试验阳性日期 / 血 hCG 检测日期
	□ 首次超声检查日期
	□ 空腹血糖
现病史	□ 唐氏筛查 / 其他产前诊断
	□ OGTT
	□ 早孕反应
	□ 首次胎动时间
	□ 胎动情况
	□ 孕期血糖情况
	□ 孕期饮食控制情况
	□ 是否应用胰岛素,用药方案

病史重点采集信息*

	□ 有无多饮、多尿
	□ 有无恶心、呕吐
	□ 阴道流血
现病史	□ 腹痛
	□ 有无全身不适、虚弱
	□ 有无呼吸急促
	□ 有无发热
	□ 孕次__次
孕产史	□ 流产史__次、异位妊娠史__次
	□ 早产史__次、足月产__次
	□ 目前存活子女__个
	□ 既往分娩方式
既往史	□ 有无癫痫病史、脑外伤病史
	□ 高血压病史

体格检查重点采集信息*

生命体征*	□ 体温
	□ 脉搏
	□ 呼吸
	□ 血压
	□ 意识状态
	□ 脑膜刺激征:颈强直、Kernig 征、Brudzinski 征
	□ 瞳孔是否等圆等大
	□ 直接对光反射、间接对光反射
	□ 眼球下陷
	□ 皮肤黏膜干燥
全身系统检查	□ 口腔有无舌咬伤
	□ 心肺听诊
	□ 宫底位置
	□ 腹部压痛及反跳痛
	□ 肌紧张及板状腹
	□ 肌力、肌张力
	□ 生理反射
	□ 病理反射(Babinski 征、Chaddock 征、Hoffmann 征)
	□ 尿便失禁
	□ 宫高、腹围
	□ 胎心率
产科特殊检查	□ 胎方位、胎产式
	□ 宫口开大
	□ 宫颈管消退
	□ 先露位置
	□ 宫颈硬度、位置
	□ 有无阴道流血

辅助检查重点项目*
☐ 血糖
☐ 血常规＋血型
☐ 凝血五项
☐ 尿常规
☐ 肝功、肾功、离子、血糖、血脂
☐ 血气分析
☐ 血清碳酸氢钠
☐ 血清丙酮
☐ 乙肝、丙肝、梅毒、HIV 检测
☐ 超声检查(胎儿、胎盘及羊水)
☐ 胎心监测
☐ 心电图、心脏彩超及心功能测定
☐ 头部磁共振及脑电图

治疗方案		
☐ 一般紧急处理		☐ 建立静脉通路，缓慢补液，保证循环稳定、密观生命体征
☐ 住院治疗		☐ 糖尿病酮症酸中毒患者应立即住院治疗(三级医疗机构)。病史采集、体格检查及辅助检查均可于住院后不断完善
		☐ 非三级医疗机构应在患者生命体征稳定、短时间产程无变化的情况下积极转诊
		☐ 寻找并去除诱发原因监测实验室指标并充分纠正电解质紊乱
		☐ 补液，快速恢复血容量
		☐ 监测实验室指标并充分纠正电解质紊乱
		☐ 应用胰岛素
		☐ 如果存在感染及时给予治疗

注:* 为重点项目

2. 妊娠合并糖尿病酮症昏迷住院护理流程

护理流程	描述要点
☐ 健康教育	☐ 同第八章第一节病毒性肝炎
☐ 协助医师	☐ 胎心监测
	☐ 询问病史
	☐ 体格检查
☐ 护理相关	☐ 测量指尖血糖
	☐ 监护、吸氧、建立静脉通路
	☐ 采血、给药
☐ 病情观察和其他症状	☐ 意识状态
	☐ 有无咬伤及其他外伤
	☐ 观察有无宫缩、阴道流血及流液
	☐ 询问家属昏迷前症状体征

护理流程	描述要点
☐ 完善化验	☐ 遵医嘱
☐ 协助完善检查	☐ 胎心监护
	☐ 孕妇超声检查
	☐ 胎儿、胎盘超声检查
☐ 专科护理	☐ 监测血糖
	☐ 监护、吸氧、建立静脉通路
	☐ 采血、给药
	☐ 胎儿状态观察及监测
	☐ 孕产妇安全
☐ 出院指导	☐ 同第八章第二节妊娠期痒疹

(二)糖尿病酮症酸中毒诊断要点

糖尿病酮症酸中毒(DKA)是 1 型(胰岛素依赖型)糖尿病患者通常发生的严重产科急症。虽然糖尿病患者的现代管理应该能够预防妊娠期间 DKA 的发生,但这种并发症仍然存在,并且可能导致母亲和(或)胎儿的死亡。在怀孕期间发生的代谢变化可能使糖尿病患者易患 DKA。DKA 患者在妊娠期间的症状和实验室结果可能不典型,对其在妊娠期间的诊断造成一定困难。事实上,尽管罕见,在怀孕期间,即使在相对血糖正常的情况下,DKA 也可能发展。及时诊断和处理对于改善孕产妇和胎儿预后至关重要。

1. 病史要点

(1) 注意了解患者既往糖尿病病史、饮食控制情况、用药情况、血糖控制水平。

(2) 注意了解患者症状。DKA 患者的临床表现通常非常明显。患者通常会出现全身不适、恶心、呕吐、虚弱、多尿、多饮、呼吸急促。由于感染往往是 DKA 的一个促发因素,患者可能会出现发热。

2. 体格检查要点

(1) DKA 通常可有以下表现:脱水(皮肤干燥、眼球凹陷、黏膜干燥)、心动过速、低血压、少尿以及精神状态异常。

(2) 严重时可有昏迷。

3. 辅助检查要点

(1) 实验室检查对于确定 DKA 的诊断至关重要,包括血糖水平、离子、血清尿素氮／肌酐、尿常规化验和动脉血气分析。

(2) 通常 DKA 血清葡萄糖水平将超过 16.67mmol/L (300mg/dl);然而,已有文献证实部分 DKA 孕妇血糖值可能较低(甚至血糖正常),使得妊娠期间 DKA 的诊断更困难。此外,孕妇DKA比非孕妇病情发展更快,这可能导致患者诊断和治疗延迟。

(3) 动脉 pH 会确定酸中毒(pH<7.3)。

(4) 血清碳酸氢盐水平下降(<15mEq/L)。

(5) 血清测试丙酮阳性。

(6) 阴离子间隙 >12mEq/L。

(三) 糖尿病酮症酸中毒治疗要点

为了改善产妇和胎儿的预后,DKA 的诊断必须迅速进行,并及时启动治疗。治疗的基本原则包括彻底寻找并去除诱发原因、快速回复血容量、应用胰岛素,如果存在感染及时给予治疗,监测实验室指标并充分纠正电解质紊乱。

1. 积极寻找和处理可能的诱因

(1) 病史和体格检查有助于寻找可能的诱因。如不执行药物治疗、进食障碍、饮食习惯紊乱、暴饮暴食等。

(2) 鉴于感染是 DKA 一个常见的病因,DKA 患者可能不会出现典型的感染征象。慎重评估感染源(泌尿系统、软组织和肺部感染)。

(3) DKA 可以在脱水和(或)感染的情况下诱发早产症状。

(4) 临床指征明确时应用广谱抗生素治疗。

2. 补液

(1) 初始应由 1000ml/h 的等渗盐水(0.9%氯化钠)溶液组成,时间至少 2 小时。

(2) 而后应该改为低渗盐水(0.45% 氯化钠),250ml/h,直到血清葡萄糖水平降至 200mg/dl 和 250mg/dl。

(3) 一旦葡萄糖水平低于 13.89mmol/L(250mg/dl),液体改用 5% 葡萄糖以防止血糖水平下降过快。

(4) 大约总补液量的 75% 应该在治疗的头 24 小时内完成,剩下的 25% 应该在接下来的 24~48 小时内补充。

(5) 估计总失水量为 100~150ml/kg。

3. 胰岛素

(1) 应用胰岛素治疗 DKA,纠正代谢紊乱是至关重要的。

(2) 给药方式:首次静脉推注胰岛素,然后连续静脉滴注。

(3) 用药剂量:初始胰岛素推注约 10~15U 胰岛素(0.1U/kg),然后以 0.1U/(kg·h)持续输注胰岛素,监测葡萄糖水平(每小时)。

(4) 理想的血清葡萄糖水平下降速度大约

50~75mg/(dl·h)。

(5) 应给予连续的胰岛素输注,直到代谢改变得到纠正,患者能够恢复正常饮食,并转换到常规的皮下胰岛素治疗。

4. 钾 对于急性 DKA,钾离子的消耗较大。随着酸中毒的纠正,钾离子向细胞内转移。胰岛素的应用会加速这一过程,可导致血清钾水平迅速下降。随着补液和血容量恢复,应监测钾水平(每 2~4 小时),补钾同时避免高钾血症和心律失常的发生。

5. 纠正酸中毒 在近期的 DKA 管理方案中,很少推荐使用静脉注射碳酸氢盐来提高 pH 和改善器官功能。血 pH 在 7.1~7.8 时应用碳酸氢盐纠正 DKA 患者的 pH 对治疗结局没有明显的差异。血 pH<7.0 或血清碳酸氢盐水平 <5mEq/L,可慎用碳酸氢盐(50mEq)。对于所有其他情况,最好用补液、应用胰岛素和钾替代来纠正酸中毒。碳酸氢钠的快速输注可能引起中枢神经系统酸中毒。

6. 改善组织缺氧 在孕产妇酸中毒的情况下,组织灌注受损,并可能导致胎儿缺氧。胎心监测有可能提示胎儿窘迫,增加妊娠不良结局的风险。如果能够及时纠正孕产妇酸中毒,胎心率可能恢复正常,DKA 引起的胎儿窘迫可能是"可逆的"。DKA 孕产妇进行连续的胎儿心率监测是合理的。为保证子宫胎盘灌注,建议患者可通过面罩吸氧、补液、左侧卧位。

7. DKA 患者早产的治疗

(1) 妊娠期 DKA 并发早产时在临床治疗过程中困难重重。治疗应根据母亲的情况、胎儿的胎龄和胎儿心率监测。

(2) 如果需要宫缩抑制剂,在选择药物之前,应充分评估孕妇的状况。首先,避免使用 β 肾上腺素能药物,因为其有可能加重酮症酸中毒。糖尿病酮症合并有肾功能损伤时应慎用吲哚美辛。当出现脱水 / 血容量不足和低血压时避免应用硝苯地平。另外,糖尿病酮症时镁的肾脏清除率可能受损,镁中度的风险增加,谨慎使用硫酸镁。

(3) DKA 期间还应避免应用加速胎儿肺成熟的皮质类固醇激素,因为它们可加剧血糖升高。

(四) 护理要点

糖尿病酮症酸中毒是糖尿病最严重的急性并发症之一,多数由未经有效控制的高血糖进展而来,严重者可引起意识障碍和昏迷,是导致妊娠合并糖尿病孕产妇及围生儿死亡的重要原因。

本病的治疗原则控糖灭酮、容量复苏、去除诱因、纠正内环境紊乱、营养支持、母胎监护、适时产科处理。如为孕晚期可行剖宫产术,如胎死宫内可行引产术或剖宫产术取出死胎。

妊娠期糖尿病酮症酸中毒昏迷患者经急诊初步处理后转入病房治疗,护士应做到严密监测血糖、配合抢救、正确给药、监护胎儿状态、患者安全。

1. 专科护理

(1)监测血糖

1)遵医嘱按时监测血糖,特别是在应用胰岛素治疗后,注意低血糖反应。

2)告知患者和(或)家属监测血糖的意义、监测的时间。

3)血糖异常及时通知医师。

(2)监护、吸氧、建立静脉通路

1)入病房后第一时间给予监护、吸氧、检查静脉通路是否通畅,如不通畅则立即建立有效的、安全通路,以利于给药。

2)静脉通路宜建立两路或者两路以上。

(3)采血、给药

1)遵医嘱完善化验,采血不宜在输液侧肢体,以防血液稀释影响化验结果。

2)动脉血采集后注意按压时间不能少于10分钟,防止出血。

3)严格控制糖的摄入,做好三查八对。

4)输入胰岛素可静脉滴注,也可使用注射泵静脉泵入,也有使用胰岛素泵皮下给药的报道,静脉滴入胰岛素时更应加强输液管理,保证输液速度恒定,防止发生低血糖。

5)如需补钾时遵循补钾原则。

6)避免给升血糖药物,如有促进胎肺成熟的地塞米松等。

(4)胎儿状态观察及监测

1)按时听胎心及进行胎心监护。

2)恢复意识的患者指导其进行胎动计数。

3)观察宫缩及阴道流血、流液情况。

4)按时行超声检查,确认胎儿宫内状况。

2. 孕产妇安全

(1)对患者安全状况进行评价,进行安全告知并床头悬挂防跌倒警示牌,加床档保护。

(2)24小时家属陪护,注意患者意识状态的变化,避免受伤。

(孙敬霞　金秀华)

参考文献

1. Parker JA, Conway DL. Diabetes ketoacidosis in pregnancy. Obstet Gynecol Clin North Am, 2007, 34: 533-543.

2. Inakaki T, Nishii Y, Suzuki N, et al. Fulminant diabetes mellitus associated with pregnancy: case reports and literature review. Endocr J, 2002, 49 (3): 319-322.

3. Winkler C, Coleman F. Endocrine emergencies // M Belfort, G Saade, M Foley, et al. Critical Care Obstetrics. 5th ed. Blackwell Publishing Ltd, 2010.

4. Guo RX, Yang LZ, Li LX, et al. Diabetic ketoacidosis in pregnancy tends to occur at lower blood glucose levels: case-control study and a case report of euglycemic diabetic ketoacidosis in pregnancy. J Obstet Gynaecol Rex, 2008, 34 (3): 324-330.

5. Kamalakannan D, Baskar V, Barton DM, et al. Diabetic ketoacidosis in pregnancy. Postgrad Med J, 2003, 79: 454-457.

6. Manucci E, Rotella F, Ricca V, et al. Eating disorders in patients with type 1 diabetes: a meta-analysis. J Endocrinol Invest, 2005, 28: 417-419.

7. Madaan M, Aggarwal K, Sharma R, et al. Diabetic ketoacidosis occurring with lower blood glucose levels in pregnancy: a report of two cases. J Reprod Med, 2012, 57 (9-10): 452-455.

第四节　呼吸心搏骤停

(一)流程化管理清单

1. 妊娠期呼吸心搏骤停急诊、住院诊疗流程

病史重点采集信息*	
□现病史	□ 末次月经
	□ 月经周期
	□ 首次尿妊娠试验阳性日期 / 血 hCG 检测日期
	□ 首次超声检查日期、确定妊娠孕周
	□ 空腹血糖
	□ 唐氏筛查 / 其他产前诊断
	□ OGTT
	□ 早孕反应
	□ 首次胎动时间
	□ 胎动情况
	□ 孕期血压
	□ 是否伴随抽搐及抽搐发生的持续时间、次数

病史重点采集信息 *

□ 现病史	□ 有无意识丧失
	□ 有无二便失禁
	□ 有无头晕、眼花、水肿
	□ 阴道流血
	□ 腹痛
	□ 孕检 - 尿常规检测
	□ 有无失语、失用、偏瘫、面瘫、眩晕等
	□ 有无头痛、呕吐等
□ 孕产史	□ 孕次__次
	□ 流产史__次、异位妊娠史__次
	□ 早产史__次、足月产__次
	□ 目前存活子女__个
	□ 既往分娩方式
□ 既往史	□ 有无癫痫病史、脑外伤病史
	□ 高血压病史、糖尿病家族史

体格检查重点采集信息 *

□ 生命体征 *	□ 体温
	□ 脉搏—大动脉搏动消失
	□ 呼吸—消失
	□ 血压—测不出
□ 全身系统检查	□ 意识状态
	□ 脑膜刺激征：颈强直、Kernig 征、Brudzinski 征
	□ 瞳孔是否等圆等大
	□ 直接对光反射、间接对光反射
	□ 结膜充血水肿
	□ 水肿
	□ 口腔有无舌咬伤
	□ 心肺听诊
	□ 宫底位置
	□ 腹部压痛及反跳痛
	□ 肌紧张及板状腹
	□ 肌力、肌张力
	□ 生理反射
	□ 病理反射(Babinski 征、Chaddock 征、Hoffmann 征)
	□ 尿便失禁
□ 产科特殊检查	□ 宫高、腹围
	□ 胎心率
	□ 胎方位、胎产式
	□ 宫口开大
	□ 宫颈管消退
	□ 先露位置
	□ 宫颈硬度、位置
	□ 有无阴道流血

辅助检查重点项目 *

□ 血常规 + 血型

□ 凝血五项

□ 尿常规

□ 肝功、肾功、离子、血糖、血脂

□ 动脉血气分析

□ 乙肝、丙肝、梅毒、HIV 检测

□ 超声检查(胎儿、胎盘及羊水)

□ 胎心监测

□ 心电图、心脏彩超及心功能测定

□ 头部磁共振

治疗方案

□ 复心苏肺	□ 胸外按压
	□ 开发气道
	□ 人工呼吸
□ 住院治疗	□ 应于抢救同时迅速安排住院治疗
	□ 非三级医疗机构应在患者生命体征稳定，短时间产程无变化的情况下积极转诊
	□ 立即给予心肺复苏术
	□ 应用心肺复苏药物
	□ ICU 会诊，转入 ICU 病房
	□ 心电图监护、必要的除颤
	□ 保护心、脑功能，防止脑水肿
	□ 适时终止妊娠

注：* 为重点项目

2. 妊娠期呼吸心搏骤停住院护理流程

护理流程	描述要点
□ 病情评估	□ 意识
	□ 呼吸
	□ 心跳
□ 协助医师	□ 心肺复苏
	□ 除颤
	□ 气管插管，必要时上呼吸机
□ 监护	□ 生命体征
	□ 心电导联
	□ 胎心监护
□ 处置	□ 吸氧
	□ 建立静脉通路
	□ 遵医嘱给药
□ 采血	□ 遵医嘱

护理流程	描述要点
□ 护理观察	□ 观察意识、呼吸、面色、口唇、甲床等
	□ 观察生命体征
	□ 观察尿量
	□ 胎心率
	□ 有无宫缩、流血、流液
□ 心理护理	□ 心理状况评估及护理
□ 入院/手术准备	□ 备血
	□ 安全转运

(二) 呼吸心搏骤停诊断要点

1. 病史要点　呼吸心搏骤停患者根据临床表现即可作出诊断，迅速给予心肺复苏术。了解病史有助于寻找病因，去除诱因。

2. 体格检查要点

(1) 判断患者有无意识。

(2) 判断患者有无呼吸。

(3) 判断患者有无大动脉搏动。

3. 辅助检查要点　进行心电监护。

(三) 呼吸心搏骤停治疗要点

1. 心肺复苏术

(1) 心肺复苏 (CPR) 是呼吸心搏骤停治疗的重要组成部分。即开放气道、人工呼吸、胸外心脏按压。建议尽快启动并尽可能少地中断。

(2) 实施心肺复苏 20 分钟后不能恢复自主循环时，可宣告死亡。如果高质量的 CPR 没有导致自主循环的恢复，并且人的心律停止，那么在 20 分钟之后停止 CPR 并宣告死亡是合理的。

(3) 在医院中发生的心搏骤停时，可实施更长时间的心肺复苏。对于那些在医院心搏骤停的人来说，更长的心肺复苏时间可能是合理的。

(4) 一般在 CPR 期间可给予高流量吸氧。

(5) 目前还没有证据证实，给予气管插管可以增加心搏骤停抢救的成功率。还没有发现气管插管可以改善心搏骤停的存活率。

(6) 如果在妊娠 20 周后发生心搏骤停，在心肺复苏过程中，需要将子宫推到左侧。如果 4 分钟没有恢复脉搏，建议急诊剖宫产。

(7) 围死亡期剖宫产术指征：要有掌握该技术的人员和有关设施；经过 4 分钟的复苏，母体仍不能恢复有效循环；胎儿有潜在存活能力，即单胎，孕周≥23~24 周；术后有合适的设备及医护人员照料

母儿。不管在医院内或医院外，实施这项抢救要有掌握该技术的人员及合适的设备作保障。尽管母体心跳停止而复苏无效 5 分钟内剖宫产抢救成功率最高，但在这之后设法分娩仍有好处，因为若不采取措施，胎儿死亡率为 100%。有报道胎儿在母体循环衰竭后 20 分钟还能存活。总之，为保障孕妇成功复苏和胎儿存活，需要快速和良好的对 BLS 和 ACLS 技术作适当修改的 CPR。妊娠 20 周后，应采取适当的措施解除子宫对下腔静脉和腹主动脉的压迫；心搏骤停孕妇的除颤和药物治疗剂量与其他无脉心搏骤停患者一样，但必须严格按推荐剂量使用；救治人员还应考虑是否有必要行急症剖宫产术。

2. 除颤　当出现心室颤动和无脉性室性心动过速时建议除颤。

3. 药物

(1) 在指南中的药物包括使用肾上腺素、阿托品、利多卡因和胺碘酮。

严重心律失常是导致心搏骤停甚至猝死的主要原因之一，药物治疗是控制心律失常的重要手段。2010 年国际心肺复苏指南建议：对高度阻滞应迅速准备经皮起搏。在等待起搏时给予阿托品 0.5mg，IV。阿托品的剂量可重复直至总量达 3mg。如阿托品无效，就开始起搏。在等待起搏器或起搏无效时，可以考虑输注肾上腺素 (2~10μg/min) 或多巴胺 [2~10μg/(kg·min)]。胺碘酮可在室颤和无脉性室速对 CPR、除颤、血管升压药无反应时应用。首次剂量 300mg 静脉/骨内注射，可追加一剂 150mg。利多卡因可考虑作为胺碘酮的替代药物 (未定级)。首次剂量为 1~1.5mg/kg，如果室颤和无脉性室速持续存在，间隔 5~10 分钟重复给予 0.5~0.75mg/kg 静推，总剂量 3mg/kg。镁剂静推可有效终止尖端扭转型室速，1~2g 硫酸镁，用 5%GS 10ml 稀释 5~20 分钟内静脉推入。

(2) 肾上腺素 (每次 1mg 静脉注射) 通常建议间隔 5 分钟应用。肾上腺素的确可以改善短期结果，如自主循环的恢复。不推荐一般使用碳酸氢钠或钙。

(3) 美国心脏协会 2010 年的指南不再包含使用阿托品治疗无脉动电活动。

(4) 一般使用溶栓剂可能会造成危害，但对于确诊为肺动脉栓塞的患者是有益的。

4. 治疗性低温　对于在心搏骤停后恢复自主循环但没有意识恢复的患者，给予目标温度管理，可

以改善患者预后。一般时间为 24 小时,目标温度为 32~36℃。有统计数据显示低温组的死亡率比没有温度管理的死亡率低 30%。

5. 生存链　有一些组织倡导生存链的理念。链条由以下"链接"组成:

(1) 早期识别:如果可能的话,在患者发生心搏骤停之前识别疾病并能够防止其发生。尽早认识到心搏骤停的发生是生存的关键,患者心搏骤停的时间和生存机会相关,每增加一分钟生存机会下降了大约 10%。

(2) 早期心肺复苏:协助血液和氧气流向重要器官,这是治疗心搏骤停的重要组成部分。特别是通过保证供应大脑含氧血液,神经损伤的机会减少。

(3) 早期除颤:有效治疗室颤和无脉性室性心动过速。

(4) 早期的高级护理。

(5) 早期复苏后可能包括经皮冠状动脉介入治疗。

(四) 护理要点

心搏骤停是由于各种原因引起的心脏突然停搏,射血功能终止,脉搏消失,呼吸停止,意识丧失。妊娠期由于机体处于特殊时期,多种原因均可诱发呼吸心搏骤停,医护人员应注意紧密配合,争取时间,抢救母儿生命。

1. 急救

(1) 患者突发心搏呼吸骤停,护士应第一时间赶到现场,判断患者有无呼吸、心跳、意识。判断颈静脉波动应少于 10 秒。

(2) 开放气道,清理呼吸道分泌物。

(3) 患者取仰卧体位,身体呈一条直线。

(4) 配合医师进行胸外心脏按压,按压深度不少于 5cm。

(5) 必要时可进行除颤和气管插管。

2. 护理处置

(1) 吸氧。

(2) 监护时注意电极片的粘贴不应妨碍心肺复苏的进行。

(3) 急救时至少建立两个静脉通路,以利于给药。

(4) 采集血样时不应在输液侧肢体采集,以免血液稀释或药物干扰影响化验结果。

3. 护理观察

(1) 注意观察胸外按压或除颤后患者有无颈动

脉搏动、口唇及甲床是否恢复红润、散大的瞳孔是否缩小、意识及心跳呼吸是否恢复等。

(2) 观察患者的生命体征是否恢复正常,是否有尿。

(3) 观察患者有无产兆(宫缩、阴道流血、流液)。

(4) 听胎心,必要时行胎心监护或超声检查,确认胎儿宫内状态。如胎儿状态不佳紧急行剖宫产术。

(孙敬霞　金秀华)

参考文献

1. "How Is Sudden Cardiac Arrest Treated?". NHLBI. June 22, 2016. Archived from the original on 27 August 2016.

2. ECC Committee, Subcommittees and Task Forces of the American Heart Association. 2005 American Heart Association Guidelines for Cardiopulmonary Resuscitation and Emergency Cardiovascular Care. Circulation, 2005, 112 (24Suppl):IV1-203.

3. Mutchner L. The ABCs of CPR-again. Am J Nurs, 2007, 107 (1):60-69.

4. Neumar RW, Shuster M, Callaway CW, et al. Part 1: Executive Summary: 2015 American Heart Association Guidelines Update for Cardiopulmonary Resuscitation and Emergency Cardiovascular Care. Circulation, 2015, 132 (18 Suppl 2): S315-S367.

5. Studnek JR, Thestrup L, Vandeventer S, et al. The association between prehospital endotracheal intubation attempts and survival to hospital discharge among out-of-hospital cardiac arrest patients. Acad Emerg Med, 2010, 17 (9):918-925.

6. Zhan L, Yang LJ, Huang Y, et al. Continuous chest compression versus interrupted chest compression for cardiopulmonary resuscitation of non-asphyxial out-of-hospital cardiac arrest. The Cochrane database of systematic reviews, 2017, 3:CD010134.

7. Huang Y, He Q, Yang LJ, et al. Cardiopulmonary resuscitation (CPR) plus delayed defibrillation versus immediate defibrillation for out-of-hospital cardiac arrest. The Cochrane database of systematic reviews, 2014, 9:CD009803.

8. Lavonas EJ, Drennan IR, Gabrielli A, et al. Part 10: Special Circumstances of Resuscitation: 2015 American Heart Association Guidelines Update for Cardiopulmonary Resuscitation and Emergency Cardiovascular Care. Circulation, 2015, 132 (18 Suppl 2):S501-S518.

9. Vanden Hoek TL, Morrison LJ, Shuster M, et al. Part 12: cardiac arrest in special situations: 2010 American Heart Association Guidelines for Cardiopulmonary Resuscitation and Emergency Cardiovascular Care. Circulation, 2010, 122 (18 Suppl3):S829-S861.

10. Millin MG, Comer AC, Nable JV, et al. Patients without ST elevation after return of spontaneous circulation may benefit from emergent percutaneous intervention: A systematic review and meta-analysis. Resuscitation, 2016, 108:54-60.

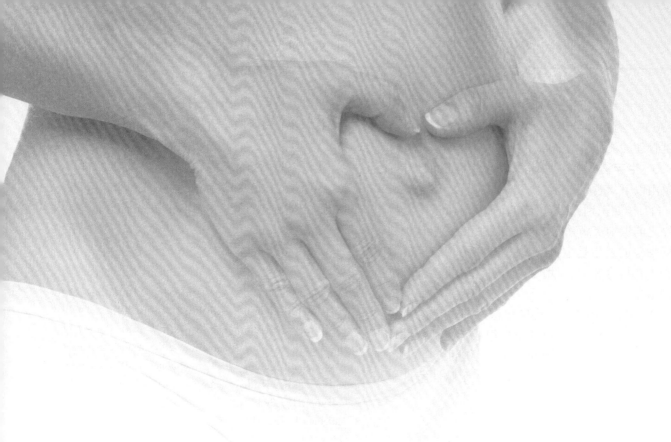

第十二章

发　热

概 述

　　临床诊疗过程中和妊娠相关的发热根据是否分娩可分为：产前发热和产后发热。产前发热相关的疾病包括妊娠合并上呼吸道感染(急慢性鼻炎、急慢性咽炎、扁桃体炎、喉炎以及特殊类型的上呼吸道感染如甲流 H1N1、H1N9 等)、下呼吸道感染(慢性气管炎、支气管炎、急慢性肺炎、肺结核等)、结缔组织病(如系统性红斑狼疮、类风湿性关节炎、硬皮病、干燥综合征等)、泌尿系统感染、恶性肿瘤、甲状腺功能亢进、急性胆囊炎、急性阑尾炎等外科疾病。产后发热的相关疾病包括产褥感染、乳腺炎、菌血症、败血症、剖宫产术后血肿感染等。

　　本章将就妊娠期常见发热疾病例如上呼吸道感染中的特殊感染甲流 H1N1、H1N9，结缔组织病中常见的系统性红斑狼疮以及和妊娠密切相关的产褥感染、菌血症、败血症、剖宫产术后血肿感染等的诊治流程进行详细讲解。

鉴别诊断流程图(图 12-1)

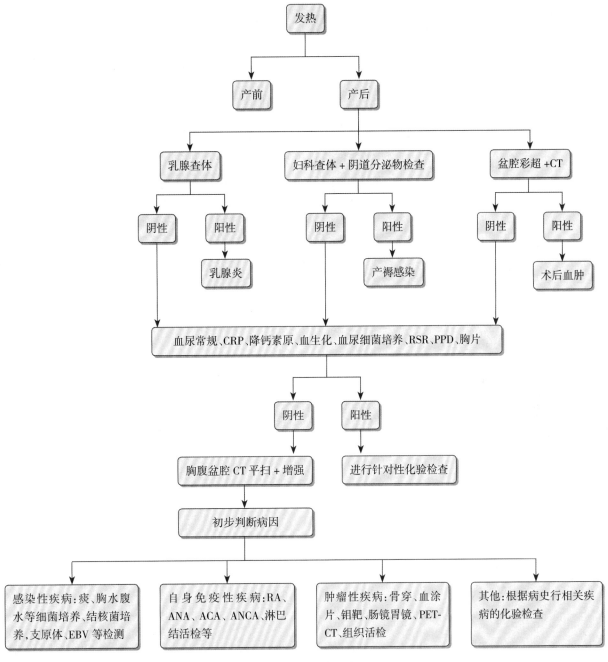

图 12-1 发热鉴别诊断流程图

第一节　上呼吸道感染

（一）流程化管理清单

1. 妊娠合并上呼吸道感染（甲型流感）诊治流程

病史重点采集信息

□ 现病史	□ 停经史	□ 胎动史	
	□ 孕期产检情况		
	□ 接触史		
	□ 流感症状	□ 发热	
		□ 头痛	□ 咽痛
		□ 咳嗽	□ 咳痰
		□ 流涕	□ 鼻塞
		□ 全身酸痛	□ 乏力
		□ 呕吐	□ 腹泻
		□ 高热	
	□ 病情恶化*	□ 肺炎	□ 呼吸衰竭
		□ 败血症	□ 休克
	□ 产科情况	□ 腹痛宫缩*	□ 有	□ 无
			□ 时间	□ 程度
		□ 阴道流血流液*	□ 有	□ 无
			□ 时间	□ 多少
□ 既往史	□ 传染病史	□ 高血压糖尿病史	
	□ 家族史	□ 手术史	
□ 孕产史	□ 孕次	□ 产次	
	□ 分娩方式	□ 阴式分娩__次	
		□ 剖宫产__次	
□ 家族史	□ 高血压糖尿病史		

体格检查重点采集信息

□ 生命体征	□ 体温		
	□ 脉搏		
	□ 呼吸		
	□ 血压		
□ 体格检查	□ 活动	□ 自如	
		□ 受限	
	□ 肺部听诊*	□ 肺泡音	
		□ 干湿啰音	
	□ 腹部*	□ 腹痛	□ 宫缩
		□ 胎心率	
	□ 阴道检查	□ 宫颈长度	
		□ 宫口	

辅助检查重点项目

□ 辅助检查*	□ 实验室检查	□ 血常规	
		□ 肝肾功	□ 离子
		□ 血气分析	
		□ 病毒核酸	
		□ 病毒分离	
		□ 抗体	
	□ 胸片	□ CT	
	□ 胎儿超声		

治疗方案

治疗	门诊	□ 一旦诊断转诊感染科
	病房	□ 一般治疗
		□ 抗病毒治疗
		□ 中医治疗
		□ 对症治疗
		□ 隔离、监测胎儿宫内安危，感染科会诊，多学科联合治疗，综合评估胎儿宫内状况决定是否终止妊娠

注：*为重点项目

2. 妊娠合并上呼吸道感染（甲型流感）住院护理流程

护理流程	描述要点
□ 健康教育	□ 妊娠合并上呼吸道感染知识
□ 协助医师	□ 询问病史
	□ 体格检查
□ 监测	□ 生命体征
□ 护理观察	□ 咳嗽、咳痰、咽痛、鼻塞等症状
	□ 胎心、胎动
	□ 有无宫缩、阴道流血、流液
	□ 有无胸闷、气急、端坐呼吸
	□ 活动后有无胸闷、心悸、气短
□ 采血	□ 遵医嘱
□ 协助检查	□ 心脏超声检查
	□ 胎儿超声检查
	□ 胸片
	□ 心电图
	□ 药敏试验
□ 一般护理	□ 饮食休息
	□ 隔离
□ 专科护理	□ 高热护理
	□ 用药
□ 心理护理	□ 心理状况评估及护理
□ 出院指导	□ 同第八章第二节妊娠期痒疹

（二）妊娠合并上呼吸道感染（甲型流感）诊断要点

1. 病史要点

（1）是否有传染源接触史

1）传染源：甲型 H1N1 流感病人为主要传染源，无症状感染者也具有一定的传染性。

2）传播途径：主要通过飞沫经呼吸道传播，也可通过口腔、鼻腔、眼睛等处黏膜直接或间接接触传播。接触患者的呼吸道分泌物、体液和被病毒污染的物品也可能引起感染。

3）潜伏期一般为 1~7 天，多为 1~3 天。

（2）是否有流感症状：通常表现为流感样症状，包括发热、咽痛、流涕、鼻塞、咳嗽、咳痰、头痛、全身酸痛、乏力。部分病例出现呕吐和（或）腹泻。少数病例仅有轻微的上呼吸道症状，无发热。体征主要包括咽部充血和扁桃体肿大。

（3）是否有病情加重的临床表现

1）妊娠期妇女出现流感样症状后，较易发展为重症病例，应给予高度重视，尽早进行甲型 H1N1 流感病毒核酸检测及其他必要检查。

2）妊娠中晚期妇女感染甲型 H1N1 流感后较多表现为气促，易发生肺炎、呼吸衰竭等。少数病例病情进展迅速，出现呼吸衰竭、多脏器功能不全或衰竭。

3）妊娠期妇女感染甲型 H1N1 流感后可能导致流产、早产、胎儿窘迫、胎死宫内等不良妊娠结局。

4）可诱发原有基础疾病的加重，呈现相应的临床表现。病情严重者可以导致死亡。

2. 体格检查要点

（1）生命体征：主要是注意有无休克、感染、呼吸衰竭等征象。

（2）肺部检查：肺部体征多不明显，部分患者可闻及湿啰音或有肺部实变体征等。

（3）产科检查：重点观察有无宫缩、阴道流血流液等早产迹象，注意有无胎儿窘迫。

3. 辅助检查要点

（1）实验室检查

1）外周血象检查：白细胞总数一般正常或降低。

2）血生化检查：部分病例出现低钾血症，少数病例肌酸激酶、天门冬氨酸氨基转移酶、丙氨酸氨基转移酶、乳酸脱氢酶升高。

3）病原学检查：

A. 病毒核酸检测：以 RT-PCR（最好采用 real-time RT-PCR）法检测呼吸道标本（咽拭子、鼻拭子、鼻咽或气管抽取物、痰）中的甲型 H1N1 流感病毒核酸，结果可呈阳性。

B. 病毒分离：呼吸道标本中可分离出甲型 H1N1 流感病毒。

C. 血清抗体检查：动态检测双份血清甲型 H1N1 流感病毒特异性抗体水平呈 4 倍或 4 倍以上升高。

D. 对于低热、乏力、咳嗽、咳痰的患者要注意有无结核接触史，同时完善结核相关筛查（酶联免疫斑点试验、结核抗体检测、PPD、结核分枝杆菌核酸检测、结核分枝杆菌培养等）以排除肺结核。

（2）胸部影像学检查

1）甲型 H1N1 流感肺炎在 X 线胸片和 CT 的主要影像表现为肺内弥漫或多发斑片状磨玻璃样影，伴或不伴实变，多分布于支气管血管树周围或胸膜下，较多为双侧病变，可合并胸腔积液。

2）孕妇行胸部影像学检查时注意签署知情同意书并做好对胎儿的防护。2016 年美国妇产科医师学会、美国放射学会及美国超声医学会指出，诊断性 X 线拍片、CT 以及核医学成像检查所带来的辐射暴露远远低于对胎儿产生危害及计量，如果有检查必要不应拒绝或回避。美国放射协会和妇产协会的数据，高于 5000mrad 才会造成胎儿损伤，而单次 X 线胸片单次为 0.02~0.07mrad。胸部或腹部 CT 为 2000~5000mrad。

4. 处理原则

（1）对疑似病例及临床诊断病例，在通风条件良好的房间单独隔离。住院病例须做甲型 H1N1 流感病原学检查。

（2）根据患者病情及当地医疗资源状况，按照重症优先的原则安排住院治疗。

（3）不具备重症与危重病例救治条件的医疗机构，在保证医疗安全的前提下，要及时将病例转运到具备条件的医院；病情不适宜转诊时，当地卫生行政部门或者上级卫生行政部门要组织专家就地进行积极救治。

（4）妊娠期妇女为高危人群，一旦感染甲型 H1N1 流感较易成为重症病例，宜安排住院诊治。如实施居家隔离治疗，应密切监测病情，一旦出现病情恶化须及时安排住院诊治。

（5）妊娠中晚期妇女感染甲型 H1N1 流感应密切观察病情变化，对患者的全身状况以及胎儿宫内状况进行综合评估，及时住院诊治。

5. 治疗要点

（1）对妊娠合并甲流的患者,要联合产科、感染科、呼吸科等科室全面评估患者病情,综合治疗。

（2）一般治疗:包括休息,多饮水,密切观察病情变化;对高热病例可给予退热治疗。

（3）抗病毒治疗:甲型H1N1流感病毒目前对神经氨酸酶抑制剂奥司他韦(oseltamivir)、扎那米韦(zanamivir)敏感,对金刚烷胺和金刚乙胺耐药。也可考虑使用盐酸阿比朵尔、牛黄清感胶囊等其他抗病毒药物。

（4）孕妇是感染甲型H1N1流感的高危人群,应及时给予神经氨酸酶抑制剂进行抗病毒治疗。开始给药时间应尽可能在发病48小时以内(以36小时内为最佳)。不一定等待病毒核酸检测结果,即可开始抗病毒治疗。

（5）对于就诊时病情严重、病情呈进行性加重的病例,须及时用药,即使发病已超过48小时,也应使用。

（6）妊娠期的甲型H1N1流感危重病例,应结合病人的病情严重程度、并发症和合并症发生情况、妊娠周数及病人和家属的意愿等因素,考虑终止妊娠的时机和方式。

（7）妊娠晚期合并甲流的剖宫产指征:明显的呼吸困难、发绀、血氧饱和度低、血气分析提示1型或2型呼衰,肺部放射学检查提示双肺炎症较重,经抗感染抗病毒治疗不见好转者;具有产科剖宫产指征,如胎儿窘迫等。

6. H1N9感染

H1N9亚型病毒毒株包含有猪流感、禽流感和人流感三种流感病毒的基因片段,是一种新型流感病毒,可以人传染人,最新报道人可以传染给猪。青壮年体内免疫力强,反而会导致抗体反应过于激烈,形成"红细胞激素风暴",使肺部组织严重受伤害。因此发病人群多为青壮年,而不是季节性流感的易感人群——老人和儿童。早期症状与普通人流感相似,包括发热、咳嗽、喉痛、身体疼痛、头痛、发冷和疲劳等,有些还会出现腹泻或呕吐、肌肉痛或疲倦、眼睛发红等。部分患者病情可迅速进展,来势凶猛、突然高热、体温超过39℃,甚至继发严重肺炎、急性呼吸窘迫综合征、肺出血、胸腔积液、全血细胞减少、肾衰竭、败血症、休克及Reye综合征、呼吸衰竭及多器官损伤,导致死亡。患者合并肺炎时肺内可见片状影像。严重病例片状影像范围广泛。

（三）护理要点

上呼吸道感染是妊娠期常见疾病,可发生在妊娠的任何阶段。孕妇发病后出现各种症状,如发热、咳嗽等。由于病原体的作用,不仅给患者带来痛苦,而且给胎儿带来了极大的危害,轻者可致先兆流产、胎儿宫内窘迫,重者则导致宫内感染、胎儿炎症反应、胎膜早破、流产、早产或宫内胚胎停育、胎儿发育异常、宫内死胎等。

上呼吸道感染重在预防。孕期免疫力下降,应多注意自身防护,降低患病风险。

护士应严密注意疾病症状,胎心、胎动及产兆、胎儿的宫内状况,对心功能进行评估。

1. 病情观察

（1）观察患者是否存在鼻塞、流涕、咽痛、发热等感冒症状。

（2）按时听胎心、督促患者正确计数胎动,定时行胎心监护,必要时做超声检查。

（3）因炎性物质易诱发宫缩,所以应密切注意有无腹痛,阴道流血、流液等。

（4）观察患者一般状态下有无胸闷、气促、端坐呼吸。休息时的心率、呼吸是否在正常范围内。

（5）对心功能进行评估,观察患者轻微活动后有无胸闷、气短、心悸等自觉症状。

2. 一般护理

（1）饮食休息

1）疾病期因发热、出汗等机体丢失大量水分和矿物质,可进食清淡、易消化的食物,注意补充蛋白质和维生素,多饮水。

2）忌油腻食物和甜食,以免刺激支气管黏膜,使痰液增多,加重症状。

3）注意日常合理休息和适当的锻炼,注意饮食营养均衡,补充微量元素,提高机体抵抗力。

4）根据气候变化适时增减衣物;少在人群聚集区活动,减少病毒细菌交叉感染的风险。

（2）隔离

1）孕妇及家属、与患者接触的医务人员均应佩戴口罩,预防交叉感染。

2）孕妇尽量避去人员密集处活动。

3）房间每天行空气消毒。

（3）高热护理

1）密切关注体温变化。

2）发热时可给予温水擦浴等物理降温。

3）物理降温无效,体温超过38.5℃可口服降温药。因口服降温药后大量出汗丢失水分,所以用药后应指导患者多饮水,防止虚脱。

4）抽取血样化验,采集血标本时注意不要在输液侧肢体采血。

5）必要时给予抗生素药物治疗。

3. 用药护理

（1）正确进行药敏试验，按照医嘱给予抗生素输注。注意药物的剂量、时间、用法。一天 2 次或几次用药的要计算好给药的时间间隔，以利于维持体内的血药浓度，达到药物最大疗效。

（2）静脉输液时注意巡视病房，控制输液速度不应过快，防止因输液速度过快造成心脏负荷过大，引起心功能异常。

（杜鹃　金秀华）

参考文献

1. 中华人民共和国卫生部. 甲型 H1N1 流感诊疗方案（2010年版）.2010.

2. Jamiesn DJ, Honein MA, Rasmussen SA, et al. H1N1 2009 influenza virus infection during pregnancy in the USA. Lancet, 2009, 374: 451-458.

3. 李秋玲, 张志涛, 陈静, 等. 妊娠合并甲流 H1N1 流感重症肺炎预防及处理方法探讨. 中国实用妇科与产科杂志, 2010, 26（1）: 56-58.

4. American College of Obstetricians and Gynecologists' Committee on Obstetric Practice. Guideline for Diagnostic Imaging During Pregnancy and Lactation. Obstet Gynecol, 2016, 127（2）: e75-e80.

5. 欧阳振波, 尹倩. 美国妇产科医师学会关于妊娠期及哺乳期影像学检查安全性指南的解读. 现代妇产科进展, 2016, 25（9）: 712-714.

6. 梁淑东, 肖琴. 妊娠合并上呼吸道感染少商穴刺血疗法的临床效果. 中国医药科学, 2016, 6（9）: 59-62.

第二节　妊娠合并肺炎

（一）流程化管理清单

1. 妊娠合并肺炎门诊/急诊/住院诊治流程

病史重点采集信息

□ 现病史	□ 停经史		□ 胎动史
	□ 孕期产检情况		
	□ 接触史		
	□ 呼吸道症状	□ 发热	□ 寒战
		□ 咳嗽	□ 咳痰
		□ 胸痛	
		□ 全身酸痛	□ 乏力
		□ 呕吐	□ 腹泻

病史重点采集信息

□ 现病史	□ 产科情况	□ 病情恶化*	□ 高热	
			□ 意识障碍	
			□ 呼吸衰竭	
			□ 败血症	□ 休克
		□ 腹痛宫缩*	□ 有	□ 无
			□ 时间	□ 程度
□ 既往史	□ 高血压糖尿病史		□ 传染病史	
	□ 手术史			
□ 孕产史	□ 孕次	□ 产次		
	□ 分娩方式	□ 阴式分娩__次		
		□ 剖宫产__次		
□ 家族史	□ 高血压糖尿病史			

体格检查重点采集信息

□ 生命体征	□ 体温		
	□ 脉搏		
	□ 呼吸		
	□ 血压		
□ 体格检查	□ 活动	□ 自如	
		□ 受限	
	□ 肺部听诊*	□ 肺泡音	
		□ 干湿啰音	
	□ 产科查体	□ 腹部*	□ 腹痛　□ 宫缩
			□ 胎心
		□ 阴道检查	□ 宫颈长度
			□ 宫口

辅助检查重点项目

辅助检查*	□ 实验室检查	□ 血常规	
		□ 血生化检测	
		□ 病原学检查	□ 呼吸道分泌物、痰、血或胸腔积液等分泌物的病毒或细菌的分离及培养
			□ 特异性抗体的检测
			□ 微生物抗原及代谢产物的检测
			□ 微生物的特异性核酸检测
	□ 胸片　□ CT		
	□ 胎儿超声		

治疗方案

治疗	门诊	□ 完善检查，确诊后根据病情收入相关科室
	病房	□ 一般治疗
		□ 抗感染治疗
		□ 维持呼吸道通畅
		□ 综合评估胎儿宫内状况决定是否终止妊娠

注：* 为重点项目

2. 妊娠合并肺炎门诊／急诊／住院护理流程

护理流程	描述要点
□ 健康教育	□ 病区环境
	□ 相关知识宣教
	□ 化验检查注意事项
	□ 负责医护人员
	□ 安全评估及告知
	□ 用药的作用和注意事项
□ 协助医生	□ 询问病史
	□ 体格检查
□ 测量生命体征	□ 体温
	□ 脉搏
	□ 血压
	□ 血氧
	□ 呼吸
□ 护理观察	□ 咳嗽、咳痰、发热、寒战等症状
	□ 胸痛、全身酸痛、乏力
	□ 意识障碍、呼吸衰竭、败血症、休克
	□ 有无呕吐、腹泻、高热
	□ 有无宫缩、阴道流血、流液
□ 采血	□ 血常规＋血型
	□ 生化检测
	□ 病原学检测
□ 协助检查	□ CT
	□ 胎儿超声检查
	□ 胸片
	□ 心电图
	□ 药敏试验
□ 专科护理	□ 饮食休息
	□ 高热护理
	□ 用药
□ 心理护理	□ 心理状况评估及护理
□ 出院指导	□ 复查时间
	□ 自我护理方法
	□ 办理出院相关流程

（二）妊娠合并肺炎诊断要点

1. 病史要点

（1）是否有基础疾病：合并贫血、哮喘、风湿免疫性疾病等基础疾病的孕妇是肺炎的易感人群。

（2）是否存在诱因及临床表现：半数患者有上呼吸道感染的先兆或有受凉、劳累等诱因。随后出现发热、寒战、咳嗽、胸痛、咳黏液脓性痰。病变广泛时出现呼吸困难和发绀。重者可出现神志模糊、谵妄、昏迷、休克，有时可并发胸膜炎及心包炎。

（3）是否有病情加重的临床表现

1）妊娠期肺炎易发展为菌血症或败血症，可因内毒素而致毒血症，出现休克、弥散性血管内凝血、成人呼吸窘迫综合征、心功能衰竭、肾衰竭等多器官功能衰竭，可导致死亡。

2）对围生儿影响可致胎儿死亡、早产、低体重及宫内感染。

2. 体格检查要点

（1）生命体征：主要是注意体温、血氧等征象。

（2）肺部检查：典型体征是触觉性语音震颤，叩诊浊音，听诊呼吸音降低，可闻及支气管呼吸音。

（3）妇产科检查：重点主要有无宫缩、阴道流血等临产迹象，有无胎心异常等胎儿窘迫征象。

3. 辅助检查要点

（1）实验室检查

1）外周血象检查：白细胞增高伴或不伴核左移。

2）血生化检测：肝肾功、电解质、血糖、血气分析等。

3）病原学检查：

A. 呼吸道分泌物、痰、血或胸腔积液等分泌物的病毒或细菌的分离及培养。

B. 血清学检查包括：特异性抗体的检测；微生物抗原及代谢产物的检测包括补体结合试验、IFA、ELISA 等；分子生物学检测微生物的特异性核酸：PCR、核酸探针法等。

（2）胸部影像学检查

1）肺炎在 X 线胸片及 CT 影像表现为肺内片状或斑片状浸润阴影或间质性改变，伴或不伴胸腔积液。

2）孕妇行胸部影像学检查时注意做好对胎儿的防护。（详细见甲流）

4. 治疗要点

（1）综合治疗：卧床休息、保证营养、纠正酸中毒及水和电解质紊乱、纠正低氧血症。

（2）抗感染治疗

1）经验性抗感染治疗：

A. 首剂抗感染药物争取在诊断社区获得性肺炎（CAP）后尽早使用，以改善疗效，降低病死率，缩短住院时间。但需要注意的是，正确诊断是前提，不能为了追求"早"而忽略必要的鉴别诊断。

B. 对于门诊轻症 CAP 患者，尽量使用生物利用度好的口服抗感染药物治疗。建议口服阿莫西林或阿莫西林／克拉维酸治疗；青年无基础疾病患者或考虑支原体、衣原体感染患者可口服多西环素／米诺环素；我国肺炎链球菌及肺炎支原体对大环内酯类药物耐药率高，在耐药率较低地区可用于经验性抗感染治疗;呼吸喹诺酮类可用于上述药物耐药率较高地区或药物过敏/不耐受患者的替代治疗。

C. 对于需要住院的患者,推荐单用价内酰胺类或联合多西环素、米诺环素/大环内酯类或单用呼吸喹诺酮类。但与联合用药相比,呼吸喹诺酮类单药治疗不良反应少,且不需要皮试。

D. 对于需要入住 ICU 的无基础病青壮年罹患重症患者,推荐青霉素类/酶抑制剂复合物、三代头孢菌素、厄他培南联合大环内酯类或单用呼吸喹诺酮类静脉治疗,而老年人或有基础病患者推荐联合用药。

E. 对有误吸风险的 CAP 患者应优先选择氨苄西林/舒巴坦、阿莫西林/克拉维酸、莫西沙星、碳青霉烯类等有抗厌氧菌活性的药物,或联合应用甲硝唑、克林霉素等。

F. 年龄≥65 岁或有基础疾病(如充血性心力衰竭、心脑血管疾病、慢性呼吸系统疾病、肾衰竭、糖尿病等)的住院患者,要考虑肠杆菌科细菌感染的可能。此类患者应进一步评估产 ESBL(超广谱 β-内酰胺酶)菌感染风险(有产 ESBL 菌定植或感染史、曾使用三代头孢菌素、有反复或长期住院史、留置植入物以及肾脏替代治疗等),高风险患者经验性治疗可选择头霉素类、哌拉西林/他唑巴坦、头孢哌酮/舒巴坦或厄他培南等。

G. 在流感流行季节,对怀疑流感病毒感染的患者,推荐常规进行流感病毒抗原或者核酸检查,并应积极应用神经氨酸酶抑制剂抗病毒治疗,不必等待流感病原检查结果,即使发病时间超过 48 小时也推荐应用。流感流行季节需注意流感继发细菌感染的可能,其中肺炎链球菌、金黄色葡萄球菌及流感嗜血杆菌较为常见。

H. 抗感染治疗一般可于热退 2~3 天且主要呼吸道症状明显改善后停药,但疗程应视病情严重程度、缓解速度、并发症以及不同病原体而异,不必以肺部阴影吸收程度作为停用抗菌药物的指征。通常轻、中度患者疗程 5~7 天,重症以及伴有肺外并发症患者可适当延长抗感染疗程。非典型病原体治疗反应较慢者疗程延长至 10~14 天。金黄色葡萄球菌、铜绿假单胞菌、克雷伯菌属或厌氧菌等容易导致肺组织坏死,抗菌药物疗程可延长至 14~21 天。

2)目标性抗感染治疗:一旦获得 CAP 病原学结果,就可以参考体外药敏试验结果进行目标性治疗。

(3)维持呼吸道功能:10% 的妊娠期肺炎引起呼吸衰竭。治疗方法包括减轻气道反应和肺部理疗以及氧疗。治疗目标:维持动脉 $PO_2>60~70mmHg$,

$SaO_2>0.9$,保证胎儿最低需氧量。

(4)产科处理

1)妊娠早期,可在肺炎痊愈后酌情行人工流产,如胎儿一切正常患者及家属知情同意后亦可继续妊娠。

2)轻型肺炎可积极治疗,等待胎儿成熟后分娩。重型肺炎应纠正呼吸衰竭、低氧血症、酸中毒、电解质失衡,根据胎龄、胎儿宫内情况及有无产科并发症决定终止妊娠的时机及方式。无产科手术指征者,以阴道分娩为宜。临产后应严密监护,给氧,防止胎儿宫内缺氧,缩短第二产程,必要时行产钳助产,预防产后出血及感染。

5. 妊娠合并肺炎的预防

(1)肺炎的一般预防措施

1)食用高蛋白、高热量及富含维生素 C 的食物,增加机体抵抗力。

2)避免危险因素如吸烟、酗酒、贫血、营养不良等。

3)避免和减少与感染人群、鸟类或家禽接触。

(2)肺炎的特异性预防措施

1)对高危人群如糖尿病、心脏病、肾病、哮喘、慢性支气管炎、慢性高血压、镰型细胞疾病、脾切除术后和免疫抑制者,建议妊娠前注射肺炎球菌疫苗。

2)孕中晚期的孕妇可以接种流感疫苗,预防流感。

3)风疹和水痘疫苗可在易感妇女妊娠期前 1~3 个月或产褥期接种;若孕妇接触水痘病毒感染的患者,应在接触后 96 小时内应用水痘-带状疱疹病毒的免疫球蛋白预防,减轻水痘病毒感染的症状。

(三)护理要点

妊娠期肺炎妇女的病程、严重程度和病死率均较非妊娠期妇女增加。上呼吸道感染是妊娠期常见疾病,可发生在妊娠的任何阶段。妊娠合并上呼吸道感染患者,出现新的呼吸道症状,如咳嗽、气促、呼吸困难或咳痰,特别是伴有发热和不正常的呼吸声时,需及时进行胸片检查,警惕肺炎的发生。

1. 健康教育

(1)贫血可以干扰妇女机体免疫功能,导致细胞免疫功能低下及组织灌注不足或缺氧,使机体抵抗病原菌的能力下降,因此预防和治疗缺铁性贫血是预防肺炎等感染性疾病的办法之一。

(2)本病虽不常见,但对于孕妇及胎儿的影响是巨大的,应给与足够的重视。

2. 病情观察

(1)观察病人是否存在咳嗽、咳痰、发热、寒战胸痛、全身酸痛、乏力、等症状。

（2）观察病人是否存在意识障碍、呼吸衰竭、败血症、休克、有无呕吐、腹泻、高热症状。

（3）因炎性物质易诱发宫缩，所以应密切注意有无腹痛，阴道流血、流液等。

3. 一般护理（同本章第一节妊娠合并上呼吸道感染）

4. 用药护理（同本章第一节妊娠合并上呼吸道感染）

（杜鹃　金秀华）

参考文献

1. 中华医学会呼吸病学分会.中国成人 CAP 诊断和治疗指南 2016.中华结核和呼吸杂志,2016,39(4):253-280.
2. 李映桃,陈敦金.妊娠合并肺炎诊治研究进展.国际妇产科学杂志,2009,36(3):217-220.
3. Holly C,Michelle L,Ning S,et al. Influenza vaccination during pregnancy. Prescrire international,2016,25(168):51.

第三节　妊娠合并肺结核

（一）流程化管理清单

1. 妊娠合并肺结核门诊 / 急诊 / 住院诊治流程

病史重点采集信息		
□ 现病史	□ 停经史　□ 胎动史	
	□ 孕期产检情况	
	□ 接触史	
	□ 结核中毒症状*	□ 低热　□ 盗汗
		□ 咳嗽　□ 咳痰
		□ 乏力　□ 消瘦
		□ 咯血
	□ 结核扩散*	□ 高热　□ 寒战
		□ 头痛
		□ 昏睡
	□ 产科腹痛宫缩*	□ 有　　□ 无
		□ 时间　□ 程度
□ 孕产史	□ 孕次　　□ 产次	
	□ 分娩方式	□ 阴式分娩__次
		□ 剖宫产__次
□ 既往史	□ 高血压糖尿病史　□ 传染病史	
	□ 手术史	
□ 家族史	□ 高血压糖尿病史	

体格检查重点采集信息		
□ 生命体征	□ 体温	
	□ 脉搏	
	□ 呼吸	
	□ 血压	
□ 体格检查	□ 活动	□ 自如
		□ 受限
	肺部听诊*	□ 肺泡音
		□ 干湿啰音
	□ 腹部*	□ 腹痛　　□ 宫缩
		□ 胎心率
	阴道检查	宫颈长度
		□ 宫口

辅助检查重点项目		
辅助检查*	□ 实验室检查	□ 血常规
		□ 痰涂片
		□ PPD
		□ 结核抗原抗体
		□ 定量 PCR
	□ 胸片	
	□ CT	
	□ 胎儿超声	

治疗方案		
治疗	门诊	□ 诊断后及时转诊
	病房	□ 一般治疗
		□ 药物治疗
		□ 产科处理

注:* 为重点项目

2. 妊娠合并肺结核住院护理流程

护理流程	描述要点
□ 健康教育	□ 病区环境
	□ 相关知识宣教
	□ 化验检查注意事项
	□ 负责医护人员
	□ 安全评估及告知
	□ 用药的作用和注意事项

护理流程	描述要点
□ 协助医生	□ 询问病史
	□ 体格检查
□ 测量生命体征	□ 体温
	□ 脉搏
	□ 血压
	□ 血氧
	□ 呼吸
□ 护理观察	□ 咳嗽、咳痰、低热、盗汗、乏力、消瘦
	□ 咳血、高热、寒战、头痛、昏睡
	□ 有无宫缩、阴道流血、流液
□ 实验室检查	□ 血常规
	□ 痰涂片、PPD
	□ 结核抗原抗体
	□ 定量 PCR
□ 协助检查	□ CT
	□ 胎儿超声检查
	□ 胸片
□ 专科护理	□ 饮食休息
	□ 高热护理
	□ 用药
□ 心理护理	□ 心理状况评估及护理
□ 出院指导	□ 复查时间
	□ 自我护理方法
	□ 办理出院相关流程

(二) 妊娠合并肺结核诊断要点

1. 病史要点

(1) 注意结核中毒症状:低热、消瘦、乏力、盗汗等。

(2) 注意呼吸道症状:咳嗽、咳痰 2 周以上,或伴咯血。

(3) 关注有无结核扩散的临床表现,妊娠期机体免疫力降低,加之卵巢激素增加,肺呈充血状态,甲状腺功能亢进,代谢率增加,肾上腺皮质激素分泌显著增多等,从而易引起结核分枝杆菌感染、播散,导致妊娠期和产褥期合并肺结核同时伴有肺外结核。

2. 体格检查要点

(1) 生命体征:主要是注意体温变化。

(2) 肺部检查:早期小范围的结核不易查到阳

性体征,病变范围较广者叩诊呈浊音,语颤增强,肺泡呼吸音低和湿啰音,晚期结核形成纤维化,局部收缩使胸膜塌陷和纵隔移位。在结核性胸膜炎者早期有胸膜摩擦音,形成大量胸腔积液时,胸膜饱满,叩诊浊音,语颤和呼吸音减弱或消失。

(3) 产科检查:重点主要有无宫缩、阴道流血等临产迹象,有无胎心异常等胎儿窘迫征象。

3. 辅助检查要点

(1) 实验室检查

1) 痰抗酸杆菌涂片:分离培养法灵敏度高于涂片镜检法,可直接获得菌落,便于与非结核分枝杆菌鉴别,是结核病诊断金标准。

2) 结核菌素试验:我国是结核病高流行国家,儿童普种卡介苗,阳性对诊断结核病意义不大,但对未种卡介苗儿童则提示已受结核分枝杆菌(简称结核菌)感染或体内有活动性结核病。当呈现强阳性时表示机体处于超过敏状态,发病几率高,可作为临床诊断结核病的参考指征。

3) 结核抗原抗体的检查:血清学诊断可成为结核病的快速辅助诊断手段,但由于特异性欠强,敏感性较低,尚需进一步研究。

4) 痰结核菌定量 PCR:可获得比涂片镜检明显高的阳性率和略高于培养的阳性率,且省时快速,成为结核病病原学诊断重要参考。

(2) 胸部影像学检查

1) 肺结核在 X 线胸片影像表现和结核的分型有关,粟粒性肺结核表现为大小一致、密度相同、分布均匀的 1~3mm 的粟粒样阴影;轻度浸润性肺结核表现为肺尖部斑点状、索条状阴影或锁骨下浸润,或边缘清晰的结核瘤,重者可呈现大叶性浸润、空洞形成、支气管播散、大叶或小叶性干酪性肺炎;慢性纤维空洞型肺结核,表现为单发或多发纤维厚壁空洞及病龄不同的新旧支气管播散灶,多伴胸膜增厚、心脏气管移动、肺门上提、肺血管呈垂柳状、余肺代偿肺气肿等继发性改变。

2) 孕妇行胸部影像学检查时注意做好对胎儿的防护(具体见本章第一节上呼吸道感染)。

4. 治疗要点

(1) 一般治疗:适当休息,供给高蛋白、多种维生素的富含矿物质的食物,及时治疗早孕反应和妊娠剧吐。

(2) 药物治疗

1) 活动性肺结核和非妊娠期一样必须遵守早期、联合、规则、适量和全程的原则。但应注意药物对胎儿的影响。

2) 孕期结核病的第一线药物为异烟肼(INH)、乙胺丁醇，如再加用维生素 B_6 则可防止 INH 对胎儿潜在的神经毒性。

3) 第二线药物则以利福平、氨硫脲或卡那霉素为主。利福平在孕 16 周以后使用则更安全。

4) 用药的疗程为病情基本控制后，再继续应用 1~1.5 年。对于伴有高热、毒性症状明显的患者，可用对氨基水杨酸加于 5% 葡萄糖液中，每天静脉滴注，持续 1~2 个月。待病情好转后，再选用联合抗结核药物治疗。

(3) 孕期处理

1) 孕期处理：抗结核治疗和孕期保健同时进行。

2) 分娩期的处理：注意热能的供应和休息，防止宫缩乏力。第二产程适时助产。如需剖宫产者，行硬膜外麻醉为妥。产后注意出血感染。

3) 产褥期的处理：对于活动性肺结核产妇，必须延长休息和继续抗结核治疗，增加营养，并积极防治产褥期感染。如遇有产后原因不明的发热，不能以宫内感染解释时，则应考虑是否有肺结核病灶的扩散。

4) 新生儿处理：母亲患有活动性肺结核就会对婴儿构成威胁。尽管肺结核母婴传播的发生率低于 5%，若肺结核孕妇分娩时痰检结核分枝杆菌为阴性，则新生儿应接种卡介苗，但不必治疗。尽可能不使母婴隔离，母乳喂养的婴儿应继续母乳喂养，每次喂奶前要戴上口罩。哺乳妇女应继续服抗结核药。如母亲分娩时痰检为阳性，且婴儿情况良好，则应给婴儿 3 个月的预防性化疗，而不接种卡介苗。3 个月后结核菌素试验如为阴性，可停用异烟肼，接种卡介苗；如为阳性，再治疗 3 个月。如结核菌素试验结果转为阴性，可给婴儿接种卡介苗。

5. 妊娠合并肺结核的预防

(1) 加强卫生宣教：做好卡介苗的接种工作。在肺结核活动期应避免妊娠。若已妊娠，应在妊娠 8 周内行人工流产，1~2 年后再考虑妊娠。既往有肺结核史，或与结核患者有密切接触史者，均应在妊娠前行胸部 X 线检查，以便早期发现及处理。

(2) 加强产前检查：增加产前检查次数，以便在治疗期间及时了解病情变化和及时发现妊娠期并发症。

(三) 护理要点

由于妊娠期孕妇体内免疫功能降低，毛细血管通透性增加，内分泌改变等，使得孕妇成为结核的易感人群。

1. 健康教育

(1) 接受体外受精 - 胚胎移植(IVF-ET)而怀孕的妇女，此类人群需要服用促排卵等药物，体内雌激素及孕激素高于生理水平，同时妊娠后绒毛膜促性腺激素的升高会抑制淋巴细胞免疫功能，使孕妇罹患活动性肺结核的危险性增加。

(2) 孕妇一旦感染活动性肺结核必需进行抗结核治疗，因其对母婴都具有严重危害。

(3) 患者应呼吸道隔离至痰菌阴性。痰菌阴性前，日常生活用品应与家人分开使用。注意通风，勤晒衣被，患者的分泌物及用物应焚毁或消毒。患者不可随地吐痰，避免对着他人咳嗽或打喷嚏。

2. 病情观察

(1) 观察病人是否存在咳嗽、咳痰、低热、盗汗、乏力、消瘦症状。

(2) 观察病人是否存在咳血、高热、寒战、头痛、昏睡症状。

(3) 按时听胎心、督促患者正确计数胎动，定时行胎心监护，必要时做超声检查。

(4) 密切注意有无腹痛，阴道流血、流液等。

3. 一般护理

(1) 饮食休息

1) 为改善因患肺结核导致的能量消耗增加，消化吸收能力、免疫能力降低的情况，在饮食上要求患者多进食高热量、高蛋白、维生素丰富的食物，保持饮食清淡、易消化，遵循少量多餐的原则，降低心脏负担，避免食用刺激性食品，对合并贫血、水肿等情况的患者也可从饮食上进行纠正，给予补血、低盐食品。

2) 合理安排生活，保证充足的睡眠和休息。

(2) 高热护理(同本章第一节妊娠合并上呼吸道感染)

4. 用药护理

对于选择继续妊娠的患者，应考虑药物的副作用，严禁使用可诱发畸胎突变等影响胎儿健康的药物。

(杜鹃　金秀华)

参考文献

1. 陈建国,秦铁林.妊娠合并肺结核的防治.中华临床医师杂志,2016,10:92.

2. 中华医学会结核分会. 肺结核诊断和治疗指南. 中华结核和呼吸杂志, 2001, 24(2): 70-74.

第四节　妊娠合并系统性红斑狼疮

(一) 流程化管理清单

1. 妊娠合并系统性红斑狼疮 (SLE) 诊治流程

病史重点采集信息			
☐ 现病史 *		☐ 停经史 ☐ 胎动史	
		☐ 孕期产检情况	
	☐ 病情变化	☐ 发热	
		☐ 皮疹	
		☐ 面部蝶形红斑	
		☐ 关节痛	
		☐ 口腔溃疡	
		☐ 光过敏	
	☐ 孕期发病情况	☐ 有　　☐ 无	
		☐ 目前用药情况	
	☐ 腹痛与宫缩情况	☐ 有　　☐ 无	
		☐ 时间	
		☐ 程度	
☐ 孕产史	☐ 孕次__次		
	☐ 产次	☐ 剖宫产__次	
		☐ 阴式分娩__次	
☐ 既往史	☐ 既往 SLE 发病史		
	☐ 手术史		
	☐ 过敏史		
	☐ 高血压糖尿病史		
☐ 家族史	☐ 家族遗传病史		

体格检查重点采集信息			
☐ 体格检查 *	☐ 生命体征	☐ 体温	
		☐ 脉搏	
		☐ 呼吸	
		☐ 血压	
		☐ 体重	
	☐ 常规体检	☐ 神志清楚	☐ 是
			☐ 否
		☐ 面部	☐ 口腔溃疡
			☐ 光过敏
			☐ 蝶形红斑
		☐ 心肺部听诊	☐ 肺泡音
			☐ 湿啰音

体格检查重点采集信息			
☐ 体格检查 *	☐ 常规体检	☐ 腹部	☐ 压痛、反跳痛、肌紧张
			☐ 皮肤情况
			☐ 有无瘢痕
		☐ 四肢	☐ 活动自如
			☐ 关节痛
	☐ 专科查体	☐ 产科查体	☐ 胎心率
			☐ 宫高腹围
			☐ 有无宫缩
		☐ 阴道及宫颈检查	☐ 宫口情况
			☐ 阴道分泌物情况
			☐ 有无阴道流血流液

辅助检查重点项目			
☐ 辅助检查 *	☐ 实验室检查	☐ 血常规	
		☐ 尿常规	
		☐ 肝肾功	
		☐ 24 小时尿蛋白定量	
		☐ 血糖	
		☐ 凝血功能	
	☐ 免疫指标	☐ 抗核抗体	
		☐ 抗 ds-DNA 抗体	
		☐ 抗核糖蛋白抗体 RNP	
		☐ 狼疮抗凝物	
		☐ 抗心磷脂抗体	
		☐ 抗 SSA 抗体(抗 RO)	
		☐ 抗 SSB 抗体(抗 La)	
		☐ 补体 C3、C4 及血沉	
		☐ 血栓弹力图	
	☐ 心电图		
	☐ 超声	☐ 胎儿超声	
		☐ 泌尿系超声	

治疗方案			
☐ 治疗	☐ 门诊	☐ 风湿免疫科对症治疗	
		☐ 产科定期产检	
	☐ 病房	☐ 肾上腺皮质激素	
		☐ 对症治疗	
		☐ 风湿科会诊	
		☐ 改善循环,抗凝治疗	
		☐ 终止妊娠	☐ 剖宫产
			☐ 阴式分娩

注: * 为重点项目

2. 妊娠合并系统性红斑狼疮（SLE）护理流程

护理流程	描述要点
□ 健康教育	□ 病区环境
	□ 相关知识宣教
	□ 化验检查注意事项
	□ 负责医护人员
	□ 安全评估及告知
	□ 用药的作用和注意事项
□ 协助医生	□ 询问病史
	□ 体格检查
□ 测量生命体征	□ 体温、脉搏、血压、血氧、体重
□ 症状体征	□ 产兆
	□ 发热、皮疹、面部蝶形红斑
	□ 关节痛、口腔溃疡、光过敏
	□ 四肢活动情况、关节痛
	□ 阴道分泌物情况
□ 实验室检查	□ 血常规、尿常规、肝肾功
	□ 24 小时尿蛋白定量
	□ 血糖、凝血功能
□ 免疫指标检测	□ 抗核抗体、抗 ds-DNA 抗体
	□ 狼疮抗凝物、血栓弹力图
	□ 抗核糖蛋白抗体 RNP、抗心磷脂抗体
	□ 抗 SSA 抗体（抗 RO）
	□ 抗 SSB 抗体（抗 La）
	□ 补体 C3、C4 及血沉
□ 协助检查	□ 胎儿超声
	□ 泌尿系超声
□ 专科护理	□ 饮食休息
	□ 基础护理
	□ 预防血栓及感染
	□ 用药
□ 心理护理	□ 心理状况评估及护理
□ 出院指导	□ 复查时间
	□ 自我护理方法
	□ 办理出院相关流程

（二）妊娠合并 SLE 诊断要点

1. 病史要点

（1）妊娠合并 SLE 的妊娠期分期

1）缓解期停服皮质激素一年以上，无 SLE 临床活动表现。

2）控制期应用少量皮质激素的情况期，无 SLE 临床活动表现。

3）活动期有发热、皮疹、口腔溃疡、关节炎或脏器功能损害等 SLE 临床活动表现。

4）妊娠初次发病妊娠时初次出现 SLE 的临床症状体征。

（2）SLE 可继续妊娠条件

1）发病 2 年以上，经正规治疗，病情缓解 1 年或 1 年以上。

2）激素维持剂量较小（泼尼松 <15mg/d），无糖皮质激素所致的严重不良反应。

3）未用细胞毒性免疫抑制剂或至少已停药 6 个月以上。

4）临床无 SLE 活动表现，无心、肺、中枢神经系统等重要器官的损害。

5）伴有狼疮性肾炎者，血肌酐（Cr）≤140μmol/L。肾小球滤过率（GFR）>50ml/min；尿沉渣检查无异常，尿蛋白 <3g/24h；血压正常；C3 水平正常，且持续 6 个月以上。

6）原抗磷脂抗体阳性者，最好待抗体转阴 3 个月以上再妊娠。

7）免疫系统检查抗 ds-DNA 抗体阴性，补体 C3、C4 在正常范围或增高。

（3）患者如果要求继续妊娠，需要注意什么？

1）患者目前无 SLE 活动期表现，需要和患者及家属充分沟通，使其了解继续妊娠的风险。SLE 可能在孕期或者产后活动，恶化，孕期 SLE 的复发率达 10% 左右，而且 SLE 患者发生自然流产、早产、妊娠期高血压、死胎、先天畸形的风险高于正常孕妇。其子代发生自身免疫性疾病的机会也会高于正常人群。因此，整个妊娠期和产褥期都应在产科和免疫科的共同监测下度过。

2）SLE 患者有心包或者心脏严重病变，心衰，进展型肾小球肾炎，肾病综合征，肾衰时应该及早治疗性终止妊娠。终止妊娠也有使病情加重的可能，活动期患者应控制病情后再终止妊娠。

（4）SLE 对妊娠的影响

1）对母体的影响：导致孕妇本身病情加重及增

加妊娠期高血压疾病的发生率;SLE 孕妇可能存在凝血、抗凝、纤溶之间的不平衡,导致产后出血;SLE 的基础病变使得母体产后可能发生血管栓塞、肺栓塞、肺出血。

2) 对胎儿的影响:SLE 患者流产、早产、胎儿生长受限及胎死宫内的风险增加。流产、死胎的发生率约为正常孕妇的 5 倍,早产的发生率平均约 30%。新生儿有发生先天性 SLE 或心脏病的风险,部分抗核抗体阳性的患者新生儿期还可出现贫血、白细胞减少、血小板降低等。对 SLE 女性子代应追踪至青春期后。

(5) 新生儿狼疮综合征:新生儿狼疮综合征是一种罕见的综合征,见于少数抗 SSA(抗 R0)和(或)抗 SSB(抗 La)抗体阳性的孕妇所分娩的婴儿。表现为新生儿或胎儿先天性心脏传导阻滞、皮肤病变、血液系统损害等。这种新生儿完全性房室传导阻滞是不可逆的,一般终生需要起搏器替代。

(6) SLE 与抗磷脂综合征

1) 抗磷脂综合征(APS)为一种非炎症性自身免疫性疾病,其特征为反复发作的动脉和(或)静脉血栓形成、反复自然流产和(或)死胎伴抗磷脂抗体(APL)持续阳性。30%~50% 的 SLE 患者 APL 阳性,1/3 的患者最后会发展为 APS。

2) APL 阳性增加孕妇血栓形成,子痫前期和胎儿并发症(晚期流产、早产)的发生,对 APL 阳性者和(或)既往不良孕产史者建议阿司匹林和肝素联合治疗,同时产后 4~6 周内适当选用抗凝治疗预防血栓。

(7) SLE 与子痫前期:SLE 患者妊娠易合并子痫前期,多发生在妊娠 20 周后,常伴有血小板减少、低尿钙排泄量。对于此类患者应积极控制血压在 140/90mmHg 以后,以减轻肾功能的损害。首选药物为甲基多巴和拉贝洛尔,亦可选用常规剂量的硝苯地平。

2. 体格检查要点 母体监测:注意宫高、腹围、体重变化,对狼疮肾炎的患者要特别加强对血压的监测。

3. 辅助检查要点

(1) SLE 患者实验室免疫学指标

1) ANA 如果重复阴性,不支持狼疮的诊断,但与病情活动或复发无明显相关性。

2) 抗 ds-DNA 抗体与狼疮性肾炎有关,抗 dsDNA 抗体滴度升高提示狼疮活动。

3) 血清补体 C3、C4:C3、C4 水平降低,提示

SLE 活动或复发。

4) 抗 R0 抗体、抗 La 抗体与新生儿狼疮综合征相关。

5) 狼疮抗凝物、抗磷脂抗体:阳性能预测 SLE 患者胎儿的丢失。

(2) 孕期母体监测:定期监测尿常规、凝血功能,24 小时尿蛋白定量、肝肾功能、尿镜检、心电图等。至少每个月复查一次血沉、抗核抗体、抗 dsDNA 抗体、狼疮抗凝物、抗心磷脂抗体、抗 R0 抗体、抗 La 抗体及补体 C3、C4 等。每次产前检查都应注意判断是否有狼疮活动或复发。

(3) 孕期胎儿监测:孕早期超声检查确定胎龄,胚胎发育情况;孕 20 周后应每隔 4 周做一次产科超声监测胎儿发育情况和羊水量,并排除胎儿畸形。抗 R0 抗体阳性者,孕 16~18 周开始进行超声心动图和胎儿心电图检查,每 2 周 1 次,一直持续至分娩,用于评价胎儿有无心脏传导阻滞和心脏受损。孕 30 周后应加强胎心电子监护,每周 1~2 次应激试验,孕 34 周后应该每周行胎儿生物学评分。

4. 治疗要点

(1) 一般治疗:避免劳累、避免日晒,防止受凉感冒及其他感染,注意营养及维生素的补充,以增强机体抵抗力。

(2) 免疫抑制剂治疗:妊娠期及产后常规应用皮质类固醇激素治疗,为防止分娩期或产后恶化,临床及产褥早期应适当增加剂量。

(3) 抗凝治疗:孕期可应用阿司匹林及肝素,分娩前及时停药防止出血,产后应用防止血栓形成。

(4) 产科处理:单纯 SLE 不是剖宫产指征,综合评估决定分娩方式。

5. SLE 产妇产后保健 产褥期是 SLE 患者高危期,这是因为妊娠期增加的糖皮质激素在产后骤然下降,出现反跳式恶化。产后应严密监测,对近期有疾病活动或既往有严重病史的患者应更重视。有学者建议在分娩当日给予氢化可的松 200mg、产后第 2 天降至 150mg,第 3 天恢复至产前方案。若产后只用泼尼松治疗可哺乳,若需应用细胞毒性免疫抑制剂,则需退奶。产褥期也是发生血栓栓塞的高危期,特别是对 APL 阳性或有血栓栓塞病史者,建议患者产后使用低分子肝素或阿司匹林 3 个月。

(三) 护理要点

系统性红斑狼疮(SLE)是一种慢性疾病,症状

反复发作,迁延多年。SLE 于妊娠期约有 1/3 病情加重,能引起反复流产、死胎、胎儿生长受限,围生儿患病率及死亡率均高。另外由于该病可使胎儿或新生儿受累,新生儿出生后多需入院观察,不能回到母亲身边,使患者心理承受巨大的压力,很多人因此心绪低落,甚至抑郁,严重影响孕产妇及其家庭的生活质量。护士应加强对孕产妇的积极宣教和心理疏导,引导孕产妇积极面对,配合治疗。

1. 健康教育

(1) 加强疾病知识教育,护士应熟知该病的活动性临床表现,使患者有所了解,以便提高自我监护意识。

(2) 针对不同心理和家庭情况给予适当指导。

(3) 讲解药物治疗原理,可能出现的副作用、用药时间、剂量及注意事项等,强调按时服药和连续服药的重要性。

2. 专科护理

(1) 饮食休息

1) 指导 SLE 孕妇饮食宜清淡。进食高蛋白、低盐、低糖、高钙、富含多种维生素的食物。忌辛辣、酸等刺激胃肠道的食物,不能吸烟饮酒,避免加重胃肠道的负担,使病情加重。

2) 保证每日充足的休息时间,保持患者经安静,指导睡眠时经常取左侧卧位,有利于提高胎盘血流量。

(2) 皮肤护理

1) SLE 孕妇应避免阳光暴晒,尽量不用化妆品。

2) 指导病人穿全棉或桑蚕丝内衣,减少对皮肤的刺激。

3) 避免抓挠和挤压皮疹,保持皮肤的完整性。

(3) 预防感染

1) 因长时间应用激素及免疫抑制剂,使患者抵抗力低下,易发生感染,因此应指导孕产妇注意个人卫生,保持皮肤清洁。

2) 尽量少去公共场所,避免交叉感染,注意保暖,预防感冒。

3) 护士在护理过程中注意无菌操作,保持室内空气流通。

4) 勤更换衣裤及护理垫,保持会阴清洁,关注体温变化及实验室检查结果,遵医嘱给药。

5) 预防乳腺炎。

(4) 预防血栓

1) 指导患者多饮水、勤活动。关注病人有无肢体肿胀、疼痛、腹痛、胸闷、胸痛等症状。

2) 可指导病人正确穿戴弹力袜,术后患者尽早床上翻身,活动四肢。

3. 用药护理

(1) 肾上腺皮质药物是治疗妊娠合并 SLE 的主要药物和紧急抢救时的首选药物。

(2) 产前产后根据病人实际情况药物剂量有所调整,护士应严格按照医嘱加药。做好查对。

(杜鹃　金秀华)

参考文献

1. 黎静,罗漫灵,钟梅. 妊娠合并系统性红斑狼疮的围孕期管理. 中国实用妇科与产科杂志,2016;10934-10939.
2. 蔡红,施颖华,谢鸿星,等. 妊娠合并系统性红斑狼疮 138 例临床分析和健康教育. 解放军护理杂志,2003,20(1):51-53.
3. 陆云波.29 例妊娠合并系统性红斑狼疮的护理. 实用临床医药杂志,2011,15(4):69-70.
4. 吴天霞,徐凌燕,邵卫娟. 妊娠合并系统性红斑狼疮 47 例的护理. 护理与康复,2015,14(11):1037-1039.

第五节　产褥感染

(一) 流程化管理清单

1. 产褥感染诊疗流程

病史重点采集信息			
□ 现病史 *	□ 妊娠期情况	□ 阴道炎	
		□ 阴道流血	
		□ 胎膜早破	
		□ 早产	
		□ 应用激素药物	
		□ 营养不良	
		□ 贫血	
	□ 分娩时情况	□ 宫腔操作频繁	
		□ 产后出血	
		□ 胎盘胎膜滞留	
		□ 生殖道裂伤	
		□ 有无侧切	
		□ 滞产,产程延长	
	□ 分娩方式	□ 阴式分娩	
		□ 剖宫产	□ 产程中
			□ 合并其他术式

病史重点采集信息

□ 现病史 *	□ 恶露	□ 流血多少	
		□ 性状	
		□ 异味	□ 有
			□ 无
		□ 流血时间	
	□ 切口	□ 良好	
		延期愈合合并感染	
	□ 排尿	□ 良好	
		尿频尿急尿痛	
	□ 发热	□ 有 □ 无	
		程度	
		时间	
		治疗情况	
	□ 上呼吸道	□ 合并咳嗽咳痰	
		□ 无	
	□ 乳腺炎	□ 有	
		□ 无	
	□ 下肢痛	□ 有	
		□ 无	
	□ 头痛	□ 有	
		□ 无	
□ 孕产史	□ 孕_次产_次		
□ 既往史	□ 手术史		
	□ 外伤史		
	□ 传染病史		
	□ 家族史		

体格检查重点采集信息

□ 体格检查 *	□ 生命体征	□ 体温	
		□ 脉搏	
		□ 呼吸	
		□ 血压	
	□ 一般查体	□ 神志	□ 清楚
			□ 淡漠
		□ 贫血貌	□ 有
			□ 无
		□ 心肺听诊	□ 正常
			□ 异常
	□ 一般查体	□ 腹部	□ 正常
			□ 压痛、反跳痛、肌紧张
			□ 子宫复旧情况
			□ 切口
		□ 下肢	□ 肿热
			□ 活动自如

体格检查重点采集信息

□ 体格检查 *	专科查体	□ 宫底	□ 正常
			□ 异常
		阴道流血	□ 流血量
			□ 颜色
			□ 性状
			□ 气味
		□ 双合诊	□ 子宫大小
			□ 宫颈举摆痛
			□ 宫体压痛

辅助检查重点项目

□ 辅助检查 *	□ 实验室检查	□ 血常规 + 血型
		□ 凝血功能
		□ CRP
		□ 降钙素原
		□ 血 hCG
		□ 发热时血培养及药敏
		□ 尿常规及细菌培养
		□ 肺炎支原体抗体
	□ 分泌物检查	□ 切口分泌物检查
		□ 阴道及宫颈分泌物检查
	□ 超声	□ 盆腔超声
		□ 泌尿系及乳腺超声
		□ 下肢超声
	□ 影像检查	□ 盆腔 CT/ 增强 CT
		□ 肺 CT/ 增强 CT
		□ 头 CT/ 增强 CT

治疗方案

□ 治疗	□ 门诊	□ 完善检查、抗炎对症,收入院
	□ 病房	□ 一般生命支持,对症治疗,动态观察生命体征
		□ 抗炎
		□ 动态监测血常规、CRP
		□ 血栓性静脉炎的治疗,应用肝素
		□ 切开引流
		□ 胎膜胎盘残留的处理
		□ 手术治疗

注:* 为重点项目

2. 产褥感染住院护理流程

护理流程	描述要点
☐ 健康教育	☐ 同第八章第一节病毒性肝炎
☐ 协助医师	☐ 询问病史、分娩过程
	☐ 体格检查
☐ 监测	☐ 生命体征
☐ 观察阴道流血和其他症状	☐ 观察恶露及阴道排出组织物
	☐ 观察腹痛及其他症状
	☐ 药敏试验
☐ 采血	☐ 遵医嘱
☐ 分泌物检测	☐ 阴道分泌物
	☐ 后穹隆穿刺物
	☐ 脓肿穿刺物
☐ 协助检查	☐ 超声检查
	☐ CT 检查
	☐ 磁共振检查
☐ 基础护理	☐ 阴道流血、会阴、乳房、口腔护理
	☐ 高热护理
☐ 专科护理	☐ 饮食休息
	☐ 用药
	☐ 预防血栓
☐ 心理护理	☐ 心理状况评估及护理
☐ 出院指导	☐ 同第八章第二节妊娠期痒疹

（二）产褥感染诊断要点

1. 病史要点

（1）分娩期主要病史要点

1）婚育史，孕产次。

2）本次妊娠过程中有无营养不良、孕期贫血、孕期卫生不良。有无白带异味、细菌性阴道病、支原体等下生殖道微生物定植的证据。

3）孕期有无长期反复阴道流血，是否为早产，有无胎膜早破。因为这些疾病的发生都可能与宫内感染及绒毛膜羊膜炎有关。

4）分娩过程中有无胎膜早破、滞产、产程延长。有无阴道检查次数过多、宫内胎儿监护。有无过度的宫腔内操作。

5）有无产时产后出血、胎盘胎膜残留。有无生殖道损伤，有无切口。

6）有无引起子宫复旧不良的因素，如羊水过多、巨大儿、多胎妊娠等因素。

7）孕妇有无慢性疾病如糖尿病、体重指数高或者因系统性红斑狼疮等病长期应用糖皮质激素或免疫抑制剂治疗。

8）有无腹痛、腹胀、切口肿痛等主诉，有助于感染具体部位的判断。有无头晕、头痛、畏寒等，有利于菌血症等的预判。

9）有无咳嗽咳痰等上呼吸道感染症状。

10）有无尿频、尿急、尿痛等泌尿系感染症状。

11）有无下肢肿痛、血栓性静脉炎症状。

（2）重视临床表现

1）有无发热、腹痛、腹胀或刺痛、尿频等不适主诉。

2）恶露的颜色、性状、时间以及有无异味。

3）切口有无剧烈疼痛、压痛、硬结、渗出，局部有无波动感。

4）有无头晕头痛、乏力畏寒等菌血症症状。

5）有无下肢肿痛。

2. 体格检查要点

（1）重视生命体征：主要是注意有无贫血、休克、菌血症征象。

（2）腹部检查

1）腹部切口愈合情况如何，有无硬结、渗血、压痛。

2）检查子宫收缩是否良好、轮廓是否清晰。

3）触诊有无压痛、反跳痛及肌紧张。

（3）妇产科检查

1）注意阴道流血量多少，恶露颜色、性状、有无异味等，必要时同时行阴道分泌物细菌培养及阴道消毒。

2）检查前充分沟通，告知该操作的目的和必要性。

3）进行窥器检查做好外阴及会阴消毒工作，避免因此二次感染。

4）动作要轻柔，可以在窥器表面涂无菌润滑剂以减轻患者痛苦。

5）注意会阴侧切口愈合情况。

6）双合诊，注意宫颈举摆痛、宫体压痛、宫旁有无压痛和包块。

3. 辅助检查要点

（1）化验检查

1）血常规及 C 反应蛋白、降钙素原、IL-6。

2）凝血功能、血浆 D- 二聚体、血栓弹力图等协助盆腔血栓性静脉炎的诊断和排除。

3）在发热时抽血培养及药物敏感性试验。

4）肺炎支原体抗体测定,排除支原体肺炎。

5）尿常规及尿细菌培养,排除尿路感染。

6）必要时需作厌氧菌培养,病原体抗体和特异抗体检测可以作为快速确定病原体的方法。

7）取宫颈口血液进行细菌涂片、细菌培养及药物敏感性试验。

8）血 hCG 检查并动态监测,以排除有无宫内残留。

（2）分泌物检查

1）取宫颈口及阴道分泌物检查。

2）取愈合不良切口取分泌物行细菌培养。

（3）超声检查

1）超声了解子宫复旧情况,宫内有无妊娠物残留,以及盆腔有无异常包块回声。

2）泌尿系超声了解泌尿系发育情况,有无尿潴留,集合系统分离,排除尿潴留诱发泌尿系感染。

3）乳腺超声排除乳腺炎。

4）下肢超声排除血栓性下肢静脉炎。

（4）CT 检查

1）查看子宫及附件情况,感染包块情况。

2）排除上呼吸道疾病,排除肺炎。

（三）产褥感染治疗要点

特殊强调:多活动,促进恶露排出。

1. 支持疗法 加强营养并补充充足维生素,增强全身抵抗力,纠正水、电解质失衡。病情严重或贫血者可多次少量输入鲜血及血浆。半卧位。

2. 病情允许可多下地活动,以利于恶露排出。必要时清出宫腔感染污秽物。

3. 切口引流 会阴伤口或腹部切口感染充分引流。疑盆腔脓肿可经腹穿刺或后穹隆穿刺留置引流管。

4. 胎盘胎膜残留要尽早清除宫内容物。

5. 大量长期应用抗生素时注意耐药菌 G⁻ 杆菌的产生,常见的为铜绿假单胞菌、大肠埃希菌、产碱假单胞菌及肺炎克雷白杆菌等,耐药率高,死亡率高。必要时结合药敏试验调整抗生素。

6. 适当应用肝素改善循环。

7. 手术治疗 子宫严重感染,经积极治疗无效,炎症继续扩散,出现不能控制的出血、败血症和脓毒血症时应及时子宫切除,清除感染源。

（四）护理要点

产褥感染是常见的产褥期并发症,腹痛、发热、恶露异常改变为主要表现。应从心理护理、健康教育、用药等方面加强护理。

1. 健康教育

（1）护士应向患者及家属讲解产褥感染可能发生的病因,鼓励患者和家属配合医护。

（2）患者保持半卧位。

（3）周围环境应保持安静、舒适、空气清新,利于患者休息。

（4）抗感染的同时行清宫术,清除宫腔残留物,如感染严重可行子宫切除术,抢救生命。

2. 基础护理

（1）一般护理

1）阴道流血的观察及会阴护理见妊娠早期阴道流血的观察(详见第一章第一节)。

2）除会阴护理外还应注意乳房的护理,保持乳房及乳头清洁,产后哺乳的患者应保证不涨奶,可用吸奶器将乳汁吸出,不哺乳的患者及时回奶,避免热敷及按摩。

3）注意口腔卫生,指导患者用软毛刷刷牙,预防口腔感染可使用漱口水漱口。

（2）高热护理

1）每天定时测量体温,监测体温变化。

2）发热时可给予温水擦浴等物理降温。

3）指导患者多饮水。

4）抽取血样化验,采集标本时注意不要在输液侧肢体采血。

5）必要时给予药物治疗。

3. 专科护理

（1）饮食休息

1）注意日常合理休息,并指导产妇合理选择饮食,以高维生素、高蛋白、高热量的饮食为主,多食用易消化且营养丰富的流质食物,从而维持产妇体内酸碱平衡以及水电解质平衡。

2）产妇休息可选择半卧位,以利于炎症的吸收和恶露的排出。

（2）预防下肢静脉血栓形成

1）护士应指导产妇在家属陪伴下每天要适度室内活动,降低长时间卧床带来的静脉血栓发生率。

2）卧床期间产妇可在床上做下肢的活动,防止下肢静脉血栓的发生。

3）必要时给予药物预防,降低凝血值。

4. 用药护理

1）促进宫缩排出残留物质,使用缩宫素肌内注射或静脉滴注,静滴缩宫素应注意速度的调节,避免发生不良反应。

2）正确进行药敏试验，按照医嘱给予抗感染药物输注。抗生素的使用注意时间、用法及用量的准确。

3）关注化验指标，预防血栓给予皮下注射低分子肝素钙注射液。

4）高热超过38.5℃时给予布洛芬混悬液10ml口服，并指导患者多饮水，防止因大量出汗引起虚脱。

（杜鹃 金秀华）

参考文献

1. 沈铿，马丁．妇产科学．第3版．北京：人民卫生出版社，2015.
2. 龚艳霞，汤志琴．针对性护理措施对剖宫产产妇褥感染的预防效果．临床医学工程，2016，24（4）：543-544.

第六节 剖宫产术后血肿

（一）流程化管理清单

1. 剖宫产术后血肿诊疗流程

病史重点采集信息

□ 现病史	□ 妊娠期合并症	□ 高血压
		□ 胎膜早破
		□ 血小板减少
		□ 营养不良 □ 贫血 低蛋白等
		□ 阑尾炎等外科疾病
	□ 剖宫产原因	□ 是否为产程中手术
	□ 恶露情况*	□ 流血多少
		□ 性状
		□ 有无异味
		□ 流血时间
	□ 腹痛腹胀情况*	□ 有或无
		□ 部位
		□ 性质
		□ 程度
	□ 发热*	□ 有或无
		□ 程度
		□ 时间
		□ 治疗情况

病史重点采集信息

□ 既往史	□ 手术史 □ 高血压糖尿病等慢性病史	
	□ 肝炎结核等传染病史	
□ 孕产史	□ 孕__次 □ 产__次 □ 剖宫产__次	
	□ 阴式分娩__次	
□ 家族史	□ 高血压、糖尿病等慢性病史	

体格检查重点采集信息

□ 常规体格检查	□ 生命体征	□ 体温
		□ 脉搏
		□ 呼吸
		□ 血压
	□ 活动	□ 自如
		□ 受限
	□ 贫血貌*	
	□ 心肺部听诊	□ 正常
		□ 异常
	□ 腹部检查*	□ 正常
		□ 压痛、反跳痛及肌紧张
		□ 子宫收缩情况
		□ 切口愈合情况
□ 妇科检查	□ 阴道流血	□ 流血量
		□ 颜色
		□ 性状
		□ 气味
	□ 内诊	□ 子宫大小，有无包块

辅助检查重点项目

□ 辅助检查*	□ 实验室检查	□ 血常规＋血型（必要时动态监测血常规）
		□ 凝血五项
		□ CRP、降钙素原
	□ 超声	□ 动态监测血肿大小、部位
	□ CT	□ 血肿定位

治疗方案

□ 治疗	□ 动态监测超声
	□ 动态观察生命体征
	□ 动态监测血常规
	□ 病情平稳可保守治疗
	□ 生命体征不平稳，合并感染者行介入或开腹手术

注：* 为重点项目

2. 剖宫产术后血肿住院护理流程

护理流程	描述要点
□ 健康教育	□ 同第八章第一节病毒性肝炎
□ 协助医师	□ 询问病史、妊娠期并发症
	□ 体格检查
□ 监测	□ 生命体征
□ 症状观察、处置	□ 宫缩情况
	□ 恶露持续时间、性状
	□ 下腹痛或腰痛
	□ 切口愈合情况
	□ 发热
	□ 药敏试验
□ 化验	□ 遵医嘱
□ 协助检查	□ 超声检查
	□ 内诊或肛诊
□ 基础护理	□ 一般护理
□ 专科护理	□ 促宫缩
	□ 用药
	□ 术后指导
□ 出院指导	□ 同第八章第二节妊娠期痒疹

（二）剖宫产术后血肿诊断要点

1. 病史要点

（1）仔细询问剖宫产的原因及重要的妊娠合并症

1）产程中剖宫产或合并瘢痕子宫，术中易引起切口延裂，损伤子宫血管，引起血肿。

2）合并高血压患者，血管脆性大，组织水肿，加之围术期血压波动，易引起小血管在手术后重新开放。

3）合并营养不良、贫血、低蛋白等可以影响切口愈合。

4）合并感染的高危因素如胎膜早破、阴道炎、前置胎盘反复流血，如阑尾炎等易引起切口感染，影响切口愈合。

5）合并ICP、血小板减少等可能导致凝血功能障碍的疾病引起术后血肿。

（2）重视临床表现

1）贫血貌、腹部胀，尽管阴道流血不多，也要高度警惕。

2）有无发热、腹痛、腹胀或刺痛、尿频等不适主诉。

3）恶露的颜色、性状、时间以及有无异味。

4）切口有无剧烈疼痛、压痛、硬结、渗出，局部有无波动感。

5）有无头晕乏力、呼吸困难等贫血症状，有无心慌、气短、血压下降、脉搏细速等休克早期的临床表现。

2. 体格检查要点

（1）重视生命体征：主要是注意有无贫血、休克、感染征象。

（2）腹部检查

1）腹部切口愈合情况如何，有无硬结、渗血、压痛。

2）触诊有无压痛、反跳痛及肌紧张，有无异常包块，有无移动浊音。

3）检查子宫轮廓是否清晰，宫底高度如何，子宫收缩是否良好。

（3）妇产科检查

1）注意阴道流血量多少，恶露颜色、性状、有无异味等，必要时同时行阴道分泌物细菌培养及阴道消毒。

2）检查前充分沟通，告知该操作的目的和必要性。

3）进行窥器检查做好外阴及会阴消毒工作，避免因此二次感染。

4）动作要轻柔，可以在窥器表面涂无菌润滑剂以减轻患者痛苦。

3. 辅助检查要点

（1）血常规血型及凝血功能

1）血常规动态监测的意义血红蛋白的异常下降，有利于早期发现血肿；早期发现感染。

2）凝血功能检查可明确患者有无凝血功能障碍、DIC等，有利于排查相关疾病。

（2）超声检查

1）超声检查是诊断剖宫产术后血肿的重要方法，同时可用于穿刺点定位。

2）血肿部位不同，超声表现也不相同。

A. 表浅的皮下血肿超声表现为皮下脂肪层内低至无回声，其内可探及细点状中等回声。

B. 较深层的腹直肌及周围血肿超声表现为腹壁内梭形低回声区，可在腹直肌浅方或内部或深方，多在肌层内，也可在腹壁下，后者血肿可向腹腔内突出。可单独一个部位血肿，也可不同部位多个血肿同时存在。

C. 筋膜下血肿与膀胱后血肿临床不易鉴别，而超声检查将膀胱作为定位标志则容易鉴别：膀胱前上方为筋膜下血肿，膀胱后、子宫下段前为膀胱后血肿。

D. 子宫切口血肿超声表现为肌层回声杂乱，子宫切口与膀胱子宫返折腹膜之间可见不均质团状中低回声或低至无回声区，血肿包裹液化时可出现局限性液性无回声区突向膀胱，切口处浆膜层隆起、模糊，如合并感染则浆膜层明显增厚。如切口处血肿突向宫腔，因阻塞宫腔积血的排出会影响子宫收缩，常伴较多的宫腔积血。虽然子宫切口处血肿超声声像图上多突向膀胱，但亦可位于切口，以宫腔内血肿为主，需与宫腔积血及妊娠残留物相鉴别。

E. 阔韧带血肿或合并腹膜后血肿超声表现为子宫一侧边界模糊的类圆形不均质中等回声包块，合并腹膜后血肿时包块较大，向上可延续至肝肾间隙处。在病情进展缓慢的病例中，首次超声检查可能未发现异常，一定要结合临床症状、体征，超声动态观察血肿有无或是否进行性增大，以免延误再次手术的时机。

（3）CT 检查：CT 检查有利于判断血肿的位置、大小、与周围脏器之间的关系。

（三）剖宫产术后血肿治疗要点

由于不同部位血肿临床转归及治疗方法不同，借助超声、CT 等辅助检查明确血肿部位非常重要。根据治疗方案和超声影像的不同，血肿分为腹壁血肿、子宫切口血肿、阔韧带血肿或合并腹膜后血肿。

1. 腹壁血肿

（1）对于直径较小、已局限、无活动性出血的腹壁血肿，可给予保守治疗，应用抗生素、理疗及活血化瘀中药等促进吸收。

（2）有活动性出血，应及时切开原切口，彻底止血后，缝合伤口加压包扎，如有凝血功能障碍或怀疑感染者应留置引流。

（3）大的血肿吸收困难且容易引起感染，应尽快清除血肿，并留置引流，以免病情加重延误治疗。

2. 子宫切口血肿　首先采取保守治疗方案，即应用广谱抗生素抗感染及促宫缩药物基础上辅以中药活血化瘀，同时要查找原因纠正营养不良、低蛋白血症、凝血功能障碍及有效抗感染。如反复阴道流血至失血性休克或多次保守治疗效果不佳需行子宫动脉栓塞或开腹探查，必要时行子宫切除术。

3. 阔韧带血肿

（1）对于血肿较小且无继续出血和感染时可保守治疗。

（2）对于血肿较大如直径超过 10cm 大小，或有活动性出血，或血肿逐渐增大甚至形成脓肿者，则需切开引流以缩短病程为宜。

（四）护理要点

剖宫产术后血肿在产科并发症中并不常见，但近年来由于剖宫产技术的广泛应用，各种术后并发症随之增多，剖宫产术后血肿也应该引起足够的重视。做好术后的护理和指导工作预防术后血肿的发生，对已经发生的术后血肿及时发现、及时诊治。

1. 基础护理

（1）每天进行会阴护理，保持外阴清洁，并经常更换内衣、裤，保持良好的个人卫生，避免生殖道感染。

（2）使用软毛牙刷刷牙，尤其是血小板减少有出血倾向的患者。有口腔感染者可使用漱口水漱口，降低感染风险。

（3）按照无菌要求配置浓度合格的消毒棉球，减少切口换药及会阴护理中的医源性感染。

2. 专科护理　子宫复旧：

（1）剖宫产术后血肿产后恶露持续时间可有延长。

（2）可给予促宫缩药物，促进子宫复旧。

3. 血肿清除术后护理

（1）观察生命体征是否稳定，切口敷料有无渗出。

（2）观察子宫复旧情况。

（3）指导患者有效咳嗽的方法，双手保护腹部切口位置，深呼吸后屏气 3~5 秒，从胸腔进行 2~3 次短促有力的咳嗽，避免多次剧烈咳嗽导致腹部切口张力过大而开裂出血。

（4）注意腹部减张，如发生呕吐症状时。

（5）腹部切口加压沙袋止血。

（6）对于切口处留置引流的患者加强术后健康教育。指导患者保持引流管的通畅；变换体位时保持引流管处于较低位置，防止引流液逆流造成感染；如为负压引流瓶，护士应保持引流瓶内负压，持续引流。

4. 用药护理

（1）纠正患者凝血功能，遵医嘱给予血小板、凝血酶原复合物、纤维蛋白原等输入。血小板应在血液制品中优先输入,并以患者能耐受的最大速度输入,每分钟 60~80 滴为宜。输入血液制品前后及每种不同的制品中间要用生理盐水进行冲管。输注过程中及输注完毕应密切注意不良反应,发现异常及时给予处理。

(2) 如患者贫血达到输血指标,给予同型滤白红细胞悬液输入,应按照输血流程进行,并做好输血核对及登记。

(3) 患者低蛋白血症可导致切口愈合不良,可通过口服蛋白质粉或静脉输入白蛋白的方式应补充。静脉输入时,输入前后盐水冲管应彻底,同时观察静脉留置针是否通畅,有无外渗。另血液制品比较黏稠,输入一段时间后速度逐渐变慢,护士应经常巡视病房调整输液速度。

(杜鹃 金秀华)

参考文献

1. 刘新民 . 妇产科手术学 . 第 3 版 . 北京:人民卫生出版社,2003.
2. 张爱青,刘朝晖,孟颖 . 剖宫产术后不同部位血肿超声表现及临床分析 . 中华医学超声杂志(电子版),2012(11):17-21.
3. 杨孜 . 剖宫产术中术后大出血的防范和处理 . 中国实用妇科与产科杂志,2008,10(24):740.
4. 刘浩,张旸,刘崇东,等 . 产后不同部位血肿的相关危险因素及处理的探讨 . 中国病案,2015,16(6):87-89.

第七节 乳腺炎

(一)流程化管理清单

1. 乳腺炎诊疗流程

病史重点采集信息

□ 现病史	□ 生产时间	
	□ 乳房胀痛	□ 发生时间
		□ 部位
		□ 大小
		□ 有无破溃
		□ 乳头有无皲裂
	□ 乳汁	□ 多和少
		□ 颜色
		□ 性状
	□ 其他全身症状	□ 发热有或无(发生时间)

病史重点采集信息

□ 既往史	□ 外伤史	□ 有或无(发生时间)
	□ 既往发病史	□ 时间、次数
		□ 治疗经过

体格检查重点采集信息

□ 生命体征	□ 体温	
	□ 脉搏	
	□ 血氧	
	□ 呼吸	
	□ 血压	
□ 常规体检	□ 活动度	□ 自如
		□ 受限
	□ 乳房检查	□ 皮温
		□ 皮肤颜色
		□ 肿块部位
		□ 肿块大小
		□ 压痛
		□ 乳头有无皲裂、凹陷
□ 产科专项检查	□ 妇科超声(必要时)	
	□ 阴道分泌物(必要时)	

辅助检查重点项目

□ 实验室检查	□ 血常规
	□ CRP
	□ PCT
	□ 细菌培养和药敏培养
□ 超声	□ 肿块部位
	□ 肿块大小
□ 钼靶	
□ 组织病理检查(必要时)	

2. 乳腺炎住院护理流程

护理流程	描述要点
□ 健康教育	□ 同第八章第一节病毒性肝炎
□ 协助医师	□ 询问病史
	□ 体格检查
□ 监测	□ 生命体征
□ 症状观察	□ 观察乳房症状
	□ 观察有无全身症状

护理流程	描述要点
□ 化验处置	□ 遵医嘱
□ 分泌物检测	□ 阴道分泌物
	□ 后穹隆穿刺物
	□ 脓肿穿刺物
□ 协助检查	□ 超声检查
	□ 钼靶检查
□ 专科护理	□ 饮食
	□ 休息
	□ 疼痛护理
	□ 用药
	□ 哺乳指导
□ 出院指导	□ 同第八章第二节妊娠期瘙疹

(二) 乳腺炎诊断要点

1. 病史要点

（1）乳房胀痛的特点

1）由于文化及个人素质的提高，现在越来越多人重视母乳喂养，母乳喂养是新生儿获取营养的重要途径，也可增进母婴情感培养，但由于不正确的喂养方式、护理不到位等原因，哺乳期发病率较高，约9.5% 的产妇在产后 3 个月内至少发生过一次乳腺炎。哺乳期乳腺炎常以乳房胀痛、伴有或不伴有发热为主诉就诊。

2）一般乳房胀痛发生的时间以及发热持续时间越长，乳腺炎会越重，治疗时间相对较长。病史一般要从以下几点询问：

A. 产后涨奶开始时间，双侧还是单侧，是否伴随体温升高，是否有外伤(暴力乳房按摩、婴儿踢蹋、磕碰等)，以及其他诱发乳房胀痛的可能。

B. 乳房表面是否出现红斑、破溃及出现的时间。是否有肿块形成，形成的大小、时间、部位。

C. 乳头是否发生皲裂及出现的时间。奶水的性状，是否有黄褐色、干酪样奶水及出现时间。

（2）发热原因的确定

1）大部分乳腺炎发生会伴有发热，但产后有很多并发症都会伴有发热，需要进行鉴别。

2）发热一般发生在乳房胀痛或形成肿块之后。

3）排除其他产褥期引起发热病因。询问阴道分泌物情况，是否有异味，是否有咳嗽、咳痰等上呼吸道症状，以及其他可能引起发热的病因。

（3）是否有乳腺炎病史：乳腺炎复发率较高，既往乳腺炎发病原因，治疗经过对此次治疗有一定的重要意义。

2. 体格检查要点

（1）重视生命体征：主要是注意有无发热、感染性休克征象。

（2）局部乳房检查

1）对于是否合并内外科疾病的鉴别至关重要。

2）触诊有无局部发热、肿块大小、部位、压痛，表面皮肤是否有红斑、破溃。乳汁的性状、颜色。

（3）妇产科检查：为鉴别妇产科相关疾病，必要时可行妇产科查体。查看分泌物有无异常，可行分泌物检查，结合超声查看子宫复旧情况，是否合并有感染。

3. 辅助检查要点

（1）血常规

1）血常规检查对于乳腺炎的分类很重要。

2）血常规的检测主要明确是否有感染、乳腺炎的类型。

3）必要时可动态监测，作为治疗效果的判断。

（2）CRP 检测：CRP 升高程度反映炎症组织的大小或活动性，在急性炎症和感染时，CRP 与活动性有良好的相关性。用来提示感染的严重程度。

（3）PCT 检测：可以用来鉴别细菌性和非细菌性感染，动态检测严重感染的临床进程及预后。

（4）细菌培养及药敏：根据结果合理应用抗生素、增强抗感染效果。

（5）乳腺超声：确定乳腺肿块发生部位、深度。用于评估及穿刺治疗等。

（6）钼靶：与恶性病变相鉴别。

(三) 治疗要点

1. 病因主要是乳腺管阻塞及细菌感染，与非哺乳期乳腺炎致病因素不同，故解除堵塞是治疗的关键。

2. 单纯乳汁淤积型乳腺炎以热敷、按摩、超声物理治疗为主。

按摩时手法较为关键，要规范按摩手法，不恰当的手法会加重乳腺炎，王晓洁 2016 年《世界最新医学信息文摘》"哺乳期乳腺炎临床分型及治疗方法探究"提出手按摩法可分为敷、推、揉、挤、排：①先用温水清洗乳房，温热毛巾热敷 10~15 分钟。②乳房推拿，5~7 分钟。③按揉乳房 5~7 分钟。④右手示指、拇指捏住乳头，向上牵拉，3~5 次。而后左手托乳房，右手示指、拇指放置患侧乳房乳晕处，呈鸭嘴状，先向下、向内挤压,而后向上提拉,此时可见乳汁挤出,成功挤汁 4~5 次后,再按照推、揉、挤的顺序排乳汁。⑤找到乳房硬结进行排硬结操作,顺着硬结与乳头连线的方向持续挤压,直至硬结缩小或消失为止(有脓肿形成时不建议手法排乳,一定程度上会扩散炎症)。可辅助加入超声药物透入治疗。

3. 停止哺乳　对于轻度乳腺炎患者,可继续哺乳,如感染加重,体温高于 38℃,发病时间大于 3 天,需要加用抗生素的患者应停止哺乳。

4. 抗生素治疗　根据患者个体病情确定是否应用抗生素,出现以下症状的病例可应用抗生素治疗:①乳头皲裂。②乳汁培养液中见致病菌生长。③乳汁中菌落计数 $>1×10^3/ml$、白细胞计数 $>1×10^6/ml$。④发病时临床症状严重,如乳房局部红肿明显、体温 $>38℃$、血常规白细胞计数 $>12×10^9/ml$。若是感染型的乳腺炎需加抗生素治疗,在细菌培养及药敏结果未出之前应用广谱抗生素,后调整用药。⑤切开引流治疗:对于已经形成脓肿需乳腺专科切开引流治疗。

(四)护理要点

乳腺炎是常见的产后并发症,以乳房红、肿、痛及发热等全身性表现为主,影响新生儿哺喂,给产妇带来巨大痛苦。护士应从心理护理、症状护理、日常护理、健康教育、用药、预防等多方面给予关注,协助产妇重拾健康。

1. 健康教育

(1)乳腺炎发生多为乳汁积聚,不能排出或者细菌侵入腺管,造成感染。

(2)乳腺炎症状严重应停止哺乳,积极治疗,痊愈后再哺乳。

2. 专科护理

(1)疼痛护理

1)用宽松的胸罩将两侧乳房托起以减轻疼痛,有利于血液循环、有利于炎症控制。

2)如为乳汁积聚设法将乳汁排出,减轻胀痛,可使用吸奶器或手法按摩。

3)如乳房疼痛严重可采取健侧卧位,避免压迫患侧,使症状加重。

4)可给予药物外敷,必要时可穿刺抽出浓汁。

(2)哺乳指导

1)坚持母婴同室,做好按需哺乳。

2)炎症轻微且无全身症状,乳汁颜色正常的情况下可以指导产妇采取正确的体位哺乳,一般为坐

位,尽量避免侧卧哺乳。

3)避免婴儿长时间含着乳头入睡,以免乳头破溃。

4)每次哺乳前应清洁乳头,也可热毛巾敷于乳房,促进乳汁分泌。

5)哺乳时采取正确体位,以免损伤乳头。

6)一侧乳房吸空后吸吮另一侧,乳汁过多时可使用吸奶器吸出多余乳汁。

7)如乳房有破溃则应停止哺乳,待痊愈后再喂奶。

3. 用药护理

(1)外敷药物使用时多为环绕乳房,避开乳头。

(2)正确进行药敏试验,按照医嘱给予抗感染药物输注。抗生素的使用注意时间、用法及用量的准确。

(3)磺胺类药物和甲硝唑禁用。

(4)高热超过 38.5℃时给予布洛芬混悬液 10ml 口服,并指导患者多饮水,防止因大量出汗引起虚脱。

(滕红　金秀华)

参考文献

1. 王晓洁 . 哺乳期乳腺炎临床分型及治疗方法探讨 . 世界最新医学信息文摘,2016,16(88):179.
2. 王慧斌,肖华,江飞 . 哺乳期乳腺炎的临床研究 . 实用妇科内分泌杂志,2017,4(1):57-59.

第八节　菌血症、脓毒症

(一)流程化管理清单

1. 妊娠合并菌血症 / 脓毒症诊疗流程

病史重点采集信息		
□ 现病史	□ 发热*	□ 发热持续时间
		□ 热型
		□ 伴头痛
	□ 皮疹	□ 无
		□ 有
		□ 瘀点　　□ 瘀斑
		□ 脓疱疹　□ 烫伤样疹
		□ 中心坏死型皮疹
		□ 荨麻疹　□ 猩红热样疹
		□ 带状疱疹

病史重点采集信息

□ 现病史	咳嗽/咳痰	□ 无
		□ 有
	□ 阴道流血/液	□ 无
		□ 有
		□ 持续时间
		□ 气味
	□ 腹痛	□ 有　　□ 无
	□ 尿频/急	□ 有　　□ 无
	□ 骨关节痛	□ 有　　□ 无
	□ 腹泻	□ 有　　□ 无
		□ 持续时间　□ 程度
□ 既往史	手术史	□ 何种手术
		□ 何时手术
		□ 后续影响
	疾病史	□ 何种疾病
		□ 是否使用药物
	职业史	□ 职业环境
		□ 有职业防护
	其他	□ 家族疾病史
		□ 食源性疾病
		□ 疫区活动

体格检查重点采集信息

□ 生命体征*	□ 体温	
	□ 脉搏	
	□ 呼吸	
	□ 血压	
□ 常规体检	□ 活动	□ 自如
		□ 受限
	□ 贫血貌	□ 无
		□ 有
	□ 心肺部听诊	□ 正常
		□ 异常
	□ 腹部检查	□ 正常
		□ 压痛
		□ 反跳痛
		□ 肌紧张
□ 妇产科特殊检查(消毒窥器检查)	□ 阴道分泌物	□ 颜色
		□ 气味
		□ 性状
		□ 有无赘生物
	□ 宫颈	□ 宫颈表面有无出血
		□ 宫颈评分
		□ 妊娠组织物

辅助检查重点项目

□ 实验室检查	□ 血常	□ 血型	□ 凝血五项
	□ 血细菌培养	□ 血糖	□ 肝功
	□ 尿常规	□ 尿细菌	
	□ 分泌物常规*	□ BNP	□ 离子
	□ TNF-α、C反应蛋白、血清降钙素原(PCT)		
□ 超声	□ 是否胎盘早剥	□ 动态监测液性暗区	
	□ 是否腹腔病变	□ 动态监测局部感染灶的变化	
□ 胎心监测	□ 正常　□ 异常		

治疗方案

□ 动态观察,随时复查	
□ 对症	□ 动态监测生命体征
	□ 抗感染/支持治疗
	□ 激素治疗
	□ 基层医疗机构的快速转诊对接
	□ 吸氧

注:* 为重点项目

2. 妊娠合并菌血症/脓毒症住院护理流程

护理流程	描述要点
□ 健康教育	□ 同第八章第一节病毒性肝炎
□ 协助医师	□ 询问病史、妊娠期并发症
	□ 体格检查
□ 监测	□ 生命体征
□ 症状观察、处置	□ 产兆观察
	□ 发热、畏寒、寒战症状
	□ 泌尿系统症状
	□ 呼吸道症状
	□ 消化道症状
	□ 皮肤黏膜出血点及瘀斑症状
	□ 神志
□ 化验	□ 遵医嘱
□ 协助检查	□ 超声检查
□ 一般护理	
□ 专科护理	□ 高热护理
	□ 血培养采集
	□ 并发症观察护理
□ 心理护理	□ 心理状况评估及护理
□ 出院指导	□ 同第八章第二节妊娠期痒疹

（二）妊娠期菌血症 / 脓毒症诊断要点

菌血症与脓毒症是临床上两个密切相关的概念和综合征，是同一病理过程的不同阶段，脓毒症继续恶化即发展为脓毒性休克，危及生命。由于感染相关概念的不标准化，与感染和炎症密切相关的概念临床颇多称呼，如菌血症、败血症、脓毒症、脓毒败血症、毒血症、全身炎症反应综合征（SIRS）等。1991 年在美国芝加哥举办的胸科医师学会（ACCP）和危重病医学会（SCCM）首次提出全身炎症反应综合征（SIRS）这一概念。2001 年，包括美国危重病医学会（SCCM）、欧洲重症监护学会（ESICM）、美国医师胸科学会（ACCP）、美国胸科协会（ATS）、美国外科感染学会（SIS）在华盛顿举办的国际会议上提出了新的脓毒症诊断标准，2012 年第 2 次修订，2014 年 SCCM 和 ESICM 提出第 3 版诊断标准，但争议较大。以下脓毒症概念沿用之前标准。感染与炎症相关概念如下：

菌血症：致病菌通过接触部位侵入血液，但在机体自身防御体系下被控制未能在血液中生长繁殖或较少繁殖，未能引起全身炎症反应。但若机体免疫功能低下不能抵御致病菌，致使致病菌在血液中大量繁殖、产生毒素，引发全身炎症反应，即发展为脓毒症。

败血症：即是在机体的防御功能大为减弱的情况下，病原菌不断侵入血流，并在血液中生长繁殖并产生毒素，引起严重的全身中毒症状。多发生在感染性炎症的局部防御反应减弱或患者全身情况差、致病菌毒力大、数量多的情况下。鼠疫耶氏菌、炭疽芽胞杆菌等可引起败血症。

脓毒血症：狭义的脓毒症概念，指化脓性病菌侵入血流后，在其中大量繁殖，并通过血流扩散至宿主体内的其他组织或器官，产生新的化脓性病灶。如金黄色葡萄球菌的脓毒血症，常导致多发性肝脓肿、皮下脓肿和肾脓肿等。

毒血症：是大量毒素进入血液循环引起寒战、高热等全身反应症状，严重可引起实质器官变形和坏死，甚至休克。而致病菌留居在局部感染灶处，并不浸入血液循环。如破伤风、白喉。

内毒素血症：革兰阴性菌侵入血流，并在其中大量繁殖、崩解后释放出大量内毒素；也可由病灶内大量革兰阴性菌死亡、释放的内毒素入血所致。在严重革兰阴性菌感染时，常发生内毒素血症。

全身炎症反应综合征（SIRS）是指各种感染或非感染因素作用与机体引起全身炎症反应的病理生理过程。

脓毒症：广义概念，国际标准定义为在感染的基础上符合两条或以上 SIRS 的标准。SIRS 的临床诊断标准有 4 条：

（1）体温 >38℃或 <36℃。

（2）心率 >90 次 / 分钟。

（3）呼吸急促，呼吸频率 >20 次 / 分钟；或通气过度，$PaCO_2$<4.27kPa（32mmHg）。

（4）外周血白细胞计数 >12×10^9/L 或 <4×10^9/L；或白细胞总数虽然正常但中性杆状核粒细胞（未成熟中性粒细胞）>10%。

因此，SIRS 实质上相当于毒血症，败血症和脓毒血症归属于脓毒症的范畴。临床和文献中越来越多地将 SIRS 取代毒血症，以脓毒症取代败血症等。

1. 病史要点

（1）确认发热与热型：由于大部分发热与感染相关，对于因主诉发热而就诊的患者来说，观察体温与热型有助于初步诊断分析。在着手进行观察前必须确诊患者是否发热，以排除生理性体温波动或伪装热。

常见的热型有：

1）稽留热（continued fever）：是指体温恒定地维持在 39~40℃以上的高水平，达数天或数周，24 小时内体温波动范围不超过 1℃，常见于大叶性肺炎、斑疹伤寒及伤寒高热期。

2）弛张热（remittent fever）：又称败血症热型，是指体温常在 39℃以上，波动幅度大，24 小时内体温波动范围超过 2℃，但都在正常水平以上，常见于败血症、风湿热、重症肺结核及化脓性炎症等。

3）间歇热（intermittent fever）：体温骤然升达高峰后持续数小时，又迅速降至正常水平，无热期（间歇期）可持续 1 天至数天，如此高热期与无热期反复交替出现，见于疟疾、急性肾盂肾炎等。

4）回归热（recurrent fever）：是指体温急剧上升至 39℃或以上，持续数天后又骤然下降至正常水平，高热期与无热期各持续若干天后规律性交替一次的体温曲线类型，可见于回归热、霍奇金（Hodgkin）病等。

5）波状热（undulant fever）：体温逐渐上升达 39℃或以上，数天后又逐渐下降至正常水平，持续数天后又逐渐升高，如此反复多次。常见于布鲁杆菌病。

6）不规则热（irregular fever）：发热无一定规律，

体温高低不等,可见于结核病、风湿热、支气管肺炎、渗出性胸膜炎、阿米巴肝脓肿、癌性发热等。

7)消耗热:是指热度波动幅度大,在 4~5℃ 之间,自高热降至常温以下,多为毒血症严重期,病情危重。

不同的发热性疾病各具有相应的热型,根据热型的不同有助于发热病因的诊断和鉴别诊断。须注意以下两点:

1)由于抗生素的广泛应用,及时控制了感染,或因解热药或糖皮质激素的应用,可使某些疾病的特征性热型变得不典型或呈不规则热型。

2)热型也与个体反应的强弱有关,如高龄体质差的孕妇休克型肺炎时可仅有低热或无发热,而不具备肺炎的典型热性。

(2)是否有病原菌接触史

1)病原菌可通过黏附于呼吸道、消化道、泌尿生殖道等处的皮肤黏膜上皮细胞进入血液循环,例如肺炎球菌、脑膜炎奈瑟菌、流感嗜血杆菌等。询问是否有相关部位的伴随症状,有助于进一步诊断。

2)创伤、局部炎症、化脓性病灶肉芽创面、黏膜损伤可使致病菌入血。如致病性葡萄球菌、链球菌等引起化脓性感染。泥土、人或动物粪便中可有破伤风杆菌、产气荚膜梭菌的芽胞,芽胞进入深部伤口会繁殖,产生毒素致病。询问是否有相应病史。

3)医源性操作如静脉留置针、安装起搏器等有病原菌入侵的可能。

4)动物咬伤、蚊虫媒介传播病菌。如鼠蚤传播的鼠疫耶尔森菌,虱传播的流行性斑疹伤寒和立克次体感染。患者多有不良环境接触史或叮咬史。

5)消化道即粪-口途径传播的病菌,主要有不洁的饮食饮水史,常伴消化道溃疡。

6)患者本人或配偶是否有性病史。或需要进一步做血液检测。

7)医院感染菌血症/脓毒症。约占菌血症/败血症病例的 30%~60%,多有严重的基础疾病、免疫缺陷病、长期全身应用免疫抑制剂、不合理应用抗生素、手术史等。致病菌以大肠埃希菌、铜绿假单胞菌、克雷伯杆菌、不动杆菌、阴沟肠杆菌等革兰阴性耐药菌为主;革兰阳性球菌多为 MRSA 及 MRSE;真菌感染也越来越多见。临床表现常因基础疾病的掩盖而不典型,例如中性粒细胞缺乏症患者因炎症反应差,因此体温超过 38℃ 即应警惕存在感染。

(3)观察热程与伴随症状

1)热程短,伴乏力、寒战等中毒症状者,在抗生素应用、病灶消除、脓肿引流后发热随即终止,状况改善,多为菌血症/脓毒症。

2)热程中等,伴渐进性消耗、器官衰竭者,多为肿瘤。

3)热程长,无毒血症状、发作与缓解交替出现,多为结缔组织病。

4)毒血症时常有寒战、高热,热型不尽一致,均有表现,严重时可有体温不升,伴全身不适、头痛、肌肉及关节疼痛、软弱无力。脉搏、呼吸加快。约 30% 的脓毒症有明显的胃肠道症状,如恶心、呕吐、腹胀、腹痛、腹泻等。严重时可出现中毒性脑病、中毒性心肌炎、肠麻痹、DIC、血压降低等。

(4)详细询问病史

1)常规询问病史往往因患者记忆不清而遗漏,反复追溯病史可有助获得线索。

2)特别注意既往发热病史、用药史、外科手术史、输血史、动物接触史、职业史、业余爱好及近期旅游经历等。如布鲁杆菌感染多见于畜牧业尤其是动物接生人群。

3)恶性基础疾病、其他部位感染、中心静脉导管置入等为菌血症感染的高危因素,应加强对相关患者菌血症感染的预防与控制。

4)广谱抗菌药物的大量长期应用,为常见的真菌菌血症的最大危险因素。

2. 体格检查要点

(1)重视生命体征

1)确认患者生命体征指标,对发热患者来说,如脉搏、呼吸、血压等明显异常需要警惕病情加重,需尽快对症处理及寻找病因。

2)肺脏最容易受到刺激出现急性肺损伤,预防呼吸性碱中毒。

(2)全身检查

1)是否有体表皮肤或黏膜损伤、继发感染发热者可见创面。

2)疑似呼吸道感染或者消化道溃疡感染者,可根据情况做胸片或者超声检查。

3)是否有皮疹:

A. 瘀点最为常见,多分布于躯干、四肢、口腔黏膜及眼结膜等处,数量较少。也可为猩红热样皮疹、烫伤样皮疹、荨麻疹、脓疱疹、瘀斑等,多见于金黄色葡萄球菌和 A 群链球菌脓毒症。中心坏死性皮疹可见于铜绿假单胞菌脓毒症。

B. 孕期感染风疹病毒时,常有低热、咳嗽、咽喉痛等上呼吸道感染症状,较易混淆。风疹病毒感染稍后会出现浅红色斑丘疹,耳后枕部淋巴结肿大并持续数天消失。

4) 腹部检查肝脾:菌血症/脓毒症者多为轻度肿大,并发中毒性肝炎或肝脓肿时可明显肿大,肝区胀痛、叩痛,可有黄疸等肝功能损害症状。

5) 关节症状:主要表现为膝关节等大关节红肿、疼痛、活动受限,少数有关节腔积液或积脓,关节病变多见于革兰阳性球菌和产碱杆菌脓毒症。

6) 原发感染灶:是病原菌首先入侵部位,常见的原发病灶为毛囊炎、痈或脓肿等,皮肤烧伤,压疮,呼吸道、泌尿道、胆道、消化道、生殖系统,以及开放性创伤处,表现为红、肿、热、痛或相应症状。部分病例可无明确的原发感染性病灶,未发现明确感染灶时也可认为血液系统感染就是原发感染。原发感染部位可对病原菌作出初步判断。

7) 迁徙性病灶:是指细菌随血流播散引起的继发性感染。多见于病程较长的革兰阳性球菌败血症和厌氧菌败血症。自第 2 周起,可不断出现转移性脓肿。常见转移性病灶有皮下脓肿、肺脓肿、肝脓肿、骨髓炎、化脓性关节炎及心包炎等。少数可发生急性或亚急性感染性心内膜炎,或转移性心肌脓肿也有产 ESBL 大肠埃希菌败血症并发脑膜炎、骨髓炎的报道。

(3) 辅助检查

1) 胎心监护:中、末期宫内感染产生的发热现象,可使胎心率过速和过缓,胎动加快和减慢,致新生儿不同程度的窒息。

2) B 超等明确胎儿宫内情况及是否有宫腔感染。术后持续发热患者腹部及盆腔 B 超可明确是否有相关感染及血肿。

3. 实验室检查要点

(1) 血常规、血型、凝血功能、离子水平、血糖

1) 外周血白细胞增高,可达 $(10~30) \times 10^9/L$,中性粒细胞比例增高,可有明显核左移及细胞内有中毒颗粒。机体免疫反应差以及少数革兰阴性菌脓毒症患者白细胞数可正常或降低,但中性粒细胞数常增高。

2) 血细胞比容和血红蛋白增高提示体液丢失、血液浓缩。

3) 感染病程长或并发出血时可有贫血。

4) 由于脓毒症发展较快,发病危急,凝血功能有助于判断危重程度。血型为备血作准备。

5) 菌血症、脓毒症患者糖原异生作用加速,血糖升高。

(2) 病原学检查

1) 血液和骨髓培养是诊断菌血症、脓毒症最重要的依据,应在抗菌药使用前多处、分次取样,提高检出率。

2) 取样前已使用抗菌药者宜在培养基中加入硫酸镁、β- 内酰胺酶或对氨基苯甲酸等,以破坏某些抗菌药物,或采用血块培养法。

3) 普通培养为阴性时,应注意厌氧菌培养、真菌培养、结核分枝杆菌培养和 L 型细菌培养。

4) 体液培养脓液、胸水、腹水、脑脊液培养,瘀点挤液涂片或培养,均有检出病原菌的机会。静脉导管尖部等标本培养也有助于诊断菌血症。

5) 阳性结果时应测定最低抑菌浓度(MIC)、最低杀菌浓度(MBC)以指导临床用药。

6) 对于生长缓慢的细菌或真菌可进行抗原抗体检测。采用气相色谱法、离子色谱法等技术在 1 小时内测定标本中病原菌代谢产物,有助于厌氧菌定性诊断。

7) 血清真菌细胞壁成分 1,3-β-D- 葡聚糖(glucan,G)检测(G 试验)有助于真菌败血症的诊断。

8) 血液半乳甘露聚糖(galactomannan,GM)含量检测有助于诊断曲霉菌败血症。

9) 免疫酶标组化可快速鉴定产气荚膜杆菌。

10) 基因芯片:根据病原菌 16S rRNA 保守区设计探针可高通量快速检测标本中的微生物。

11) PCR 检测细菌 DNA 对外伤或烧伤后败血症的病原诊断有参考意义。

12) 涂片检查:快速简便。疑为流脑时取皮肤瘀点或脑脊液涂片和革兰染色后镜检,可能找到脑膜炎奈瑟菌。

13) 任明保等有研究显示荧光定量 16S rRNA 基因检测的阳性率远高于血液培养,可为孕产妇患者感染提供早期、敏感的病原学诊断依据。

(3) 炎症相关指标:测定血浆 TNF-α、C 反应蛋白(CRP)、血清降钙素原(procalcitonin,PCT)等的水平有助于判断炎症应答强度。

1) 血清降钙素原(PCT):侯伟伟等研究发现,在全身细菌感染性疾病的辅助诊断方面,血清降钙素原(PCT)是一个高特异性和高敏感性的新指标,不仅能早期鉴别细菌性或非细菌性感染,且与感染的严重程度呈正相关。血清降钙素原 PCT 作为一种可靠的检测指标,可用于排除血培养的污染和非感染性疾病情况,为菌血症提供早期的预示信息,从而改善和提高菌血症诊断的准确性,避免非必需的抗

菌药物治疗,对临床诊疗具有很大的临床意义。常秀娟等研究显示,PCT 对于革兰阴性菌引起败血症具有较高的诊断价值,而对于非败血症及革兰阳性菌引起的败血症诊断意义不大。李丽娟等研究比较显示 PCT 诊断性能明显优于 CRP。

2)小肠脂肪酸结合蛋白(iFABP)可特异性反映肠黏膜早期损伤。

3)动脉血乳酸水平,持续升高可反映病情恶化,预后不良。

4)髓系细胞表达的触发受体(TREM)是一个新发现的受体家族,其成员 TREM 是表达于中性粒细胞、CD14$^+$ 单核 - 巨噬细胞表面的跨膜糖蛋白,属于免疫球蛋白超家族成员,其可溶性形式 sTREM-1 与脓毒症密切相关。

孙洁研究显示在脓毒症发病早期 sTREM-1 水平明显升高,sTREM-1 水平可能为脓毒症早期诊断提供依据。脓毒症患者随发病时间延长,普通脓毒症组 sTREM-1 水平逐渐降低,而严重脓毒症组 sTREM-1 水平逐渐升高,第 3 天达高峰后逐渐降低;生存组 sTREM-1 水平逐渐降低,第 7 天接近正常水平,死亡组 sTREM-1 水平则逐渐升高。sTREM-1 与 APACHE Ⅱ 评分呈正相关,可作为评价脓毒症患者预后的死亡危险因素。

(4)其他检查

1)鲎试验(limulus lysate test,LLT)阳性可提示血清中存在内毒素,有助于诊断革兰阴性杆菌败血症。

2)病程中如出现心、肝、肾等器官损害或发生感染性休克,应作相关检查。

3)血气分析有助于判断酸碱平衡紊乱及缺氧状况等。

4)DIC 早期血液呈高凝状态,后期凝血因子显著减少,出血时间、凝血时间、凝血酶原时间、凝血活酶时间均延长,纤维蛋白原减少,纤维蛋白原降解(FDP)增多,血浆鱼精蛋白副凝固试验(3P 试验)阳性。纤维蛋白降解产物及 D- 二聚体是判断继发性纤溶亢进的重要指标。

5)骨髓炎或化脓性关节炎引起的菌血症 / 脓毒症多在发病 2 周后 X 线检查可发现相应病变。可酌情进行超声、计算机断层扫描(CT)、磁共振成像(MRI)、超声心动图及心电图等检查。

4. 易混淆疾病

(1)成人 Still 病(变应性亚败血病)

1)是以长期间歇性发热、一过性多形性皮疹、关节炎或关节痛、咽痛、肝脾肿大为主要临床表现,并伴有周围血白细胞总数及粒细胞增高和肝功能受损等系统受累的临床综合征。自 Wissler(1943)首先报告后,Fancon(1946)相继描述,因其临床酷似败血症或感染引起的变态反应,故称之为“变应性亚败血症”。1987 年以后统一命名为成人 Still 病。

2)成人 Still 病与败血病容易混淆,不同之处有:

A. 高热病程可达数周或更长时间,但无其他毒血症状,可有缓解期。80% 以上的患者呈典型的弛张热(remittentfever),通常于傍晚体温骤然升高,达 39℃ 以上,伴或不伴寒战,但未经退热处理次日清晨体温可自行降至正常。通常体温高峰每天一次,每天 2 次者少见。

B. 皮疹短暂但反复出现,典型皮疹为橘红色斑疹或斑丘疹,有时皮疹形态多变,可呈荨麻疹样皮疹。皮疹主要分布于躯干、四肢,也可见于面部。皮疹的特征是常与发热伴行,常在傍晚开始发热时出现,次日晨热退后皮疹亦消失。另一皮肤异常是由于衣服、被褥皱褶、搓抓等机械刺激或热水浴,使相应部位皮肤呈弥漫红斑并可伴有轻度瘙痒,这一现象即 Koebner 现象,约见于 1/3 的患者。

C. 血及骨髓培养均无细菌生长。所以抗菌药物治疗无效。

D. 糖皮质激素或非甾体类消炎药可缓解症状。

(2)感染性心内膜炎(IE):感染性心内膜炎系指因细菌、真菌及立克次体等所致的心瓣膜或心壁心内膜的感染,伴赘生物形成,若未给予抗感染治疗或联合抗感染及手术治疗具有致死性。细菌是导致 IE 的主要病原体。其中以链球菌及葡萄球菌最为常见,大约占 80%。患者心瓣膜异常,有利于病原微生物的寄居繁殖,病史部分患者发病前有龋齿、扁桃体炎、静脉插管、介入治疗或心内手术史。

1)感染症状:发热是心内膜炎最常见的症状。几乎所有的患者都有过不同程度的发热、热型不规则、热程较长,个别患者无发热。此外患者有疲乏、盗汗、食欲减退、体重减轻、关节痛、皮肤苍白等表现,病情进展较慢。

2)心脏体征:80%~85% 的患者可闻及心脏杂音,可由基础心脏病和(或)心内膜炎导致瓣膜损害所致。原有的心脏杂音可因心脏瓣膜的赘生物而发生改变,出现粗糙响亮、呈海鸥鸣样或音乐样的杂音。原无心脏杂音者可出现音乐样杂音,约 1/2 患儿由于心瓣膜病变、中毒性心肌炎等导致充血性心

3) 栓塞症状:视栓塞部位的不同而出现不同的临床表现,一般发生于病程后期,但约 1/3 的患者为首发症状。皮肤栓塞可见散在的小瘀点,指趾屈面可有隆起的紫红色小结节,略有触痛,此即 Osler 结节;内脏栓塞可致脾大、腹痛、血尿、便血,有时脾大很显著;肺栓塞可有胸痛、咳嗽、咯血和肺部啰音;脑动脉栓塞则有头痛、呕吐、偏瘫、失语、抽搐甚至昏迷等。病程久者可见杵状指、趾,但无发绀。

血培养是诊断菌血症和感染性心内膜炎的最重要方法,切除的瓣膜组织或栓子片段的病理学检查仍然是诊断感染性心内膜炎的金标准。

感染性心内膜炎的成功治疗有赖于抗菌治疗,清除病原菌,必要时外科清除感染组织及引流脓肿。

(3) 不同病原体感染的鉴别:包括常见的不同致病菌感染之间,伤寒杆菌、副伤寒杆菌、结核分枝杆菌与其他致病菌之间,细菌与真菌、病毒、寄生虫感染之间的鉴别。

(4) 与血液系统疾病和结缔组织疾病的鉴别:白血病、淋巴瘤、恶性组织细胞病(大淋巴细胞瘤)等血液系统恶性疾病在临床上可与脓毒症同时存在。需通过血液和骨髓涂片及培养、淋巴结或其他组织活检进行鉴别。

(三)治疗要点

1. 一般治疗与对症处理 患者卧床休息。加强营养支持,补充多种维生素。注意口腔卫生,预防假丝酵母菌口腔炎。严重者定时翻身,以防继发性肺炎与压疮。高热时物理降温。维持机体内环境的平衡与稳定,包括维持水、电解质、酸碱、能量和氮平衡。维护心、脑、肾、肺等重要器官的功能。有研究结果表明额外地补充葡萄糖和富含高脂和高胆碱的食物摄入可以有效地缓解菌血症患者的病情。

2. 去除感染病灶 积极控制或去除原发与转移性感染病灶,包括胸腔、腹腔或心包腔等脓液的引流,清创、组织结构矫正等,胆道或泌尿道梗阻者及时手术治疗。对导管相关性败血症,应及早去除或更换感染性导管等。这些对于及时有效控制败血症非常必要。

3. 病原治疗 病原治疗原则应个体化,重视药代动力学、药效学,注意防治抗菌药物的不良反应,确保用药安全有效。根据药物敏感试验选择抗菌药物:在未获得病原学资料前可行经验性抗菌治疗,并且常采用降阶梯治疗,即针对初期传统升级疗法因遗漏主要致病菌或致病菌已耐药导致治疗失败而提出的一种经验治疗方法。

4. 经验性治疗

(1) 根据患者年龄、原发疾病性质、免疫状态、可能的入侵途径等推测致病原种类,结合当地病原菌耐药流行状况,针对性选用抗菌药物治疗。

(2) 原发感染在肺部多为肺炎链球菌或流感杆菌等所致,可选用青霉素,或半合成青霉素或第一代头孢菌素等。

(3) 原发感染在膈肌以下多为革兰阴性细菌所致,可选用第三代头孢菌素等 β- 酰胺类(或联合氨基苷类)抗菌药物。

(4) 免疫低下或存在严重基础疾病的脓毒症多为革兰阴性细菌所致,可采用第三代头孢菌素或广谱碳青霉烯类抗生素治疗等。

(5) 脓毒症常采用降阶梯治疗,尤其是对于细菌学未明的严重脓毒症经应用疗效好的抗菌药物,即在治疗初期使用广谱强效抗生素,迅速控制感染,用药 48~72 小时后,患者临床症状改善,或在获得明确致病菌后根据药物敏感试验调整治疗方案。

(6) 降阶梯治疗的核心是发挥碳青霉烯类、糖肽类等抗菌活性强和(或)抗菌谱广的优势。缺点是易致二重感染、菌群失调,引发铜绿假单胞菌耐药,诱导耐碳青霉烯类菌株。为了避免上述缺点,选用碳青霉烯类应定位在重症患者。

(7) 脓毒症早期或病原菌未明前一般采用两种抗菌药物联合应用,病情好转后单用一种敏感的抗菌药物(尤其是与酶抑制剂联合的药物)可以达到有效治疗时,避免不必要的联合应用。

(8) 常见菌血症 / 脓毒症病原治疗

1) 革兰阳性球菌血症:

A. 社区获得性革兰阳性菌血症 / 脓毒症多为不产青霉素酶的金葡菌或 A 族溶血性链球菌所致,可选用普通青霉素或半合成青霉素如苯唑西林等,或第一代头孢菌素如头孢噻吩或头孢唑林。岳冀蓉等有研究提示,利奈唑胺在治疗革兰阳性菌血症方面的疗效与万古霉素相当。考虑到利奈唑胺较好的耐受性和较小的肾毒性,在治疗万古霉素耐药患者、重症患者,尤其合并肾功能不全时,可以考虑选用利奈唑胺替代万古霉素进行治疗。

B. B 族溶血性链球菌败血症宜选用第一代头孢菌素,或与氨基糖苷类抗菌药物联合。

C. 医院感染葡萄球菌血症 90% 以上为耐甲氧西林金黄色葡萄球菌(MRSA)所致,多数凝固酶阴性葡萄球菌呈多重耐药性,因此葡萄球菌血症可选用多肽类抗菌药物如万古霉素或去甲万古霉素,或替考拉林(壁霉素),或噁唑烷酮类抗菌药药物如利萘唑胺,或与利福霉素类抗菌药物如利福平联合应用。

D. 屎肠球菌脓毒症可用半合成青霉素类如氨苄西林联合氨基糖苷类,或万古霉素;或半合成青霉素类与链阳菌素如奎奴普丁/达福普汀联合应用,但链阳菌素对粪肠球菌无效。

2) 革兰阴性细菌血症:

A. 多数革兰阴性菌耐药性突出,常采用联合治疗,如β-内酰胺类联合氨基糖苷类抗菌药物,或内酰胺类联合氨基糖苷类与利福平,或亚胺培南联合喹诺酮与氨基糖苷类等。

B. 大肠埃希菌、克雷伯杆菌、肠杆菌脓毒症可用第三代头孢菌素类如头孢噻肟、头孢曲松或第四代头孢菌素如头孢吡肟等。

C. 铜绿假单胞菌脓毒症可用第三代头孢菌素类如头孢哌酮或头孢他啶,或亚胺培南/西司他丁或美罗培南或比阿培南,或氟喹诺酮类药物如环丙沙星等。

D. 不动杆菌菌血症可选用氨基糖苷类如阿米卡星联合第三代头孢菌素类,或酶抑制剂如氨苄西林/舒巴坦联合妥布霉素,或头孢哌酮/舒巴坦,或多肽类药物如多黏菌素。

3) 厌氧菌血症:可用化学合成类药物,如替硝唑或奥硝唑等。半合成头霉素类头孢西丁、头孢替坦,或亚胺培南/西司他丁,或β内酰胺酶类/β内酰胺酶抑制等,对常见脆弱杆菌属均敏感。

A. 因需氧菌常与兼性厌氧菌混合感染,故应同时对需氧菌进行有效抗菌治疗。

B. 真菌血症:两性霉素对真菌血症作用强大,但毒性反应较大,必要时可用两性霉素脂质体。抗菌药物的剂量(按体重或体表面积计算)可达治疗量的高限,一般是静脉用药。疗程为2周左右,如有原发或转移性感染病灶者适当延长,常用至体温正常及感染症状、体征消失后5~10天。合并感染性心内膜炎者疗程为4~6周。

商明宇等研究表明,氟康唑对白色假丝酵母菌的敏感率为98.1%,对光滑假丝酵母菌的敏感率达到86.4%。氟康唑对于白色假丝酵母菌和光滑假丝酵母菌仍有较高的敏感率。

5. 其他治疗 积极防治急性肾衰竭、ARDS、中毒性心肌炎、感染性休克等并发症。根据王国权等

人研究提示加强对恶性基础疾病的治疗。严重脓毒症酌情输入新鲜血浆、全血或白蛋白等。医院感染脓毒症应积极治疗原发基础病,免疫抑制者脓毒症应酌情减量或停用免疫抑制剂。针对炎症反应机制治疗,对于清除或抑制毒素与炎症介质,控制全身炎症反应可能有一定效果。如抗内毒素治疗、抗感染炎症介质治疗、静脉注射免疫球蛋白(IV1G)中和某些细菌毒素、血液净化、全内脏复苏治疗(TSR)改善胃肠道血液灌注等。

(四) 护理要点

菌血症、脓毒症病情发展迅速,如妊娠状态下合并本病可并发流产、早产、子痫、胎膜早破、胎死宫内等,同时可有全身症状,对母儿危害巨大。护士应从症状的观察护理、心理护理、健康教育等多方面入手,同时注意并发症的发生,预防感染进一步加重,促进康复。

1. 健康教育

(1) 菌血症多为炎症早期,有时症状并不明显或一过性症状,多为全身感染性体征,不能忽视而错过早期的治疗时机。

(2) 患者多为高热,弛张热或间歇热,有病史如贫血、妊娠期糖尿病的患者由于疾病导致免疫受损易患此病。

2. 一般护理

(1) 保持良好的个人卫生,勤更换衣裤,避免生殖道感染。

(2) 病房环境避免嘈杂,每天通风,减少探视人员。

(3) 按照无菌要求进行护理操作。

3. 专科护理

(1) 高热护理(详见本章第五节产褥感染)。

(2) 采血培养注意事项

1) 遵医嘱采集血标本做细菌培养。采血时注意无菌操作,六步洗手法洗手。

2) 采血位置双侧上肢,每侧肢体采集一对培养瓶。利用培养瓶瓶身的刻度明确采血量。

3) 75%乙醇消毒培养瓶胶塞并待干60秒。

4) 采血部位皮肤消毒:先用75%乙醇消毒,再用主要消毒剂消毒,然后75%乙醇消毒(可省略),最后用点尔康复合碘均匀涂擦采血部位皮肤2遍,作用2~3分钟。

5) 采血针直接连接培养瓶,使血液直接入瓶,降低污染。

6）如使用注射器采集在血量充足的情况下先将血液注入厌氧瓶，如血量不充足则先注入需氧瓶，剩余注入厌氧瓶（因真菌、铜绿假单胞菌、窄食单胞菌等多长在需氧瓶内）。

7）采血后颠倒培养瓶混匀抗凝。

（3）并发症观察

1）疾病如得不到有效控制可发生感染性休克。护士日常做好护理观察，发现患者情绪异常、尿少、心率快、面色口唇苍白等前期症状及时报告医师。

2）休克晚期可发生 DIC 和多脏器衰竭，如皮肤黏膜或内脏出血、急性肾衰、心肺衰竭等，肝衰竭可引起昏迷。

护士应有预见性判定，及时发现患者的早期症状，给予充分重视，提早做好抢救准备，避免病情进一步进展。

（滕红　金秀华）

参考文献

1. 李兰娟,王宇明.感染病学.第 3 版.北京:人民卫生出版社,2015:368-378.
2. 王宇明.感染病学.第 2 版.北京:人民卫生出版社,2010:92-136.
3. 俞森洋.SIRS、sepsis、严重 sepsis 和 MODS 的诊断标准.临床肺科杂志,2009,14(1):1-2.
4. 任明保,李扬,赵金辉,等.荧光定量 16S rRNA 基因检测诊断妇产科菌血症的应用价值.武警医学,2016,27(12):1231-1233.
5. 侯伟伟,肖倩茹,江涟,等.血清降钙素原作为菌血症预示因子临床价值的研究.检验医学,2014,29(8):802-805.
6. 常秀娟,杨永平,陆荫英,等.降钙素原在败血症中的诊断意义.中华医院感染学杂志,2015,25(2):265-267.
7. 李丽娟,陈炜,古旭云,等.血浆 PCT 和 CRP 水平的动态变化对脓毒症严重程度的评估及其相关性研究.中国实验诊断学,2013,17(6):1010-1013.
8. 孙洁.脓毒症患者 sTREM-1 水平及与预后的关系.天津医科大学,2012.
9. 岳冀蓉,房晨鹏,张雪梅,等.利奈唑胺与万古霉素治疗革兰氏阳性菌血症效果比较的系统评价.中国循证医学杂志,2009,9(6):646-651.
10. 商鸣宇,李京明,高元明,等.真菌菌血症相关危险因素及药敏试验分析.中华医院感染学杂志,2012,22(2):304-306.
11. 王国权,李丹,吴琼.菌血症患者感染危险因素分析.中华医院感染学杂志,2014,24(12):2952-2954.

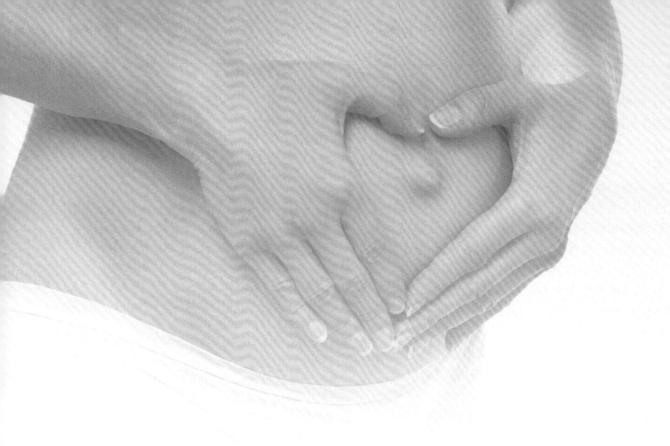

第十三章

难 产

概述

　　难产泛指在阴道分娩过程中出现的产程延缓或停滞,临床上的表现是宫口开大和(或)胎头下降缓慢甚至停滞。胎儿经阴道顺利分娩取决于产力、产道、胎儿和精神状态这四大因素。如果其中一个或一个以上的因素出现异常,即可导致难产。

　　胎体纵轴与母体纵轴垂直者,称为横产式(transverse lie),仅占足月分娩总数的0.25%。除个别早产儿、死胎胎体可以折叠娩出外,足月活胎不能经阴道娩出,易引起胎膜早破、忽略性横位、脐带脱垂、死胎死产、产程异常、子宫破裂、手术分娩、胎儿产伤等并发症,危及母儿生命健康。应在临床工作中重点识别,根据具体病情决定诊治方案,预防忽略性横位的发生。

　　双胎妊娠应在临产前,根据双胎绒毛膜性、孕周、胎儿大小、胎位、当地的医疗条件、有无复杂双胎并发症、是否有妊娠期并发症及合并症等,严格把握分娩方式。现主要讨论第一胎儿为头位的阴道分娩产程及胎位异常情况。

　　本章节主要根据临床表现,以流程为主线的方式详细阐述几种常见的难产的诊断和处理,包括头位难产、臀位、横位、产程异常、肩难产、双胎妊娠产程及先露异常。

第一节　头位难产

(一) 流程化管理清单

1. 头位难产诊疗流程

病史重点采集信息		
	停经	□ 月经周期是否规律
		□ 停经时间
	阴道流血流液	□ 性状
		□ 量
		□ 持续时间
	腹痛	□ 有或无
		□ 部位
		□ 性质
		□ 程度
		□ 频率
现病史	胎动	□ 有或无
		□ 频率
	糖尿病	□ 有或无
		□ 血糖控制方式
		□ 血糖控制情况
	高血压	□ 有或无
		□ 血压控制方式
		□ 血压控制情况
	其他疾病	□ 内科疾病,如风湿免疫病、肾病等
		□ 妇科疾病
		□ 外科疾病
	孕次__次	□ 自然流产史(□ 早期流产史__次　□ 晚期流产史__次)
		□ 胚胎停育史__次
		□ 胎死宫内史__次
		□ 胎膜早破史__次
		□ 早产史__次
		□ 足月产史__次
		□ 既往分娩方式(□ 阴式分娩__次　□ 剖宫产__次)
孕产史	产次__次	□ 目前存活子女__个
		□ 有或无出生缺陷
		□ 自己或者家族有无急产史、难产史、肩难产史、产后出血等异常分娩史
既往史	□ 内外妇科疾病史	
	□ 内外妇科手术史	

体格检查重点采集信息		
生命体征	□ 体温	
	□ 脉搏	
	□ 呼吸	
	□ 血压	
常规体检	□ 活动(□ 自如　□ 受限)	
	□ 贫血貌(□ 无　□ 有)	
	□ 心肺部听诊(□ 正常　□ 异常)	
	□ *腹部检查(□ 正常　□ 压痛　□ 反跳痛　□ 肌紧张)	
产科查体	腹部查体	□ 宫高__cm
		□ 腹围__cm
		□ 胎心__bpm
		□ 胎产式
		□ 骨盆外测量
		□ 是否衔接
		□ 跨耻征
	消毒内诊	□ 阴道分泌物性状
		□ 判断有无脐带脱垂
		□ Bishop 评分
		□ 骨盆内测量
		□ 判断胎先露是否存在头盆不称
		□ 胎膜已破时,留意羊水性状

辅助检查重点项目		
实验室检查	常规入院化验	□ 血常规 + 血型
		□ 凝血五项
		□ 肝肾功
		□ 血清离子 + 血糖
		□ 肝炎病毒
		□ 艾滋病梅毒检测
超声	□ 入院时评估胎儿情况	双顶径
	□ *胎儿发育情况	□ 头围
		□ 腹围
		□ 股骨长
		□ 预估体重
		□ 胎产式
	胎儿姿势	□ 胎方位
		□ 胎先露
		□ 深度

辅助检查重点项目

☐ 超声	☐ 羊水情况	☐ 指数
	☐ 胎盘情况	☐ 厚度
		☐ 位置
		☐ 有无血窦
	☐ 脐带情况	☐ 绕颈
		☐ 绕身
		☐ 绕腿
		☐ 游离脐带长度
		☐ 有无脐带隐性脱垂
	☐ 脐血流情况	☐ 脐带插入位置
☐ 其他	☐ 心电图	
	☐ 电子胎心监护	
	☐ 必要时阴道分泌物检查	
	☐ 查看孕期所有材料,精准核对孕周,全面了解孕期情况	

围分娩期的临床处理

门诊	☐ 回家观察	
	☐ 门诊留观4小时	
	☐ 收入院	
入院	☐ 产程观察	☐ 宫缩情况
		☐ 宫颈变化
		☐ 胎头位置
	☐ 出现难产,查找原因及处理	☐ 母亲生命体征,血糖,尿量,进食进水情况
		☐ 胎儿状况监测

2. 头位难产护理流程

护理流程	描述要点	
☐ 健康教育	☐ 头位难产相关知识宣教	
	☐ 负责医护人员	
	☐ 安全评估及告知	
	☐ 用药的作用和注意事项	
☐ 协助医师	☐ 询问病史	
	☐ 体格检查	
☐ 监测	☐ 生命体征	

护理流程	描述要点
☐ 观察	☐ 观察产程进展是否停滞或延长
	☐ 观察是否出现协调性宫缩乏力
	☐ 观察宫颈是否水肿
	☐ 观察胎头俯屈情况
☐ 协助检查	☐ 超声检查
	☐ 腹部检查
	☐ 阴道检查
☐ 专科护理	☐ 产程的观察与指导
	☐ 试产失败做好剖宫产术前准备
	☐ 做好新生儿复苏准备
	☐ 预防产后出血
	☐ 预防感染
☐ 采血	☐ 遵医嘱
☐ 心理护理	☐ 心理状况评估及护理
☐ 出院指导	☐ 复查时间
	☐ 自我护理方法
	☐ 办理出院相关流程

(二)头位难产的诊断要点

1. 难产的预测　产道、产力、胎儿、精神因素是阴式分娩的四大要素,其中产力、胎儿大小和精神因素可以在孕期进行调整。对于有顺产条件的孕妇来说,整个孕期甚至孕前的准备工作对顺利阴道分娩有着至关重要的作用。著名的妇产科专家林巧稚曾说过:"一个只会处理难产,而不会去预防难产的产科医师,其责任已经去掉了一大半!"对于产科医师来说,应该从孕期乃至孕前就开始指导孕妇控制体重、锻炼身体、了解顺产内容,从而增加顺产成功的可能性。所谓"上医治未病",对于阴式分娩的管理同样适用。反之,如果孕期准备工作不足,会大大增加难产的可能性。

(1)胎儿体重的评估

1)查体估测胎儿体重:在胎儿体重的估测中,宫高和腹围是与之关系比较密切的因素。比较常用的公式是:胎儿体重估计(g)＝子宫长度(cm)× 腹围(cm)＋200(g),估计误差大约在250g左右。

2)超声估测胎儿体重:目前随着医疗水平的发展,医师越来越依赖仪器,产科也是如此。超声可以提供直观的数据来估测胎儿体重,目前已经是判断阴式分娩能否成功的重要指标。当然,估测的准确性受医师个人水平影响极大,因此产科医师和助产人员还是要积累经验,结合查体来综合评估。

(2) 骨盆的评估

1) 首次进行阴道检查时,一定要通过骨盆内测量充分了解骨盆形状。骨盆形状分四种,包括女型骨盆、男型骨盆、扁平骨盆、类人猿型骨盆。一定要评估产妇是哪种类型骨盆,从而预测产程中可能会出现哪些情况。女型骨盆的形状是最适合阴式分娩的,其他骨盆多多少少都会引起胎位异常,比如类人猿型骨盆容易出现持续性枕后位,扁平骨盆容易出现持续性枕横位。当然,大多数产妇的骨盆都属于混合型骨盆。

2) 骨盆大小除了骨质部分,盆底组织也非常重要。过多的脂肪沉积,韧带肌肉不够松弛,都会使骨盆变得狭窄,从而增加阴式分娩的难度,因此也是我们需要评估的一部分。

3) 骨盆内测量只可作为初步估计,对于难产的预测还应结合胎儿、产力等,除了绝对狭窄外均可试产,但对于出口平面狭窄应指征掌握更加严格。

(3) 胎姿势的评估:胎姿势包括胎产式、胎先露和胎方位。胎产式分为纵产式、斜产式和横产式,胎先露分为头先露和臀先露,胎方位简称胎位,是指胎先露的指示点与母体骨盆前后左右横的关系。胎姿势中,纵产式—头先露—枕先露—枕前位最适合顺产,其他姿势都会引起难产。一般来说,宫口开大达到或者超过 2cm 时,胎姿势就可以检查清楚。前囟、后囟、矢状缝的位置和相互关系决定着胎头俯屈情况、胎方位、胎先露以及是否存在不均倾情况。

(4) 孕期体重控制情况

1) 对于想要顺产的孕妇来说,孕期体重控制是最重要的因素。通过控制体重,既能减少产程中产妇自身的能量消耗,又能避免胎儿体重过大,一举两得。体重控制应该是孕期科学饮食加锻炼身体的综合结果,两者缺一不可。只有科学饮食而没有锻炼身体,产妇身体素质无法耐受高强度的产程中的体力消耗。只有锻炼身体而不科学饮食,即使孕产妇体重控制良好,胎儿体重也可能超标,增加顺产的难度。

2) 如果已经进行了孕期体重控制的指导,孕产妇孕期体重控制还是较差,要高度警惕难产的发生,因为除了体重增长这个不利的客观因素,这样的产妇往往比较任性,自制力较差,很难耐受分娩的辛苦。

(5) 孕期运动情况:妊娠期规律适度的体育锻炼可以维持和促进母儿健康,目前已被多个国家推荐列入常规的产前程序中。但在我国,妊娠期运动的现状并不令人满意。究其原因,老旧的认为怀孕了就要多休养的传统观念还在发挥作用,而现在的工作模式已经由大多数人的体力劳动变成了大多数人的脑力劳动为主。因此,孕期应该有目的有计划地进行行之有效的锻炼,促进孕妇体力的增长,有效控制体重,给予孕妇"我能行"的坚持顺产的信心。如果孕妇没有进行科学的锻炼,难产的发生率也会增加。

(6) 了解子宫手术史或者子宫畸形:孕妇在门诊或者住院时,医师必须充分了解孕产妇之前是否进行过子宫手术,包括人工流产术、子宫内膜息肉切除术、宫腔粘连分解术、子宫肌瘤核除术、剖宫产术等,尤其是瘢痕子宫。还要留意是否存在子宫畸形,这些病史都和头位难产中的产力的因素关系较大,而且也会影响到头位难产的处理。因为子宫畸形很可能会引起宫缩异常,而瘢痕子宫再次妊娠分娩时,促进宫缩药物的应用是需要非常慎重的。

(7) 了解孕产妇的孕产史及家族急产史:了解孕产妇既往的妊娠分娩的情况,以及家族直系亲属的分娩模式对此次分娩情况的预估很有帮助。对于既往有难产史和急产史的孕产妇,此次分娩也可能会出现同样的情况,要提前做好准备。家族直系亲属,比如母亲和姐妹的分娩方式和分娩情况,也会变成经验和教训传授给孕产妇,对此次分娩会有精神上的影响。对这些因素,应当充分了解并分析,不但掌握孕产妇的病情,还要清楚周围家属对其精神上的影响。

(8) 产妇入院时机:过早入院,陌生的环境容易导致产妇精神紧张,增加难产可能性。那么,什么情况下需要收产妇入院呢?

1) 回家观察:产妇宫缩不规律,无胎膜破裂,阴道流血少量,胎儿状况良好,辅助检查未提示异常。

2) 门诊留观 4 小时:产妇宫缩规律,初产妇频率没到 5-1-1(5 分钟一次宫缩,一次宫缩大约 1 分钟,持续 1 小时以上不缓解,以下同),经产妇频率没到 10-1-1,阴道流血少量,阴道分泌物没有或有少量黏液,Bishop 评分 <6 分,无胎膜破裂,初产妇家族无急产史,经产妇本人及家族无急产史。

3) 收入院待产:规律宫缩,初产妇符合 5-1-1 频率,经产妇符合 10-1-1 频率,阴道黏液较多,Bishop 评分 ≥6 分,胎膜已破,其他异常情况(如胎儿状态不良,阴道流血量多,宫缩异常等)。

2. 难产的原因分析 在临产阶段,产妇入院后,病房医师要全面了解产妇孕期情况,根据产道、产力、胎儿大小和精神状态几方面评估顺产的可能性,预测产程中可能出现的问题。必须细致观察产程,尽早发现宫口开大缓慢和胎头下降缓慢,及时查找原因,才能对因处理,所谓"中医治欲病",将难产因素解决在萌芽之中,争取将难产转变为顺产。如果对产程心里没数,走一步算一步,很可能不能及时发现和处理异常情况,贻误最佳时机,导致难产出现,甚至顺产失败。

(1) 宫口开大缓慢的评估

1) 分娩过程中,首次进行阴道检查时,一定要充分了解宫颈条件。Bishop 评分不仅决定了催产的成功率,也是评估产程进展的很好的指标。同样是宫口开大 2cm,宫颈位置、质地、消退情况等评分也提示产程进展是否顺利,并不提示产程停滞。因此,最好由专人进行动态宫颈评估,才能确定是否真正存在宫颈开大缓慢情况。在笔者所在医院,如果宫缩规律,在宫口开大 4cm 之前,每 4 小时检查 1 次宫颈情况;宫口开大超过 4cm,每 2 小时检查 1 次宫颈情况。

2) 宫口开大缓慢的最主要的原因是宫缩乏力。宫缩乏力根据发生时间分为原发性和继发性,根据性质分为协调性和不协调性。引起宫缩异常的主要原因有产妇头盆不称、精神因素和子宫发育异常。产程中的产妇大多恐惧、焦虑,导致宫缩紊乱,容易出现不协调性宫缩乏力。子宫发育异常,不仅是指单纯的结构异常,更包括肉眼不可见的功能异常,比如子宫下段先天性薄弱和宫颈扩张困难等,虽然宫缩正常,但是产程进展并不顺利,甚至会危害母儿健康。头盆不称,尤其是相对头盆不称,胎头下降延缓甚至停滞,导致继发性宫缩乏力。分析宫缩乏力的原因对处理非常有帮助。如果我们不查找宫缩乏力的原因就盲目地使用促进宫缩的药物,有可能会导致子宫破裂。

(2) 胎头下降缓慢的评估

1) 胎头下降缓慢的判断相对复杂,不能是单纯地通过胎头与坐骨棘的位置来决定,因为骨盆深浅大小的个体化。对于笔者来说,胎头与宫颈的紧密契合就认为是正常的。还是建议由专人进行动态评估,才能更确切。

2) 引起胎头下降缓慢的主要原因是头盆不称,包括相对头盆不称和绝对头盆不称。绝对头盆不称是指胎头径线超过骨盆径线,就是我们常说的头大骨盆小的情况。绝对头盆不称是指由于胎位异常导致的胎头无法顺利入盆,比如倾势不均、枕横位、枕后位、高直位等等。

3) 如果怀疑头盆相称,评估主要从几方面综合进行:①阴道检查,体会胎头大径线是否通过骨盆入口;②阴道检查的同时用另一只手进行腹部查体。如果阴道检查胎头位置很低,腹部查体胎头大径线并未入盆,要考虑骨盆过浅的可能,提示有可能是扁平骨盆。如果阴道检查胎头位置很高,腹部查体胎头大径线未触及,这种情况可能是前不均倾,前顶骨入盆导致胎头向骨盆后面倾斜,腹部查体触碰不到胎头大径线,而由于胎位异常胎头无法入盆导致阴道检查胎头位置高浮。此时仔细查找前后囟门和矢状缝有助于诊断。

3. 难产的母儿监测 难产时产程较长,评估胎儿状态至关重要。只有在母亲胎儿状态良好的情况下,才可以放心地延长继续观察的时间。

(1) 胎儿监测

1) 胎心监测:对于低危的产妇和胎儿,一般采用间断听诊来监测胎心。对于高危的产妇和胎儿,建议持续性胎心电子监护。进入第二产程后,一般建议全程胎心监护。

2) 超声:产房必备超声仪器,产房医师要学会必要的超声检查。羊水量、脐带血流,结合胎心监测共同评估,尽可能地全面了解胎儿宫内状况。

(2) 母亲监测:产程较长,母亲处于消耗状态,再加上进食进水不足以及睡眠不足,很容易出现代谢性酸中毒,从而导致胎儿窘迫的发生。因此,注意观察母亲状态,及时监测并纠正母体的酸碱状态非常重要。

(三) 处理要点

1. 对于发展顺利的产程,要尊重自然规律,不要过度干预或者干预过早,给予人工破膜、促进宫缩的处理,防止引起医源性难产。

2. 产程的进展要告知产妇及家属,让其做到心中有数,配合医师的处理。

3. 难产出现后,首先要确诊是否存在胎位异常。对于能够处理的枕后位、枕横位、胎头倾势不均、俯屈不良等胎位异常情况要尽早发现,通过母亲体位的变换和阴道内操作尽早将异常胎位改变为正常胎位,可以有效地避免产程延长甚至停滞,减少胎头严重塑型的几率,减少胎头下降延缓或者停滞的几率。即使胎位异常没有纠正过来,动态的观察和随时纠正也会增加成功阴式分娩的几率,打破"胎位异常 - 产程延长 - 产妇消耗 - 产力异常 - 胎位异常无法纠正"的这样一个恶性循环。而对于前不均倾、高直后位等一些绝对不能成功阴式分娩的情况,以及胎位异常纠正失败的病例,应该及早发现及早手术,避免给母儿带来更多的损伤和损失。

4. 排除胎位异常后,宫缩乏力要积极处理。对于协调性宫缩乏力,使用人工破膜或药物促进宫缩。对于不协调性宫缩乏力,要通过精神安慰及药物镇静来调整宫缩。如果成功,继续观察产程。如果失败,需要通过剖宫产或者手术助产结束妊娠。

5. 产程过长,母亲状态不佳,要高度警惕胎儿状态不良的可能,分娩时要求新生儿医师到场,随时做好新生儿复苏的准备。如果进行胎头吸引术或产钳术,新生儿医师的保驾护航更是必不可少。对于没有条件的医院,产科医护必须熟练掌握新生儿复苏技术,大多能够派上用场。

6. 产程越长,母亲胎儿消耗越多,短期内体力难以恢复,适当使用阴道助产术,会给母亲和胎儿带来很多益处。不要拘泥于产程的时限,母亲和胎儿的状态评估是胎头吸引术和产钳术应用的更关键的指标。

7. 通过内诊再次评估骨盆及软产道,以期发现遗漏或误诊的异常。

(四) 护理要点

头位难产在临产前很难识别,主要特征是产程进展缓慢或延长,如处理不及时或延误诊断会导致母、儿损伤,严重者会留下后遗症甚至导致围产儿死亡,因此在产程观察尤为重要。常见的头位难产如持续性枕后位、持续性枕横位、前不均倾、高直位、额位和颜面位等。

1. 健康教育

(1) 分娩前应告知患者阴式分娩可能出现的情况,并了解相关注意事项。

(2) 患者可采用自由体位,适当休息避免紧张焦虑导致宫缩乏力。

(3) 患者应配合医师的治疗,掌握正确的呼吸法,保持情绪平稳,有不适及时告诉医护人员,宫口未开全时避免过早屏气用力致宫颈水肿。

2. 心理护理

(1) 发生难产后,要明确告知患者并给予安慰和鼓励,同时抚触安慰患者情绪,以缓解患者其恐惧、不安、紧张等心理。对于患者焦虑的情绪应给予足够的关注。

(2) 指导患者拉玛泽呼吸法放松全身,指导家属为患者腰骶部按摩缓解宫缩痛。

(3) 为患者播放舒缓的音乐分散注意力,及时告知患者产程进展情况,提高患者对护士的信任感,提高患者的依从性。

3. 专科护理

(1) 观察产程进展情况

1) 出现产程异常时,经阴道检查结合腹部触诊,必要时在超声下明确胎方位,排除头盆不称。如为枕后位或枕横位面先露可试产;如为高直前位,骨盆正常,胎儿大小适宜、产力强,应予以阴道试产;高直后位应尽早做好剖宫产准备;如为前不均倾位,除胎儿小、骨盆宽大、产力强外应尽早做好剖宫产准备。

2) 潜伏期应指导患者充分休息可取舒适的自由体位,补充营养,进食高热量易消化食物,及时排空膀胱,避免紧张焦虑,情绪紧张时可遵医嘱给予镇静剂。

3) 活跃期停滞或延长,首选进行阴道检查,排除异常先露和头盆不称以及胎儿窘迫,如果存在这些因素,则做好剖宫产准备,如不存在则可行人工破膜,静滴缩宫素,加强宫缩。

4) 宫口扩张 5cm 以上胎头仍未衔接或才衔接为衔接异常,提示入口平面有严重的头盆不称或胎头位置异常。

5) 观察患者宫缩情况,发生宫缩乏力时应查找原因,及时通知医师,遵医嘱给予宫缩剂。

6) 若宫口开大 >1cm/h,伴胎头下降可继续试产。

7) 若宫口开大 <1cm/h 或无进展,试产过程中出现胎儿窘迫,做好剖宫术前准备。

8) 至宫口开全期间嘱患者勿过早屏气用力,避免宫颈水肿。

9) 宫口开全后,胎头下降缓慢或停滞,造成第二产程延长,严重者可出现缩复环甚至子宫破裂,产程观察中应重视患者主诉及体征变化。

10) 持续性枕后位合并胎儿窘迫或宫缩乏力应做好剖宫术前准备。

11) 胎头双顶径达坐骨棘平面或更低可体位矫正胎位或徒手转胎位至枕前位待产给予阴道助产。如转至枕前位困难可转至枕后位产钳助产。

(2) 新生儿护理

1) 缩短第二产程,减少对胎儿的影响。

2）出生后仔细检查有无产伤。

3）做好新生儿复苏准备,有条件的医院可联系新生儿科协同抢救。

（3）预防产后出血

1）因产程延长,易出现产后宫缩乏力,胎盘娩出后立即给予宫缩剂。

2）详细检查软产道,及时修补产道裂伤。

（4）预防感染：由于产程延长,产后易发生感染,遵医嘱使用抗生素。

（李秋玲　戴丽）

参考文献

1. American College of Obstetricians and Gynecologists. ACOG Committee opinion no. 548：weight gain during pregnancy. Obstet Gynecol,2013,121（1）:210-212.

2. 李秋玲,崔红,郑东明,等. 妊娠晚期步行锻炼对低危初产妇妊娠结局的影响. 中华医学杂志,2016,94（22）:1722-1725.

3. 滑秀云. 产前胎儿体重评估模型的建立与分析. 中国妇幼卫生杂志,2013,6:25-26.

第二节　臀位

（一）流程化管理清单

1. 臀位难产诊疗流程

病史重点采集信息		
□ 现病史	□ 停经	□ 月经周期是否规律
		□ 停经时间
	□ 阴道流血流液	□ 性状
		□ 量
		□ 持续时间
	□ 腹痛	□ 有或无
		□ 部位
		□ 性质
		□ 程度
		□ 频率
	□ 胎动	□ 有或无
		□ 频率
	□ 糖尿病	□ 有或无
		□ 血糖控制方式
		□ 血糖控制情况

病史重点采集信息		
□ 现病史	□ 高血压	□ 有或无
		□ 血压控制方式
		□ 血压控制情况
	□ 其他疾病	□ 内科疾病,如风湿免疫病、肾病等
		□ 妇科疾病
		□ 外科疾病
□ 孕产史	□ 孕次__次	
	□ 自然流产史（□ 早期流产史__次　□ 晚期流产史__次）	
	□ 胚胎停育史__次	
	□ 胎死宫内史__次	
	□ 胎膜早破史__次	
	□ 产次__次	
	□ 早产史__次	
	□ 足月产史__次	
	□ 既往分娩方式（□ 阴式分娩__次　□ 剖宫产__次）	
	□ 目前存活子女__个	
	□ 有或无出生缺陷	
	□ 自己或者家族有无急产史、难产史、肩难产史、产后出血等异常分娩史	
□ 既往史	□ 内外妇科疾病史	
	□ *有无子宫畸形	
	□ 内外妇科手术史	

体格检查重点采集信息		
□ 生命体征	□ 体温	
	□ 脉搏	
	□ 呼吸	
	□ 血压	
□ 常规体检	□ 活动（□ 自如　□ 受限）	
	□ 贫血貌（□ 无　□ 有）	
	□ 心肺部听诊（□ 正常　□ 异常）	
	□ *腹部检查（□ 正常　□ 压痛　□ 反跳痛　□ 肌紧张）	
□ 产科查体	□ 腹部查体	□ 宫高__cm
		□ 腹围__cm
		□ 胎心__bpm
		□ 胎产式
		□ 胎位
		□ 是否衔接

体格检查重点采集信息

产科查体	消毒内诊	
		☐ 胎先露 *
		☐ 阴道分泌物性状
		☐ 判断有无脐带脱垂
		☐ Bishop 评分
		☐ 骨盆内测量
		☐ 胎先露是否入盆
		☐ 胎膜已破时,留意羊水性状

辅助检查重点项目

☐ 实验室检查
- ☐ 常规入院化验
  - ☐ 血常规 + 血型
  - ☐ 凝血五项
  - ☐ 肝肾功
  - ☐ 血清离子
  - ☐ 血糖
  - ☐ 肝炎病毒
  - ☐ 艾滋病梅毒检测

☐ 超声
- ☐ 入院时评估胎儿情况
  - ☐ * 胎儿发育情况
    - ☐ 双顶径
    - ☐ 头围
    - ☐ 腹围
    - ☐ 股骨长
    - ☐ 预估体重
  - ☐ 胎儿姿势
    - ☐ 胎产式
    - ☐ 胎方位
    - ☐ 胎先露
    - ☐ 胎头俯屈情况
- ☐ 羊水情况
  - ☐ 深度
  - ☐ 指数
- ☐ 胎盘情况
  - ☐ 厚度
  - ☐ 位置
  - ☐ 有无血窦
- ☐ 脐带情况
  - ☐ 绕颈
  - ☐ 绕身
  - ☐ 绕腿
  - ☐ 游离脐带长度
  - ☐ 有无脐带隐性脱垂
  - ☐ 脐带插入位置
- ☐ 脐血流情况

☐ 其他
- ☐ 心电图
- ☐ 电子胎心监护
- ☐ 必要时阴道分泌物检查
- ☐ 查看孕期所有材料,精准核对孕周,全面了解孕期情况

围分娩期的临床处理

☐ 门诊		
		☐ 观察
		☐ 门诊留观 4 小时
		☐ 收入院
☐ 入院	☐ 产程观察	☐ 宫缩情况
		☐ 宫颈变化
		☐ 胎臀位置
		☐ 母亲生命体征,血糖,尿量,进食进水情况
		☐ 胎儿状况监测

入院后辅助检查重点项目

☐ 实验室检查
- ☐ 常规入院化验
  - ☐ 血常规 + 血型
  - ☐ 凝血五项
  - ☐ 肝功、肾功、血清离子、血糖
  - ☐ 肝炎病毒
  - ☐ 艾滋病梅毒检测

☐ 超声
- ☐ 胎儿情况
  - ☐ 胎儿发育情况 *(☐ 双顶径　☐ 头围　☐ 腹围　☐ 股骨长　☐ 预估体重)
  - ☐ 胎姿势 *(☐ 单纯臀先露　☐ 完全臀先露　☐ 足先露)
- ☐ 羊水情况(☐ 深度　☐ 指数)
- ☐ 胎盘情况(☐ 厚度　☐ 位置　☐ 有无血窦)
- ☐ 脐带情况 *(☐ 绕颈　☐ 绕身　☐ 绕腿　☐ 游离脐带长度　☐ 有无脐带隐性脱垂)
- ☐ 脐血流情况
- ☐ 胎头俯屈情况 *

☐ 其他
- ☐ 心电图
- ☐ 电子胎心监护
- ☐ 必要时阴道分泌物检查
- ☐ 查看孕期所有材料,精准推算孕周,全面了解孕期情况

临床处理

☐ 门诊			
	☐ 孕 30 周后	☐ 胸膝卧位法	
	☐ 孕 36~37 周	☐ 臀位外倒转术	
	☐ 孕周 ≥37 周,围分娩期	☐ 符合顺产条件	☐ 回家观察
			☐ 门诊留观 4 小时
			☐ 收入院
		☐ 不符合顺产条件	☐ 收入院手术

临床处理

□ 住院	□ 不符合顺产条件	□ 手术	
	□ 符合顺产条件，产程观察	□ 辅助检查	□ 超声检查：观察胎头俯屈情况
			□ 持续性电子胎心监护
		□ 产程异常	□ 胎心异常
			□ 胎臀下降停滞
			□ 宫缩异常

注：*为重点项目

2. 臀位难产护理流程

护理流程	描述要点
□ 健康教育	□ 臀位难产相关知识宣教
	□ 负责医护人员
	□ 安全评估及告知
	□ 用药的作用和注意事项
□ 协助医师	□ 询问病史
	□ 体格检查
□ 监测	□ 生命体重
□ 观察胎心变化，继发性宫缩乏力，产后出血	□ 观察胎心变化，防止宫内窘迫
	□ 观察是否出现继发性宫缩乏力
	□ 观察产后出血
	□ 及时发现胎膜早破防止脐带脱垂
□ 专科护理	□ 产程的观察与指导
	□ 试产失败做好剖宫产术前准备
	□ 预防新生儿受损，做好新生儿复苏准备
	□ 预防产后出血
	□ 预防感染
□ 协助检查	□ 超声检查
	□ 腹部检查
	□ 阴道检查
□ 心理护理	□ 心理状况评估及护理
□ 出院指导	□ 复查时间
	□ 自我护理方法
	□ 办理出院相关流程

（二）诊断要点

1. 腹部查体　臀位时，胎儿为纵产式，宫底部发现圆而硬、有浮球感的胎头，胎心常在平脐或者脐高处清楚听到。但是在临床的实践中，单凭腹部查体来判断是臀位还是头位的准确率并不高，同样圆而硬的胎臀与胎头很难区别。

2. 阴道检查　临产后，宫口开大，可触摸到形状不规整的先露。在除外面先露之后，要注意区分是单臀先露、混合臀先露、足先露还是膝先露，特别要注意能否摸到搏动的脐带。胎膜破裂者可能触摸到胎儿肛门，注意与面先露相鉴别。

3. 超声　可明确诊断臀位的分类、先露，胎儿大小，尤其是有无脐带缠绕和胎头俯屈情况，对于判断是否能阴式分娩至关重要。

（三）处理要点

臀位胎儿的早产、胎膜早破及脐带脱垂的发生率高，易导致窒息和产伤。经阴道分娩的臀位围生儿死亡率约 10 倍于头位围产儿。因此，臀位是剖宫产的相对适应证，但剖宫产并不是解决臀位的最好方法。为了降低剖宫产手术给产妇带来的并发症，应该从孕晚期开始对臀先露病例进行与头先露病例不同的管理。

对于孕中期发现的臀先露病例，应该于孕 30 周左右再次复查超声，如果仍然是臀先露，孕妇可以通过胸膝卧位来纠正胎位。即使不可以纠正的话，也会有半数以上能自转为头位。自然回转多发生在孕 34 周前，而 37 周以后自转的可能很小。如果未能自然转位，可以在孕 36~37 周时行臀位外倒转术来纠正胎位，成功率高，并发症少，但也有一定的危险性，偶见早产、胎膜早破、胎盘早期剥离和胎死宫内。

1. 臀位外倒转术

（1）适应证：胎儿正常，且为单胎；胎臀未入盆；胎膜未破，有适量羊水；子宫无畸形。

（2）禁忌证：骨盆狭窄、高血压，倒转可能引起胎盘早剥；前置胎盘；产前出血、双胎、先露部已入盆及胎膜已破者；有剖宫产（或肌瘤剜除术）史者；估计胎儿不能从阴道娩出者；B 超、多普勒检查诊断或疑有脐带绕颈者。

（3）注意事项：腹壁厚、子宫敏感、施术时感疼痛者，切勿勉强进行操作；回家后出现胎动活跃，腹痛或有阴道出血，应及时复诊。

（4）目前建议在孕 36~37 周时进行，有经验者可以延长孕周至 39 周。不建议过早进行，因为一旦术中发生胎盘早剥或脐带缠绕等问题时可立即行剖宫产术而不会引起严重的早产并发症。

（5）术前准备：①了解孕妇身体状况；②超声检

查明确以下信息:臀位类型、臀方位、胎儿体重、胎盘位置、有无脐带绕颈、羊水量和胎儿畸形等;③明确胎儿宫内状况良好;④术前 30~60 分钟给予宫缩抑制药物。

(6) 手术步骤:①排空膀胱,仰卧,臀部垫高,双腿屈曲,略外展。再次复查宫底高度、胎头位置、臀位类型、先露高低、听胎心。骶后位者通过孕妇体位改变转成骶横或骶前位。②术者分别握胎儿两极,将头慢慢向下推,臀向上推,推的方法以能保持头的俯屈姿势为宜。③倒转完毕后再听胎心音,如有改变,应观察 10~20 分钟,若未恢复,应将胎儿转回原位。④倒转成功后,再用毛巾或布垫分置腹部两侧,用腹带包扎固定。定期复查,待胎头半固定或者全固定后,再去除腹带及毛巾。⑤术中注意操作动作轻柔、连续,注意胎动及胎心变化;⑥术后严密观察胎心、胎动、宫缩及阴道流血情况。

2. 臀位阴式分娩 如果胸膝卧位或者外倒转术没能纠正臀位,也不是一定不能顺产。但是臀位顺产的围产儿并发症较高,因此顺产的适应证非常严格。而且在产程中,一定要有有经验的产科工作者密切看护,产程观察和接产技术与围产儿预后息息相关。

(1) 孕期准备:孕期的体重控制和增强体力是顺产的标配。对于臀位顺产来说,胎儿体重直接决定着能否具备顺产指征,而强壮的体质又能缩短产程,减少产程延长对母亲和胎儿的消耗,对围产儿的健康保障具有很重要的作用。

(2) 适应证:骨盆径线正常;完全臀位或单臀位,无胎头仰伸;胎儿体重估计不超过 3500g;产力良好,无脐带脱垂及胎儿窘迫;臀位助娩经验丰富;排除子宫畸形;无其他剖宫产指征。

(3) 禁忌证:骨盆狭窄或软产道异常;足先露;估计胎儿体重 >3500g;B 超见胎头仰伸呈所谓“望星式”者;超声提示脐带先露或隐性脐带脱垂;胎膜早破超过 12 小时;妊娠合并症或并发症如重度子痫前期、糖尿病等。

(4) 对于低危孕妇,临近预产期,来院就诊,回家观察标准、门诊留观标准和入院标准如下:①入院标准:规律宫缩,初产妇符合 5-1-1 频率,经产妇符合 10-1-1 频率;阴道黏液较多;Bishop 评分≥6 分;胎膜已破;其他异常情况,如胎儿状态不良、阴道流血量多、宫缩异常等。②门诊留观 4 小时标准:宫缩规律但是初产妇频率没到 5-1-1,经产妇频率没到 10-1-1;阴道流血少量,无黏液;Bishop 评分 <6 分;

无胎膜破裂;初产妇家族无急产史,经产妇本人及家族无急产史。③回家观察标准:宫缩不规律、无胎膜破裂、阴道流血少量、胎儿状况良好、辅助检查未提示异常。以上标准还要结合孕妇胎儿具体情况具体分析,不能拘泥。

(5) 产程观察:持续性电子胎心监护;超声下动态观察胎头俯屈情况,如果胎头俯屈情况一直没有改善,建议剖宫产终止妊娠;由于先露相对软且不规则,臀位分娩产程相对缓慢,不能照搬头位分娩的产程时限来判断产程进展是否顺利,但是臀位的产程如何界定目前还没有明确的标准,只能比照头位分娩的产程标准进行参考;随时做好急诊剖宫产准备(①宫缩乏力,产程进展缓慢;②胎儿窘迫;③脐带脱垂胎儿尚存活,能适时进行剖宫产者;④宫口开全后先露位置仍高,估计经阴道分娩有困难者)。

3. 臀位助产术

(1) 术前准备:熟练助产士及产科医师准备就绪;排空膀胱,确定宫口开全;双侧会阴神经阻滞麻醉,在宫缩时先露压迫会阴使会阴膨隆时行会阴切开术;持续电子胎心监护;准备好出头产钳和新生儿复苏设备;必要时缩宫素静滴增强宫缩;新生儿医师到场做好新生儿复苏准备。

(2) 手术步骤

1) 首先需“堵臀”。

2) 在宫缩较强时嘱产妇屏气用力,术者用手轻托胎臀控制速度,娩出胎臀。如果宫缩强度不够,可用双手勾住胎儿腹股沟,边旋转边用力向下牵引娩出胎儿臀部。注意手指用力要偏向胎儿腹部而不是胎儿腿部,否则容易引起关节脱位。

3) 随着胎臀下降,双腿一般可自行娩出。如果双腿伸直上举娩出困难阻碍胎臀下降,可以采用皮纳尔手法,即用手指沿胎儿前腿的大腿向上到达腘窝,按压腘窝使膝关节弯曲下肢屈曲,再握住胎足向下牵拉,将前腿娩出,臀部和后腿也会随之娩出。

4) 胎臀及双腿娩出后,术者用治疗巾包住胎臀,双手拇指放在骶部,其余各指握持胎髋部,随着宫缩轻轻牵引并旋转,使骶部边下降边转至正前方,以利双肩进入骨盆入口。注意双手勿握胎儿胸腹部,以免损伤内脏。当脐部娩出后,将脐带轻轻向外拉出数厘米,以免继续牵引时过度牵拉。继续向外、向下牵引胎儿躯干的同时,徐徐将胎背转回原侧位,使双肩径与骨盆出口前后径一致。于耻骨联合下可见腋窝时,术者将胎儿躯干向下牵引,前肩及上肢多可自然娩出。然后再将胎体旋转 180°,将后肩转到前方,在旋转过程中后肩及上肢即可自然娩出。如果胎儿前臂不能自行娩出,可采用皮纳尔手法。

5) 双臂娩出后,将胎背转至正前方,使胎头矢状缝与骨盆出口前后径一致,然后用下述两法之一娩出胎头:①向下牵拉胎头,当胎儿枕骨到达耻骨联合下方时,将胎体向母亲腹部方向上举,甚至可以翻至耻骨联合上,胎头即可娩出;②将胎体骑跨于术者的一侧前臂,同侧示指和中指压住胎儿上颌骨用力使胎头俯屈,同时助手按压母亲耻骨联合上方协助胎头俯屈。术者另一侧的示指及无名指置于胎儿颈部两侧,先向下牵拉,当胎儿枕部低于耻骨弓下时,逐渐将胎体上举,以枕部为支点,使胎儿下颌、口、鼻、眼、额相继娩出。胎头娩出困难,及时使用产钳助产术协助胎头娩出。

(3) 并发症:需要行会阴侧切术,臀先露不能均匀地压迫子宫下段,不能诱发良好宫缩,增加产后出血的机会;如果产道扩张不充分,可能导致软产道裂伤,易发生滞产、感染;胎头娩出困难可能导致胎儿窘迫、新生儿窒息,严重时导致死产或者新生儿死亡;新生儿臂丛神经损伤、关节脱位、骨折、新生儿颅内出血、新生儿肺炎;增加产钳助产的几率。

(四) 护理要点

臀先露是最常见的异常胎位。臀位分娩对胎儿危险性较大,较易发生脐带脱垂、胎臂上举、后出头困难等,故臀位处理不当易造成死产、新生儿窒息、颅内出血、产伤等。因此临床中选择合理的臀位分娩方式对新生儿预后有着重要的意义。

1. 健康教育

(1) 护士应对患者明确告知阴式分娩可能出现的情况及相关注意事项,并取得家属及患者的同意。

(2) 进入产程后,患者应侧卧休息,减少活动,预防脐带脱垂。

2. 专科护理

(1) 妊娠期的护理:妊娠 30 周后仍为臀先露应予以矫正。

1) 膝胸卧位:患者排空膀胱,松解裤带,取膝胸卧位每天 2~3 次,每次 5 分钟连做一周后复查。

2) 采用激光照射或艾灸至阴穴,每天 1 次,每

次 15~20 分钟,5 次一疗程。

3) 外转胎位术,于妊娠 32~34 周,最好在 B 超及胎儿电子监测下进行(具体操作步骤同医疗)。术中应动作轻柔,间断进行,如胎心异常立即停止操作,改变患者体位,给氧行宫内复苏,如胎心持续不恢复应立即做好剖宫产术前准备。

(2) 观察产程进展情况

1) 严密观察胎心变化。

2) 观察患者宫缩情况,避免产程延长患者出现继发性宫缩乏力。

3) 减少内诊的次数,勿灌肠,保持外阴清洁。避免胎膜破裂,破膜后立即听胎心,若发现有脐带脱垂,宫口未开全,胎心好,立即做好剖宫产术前准备,若此时宫口开全立即行臀牵引术;如无脐带脱垂,可严密监测胎心继续试产。

4) 当宫口开大 4~5cm 时,胎儿下肢即可外露于阴道口,应通知医师,消毒外阴,"堵"臀助宫颈充分扩张,此时应严密监测胎心,预防胎儿宫内窘迫的发生。

5) 第二产程接产前给予导尿,根据实际情况选择臀位助产方式。

(3) 新生儿护理

1) 做好新生儿复苏准备,有条件的医院可联系新生儿科协同抢救。

2) 严密观察胎心变化,警惕宫内窘迫。

3) 出生后仔细检查有无产伤。

(4) 预防产后出血

1) 因产程延长,易出现产后宫缩乏力,胎盘娩出后立即给予宫缩剂。

2) 详细检查软产道,及时修补产道裂伤。

(5) 预防感染:产后遵医嘱使用抗生素。

(李秋玲　戴丽)

参考文献

1. 邓新琼,覃晓慧,廖滔,等. 臀位妊娠矫正方法的研究进展. 广西医学,2017,39(8):1219-1221.
2. 宋俊霞,孔令普. 臀位助产术在异常分娩中的临床应用效果. 实用医药杂志,2017,34(8):723-724.
3. 邓新琼,覃晓慧,廖滔,等. 足月单胎臀位外倒转术的可行性及影响因素分析. 中国妇幼保健,2017,32(11):2476-2479.

第三节　横产式

(一) 流程化管理清单

1. 横位难产诊疗流程

病史重点采集信息

□ 核算孕周	□ 末次月经(或推算预产期)	
	□ 月经是否规律	
	□ 早期超声	
	□ 早孕反应	
	□ 初感胎动时间	
□ 是否为珍贵儿	□ 高龄初产	
	□ 辅助生殖妊娠	
□ 胎儿数量	□ 单胎	
	□ 双胎	□ 单绒双胎
		□ 双绒双胎
	□ 多胎	
□ 产检情况	□ 血压	
	□ 血糖监测(或 OGTT)	
	□ 唐氏筛查	
	□ 无创 DNA	
	□ 羊水穿刺	
	□ 孕期超声检查胎儿结构	□ 未发现异常
		□ 发现异常
	□ 并发症	□ 羊水过多
		□ 妊娠期糖尿病
		□ 其他
	□ 合并症	□ 子宫肌瘤合并妊娠
		□ 糖尿病合并妊娠
		□ 其他
□ 横产式	□ 发生时间	
	□ 胎头方向	
□ 胎动情况	□ 数量及强度	□ 如常
		□ 异常
	□ 胎动位置	
□ 饮食	□ 有无异常	
□ 睡眠	□ 是否能平卧	
	□ 是否夜间憋醒	
□ 二便	□ 有无异常	

（以上均属 □ 现病史）

□ 孕__次产__次	□ 初产妇
	□ 经产妇
□ 既往分娩方式	□ 既往自然分娩__次
	□ 既往剖宫产__次 □ 剖宫产距本次妊娠__年
	□ 剖宫产医院级别_____

（以上均属 □ 孕产史）

病史重点采集信息

□ 既往有或无出生缺陷病史		
□ 既往有或无死胎死产病史		
□ 既往史 — □ 妇科既往疾病病史	□ 子宫畸形	□ 双角子宫
		□ 单角子宫
		□ 双子宫
		□ 其他
	□ 子宫肿瘤	□ 子宫肌瘤
		□ 子宫腺肌症
		□ 其他
□ 其他器官系统既往病史	□ 骨盆狭窄	
	□ 佝偻病	
	□ 脊柱侧弯	
	□ 其他	

体格检查重点采集信息

□ 生命体征	□ 心率	
	□ 血压	
	□ 血氧	
	□ 体温	
□ 常规体检	□ 活动	□ 自如
		□ 受限
	□ 呼吸困难	□ 有　□ 无
	□ 心慌	□ 有　□ 无
	□ 水肿	□ 位置
		□ 程度
	□ 心肺查体	□ 胸廓外观
		□ 胸廓触诊
		□ 心肺叩诊
		□ 心肺听诊
	□ 腹部查体	□ 有无瘢痕
		□ 压痛(瘢痕处有无压痛)
		□ 腹胀
		□ 腹部张力
		□ 腹部松弛
		□ 是否有宫缩
		□ 异常包块

体格检查重点采集信息

□ 产科查体	□ 四部触诊	□ 胎头方向
		□ 胎背方向
	□ 宫高	
	□ 腹围	
	□ 胎心	□ 胎心率
		□ 腹部听胎心位置
	□ 内诊	□ 阴道分泌物性状
		□ 阴道流血
		□ 阴道流液
		□ 阴道内条索状物
		□ 宫颈位置
		□ 宫颈硬度
		□ 宫颈消退
		□ 宫颈开大
		□ 胎先露

辅助检查重点项目

□ 实验室检查	□ 血常规 + 血型
	□ 凝血五项
	□ 尿常规
	□ 肝肾功能
	□ 血糖
	□ 血脂系列
	□ 血清离子
	□ 乙肝病毒
	□ 艾滋病 + 梅毒
	□ TORCH 病毒
□ 心电图	

□ 胎心监护≥32周	□ 胎心基线
	□ 变异
	□ 加速

□ 胎儿超声	□ 胎儿发育大小	□ BPD
		□ FL
		□ HC
		□ AC
	□ 胎儿血流	□ S/D
		□ PI
	□ 胎儿生物物理评分	
	□ 胎儿宫内位置	□ 胎头方向
		□ 胎背方向

辅助检查重点项目

□ 胎儿超声	□ 胎盘	□ 胎盘位置	
		□ 胎盘厚度	
		□ 团块状胎盘	
	□ 脐带	□ 脐带缠绕	
		□ 脐带过短	
	□ 羊水	□ 羊水过多	
		□ 羊水过少	
	□ 子宫肿瘤	□ 子宫肌瘤	□ 数量
			□ 位置
			□ 大小
			□ 是否变性
		□ 子宫腺肌症	□ 位置
			□ 大小
	□ 子宫畸形	□ 双角子宫	
		□ 单角子宫	
		□ 双子宫	
		□ 其他	
	□ 其他异常	□ 羊膜腔束带	
		□ 羊膜腔纤维膜	

处理方案

□ 存活的健康胎儿	<37周	□ 无急诊入院指征	□ 门诊定期产检,密切监护,警惕产科并发症及合并症
			□ 观察孕程中是否出现外倒转禁忌证、阴式分娩禁忌证或剖宫产适应证
	37~39周	□ 无外倒转禁忌证 □ 无剖宫产指征	□ 收入院,于手术室行麻醉下外倒转术
		□ 有外倒转禁忌证 □ 有剖宫产指征 □ 无急诊入院指征	□ 门诊定期产检,密切监护,警惕产科并发症及合并症
	≥39周	□ 有外倒转禁忌证 □ 有剖宫产指征	□ 收入院,择期行剖宫产终止妊娠
□ 胎儿异常或胎死宫内	任何孕周	□ 无剖宫产指征 + □ 有高危因素	□ 于手术室行麻醉下碎胎引产
		□ 无剖宫产指征 + □ 无高危因素	□ 于分娩室行碎胎引产
		□ 有绝对剖宫产指征	□ 择期行剖宫取胎术

2. 横位难产诊疗流程图(图 13-1)

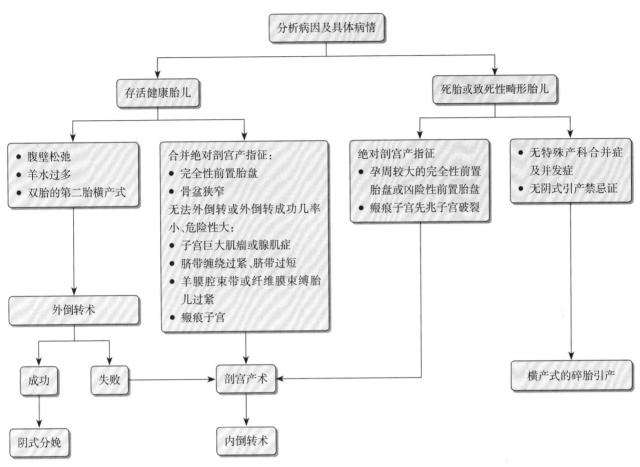

图 13-1 横产式诊疗流程图

3. 横位难产护理流程

护理流程	描述要点	护理流程	描述要点
□ 健康教育	□ 横位难产相关知识宣教	□ 采血	□ 遵医嘱
	□ 化验检查注意事项	□ 协助检查	□ 超声检查
	□ 负责医护人员		□ 腹部检查
	□ 安全评估及告知		□ 胎心监护
	□ 用药的作用和注意事项		□ 肛门或阴道检查
□ 协助医师	□ 询问病史	□ 专科护理	□ 做好剖宫产术前准备
	□ 体格检查		□ 行内转胎术
□ 监测	□ 生命体征		□ 行外转胎位术
□ 观察宫缩情况、胎膜早破	□ 观察宫缩警惕出现病理性缩复环		□ 预防子宫破裂
	□ 观察有无胎膜早破		□ 预防产后出血
	□ 观察胎心变化		□ 预防感染
			□ 用药

护理流程	描述要点
□ 分娩准备	□ 备血、术前准备
□ 心理护理	□ 心理状况评估及护理
□ 出院指导	□ 复查时间
	□ 自我护理方法
	□ 办理出院相关流程

（二）横产式的诊断要点

1. 病史要点 对于定期产检的孕妇,胎儿横位不难发现。但对于急诊临产入院的横产式孕妇,则容易发生漏诊误诊。需要详细采集的病史包括:是否为经产妇、定期产检情况、有无盆腔肿瘤等,以免漏诊横产式。另外,需同时迅速了解分娩经过,包括是否胎膜破裂、胎膜破裂时间及有无院外操作等。

2. 体格检查要点 了解产妇生命体征及产科情况,有无宫缩、胎心、胎膜早破、脐带脱垂,估计胎儿大小,观察腹部形态、尿液颜色,有无子宫先兆破裂及子宫破裂征象。产科检查了解宫口扩张、胎方位、胎肩嵌入产道的程度以及软产道、骨产道情况等,以便选择合适的手术方式。

3. 辅助检查要点 孕期超声检查应注意胎儿是否为横产式。如为横产式,则应积极寻找导致横产式的发生原因,如子宫肌瘤、子宫畸形、羊水过多、前置胎盘、羊膜腔束带等。

（三）横产式的处理要点

应根据胎产次、胎儿大小、胎儿是否存活、宫口扩张程度、胎膜是否破裂、有无并发症等,综合决定分娩方式。

足月活产,伴有产科手术指征(如骨盆狭窄、前置胎盘、有难产史等),应于临产前行择期剖宫产术,以免发生忽略性横位。如无产科手术指征,未临产或临产早期可试行外倒转术。

初产妇、足月活产、临产后应行剖宫产术。

经产妇、足月活产,首选剖宫产术。若宫口开大5cm以上,破膜不久,羊水未流尽,胎儿估计不大,患者及家属能承担风险且要求阴道试产,可在硬膜外麻醉或全麻下行内倒转术,转成臀先露,待宫口开全助产娩出。

出现先兆子宫破裂或子宫破裂征象,无论胎儿死活,均应立刻行剖宫产术。术中若发现宫腔感染严重,应将子宫一并切除。

如胎儿已濒危,剖宫产难以确保胎儿存活,应酌情处理。

如胎儿已死亡,原则上在保证母体安全情况下,尽量采用阴道分娩,但不除外剖宫产可能。如无先兆子宫破裂征象,若宫口近开全,在全麻下行断头或碎胎术。术后应常规检查子宫下段、宫颈及阴道有无裂伤。若有裂伤应及时缝合。

注意防治产后出血,给予抗生素预防感染。

双胎妊娠,第一个胎儿已娩出,第二个胎儿为横位,应立即采用内转胎位术,转成臀位经臀助产娩出。

1. 外倒转术

（1）有研究报道,胎位异常的外倒转总体成功率约为58%,并发症发生率约为6.1%。横产式、斜产式、经产妇及妊娠37周之后行外倒转术成功几率显著高于臀位纵产式。其他与外倒转失败相关的因素有胎儿体重<2500g、前置胎盘、胎儿位置低、初产妇、进入活跃期等。在妊娠36周时,可开始评估胎儿先露部位。妊娠37周可开始评估是否适合行外倒转。37周之前,胎儿可能发生自发性倒转。37周之前成功外倒转后,仍有可能发生自发性倒转回横位或臀位。

（2）外倒转术的具体操作规范等详见臀位一章。

2. 剖宫产术中内倒转的处理要点 妊娠足月已进入产程,急诊临产胎心良好者,外倒转失败,有其他不能阴式分娩的剖宫产指征者,均应行剖宫产终止妊娠。术中根据胎头及胎背方向,行内倒转术娩出胎儿。

3. 阴式分娩内倒转术的处理要点 随着医疗技术水平的提高,横产式大多在孕期被发现,横产式所致死产、子宫破裂等并发症越来越少。阴式分娩中的内倒转术在医疗卫生保健日臻完善的城市和地区,已几乎不再使用。但在一些急诊临产的病例中,仍有可能使用。国内报道,阴式分娩内倒转术娩出活胎的几率约为50%不等。报道多为在宫口近开全或开全时,在全麻下施行内倒转术加臀牵引术。

（1）适应证:未发现明显胎儿异常且胎心良好的横产式行阴式试产内倒转术,必须符合以下条件:

1）清楚告知患者及家属无明显胎儿异常且胎心良好的横产式胎儿,首选剖宫产终止妊娠,患者及家属清楚地了解病情,能承担风险,并同意或坚决要求行内倒转术后阴式试产。

2）骨软产道未见异常,且如内倒转术成功,有望短时间内经阴道分娩：

A. 经产妇。初产妇需再次评估。

B. 宫口开大 >5cm。

C. 胎儿体重过小不能耐受内倒转术,过大则内倒转成功几率降低,一般以 2000~3800g 为宜。

3) 无阻碍胎先露下降的巨大肌瘤、子宫畸形、羊膜腔束带隔膜等;无脐带缠绕过紧、脐带过短等内倒转术失败或内倒转术中死产的高危因素。

4) 宫腔内仍有部分羊水;宫缩不强,子宫未紧裹胎体。

5) 阴道内无脐带、胎臂等胎儿肢体。

6) 肩先露胎肩未嵌顿于盆腔内。

(2) 处理

1) 可在全麻下施行内倒转 + 臀牵引术。切记术中操作一定要轻柔,防止子宫破裂。另外要辨清胎手和足,从胎背部伸入宫腔易于找到胎儿下肢,缓缓牵出,即能顺利完成。

2) 在无全麻及连续硬膜外麻醉的情况下,使用小剂量的镇痛、镇静药物,抑制宫缩,采取内倒转术,在足牵引后,均以臀位成功助产胎儿;术毕常规使用抗炎、止血、促宫缩等支持治疗。

4. 横产式的毁胎术 如胎死宫内伴随破膜时间久,子宫紧裹胎体,无明显羊水,估计胎儿体重 >3800g,宫颈条件差,或伴先兆子宫破裂征象者,以行剖宫产术为安全。

(1) 横产式胎死宫内的阴式分娩,如条件许可尽可能行内倒转 + 臀牵引术。假若内倒转 + 足牵引术完成后宫口仍未开全,或遇胎儿脑积水,出胎头困难,为避免宫颈裂伤,可采用穿颅术。但如果宫体紧裹胎体或存在强烈的宫缩,内倒转无法实施时,可行断头术后先娩出胎体。或在麻醉状态下完成操作。

(2) 如胎儿胸腹嵌入盆腔的位置较低,无法行断头术或内倒转 + 臀牵引术,可试行除脏术。钳夹牵拉,逐一取出肋骨,除去内脏,向外钩取胎儿脊柱,剪断韧带。先取出下段胎体,上段胎体以臀牵引方式娩出,除脏术处理忽略性横位死胎有很大的优越性,嵌顿越紧,胎体嵌入盆腔位置越低,越便于阴式暴露直视下操作。由于去除内脏后,减少了子宫内容积,术者手不进入子宫腔,不刺激子宫产生过强收缩,只要不强行牵拉胎体,就可避免子宫破裂和软产道严重损伤,成功率高。

(3) 注意,如有脱出的胎儿上肢,建议在实施内倒转等操作之前,断掉脱出的胎儿上肢,有利于内倒转的施行,且可以减少因肢体再进入宫腔内,引起宫腔感染的机会。

5. 产后应检查软产道 横产式胎死宫内阴式分娩容易合并软产道损伤,产后应充分检查宫颈、阴道有无损伤,注意警惕产后出血的发生。另外,需要高度警惕子宫不全破裂的发生。

6. 注意预防尿瘘 忽略性横位中胎体压塞阴道过久,尤其伴有血尿者,产后应当留置导尿管10~14 天,使膀胱充分休息,防止尿瘘发生。

7. 注意预防感染 产后需应用抗生素,预防感染发生。

(四) 护理要点

横位难产是一种最危险的难产类型,足月或胎经产道娩出的几率较小,特别是临产后,宫缩不断加强,胎肩及胸廓的一部分被挤入盆腔内,胎体折叠弯曲,胎颈被拉长,上肢脱出于阴道口外,胎头及胎背阻于骨盆入口上方,形成忽略性肩先露,对母体最不利的胎位。胎儿如不能在短时间内娩出,随宫缩不断加强,子宫下段被动扩张,最终形成病理性缩复环,继而出现子宫破裂。因此良好的孕期管理、产时处理能够有效降低围产儿死亡,提高新生儿生命质量,减低产科并发症。

1. 健康教育

(1) 明确发生横位难产的病因,如子宫结构异常或骨盆形态异常则应告知病人相关问题注意事项;如无明确纠正胎位禁忌证者可根据情况及时采用胸膝卧位、激光照射至阴穴。上述矫正方法无效时,试行外转胎位术,成功后包扎腹部以固定胎头,如失败应提早入院。

(2) 护士应对患者明确告知不同分娩方式可能出现的情况及相关注意事项,并取得家属及患者的同意。

2. 专科护理

(1) 妊娠期的护理(同臀位)

1) 膝胸卧位,患者排空膀胱,松解裤带,取膝胸卧位每天 2~3 次,每次 5 分钟连做一周后复查。

2) 采用激光照射或艾灸至阴穴,每天 1 次,每次 15~20 分钟,5 次一疗程。

3) 外转胎位术,于妊娠 32~34 周,最好在 B 超及胎儿电子监测下进行。术中应动作轻柔,间断进行,如胎心异常立即停止操作,改变患者体位,给氧行宫内复苏,如胎心持续不恢复应立即做好剖宫产术前准备。(具体操作步骤同医疗)。

（2）分娩方式的选择

1）足月活胎，伴产科指征（狭窄骨盆、前置胎盘、有难产史）做好择期剖宫产术前准备。

2）初产妇足月活胎，临产后行剖宫产术前准备。

3）经产妇足月活胎首选剖宫产。如破膜、宫口开大 5cm 以上，可在麻醉下行内倒转胎位术，转至臀位待产。

4）双胎足月妊娠活胎，第二胎为横位，可行内倒转术。

5）如胎儿已死，无先兆子宫破裂征象，可在麻醉下行毁胎术。

6）如出现先兆子宫破裂或子宫破裂征象时，无论胎儿是否存活，立即行剖宫产术前准备。

（3）新生儿护理

1）临产后，严密监测胎心，给予胎心监护，预防胎儿因缺氧、胸腹部挤压、胎盘早剥、脐带脱垂等因素而导致宫内窘迫、窒息的发生。

2）做好新生儿复苏准备，有条件的医院可联系新生儿科协同抢救。

3）出生后仔细检查有无产伤。

（4）预防产后出血

1）对于胎死宫内行碎胎术的患者，术后应常规检查子宫下段、宫颈及阴道有无裂伤，如有裂伤彻底止血缝合。

2）对于子宫破裂的患者，严格观察记录生命体征、出入液量，急检血红蛋白，评估失血量，迅速补液、输血，短时间内补足血容量，同时补充电解质及碱性药物，纠正酸中毒，积极抗休克治疗。

（5）预防感染

1）如忽略性横位过久未被发现，可继发感染，进而出现感染性休克，剖宫产术中应做好切除子宫的准备。

2）产后遵医嘱使用抗生素。

（那全　戴丽）

参考文献

1. 谢幸,苟文丽.妇产科学.第 8 版.北京:人民卫生出版社,2013:206.

2. Dhaded SM,Somannavar MS,Vernekar SS,et al. Neonatal mortality and coverage of essential newborn interventions 2010-2013:a prospective,population-based study from low-middle income countries. Reproductive Health,2015,12(2):1-8.

3. 董玉英.67 例忽略性横位产的处理.上海医学,1991,15(1):5-7.

4. Jenabi E,Khazaei S. The effect of uterine leiomyoma on the risk of malpresentation and cesarean:a meta-analysis. J Matern Fetal Neonatal Med,2018,31(1):87-92.

5. Pilliod RA,Caughey AB. Fetal malpresentation and malposition:diagnosis and management. Obstet Gynecol Clin North Am,2017,44(4):631-643.

6. 李艳华.足月横位死产处理方式的探讨.中华临床医药杂志,2003,60(2):9936.

7. Dilbaz B,Ozturkoglu E,Dilbaz S,et al. Risk factors and perinatal outcomes associated with umbilical cord prolapse. Arch Gynecol Obstet,2006,274(2):104-107.

第四节　产程异常

（一）流程化管理清单

1. 产程异常诊疗流程

病史重点采集信息		
□ 现病史	□ 停经 *	□ 末次月经
		□ 预产期
	□ 产检情况 *	□ 血压
		□ 血糖
		□ 唐氏筛查
		□ 无创 DNA
		□ 羊水穿刺
		□ OGTT
		□ 孕期体重增长情况
	□ 宫缩情况	□ 起始时间
		□ 频率
		□ 持续时间
		□ 强度
	□ 胎动情况	□ 正常
		□ 减少
		□ 频繁
	□ 见红	□ 有或无
	□ 阴道流液	□ 有或无
□ 孕产史	□ 孕产次	□ 孕＿产＿次
	□ 既往分娩方式	□ 剖宫产
		□ 阴道分娩
	□ 有或无急产史	□ 有或无
	□ 有或无大月份引产史	□ 有或无

病史重点采集信息

□ 既往史	□ 合并内外科疾病史	□ 合并子宫肌瘤、卵巢囊肿等
		□ 高血压
		□ 糖尿病
		□ 结核肝炎病史
		□ 佝偻病
		□ 其他
	□ 手术及外伤史	□ 子宫手术史
		□ 宫颈手术史
		□ 骨盆骨折等外伤史
	□ 药物接触史	□ 有无过敏史
		□ 特殊药物接触史（如镇静、保胎药等）

体格检查重点采集信息

□ 生命体征*	□ 体温	
	□ 脉搏	
	□ 呼吸	
	□ 血压	
	□ 血氧饱和度	
□ 常规体检	□ 活动*	□ 自如
		□ 受限
		□ 端坐呼吸
	□ 贫血貌*	□ 有或无
		□ 程度
	□ 水肿	□ 位置
		□ 程度
	□ 心肺听诊*	□ 正常
		□ 异常
	□ 腹部	□ 压痛
		□ 宫缩
		□ 肝大
	□ 胎心*	□ 是否正常
□ 妇产科特殊检查（内诊）	□ 四步触诊法	□ 宫高
		□ 腹围
		□ 胎位
		□ 胎头是否入盆
	□ 阴道	□ 分泌物
		□ 流血
		□ 流液
	□ 宫颈	□ 位置
		□ 硬度
		□ 消退
		□ 开大
		□ 先露位置

辅助检查重点项目

□ 实验室检查	□ 血常规＋血型*	
	□ 凝血五项*	
	□ 肝肾功能血糖离子*	
	□ 肝炎病毒	
	□ HIV+TPPA+RPR	
	□ 甲状腺功能	
	□ 阴道分泌物检查（GBS）	
	□ C反应蛋白、降钙素原等（胎膜早破、早产等）	
□ 胎儿超声*	□ 胎儿大小	
	□ 胎位	
	□ 胎儿血流	
	□ 胎盘	
	□ 羊水量	
□ 胎心监护*	□ 基线	
	□ 变异	
	□ 加速	
	□ 减速	
	□ 宫缩情况	
心电图		

治疗方案

□ 不予处理，待产观察	
□ 干预后继续待产	
□ 终止妊娠	□ 助产（产钳或胎吸）
	□ 剖宫产

注:* 为重点项目

2. 产程异常护理流程

护理流程	描述要点
□ 健康教育	□ 产程异常相关知识宣教
	□ 化验检查注意事项
	□ 负责医护人员
	□ 安全评估及告知
	□ 用药的作用和注意事项
□ 协助医师	□ 询问病史
	□ 体格检查
□ 监测	□ 生命体征
□ 观察影响产程进展的因素	□ 观察产力
	□ 评估产道
	□ 评估胎儿因素
	□ 评估产妇精神心理因素

护理流程	描述要点
□ 采血	□ 遵医嘱
□ 协助检查	□ 超声检查
	□ 腹部检查
	□ 阴道检查
	□ 胎心监护
□ 专科护理	□ 活动
	□ 宫缩的观察
	□ 排尿观察及指导,必要时导尿
	□ 预防胎儿宫内窘迫,窒息
	□ 预防脐带脱垂
	□ 用药
□ 心理护理	□ 心理状况评估及护理
□ 出院指导	□ 复查时间
	□ 自我护理方法
	□ 办理出院相关流程

(二) 产程异常诊断要点

1. 病史要点

(1) 孕妇基本信息采集:如年龄、身高及体重等。身材矮小者,警惕骨盆狭窄。过度肥胖者,警惕第二产程产力异常及软产道条件不佳。

(2) 孕期产检情况:单胎还是双胎;孕期体重增长情况,体重增长过多,要警惕巨大儿存在;合并妊娠期糖尿病警惕巨大儿;合并羊水过多,警惕宫缩乏力。合并子宫肌瘤或子宫畸形者,警惕宫缩乏力或不协调,或产程受阻。

(3) 临产后一般情况:是否阴道流液,阴道流血情况;患者宫缩情况,如频率、强度、持续时间等;临产后进食情况、睡眠情况、排尿情况、精神状态、对疼痛的耐受度等。

(4) 孕产史:初产妇还是经产妇,既往有无大月份引产史,有无急产史。多次妊娠或人流者,要警惕胎盘粘连。

(5) 有无合并症:有无糖尿病、高血压等内科疾病史。既往有结核病史或佝偻病等,警惕骨盆异常。

(6) 有无手术或外伤史等:是否合并子宫手术史,如剖宫产或子宫肌瘤核除等;是否存在宫颈手术史;是否存在多次宫腔镜或刮宫等宫腔手术史;有无骨盆骨折等外伤史。

(7) 有无药物接触史:如镇静、抑制宫缩的药物等会影响子宫收缩。

2. 胎儿及附属物情况

(1) 有无巨大儿:胎儿双顶径 + 股骨长 >16.9cm,提示巨大儿可能;宫高 + 腹围 >140cm,警惕巨大儿存在。

(2) 羊水过多,子宫张力大,易发生宫缩乏力。

(3) 脐带绕颈或绕身导致脐带相对短,出现胎头下降延缓或停滞可能。

3. 产程进展情况

(1) 近年来,我们沿用多年的 Friedman 产程曲线中一些产程处理的观念受到了专家和产科学者的普遍质疑。Zhang 等对美国 19 所医院中 62 415 例单胎、头位、自然临产并阴道分娩,且新生儿结局正常产妇的产程进行了回顾性研究,结果发现:无论初产妇还是经产妇,在宫口扩张 6cm 以前基本一致,比较缓慢,在此之后,产程进展明显加快。由此可见,即使产程进展比较缓慢,最终仍然可以顺利经阴道分娩。

(2) 2014 年,中华医学会妇产科分会产科学组制定的《新产程标准及处理的专家共识》指出:

1) 潜伏期延长定为:初产妇 >20 小时,经产妇 >14 小时,不作为剖宫产指征。

2) 活跃期停滞定为:宫口停止扩张≥6 小时,且活跃期以宫口扩张 6cm 为标志。

3) 第二产程延长定为:初产妇 >3 小时,麻醉镇痛情况下 >4 小时;经产妇 >2 小时,麻醉镇痛下 >3 小时。

(3) 引产失败:破膜后且至少给予催产素 12~18 小时,方可诊断。

4. 阴道检查
胎先露位置高或胎位不正等,警惕头盆不称,或宫颈水肿、骨盆狭窄等。

5. 宫缩及胎心监护
宫缩强度弱、间隔时间长,或宫缩不协调等。产程延长,胎儿出现胎心率减慢及窘迫情况。

6. 是否使用促宫缩药物
前列腺素或催产素引产致宫缩过强或不协调等。

(三) 治疗要点

1. 寻找原因
产程异常时尽可能做到产前预测,产时要及时准确判断,针对原因适时处理。

(1) 是否存在头盆不称:若相对头盆不称,可继续试产 2~4 小时,若产程无进展,则剖宫产;绝对头盆不称,则行剖宫产。

(2) 是否存在胎位异常:前不均倾、高直后位、额先露等选择剖宫产。持续性枕后位或枕横位,手转胎头至枕前位。

（3）是否产力异常：宫缩协调者，潜伏期，若胎头已衔接，可选择人工破膜，破膜后仍宫缩差，静点催产素加强宫缩；已破膜者，静点催产素加强宫缩；不协调性宫缩乏力，哌替啶协调宫缩，若胎儿4小时内分娩，需用纳诺酮拮抗。第二产程嘱产妇合理用力，整个产程中嘱咐高热量饮食，必要时补液治疗。产妇疲劳可酌情镇静休息。

（4）是否存在宫颈异常：宫颈坚韧、水肿者，可地西泮软化宫颈或利多卡因多点封闭。

（5）产妇精神心理状态如何：导乐、语言及心理安慰、听轻音乐、镇静药物让产妇休息、镇痛分娩等，解除产妇的恐惧及精神紧张。鼓励产妇进食，必要时补液治疗，出现尿潴留时及时导尿等。

2. 是否存在胎心率的异常　出现频繁的变异减速或晚期减速，第一产程，则剖宫产；第二产程，胎头骨质达S+3以下，则产钳或胎吸助产；若胎头骨质未达S+3，则剖宫产。

3. 胎盘娩出困难时，要寻找原因，可予试牵脐带、按摩子宫，胎儿娩出后立即予促宫缩药物等处理，必要时手取胎盘。存在胎盘粘连或可疑胎盘植入等情况，若无阴道大流血可等产后再次处理。

（四）护理要点

大量相关临床研究表明，产程异常会提高产后出血、剖宫产、新生儿窒息和胎儿宫内窘迫的发生率，不仅会危害胎儿，还会使患者处于危险之中，因此应严密观察产程变化，及时处理，保障母婴安全。

1. **健康教育**　护士应对患者明确告知不同分娩方式可能出现的情况及相关注意事项，并取得家属及患者的同意。

2. **心理护理**　给予患者足够的心理支持，缓解产妇紧张焦虑恐惧的心理，防止出现因不良情绪导致的宫缩乏力。鼓励进食，维持电解质平衡，防止尿潴留。

3. **专科护理**

（1）产力异常的护理

1）协调性子宫收缩乏力：查找原因，排除头盆不称、胎位异常，了解宫颈扩张及胎先露下降情况；若综合评估后不能继续阴道试产做好剖宫产术前准备；若能继续，给予加强宫缩（人工破膜、静滴缩宫素）。

2）不协调性子宫收缩乏力：调节子宫收缩，恢复正常节律性和极性；给予镇静剂让患者充分休息，待子宫恢复协调性宫缩；若未能矫正或出现胎儿宫内窘迫，或伴头盆不称、胎位异常，则做好剖宫产术前准备。

3）协调性子宫收缩过强：对有过急产史的经产妇应提前入院待产；临产后慎用促宫缩药物；提前做好接产及抢救新生儿准备；预防产道裂伤。

4）不协调性子宫收缩过强：强制性子宫收缩，应立即给予宫缩抑制剂，合并产道梗阻，应立即做好剖宫产术前准备；如出现子宫痉挛性狭窄环，应查找原因及时纠正，停止阴道内操作、停用缩宫素，如合并胎儿宫内窘迫可给予镇静剂或宫缩抑制剂，待子宫恢复正常协调性宫缩可继续试产。

（2）产道异常的护理

1）骨盆入口平面临界狭窄：可综合产力、胎位及胎儿大小等情况阴道试产。

2）中骨盆平面狭窄：易出现持续性枕后位或枕横位，宫口开全后，宫缩正常，胎儿到达坐骨棘水平或更低时，可徒手转至枕前位；若未达坐骨棘平面或出现胎儿宫内窘迫，做好剖宫产术前准备。

3）出口平面狭窄：如坐骨结节间径与出口后矢状径之和≥15cm，胎儿体重评估<3500g，可经阴道试产。

（3）胎位异常的护理（同前）。

（4）新生儿护理

1）严密观察胎心变化，警惕宫内窘迫，查找原因，对症处理。

2）做好新生儿复苏准备，有条件的医院可联系新生儿科协同抢救。

3）出生后仔细检查有无产伤。

（张丽娟　戴丽）

参考文献

1. 谢幸,苟文丽.妇产科学.第8版.北京:人民卫生出版社, 2013:207-210.

2. Zhang J,Landy HJ,Branch DW,et al. Contemporary patterns of spontaneous labor with normal neonatal outcome. Obstet Gybecol,2010,116:1281-1287.

3. 中华医学会妇产科分会产科学组.新产程标准及处理的专家共识(2014版).中华妇产科学杂志,2014,49(7):486-487.

第五节　肩难产

（一）流程化管理清单

1. 肩难产诊疗流程

病史重点采集信息		
□ 现病史	□ 停经	□ 月经周期是否规律
		□ 停经时间
	□ 阴道流血流液	□ 性状
		□ 量
		□ 持续时间
	□ 腹痛	□ 有或无
		□ 部位
		□ 性质
		□ 程度
		□ 频率
	□ 胎动	□ 有或无
		□ 频率
	□ 糖尿病	□ 有或无
		□ 血糖控制方式
		□ 血糖控制情况
	□ 高血压	□ 有或无
		□ 血压控制方式
		□ 血压控制情况
	□ 其他疾病	□ 内科疾病，如风湿免疫病、肾病等
		□ 妇科疾病
		□ 外科疾病
□ 孕产史	□ 孕次__次	□ 自然流产史(□ 早期流产史__次 □ 晚期流产史__次)
		□ 胚胎停育史__次
		□ 胎死宫内史__次
		□ 胎膜早破史__次
	□ 产次__次	□ 早产史__次
		□ 足月产史__次
		□ 既往分娩方式(□ 阴式分娩__次 □ 剖宫产__次)
		□ 目前存活子女__个
		□ 有或无出生缺陷
		□ 自己或者家族有无急产史、难产史、肩难产史、产后出血等异常分娩史
□ 既往史	□ 内外妇科疾病史	
	□ 内外妇科手术史	

体格检查重点采集信息		
□ 生命体征	□ 体温	
	□ 脉搏	
	□ 呼吸	
	□ 血压	
□ 常规体检	□ 活动(□ 自如　□ 受限)	
	□ 贫血貌(□ 无　　□ 有)	
	□ 心肺部听诊(□ 正常　　□ 异常)	
	□ *腹部检查(□ 正常　　□ 压痛 □ 反跳痛　　□ 肌紧张)	
□ 产科查体	□ 腹部查体	□ 宫高__cm
		□ 腹围__cm
		□ 胎心__bpm
		□ 胎产式
		□ 是否衔接
		□ 跨耻征
	□ 消毒内诊	□ 阴道分泌物性状
		□ 判断有无脐带脱垂
		□ Bishop 评分
		□ 骨盆内测量
		□ 判断胎先露是否存在头盆不称
		□ 胎膜已破时,留意羊水性状

辅助检查重点项目		
□ 实验室检查	□ 常规入院化验	□ 血常规 + 血型
		□ 凝血五项
		□ 肝肾功
		□ 血清离子
		□ 血糖
		□ 肝炎病毒
		□ 艾滋病梅毒检测
□ 超声	□ 入院时评估胎儿情况	
	□ *胎儿发育情况	
	□ 双顶径	
	□ 头围	
	□ 腹围 *	
	□ 头腹围差 *	
	□ 股骨长	
	□ 预估体重 *	

辅助检查重点项目		
□ 超声	□ 胎儿姿势	□ 胎产式
		□ 胎方位
		□ 胎先露
	□ 羊水情况	□ 深度
		□ 指数
	□ 胎盘情况	□ 厚度
		□ 位置
		□ 有无血窦
	□ 脐带情况	□ 绕颈
		□ 绕身
		□ 绕腿
		□ 游离脐带长度
		□ 有无脐带隐性脱垂
		□ 脐带插入位置
	□ 脐血流情况	
□ 其他	□ 心电图	
	□ 电子胎心监护	
	□ 必要时阴道分泌物检查	
	□ 查看孕期所有材料,精准核对孕周,全面了解孕期情况	

围分娩期的临床处理		
□ 门诊	□ 观察	
	□ 门诊留观4小时	
	□ 收入院	
□ 入院	□ 产程观察	□ 宫缩情况
		□ 宫颈变化
		□ 胎头位置
		□ 母亲生命体征,血糖,尿量,进食进水情况
		□ 胎儿状况监测
	□ 肩难产预测及预警演练*	□ 预测
		□ 演练
		□ 处理

注:* 为重点项目

2. 肩难产护理流程

护理流程	描述要点
□ 健康教育	□ 病区环境
	□ 肩难产相关知识宣教
	□ 化验检查注意事项
	□ 负责医护人员
	□ 安全评估及告知
	□ 用药的作用和注意事项

护理流程	描述要点
□ 协助医生	□ 询问病史
	□ 体格检查
□ 测量生命体征	□ 体温
	□ 脉搏
	□ 血压
	□ 呼吸
□ 观察产程,"乌龟征"	□ 观察产程进展,及时发现异常
	□ 警惕"乌龟征"的出现
□ 采血	□ 血常规 + 血型
□ 协助检查	□ 超声检查
□ 专科护理	□ 预防新生儿受损的危险
	□ 预防产后出血
	□ 预防产道裂伤
	□ 预防产褥感染
	□ 用药
□ 心理护理	□ 心理状况评估及护理
□ 出院指导	□ 复查时间
	□ 自我护理方法
	□ 办理出院相关流程

(二)肩难产诊断要点

1. 肩难产的预测

(1)孕期预测

1)体重控制与运动:文献表明,胎儿体重与肩难产有着密切的正相关性,而孕期母亲体重增长情况和运动情况又与胎儿体重有着密切的关系。因此,充分了解孕期相关情况,对于预测和处理肩难产非常有帮助。

2)血糖控制情况:糖尿病胎儿的体型特点大多为头小肩膀宽,因此肩难产发生率较母亲血糖正常的胎儿要高。对于妊娠期糖尿病的胎儿来说,如果预估体重超过4500g,肩难产的发生率非常高,可以适当放宽剖宫产指征。

3)本人及家族的肩难产史:这一点也可能有一定的价值。即使之前询问病史的时候没有注意到,当产程出现提示肩难产的征象时,也一定要补充询问病史,能够增加肩难产诊断的把握。

(2)体格检查评估要点

1)估测胎儿体重:因为肩难产与胎儿预估体重具有密切的相关性,因此可疑巨大儿的病例要高度

409

警惕肩难产的发生。

2) 胎儿胎位异常的评估：胎位异常，即使最后通过自我调整或者手转胎位纠正了胎头的方位，比如持续性枕后位或者枕横位，胎体的位置异常也不能完全纠正至最佳位置，因此胎位异常的病例容易引起肩难产的出现。

3) 骨盆评估：骨盆径线的异常，尤其是骨盆入口前后径的异常，会增加肩难产的几率。

4) 父母身材特征：虽然没有文献支持，不过对于父母肩径较大的病例，还是要有肩难产发生的警惕性。

（3）辅助检查要点

超声测量评估：胎儿双顶径、头围、腹围的数值以及各数值之间的差值，对于预测肩难产非常重要。如果腹径（腹围 /3.14）与双顶径之差≥2.6cm，发生肩难产的几率为 30%。另一常用的指标是胎儿腹围与头围差值 >2cm。

（4）产程中的动态评估

1) 胎位异常：比如持续性枕后位或者枕横位。

2) 阴道助产：行阴道助产术，胎头受到刺激，会使胎肩外展。而且胎头被牵引娩出较快，胎肩姿势没有充分的时间进行调整，也是阴道助产容易发生肩难产的原因之一。

3) 产程延长：胎儿肩径较宽，会在第一产程末期及第二产程下降缓慢甚至停滞，主要的临床表现就是第一产程末期及第二产程时限延长。

4) 乌龟征：指胎头在会阴部反复地暴露而又回缩，迟迟不能着冠。也是肩难产的一个重要的临床表现。

2. 肩难产的诊断　胎头娩出后，胎儿前肩被嵌顿于耻骨联合上方，用常规助产方法不能娩出胎儿双肩，称为肩难产。为使诊断标准化，目前建议标准确定为胎头至胎体娩出时间间隔等于或大于 60 秒钟，或需使用任何辅助手法协助胎肩娩出时，即为肩难产。

（三）处理要点

1. 准备工作　这一步特别关键而且必不可少，能够直接改善母亲和围产儿的预后。

（1）与产妇和家属探讨病情，保证充分知情选择，赢得患方的支持和配合。接受不了改行剖宫产。

（2）安排人员，进行肩难产抢救处理的预演。

（3）接产前全部人员到位，包括产科高级别医生、新生儿医生、麻醉科医生。

（4）做好新生儿复苏准备。

2. 肩难产助产术　不论是否存在肩难产的高危因素，在接产时助产士都应该耐心等待娩肩，尤其是对于胎位异常的病例，不要过早主动进行复位外旋转操作，充分给予胎肩转位和调整姿势以适应通过骨产道的过程。

肩难产时，应当注意肩难产的诊断时间、治疗时间以及分娩完成时间。当准备手法助产以解除肩难产时，应告知产妇不要用力、摆好体位，以便助产师手法操作。在实施牵引的时候，应行轴向牵引。当产妇处于截石位的时候，轴向牵引的方向应与胎儿颈胸脊柱的方向一致，并应有一个沿水平面以下 25~45° 向下的矢量。

怀疑存在肩难产时，应依次按照以下流程进行：

（1）屈大腿法（McRoberts 法）：让产妇双腿极度屈曲贴近腹部，双手抱膝，减小骨盆倾斜度，使腰骶部前凹变直，骶骨位置相对后移，骶尾关节稍增宽，使嵌顿在耻骨联合上方的前肩自然松解，同时适当用力向下牵引胎头而娩出前肩。

（2）耻骨上加压法：助手在产妇耻骨联合上方触到胎儿前肩部位并向后下加压，使双肩径缩小，同时助产者牵拉胎头，两者相互配合持续加压与牵引，需注意不能用暴力、应避免给予宫底压力，因其可能会加重肩部受压情况甚至导致子宫破裂。

（3）牵后臂娩肩法：助产者的手沿骶骨伸入阴道，握住胎儿后上肢，使其肘关节屈曲于胸前，以洗脸的方式娩出后肩，从而协助后肩娩出。切忌抓胎儿的上臂，以免肱骨骨折。

（4）旋肩法：Rubin 法，助产士将一只手放在阴道胎儿前肩后部，使前肩内收并旋转至入口斜线。Woods 旋转法，助产者以食、中指伸入阴道紧贴胎儿后肩的背面，将后肩向侧上旋转，助手协助将胎头同方向旋转，当后肩逐渐旋转至前肩位置时娩出。操作时胎背在母体右侧时用左手，胎背在母体左侧时用右手。

（5）四肢着床法：产妇翻转至双手和双膝着地，重力作用或这种方法产生的骨盆径线的改变可能会解除胎肩嵌塞状态。在使用以上操作方法时，也可以考虑使用此体位。

（6）胎头复位法：这种手法应用于较为罕见的严重肩难产或在其他处理下方法失败后所采用。在宫缩抑制剂或麻醉药的作用下，以枕前位或正枕后位将胎头回纳入阴道，并立即进行剖宫产术分娩。

（7）耻骨联合切开：在上述方法都失败的情况

下,迫不得已才选择耻骨联合切开术。耻骨联合切开后,胎儿前肩嵌顿随即消失,胎肩进入骨盆并经阴道娩出。

(8) 断锁骨法:一般肩难产经以上处理后大多能娩出胎儿,一般不主张采用胎儿锁骨切断法,虽然该方法使胎儿较易娩出,但对胎儿损伤过大。具体方法是应用剪刀或其他器材折断锁骨,从上而下,以防损伤胎儿肺部。胎儿娩出后再缝合软组织,锁骨固定后均能自愈。但是目前此种方法主要应用于死胎的肩难产分娩。

以上步骤除后三步外,后面的操作都要计数时间,每一步操作不要超过60秒。特别要注意的是,这些步骤没有固定的顺序,可以优先操作其中的一步,也可以同时进行好几个操作。具体的操作要根据在场人员,操作者的习惯和经验而定。

3. 分娩后的处理　新生儿:出现肩难产时,务必要求新生儿医生到场,随时做好新生儿复苏准备。新生儿娩出后,如果生命体征平稳,要仔细进行查体,注意臂丛神经损伤、锁骨骨折、肱骨骨折等情况。发现问题要及时诊断和处理,避免出现严重的并发症。

母亲:会阴裂伤是肩难产助产术的常见的并发症,尤其是粗暴的阴道内操作更会增加会阴损伤的发生率。因此产后要仔细检查软产道情况,发现损伤及时修补。预防感染,注意会阴部清洁。

4. 肩难产的记录　肩难产处理过程中,及时并详细记载处理的信息,包括如何诊断肩难产、医患沟通的谈话记录、尝试解决肩难产的方法及时间、胎头娩出时间、胎儿娩出时间、参与的工作人员及到达时间、以及新生儿出生时状况(Apgar评分、描述新生儿身上可能的出现的瘀斑或损伤情况、脐带血的pH值)等。建议使用清单或是标准化的信息表以便在分娩的过程中记录重要的信息。

(四) 护理要点

肩难产是分娩期少见但危害较大的急症,可引起母婴出现严重的并发症,如新生儿锁骨骨折、臂丛神经损伤、窒息甚至死亡、产妇软产道损伤、产后出血等。肩难产常突然发生,情况紧急,临床上有时难以预测,因此对于医护人员不仅要掌握常规的操作技术,对于产科急症也要提高警惕,牢记操作规范沉着应对减少母婴损伤。

1. 健康教育

(1) 护士充分告知产妇及家属肩难产的并发症,相关注意事项,在其充分了解病情的情况下,选择进一步的处理方案。告知产妇应配合医生的治疗,保持情绪平稳,有不适及时告诉医护人员。

(2) 根据文献显示,只有两个是肩难产的独立危险因素:既往有肩难产史(风险增加10~20倍),巨大儿(风险增加6~20倍)。

2. 心理护理　给予产妇足够的心理支持,加强其信心。

3. 专科护理

(1) 加强孕前和孕期营养指导

1) 减少孕妇肥胖和体重过度增加。

2) 加强孕期血糖监测,及早发现糖尿病合并妊娠或妊娠期糖尿病,饮食控制、运动疗法结合血糖轮廓监测,必要时加用药物,使孕期血糖控制在正常范围内,以降低巨大儿发生率。

3) 对37~39周之间大于胎龄儿及早引产可减少肩难产的风险。

(2) 配合医生完成肩难产发生时的处理

(3) 产程中密切观察异常情况

1) 及早识别肩难产,避免胎头娩出后不必要的干预。

2) 产程中注意胎头下降情况,如宫口开全,羊膜已经破裂,羊水流出,而未屏气用力时测量宫高>37cm,应该警惕肩难产可能。

3) 如评估胎儿体重>4500g,在试产中产程进展缓慢,则不宜试产过久,应放宽剖宫产指征。

4) 胎头娩出后,等待胎儿完成外旋转,防止人工干预转错方向。

5) 外旋转失败是肩难产的信号,需要立即采取屈大腿法以减少骨盆倾斜度和腰骶角度,使嵌顿在耻骨联合上的胎儿前肩自然放松。通过阴道检查明确胎背方向,为下一步操作做准备。

(4) 预防新生儿受损的护理

1) 做好新生儿抢救复苏准备。

2) 详细检查胎儿身体情况,观察是否出现锁骨骨折、臂丛神经损伤、颅内出血等并发症。

3) 发生肩难产后常规检查脐带血气分析。

4) 加强受伤患儿的喂养,出院时做好健康教育,嘱其按时复查。

(5) 预防产后出血

1) 详细检查软产道,产后必须常规检查肛门括约肌的完整性,会阴切口逐层缝合,及时修补产道裂伤。

2) 严密观察患者生命体征,观察阴道流血情况,预防性使用宫缩剂。

(6) 预防感染:产后遵医嘱使用抗生素,预防产褥期感染。

(李秋玲　戴丽)

参考文献

1. 滕银成,陈忠玉,汤希伟.肩难产的预测、预防和处理.中华围产医学杂志,2001,4(4):254-256.

2. 王群玲,许先容.浅谈肩难产的高危因素处理及预防.医学信息旬刊,2011,24(8):4173-4174.

3. Gilstrop M,Hoffman MK. An Update on the Acute Management of Shoulder Dystocia. Clin Obstet Gynecol. 2016,59(4):813-819.

4. Sentilhes L,Sénat MV,Boulogne AI,et al. Shoulder dystocia:guidelines for clinical practice from the French College of Gynecologists and Obstetricians (CNGOF). Eur J Obstet Gynecol Reprod Biol. 2016,203:156-161.

5. 何小林,常淑芳,孙江川.肩难产45例临床分析.实用妇产科杂志,2011,27(9):703-706.

6. 王海波,高丽彩,逯彩虹,等.初产妇分娩异常与肩难产的关系探讨.中国妇幼保健,2012,27(6):824-825.

7. Boulvain M,Senat MV,Perrotin F,et al. Induction of labor versus expectant management for large-for-date fetuses:a randomised controlled trial. Lancet,2015,385(9987):2600-2605.

8. 刘群英,王谢桐.肩难产的预防和处理.中国实用妇科与产科杂志,2016,32(8):745-748.

第六节　双胎产程及胎位异常

(一)流程化管理清单

1. 双胎产程及胎位异常诊疗流程

病史重点采集信息

□ 现病史	□ 核算孕周	□ 末次月经(或推算预产期)	
		□ 月经是否规律	
		□ 早期超声	
		□ 早孕反应	
		□ 初感胎动时间	
	□ 是否为珍贵儿	□ 高龄初产	
		□ 辅助生殖妊娠	
	□ 双胎绒毛膜性	□ 单绒双胎	□ 单绒单羊双胎
			□ 单绒双羊双胎
		□ 双绒双胎	

病史重点采集信息

□ 现病史	□ 产检情况	□ 血压	
		□ 血糖监测(或 OGTT)	
		□ 唐氏筛查	
		□ 无创 DNA	
		□ 羊水穿刺	
		□ 孕期超声检查胎儿结构	□ 未发现异常
			□ 发现异常
		□ 并发症	□ 双胎输血综合征
			□ 双胎选择性生长受限
			□ 其他
		□ 合并症	□ 子宫肌瘤合并妊娠
			□ 瘢痕子宫妊娠
			□ 其他
	□ 胎位异常	□ 发生时间	
		□ 胎头方向	
	□ 胎动情况	□ 数量及强度	□ 如常
			□ 异常
		□ 胎动位置	
	□ 饮食	□ 有无异常	
	□ 睡眠	□ 是否能平卧	
		□ 是否夜间憋醒	
	□ 二便	□ 有无异常	
□ 孕产史	□ 孕__次产__次	□ 初产妇	
		□ 经产妇	
	□ 既往分娩方式	□ 既往自然分娩__次	
		□ 既往剖宫产__次	□ 剖宫产距本次妊娠__年
			□ 剖宫产医院级别__
	□ 既往有或无出生缺陷病史		
	□ 既往有或无死胎死产病史		
□ 既往史	□ 妇科既往疾病病史	□ 子宫畸形	□ 双角子宫
			□ 单角子宫
			□ 双子宫
			□ 其他
		□ 子宫肿瘤	□ 子宫肌瘤
			□ 子宫腺肌症
			□ 其他
	□ 其他器官系统既往病史	□ 骨盆狭窄	
		□ 佝偻病	
		□ 脊柱侧弯	
		□ 其他	

体格检查重点采集信息

□ 生命体征	□ 心率		
	□ 血压		
	□ 血氧		
	□ 体温		
□ 常规体检	□ 活动	□ 自如	
		□ 受限	
	□ 呼吸困难	□ 有 □ 无	
	□ 心慌	□ 有 □ 无	
	□ 水肿	□ 位置	
		□ 程度	
	□ 心肺查体	□ 胸廓外观	
		□ 胸廓触诊	
		□ 心肺叩诊	
		□ 心肺听诊	
	□ 腹部查体	□ 有无瘢痕	
		□ 压痛(瘢痕处有无压痛)	
		□ 腹胀	
		□ 腹部张力	
		□ 腹部松弛	
		□ 是否有宫缩	
		□ 异常包块	
□ 产科查体	□ 四部触诊	□ 胎头方向	
		□ 胎背方向	
	□ 宫高		
	□ 腹围		
	□ 胎心	□ 胎心率	
		□ 腹部听胎心位置	
	□ 内诊	□ 阴道分泌物性状	
		□ 阴道流血	
		□ 阴道流液	
		□ 阴道内条索状物	
		□ 宫颈位置	
		□ 宫颈硬度	
		□ 宫颈消退	
		□ 宫颈开大	
		□ 胎先露	

辅助检查重点项目

□ 实验室检查	□ 血常规 + 血型		
	□ 凝血五项		
	□ 尿常规		
	□ 肝肾功能		
	□ 血糖		
	□ 血脂系列		
	□ 血清离子		
	□ 乙肝病毒		
	□ 艾滋病 + 梅毒		
	□ TORCH 病毒		
□ 心电图			
□ 胎心监护≥32周	□ A 胎儿	□ 胎心基线	
		□ 变异	
		□ 加速	
	□ B 胎儿	□ 胎心基线	
		□ 变异	
		□ 加速	
□ 胎儿超声	□ 双胎胎儿发育大小	□ A 胎儿	□ BPD
			□ FL
			□ HC
			□ AC
		□ B 胎儿	□ BPD
			□ FL
			□ HC
			□ AC
	□ 胎儿血流	□ A 胎儿	□ S/D
			□ PI
		□ B 胎儿	□ S/D
			□ PI
	□ 胎儿生物物理评分	□ A 胎儿	
		□ B 胎儿	
	□ 双胎胎儿宫内位置	□ A 胎儿	□ 胎头方向
			□ 胎背方向
		□ B 胎儿	□ 胎头方向
			□ 胎背方向

辅助检查重点项目

☐ 胎儿超声	☐ 胎盘	☐ 胎盘数量	
		☐ 胎盘位置	
		☐ 胎盘厚度	
		☐ 团块状胎盘	
	☐ 脐带	☐ 脐带缠绕	
		☐ 脐带过短	
	☐ 羊水	☐ A胎儿	☐ 羊水深度
			☐ 羊水指数
		☐ B胎儿	☐ 羊水深度
			☐ 羊水指数

处理方案

☐ 临产	☐ 再次严格评估胎位、绒毛膜性、妊娠期并发症及合并症等，识别双胎阴式分娩禁忌证及相对禁忌证	
☐ 潜伏期延长 ☐ 活跃期延长 ☐ 活跃期停滞	☐ 再次判断胎儿大小、胎位 ☐ 再次判断骨软产道及头盆关系 ☐ 仔细评估子宫收缩力	☐ 如先露胎儿非头先露,应行剖宫产终止妊娠
		☐ 如两胎儿体重超过3000g,或第二个胎儿估计体重>第一个胎儿20%时,应再次评估是否经剖宫产终止妊娠
		☐ 头盆不称、胎位异常(高直后位、前不均倾位、颏后位)、超过26周的联体胎儿、先兆子宫破裂等应行剖宫产终止妊娠
		☐ 子宫收缩乏力,应协调宫缩、加强宫缩
☐ 第二产程延长 ☐ 胎头下降停滞	☐ 排除双胎胎头碰撞、头胸碰撞,上推第二胎头后协助第一胎儿娩出。必要时剖宫产终止妊娠 ☐ 必要时使用助产技术	
☐ 第二胎胎位异常	☐ 如第二胎转为横产式,如胎心良好、羊水量充裕,可参照横产式与臀位一章,行内倒转术 ☐ 如第二胎为臀先露,可行臀位助产 ☐ 如出现横产式无法行内倒转术、第二胎未娩出但出现胎盘早剥、胎儿窘迫等,应立即剖宫产抢救第二个胎儿	
☐ 第二胎脐带脱垂	☐ 为防止第二胎脐带脱垂,建议第二胎衔接后再行人工破膜 ☐ 如可快速经阴道分娩,建议尽快行产钳或胎头吸引助产 ☐ 如不能快速经阴道分娩,建议尽快行剖宫产术抢救第二个胎儿	
☐ 积极预防产后出血		

2. 双胎妊娠产程及先露异常护理流程

护理流程	描述要点
☐ 健康教育	☐ 双胎妊娠相关知识宣教
	☐ 化验检查注意事项
	☐ 负责医护人员
	☐ 安全评估及告知
	☐ 用药的作用和注意事项
☐ 协助医师	☐ 询问病史
	☐ 体格检查
☐ 监测	☐ 生命体征
☐ 观察宫缩、胎心变化及胎膜早破	☐ 观察宫缩情况
	☐ 观察胎心异常变化
	☐ 观察腹痛及其他症状
	☐ 及时发现胎膜早破防止脐带脱垂
☐ 采血	☐ 遵医嘱
☐ 协助检查	☐ 超声检查
	☐ 腹部检查
	☐ 胎心监护
	☐ 肛门或阴道检查
☐ 专科护理	☐ 分娩期前的护理
	☐ 分娩方式的选择
	☐ 产程中的护理
	☐ 预防胎儿宫内窘迫
	☐ 预防产后出血
	☐ 预防感染
	☐ 用药
☐ 分娩准备	☐ 待产或术前准备
☐ 心理护理	☐ 心理状况评估及护理
☐ 出院指导	☐ 复查时间
	☐ 自我护理方法
	☐ 办理出院相关流程

(二)双胎产程及胎位异常的诊断要点

1. **病史要点**　对于定期产检的孕妇,双胎胎位在临产前一般已经明确。但对于急诊临产入院的双胎孕妇,则容易发生漏诊误诊。需要详细采集的病史包括:是否为经产妇、定期产检情况等,以免漏诊。

2. **体格检查要点**　了解产妇生命体征及产科情况,宫缩情况、胎心、胎位,是否发生胎膜早破、胎盘早剥或脐带脱垂,估计胎儿大小,观察腹部形态、尿液颜色,有无子宫先兆破裂及子宫破裂征象。产科检查了解宫口扩张、胎方位、软产道、骨产道情况等,以便选择合适的分娩方式。

3. 辅助检查要点 孕期超声检查应注意双胎绒毛膜性、胎儿发育大小、胎位,以及是否存在复杂性双胎及妊娠合并症及并发症。

(三)双胎产程及胎位异常的处理要点

1. 个体化分娩方式的选择

(1)双胎妊娠的分娩时机与分娩方式应根据双胎绒毛膜性、孕周、胎儿大小、胎位、当地的医疗条件、有无复杂双胎并发症、是否有妊娠期并发症及合并症等综合考虑,制订适宜的个体化分娩方案。

(2)双胎的剖宫产指征:可适当放宽剖宫产指征,如有下列情况之一,应考虑剖宫产:①第一胎为肩先露或臀先露;②宫缩乏力致产程延长,经保守治疗效果不佳;③胎儿窘迫,短时间内不能经阴道结束分娩;④联体双胎孕周 >26 周;⑤严重妊娠并发症需要尽快终止妊娠,如胎盘早剥等。

有研究报道当第二胎儿体重 > 第一胎儿体重的 20% 时,第二胎儿不良围产结局(围产儿死亡、出生窒息、呼吸窘迫综合征、新生儿感染、产伤等)明显增加,是否需要剖宫产仍需探讨。

也有研究报道,单绒单羊双胎阴道分娩风险较大,建议剖宫产终止妊娠。

2. 关于产程中可能出现的异常

(1)双胎阴式分娩时可能出现的异常主要有:①产程延长;②胎位异常;③胎膜早破及脐带脱垂;④胎盘早剥;⑤双胎胎头交锁及双头嵌顿;⑥产后出血;双胎妊娠的并发症多,常伴有贫血,抵抗力差,分娩时需要助产,容易发生产褥感染。

(2)多数双胎妊娠能经阴道分娩。产程中应注意:①产妇应有良好体力,应保证产妇足够的摄入量及睡眠;②严密观察胎心变化;③注意宫缩及产程进展,对胎头已衔接者,可在产程早期行人工破膜,加速产程进展,如宫缩乏力,可在严密监护下,给予低浓度缩宫素静滴;④第二产程必要时行会阴后-侧切开,减轻胎头受压。

(3)另外,由于双胎阴道分娩并发症多,双胎计划阴道分娩,就算临产时情况顺利,产科医师也应随时做好改为剖宫产抢救胎儿的准备;新生儿娩出时,应有新生儿科医师在场复苏的准备;建议准备床旁超声,方便随时评估胎儿位置、胎盘脐带情况等;建

议备血,积极预防产后出血。

(4)双胎妊娠的阴道分娩,尤其是第一胎儿头先露的阴道分娩,第一胎儿参照单胎阴道分娩进行。如产程延长、胎头下降停滞或胎先露下降情况与宫口开大程度不相符,需警惕有无胎头嵌顿。并考虑有无头盆不称、胎位异常(高直后位、前不均倾位、额后位)、超过 26 周的联体胎儿、先兆子宫破裂等需行剖宫产终止妊娠的情况。如为子宫收缩乏力,应积极处理,协调宫缩、加强宫缩。

(5)胎头交锁多发生在第一胎儿为臀先露、第二胎儿为头先露者,分娩时第一胎儿尚未娩出,第二胎儿头部已经入盆,两个胎头颈部交锁,造成难产。因目前第一胎为臀先露的双胎已不建议行阴道试产,所以胎头交锁发生极少,一旦发生,可试行上推第二胎胎头至骨盆入口上方后旋转第一胎胎头后尝试阴道分娩,如不见效且胎儿存活,建议立即剖宫产抢救胎儿。

3. 第一胎娩出后,第二胎娩出前 第一胎儿娩出后,第二胎儿的宫内环境有所改变,脐动静脉 PO_2、PCO_2 都比第一胎儿差。且宫腔容积突然缩小,胎盘附着面骤然减小,易发生胎盘早剥。因此,第一胎儿娩出后,应立即于胎盘侧夹闭第一胎儿脐带,以防第二胎儿失血;积极固定第二胎胎位为纵产式;密切观察宫缩情况、阴道出血量,观察第二胎儿宫内情况;行阴道检查及床旁超声检查了解胎位及排除脐带脱垂,及早发现胎盘早剥。如无异常,等待自然分娩,通常在 20 分钟左右第二个胎儿娩出,若等待 15 分钟仍无宫缩,可行人工破膜并静滴低浓度缩宫素,促进子宫收缩。

(1)固定胎位:第一个胎儿娩出后助手立即腹部固定尽可能使第二胎维持纵产式,同时超声确定第二胎的胎产式和胎先露。

(2)如第二胎为臀位,应行臀位牵引臀位助产:在胎膜完整的情况下抓住第二胎的胎足,轻柔持续地牵引双足至产道,同时,另一只手在孕妇的腹部外施压将胎头推向宫底,尽可能延迟进行第二胎人工破膜,胎儿变成纵产式时才考虑人工破膜。

(3)如第二胎为横产式,在胎心良好无禁忌证的情况下,可考虑行倒转术转成纵产式分娩,必要时考虑第二胎儿剖宫产娩出。

(4)第二个胎儿的人工破膜时机:最好延迟人工破膜直到子宫收缩重新建立,先露部分已入盆,排除脐带脱垂。如第二胎儿破膜过早,可能导致脐带脱垂或不衔接而行产时剖宫产。

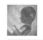

（5）若发现脐带脱垂、胎盘早剥，立即用产钳助产或臀牵引，迅速娩出胎儿，若短时间内不能经阴道分娩，立即剖宫产终止妊娠。

（6）第二胎与第一胎理想的间隔时间尚无统一标准，但随着间隔时间延长，第二胎的脐动静脉 pH、CO_2 分压、碱剩余均会逐渐恶化，所以双胎阴道分娩间隔时间最好不超过 20 分钟。因分娩间隔延长可能因胎盘血流灌注减少导致第二胎缺氧。

（7）当第二胎非头位时，常需要快速熟练地进行内倒转术或臀牵引术，减少宫颈内口关闭的风险，此时需要娴熟的技术和精准的判断力。尚无资料提示这种进退两难处境时处理的指南，主要依赖于医疗机构抢救能力及临场医师个人能力而定，前提是分娩应在能随时开展剖宫产的房间进行，且有新生儿医师临场参与抢救，一切以母体及胎儿有良好结局为前提。

4. 预防产后出血　经阴道分娩的双胎妊娠平均产后出血量≥500ml，与子宫过度膨胀致产后宫缩乏力及胎盘附着面积增大有关。所以应积极防治产后出血：①临产时应备血；②胎儿娩出前需建立静脉通道；③第二胎儿娩出后立即使用缩宫剂，并使其作用维持到产后 2 小时以上。

（四）护理要点

双胎妊娠属于高危妊娠中常见的一种，与单胎妊娠比较，双胎妊娠早产及新生儿窒息、产后出血的发生率明显升高。因此应做好双胎妊娠的孕期管理、分娩时机及产程中有效的处理，是母婴安危的有效保障。

1. 健康教育

（1）护士应对患者明确告知分娩过程可能出现的情况及相关注意事项，并取得家属及患者的同意。

（2）进入产程后，患者应保持良好体力，补充充足的营养，足够的睡眠。

（3）患者应配合医师的治疗，保持情绪平稳，有不适及时告诉医护人员。

2. 心理护理

（1）使用患者焦虑抑郁自评量表评估患者的心理状态。

（2）心理功能障碍严重程度随患者而不同，必须向所有患者提供心理学支持。

（3）给予患者足够的心理支持，介绍成功案例增加患者的信心。

（4）对于减胎术者应劝慰患者及家属，帮助其接受现实，使其顺利度过悲伤期。

3. 专科护理

（1）复杂性双胎（如双胎输血综合征、选择性胎儿生长受限、贫血 - 红细胞增多序列征、单绒毛膜双胎减胎或宫内治疗后）分娩前期的护理：

1）32 周前使用硫酸镁保护胎儿神经系统。

2）接近 34 周时遵医嘱给予促胎肺成熟治疗。

3）34 周后若母胎情况良好，严密监测下，可酌情延长孕周，一般不超过 37 周。

（2）分娩方式的选择

1）只有联体儿孕周 >24 周和单羊膜囊双胎（MCMA）不考虑阴道试产，推荐分娩方式择期剖宫产，MCMA 的分娩时机以孕 32~34 周为宜。

2）第一胎臀先露者，为阴道分娩的相对禁忌。

3）臀 / 头位（占双胎胎位的 20%）阴道分娩最大的风险是双胎交锁。

4）宫缩乏力致产程延长，经保守治疗效果不佳，做好剖宫产术前准备。

5）胎儿宫内窘迫，短时间内不能经阴道结束分娩者应做好剖宫产术前准备。

6）严重妊娠并发症需尽快终止妊娠者应做好剖宫产术前准备。

（3）双胎阴道分娩中的护理

1）第一胎娩出后立即腹部固定尽可能使第二胎维持纵产式，同时超声确定第二胎的胎产式及胎先露，持续胎心监护，观察宫缩及阴道流血情况，及时阴道检查排除脐带脱垂及胎盘早剥。

2）如第二胎自行变为头位，可继续待产。

3）第二胎非头位时应快速熟练地进行内倒转术或臀牵引术，减少宫颈内口关闭的风险。

4）尽可能延迟第二胎人工破膜，胎儿变成纵产式胎先露部分已入盆，排除脐带脱垂，第一个胎儿娩出 15 分钟后仍无宫缩时才考虑人工破膜并静脉滴注低浓度缩宫素，促进子宫收缩。

5）如脐带脱垂、胎盘早剥立即用产钳助产或臀牵引，迅速娩出胎儿。

6）胎儿宫内窘迫或不衔接需做好剖宫产术前准备。

（4）新生儿护理

1）严密观察胎心变化，警惕宫内窘迫。

2）做好新生儿复苏抢救准备。

3）出生后仔细检查有无产伤。

（5）预防产后出血

1）双胎妊娠易发生产后出血，由于子宫过度膨胀子宫肌纤维过度伸展,引起子宫收缩乏力。第二胎娩出后立即使用宫缩剂,并使药效维持到产后2小时以上,给予腹部压沙袋。

2)临产前备血。

3)胎儿娩出前建立有效静脉通路。

4)详细检查软产道,及时修补产道裂伤,检查胎盘的完整性,避免宫内残留。

(6)预防感染:产后遵医嘱使用抗生素。

(那全 戴丽)

参考文献

1. 谢幸,苟文丽.妇产科学.第8版.北京:人民卫生出版社,2013:121.

2. 曹泽毅.中华妇产科学.第3版.北京:人民卫生出版社,2014.

3. Wood S,Tang S,Ross S,et al. Stillbirth in twins,exploring the optimal gestational age for delivery:a retrospective cohort study. BJOG,2014,121(10):1284-1290.

4. Dodd JM,Crowther CA,Haslam RR,et al. Elective birth at 37 weeks of gestation versus standard care for women with an uncomplicated twin pregnancy at term:the Twins Timing of Birth Randomised Trial. BJOG,2012,119(8):964-973.

5. Ganchimeg T,Morisaki N,Vogel JP,et al. Mode and timing of twin delivery and perinatal outcomes in low-and middle-income countries:a secondary analysis of the WHO Multicountry Survey on Maternal and Newborn Health. BJOG,2014,121(Suppl 1):89-100.

6. Schmitz T,Prunet C,Azria E,et al. Association between planned cesarean delivery and neonatal mortality and morbidity in twin pregnancies. Obstet Gynecol,2017,129(6):986-995.

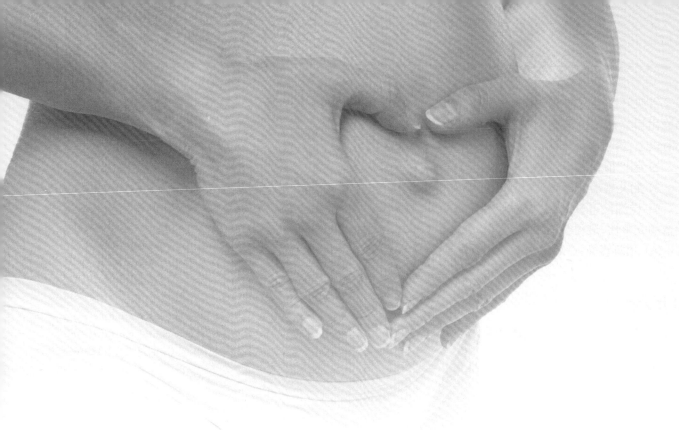

第十四章

宫高腹围异常

概述　　产科检查是产科临床诊疗过程中最重要的诊断方法,通过对于宫高及腹围的测量,可以帮助判断胎儿生长发育情况及羊水量是否正常。如胎儿因素中胎儿生长受限及巨大儿的评估,羊水过多或过少的测量等。在妊娠期糖尿病患者中宫高腹围的测量亦对疾病的预测有着一定的作用。这些将于本章详细阐述。

鉴别诊断流程图(图14-1)

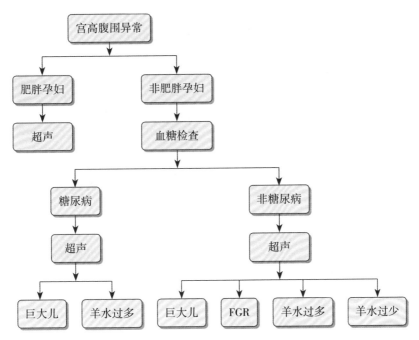

图 14-1　宫高腹围异常鉴别诊断流程图

第一节　糖尿病

(一) 流程化管理清单

1. 糖尿病诊疗流程

病史重点采集信息		
□ 现病史	□ 产科常规	□ 末次月经
		□ 预产期
		□ 早孕反应
		□ 唐氏筛查
		□ 无创 DNA
		□ 羊水穿刺
		□ 腹痛及下腹紧缩感
		□ 阴道流血流液
		□ 发热　□ 饮食　□ 睡眠　□ 二便
	□ 重点询问	□ 体重变化
		□ 血压
		□ 血糖
		□ OGTT
		□ 多饮　□ 多食　□ 多尿

病史重点采集信息		
□ 既往史	□ 糖尿病史	□ 种类
		□ 家族史
		□ 是否经过治疗 　□ 血糖控制情况
		□ 用药情况
	□ 孕产史	□ 孕__产__次
		□ 既往分娩方式
		□ 自然流产史 　□ 早期流产史__次
		□ 晚期流产史__次
		□ 有或无出生缺陷
		□ 有或无胎死宫内

体格检查重点采集信息

□ 生命体征	□ 体温	
	□ 脉搏	
	□ 呼吸	
	□ 血压	
□ 常规查体	□ 活动	□ 自如
		□ 受限
	□ 贫血貌	□ 有或无
		□ 程度
	□ 水肿	□ 位置
		□ 程度
	□ 心肺听诊	□ 正常
		□ 异常
□ 产科查体	□ 腹部	□ 压痛
		□ 反跳痛
		□ 宫缩
		□ 宫高腹围
	□ 胎心	□ 是否正常
	□ 阴道	□ 分泌物
		□ 是否流血
	□ 宫颈	□ 位置
		□ 硬度
		□ 消退
		□ 开大
		□ 先露位置

辅助检查重点项目

□ 实验室检查	□ 血常规 + 血型
	□ 凝血五项
	□ 尿常规
	□ 血糖
	□ 肝肾功能、离子
	□ 糖化血红蛋白
	□ 糖化白蛋白
	□ 血气分析
	□ 监测空腹及三餐后血糖
	□ 甲功系列
	□ 肝肾功能、血清离子
	□ 肝炎病毒
	□ TPPA □ RPR
	□ HIV

辅助检查重点项目

□ 心电图	
□ 胎心监护（≥32 周）	□ 基线
	□ 变异
	□ 加速
□ 胎儿超声	□ 胎儿大小
	□ 血流
	□ 胎盘
	□ 羊水

治疗方案

□ 门诊	□ 血糖控制良好，无母儿并发症，于门诊定期产检复查
	□ 血糖控制不满意或出现母儿并发症，应及时收入院观察
□ 住院	□ 糖尿病患者于妊娠前应确定糖尿病严重程度，严格控制血糖值
	□ 完善检查，请内分泌科会诊
	□ 一旦确诊 GDM，应立即对患者进行医学营养治疗和运动指导
	□ 通过生活方式的干预血糖不能达标的推荐应用胰岛素控制血糖
	□ 不需要胰岛素治疗的 GDM 孕妇，无母儿并发症的情况下，严密监测到预产期未自然临产者采取措施终止妊娠
	□ 妊娠前糖尿病及胰岛素治疗的 GDM 者，如血糖控制良好，严密监测下妊娠 38~39 周终止妊娠
	□ 有母儿合并症者，血糖控制不满意，严密监护下，适时终止妊娠

2. 糖尿病门诊 / 急诊 / 住院护理流程

护理流程	描述要点	
□ 健康教育	□ 病区环境	
	□ 糖尿病相关知识宣教	
	□ 化验检查注意事项	
	□ 负责医护人员	
	□ 安全评估及告知	
	□ 用药的作用和注意事项	
□ 监测	□ 生命体征	
	□ 血氧	
	□ 空腹及三餐后血糖	
□ 观察产科症状	□ 观察有无宫缩，阴道流血、流液	
	□ 测量宫高、腹围	

护理流程	描述要点
□ 采血	□ 遵医嘱
□ 协助检查	□ 超声检查
	□ 心电图
□ 专科护理	□ 胎心
	□ 胎动
	□ 运动
	□ 预防低血糖
	□ 酮症酸中毒的急救
	□ 饮食护理
	□ 用药
□ 心理护理	□ 心理状况评估及护理
□ 出院指导	□ 复查时间
	□ 自我护理方法
	□ 办理出院相关流程

（二）糖尿病诊断要点

1. 病史要点 糖尿病病史的询问：妊娠期有三多症状（多饮、多食、多尿），或外阴阴道假丝酵母菌感染反复发作，孕妇体重 >90kg，本次妊娠并发羊水过多或巨大胎儿者，应警惕合并糖尿病的可能。但大多数妊娠期糖尿病患者无明显的临床表现。

2. 体格检查要点

（1）重视生命体征：注意血压情况，判断是否合并子痫前期。

（2）宫高腹围的测量：注意孕妇的宫高曲线及子宫张力，如宫高增长过快，或子宫张力增大，及时行 B 超检查，了解羊水量。

（3）是否有不明原因恶心、呕吐、乏力、头痛甚至昏迷者：注意检查血糖和尿酮体水平，必要时行血气分析，明确诊断。

（4）是否有白带增多、外阴瘙痒：注意孕妇外阴阴道的症状，白带的颜色、性状和量，尿急、尿频、尿痛的表现。

3. 辅助检查要点

（1）血糖监测

1）新诊断的高血糖孕妇、血糖控制不良或不稳定者以及妊娠期应用胰岛素治疗者，应每天监测血

糖 7 次，包括三餐前 30 分钟、三餐后 2 小时和夜间血糖；血糖控制稳定者，每周应至少血糖轮廓试验 1 次，根据血糖监测结果及时调整胰岛素用量；不需要胰岛素治疗的 GDM 孕妇，在随诊时建议每周至少监测 1 次全天血糖，包括末梢空腹血糖及三餐后 2 小时末梢血糖共 4 次。

2）孕前糖尿病

A. 妊娠前已确诊为糖尿病。

B. 首次产前检查血糖达到 4 项中任何一项：①FPG≥7.0mmol/L；②75g OGTT 2 小时血糖≥11.1mmol/L；③伴有典型的高血糖症状或高血糖危象，同时随机血糖≥11.1mmol/L；④HbA1C≥6.5%。GDM：妊娠 24~28 周以及 28 周后血糖值满足下述任意一条或多条：①FPG≥5.1mmol/L；②75g OGTT 1 小时血糖≥10.0mmol/L；③2 小时血糖≥8.5mmol/L。

3）妊娠早、中期随孕周增加 FPG 水平逐渐下降，尤以妊娠早期下降明显，因而，妊娠早期 FPG 水平不能作为 GDM 的诊断依据。

（2）胎儿超声检查

1）胎儿脐血流的变化，注意是否存在胎儿宫内窘迫。妊娠晚期应每 4~6 周进行 1 次超声检查，注意监测胎儿腹围和羊水量的变化等。

2）在妊娠中期应用超声对胎儿进行产前筛查。妊娠早期血糖未得到控制的孕妇，尤其要注意应用超声检查胎儿中枢神经系统和心脏的发育，有条件者推荐行胎儿超声心动图检查。

（3）胎心监护：胎心基线、变异及加速情况，注意是否有胎儿宫内窘迫。妊娠晚期孕妇应注意监测胎动。需要应用胰岛素或口服降糖药物者，应自妊娠 32 周起，每周行 1 次无应激试验（NST）。可疑胎儿生长受限时尤其应严密监测。

（4）糖化血红蛋白 HbA1c、糖化白蛋白 GA 水平的测定

1）HbA1c 反映取血前 2~3 个月的平均血糖水平，可作为评估糖尿病长期控制情况的良好指标，多用于 GDM 初次评估。应用胰岛素治疗的糖尿病孕妇，推荐每 2 个月检测 1 次，最好将 HbA1c 控制在 6% 以下。HbA1c 正常值为 4%~6%，孕早期 HbA1c 的升高标志着胚胎长期受高糖环境的影响，胎儿畸形和自然流产的可能性增大；如在孕中、晚期，HbA1c 的增高反映治疗效果不理想。

2）GA 是测定糖化血清蛋白的一种方法，能反映近 2~3 周血糖控制情况。

（5）尿酮体的监测：尿酮体有助于及时发现孕

妇碳水化合物或能量摄取的不足,也是早期糖尿病酮症酸中毒的一项敏感指标,孕妇出现不明原因恶心、呕吐、乏力等不适或者血糖控制不理想时应及时监测尿酮体。

(6) 尿糖的监测:自妊娠 4 个月后肾糖阈下降,另外非葡萄糖(如乳糖)排出不断增多,许多孕妇血糖正常时尿糖呈阳性,所以妊娠期血糖与尿糖水平不一致,不能借助尿糖判断孕期血糖控制情况。

(7) 肾功能监测:糖尿病患者妊娠后,每 1~2 个月复查一次,包括血尿素氮、肌酐、尿酸、24 小时尿蛋白定量、尿培养,以及时了解肾功能的损害、泌尿系感染,每次检查时应行尿常规检查。GDM 被诊断后,每 1~2 周进行一次尿常规检查,必要时检测血尿素氮、肌酐、尿酸等。

(8) 眼底检查:GDM 初诊时行眼底检查,若有增生新生血管或伴玻璃体积血应及早激光治疗,定期随访观察。GDM 孕妇,高血糖一般不会引起眼底的改变,可酌情进行眼底检查。

(9) 血气分析:一旦尿酮体阳性,应及时查血糖、电解质、血 pH 及二氧化碳结合力,以除外饥饿性酮症。妊娠期出现不明原因恶心、呕吐、乏力、头痛甚至昏迷者,注意检查血糖和尿酮体水平,必要时行血气分析,明确诊断。

4. 相关并发症要点

(1) 自然流产:主要见于怀孕前患有糖尿病者,血糖未控制正常的情况下妊娠,孕前及妊娠早期高血糖将会影响胚胎的正常发育,导致胎儿畸形发生,严重者胎儿发育停止,最终发生流产。

(2) 早产:发生率明显高于非糖尿病孕妇,羊水过多是引起早产原因之一。大部分早产为医源性所致,如并发妊娠期高血压疾病、胎儿窘迫以及其他严重并发症出现,常需要提前终止妊娠。

(3) 感染:糖尿病患者抵抗力下降易合并感染,妊娠引起的一系列生理变化,使孕妇易发生无症状菌尿,所以孕妇泌尿系感染的机会进一步增加。孕妇会出现反复发作的外阴阴道假丝酵母菌病。

(4) 羊水过多:发生率较非糖尿病孕妇多 10 倍。其原因可能与胎儿高血糖、高渗性利尿致胎尿排出增多有关。发现糖尿病孕期越晚,孕妇血糖水平越高,羊水过多越常见。血糖得到控制,羊水量也能逐渐转为正常。B 型超声检查 AFV≥8cm 或 AFI≥25cm,可诊断羊水过多。

(5) 胎儿异常

1) 巨大儿:孕妇提供给胎儿过多葡萄糖,致使胎儿过度生长,胎儿呈现不成比例的异常发育,表现为胸围和腹围相对比头围大。超声提示腹围≥36cm,双顶径 + 股骨长≥17cm,怀疑巨大儿。

2) 胎儿生长受限:妊娠早期高血糖有抑制胚胎发育的作用,导致妊娠早期胚胎发育落后。糖尿病合并微血管病变者,胎盘血管常出现异常,影响胎儿发育。

3) 胎儿畸形:与受孕后最初数周高血糖水平密切相关,是构成围产儿死亡的重要原因,以心血管畸形和神经系统畸形最常见。

(三) 治疗要点

1. 糖尿病教育 糖尿病孕妇的教育应贯穿于孕前、孕期及产后随诊的全过程,内容包括:①糖尿病患者妊娠前的基础教育,孕前评估及孕前准备;②妊娠期自我检测的重要性、监测的方法、监测的目标;③告知血糖增高对孕妇及胎儿的危害,做好孕期保健;④产后指导及产后随访教育。

2. 医学营养治疗 我国《妊娠合并糖尿病诊治指南(2014)》指出,医学营养治疗的目的是使糖尿病孕妇的血糖控制在正常范围,保证孕妇和胎儿的合理营养摄入,减少母儿并发症的发生。一旦确诊 GDM,应立即对患者进行医学营养治疗和运动指导,并进行如何监测血糖的教育等。医学营养治疗和运动指导后,FPG 及餐后 2 小时血糖仍异常者,推荐及时应用胰岛素。少量多餐、定时定量进餐对血糖控制非常重要。早、中、晚三餐的能量应控制在每天摄入总能量的 10%~15%、30%、30%,每次加餐的能量可以占 5%~10%,有助于防止餐前过度饥饿。

(1) 每天摄入总能量:应根据不同妊娠前体质量和妊娠期的体质量增长速度而定。虽然需要控制糖尿病孕妇每天摄入的总能量,但应避免能量限制过度,妊娠早期应保证不低于 1500kcal/d,妊娠晚期不低于 1800kcal/d。碳水化合物摄入不足可能导致酮症的发生,对孕妇和胎儿都会产生不利影响。

(2) 推荐饮食碳水化合物摄入量占总能量的 50%~60% 为宜,每天碳水化合物不低于 150g 对维持妊娠期血糖正常更为合适。应尽量避免食用蔗糖等精制糖,等量碳水化合物食物选择时可优先选择低血糖指数食物。无论采用碳水化合物计算法、食品交换份法或经验估算法,监测碳水化合物的摄入量是血糖控制达标的关键策略。推荐饮食蛋白质摄入量占总能量的 15%~20% 为宜,以满足孕妇妊娠期生理调节及胎儿生长发育之需。

(3) 推荐饮食脂肪摄入量占总能量的 25%~30% 为宜。但应适当限制饱和脂肪酸含量高的食物,如动物油脂、红肉类、椰奶、全脂奶制品等,糖尿病孕妇饱和脂肪酸摄入量不应超过总摄入能量的 7%;而单不饱和脂肪酸如橄榄油、山茶油等,应占脂肪供能的 1/3 以上。减少反式脂肪酸摄入量可降低低密度脂蛋白胆固醇、增加高密度脂蛋白胆固醇的水平,故糖尿病孕妇应减少反式脂肪酸的摄入量。

3. GDM 的运动疗法

(1) 运动治疗的作用:运动疗法可降低妊娠期基础胰岛素抵抗,是 GDM 的综合治疗措施之一,每餐 30 分钟后进行中等强度的运动对母儿无不良影响。选择一种低~中等强度的有氧运动(又称耐力运动),主要指由机体大肌肉群参加的持续性运动。步行是常用的简单有氧运动。可自 10 分钟开始,逐步延长至 30 分钟,其中可穿插必要的间歇,建议餐后运动。适宜的频率为 3~4 次/周。

(2) 运动治疗的注意事项:①运动前行心电图检查以排除心脏疾患,并需确认是否存在大血管和微血管的并发症。②GDM 运动疗法的禁忌证:1 型糖尿病合并妊娠、心脏病、视网膜病变、多胎妊娠、宫颈机能不全、先兆早产或流产、胎儿生长受限、前置胎盘、妊娠期高血压疾病等。③防止低血糖反应和延迟性低血糖:进食 30 分钟后再运动,每次运动时间控制在 30~40 分钟,运动后休息 30 分钟。血糖水平 <3.3mmol/L 或 >13.9mmol/L 者停止运动。运动时应随身携带饼干或糖果,有低血糖征兆时可及时食用。④运动期间出现以下情况应及时就医:腹痛、阴道流血或流水、憋气、头晕眼花、严重头痛、胸痛、肌无力等。⑤避免清晨空腹未注射胰岛素之前进行运动。

4. 胰岛素治疗

(1) 常用的胰岛素制剂及其特点:①超短效人胰岛素类似物:门冬胰岛素已被我国国家食品药品监督管理局批准可用于妊娠期。其特点是起效迅速,药效维持时间短。具有最强或最佳的降低餐后血糖的作用,不易发生低血糖,用于控制餐后血糖水平。②短效胰岛素:其特点是起效快,剂量易于调整,可皮下、肌内和静脉注射使用。静脉注射胰岛素后能

使血糖迅速下降,半衰期 5~6 分钟,故可用于抢救 DKA。③中效胰岛素:是含有鱼精蛋白、短效胰岛素和锌离子的混悬液,只能皮下注射而不能静脉使用。注射后必须在组织中蛋白酶的分解作用下,将胰岛素与鱼精蛋白分离,释放出胰岛素再发挥生物学效应。其特点是起效慢,药效持续时间长,其降低血糖的强度弱于短效胰岛素。④长效胰岛素类似物:地特胰岛素也已经被批准应用于妊娠期,可用于控制夜间血糖和餐前血糖。

(2) 胰岛素应用时机:糖尿病孕妇经饮食治疗 3~5 天后,测定 24 小时的末梢血糖(血糖轮廓试验),包括夜间血糖、三餐前 30 分钟及三餐后 2 小时血糖及尿酮体。如果空腹或餐前血糖≥5.3mmol/L,或餐后 2 小时血糖 >6.7mmol/L,或调整饮食后出现饥饿性酮症,增加热量摄入后血糖又超过妊娠期标准者,应及时加用胰岛素治疗。

(3) 胰岛素治疗方案:最符合生理要求的胰岛素治疗方案为:基础胰岛素联合餐前超短效或短效胰岛素。基础胰岛素的替代作用可持续 12~24 小时,而餐前胰岛素起效快,持续时间短,有利于控制餐后血糖。应根据血糖监测结果,选择个体化的胰岛素治疗方案。①基础胰岛素治疗:选择中效胰岛素睡前皮下注射,适用于空腹血糖高的孕妇;睡前注射中效胰岛素后空腹血糖已经达标但晚餐前血糖控制不佳者,可选择早餐前和睡前 2 次注射,或者睡前注射长效胰岛素。②餐前超短效或短效胰岛素治疗:餐后血糖升高的孕妇,进餐时或餐前 30 分钟注射超短效或短效人胰岛素。③胰岛素联合治疗:中效胰岛素和超短效或短效胰岛素联合,是目前应用最普遍的一种方法,即三餐前注射短效胰岛素,睡前注射中效胰岛素。由于妊娠期餐后血糖升高显著,一般不推荐常规应用预混胰岛素。

(4) 妊娠期胰岛素应用的注意事项:①胰岛素初始使用应从小剂量开始,0.3~0.8U/(kg·d)。每天计划应用的胰岛素总量应分配到三餐前使用,分配原则是早餐前最多,中餐前最少,晚餐前用量居中。每次调整后观察 2~3 天判断疗效,每次以增减 2~4U 或不超过胰岛素每天用量的 20% 为宜,直至达到血糖控制目标。②胰岛素治疗期间清晨或空腹高血糖的处理:夜间胰岛素作用不足、黎明现象和 Somogyi 现象均可导致高血糖的发生。前 2 种情况必须在睡前增加中效胰岛素用量,而出现 Somogyi 现象时应减少睡前中效胰岛素的用量。③妊娠过程中机体对胰岛素需求的变化:妊娠中、晚期对胰

岛素需要量有不同程度的增加;妊娠 32~36 周胰岛素需要量达高峰,妊娠 36 周后稍下降,应根据个体血糖监测结果,不断调整胰岛素用量。④产后的处理:大部分 GDM 患者在分娩后即不再需要使用胰岛素,仅少数患者仍需胰岛素治疗,胰岛素用量应减少至分娩前的 1/3~1/2,并根据产后空腹血糖值调整用量。

(四) 护理要点

妊娠合并糖尿病的孕妇及家属多对糖尿病相关知识不甚了解,伴有不同程度的心理问题。因此,针对糖尿病的孕妇,护士应掌握健康教育、心理护理、专科护理、用药护理等相关要点,降低流产率、早产率和相关并发症及不良结局的发生,促进母儿健康。

1. 健康教育

(1) 护士应向孕妇及家属讲解糖尿病的相关知识及有可能危害胎儿或母体,引起患者重视。

(2) 严格控制患者体重每周涨幅不超过 0.5kg,防止巨大儿。

(3) 孕妇应配合医师的治疗,保持情绪平稳,有不适及时告诉医护人员。

2. 心理护理

(1) 使用孕妇焦虑抑郁自评量表评估孕妇的心理状态。

(2) 心理功能障碍严重程度随患者而不同。必须向所有患者提供心理学支持。

(3) 糖尿病孕妇除了承受疾病本身带来的痛苦外,还要担心胎儿安危,所以心理压力较正常孕妇大。焦虑水平均显著高于正常孕妇。护士应告知孕妇在妊娠期间严格控制血糖,加强监测,使母儿预后较好。

(4) 且保持积极乐观的情绪,以有利于胎儿正常发育。

(5) 临产后孕妇情绪波动大,紧张、疼痛、兴奋均可引起血糖大幅波动,故产程中更应严密监测血糖变化,给予耐心细致的解释,消除各种顾虑,使其有安全感,积极配合治疗及护理。

3. 专科护理

(1) 产前护理

1) 孕期健康指导:向孕妇及家属讲解妊娠合并糖尿病的相关知识,针对孕妇的文化水平、对宣教内容的接受程度来调整健康宣教方式,保证其从根本上了解妊娠合并糖尿病对自身及胎儿和新生儿的影响,使其充分认识到控制血糖的重要性。

2) 孕期饮食:护理人员要向孕妇强调健康饮食的重要性,保持孕期正常的体重增加。根据妊娠合并糖尿病期间饮食蛋白质比重 20%、糖类 55%、脂肪 25% 的比例为孕妇量身定制一个能同时满足孕妇及胎儿营养需要的饮食方案,根据标准体质量 35~38kcal/(kg·d) 计算孕妇每天所需的总热量,制订出健康合理的饮食计划,对于超出 120% 标准体质量的孕妇,在其饮食控制上要尤其严格,控制总热量在 23.9kcal/(kg·d)。

3) 孕期用药指导:护理人员在对孕妇做好降糖药物的服用及胰岛素使用的指导,密切观察治疗期间的不良反应的基础上,指导其进行自我护理能力的学习,学会自检,当出现头晕、恶心及心慌症状时,要区别是低血糖还是高血糖,是吃糖还是不吃糖,此时用尿糖试纸检查尿液,便可对症治疗。

4) 运动干预指导:运动方案的制订要考虑孕妇的体质,孕妇能够耐受为原则,运动时间控制在 30 分钟左右,以身体微微出汗,心率不超过 120 次 / 分为宜。

5) 预防低血糖的发生:

A. 观察患者有无心悸、手抖、出汗等自觉症状,如有上述症状,立即通知医师。

B. 嘱患者随身携带糖果,如有低血糖症状,可口服缓解。

C. 每天定时测量血糖,根据血糖变化调整胰岛素用量。

6) 酮症酸中毒的护理:

A. 补液,建立静脉通路 2 条,补液总量可按体重的 10% 估计,患者心功能正常时,输液速度可加快,清醒患者,鼓励多饮水。

B. 小计量胰岛素疗法。

C. 纠正电解质及酸碱平衡失调。

D. 加强基础护理。

(2) 产时护理:孕妇临产后情绪紧张及疼痛均可引起血糖波动较大,胰岛素具体用量不宜掌握,产程中应严密监测血糖变化,临产后应设专人护理,严密观察神志状况、呼吸变化及呼气有无酮味,血压、心率变化及胎心、宫缩、宫口等产程进展情况。妊娠合并糖尿病胎儿发育正常,无产科指征,应尽量阴道分娩,减少手术产,尽量缩短产程,因疾病本身不是剖宫产手术指征,但大部分胎儿偏大,常伴宫缩乏力,故剖宫产率较高。

（3）产后护理

1）同剖宫产 / 顺产产后护理。

2）预防产后出血：

A. 每 1 小时按摩宫底一次，促进子宫收缩，预防产后出血。

B. 遵医嘱给予缩宫素加生理盐水静脉滴注，防止产后出血。

3）预防感染：

A. 给予抗生素治疗，预防感染发生。

B. 密切观察恶露的颜色、量、气味、性状等，如有异常，及时通知医师。

4）新生儿的护理：

A. 出生后 30 分钟给予测足底血糖，观察新生儿有无低血糖。

B. 如新生儿低血糖，立即给予 10% 葡萄糖水 10ml 口服后 30 分钟复测血糖。

C. 妊娠合并糖尿病的新生儿喂哺要及时。

D. 观察新生儿黄疸情况，给予新生儿抚触、晒太阳等护理。

E. 给予母乳喂养。

4. 用药护理　使用胰岛素要警惕低血糖的发生。

（金镇　费英俊）

参考文献

1. 中华医学会妇产科学分会产科学组，中华医学会围产医学分会妊娠合并糖尿病协作组 . 妊娠合并糖尿病诊治指南（2014）. 中华妇产科杂志，2014，49（8）：561-569.

2. 谢幸，苟文丽 . 妇产科学 . 第 8 版 . 北京：人民卫生出版社，2013：75-79.

3. Hod M，Kapur A，Sacks DA，et al. The International Federation of Gynecology and Obstetrics（FIGO）Initiative on gestational diabetes mellitus：a pragmatic guide for diagnosis，management，and care. Int J Gynaecol Obstet，2015，131（Suppl 3）：S173-S211.

4. 曹泽毅 . 中华妇产科学 . 第 3 版 . 北京：人民卫生出版社，2014：564-577.

5. Kleinwechter H，Schäfergraf U，Bührer C，et al. Gestational diabetes mellitus（GDM）diagnosis，therapy and follow-up care：Practice Guideline of the German Diabetes Association（DDG）and the German Association for Gynaecology and Obstetrics（DGGG）. Exp Clin Endocrinol Diabetes，2014，122（7）：395-405.

第二节　胎儿生长受限

（一）流程化管理清单

1. 胎儿生长受限（FGR）诊疗流程

病史重点采集信息			
现病史	□ 停经	□ 月经周期是否规律	
		□ 停经时间	
	□ 产检情况	□ 定期产检	
		□ 早孕反应时间	
		□ 自觉胎动时间	
		□ 孕期 OGTT 结果	
		□ 唐氏筛查结果	
		□ 排畸结果	
	□ 目前情况	□ 胎动如何	
		□ 腹痛	
		□ 阴道流血	
		□ 自觉症状（呼吸，头部，心脏等）	
	□ 饮食	□ 饮食情况	
	□ 重点询问	□ 母体基础疾病	
		□ 胎儿染色体	
		□ 胎儿畸形	
		□ 定期产检	
		□ 遗传史	
		□ 早期用药史	
		□ 孕妇及配偶生长发育情况	
既往史	□ 重点孕产史 *	□ 孕次__次	
		□ 自然流产史	□ 早期流产史__次
			□ 晚期流产史__次
		□ 早产史__次	
		□ 胎膜早破史__次	
		既往分娩方式	□ 阴式分娩__次
			□ 剖宫产__次
		□ 目前存活子女__个	
		□ 有或无出生缺陷	
		□ 有或无胎死宫内	

体格检查重点采集信息

□ 生命体征 *	□ 体温		
	□ 脉搏		
	□ 呼吸		
	□ 血压		
□ 常规体检	□ 活动 *	□ 自如	
		□ 受限	
		□ 有	
	□ 心肺部听诊	□ 正常	
		□ 异常	
	□ 腹部检查 *	□ 正常	
		□ 压痛	
		□ 反跳痛	
		□ 肌紧张	
□ 妇产科特殊检查 *（消毒窥器检查）	□ 产检	□ 宫高	
		□ 胎心	
		□ 腹围	
	□ 阴道	□ 分泌物	□ 性状
			□ 气味
		□ 活动性出血	
	□ 宫颈	□ 有无赘生物	
		□ 宫颈表面有无出血	
		□ 宫颈管有无出血	
		□ 宫颈口	□ 关闭
			□ 开放

辅助检查重点项目

□ 物理检查	□ 内分泌功能	□ 甲状腺功能
		□ 血糖
		□ 胰岛素
	□ 胎儿电子监测	
	□ 超声	□ 胎儿大小
		□ 脐动脉多普勒
		□ 静脉导管多普勒
		□ 大脑中动脉多普勒
		□ 羊水量
	□ 生物物理评分	
□ 实验室检查	□ 血常规、血型	
	□ 凝血五项	

辅助检查重点项目

□ 实验室检查	□ 尿常规
	□ 24 小时尿蛋白定量
	□ 肝肾功能
	□ 空腹血糖
	□ 肝炎病毒
	□ TPPA、RPR、HIV

治疗方案

□ 门诊随访	□ 定期超声检查
	□ 胎心监测
□ 住院治疗	□ 动态监测超声,脐血流
	□ 寻找引起生长受限的病因,予以积极对症治疗
	□ 阿司匹林 / 低分子肝素改善胎盘微循环
	□ 间断吸氧
	□ 营养支持治疗

注:* 为重点项目

2. 胎儿生长受限护理流程

护理流程	描述要点
□ 健康教育	□ 病区环境
	□ FGR 相关知识宣教
	□ 化验检查注意事项
	□ 负责医护人员
	□ 安全评估及告知
	□ 用药的作用和注意事项
□ 监测	□ 生命体征
	□ 血氧
	□ 宫高,腹围
□ 采血	□ 遵医嘱
□ 协助检查	□ 超声检查
	□ 胎心监护
	□ 脐动脉血流值
□ 专科护理	□ 胎心
	□ 胎动
	□ 一般护理
	□ 积极营养补充
	□ 预防护理
	□ 新生儿护理
	□ 用药护理
□ 心理护理	□ 心理状况评估及护理
□ 出院指导	□ 复查时间
	□ 自我护理方法
	□ 办理出院相关流程

（二）胎儿生长受限诊断要点

1. 病史要点　FGR 的诊断基于准确的孕周计算,核实孕周包括核实月经史、辅助生育技术的信息以及妊娠早、中期的超声检查。FGR 的危险因素涉及母体、胎儿及胎盘脐带 3 方面。

（1）FGR 的母体高危因素:高龄、合并慢性疾病(高血压、糖尿病、肾病、甲状腺功能亢进症、自身免疫性疾病、发绀型心脏病和抗磷脂综合征等)、营养不良或低体重、药物暴露与滥用(苯妥英钠、丙戊酸、华法林、烟草、酒精、可卡因、毒品等)。

（2）FGR 的胎儿高危因素:多胎妊娠、宫内感染(风疹、巨细胞病毒、弓形虫、疟疾、梅毒等)、先天畸形与染色体异常。

（3）FGR 的胎盘脐带危险因素

1）单脐动脉、帆状胎盘、轮廓状胎盘、副胎盘、小胎盘、胎盘嵌合体等。此外,一些严重的妊娠并发症(如不明原因的产前出血和胎盘早剥等)也是FGR 的危险因素。

2）因此,首次产前检查时即应当评估 FGR 的危险因素;妊娠 20~24 周时须再次根据唐氏综合征血清学筛查结果和胎儿系统超声指标等再次评估。一旦发现 FGR,首先应该排除胎儿畸形。如果 FGR 可疑胎儿畸形,超声软指标阳性但无明显胎盘血流灌注不足证据者,建议行胎儿染色体核型分析排除染色体异常。严重 FGR 的胎儿感染率可高达 5%,建议严重 FGR 应进行弓形虫、风疹病毒、巨细胞病毒、单纯疱疹病毒、梅毒及艾滋病的筛查。

2. 查体要点
（1）孕期宫高、腹围及体重的动态监测。
（2）宫底高度:妊娠 24 周之后每次产前检查时应测量宫底高度,通过腹部触诊来预测 FGR,虽然宫底高度的诊断价值有限,但对于正常体重的低危孕妇仍然是可靠的临床监测工具,国际上一般建议绘制宫底高度定制图表(customized fetal growth curves)。如果在妊娠 26 周后发现宫底高度低于孕周对应标准 3cm 以上,或与之前相比无增加,须进行超声检查,评估胎儿体重、羊水量或羊水深度、生物物理评分和脐动脉血流阻力。宫底高度低于相应孕周平均值 4cm 以上,应高度怀疑 FGR。

3. 辅助检查要点　超声检查评估胎儿体重小于第 10 百分位数和胎儿腹围小于第 5 百分位数,是目前较为认可的诊断 FGR 的指标。采用上述两个指标评估胎儿大小,并且至少间隔 3 周复查 1 次,可以有效降低 FGR 诊断的假阳性率。若超声评估诊断为 FGR 或胎儿生长缓慢,则须进一步超声检查,区分 FGR 是均称型还是非均称型。动态超声监测,包括系统超声筛查(有无胎儿畸形)、胎盘形态、胎儿大小及脐动脉血流阻力、羊水量等,有助于明确潜在病因。超声的其他评估内容还应包括胎儿生物物理评分。

（三）治疗要点

1. FGR 的监测　FGR 的具体监测方案为:每周 2 次无应激试验和羊水测定或基于胎龄的生物物理评分测定,每周检测脐动脉血流,每 2~3 周超声评估胎儿生长发育情况,间隔时间太短易导致假阳性。在此期间注意监测孕妇有无子痫前期,并且依据孕妇病情程度增加监测频率,甚至建议住院或制订分娩计划。如果脐动脉多普勒血流异常,应该进一步检查 MCA 和静脉导管多普勒。若脐动脉舒张末期血流消失或反向,提示需要及时干预,应当住院观察甚至终止妊娠。住院观察期间胎心监护应至少每 8小时 1 次,生物物理评分应至少每天 1 次。表 14-1 为国内孕期胎儿生长发育对照表。

表 14-1　孕中晚期胎儿生长发育对照表

孕周	双顶径（cm）	股骨长（cm）	腹围（cm）
13	2.52 ± 0.25	1.17 ± 0.31	6.9 ± 1.65
14	2.83 ± 0.57	1.38 ± 0.48	7.77 ± 1.82
15	3.23 ± 0.51	1.74 ± 0.58	9.13 ± 1.56
16	3.62 ± 0.58	2.10 ± 0.51	10.32 ± 1.92
17	3.97 ± 0.44	2.52 ± 0.44	11.49 ± 1.62
18	4.25 ± 0.53	2.71 ± 0.46	12.41 ± 1.89
19	4.52 ± 0.53	3.03 ± 0.50	13.59 ± 2.30
20	4.88 ± 0.58	3.35 ± 0.47	14.80 ± 1.89
21	5.22 ± 0.42	3.64 ± 0.40	15.62 ± 1.84
22	5.45 ± 0.57	3.82 ± 0.47	16.70 ± 2.23
23	5.80 ± 0.44	4.21 ± 0.41	17.90 ± 1.85
24	6.05 ± 0.50	4.36 ± 0.51	18.74 ± 2.23
25	6.39 ± 0.70	4.65 ± 0.42	19.64 ± 2.20
26	6.68 ± 0.61	4.87 ± 0.41	21.62 ± 2.30
27	6.98 ± 0.57	5.10 ± 0.41	21.81 ± 2.12
28	7.24 ± 0.65	5.35 ± 0.55	22.86 ± 2.41
29	7.50 ± 0.65	5.61 ± 0.44	23.71 ± 1.50
30	7.83 ± 0.62	5.77 ± 0.47	24.88 ± 2.03

续表

孕周	双顶径（cm）	股骨长（cm）	腹围（cm）
31	8.06 ± 0.60	6.03 ± 0.38	25.78 ± 2.32
32	8.17 ± 0.65	6.43 ± 0.49	26.20 ± 2.33
33	8.50 ± 0.47	6.42 ± 0.46	27.78 ± 2.30
34	8.61 ± 0.63	6.62 ± 0.43	27.99 ± 2.55
35	8.70 ± 0.55	6.71 ± 0.45	28.74 ± 2.88
36	8.81 ± 0.57	6.95 ± 0.47	29.44 ± 2.83
37	9.00 ± 0.63	7.10 ± 0.52	30.14 ± 2.17
38	9.08 ± 0.59	7.20 ± 0.43	30.63 ± 2.83
39	9.21 ± 0.59	7.34 ± 0.53	31.34 ± 3.12
40	9.28 ± 0.50	7.4 ± 0.53	31.49 ± 2.79

2. FGR 终止妊娠的时机 FGR 终止妊娠时机，必须综合考虑 FGR 的病因、监测指标异常情况、孕周和当地新生儿重症监护的技术水平。妊娠 34 周前终止妊娠者，需要糖皮质激素促胎肺成熟治疗；基层医院需要考虑当地新生儿重症监护的技术能力，必要时考虑转院。FGR 的多普勒监测结果和其他产前监测结果均异常，考虑到胎儿宫内缺氧严重，应及时终止妊娠。但对于 FGR 来说，单次多普勒异常结果并不足以决策分娩。FGR 的胎儿监测无明显异常，仅出现脐动脉舒张末期血流反向可期待至≥32 周终止妊娠，仅出现脐动脉舒张末期血流消失可期待至≥34 周终止妊娠，仅出现脐动脉最大峰值血流速度 / 舒张末期血流速度升高或 MCA 多普勒异常可期待至≥37 周终止妊娠。期待治疗期间，需要加强胎心监护。

3. FGR 的分娩方式 早产 FGR 以剖宫产为主，足月 FGR 可行 OCT，如异常需行剖宫产术。

（1）剖宫产：单纯的 FGR 并不是剖宫产的绝对指征。若 FGR 伴有脐动脉舒张末期血流消失或反向，须行剖宫产尽快终止妊娠。

（2）阴道分娩：FGR 的孕妇自然临产后，应尽快入院，行持续胎儿电子监护。FGR 若脐动脉多普勒正常，或搏动指数异常但舒张末期血流存在，仍可以考虑引产，但剖宫产率明显升高。若 FGR 已足月，引产与否主要取决于分娩时的监测情况而定，而剖宫产与否也应主要根据产科指征而定。

4. FGR 的预防

（1）阿司匹林：对于有胎盘血流灌注不足疾病史（如 FGR、子痫前期、抗磷脂综合征）的孕妇，可以从妊娠 12~16 周开始服用小剂量阿司匹林至 36 周。存在 1 项高危因素的孕妇，也建议于妊娠早期开始服用小剂量阿司匹林进行预防，其中高危因素包括：肥胖、年龄 >40 岁、孕前高血压、孕前糖尿病（1 型或 2 型）、辅助生殖技术受孕病史、胎盘早剥病史、胎盘梗死病史等。

（2）戒烟：妊娠期应停止吸烟。

（3）低分子肝素：抗凝治疗能改善胎盘功能障碍疾病（如子痫前期、FGR、死产史等）的预后，对于高危孕妇预防 FGR 应该具有一定疗效，但目前缺乏有关不良反应及新生儿长期预后方面的证据支持，亦没有充分证据支持其预防应用。

（4）吸氧：虽然有研究发现吸氧可以增加胎儿体重，降低围产期病死率，但目前仍缺乏充分证据支持孕妇常规吸氧来治疗 FGR。

（5）增加营养是否有效：增加饮食、补充孕激素或静脉补充营养无法治疗或预防 FGR。

（四）护理要点

FGR 的孕妇及家属多对 FGR 相关知识不甚了解，伴有不同程度的心理问题。因此，针对 FGR 的孕妇，护士应掌握健康教育、心理护理、专科护理、用药护理等相关要点，降低流产率、早产率和相关并发症及不良结局的发生，促进母儿健康。

1. 健康教育

（1）护士应向孕妇及家属讲解 FGR 大多数的原因，如母体因素、胎儿因素、胎盘因素等。

（2）根据患者 FGR 情况，对患者进行相应的健康教育，如若由于胎儿自身原因，不能盲目鼓励，要让患者认识到流产或引产的必要性与必然性。

（3）对于孕周较大 FGR 纠正良好的患者，可以继续保胎治疗，但不应超过预产期，如脐动脉血流消失、羊水量减少等，早产不可避免应适时终止妊娠。

（4）孕妇应配合医师的治疗，保持情绪平稳，有不适及时告诉医护人员。

2. 心理护理

（1）使用孕妇焦虑抑郁自评量表评估孕妇的心理状态。

（2）心理功能障碍严重程度随患者而不同。必须向所有患者提供心理学支持。

（3）尤其特殊关注既往有不良孕产史、高龄初产妇以及复发性流产、辅助生殖技术妊娠的孕产妇和家属。

（4）孕妇对未知的妊娠结果既焦虑又期待，由于胎儿自身原因导致的生长发育受限，我们要帮助孕妇了解其妊娠的不良结局劝慰患者及家属，帮助其接受现实,以经验者的立场与其分享难免流产/引产后再次成功分娩健康宝宝的事例,使其顺利度过悲伤期。

(5) 对于难免早产的孕妇,要详细讲解 FGR 的相关知识,病情发展与预后,让患者及家属有充分的心理准备,知道早产或剖宫产可能影响新生儿的健康,以取得患者及家属的理解和配合。

3. 专科护理

(1) 一般护理

1) 卧床休息:左侧卧位,可以改善子宫胎盘的供血。

2) 给予低流量吸氧,每天 3 次,每次 30 分钟。

3) 保持良好的心态,保证充足的睡眠。

(2) 积极营养补充

1) 静脉补充葡萄糖及氨基酸。

2) 可以冲服蛋白粉,以补充蛋白。

3) 给予小分子肝素,改善胎盘血流灌注不足。

(3) 预防护理

1) 内因性匀称型 FGR:常由染色体病变或胎儿病毒感染引起。应及早作出诊断,可于孕 16 周做羊水穿刺,染色体核型分析或甲胎蛋白测定等,防止畸形胎儿的出生。对孕期吸烟可影响胎儿生长发育情况,要加强宣传。

2) 外因性不匀称型 FGR:多因妊娠期高血压疾病、多胎妊娠、慢性肾炎或其他内科疾病合并妊娠引起,应加强对孕期并发症的防治或使其情况稳定,不致影响胎盘血供而引起宫内生长受限。

3) 孕妇应加强营养,不可偏食,应多食富于蛋白质、维生素的食物,以防止对胎儿生长发育影响。

(4) 新生儿的护理

1) 分娩前做好各项急救准备。

2) 预防呼吸窘迫综合征。

3) 保暖。

4) 早喂葡萄糖水或开奶,加强营养。

4. 用药护理

(1) 使用低分子肝素时,要观察有无皮肤黏膜破溃及牙龈出血。

(2) 静脉给予高营养时,要注意有无外渗,防止静脉炎发生。

(金镇 费英俊)

参考文献

1. Copel JA,Bahtiyar MO. A practical approach to fetal growth restriction. Obstet Gynecol,2014,123(5):1057-1069.

2. American College of Obstetricians and Gynecologists ACOG Practice bulletin no.134:fetal growth restriction. Obstet Gynecol,2013,121(5):1122-1133.

3. The Society of Obstetricians and Gynaecologists of Canada. SOGC Clinical practice guideline. Intrauterine growth retardation:screening,diagnosis and management.

4. Royal College of Obstetricians and Gynaecologists. RCOG Green Top Guideline Number 31:The investigation and management of the small-for gestational-age fetus.(2013-06-11)[2015-03-01].http://www.guideline gov/content.aspx?id244347.

5. Say L,GOlmezoglu AM,Hofmeyr GJ. Maternal oxygen administration for suspected impaired fetal growth. Cochrane Database Syst Rev,2003,1:CD000137.

第三节 巨大儿

(一) 流程化管理清单

1. 巨大儿诊疗流程

病史重点采集信息

□ 现病史	□ 停经*	□ 月经周期是否规律
		□ 停经时间
		□ 是否为过期妊娠
		□ 核对孕周
	□ 孕期 OGTT 结果*	□ 空腹血糖异常
		□ 餐后 1 小时血糖异常
		□ 餐后 2 小时血糖异常
	□ 孕期随机血糖*	□ 空腹血糖异常
		□ 任意血糖异常
		□ 糖化血红蛋白异常
		□ 糖化白蛋白异常
		□ 胰岛素耐量
	□ 运动+饮食控制血糖*	□ 控制血糖空腹__mmol/L,餐后 2 小时__mmol/L
	□ 药物控制血糖*	□ 胰岛素种类及用法用量
		□ 控制血糖空腹__mmol/L,餐后 2 小时__mmol/L
□ 民族*		
□ 既往史*	□ 糖尿病史*	□ 糖尿病__年,血糖控制__是否用药,有无糖尿病合并症等
□ 孕产史*	□ 孕次__次	
	□ 产次__次	
	□ 既往分娩方式:□ 阴式分娩__次	
	□ 剖宫产__次	
	□ 既往分娩体重__克 □ 巨大儿分娩史	
	□ 早产史	

体格检查重点采集信息

□ 生命体征 *	□ 体温
	□ 脉搏
	□ 血压
	□ 呼吸
□ 常规体检	□ 孕前体重
	□ 现体重
	□ 孕期体重增长
	□ 孕妇身高
	□ BMI 指数
	□ 孕妇丈夫身高
□ 产科检查 *	□ 宫高
	□ 腹围
	□ 先露__入盆
	□ 跨耻征

辅助检查重点项目

□ 实验室检查	□ 血常规 + 血型 *
	□ 凝血五项 *
	□ 随机血糖　　□ 糖化血红蛋白 □ 糖化白蛋白 *
	□ 尿常规 *
	□ 血清学检查:□ 肝炎　□ 梅毒 □ 艾滋病 *
□ 超声 *	□ 单胎
	□ 双顶径
	□ 头围
	□ 腹围
	□ 股骨长
	□ 羊水深度 / 羊水指数
	□ 胎盘位置
	□ 胎盘成熟度
	□ 胎儿血流

治疗方案

□ 妊娠期	□ 监测血糖,控制血糖
□ 分娩期 - 终止妊娠	□ 阴道试产
	□ 剖宫产

注:* 为重点项目

2. 巨大儿护理流程

护理流程	描述要点
□ 协助医师	□ 询问病史
	□ 体格检查
□ 监测	□ 生命体征
□ 产科检查	□ 宫高
	□ 腹围
	□ 宫缩　□ 见红　□ 破膜
□ 采血	□ 遵医嘱
□ 入院准备	□ 备血 + 完善相关检查
□ 健康教育	□ 病区环境
□ 专科护理	□ 巨大儿的知识宣教
	□ 负责医护人员
	□ 安全评估及告知
	□ 饮食护理
□ 心理护理	□ 胎心、胎动、产兆的观察与护理
	□ 血糖的监测
	□ 产后病情观察、新生儿观察
	□ 用药
	□ 心理状况评估及护理
□ 出院指导	□ 复查时间
	□ 自我护理方法
	□ 办理出院相关流程

(二) 诊断要点

1. 病史要点

(1) 停经史是否明确

1) 停经史不明确或者月经不规律都可以导致孕周计算错误。

2) 实际为过期妊娠的胎儿体重可能达到或者超过 4000g。

(2) 孕妇是否孕期体重增长过快:孕期较理想的增长速度为妊娠早期共增长 1~2kg;妊娠中期及晚期,每周增长 0.3~0.5kg(肥胖者每周增长 0.3kg),总增长 10~12kg(肥胖孕妇增长 7~9kg)。凡每周体重增长 >0.55kg 者,应适当调整其能量摄入,使每周体重增量维持在 0.5kg 左右。体重增长过多,可以增加妊娠期糖尿病及巨大儿的风险。

(3) 孕妇是否患有糖尿病

1) 胎儿通过胎盘从母体获取葡萄糖,当母体血糖增高,胎儿长期处于高血糖状态,皮下脂肪丰满,体重增加过快,容易长成巨大儿。

2) 明确孕妇糖尿病属于哪一种,孕前糖尿病:可能在孕前已确诊或在妊娠早期首次被诊断,或是妊娠期糖尿病,即妊娠期间发生的糖尿病。

3) 通过血糖及糖化血红蛋白的动态监测,明确孕妇在孕期血糖是否控制良好,血糖控制不佳,胎儿为巨大儿的风险较大。

(4) 遗传因素:父母体重过重、身材高大,胎儿为巨大儿的可能性也较大。

(5) 种族、民族因素:一些特殊种族及民族的因素,导致此种族或民族的人种普遍较正常孕龄的胎儿大。

(6) 是否为经产妇或者高龄产妇

1) 经产妇或者高龄产妇腹部相对较松弛,导致胎儿生长限制减少。

2) 经产妇或者高龄产妇罹患糖尿病的几率较大。

(7) 有巨大儿分娩史:生育过巨大儿的产妇再生育,发生巨大儿的风险增加。

2. 自觉症状　巨大儿的孕妇妊娠期体重多增加迅速,常在妊娠晚期出现呼吸困难、腹部沉重及两肋部胀痛等症状。

3. 体格检查要点

(1) 腹部检查:突出的悬垂腹。

(2) 妇产科检查:在根据BMI指数排除肥胖孕妇的情况下,以下情况应警惕巨大儿的可能:宫高 >35cm。宫高 + 腹围 >140cm,先露部高浮,若先露为胎头,多数胎头跨耻征阳性。听诊胎心清晰,但位置较高。

4. 辅助检查要点

(1) 血糖相关检查:入院检查随机血糖或者空腹血糖或者糖化血红蛋白或者糖化白蛋白异常升高,都可以怀疑孕妇患有孕期糖尿病,尤其对于孕期未定期产检的孕妇来讲,越早发现糖尿病越可以充分地对孕妇胎儿的情况进行判断。

(2) 超声

1) 目前的超声监测只是一种辅助手段,大多为预测,并不能明确胎儿体重,还需要根据病史及产科检查来综合判断。

2) 超声测量双顶径 >10cm 同时股骨长 ≥7.5cm,腹围 ≥37cm,应警惕巨大儿的可能,但不能根据单个数值预测巨大儿的可能,可用超声测量的胎儿双顶径、股骨长、头围、腹围进行体重评估,并结合临床产科测量及是否患有糖尿病及血糖控制情况

等因素综合预测巨大儿的可能性。

3) 排除羊水过多因素导致的产妇宫高过大。

(三) 治疗要点

1. 妊娠期　对于有巨大儿分娩史或者妊娠期疑为巨大儿者,应监测血糖,排除糖尿病。若确诊为糖尿病应积极治疗,控制血糖。于足月后根据胎盘功能及糖尿病控制情况等综合评估,决定终止妊娠时机。

2. 分娩期

(1) 在未合并糖尿病、估测胎儿体重 ≥5000g,以及糖尿病孕妇胎儿估测体重 ≥4500g 的情况下,可疑巨大儿可考虑预防性剖宫产。

(2) 估计胎儿体重 ≥4000g 而无糖尿病者,可根据骨盆检查结果,骨软产道条件好者,有意愿,可阴道试产;条件不佳,或者无试产意愿可剖宫产终止妊娠。

(3) 对于妊娠期发现可疑巨大儿,不建议预防性引产。

(4) 巨大儿生产过程中可造成由于子宫收缩乏力或者软产道裂伤为病因的产后出血。一旦考虑胎儿为巨大儿应提前做好产后出血的预防,一旦发生产后出血应积极处理。巨大儿所致子宫收缩乏力的产后出血以加强宫缩来止血,方法有按压子宫、应用宫缩剂、宫腔填塞、子宫压迫缝合术、结扎盆腔血管、髂内动脉或子宫动脉栓塞、切除子宫等。巨大儿所致软产道裂伤的产后出血以按解剖结构逐层缝合裂伤为主。

(四) 护理要点

宫高腹围异常其中巨大儿较为常见,多与孕妇肥胖、妊娠合并糖尿病、过期妊娠等因素相关。可疑巨大儿孕妇,对分娩存有顾虑,应注意做好相关宣教,例如分娩的成功与否与产道情况、胎儿大小、孕妇精神支持等多因素相关。指导患者在分娩前做好心理准备和专科护理是非常必要的。如果分娩方式选择子宫下段剖宫产,做好相关检查及手术准备。

1. 健康教育

(1) 妊娠合并糖尿病可能是孕前期已存在的糖尿病(1 型或 2 型),也可能是在妊娠期间被首次诊断的糖尿病,所以从计划怀孕到妊娠晚期都应该给予饮食指导和运动指导,并做好妊娠合并糖尿病患者产后的母婴随访。

(2) 给予孕期检查的相关指导,例如妊娠 24~26

周做 OGTT 筛查,入院完善糖化血红蛋白和糖化白蛋白的检查,监测空腹及三餐后 2 小时血糖,并且告知血糖的正常范围,利于更早地发现血糖异常并且更好地控制血糖,降低巨大儿及胎死宫内等不良后果的发生,有直系家属患糖尿病的孕妇更应该引起重视。

(3) 根据相关彩超检查、宫高、腹围及骨盆情况,结合孕期血糖控制情况正确选择分娩方式,避免肩难产的发生。

(4) 选择剖宫产术的孕妇,做好术前及术后的宣教。

(5) 指导患者配合医师治疗,保持情绪平稳,有不适及时告知医护人员。

2. 心理护理

(1) 对于可疑巨大儿孕妇需做好心理护理,向患者介绍健康饮食习惯及详细食谱,尽可能减少妊娠后期孕妇体重增长过快。

(2) 告知患者巨大的胎儿出生后发生低血糖的可能性相对较高,引起患者的重视,自觉控制体重饮食。

3. 专科护理

(1) 血糖的监测:针对 PGDM 或 GDM 患者,每天监测空腹及三餐后 2 小时指尖血糖。进食糖尿病饮食(详见内分泌科建议)。

(2) 产后确诊巨大儿的产妇及新生儿的护理

1) 产后注意产妇的子宫收缩情况,每 30 分钟查看宫底一次,确定宫底位置。观察阴道流血量、尿量、生命体征的情况。

2) 监测补液期间的血糖变化,使用胰岛素治疗产妇每 2 小时监测一次指尖血糖。

3) 新生儿出生后立即监测足跟血血糖值,<4.0mmol/L 建议与新生儿科联系。根据新生儿喂养情况随机检测足跟血血糖。

(刘彤　王阳)

参考文献

1. 谢幸,苟文丽.妇产科学.第 8 版.北京:人民卫生出版社,2013.
2. 中华医学会妇产科学分会产科学组.妊娠合并糖尿病诊治指南(2014).中华妇产科杂志,2014,8(8):489-498.
3. American College of Obstetricians and Gynecologists' Committee on Practice Bulletins-Obstetrics. Practice Bulletin No. 173:Fetal Macrosomia. Obstetrics and Gynecology,2016,128(5):e195-e209.

第四节　羊水过多

(一) 流程化管理清单

1. 羊水过多诊疗流程

病史重点采集信息		
	□ 停经 *	□ 月经周期是否规律
		□ 停经时间
	□ 孕期 OGTT 结果 *	□ 空腹血糖异常
		□ 餐后 1 小时血糖异常
		□ 餐后 2 小时血糖异常
	□ 孕期随机血糖 *	□ 空腹血糖异常
		□ 任意血糖异常
		□ 糖化血红蛋白异常
□ 现病史 *		□ 糖化白蛋白异常
		□ 胰岛素耐量
	□ 饮食 + 运动控制血糖 *	□ 控制血糖空腹__mmol/L,餐后 2 小时__mmol/L
	□ 药物控制血糖 *	□ 胰岛素种类及用法用量
		□ 控制血糖空腹__mmol/L,餐后 2 小时__mmol/L
	□ 系统彩超 *	□ 胎儿消化系统异常
		□ 胎儿神经管系统异常
		□ 胎儿心脏异常
		□ 胎儿水肿
		□ 是否存在胎盘异常
	□ 多胎妊娠	□ 双胎　□ 三胎
	□ 压迫症状	呼吸困难,下肢受压
□ 既往史 *	□ 糖尿病史 *	□ 糖尿病__年,血糖控制__是否用药,有无糖尿病合并症等
□ 孕产史 *	□ 孕次__次	
	□ 产次__次	
	□ 既往分娩方式:□ 阴式分娩__次　□ 剖宫产__次	

体格检查重点采集信息

□ 生命体征*	□ 体温	
	□ 脉搏	
	□ 血压	
	□ 呼吸(有呼吸困难者伴有呼吸频率增加)	
□ 常规体检	□ 孕前体重	
	□ 现体重	
	□ 孕期体重增长	
	□ 腹部皮肤色泽	
	□ 下肢或者外阴水肿、静脉曲张	
□ 产科检查*	□ 宫高	
	□ 腹围	
	□ 胎心率	
	□ 胎心音遥远	
	□ 胎位是否可触及	
□ 阴道窥器检查*	□ 阴道分泌物 □ 颜色 □ 性状 □ 有无异味	

辅助检查重点项目

□ 实验室检查	□ 血常规+血型*
	□ 凝血五项*
	□ 染色体检查
	□ 随机血糖糖化血红蛋白
	□ 糖化白蛋白
	□ 尿常规
	□ 血清学检查:□ 肝炎 □ 梅毒 □ 艾滋病
□ 超声*	□ 羊水最大暗区垂直深度
	□ 羊水指数
	□ 胎儿畸形及发育异常
	□ 胎盘成熟度
	□ 有无胎盘早剥
	□ 胎儿个数

治疗方案

□ 门诊随诊	□ 上级医院超声会诊
	□ 动态超声监测
	□ 血流监测
	□ 介入性产前诊断
	□ 遗传咨询
	□ 监测血糖,控制血糖

治疗方案

□ 住院	□ 引产
	□ 羊膜腔减量术
	□ 终止妊娠

注:*为重点项目

2. 羊水过多护理流程

护理流程	描述要点
□ 产科检查	□ 宫高
	□ 腹围
	□ 胎心
□ 采血	□ 遵医嘱
□ 门诊随诊	□ 产妇自觉症状
□ 入院准备	□ 备血+完善相关检查
□ 健康教育	□ 病区环境
	□ 羊水多的知识宣教
	□ 负责医护人员
	□ 安全评估及告知
□ 专科护理	□ 皮肤护理
	□ 体位护理
	□ 产兆、胎心、胎动观察与护理
	□ 手术准备
□ 出院指导	□ 复查时间
	□ 自我护理方法
	□ 办理出院相关流程

(二)诊断要点

1. 病史要点

(1)孕妇是否患有糖尿病

1)妊娠期糖尿病,羊水过多的发病率为13%~36%,母体高血糖致胎儿血糖增高,产生高渗性利尿,并使胎盘胎膜渗出增加,导致羊水过多。

2)明确孕妇糖尿病属于哪一种,孕前糖尿病:可能在孕前已确诊或在妊娠早期首次被诊断,或是妊娠期糖尿病,即妊娠期间发生的糖尿病。

3)通过血糖及糖化血红蛋白的动态监测,明确孕妇在孕期血糖是否控制良好,血糖控制不佳,羊水过多的风险较大。

(2)胎儿异常

1)包括胎儿结构畸形、胎儿肿瘤、神经肌肉发育不良、代谢性疾病、染色体或遗传基因异常等。

2）胎儿结构异常最常见,其中以神经系统和消化道畸形最常见。

3）胎儿水肿。

(3) 胎盘脐带病变:胎盘绒毛血管瘤、巨大胎盘都可以导致羊水过多。

(4) 妊娠胎儿的数量

1）双胎妊娠羊水过多的发生率约为 10%,为单胎的 10 倍。

2）单绒双胎妊娠的并发症:双胎输血综合征增加羊水过多的发生率。

2. 症状

(1) 羊水过多由于宫腔压力大,向上压迫膈肌,造成呼吸困难,甚至发绀,不能平卧。

(2) 向后压迫下腔静脉,影响静脉回流,导致下肢水肿和(或)静脉曲张。

3. 体格检查要点

(1) 腹部检查

1）腹壁皮肤紧绷发亮,严重者皮肤变薄,皮下静脉清晰可见。

2）下腔静脉受压,回流不畅或受阻,出现下肢及外阴部水肿或静脉曲张。

(2) 妇产科检查

1）宫高、腹围增加明显,较同期孕周大。

2）胎位触不清。

3）胎心遥远或听不清。

4. 辅助检查要点

(1) 血糖相关检查

1）门诊行 OGTT 检查,监测空腹血糖、餐后血糖或者定期监测糖化血红蛋白及糖化白蛋白。

2）入院检查随机血糖或者空腹血糖或者糖化血红蛋白异常升高,都可以怀疑孕妇患有孕期糖尿病,尤其对于孕期未定期产检的孕妇来讲,越早发现糖尿病越可以充分地对孕妇胎儿的情况进行判断。

(2) 染色体检查:超声确诊胎儿有结构异常或畸形时,建议完善羊膜腔或者脐带血穿刺,培养羊水或脐带血的细胞进行染色体检查。

(3) 超声检查

1）孕期超声,尤其是系统彩超,用以发现胎儿胎盘有无异常。

2）羊水最大暗区垂直深度≥8cm,诊断为羊水过多。羊水指数≥25cm,诊断为羊水过多。

(三) 治疗要点

1. 羊水过多合并胎儿畸形　一旦确诊有明显致死致残的胎儿畸形,染色体异常,应及时终止妊娠。

2. 羊水过多合并正常胎儿　对孕周不足 37 周,胎肺不成熟者,应尽可能延长孕周至足月后适时终止妊娠。

(1) 一般治疗:低盐饮食,减少孕妇饮水量。左侧卧位,动态复查彩超注意羊水量及胎儿发育情况。

(2) 羊膜腔减量术:对压迫症状严重、孕周小、胎肺不成熟者,可考虑经腹羊膜腔穿刺放液,以缓解症状,延长孕周。放液时注意:避开胎盘位置穿刺;放液速度应缓慢,每小时不超过 500ml,一次放液不超过 1500ml,以孕妇症状缓解为度,放出羊水过多可引起早产或者胎盘早剥;B 超监测下进行;密切监测孕妇生命体征变化;严格消毒,防止感染;放液后 3~4 周如症状加重,可重复放液。

(3) 病因治疗:若为糖尿病合并妊娠或者妊娠期糖尿病的孕妇,需严格监测及控制血糖。

3. 羊水过多患者分娩时并发羊水栓塞的风险增加,临床中应注意破胎膜时缓慢,避免在宫缩时行人工破膜。一旦发生羊水栓塞,应以抗过敏、解除肺动脉高压、改善低氧血症、抗休克、预防 DIC、预防肾衰竭、预防感染为主。

(四) 护理要点

1. 宫高腹围异常还可由羊水过多引起。羊水过多孕妇易并发妊娠期高血压疾病、早产、胎盘早剥、脐带脱垂等并发症。

2. 羊水迅速增加,产妇多感压迫症状明显,腹部胀满,行动不便,对胎动感觉减少。督促产妇计数胎动时需静卧,仔细计数。

3. 听取胎心时,有胎心遥远或听不清情况,必要时行胎心监护。

4. 结合产妇生活规律及平时胎动时间综合评定胎儿宫内情况。

5. 定期测量宫高腹围和体重,判断病情进展。

6. 行羊膜腔穿刺羊水减量术后,密切观察宫缩情况及胎心情况,预防早产发生。

7. 确定宫底位置,每天检查宫底的高度,及早发现胎盘早剥。

8. 胎膜早破保守治疗患者,减少活动,预防脐带脱垂。

9. 体位的护理

（1）产妇多有压迫症状，活动不便，且增大子宫影响下腔静脉回流，下肢轻度水肿。因此，妊娠后期卧床时采取左侧卧位，下肢抬高能够减轻下肢水肿，保证胎盘正常血供。

（2）增大的子宫使胸腔位置相应减少，产妇多有轻度呼吸费力体征，坐位时建议采取半卧位，增加舒适感。

（3）伴有呼吸费力者必要时给予吸氧。

10. 皮肤的护理 产妇羊水过多腹壁皮肤紧绷发亮，注意局部皮肤的保护，选择合适的衣着，避免过度束缚腹壁。

（刘彤 王阳）

参考文献

1. 谢幸，苟文丽.妇产科学.第8版.北京：人民卫生出版社，2013.
2. 沈铿，马丁.妇产科学.第3版.北京：人民卫生出版社，2015.

第五节 羊水过少

（一）流程化管理清单

1. 羊水过少诊疗流程

病史重点采集信息		
	□ 停经*	□ 月经周期是否规律
		□ 停经时间
	□ 系统彩超*	□ 胎儿泌尿系统异常
		□ 是否存在胎儿生长受限
□ 现病史	□ 孕期情况	□ 有无发热及感染
		□ 孕期血糖是否正常
		□ 孕期血压是否升高
		□ 阴道流液情况
		□ 孕期是否有呕吐腹泻失血
	□ 自觉症状	□ 胎动如何
		□ 胎动时腹部是否疼痛明显
□ 既往史*	□ 高血压病史	□ __年，孕期用药控制
	□ 甲状腺功能减低病史*	□ __年，孕期用药控制
	□ 药物接触史	□ 长期接触药物__

病史重点采集信息		
□ 孕产史*	□ 孕次__次	
	□ 产次__次	
	□ 既往分娩方式：□ 阴式分娩__次 □ 剖宫产__次	

体格检查重点采集信息		
□ 生命体征*	□ 体温	
	□ 脉搏	
	□ 血压	
	□ 呼吸	
□ 产科检查*	□ 宫高	
	□ 腹围	
	□ 胎心率	
	□ 腹部可明显触及胎儿肢体，子宫紧裹胎儿感	
□ 消毒内诊	□ 前羊膜囊是否明显	

辅助检查重点项目		
□ 实验室检查	□ 血常规+血型*	
	□ 凝血五项*	
	□ 甲功系列	
	□ CRP及降钙素原	
	□ 染色体检查	
	□ 尿常规	
	□ 血清学检查：□ 肝炎 □ 梅毒 □ 艾滋病	
□ 超声*	□ 羊水最大暗区垂直深度	
	□ 羊水指数	
	□ 胎儿畸形及发育异常	
	□ 胎盘脐带情况	

治疗方案		
□ 门诊随诊	□ 上级医院超声会诊	
	□ 动态超声监测	
	□ 血流监测	
	□ 介入性产前诊断	
	□ 遗传咨询	
□ 住院	□ 引产	
	□ 期待治疗，胎儿缺氧表现，羊水持续减少考虑终止妊娠	
	□ 羊膜腔灌注	
	□ 适时终止妊娠	

注：*为重点项目

2. 羊水过少护理流程

护理流程	描述要点
□ 产科检查	□ 宫高
	□ 腹围
	□ 腹部可否明显触及胎儿肢体
□ 采血	□ 遵医嘱
□ 门诊随诊	□ 产妇自觉症状
□ 入院准备	□ 备血＋完善相关检查
□ 健康教育	□ 病区环境
	□ 羊水少的知识宣教
	□ 负责医护人员
	□ 安全评估及告知
□ 专科护理	□ 活动
	□ 饮食护理
	□ 体位护理
	□ 胎心、胎动、产兆的观察与护理
□ 出院指导	□ 复查时间
	□ 自我护理方法
	□ 办理出院相关流程

（二）诊断要点

1. 病史要点

（1）母体因素

1）停经史不明确或者月经不规律都可以导致孕周计算错误，实际为过期妊娠的胎儿可能羊水减少。

2）孕妇脱水、血容量不足：孕妇呕吐、腹泻、失血时均可使血浆渗透压增高，使胎儿血浆渗透压相应增高，尿液形成减少。

3）孕妇甲状腺功能减退。

4）药物接触史：前列腺素合成酶抑制剂等药物长期服用具有抗利尿的作用，引起羊水过少。

5）胎动减少，慢性胎儿宫内缺氧所致，胎儿血流重新分布，为保障胎儿脑和心脏血供，肾血流量降低，胎儿尿液生成减少，羊水减少。

（2）胎儿因素

1）包括胎儿结构畸形、染色体或遗传基因异常等。

2）胎儿结构畸形最常见，其中以胎儿泌尿系统畸形最常见。

3）胎儿生长受限。

（3）羊膜因素

1）炎症及宫内感染能改变羊膜腔的通透性，使羊水减少。

2）胎膜破裂导致的羊水外漏，当流出速度大于生成速度时羊水总量减少。

（4）胎盘因素：妊娠期高血压疾病使胎盘血流减少，或者引起胎盘功能下降，导致羊水减少。

2. 症状

（1）体温升高：有感染及炎症时，个别孕妇有体温升高的症状。

（2）羊水缓冲作用减弱，胎动时腹部疼痛感明显。

3. 体格检查要点

（1）腹部检查及产科检查

1）腹部可明显触及胎儿肢体，子宫紧裹胎儿感。

2）轻微刺激子宫即引起宫缩。

3）宫高、腹围较同期孕周小。

（2）消毒内诊检查：前羊膜囊不明显，胎膜紧贴胎儿先露部，人工破膜时羊水流出极少。

4. 辅助检查要点

（1）CRP及降钙素原：当孕妇发生胎膜早破或者可疑胎膜早破时，可监测此两项指标作为反映炎症及感染的客观指标，CRP>8mg/L，降钙素原>0.05ng/ml，考虑存在炎症改变。

（2）甲功系列：筛查是否存在孕妇甲功异常。

（3）染色体检查：超声确诊胎儿有结构异常或畸形时，建议完善羊膜腔或者脐带血穿刺，培养羊水或脐带血的细胞进行染色体检查。

（4）超声检查

1）孕期超声，尤其是系统彩超，用以发现胎儿的发育情况。

2）羊水最大暗区垂直深度≤2cm，诊断为羊水过少。

3）羊水指数≤5cm，诊断为羊水过少。

（三）治疗要点

1. 终止妊娠

（1）羊水过少合并胎儿畸形：一旦确诊有明显致死致残的胎儿畸形，染色体异常，应及时终止妊娠。

（2）羊水过少合并正常胎儿：胎儿已成熟、胎盘功能严重不良者，胎儿窘迫者，应终止妊娠，估计短时间内不能经阴道分娩者，应行剖宫产终止妊娠；对胎儿储备能力尚好,宫颈成熟者,可在密切监护下行引产,产程中密切连续监测胎心变化,观察羊水性状。

2. 补充羊水期待治疗 对胎肺不成熟,无明显胎儿畸形者,可行羊膜腔输液补充羊水,尽量延长孕周。

经腹羊膜腔输液:常在中期妊娠羊水过少时采用。主要有两个目的:帮助诊断,输入少量生理盐水后使B超清晰度大大提高,有利于胎儿畸形的诊断;预防胎肺发育不良。具体方法:常规消毒腹部皮肤,在B超引导下避开胎盘行羊膜腔穿刺,以 10ml/min 的速度输入 37℃的 0.9% 氯化钠液 200ml 左右,若未发现明显胎儿畸形,应用宫缩抑制剂预防流产或者早产。

(四) 护理要点

1. 健康教育 羊水过少孕妇表现为腹部子宫紧裹胎儿感,胎动时感腹痛,胎动减少等症状。产妇心理多对胎儿健康过为担心,并对生产方式产生疑虑。临床中家属多担心产妇及胎儿的预后。因此,在临床工作中,将要对以上问题进行详细护理、宣教。

2. 专科护理

(1) 观察胎心胎动的护理:指导产妇认真计数胎动,每天 12 小时胎动不少于 10 次,住院期间每天听胎心 6~7 次。如患者自述胎动异常给予行胎心监测。

(2) 无妊娠合并症者指导每天饮水 2L 以上,并集中饮用。

因羊水过少,胎动时孕妇腹部疼痛明显,可给予局部承托作用的外衣,减少下坠感刺激。

(刘彤 王阳)

参考文献

1. 谢幸,苟文丽.妇产科学.第 8 版.北京:人民卫生出版社,2013.
2. 沈铿,马丁.妇产科学.第 3 版.北京:人民卫生出版社,2015.

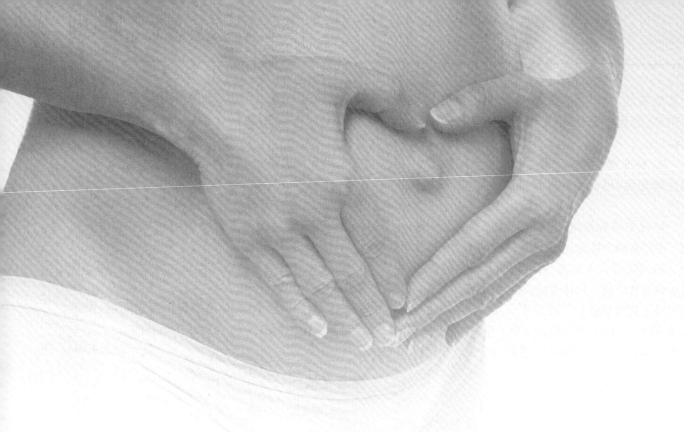

第十五章

产科重症管理

概述

　　产科重症患者通常是指各种原因所致孕产妇在疾病发展过程中合并休克和(或)多脏器功能不全,需要进入 ICU 进行密切监护与脏器支持治疗,以保证该类患者能够度过疾病的危险期,降低死亡率;产科重症患者的疾病可涉及呼吸、循环、消化、泌尿、血液、神经及内分泌等全身各系统,常见疾病包括产后大出血、失血性休克、羊水栓塞、妊娠期高血压疾病、妊娠合并心脏病、围产期心肌病、急性脂肪肝、妊娠合并重症胰腺炎、重症感染、感染性休克等疾病,该类患者应该由 ICU 医师和产科医师互相配合,共同管理。

　　本章将就常见的产科重症母体疾病进行详细讲解。

鉴别诊断流程图（图 15-1）

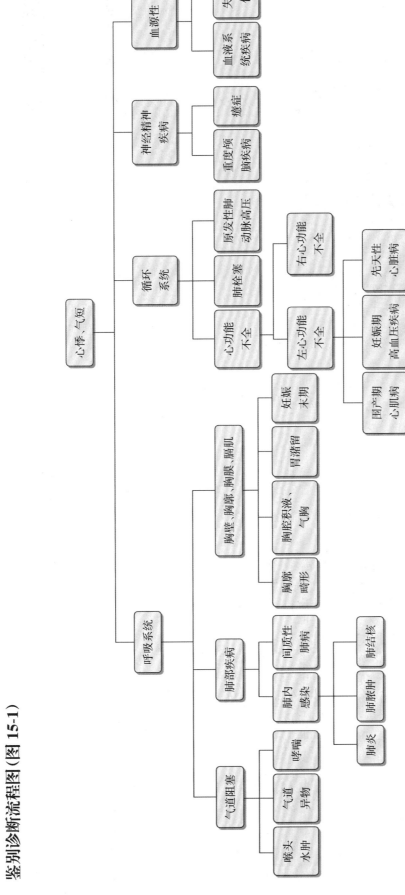

图 15-1 产科重症鉴别诊断流程图

第一节　失血性休克疾病管理

(一)流程化管理清单

1. 失血性休克住院诊疗流程

病史重点采集信息		
病史	□	现病史:分娩过程中及产后阴道流血情况、切口出血情况,引流情况包括血流量、颜色。子宫状况、胎盘及产道状况。有无头晕、心慌及腹腔内出血情况
	□	既往史:是否有肝炎、肝功能异常、有无血液疾病及凝血功能异常

体格检查重点采集信息		
体格检查	□ 生命体征	□ 血压
		□ 心率
		□ 呼吸
		□ 血氧饱和度
		□ 尿量
		□ 神志状态
	□ 常规体检	□ 评估出血量
	□ 产科专科检查—宫底高度 阴道流血量 腹部情况	

辅助检查重点项目		
辅助检查	□ 实验室检查	□ 血常规 + 血型
		□ 凝血五项
		□ 血乳酸
		□ 血栓弹力图
		□ 血清生化,肝肾功,离子,蛋白,CK, CKMB 等
	□ 血气分析	□ pH 值
		□ 碱缺失
	□ 影像学检查	□ 腹部及盆腔超声
		□ 腹部 CT

治疗方案		
治疗	□ 一般措施,如保持气道通畅、吸氧、休克体位、保暖等	
	□ 明确出血部位	
	□ 采取手术或介入等方式针对病因止血治疗	
	□ 液体复苏	□ 留置有效静脉通路
		□ 晶体液、胶体
		□ 白蛋白
	□ 血管活性药	
	□ 输血治疗	□ 浓缩红细胞
		□ 新鲜冰冻血浆
		□ 血小板
		□ 冷沉淀
	□ 纠正酸中毒	

2. 失血性休克诊疗流程(图 15-2)

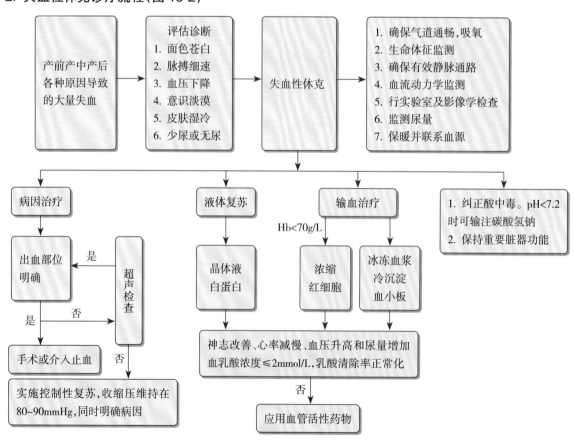

图 15-2　失血性休克诊疗流程图

3. 失血性休克住院护理流程

护理流程	描述要点
□ 告知与签字	□ 病情评估及告知
	□ 用药的作用和注意事项
	□ 化验检查意义及注意事项
	□ 负责医护人员
	□ ICU 住院护理相关告知
□ 协助医师	□ 复习病史
	□ 体格检查
	□ 吸氧或建立人工气道、机械通气
	□ 建立 2~4 组静脉通路
	□ 快速补液
	□ 血管活性药物精准泵入
	□ 采血及备血、输血
	□ 留置尿管
	□ 手术前准备
	□ 保暖
□ 监测	□ 神志
	□ 生命体征
	□ 血氧
	□ 尿量
	□ 血流动力学监测
	□ 皮肤温度与色泽
□ 观察出血和其他症状	□ 观察阴道流血量、性状、颜色
	□ 观察有无腹痛及其他症状
	□ 观察其他部位有无出血征象
	□ 观察并测量腹围
□ 采血	□ 遵医嘱
□ 协助检查	□ 床旁超声检查
	□ 床旁 X 线检查
	□ CT 检查
□ 专科护理	□ 人工气道护理
	□ 呼吸机相关护理
	□ 静脉输液通路与用药护理
	□ 排尿观察与尿管护理
	□ 预防下肢深静脉血栓
	□ 饮食护理(肠内营养的管理)
	□ 一般专项护理(口腔、会阴、皮肤、头发等)

护理流程	描述要点
□ 心理护理及生活护理	□ 心理状况评估及护理
	□ 一般生活护理
□ 家属沟通与教育	□ 与患者沟通方法与技巧的告知
	□ 探视相关注意事项
	□ 费用告知与提醒
	□ 与疾病相关教育

(二) 失血性休克诊断要点

1. 定义 失血性休克是指短时间内大量失血引起的有效循环血量与心排血量减少、组织灌注不足、细胞代谢紊乱和功能受损的病理生理过程。按休克的血流动力学分类属于低血容量性休克。

2. 常见病因 产科出血,特别是产后出血是我国目前孕产妇死亡的首位原因。产科出血包括产前出血、产时出血及产后出血三种情况。产前出血常见的病因有流产、异位妊娠、滋养叶细胞疾病、阴道宫颈病变、生殖道创伤、前置胎盘及胎盘早剥等。产时出血常见病因有子宫破裂、严重产道裂伤、子宫内翻、胎盘植入、手术助产等。产后出血常见病因有子宫收缩乏力、产道损伤、胎盘因素和凝血功能障碍等。绝大多数产科出血所导致的孕产妇死亡是可避免或创造条件可避免的,其关键在于早期诊断和正确处理。

3. 早期诊断

(1) 失血量的测量和评估:失血性休克的发生与否及其程度,取决于机体血容量丢失的量和速度。成人平均估计血容量占体重的 7%。急性大量失血可以定义为 24 小时内失血超过患者的估计血容量或 3 小时内失血量达到估计血容量的 1/2,急性大量失血会导致失血性休克(表 15-1)。

(2) 常用的早期诊断要点

1) 病因和病史:包括可能导致出血的疾病情况。

2) 精神状态改变。

3) 皮肤湿冷。

4) 收缩压下降(低于 90mmHg 或较基础血压下降超过 40mmHg)或脉压减少(低于 20mmHg)。

5) 尿量低于 0.5ml/(kg·h),心率超过 100 次/分。

6) 中心静脉压低于 5mmHg 或肺动脉楔压低于 8mmHg。

7) 血乳酸和碱缺失。血乳酸持续升高和严重

表 15-1 失血的分级(以体重 70kg 为例)

分级	失血量(ml)	失血量占血容量的比例(%)	心率(次/分)	血压	呼吸频率(次/分)	尿量(ml/h)	神经系统症状
I	<750	<15	≤100	正常	14~20	>30	轻度烦躁
II	750~1500	15~30	>100	下降	20~30	20~30	中度烦躁
III	>1500~2000	30~40	>110	下降	30~40	5~20	神志淡漠
IV	>2000	>40	>130	下降	>40	无尿	昏睡

碱缺失在失血性休克的监测和预后判断中具有重要意义。

4. 失血性休克的临床监测

(1) 一般临床监测

1) 皮温与色泽、心率、血压、尿量和精神状态等。

2) 皮温下降、皮肤苍白、皮下静脉塌陷的严重程度取决于休克的严重程度。

3) 心率加快通常是休克的早期诊断指标之一。

4) 呼吸频率改变是休克严重的标志。

5) 血压的变化需要严密地动态监测,维持平均动脉压(MAP)在 60~80mmHg。

6) 尿量是反映肾灌注较好的指标,当尿量低于 0.5ml/(kg·h)时,应继续进行液体复苏。

7) 当中心体温 <34℃时,可导致严重的凝血功能障碍。

(2) 有创血流动力学监测

1) 出血性休克的患者需要严密的血流动力学监测并动态观察其变化。

2) 平均动脉压(MAP)监测:持续低血压状态时,无创动脉测压难以准确反映实际大动脉压力,而有创测压(IBP)较为可靠,可保证连续观察血压和即时变化。另外 IBP 还可以提供动脉采血,有条件建议使用。

3) 中心静脉压(CVP)监测:是最常用的、易于获得的监测指标,用于监测前负荷容量状态和指导补液,有助于了解机体对液体复苏的反应性,及时调整补液方案。

4) 如有条件亦可行心输出量、每搏输出量、每搏量变异率及血管外肺水等监测。

(3) 实验室监测

1) 血常规监测:动态观察红细胞计数、血红蛋白(Hb)及血细胞比容(Hct)的数值变化。

2) 凝血功能监测:常规凝血功能监测包括血小板计数、凝血酶原时间、活化部分凝血活酶时间、国际标准化比值、D - 二聚体和血栓弹力图等。特别是血栓弹力图(TEG),是对血液凝固以及纤溶过程的动态监测,能够完整表达凝血过程中各部分之间的作用及相互联系,应常规监测。

3) 动脉血气分析:动态观察酸碱变化,持续动态的动脉血乳酸以及乳酸清除率监测对休克的早期诊断、判定组织缺氧情况、指导液体复苏及预后评估具有重要意义。当休克导致组织供血不足时碱缺失下降,提示乳酸血症的存在,碱缺失与动脉血乳酸结合是判断休克组织灌注较好的方法。

4) 电解质和肝肾功能监测。

5) 一般检测间隔时间应为 3~6 小时,如病情不稳定,间隔时间应更短。

(三) 治疗要点

1. 病因治疗

(1) 休克所导致的组织器官损害的程度与容量丢失量和休克持续时间直接相关。如果休克持续存在、组织缺氧不能缓解,休克的病理生理状态将进一步加重。所以,尽快纠正病因并止血是治疗失血性休克的基本措施。

(2) 对于出血部位明确,存在活动性失血的休克患者应早期进行手术或者介入止血。

(3) 对于存在失血性休克又无法确定出血部位的患者,需要选择有效及快速的评估,包括超声、CT 等影像学检查,必要时可采用侵入性检查甚至手术探查。

2. 液体复苏 液体复苏是另一项至关重要的治疗措施,及时有效的液体复苏可以改善组织灌注,纠正血流动力学紊乱,改善预后,失血性休克进行液体复苏刻不容缓。

(1) 液体复苏时液体的选择

1) 晶体液:液体复苏治疗常用的晶体液为生理盐水和乳酸林格液。在一般情况下,输注晶体液后会进行血管内外再分布,约有 25% 存留在血管内,而其余 75% 则分布于血管外间隙。因此,低血容量休克时若以大量晶体液进行复苏,可以引起血浆蛋白的稀释以及胶体渗透压的下降,同时出现组织水肿,生理盐水的特点是等渗但含氯,大量输注可引起高氯性代谢性酸中毒。乳酸林格液的特点在于电解质组成接近生理,含有少量的乳酸。大量输注乳酸林格液应该考虑到其对血乳酸水平的影响。

2) 胶体液:主要包括人工胶体和天然胶体。目前临床应用的人工胶体主要包括明胶和右旋糖酐。羟乙基淀粉目前不被推荐使用于休克的液体复苏。

3) 天然胶体主要指白蛋白,人血白蛋白制剂有4%、5%、10%、20%和25%几种浓度。作为天然胶体,白蛋白构成正常血浆中维持容量与胶体渗透压的主要成分,因此在容量复苏过程中常被选择用于液体复苏,但白蛋白价格昂贵,并有传播血源性疾病的潜在风险。

(2) 复苏液体的输注途径:失血性休克时进行液体复苏刻不容缓,输液的速度应快到足以迅速补充丢失液体,以改善组织灌注。因此,在紧急容量复苏时必须迅速建立有效的静脉通路。可尽早留置中心静脉导管。

3. 血管活性药物 在积极进行容量复苏状况下,对于存在持续性低血压的失血性休克患者,可选择使用血管活性药物。

(1) 去甲肾上腺素:主要效应是增加外周阻力来提高血压,同时也不同程度地收缩冠状动脉,有可能加重心肌缺血。

(2) 多巴胺:主要作用于血管多巴胺受体、心脏 β 受体和血管 α 受体。给予 $1\sim3\mu g/(kg\cdot min)$ 时主要作用于脑、肾和肠系膜血管,使血管扩张,增加尿量;给予 $2\sim10\mu g/(kg\cdot min)$ 时主要作用于 β 受体,通过增强心肌收缩能力而增加心输出量,同时也增加心肌氧耗;$>10\mu g/(kg\cdot min)$ 时以血管 α 受体兴奋为主,收缩血管。因此,应用多巴胺时需注意剂量效应与不同器官的作用。

(3) 多巴酚丁胺:巴酚丁胺作为 β_1、β_2 受体激动剂可使心肌收缩力增强,同时产生血管扩张和减少后负荷。

4. 输血治疗 失血性休克时,丧失的主要是血液。但是,在补充血液、容量的同时,并非需要全部补充血细胞成分,也应考虑到凝血因子,血小板及纤维蛋白原的补充。

(1) 红细胞:血红蛋白降至 70g/L 时应考虑输血,对于有活动性出血的患者、老年人以及有心肌梗死风险者,血红蛋白应保持在较高水平。无活动性出血的患者每输注 1U(200ml 全血)的红细胞,其血红蛋白升高约 10g/L,血细胞比容升高约 3%。

(2) 新鲜冰冻血浆:大量失血时应注意凝血因子的补充。新鲜冰冻血浆含有纤维蛋白原与其他凝血因子。

(3) 血小板:血小板计数低于 $50\times10^9/L$,或确定血小板功能低下伴有出血倾向时,可考虑输注血小板。

(4) 冷沉淀:对大量输血后并发凝血异常的患者及时输注冷沉淀可提高血循环中凝血因子及纤维蛋白原等凝血物质的含量,缩短凝血时间、纠正凝血异常。联合输注血小板和冷沉淀可显著改善止血效果。

(5) 纤维蛋白原:为凝血过程中的 I 因子,大量失血可能造成纤维蛋白原快速缺乏,如纤维蛋白原含量较低可补充纤维蛋白原。

5. 纠正酸中毒 对于失血性休克患者还需及时纠正离子紊乱和酸碱失衡,维持内环境相对稳态。代谢性酸中毒可能引起严重的低血压、心律失常和死亡。但处理酸中毒过程中应着眼于病因处理、容量复苏等干预治疗,在组织灌注恢复过程中酸中毒状态可逐步纠正。过度的血液碱化使氧解离曲线左移,不利于组织供氧,碳酸氢盐的治疗只用于紧急情况或 pH 低于 7.20 时。

6. 保持体温 顽固性低体温、严重酸中毒、凝血障碍被称为死亡三联症,在整个抢救过程中均需时刻关注。失血性休克合并低体温是一种疾病严重的临床征象。对于低体温的患者应及时复温,维持体温正常。

7. 复苏终点及预后评估

(1) 临床指标:常见的指标包括神志改善、心率减慢、血压升高和尿量增加等。这些指标对于指导休克治疗有一定的临床意义,但是不能作为复苏的终点目标。

(2) 血乳酸及乳酸清除率:乳酸的水平、持续时间与低血容量休克患者的预后密切相关,持续高水平的血乳酸(>4mmol/L)预示患者的预后不佳。血乳酸清除率比单纯的血乳酸值能更好地反映患者的预后。应以达到血乳酸浓度正常(≤2mmol/L)为标准,以乳酸清除率正常化作为复苏终点。

8. 未控制出血的失血性休克的复苏 未控制出血的失血性休克是低血容量休克的一种特殊类型。对此类休克患者,早期应采用控制性复苏,收缩压维持在 80~90mmHg,以保证重要脏器的基本灌注,并尽快止血;出血控制后再进行积极容量复苏。

对于失血性休克,传统观念和临床措施是努力尽早、尽快地充分进行液体复苏,恢复有效血容量,使血压恢复至正常水平,以保证器官和组织的灌注,阻止休克的进一步进展,这被称为充分液体复苏或积极液体复苏。而后根据动物实验和临床观察结果,提出了限制性液体复苏的概念。认为在有活动性出血的情况下:①开放的血管口的出血量与主动脉根部和此部位的压力差明显相关;②在血压恢复后,小血管内已形成的栓塞被冲掉,使已停止的出血重新开始;③随着血压的回升,保护性血管痉挛解除,使血管扩张;④输入的液体降低了血液的黏稠度,增加了出血量。在随后的二十几年中,人们进行大量的动物实验和临床实验,对这两种复苏方法进行了比较,发现限制性液体复苏确实降低了死亡率,减少了并发症,但是关于限制性液体复苏的具体实施仍然存在着争议,比如限制性液体复苏时血压维持在多少尚无一致性结论。失血性休克是一个复杂的病理变化过程,患者基础状况不同,输液量、输液速度以及低血压控制时间的选择就应不同。因此,在具体的工作中,仍需根据患者基础状态、出血速度的快慢、采取手术治疗的时机等决定患者液体复苏的输液量、液体种类等,以保证患者心、脑、肾等重要器官的灌注。

(四) 护理要点

1. 心理护理 产妇入住 ICU 后,因为取消陪护,患者没有家属陪伴,往往因为对环境的不熟悉、对自己病情的不了解、对孩子的思念和对未来的担心等而出现情绪不稳定、焦躁不安、嚎啕大哭、不配合治疗等问题。特别是 ICU 病房各种仪器的报警声音及其他噪音引起的睡眠剥夺及恐惧,可使产妇出现焦虑、抑郁甚至是绝望的情绪。因紧张和焦虑会导致体内儿茶酚胺分泌增加,诱发继发性的子宫收缩乏力,从而增加产后出血的发生率及加重出血[8]。护理人员应耐心细致地观察产妇的心理变化,主动适当告知产妇病情,并做好关心和关爱,教会产妇一些放松的方法,使其增加安全感。对心理问题及时给予指导与帮助,创造安静、温馨、舒适的环境,让产妇有一个良好的休养环境。尽量满足产妇的合理需求,避免不良刺激。护理人员应告知孩子及家庭成员的相关信息,取得产妇家属的配合与支持,让产妇有信心战胜疾病,尽快回到孩子身边。

2. 健康教育 做好饮食护理与教育,应给予产妇高热量、高维生素、高蛋白、含铁丰富、易于消化的食物,如瘦肉、鸡蛋、绿叶蔬菜、蔬果等,少量多餐,以补充营养,纠正贫血,增强抵抗力。对病情较重、留置人工气道、无法经口进食的患者,应遵医嘱留置鼻胃管给予管饲饮食,以保证充足的营养供应。应向产妇及家属讲清楚肠内营养的目的和意义,取得配合。指导并协助产妇做好乳房、会阴护理,鼓励母乳喂养,做到早接触,早吸吮,从而反射性地刺激子宫收缩,减少阴道出血量。

3. 专科护理

(1) 监测护理

1) 产后 2 小时是最易发生产后出血的时期,要密切观察阴道流血情况,是否凝固,流血速度及量,给予心电监护,及早发现早期休克的症状,比如心率加快,血压下降,面色苍白等,若出血超过 200ml 时,立即报告医师。一旦发生休克后,观察产妇血压、脉搏、体温、呼吸、神志、尿量、四肢末梢循环,及时排空膀胱,以免膀胱过度膨胀影响子宫收缩。准确计算出入水量及出血量,可通过称重法、面积法、容积法三种方法进行测算:

称重法:分娩后敷料重量(湿重)- 分娩前敷料重量(干重)= 失血量(1.05g=1ml)。

容积法:用专用产后出血接血器皿收集血液后用量杯量取血液。

面积法:血湿面积按 10cm × 10cm=10ml,即 1cm² 为 1ml 计算失血量。

2) 观察会阴伤口情况,观察子宫复旧及恶露情况,观察子宫底高度及软硬度,每天按摩子宫促进恶露排出,做好会阴护理及生活护理,保持皮肤清洁干燥,预防压疮的发生。

(2) 乳房护理:产后乳房的清洁及护理十分重要,应每天清洁乳房,防止感染。产妇的卧位最好以仰卧为主,尽量不要长期朝一个方向侧卧,以防止挤压乳房,造成乳腺管堵塞或乳腺炎。如产妇开始分泌乳汁,应协助每 3~5 小时抽吸乳汁一次,确保产妇乳汁分泌充足,满足新生儿的需求。如果因为产妇用药造成无法哺喂新生儿的情况,可先将母乳吸出,待所用药物作用消失后再实施母乳喂养。如确因产妇病情原因(或其他原因)无法哺乳,可遵医嘱回奶,护理上注意观察乳房胀满的程度与疼痛反应,保持乳房清洁,避免发生乳腺炎。

4. 基础护理

(1) 口腔护理:护理上应每天协助产妇进行口腔清洁,防止发生口腔炎。对意识不清、禁食水或留置人工气道的患者,应每 4~6 小时进行口腔护理一次,以减少口腔部细菌繁殖,去除异味,保持口腔湿润,改善口腔卫生状况,降低口腔感染和呼吸机相关肺炎(VAP)的发生率。

(2) 会阴护理:产妇的会阴部位存在侧切伤口或产伤,容易发生感染,因而应保持外阴清洁,及时更换消毒垫巾,每天会阴护理 2~4 次,观察外阴伤口愈合情况有无红肿硬结等,有问题及时通知医师处理。

(3) 尿管护理:产妇留置尿管者,应保持尿液引流系统的密闭性,避免发生感染。产妇会阴部恶露是细菌良好的培养基,护理上应每天进行尿管护理,注意无菌操作。留置尿液标本时应采取消毒后注射器抽吸法,避免断开尿管造成感染。应每天评估尿管留置的必要性,尽早拔除尿管。

(4) 皮肤护理及头发护理。

5. 用药护理

(1) 大量快速输血时,严密观察产妇有无输血反应发生。

(2) 宫缩剂的使用:可在按摩子宫的同时使用宫缩剂,肌注或者缓慢静脉推注缩宫素 10U,然后将缩宫素 20U 加入 0.9% NS 46ml 中以 2ml/h 静脉泵入。

(3) 合理使用抗生素,防治感染的发生。

6. 急救护理

(1) 对失血性休克的患者,应快速建立 2~4 条静脉通路,抽取化验送检,备血、输血补液,行中心静脉穿刺留置双腔导管以监测中心静脉压,并通过该通路快速补液。迅速补充血容量纠正休克的同时,注意中心静脉压及产妇的自觉症状,防止输液过多过快引起急性循环负荷过重反应。对于失血过多但还未出现休克征象者,应及早地补充血容量。对于已经出现休克征象者,应立即抽取血常规送检,并按输血规范的要求给予补液、备血、输血治疗,必要时给予血管活性药物如去甲肾上腺素等治疗。

(2) 保持呼吸道通畅,给予鼻导管或面罩吸氧,以增加血氧含量。吸氧过程中严密观察吸氧效果,如口唇、甲床发绀有无好转,如合并呼吸衰竭应遵医嘱给予留置人工气道行呼吸机辅助通气(见本章第三节机械通气护理)。

(3) 休克时采取平卧位或中凹卧位,有利于下肢静脉回流增加心排血量,盖棉被注意保暖。在对症处理和抗休克的同时,协助医师积极寻找出血原因,迅速止血。对于收缩乏力引起的出血,应加强宫缩,可按摩子宫同时给予宫缩剂。对于凝血障碍者,应遵医嘱对原发病采取相应措施。经积极治疗仍无

法控制出血者,必要时行手术治疗,做术前准备。

(吉凯强　臧彬　于晓江)

参考文献

1. 中华医学会重症医学分会. 低血容量休克复苏指南. 中国危重病急救医学,2008,20(3):129-134.
2. 蔡建强,陈凛. 失血性休克液体治疗推荐方案. 中国实用外科杂志,2011,31(7):628-630.
3. 吴健锋,管向东,陈娟,等. 早期乳酸清除率评估与失血性低血容量休克预后的研究. 中华普通外科学文献(电子版),2010,4(4):332-335.
4. 管向东,刘紫锰. 低血容量休克复苏临床评估. 中国实用外科杂志,2007,27(8):597-599.
5. 邱海波. ICU 主治医师手册. 南京:江苏科学技术出版社,2013:25-83.
6. 中华医学会妇产科学分会产科学组. 产后出血预防与处理指南. 中华妇产科杂志,2014,49(9):641-646.

第二节　心脏疾病管理

妊娠合并心脏病

(一) 流程化管理清单

1. 妊娠合并心脏病流程

病史重点采集信息			
	□ 心悸气短	□ 是	□ 否
		□ 诱因	□ 持续时间
	□ 劳力性呼吸困难、夜间憋醒、端坐呼吸	□ 是	□ 否
		□ 是	□ 否
	□ 晕厥	□ 晕厥发生持续时间伴随表现	
□ 现病史	□ 发绀	□ 是	□ 否
	□ 咳嗽、咳粉红色泡沫样痰	□ 是	□ 否
		□ 是	□ 否
	□ 咯血	□ 咯血的颜色、量	
		□ 是	□ 否
	□ 水肿	□ 水肿先发的部位	
	□ 胸闷,胸痛	□ 是	□ 否
	□ 乏力及运动耐力下降	□ 是	□ 否

病史重点采集信息

☐ 既往史	☐ 既往是否有心脏病和高血压及其他病史	☐ 是	☐ 否
	☐ 小时候是否有心悸、气短、乏力及发绀等	☐ 是	☐ 否
	☐ 出现症状是否与妊娠与相关	☐ 是	☐ 否
	☐ 高血压是否与妊娠相关	☐ 是	☐ 否

体格检查重点采集信息

☐ 生命体征*	☐ 血压		
	☐ 脉搏		
	☐ 呼吸		
	☐ 血氧饱和度		
☐ 常规体检	☐ 基本查体	☐ 口唇发绀	☐ 突眼
		☐ 二尖瓣面容	☐ 颈静脉怒张
		☐ 甲状腺肿大	
	☐ 肺部查体	☐ 无干湿啰音	☐ 有干湿啰音
	☐ 心脏查体	☐ 心前区隆起	☐ 触诊有无震颤
		☐ 叩诊心脏扩大	
		☐ 听诊心音低钝、亢进及分裂,第三心音和奔马律、换瓣音	
		☐ 各瓣膜听诊区是否存在心脏杂音	
	☐ 腹部检查*	☐ 肝-颈静脉回流征阳性	
		☐ 肝大	
		☐ 腹水	
	☐ 四肢检查	☐ 杵状指(趾)	☐ 下肢水肿

辅助检查重点项目

☐ 实验室检查	☐ 血常规+血型*,尿常规、便常规	
	☐ 肝、肾功能,血气分析,血清离子	
	☐ 心肌酶学、肌钙蛋白	
	☐ 脑钠肽	
	☐ 内分泌功能:甲状腺功能,皮质醇,血糖,肾素、血管紧张素、醛固酮	
☐ 心电图	☐ 心电图和24h动态心电图	有无心脏扩大及心律失常
	☐ 超声心动图	了解心脏结构及功能,明确诊断

辅助检查重点项目

☐ 影像学检查	☐ 胸部X线(必要时)	了解心脏结构、除外肺部疾病
	☐ 胸部CT(必要时)	了解心脏结构、除外肺部疾病
	☐ 非增强的MRI(必要时)	了解心脏结构、除外肺部疾病

治疗方案

☐ 治疗	☐ 动态监测血压、血氧、心电图
	☐ 心脏功能评估
	☐ 去除引起心衰的诱因
	☐ 心衰常规治疗
	☐ 脏器支持治疗

2. 妊娠合并心脏疾病住院护理流程

护理流程	描述要点
☐ 告知与签字	☐ 病情评估及告知
	☐ 用药的作用和注意事项
	☐ 化验检查意义及注意事项
	☐ 负责医护人员
	☐ ICU住院护理相关告知
	☐ 其他
☐ 协助医师	☐ 复习病史
	☐ 体格检查
	☐ 吸氧或建立人工气道、机械通气
	☐ 建立1~2组静脉通路(注意输液速度)
	☐ 血流动力学监测
	☐ 心脏相关药物及镇痛药物精准泵入
	☐ 采血送化验
☐ 生命体征监测	☐ 神志
	☐ 心律及心率
	☐ 血压
	☐ 血氧饱和度
	☐ 尿量
	☐ 体温
	☐ 皮肤黏膜色泽有无发绀、水肿、胸痛
	☐ 咳痰颜色、性状及量
	☐ 血流动力学监测(必要时)
☐ 观察出血和其他症状	☐ 观察阴道流血量、性状、颜色
	☐ 观察有无腹痛及其他症状
	☐ 观察其他部位有无出血征象
	☐ 观察胎心、胎动并测量腹围(未结束妊娠者)

护理流程	描述要点
采血	□ 血常规＋血型
	□ 凝血五项
	□ DIC
	□ 肝、肾功能
	□ 各种离子钾、钠、氯
	□ 心肌酶谱
	□ 血糖
	□ 血气分析
	□ 血清肌钙蛋白
□ 协助检查	□ 床旁超声检查
	□ 床旁 X 线检查
□ 专科护理	□ 吸氧
	□ 血流动力学监测与护理
	□ 静脉输液通路与用药护理
	□ 排尿观察与尿管护理
	□ 预防下肢深静脉血栓
	□ 饮食护理
	□ 一般专项护理(口腔、会阴、皮肤、头发等)
	□ 半卧位(床头抬高 40°)或端坐位
□ 心理护理及生活护理	□ 心理状况评估及护理
	□ 一般生活护理
	□ 其他
□ 家属沟通与教育	□ 与患者沟通方法与技巧的告知
	□ 探视相关注意事项
	□ 费用告知与提醒
	□ 与疾病相关教育

(二) 妊娠合并心脏病诊治流程及诊断要点

1. 病史要点

(1) 现病史

1) 询问心悸、气短的诱因、持续时间,是否有劳累性呼吸困难、夜间憋醒、端坐呼吸,提示是否存在左心功能不全;当然,各种心律失常也可以有心悸、气短。

2) 发绀提示是否存在右向左分流心脏病。

3) 晕厥常提示脑供血不足,同时需要与脑血管疾病鉴别。

4) 咳嗽、咳粉红色泡沫样痰常提示有急性左心功能不全,咯血需要与肺部疾病鉴别。

5) 水肿时,上行性水肿应考虑右心功能不全,下行性水肿多为肾源性水肿,腹胀、腹水需与肝脏疾病鉴别。

6) 胸闷、胸痛能见于各种心脏病患者,一般来说,孕产妇患冠心病的可能性很小。同时胸闷、胸痛需要与肺部疾病鉴别。

7) 乏力及运动耐力下降可能提示心脏功能欠佳。

(2) 患者出现症状与妊娠的关系

1) 询问患者是否小时候就有心悸、气短、乏力及发绀等症状以除外先天性心脏病。

2) 询问患者出现症状是否与妊娠相关。围产期心肌病多发生于妊娠中晚期和产后 6 个月内。

3) 询问患者发现高血压时间与妊娠的关系,以鉴别妊娠期高血压或妊娠合并慢性高血压。

(3) 心脏病原因的确定

1) 临床上常将妊娠合并心脏病分为结构异常性心脏病和功能异常性心脏病两类,但妊娠期高血压疾病和围产期心肌病属妊娠期特有的心脏病。

2) 结构异常性心脏病:妊娠合并结构异常性心脏病包括先天性心脏病、瓣膜性心脏病、心肌病、心包病和心脏肿瘤。

A. 先天性心脏病:指出生时即存在心脏和大血管结构异常的心脏病,包括无分流型(主动脉或肺动脉口狭窄、Marfan 综合征、Ebstein 综合征等)、左向右分流型(房间隔缺损、室间隔缺损、动脉导管未闭等)和右向左分流型(法洛四联症、艾森曼格综合征等)。轻者可无任何症状,重者有低氧或者心功能下降的临床表现,结合心电图和超声心动图可诊断。

B. 瓣膜性心脏病:各种原因导致的心脏瓣膜形态异常和功能障碍统称为瓣膜性心脏病,包括二尖瓣、三尖瓣、主动脉瓣和肺动脉瓣病变,累及多个瓣膜者称为联合瓣膜病。最常见的原因是风湿性心脏病,部分患者是先天性瓣膜异常。依据病史、成年或妊娠后有心功能下降,体检发现心脏杂音和心功能不全以及超声心动图示瓣膜结构异常进行诊断。

C. 心肌病:由心室的结构改变和整个心肌壁功能受损所导致的心脏功能进行性障碍的一组病变,包括各种原因导致的心肌病,依据病变的主要特征分为扩张型心肌病和肥厚型心肌病,诊断依据病史、体格检查、心电图和超声心动图综合诊断。

a. 功能异常性心脏病:主要指无心血管结构异常的心律失常,包括快速型和缓慢型心律失常。快速型心律失常是临床上常见的心脏病,包括室上性心律失常(房性和结性期前收缩、室上性心动过速、房扑和房颤),室性心律失常(室性期前收缩、阵发性室性心动过速)。缓慢型心律失常包括窦性缓慢型心律失常、房室交界性心率、心室自主心律、传导阻滞(包括窦房传导阻滞、心房内传导阻滞、房室传导阻滞)等以心率减慢为特征的疾病。功能异常性心脏病以心电和传导异常、起搏点异常为主要病理生理基础,根据临床表现、心电图或24小时动态心电图检查、超声心动图排除结构异常等进行诊断。

b. 妊娠期特有的心脏病:包括妊娠期高血压疾病和围产期心肌病。①妊娠期高血压疾病:根据美国妇产科学会2013年的诊断标准妊娠合并高血压分为:妊娠期高血压和子痫前期-子痫、妊娠合并慢性高血压、慢性高血压合并子痫前期四类;当然,妊娠期高血压疾病也包括妊娠期高血压所致的急性左心衰竭。②围产期心肌病:是指既往无心脏病病史,于妊娠晚期至产后6个月之间首次发生的、以累及心肌为主的扩张型心肌病,以心功能下降、心脏扩大为主要特征,常伴有心律失常和附壁血栓形成。通过发病时间、病变特征及辅助检查能明确诊断。

2. 体格检查要点　重视体征:关注患者的血压、脉搏、呼吸、血氧饱和度,注意有无口唇发绀、突眼、二尖瓣面容,颈部查体注意是否有颈静脉怒张、颈动脉搏动和甲状腺肿大。肺部查体双肺有无干湿啰音;心脏检查看有无心前区隆起,触诊有无震颤,叩诊是否有心脏扩大,听诊有无心音低钝、亢进及分裂,有无第三心音和奔马律、换瓣音;各瓣膜听诊区是否存在心脏杂音。腹部检查有无肝-颈静脉回流征阳性、肝大、腹水。四肢检查有无杵状指(趾)和下肢水肿等征象。

3. 辅助检查要点

(1) 血常规、尿常规

1) 血常规的检测主要明确是否有贫血和感染。

2) 尿常规检查有无尿蛋白(+),在存在高血压时注意妊娠期高血压。

(2) 血生化检测

1) 心肌酶谱和肌钙蛋白:心肌酶谱包括肌酸激酶(CK)、肌酸激酶同工酶MB(CK-MB),CK、CK-MB和心肌肌钙蛋白(CTn)水平升高是心肌损伤的标志。

2) 利钠肽:包括B型利钠肽(BNP)、N末端-BNP前体(NT-pro-BNP)利钠肽在用于急性心衰诊断时,阴性预测值高(0.94~0.98),阳性预测值低,因此,推荐使用利钠肽来排除心衰;BNP<100ng/L,NT-proBNP<300ng/L为排除急性心衰的切点。

3) 利钠肽除心衰增高以外,房颤、高龄和肾衰时也升高。在肥胖患者中,利钠肽水平可能不成比例地降低,急性心衰时BNP、NT-pro-BNP水平均明显升高,并且随心衰的严重程度而呈一定比例的增高。有报道NT-pro BNP>5000ng/L提示心衰患者的短期死亡风险较高,NT-pro BNP>1000ng/L提示长期死亡风险较高。

(3) 心电图:心电图(ECG)和24小时动态心电图:

1) ECG异常可提高心衰诊断的几率,但特异性低;ECG完全正常的患者,心衰是不可能的(敏感性89%)。因此,推荐ECG的常规应用,主要是排除心衰。

2) ECG能帮助诊断心律失常、心肌缺血、心肌梗死及梗死的部位、心脏扩大和心肌肥厚,可判断是否存在心脏不同步,包括房室、室间和(或)室内运动。常规12导联心电图有心律失常或怀疑存在无症状性心肌缺血时可考虑行24小时动态心电图检查。

(4) 超声心动图:超声心动图是一个术语,用于泛指所有心脏超声成像技术,包括二维/三维超声、脉冲波和连续波多普勒、彩色血流多普勒、组织多普勒成像(TDI)对比剂超声心动图和变形成像(应变和应变速率)。可用于:①诊断大血管、心包、心肌、心瓣膜疾病和先天性心脏病;②定量分析心脏结构及功能各指标;③评估左右心室心肌收缩和舒张功能;④估测肺动脉压;⑤评价治疗效果。是诊断妊娠合并心脏疾病最常用的方法。

(5) 影像学检查

1) X线胸片:可显示心衰患者的肺静脉充血或水肿,心脏的增大、心胸比例变化及肺部病变,在急性心衰时对诊断有帮助;值得注意的是X线胸片上没有心脏增大,也可能存在显著的左室功能不全。

2) 胸部CT:对于复杂心脏病有一定意义,但在妊娠合并心脏病的诊断中CT应用较少。

3) 孕妇单次胸部X线检查时胎儿接受的X线为0.02~0.07rad;孕妇头胸部CT检查时胎儿受到的照射剂量<1rad,距离致畸剂量(高于5~10rad)差距较大;但因X线是影响胚胎发育的不良因素,在妊娠早期禁用,妊娠中期应慎用,病情严重必须摄片时应以铅裙保护腹部。

4) 心脏磁共振(CMR):CMR是公认的测量左右心室容量、质量和射血分数的金标准。对于用超声心动图检查未能诊断(特别是右心成像)的患者,它是最好的替代心脏成像模式,对于妊娠合并复杂性先天性心脏病患者则是首选检查。应用延迟钆增强（LGE）与 T_1 成像一起，CMR 是首选的评估心肌纤维化的成像方法，可用于确定心衰的病因。

（三）心脏病患者妊娠风险的分级及管理要求

心功能评估：

1. NYHA 心功能分级　该分级根据心衰症状判断心脏功能，虽然心衰症状程度与心室功能相关性较差，但与生存率明确相关，而轻度症状的患者仍可能有较高的住院和死亡风险（表 15-2）。

表 15-2　NYHA 心功能分级

级别	体力活动	静息状态	症状
Ⅰ级	不受限	无症状	一般体力活动不引起
Ⅱ级	轻度受限	无症状	日常体力活动可引起
Ⅲ级	明显受限	无症状	低于日常体力活动引起
Ⅳ级	丧失	有症状	任何体力活动均加重

2. 6 分钟步行试验　用于评定患者的运动耐力。6 分钟步行距离：<150m 为重度心衰，150~450m 为中度心衰，>450m 为轻度心衰。

以上两种心脏功能的评估理论上说也适合于孕产妇心脏功能的评估，所谓对于心脏病患者妊娠风险评估，产科医师必须清楚的是，不论对于先天性心脏病还是后天获得性器质性心脏病患者，妊娠和分娩过程会明确增加患者的心脏负荷，从而诱发或加重原有的心脏病，导致患者心脏功能恶化甚至死亡。因此，不论是产科医师还是心内科医师应该劝阻该类患者妊娠，对那些已经通过外科或介入手术得到成功治疗的患者，也要通过临床症状、体征、BNP、NT-pro-BNP、心脏超声的综合评价心脏结构与功能来判断该类患者能否承担妊娠对心脏的负担。对于该类已经妊娠的患者，如果存在心脏扩大或心功能不全也应尽早终止妊娠。

（四）治疗要点

1. 临床评估和处理流程（见流程化管理清单中妊娠合并心脏病住院诊疗流程）

（1）临床评估：对患者应根据上述检查方法以及病情变化作出临床评估，包括：基础心血管疾病；急性心衰发生的诱因；病情的严重程度和分级，并估计预后和治疗的效果；同时评估胎儿情况，一旦胎儿发育成熟，应尽早终止妊娠，临床医师必须清楚地认识到妊娠期和分娩期血流动力学的改变将增加心脏

负担和心肌氧耗诱发或加重心功能不全，贫血、低蛋白血症和感染等不良因素也可以导致心功能下降；双胎、羊水过多和子痫前期等产科因素可诱使心脏病加重，出现心力衰竭、恶性心律失常、肺动脉高压危象、心源性休克和栓塞等危及母儿生命的严重心脏并发症。因此，评估应多次和动态进行，以不断调整治疗方案，且应强调个体化治疗。

（2）治疗目标：改善急性心衰症状，稳定血流动力学状态，维护重要脏器功能，最大程度地保证母儿安全，避免急性心衰复发，改善远期预后。

2. 一般处理

（1）体位：静息时明显呼吸困难者应半卧位或端坐位，双腿下垂以减少回心血量，降低心脏前负荷。

（2）吸氧：适用于低氧血症和呼吸困难明显，尤其血氧饱和度 <90% 的患者。可分为：①鼻导管吸氧：低氧流量（1~2L/min）开始，根据动脉血气分析结果调整氧流量；②面罩吸氧：适用于伴呼吸性碱中毒患者。必要时还可采用无创性或气管插管呼吸机辅助通气治疗。

（3）出入量管理：肺淤血、体循环淤血及水肿明显者应严格限制饮水量和静脉输液速度。无明显低血容量因素（大出血、严重脱水、大汗淋漓等）者，每天摄入液体量一般宜在 1500ml 以内，不要超过 2000ml。保持每天出入量负平衡约 500ml，严重肺水肿者水负平衡为 1000~2000ml/d，甚至可达 3000~5000ml/d，以减少水钠潴留，缓解症状。3~5 天后，如肺淤血、水肿明显消退，应减少水负平衡量，逐渐过渡到出入量大体平衡。在负平衡下应注意防止发生低血容量、低血钾和低血钠等。同时限制钠摄入 <2g/d。

3. 药物治疗

（1）基础治疗：阿片类药物可缓解呼吸困难和焦虑。不推荐常规使用阿片类药物治疗 AHF，对于严重呼吸困难，主要是肺水肿的患者，可谨慎考虑用阿片类药物。剂量依赖的副作用包括恶心、低血压、心动过缓和呼吸抑制。洋地黄类能轻度增加心输出量、降低左心室充盈压和改善症状。伴快速心室率房颤患者可应用毛花苷 C 0.2~0.4mg 缓慢静脉注射，2~4 小时后可再用 0.2mg。

（2）利尿剂

1）利尿剂是治疗 AHF 伴液体负荷过重和有充血征象患者的基石。利尿剂增加肾脏盐和水的排泄并有一定血管扩张作用。对于有低灌注表现的 AHF 患者，在达到足够的灌注前，应避免用利尿剂。

2）静脉注射呋塞米治疗 AHF 是最常用的一线利尿剂。应使用最少的剂量来达到充分的临床效果，并根据既往的肾功能和既往的利尿剂剂量进行调整。新发 AHF 患者或没有肾衰史和既往没有使用利尿剂的心衰患者，静脉推注 20~40mg 可能有效，而既往用了利尿剂的患者，通常需要较大的剂量。作为一种替代，可以考虑静脉推注 10~20mg 托拉塞米。

（3）血管扩张药物

1）通过降低静脉张力（优化前负荷）和动脉张力（降低后负荷），血管扩张剂有双重获益。血管扩张剂治疗高血压性 AHF 是特别有效的，收缩压水平是评估此类药是否适宜的重要指标。收缩压 >110mmHg 的患者通常可安全使用；收缩压在 90~110mmHg，应谨慎使用；收缩压 <90mmHg，禁忌使用。此外，对于有明显二尖瓣或主动脉瓣狭窄的患者，血管扩张剂应当慎用。

2）该类药物能缓解 AHF 患者的症状，然而，没有强劲的证据证实其有改善预后的作用。

3）药物种类和用法：主要有硝酸酯类、硝普钠及萘西立肽（重组人 BNP）等。血管扩张剂应用过程中应密切监测血压，根据血压调整合适的维持剂量，如表 15-3。

（4）ACEI：该药在急性心衰中的应用仍有诸多争议。急性期、病情尚未稳定的患者不宜应用。同时，该类药物对胎儿有致畸作用，不适用于孕妇，只适用于产后围产期心肌病患者。在急性期病情稳定 48 小时后逐渐加量，不能耐受 ACEI 者可应用 ARB。

注意事项：下列情况下禁用血管扩张药物：收缩压 <90mmHg，或持续低血压伴症状，尤其有肾功能不全的患者，以避免重要脏器灌注减少；严重阻塞性心瓣膜疾病，如主动脉瓣狭窄或肥厚型梗阻性心肌病，有可能出现显著低血压；二尖瓣狭窄患者也不宜应用，有可能造成心输出量明显降低。

（5）正性肌力药物

1）应用指征和作用机制：适用于低心排血量综合征，如伴症状性低血压（≤85mmHg）或心输出量

低伴循环淤血患者，可缓解组织低灌注所致的症状，保证重要脏器血液供应。

2）药物种类和用法：

A. 多巴酚丁胺：短期应用可增加心输出量，改善外周灌注，缓解症状。对于重症心衰患者，连续静脉应用会增加死亡风险。用法：2~20μg/（kg·min）静脉滴注。使用时应密切监测，常见不良反应有心律失常、心动过速，偶尔可因加重心肌缺血而出现胸痛。

B. 磷酸二酯酶抑制剂：主要应用米力农，首剂 25~75μg/kg 静脉注射（>10 分钟），继以 0.375~0.750μg/（kg·min）静脉滴注。常见不良反应有低血压和心律失常。OPTIME—CHF 研究表明米力农可能增加不良反应事件和病死率。

C. 左西孟旦：一种钙增敏剂，通过结合于心肌细胞上的 TnC 促进心肌收缩，还通过介导 ATP 敏感的钾通道而发挥血管舒张作用和轻度抑制磷酸二酯酶的效应。其正性肌力作用独立于 β 肾上腺素能刺激，可用于正接受 β 受体阻滞剂治疗的患者。该药在缓解临床症状、改善预后等方面不劣于多巴酚丁胺，且使患者的 BNP 水平明显下降。用法：首剂 12μg/kg 静脉注射（>10 分钟），继以 0.1μg/（kg·min）静脉滴注，可酌情减半或加倍。对于收缩压 <100mmHg 的患者，不需负荷剂量，可直接用维持剂量，防止发生低血压。

3）注意事项：急性心衰患者应用此类药需全面权衡：①是否用药不能仅依赖血压测量值，还需要结合是否存在组织低灌注的临床表现综合判断；②当血压降低伴低心输出量或低灌注时应尽早使用，而当器官灌注恢复和（或）循环淤血减轻时则应尽快停用；③药物的剂量和静脉滴注速度应根据患者的临床反应作调整，强调个体化治疗；④此类药可即刻改善急性心衰患者的血流动力学和临床状态，但也可能促进交感神经活性增加和（或）诱发一些不良的病理生理反应，甚至导致恶性心律失常、心肌缺血等情况发生，因此用药期间必须密切监测；血压正常又无器官和组织灌注不足的急性心衰患者不宜

表 15-3　不同血管扩张剂比较

血管扩张剂	剂量	主要副作用	其他
硝酸甘油	以 10~20μg/min 开始，增加到 200μg/min	低血压、头痛	低血压、头痛
硝酸异山梨酯	以 1mg/h 开始，增加到 10mg/h	低血压、头痛	低血压、头痛
硝普钠	以 0.3μg/（kg·min）开始，增加到 5μg/（kg·min）	低血压、硫氰酸钠中毒	光敏感
脑钠素	以 2μg/kg 推注 +0.01μg/（kg·min）滴注	低血压	

使用。

4）血管收缩药物：对外周动脉有显著缩血管作用的药物，如去甲肾上腺素、肾上腺素等，多用于尽管应用了正性肌力药物仍出现心源性休克，或合并显著低血压状态时。这些药物可以使血液重新分配至重要脏器，收缩外周血管并提高血压，但以增加左心室后负荷为代价。这些药物具有正性肌力活性，也有类似于正性肌力药的不良反应。

5）抗凝治疗：抗凝治疗（如低分子肝素）建议用于深静脉血栓和肺栓塞发生风险较高且无抗凝治疗禁忌证的患者。

4. 非药物治疗

（1）机械通气：指征为心搏呼吸骤停而进行心肺复苏及合并Ⅰ型或Ⅱ型呼吸衰竭。有下列2种方式：①无创呼吸机辅助通气：分为持续气道正压通气和双相间歇气道正压通气2种模式。推荐用于经常规吸氧和药物治疗仍不能纠正的肺水肿合并呼吸衰竭，呼吸频率 >20 次 /min，能配合呼吸机通气的患者，但不建议用于收缩压 <85mmHg 的患者。②气道插管和人工机械通气：应用指征为心肺复苏时、严重呼吸衰竭经常规治疗不能改善者，尤其是出现明显的呼吸性和代谢性酸中毒并影响到意识状态的患者。

（2）连续性肾脏替代治疗（CRRT）治疗：适应证：①高容量负荷如肺水肿或严重的外周组织水肿，且对利尿剂抵抗；低钠血症（血钠 <110mmol/L）且有相应的临床症状如神志障碍、肌张力减退、腱反射减弱或消失、呕吐以及肺水肿等。②急性肾损伤患者血肌酐超过基线水平 2~3 倍，或尿量 <0.5ml/（kg·h），时间达 12 小时，即可行 CRRT 治疗。

（3）体外膜肺氧合（ECMO）：在上述常规治疗效果不佳且原发病可逆时可考虑应用 ECMO；VA-ECMO 可用于：①ARDS 合并严重心源性休克；②低的心输出量；③左心室射血分数减低[经超声心动图证实和需要的正性肌力支持和（或）去甲肾上腺素 >0.5μg/（kg·min）]短期辅助心脏功能，也可作为心脏移植或心肺移植的过渡。ECMO 可以部分或全部代替心肺功能。

（五）妊娠心衰病因及合并临床情况的处理

1. 妊娠心衰并发心律失常　心衰患者可并发各种类型的心律失常。室上性心律失常中以房颤最为多见，且与预后密切相关。室性心律失常包括频发室性期前收缩、非持续性及持续性室性心动过速

及室颤。心律失常处理首先要治疗基础疾病，改善心功能，纠正神经内分泌过度激活，如应用β受体阻滞剂、ACEI 及醛固酮受体拮抗剂等。同时应积极纠正伴随或诱发因素，如感染、电解质紊乱（低血钾、低血镁、高血钾）、心肌缺血、高血压、甲状腺功能亢进或减退症等。不推荐使用决奈达隆及 ⅠA、Ⅰc 及口服 ⅠB 类抗心律失常药物。

（1）急性心衰合并房颤：妊娠心衰合并房颤的比例不高，阵发性房颤应首先分析诱因，包括心衰、容量过多、感染、电解质紊乱等。快速房颤造成血流动力学不稳定而需紧急恢复窦性心律时，推荐电复律以迅速改善患者的临床情况。对于非紧急需恢复窦性心律的患者，如房颤首次发作、持续时间 <48 小时或经食管超声心动图没有左心房血栓证据，也可考虑电复律或药物复律。急性心衰中慢性房颤治疗以控制心室率为主，首选地高辛或毛花苷 C 静脉注射；如心室率控制不满意，也可静脉缓慢注射胺碘酮，10~20 分钟内给予 150~300mg。一般不选用β受体阻滞剂减慢心室率。

（2）急性心衰患者室性心律失常的治疗

1）对于血流动力学不稳定的持续性室速或室颤患者，应首选电复律或电除颤，复律或除颤后可加静脉胺碘酮预防复发。胺碘酮静脉注射负荷量 150mg（10 分钟），然后静脉滴注 1mg/min 6 小时，继以 0.5mg/min×18 小时。还可以加用β受体阻滞剂。这两种药联合尤其适用于"交感风暴"的患者。利多卡因应用于心衰患者，但静脉剂量不宜过大，75~150mg 在 3~5 分钟内静脉注射，继以静脉滴注 2~4mg/min，维持时间不宜过长，在 24~30 小时。

2）发作中止后，按个体化原则治疗。要寻找并纠正心衰恶化和发生严重心律失常的潜在诱因（如电解质紊乱、致心律失常药物的使用、心肌缺血）；要优化心衰的药物治疗，如 ACEI（或 ARB）、β受体阻滞剂、醛固酮受体拮抗剂等。对于非持续性、无症状的室性心律失常除了β受体阻滞剂，不建议应用其他抗心律失常药物。

（3）症状性心动过缓及房室传导阻滞：该类心衰患者可以应用阿托品静脉注射，如果药物治疗无效，可考虑临时或永久起搏治疗器。

2. 妊娠心衰合并心脏瓣膜病　由于心脏瓣膜本身有器质性损害，任何内科治疗或药物均不能使其消除或缓解。早期终止妊娠是对孕妇最大的保护。所有有症状的心脏瓣膜病伴慢性心衰（NYHA Ⅱ级及以上）、心脏瓣膜病伴急性心衰以及

重度主动脉瓣病变伴晕厥或心绞痛的患者,均需手术置换或修补瓣膜,有充分证据表明,手术治疗有效和有益,可提高患者长期生存率。应用神经内分泌抑制剂,如 ACEI、β 受体阻滞剂、醛固酮受体拮抗剂治疗慢性心衰的临床试验,均未入选心脏瓣膜病伴心衰的患者,无证据表明药物治疗可提高此类患者的生存率,更不能替代手术治疗。

3. 妊娠期高血压疾病

(1) 一般治疗:妊娠期应密切监测血压和血糖,避免大量饮酒,戒烟,注意休息,保证充足睡眠,同时减少钠盐摄入。

(2) 降压治疗:NICE 指南推荐血压 >150/100mmHg 开始治疗。虽然没有安慰剂对照研究,历史的数据提示治疗合并严重的慢性高血压的孕妇能减少母亲和胎儿的风险;但目前为止,没有明确的证据证明降低血压能减少子痫前期的风险。对于子痫前期的患者,通过口服降压药把血压缓慢降压,把目标血压维持在 140~150/80~100mmHg。没有证据表明将血压保持在 <140/90mmHg 有好的临床结果。降压幅度过大过快,平均动脉压(MAP)>25% 将影响母体重要脏器的灌注,甚至发生心脑血管事件,同时造成胎儿血供不足,影响胎儿发育。

4. 妊娠合并急性重症心肌炎

急性重症心肌炎又称为暴发性心肌炎,多由病毒所致,因广泛性心肌损害引起泵衰竭,可出现急性肺水肿、心源性休克和恶性心律失常并致死。心肌损伤标志物和心衰生物学标志物的升高有助于确诊。临床处理要点如下:

(1) 积极治疗急性心衰:SaO_2 过低的患者应予以氧气疗法和人工辅助呼吸。对于伴严重肺水肿和心源性休克的患者,应在血流动力学监测下应用血管活性药物、ECMO 等。

(2) 药物应用:糖皮质激素适用于有严重心律失常(主要为高度或三度房室传导阻滞)、心源性休克、心脏扩大伴急性心衰的患者,短期应用。由于病毒性心肌炎可以继发细菌感染,治疗期间可酌情应用抗生素。其他药物,如 α- 干扰素、维生素 C 及改善心肌能量代谢的药物等,可酌情使用,但疗效均不确定。

(3) 非药物治疗:对于严重的缓慢性心律失常伴血流动力学改变的患者,应安置临时心脏起搏器;严重泵衰竭患者可采用 V-AECMO。

5. 妊娠合并先天性心脏病

首先要寻找残余或新发的血流动力学损害,并评估能否手术矫治。患有肺动脉高压的患者,肺动脉扩张剂可能有效。ACEI、ARB 和 β 受体阻滞剂应用有争议,且对某些患者可能有害。

6. 围产期心肌病

需不断评估心脏功能,在保证胎儿能够存活的前提下,尽早终止妊娠,特别是心功能三级以上的孕妇。药物治疗与慢性心衰治疗基本相同(表 15-4)。

表 15-4　围产期心肌病治疗药物

药物	妊娠期安全性	哺乳期安全性	左心功能不全	左心功能恢复
利尿剂	安全	推荐使用噻嗪类利尿剂	仅在缓解左心功能不全症状时使用	左心功能不全症状缓解后立刻停药
ACEI	影响胎儿肾脏发育	相对安全	必要的	连续服药至少 12 个月
ARB	胎儿致畸	动物实验提示该药物可分泌至乳汁,尚无人体实验证据	推荐用于 ACEI 不耐受的患者	连续服药至少 12 个月
血管扩张剂	慎用,可导致胎盘灌注下降	安全	仅在缓解左心功能不全症状时使用	左心功能不全症状缓解后立刻停药
β 受体阻滞剂	安全,推荐妊娠中晚期使用美托洛尔	安全	必要的	连续服药至少 12 个月
伊伐布雷定	动物实验提示有生殖毒性、胚胎毒性、致畸作用,尚无人体试验观察数据	动物实验提示该药物可分泌至乳汁,尚无人体试验证据	适用于窦性心律 >75 次 / 分、禁忌或者不能耐受 β 受体阻滞剂的心脏收缩功能障碍患者	若出现心动过缓或心律持续 <75 次 / 分症状时需停药
醛固酮受体拮抗剂	药物可通过胎盘,但目前没有人体试验观察数据	尚无人体试验观察证据	LVEF<40% 时推荐使用	连续服药至少 6 个月

注:ACEI:血管紧张素转化酶抑制剂;ARB:血管紧张素Ⅱ受体拮抗剂;LVEF:左室射血分数

（六）护理要点

妊娠合并心脏病是产科领域中的一种严重合并症,可危及母婴的安全,早产、流产、胎儿窘迫的发生率明显上升,是造成孕产妇及围产儿死亡的重要原因之一,位居我国孕产妇死亡原因第二位,为非直接产科死因第一位,故为了降低孕产妇及围生儿的死亡率,必须加强护理和监测。

1. 健康教育

（1）饮食指导:向孕产妇及家属解释饮食对疾病的影响,指导正确进食高蛋白、低脂肪(尤其是限制动物脂肪过量摄入)、富含维生素和矿物质的饮食,限制钠盐的摄入,以减少水钠潴留,防治孕期体重过度增加心脏负担,另外还要注意进食不宜过饱,少量多餐,多吃蔬菜水果防治便秘。

（2）睡眠指导:保证患者足够的休息及睡眠,白天餐后 30 分钟~1 小时的休息,晚间至少 10 小时的睡眠,休息时保持左侧卧位及头高足低位,防止子宫右旋,减轻心脏负担,限制体力劳动,减少活动量,心功能 3 级以上者,要求以卧床为主,尽可能采用半卧位或半坐位,舒适为主。

2. 心理护理

（1）部分孕产妇及家属对妊娠知识缺乏,加上妊娠后合并心脏病,而妊娠又加重了心脏病病情,一方面极度恐惧、紧张,一方面担心婴儿是否会遗传心脏病,特别是进入 ICU 病房,患者及家属更是紧张、焦虑。护士应主动进行告知疏导,适时启动家属支持系统,给予良好的社会支持。

（2）部分合并心脏病产妇心理负担较重,既渴望分娩成功,又担心分娩时心脏负担过重引起死亡甚至胎儿的生命受到威胁,再加上住院期间经历的一些呼吸困难,监测仪器噪音过大影响睡眠,患者易出现紧张、恐惧心理。护士应及时发现孕产妇的这种心理,积极给予沟通,教会她们配合的方法,耐心解答患者及家属的各种担忧及疑问,向患者介绍成功病例。如果孕产妇仍在保胎阶段,护士应主动告知患者使用的药物是否对胎儿的生长发育有影响,以消除对胎儿的担心。

（3）如果孕产妇已经分娩,婴儿一般状况良好,护士应主动告知婴儿的现况,安抚患者安心养病,鼓励其坚强面对疾病,争取早日母子团聚。如果婴儿已经死亡,应尽量避免关于婴儿的话题,以免孕产妇情绪激动引起病情变化。

3. 专科护理

（1）严密观察病情:24 小时监测生命体征,严密观察患者的心率、心律、血压、血氧、呼吸、体温等,并做好记录。对于未分娩的孕产妇,还要注意观察宫缩、胎心、胎动;对于已经分娩的孕产妇,注意观察子宫底高度、阴道流血情况。

（2）及早地识别心衰症状:护士应熟练掌握心衰早期症状及早期处理知识,完整收集产妇的一般产科病史、主诉及临床表现,及早发现心衰的早期症状,尽早处理。如果孕产妇在轻微活动后即出现胸闷、心悸、气短等症状,休息时心率 >110 次 / 分,呼吸 >20 次 / 分,夜间有胸闷等症状,应立即给予 6~8L/min 高浓度面罩吸氧,同时立即给予半坐卧位,通知医师。

（3）产褥期的护理:妊娠合并心脏病的孕产妇分娩后,由于回心血量骤增,心脏负担加重,再加上产后乳房胀痛容易诱发心力衰竭。护理人员应加强责任心,密切地观察生命体征,24 小时监护,定时观察切口、宫底、宫缩、恶露等情况,4 次 / 天会阴护理,保持会阴部的清洁,合理使用抗生素,预防术后感染性心内膜炎的发生。

（4）肠道的护理:注意观察患者胃肠蠕动及肠鸣音次数,鼓励患者饮食清淡,一旦发生便秘,及时给予缓泻剂,以免用力排便引起心衰。

（5）预防下肢静脉血栓形成:产后及时应用抗血栓弹力袜或使用抗血栓压力泵,鼓励产妇多翻身,取半坐卧位,在心功能允许的情况下,鼓励早期下床活动,预防深静脉血栓的形成。

（6）ECMO 的护理:对危重症患者采用体外人工膜肺（ECMO）治疗,应保证机器运转正常,注意观察泵的转速与流量,观察膜肺出气口有无渗漏,是否出泡沫,避免管路打折与扭曲、松脱或滑脱。如果静脉管路抖动,首先考虑是否引流不畅或者容量不足,应保证 ECMO 的密闭性,避免进气。若发现有血栓形成、松动、渗漏等情况,及时通知医师。出血、血栓、感染、肢体缺血是 ECMO 的常见并发症,护士应严密观察避免并发症的发生。同时,在 ECMO 运转时,还应该充分固定各仪器电源线（电插板）,防止突然断电造成危险。

4. 用药护理

（1）一旦发生心衰,应立刻准备好抢救药品,适当给予镇静,防止患者因过度紧张加重病情。

（2）应用洋地黄药物时,应观察有无消化道或者神经精神症状等早期中毒症状,静脉注射时注意要先稀释,然后缓慢静推。

(3) 应准确记录 24 小时出入液量及尿量,特别是应用利尿剂时,要观察有无电解质紊乱,并给予及时处理。使用噻嗪类利尿剂时,因该类药物可引起胎儿心律失常,延缓胎儿生长发育等不良反应,对保胎的孕妇不仅要及时补钾,还要加强母胎监测和护理,避免长期大量应用。

(4) 应用利多卡因时,滴速保持在 1~2mg/(kg·h),观察心律是否规整和心率有无减慢,以防发生传导阻滞。

(5) 应用血管活性药物时,要严格掌握药物的浓度及速度,密切观察血压和心率。对需要补液的患者,应在严密心电监测情况下进行,防止循环血量骤增而增加心脏负荷,导致心力衰竭。

(吉凯强 臧彬 于晓江)

参考文献

1. 中华医学会妇产科学分会产科学组.妊娠合并心脏病的诊治专家共识(2016).中华妇产科杂志,2016,51(6):401-409.
2. 中华医学会心血管病学分会.中国心力衰竭诊断和治疗指南 2014.中华心血管病杂志,2014,42(2):98-122.
3. 中华医学会妇产科学分会妊娠期高血压疾病学组.妊娠期高血压疾病诊治指南(2015).中华妇产科杂志,2015,50(10):721-727.
4. American College of Obstetricians and Gynecologists; Task Force on Hypertension in Pregnancy. Hypertension in pregnancy. Report of the American College of Obstetricians and Gynecologists' Task Force on Hypertension in Pregnancy. Obstet Gynecol,2013,122(5):1122-1131.
5. 2015 The Royal Australian and New Zealand College of Obstetricians and Gynaecologists. SOMANZ guidelines for the management of hypertensive disorders of pregnancy 2014. Australian and New Zealand Journal of Obstetrics and Gynaecology,2015,55(5):e1-e29.
6. Ponikowski P,Voors AA,Anker SD,et al. 2016 ESC guidelines for the diagnosis and treatment of acute and chronic heart failure:the task force for the diagnosis and treatment of acute and chronic heart failure of the European Society of Cardiology (ESC). Eurpean Journal of Heart Failure,2016,18(8):891-975.
7. Bianca I,Geraci G,Gulizia MM,et al. Consensus Document of the Italian Association of Hospital Cardiologists(ANMCO), Italian Society of Pediatric Cardiology (SICP),and Italian Society of Gynaecologists and Obstetrics (SIGO):pregnancy and congenital heart diseases. Eurpean Heart Journal Supplements,2017,19(suppl D):D256-D292.

第三节 呼吸系统疾病管理

一、妊娠合并急性呼吸窘迫综合征(ARDS)

(一) 流程化管理清单

1. 妊娠合并急性呼吸窘迫综合征住院诊疗流程

病史重点采集信息		
□ 现病史及既往史	□ 停经	□ 月经周期是否规律
		□ 停经时间
	□ 肺部症状	□ 咳嗽
		□ 咳痰
		□ 咯血
		□ 气促,注意呼吸频率
		□ 烦躁
		□ 焦虑
	□ 腹痛	□ 神志恍惚
		□ 性质
		□ 程度
□ 孕产史	□ 自然流产史	□ 早期流产史__次
		□ 晚期流产史__次

体格检查重点采集信息		
□ 生命体征*	□ 体温	
	□ 脉搏	
	□ 贫血貌	□ 无
		□ 有
	□ 腹部检查	□ 正常
		□ 异常
	□ 肺部听诊*	□ 正常
		□ 干啰音
		□ 湿啰音
		□ 管状呼吸音
	□ 产科相关检查	□ 产妇相关检查及胎动、胎心监护

辅助检查重点项目	
□ 实验室检查	□ 血常规 + 血型
	□ 动脉血气分析 *
	□ PCT、CRP
	□ 肝功能、肾功能、心肌酶、凝血功能
□ 超声	□ 产科超声
	□ 肺部超声
X 线	□ 必要时肺部 X 线 /CT/MRI 检查(铅衣遮挡腹部)

治疗方案
□ 确诊住院治疗;请呼吸科、ICU 会诊;建议入 RCU/ICU 治疗
□ 治疗原发病,考虑是否终止妊娠
□ 纠正缺氧
□ 镇静镇痛
□ 机械通气
□ 俯卧位通气

2. 妊娠合并急性呼吸窘迫综合征住院护理流程

护理流程	描述要点
□ 告知与签字	□ 病情评估及告知
	□ 用药的作用和注意事项
	□ 化验检查意义及注意事项
	□ 负责医护人员
	□ ICU 住院护理相关告知
	□ 其他
□ 协助医师	□ 复习病史
	□ 体格检查
	□ 面罩吸氧或建立人工气道、机械通气
	□ 建立 1~2 组静脉通路
	□ 镇痛镇静
	□ 血管活性药物精准泵入
	□ 采血送化验
	□ 留置尿管

护理流程	描述要点
□ 生命体征监测	□ 神志
	□ 脉搏
	□ 呼吸
	□ 血压
	□ 血氧
	□ 尿量
	□ 血流动力学监测
	□ 体温
	□ 皮肤温度与色泽
□ 观察出血和其他症状	□ 观察阴道流血量、性状、颜色
	□ 观察有无腹痛及其他症状
	□ 观察其他部位有无出血征象
	□ 观察并测量腹围
□ 采血	□ 血常规 + 血型
	□ 凝血五项
	□ DIC
	□ 肝、肾功能
	□ 各种离子钾钠氯
	□ 心肌酶谱
	□ 血糖
	□ 血气分析
	□ 血清肌钙蛋白
	□ 脑钠肽
□ 协助检查	□ 床旁超声检查
	□ 床旁 X 线检查
	□ CT 检查
□ 专科护理	□ 人工气道护理
	□ 呼吸机相关护理
	□ 静脉输液通路与用药护理
	□ 排尿观察与尿管护理
	□ 预防下肢深静脉血栓
	□ 饮食护理(肠内营养的管理)
	□ 一般专项护理(口腔、会阴、皮肤、头发等)
□ 心理护理及生活护理	□ 心理状况评估及护理
	□ 一般生活护理
	□ 其他
□ 家属沟通与教育	□ 与患者沟通方法与技巧的告知
	□ 探视相关注意事项
	□ 费用告知与提醒
	□ 与疾病相关教育

455

（二）妊娠合并急性呼吸窘迫综合征诊断要点

1. 病史要点 妊娠合并急性呼吸窘迫综合征以呼吸困难为主要表现，一般认为妊娠合并急性呼吸窘迫综合征具有以下临床特征：①急性起病，在直接或间接肺损伤后 12~48 小时内发病。②常规吸氧后低氧血症难以纠正。③肺部体征无特异性，急性期双肺可闻及湿啰音，或呼吸音减低。④早期病变以间质性为主，胸部 X 片常无明显改变。病情进展后，可出现肺内实变，表现为双肺野普遍密度增高，透亮度减低，肺纹理增多、增粗，可见散在斑片状密度增高影，即弥漫性肺浸润影。⑤无心功能不全证据。

根据最新的 ARDS 柏林标准需注意以下要点：

（1）时间：已知临床发病或呼吸症状新发或加重后 1 周内。

（2）胸腔影像学改变：X 线或 CT 扫描示双肺致密影，并且胸腔积液、肺叶 / 肺塌陷或结节不能完全解释。

（3）肺水肿原因：无法用心力衰竭或者体液超负荷完全解释的呼吸衰竭。如果不存在危险因素，则需要进行客观评估（如超声心动图）以排除流体静力性水肿。

（4）氧合状态

1）轻度：201mmHg≤PaO$_2$/FiO$_2$≤300mmHg，且呼气末正压（PEEP）或持续气道正压（CPAP）≤5cmH$_2$O。

2）中度：101mmHg≤PaO$_2$/FiO$_2$≤200mmHg，且 PEEP≥10cmH$_2$O 或 CPAP≤5cmH$_2$O。

3）重度：Pa$_2$O/FiO$_2$<100mmHg，且 PEEP≥10cmH$_2$O 或 CPAP≤5cmH$_2$O。

由于导致妊娠合并 ARDS 的原因多种多样，病史上要注意有无肺炎、脓毒血症、当季的各种流感、胰腺炎和外伤输血等病史。

2. 体格检查要点

（1）重视早期生命体征

1）ARDS 多于原发病起病后 2~3 天内发生，约 50% 发生于 24 小时内。除原发病的相应症状与体征外，最早出现的症状是呼吸加快（呼吸频率多 >28 次 / 分，孕妇呼吸频率 >25 次 / 分应警惕）。

2）随后呈突发性进行性加重的呼吸困难、发绀，常伴有烦躁、焦虑、神志恍惚或淡漠、出汗等。

3）早期咳嗽不明显，可咯少量血，咳血水样痰是 ARDS 的典型症状之一。常用的吸氧疗法无法改善，且不能用其他原始心肺疾病解释。

（2）心肺部检查

1）早期体征可无异常，或仅在双肺闻及少量细湿啰音。

2）后期多可闻及水泡音，并可有管状呼吸音。

3）心率常 >100 次 / 分。

（3）妇产科检查：由产科医师对产妇进行相关孕期专业检查，监测胎动、胎心等，并与 RCU/ICU 医师共同评估接受相关治疗是否适合继续妊娠。

3. 辅助检查要点

（1）X 线胸片：早期（24 小时内）可无异常，或呈轻度间质改变，表现为边缘模糊，肺纹理增多。中期（发病 1~5 天）出现肺实变影像，两肺散在边缘模糊的斑片状阴影，整合成片后呈现磨玻璃样影，可见支气管充气征。后期（发病 5 天以上）可出现肺间质纤维化改变（"白肺"）。孕妇放射线诊断应用要注意用铅衣遮挡腹部以减少射线暴露影响胎儿。临床医师要关注发病时间与 X 线改变的特征。

（2）动脉血气分析：PaO$_2$ 降低，PaCO$_2$ 降低，pH 升高。目前最为常用的是 PaO$_2$/FiO$_2$ 降低（<300）。①轻度：201mmHg≤PaO$_2$/FiO$_2$≤300mmHg，且呼气末正压（PEEP）或持续气道正压（CPAP）≤5cmH$_2$O；②中度：101mmHg≤PaO$_2$/FiO$_2$≤200mmHg，且 PEEP≥10cmH$_2$O 或 CPAP≤5cmH$_2$O；③重度：PaO$_2$/FiO$_2$<100mmHg，且 PEEP≥10cmH$_2$O 或 CPAP≤5cmH$_2$O。

（三）治疗要点

1. 尽早去除诱因，是治疗的首要原则 尽早转入 ICU 病房，密切监护治疗。妊娠合并 ARDS 的治疗原则与非孕期基本相同，尤其是产后发生者。而产前发生 ARDS 者应注意胎儿宫内情况，在保持母体稳定的情况下加强胎儿监护，适时终止妊娠，同时新生儿、麻醉等各相关科室的支持与协作也是十分重要的。但终止妊娠的时机与方式目前仍无统一标准。现大多学者认为因妊娠合并 ARDS 随时可能发生胎死宫内、早产、产后新生儿窒息等情况，所以对于孕 28 周以后发生 ARDS 者建议积极终止妊娠。如果 28 周前，若终止妊娠可以改善母亲结局，也考虑终止妊娠。

2. 机械通气 ARDS 患者吸氧治疗的目的是改善低氧血症，使动脉血氧分压（PaO$_2$）达到 60~80mmHg。可根据低氧血症改善的程度和治疗反应调整氧疗方式，首先使用鼻导管，当需要较高的吸氧浓度时，可采用可调节吸氧浓度面罩或带贮氧袋的非重吸式氧气面罩。ARDS 患者往往低氧血症严重，大多数患者一旦诊断明确，常规的氧疗常常难以奏效,机械通气仍然是最主要的呼吸支持手段。机械通气支持是治疗 ARDS 的基石,它能够使疲劳的呼吸肌得到休息,提供适当的气体交换。

对 ARDS 患者实施机械通气时应采用肺保护性通气策略,气道平台压不应超过 30~35cmH₂O。推荐采用小潮气量机械通气(6ml/kg)。在治疗 ARDS 机械通气中 PEEP 的应用十分重要,ARDS 广泛肺泡塌陷不但可导致顽固的低氧血症,而且部分可复张的肺泡周期性塌陷开放而产生剪切力,会导致或加重呼吸机相关肺损伤。充分复张塌陷肺泡后应用适当水平 PEEP 防止呼气末肺泡塌陷,改善低氧血症,并避免剪切力,防治呼吸机相关肺损伤。因此,ARDS 应采用能防止肺泡塌陷的最低 PEEP。PEEP 增加了功能余气量(FRC)。在健康的孕产妇身上,由于腹部体积增加导致 FRC 降低,这种情况在 ARDS 患者身上更为显著。因此,在患有 ARDS 孕产妇身上使用 PEEP 机械通气对于改善低氧血症十分有效。

3. 肺复张 充分复张 ARDS 塌陷肺泡是纠正低氧血症和保证 PEEP 效应的重要手段。为限制气道平台压而被迫采取的小潮气量通气往往不利于 ARDS 塌陷肺泡的膨胀,而 PEEP 维持肺复张的效应依赖于吸气期肺泡的膨胀程度。可采用肺复张手法促进 ARDS 患者塌陷肺泡复张,改善氧合。

4. 俯卧位通气 俯卧位通气通过降低胸腔内压力梯度、促进分泌物引流和促进肺内液体移动,明显改善氧合。俯卧位通气能够降低严重低氧血症患者病死率。对于常规机械通气治疗无效的重度 ARDS 患者,包括终止妊娠的重度 ARDS 患者,可考虑采用俯卧位通气。一般不适用于妊娠未解除的患者。

5. 体外生命支持 体外膜肺氧合(ECMO)是将患者的静脉血引流至体外,经体外的膜肺进行气体交换后,再回输至患者的动脉或静脉。ECMO 起源于体外循环技术(CPB)。目前,可逆性呼吸衰竭患者均可考虑用 ECMO,但主要用于对其他治疗方法无效的严重呼吸功能衰竭的患者体外膜肺氧合(ECMO),可以作为 ARDS 治疗可选择的一种模式。妊娠及终止妊娠的产妇的重度 ARDS 患者,呼吸机治疗难以维持,亦可考虑行 ECMO 治疗。

(四) 护理要点

1. 给予 ICU 常规护理

2. 专科护理

(1) 病情观察

1) 观察咳嗽、咳痰的情况,对 ARDS 患者应尽

快终止妊娠,转入 ICU。转入后应立即给予面罩吸氧,选择可调节吸氧浓度的面罩或戴贮氧袋的非重吸式面罩。必要时给予机械通气(见机械通气护理)。密切监测并记录产妇的意识、体温、脉搏、呼吸、血压、血氧及尿量变化。如患者脉搏细速、血压下降、呼吸浅快、烦躁不安、尿量减少、发绀等应立即通知医师处理。

2) 注意观察有无腹痛及阴道流血的情况,对产前发生 ARDS 者应注意胎儿宫内情况,在保持母体稳定的情况下加强胎儿监护,每天监测胎心及胎动,如有不适立即通知医师。

(2) 发热护理:密切观察体温的变化,体温超过 38.5℃时,给予物理降温,必要时给予药物降温。应保持皮肤干燥,避免着凉。饮食应给予易消化、清淡的饮食,鼓励患者多饮水。补液输入速度不可过快,以免发生肺水肿,应加强口腔护理,确保患者舒适。

(3) 咳痰护理:注意观察患者排痰的性状、颜色及量,观察痰液黏稠度及排痰的难易程度,协助患者有效咳痰。对于痰液黏稠、咳痰困难者,遵医嘱给予雾化吸入和祛痰药以稀释痰液,还可以配合翻身叩背、震荡排痰机等措施,促进痰液的排出,保持呼吸道通畅。

(4) 氧疗护理:根据医嘱为患者选择有效的吸氧方式,确保管路通畅及湿化适当,监测患者血氧饱和度、氧浓度变化,观察患者有无发绀、乏氧等症状,及时通知医师处理。

3. 机械通气的护理

(1) 无创正压通气(noninvasive positive pressureventilation,NPPV)的护理:无创正压通气是指无需建立人工气道的正压通气,常通过鼻罩或者面罩的方式连接患者。首先,根据《机械通气临床应用指南(2006)》中指出符合以下条件方可使用 NPPV:神志清楚,有自主呼吸,咳嗽反射存在,无排痰障碍,血流动力学稳定,生命体征稳定,动脉血 PaCO₂>70mmHg。故常用于常规氧疗不能维持氧合,有恶化趋势的危重产妇,大大减少了部分患者的不必要插管率及死亡率。

1) 心理护理:使用 NPPV 的危重产妇大多神志清楚,会存在不同程度的焦虑、恐惧、紧张等心理,认为鼻(面)罩戴上后会影响呼吸,并且在刚使用时,产妇不能与呼吸机很好同步,会有濒死感,故在使用前应与产妇及家属事先做好沟通,告知病情,使用 NPPV 的作用及优点,比如易于实施,易摘卸,允许间歇使用,能保留说话及进食饮水功能,能有效咳

嗽,易于护理等,以增加产妇及家属对护士的信任感,提高使用依从性。

2)鼻(面)罩的佩戴:在给危重产妇进行上机前首先要选择合适的工具,建议对鼻面部无损伤者应尽量使用鼻罩,因为一旦患者发生呕吐时,鼻罩发生误吸的几率相对更小一些,但如果患者张口呼吸严重且伴严重呼吸衰竭,在使用鼻罩时易发生漏气,推荐使用面罩。因此,为了防止漏气及皮肤压迫性损伤,要根据患者脸型选择合适的型号及松紧适宜的固定带,一般与患者脸型相配的最小型号即为最合适型号。佩戴好之后嘱患者适当左右转头活动,以确定是否固定牢固。另外,皮肤压迫性损伤是使用NPPV时的一种常见并发症,尤其是面颊部极度消瘦及营养状况很差的患者,故在开始佩戴时就可以在鼻、颊部与面罩之间垫上棉纱布或者压疮透明贴以保护皮肤。

3)通气期间的监测:①包括对无创呼吸机的监测,比如护士要24小时监测呼吸机潮气量、吸气压力水平、压力上升时间等数据指标。观察呼吸机运转声音是否正常,是否漏气,会处理常见报警及处理,比如漏气、低压力、低氧、氧气安全阀破坏等。②因NPPV送气量大,速度快,气体干燥,故要观察呼吸机送入患者体内的气体温度和适度是否达标(湿度100%,温度34~37℃),使用前事先在湿化罐内加入适量蒸馏水,接水碗位置要低于管路,防止逆流感染。③使用NPPV第一个小时是关键,故要严密观察患者生命体征,比如患者呼吸频率、节律、胸腹活动度、神志、瞳孔、心率、血压等,人机是否同步是NPPV能否顺利进行的重要因素,故要询问患者主观感受,如果患者不能自主配合,护士应指导患者正确呼吸方法,用鼻呼吸。④观察有无并发症的发生,比如额面部压迫性皮肤损伤、胃胀气、VAP、误吸、幽闭症、口唇干燥等。

4)鼓励患者自主咳痰及吸痰护理:通气过程中鼓励患者自主咳痰,在无禁忌证的前提下,尽量床头抬高30°~45°,有利于呼吸、咳痰及防止误吸。痰液较黏稠者,帮助患者行胸肺物理治疗(如翻身叩背、机械震荡排痰),咳痰无力者,可以给予经口腔或鼻腔吸痰,为了不中断通气,由2名护士共同完成,一人提起面罩,继续送气,一人清除分泌物,动作轻柔迅速。

5)加强基础护理:临床上使用NPPV产妇大部分食欲较差,饮水少,故平时要做好口腔护理,每天用0.9%生理盐水擦拭口腔两次,防止口腔内感染。

另外,Ⅱ型呼衰患者较容易大汗,应及时更换衣物及床单,保持干燥,防止皮肤潮湿所致压疮及感染,增加产妇舒适感。

(2)有创机械通气(mechanic ventilation,MV):为危重产妇建立人工气道的目的是保持呼吸道通畅,有利于清除呼吸道分泌物及进行机械通气。人工气道的应用指征取决于患者呼吸、循环和中枢神经系统功能状况,结合患者的病情及治疗需要选择适当的人工气道,现临床危重产妇人工气道常见有经口气管插管及经皮气管切开套管。经口气管插管:操作简单,导管管径较大,便于操作及吸痰,但会影响会厌的功能,患者耐受性差;经皮气管切开导管:适用于长期需要机械通气的危重产妇,其管腔较大,导管较短,因此气道阻力及通气无效腔较小,有利于气道分泌物的清除。适用于:①严重低氧血症或高碳酸血症;②不能自主清除上呼吸道分泌物,有误吸风险的;③下呼吸道分泌物较多或出血,且清除能力较差;④存在上呼吸道损伤、狭窄、阻塞等,严重影响呼吸;⑤患者呼吸突然停止,需紧急建立人工气道进行机械通气。

1)心理护理:气管插管在基础麻醉下进行,插管过程患者全然不知,醒来后发现口内有管,无法说话,害怕自己失去语言能力,而且为了防止意外拔管,医护人员会给予适当约束,会加剧恐惧心理,所以当患者一旦清醒后要及时给予解释及心理护理,消除患者恐惧、焦虑心理,以获得配合。而且孕产妇担心胎儿情况,如果胎儿存活,可告知患者胎儿情况,鼓励患者早期康复与孩子团聚,如果胎儿已夭折,应尽量避免孩子的话题。在机械通气期间,患者由于疾病因素及物理束缚因素,无法正常活动,伴有口渴、睡眠障碍等不舒适因素,患者也极易产生焦虑心理,护士应主动以提示性语言询问其需求。

2)呼吸机的管理:①护士应了解各种常用呼吸机机型,各种机型特点,呼吸机常用模式,各模式分别使用患者类型,呼吸机常见报警原因分析及处理。②呼吸机管路更换不应以控制感染为目的的常规更换,有数据显示,延长更换管路的时间并没有增加呼吸机相关性肺炎(VAP)的发生率,现临床上使用呼吸机管路有可消毒重复性使用硅胶管路、一次性呼吸管路2种,可根据医院情况选择使用。一次性管路又分为有接水碗的非双加温导丝管路、无接水碗的双加温导丝管路等种类,有接水碗的管路要定期倾倒冷凝水,并严格无菌,防止管路被污染,接水碗位置始终低于导管位置,防止逆行感染。③观察湿化罐湿化及加温效果,连接无菌蒸馏水持续滴入,现临床上早已将蒸馏水连接输液器持续滴入取代之前的断开呼吸机分次加入,使整个呼吸机系统为一个无菌的密闭系统,一方面尽量减少呼吸机中断对患者造成的乏氧,另一方面尽量减少呼吸机断开次数,防止密闭系统被污染。④有传染性疾病的患者要在呼吸机出气端及回气端分别放置细菌过滤器,每4~6小时更换。

3)气管插管及气切的护理:护士每4~6小时观察气管插管深度,观察导管固定松紧是否适宜,临床上常采用蝶形交叉固定,如患者极度躁动,可给予绷带等辅助固定,每天更换牙垫,观察牙垫有无压迫口唇,口腔内有无感染破溃。气切患者给予每8小时更换气切口敷料,保持清洁,气管切开固定带松紧以伸入一横指为宜,气切内套管每8小时消毒一次,塑料型导管使用过氧化氢溶液消毒后无菌蒸馏水冲洗待干,金属型导管使用煮沸法消毒后无菌蒸馏水冲洗待干。

4)套囊的护理:首先,在气管插管前先检查气囊充盈性良好,无漏气,插管过程中动作轻柔,防止刮坏套囊,套囊内压力每8小时通过测压表检测,压力保持在2.40~2.90kpa之间为宜,也就是25~30cmH₂O,这样既可以有效地封闭气道,又不高于气管黏膜毛细血管灌注压,防止造成气道黏膜缺血性的损伤和气管食管瘘等并发症。气囊充气量需根据患者实际情况,可采用听诊器置于气管部位,缓慢注气,直到听不到呼气时的过水音即可,临床上已不推荐常规间断放气,容易引起套囊上分泌物落入主气道造成肺部感染。

5)吸痰的护理:现临床上已将定时吸痰改为按需吸痰,护士通过听诊双肺呼吸音判断气道通畅情况,一方面尽量减少氧气输入的中断次数,另一方面尽量减少对患者的刺激,因为过多反复抽吸会刺激黏膜,使分泌物增加。尤其是危重产妇,多为年轻女性,疼痛阈值比较低,应尽量减少气道的刺激。吸痰时口鼻腔及气道吸痰管要分开,吸痰管直径小于气管插管或者气切套管内径的2/3,吸痰时严格无菌操作,防止交叉感染。患有传染性疾病或者气道内多重耐药菌感染的患者,给予密闭式吸痰管;痰液黏稠的患者,在给予充分加温湿化的同时,给予胸肺物理治疗,如翻身叩背、机械震荡排痰等;痰液较多患者,适当给予纤维支气管镜治疗。吸痰后及时准确记录痰液颜色、性状及量。

6)体位及口腔的管理:在患者无明显禁忌证的

前提下,可将床头抬高30°~45°,可预防口腔内分泌物及胃内容物反流导致误吸,避免或降低VAP的发生。因患者无法经口进食,抵抗力低,减少了进食饮水对口腔的冲洗,细菌容易滋生,极易感染,故每天给予生理盐水口腔护理4次,特殊感染的酌情选择漱口液。

7)病情观察及呼吸功能观察:每小时观察并记录潮气量、指端血氧饱和度、气道压、PPEP的变化,每天至少监测一次动脉血气分析,严密观察患者生命体征变化情况,包括体温、心率、血压、呼吸频率、节律、深度变化。观察有无并发症的发生,比如导管易位、气道损伤、人工气道梗阻、VAP等。

8)撤机后观察:撤机前向患者及家属讲述撤机的过程,取得配合。首先应明确撤机指征,评估心功能、气体交换功能及营养状况,撤机后密切观察患者的生命体征及呼吸情况,部分患者可顺利脱机,而部分患者可出现烦躁不安、呼吸频率加快、心率快、血氧下降等症状时,应立即停止撤机过程,需满足条件后再次尝试。

二、妊娠合并急性肺炎

(一)流程化管理清单

1. 妊娠合并急性肺炎诊疗流程

病史重点采集信息			
		□ 呼吸困难起病*	□ 呼吸困难是渐进性还是突发性
			□ 是否伴有喉鸣
		□ 特殊病原体接触史*	□ 发生症状前的特殊接触史(鸽禽、霉物)
			□ 是否有疫区接触
		□ 痰液*	□ 性状
			□ 量
□ 现病史		□ 发热*	□ 最高体温
			□ 发热节律性
			□ 是否伴有寒战
			□ 药物接触史
		□ 呼吸状态*	□ 频率
			□ 节律
			□ 有无三凹
			□ 有无下颌呼吸
		□ 意识障碍*	□ 有或无

病史重点采集信息

□ 既往史	□ 既往肺部疾病史 *	□ 是否有慢性肺部感染史
		□ 是否接受免疫调节治疗
		□ 从事职业（职业接触史）
		□ 是否有药物误服史
		□ 是否有肺结核
		□ 是否有结缔组织病
		□ 是否曾患肺动脉栓塞
□ 孕产史	□ 妊娠次数__次	
	□ 生育次数__次	

体格检查重点采集信息

□ 生命体征 *	□ 体温	
	□ 脉搏	
	□ 呼吸频率	
	□ 指脉氧饱和度	
	□ 血压	
□ 常规体检	□ 呼吸运动 *	□ 窘迫
		□ 良好
	□ 发绀 *	□ 无
		□ 有
	□ 下肢水肿	□ 单侧
		□ 双侧
	□ 听诊 *	□ 正常
		□ 湿啰音
		□ 干鸣音
		□ 支气管呼吸音
□ 特殊检查 *	□ 啰音部位	□ 双肺底
		□ 散在
		□ 位置固定
	□ 啰音性质	□ 细小
		□ 粗大
	□ 肺部超声	□ 心腔扩大
		□ A 线 /B 线
		□ 碎片征
		□ 肺肝界

辅助检查重点项目

□ 实验室检查	□ 血常规 + 血型 *	
	□ 凝血五项 *	
	□ C 反应蛋白 *	
	□ 降钙素原	
□ 胸片 *	□ 双肺是否对称	
	□ 渗出	□ 单肺野 / 双肺野浸润
		□ 渗出部位大小
	□ 液性暗区	

治疗方案

□ 收入院；请呼吸内科、ICU 会诊		
□ 重症肺炎建议收入 RCU/ICU		
□ 抗生素		
□ 吸氧 / 呼吸功能支持		
□ 化痰	□ 鼻导管 / 面罩	
	□ 无创呼吸机	
	□ 有创呼吸机	
□ 评估继续妊娠风险	□ 继续待产	
	□ 引产 / 自然分娩	
	□ 剖宫产	
□ 病原体检查	□ 痰细菌培养	
	□ 咽拭子	
	□ 支气管肺泡灌洗	

注：* 为重点项目

2. 妊娠合并急性肺炎护理流程

护理流程	描述要点
□ 告知与签字	□ 病情评估及告知
	□ 用药的作用和注意事项
	□ 化验检查意义及注意事项
	□ 负责医护人员
	□ ICU 住院护理相关告知
	□ 其他

护理流程	描述要点
□ 协助医师	□ 复习病史
	□ 体格检查
	□ 面罩吸氧或建立人工气道、机械通气
	□ 建立 1~2 组静脉通路
	□ 镇痛镇静
	□ 血管活性药物精准泵入
	□ 采血送化验
	□ 留置尿管
□ 监测	□ 神志
	□ 脉搏
	□ 呼吸
	□ 血压
	□ 血氧
	□ 尿量
	□ 血流动力学监测
	□ 体温
	□ 皮肤温度与色泽
□ 观察出血和其他症状	□ 观察阴道流血量、性状、颜色
	□ 观察有无腹痛及其他症状
	□ 观察其他部位有无出血征象
	□ 观察并测量腹围
□ 采血	□ 血常规 + 血型
	□ 凝血五项
	□ DIC
	□ 肝、肾功能
	□ 各种离子钾、钠、氯
	□ 心肌酶谱
	□ 血糖
	□ 血气分析
	□ 血清肌钙蛋白
	□ 脑钠肽
□ 协助检查	□ 床旁超声检查
	□ 床旁 X 线检查
	□ CT 检查
	□ 抽取痰培养

护理流程	描述要点
□ 专科护理	□ 人工气道护理
	□ 呼吸机相关护理
	□ 静脉输液通路与用药护理
	□ 排尿观察与尿管护理
	□ 预防下肢深静脉血栓
	□ 饮食护理（肠内营养的管理）
	□ 一般专项护理（口腔、会阴、皮肤、头发等）
□ 心理护理及生活护理	□ 心理状况评估及护理
	□ 一般生活护理
	□ 其他
□ 家属沟通与教育	□ 与患者沟通方法与技巧的告知
	□ 探视相关注意事项
	□ 费用告知与提醒
	□ 与疾病相关教育

（二）妊娠合并急性肺炎诊断要点

1. 病史要点

（1）定义：妊娠合并急性肺炎是指孕妇在妊娠期出现的感染性肺部炎症。

（2）主要症状

1）发热。

2）慢性发热主要由肺间质性炎症、结核、院内获得性感染引起。

3）对以呼吸困难为主要症状的孕期妇女要明确呼吸困难的起病原因，详细了解是否有疫区接触史，是否有长期住院史。

4）突发性呼吸困难多由社区获得性感染引起，包括细菌性和病毒性感染；新出现的咳嗽、咳痰或者原有呼吸道疾病症状加重，伴有或不伴脓痰、胸痛、呼吸困难及咯血。

2. 体格检查要点

（1）发热，可呈稽留热或持续低热。

（2）肺实变体征和（或）闻及湿性啰音。

3. 辅助检查要点

（1）外周血白细胞 $>10 \times 10^9/L$ 或 $<4 \times 10^9/L$，伴或不伴细胞核左移。

（2）新出现的斑片状浸润影或者实变影、磨玻璃影,或者间质性改变。

(3) 可以伴有或不伴胸腔积液。

4. 除外以下非感染性发热

(1) 肺部肿瘤。

(2) 肺间质性疾病或肺血管炎。

(3) 肺水肿。

(4) 肺不张。

(5) 肺栓塞。

(6) 肺嗜酸性粒细胞浸润征。

5. 可能的感染病原体筛查

(1) 社区获得性细菌

1) 急性起病,高热;有社区流行病学接触史。

2) 伴随症状为寒战、脓痰、褐色痰或者血痰,胸痛,外周血白细胞明显升高。

3) 肺部实变体征或湿性啰音。

4) 实验室检查提示外周血白细胞计数升高,C反应蛋白升高。

5) 影像学检查为肺泡浸润或者实变呈叶段分部。

(2) 支原体、衣原体等非典型致病菌

1) 基础疾病少。

2) 持续咳嗽,无痰或者痰涂片检查未发现细菌,肺部体征少,可能有实变体征。

3) 血常规中白细胞多低于 $10 \times 10^9/L$。

4) 影像学表现为上肺野和双肺病灶、小叶中心性结节、树芽征、磨玻璃影以及支气管壁增厚。

(3) 病毒

1) 多数具有季节性。可有流行病学接触史或群聚性发病。

2) 急性上呼吸道症状,肌肉酸痛,抗菌药物治疗无效。

3) 实验室检查:外周血白细胞正常或减低,降钙素原不高。

4) 影像学表现为双侧、多叶间质性渗出,磨玻璃影,可伴有实变。

(4) 院内获得性细菌

1) 多有长期住院或者医疗干预史,可能有慢性感染长期应用抗生素史。可能有长期免疫调节治疗史。

2) 慢性起病,渐进性发热,常无高热。

3) 实验室检查同社区获得性肺炎。

4) 影像学检查表现为双肺下野背段渗出,可有胸腔积液。

(5) 感染性肺间质疾病

1) 多数在既往肺间质病变或者结缔组织病

的基础上,出现新发感染。

2) 发热伴呼吸困难迅速出现,进展快。

3) 实验室检查外周血常规白细胞可轻度升高或正常。

4) 肺影像学检查示间质性改变,可有磨玻璃影。

6. 重症肺炎诊断标准

(1) 符合下列 1 项主要标准或 ≥3 项次要标准者可诊断为重症肺炎,需收住 ICU 治疗。

(2) 主要标准:①需要气管插管行机械通气治疗;②脓毒症休克经积极液体复苏后仍需要血管活性药物治疗。

(3) 次要标准:①呼吸频率 ≥30 次/分;②氧合指数 ≤250mmHg;③多肺叶浸润;④意识障碍和(或)定向障碍;⑤血尿素氮 ≥7.14mmol/L;⑥收缩压 <90mmHg 需要积极的液体复苏。

(三) 治疗要点

1. 经验性抗感染治疗　首剂抗感染药物争取在诊断肺炎后尽早使用,以改善疗效,降低病死率,缩短住院时间。

(1) 轻症患者可应用对胎儿影响较小的 β-内酰胺类,首选口服给药,当口服不耐受时也可以选择静脉给药。

(2) 对于需要住院的患者,推荐单用 β-内酰胺类或者联合大环内酯类抗生素静脉治疗。

(3) 考虑支原体、衣原体等非典型致病菌感染可应用大环内酯类抗生素治疗。氟喹诺酮类由于可能影响胎儿骨发育,常规情况不建议应用,但重症感染,大环内酯类药物治疗无效的,经知情同意后也可应用呼吸喹诺酮类药物治疗。

(4) 对于可疑病毒性肺炎的孕妇,可以口服奥司他韦 75mg 每天 2 次,连用 5 天。奥司他韦不易解毒和排泄,可有蓄积性中毒,在孕早期胎器官形成时,药物对胎儿有一定的影响,故孕妇用药需要特别注意。对于妊娠妇女服用奥司他韦治疗目前尚无足够的数据,因此不可能评价奥司他韦导致胎儿畸形或胎儿毒副作用的潜在可能性。因此只有在预期利益大于潜在危险时妊娠妇女才可服用磷酸奥司他韦。体重大的孕妇可增量至 150mg 每天 2 次,疗程可增加至 10 天。

(5) 对于需要入住 ICU 的重症患者,首选青霉素/酶抑制剂复合物、三代头孢菌素、厄他培南联合大环内酯类静脉治疗。

(6) 抗感染治疗一般可用至体温下降 2~3 天且

主要呼吸道症状明显改善后停药,通常轻、中度CAP患者疗程5~7天,非典型病原体10~14天,金黄色葡萄球菌、铜绿假单胞菌、克雷伯菌属或厌氧菌等感染抗菌药物疗程可延长至14~21天。

2. 治疗地点 根据患者病情轻重,可选择于门诊、普通病房、ICU病房治疗。适当的治疗地点有利于提高治疗效率,降低病死率。

（1）轻症患者可以选择于门诊进行治疗:需动态复查血常规、C反应蛋白、降钙素原等评估治疗效果,对于治疗反应性差的患者要及时收入院治疗。

（2）住院治疗的患者注意在抗感染治疗的基础上给予辅助治疗,包括:

1）补液,维持水、电解质平衡。

2）营养支持,提高免疫力。

3）雾化、体位引流、胸部物理治疗,促进排痰。

4）糖皮质激素、静脉注射丙种球蛋白、他汀类药物。

（3）对于接受治疗效果不佳,合并补液不能纠正的休克、需用血管活性药物的患者,以及传统氧疗不能纠正低氧,需要呼吸机治疗的患者,及时转入ICU进行治疗。

3. 氧疗 住院患者应及时评估血氧水平,存在低氧血症(指脉氧饱和度低于90%)的患者应该及时给予氧疗。

（1）轻度低氧不伴有呼吸窘迫(呼吸频率>20次/分)的患者,推荐鼻导管或面罩氧疗,维持血氧饱和度在90%以上。

（2）对于传统氧疗无效,存在呼吸窘迫的患者,可尝试应用经鼻高流量吸氧(40~60L/min)。

（3）对于顽固性低氧,经传统氧疗治疗无效的患者,可尝试无创通气治疗。

（4）对于合并急性呼吸窘迫综合征(ARDS),无创机械通气不能纠正低氧或合并二氧化碳潴留的患者,应立即改为气管插管呼吸机辅助呼吸。

（5）对于常规机械通气不能改善的低氧患者,可以使用体外膜肺氧合(ECMO),但须严密把握适应证,因为体外膜肺氧合并发症较多。ECMO的适应证包括:①可逆性的呼吸衰竭伴有严重低氧(氧合指数<80mmHg或即使用高水平的PEEP辅助通气6小时也不能纠正低氧);②酸中毒严重失代偿(pH值<7.15);③过高的平台压(如>35cmH$_2$O)。

4. 密切关注胎儿情况 妊娠合并肺炎的患者易出现低氧血症,每间隔6小时听胎心,必要时胎心连续监护,动态评估终止妊娠时机。

（1）对于早期及中期妊娠患者,临床症状改善直到消失,B超检查提示胚胎存活可继续妊娠。如治疗过程中出现胎死宫内,可于病情平稳时引产,但胎死宫内可能造成宫内感染、DIC等并发症。

（2）对于晚期妊娠患者,出现低氧血症后应及时终止妊娠,以降低胎死宫内的风险。

(四) 护理要点

1. 给予ICU常规护理

2. 专科护理

（1）孕期重症肺炎应对孕妇加强母婴监护,严密观察意识、心率、心律、呼吸频率、血氧饱和度等变化,进行胎心监测,了解胎儿宫内发育情况。

（2）保持呼吸道通畅,遵医嘱给予吸氧,改善呼吸功能。注意观察患者咳嗽、咳痰的情况,加强翻身叩背促进痰液的排出。可通过雾化、体位引流、胸部物理治疗等手段促进排痰。必要时,给予机械通气治疗(见机械通气护理)。若常规机械通气不能改善低氧症状的患者,可以使用体外膜肺氧合(ECMO)。(见体外人工模肺ECMO护理)

（3）对留置人工气道的患者,应注意口腔护理,更换体位时注意管路不要过度牵拉,妥善固定,保持有效湿化。按需吸痰,吸痰时严格无菌操作,动作要轻柔,减轻对气道的刺激。密切监测动脉血气分析,了解pH、PaO$_2$等变化,根据变化调节呼吸机参数,保持酸碱平衡。

三、妊娠合并哮喘

(一) 流程化管理清单

1. 妊娠合并哮喘住院诊疗流程

病史重点采集信息		
□ 现病史	□ 呼吸困难起病*	□ 呼吸困难是渐进性还是突发性
		□ 是否伴有可明显闻及的干鸣
		□ 发生症状前是否接触过敏原
		□ 是否有既往明确过敏史
	□ 有伴随症状*	□ 有无胸闷
		□ 有无咳嗽
	□ 发热*	□ 有无发热

病史重点采集信息

现病史 □	呼吸状态 * □	呼吸频率 □
		是否有三凹 □
		是否有呼气相延长 □
		是否有大汗 □
		是否有下颌呼吸 □
	意识障碍 * □	有无嗜睡 □
		有无精神错乱 □
		有无定向障碍 □
	痰液 □	有无痰液 □
孕产史 □	妊娠次数__次 □	
	生育次数__次 □	
	是否有人工流产 □	
既往史 □	既往肺部疾病史 * □	是否接受免疫调节治疗 □
		从事职业(职业接触史) □
		是否有药物误服史 □
		是否有肺结核 □
		是否有结缔组织病 □
		是否曾患肺动脉栓塞 □

体格检查重点采集信息

生命体征 * □	体温 □	
	脉搏 □	
	呼吸频率 □	
	指脉氧饱和度 □	
	血压 □	
常规体检 □	呼吸运动 * □	窘迫 □
		良好 □
	发绀 * □	无 □
		有 □
	下肢水肿 □	单侧 □
		双侧 □
胸部检查 * □	听诊 * □	正常 □
		湿啰音 □
		干鸣音 □
		支气管呼吸音 □

体格检查重点采集信息

胸部检查 * □	干鸣音部位 □	双肺底 □
		散在 □
		位置固定 □
	干鸣音性质 □	细小 □
		粗大 □
	胸部其余查体 □	肋间隙增宽 □
		肺肝界下移 □
		震颤位置 □
		叩诊呈过清音 □
		桶状胸 □

辅助检查重点项目

实验室检查 * □	血常规 + 血型 * □	外周血嗜酸粒细胞计数 □
	凝血五项 * □	
	血气分析 * □	
胸片 □	双肺透过度是否增高 □	
肺功能 * □	肺功能障碍类型 □	
	FEV_1 □	
	PEF □	
	FEV_1/FVC □	

治疗方案

收入病房;请呼吸内科、ICU 会诊 □		
推荐入 ICU 及 RICU □		
评估继续妊娠风险 □		
吸氧/呼吸功能支持 □	鼻导管/面罩 □	
	无创呼吸机 □	
	有创呼吸机 □	
吸入药物治疗 □	β_2- 受体激动剂 □	
	胆碱能受体阻断剂 □	
	糖皮质激素 □	
	糖皮质激素/长效 β_2- 受体激动剂复合制剂 □	
静脉应用药物 □	糖皮质激素 □	
	茶碱 □	
	β_2- 受体激动剂 □	

注:*为重点项目

2. 妊娠合并哮喘住院护理流程　同本节"二、妊娠合并急性肺炎"。

(二) 妊娠合并哮喘诊断要点

1. 病史要点

(1) 定义:支气管哮喘是妊娠常见合并症之一,是指在妊娠过程中出现的一种以气道高反应性增加为特征的慢性炎症性疾患。既往存在哮喘的患者,可能会因妊娠导致的激素水平变化、膈肌水平抬高、胎儿或胎盘引起的易感物质水平升高等因素,导致原控制良好的病情出现了恶化,加剧了急性症状的出现。妊娠合并哮喘患者 2003 年美国资料统计,占孕妇总数的 4%~8%,其中约 1/3 在妊娠期间有过哮喘急性发作史。

(2) 哮喘典型的临床症状

1) 发作喘息、气急,伴或不伴胸闷或咳嗽,夜间为重。

2) 常与接触变应原、冷空气、刺激气体以及感染、运动等有关。

2. 体格检查要点

(1) 双肺可闻及散在或弥漫性哮鸣音,呼气相延长。

(2) 上述症状和体征可经治疗缓解或自行缓解。

3. 辅助检查要点

(1) 支气管舒张试验阳性(吸入支气管舒张剂后,FEV 增加 >12%,且 FEV 绝对值增加 >200ml)。

(2) 支气管激发试验阳性。

(3) 呼气流量峰值(PEF)平均每天昼夜变异率 >10%,或 PEF 周变异率 >20%。

4. 哮喘急性发作

是指喘息、气急、咳嗽、胸闷等症状突然发生,或原有症状加重,并以呼气流量降低为其特征,常因接触变应原、刺激物或呼吸道感染诱发。

(三) 治疗要点

建议尽早收入 ICU 或 RICU 治疗。

主要治疗内容:

1. 糖皮质激素　主要通过吸入和口服途径给药。

(1) 轻症患者可应用吸入给药,可有效控制气道炎症、降低气道高反应性、减轻哮喘症状、改善肺功能、提高生活质量、减少哮喘发作的频率和减轻发作时的严重程度,降低病死率。主要副作用为声音嘶哑、咽部不适和念珠菌感染。

(2) 对于大剂量吸入糖皮质激素仍不能控制的患者,推荐口服半衰期较短的激素(如泼尼松、泼尼松龙或甲泼尼龙等)作为辅助治疗。

(3) 长期口服激素可以引起孕妇骨质疏松、高血压、糖尿病、下丘脑 - 垂体 - 肾上腺轴抑制、肥胖症、白内障、青光眼、皮肤菲薄及肌无力等,增加妊娠期高血压疾病如子痫前期发生率。激素可透过胎盘屏障,可增加胎盘功能不全、自发性流产、胎儿子宫内生长发育迟缓和唇腭裂的发生率,尤其影响胎儿颅脑发育。

2. β_2 受体激动剂　可以迅速舒张支气管,缓解症状。

(1) 吸入给药:数分钟起效,疗效可维持数小时,分为短效和长效两种,应该按需应用,不宜长期、单一、过量应用。

(2) 口服给药:15~30 分钟起效,疗效维持 4~6 小时,副作用比吸入给药要大。

(3) 注射给药:平喘作用更为迅速,但全身不良反应的发生率更大。

(4) β_2 受体激动剂对胎儿相对安全,对孕妇的主要不良反应为骨骼肌震颤、低血钾、心律失常等。长期单独使用有增加哮喘死亡的风险,不推荐长期单独使用。

3. 茶碱　同时具有支气管扩张和抗炎作用,可作为辅助用药。茶碱可通过胎盘屏障,对胎儿造成一定影响,但相对来说还是安全的。对于妊娠期轻度持续哮喘患者可以选择低剂量茶碱,但治疗期间必须监测血药浓度,并且并不作为首选治疗方案。对于妊娠期中重度哮喘患者,只有当吸入性糖皮质激素不能控制时,才考虑使用茶碱类药物。

4. 抗胆碱能药物　可以迅速舒张支气管,起效慢但作用时间长,作为哮喘急性发作时的缓解用药,对胎儿相对安全,副作用小。

5. 氧疗　当哮喘合并低氧血症时,可予以吸氧支持,维持母体及胎儿氧供。

(1) 轻度低氧,不伴二氧化碳潴留:可在药物治疗的基础上,予以鼻导管或者面罩吸氧缓解低氧,需监测二氧化碳分压,避免出现高碳酸血症、呼吸性酸中毒。

(2) 重度低氧伴呼吸性酸中毒:可减少胎盘血流,造成胎儿宫内窒迫,需及时处理,神志清楚的患者可以辅助以无创呼吸机或经鼻高流量吸氧,一旦出现肺性脑病,应及时气管插管行有创机械通气治疗。对传统氧疗不能纠正低氧,需要呼吸机治疗的患者,及时转入 ICU 进行治疗。

6. 反复发作的无法控制的哮喘,应当评估继续妊娠的风险,当出现以下症状时,及时采取合适方法终止妊娠。

(1) 出现无法控制的低氧血症,以至胎儿宫内窘迫。

(2) 出现二氧化碳潴留,需要接受呼吸机治疗。

(3) 出现无法控制的哮喘持续状态。

(四) 护理要点

1. 给予 ICU 常规护理。

2. 专科护理

(1) 孕期严重哮喘缺氧可导致胎儿早产、低体重儿,甚至发生围产儿死亡。对孕妇应加强母婴监护,严密观察意识、心率、心律、呼吸频率、血氧饱和度等变化,进行胎心监测,了解胎儿宫内发育情况。

(2) 保持呼吸道通畅,遵医嘱给予吸氧,改善呼吸功能。注意观察患者咳嗽、咳痰的情况,加强翻身叩背促进痰液的排出。必要时,给予机械通气治疗(见机械通气护理)。

(3) 对留置人工气道的患者,应注意口腔护理,更换体位时注意管路不要过度牵拉,妥善固定,保持有效湿化。按需吸痰,吸痰时严格无菌操作,动作要轻柔,减轻对气道的刺激。密切监测动脉血气分析,了解 pH、PaO_2 等变化,根据变化调节呼吸机参数,保持酸碱平衡。

四、妊娠合并急性肺栓塞

(一) 流程化管理清单

妊娠合并急性肺栓塞住院诊疗流程

病史重点采集信息		
□ 现病史	□ 呼吸困难 *	□ 呼吸困难是渐进性还是突发性
		□ 是否伴有呼吸急促
	□ 咳嗽 *	□ 是否伴有咳嗽
		□ 是否有咯血
	□ 胸部不适 *	□ 是否有胸痛
		□ 是否有胸闷
		□ 是否有心悸

病史重点采集信息		
□ 现病史	□ 运动史	□ 突然下肢运动
		□ 上厕所大便
		□ 下蹲
	□ 下肢水肿	□ 下肢按摩
		□ 单侧水肿
		□ 非对称双侧水肿
		□ 下肢疼痛
	□ 意识障碍	□ 是否伴有晕厥
		□ 是否伴有头晕
□ 既往史	□ 既往疾病史 *	□ 是否有结缔组织病 / 血管炎
		□ 是否长期卧床
		□ 药物接触史
		□ 是否近期感染
		□ 是否有肿瘤病史
		□ 是否长期服用避孕药
		□ 是否曾患深静脉血栓
□ 孕产史	□ 妊娠次数__次	
	□ 生育次数__次	

辅助检查重点项目		
□ 实验室检查	□ 血常规 *	
	□ 凝血五项 *	□ D-2 聚体
	□ 血气分析 *	
□ 超声 *	□ 超声心动图 *	□ 右室超负荷表现
	□ 下肢超声	□ 静脉加压试验
□ 肺动脉增强 CT*	□ 看见肺动脉充盈缺损	
□ 心电图	□ Ⅰ 导联 s 波加深	
	□ Ⅲ 导联出现 Q 波伴 T 波改变	
	□ 新发右束支传导阻滞	

体格检查重点采集信息		
□ 生命体征 *	□ 体温	
	□ 脉搏	
	□ 呼吸频率	
	□ 指脉氧饱和度	
	□ 血压	
□ 常规体检	□ 呼吸运动 *	□ 窘迫
		□ 良好

体格检查重点采集信息

常规体检	发绀*	□ 无
		□ 有
	下肢水肿*	□ 单侧
		□ 双侧
		□ 下肢压痛
	肺部听诊	□ 湿啰音
		□ 干鸣音
	颈静脉	□ 颈静脉充盈
	心脏听诊	□ 心音亢进
		□ 奔马律
		□ 杂音
特殊检查*	心电图	S1/Q3/T3 征
		□ 右束支传导阻滞
	床旁心脏超声	□ 右室心腔扩大
		□ 室间隔受累
		□ "D"字征
		□ 下腔静脉扩张
		□ 三尖瓣反流

治疗方案

收入院	□ 推荐收入院治疗；请呼吸科和ICU会诊	
	□ 推荐入ICU及RICU	
吸氧/呼吸功能支持	□ 鼻导管/面罩	
	□ 无创呼吸机	
	□ 有创呼吸机	
抗凝	□ 低分子肝素	
评估继续妊娠风险	□ 继续待产	
	□ 引产/自然分娩	
	□ 剖宫产	
溶栓	□ 血压稳定	□ 观察
	□ 血压下降	□ 溶栓
	□ 心搏呼吸停止	□ 复苏+溶栓

注：* 为重点项目

（二）妊娠合并急性肺栓塞诊断要点

1. 病史要点

（1）肺栓塞（PE）是静脉血栓栓塞症（VTE）的一种表现形式，是指深静脉血栓形成（DVT）后脱落，堵塞肺动脉造成的一系列临床综合征。妊娠是 VTE

的一种诱发因素，是发达国家妊娠期女性首位的死亡原因。

（2）肺栓塞分为伴有休克或低血压的疑似高危病例和不伴有休克或低血压的疑似肺栓塞两种分型。

（3）急性起病：突发胸痛、胸闷、呼吸困难等。

（4）随着再生育人群的增多，围产期肺栓塞发病率增加。

2. 体格检查要点

（1）密切监测血压。

（2）可迅速出现休克或者低血压。

（3）可有制动、下肢非对称水肿等高危因素。

（4）排除急性瓣膜功能不全、心脏压塞、急性冠脉综合征和主动脉夹层。

（5）床旁心电图出现新发右室占优势表现。

3. 辅助检查要点

（1）血气分析提示低氧、低二氧化碳血症。

（2）心电图提示右室占优势，如 V_1~V_4 导联 T 波倒置，V_1 导联 QR 波，S I Q III T III，完全性或不完全性右束支传导阻滞等。

（3）床旁超声心动图提示急性肺动脉高压和右心功能不全。

（4）血清 D- 二聚体升高。如 D- 二聚体正常多可排除肺栓塞。

（5）肺增强CT提示肺动脉充盈缺损，或肺通气-灌注扫描提示通气灌注不匹配。

（三）治疗要点

妊娠状态及产后均有可能出现急性肺栓塞，由产科、呼吸科及 ICU 多学科合作，权衡肺栓塞的治疗方法和是否终止妊娠。

1. 怀疑急性肺栓塞的患者，推荐尽早转入 ICU 或 RICU 病房救治。

2. 伴有休克或低血压的疑似高危病例　已经发现，立刻给予溶栓再灌注治疗，首选重组组织型纤溶酶原激活剂（rt-PA），剂量为 50mg，静脉 2 小时泵入。替代品为链激酶或者尿激酶，但应用导致出血的风险增加。在溶栓的基础上，联用如下辅助治疗：

（1）吸氧：根据监测的脉搏血氧饱和度 SPO2（通常要维持在 95% 以上），来决定吸氧的浓度，可以依次应用鼻导管、面罩、储气囊面罩吸氧，流量由 2L/min 开始，最大到 10L/min，如果血氧不能维持或患者明显呼吸费力，首选鼻导管或面罩吸氧，无效时可考虑无创或有创机械通气,但机械通气可能进一步增加右室负荷,使血流动力学不稳定进一步恶化。

(2) 血流动力学支持:避免大量补液,但可以小量补液(500ml 左右)提高灌注压。可应用去甲肾上腺素改善低血压。

(3) 抗凝治疗:溶栓结束后开始,至少维持 3 个月,孕妇首选低分子肝素,不推荐应用华法林和普通肝素。

3. 不伴有休克或低血压的肺栓塞 通常无需溶栓,仅给予基础治疗即可。基础治疗包括:

(1) 吸氧:原则同上。

(2) 抗凝治疗:首选低分子肝素,因其不能透过胎盘和乳汁。华法林可能引起胎儿畸形和流产,其他抗凝剂缺乏孕期安全性研究,不建议应用。

(3) 腔静脉滤器植入:可降低死亡率,但也有增加深静脉血栓的风险,可应用于有抗凝禁忌或者反复发作的肺栓塞合并下肢静脉血栓形成。

4. 当出现无法控制的低氧血症,以至胎儿宫内窘迫时,及时采取合适方法终止妊娠。

(四) 护理要点

1. 给予 ICU 常规护理。

2. 专科护理

(1) 溶栓护理

1) 密切观察患者的生命体征,准备好急救器械,绝对卧床,加强基础护理。

2) 溶栓过程中注意静脉滴速,保护好静脉,减少不必要的穿刺。

3) 观察用药后反应,观察患者瞳孔大小及意识变化,观察有无寒战、发热等过敏反应,观察皮肤黏膜、牙龈及消化道有无出血情况,有无咯血、便血及腹痛等症状,动态观察凝血指标情况。

(2) 呼吸道护理(见本章第三节机械通气护理)。

3. 用药护理

(1) 使用溶栓药时要现用现配,给药途径应选择中心静脉,使用微量注射泵使药物匀速准确输入体内,避免不必要的肌内注射及反复的静脉穿刺,防止出血。穿刺点的按压时间应 >10 分钟,必要时使用封堵器。

(2) 使用抗凝剂药物注射时,防止注射部位出现硬结及血肿,可选择多个部位交替注射。

(吴兴茂 贾佳 于晓江)

参考文献

1. Duarte AG. ARDS in pregnancy. Clinical obstetrics and gynecology,2014,57(4):862-870.

2. Guntupalli KK,Karnad DR,Bandi V,et al. Critical illness in pregnancy:part Ⅱ:common medical conditions complicating pregnancy and puerperium. Chest,2015,148(5):1333-1345.

3. Mehta N,Chen K,Hardy E,et al. Respiratory disease in pregnancy. Best practice & research Clinical obstetrics & gynaecology,2015,29(5):598-611.

4. Moore SA,Dietl CA,Coleman DM. Extracorporeal life support during pregnancy. The Journal of thoracic and cardiovascular surgery,2016,151(4):1154-1160.

5. Nair P,Davies AR,Beca J,et al. Extracorporeal membrane oxygenation for severe ARDS in pregnant and postpartum women during the 2009 H1N1 pandemic. Intensive care medicine,2011,37(4):648-654.

6. Schwaiberger D,Karcz M,Menk M,et al. Respiratory Failure and Mechanical Ventilation in the Pregnant Patient. Critical care clinics,2016,32(1):85-95.

7. Wang G,Zhou Y,Gong S,et al. A pregnant woman with H7N9 avian influenza A virus pneumonia and ARDS managed with extracorporeal membrane oxygenation. The Southeast Asian journal of tropical medicine and public health,2015,46(3):444-448.

8. Cao B,Huang Y,She DY,et al. Diagnosis and treatment of community-acquired pneumonia in adults:2016 clinical practice guidelines by the Chinese Thoracic Society,Chinese Medical Association. Clin Respir J,2017,12(4):1-41.

9. 卫生部流行性感冒诊断与治疗指南编撰专家组. 流行性感冒诊断与治疗指南(2011 年版). 中华结核和呼吸杂志,2011,34(10):725-734.

10. Chung KF,Wenzel SE,Brozek JL,et al. International ERS/ATS guidelines on definition,evaluation and treatment of severe asthma. Eur Respir J,2014,43(2):343-373.

11. 中华医学会呼吸病学分会哮喘学组. 支气管哮喘防治指南(2016 年版). 中华结核和呼吸杂志,2016,39(9):675-697.

12. Konstantinides SV,Torbicki A,Perrier A,et al. 2014 ESC Guidelines on the diagnosis and management of acute pulmonary embolism. Eur Heart J,2014,35:3033-3073.

第四节　消化系统疾病管理

一、妊娠期急性胰腺炎

（一）流程化管理清单

1. 妊娠期急性胰腺炎住院诊疗流程

病史重点采集信息

现病史及既往史	□ 停经*	□ 月经周期是否规律
		□ 停经时间
	□ 性生活史*	□ 发生症状前的性生活日期
	□ 阴道流血*	□ 性状
		□ 量
		□ 持续时间
	□ 阴道排液及组织物排出*	□ 分泌物气味
		□ 分泌物性状
		□ 排出物大小
		□ 排出物性质
	□ 腹痛*	□ 有或无
		□ 部位
		□ 性质
		□ 程度
	□ 胰腺炎病史*	□ 有无胰腺炎病史
孕产史	□ 自然流产史	□ 早期流产史__次
		□ 晚期流产史__次
	□ 目前存活子女__个	
	□ 有或无出生缺陷	
	□ 有或无胎死宫内	

体格检查重点采集信息

□ 生命体征*	□ 体温	
	□ 脉搏	
	□ 呼吸	
	□ 血压	

体格检查重点采集信息

□ 常规体检	□ 活动*	□ 自如
		□ 受限
	□ 贫血貌	□ 无
		□ 有
	□ 心肺部听诊	□ 正常
		□ 异常
	□ 腹部检查*	□ 正常
		□ 压痛
		□ 反跳痛
		□ 肌紧张
□ 产科相关检查		

辅助检查重点项目

□ 实验室检查	□ 血常规 + 血型
	□ 血淀粉酶*
	□ 血脂肪酶
	□ 凝血功能
□ 超声检查	□ 产科超声
	□ 胰腺超声

治疗方案

- □ 确诊住院治疗；请消化内科、普通外科、ICU 会诊；推荐入 ICU 治疗
- □ 液体支持和营养支持
- □ 抗生素治疗
- □ ERCP
- □ CRRT
- □ ARDS 的治疗

注：* 为重点项目

469

2. 妊娠期急性胰腺炎 ICU 住院护理流程

护理流程	描述要点
□ 告知与签字	□ 病情评估及告知
	□ 用药的作用和注意事项
	□ 化验检查意义及注意事项
	□ 负责医护人员
	□ ICU 住院护理相关告知
	□ 其他
□ 协助医师	□ 复习病史
	□ 体格检查
	□ 吸氧或建立人工气道、机械通气
	□ 建立 2~4 组静脉通路及中心静脉穿刺
	□ 留置胃管胃肠减压
	□ 抑酸抑酶等药物精准泵入
	□ 采血送化验
	□ 留置尿管
□ 监测	□ 神志
	□ 脉搏
	□ 血压
	□ 血氧
	□ 尿量
	□ 血流动力学监测
	□ 体温
	□ 胃液颜色性状量
	□ 皮肤温度与色泽
□ 观察出血和其他症状	□ 观察阴道流血量、性状、颜色
	□ 观察有无腹痛及其他症状
	□ 观察其他部位有无出血征象
	□ 观察有无腹胀,测量腹围
	□ 观察子宫底高度
□ 采血	□ 血常规 + 血型
	□ 凝血五项
	□ DIC
	□ 肝、肾功能
	□ 各种离子钾钠氯
	□ 心肌酶谱
	□ 血糖
	□ 血气分析
	□ 血清肌钙蛋白
	□ 脑钠肽

护理流程	描述要点
□ 协助检查	□ 床旁超声检查
	□ 床旁 X 线检查
	□ CT 检查
□ 专科护理	□ 人工气道护理
	□ 呼吸机相关护理
	□ 静脉输液通路与用药护理
	□ 排尿观察与尿管护理
	□ 胃液观察与胃管护理
	□ 预防下肢深静脉血栓
	□ 饮食护理(空肠内营养的管理)
	□ 一般专项护理(口腔、会阴、皮肤、头发等)
□ 心理护理及生活护理	□ 心理状况评估及护理
	□ 一般生活护理
	□ 其他
□ 家属沟通与教育	□ 与患者沟通方法与技巧的告知
	□ 探视相关注意事项
	□ 费用告知与提醒
	□ 与疾病相关教育

(二)妊娠期急性胰腺炎诊断要点

1. 病史要点

(1)妊娠期急性胰腺炎在各个时期的症状不同,临床表现不典型,容易误诊为阑尾炎、胆石症、胆囊炎、胃肠炎、早孕反应、流产、早产、异位妊娠、胎盘早剥等疾病。可能由暴饮暴食、高脂血症、胆源性、膨大子宫压迫等原因所致。

(2)妊娠期急性胰腺炎常常表现为恶心、呕吐、上腹疼痛。但不同患者表现轻重不一。上腹部疼痛部位常在中上腹,可放散到腰背部、肩胛骨及肩部,且与宫缩疼痛感觉不同。

(3)并可伴有发热、心动增快、皮肤黄染、呼吸费力、停止排气排便等症状。

(4)伴有严重的呼吸困难、腹胀、尿少、血压下降等,考虑重症胰腺炎。

2. 体格检查要点

(1)重视生命体征

1)妊娠期急性胰腺炎表现不一,注意有无恶心、呕吐、上腹疼痛。

2）尤其注意有无呼吸困难、休克、多脏器功能不全征象。早期识别重症胰腺炎患者，及时启动多学科 MDT，尽早转入 ICU 治疗。

（2）腹部检查

1）对于是否合并内外科疾病的鉴别至关重要。

2）触诊有无压痛、反跳痛及肌紧张。

3）主要有无 Cullen 及 Grey-Turner 征

（3）妇产科检查：进行相关妇产科孕产妇及胎儿相关检查。

3. 辅助检查要点

（1）血淀粉酶、脂肪酶的测定

1）淀粉酶是确诊急性胰腺炎的重要依据之一。

2）约 90% 的妊娠急性胰腺炎患者血清淀粉酶在发病后 2~12 小时开始升高，24 小时左右升至高峰，48~72 小时后开始下降，持续 3~5 天。

3）尿淀粉酶在发病后 12~24 小时也开始升高。持续动态监测血清淀粉酶、脂肪酶可更有利于诊断。

4）血清脂肪酶：临床上测定血清脂肪酶主要为了诊断急性胰腺炎。急性胰腺炎发病后 8~12 小时血清淀粉酶活性开始升高，12~24 小时达高峰，2~4 天下降至正常。如超过 500U/dl，即有诊断意义；达 350U/dl 时应怀疑此病。

5）血清淀粉酶病理性升高：①急性胰腺炎：可持续升高 10~15 天；②胰腺癌和胆管炎时也常常增高；③脂肪组织破坏时如骨折、软组织损伤手术后可轻度增高；④个别慢性胰腺炎、肝癌、乳腺癌的患者也增高。

（2）腹部超声

1）腹部超声检查快速、无创，对胆石症尤其是胆囊结石有良好的成像，并且对胎儿的影响小，是妊娠急性胰腺炎首选的初步筛查手段。

2）胰腺超声可发现妊娠期急性胰腺炎患者现胰腺体积增大、界限模糊、胰周液性暗区、脓肿或囊肿等情况。大多数因胆囊结石引起的胰腺炎可以经超声明确诊断。但超声对发病早期胰腺肿大敏感性不够、坏死不典型的病例诊断有局限性，并且对胆管微小结石和胆泥淤积诊断率较低。

（3）腹部 CT

1）腹部计算机断层扫描可清晰显示胰腺外形、是否有局灶或弥漫性增大，胰腺或胰腺周围是否有液体积聚。

2）出血坏死型胰腺炎时，胰腺内可呈现低密度区。

3）CT 是诊断急性胰腺炎的金标准，但辐射对胎儿或可造成不良影响，产科医师应权衡进行 CT 检查的必要性。

（三）治疗要点

妊娠急性胰腺炎治疗原则与非妊娠期相同，主要是禁食、胃肠减压、应用制酸剂、抑制胰腺分泌、维持水和电解质平衡、血液净化、抗感染治疗等，必要时手术。各种急性胰腺炎要结合病因和具体病情制订个性化治疗方案。对有呼吸困难、休克、尿少、多脏器功能不全征象的患者，早期识别重症胰腺炎患者，及时启动多学科 MDT，更应尽早转入 ICU 治疗。

1. 怀疑妊娠合并急性胰腺炎的患者，尽早请消化、外科、ICU（进行 MDT）会诊，可以直接转入 ICU 治疗，考虑合并重症胰腺炎的患者必须转入 ICU 治疗，无 ICU 的医院转入上级医院治疗。

2. 启用多学科协作 MDT（包括消化科、胰腺外科、ICU 等），产科医师与 ICU 医师探讨决定是否终止妊娠及终止妊娠的方式。对合并急性重症胰腺炎的产妇，建议全力抢救产妇，尽早终止妊娠，不考虑抢救对胎儿的影响。

3. 急性呼吸窘迫综合征（ARDS）的呼吸支持治疗、血糖的控制、镇静镇痛、血液净化（CRRT）治疗等。

4. 液体支持和营养支持　治疗重症急性胰腺炎，易出现血流动力学紊乱导致血容量不足和组织器官灌注不足，甚至引起多器官功能障碍，因此液体支持治疗十分重要。近年来有学者认为，长期应用全肠外营养可增加感染发生率和代谢方面的疾病，而早期肠内营养可减少肠道细菌易位，保护肠道益生菌和改善肠屏障功能，还可以促使胰腺及腹膜后的坏死组织局限和吸收，明显降低感染、多器官功能衰竭的发生率及病死率。

5. 抗生素　目前对妊娠急性胰腺炎是否预防性使用抗生素仍存在争议。对于轻型急性胰腺炎不提倡预防性应用抗生素治疗。对于重症急性胰腺炎，抗生素能有效地控制胰腺及非胰腺感染，合并重症感染者，则需要有力的抗感染治疗。

6. ERCP　胆管疾病是妊娠急性胰腺炎的主要病因。对于胆源性重症急性胰腺炎推荐 24 小时内行 ERCP 检查，可减轻胆管压力、去除胆道结石。ERCP 联合 Oddi 括约肌切开术，可以减少胰腺炎并发症和降低病死率。

7. 腹腔镜胆囊切除术。腹腔镜胆囊切除术具有创伤小、视野清晰、术后疼痛和术后肠梗阻少、术后恢复快、住院时间短等优点，同时腹腔镜胆囊切除术时人工气腹及腹腔内操作对母儿影响小；胃肠手术操作引起胎儿流产和畸形的风险是最小的，并不影响妊娠结局，故是最佳治疗方法之一。在手术中应采用可视穿刺技术、左侧卧位、避免快速改变体位、谨慎使用电设备并尽量避开子宫等预防措施使手术更安全。

8. 外科治疗 若妊娠合并重症急性胰腺炎已发生胰腺坏死并感染及多器官功能衰竭，介入及床旁穿刺引流未见改善者，仍需要外科手术治疗，应立即行坏死感染灶清除和灌洗引流术。

（四）护理要点

1. 给予 ICU 护理常规。

2. 专科护理

（1）病情监护

1）严密观察患者的体温、脉搏、呼吸、血压及神志变化，给予心电监护，准确记录 24 小时液体出入液量，以判断机体血容量状况和电解质丢失情况。急性胰腺炎的患者易在发病早期出现多器官功能障碍，应密切监护器官损害的症状和体征。

2）密切观察有无腹痛、腹胀症状，观察疼痛的部位及性质，注意区分是胰腺炎所致的腹痛或是其他原因导致子宫收缩引起的腹痛。严密观察宫缩、胎心及阴道分泌物的变化，加强胎儿监护，对不足月者，在控制胰腺炎的前提下，尽量维持妊娠至足月。

（2）管道的护理

1）急性胰腺炎患者常有多个留置导管，包括鼻空肠营养管、吸氧管、导尿管、腹腔引流管及人工气道等。因管道护理对患者病情的转归有重要影响，护理人员应妥善固定导管，翻身或改变体位时，注意防止导管打折、脱出及堵塞，对意识不清、谵妄的患者，应约束双手，防止意外拔管。

2）严格交接班，密切观察并详细记录各引流液颜色、性状及量，按时挤压，保持管路通畅。

（3）营养支持

1）急性胰腺炎需要禁食水，可遵医嘱协助留置鼻空肠营养管，采用 24 小时持续泵入的方式给予空肠营养。同时给予胃肠减压，观察引出胃液的颜色、性状、量，准确记录 24 小时出入水量，注意维持水、电解质平衡。

2）向清醒患者解释禁食水的重要性，以取得患者的配合。做好口腔护理、会阴护理、皮肤及头发等基础护理。

3. 用药护理

（1）使用中心静脉给药或行肠外营养时，要预防导管相关性血流感染的发生，行各种有创操作时，应严格执行无菌操作，并注意观察穿刺部位有无红、肿、痛及脓性分泌物，如敷料松动、潮湿或污染应及时更换，输液前后用生理盐水脉冲式冲管，保持导管通畅，每班交接导管外露长度，确保导管无移位或脱出。静脉输入肠外营养液时，应持续 24 小时匀速输注，并注意观察血糖的变化情况。

（2）经鼻空肠营养管输注肠内营养液时，每 2~4 小时用温水 20ml 脉冲式冲洗导管一次，每班检查空肠营养管的外露长度及判断导管尖端位置。给药时，要先将药物研碎充分溶解，过滤后再注入，以防堵管。空肠营养管每次使用完毕后，应用温开水冲管。

二、妊娠期急性脂肪肝

（一）流程化管理清单

1. 妊娠期急性脂肪肝住院诊疗流程

病史重点采集信息		
	□ 停经	□ 月经周期是否规律
		□ 停经时间
	□ 性生活史	□ 发生症状前的性生活日期
		□ 性状
	□ 阴道流血*	□ 量
		□ 持续时间
	□ 阴道排液及组织物排出	□ 分泌物气味
		□ 分泌物性状
□ 现病史		□ 排出物大小
		□ 排出物性质
	□ 腹痛*	□ 有或无
		□ 部位
		□ 性质
		□ 程度
	□ 发热	□ 有或无
	□ 恶心、呕吐	□ 有或无

病史重点采集信息

□ 孕产史 *	□ 孕次__次	
	□ 自然流产史	□ 早期流产史__次
		□ 晚期流产史__次
	□ 早产史__次	
	□ 胎膜早破史__次	
	□ 既往分娩方式	□ 阴式分娩__次
		□ 剖宫产__次
	□ 目前存活子女__个	
	□ 有或无出生缺陷	
	□ 有或无胎死宫内	
□ 既往史	□ 肝病病史 *	□ 有无肝病病史

体格检查重点采集信息

□ 生命体征 *	□ 体温	
	□ 脉搏	
	□ 呼吸	
	□ 血压	
□ 常规体检	□ 皮肤黄染 *	□ 有
		□ 无
	□ 贫血貌 *	□ 无
		□ 有
	□ 心肺部听诊	□ 正常
		□ 异常
	□ 腹部检查 *	□ 正常
		□ 压痛
		□ 反跳痛
		□ 肌紧张
□ 妇产科特殊检查 *		

辅助检查重点项目

□ 实验室检查	□ 肝功能 *
	□ 凝血功能、血氨、血糖、血气 *
	□ 肝炎病毒
□ 超声	□ 产科超声
	□ 肝脏超声

治疗方案

- □ 确诊住院治疗;请消化内科、感染科、ICU 会诊;推荐入 ICU 治疗
- □ 早期解除妊娠
- □ 保肝治疗、输血治疗
- □ 血浆置换
- □ CRRT 治疗

注:* 为重点项目

2. 妊娠期急性脂肪肝 ICU 住院护理流程

同本节妊娠期急性胰腺炎 ICU 住院护理流程。

(二) 妊娠期急性脂肪肝诊断要点

1. 病史要点　妊娠期急性脂肪肝的早期诊断和识别是改善患者预后的关键。妊娠期急性脂肪肝临床表现多种多样,典型的病例出现恶心、呕吐、乏力等前驱症状,逐渐出现进行性加重的黄疸、嗜睡、昏迷,严重的病例容易并发急性肾衰竭等并发症。实验室检查为白细胞增高,血小板计数下降,血清胆红素和碱性磷酸酶明显升高,转氨酶轻中度增高,血清胆红素明显增高,血糖往往降低,合并急性肾衰竭往往伴血清肌酐、尿素氮升高。凝血功能异常比较常见,表现为纤维蛋白原降低,凝血酶原时间延长,部分凝血活酶时间延长,严重者可以发生DIC。患者的肝脏损害需排除病毒性肝炎引起的肝脏病变。

(1) 妊娠期急性脂肪肝一般发生于妊娠中晚期,平均孕龄为 35~36 周,罕见病例也可在 22 周发生。

(2) 妊娠期急性脂肪肝早期诊断困难,它临床表现各异,临床需仔细甄别。

(3) 患者经常表现为非特异性症状,如厌食、恶心、呕吐、不适、疲劳、头痛和腹痛。

(4) 妊娠期急性脂肪肝可出现发热和黄疸,发生率超过 70%。可表现为右上腹部或中腹部压痛。常有多系统累及,包括急性肾衰竭、脑病、胃肠道出血、胰腺炎和 DIC。

(5) 可能存在子痫前期的表现。

(6) 妊娠期急性脂肪肝可存在一过性尿崩,但非常罕见。

2. 体格检查要点

(1) 重视生命体征

1) 主要是注意有无恶心、呕吐、黄疸征象。

2) 注意有无器官功能不全表现,早发现早治疗。

（2）腹部检查

1）对于是否合并内外科疾病的鉴别至关重要。

2）触诊有无压痛、反跳痛及肌紧张。

3）查体肝脏意义不大。

（3）产科检查：密切监护胎心、胎动，易发生胎儿窘迫，甚至死胎。

3. 辅助检查要点

（1）实验室检查

1）血液系统：血红蛋白及血细胞比容正常，白细胞可轻度升高。血小板正常或轻度下降。

2）肝功能：ALT、AST 显著升高。总胆红素及直接胆红素显著升高。血糖降低。血氨可升高。

3）凝血功能：PT、APTT 时间延长，纤维蛋白原降低。INR 增加。

4）肾脏功能：肌酐、尿素氮轻～中度升高。

（2）影像检查：超声和计算机断层扫描可能显示肝脏的脂肪浸润，但这些结果并无法对妊娠期急性脂肪肝作出明确的诊断。

（3）组织病理学

1）妊娠期急性脂肪肝病理表现为微囊脂肪变性、可能有斑块性肝细胞坏死。

2）但没有广泛的坏死或炎症。临床很少行肝活检。

3）根据病史，查体、辅助检查结果足以在大多数情况下进行诊断。

4）大部分情况下，不应行肝活检对妊娠期急性脂肪肝诊断或用其来同严重先兆子痫鉴别。

（三）治疗要点

需要密切监测肝功能、黄疸等指标，同时监测肾功能、凝血系统、腹部体征等指标，有条件者建议尽早送入 ICU 病房密切监护治疗。一旦明确诊断，尽快终止妊娠。

1. 母体治疗

（1）早期诊断，及时解除妊娠以及重症监护治疗是妊娠期急性脂肪肝治疗的基石。

（2）妊娠期急性脂肪肝的实验室检查结果经常不反映病情的严重程度。如果出现多系统器官衰竭和死亡的高风险，建议必须进入重症监护病房。

（3）分娩前应保证母体稳定，包括气道管理、高血压治疗，矫正低血糖、电解质和凝血异常。

（4）补充液体及血液制品，DIC 的发生与预后关系极为密切，是导致妊娠期急性脂肪肝死亡的直接原因。发生 DIC 后，可以及时补充凝血酶复合物、

新鲜或冰冻血浆、纤维蛋白原、血小板和全血，必要时应用肝素、低分子肝素治疗。发生 DIC 前，做好相应血液制品的准备。

（5）反复评估母亲的生命体征和精神状态。

（6）反复评估胎儿状态。

（7）常涉及不同专业协作（MDT），如重症监护、消化内科及新生儿等的多学科。

（8）血浆置换治疗：因为血浆置换能够有效清除患者体内的氨、内毒素和氧自由基等毒性物质，迅速改善肝功能和肝性脑病，同时，血浆置换时还可以补充大量凝血因子、调理素和免疫球蛋白的活性物质，改善凝血功能，所以，应用血浆置换治疗妊娠期急性脂肪肝可以收到较好疗效。

2. 胎儿管理　及时终止妊娠。由于妊娠是 AFLP 的发病诱因，而且 AFLP 可突然迅速恶化危及母胎生命，所以，及时终止妊娠是最重要的根本治疗方法。如果短期内不能经阴道分娩，首选剖宫产终止妊娠，最大程度地缩短产程，有利于及时终止病情的发展。有凝血功能异常者手术前输冰冻血浆、新鲜血液、血小板，可以减少术中出血。

3. 产后管理

（1）产后恢复期，由于凝血功能障碍引起的出血风险，需要进行持续的血流动力学监测。产后 5 天内仍然可病情反复，甚至加重。

（2）根据病情输液和血液制品。

（3）妊娠期急性脂肪肝有低血糖风险，可能需要输注葡萄糖，预防低血糖发生。

（4）妊娠期急性脂肪肝的潜在并发症通常在肝和肾功能障碍发生后发展。伴有继发性感染或出血性胰腺炎伴有腹膜后出血的假性囊肿的发展。需要监测血清脂肪酶和淀粉酶。

（5）CT 扫描或磁共振成像可用于评估假性囊肿或出血性胰腺炎的发生。

（6）对妊娠期急性脂肪肝的血浆置换和持续肾脏替代治疗安全性和疗效需要进行评估。

（7）妊娠期急性脂肪肝很少行肝移植治疗。对于那些具有暴发性肝衰竭/多系统衰竭的产妇，严重的代谢性酸中毒，或恶化的凝血病或肝破裂并发肝脏坏死的患者，可考虑原位肝移植。

（四）护理要点

1. 妊娠合并急性脂肪肝是妊娠期特发的、罕见的、严重的疾病，可迅速恶化并危及母儿生命，在给予 ICU 常规护理之外，还应高度重视专科护理。

2. 专科护理

(1) 病情观察

1) 对妊娠期急性脂肪肝的患者,应密切观察患者的生命体征及重要器官功能,尽快终止妊娠。观察患者的神志情况,有无嗜睡、烦躁、谵妄等肝性脑病前驱症状,躁动患者加强看护,给予适当约束,以防坠床或受伤。约束前向家属讲明疾病的危害、病情进展程度及约束的意义,征得家属同意后使用。

2) 严密观察出血倾向,观察有无皮肤瘀斑、出血点及阴道流血的颜色、性状、量,进行血常规及凝血时间的测定,每次采血及静脉输液的穿刺部位应延长按压时间,发现异常及时通知医师。注意观察皮肤、巩膜黄染有无加重,观察大小便的颜色变化,做好皮肤护理,每天温水擦拭皮肤,修剪指甲,防抓伤皮肤,导致继发感染。

3) 注意观察患者血糖变化的情况,防止低血糖的发生。护士要严格执行查对制度,补充凝血酶复合物、新鲜或冰冻血浆、纤维蛋白原、血小板和全血等治疗时,应注意观察有无过敏反应及输血反应。输入药物时,注意药物间的配伍禁忌,安排好先后顺序,用药过程中加强巡视及观察,保证用药安全。

(2) 并发症的观察及护理

1) 出血:产后注意观察患者子宫收缩的情况,每班评估宫底的位置及阴道流血情况,观察术后切口有无渗血,注意皮肤有无瘀点、瘀斑,有无呕血黑便,有活动性出血的给予禁食水,头偏向一侧,以防误吸。遵医嘱给予输血补液,预防控制循环衰竭及DIC 的发生。

2) 肾衰竭:妊娠期急性脂肪肝的潜在并发症通常在肝和肾功能障碍发生后发展。应严格记录出入液体量,注意水电解质平衡紊乱,必要时行持续床旁血液净化治疗。

3) 多器官功能衰竭:应保持呼吸道通畅,给予气管插管机械通气,持续心电监护,通过血液滤过、血浆置换、人工肝支持治疗等,纠正水电解质紊乱,消除机体内有毒物质,改善肝、肾功能。

4) 肝性脑病:密切观察瞳孔变化,安置床栏及约束带保护,减轻腹胀,给予胃肠减压,保持大便通畅,禁用碱性及肥皂水灌肠,可用弱酸性溶液灌肠。保持呼吸道通畅,防止舌后坠窒息。

5) 预防感染:应做好口腔、会阴、皮肤等基础护理,保持各管路的通畅,各项操作要严格按照无菌操作原则进行,注意手卫生,防止院内感染。

(3) 血浆置换及血液灌流治疗:因为血浆置换能够有效清除患者体内的氨、内毒素和氧自由基等毒性物质,迅速改善肝功能和肝性脑病,同时,血浆置换时还可以补充大量凝血因子、免疫球蛋白的活性物质,改善凝血功能,所以,应用血浆置换治疗妊娠期急性脂肪肝可以收到较好疗效。(详见血浆置换护理)

3. 血浆置换的护理

(1) 原理:血浆置换是利用血细胞分离机,在体外将患者的血液分离成血浆和血细胞成分(红细胞、白细胞、血小板)。然后弃去含有害致病物质的血浆,用等量的置换液代替,再把血细胞成分和血浆置换液一起回输到患者的体内。这样便可以清除患者体内的各种代谢毒素和炎症因子,并补充血浆蛋白、凝血因子等物质,从而达到治疗妊娠合并脂肪肝的目的,血浆置换液一般是正常人的血浆。血浆置换的量一般根据病情而定,通常以置换 2000ml 为宜。若患者病情严重,可反复做 2~3 次置换,直到病情得到控制。血浆置换能减少血液中的有害物质,清除患者体内大分子量的蛋白质,比如异源性蛋白质、过敏原、自身抗体以及脂溶性(或水溶性)药物、毒物等。

(2) 心理护理:向家属及患者讲解行血浆置换的必要性、治疗方法、过程、术中配合、可能遇到的不适及应对措施等,让患者心中有数,消除其焦虑心理,使其有个平和的心态接受治疗。

(3) 血浆置换术前护理

1) 充分向患者及家属交代,签署知情通知书,协助医师为患者留置双腔血滤导管,保持导管固定牢固及通畅。抽血交错备血。

2) 重症的患者连接心电监护,密切观察患者生命体征的变化,协助患者取舒适体位。

3) 管路的准备,仔细检查血浆置换管路是否完好及有效期。正确连接管路,用肝素盐水预冲管路,尽量排尽管路及血浆分离器内空气。

4) 取回的血浆,由两名护士认真核对,并根据医嘱给予抗过敏的药物。

5) 严格无菌操作下连接动静脉回路,开通血泵,同时开通抗凝泵,逐渐增大血流速度,保持合适的体位,预防导管阻塞、曲折、脱落。

6) 治疗过程中密切观察患者的病情变化,生命体征的情况,观察神志、面色、肢端温度。观察皮肤有无瘙痒、荨麻疹、发热、寒战等血浆过敏反应,如出现不良反应按医嘱及时用药,对症处理。

7) 治疗过程中及时处理报警:

A. 动静脉端压力升高:检查导管是否通畅,管路有无打折、扭曲、受压,管路夹是否完全打开。仔细查找原因给予及时处理。

B. 动静脉端压力降低:检查导管连接是否牢固,有无断开。

C. 气泡报警:通常因接头连接不紧密、管路密封不良或破损漏气,气泡报警装置衔接不良、液面过低及通过报警装置的管路外壁不清洁引起。应立即查找原因和必要时重新连接安装,确保无误。

D. 凝血使跨膜压急剧升高:多为肝素用量不足、滤器内凝血或补浆弃浆速度不成比例所致要求在治疗前对肝素用量做充分估计,在治疗过程中加强对患者凝血机制的监测,密切观察静脉压和跨膜压,及早发现和判断出现凝血的征兆,及时处理。

(4)血浆置换术后护理

1)治疗结束,将管路内的血液回输入患者体内,下机。如留置导管需用肝素盐水进行封管,保持导管的通畅,保持插管处皮肤干燥清洁,预防感染。每次使用前用注射器抽去导管内肝素抗凝血液及血块。

2)嘱患者少量多餐,忌高脂肪、粗糙有刺激性的食物,可适量增加高热量、高蛋白、高维生素宜消化的食物。

(5)血浆置换常见并发症的护理

1)血浆过敏反应:是最常见的并发症之一,为预防过敏反应的发生,治疗前可预防性地使用地塞米松或盐酸异丙嗪。开始治疗时血液流速从低到高,密切观察患者的反应。

2)低钙血症:是临床上采用枸橼酸钠抗凝,使血浆中钙离子的浓度降低,表现为寒战、抽搐等,补充葡萄糖酸钙可以预防。

3)血压下降:多为一过性的,常见治疗刚开始时,一般在开始时5~30分钟内发生率最高。血浆置换开始时血流速不易太快,血压下降与过敏反应、置换液补充量不足等有关,应根据不同原因进行相应的处理。

4)出血倾向:患者本身多存在凝血机制的障碍,在经过抗凝及血浆置换后,常可以使血浆中大量的凝血物质及血小板丢失,使患者发生出血或加重原有的出血症状,如患者出血皮肤黏膜淤血瘀斑,静脉置管处渗血,密切观察血肿范围及皮下出血的情况。

4. 血液灌流护理　血液灌流技术是将患者血液引到体外循环系统内通过灌流器中的吸附剂吸附毒物、药物、代谢产物,达到清除这些物质的一种血液净化治疗方法和手段。

常见的灌流器分为HA330型、HA330-Ⅱ型。

HA330型属于相对广谱吸附剂,主要适用于危重症、高脂血症的患者。

HA330-Ⅱ型为肝病专用,对内毒素、胆红素等中大分子毒素具有更好的吸附效果,适用于肝衰、肝性脑病、高胆红素的患者。

(1)治疗前

1)首先对患者进行评估,签写知情同意书,做好心理护理。清醒的患者告知此操作的目的、方法和意义,取得配合;昏迷的患者向家属做好解释工作,躁动不安或不配合的患者遵医嘱适当地应用镇静剂以保证操作的顺利进行。

2)建立静脉通路,采用股静脉、锁骨下或颈内中心静脉插管留置双腔血滤静脉导管。

3)灌流器与血路的冲洗:

A. 开始治疗前将灌流器以动脉端向下、静脉端向上的方向固定于固定支架上。

B. 可先用5%葡萄糖500ml冲洗,再用肝素盐水冲洗,冲洗后将管路闭路循环20~30分钟。

4)体外循环体系的建立:冲洗结束后,将动脉端血路与已经建立的灌流用血管通路正确牢固连接(如深静脉插管或动静脉内瘘),然后开动血泵(以50~100ml/min为宜),逐渐增加血泵速度。当血液经过灌流器即将达到静脉端血路的末端出口时,与已经建立的灌流用血液通路正确牢固地连接。

(2)治疗中

1)在血液进入灌流器前,按0.4~0.6mg/kg推注首剂肝素,以10mg/h追加。血流量控制在150~180ml/min,给予加温,治疗时间为2小时。

2)在灌流的整个过程中,要随时观察管道流血是否通畅,动静脉壶高度是否符合,如果壶内液面过低,应及时调整,避免空气进入。

3)进行灌流治疗时,要密切观察动脉压、静脉压的变化,及时处理机器报警:动脉压端出现低压报警时,常见于留置导管出现血栓或贴壁现象;动脉压端出现高压报警则常见于灌流器内血液阻力增加,多见于高凝现象,应追加肝素剂量;静脉压端出现低压报警,多见于灌流器内凝血;静脉压端出现高压报警时多见于除泡器内凝血、滤网堵塞。

4)患者进行灌流过程中应密切观察生命体征的变化。如果患者出现血压下降,则要相应地减慢血泵速度,适当扩充血容量,必要时可加用升压药物。密切观察患者的神志、面色、反应,询问患者有无头痛等不适的表现,一旦有异常情况立即报告医师给予相应的处理。

5)观察患者置管的部位,随时检查导管有无脱落、扭曲。置管部位有无渗血及血肿,穿刺下肢是否有水肿,如有上述情况及时处理。

(3)治疗后

1)深静脉置管期间,应每天更换敷料一次,每天用肝素盐水冲洗导管,确保导管通畅,固定牢固。如穿刺部位有炎症反应、疼痛和不明原因的发热,应保持导管,留取尖端细菌培养。

2)注意预防并发症,严格无菌操作,术后加强护理。

(4)并发症的护理

1)血流量不足或导管堵塞置管位置不佳或置管后为及时应用肝素盐水冲洗导管致导管贴壁,可采用注射器抽吸是否有血凝块,在用生理盐水冲洗导管,通畅后方可继续治疗。

2)过敏反应与吸附剂生物不相容有关,主要临床表现为灌流治疗开始后 0.5~1.0 小时患者出现寒战、发热、胸闷、呼吸困难、白细胞或血小板一过性下降(可低至灌流前的 30%~40%)。一般不需要中止灌流治疗,可适量静脉推注地塞米松、吸氧等处理;如果经过上述处理症状不缓解并严重影响生命体征而确系生物不相容导致者应及时中止灌流治疗。

3)吸附颗粒栓塞:治疗开始后患者出现进行性呼吸困难、胸闷、血压下降等,应考虑是否存在吸附颗粒栓塞。在进行灌流治疗过程中一旦出现吸附颗粒栓塞现象,必须停止治疗,给予吸氧或高压氧治疗,同时配合相应的对症处理。

4)出凝血功能紊乱:活性炭进行灌流吸附治疗时很可能会吸附较多的凝血因子如纤维蛋白原等,特别是在进行肝性脑病灌流治疗时易于导致血小板的聚集而发生严重的凝血现象;而血小板大量聚集并活化后可以释放出大量的活性物质,进而诱发血压下降。治疗中注意观察与处理。

5)空气栓塞:主要源于灌流治疗前体外循环体系中气体未完全排除干净、治疗过程中血路连接处不牢固或出现破损而导致气体进入到体内。患者可表现为突发呼吸困难、胸闷气短、咳嗽,严重者表现为发绀、血压下降甚至昏迷。一旦空气栓塞诊断成立,必须立即停止灌流治疗,吸入高浓度氧气,必要时可静脉应用地塞米松,严重者及时进行高压氧治疗。

(吴兴茂 赵阳 于晓江)

参考文献

1. Cain MA,Ellis J,Vengrove MA,et al. Gallstone and severe hypertriglyceride-induced pancreatitis in pregnancy. Obstetrical & gynecological survey,2015,70(9):577-583.

2. Charlet P,Lambert V,Carles G.［Acute pancreatitis and pregnancy:Cases study and literature review］. Journal de gynecologie,obstetrique et biologie de la reproduction,2015,44(6):541-549.

3. Ducarme G,Maire F,Chatel P,et al. Acute pancreatitis during pregnancy:a review. Journal of perinatology:official journal of the California Perinatal Association,2014,34(2):87-94.

4. Khandelwal A,Fasih N,Kielar A. Imaging of acute abdomen in pregnancy. Radiologic clinics of North America,2013,51(6):1005-1022.

5. Papadakis EP,Sarigianni M,Mikhailidis DP,et al. Acute pancreatitis in pregnancy:an overview. European journal of obstetrics,gynecology,and reproductive biology,2011,159(2):261-266.

6. Scherer J,Singh VP,Pitchumoni CS,et al. Issues in hypertriglyceridemic pancreatitis:an update. Journal of clinical gastroenterology,2014,48(3):195-203.

7. Senosiain LC,Tavio HE,Moreira VV,et al. Acute hypertrygliceridemic pancreatitis. Gastroenterologiay hepatologia,2013,36(4):274-279.

8. Stimac D,Stimac T. Acute pancreatitis during pregnancy. European journal of gastroenterology & hepatology,2011,23(10):839-844.

9. Bacak SJ,Thornburg LL. Liver Failure in Pregnancy. Critical care clinics,2016,32(1):61-72.

10. Goel A,Jamwal KD,Ramachandran A,et al. Pregnancy-related liver disorders. Journal of clinical and experimental hepatology,2014,4(2):151-162.

11. Holub K,Camune B. Caring for the woman with acute fatty liver of pregnancy. The Journal of perinatal & neonatal nursing,2015,29(1):32-40.

12. Liu J,Ghaziani TT,Wolf JL. Acute fatty liver disease of pregnancy:updates in pathogenesis,diagnosis,and management. The American journal of gastroenterology,2017,112(6):838-846.

13. Minakami H,Morikawa M,Yamada T,et al. Differentiation of acute fatty liver of pregnancy from syndrome of hemolysis,elevated liver enzymes and low platelet counts. The journal of obstetrics and gynaecology research,2014,40(3):641-649.

14. Natarajan SK,Thangaraj KR,Goel A,et al. Acute fatty liver of pregnancy:an update on mechanisms. Obstetric medicine,2011,4(3):99-103.

15. Papafragkakis H,Singhal S,Anand S. Acute fatty liver of pregnancy. Southern medical journal,2013,106(10):588-593.

16. Sepulveda-Martinez A,Romero C,Juarez G,et al. Causes and management of severe acute liver damage during pregnancy. Revista medica de Chile,2015,143(5):627-636.

第五节 泌尿系统疾病管理

一、妊娠合并重症泌尿系感染

(一)流程化管理清单

1. 妊娠合并重症泌尿系感染住院诊疗流程

病史重点采集信息

病史*				
现病史*	□ 产科病史	□ 停经__周		
		□ 阴道流血	□ 是，量及性状、持续时间	
			□ 否	
		□ 阴道排液	□ 是，泌物量、性状、性质、大小	
			□ 否	
	□ 发热	□ 有或无		
		□ 最高体温		
		□ 热型		
	□ 尿路症状	□ 尿频		
		□ 尿急		
		□ 尿痛		
	□ 腰痛	□ 有或无		
		□ 性质		
		□ 程度		
	□ 腹痛	□ 有或无		
		□ 部位、性质及程度		
	□ 尿液	□ 颜色		
		□ 量		
孕产史	□ 孕__次 产__次			
	□ 自然流产史	□ 早期流产史__次		
		□ 晚期流产史__次		
	□ 早产史__次			
	□ 月经史	□ 末次月经时间		
		□ 月经是否规律	□ 是	
			□ 否	
既往史*	□ 泌尿系病史	□ 泌尿系感染		
		□ 泌尿系结石		
		□ 泌尿系有创操作	□ 膀胱镜检查	□ 是
				□ 否
			□ 导尿或导尿管留置	□ 是
				□ 否
		□ 其他		

体格检查重点采集信息

体格检查*			
生命体征*	□ 意识		
	□ 体温		
	□ 脉搏		
	□ 呼吸		
	□ 血压		
常规体检	□ 活动	□ 自如	
		□ 受限	
	□ 贫血貌	□ 有	
		□ 无	
	□ 淤斑、淤点	□ 有	
		□ 无	
	□ 水肿	□ 有，具体描述	
		□ 无	
	□ 心脏异常	□ 有，具体描述	
		□ 无	
	□ 肺部异常	□ 有，具体描述	
		□ 无	
	□ 腹部检查	□ 正常	
		□ 压痛	
		□ 肝脾大	
	□ 肾区异常	□ 压痛	
		□ 叩击痛	
	□ 四肢皮肤	□ 湿冷	
		□ 花纹	
□ 妇产特殊检查*(消毒窥器检查)		□ 宫颈	
		□ 宫口	

辅助检查重点项目

辅助检查	
实验室检查	□ 血常规+血型*
	□ 尿常规*
	□ 肝肾功能*
	□ 血清离子钾钠氯*
	□ 尿钾钠氯
	□ 凝血五项*
	□ 血糖
	□ 血气分析*

辅助检查重点项目			
辅助检查	实验室检查	□ 血乳酸 *	
		□ 微生物培养和药敏试验	□ 尿细菌涂片
			□ 尿真菌涂片
			□ 尿细菌培养和药敏实验
		□ 降钙素原	
		□ CRP	
	超声	□ 胎儿超声 *	
		□ 泌尿系超声	□ 梗阻
			□ 结石

治疗方案		
治疗	一般治疗	□ 动态观察生命体征、24 小时出入液量
		□ 抗感染治疗,必要时请肾脏内科会诊(需考虑药物敏感、局部浓度和母胎安全性,详见治疗要点)
		□ 如存在泌尿系梗阻,建议完善泌尿外科检查,需解除梗阻
	ICU治疗	□ 如患者出现循环不稳定、组织灌注不足表现、脏器功能不全,完善 ICU 会诊评估是否需转入重症病房治疗
		□ 纠正水、电解质、酸碱平衡失调
		□ 液体治疗维持有效循环容量,出现休克患者补液同时应用血管活性药物维持血压
		□ 重症患者积极控制血糖在 6.11~8.27mmol/L
		□ 存在液体负荷过重、多脏器功能不全、严重电解质紊乱及酸碱平衡失调等严重情况需血液净化治疗(详见治疗要点)
		□ 存在液体负荷过重、多脏器功能不全、严重电解质紊乱及酸碱平衡失调等严重情况需血液净化治疗(详见治疗要点)

注:* 为重点项目

2. 妊娠合并重症泌尿系感染住院护理流程

护理流程	描述要点
□ 健康教育	□ 病区环境
	□ 产科相关知识宣教
	□ 化验检查注意事项
	□ 负责医护人员
	□ 安全评估及告知
	□ 用药的作用和注意事项
□ 协助医师	□ 询问病史
	□ 体格检查
□ 测量生命体征	□ 体温
	□ 脉搏
	□ 血压
	□ 血氧

护理流程	描述要点
□ 观察阴道流血和其他症状	□ 观察腹痛及其他症状
□ 采血	□ 血常规 + 血型(必要时动态监测血常规)
	□ 凝血五项
	□ 动态监测血清 hCG
□ 采血	□ 血清孕酮(不建议动态监测)
	□ 甲状腺功能
	□ 泌乳素
	□ 血糖
	□ 胰岛素
□ 协助检查	□ 超声检查
□ 专科护理	□ 活动
	□ 会阴护理
	□ 预防便秘
	□ 排尿观察及指导
	□ 预防下肢静脉血栓
	□ 用药
□ 心理护理	□ 心理状况评估及护理
□ 出院指导	□ 复查时间
	□ 自我护理方法
	□ 办理出院相关流程

(二) 妊娠合并重症泌尿系感染诊断要点

1. 病史要点

(1) 易感因素

1) 有无泌尿系统解剖异常、尿路机械性操作、机体免疫功能减弱等易感因素。

2) 妊娠是尿路感染的重要诱因,因妊娠时孕酮分泌增加,致输尿管平滑肌松弛和蠕动减慢,且妊娠期间尿液化学成分的改变有利于细菌生长、妊娠中晚期子宫压迫输尿管,致尿液引流不畅,约 7% 的孕妇有无症状菌尿,这其中有 1/2 会演变为尿路感染,高龄孕妇和经产者发病率更高,整个妊娠期急性肾盂肾炎的发病率为 0.5% ~2%,急性肾功能不全发病率为 0.4%,胎儿生长受限发生率 6.7%,早产发生率 20%。

3) 既往反复泌尿系感染、合并有肾盂肾炎、输尿管结石者相对易进展为重症泌尿系感染。

(2) 发病机制和入侵途径:泌尿系感染病原菌的入侵途径主要是上行感染、血性感染、淋巴系统扩散。各种机械性操作(导尿、膀胱镜检查等)也可将细菌带入膀胱,经输尿管上行至肾盂,引起肾盂肾炎。

(3) 是否合并急性肾功能不全表现:多数急性

肾功能不全主要表现分为少尿期、多尿期和恢复期，各期的主要临床表现不同。

1) 少尿期一般在发病 12~24 小时即可出现少尿和尿液改变，许多患者可出现少尿(<400ml/d)，部分甚至无尿(<100ml/d)。但也有些患者可没有少尿，尿量在 400ml/d 以上，称为非少尿型急性肾损伤，随着肾功能减退，体内蛋白质产物不能经肾排出，排水减少，临床上均可出现一系列尿毒症的临床表现。主要表现在：①消化系统：食欲减退、恶心、呕吐、腹胀、腹泻等，严重者可发生消化道出血；②呼吸系统：除感染的并发症外，因容量负荷过多，可出现呼吸困难、咳嗽、憋气、胸痛等症状；③心血管系统：包括高血压、心律失常、低血压、心肌病变、充血性心力衰竭的表现等，其中急性左心衰竭是急性肾功能不全患者少尿期常见的死亡原因；④神经系统：可出现意识障碍、躁动、谵妄、抽搐、昏迷等尿毒症脑病症状；⑤血液系统：可表现为轻中度贫血，并可有出血倾向；⑥水、电解质和酸碱平衡紊乱：可表现为代谢性酸中毒：主要是因为非挥发性酸代谢产物排泄减少，肾小管泌酸产氨和保存碳酸氢钠的能力下降所致；高钾血症：除肾排泄钾减少外，酸中毒、组织分解过快也是主要原因；另外，输入陈旧血等医源性因素均可加重高钾血症。高钾血症可出现恶心、呕吐、四肢麻木等感觉异常及心率减慢，严重者可出现神经系统表现，如血钾浓度在 6mmol/L 以上时，随血钾进一步升高可出现严重的心律失常，直至心室颤动；水钠平衡紊乱：少尿期患者由于 GFR 下降及易出现体内水钠潴留，如水过多、大量应用利尿剂则可引起低钠血症。此外还可有低钙、高磷血症、感染等。其中感染是 ARF 常见的并发症，常见的感染部位包括肺部、尿路、腹腔及手术部位。

2) 多尿期常出现在肾衰竭 2~6 周，每天尿量可达 3000~6000ml，自觉症状好转，但肾功能仍未恢复。多尿期通常持续 1~3 周，继而再恢复正常。多尿期有时由于排钾过多或使用排钾利尿剂、摄入减少等造成低血钾，如血清钾 <3mmol/L 时患者可出现疲乏、恶心呕吐、腹胀、肠蠕动减弱或消失，严重者可出现呼吸肌麻痹、定向力障碍及嗜睡、昏迷。甚至出现心室颤动、心搏骤停。肾小管重吸收功能较肾小球滤过功能恢复迟缓且滞后。

3) 恢复期常在肾衰竭后 1 个月左右，此期尿量正常，氮质血症和酸中毒消失，但完全恢复需 3 个月以上，少数患者可遗留不同程度的肾结构和功能损伤，即慢性肾功能不全。

2. 体格检查要点

(1) 重视生命体征：注意有无意识淡漠、皮肤湿冷、甲床毛细血管再充盈时间延长、少尿等休克或休克早期表现。

(2) 腹部检查

1) 对于与其他腹痛、腰痛的内外科疾病相鉴别非常重要。

2) 双肾区及输尿管走行区压痛、直接叩击痛、间接叩击痛可为阳性。

(3) 妇产科检查：需行常规妇产科检查除外妊娠相关并发症。

3. 辅助检查要点

(1) 血常规及血型

1) 血常规和血型检查对于门急诊患者很重要，可协助明确有无贫血和感染。

2) 入院后动态监测血常规，动态变化趋势可协助判断疾病变化趋势。

(2) 尿常规

1) 尿检的红白细胞、尿蛋白、白细胞酯酶可协助明确泌尿系感染诊断。

2) 尿中大量的细胞及细胞相位可提示泌尿系梗阻、肿瘤、肾炎等疾病。

3) 尿比重可提示尿液浓缩程度，尿比重固定在 1.010 或 <1.010 即可诊断急性肾功能不全。

(3) 肝肾功能、血清离子检测

1) 肌酐、尿素氮升高，其升高程度有助于判定肾功能不全分级。

2) 少尿期可有血磷、镁、钾升高，血钙及血钠降低。

3) 尿钠/血肌酐值 >1 和 <1 可有助于区分肾性和肾前性肾功能不全。

(4) 病原学检查

1) 尿及血细菌培养可以提示感染病原，为目标治疗提供直接依据。

2) 但培养阳性率低，耗时长，进行尿细菌涂片和真菌图片可快速筛查可能的病原菌种类，为经验性治疗提供依据。

(5) 感染标志物

1) 降钙素原在革兰阴性杆菌引起的全身感染中升高明显，降钙素原升高可提示革兰阴性杆菌引起的全身感染，病毒、真菌、革兰阳性球菌感染使降钙素原可轻度升高；动态检测降钙素原可监测病情变化趋势。

2) CRP：是炎症反应的标志物，在任何炎症反应中均可升高,包括感染和非感染引起的炎症反应,不能特异性提示感染及感染原,敏感性好,但特异性差。动态检测可监测病情变化趋势。

(6)超声:超声可以迅速简单确定肾脏轮廓、位置、大小、有无梗阻、集合系统分离,且对孕妇及胎儿无害。

(三)治疗要点

1. 鉴别非复杂性尿路感染和复杂性尿路感染、无症状菌尿。

(1)妊娠期妇女由于妊娠期特殊的病理生理变化,易发生无症状菌尿。非复杂性下尿路感染主要为膀胱炎及尿道炎,多无明显临床症状,非复杂性上尿路感染主要为肾盂肾炎,具有高热寒战、尿中脓细胞及阳性培养结果等典型肾炎表现,通常无尿路解剖和功能异常,如尽早干预治疗,很少进展为重症感染。

(2)复杂性尿路感染常伴有泌尿系结石、肿瘤、畸形等功能及解剖学异常,其次是糖尿病、免疫力低下人群。引起复杂性尿路感染的病原菌常为大肠埃希菌、克雷伯菌属、变形杆菌属、铜绿假单胞菌数,部分患者亦可为念珠菌属。复杂性尤其是反复发作的复杂性泌尿系感染易进展为重症感染,甚至导致感染性休克。

2. 一旦发现泌尿系梗阻证据,请泌尿外科会诊协助解除梗阻,并尽可能处置原发病灶。

3. 抗感染治疗

(1)药物选择的基本原则:药敏敏感、血药和局部浓度足够高、母胎安全性。

(2)妊娠早期阶段,磺胺嘧啶、呋喃妥因、氨苄西林、头孢类被认为是安全的;妊娠晚期阶段,磺胺嘧啶因可能导致核黄疸而应避免应用。奎诺酮类、四环素及氯霉素不宜用。

(3)重症泌尿系感染经验性用药应考虑常见的可能致病菌及细菌耐药可能选择抗菌药物,并且需依据病原学结果调整药物治疗。

(4)长期留置导尿者考虑移除尿管可能。

(5)肾脓肿和肾周脓肿往往导致严重后果,肾周脓肿最常见于革兰阴性杆菌、革兰阳性菌者,常为血源性感染,部分患者可合并白色念珠菌感染。一旦确诊,尽早经皮肾穿刺引脓液。

4. 治疗急性肾功能不全(详见本节"二、妊娠并急性肾功能不全")。

(四)护理要点

妊娠期妇女由于妊娠期特殊的病理生理变化,且缺少泌尿系统感染的相关知识,易发生泌尿系统的感染。因此,针对妊娠合并泌尿系感染的患者,护士应严密观察患者病情变化、监测胎心胎动,做好心理支持、专科护理、用药护理等相关要点,避免加重感染及导致肾功能不全。

1. **健康教育**

(1)遵医嘱补充维生素,并可多饮水,确保有较大量的尿液排出,这样可以通过尿液的自然冲刷作用,减少尿路细菌残留。

(2)休息时要及时轮换卧位,减少子宫对输尿管的压迫。

(3)保证外阴部清洁,便后及时温水清洗。

2. **心理护理**

(1)医护人员要耐心讲解妊娠泌尿系感染的相关知识,避免患者由于担心胎儿安危、早产或发育不良而产生焦躁不安等消极情绪。

(2)医护观察患者情绪变化,适时开展健康宣教,让患者充分认识到积极配合治疗不仅可以确保自身的健康,还可以使胎儿平安健康出生。

(3)及时与患者家属进行沟通,获得家属的支持。

3. **专科护理**

(1)胎心胎动观察

1)毒素及高热可导致胎儿流产及发育不良,因此,每2小时应用多普勒监测胎心一次,且监测动作轻柔避免引起宫缩。

2)如孕妇出现阴道流液、流血、腹痛腹胀等情况应立即报告医师,配合医师进行处理。

3)若发生保胎失败或胎儿早产的情况,应及时做好接生准备及新生儿抢救工作。

(2)饮食的护理:患者妊娠期为了确保胎儿营养充足,需进食清淡易消化饮食,合理选择维生素对患者进行补充。每天饮水量2500~3000ml,保证患者24小时尿量超过2000ml,达到冲洗尿路的目的,消除尿路刺激症状并降低肾脏内部的高渗环境,减少细菌繁殖。

(3)观察患者体温变化:密切观察患者体温变化,有无高热寒战,如体温超过39℃则对孕妇及胎儿均会造成不良后果,应及时给予物理降温,包括冰袋、温水及酒精擦浴等,必要时选择退热药物对患者实施降温。高热寒战时遵医嘱正确留取血培养标本送检。

（4）观察患者排尿情况：指导孕妇出现尿意后，立即排空膀胱，并观察尿液的颜色、性状及量，记录24小时排尿量。正确留取尿常规及尿培养标本，如患者留置尿管，应无菌操作留取中段尿做细菌培养。

（5）置管的护理

1）对留置尿管的患者每天行四次会阴护理，保持留置导尿系统的密闭性，排便后及时清洗消毒会阴部，避免逆行感染；每天评估患者尿管留置的必要性，尽早拔除尿管，鼓励患者自行排尿。

2）对于肾脓肿经皮置管的患者，应保持管路通畅，观察引流液的颜色、性状及量。对尿路梗阻经尿道膀胱镜输尿管支架管植入术患者，应避免剧烈活动及重体力劳动，不做四肢及腰部伸展动作，不提重物，不做突然下蹲动作，避免膀胱内尿液反流入输尿管以及管路移位、脱出及血尿；如出现少量血尿，应嘱患者多饮水，适当卧床休息，防止管路堵塞，一般1~3天可消失；指导患者每天饮水>3000ml，以防止尿中沉淀物和黏液堵塞管路，造成引流不畅形成结石。

3）对于尿路梗阻肾穿刺术后护理：术后应妥善固定肾造瘘管，严防脱落。并且观察肾造瘘管引流颜色、性质、量，做好记录，发现异常及时报告；肾造瘘引流颜色鲜红时，患者应绝对卧床，保持大便通畅，避免用力咳嗽。观察置管处周围有无渗出，保证局部干燥清洁。如渗出较多者，及时通知医师查找原因，观察管路有无堵塞，调整管路位置，同时及时更换敷料，避免局部皮肤浸渍导致皮炎，必要时可应用皮肤保护剂。

（6）预防下肢静脉血栓形成：住ICU治疗期间，患者需卧床休息，减少活动，可应用抗血栓弹力袜或压力泵定期对下肢进行按摩，防止下肢静脉血栓的形成。卧床期间孕妇可在床上做下肢的活动，防止下肢静脉血栓的发生。

4. 用药护理　护士应遵医嘱按时应用抗生素治疗，观察患者原有症状是否改善，并观察患者有无菌群失调的临床表现，例如白带增多、口腔溃疡、腹泻等情况，及时通知医师。如患者出现感染性休克的表现，如出现意识淡漠、皮肤湿冷、尿量减少、血压下降等遵医嘱尽早应用抗生素。

二、妊娠合并急性肾功能不全

（一）流程化管理清单

1. 妊娠合并急性肾功能不全诊疗流程

病史重点采集信息				
□ 病史*	□ 现病史*	□ 产科病史	□ 停经__周	
			□ 阴道流血	□ 是,量及性状、持续时间
				□ 否
			□ 阴道排液	□ 是,泌物量、性状、性质、大小
				□ 否
		□ 病因	□ 肾前性*	□ 液体改变
				□ 心源性
				□ 血管阻力改变
			□ 肾性*	□ 肾小球损伤
				□ 肾小球或肾微血管疾病、间质改变
				□ 急性肾小管坏死
			□ 肾后性*	□ 输尿管梗阻
				□ 膀胱颈梗阻
				□ 尿道梗阻
		□ 腰痛	□ 有或无	
			□ 部位、性质及程度	
		□ 腹痛	□ 有或无	
			□ 部位、性质及程度	
		□ 尿液	□ 颜色	
			□ 量	
	□ 孕产史	□ 孕次__次　产__次		
		□ 自然流产史	□ 早期流产史__次	
			□ 晚期流产史__次	
		□ 早产史__次		
		□ 分娩史	□ 阴式分娩	
			□ 剖宫产	
	□ 既往史*	□ 泌尿系病史	□ 泌尿系感染	
			□ 泌尿系结石	
			□ 肾病	
			□ 肾脏肿瘤	
			□ 引起肾脏损伤的全身系统性疾病	
			□ 其他	

体格检查重点采集信息

□ 体格检查 *	□ 生命体征 *	□ 意识	
		□ 体温	
		□ 脉搏	
		□ 呼吸	
		□ 血压	
	□ 常规体检 *	□ 活动	□ 自如
			□ 受限
		□ 贫血貌	□ 无
			□ 有
		□ 瘀斑、瘀点	□ 无
			□ 有
		□ 水肿	□ 无
			□ 有,具体描述
		□ 心脏异常	□ 无
			□ 有,具体描述
		□ 肺部异常	□ 无
			□ 有,具体描述
		□ 腹部检查	□ 正常
			□ 压痛
			□ 肝脾大
		□ 双肾区检查	□ 压痛
			□ 叩击痛
		□ 四肢皮肤	□ 湿冷
			□ 花纹
		□ 妇产科常规检查	□ 宫高
			□ 腹围
			□ 胎心率

辅助检查重点项目

□ 辅助检查	□ 实验室检查 *	□ 血常规 + 血型(动态监测血常规)*	
		□ DIC 常规 *	
		□ 尿常规 *	
		□ 肝、肾功能 + 血清离子钾钠氯、钙磷镁 *	
		□ 尿钾钠氯	
		□ 血气分析 *	
		□ 24 小时尿蛋白定量	
	□ 超声 *	□ 胎儿超声 *	
		□ 泌尿系超声 *	□ 梗阻、肿瘤、结石
			□ 皮髓质改变

治疗方案

□ 治疗要点	□ 一般治疗	□ 动态观察生命体征、24 小时出入液量	
		□ 积极处置导致急性肾功能不全的原发病,必要时请肾内科及泌尿外科会诊	
		□ 纠正水、电解质、酸碱平衡失调	
	□ 如患者出现循环不稳定、严重离子紊乱、代谢性酸中毒,建议完善 ICU 会诊,评估是否需转入重症病房治疗		
	□ ICU 治疗	□ 快速纠正威胁生命的水、电解质、酸碱平衡失调	
		□ 存在液体负荷过重、多脏器功能不全、严重电解质紊乱及酸碱平衡失调等严重情况需血液净化治疗(详见治疗要点)	

注:* 为重点项目

2. 妊娠合并急性肾功能不全住院护理流程

护理流程	描述要点
□ 健康教育	□ 病区环境
	□ 产科相关知识宣教
	□ 化验检查注意事项
	□ 负责医护人员
	□ 安全评估及告知
	□ 用药的作用和注意事项
□ 协助医师	□ 询问病史
	□ 体格检查
□ 测量生命体征	□ 体温
	□ 脉搏
	□ 血压
	□ 血氧
□ 观察阴道流血和其他症状	□ 观察腹痛及其他症状
□ 采血	□ 血常规 + 血型(必要时动态监测血常规)
	□ 凝血五项
	□ 动态监测血清 hCG
	□ 血清孕酮(不建议动态监测)
	□ 甲状腺功能
	□ 泌乳素
	□ 血糖
	□ 胰岛素
□ 协助检查	□ 超声检查

护理流程	描述要点
□ 专科护理	□ 活动
	□ 会阴护理
	□ 预防便秘
	□ 排尿观察及指导
	□ 预防下肢静脉血栓
	□ 用药
□ 心理护理	□ 心理状况评估及护理
□ 出院指导	□ 复查时间
	□ 自我护理方法
	□ 办理出院相关流程

（二）妊娠合并急性肾功能不全诊断要点

1. 病史要点

（1）引起急性肾功能不全的病因

1）肾前性：

A. 液体改变：血容量减少：出血、烧伤、脱水；胃肠道液体丢失：呕吐、外科引流、腹泻；肾液体丢失：利尿剂、渗透性利尿、盐皮质激素缺乏；血管外间歇变小：胰腺炎、腹膜炎、创伤、烧伤、重度低蛋白血症。

B. 与心脏相关疾病：各种休克致心排量降低：心肌、瓣膜和心包疾病；心律失常；心脏压塞；其他：肺高压、大面积肺栓塞、正压机械通气。

C. 肾/系统性血管阻力比率改变：系统性血管扩张：脓毒症、升压药、降低后负荷药物、麻醉药、过敏反应；肾血管收缩：高钙血症、去甲肾上腺素、肾上腺素、环孢素、两性霉素 B；肝硬化伴腹水（肝肾综合征）。

D. 肾低灌注伴肾自主调节反应受损：环氧合酶抑制剂、ACEI。

E. 高黏滞综合征（少见）：多发性骨髓瘤、巨球蛋白血症、红细胞增多症。

2）肾后性：

A. 输尿管梗阻：结石、血块、脱落肾乳头、肿瘤、肾外压迫（如腹膜后纤维化、增大的子宫）。

B. 膀胱颈部梗阻：神经源性膀胱、前列腺肥大、结石、肿瘤、血凝块。

C. 尿道梗阻：狭窄、先天性瓣膜、包茎。

3）肾实质性：

A. 肾血管梗阻：包括肾动脉狭窄（粥样硬化斑块、血栓形成、栓塞、血管炎）及深静脉窦阻塞（血栓形成、压迫）。

B. 肾小球或肾微血管疾病：肾小球肾炎和血管炎、溶血性尿毒症综合征、血栓性血小板减少性紫癜、弥散性血管内凝血、妊娠尿毒症、恶性高血压、放射性肾炎、系统性红斑狼疮、硬皮病。

C. 急性肾小管坏死：缺血：如肾前性急性肾衰竭、产科并发症（严重子痫前期、胎盘早期剥离、产后出血）；毒素：外源性如环孢素、氨基糖苷类抗生素、有机溶剂非法堕胎；内源性毒素如横纹肌溶解、溶血、尿酸、浆细胞病。

D. 间质性肾炎：过敏性：抗生素、NSAID、利尿剂、卡托普利；感染：细菌、病毒、真菌；特发性。

E. 肾小管内沉淀和阻塞：骨髓瘤蛋白、尿酸、草酸盐、阿昔洛韦、甲氨蝶呤、磺胺。

（2）尿量的进一步问诊

1）是否有夜尿增多：夜尿多指夜间尿量超过全日尿量的 1/2，提示远端肾小管浓缩功能障碍，多存在慢性肾功能不全。

2）是否早起出现少尿：少尿为慢性肾衰竭的终末期表现，肾衰竭早起出现少尿提示急性肾功能不全。

3）肾功能不全的各期表现详见妊娠合并重症泌尿系感染。

（3）贫血表现的问诊：是否合并贫血：肾小球和肾血管性急性肾功能不全可出现贫血，而肾小管性及肾间质性急性肾功能不全多无贫血。

2. 体格检查要点

（1）重视生命体征：注意有无意识淡漠、皮肤湿冷、甲床毛细血管再充盈时间延长、少尿等休克或休克早期表现，评估循环及间质的容量情况。

（2）泌尿系检查：常规泌尿系查体，重视肾的触诊以及听诊有无血管杂音，并注意有无膀胱或前列腺增大。

（3）妇产科检查：需行常规妇产科检查除外妊娠相关并发症。

3. 辅助检查要点

（1）血常规及血型：同前。

1）血常规和血型检查对于门急诊患者很重要，可协助明确有无贫血和感染。

2）入院后动态监测血常规，动态变化趋势可协助判断疾病变化趋势。

（2）尿常规

1）尿检的红白细胞、尿蛋白、白细胞酯酶可协助明确泌尿系感染诊断。

2）尿中大量的细胞及细胞相位可提示泌尿系

梗阻、肿瘤、肾炎等疾病。

3）尿比重可提示尿液浓缩程度,尿比重固定在1.010 或 <1.010 即可诊断急性肾功能不全。

（3）肝肾功能、血清及尿离子钾钠氯

1）肌酐、尿素氮升高,其升高程度有助于判定肾功能不全分级。血肌酐每天平均增加≥44.2μmol/L,高代谢时上升速度更快,平均每天增加≥176.8μmol/L。但有学者认为,妊娠期肾小球滤过率和肾血浆流量比非孕妇女增加 30%~50%,可使 BUN 和肌酐的滤过增多,因此,妊娠期血浆中的BUN 和肌酐在正常范围内时可能就已经有肾功能的改变。因此,动态检测诊断意义更大。

2）少尿期可有血磷、镁、钾升高,血钙及血钠降低。

3）尿钠/血肌酐值 >1 和 <1 可有助于区分肾性和肾前性肾功能不全。

（4）超声:泌尿系超声可以迅速简单确定肾脏轮廓、位置、大小、有无梗阻、集合系统分离,且对孕妇及胎儿无害。

（5）肾脏 CT 或 CTA/MRI

1）必要时可行 CT 检查显示是否存在与压力相关的扩张。

2）CTA/MRI 有助检查血管阻力,但确诊仍需血管造影。

3）以上检查可在终止妊娠后评估患者情况决定是否需要。

（6）肾活检:是重要的诊断手段。在排除肾前性和肾后性原因后,没有明确治病原因(肾缺血或肾毒素)的肾性 ARF 都有活检指征。活检结果可确定包括急性肾小球肾炎、系统性血管炎、急进性肾炎及急性过敏性肾间质性肾炎等肾病。

（三）治疗要点

1. 诊断的确立和急性肾损伤的分级 患者有导致急性肾损伤的原发病,并且出现少尿,血尿素氮和肌酐持续增高,结合临床表现和实验室检查,可确诊急性肾损伤诊断。同时需排除其他原因引起的少尿和尿素氮增高(表 15-5~ 表 15-7)。

表 15-5 急性透析质量倡议（ADQI)2002 年 RIFLE 标准

急性肾衰竭的分期	基于基础 SCr/GFR 的标准	基于尿量的标准
危险期	与基线值相比,SCr 增加 1.5 倍或 GFR 下降 >25%	尿量 <0.5ml/(kg·h)×6h
损伤期	与基线值相比,SCr 增加 2 倍或 GFR 下降 >50%	尿量 <0.5ml/(kg·h)×12h
衰竭期	与基线值相比,SCr 增加 3 倍或绝对值≥354μmol/L 且急性升高≥44.2μmol/L 或 GFR 下降 >75%	尿量 <0.3ml/(kg·h)×24h 或无尿 ×12h
丧失期	肾衰竭 >4 周	
终末期	肾衰竭 >3 个月	

表 15-6 急性肾损伤网络工作组（AKIN)2005 年 AKI 的分期标准

分期	SCr 标准	尿量标准
1 期	SCr 增加≥ 26.4μmol/L 或增至基线的 150%~200%	<0.5ml/(kg·h),时间超过 6 小时
2 期	SCr 增至基线的 200%~300%(2~3 倍)	<0.5ml/(kg·h),时间超过 12 小时
3 期	SCr 增至基线的 300% 以上(>3 倍)或绝对值≥354μmol/L 且急性增高≥44.2μmol/L	<0.3ml/(kg·h),时间超过 24 小时或无尿 12 小时

表 15-7 2012 年 3 月 KDIGO 诊断标准

分期	肌酐标准	尿量标准
1 期	升高达基础值的 1.5~1.9 倍;或升高值≥26.5μmol/L	<0.5ml/(kg·h),持续 6~12 小时
2 期	升高达基础值的 2.0~2.9 倍	<0.5ml/(kg·h),持续≥12 小时
3 期	升高达基础值的 3.0 倍;或升高值≥353.6μmol/L,或开始肾脏替代治疗法;或 <8 岁的病人,eGFR 下降至 <35ml/(min·1.73m²)	<0.3ml/(kg·h),持续时间≥24 小时;或无尿≥12 小时

2. 根据病史、查体及化验检查确定急性肾损伤病因,为肾前性、肾性或是肾后性,首先处置可逆病因。三种急性肾损伤治疗及预后均不同,鉴别十分重要。

(1) 肾前性急性肾损伤的特点

1) 导致肾脏缺血的病因明确(如脱水、失血、休克等)。

2) 患者尿量减少,尿钠排泄减少、尿比重增高,尿渗透压增高。

3) 肌酐及尿素氮增高,且两者增高不成比例,BUN 增高更明显(当两者均以 mg/dl 做单位时,BUN∶SCr>10)。

4) 尿常规化验正常。

(2) 肾后性急性肾损伤的特点

1) 有导致尿路梗阻的因素存在。

2) 临床上突然出现无尿,部分患者早起多尿与无尿交替,然后完全无尿。

3) 影像学检查可提示双侧肾盂积水及输尿管上段扩张。下尿路梗阻,可见尿路膀胱尿潴留。

(3) 鉴别哪种肾性肾损伤

1) 常见肾损伤分为肾小管性、间质性、肾小球性及肾血管性。

2) 临床上,肾小管性与肾间质性表现有许多相似之处,而肾小球性与肾血管性有相似之处。

3) 基础肾病病因:小管性和间质性常有明确病因,而小球性常常病因不明确。

4) 肾衰竭发生速度:小管性和间质性常常进展迅速,而小球性和血管性有逐渐进展的过程。

5) 尿蛋白排泄量:小管性和间质性往往仅有轻~中度蛋白尿,小球性和血管性可呈现大量蛋白尿及肾病综合征。

6) 急性肾炎表现:小球性和血管性几乎均有急性肾炎表现。

3. 急性肾损伤基本治疗原则

(1) 鉴别病因,积极处置原发病。

(2) 根据肾损伤各个时期针对性治疗,严重并发症需紧急治疗(如高钾血症、代谢性酸中毒)。

4. 急性肾功能不全少尿期治疗

(1) 妊娠期急性肾功能不全同非妊娠期急性肾功能不全处理相同,目标为将少尿引起的内环境紊乱降到最低程度。

(2) 稳定内环境:调节水和电解质酸碱平衡,控制氮质血症。

(3) 积极处置原发病,48 小时后无好转,无论妊娠月份大小,考虑终止妊娠。

(4) 补液原则:在少尿期应严格控制输液量,量出而入,防止水摄入过多导致急性心衰和脑水肿的发生。观察有无脱水、水肿,注意每天体重变化、血清钠浓度、中心静脉压力综合评判入液量。

(5) 处理高钾血症:药物降钾无效后考虑血液透析。

(6) 纠正代谢性酸中毒:轻度代谢性酸中毒无需治疗,当实际碳酸氢盐低于 15mmol/L,应予 5% 碳酸氢钠纠正,但纠正过程中,应注意补钙。通过补碱难以纠正者,考虑血液净化。

(7) 急性心衰处理:同一般心衰治疗原则,但应用洋地黄类药物时需按肾功能调整剂量,最好的措施是尽早透析。

(8) 预防性透析:是指尚未发生明显电解质紊乱尿毒症前施行,适用于胎儿尚未成熟,需要延长孕周者。

(9) 治疗性透析治疗的指征:①药物不能控制的电解质紊乱,尤其是高血钾(血清钾≥6.5mmol/L 或心电图提示高钾);②药物不能控制的严重水潴留、少尿、无尿、高度水肿伴有心、肺水肿和脑水肿等;③药物不能控制的高血压;④药物不能纠正的代谢性酸中毒(pH<7.2);⑤并发严重尿毒症性心包炎、消化道出血、中枢神经系统症状如神志恍惚、嗜睡、昏迷、抽搐、精神症;⑥血游离血红蛋白≥800mg/L;⑦有少尿或无尿 2 天以上,肌酐≥442μmol/L,尿素氮≥21.4mmol/L,肌酐清除率≤10ml/(min·1.73m^2)。

(10) 透析有腹膜透析、间歇性血液透析(IHD)、连续性肾脏替代治疗(CRRT)3 种。腹膜透析因腹腔内有体积增大子宫,效果差,但无需抗凝,引起心血管合并症、宫缩的机会小,但腹膜炎发病率高,孕妇并不合适。IHD 特点是清除代谢废物效率高,时间短,但常有心血管并发症,目前提倡将 CRRT 作为急性肾衰竭的治疗首选。

5. 急性肾功能不全多尿期治疗　早期多尿阶段,肾功能尚未恢复,主要注意水电解质平衡。每天补液量以前一天为依据。多尿期开始,血尿素氮可持续上升,透析者可继续透析。当血尿素氮开始下降时,肾小管开始回收盐分,补液量要适当加以限制,一般不超过 3500ml/d。临床一般状态改善可暂停透析,稳定后停止透析。

6. 恢复期治疗　加强营养支持。

（四）护理要点

妊娠合并急性肾功能不全的患者其治疗原则为鉴别病因，积极处置原发病，因此在48小时后无好转，则考虑终止妊娠。产妇造成的身体创伤及心理创伤均较大，之后还要接受肾损伤各个时期针对性治疗及并发症的紧急治疗，因此，护理应做好患者的心理护理、专科护理等，促进早日康复。

1. 健康教育　应向孕妇及家属讲解急性肾功能不全相关知识，以及适时终止妊娠的必要性，取得患者及家属的理解及配合。指导患者在少尿期严格控制入液量，量出为入。指导患者做好产褥期环境卫生及个人卫生。

2. 心理护理　医护人员在进行各项操作处置前都要与患者沟通，告知其目的及意义，解除患者焦虑、恐惧的心理。积极做好健康宣教，使患者明了急性肾功能不全的相关知识，告知疾病的康复过程，使患者树立康复的信心。

3. 专科护理

（1）围产期护理：每2小时应用多普勒监测胎心一次，且监测动作轻柔避免引起宫缩。做好终止妊娠前后的准备工作。如孕妇出现阴道流液、流血、腹痛腹胀等情况应立即报告医师，配合医师进行处理。做好产褥期护理，及时清理床垫，每天4次会阴护理保持会阴部清洁。观察患者产后子宫收缩情况及阴道流血量，有问题及时与医师沟通。

（2）少尿期护理

1）遵医嘱留取血、尿常规，肾功能、电解质等，协助进一步明确诊断。每天复查肌酐、尿素氮，及时了解病情进展情况。留置尿管，严格无菌操作。严重贫血者做好扩容、输血准备。密切观察患者生命体征，限制液体摄入，准确记录24小时出入液量。观察有无呕吐及排便情况，及时判断有无消化道出血。伴高血钾、高血压、心力衰竭的患者饮食上应严格控制入液量、盐及蛋白的摄入量，以免加重症状。

2）肾功能不全的患者皮肤干燥、瘙痒，指导患者勤用温水擦洗，忌用肥皂和乙醇擦洗，避免搔抓造成皮肤损伤。水肿患者应注意皮肤受压情况，保持床铺干燥、平整、无渣屑，防止皮肤破损或压疮的发生。使用床旁血液净化患者应注意无菌操作，严格执行血滤操作流程，做好血滤导管维护。

3）多尿期护理：多尿期是病因解除后肾功能趋向恢复的阶段。尿量迅速增加，导致电解质及水大量丢失，酸碱平衡紊乱。因此护理上要严格记录出入水量，观察有无电解质紊乱的临床表现，动态监测电解质、肾功能、血常规，给予心电监护。观察患者有无发热、精神萎靡、肢端湿冷、心率快、血压低等感染性休克的表现，及时通知医师协助处理。饮食可适当补充盐分，多进含钾食物，同时供给足够热量及维生素，蛋白质摄入量逐渐增加。

4. 用药护理　护士应遵医嘱按时应用抗生素治疗，观察患者原有症状是否改善，并观察患者有无菌群失调的临床表现，例如白带增多、口腔溃疡、腹泻等情况，及时通知医师。如患者出现感染性休克的表现，如出现意识淡漠、皮肤湿冷、尿量减少、血压下降等遵医嘱尽早应用抗生素。

（李国福　龚晓莹　于晓江）

参考文献

1. Farkash E, Weintraub AY, Sergienko R, et al. Acute antepartum pyelonephritis in pregnancy: a critical analysis of risk factors and outcomes. Eur J Obstet Gynecol Repord Biol, 2012, 162(1): 24-27.

2. Najar MS, Shah AR, Wani IA, et al. Pregnancy related acute kidney injury: A single center experience from the Kashmir Valley. India J Nephrol, 2008, 18(4): 159-294.

3. Lin CY, Chen YC, Tsai FC, et al. RIFLE classification is predictive of short-term prognosis in critically ill patients with acute renal failure supported by extracorporeal membrane oxygenation. Nephrol Dial Transpl, 2006, 21: 2867-2873.

4. Bellomo R, Ronco C, Kellum J, et al. Acute Dialysis Quality Initiative workgroup. Acute renal failure e definition, outcome measures, animal models, fluid therapy and information technology needs: the Second International Consensus Conference of the Acute Dialysis Quality Initiative(ADQI) group. Crit Care, 2004, 8(4): R204-R212.

5. Zeng X, Mcmahon G, Brunelli S, et al. Incidence, outcomes, and comparisons across definitions of AKI in hospitalized individuals. Clin J Am Soc Nephrol, 2014, 9: 12-20.

6. Askenazi DJ, Selewski DT, Paden ML, et al. Renal replacement therapy in critically ill patients receiving extracorporeal membrane oxygenation. Clin J Am Soc Nephrol, 2012, 7(8): 1328-1336.

7. 胡红波. 妊娠合并肾盂肾炎的护理方式研究. 实用妇科内分泌杂志(电子版), 2016, 3(4): 162-164.

8. 郭宁娟, 李玉梅, 代艳. 妊娠合并肾积水伴泌尿系感染的观察与护理. 医学信息(中旬刊), 2011, 24(9): 4580-4581.

9. 陈明敏. 双侧上尿路结石并发急性肾功能不全患者的治疗与护理. 全科护理, 2013, 11(35): 3284-3285.

第六节　神经系统疾病管理

一、妊娠合并蛛网膜下腔出血

（一）流程化管理清单

1. 妊娠合并蛛网膜下腔出血诊疗流程

病史重点采集信息					
病史*	现病史*	产科病史*	停经__周		
			阴道流血	是，量及性状、持续时间	
				否	
			阴道排液	是，泌物量、性状、性质、大小	
				否	
		头痛*	有，性质及程度		
			无		
		眩晕*	有，性质及程度		
			无		
		畏光*	有		
			无		
		定向力障碍*	有		
			无		
		意识障碍*	有，一过性		
			有，持续性：持续时间、有无中间苏醒期		
			无		
		抽搐*	有，持续时间、表现		
			无		
		呕吐*	有，呕吐物性状		
			有无喷射状呕吐		
			有无误吸		
			无		
		动眼神经麻痹症状*	有		
			无		
		偏瘫*	有		
			无		
		发热*	有，最高体温		
			无		
	孕产史*	孕__次　产__次			
		自然流产史__次			
		早产史__次			
		既往分娩方式			
		有或无出生缺陷			
		目前存活子女__个			

体格检查重点采集信息				
体格检查*	既往史*	脑血管病史*	有	
			无	
		脑血管病家族史*	有	
			无	
	生命体征*	血压		
		脉搏		
		呼吸频率		
		体温		
	常规体检（神经系统检查）	意识*	清楚	
			模糊	
			昏迷	
		昏迷患者GCS评分*__分	E：自发睁眼4；语言吩咐睁眼3；刺激睁眼2；不能睁眼	
			V：正常交谈5；言语错乱4；只能说出单个词；只能发音2；无发音1	
			M：遵嘱运动6；疼痛刺激定位5；疼痛刺激屈曲4；3异常屈曲(去皮层)3；异常伸展(去脑)2；无反应1	
		颈部抵抗*	有	
			无	
		瞳孔*	大小　左__右__	
			对光反射　左__右__	
		克氏征	左__右__	
		巴氏征	左__右__	
		肌力	左上__右上__左下__右下__	
		肌张力	左上__右上__左下__右下__	
		膝腱反射	左__右__	
	全身状况检查	常规体检/心脏检查	正常	
			杂音	
			节律	

体格检查重点采集信息

体格检查*	常规体检／全身状况检查 □	肺部检查 □
		□ 正常
		□ 呼吸音增强/减弱
		□ 干啰音:范围、性质
		□ 湿啰音:范围、性质
	腹部检查* □	□ 正常
		□ 腹形
		□ 肝脾
		□ 叩击痛
		□ 压痛、反跳痛、肌紧张
	□ 妇产科常规检查*	

辅助检查重点项目

辅助检查	实验室检查 □	□ 血常规＋血型(必要时动态监测血常规)*
		□ 凝血五项
		□ 肝肾功、血清离子
		□ 心肌酶谱、肌钙蛋白、脑钠肽
		□ 血气分析*
	物理检查 □	□ 胎儿超声*
		□ 头 CT*
		□ 头 MRI+MRA(MRV)
		□ 心脏超声
		□ 胸片
		□ 心电图
		□ 产后可行 DSA

治疗方案

治疗要点	□ 一般治疗	□ 防治脑动脉痉挛及脑缺血
		□ 防治脑水肿
	□ 外科手术治疗	
	□ 产科处置	□ 权衡母婴状况终止妊娠
	□ ICU 治疗	□ 预防再出血、防治脑动脉痉挛及脑缺血、脑水肿
		□ 关注迟发性神经功能恶化
		□ 治疗心肺并发症
		□ 稳定并维持血容量
		□ 纠正离子紊乱

注:* 为重点项目

2. 妊娠合并蛛网膜下腔出血住院护理流程

护理流程	描述要点
□ 健康教育	□ 病区环境
	□ 流产相关知识宣教
	□ 化验检查注意事项
	□ 负责医护人员
	□ 安全评估及告知
	□ 用药的作用和注意事项
□ 协助医师	□ 询问病史
	□ 体格检查
□ 测量生命体征	□ 体温
	□ 脉搏
	□ 血压
	□ 血氧
□ 观察神志	□ 观察神志及其他症状
□ 采血	□ 血常规＋血型(必要时动态监测血常规)
	□ 凝血五项
	□ 肝肾功、血清离子
	□ 心肌酶谱、肌钙蛋白、脑钠肽
	□ 血气分析
□ 协助检查	□ 胎儿超声
	□ 头 MRI+MRA(MRV)
	□ 心电图
□ 专科护理	□ 活动
	□ 会阴护理
	□ 预防便秘
	□ 排尿观察及指导
	□ 预防下肢静脉血栓
	□ 用药
□ 心理护理	□ 心理状况评估及护理
□ 出院指导	□ 复查时间
	□ 自我护理方法
	□ 办理出院相关流程

(二) 妊娠合并蛛网膜下腔出血诊疗要点

1. 病史要点

(1) 临床特点

1) 妊娠期动脉瘤性蛛网膜下腔出血(ASAH)的临床特点与普通人群并无差异。初始的出血可能是致命性的,会导致灾难性的神经功能后遗症,或也可能仅产生相对轻微的症状。鉴于孕妇的影像学检查顾虑较大,常延误诊断。

2) 头痛:典型表现为突发剧烈头痛,称劈裂般剧痛,遍及全头或仅前额、枕部。Willis 环前部动脉瘤破裂引起的头痛可局限在同侧额部和眼眶。屈颈、活动头部和 Vasalva 试验及声响和光线刺激均可加重头痛。

3) 意识障碍:见于半数以上患者,可有短暂意识障碍、神志昏迷。

4) 精神症状:表现为谵妄、木僵、定向障碍、虚构和痴呆等。

(2) 并发症状

1) 脑血管痉挛:脑动脉痉挛可最终导致迟发性脑出血,一般发生时间在 SAH 后的 2~14 天不等,平均发作时间为 8 天,一旦发生迟发性脑出血,在 1~4 天达到高峰。需注意由迟发性脑出血、脑积水、脑水肿、电解质紊乱导致的迟发性神经功能恶化。

2) 在 SAH 后,22% 的患者发生肺部并发症;35% 患者出现心律失常、25% 患者发现超声下的室壁运动异常;10%~34% 患者出现低钠血症。询问病史时需注意相关并发症的问诊。

(3) 既往史和家族史

1) 应详细询问既往史和家族史,对高血压疾病、SAH 家族史、脑血管病史、糖尿病、高脂血症患者应及早预防和处置。

2) 既往有蛛网膜下腔出血、脑血管畸形或先天性动脉瘤史的患者,孕期特别是临产,更易发生脑血管意外,应评估情况,必要时择期剖宫产。

2. 体格检查要点

(1) 重视生命体征:特别注意血压、呼吸状态、神志情况,重症患者需动态监测血压。

(2) 神经系统检查

1) 脑膜刺激征:约 1/4 患者可有颈痛和颈强直,在发病数小时至一周内出现,但 1~2 天最多见。

2) 可能出现单侧或双侧锥体束征。

3) 注意眼底出血:表现为玻璃体膜下片状出血,多见于前交通动脉瘤破裂,因颅内压增高和血块压迫视神经鞘,引起视网膜中央静脉出血。此征有特殊意义,因为在脑脊液恢复正常后仍存在,是诊断 SAH 特征性体征之一。

4) 局部体征:通常缺少,但局部体征对出血定位有帮助,包括动眼神经麻痹、单瘫或偏瘫、失语、感觉障碍、视野缺损等。

(3) 重视心肺检查

1) SAH 后很多患者会出现心肌损伤,加之妊娠中晚期循环容量增加,心脏前负荷加重,要注意合并心功能损伤的表现。常规心功能不全检查,注意心界、心音听诊、心脏杂音。

2) SAH 易出现肺部并发症,主要表现为氧合障碍,有可能出现肺水肿、急性呼吸窘迫综合征表现。肺部并发症的发生与不良预后相关,因此需重视肺部查体。

3. 辅助检查要点

(1) 血常规及血型:血常规的检测主要明确是否有贫血和感染。

(2) 肝肾功 + 血清离子

1) 排除有无合并肝肾功能不全。

2) 低钠血症是 SAH 患者最常合并的离子紊乱,可能加重脑水肿,应格外注意。

(3) 心肌酶谱、肌钙蛋白、脑钠肽

1) 由于交感神经活性增高或儿茶酚胺释放,SAH 后心肌损伤的发生相当普遍,表现为心肌酶谱、肌钙蛋白升高、心律失常。

2) 部分患者会出现心功能不全表现,心脏超声下的室壁运动异常表现。因此,早期行心脏损伤相关指标检查有助于筛查心脏异常,及早干预。

(4) 血气分析

1) 尽早血气分析有助于发现低氧血症、二氧化碳潴留等呼吸功能异常。

2) 有助于发现代谢性酸中毒等威胁生命状态。

(5) 头 CT

1) 对临床怀疑 SAH 者,首选 CT 检查,在放射吸收剂量 <50mGy 下不会增加胎儿畸形、生长受限及流产几率。

2) 若 CT 平扫未发现 SAH,可行脊髓穿刺检查,应注意当有大块颅内血肿时,脊髓穿刺可能导致脑疝,为操作禁忌。

3) 怀疑合并脑血管病时,应积极行 CTA、DSA 或 MRA 检查。

(6) 头磁共振 / 磁共振动脉血管成像 / 磁共振静脉成像(MRI/MRA/MRV)

1) 有助于鉴别子痫和动脉瘤出血。子痫是最容易与动脉瘤破裂出血相混淆的疾病。

2) MRA 可明确是否为动脉瘤破裂出血,以及动脉瘤的大小、位置、朝向、是否多发等,对手术方式的选择有意义。

3) MRV 可明确是否存在静脉系统栓塞引起的

蛛网膜下腔出血及排除动静脉畸形。因为静脉系统栓塞引起的出血与动脉瘤破裂出血处理完全不同,因此需注意静脉系统栓塞引起出血的可能。

(7) 数字剪影血管造影(DSA):DSA 是最终明确动脉狭窄的金标准,患者一般状态稳定、终止妊娠后,可能 DSA 明确诊断,并行相应介入治疗。

(三)治疗要点

1. 重症监护与治疗 主要是一般处理和对症治疗:维持生命体征稳定,保持呼吸道通畅,降低颅内压,纠正水、电解质紊乱,镇静、镇痛,并防止再出血。动脉瘤修复前应尽早开始短程抗纤溶治疗,并处置过度升高的血压。既往高血压患者应将患者平时的基础血压作为控制目标,避免低血压。同时需注意防治脑动脉痉挛和脑缺血,并防止脑水肿。

2. 手术和继续／终止妊娠

(1) 虽无妊娠期动脉瘤破裂的指南,有荟萃研究提示,妊娠期发生动脉瘤破裂时,保守治疗的母体及胎儿死亡率明显高于手术治疗。积极外科治疗后母体和胎儿病死率分别为 11% 和 5%,而保守治疗病死率分别为 63% 和 27%。所以原则上,动脉瘤破裂的妊娠患者应与非妊娠患者同样处置,即妊娠期一旦发生动脉瘤破裂,应积极外科治疗。

(2) 对于 Hunt-Less 评分低于或Ⅲ级、一般状态良好的孕妇,如手术相对容易,可早期手术,如手术困难可行栓塞治疗。

(3) 如 SAH 发生在妊娠晚期,胎儿已成熟,生存可能性大(28 周后),可先行急诊剖宫产,随后立即进行手术治疗;如胎儿未成熟,生存可能性小(24 周内),可术后继续妊娠,如孕妇无明显并发症,分娩方式选择上主张自然分娩;24~28 周之间,根据母儿情况酌情处置。

(4) 对于大量血肿引起高颅内压或急性脑水肿,需急诊血肿清除或脑室引流;术中需密切监护胎儿状态。在这种情况下,涉及多个学科共同管理,需要神经科、麻醉科、产科、新生儿科、重症医学科多学科会诊。

3. 并发症的治疗 对于SAH合并心肌损伤者,需检测心脏功能。对于血流动力学不稳定或心肌功能障碍患者监测心输出量并及早治疗可能对患者有益。对于心功能不全的处理,同标准化的心衰处理。但同时应注意兼顾脑灌注压和平均动脉压,维持适当的神经系统的稳定。对于合并肺水肿和肺损伤者,

目标性治疗应包括避免过多的液体摄入,必要时谨慎使用利尿剂维持液体平衡。如通气或氧合难以维持,需机械辅助通气。

4. 低钠血症的监测 低钠血症是动脉瘤破裂导致蛛网膜下腔出血患者最常见的电解质紊乱,抗利尿激素分泌异常综合征可能是其致病原因。常用的治疗方法包括限制液体入量,输注高渗盐水及输注氟氢可的松。

(四)护理要点

妊娠期合并蛛网膜下腔出血由于起病突然、剧烈的头痛,使患者精神紧张,加之患者处于妊娠期,对疾病缺乏正确的认识,担心胎儿、家庭负担,经济费用,能否重返工作、学习岗位等各种因素,易使患者产生焦虑和恐惧情绪。护理人员应针对患者的特殊时期给予心理护理、脑出血的观察、预防再出血及围产期护理等,帮助患者提升预后,减少并发症。

1. 健康教育 向患者及家属讲解疾病的相关知识,指导患者避免出现情绪波动、兴奋、悲伤、咳嗽、打喷嚏、用力排便等情况,讲解这些行为易导致再出血的危险。

2. 心理护理 SAH 患者早起脑损伤发病急骤、病情严重、疼痛剧烈,给患者造成心理及生理双重伤害,且多数患者对疾病缺乏认知易出现抑郁、烦躁等负面情绪,护理人员应积极关心患者并通过沟通讲述疾病相关知识及注意事项,同时掌握其心理变化,根据个人具体情况予以针对性的心理疏导,并通过讲述成功案例,帮助患者梳理治疗疾病的信心。对于患者手术后关心孩子的心理,告知患者婴儿的生长发育情况,消除思想顾虑,使其积极配合治疗及护理。做好患者家属的思想工作,共同接触患者的思想顾虑,积极配合治疗与护理。

3. 专科护理

(1) 密切监测体温、心律、呼吸、血压、血氧饱和度及意识状态等变化,既往有高血压的患者将血压控制在该患者基础血压范围,避免过低影响脑部灌注,过高导致蛛网膜下腔继续出血。准确记录 24 小时尿量,观察尿液颜色性状。遵医嘱正确给予利尿脱水等治疗,保持酸碱平衡,防止电解质紊乱。保持呼吸道通畅,降低颅内压,防止脑水肿,纠正水、电解质紊乱,镇静、镇痛,并防止再出血。

(2) 观察患者有无颅内再出血的表现,如患者在治疗过程中头痛加剧、呕吐频繁、面色苍白、意识障

碍进行性加重、脑膜刺激征更明显、瞳孔不等大等圆等临床表现时,应高度怀疑再出血的可能。护理人员在临床中观察患者神志变化、瞳孔大小及对光反射的敏感度,做好记录,及时发现颅内新发出血征兆。

(3)观察心电图有无异常,SAH 患者心电图异常者可达 60% 以上,多发生在发病后 72 小时内,持续 1~2 周。这类患者病死率高,预后较差,医护人员要高度重视心脏的监护,尤其在 SAH 第一周的心电图监护,观察心电图的动态变化。医护人员要熟练掌握心电图的相关知识,出现异常及时通知医师采取积极的防治措施。

(4)监测胎心及胎动,异常及时通知医师,做好围产期护理,剖宫产术后应观察患者子宫收缩及阴道流血情况。

(5)预防和去除再出血的诱发因素,将患者置于安静舒适、光线柔和的房间,绝对卧床休息,减少不必要的搬动和检查,排尿困难者给予诱导排尿或留置尿管。同时向家属交代病情,限制探视。

(6)稳定血压,保持大便通畅,不可用力排便、剧烈咳嗽、咳痰、打喷嚏或呛咳等。协助患者进食粗纤维食物,如水果蔬菜等,保证每天摄入适量的水分。如患者排便困难,必要时给予口服轻泻剂,忌高位灌肠,以免使颅内压增高。

(7)预防呼吸道感染,保持环境清洁卫生。房间内不摆放鲜花,防止吸入花粉引起呼吸道痉挛。对于咳嗽剧烈或分泌物较多者可适当应用镇咳药物,给予定时翻身叩背、雾化吸入等协助排痰。必要时给予机械通气治疗。

(8)做好生活护理:做好口腔护理、会阴护理、皮肤护理,保持床单位清洁平整,定时翻身,加强皮肤护理,避免压疮。剖宫产术后患者应注意保持会阴部清洁,及时更换臀垫,清洗消毒会阴部,预防宫腔感染。留置尿管患者每天评估是否可以拔除,严格无菌操作,每天 4 次会阴护理,避免反流,防止泌尿系统感染。

(9)功能锻炼:护理上应保持患者肢体功能位,病情稳定后进行肢体的被动运动和按摩,康复期应鼓励患者主动锻炼,防止关节僵硬及肌肉萎缩。

4. 用药护理　尼莫同作为 Ca^{2+} 特异性阻滞剂能有效扩张脑血管,降低 SAH 患者由于脑血管痉挛造成的缺血性神经功能缺失,24 小时持续静脉泵入。但尼莫同注射液制剂含有乙醇,对血管有一定的刺激,患者不宜耐受,在给药时需选择较粗直的血管,并有带液,以减轻对血管的刺激;尼莫同因其酒精成

分可导致硅胶材质导管老化变性,因此不应经 PICC 给药,避免 PICC 导管断裂;尼莫同药物成分易被聚氯乙烯吸收,降低药效,因此应使用聚乙烯输液连接管;用药期间严密观察血压变化,避免低血压出现。

二、妊娠合并颅内静脉窦血栓形成

(一)流程化管理清单

1. 妊娠合并颅内静脉窦血栓(CVST)形成住院诊疗流程

病史重点采集信息				
病史*	现病史*	□ 产科病史	□ 停经__周	
			□ 阴道流血	□ 是,量及性状、持续时间
				□ 否
			□ 阴道排液	□ 是,泌物量、性状、性质、大小
				□ 否
		□ 头痛	□ 有,性质及程度	
			□ 无	
		□ 眩晕	□ 有,性质及程度	
			□ 无	
		□ 畏光	□ 有	
			□ 无	
		□ 定向力障碍	□ 有	
			□ 无	
		□ 意识障碍	□ 有,一过性	
			□ 有,持续性:持续时间、有无中间苏醒期	
			□ 无	
		□ 抽搐	□ 有,持续时间、表现	
			□ 无	
		□ 呕吐	□ 有,呕吐物性状	
			□ 有无喷射状呕吐	
			□ 有无误吸	
			□ 无	
		□ 动眼神经麻痹症状	□ 有	
			□ 无	
		□ 偏瘫	□ 有	
			□ 无	
		□ 发热	□ 有,最高体温	
			□ 无	

病史重点采集信息

病史*	既往史*	孕产史	□ 孕__次 产__次
			□ 自然流产史__次
			□ 早产史__次
			□ 既往分娩方式
			□ 有或无出生缺陷
			□ 目前存活子女__个
		□ 风湿性疾病病史	□ 有,具体描述
			□ 无
		□ 血栓性疾病病史	□ 有,具体描述
			□ 无
		□ 脑血管病史	□ 有,具体描述
			□ 无
		□ 脑血管病家族史	□ 有,具体描述
			□ 无

体格检查重点采集信息

体格检查*	□ 生命体征	□ 血压	
		□ 脉搏	
		□ 呼吸频率	
		□ 体温	
	□ 常规体检(神经系统检查)	□ 意识	□ 清楚
			□ 模糊
			□ 昏迷
		□ 昏迷患者GCS评分__分	E:自发睁眼4;语言吩咐睁眼3;刺激睁眼2;不能睁眼
			V:正常交谈5;言语错乱4;只能说出单个词;只能发音2;无发音1
			M:遵嘱运动6;疼痛刺激定位5;疼痛刺激屈曲4;3异常屈曲(去皮层)3;异常伸展(去脑)2;无反应1
		□ 颈部抵抗	□ 有
			□ 无
		□ 瞳孔	□ 大小 左__右__
			□ 对光反射 左__右__
		克氏征	□ 左__右__
		巴氏征	□ 左__右__
		肌力	□ 左上__右上__左下__右下__
		肌张力	□ 左上__右上__左下__右下__
		膝腱反射	□ 左__右__

体格检查重点采集信息

体格检查*	常规体检、全身状况检查	□ 心脏检查	□ 正常
			□ 杂音
			□ 节律
		□ 肺部检查	□ 正常
			□ 呼吸音增强/减弱
			□ 干啰音:范围、性质
			□ 湿啰音:范围、性质
		□ 腹部检查	□ 正常
			□ 腹形
			□ 肝脾
			□ 叩击痛
			□ 压痛、反跳痛、肌紧张
□ 妇产科常规检查			

辅助检查重点项目

辅助检查	实验室检查	□ 血常规+血型(必要时动态监测血常规)*
		□ 凝血五项*
		□ 肝肾功、血清离子
		□ 血清铁
		□ 同型半胱氨酸
		□ 抗磷脂抗体
		□ 血气分析*
		□ 胎儿超声*
	物理检查	□ 头CT*
		□ 头MRI+MRA(MRV)
		□ 产后可行DSA
		□ 脊髓穿刺术

治疗方案

治疗要点	□ 诊断及治疗潜在病因,建议完善神经科会诊
	□ 控制颅内压及脑血管痉挛
	□ 排除禁忌证后抗凝治疗
	□ 评估母胎状态考虑终止妊娠

注:* 为重点项目

2. 妊娠合并颅内静脉窦血栓形成住院护理流程

护理流程	描述要点
□ 健康教育	□ 病区环境
	□ 流产相关知识宣教
	□ 化验检查注意事项
	□ 负责医护人员
	□ 安全评估及告知
	□ 用药的作用和注意事项
□ 协助医师	□ 询问病史
	□ 体格检查
□ 测量生命体征	□ 体温
	□ 脉搏
	□ 血压
	□ 血氧
□ 观察神志	□ 观察神志及其他症状
□ 采血	□ 血常规+血型(必要时动态监测血常规)
	□ 凝血五项
	□ 肝肾功+血清离子
	□ 血气分析
	□ 抗磷脂抗体
	□ 同型半胱氨酸
	□ 血清铁
□ 协助检查	□ 胎儿超声
	□ 头MRI+MRV
	□ DSA
	□ 脊髓穿刺术
□ 专科护理	□ 活动
	□ 会阴护理
	□ 预防便秘
	□ 排尿观察及指导
	□ 预防下肢静脉血栓
	□ 用药
□ 心理护理	□ 心理状况评估及护理
□ 出院指导	□ 复查时间
	□ 自我护理方法
	□ 办理出院相关流程

(二)妊娠合并颅内静脉窦血栓形成诊疗要点

1. 病史要点

（1）临床特点

1）妊娠合并CVST患者的临床表现复杂多变，缺乏特异性，头痛、恶心、呕吐、高热、间断抽搐、肢体麻木、意识障碍等都有可能是其首发症状。对妊娠合并上述神经系统表现的患者，除尽快完善相关检查外，还应注意危险因素的问诊。

2）CVST的高危因素：易栓状态、蛋白C缺乏、蛋白S缺乏、活化蛋白C抵抗、抗凝血酶Ⅲ缺乏、抗磷脂抗体阳性及抗磷脂综合征、高同型半胱氨酸血症、妊娠和产褥期、口服避孕药、肿瘤等。抗磷脂综合征是一种自身免疫性疾病，以复发性动脉或静脉血栓，病态妊娠，持续性抗磷脂抗体阳性为特点。符合抗磷脂综合征典型临床表现但抗磷脂抗体阴性的患者，不能除外抗磷脂综合征，被称为"血清阴性的抗磷脂综合征"。CVST也可认为是抗磷脂综合征的罕见表现。

（2）既往史和相关疾病史：既往有妊娠合并CVST的患者，再次妊娠时再次发生血栓形成的可能性也会升高，尤其是未系统抗凝者。但CVST并非再次妊娠的禁忌证。

2. 体格检查要点

（1）重视生命体征：特别注意血压、呼吸状态、神志情况，重症患者需动态监测血压。

（2）神经系统检查：要点同SAH。

3. 辅助检查要点

（1）血常规及血型：部分CVST患者出现血小板计数明显下降，甚至少数患者以血小板减少为首发症状；同时血常规的检测还可协助判断是否合并感染。

（2）易栓因素的检查：蛋白C缺乏、蛋白S缺乏、活化蛋白C抵抗、抗凝血酶Ⅲ缺乏、抗磷脂抗体阳性及高同型半胱氨酸血症等均是CVST的高危因素，筛查以上易栓因素有助于CVST病因的识别以及及早干预。

（3）头CT：CT检查可为CVST的早期诊断提供重要线索，直接征象表现为颅内高密度、三角征、束带征和空三角征。

1）但对于诊断CVST，CT的阳性率低，一般不作为诊断标准。

2）CT检查有助于排除颅内出血性病变。

（4）头MRI/MRA/MRV：

1）头MRI+MRV检查能清晰地显示静脉窦阻塞情况以及脑组织的损伤情况，诊断CVST的敏感性和特异性均较高。

2）安全无创，是围产期首选的影像学方法。

（5）胎儿超声：了解胎儿宫内生长情况，如出现胎儿宫内窘迫、生长受限,需结合母体情况考虑终止妊娠。

(6) DSA:DSA 检查是诊断 CVST 的"金标准",可清楚显示颅内静脉窦受累的部位和程度。

(三) 治疗要点

1. 重症监护与治疗　主要是一般处理和对症治疗:维持生命体征稳定,保持呼吸道通畅,降低颅内压,纠正水、电解质紊乱,镇静、镇痛。注意防治脑动脉痉挛和脑缺血,控制颅内压。

2. 抗凝治疗　根据欧洲神经学会联盟指南,抗凝为针对 CVST 的一线治疗方案,只要排除抗凝禁忌证,患者就应当接受抗凝治疗。至于既往有妊娠合并 CVST 病史的患者,再次妊娠时是否需要进行预防性抗凝治疗以及预防性抗凝治疗的持续时间,仍有争议。由于妊娠会增加 CVST 风险,目前普遍认为,既往有 CVST 史的妇女在再次妊娠之前、孕期及产褥期应防性使用 LMWH,以减少复发的风险。

3. 终止/继续妊娠

(1) 在妊娠合并 CVST 患者的治疗过程中,妊娠为颅内血栓形成最重要的危险因素,若不解除妊娠导致的高凝状态,可能抗凝和降颅压治疗效果有限,因此终止妊娠可能是有效的病因学治疗手段。

(2) 内科保守治疗后症状改善的患者,能否经抗凝治疗后继续妊娠,不同研究报道差异较大。有研究,轻症患者经抗凝和支持治疗后可至孕足月,无死胎或新生儿死亡,无新生儿出血或先天性畸形,但部分患者最终遗留神经系统症状如头痛、癫痫及局灶神经系统缺损体征。对于败血症、恶性肿瘤、自身免疫性疾病以及一些 CVST 并发症,如偏瘫、颅内出血、脑积水等,能显著增加 CVST 患者的死亡率,对同时患有上述合并症的患者,在积极治疗原发病和对症治疗 24~48 小时后病情仍加重的患者,建议及时终止妊娠。

4. 妊娠合并 CVST 患者与再次妊娠　大部分妊娠合并 CVST 患者经治疗后,预后良好,但有少部分患者会出现 CVST 复发、深静脉血栓形成、肺栓塞、缺血性脑卒中、急性肢体缺血等,尤其是未接受足量规范抗凝治疗的患者。妊娠时血液处于高凝状态,有 CVST 史是发生血栓形成的高危因素。既往有妊娠合并 CVST 的患者,再次妊娠时再次发生血栓形成的可能性也会升高。但 CVST 并非再次妊娠的禁忌证。关键是做好孕期监测。

(四) 护理要点

妊娠合并颅内静脉窦血栓形成对母婴危害极大,起病急,病情发展快,病情凶险,预后差。应加强妊娠期保健,积极治疗原发病,有效控制感染,防止血液处于高凝状态。早期发现本病并及时给予抗凝等药物治疗可有效预防和改善本病预后,护理人员应从心理、饮食、生活、病情监测、用药等各方面给予患者综合护理。

1. 健康宣教

(1) 护士要向患者做好解释疏导,讲解疾病发生的原因、治疗方法、预后等,给患者以积极的鼓励,消除患者顾虑并取得家属的支持。

(2) 严格按医嘱服药,监测药物的副作用,观察皮肤黏膜有无出血征象,防止外伤等,定期复查凝血指标。

(3) 给患者指导康复锻炼的相关知识,保持情绪稳定,避免劳累和生气,多饮水,进食易消化食物。

2. 心理护理　由于患者及家属对本病了解较少,常存在过度焦虑和紧张心理,担心患者能否痊愈,是否会留下后遗症,以及将来孩子的喂养问题,这些不良情绪将严重影响患者的病情康复,护理人员应详细解释病情,使其能够科学地认识疾病,多讲一些成功案例,消除不良情绪,树立疾病康复的信心,积极配合各项治疗。

3. 专科护理

(1) 密切观察病情

1) 随时监测体温、心律、呼吸、血压及意识状态等变化,观察患者瞳孔、意识、有无颅内压增高的表现,如头痛、恶心、呕吐、视物模糊及意识障碍等精神症状,有问题及时通知医师,做好抢救准备。

2) 监测胎心及胎动,异常及时通知医师,做好围产期护理,剖宫产术后应观察患者子宫收缩及阴道流血情况。

3) 观察患者有无皮肤黏膜出血倾向,终止妊娠后要观察患者有无阴道流血,观察子宫收缩等情况。

(2) 颅高压的护理

1) 严密观察患者病情,监测生命体征,嘱患者尽量卧床休息,避免不必要的头部活动,取头高位 15°~30°,有利于颅内静脉回流,减轻脑水肿。

2) 保持情绪稳定,避免剧烈咳嗽,保持大小便通畅,必要时应用缓泻剂及留置导尿;患者如有呕吐头偏一侧防止误吸,吸出口腔分泌物。

3) 遵医嘱给予甘露醇、甘油果糖及利尿剂等脱水降颅压治疗。

4）严格记录出入液体量,并观察有无电解质紊乱及肾功能损害等不良反应发生。

（3）抗凝治疗的护理:抗凝治疗是治疗本病的重要措施,癫痫发作的护理:由于大脑皮质的静脉回流受阻,导致皮层充血水肿,甚至出血,诱发癫痫发作。出现癫痫发作应保护患者避免跌倒及坠床,保持呼吸道通畅,及时吸出口腔内分泌物,避免强行按压患者肢体,防止骨折及关节脱臼,遵医嘱立即注射制止癫痫发作药物,癫痫发作时避免经口服药。

（4）饮食护理:神志清醒的患者可经口进食,避免呛咳;神志不清的患者可管饲饮食。饮食宜选富含蛋白、维生素及矿物质,避免油炸刺激食品,忌高脂饮食,患有妊娠期高血压疾病的孕妇,应摄取高蛋白低盐饮食。保持大小便通畅。

（5）基础护理

1）患者应转入抢救室,保持房间安静,温湿度适宜,空气清新。

2）对于神志不清患者,头部尽量偏向一侧,保持气道通畅,如有舌后坠或痰液咳不出的患者应用口咽通气道,定时吸痰,每天4次口腔护理。

3）定时翻身,注意皮肤保护,如伴有肢体活动障碍应观察肢体活动情况及肌力情况,置肢体于功能体位,定时给予肢体的被动运动。

4）长期卧床的患者应采用下肢抗栓泵,预防静脉血栓的形成。

5）终止妊娠患者应观察阴道流血,每天4次会阴护理。

4. 用药护理 在使用低分子肝素抗凝治疗过程中,应密切观察患者有无皮肤黏膜及胃肠道出血等情况,防止搔抓和碰撞,进行穿刺等操作时应延长穿刺点按压时间;腹部皮下注射低分子肝素时应两侧交替进行,同时捏起该部位皮肤垂直刺入,药物推净后再松开皮肤,按压针眼至少3分钟,以防淤血;定期复查凝血指标。

（李国福　龚晓莹　于晓江）

参考文献

1. Bateman BT,Olbrecht VA,Berman MF,et al. Peripartum subarachnoid hemorrhage:nationwide data and institutional experience. Anesthesiology,2012,116(2):324-333.

2. 颜晓晓,邵蓓. 中国大陆妊娠相关性脑卒中 314 例临床资料分析. 中国临床神经科学,2012,20(6):665-667.

3. Ng J,Kitchen N. Neurosurgery and pregnancy. J Neurosury Psychiatry,2008,79(7):745-752.

4. Nelson LA. Ruptured cerebral aneurysm in the pregnant patient. Int Anesthesiol Clin,2005,43(4):81-97.

5. Saposnik G. Barinagarrementeria F. Brown RD,et al. Diagnosis and management of cerebral venous thrombosis a statement for healthcare professionals from the American Heart Association/American Stroke Association. Stroke,2011,42:1158-1192.

6. Einhaupl K,Stam J,Bousser MG,et al. EFNS guideline on the treatment of cerebral venous and sinus thrombosis. Eur J Neurol,2006,13:553-559.

7. Ferro J M,Lopes M G,Rosas M J,et al. Long·term prognosis of cerebral vein and dural sinus thrombosis:results of the VENOPORT study. Cerebrovasc Dis,2002,13:272-278.

8. Martinelli I,Bucciarelli P,Passamonti S,et al. Long-term evaluation of the risk of recurrence after cerebral sinus. Venous thrombosis. Circulation,2010,121:2740-2746.

9. Kataoka H,Miyoshi T,Neki R,et al. Subarachnoid hemorrhage from intracranial aneurysms during pregnancy and the puerperium. Neurol Med Chir,2013,53(8):549-554.

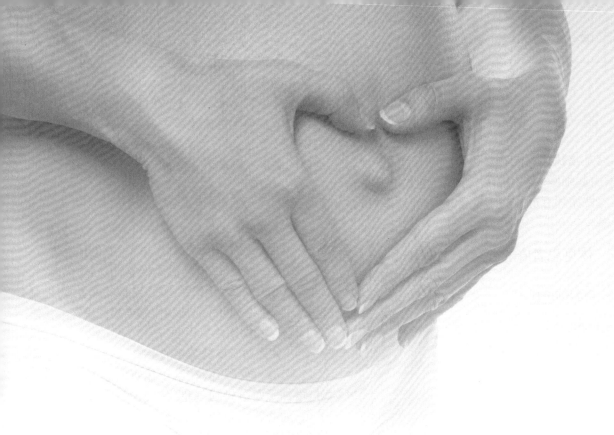

第十六章

产科危重症麻醉

概述

  随着"二胎"政策的全面放开,危急重症的孕产妇也越来越多,给麻醉的实施也带来了巨大的挑战。妊娠时循环系统发生变化以满足子宫和胎儿发育的血供需要和身体其他器官适应妊娠的需要。如孕妇患有心血管疾病,母儿均可能处于危险之中。孕产妇合并心血管系统疾病、呼吸系统疾病、消化系统疾病、甲状腺疾病,并发妊娠期高血压疾病、妊娠期糖尿病等,凶险性前置胎盘、羊水栓塞等危急重症患者的抢救也越来越多。产科危重症产妇麻醉处理一直是医学研究的热点问题,产妇一旦出现休克、出血和DIC,麻醉医师、产科医师、护理人员等分工合作,立即启动抢救与麻醉程序。

  分娩过程中的疼痛可能是大多数妇女在一生中遇到的最剧烈的疼痛,随着社会的发展与进步,分娩镇痛也逐渐被人们熟知且广泛应用。分娩镇痛遵循自愿、安全的原则,以达到最大程度地降低产妇疼痛,最小程度地影响母婴结局为目的。

  本章将详细叙述孕产妇合并心血管系统疾病、呼吸系统疾病、消化系统疾病、甲状腺疾病,并发妊娠期高血压疾病、妊娠期糖尿病等,凶险性前置胎盘、羊水栓塞等危急重症的麻醉事项和镇痛分娩相关内容。

第一节　休克、出血、DIC

休克是指机体不能将足够氧气运输到组织器官,从而引起细胞氧利用障碍,并伴乳酸水平升高。休克是急性循环衰竭的临床表现,常常导致多器官功能衰竭。

一、休克患者麻醉要点及注意事项

（一）麻醉前访视

病史	□ 现病史	
	□ 既往史	□ 手术麻醉史
		□ 循环系统疾病
		□ 呼吸系统疾病
		□ 其他疾病
		□ 药物使用史
	□ 过敏史	
体格检查	□ 生命体征:心率、血压、血氧、体温	
	□ 常规体检	□ 心肺检查
		□ 气道评估(牙齿、张口度、头部活动度、Mallampati 分级、是否饱胃)
		□ 脊背检查
辅助检查	□ 实验室检查	□ 血常规 + 血型
		□ 凝血五项
		□ 血栓弹力图
		□ 肝肾功、离子
		□ 动脉血气分析
		□ 血糖、血乳酸
	□ 影像学检查	□ 心电图
		□ 其他

（1）注意是否有阿司匹林或其他影响凝血功能的药物使用史。

（2）孕妇在妊娠期发生生理改变,如:体重增加、乳房增大、气道黏膜水肿等,均可使孕妇在全身麻醉时发生插管困难。因此手术前进行气道评估是非常重要的。在产科麻醉时,无论采用椎管内麻醉还是全身麻醉,均应准备好困难气道插管用具。

（3）孕妇一般会在孕期多次检查血常规,血小板的变化可能提示很多问题,如:血液病、HELLP 综合征等。尽管 2016 年 ASA 产科麻醉指南认为健康的产妇分娩前无需常规检查血小板计数,但考虑到临床实际情况,因有些产妇可能未及时进行产检,分娩前的血常规检查是必要的。

（二）休克患者的麻醉选择及麻醉原则

对休克患者的麻醉是危险的,因为大多数休克患者,其循环代偿功能已处于边缘。有的休克患者,即使术前已行对症处理,血压恢复,但心率仍偏高,实际上仍有可能处于代偿阶段,这样的患者,可能难以耐受麻醉药物的心肌抑制作用或对交感神经代偿的干扰作用,加剧休克程度。

1. **休克对于麻醉药物的影响**

（1）吸入麻醉药:在给予休克的患者过度通气时,增加了每分钟通气量,使肺泡内浓度迅速取得平衡;而心排血量的减少,使肺血流从肺泡中运走麻醉气体的速度减慢,也可以快速增加肺泡气浓度;同时,心排血量进入脑血管内血流的比例增高,可使脑内麻醉药物增加。所以,休克患者对吸入麻醉药的需要浓度减低,摄取率却较正常人为快。

（2）静脉麻醉药:在使用相同剂量下,休克患者较正常患者更容易产生心肌抑制。循环血容量减少,使注入药物产生较高浓度,且因灌注减少,使血流再分配速度减慢、代谢降低,导致麻醉药物在循环中存留时间较长。

（3）椎管内麻醉:椎管内麻醉阻滞了交感神经,可使血容量不足的患者产生严重低血压,少量的局麻药物即可使阻滞平面变广,可能影响呼吸。

（4）局部浸润麻醉:局部麻醉很少加剧休克的发展,适用于简单的操作,如较小伤口的处理。

2. **麻醉方法**　一般选择全身麻醉。

3. **休克患者麻醉的原则**

（1）采用小剂量、低浓度:在休克的情况下一般可取得较快、较深及时间较长的麻醉效果。即使局部麻醉,也应采用低浓度、小剂量浸润,以免发生局麻药物中毒。

（2）保持气道通畅及充分给氧:急诊患者,一般无法满足空腹的要求,故可使用清醒插管或快速诱导按压环状软骨方法,以防止反流误吸,同时可预先给予高浓度氧气吸入,提高血氧含量。

（3）尽量选用对心肌抑制较少的麻醉药物进行复合麻醉。

二、麻醉流程

(一) 术前休克的患者麻醉流程

1. 入室后,麻醉监护,准备血管活性药、血流动力学监测设备、麻醉药物等

2. 开放静脉通路(可开放多条通路),快速补充循环容量

3. 局麻下行直接动脉穿刺测压,并行动脉血气分析

4. 取血液制品(若在病房时发生休克,为节省时间,可由病房先行取血)

5. 麻醉方式选择	局麻	休克患者状态非常差,且手术范围小
	椎管内麻醉	因为可扩张血管、降低血压,一般不采用椎管内麻醉
	全身麻醉	(1) 若患者状态允许,积极补充循环容量后再行麻醉 (2) 若患者持续出血,需手术止血,选择全身麻醉。使用小剂量麻醉药物快速诱导插管,以七氟醚维持麻醉;在快速补充循环容量的基础上,配合使用血管活性药提升血压;行动脉血气分析,监测血红蛋白变化、pH 值、BE 值等;行血栓弹力图(TEG)检测,根据结果补充凝血物质;记录尿量变化;术毕根据患者生理指标,可拔管回病房或带管入 ICU 病房

(二) 术中休克的患者麻醉流程

1. 入室后,常规麻醉监护,准备麻醉药物、麻醉用品

2. 开放至少一路流畅的静脉通路

3. 麻醉方式	1. 椎管内麻醉 若患者起始采用椎管内麻醉,可根据患者术中状态、出血量、补液情况、手术时间等决定是否需改成全身麻醉 2. 全身麻醉 若起始为全身麻醉,则继续保持全身麻醉
4. 术中注意	1. 无论哪种麻醉方式,在休克时均需迅速开放多条静脉通路,并保证静脉通路通畅 2. 先使用晶体、胶体溶液等及时补充循环容量;若止血困难、血红蛋白持续下降,则立即取血 3. 在快速补充循环容量的基础上,配合使用血管活性药提升血压;行动脉血气分析,监测血红蛋白变化、pH、BE 值等;行血栓弹力图检测,根据结果补充凝血物质;记录尿量变化

(三) 休克、出血、DIC 的麻醉护理流程

护理流程	描述要点		
□ 术前准备	□ 麻醉护理团队的建立和分工		
	□ 协助麻醉术前评估 *	□ 病史采集	
		□ 体格检查	
		□ 辅助检查	
	□ 手术室环境准备 *		
	□ 相关用物准备	□ 手术相关用物准备 *	
		□ 麻醉相关用物准备 *	
		□ 抢救相关物品准备	
□ 知情同意	□ 安全评估及告知		
□ 核对 *	□ 手术安全核查		
□ 协助麻醉	□ 建立静脉通路		
	□ 协助动脉穿刺、中心静脉穿刺		
	□ 协助术者监测胎心 *		
	□ 协助术前休克麻醉	□ 协助局部麻醉	
		□ 协助全身麻醉	
	□ 协助术中休克麻醉	□ 协助全身麻醉操作或维持	
	□ 体位干预		
	□ 复苏	□ 紧急复苏	
		□ 气道复苏	
		□ 液体复苏	
□ 监测	□ 基础生命体征监测		
	□ 实验室指标监测		
□ 新生儿护理 *	□ 新生儿的抢救护理		
	□ 新生儿的一般护理		
□ 术后护理	□ 椎管内麻醉终止期护理 *	□ 导管拔除及固定	
		□ 防止体位改变	
	□ 全身麻醉终止期护理 *	□ 躁动的护理	
	□ 患者的转运与交接		

（四）休克的评估及监测指标

休克患者，最重要的是立即止血，并根据监测指标及时补充循环血量。

1. 遇到休克的患者，应首先了解病史，分析休克的原因及评估其严重程度。

休克的诊断流程：①病因初步评估；②是否存在组织低灌注临床表现（意识改变、尿量减少、皮肤温度色泽改变或毛细血管充盈时间 >2 秒）；③动脉压及血乳酸：如果动脉压降低，首先考虑是否存在基础血压低或其他引起低血压的原因如是否使用利尿剂、β 受体阻滞剂或体位改变等，若有这些原因，且血乳酸值正常，暂不考虑急性循环衰竭。如果动脉压正常，血乳酸升高，且乳酸增高是由组织缺氧引起，则诊断为休克。

2. 监测指标

（1）血流动力学相关指标

1）血压：低血压并不是诊断休克的必备条件，血压正常不能排除休克。但是血压仍是休克的重要监测指标。它反映了血容量、心排量、周围血管阻力等指标。同时还应注意脉压，一般脉压反映每搏量，休克时小动脉收缩，可使脉压减小。

2）心率：是最简便的监测手段，休克时常常伴有心率的增加。

3）中心静脉压：可以反映心脏充盈压。

4）肺动脉楔压：更准确地反映左房舒张压。

5）可通过心脏超声、PICCO 等手段监测心搏量（SV）、心输出量（CO）、心脏指数（CI）、左室舒张末期容积（LEDV）、左室收缩末期容积（LESV）、射血分数（EF）及 E/A 峰比值等。

（2）尿量：观察每小时尿量是简单但有意义的措施。尿量可以间接反映组织灌注量。

（3）动脉血气分析：能够反映机体通气、氧合及酸碱平衡状态，有助于评价患者的呼吸和循环功能。指标包括 pH、PaO_2、$PaCO_2$、BE 等。失血性休克中，BE 水平是评估组织灌注不足引起酸中毒的严重程度及持续时间的间接敏感指标。

（4）动脉血乳酸：能直接反映无氧代谢，作为机体低灌注的指标，乳酸水平增高提示组织缺氧，无氧酵解增加，可用来判断休克的严重程度。正常值为 1mmol/L，正常值上限为 1.5mmol/L，危重患者允许达到 2.0mmol/L。血乳酸水平与休克病情的严重程度有密切的相关性。持续动态的动脉血乳酸以及乳酸清除率监测对休克的早期诊断、指导治疗及预后评估有较大意义。

（五）休克的治疗

1. 紧急复苏，病因治疗　对于在产科手术中常见的大出血，由产科医师行紧急止血、子宫切除或其他对症处理。

2. 改善通气，提高组织供氧。

3. 液体复苏　休克患者均存在"有效血容量"不足，除心源性休克外，补充血容量仍为抗休克的最基本措施之一。迅速建立可靠有效的静脉通路，可首选中心静脉，有利于快速液体复苏，且可监测中心静脉压力。无条件或患者病情不允许时，可选择表浅静脉如颈外静脉、肘正中静脉等比较粗大的静脉。万分紧急时，也可考虑骨髓腔输液。晶体液可作为首选，必要时加用胶体液，补液顺序先晶体后胶体。

（1）晶体溶液：常用的为生理盐水和乳酸钠 - 林格液。晶体液扩容可使血液稀释，减低黏稠度，有利于降低周围血管阻力，改善微循环及增加心排血量，使血压快速提升。但是晶体在血管中存留时间不长，不易持久维持血压，且容易转移至"第三间隙"，形成组织水肿。

（2）胶体溶液：胶体溶液可增加血容量，维持血浆胶体渗透压，并使血液稀释。但使用过多可能影响凝血功能。

（3）血液制品：可以进行成分输血，如输注红细胞（RBC）、新鲜冰冻血浆（FFP）、纤维蛋白原等。在进行液体复苏前后，定时做凝血功能检测，包括 HB、PLT、PT、APTT 和纤维蛋白原检测，还可进行 TEG 检测。

1）红细胞 RBC：2015 年英国皇家妇产科医师学会发布的《产科输血指南》认为，没有启动红细胞输注的固定标准，宜根据临床和血液学原因作出输血决定：当 Hb<60g/L 时，一般需要输血；>100g/L 时，一般不需要输血。应记住的是，急性出血患者的 Hb 可能为正常，所以在此种情况下，患者的临床评估极为重要。在 2016 年发布的《欧洲创伤性严重出血和凝血病管理指南（第 4 版）》中建议将目标 Hb 维持在 70~90g/L。

2）血浆 FFP：2015 年英国《大出血患者血液管理指南》认为，FFP 宜作为大出血初期液体复苏的一部分，在获得凝血试验结果之前，建议输注 FFP 与 RBC 的比例至少为 1：2。一旦出血已经得到控制，建议以实验室检测结果指导 FFP 输注，输注阈值为 PT 和（或）APTT>1.5 倍正常值，FFP 的标准输注剂量为 15~20ml/kg;若没有止血功能实验室检测结果,患者继续出血,则应按 FFP:RBC 比例至少 1:2 继续输注;在《产科输血指南》中,在产妇大出血期间,每输注 6U 红细胞宜输注 FFP 12~15ml/kg,随后,如果能及时获得凝血检验结果,宜以其指导 FFP 输注,目标是将 PT/APTT 比例维持在 <1.5 倍正常值。

3)血小板 PLT:《大出血患者血液管理指南》提出宜维持大出血患者 PLT>50 × 10⁹/L,如果持续出血,且 PLT<100 × 10⁹/L,建议申请输注血小板;《产科输血指南》中,在急性出血患者,宜维持 PLT>50 × 10⁹/L,为保证产妇安全,建议血小板输注阈值为 PLT 75 × 10⁹/L。

4)纤维蛋白原:《大出血患者血液管理指南》指出,如果纤维蛋白原 <1.5g/L,宜予补充;产科患者宜严密监测患者的纤维蛋白原水平,当纤维蛋白原水平 <2.0g/L 并存在持续出血时,宜考虑早期输注纤维蛋白原;在《产科输血指南》中,在产妇大出血期间,宜尽早输注冷沉淀,标准计量为 10U,随后,宜以纤维蛋白原测定结果为指导,目标是维持纤维蛋白原水平 >1.5g/L;与冷沉淀比较,纤维蛋白原浓缩剂的主要优点是配制快、易用、无需融化或者 ABO 血型相容。英国尚未批准将纤维蛋白原制剂用于治疗获得性出血疾病,但在《欧洲创伤性严重出血和凝血病管理指南(第 4 版)》中建议初次补充纤维蛋白原 3~4g。

4. 药物治疗 在进行相应手术止血措施的同时,可以给予患者止血药物;为了增加休克患者组织灌注量及供氧量,往往在液体复苏时还需使用正性变力药及血管活性药,还应使用抗酸药及利尿药纠正代谢性酸中毒及预防急性肾衰竭。

1)止血药物:氨甲环酸(TXA):为抗纤溶药物,《大出血患者血液管理指南》及《欧洲创伤性严重出血和凝血病管理指南(第 4 版)》中指出,出血或者存在出血风险的成人创伤患者,只要没有抗纤溶的禁忌证,宜在创伤发生后尽早给予氨甲环酸,首次剂量 1g,静脉输注 >10 分钟,以后维持剂量为每 8 小时静脉滴注 1g(欧洲创伤);《产科输血指南》也推荐 TXA 作为产科治疗大出血的药物,但未给出具体药量。

2)正性变力药及血管收缩药:前负荷良好而心输出量仍不足时可考虑给予正性变力药物,首选多巴酚丁胺,起始剂量 2~3μg/(kg·min),静脉滴注速度根据症状、尿量等调整。在充分液体复苏的基础上,可以应用血管收缩药,但对于威胁生命的极度低血压,或经短时间大量液体复苏不能纠正的低血压,可

在液体复苏的同时使用血管活性药物,以尽快提升平均动脉压并恢复全身血流。首选去甲肾上腺素,去甲肾上腺素常用剂量为 0.1~2.0μg/(kg·min)。正性变力药可增加心肌耗氧,血管收缩药可进一步加剧微循环障碍,所以虽有时必须使用,但仍应尽快解除休克原因,及早终止给药。

3)抗酸药:休克的低血流量灌注引起无氧代谢,必然造成不同程度的代谢性酸中毒。酸中毒的情况下,心肌可能被抑制,降低血管肾上腺素能受体对儿茶酚胺类药物的敏感性。当酸中毒低血压危及生命时,应静脉注入碳酸氢钠,分次滴入,同时须有血气监测,勿引起碱血症及严重低钾血症,尽量维持 pH 在稍酸水平,以利于组织供氧。

4)利尿剂:休克时肾血管痉挛容易导致急性肾衰竭,所以抗休克治疗中应尽量保护肾功能,及早恢复有效血容量及血压,以保证肾血流。如需要血管活性药维持时,可选用多巴胺;若每小时尿量仍低于 25ml,可使用呋塞米静注。

5. 争论 关于 DIC 早期肝素的应用。

(1)大出血的患者,有时会并发弥散性血管内凝血(DIC)。

(2)DIC 典型的临床表现有以下几种:①出血:自发性、多部位出血,严重者可危及生命;②休克或微循环衰竭:休克不能用原发病解释,顽固不易纠正,早期即出现肾、肺、脑等器官功能不全;③微血管栓塞:累及浅层皮肤、消化道黏膜微血管,可表现为:顽固性休克、呼吸衰竭、意识障碍、颅内高压、多器官功能衰竭;④微血管病性溶血。

(3)DIC 的本质是内外源凝血系统的激活及血小板聚集而引起的微血管内广泛血栓形成。肝素作为抗凝药物,首先与抗凝血酶Ⅲ(AT-Ⅲ)结合,使 AT-Ⅲ 构型改变,活性增加,从而达到抗凝目的。

(4)临床工作中,很多医师认为,在 DIC 初期小剂量使用肝素,有利于减少出血。但也有医师认为由于临床上 DIC 各期的界限并不是非常明确,因此应在实验室指标指导下使用肝素,以免起到相反效果。

(5)《2012 年弥散性血管内凝血诊断与治疗专家共识》中抗凝治疗中肝素应用的适应证为以下四种:①DIC 早期(高凝期);②血小板及凝血因子呈进行性下降,微血管栓塞表现(如器官功能衰竭)明显者;③消耗性低凝期但病因短期内不能去除者,可在补充凝血因子情况下使用肝素;④除外原发病因素,顽固性休克不能纠正者。但将"手术后或损伤创面

501

未经良好止血者"列为抗凝的禁忌证。

（6）因此，DIC时要不要使用肝素、肝素的使用剂量等，仍是需要进行讨论的问题。

（六）护理要点

休克、出血和DIC是产科最常见的危重症。产科危重症产妇麻醉处理一直是医学研究的热点问题，护理配合也越来越得到重视。产妇一旦出现休克、出血和DIC护理人员要与麻醉医师、产科医师分工合作，立即启动抢救与麻醉程序，复苏与监测是休克、出血、DIC产妇的护理要点。

1. 术前准备

（1）团队建立与分工

1）休克、出血和DIC产妇的麻醉护理过程需要团队的密切配合，需要迅速建立有效运作的团队，以确保麻醉的顺利实施和抢救的成功。

2）将产妇以最快的速度运送到手术室，是抢救成功的前提。立即启动抢救与麻醉程序，具体措施要以患者的病情、病种而定，如休克患者应采用全麻处理，医护人员要做到分工合作，全力配合操作者迅速完成手术和麻醉处理。

（2）抢救相关物品准备：抢救药品和物品专人管理，做到第一时间能够有效使用。

1）气管插管物品的准备。

2）气管切开术的准备。

3）除颤仪的准备。

4）血制品准备：预先建立与血库的有效沟通，确保充足的备血量和尽量短的运送时间。

2. 知情同意 安全评估并告知：对于尚清醒患者要做好安抚和心理护理，尽最大程度消除其恐惧心理；及时配合医师向患者家属做病情评估的交代和麻醉的告知。

3. 协助麻醉

（1）根据需要迅速建立多条静脉通路，并保障通畅有效。

（2）配合麻醉医师完成局麻下行直接动脉穿刺测压、中心静脉穿刺测压，并注意保护中心静脉通路。

（3）协助术前休克麻醉

1）局麻：患者状态差、手术范围小时，可协助麻醉医师进行低浓度、小剂量浸润局部麻醉。

2）全身麻醉：视患者情况，遵医嘱扩容后协助麻醉医师进行全身麻醉操作。

（4）协助术中休克麻醉：视情况协助麻醉医师进行全身麻醉的进行或维持。

（5）体位干预

1）麻醉完成后可将患者置于中凹卧位，将患者头胸抬高20°，保证其呼吸，预防脑水肿。

2）下肢抬高30°，促进静脉回流，有助增加心排血量。

3）并注意对患者进行保暖。

（6）复苏

1）紧急复苏：对症治疗，控制出血，必要时配合术者结扎子宫动脉，球囊压迫止血或进行子宫切除。对于麻醉和手术过程中出现的心搏骤停等危机情况，要积极配合医师进行心肺复苏。

2）气道复苏：对于全麻患者出现困难气道等情况，根据患者的病情和实际情况，配合医师合理快速处理。

3）液体复苏：快速使用晶体、胶体扩容，遵医嘱进行血制品输入。

4. 监测

（1）基础生命体征监测

1）密切观察患者的心率、体温、脉搏、呼吸频率、血压、脉压以及尿量等指标的变化情况。

2）并对患者的意识、瞳孔、皮肤温度、末梢循环状况进行观察，以每一小时测量一次尿量、每30分钟测量一次血压、每15分钟测量一次脉搏或心率为宜。

（2）实验室指标监测

1）协助麻醉医师进行动脉血气分析，监测血红蛋白变化、pH、BE值等。

2）行血栓弹力图检测。

5. 术后护理 患者的转运与交接：术后转运至ICU之前应建立通畅的转运通道，准备抢救的物品和监护系统，确保转运的快捷安全。

（张鑫 吴秀英 吴慧颖）

参考文献

1. Maurizio C, Daniel D, Massimo A, et al. Consensus on circulatory shock and hemodynamic monitoring. Task force of the European Society of Intensive Care Medicine. Intensive Care Med, 2014, 40: 1795-1815.

2. Mushambi MC, Kinsella SM, Popat M, et al. Obstetric Anaesthetists' Association and Difficult Airway Society guidelines for the management of difficult and failed tracheal intubation in obstetrics. Anaesthesia, 2015, 70 (11): 1286-1306.

3. Practice Guidelines for Obstetric Anesthesia: An Updated Report by the American Society of Anesthesiologists Task Force on Obstetric Anesthesia and the Society of Obstetric Anesthesia and Perinatology. Anesthesiology, 2016, 124 (2): 270-300.

4. 盛卓人,王俊科.实用临床麻醉学.第4版.北京:科学出版社,2009.

5. 于学忠,陆一鸣,王仲,等.急性循环衰竭中国急诊临床实践专家共识.中华急诊医学杂志,2016,25(2):146-152.

6. Royal College of Obstetricians and Gynaecologists. Blood transfusions in obstetrics. (Green-top Guideline No.47)

7. Rossaint R,Bouillon B,Cerny V,et al. The European guideline on management of major bleeding and coagulopathy following trauma:fourth edition. Critical Care,2016,20(1):100.

8. Hunt BJ,Allard S,Keeling D,et al. A practical guideline for the haematological management of major haemorrhage. Br J Haematol,2015,170(6):788-803.

9. Vincent JL,De Backer D. Circulatory shock. New England Journal of Medicine,2013,369(18):1726-1734.

10. 中华医学会血液学分会血栓与止血学组.弥散性血管内凝血诊断中国专家共识(2012年版).中华血液学杂志,2012,33(11):978-979.

第二节　妊娠合并心脏病及心衰患者的麻醉

一、妊娠合并心脏病

(一)围产期孕产妇循环系统变化

人体在妊娠期各系统发生不同程度的生理改变,心血管系统改变最为明显,并导致血流动力学的改变。

1. 血容量　母体循环血量一般于妊娠5~6周起逐渐增加,至孕32~34周达高峰,平均增加30~45%,产后2~6周左右恢复正常。经产妇或多胎妊娠时血容量增加更为明显。

2. 心排量

(1)第一产程中,每次子宫收缩约250~500ml血液挤入体循环,回心血流量增加从而使心排血量暂时增加24%左右,同时也使右心房压力增高。临产时的疼痛、紧张也可引起心搏量和心排血量的增加。第二产程时,除子宫收缩外,腹肌及骨骼肌均参加活动,使周围循环阻力加大,且产妇用力屏气使肺循环压力增高,同时腹压增加,使内脏血管区域血液涌向心脏。先天性心脏病患者,原有自左向右的分流,因右心室压力增高,转为由右向左的分流而出现发绀。第三产程中,胎儿娩出后,腹内压力骤减,血液回流到内脏血管床。产后子宫收缩,血液从子宫窦突然进入血液循环中,使血容量又有增加。临产过程时间虽短,但此时间内循环负荷特别重,对心脏

病孕妇极为关键,心衰极易发生在此期。在产褥期,妊娠期的一系列心血管变化尚不能立即恢复到孕前状态。产后3天内仍是心脏负担较重时期,组织内先前潴留的水分进入血液循环,加上宫缩挤入循环中的血液,全身循环血量仍有一定程度的加大,也易引起心力衰竭。

(2)从妊娠、分娩及产褥期对心脏的影响来看,妊娠32~34周、分娩期及产褥期的最初3天内,心脏负担最重,是患有心脏病孕妇最危险的时期,极易发生心力衰竭。

(二)妊娠合并心脏病类型

临床上常将妊娠合并心脏病分为以下几种:

1. 妊娠合并结构异常性心脏病　包括先天性心脏病、瓣膜性心脏病、心肌病、心包病和心脏肿瘤等。

2. 妊娠合并功能异常性心脏病　主要包括各种无心血管结构异常的心律失常,包括快速型和缓慢型心律失常。

3. 妊娠期特有的心脏病　主要有妊娠期高血压疾病性心脏病和围产期心肌病。

二、心脏病患者麻醉及注意事项

(一)麻醉前访视

病史	□ 现病史	
	□ 既往史	□ 手术麻醉史 □ 循环系统疾病 □ 呼吸系统疾病 □ 其他疾病 □ 药物使用史
	□ 过敏史	
体格检查	□ 生命体征:心率、血压、血氧、体温	
	□ 常规体检	□ 心肺检查 □ 气道评估 □ 背部及脊椎检查
辅助检查	□ 实验室检查	□ 血常规＋血型 □ 凝血五项 □ CK、CKMB、BNP、pro-BNP、NT-pro-BNP □ 肝肾功、离子 □ 动脉血气分析 □ 血糖、血乳酸
	□ 影像学检查	□ 心电图:常规、24小时动态心电图 □ 超声心动图 □ 其他

1. 现病史中,需注意患者现在的心功能状态、心脏射血分数等,询问患者是否已出现胸闷、呼吸费力、不能平卧等临床症状。

2. 既往史中,询问患者患病时间、是否进行相关治疗等。

3. 术前根据疾病的具体情况和检测条件酌情选择下列检查:

(1) 心电图和 24 小时动态心电图:心电图对发现特定的心脏问题有一定的帮助。无论是常规 12 导联心电图还是 24 小时动态心电图均可为临床分析病情、确立诊断和判断疗效提供依据。2014 年 ACC/AHA 认为对有以下疾病之一:冠心病、明显心律失常、外周动脉疾病、脑血管疾病或其他明显的结构性心脏病的患者,除低危手术外,围术期行静息 12 导联心电图(ECG)是合理的。

(2) 超声心动图:安全、有效、无创、可重复的检查方法,能较为准确地评价心脏和大血管结构改变的程度、心脏收缩和舒张功能以及左室功能。2014 年 ESC/ESA 若患者无症状且无心脏病指征或心电图异常,若患者接受低中危手术,不推荐将超声心动图作为术前常规检查。ACC/AHA 推荐对于原因不明的呼吸困难患者、出现严重呼吸困难或其他临床状态改变的心力衰竭患者、既往有左室功能障碍但临床稳定且 1 年内未评估左室功能的患者,可以考虑左室功能评估。

(3) 影像学检查:根据病情可以选择性地进行影像学检查,包括 X 线、CT 和 MRI 检查。胸部 X 线、多层胸部 CT、非增强的 MRI 均可。但在妊娠早期应尽量避免。

(4) 心导管及心血管造影:心导管及心血管造影检查是先天性心脏病,特别是复杂心脏畸形诊断的"金标准"。目前仅适用于无创检查不能明确诊断的先天性心脏病、测量肺动脉高压程度以及用作降肺动脉靶向药物的给药途径。因需要在 X 线直视下操作,在必须行此检查时,应尽量缩短操作时间和减少母儿接受射线的剂量。

(5) 血生化检测

1) 心肌酶学和肌钙蛋白:心肌酶学包括肌酸激酶(creatine kinase,CK)、肌酸激酶同工酶 MB(creatine kinase isoenzyme MB,CK-MB);CK、CK-MB 和心肌肌钙蛋白(cardiac troponin,CTn)水平升高是心肌损伤的标志。

2) 脑钠肽:包括脑钠肽(BNP)、BNP 前体(pro-BNP)、氨基酸末端 -BNP 前体(NT-pro-BNP)。有心衰危险患者,入院后即可测定住院时基线脑钠肽和(或)肌钙蛋白水平,以评估急性失代偿性心衰患者的预后。呼吸困难患者测定脑钠肽水平以诊断或排除心衰。测定出院前脑钠肽水平,以评估心衰患者出院后的预后。

ESC/ESA 推荐对于高危患者,可考虑在术前及大手术后 48~72 小时内进行肌钙蛋白检测;可检测 NT-pro-BNP 和 BNP 以获得有关患者围术期及长期的独立预后信息。

3) 其他:血常规、血气分析、电解质、肝肾功能、凝血功能、D- 二聚体等,根据病情酌情选择。

(二)心脏病患者麻醉选择及麻醉原则

1. 心脏病患者麻醉时,重要的是保持血流动力学的稳定,对于先天性心脏病患者,尤其注意肺动脉压、体循环压力的变化,以免发生严重的左向右分流、右向左分流;对于瓣膜病患者,注意心脏的前后负荷,注意心排血量;心衰患者,注意心脏负荷。

2. 椎管内麻醉及全身麻醉均可,但无论选择哪种方式,麻醉的选择都应力求平稳,避免各种刺激,保证镇痛完善;适当的补液,纠正酸碱失衡及电解质紊乱,避免缺氧和二氧化碳蓄积。

3. 椎管内阻滞麻醉　①减轻前后负荷;②抑制疼痛所致的应激反应;③减轻血流动力学波动;④母体高血压可得到一定控制。椎管内麻醉分为硬膜外麻醉和蛛网膜下腔麻醉。尽管硬膜外麻醉有血压波动小、阻滞平面可控的优点,但它起效时间长,且易发生阻滞不全,此时疼痛刺激会使产妇血压升高耗氧量增加,如果辅助使用镇静药,则对母婴都会造成不良影响。腰麻硬膜外麻醉技术则起效更快,镇痛更完善,但可能出现血流动力学波动大,应注意采用小剂量的腰麻药,尽量使麻醉平面控制在 T_6~T_8 以下,直至 S_5 的范围内。硬膜外麻醉和联合腰麻硬膜外麻醉剖宫产术后都可采用硬膜外自控镇痛,减轻手术后伤口疼痛,可使产妇得到良好的休息,消除有害的应激反应,防止心衰的发生。

4. 全身麻醉　可以为孕妇提供完善的镇痛和肌松条件,机械通气可有效纠正低氧血症,有利于减轻低氧诱发的肺血管收缩反应,从而改善肺水肿。孕妇气管插管困难,需备好困难气道插管用具。因麻醉药物可能通过胎盘,应请新生儿科进行保胎。

三、麻醉流程

(一) 麻醉方式

1. 入室后,麻醉监护,准备血管活性药、除颤仪、血流动力学监测设备、麻醉药物等		
2. 开放静脉通路		
3. 局麻下行直接动脉穿刺测压、中心静脉穿刺测压		
4.麻醉方式	椎管内麻醉	产妇坐位或侧卧位,选择$L_{3~4}$或$L_{2~3}$间隙,按操作规范行硬膜外穿刺。穿刺成功后,若行蛛网膜下腔麻醉,则在蛛网膜下腔给药后行硬膜外导管置入,并给予试验剂量;若行硬膜外麻醉,则在穿刺成功后直接置入导管,给予试验剂量并观察5分钟后,若无局麻药物中毒反应,则硬膜外给药。注意麻醉平面测定,注意麻醉后将手术床左倾15°,注意液体速度
	全身麻醉	准备插管用具(备特殊方法插管用具)、吸引器等,在产科医师消毒完毕、儿科医师到场后开始麻醉。行快速气管插管(若产妇胃内容物较多,可行清醒插管),以七氟醚维持麻醉,根据循环变化给予血管活性药物。待胎儿取出后,可给予舒芬太尼或其他麻醉药物。术中注意输液速度、循环压力变化等。术毕带管入ICU病房进行后续治疗

(二) 心衰及心脏疾病的麻醉护理流程

护理流程	描述要点	
□ 术前准备*	□ 麻醉护理团队的建立和分工	
	□ 协助麻醉术前评估	□ 病史采集
		□ 体格检查
		□ 辅助检查
	□ 手术室环境准备	
	□ 相关用物准备	□ 手术相关用物准备
		□ 麻醉相关用物准备
		□ 抢救相关物品准备
□ 知情同意*	□ 安全评估及告知	
□ 核对*	□ 手术安全核查	

护理流程	描述要点	
□ 协助麻醉	□ 建立静脉通路	
	□ 协助动脉穿刺、中心静脉穿刺	
	□ 协助术者监测胎心	
	□ 协助椎管内麻醉	□ 协助麻醉体位摆放
		□ 协助椎管内麻醉操作
	□ 协助全身麻醉	□ 协助液体补充
		□ 协助全身麻醉操作
	□ 协助手术体位摆放	
	□ 麻醉实施过程中的记录	
	□ 麻醉实施过程中特殊配合	
□ 术中护理*	□ 器械护士术中护理	
	□ 巡回护士术中护理	
□ 新生儿护理*	□ 新生儿的抢救护理	
	□ 新生儿的一般护理	
□ 术后护理*	□ 椎管内麻醉终止期护理	□ 导管拔除及固定
		□ 防止体位改变
	□ 全身麻醉终止期护理	□ 躁动的护理
	□ 患者的转运与交接	

(三) 各种心脏病的麻醉

1. 先天性心脏病

(1) 房间隔缺损(ASD)

1) 病理生理:左向右分流,使右心室前负荷、右心室容量和肺血流量增加,最终可导致左、右心房扩张,并相应出现异常心律,尤其是房颤。长期肺血流增多可引起肺血管阻力增加和肺动脉高压,导致右心衰竭。由于妊娠以后全身血容量和心排出量增加,也必然是左向右分流增加,可能加重肺动脉高压导致左、右心室功能衰竭。

2) 麻醉选择及注意事项:硬膜外麻醉可避免因体循环阻力升高带来的不良影响。在不加重上述病理生理影响的前提下,也可采用全身麻醉。但不论何种麻醉方式,均应注意:①避免体循环阻力增高及肺循环阻力降低,以免加重左向右分流;②避免肺血管阻力进一步升高,以免加剧已存在的肺动脉高压而诱发右心衰。

(2) 室间隔缺损(VSD)

1) 病理生理:VSD小,左向右分流较轻,肺血管阻力不高,可保持肺动脉压正常。VSD较大,左向右分流增多,回心血量增高可导致左室衰竭,由于肺

505

动脉高压加剧,也可导致右室衰竭。当左、右心室压力相等时,可出现双相反流,当右向左分流加剧时,可出现发绀症状。

2)麻醉选择及注意事项:椎管内麻醉或全身麻醉均可选用。注意:①应避免心率过快、外周阻力增加而加重左向右分流;②对于伴随肺动脉高压的患者,应避免体循环阻力过度降低而出现右向左分流和低氧血症。

(3)动脉导管未闭(PDA)

1)病理生理:PDA 患者的主动脉血经由未闭合的动脉导管向肺动脉分流,使左心室容量负荷增加并代偿性地使左心室排血量增加,逐步使左心室肥厚;在减少外周循环血量的同时却增加了肺循环血量,形成肺动脉高压,右心室负荷加大,最终导致右心衰竭。

2)麻醉选择及注意事项:硬膜外阻滞可降低体循环阻力而减少左向右分流。若选择全身麻醉,术中应加深麻醉或静脉使用血管扩张药物降低体循环阻力。注意避免血容量明显的增加,减轻左室容量负荷。

(4)法洛四联症(TOF)

1)病理生理:TOF 的解剖学特点是右室流出道梗阻、室间隔缺损、右心室肥厚、主动脉骑跨。右心室流出道阻力升高导致了通过室间隔缺损的右向左分流,可引起发绀。子宫收缩可增加肺循环阻力,因而加重右向左分流。

2)麻醉选择及注意事项:最好选用全身麻醉。维持合适的体循环阻力,尽量减少对肺循环阻力的影响。

2. 心脏瓣膜病 心脏瓣膜病中,对血流动力学影响最明显的是二尖瓣和主动脉瓣疾病。

(1)二尖瓣狭窄:妊娠合并二尖瓣狭窄最常见。

1)病理生理:二尖瓣狭窄使左心房进入左心室血流梗阻,此时血流只能通过异常增高的左房与左室压力阶差(跨瓣压)来推动。严重的二尖瓣狭窄可导致左房增大,左房压力增加,引起进行性肺动脉高压,导致右心衰竭和肺水肿,也能引起房颤。

2)麻醉选择和注意事项:首选硬膜外麻醉。可降低右心室前负荷,降低肺动脉压,减轻肺淤血;利于术后镇痛,减少术后心衰。注意:术中勿使心动过速;减少疼痛和应激反应;避免增加前负荷,如输液过多;避免体循环血管阻力明显降低;防止肺动脉压力增高,避免缺氧、酸中毒、肺过度膨胀等。

(2)二尖瓣关闭不全

1)病理生理:二尖瓣关闭不全可导致血液从左室反流入左房。长期左房压力增高,可引起肺静脉和肺毛细血管压力的升高,继而导致左房扩大和肺淤血。同时左心室舒张期容量负荷增加,左心室扩大。分娩时的疼痛、宫缩等,可使体循环阻力升高,二尖瓣反流增加,导致急性左心衰竭及肺淤血。

2)麻醉选择及注意事项:可选择椎管内麻醉。但应注意:避免增加体循环阻力,以免导致急性左心衰,需要增加静脉输液来保持静脉回流,增加左室充盈量,维持心率轻度增加以保证心排出量。

(3)主动脉狭窄

1)病理生理:主动脉狭窄使左室射血明显受阻,室壁张力增高。心室由于负荷增加变得肥厚、僵硬,此时,心房收缩在保持心室充盈和射血量方面起重要作用,由于心室内压力增加,肌肉体积增大,冠脉灌注压下降,心室可能发生心肌缺血。

2)麻醉选择及注意事项:选择全身麻醉。注意:要保持充足的血容量,以保证冠脉灌注;注意维持心率,勿使心率过慢导致心排量下降,勿使心率过快使心肌耗氧增加;慎用硝酸酯类和外周血管扩张药。

(4)主动脉瓣关闭不全

1)病理生理:舒张期,主动脉血反流入左心室,使左心室超负荷,导致左室扩张。随着病程进展,可出现左室功能减退,射血分数减少。

2)麻醉选择及注意事项:同二尖瓣关闭不全相同。注意:减轻前负荷,以减轻左室过度扩张;勿使心率过低,保持心率正常或轻度增快可减少反流,维持接近正常的主动脉舒张和冠脉灌注压;外周动脉收缩药可加重反流,应避免应用。

3. 心衰 心力衰竭(简称心衰)是由于任何心脏结构或功能异常导致心室充盈或射血能力受损的一组临床综合征,基本始动环节是心肌舒缩功能受损或心脏负荷过重。心衰的患者应先确定其心功能分级。

(1)心功能分级(NYHA):见表 16-1。

表 16-1 心功能分级

Ⅰ级	患者有心脏病,但日常活动量不受限制,一般体力活动不引起过度疲劳、心悸、气喘或心绞痛
Ⅱ级	心脏病患者的体力活动轻度受限制。休息时无自觉症状,一般体力活动引起过度疲劳、心悸、气喘或心绞痛
Ⅲ级	患者有心脏病,以致体力活动明显受限制。休息时无症状,但小于一般体力活动即可引起过度疲劳、心悸、气喘或心绞痛
Ⅳ级	心脏病患者不能从事任何体力活动,休息状态下也出现心衰症状,体力活动后加重

（2）临床表现

1）左心衰：①排心血量降低，可出现疲劳乏力。②由于左心排血量减少，肺毛细血管楔压升高，出现肺循环淤血。当淤血严重时，可出现肺水肿。肺淤血、肺水肿均可表现为不同形式的呼吸困难，如劳力性呼吸困难、夜间阵发性呼吸困难、端坐呼吸等。③急性肺水肿：为急性左心衰竭最严重表现，发作时高度气急、端坐呼吸、极度烦躁不安、口唇发绀、大汗淋漓、咳嗽、咳出大量血色或粉红色泡沫样痰，如不及时抢救可导致休克死亡。④可能出现咳嗽、咯血、发绀等。⑤检查可发现左心室增大、舒张早期或中期奔马律、肺动脉第二音亢进、两肺尤其肺底部有湿性啰音，还可有干啰音和哮鸣音。

2）右心衰：长期左心衰使肺淤血导致肺循环阻力增加、右心室后负荷增加，可引起右心衰或全心衰，产生颈静脉怒张、水肿、肝大、肝功能异常、胃肠功能障碍等体循环淤血的症状。

（3）麻醉选择和注意事项：心衰患者可选择椎管内麻醉，有利于减轻心脏负荷；若心衰症状严重，则可选择全身麻醉。术中必须注意控制补液量。备好抢救药物。

（4）急性心衰的治疗：发生急性心衰时，临床上一般采用"强心、利尿、扩血管"三种方式，首要目标是改善症状和稳定血流动力学状态。

1）一般治疗：①吸氧；②积极治疗原发病；③减少心脏前负荷；④安抚患者情绪，避免激动。

2）药物治疗：

A. 正性变力药及血管加压药：血管加压药可发挥收缩血管作用，提高组织灌注，包括钙剂、去氧肾上腺素；正性变力血管加压药兼具增加心肌收缩力和收缩周围血管双重作用，包括多巴胺、肾上腺素、去甲肾上腺素。

B. 利尿剂：对所有具有高容量负荷症状/体征的急性心衰患者静脉使用袢利尿剂如呋塞米，对于新发急性心衰或未使用口服利尿剂的慢性失代偿心衰患者，呋塞米起始推荐剂量为20~40mg，对于长期使用利尿剂的患者，静脉用药起始剂量至少应等于口服剂量。使用期间推荐常规监测症状、尿量、肾功能和电解质。

C. 血管舒张药：收缩压>90mmHg（且无症状性低血压）的急性心衰患者可静脉使用血管舒张药缓解症状。扩血管药可以降低周围小动脉阻力，减轻右心负荷，增加心排血量，同时扩张小静脉，减少回心血量，降低心脏前负荷。临床上首选直接作用于血管平滑肌的硝酸甘油或硝普钠，轻微增加心率，不

增加心肌耗氧量，且作用时间短，易于控制。但使用药物前需注意是否存在血容量不足。

（四）护理要点

心衰及心脏病产妇的麻醉护理过程需要与团队的密切配合，以产妇的病情、病种决定启动抢救与麻醉程序，护理人员在麻醉实施及手术过程中要做到全力配合，认真记录，突发情况时沉着冷静地协助医师进行处理。

协助麻醉

（1）重复部分见产科危重症麻醉护理流程。

（2）麻醉实施过程中的记录：在麻醉过程中，配合麻醉医师记录麻醉单，包括到达时间、麻醉操作、监护数据、用药情况、手术主要步骤、输液具体时间、具体出入量等，确保麻醉记录填写的完整性和正确性，以便为后期患者治疗提供科学参考。

（3）麻醉实施过程中的特殊配合

1）对于全麻患者出现困难气道等情况，根据患者的病情和实际情况，配合医师合理快速处理。

2）对于麻醉和手术过程中出现的心搏骤停等危机情况，要积极配合医师进行心肺复苏。

（张鑫 吴秀英 吴慧颖）

参考文献

1. 谢幸，苟文丽. 妇产科学. 第8版. 北京：人民卫生出版社，2013.

2. 中华医学会妇产科学分会产科学组. 妊娠合并心脏病的诊治专家共识. 中华妇产科杂志，2016，51（6）：401-409.

3. Fleisher LA，Beckman JA，Brown KA，et al. 2014 ACC/AHA guideline on perioperative xardiovascular wvaluation and management of patients undergoing noncardiac aurgery：a report of the American College of Cardiology/American Heart Association Task Force on Practice Guidelines. Circulation，2014，130（24）：e278-e333.

4. Kristensen SD，Knuuti J，Saraste A，et al. 2014 ESC/ESA Guidelines on non-cardiac surgery：cardiovascular assessment and management：The Joint Task Force on non-cardiac surgery：cardiovascular assessment and management of the European Society of Cardiology（ESC）and the European Society of Anaesthesiology（ESA）. Eur J Anaesthesiol，2014，31（10）：517-573.

5. Ronald D Miller. 米勒麻醉学. 第8版. 邓小明，曾因明，黄宇光，主译. 北京：北京大学医学出版社，2016：2125-2129.

6. 盛卓人，王俊科. 实用临床麻醉学. 第4版. 北京：科学出版社，2009.

7. Yancy CW，Jessup M，Bozkurt B. 2017 ACC/AHA/HFSA Focused Update of the 2013 ACCF/AHA Guideline for the

Management of Heart Failure：A Report of the American College of Cardiology/American Heart Association Task Force on Clinical Practice Guidelines and the Heart Failure Society of America. J Am Coll Cardiol，2017，70（6）：776-803.

第三节　妊娠合并呼吸系统疾病的麻醉

一、支气管哮喘

（一）流程化管理清单

1. 妊娠合并支气管哮喘麻醉诊疗流程图

□ 病史	□ 现病史：哮喘病史以及在妊娠期间发作的程度、频次、用药剂量、品种等	
	□ 既往史：胃食管反流性疾病、情感应激等	
	□ 合并症：上呼吸道病毒感染等	
	□ 过敏史：吸入过敏原及刺激物（如尘螨、动物皮屑、霉菌、灰尘、香烟、冷空气等），其他过敏物质等	
	□ 禁食、禁水时间	
□ 体格检查	□ 生命体征：意识等	
	□ 常规体检：吸气呼气时间比、血氧饱和度、双肺听诊（喘鸣）、奇脉等	
	□ 麻醉相关检查（穿刺条件、气管插管条件）	
□ 辅助检查	□ 实验室检查	□ 血常规+血型（必要时动态监测血常规）
		□ 凝血五项
		□ 动脉血气分析
		□ 血清 IgE
		□ 痰涂片
	□ 影像学检查	□ 心电图
		□ 肺功能检查
□ 麻醉备品	□ 腰麻穿刺包	
	□ 麻醉机及管路、喉镜、气管导管、吸痰管、吸引器	
	□ 动脉穿刺置管	
□ 麻醉备药	□ 常规备药（椎管内麻醉、全身麻醉）	
	□ 患者经常应用且有效的药物	□ β₂ 受体激动药（沙丁胺醇等）
		□ 皮质类固醇药物（倍氯米松等）
	□ 糖皮质激素静脉用药（氢化可的松等）	
	□ 茶碱类药物（氨茶碱等）	

2. 妊娠合并支气管哮喘麻醉的护理流程

护理流程	描述要点	
□ 术前准备	□ 择期手术术前访视	
	□ 协助麻醉术前评估*	□ 病史采集
		□ 体格检查
		□ 辅助检查
	□ 手术室环境准备	
	□ 相关用物准备	□ 手术相关用物准备*
		□ 麻醉相关用物准备*
		□ 抢救相关物品准备*
□ 核对	□ 手术安全核查*	
□ 协助麻醉	□ 氧疗	
	□ 建立静脉通路*	
	□ 协助动脉穿刺	
	□ 协助术者监测胎心*	
	□ 协助椎管内麻醉*	□ 协助麻醉体位摆放
		□ 协助椎管内麻醉操作
	□ 协助全身麻醉*	□ 协助液体补充
		□ 协助全身麻醉操作
	□ 协助手术体位摆放*	
□ 术中护理	□ 器械护士术中护理	
	□ 巡回护士术中护理	
□ 支气管哮喘抢救配合	□ 配合医生氧疗、给药	
	□ 心理护理	
□ 新生儿护理	□ 新生儿的抢救护理	
	□ 新生儿的一般护理	
□ 术后护理	□ 椎管内麻醉终止期护理*	□ 导管拔除及固定
		□ 防止体位改变
	□ 全身麻醉终止期护理*	□ 躁动的护理
	□ 病人的转运与交接	

注：* 为重点项目

(二) 支气管哮喘诊断要点

1. 反复发作的喘息、呼吸困难、胸闷或咳嗽,多与接触变应原、冷空气,物理、化学性刺激,病毒性上呼吸道感染、运动等有关。

2. 发作时在双肺可闻及散在弥漫性、以呼气相为主的哮鸣音,呼气相延长。

3. 上述症状可经治疗或自行缓解。

4. 除外其他疾病所引起的喘息、胸闷和咳嗽。

5. 临床表现不典型者(如无明显喘息或体征),可根据条件做以下检查,如任一结果阳性,可辅助诊断为支气管哮喘:①简易峰流速仪测定最大呼气流量(日内变异率$\geq$20%);②支气管舒张试验阳性[一秒用力呼气容积(FEV_1)增加$\geq$12%,且FEV_1增加绝对值$\geq$200ml]。

符合1~4条或4、5条者,可以诊断为支气管哮喘(表16-2)。

表16-2 哮喘程度分级

	症状	肺功能
轻度、间断性	发作$\leq$2次/周;PEFR正常;发作期间无症状;短暂加重$\leq$2次/月;夜间醒来$\leq$2次/月	FEV_1或PEFR$\geq$80%预计值;PEFR变异性<20%
轻度、持续性	发作>2次/周但<1次/天;加重期间可能影响活动;夜间症状>2次/月	FEV_1或PEFR$\geq$80%预计值;PEFR变异性20%~30%
中度、持续性	每天有症状并使用吸入性β受体激动剂;病情加重影响活动,发作$\geq$2次/周或连续数天;夜间症状>1次/周	FEV_1或PEFR为预计值的60%~80%,PEFR变异性>30%
重度、持续性	症状为持续性;体力活动受限;日间或夜间经常发生病情加重	FEV_1或PEFR$\leq$60%预计值;PEFR变异性>30%

(三) 术前检查

1. 肺功能检查

(1) 大气道功能不受影响。

(2) 常用于评估此类患者呼吸功能的指标有:第1秒用力呼气量(FEV_1)、用力肺活量(FVC)、FEV_1/FVC、呼气流速峰值(PEFR)、在25%~75% FVC水平($FEF_{25~75}$)的平均用力呼气流量(FEF)等。在哮喘发作时有关呼吸流速的全部指标均显著下降,残气量相关指标均增高。

2. 动脉血气分析 哮喘严重发作时,PaO_2降低,$PaCO_2$可因过度通气而下降,常显示呼吸性碱中毒;如发展为严重持续性哮喘,CO_2潴留可导致$PaCO_2$升高,则表现为呼吸性酸中毒;如缺氧明显,可合并代谢性酸中毒。

3. 血常规 哮喘发作时嗜酸性粒细胞增高。

4. 痰涂片 哮喘发作时嗜酸性粒细胞增高。

5. 血清 IgE 明显升高。

(四) 术前准备及治疗

1. 掌握病史

(1) 哮喘诱发、缓解因素,是否有明确致敏原。

(2) 哮喘治疗史:用药种类、剂量。

(3) 哮喘易发时期及时间,近期有无发作。

(4) 既往史及合并症:是否存在下呼吸道病毒感染、胃食管反流性疾病、情感应激等。

(5) 明确过敏原及吸入性刺激物:如尘螨、动物皮屑、霉菌、灰尘、香烟、冷空气等。

2. 产妇准备 对于既往发作过哮喘的产妇,术前建议预防性应用既往治疗哮喘疗效好的药物。

3. 麻醉备药 除常规备药外,应准备β_2受体激动药(沙丁胺醇等,最好是患者经常应用且有效的药物)、皮质类固醇药物(倍氯米松等,最好是患者经常应用且有效的药物)、糖皮质激素静脉用药(氢化可的松等)、茶碱类药物(氨茶碱等)。

4. 麻醉备品 对于局部麻醉的产妇,除腰麻穿刺包外,仍应该常规准备麻醉机及管路、喉镜、气管导管、吸痰管、吸引器等全麻备品,随时做好抢救时行气管插管进行机械通气的准备。

(五) 麻醉相关处理

1. 氧疗 产妇吸氧,并使其血氧饱和度>95%,如<95% 将会严重影响胎儿的氧供。

2. 药物治疗 在妊娠期间,多数常用抗哮喘药物的应用是安全的。

(1) β_2受体激动药

1) 吸入 β_2 受体激动药是最常用的治疗方法。

2) 口服 β_2 受体激动药疗效不好,并且有明显的全身副作用,不主张应用。

(2) 皮质类固醇

1) 吸入性皮质类固醇是治疗轻、中度哮喘的一线标准药物,并且是哮喘治疗中常用的抗炎药物。

2) 如果使用某一种皮质类固醇药物可有效控制哮喘发作,则不需要更换另一种同类药物,因为所有的类固醇药物对于妊娠的安全级别都是一样的。

3）对于中度持续性哮喘，推荐使用长效 β_2 受体激动药和低剂量吸入皮质类固醇药物，如果病情无改善，应增加皮质类固醇药物的用量，必要时可改为口服皮质类固醇药物。

4）与口服皮质类固醇药物治疗哮喘的疗效相比较，静脉用药并没有显现出明显的优势。

（3）茶碱类

1）如皮质类固醇药物不能有效控制哮喘的发作，可增加二线辅助药物氨茶碱。

2）目前的研究结果认为，氨茶碱妊娠期用药是安全的。

3）妊娠期间氨茶碱的用量应酌减（因其血浆蛋白的结合率下降）。

3. 机械通气治疗

（1）$PaCO_2$ 持续升高（即使氧合正常）是气管插管、机械通气的指征。

（2）机械通气时，避免过度通气而导致呼吸性碱中毒。

（六）麻醉指导建议

1. 局部麻醉比全身麻醉更适宜剖宫产术。

（1）如果符合局部麻醉的要求，应选择局部麻醉。

（2）避免阻滞平面过高而引起辅助呼吸肌的部分阻滞。

2. 气管插管是最有可能引起支气管痉挛的刺激因素之一，诱导时尽量采取深麻醉下插管。

3. 氯胺酮具有舒张支气管的作用，丙泊酚能够降低插管时的全身反应，全麻诱导时相对安全。

4. 避免应用有组胺释放作用的肌松药（如阿曲库铵）。

5. 所有吸入麻醉药都具有松弛支气管平滑肌的作用，但也会降低子宫平滑肌的收缩。

6. 新斯的明可以引起支气管痉挛和增加气道分泌物，应避免使用。

（七）护理要点

1. 术前准备

（1）术前访视

1）择期手术术前一天，手术室护士对产妇进行术前访视，了解产妇术前的发病状况、用药情况以及心理状况。

2）对其进行心理疏导。妊娠合并支气管哮喘

的产妇可能会紧张焦虑疾病本身及药物对胎儿健康的影响，而这种紧张焦虑往往会加重诱发哮喘发作或加重哮喘症状，用通俗易懂的语言向产妇及家属介绍手术大致流程和麻醉及术中的配合要点，消除产妇及家属的紧张心理，同时取得信任，使其充分认识疾病并配合手术顺利进行。

3）如果产妇有经常使用且有效的药物，可提前准备好随产妇进入术间。

（2）手术室环境准备：要为产妇提供安静清洁的护理环境，温湿度适宜，避免易引起产妇哮喘发病的过敏原，产妇注意保暖。

（3）相关物品准备

1）麻醉备品：常规外，动脉穿刺置管及测压装置。

2）麻醉备药：除常规外，要备患者经常应用且有效的药物，如 β_2 受体激动药（沙丁胺醇等）皮质类固醇药物（倍氯米松等），还需备糖皮质激素静脉用药（氢化可的松等），茶碱类药物（氨茶碱等）。

2. 协助麻醉

（1）连接监护仪，产妇若有血氧饱和度低、呼吸困难等表现在医生指导下给予吸氧、左侧卧位或半坐卧位，需要者给予药物吸入。

（2）协助麻醉医生进行动脉穿刺。

3. 术中护理

（1）器械护士术中护理

术中器械护士要传递器械迅速，准确，配合手术顺利进行。

（2）巡回护士术中护理

1）巡回护士术中要严密监测产妇呼吸、心率、血氧饱和度等生命体征，重视清醒产妇主诉及时发现危机情况并配合医生进行处理，做好术中各项记录。

2）视情况可术中预防性用药，胎儿娩出前吸入沙丁氨醇等有效控制哮喘药物一次，手术时可用产钳等以减小子宫压力，防止羊水进入循环而诱发哮喘发作。

4. 支气管哮喘抢救配合

（1）配合医生氧疗、给药：产妇若出现胸闷、憋气、气短、气喘、血氧饱和度降低，烦躁、神改变时，提醒产妇支气管哮喘的发作，协助医生进行氧疗，进行药物吸入或静脉给药。

（2）心理护理：支气管哮喘发作时，产妇经常感到紧张、恐惧，易加重病情，因此我们要给予产妇心理护理，给予其支持安慰，减轻产妇压力，使其配合

医护人员的治疗,有利病情的好转。

5. 新生儿护理

(1) 由于产妇哮喘发作时易导致胎儿供血不足,所以新生儿娩出前巡回护士就要做好新生儿的抢救工作,物品准备齐全,必要时协助医生进行抢救。

(2) 若新生儿状况良好,则按新生儿一般护理进行。

6. 术后护理　病人的转运与交接:

(1) 椎管内麻醉产妇由护理员送回病房。

(2) 全身麻醉产妇由麻醉医生、巡回护士、护理员共同送至苏醒室,待产妇清醒后送回病房。

(3) 产妇术中若出现呼吸困难症状,可带气管插管送入 ICU,去往 ICU 路上要有麻醉医生、护士护送,且需携带监护及抢救设备。

二、肺栓塞

(一) 流程化管理清单

1. 妊娠合并肺栓塞麻醉的诊疗流程

□ 病史	□ 现病史:肺栓塞的病程、发病后的治疗史(近期用药种类、剂量)	
	□ 既往史:激素替代治疗、中心静脉导管、外科手术、创伤、卧床时间、制动时间等	
	□ 合并症:镰状细胞贫血、S 蛋白缺乏症、C 蛋白缺乏症、抗凝血酶缺乏症等	
	□ 过敏史	
	□ 禁食、禁水时间	
□ 体格检查	□ 生命体征	
	□ 常规体检:下肢局部水肿、腿部皮肤变色、皮肤温度、腓肠肌或小腿触痛、呼吸次数、肺部听诊、心音、心率	
	□ 麻醉相关检查(穿刺条件、气管插管条件)	
□ 辅助检查	□ 实验室检查	□ 血常规 + 血型(必要时动态监测血常规)
		□ 凝血五项(D- 二聚体)
		□ 动脉血气分析
	□ 影像学检查	□ 心电图
		□ 胸片
		□ 螺旋 CT
		□ 超声心动图、下肢多普勒
		□ 肺动脉造影、静脉造影
		□ 通气 - 灌流肺扫描

□ 麻醉备品	□ 腰麻穿刺包	
	□ 麻醉机及管路、喉镜、气管导管、吸痰管、吸引器	
	□ 动脉穿刺置管	
□ 麻醉备药	□ 常规备药(椎管内麻醉、全身麻醉)	
	□ 抗凝药物(肝素等)	

2. 妊娠合并肺栓塞麻醉的护理流程

护理流程	描述要点	
□ 术前准备	□ 择期手术术前访视 *	
	□ 协助麻醉术前评估 *	□ 病史采集
		□ 体格检查
		□ 辅助检查
	□ 手术室环境准备 *	
	□ 相关用物准备	□ 手术相关用物准备
		□ 麻醉相关用物准备
		□ 抢救相关物品准备 *
□ 评估	□ 血栓栓塞相关因素评估	
□ 核对	□ 手术安全核查 *	
□ 协助麻醉	□ 监护吸氧	
	□ 建立静脉通路 *	
	□ 协助动脉穿刺	
	□ 协助术者监测胎心 *	
	□ 协助椎管内麻醉 *	□ 协助麻醉体位摆放
		□ 协助椎管内麻醉操作
	□ 协助全身麻醉 *	□ 协助液体补充
		□ 协助全身麻醉操作
	□ 协助手术体位摆放	
□ 术中护理	□ 器械护士术中护理	
	□ 巡回护士术中护理	
□ 肺栓塞抢救配合	□ 配合医生进行溶栓、抗凝、抗休克	
□ 新生儿护理 *	□ 新生儿的抢救护理	
	□ 新生儿的一般护理	
□ 术后护理	□ 椎管内麻醉终止期护理 *	□ 导管拔除及固定
		□ 防止体位改变
	□ 全身麻醉终止期护理 *	□ 躁动的护理
	□ 病人的转运与交接	

注:* 为重点项目

511

（二）主要症状和体征

1. 急性肺栓塞的患者常常有呼吸困难、心悸、胸膜刺激性胸痛、焦虑、咳嗽、咯血等症状。

2. 患者体征常有呼吸急促、发绀、肺部啰音、心动过速、大汗、低血压等。

3. 肺栓塞如引起肺动脉压增高，可进一步导致右心衰、心排量降低、低氧血症等。

（三）术前检查

1. **胸片**　肺不张和肺实质的异常最常见。

2. **螺旋CT**　螺旋CT具有很高的安全性、敏感性和特异性（特别是对于中央型的肺动脉栓塞），所以螺旋CT已成为近年来肺栓塞的首选筛查方法。研究表明，螺旋CT可以在整个妊娠期安全使用。阴性预测值高达99.1%。

3. **通气-灌流肺扫描**　可作为一线检查，但其结果假阳性率高达50%，如结果阴性通常可排除肺栓塞。特别适用于严重肾功能损害，静脉造影剂过敏的患者。

4. **动脉血气分析**　肺栓塞的患者往往有缺氧的表现，但有些患者的动脉氧张力可维持在正常范围之内，所以单凭血气分析的结果不能排除肺栓塞。

5. **D-二聚体检测**　如检测结果正常，其阴性预测值高达99.6%。

6. **肺动脉造影**　诊断肺栓塞的金标准，如阴性则可排除肺栓塞。

7. **超声心动图**　直接征象表现为肺动脉近端血栓或右心血栓，但急性期血栓回声较低或栓子形成在肺动脉的外周血管而很难发现。

（四）术前准备及治疗

1. **掌握病史**

（1）肺栓塞发病的病程。

（2）发生肺栓塞后的治疗史：尤其是近期用药种类、剂量。

（3）既往史：有无激素替代治疗、中心静脉导管、外科手术、创伤、卧床时间、制动时间等。

（4）合并症：有无镰状细胞贫血、S蛋白缺乏症、C蛋白缺乏症、抗凝血酶缺乏症等。

2. **产妇准备**　对于存在下肢大面积血栓或肺栓塞高危人群的产妇，术前建议采用下腔静脉过滤器。

3. **麻醉备药**　除常规备药外，还应准备肝素等抗凝药物。

4. **麻醉备品**　对于椎管内麻醉的产妇，除腰麻穿刺包外，仍应该常规准备麻醉机及管路、喉镜、气管导管、吸痰管、吸引器等全麻备品，随时做好抢救时行气管插管进行机械通气的准备。

（五）麻醉相关处理

1. **抗凝药物的应用**

（1）华法林：半衰期长，且可与很多药物相互作用，由于妊娠期生理变化及恶心呕吐的发生，其很难发挥稳定的抗凝效果。此外有胎儿致畸作用，不宜在妊娠期使用。但其在乳汁中分泌较少，哺乳期可安全使用。

（2）肝素：半衰期短，需皮下注射或持续点滴，推荐方案5000U，每8~12小时皮下注射，监测APTT延长到正常值的1.5~2.5倍为止。

（3）低分子肝素

1）具有更高的安全性和有效性。

2）半衰期长，每天给药一次或两次。

2. **氧疗**　如产妇低氧，应给予鼻导管或面罩吸氧，使其血氧饱和度>95%。

3. **机械通气治疗**　如果高流量面罩吸氧仍不能维持产妇血氧饱和度>90%，必要时需气管插管行机械通气。

（六）麻醉指导建议

1. 在抗凝期间，增加了椎管内麻醉后出现硬膜外血肿的风险，因此建议行全身麻醉。

2. 接受肝素治疗时，APTT必须恢复正常才能进行椎管内麻醉。

3. 接受注射预防剂量的低分子肝素治疗，则至少12小时后才能进行椎管内麻醉。

4. 接受注射治疗剂量的低分子肝素治疗，则至少24小时后才能进行椎管内麻醉。

（七）护理流程

1. **术前准备**　相关物品准备：

（1）除一般剖手术相关用物准备外，准备弹力袜或弹力绷带。

（2）麻醉备品：常规外，动脉穿刺置管及测压装置。

（3）麻醉备药：除常规外，准备好抗凝、溶栓药物，并且护士要熟悉掌握药物的相关知识和使用方法。

2. 评估 手术前对产妇进行血栓栓塞相关因素评估,并进行预防是减少术后肺栓塞的关键。

3. 协助麻醉

(1) 协助麻醉医生连接监护设备,产妇若血氧饱和度较低,则在医生指导下给予产妇吸氧。

(2) 建立静脉通路:术中为避免局部血管扩张、血流速度减慢而增加血栓形成的危险宜选择静脉全身麻醉,术前选择孕妇粗直、血流丰富的血管桡静脉用 20 号套管针建立静脉通路。以利于麻醉前准备及抢救,以减少静脉栓塞形成的机会。

(3) 协助手术体位摆放:麻醉后,体位垫垫于孕妇双下肢并将双下肢抬高 20~30cm,等同于心脏水平,膝关节屈曲 15 度使髂内静脉呈松弛状态,从而有利于静脉回流,减轻血液淤滞,缓解肿胀、疼痛。

4. 术中护理

(1) 器械护士术中护理

(2) 巡回护士术中护理

1) 弹力袜或弹力绷带的使用:为防止在剖腹产过程中血流增快,血栓脱落,将孕妇双下肢应用弹力绷带缠绕从足后跟缠至腘窝上。缠绕不宜过紧,压力均匀,以防止静脉阻塞、血栓加剧。条件允许的情况下可选择弹力袜替代弹力绷带。

2) 心脏的保护:为减少在剖腹产挤压过程中回心血量急剧增加引起心脏负荷增加在胎头出子宫后,用 3000ml 0.9% 氯化钠注射液加压于孕妇胸腹腔处。

3) 防止血栓脱落:胎儿娩出子宫后为防止腹主动脉压力急剧下降,且由于下肢静脉血液的回流靠胸腔的负压,为防止回心血量急剧增加,血栓脱落引发肺栓塞,将 3000ml 盐水放于胸腹腔处并应用束腰带给予持续加压固定。

4) 严密观察孕妇生命体征:观察产妇出血量及尿量,清醒产妇若有胸痛、呼吸困难,术中躁动不安,或血氧饱和度下降,要及时汇报给医生,给予产妇心理护理,并做好抢救准备。

5) 液体管理:预防术中深静脉血栓形成造成肺栓塞,输液注意预防空气栓塞、微粒栓塞、血栓栓塞。

5. 肺栓塞抢救配合 配合医生进行溶栓、抗凝、抗休克。

(1) 妊娠合并肺栓塞根据分型主要采取溶栓、抗凝治疗,低分子肝素用于术后抗凝疗效肯定。

(2) 针对低血氧症采取氧疗和机械通气,保证机体氧供。

(3) 对于大面积肺栓塞,宜溶栓。使用抗凝和溶栓药物注意观察,溶栓治疗最常见的并发症是出血,特别是手术后不久的患者。因此护士要密切观察切口有无渗血或引流有无血性液体,观察有无头痛、呕吐、意识障碍等颅内出血倾向。

(4) 大面积肺栓塞迅速出现呼吸循环衰竭,心跳呼吸骤停,抢救物品和药物必须到位,护士要熟练掌握抢救仪器的使用和心肺复苏技术,熟悉心肺复苏流程,确保在患者心脏骤停时能立即进行心肺复苏。

6. 术后护理 病人的转运与交接:产妇术中若出现肺栓塞症状,可送入 ICU,去往 ICU 路上要有麻醉医生、护士护送,且需携带监护及抢救设备。

三、羊水栓塞

(一)流程化管理清单

1. 妊娠合并羊水栓塞麻醉的诊疗流程

□ 病史	□ 羊水栓塞高危因素的询问:如引产、剖宫产、吸引、产钳分娩、前置胎盘、胎盘早剥、宫颈裂伤、子宫破裂、子痫或子痫前期、高龄产妇(≥35 岁)、多胎、羊水过多、巨大儿、羊水粪染、绒毛膜羊膜炎、糖尿病等	
	□ 既往史	
	□ 合并症	
	□ 过敏史	
	□ 禁食、禁水时间	
□ 体格检查	□ 生命体征:意识状态、呼吸、心率、血氧饱和度、血压	
	□ 常规体检:双肺听诊、心律、有无难以解释的严重出血	
	□ 麻醉相关检查(穿刺条件、气管插管条件)	
□ 辅助检查	□ 实验室检查	□ 血常规 + 血型(必要时动态监测血常规)
		□ 凝血五项(D- 二聚体)
		□ 动脉血气分析
		□ 锌粪卟啉、STN 抗原、血清补体 C3 和 C4
	□ 影像学检查	□ 心电图
		□ 胸片
		□ 超声心动图
		□ 经食管超声心动图

麻醉备品	□ 腰麻穿刺包
	□ 麻醉机及管路、喉镜、气管导管、吸痰管、吸引器
	□ 动脉穿刺置管
麻醉备药	□ 常规备药（椎管内麻醉、全身麻醉）
	□ 糖皮质激素静脉用药（地塞米松等）
	□ 血管活性药（如去氧肾上腺素）
	□ 正性肌力药（如多巴胺、去甲肾上腺素）
	□ 罂粟碱

2. 妊娠合并羊水栓塞麻醉的护理流程

护理流程	描述要点	
□ 术前准备	□ 择期手术术前访视 *	
	□ 协助麻醉术前评估 *	□ 病史采集
		□ 体格检查
		□ 辅助检查
	□ 手术室环境准备 *	
	□ 相关用物准备	□ 手术相关用物准备
		□ 麻醉相关用物准备
		□ 抢救相关物品准备
□ 知情同意	□ 安全评估及告知	
□ 核对	□ 手术安全核查 *	
□ 协助麻醉	□ 术前羊水栓塞	□ 建立静脉通路 *
		□ 协助术者监测胎心 *
		□ 协助全身麻醉 *
	□ 术中羊水栓塞	□ 协助全身麻醉操作或维持
	□ 协助动脉、中心静脉穿刺及测压	
	□ 协助手术体位摆放 *	
□ 术中护理	□ 器械护士术中护理	
	□ 巡回护士术中护理	
□ 羊水栓塞抢救配合	□ 观察病情	
	□ 开放静脉通路	
	□ 氧疗	
	□ 抗休克、DIC	
	□ 产妇保暖	
□ 新生儿护理 *	□ 新生儿的抢救护理	
	□ 新生儿的一般护理	
□ 术后护理	□ 麻醉后护理	
	□ 病人的转运与交接	

注：* 为重点项目

（二）主要症状和体征

1. 羊水栓塞通常发生在分娩时或者分娩后 30 分钟内。

2. 发生羊水栓塞的患者早期最主要的表现为低氧血症，随病程进展会出现休克、凝血功能紊乱（DIC）、精神症状等。

3. 清醒的产妇可能会有很多非特异性的前驱症状，包括恶心、呕吐、咳嗽、寒战、焦虑、躁动、濒死感等。

4. 接受全身麻醉的产妇，其典型的症状有低氧血症、低血压、心律失常、肺水肿和凝血功能紊乱等。

（三）辅助检查

1. **动脉血气分析**　PaO_2 降低，肺泡 - 动脉氧分压差很大。

2. **凝血功能检测**　D- 二聚体增多，纤维蛋白原减少，PT 和 APTT 延长。

3. **ECG**　心动过速、心律失常、ST-T 改变等。

4. **胸片**　可能显示肺水肿、间质和肺泡渗出。

5. **超声心动图**　可能显示急性左心衰，收缩力下降。

6. **经食管超声心动图**　早期阶段，可提示有严重的肺血管收缩和右心室扩张导致的急性右心室衰竭。晚期可能出现继发心肌缺血导致的左心室衰竭。

（四）术前准备

1. **与羊水栓塞相关的高危因素**　引产；剖宫产、吸引、产钳分娩；前置胎盘；胎盘早剥；宫颈裂伤；子宫破裂；子痫或子痫前期；高龄产妇（≥35 岁）；多胎；羊水过多；巨大儿；羊水粪染；绒毛膜羊膜炎；糖尿病。

2. **麻醉备品**　除全身麻醉常规准备的麻醉机及管路、喉镜、气管导管、吸痰管、吸引器等备品外，还应备好动脉穿刺测压装置、中心静脉穿刺置管及测压装置、体外除颤仪等。

3. **麻醉备药**　除常规备药外，应准备糖皮质激素静脉用药（地塞米松等）、罂粟碱、血管活性药（如去氧肾上腺素）、正性肌力药（如多巴胺、去甲肾上腺素）等。

（五）麻醉相关处理

羊水栓塞的治疗是非特异性的，治疗原则首选支持治疗。

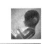

1. 呼吸支持 鼻导管或面罩吸氧,如不能维持动脉 PaO2>60%,应尽早气管插管行机械通气。

2. 循环支持

(1) 建立快速、有效的静脉通路,选择大孔径的外周静脉套管。

(2) 液体复苏

1) 如无快速输液禁忌,尽可能地快速输注等张液,维持收缩压 >90mmHg,尿量 >0.5ml/kg。

2) 必要时应用血管活性药(如去氧肾上腺素)、正性肌力药(如多巴胺、去甲肾上腺素)维持血压。

(3) 如羊水栓塞发生在分娩前,实施复苏时应将子宫推向左侧。

(4) 如果仍难以维持有效循环,可考虑行主动脉球囊反搏、体外循环等治疗措施。

3. 血液制品治疗

(1) 有明显出血倾向和血小板减少(<50×10^9/L):输注血小板 1~2U/(10kg·d)。

(2) 有明显 PT 延长或纤维蛋白原减少(<0.5g/L):输注新鲜冰冻血浆、冷沉淀,维持纤维蛋白原 >100mg/dl。

(3) 有明显贫血:输注浓缩红细胞。

4. 药物治疗 罂粟碱:30~90mg,静脉缓慢注射,然后根据产妇的实际情况可重复静脉注射,极量为 300mg/d。

5. 治疗因子宫收缩不良导致的低血压

(1) 子宫按摩。

(2) 促使子宫收缩药物:缩宫素等。

(3) 如果仍不能控制出血,可考虑子宫切除术。

(4) 子宫动脉栓塞。

6. 羊水栓塞诊断后,在对患者实施复苏的同时,产科医师应及时尽早决定是否需要终止妊娠。

(六) 麻醉指导建议

1. 如果产妇在椎管内麻醉下接受剖宫产术,术中出现无明显诱因的低氧血症,PaO$_2$ 难以维持在 60%,应高度怀疑羊水栓塞,立即行气管插管,改为全身麻醉,行动脉穿刺及中心静脉穿刺置管并进行测压。其余支持治疗参照前述内科及产科治疗方案。

2. 如果在产妇发生羊水栓塞之前已行椎管内麻醉,术后必须在凝血功能恢复正常以后,方可拔除硬膜外导管。留置硬膜外导管期间及拔除硬膜外导管后,应定期监测是否有硬膜外血肿出现。

3. 如果产妇在术前已发生羊水栓塞,则麻醉方案应选择全身麻醉。

4. 术后建议转入 ICU 继续治疗。

(七) 对于羊水栓塞产妇肝素应用的探讨

1. 对于羊水栓塞治疗中肝素的使用一直充满争议。国外多数观点不主张应用,但是国内仍有文献表示使用肝素确实有效。

2. 一般认为肝素在羊水栓塞初期血液呈高凝状态时短期内使用可提高抢救成功率,可阻止 DIC 的继续发展,防止血小板和各种凝血因子的大量消耗,以改善微循环,恢复凝血功能。

3. 近年来,国内外一些文献对肝素的应用提出异议,有报告认为一部分 DIC 患者尸检时无微血栓形成的证据,认为肝素治疗无益,甚至会加重出血。且如果肝素的使用时机掌握不当,如 DIC 已进入纤溶亢进期,此时单独使用反可加重出血。

4. 我们不建议使用肝素 肝素只能用在羊水栓塞的早期高凝状态。临床上在诊断为羊水栓塞时,患者往往处于出血不止的低凝和纤溶亢进期,使用肝素非但不能缓解,反而会加重出血。如考虑使用肝素必须非常谨慎,应进行严密的凝血功能检测,如在床边血栓弹力图(TEG)和专科医师(如血液科)的指导下,尽早、小剂量地使用。

(八) 护理要点

1. 术前准备

(1) 相关用物准备

1) 若分娩前发生羊水栓塞,准备好剖宫产相关用物及母婴抢救相关用物。

2) 若分娩后出现羊水栓塞,准备好清宫术相关用物若出现羊水栓塞且发生 DIC,必要时准备子宫全切术相关用物。

(2) 麻醉备品:常规外,动脉穿刺置管及测压装置、中心静脉穿刺置管及测压装置。

1) 麻醉备药:糖皮质激素静脉用药(地塞米松等)、血管活性药(如去氧肾上腺素)、正性肌力药(如多巴胺、去甲肾上腺素)、罂粟碱。

2) 抢救用品:常规外,体外除颤仪。

2. 知情同意 安全评估及告知:

(1) 要及时向家属介绍病情和影响,及时地给予正确的解释,使患者和家属了解自身的疾病状。尤其当患者病情严重要进行切除子宫手术的时候就必须向家属将具体情况进行详细交代,并取得家属对手术的同意。

（2）如果出现产妇因病情严重而抢救无效死亡要合理应对家属激动情绪进行合理解释,并陪伴在家属旁边,做到真诚劝慰。

3.协助麻醉

（1）如果产妇在术前已发生羊水栓塞,协助麻醉医生进行全身麻醉。

（2）如果在产妇发生羊水栓塞之前已行椎管内麻醉,术中出现无明显诱因的低氧血症,应高度怀疑羊水栓塞,协助麻醉医生立即行气管插管改为全身麻醉。

4.羊水栓塞抢救配合

（1）观察病情

1）及时发现异常情况 典型的羊水栓塞主要表现为肺动脉高压、呼吸循环衰竭、过敏性休克、DIC及急性肾衰竭,以上表现基本按顺序出现,但有时不会全部出现。注意评估产妇的全身情况,密切监测生命体征及SpO₂变化,严密观察面色、意识,多与产妇沟通,及时识别阳性体征。

2）产前、产时及产后48h内突然发生的寒颤、烦躁、胸闷、呛咳、呼吸困难、发绀,则高度怀疑羊水栓塞。

3）在分娩过程中,不明原因的SpO_2下降、使用宫缩剂过程中出现过敏样反应和原因不明的严重宫缩乏力且对宫缩剂无反应,出现这3点应视为羊水栓塞的早期表现。

4）尤其是产时发生的不明原因的持续低氧血症、低血压及休克与出血不成比例、突然呼吸心搏骤停、猝死等情况时,高度警惕羊水栓塞。

（2）开放静脉通路:迅速开放两条或两条以上中心静脉通道以确保快速给药和输血,其中至少1条深静脉（如颈内静脉、锁骨下静脉或股静脉）置管以供抢救输液。

（3）氧疗:出现呼吸困难、SpO_2下降,立即予高流量高浓度面罩给氧,采取中凹卧位,抬高头部20~30°,保持呼吸道通畅,必要时予气管插管加压给氧,保证SpO_2在90%以上,以减轻肺水肿,改善脑低氧。

（4）抗休克、抗DIC

1）快速输血输液,补充血容量和凝血因子。

2）同时遵医嘱正确使用抗休克、扩容、解痉、利尿等药物,用药过程中及时观察药物效果。

3）如正使用缩宫素,应立即停止,及早使用大

剂量肾上腺皮质激素类药物抗变态反应治疗,如地塞米松或甲强龙。

4）如因DIC引起持续子宫出血,考虑子宫次切或全切术。

（5）产妇保暖:产妇由于血压下降、失血等引发休克症状,加上有大量的液体、血液的输入导致体温大量散发,产妇多处于低温的状态。注意给产妇保暖。

5.术后护理

（1）麻醉后护理

1）如果在产妇发生羊水栓塞之前已行椎管内麻醉,术后必须在凝血功能恢复正常以后,方可拔除硬膜外导管。

2）留置硬膜外导管期间及拔除硬膜外导管后,应定期监测是否有硬膜外血肿出现。

（2）病人的安全转运与交接:术后,由麻醉医生、巡回护士、护理员携带监护及抢救设备送往ICU。

（赵广翊　杨素梅）

参考文献

1. 陈晓蛟,朱慕云.妊娠期哮喘的发病机制及防治策略.中华哮喘杂志（电子版）,2013,7（6）:58-60.
2. 曾笑梅,陈惠华,邓新宇.妊娠期呼吸生理改变与哮喘急性发作的治疗.中华临床医师杂志（电子版）,2015,9（7）:115-119.
3. 李丽莎,尹佳.妊娠期哮喘用药的安全性.中华临床免疫和变态反应杂志,2017,11（2）:184-191.
4. 胡娟,赵凤芹.肺栓塞常用的诊断方法及研究进展.中国实验诊断学,2017,21（7）:1277-1279.
5. Brennan MC, Moore LE. Pulmonary embolism and amniotic fluid embolism in pregnancy. Obstet Gynecol Clin North Am, 2013, 40（1）:27-35.
6. Society for Maternal-Fetal Medicine (SMFM). Amniotic fluid embolism: diagnosis and management. Obstetrics & Gynecology Clinics of North America, 2016, 215（2）:B16-B24.
7. 薛志琴.羊水栓塞的早期诊断与急救.浙江临床医学,2017,19（2）:294-296.
8. 曾婵娟,丁依玲.羊水栓塞诊断及发病机制的研究现状.实用妇产科杂志,2015,31（8）:579-582.
9. 邹秋莲.氨茶碱联合罂粟碱在羊水栓塞治疗中的临床效果观察.世界最新医学信息文摘（连续型电子期刊）,2016,16（31）:15-16.
10. 张兴月,胡天佑,张仪梅.急性肺栓塞诊断与治疗的研究进展.医学综述,2017,23（13）:2581-2587.

第四节 妊娠合并症和并发症的麻醉

一、妊娠期高血压疾病

(一) 流程化管理清单

1. 妊娠期高血压疾病麻醉的诊疗流程

□ 病史	□ 现病史:孕周、孕期血压、治疗情况(用药剂量、品种等)、头痛、视觉模糊、腹痛、尿量等	
	□ 既往史:高血压病史等	
	□ 合并症	
	□ 过敏史	
	□ 禁食、禁水时间	
□ 体格检查	□ 生命体征:呼吸、心率、血氧饱和度、血压	
	□ 常规体检:水肿、发绀、双肺听诊、上腹或右上腹压痛	
	□ 麻醉相关检查(穿刺条件、气管插管条件)	
□ 辅助检查	□ 实验室检查	□ 血常规 + 血型(必要时动态监测血常规):血细胞比容、血小板计数
		□ 凝血五项
		□ 动态监测血压
		□ 血清生化检查(肝功、肾功、电解质)
		□ 尿常规 尿蛋白
	□ 影像学检查	□ 心电图
		□ 头部磁共振
		□ 眼底检查
□ 麻醉备品	□ 腰麻穿刺包	
	□ 麻醉机及管路、喉镜、气管导管、吸痰管、吸引器	
	□ 动脉穿刺测压装置	
	□ 中心静脉穿刺置管及测压装置	
□ 麻醉备药	□ 常规备药(椎管内麻醉、全身麻醉)	
	□ 抗高血压药物(硝酸甘油、硝普钠、硝苯地平、β 受体阻滞剂等)	

2. 妊娠期高血压疾病麻醉的护理流程

护理流程	描述要点	
□ 术前准备	□ 择期手术术前访视	
	□ 协助麻醉术前评估 *	□ 病史采集
		□ 体格检查
		□ 辅助检查
	□ 手术室环境准备	
	□ 相关用物准备	□ 手术相关用物准备 *
		□ 麻醉相关用物准备
		□ 抢救相关物品准备
□ 核对	□ 手术安全核查 *	
□ 协助麻醉	□ 建立静脉通路 *	
	□ 协助术者监测胎心 *	
	□ 协助椎管内麻醉 *	□ 协助麻醉体位摆放
		□ 协助椎管内麻醉操作
	□ 协助全身麻醉 *	□ 协助液体补充
		□ 协助全身麻醉操作
	□ 体位摆放	
□ 术中护理	□ 器械护士术中护理	
	□ 巡回护士术中护理	
□ 子痫抢救配合	□ 呼吸道管理	
	□ 协助解痉、降压、镇静	
	□ 加强生命监护	
□ 新生儿护理	□ 新生儿的抢救护理 *	
	□ 新生儿的一般护理	
□ 术后护理	□ 椎管内麻醉终止期护理 *	□ 导管拔除及固定
		□ 防止体位改变
	□ 全身麻醉终止期护理 *	□ 躁动的护理
	□ 腹部加压	
	□ 病人的转运与交接	

注:* 为重点项目

(二) 妊娠期高血压疾病的分类及诊断要点

1. **慢性高血压** 妊娠 20 周前血压 >140/90mmHg,和(或)持续至产后 12 周后。

2. **妊娠期高血压疾病** 妊娠 20 周后血压 >140/90mmHg,产后 12 周血压恢复正常,无蛋白尿等其他子痫前期的表现。

3. 子痫前期

（1）轻度：血压 >140/90mmHg，并且随机尿检测蛋白 >1+ 或 24 小时尿蛋白 >300mg。

（2）重度：出现以下任一异常情况，即可诊断重度子痫前期（诊断标准）。

1）血压 >160/110mmHg。

2）随机尿检测蛋白 >3+ 或 24 小时尿蛋白 >5g 或 24 小时尿量少于 500ml。

3）全身症状：血小板减少（<100* × 10⁹/L），肝功酶升高，肺水肿。

4）神经系统症状：持续头痛，视觉障碍。

4. HELLP 综合征 溶血、肝酶升高和血小板减少的综合征。产妇会有右上腹痛、恶心呕吐的症状，辅助检查显示：溶血、总胆红素和乳酸脱氢酶升高、丙氨酸转氨酶（ALT）和天冬氨酸转氨酶（AST）显著升高和血小板减少。

5. 子痫 具有子痫前期症状和体征的产妇出现惊厥、抽搐，并且没有其他病因。头痛和视力障碍是子痫发生的常见先兆症状。任何妊娠 20 周后合并高血压的产妇如出现惊厥、抽搐，应首先考虑子痫。

子痫抽搐的管理包括控制抽搐、保持气道通畅、充足的氧合，静脉通路建立及胎儿监测。

（三）术前检查

1. 动态观察血压变化。

2. 血常规 子痫前期会影响血小板的数量和功能。

3. 血生化检测 肝酶显著升高提示重度子痫前期。

4. 凝血功能检测 HELLP 综合征的产妇会出现凝血酶原时间（PT）和部分凝血酶原时间（APTT）延长。

5. 尿常规 蛋白尿是子痫前期的标志性改变。

6. 眼底检查 眼底改变是反映妊娠期高血压疾病严重程度的一项重要指标，主要病变为视网膜小动脉痉挛。

7. 头部磁共振成像 子痫前期产妇存在高血流动力学和高灌注状态。

（四）术前准备及治疗

1. 麻醉前评估

（1）血压控制情况

1）无论是椎管内麻醉或是全身麻醉，都应在血压得到有效控制后进行。

2）椎管内麻醉不能作为降低血压的方法。

（2）全身血容量的评估：子痫前期的产妇通常会有全身血容量不足。

1）可通过尿量监测来评估血容量。

2）如子痫前期产妇出现少尿或无尿，首先应考虑血容量不足，给予补液。患者可能发生肺水肿，故应谨慎实施液体复苏。

3）若多次补液后少尿或无尿仍未得到改善，可通过中心静脉压的监测指导补液。

（3）凝血功能的评估

1）在麻醉方案的选择上，凝血功能的评估起到了很重要的作用。麻醉前应检查血小板数量及数量变化趋势和凝血酶原时间（PT）、活化部分凝血酶原时间（APTT）、D- 二聚体、纤维蛋白原等指标。

2）HELLP 综合征产妇若暂时未出现凝血功能障碍，仍建议选择全身麻醉，因其可能会出现迅速、进行性血小板减少而影响凝血功能。

（4）气道的评估：子痫前期的产妇头面部水肿和口咽部水肿的问题比较突出，插管条件可能比 Mallampati 评级更差。

2. 麻醉备药 除常规备药外，还应准备抗高血压药物（如硝酸甘油、硝普钠、硝苯地平、β 受体阻滞剂等）。

3. 麻醉备品 对于局部麻醉的产妇，除腰麻穿刺包外，仍应该常规准备麻醉机及管路、喉镜、气管导管、吸痰管、吸引器等全麻备品，随时做好抢救时行气管插管进行机械通气的准备。对于全身麻醉的产妇，还应备好动脉穿刺测压装置、中心静脉穿刺置管及测压装置等。

（五）麻醉相关处理

根据中华医学会妇产科学分会妊娠期高血压疾病学组发表的《妊娠期高血压疾病诊治指南（2015）》建议：

1. 控制血压 血压不必降至正常：未并发器官功能损伤的产妇，应控制在 130~155/80~105mmHg 为宜；并发器官功能损伤的产妇，则应控制在 130~139/80~89mmHg。

（1）肼屈嗪

1）选择性扩张子宫或肾脏血管。

2）可引起反射性心动过速，怀疑冠心病的产妇禁用。

（2）拉贝洛尔

1）α、β肾上腺素能受体阻滞剂，不引起反射性心动过速。口服：50~150mg，3~4 次 / 天。

2）静脉注射：初始剂量 20mg，10 分钟后如未有效降压则剂量加倍，直至血压被控制，最大单次剂量 80mg，每天最大总剂量 220mg。

3）静脉滴注：50~100mg 加入 5% 葡萄糖溶液 250~500ml，根据血压调整滴速，血压稳定后改口服。

（3）硝苯地平

1）孕期最常用的钙通道阻滞剂。

2）治疗前平均动脉压越高，降压效果越强。

3）口服：5~10mg，3~4 次 / 天，24 小时总量不超过 60mg；缓释片 20mg，1~2 次 / 天。

4）紧急时舌下含服 10mg，起效快，但不推荐常规使用。

（4）硝普钠

1）可用于治疗急性高血压危象、其他药物无效的难治性高血压，应用时需监测直接动脉压。

2）起始剂量 0.25μg/（kg·min）静脉泵入，最大剂量是 5μg/（kg·min）。

3）大剂量、长时间输注可能引发胎儿氰化物中毒，产前应用时间不宜超过 4 小时，并应监测胎儿状态。

（5）硝酸甘油

1）作用于氧化亚氮合酶，可同时扩张动脉和静脉，降低心脏的前、后负荷。

2）主要用于合并急性冠状动脉综合征和急性心功能衰竭时的高血压急症的降压治疗。

3）也可用于短期血压控制，如抑制插管时的反应性高血压。

4）起始剂量 0.5~1μg/（kg·min）静脉泵入，根据产妇的反应逐渐加量，每次增加 0.5μg/（kg·min），直至达到最佳血压。

2. 预防和治疗子痫

（1）硫酸镁

1）子痫前期无自觉症状者，且收缩压 <160mmHg、舒张压 <110mmHg，不推荐给予硫酸镁解痉治疗。

2）子痫及重度子痫前期的产妇，建议在产时及产后应用硫酸镁治疗，预防子痫前期发展为子痫。

3）子痫前期行剖宫产的产妇，应在术中及术后应用硫酸镁以防子痫发作。

4）控制子痫抽搐：首次负荷剂量 4~6g，溶于

10% 葡萄糖溶液 20ml，静脉 15~20 分钟内注入，或加入 5% 葡萄糖溶液 100ml 快速静脉滴注，随后以 1~2g/h 持续输注。

5）预防子痫发作：适用于重度子痫前期和子痫发作后。负荷剂量 2.5~5.0g，随后以 1~2g/h 持续输注。根据病情调整用药时间长短，一般每天静脉滴注 6~12 小时，24 小时总量不超过 25g。

6）产妇需存在膝腱反射，并且呼吸频率 ≥ 16 次 / 分、尿量 ≥ 25ml/h（即 ≥ 600ml/d）时，方可使用硫酸镁。

7）持续监测血浆 Mg^{2+} 浓度，血浆 Mg^{2+} 有效治疗浓度为 1.8~3.0mmol/L，控制其在 2~4mmol/L 的治疗剂量范围内。血浆 Mg^{2+} 浓度 >3.5mmol/L 即可出现中毒症状，当血浆 Mg^{2+} 浓度 >7.5mmol/L 时，可导致呼吸、心搏骤停。

8）合并或怀疑肾衰的产妇慎用硫酸镁，应降低输注速度避免硫酸镁中毒。

9）硫酸镁中毒时，5~10 分钟内静脉泵入 $CaCl_2$ 300mg 或葡萄糖酸钙 1g。

（2）如硫酸镁不能控制子痫，还需要联合使用其他抗子痫药物。

1）地西泮：10mg 肌注或缓慢静注（>2 分钟）。

2）苯巴比妥：控制子痫时，0.1g 肌注。

3）冬眠合剂：氯丙嗪 50mg+ 哌替啶 100mg+ 异丙嗪 50mg，1/3~1/2 量肌注，或 1/2 量加入 5% 葡萄糖溶液 250ml 静滴。仅应用于硫酸镁控制抽搐效果不佳者。

（3）对于抗子痫无效的、持续性发作的子痫，必须寻找其他病因，如低血糖、癫痫等。

（4）有关分娩方案，咨询产科医师。

（六）麻醉指导建议

1. 如无椎管内麻醉的禁忌证，最好行椎管内麻醉。

2. 椎管内麻醉时，硬膜外注药的溶液中应避免使用肾上腺素。

3. 存在凝血功能障碍或其他椎管内麻醉禁忌证的产妇应选择全身麻醉。

4. 急诊手术如果无法确认有无椎管内麻醉的禁忌证，选择全身麻醉。

5. 全身麻醉的产妇，操作建议按照困难气道的气管插管作准备。

6. 全身麻醉在气管插管和拔管时，可以考虑预防性应用降压药，来降低气道操作引起的反应性高

血压。

7. 如产妇术前应用硫酸镁治疗,肌松药的作用时间会延长。

(七) 护理要点

1. 术前准备

(1) 术前访视

1) 择期手术术前一天,手术室护士对产妇进行术前访视。

2) 术前宣教和心理护理:妊娠期高血压病产妇在手术前因担心胎儿、自身安全、疼痛等均会出现紧张、恐惧等不良情绪,易引起血压的升高,不利于手术的进行。护理人员应积极配合做好产妇的心理疏导工作,了解其思想动态。用通俗易懂的语言,耐心向其及家属讲解疾病的相关知识、剖宫产手术的必要性和可取性;介绍麻醉及术中需要配合的注意事项,消除产妇的紧张心理,同时取得产妇的信任,使其充分认识疾病并配合手术顺利进行。

(2) 手术室环境准备

1) 术间光线适宜,温度控制在 24~26℃。

2) 湿度控制在 40%~60%。

3) 术间光线宜暗,必要时保持术间绝对安静,避免声光刺激,护理操作轻柔尽量集中,减少对产妇的刺激。

(3) 相关用物准备

1) 麻醉相关物品准备:见麻醉流程表。

2) 产妇抢救相关物品准备,对于妊娠合并高血压的产妇需准备压舌板、开口器,防止发生子痫抽搐时咬伤唇、舌,另外巡回护士必须熟练掌握抢救常用药物及使用方法。

2. 协助麻醉

(1) 开通静脉通道:重度妊高征患者在手术过程中血压变化较大,甚至可出现先兆子痫及子痫等危急情况,因此需建立 1~2 条 18G 以上静脉通道,保证静脉通畅,以配合输液或抢救治疗。

(2) 体位摆放

1) 麻醉穿刺给药成功后,协助麻醉医生使产妇取左侧卧位 15° 水平,手术体位既要不影响手术操作,又要考虑麻醉后出现的仰卧位低血压综合征现象,故一般采用手术床向左侧斜 15°~30°,使子宫向左倾斜,减轻巨大子宫对下腔静脉的压迫,防止胎儿宫内缺氧。如术中出现病情变化,则根据病情,调整合适手术体位。

2) 麻醉平面的控制有赖于体位安置,特别是在穿刺成功至给药结束,此时护理人员不能离开。

3) 麻醉过程中保证患者呼吸道通畅,维持循环系统的稳定,同时应尽量避免神经损伤或骨突出部位皮肤受压。

3. 术中护理

(1) 器械护士术配护理

洗手护士熟练手术步骤,做到正确、主动、快速传递手术器械,缩短子宫切开至胎儿娩出间隔时间,使手术顺利进行。

(2) 巡回护士术中护理

1) 密切观察产妇生命体征变化,其检测项目包括心率、呼吸、血压、血氧饱和度;

2) 对于清醒妊娠合并高血压产妇,严密观察其神志变化,重视产妇的主诉,当产妇出现头晕、头痛、视物模糊时,应立即报告麻醉医生调整治疗方案,防止子痫发生。

3) 观察尿液颜色及尿量,既可及时发现和预防剖宫产引起的泌尿系统损伤,又可根据尿量评估产妇全身容量。

4) 输血、输液的护理:妊高征患者因冠状动脉及周围循环小动脉痉挛所致的低排高阻易发生心肾功能受损及肺毛细血管压升高,故需严格根据患者心肺功能状况控制输液的量和速度,避免在短期内输入较多液体,而诱发心力衰竭、肾功能衰竭及肺水肿。护理中要严密观察和掌握输液速度、输液量。

4. 子痫的抢救护理

(1) 呼吸道管理:严密观察病情,抽搐时要保持呼吸道通畅,并给予吸氧,放入开口器或压舌板以防舌咬伤,头偏向一侧,必要时吸痰,预防窒息和吸入性肺炎。

(2) 遵医嘱给予解痉、降压及镇静等处理:常见药物有硫酸镁、甘露醇及地西泮等,必要时给予盐酸哌替啶和盐酸异丙嗪。在使用硫酸镁的过程中,对体质量较轻的患者,必须注意控制剂量,不可在短时间内使用大剂量的硫酸镁,以免中毒。

(3) 加强生命体征监护:观察血压、呼吸、脉搏及瞳孔及意识变化,计 24h 出入量,检测肝肾功能、出凝血时间及电解质。

5. 新生儿护理 新生儿一般护理:情况允许时,胎儿娩出后可告知产妇手术顺利,母子平安,及时让新生儿与产妇脸部接触,唤起产妇的自豪感、欣慰感。使其放松心情,有利于血压的控制。

6. 术后护理

（1）腹部加压：协助医生进行产妇腹部绑腹带，必要时将沙袋放置于产妇腹部。

（2）病人的转运与交接

1）若产妇行椎管内麻醉则由护理员送回病房。

2）若产妇行全身麻醉且术后生命指征平稳，则由护理员、巡回护士、麻醉医生送至苏醒室，待产妇清醒后送回病房。

3）若产妇术中出现高血压危象或先兆子痫等且术后生命指征不平稳，则由护理员、护士、麻醉医生携带监护仪器及抢救物品共同护送去ICU。

二、妊娠期糖尿病

（一）流程化管理清单

1. 妊娠期糖尿病麻醉的诊疗流程

□ 病史	□ 现病史：妊娠期血糖、控制血糖的用药品种、剂量及控制情况等
	□ 既往史：有无糖尿病史及分型、用药情况
	□ 合并症：高血糖或低血糖昏迷、酮症酸中毒、感染、肾病、视网膜病变、神经病变等
	□ 过敏史
	□ 禁食、禁水时间
□ 体格检查	□ 生命体征
	□ 常规体检：产妇体重指数、巨大儿的预测（宫底高度、腹围）
	□ 麻醉相关检查（穿刺条件、气管插管条件）
□ 辅助检查	□ 血常规＋血型（必要时动态监测血常规）
	□ 凝血五项
	□ 心电图
	□ 动态监测血糖、糖耐量试验
	□ 血清生化检查：血酮、糖化血红蛋白
	□ 动脉血气检测
	□ 尿常规、尿酮体
□ 麻醉备品	□ 腰麻穿刺包
	□ 麻醉机及管路、喉镜、气管导管、吸痰管、吸引器
	□ 动脉穿刺测压装置（酸中毒）
	□ 指尖血糖仪

□ 麻醉备药	□ 常规备药（椎管内麻醉、全身麻醉）
	□ 胰岛素、含糖溶液、碳酸氢钠注射液、氯化钾注射液

2. 妊娠期糖尿病麻醉的护理流程

护理流程	描述要点	
□ 术前准备	□ 择期手术术前访视	
	□ 协助麻醉术前评估*	□ 病史采集
		□ 体格检查
		□ 辅助检查
	□ 手术室环境准备	
	□ 相关用物准备	□ 手术相关用物准备*
		□ 麻醉相关用物准备
		□ 抢救相关物品准备
□ 核对	□ 手术安全核查*	
□ 协助麻醉	□ 监测	
	□ 建立静脉通路*	
	□ 协助术者监测胎心*	
	□ 协助椎管内麻醉*	□ 协助麻醉体位摆放
		□ 协助椎管内麻醉操作
	□ 协助全身麻醉*	□ 协助液体补充
		□ 协助全身麻醉操作
	□ 手术体位摆放*	
□ 术中护理	□ 器械护士术中护理	
	□ 巡回护士术中护理	
□ 术中抢救护理	□ 病情观察	
	□ 低血糖的抢救护理	
	□ 酮症酸中毒的抢救护理	
□ 新生儿护理	□ 新生儿的抢救护理*	
	□ 糖尿病产妇的新生儿护理	
□ 术后护理*	□ 椎管内麻醉终止期护理*	□ 导管拔除及固定
		□ 防止体位改变
	□ 全身麻醉终止期护理	□ 躁动的护理
	□ 病人的转运与交接	

注：* 为重点项目

（二）诊断要点

1. 妊娠期糖尿病　妊娠期间发生或首次发现的任何程度的葡萄糖耐量降低或明显的糖尿病。

2. 妊娠期糖尿病并发酮症酸中毒　对昏迷、脱水、酸中毒、休克的患者，特别是原因不明的意识障碍、呼气有酮味、血压低而尿量仍较多者，均应警惕是否并发酮症酸中毒。

（三）术前检查

1. 血糖　当血糖 >16.7mmol/L 时，应警惕并发酮症酸中毒的可能。

2. 糖耐量测定。

3. 动脉血气检测　当并发酮症酸中毒时，$pH<7.35$，$PaCO_2$ 降低，HCO_3^- 降低，阴离子间隙增大，碱剩余负值增大。血钠、血氯降低。

4. 血常规　并发酮症酸中毒时白细胞升高，即使无合并感染也可达 $10^* \times 10^9$/L，中性粒细胞比例升高。

5. 血酮　并发酮症酸中毒时常 >4.8mmol/L。

6. 尿常规　并发酮症酸中毒时尿糖、尿酮体呈强阳性。

（四）术前准备

1. 麻醉前评估

（1）产妇血糖控制情况。

（2）胰岛素使用剂量。

（3）合并症：有无高血糖或低血糖昏迷、酮症酸中毒、感染、肾病、视网膜病变、神经病变等。

2. 麻醉备药　除常规备药外，还应准备胰岛素、含糖溶液、碳酸氢钠注射液、氯化钾注射液等。

3. 麻醉备品

（1）对于局部麻醉的产妇，除腰麻穿刺包外，也应该常规准备麻醉机及管路、喉镜、气管导管、吸痰管、吸引器等全麻备品，随时做好抢救时行气管插管进行机械通气的准备。

（2）准备指尖血糖仪，围术期随时监测血糖。

（五）麻醉相关处理

1. 胰岛素的应用　胰岛素应用初期从小剂量开始，应监测空腹血糖、三餐后和睡前血糖，根据血糖水平逐渐调整用药量。

2. 口服降糖药最好能够改为胰岛素治疗。

3. 糖尿病酮症酸中毒的处理

（1）立即应用胰岛素降低血糖。

（2）补液：增加循环血量，改善组织灌注。

（3）纠正电解质紊乱。

（4）仔细寻找诱因，并给予针对性治疗。

（5）密切监护胎儿状态，当孕妇仍然处于酸中毒状态并且胎儿无明显宫内窘迫时，不建议行急诊剖宫产。

（6）如胎儿持续存在宫内窘迫，应尽早终止妊娠，以防胎死宫内。

（六）麻醉指导建议

1. 如无椎管内麻醉的禁忌证，最好行椎管内麻醉。

2. 麻醉前监测产妇血糖、尿糖及尿酮体，必要时检测血气。

3. 如有术前漏诊并且血糖水平控制较差的产妇需行急诊手术时，应判断患者的具体情况决定下一步治疗：

（1）如产科情况不太紧急，尽量先纠正酸中毒、电解质紊乱，调整好血糖后再行手术。

（2）如产科情况紧急，在手术进行的同时，应用并调整胰岛素用量来控制血糖，纠正电解质紊乱和酸中毒。

（七）护理要点

1. 术前准备　相关用物准备。

（1）麻醉相关用物见麻醉流程表。

（2）妊娠期糖尿病产妇抢救相关用物准备：巡回护士必须熟练掌握常用药物及胰岛素、含糖溶液、碳酸氢钠注射液、氯化钾注射液等的使用方法。

2. 协助麻醉　协助医生连接监护器，协助麻醉医生监测产妇血糖、尿糖及尿酮体，必要时配合检测血气。

3. 术中抢救护理

（1）病情观察：重视清醒产妇的主诉，发现产妇面色苍白、出汗、心慌、颤抖、有饥饿感甚至昏迷等应急反应时，协助麻醉医生测血糖、尿酮值，以确定有无低血糖或酮症酸中毒。

（2）低血糖的抢救护理：一旦出现低血糖，调整胰岛素量、给予饮糖水或静脉注射 5%~10% 的葡萄糖。

（3）酮症酸中毒的抢救护理

1）协助麻醉医生立即应用胰岛素降低血糖。

2）补液，增加循环血量，改善组织灌注。

3）纠正酸中毒及离子紊乱。

4. 新生儿护理　糖尿病产妇的新生儿抵抗力低，孕妇高血糖直接导致胎儿高血糖，引起胎儿高胰岛素血症，新生儿出生后易发生低血糖。故所有新生儿均按早产儿护理。

新生儿出生后抽脐血做血糖测定，并在 30min 后定时滴服 25% 葡萄糖液防止低血糖，同时注意预防低血钙，高胆红素血症及 NRDS 发生。多数新生儿在出生后 6 小时内血糖值可恢复正常。

三、妊娠合并急性胰腺炎

（一）流程化管理清单

1. 妊娠合并急性胰腺炎麻醉的诊疗流程

□ 病史	□ 现病史：发热、腹痛、恶心、呕吐、腹胀等	
	□ 既往史：胆囊炎等	
	□ 合并症	
	□ 过敏史	
	□ 禁食、禁水时间	
□ 体格检查	□ 生命体征：血压、心率、体温、血氧饱和度、呼吸	
	□ 常规体检：腹部压痛、反跳痛，腹胀、手足抽搐	
	□ 麻醉相关检查（穿刺条件、气管插管条件）	
□ 辅助检查	□ 实验室检查	□ 血常规＋血型（必要时动态监测血常规）白细胞
		□ 凝血五项
		□ 血清生化检查 血淀粉酶、脂肪酶、血钙、肾功、血糖
		□ 血气
		□ 尿淀粉酶
	□ 影像学检查	□ 心电图
		□ 腹部超声
		□ 超声内镜
		□ 磁共振胰胆管造影
□ 麻醉备品	□ 腰麻穿刺包	
	□ 麻醉机及管路、喉镜、气管导管、吸痰管、吸引器	
	□ 动脉穿刺测压装置	
	□ 中心静脉穿刺置管及测压装置	
□ 麻醉备药	□ 常规备药（椎管内麻醉、全身麻醉）	
	□ 胶体溶液（羟乙基淀粉、琥珀酰明胶等）	
	□ 胃黏膜保护药（质子泵抑制剂等）	

2. 妊娠合并急性胰腺炎麻醉的护理流程

护理流程	描述要点	
□ 术前准备	□ 择期手术术前访视 *	
	□ 协助麻醉术前评估 *	□ 病史采集
		□ 体格检查
		□ 辅助检查
	□ 手术室环境准备 *	
	□ 相关用物准备 *	□ 手术相关用物准备 *
		□ 麻醉相关用物准备 *
		□ 抢救相关物品准备 *
□ 核对	□ 手术安全核查 *	
□ 协助麻醉	□ 监测	
	□ 留置胃管、尿管	
	□ 建立静脉通路 *	
	□ 协助术者监测胎心 *	
	□ 协助椎管内麻醉 *	□ 协助麻醉体位摆放
		□ 协助椎管内麻醉操作
	□ 协助全身麻醉 *	□ 协助液体补充
		□ 协助全身麻醉操作
	□ 手术体位摆放 *	
□ 术中护理	□ 器械护士术中护理	
	□ 巡回护士术中护理	
□ 术中抢救护理	□ 预防休克	
	□ 必要时外科会诊	
	□ 禁用吗啡	
□ 新生儿护理	□ 新生儿的抢救护理 *	
	□ 新生儿一般护理 *	
□ 术后护理 *	□ 椎管内麻醉终止期护理	□ 导管拔除及固定
		□ 防止体位改变
	□ 全身麻醉终止期护理	□ 躁动的护理
	□ 病人的转运与交接	

注：* 为重点项目

（二）妊娠合并胰腺炎的诊断要点

满足下列 3 项条件中的 2 项或以上：

1. 急性、持续性中上腹痛。
2. 血淀粉酶或脂肪酶 > 正常值上限 3 倍。
3. 急性胰腺炎的典型影像学改变。

（三）术前检查

1. **持续监测血淀粉酶、脂肪酶、尿淀粉酶。**
2. **腹部超声**　初筛的主要影像学手段。
3. **超声内镜**　对于直径 <2mm 的胆管结石和胆管淤泥的检测准确率几乎为 100%。
4. **磁共振胰胆管造影**　在妊娠晚期应用是安全、有效的，对于胆石症引起的急性胰腺炎具有很高的诊断价值。
5. **计算机断层扫描（CT）**　诊断的金标准，考虑到胎儿的安全性，不作为首选检查。
6. **经内镜逆行胰胆管造影**　既可诊断也可治疗，目前不推荐单纯用于诊断。

（四）术前准备及治疗

1. **麻醉前评估**
（1）全身血容量的评估：合并胰腺炎的产妇通常会有全身血容量不足。
1）可通过产妇的血压、心率及尿量监测来初步评估血容量。
2）如产妇出现少尿或无尿，首先应考虑血容量不足，给予补液。
3）若多次补液后少尿或无尿仍未得到改善，可通过中心静脉压的监测指导补液。
（2）凝血功能的评估
1）在麻醉方案的选择上，凝血功能的评估起到了很重要的作用。麻醉前应检查血小板数量及数量变化趋势和凝血酶原时间（PT）、活化部分凝血酶原时间（APTT）、D-二聚体、纤维蛋白原等指标。
2）合并重症胰腺炎的产妇若暂时未出现凝血功能障碍，仍建议全身麻醉，因其通常会有全身感染及血容量不足而导致休克。全身麻醉便于术中进一步抗休克治疗。
（3）气道的评估：产妇相对会有头面部和口咽部肥胖，插管条件可能比 Mallampati 评级更差。
2. **麻醉备药**　除常规备药外，还应准备胶体溶液（羟乙基淀粉、琥珀酰明胶等）、胃黏膜保护药（质子泵抑制剂）等。
3. **麻醉备品**　对于局部麻醉的产妇，除腰麻穿刺包外，仍应该常规准备麻醉机及管路、喉镜、气管导管、吸痰管、吸引器等全麻备品，随时做好抢救时行气管插管进行机械通气的准备。对于全身麻醉的产妇，还应备好动脉穿刺测压装置、中心静脉穿刺置管及测压装置等。

（五）麻醉相关处理

1. **一般治疗**　禁食、胃肠减压、营养支持。
2. **补液、保护胃黏膜**
（1）大量补液，避免血容量不足而导致组织器官灌注不足。
（2）保护胃黏膜：应用质子泵抑制剂。
3. **血浆置换**　主要针对于重症患者。
4. **经内镜逆行胰胆管造影术（ERCP）。**
5. **终止妊娠的指征**　选用对产妇影响最小、过程最短的方式终止妊娠。
（1）出现明显流产或早产征象。
（2）胎儿宫内窘迫。
（3）严重感染或多器官功能障碍综合征。
（4）已到临产期。

（六）麻醉指导建议

1. 如胰腺炎症状较轻且无椎管内麻醉的禁忌证，可以行椎管内麻醉。
2. 如合并重症胰腺炎，需行全身麻醉。
3. 全身麻醉的产妇，操作建议按照困难气道的气管插管作准备。
4. 合并重症胰腺炎患者，麻醉中需持续监测直接动脉压、中心静脉压，观察并记录每 30 分钟尿量，评估全身血容量指导补液。必要时适当应用血管活性药。
5. 术中积极监测动脉血气，根据血气结果纠正水电解质酸碱失衡、血糖紊乱，维持内环境稳定。
6. 重症胰腺炎术后应带气管导管转入 ICU 病房进行后续治疗。

（七）护理要点

1. **术前准备**　相关用物准备。见麻醉流程表。
2. **协助麻醉**
（1）协助医生连接监护器，合并重症胰腺炎患者，协助麻醉医生监测麻醉中持续监测直接动脉压、中心静脉压，观察并记录每半小时尿量。
（2）协助麻醉医生监测术中监测动脉血气。
3. **术中抢救护理**
（1）预防休克：术中积极按医嘱补液，预防休克。
（2）必要时请外科会诊，进行相关坏死胰腺组织清除或相关胆道手术。
（3）吗啡会引起 Odis 括约肌痉挛，加剧疼痛，因此急性胰腺炎患者禁用吗啡。

四、妊娠合并甲亢

(一) 流程化管理清单

1. 妊娠合并甲亢麻醉的诊疗流程

□ 病史	□ 现病史:神经过敏、不耐热、体重下降、腹泻、心悸、紧张,具体诊治情况、目前用药剂量、品种等	
	□ 既往史:甲亢病史,治疗情况	
	□ 合并症	
	□ 过敏史	
	□ 禁食、禁水时间	
□ 体格检查	□ 生命体征:意识状态	
	□ 常规体检:甲状腺肿大、突眼、胫前水肿、杵状指、甲状腺听诊杂音	
	□ 麻醉相关检查(穿刺条件、气管插管条件)	
□ 辅助检查	□ 实验室检查	□ 血常规 + 血型(必要时动态监测血常规)
		□ 凝血五项
		□ 甲状腺功能
	□ 影像学检查	□ 心电图窦性心动过速、房颤
		□ 甲状腺超声
		□ 心脏彩超
□ 麻醉备品	□ 腰麻穿刺包	
	□ 麻醉机及管路、喉镜、气管导管、吸痰管、吸引器	
	□ 动脉穿刺测压装置(甲亢危象)	
	□ 中心静脉穿刺置管及测压装置(甲亢危象)	
□ 麻醉备药	□ 常规备药(椎管内麻醉、全身麻醉)	
	□ 丙基硫脲嘧啶(PTU)、糖皮质激素、碘化钠、β 受体阻滞剂	

2. 妊娠合并甲亢麻醉的护理流程

护理流程	描述要点	
□ 术前准备	□ 择期手术术前访视	
	□ 协助麻醉术前评估*	□ 病史采集
		□ 体格检查
		□ 辅助检查
	□ 手术室环境准备	
	□ 相关用物准备	□ 手术相关用物准备*
		□ 麻醉相关用物准备
		□ 抢救相关物品准备

护理流程	描述要点	
□ 核对	□ 手术安全核查*	
□ 协助麻醉	□ 监测生命体征	
	□ 建立静脉通路*	
	□ 协助术者监测胎心*	
	□ 协助椎管内麻醉*	□ 协助麻醉体位摆放
		□ 协助椎管内麻醉操作
	□ 协助全身麻醉*	□ 协助液体补充
		□ 协助全身麻醉操作
	□ 手术体位摆放*	
□ 术中护理	□ 器械护士术中护理	
	□ 巡回护士术中护理	
□ 甲状腺危象抢救护理	□ 病情观察	
	□ 吸氧及约束	
	□ 物理降温	
	□ 协助医生药物控制	
□ 新生儿护理	□ 新生儿的抢救准备*	
	□ 新生儿一般护理*	
	□ 新生儿甲亢、甲减筛查	
□ 术后护理*	□ 椎管内麻醉终止期护理	□ 导管拔除及固定
		□ 防止体位改变
	□ 全身麻醉终止期护理	□ 躁动的护理
	□ 病人的转运与交接	

注:* 为重点项目

(二) 诊断要点

1. 妊娠合并甲亢 血 FT_3、FT_4 升高,TSH<0.5mU/L。

2. 甲状腺危象

(1) 典型的临床表现包括:房颤以及心动过速;发热;恶心呕吐;收缩期高血压、脉压增大;谵妄或昏迷;腹痛;高输出性心力衰竭。

(2) 同时还可能并发高钙血症、高糖血症、肝功能异常。

(三) 术前检查

1. 血清甲状腺素及 TSH 测定 血 FT_3、FT_4 升高,TSH 降低。并发甲状腺危象时,甲状腺素明显升高,TSH 显著降低,其中 FT_3、FT_4 升高的速度比其升高的浓度更重要。

2. ECG　可有心动过速、房颤等表现。并发甲状腺危象时，心率可 >140bpm，伴房颤或房扑。

3. 血常规　并发甲状腺危象时，白细胞总数和中性粒细胞常升高。

4. 甲状腺超声。

5. 心脏彩超　评估心脏功能。

（四）术前准备

1. 麻醉前评估

（1）产妇是否存在巨大甲状腺肿而压迫气道，以及气管插管的困难程度。

（2）产妇是否存在心肌病变。

2. 术前准备

（1）术前准备的目标是争取达到甲状腺功能正常，降低甲状腺危象的风险。

（2）避免产妇因焦虑或其他原因导致交感神经过度刺激而诱发甲状腺危象。

3. 麻醉备药　除常规备药外，还应准备丙基硫脲嘧啶（PTU）、糖皮质激素、碘化钠、β 受体阻滞剂。

4. 麻醉备品　除腰麻穿刺包外，仍应该常规准备麻醉机及管路、喉镜、气管导管、吸痰管、吸引器等全麻备品，随时做好抢救时行气管插管进行机械通气的准备。还应准备动脉穿刺测压装置、中心静脉穿刺置管及测压装置等。

（五）麻醉相关处理

1. 使用最低剂量的硫代酰胺类药物（首选丙基硫脲嘧啶）将游离 T_4 的水平控制在正常高限。

2. 避免过度使用抗甲状腺药物。

3. 必要时可以考虑行甲状腺大部切除。

4. 甲状腺危象的处理

（1）应用大剂量的 β 受体阻滞剂

1）首选药物为普萘洛尔，重症患者可静推普萘洛尔 1~2mg，每 10~15 分钟重复给药，直至症状缓解。

2）当应用 β 受体阻断剂有禁忌时，可选择胍乙啶和利血平，但不能应用于低血压、心衰及心源性休克的产妇。

（2）应用丙基硫脲嘧啶（PTU）：口服，首量 600~1000mg，此后每 4 小时 200~250mg，每天总量为 1200~1500mg，也可通过鼻饲或直肠给药。

（3）应用糖皮质激素抑制 T_4 转化为 T_3

1）氢化可的松：100mg 静推，每天 3 次。

2）地塞米松：2mg 静推，每 6 小时 1 次。

（4）物理降温。

（六）麻醉指导建议

1. 如无椎管内麻醉的禁忌证，最好行椎管内麻醉。

2. 如果产妇选择全身麻醉，应避免使用氯胺酮等刺激交感神经系统的药物。

3. 麻醉前如出现甲状腺危象，术后建议转入 ICU 继续治疗。

（七）护理要点

1. 术前准备

（1）术前访视

1）择期手术术前一天，手术室护士对产妇进行术前访视。

2）术前宣教和心理护理：由于甲亢产妇易激动、焦虑、易躁易怒，情绪波动大，因而需特别注意加强对甲亢产妇的心理护理。避免严重的精神刺激是避免甲亢危象的重要环节。应关心体贴产妇，给予产妇精神上的安慰，主动说明精神因素与本病的密切关系，用通俗易懂的语言，耐心向其及家属讲解手术的必要性和可取性；介绍麻醉及术中需要配合的注意事项，消除产妇的紧张焦虑心理，树立治疗信心，同时取得产妇的信任，使其充分认识疾病并配合手术顺利进行。

（2）手术室环境准备

1）术间光线适宜，温度控制在 20℃左右。

2）湿度控制在 40%~60%。

3）因甲亢产妇常常多汗、怕热、易激怒，因此还要保持术间安静，护理操作轻柔尽量集中，减少对产妇的刺激，必要时可按产妇意愿适当降低室温。

（3）相关用物准备

1）麻醉相关用物见麻醉流程表。

2）妊娠合并甲减产妇抢救相关用物准备：巡回护士必须熟练掌握常用药物及丙基硫脲嘧啶（PTU）、糖皮质激素、碘化钠、β 受体阻滞剂的使用方法。

2. 甲状腺危象抢救护理

（1）病情观察

对于妊娠合并甲亢产妇，重点监测心率、体温、意识等体征，注意观察患者有无烦躁不安、心悸气促等自觉症状，以防甲状腺危象及心衰的发生。

（2）吸氧及约束

1）给予产妇吸氧。

2）防止因产妇躁动、意识不清引起受伤、坠床、对其进行肢体约束。

（3）物理降温

（4）协助医生药物控制

1）抑制甲状腺素合成：首选丙基硫脲嘧啶（PTU）。

2）阻止甲状腺激素释放：碘化钠静滴。

3）抑制 T_4 转 T_3：糖皮质激素。

4）降低周围组织对甲状腺激素及儿茶酚胺的反应：β 受体阻滞剂。

3. 新生儿护理

（1）新生儿甲亢、甲减筛查。

（2）新生儿出生时留脐血监测 T_3、T_4 及 TSH 水平。

（3）注意甲状腺大小、有无杂音、甲亢或甲减的症状和体征。

（4）多数新生儿甲亢是暂时的。有时新生儿甲亢延迟发病，建议适当延长住院时间。

五、妊娠合并甲减

（一）流程化管理清单

1. 妊娠合并甲减麻醉的诊疗流程

□ 病史	□ 现病史：疲劳、便秘、不耐寒、脱发、皮肤干燥、记忆力减退，具体诊治情况、目前用药剂量、品种等	
	□ 既往史：甲状腺疾病及治疗史，服用胺碘酮、锂	
	□ 合并症：感染、药物治疗（镇静和阿片类药物）	
	□ 过敏史	
	□ 禁食、禁水时间	
□ 体格检查	□ 生命体征：体温、血压、心率、呼吸	
	□ 常规体检：水肿、体重增加等	
	□ 麻醉相关检查（穿刺条件、气管插管条件）	
□ 辅助检查	□ 实验室检查	□ 血常规＋血型（必要时动态监测血常规）
		□ 凝血五项
		□ 血电解质：低钠
		□ 血气分析：高碳酸血症
		□ 甲状腺功能
	□ 影像学检查	□ 心电图
		□ 甲状腺超声

□ 麻醉备品	□ 腰麻穿刺包	
	□ 麻醉机及管路、喉镜、气管导管、吸痰管、吸引器	
	□ 神经刺激仪	
□ 麻醉备药	□ 常规备药（椎管内麻醉、全身麻醉）	
	□ 糖皮质激素	

2. 妊娠合并甲减麻醉的护理流程

护理流程	描述要点	
□ 术前准备	□ 择期手术术前访视	
	□ 协助麻醉术前评估*	□ 病史采集
		□ 体格检查
		□ 辅助检查
	□ 手术室环境准备	
	□ 相关用物准备	□ 手术相关用物准备*
		□ 麻醉相关用物准备
		□ 抢救相关物品准备
□ 核对	□ 手术安全核查*	
□ 协助麻醉	□ 监测生命体征	
	□ 建立静脉通路*	
	□ 协助术者监测胎心*	
	□ 协助椎管内麻醉*	□ 协助麻醉体位摆放
		□ 协助椎管内麻醉操作
	□ 协助全身麻醉*	□ 协助液体补充
		□ 协助全身麻醉操作
	□ 手术体位摆放*	
□ 术中护理	□ 器械护士术中护理	
	□ 巡回护士术中护理	
□ 甲状腺危象抢救护理	□ 病情观察	
	□ 通气治疗	
	□ 保温	
	□ 糖皮质激素治疗	
□ 新生儿护理	□ 新生儿的抢救准备*	
	□ 新生儿一般护理*	
	□ 新生甲减筛查	
□ 术后护理	□ 椎管内麻醉终止期护理*	□ 导管拔除及固定
		□ 防止体位改变
	□ 全身麻醉终止期护理*	□ 躁动的护理
	□ 病人的转运与交接	

注：* 为重点项目

(二)诊断要点

1. 临床显著型甲减 TSH升高,游离T_4降低。

2. 亚临床型甲减 TSH升高,游离T_4正常。

(三)术前检查

1. 血清TSH测定 TSH升高。

2. 血清T_3、T_4测定 正常或降低。

(四)术前准备

1. 麻醉前评估及术前准备

(1)产妇是否存在巨大甲状腺肿而压迫气道,以及气管插管的困难程度。

(2)产妇术前应持续应用左甲状腺素钠,直至手术当日。

2. 麻醉备药 除常规备药外,还应准备糖皮质激素。

3. 麻醉备品 除腰麻穿刺包外,仍应该常规准备麻醉机及管路、喉镜、气管导管、吸痰管、吸引器等全麻备品,随时做好抢救时行气管插管进行机械通气的准备,还应准备神经刺激仪等。

(五)麻醉相关处理

根据产妇的个体情况,应用左甲状腺素钠,并根据产妇的病情调整用药量。

(六)麻醉指导建议

1. 如无椎管内麻醉的禁忌证,首选椎管内麻醉。

2. 如果产妇选择全身麻醉,应尽量以最小剂量诱导药物行快速诱导。

3. 如存在巨大甲状腺肿,注意困难气道。

4. 谨慎应用吸入性麻醉剂,因其具有心脏抑制作用。

5. 谨慎应用对心脏和呼吸有抑制作用的药物,如吸入麻醉药等。

6. 采取全麻时,应根据神经刺激仪的结果给予非去极化肌松药,拔管前也应根据神经刺激仪的结果,指导是否需要拮抗肌松及拔管时机。

(七)护理要点

1. 术前准备

(1)术前访视

1)择期手术术前一天,手术室护士对产妇进行术前访视。

2)术前宣教和心理护理:妊娠合并甲减患者受自身病情影响,往往将出现焦虑、抑郁等不良情绪。护理人员应用通俗易懂的语言,耐心向其及家属讲解手术的必要性和可取性;介绍麻醉及术中需要配合的注意事项,消除产妇的紧张焦虑心理,树立治疗信心,同时取得产妇的信任,使其充分认识疾病并配合手术顺利进行。

(2)相关用物准备

1)麻醉相关用物见麻醉流程表。

2)妊娠合并甲减产妇抢救相关用物准备:妊娠合并甲减产妇还需准备神经刺激仪,另外巡回护士必须熟练掌握抢救常用药物及糖皮质激素的使用方法。

2. 甲状腺危象抢救护理

(1)病情观察

1)注意观察产妇有无淡漠、嗜睡、昏睡甚至木僵、昏迷的神志改变。

2)80%的甲减危象病人体温低于35.5℃,低体温往往是诊断昏迷病人甲减危象的第一线索。一旦产妇低体温合并TSH升高,需立即处理。

3)观察心率有无心动过缓。

4)注意产妇有无低通气、低钠血症。

(2)通气治疗

1)给予产妇吸氧。

2)必要时需要机械通气。

(3)保温:可通过如添被子等保温方法进行保持体温,禁止使用外部加热。

(4)糖皮质激素治疗:在麻醉医生指导下给予糖皮质激素治疗。

3. 新生儿护理 新生儿甲减:

(1)新生儿出生时留脐血监测T_3、T_4及TSH水平,进行新生儿先天性甲状腺功能低下筛查。

(2)妊娠合并甲减对婴儿脑部以及身体发育影响巨大,婴儿脑部神经突触以及神经细胞的分化等均需要足够的甲状腺激素供应,婴儿早期不能自己生产甲状腺激素,需要母体供给,甲减产妇没有足量甲状腺激素供给胎儿发育,极易导致胎儿早产、神经发育不足、身体发育缓慢等不良情况。

4. 术后护理 病人的转运与交接:

(1)若产妇行椎管内麻醉则由护理员送回病房。

(2)若产妇行全身麻醉且术后生命指征平稳,

则由护理员、巡回护士、麻醉医生送至苏醒室,待产妇清醒后送回病房。

(3) 若产妇手术时出现甲减危象,由护理员、护士、麻醉医生携带监护仪器及抢救物品共同护送去ICU。

(赵广翊 杨素梅)

参考文献

1. American College of Obstetricians and Gynecologists; Task Force on Hypertension in Pregnancy.Hypertension in pregnancy. Report of the American College of Obstetricians and Gynecologists; Task Force on Hypertension in Pregnancy. Obstet Gynecol,2013,122(5):1122-1131.
2. 中华医学会妇产科学分会妊娠期高血压疾病学组.妊娠期高血压疾病诊治指南(2015).中华产科急救电子杂志,2015,4(4):206-213.
3. 季虹,于磊,王战建,等.妊娠期糖尿病诊疗指南的变迁.药品评价,2017,14(7):5-8.
4. 刘路遥,蔡艾杞,徐红兵.妊娠期糖尿病的研究进展.现代医药卫生,2017,33(8):1185-1187.
5. 柯丽娜,李斌.妊娠合并急性胰腺炎的研究新进展.医学综述,2014,20(15):2763-2766.
6. 贺芳,唐小林.妊娠合并急性胰腺炎的研究进展.中华产科急救电子杂志,2016,5(1):55-57.
7. 杨磊,蔺莉.妊娠期合并甲亢危象诊治.中华产科急救电子杂志,2016,5(2):107-109.
8. 卢一寒,李静. 2016 年版 ATA《甲亢和其他病因导致的甲状腺毒症诊治指南》解读.药品评价,2017,14(1):13-16.
9. 秦珂,赵文博,张林波,等.妊娠合并甲状腺功能减退症的研究新进展.临床医药实践,2016,25(10):766-769.

第五节 凶险性前置胎盘的麻醉

(一)流程化管理清单

1. 凶险性前置胎盘患者麻醉流程

麻醉前管理	□ 麻醉前监测	□ 常规监测
		□ 有创血压监测
		□ 中心静脉监测
		□ 凝血功能监测
	□ 术前准备	□ 静脉通路准备
		□ 人员准备
		□ 物品准备
		□ 药品准备
术中麻醉管理	□ 椎管内麻醉	□ 穿刺位点
		□ 麻醉平面
		□ 强化麻醉
	□ 气管内全麻	□ 呼吸参数设定
		□ 血流动力学指标
		□ 凝血功能
腹主动脉球囊阻断技术的实施与管理	□ 球囊植入	□ 术前检查
		□ 植入位置
	□ 抗凝处理	□ 鞘管:1U/ml 肝素
		□ 尖端:25U/ml 肝素
	□ 实施阻断	□ 阻断时机
		□ 球囊压力
		□ 阻断时长
		□ 阻断结束

辅助检查	□ 实验室检查	□ 血常规 + 血型	
		□ 凝血功能	□ 凝血五项
			□ 血栓弹力图
			□ ACT 测定
		□ 动脉血血气分析	

2. 凶险性前置胎盘的麻醉护理流程

护理流程	描述要点	
□ 术前准备 *	□ 麻醉护理团队的建立和分工	
	□ 协助麻醉术前评估	□ 病史采集
		□ 体格检查
		□ 辅助检查
	□ 手术室环境准备	
	□ 相关用物准备	□ 手术相关用物准备
		□ 麻醉相关用物准备
		□ 抢救相关物品准备
□ 知情同意 *	□ 安全评估及告知	
□ 核对 *	□ 手术安全核查	
□ 协助麻醉	□ 建立静脉通路 *	
	□ 协助动脉、中心静脉穿刺及测压 *	
	□ 协助术者监测胎心 *	
	□ 协助椎管内麻醉	□ 协助麻醉体位摆放
		□ 协助椎管内麻醉操作
	□ 协助全身麻醉	□ 协助液体补充
		□ 协助全身麻醉操作
	□ 输血	
	□ 弥散性血管内凝血的观察和护理	

护理流程	描述要点
□ 腹主动脉球囊阻断术配合	□ 加强监测
	■ 配合阻断
	□ 观察尿量
□ 新生儿护理*	□ 新生儿的抢救护理
	■ 新生儿的一般护理
□ 术后护理*	□ 麻醉后护理
	■ 患者的转运与交接

注:* 为重点项目

(二)凶险性前置胎盘手术的麻醉处理要点

1. 麻醉前管理要点

（1）麻醉前监测

1）常规监测:包括无创血压、血氧饱和度、体温、心电图、尿量等。

2）桡动脉穿刺:持续监测动脉血压,同时便于术中随时测量动脉血气分析。

3）颈内静脉穿刺(首选右侧颈内静脉):放置双腔或三腔中央静脉导管,建立输液通道,同时监测CVP。

（2）术前准备

1）除颈内静脉通路以外,由护士协助再开放1~2条静脉通路,以备术中发生急性失血时能够及时、快速地输血补液。

2）物品准备:包括患者体温加温装置,液体加温装置,加压输血器1~2台,静脉注射泵2台,血氧饱和度监护仪2台。

3）血液制品准备:包括滤白红细胞、新鲜冰冻血浆、血小板、凝血酶原复合物、纤维蛋白原、冷沉淀等。应事先准备好,随用随取。

4）药品准备:除常规麻醉药品及急救药品外,针对实施腹主动脉球囊阻断的患者,应特殊准备1U/ml浓度的肝素500~1000ml,25U/ml浓度的肝素100ml。

5）术中实验室检查医嘱的开立:术中根据情况需检测患者血常规、凝血功能、动脉血血气分析、血栓弹力图。术前相应医嘱及抽血试管应准备好,且术中应有专人负责保管及协调。

6）相关人员的准备:除手术医师、麻醉医师、手术室护士及新生儿科医师以外,针对实施腹主动脉球囊阻断的患者,还需要有经验的介入科医师及超声科医师各一名。

2. 手术麻醉管理要点

（1）手术麻醉的选择

1）椎管内麻醉:术前经有经验的麻醉医师及产科医师共同评估,如患者凶险性前置胎盘(伴)植入并不严重,且无椎管内麻醉禁忌证,可以对其实施椎管内麻醉。

2）气管内全麻:术前经有经验的麻醉医师及产科医师共同评估,如患者凶险性前置胎盘(伴)植入严重,或伴有椎管内麻醉禁忌证,应对其实施气管内全麻。

（2）手术麻醉的常规管理

1）椎管内麻醉:注意控制麻醉平面,一般不超过T6水平。注意患者的血压变化,保持血压上下波动小于患者术前基础血压的20%。可以辅以镇静药物如右美等实施强化麻醉,必要时改为气管内全麻。术中监测患者的凝血功能,如有明显异常者,术后不建议立即拔出硬膜外导管,待48小时后复查凝血功能且结果正常后再予以拔出。

2）气管内全麻:虽然剖宫产手术并不是使用喉罩的绝对禁忌,但是对于凶险性前置胎盘伴植入手术的患者,强烈建议使用气管插管,以避免术中反流误吸的发生。术中管理主要是维持血流动力学和凝血功能的相对稳定。

3. 腹主动脉球囊阻断技术的实施与管理

（1）腹主动脉球囊的植入

1）腹主动脉球囊的植入通常由放射介入科医师完成。术前对患者实施腹部CTA,血管彩超检查。目的:了解动脉血管情况,如果患者存在主动脉狭窄、斑块或附壁血栓等情况,不适合放置球囊。

2）了解肾动脉开口平面至腹主动脉分叉处、穿刺侧股动脉、髂外动脉及髂总动脉的直径。准确测量腹主动脉宽径,选择球囊直径应超出其1~2mm以利完全阻断血流。

3）采用seldinger技术行股动脉穿刺,通过鞘管引入球囊导管,将球囊放置于腹主动脉远端、左右髂总动脉分叉上方1~2cm处,从而阻断腹主动脉血流。

（2）抗凝治疗

1）患者置于手术台后应第一时间于球囊导管尖端持续泵入25U/ml浓度的肝素,速率为5ml/h。目的是预防尖端血栓形成。

2）球囊导管鞘管应连接带加压输血器的浓度为1U/ml的肝素500ml,待球囊阻断后全速输注到阻断远心端,目的是预防远心端血栓形成。使用前应再三确认输液器与鞘管连接紧密,避免术中脱落造成股动脉血流失。同时使用前应给予加压输血器一定的压力,避免动脉血逆流至输液器中。

(3) 腹主动脉球囊阻断的实施

1) 阻断时机:因为出血往往发生在剥离胎盘的时候,所以应在术者断脐带后开始实施阻断。

2) 应慢慢向球囊推注液体,实施阻断,同时监测双下肢末端血氧饱和度。一般注入液体的总量为9~11ml,压力不超过4个压力单位,直至血氧饱和度波形消失为止。

3) 阻断开始后,经鞘管全速滴入浓度为1U/ml的肝素500ml。同时超声科医师行术中床旁超声,监测双侧肾血流是否存在。如存在,继续阻断,否则解除阻断。

4) 阻断时长:国内外的文献报道,腹主动脉球囊阻断最长可以达到90分钟。但由于下肢血栓形成、缺血再灌注损伤等并发症的发生与阻断时间呈正相关,因此,我们的经验是单次阻断时间不超过45分钟。

5) 再次阻断:如果在单次阻断规定的时限(45分钟)内胎盘并没有完全剥离,此时需要暂停阻断,以恢复阻断远心端的血液供应,避免出现因阻断时间过长而导致的缺血再灌注损伤。具体的操作方法为:缓慢抽出之前注入球囊内的液体,直至双下肢末梢血氧饱和度波形恢复正常。暂停时间不少于20分钟,后再次重复之前的阻断操作。需要注意的是,每次实施阻断的时候都要经鞘管全速滴入浓度为1U/ml的肝素500ml,且由超声科医师重新判断肾血流是否存在。

6) 阻断结束:待手术医师处理完植入的胎盘之后,按照前面的步骤解除阻断。

(4) 腹主动脉球囊导管的拔出

1) 球囊导管拔出的时机:患者手术结束后,如果患者可以返回普通病房,待其彻底苏醒且拔除气管导管后,予以拔出球囊导管。如果患者需要带气管导管转入ICU病房,则在其转入且状态稳定后再予以拔出。切勿在患者躁动或状态不稳定的情况下拔出球囊,否则动脉(多为股动脉)穿刺处极易发生出血、血肿或骨筋膜室综合征。

2) 球囊导管的拔出应由介入科医师完成。具体操作步骤:首先缓慢抽出球囊内的液体,直至完全干净。此时,双下肢末端血氧饱和度波形恢复正常,双侧足背动脉搏动恢复正常。其次,先拔出球囊导管,再拔出外面的动脉鞘管。但是个别情况下,由于球囊表面干涩,通过鞘管的阻力很大。此时,可以将球囊导管和动脉鞘管一同拔出。

3) 动脉穿刺点的压迫止血:如前所述,如果穿刺点压迫不佳,可造成出血、血肿甚至骨筋膜室综合征。因此,此步骤极其重要。具体方法:有条件的医院可以由介入科医师使用缝合器缝合动脉穿刺部位,然后加压包扎、固定。如果不具备上述条件,可以在拔出动脉鞘管后,在手术室护士的配合下,用无菌纱布折叠成一个纱布垫,加压包扎于穿刺点,并由人外力压迫不少于30分钟。

4. 辅助检查要点

(1) 血常规及动脉血血气分析

1) 术中需常规间断监测患者的血常规和动脉血气分析。

2) 血常规的检测主要明确是否有贫血,间接判断术中的失血量。

3) 动脉血气分析可以帮助医师了解患者的酸碱平衡情况。

(2) 凝血功能的测定

1) 包括血小板、纤维蛋白原的测定、凝血五项和血栓弹力图。

2) 血栓弹力图是当下非常流行的评估患者凝血功能的方法,敏感度高,准确性强。

5. **术中护理常规** 面对凶险性前置胎盘产妇,护理人员要积极配合麻醉的实施,必要时进行输血、监护,协助手术治疗的进行,熟悉手术流程及腹主动脉球囊阻断术,并进行密切的配合,确保麻醉的顺利实施和抢救的成功。

(1) 术前准备 麻醉备品:常规外,动脉穿刺置管及测压装置、中心静脉穿刺置管及测压装置。腹主动脉球囊。

(2) 协助麻醉

1) 重复部分见产科危重症麻醉护理流程。

2) 输血:

A. 术前应备足血源,确保用血。

B. 术前需针对可能出现大出血的患者的具体情况制订急救方案,开通至少两条静脉通路,做好血交错及备血工作同时做好子宫次切的准备。

C. 应配合麻醉医师加强动静脉监测、血气监测和凝血功能监测。

D. 凶险性前置胎盘出血包括:①显性失血:剥离面出血经阴道流出;②隐性失血:血液聚集在胎盘和子宫之间,容易低估失血量,应加以注意。

3) 弥散性血管内凝血的观察和护理

A. 密切观察患者阴道流血的颜色、性状、量等情况进行观察。

B. 检查患者全身皮肤黏膜是否存在瘀斑、出血点，对针头穿刺部位的止血情况进行确认，对患者的凝血时间及弥散性血管内凝血指标进行密切监测，以便及早发现。

C. 对已经出现弥散性血管内凝血症状的患者行实验室检查，遵医嘱给予纤维蛋白原静脉滴入与输血，并进行相应的止血、抗休克处理，直至患者各项实验室检查指标恢复正常。

（3）腹主动脉球囊阻断术配合

1）送入手术室时，巡回护士更应加强对生命体征、足背动脉搏动及术中出血的观察。

2）术中积极配合协调，确保剖宫产时腹主动脉球囊充盈，充分阻断腹主动脉血流，以保证手术顺利进行，并把握阻断 60 分钟的时限，必要时定期开放。

3）当预置腹主动脉球囊导管上移，若未及时发现，充盈的球囊会阻断肾动脉的开口处，导致双肾血流阻断，而造成急性肾衰。因此，密切监测术中尿量具有十分重要的意义。当患者尿量 <30ml/h 时，应考虑球囊是否阻断双侧肾血流。

（丁旭东　吴慧颖）

参考文献

1. American Society of Anesthesiologists Committee. Practice Guidelines for Obstetric Anesthesia. Anesthesiology, 2016.

2. 姚尚龙. 产科麻醉快速指南. 中国继续医学教育, 2011, 3 (10): 131-138.

3. Plante L, Gaiser R. Practice bulletin No.177: Obstetric analgesia and anesthesia. Obstet Gynecol, 2017, 129 (4): e73-e89.

4. 邓小龙, 庄心良, 曾因明, 等. 现代麻醉学. 第 4 版. 北京: 人民卫生出版社, 2015: 1380-1382.

5. Ronald D Miller. 米勒麻醉学. 第 8 版. 邓小明, 曾因明, 黄宇光, 主译. 北京: 北京大学医学出版社, 2016: 2125-2129.

6. Groden J, Gonzalez-Fiol A, Aaronson J, et al. Catheter failure rates and time course with epidural versus combined spinal-epidural analgesia in labor. Int J Obstet Anesth, 2016, 26 (1): 4-7.

7. 赵怡, 陈向东, 姚尚龙, 等. 产科麻醉困难气道处理. 妇产与遗传(电子版), 2016, 6 (1): 1-6.

8. Balki M, Cooke M, Dunington S, et al. Unanticipated difficult airway in obstetric patients: development of a new algorithm for formative assessment in high-fidelity simulation. Anesthesiology, 2012, 117 (1): 883-897.

9. Mushambi MC, Kinsella SM, Popat M, et al. Obstetric Anaesthetists' Association and Difficult Airway Society guidelines for the management of difficult and failed tracheal intubation in obstetrics. Anaesthesia, 2015, 70 (11): 1286-1306.

10. Iwaki T, Sandoval-Cooper MJ, Paiva M, et al. Fibrinogen stabilizes placental-maternal attachment during embryonic development in the mouse. Am J Pathol, 2002, 160 (3): 1021-1034.

11. 许靖, 高利臣, 饶丽娟, 等. 新鲜冰冻血浆、冷沉淀和血小板在抢救并发凝血功能障碍产后出血中的作用分析. 中国输血杂志, 2016, 29 (6): 626-629.

12. Ljung RC. Prenatal diagnosis of haemophilia. Haemopilia, 1999, 5 (2): 84-87.

13. 中华医学会血液学分会血栓与止血学组, 中国血友病协作组. 血友病诊断与治疗中国专家共识(2013 年版). 中华血液学杂志, 2013, 34 (5): 461-463.

14. Ljung R, Lindgren AC, Petrini P, et al. Normal vaginal delivery is to be recommended for haemophilica carrier gravidae. Acta Paediatr, 1994, 83 (6): 609-611.

第六节　镇痛分娩

（一）流程化管理清单

1. 镇痛分娩流程图（图 16-1）

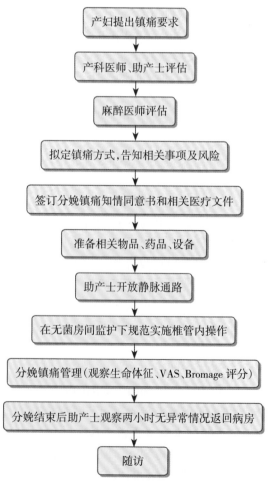

图 16-1　镇痛分娩流程图

2. 镇痛分娩诊疗流程

病史重点采集信息

□ 病史	□ 现病史	□ 孕周
		□ 胎动
		□ 产程
		□ 妊娠并发症
	□ 既往史	□ 手术麻醉史
		□ 循环系统

循环系统：
- □ 高血压
- □ 心律失常
- □ 冠心病
- □ 先天性心脏病
- □ 瓣膜病
- □ 心衰
- □ 其他

呼吸系统：
- □ 新近上呼吸道感染
- □ 肺炎
- □ 哮喘
- □ 睡眠呼吸暂停
- □ COPD
- □ 气胸
- □ 其他

消化及泌尿系统：
- □ 溃疡
- □ 胃食管反流
- □ 肝病
- □ 胆胰疾病
- □ 肾炎
- □ 肾功不全
- □ 其他

内分泌及血液系统：
- □ 糖尿病
- □ 甲亢
- □ 肾上腺疾病
- □ 贫血
- □ 出血
- □ 血栓性疾病
- □ 输血
- □ 其他

病史重点采集信息

□ 病史	□ 既往史	□ 神经及骨骼系统

神经及骨骼系统：
- □ 脑出血
- □ 梗死
- □ 癫痫
- □ 精神性疾病
- □ 头颅外伤
- □ 晕厥
- □ 瘫痪
- □ 腰椎间盘脱出
- □ 脊柱畸形
- □ 脊柱炎

- □ 过敏史
- □ 抗凝史

体格检查重点采集信息

体格检查	□ 生命体征	□ 一般状态
		□ 神志
		□ 血压
		□ 脉搏
		□ 呼吸
		□ 体温
	□ 常规体检	□ 心肺检查

气道评估：
- □ Mallampti 分级
- □ 张口度
- □ 甲颏距
- □ 颈部活动
- □ 牙齿

- □ 背部检查

辅助检查重点项目

辅助检查	□ 实验室检查	□ 血常规 + 血型
		□ 凝血五项
		□ 尿常规
		□ 肝肾功
	□ 心电图	
	□ 胎心监测	

治疗方案

治疗	□ 分娩镇痛

3.镇痛分娩护理流程

护理流程	描述要点		
□ 镇痛前评估	□ 产科医师、助产士评估	□ 适应证	
		□ 胎心、宫缩、产程	
	□ 协助麻醉医师评估	□ 病史	
		□ 体格检查	
		□ 相关实验室检查	
□ 镇痛前护理	□ 签订分娩镇痛知情同意书		
	□ 心理护理		
	□ 镇痛相关设备用物准备	□ 分娩相关设备及用物	
		□ 镇痛麻醉用物	
		□ 抢救设备及用物	
□ 镇痛中麻醉护士护理	□ 核对产妇信息及医嘱		
	□ 麻醉体位摆放*		
	□ 穿刺操作配合*		
	□ 配置镇痛泵		
	□ 巡察产妇生命体征		
	□ 协助镇痛评分		
	□ 记录		
□ 镇痛中助产士护理	□ 开放静脉通路		
	□ 胎心、宫缩监测		
	□ 观察产程		
□ 导乐陪伴	□ 条件允许时导乐陪伴		
□ 镇痛中危急情况处理	□ 即刻剖宫产流程		
□ 镇痛后护理	□ 监测分娩后生命体征		
	□ 随访		

注:*为重点项目

(二)分娩镇痛前产妇的评估

分娩镇痛前对产妇系统的评估是保证镇痛安全及顺利实施的基础。评估内容包括:病史、体格检查、相关实验室检查等。

1.病史　产妇的现病史,既往史,麻醉手术史,药物过敏史,是否服用抗凝药物,合并症,并存症等。

2.体格检查　基本生命体征,全身情况,是否存在困难气道,脊椎间隙异常,穿刺部位感染灶或占位性病变等禁忌证。

3.相关实验室检查　常规检查血常规、凝血功

能;存在合并症或异常情况者,进行相应的特殊实验室检查。

(三)分娩镇痛的适应证及禁忌证

1.适应证

(1)产妇自愿。

(2)经产科医师评估,可进行阴道分娩试产者(包括瘢痕子宫、妊娠期高血压及子痫前期等)。

2.禁忌证

(1)产妇拒绝。

(2)经产科医师评估不能进行阴道分娩者。

(3)椎管内阻滞禁忌:如颅内高压、凝血功能异常、穿刺部位及全身性感染等,以及影响穿刺操作等情况。

(四)分娩镇痛前准备

1.设备及物品要求

(1)麻醉机。

(2)多功能心电监护仪。

(3)气道管理用品,包括喉镜、气管导管、口咽通气管、喉罩、困难气道器具等。

(4)吸痰器、吸痰管、负压吸引器。

(5)供氧设备,包括中心供氧、氧气瓶、面罩。

(6)椎管内镇痛穿刺包、镇痛泵。

(7)胎心监护仪、新生儿抢救复苏设备。

(8)加压加热输血设备、加热毯。

(9)抢救车,包括抢救物品及药品。

2.药品要求　局麻药(利多卡因、罗哌卡因、布比卡因、氯普鲁卡因等),阿片类药物(芬太尼、舒芬太尼等),配制药品的生理盐水,急救类药品(肾上腺素、脂肪乳剂等),消毒液,抢救设备及麻醉药品由专人负责维护补充、定期检查并做登记。

3.场地要求　椎管内分娩镇痛的操作要求在无菌消毒房间实施,严格按照椎管内麻醉穿刺要求规范操作,避免发生感染。

4.产妇准备

(1)产妇进入产房后避免摄入固体食物,可饮用高能量无渣饮料。

(2)签署分娩镇痛同意书(产妇本人或委托人)。

(3)开放静脉通路。

(五)分娩镇痛开始时机

目前,已有大量临床研究及荟萃分析表明,潜伏期开始椎管内镇痛并不增加剖宫产率,也不延长

第一产程。因此,不再以产妇宫口大小作为分娩镇痛开始的时机,产妇进入产房后只要有镇痛需求即可实施。

(六) 镇痛方式的选择

分娩镇痛首选椎管内分娩镇痛(包括连续硬膜外镇痛和腰 - 硬联合镇痛)。当产妇存在椎管内镇痛禁忌证时,在产妇强烈要求实施分娩镇痛情况下,根据医院条件可酌情选择静脉分娩镇痛方法,但必须加强监测和管理,以防危险情况发生。

1. 非药物分娩镇痛技术　目前在临床研究与应用的非药物分娩镇痛技术包括针灸、按摩、催眠、Lamaze 呼吸法、LeBoyer 分娩法、经皮电神经刺激、水浴分娩法等。许多研究认为这些非药物分娩镇痛方法都可以一定程度上降低分娩时的疼痛,但其效果都不如药物分娩镇痛确切,所以可以考虑把非药物分娩镇痛作为分娩镇痛的辅助方法。

2. 吸入性镇痛　使用吸入麻醉药是近代最早的分娩镇痛方法。可用于吸入性镇痛的麻醉药物主要包括氯仿、氧化亚氮、恩氟烷、异氟烷等。其中氧化亚氮(N_2O)具有溶解度低和气 / 血分配系数低的特性,因此吸入后可迅速在肺与脑中达到浓度的平衡,可作为吸入性分娩镇痛的首选吸入气体。临床通常以 N_2O 与 O_2 50∶50 的比例混合吸入。

3. 全身性用药　用于全身性使用的镇痛物多为阿片类药物,可用于有椎管内麻醉禁忌证的产妇。

(1) 哌替啶:哌替啶是产科分娩镇痛常用的长效阿片类药物。哌替啶的常规静脉注射剂量不超过25mg,肌内注射剂量不超过 50mg。在母体内半衰期为 2~3 小时,而在胎儿和新生儿体内半衰期长达13~23 小时。哌替啶及其代谢产物去甲哌替啶可在胎儿体内发生蓄积,导致新生儿呼吸抑制,加大注射剂量会增加新生儿的风险。

(2) 吗啡:吗啡用于分娩镇痛时起效较慢,其活性代谢产物吗啡 -6- 葡萄糖苷酸在新生儿体内半衰期较长,新生儿呼吸抑制的发生率较高,因此极少用于分娩镇痛。

(3) 芬太尼:芬太尼作用持续时间相对较短,常用剂量为 25~50μg 静注,作用时间约 30~60 分钟。芬太尼静脉镇痛可能造成胎儿呼吸抑制,也可能导致母亲呼吸抑制,进一步影响胎儿,因此应用时应予以注意。

(4) 瑞芬太尼

1) 瑞芬太尼是一种超短效阿片类药物,其独特的酯键结构使其易被血和组织中的非特异性酯酶水解,而前述酶在胎儿已完全成熟,且其半衰期短(1.3 分钟),因此持续应用不发生蓄积。

2) 以往涉及瑞芬太尼应用于分娩镇痛的研究指出:①瑞芬太尼与其他阿片类药物相比,其对新生儿的抑制相对较少;②但其与椎管内镇痛相比,其镇痛效果相对较差,且随着产程的进展,瑞芬太尼的镇痛效果可能会进一步降低;③瑞芬太尼用于分娩镇痛能够产生较好的镇静作用,然而相应的呼吸抑制发生率也随之增加。鉴于安全问题,瑞芬太尼静脉自控镇痛不应该作为常规的镇痛技术。在椎管内镇痛禁忌的情况下,考虑使用瑞芬太尼是合理的,但需要加强监测以保障产妇和新生儿的安全。

4. 椎管内镇痛

(1) 连续硬膜外镇痛:硬膜外分娩镇痛具有效果确切、对母婴影响小、产妇清醒能主动配合等优点,是目前应用最为广泛的分娩镇痛方法之一,当分娩过程中发生异常情况需实施紧急剖宫产时,可直接用于剖宫产麻醉。

操作方法:

1) 穿刺过程中监测产妇的生命体征。

2) 选择 L_{2-3} 或 L_{3-4} 间隙,严格按椎管内穿刺操作规范进行硬膜外穿刺,向头端置入硬膜外导管。

3) 经硬膜外导管注入试验剂量(含 1∶20 万肾上腺素的 1.5% 利多卡因)3ml,观察 3~5 分钟,以排除导管置入血管或蛛网膜下腔的并发症。

4) 若无异常现象,注入首次剂量后,持续进行生命体征监测。

5) 测量镇痛平面(维持在 T_{10} 水平),进行 VAS 疼痛评分和 Bromage 运动神经阻滞评分。

6) 助产士常规观察产妇宫缩、胎心改变及进行产程管理。

7) 镇痛维持阶段建议使用 PCEA 镇痛泵,根据疼痛程度调整镇痛泵的设置参数或药物的浓度。

8) 观察并处理分娩镇痛过程中的异常情况,填写分娩镇痛记录单。

9) 分娩结束观察 2 小时,若期间产妇无异常情况则拔除硬膜外导管将其送回病房。

(2) 腰 - 硬联合镇痛将蛛网膜下腔镇痛与硬膜外镇痛结合起来,集两者之优点,起效迅速、镇痛效果好。

操作方法:

1) 准备同硬膜外分娩镇痛。

2) 选择 L_{3-4}(首选)或 L_{2-3} 间隙进行硬膜外穿刺。

3）经腰穿针注入镇痛药,退出腰穿针后,向头侧置硬膜外导管。

4）在硬膜外给药之前经硬膜外导管注入试验剂量（含1：20万肾上腺素的1.5%利多卡因）3ml,观察3~5分钟,以排除硬膜外导管置入血管或蛛网膜下腔的并发症。

5）镇痛管理同硬膜外镇痛。

（七）危急情况的处理

1. 分娩镇痛期间,产妇发生下列危急情况之一者,由产科医师决定是否立即启动"即刻剖宫产"流程：

（1）产妇心搏骤停。

（2）子宫破裂大出血。

（3）严重胎儿宫内窘迫。

（4）脐带脱垂。

（5）羊水栓塞。

（6）其他危及母婴生命安全的情况。

2. 即刻剖宫产流程

（1）由助产士发出危急信号,通知救治团队（麻醉医师、儿科医师、麻醉护师、手术室护师）,同时安置产妇于左侧卧位,吸氧并转送至产房手术室。

（2）麻醉医师在硬膜外导管内快速注入3%氯普鲁卡因10~15ml,待其快速起效后完成剖宫产手术。

（3）没有放置硬膜外导管或产妇情况极为危急时,采用全麻插管,同时立即给予抗酸药,如口服枸橼酸合剂30ml,同时静脉注射甲氧氯普胺10mg+雷尼替丁50mg。

（4）全麻操作流程参照《产科麻醉剖宫产》全麻部分。

（八）分娩镇痛管理

应建立相关的制度,如分娩镇痛工作制度、麻醉药品及物品管理制度、会诊制度、知情同意制度、报告制度等。加强管理和团队协作,方能确保母婴安全。建议如下：

1. 妇产科医师

（1）门诊期间的孕前检查、孕期产检、孕期筛查、分娩镇痛宣教。

（2）入院期间对产妇分娩方式的评估。

2. 麻醉医师

（1）进行分娩镇痛前的评估工作（可在麻醉门诊或产房进行）。

（2）向产妇及家属介绍分娩镇痛的相关知识,告知风险,并签署知情同意书。

（3）专人操作及管理。

（4）进行运动神经阻滞及疼痛评分,根据产妇疼痛情况调整镇痛药的剂量及浓度。

（5）分娩镇痛期间产妇发生危急情况后实施剖宫产手术时的麻醉。

（6）参与产妇异常情况的抢救。

（7）完成分娩镇痛的记录。

3. 麻醉科护士

（1）协助麻醉医师完成分娩镇痛的操作。

（2）配置镇痛泵。

（3）巡视观察产妇生命体征、母体的异常情况并及时汇报麻醉医师,协助麻醉医师进行镇痛评分等。

（4）协助麻醉医师完成危急情况"即刻剖宫手术"麻醉。

（5）登记、收费。

（6）镇痛药物及毒麻药物管理、登记、发放,物品、药品的补充,设备的清洁与保养。

（7）分娩镇痛后对产妇的随访,了解产妇满意度及并发症等。

4. 助产士

（1）开放静脉输液通道。

（2）调整产妇体位为侧卧或半坐位、吸氧,监测产妇生命体征、宫缩、胎心等。

（3）观察产程,调整宫缩。

（4）异常情况报告麻醉医师或产科医师。

（5）条件容许时可在分娩过程中增加导乐陪伴分娩。

（九）护理要点

评估产妇是否符合镇痛分娩的适应证,对产妇及其家属进行心理护理与健康宣教,协助麻醉医师进行镇痛,镇痛分娩过程中对产妇进行持续的生命监护、胎心、宫缩监测、产程观察与镇痛评分。

1. 镇痛前评估

（1）产科医师、助产士评估

1）产科医师评估产妇分娩方式,符合镇痛分娩适应证。

2）助产士评估产妇胎心、宫缩、产程进展情况,无异常通知麻醉医师。

（2）协助麻醉医师评估

1）协助麻醉医师询问收集产妇的病史。

2）协助对产妇进行体格检查。

3）查询产妇的相关实验室检查。

2. 镇痛前护理

（1）签订分娩镇痛知情同意书

1）产妇或其家属提出镇痛要求后,经过麻醉医师、产科医师、助产士评估,符合分娩镇痛的适应证无禁忌证后,拟定镇痛方式。

2）充分的产前宣教:对产妇及其家属进行耐心细致地讲解持续分娩镇痛在正常分娩过程中起到的重要作用及其不良反应和可能出现的问题,消除产妇及其家属对分娩镇痛药物是否影响胎儿及产妇的身体健康存有的疑虑。

3）尊重产妇知情选择权,使其权衡利弊自愿选择签订分娩镇痛知情同意书及其相关医疗文件。

（2）心理护理

1）怀孕期间妇女将产生一定的紧张与焦虑,相关研究指出,紧张与焦虑能够使人体对外部刺激的敏感性提高,从而能够对产妇的痛阈产生影响。当产妇受到轻微疼痛刺激的时候,就能够引起非常强烈的响应,使产妇更加紧张。

2）分娩镇痛前,护理人员要对产妇及其家属进行心理护理,根据产妇不同文化、家庭因素等说明分娩镇痛的操作流程和配合要点,消除产妇的紧张与焦虑,取得产妇及其家属的积极配合,使分娩镇痛安全、顺利地进行。

（3）镇痛相关设备及用物准备

1）分娩镇痛在符合无菌要求的产房内进行。

2）分娩设备及用物:多功能心电监护仪,胎心监护仪,婴儿保暖台,吸痰管,负压吸引器,供氧设备等。

3）镇痛麻醉用物:根据镇痛方式的不同准备椎管内镇痛穿刺包、镇痛泵、麻醉药品。麻醉护士进行镇痛药物及毒麻药物管理、登记、发放,物品、药品的补充、设备的清洁与保养。

4）抢救设备及用物:准备麻醉机,气道管理用品,抢救车,新生儿抢救复苏设备等。

3. 镇痛中麻醉护士护理

（1）核对产妇信息及医嘱:核对产妇姓名、腕带、住院号,核对医嘱。确认产妇信息,保障产妇安全。

（2）配置镇痛泵

1）给予硬膜外腔自控镇痛时,麻醉护士要熟练掌握麻醉药物的使用,配置好镇痛泵。

2）待麻醉医师行穿刺置管完成时,麻醉护士协助将配置好的镇痛泵与硬膜外导管相连。

（3）巡察产妇生命体征

1）麻醉护士巡察产妇的生命体征情况,连接心电监护仪,测量基础血压、氧饱和度、心率。

2）给药后的 30 分钟内,每 5 分钟测量一次血压,并记录血压、氧饱和度、心率。镇痛分娩麻醉置管后的不良反应及麻醉药物的副作用主要发生在置管后的 30 分钟内,因而在此期间,需加强生命体征的监测以及注意询问产妇的主诉,连续测量 30 分钟后,如生命体征稳定可调整为每小时 1 次。

3）若产妇出现置管期间若血压下降过多（收缩压 <100mmHg 或下降大于基础值 20%,或胎心变化明显）或脉搏过快（45 秒内变化超过 15 次 / 分）等异常情况时及时汇报麻醉医师。

（4）协助镇痛评分

1）协助麻醉医师进行镇痛评分。

2）进行分娩镇痛登记。

4. 镇痛中助产士护理

（1）开放静脉通路

1）产妇入室进行核对后,开放静脉通路,快速滴入乳酸钠林格注射液 500~1000ml,以扩充产妇的全身血容量。

2）麻醉置管后,由于麻醉药的作用,使血管发生舒张,导致血容量相对减少,易产生头晕、血压下降等一系列不良反应。开放静脉通路可以保持血流动力学稳定,防止交感神经阻滞,外周血管扩张而产生低血压,影响胎盘灌注。因而分娩镇痛过程中需开放静脉通路保持足够的血容量,以防麻醉过程中出现低血压（外周血管扩张）。

（2）胎心、宫缩监测

1）置管后协助产妇取左侧卧位,可在产妇的腰骶部垫小枕头或靠垫,让产妇处于左倾 20° ~30°,避免平卧位,若患者主诉不适,可侧卧位或适当变换体位,但不能平卧,防止仰卧位低血压导致胎儿缺氧、胎心变化。

2）镇痛分娩置管时,必须连续监测胎心给予连续的胎心监护,置管后 30 分钟内除了观察胎心,还应用手摸子宫底部,感受宫缩的强度和持续时间。若发生宫缩过频、过强,应立即通知麻醉医师进行处理。

（3）观察产程

1）经常与产妇进行交流,注意产妇有无不适的主诉。

2）第一产程鼓励产妇适当活动、可饮高能量无渣饮料,既储备能量,又有利于胎头下降。下床活动时,为避免产妇因运动神经受到阻滞导致双下肢肌力下降,助产士要对其进行搀扶,做好观察,防止摔伤。对严密观察持续时间、间歇时间和宫缩强弱;检查产妇宫口扩张情况,确定宫口开全时关闭镇痛泵,指导其在宫缩时正确应用腹压,以防延长第二产程。监测中若发现产妇宫缩乏力时及时报告医师,并在其指导下静脉滴注小剂量催产素,纠正宫缩乏力;对未破膜者行人工破膜,促进产程进展。麻醉持续过程中,及时提醒产妇排空膀胱,防止出现尿潴留,以免影响胎头下降。

3)第二产程积极消除产妇紧张心理,合理指导其应用腹压,常规协助胎儿娩出,必要时行会阴侧切术,预防会阴严重裂伤。

4)第三产程,胎儿娩出后,控制第三产程时间并密切监测出血量,必要时协助产科医师合理应用药物促进子宫收缩,减少产后出血的风险。

5. 导乐陪伴　条件允许时可采取导乐陪伴:导乐陪伴结合分娩镇痛可以有效地减轻产妇疼痛感,一对一的导乐陪伴可以有效地减轻产妇心理压力,心理压力的减轻会让产妇不再恐惧分娩,进而有可能会减轻其疼痛感;而镇痛的使用在减轻产妇疼痛感的同时也会让孕妇的心理压力减小,从而产生一个良性的循环。在生理和心理两方面有效地减轻产妇分娩疼痛、减少产程时间,减轻整个分娩过程中产妇的痛苦,进而降低了部分产妇因恐惧阴道分娩而选择剖宫产的几率。

6. 镇痛中危机情况处理　即刻剖宫产流程:

(1)助产士通知救治团队(麻醉医师、儿科医师、麻醉护士、手术室护士),同时安置产妇于左侧卧位,吸氧并转送至产房手术室。

(2)麻醉护士协助麻醉医师进行"即刻剖宫产手术"麻醉。

7. 镇痛后护理

(1)监测分娩后生命体征

1)助产士监测产妇产后2小时的出血量及血压,出血量较大者及时报告医师进行处理。

2)麻醉护士根据分娩过程中的麻醉药量使用,监测产妇产后感觉的恢复情况,提醒、辅助产妇产后活动肢体。若为椎管内麻醉,协助麻醉医师拔管。

(2)随访:分娩镇痛后对产妇的随访,了解产妇满意度及并发症等。

(董有静　李洋　吴慧颖)

参考文献

1. 中华医学会麻醉学分会产科学组.分娩镇痛专家共识.临床麻醉学杂志,2016,32(8):816-818.
2. Camann W. Pain,pain relief,satisfaction and excellence in obstetric anesthesia: a surprisingly complex relationship. Anesth Analg, 2017,124(2):383-385.
3. 白云波,徐铭军.分娩镇痛热点争议.中华妇幼临床医学杂志(电子版),2016,12(6):739-741.
4. Kelly A,Tran Q. The optimal pain management approach for a laboring patient: a review of current literature. Cureus,2017, 9(5): e1240.
5. Kozhimanil KB,Johnson PJ,Attanasio LB,et al. Use of non-medical methods of labor induction and pain management among U.S. women. Birth,2013,40(4):1-3.
6. Ronald D Miller. 米勒麻醉学. 第8版.邓小明,曾因明,黄宇光,主译.北京:北京大学医学出版社,2016:2120-2125.
7. 邓小龙,庄心良,曾因明,等.现代麻醉学.第4版.北京:人民卫生出版社,2015:1378-1380.
8. Sandeep D. Efficacy and safety of remifentanil as an alternative labor analgesic. Clin Med Insights Womens Health,2013,6(1): 37-49.
9. Aaronson J,Abramovitz S,Smiley R,et al. A survey of intravenous remifentanil use for labor analgesia at academic medical centers in the United States. Anesth Analg,2017,124(4):1208-1210.
10. Velde M,Carvalho B. Remifentanil for labor analgesia: an evidence-based narrative review. Int J Obstet Anesth,2016,25(1):66-74.

第七节　剖宫产手术

(一)流程化管理清单

1. 剖宫产手术的麻醉诊疗流程

病史重点采集信息			
病史		□ 现病史	
	既往史	□ 手术麻醉史	
		循环系统	□ 高血压
			□ 心律失常
			□ 冠心病
			□ 先天性心脏病
			□ 瓣膜病
			□ 心衰
			□ 其他

病史重点采集信息

病史	□ 既往史	□ 呼吸系统	□ 新近上呼吸道感染
			□ 肺炎
			□ 哮喘
			□ 睡眠呼吸暂停
			□ COPD
			□ 气胸
			□ 其他
		□ 消化及泌尿系统	□ 溃疡
			□ 胃食管反流
			□ 肝病
			□ 胆胰疾病
			□ 肾炎
			□ 肾功不全
			□ 其他
		□ 内分泌及血液系统	□ 糖尿病
			□ 甲亢
			□ 肾上腺疾病
			□ 贫血
			□ 出血
			□ 血栓性疾病
			□ 输血
			□ 其他
		□ 神经及骨骼系统	□ 脑出血
			□ 梗死
			□ 癫痫
			□ 精神性疾病
			□ 头颅外伤
			□ 晕厥
			□ 瘫痪
			□ 腰椎间盘脱出
			□ 脊柱畸形
			□ 脊柱炎
		□ 过敏史	
		□ 抗凝史	

体格检查重点采集信息

体格检查	□ 生命体征	□ 一般状态
		□ 神志
		□ 血压
		□ 脉搏
		□ 呼吸
		□ 体温

体格检查重点采集信息

体格检查	□ 常规体检	□ 心肺检查	
		□ 气道评估	□ Mallampti 分级
			□ 张口度
			□ 甲颏距
			□ 颈部活动
			□ 牙齿
		□ 背部检查	

辅助检查重点项目

辅助检查	□ 实验室检查	□ 血常规 + 血型
		□ 凝血五项
		□ 尿常规
		□ 肝肾功
	□ 心电图	
	□ 胎心监测	

治疗方案

治疗	□ 蛛网膜下腔麻醉
	□ 硬膜外麻醉
	□ 蛛网膜下腔与硬膜外联合麻醉
	□ 全身麻醉

2. 剖宫产手术的麻醉护理流程

护理流程	描述要点		
□ 术前准备	□ 择期手术术前访视		
	□ 协助麻醉术前评估 *	□ 病史采集	
		□ 体格检查	
		□ 辅助检查	
	□ 手术室环境准备 *		
	□ 相关用物准备	□ 手术相关用物准备	
		□ 麻醉相关用物准备 *	
		□ 抢救相关物品准备 *	
□ 核对 *	□ 手术安全核查		
□ 协助麻醉 *	□ 建立静脉通路		
	□ 协助术者监测胎心		
	□ 协助椎管内麻醉	□ 协助麻醉体位摆放	
		□ 协助椎管内麻醉操作	
	□ 协助全身麻醉	□ 协助液体补充	
		□ 协助全身麻醉操作	
	□ 协助手术体位摆放		
□ 术中护理	□ 器械护士术中护理		
	□ 巡回护士术中护理		

护理流程	描述要点	
□ 新生儿护理*	□ 新生儿的抢救护理	
	□ 新生儿的一般护理	
□ 术后护理*	□ 椎管内麻醉终止期护理	□ 导管拔除及固定
		□ 防止体位改变
	□ 全身麻醉终止期护理	□ 躁动的护理
	□ 患者的转运与交接	

注:* 为重点项目

(二)术前评估和准备

1. 病史采集和体格检查

(1)病史采集:了解产妇一般身体状况、麻醉史和孕产史,评估循环系统和呼吸系统情况。

(2)评估产妇心肺功能、气道条件,检查产妇生命体征,如果产妇拟实施椎管内麻醉,应进行腰背和脊柱检查。

(3)麻醉医师、产科医师和儿科医师三者间保持密切联系,就母胎情况进行沟通,共同探讨麻醉风险或产科风险。

2. 辅助检查

(1)血小板计数:依据产妇病史(如先兆子痫)、体检和临床症状决定是否检查血小板计数。对于拟行椎管内麻醉或镇痛的产妇,建议应常规进行血小板及凝血功能检查。

(2)血型测定和抗体筛选:当产妇伴有可预料的出血性并发症(如前置胎盘和瘢痕子宫)时,应进行血型检测或交叉配血试验。

(3)胎儿心电监护:施行椎管内麻醉之前和之后,应由专业人士进行胎儿心电监测。在进行椎管内置管时不必持续监测胎心。

(三)反流误吸的预防

产妇一旦发生呕吐误吸,将对母胎造成致命的后果,因此必须予以重视并进行预防。

1. 清亮液体

(1)行择期手术的健康患者在麻醉诱导前 2 小时内禁止摄入清亮液体。

1)清亮液体包括水、无渣果汁、碳酸饮料、清茶、黑咖啡和运动饮料。

2)摄入的液体种类较液体容量更有意义。

(2)有误吸风险(如病态肥胖、糖尿病和困难气道)和行剖宫产手术可能性较高(如胎心减慢)的临产妇禁饮时间要适当延长。

2. 固体食物

(1)分娩时进固体食物可能增加母体并发症风险,故临产妇应禁食固体食物。

(2)行择期手术(如剖宫产术或术后输卵管结扎术)的患者麻醉前禁食固体食物 6~8 小时。禁食时间依据食物种类而定。

3. 抗酸剂、H_2 受体拮抗剂和甲氧氯普胺　术前及时服用抗酸剂、H_2 受体拮抗剂和甲氧氯普胺等药物可能能够预防误吸带来的风险。

(四)麻醉方式的选择

1. 剖宫产术麻醉方式的选择因人而异,充分考虑麻醉、产科和胎儿三方面的危险因素,结合产妇全身情况以及产妇意愿和麻醉医师的判断作出合理的决定。

2. 对于大多数拟行剖宫产的产妇而言,椎管内麻醉优于全身麻醉。而在包括胎儿心动过缓、子宫破裂、严重出血和严重胎盘早剥等紧急情况下,应优先考虑全身麻醉。

3. 随着穿刺器械的改进,选择蛛网膜下腔阻滞笔尖式蛛网膜下腔穿刺针相对于斜面穿刺针可显著降低头痛等并发症。

(五)蛛网膜下腔麻醉

1. 蛛网膜下腔麻醉有操作简单、起效快、阻滞效果良好等优点,且由于局麻药使用剂量小,发生局麻药中毒的几率也相应减少。但蛛网膜下腔麻醉发生低血压的几率相对大于硬膜外麻醉。临床上保证子宫左倾位、适当补液及使用血管收缩药物均可用于预防及治疗低血压。

2. 麻醉实施与管理

(1)麻醉前,预先给予静脉一定量的液体。静脉液体预充或补液与麻醉同时进行均能减少剖宫产术脊麻后产妇低血压的发生。无需为补液至相应的液体容量而推迟脊麻的操作。

(2)准备好麻黄碱、去氧肾上腺素等。若产妇无心动过缓,推荐使用去氧肾上腺素,改善胎儿酸碱平衡状态。

(3)于 $L_{2~3}$ 或 $L_{3~4}$ 间隙穿刺。

(4)常用药物为高比重的布比卡因,一般用 0.75% 布比卡因 10mg,有效时间为 1.5~2 小时。

(5)操作完成后,产妇采用左侧倾斜 30° 体位,以预防低血压的发生。

(六) 硬膜外麻醉

硬膜外麻醉的优点主要为镇痛效果确切,更易于控制麻醉平面,对于镇痛分娩失败改行剖宫产和已预先置入硬膜外导管的产妇是可供选择的麻醉方法之一。但其达到满足手术的麻醉平面所需的时间相对较长,所需局麻药剂量相对更多。推注硬膜外局麻药应分次进行,以确保导管的位置没有移至血管或硬膜外腔。实施麻醉前应常规开放静脉通路,预防性输液,穿刺点一般选择 $L_{1~2}$ 或 $L_{2~3}$ 间隙,硬膜外穿刺成功后置入硬膜外导管 3~5cm。麻醉药物一般选择 1.5%~2% 利多卡因或 0.5% 布比卡因,硬膜外药物用量可比非孕妇减少 1/3。

(七) 蛛网膜下腔与硬膜外腔联合麻醉

1. 蛛网膜下腔与硬膜外腔联合麻醉综合了蛛网膜下腔阻滞与硬膜外腔阻滞的优点,以往有学者提出这项技术可能无法及时确定硬膜外导管位置,硬膜外导管可能移位或硬膜外麻醉失败,但 Groden J 等人研究表明,虽然蛛网膜下腔与硬膜外腔联合麻醉检测置管失败的时间更长,但其置管失败的发生率很低,从而证实了这项技术的可靠性。近年来蛛网膜下腔与硬膜外腔联合麻醉已广泛应用于剖宫产手术麻醉。

2. 麻醉实施与管理

(1) 于 $L_{2~3}$ 或 $L_{3~4}$ 间隙穿刺。

(2) 硬膜外穿刺成功后,用笔尖式针芯穿破硬膜,观察有脑脊液流出后缓慢注入 0.5% 布比卡因。

(3) 拔出针芯后置入硬膜外导管备用,需要时从硬膜外给药。

(4) 麻醉时,应当注意孕妇的血压波动。麻醉之前一定要开放静脉通道,预防性输液。

(5) 操作完成后,产妇采用左侧倾斜 30° 体位,以预防低血压的发生。

(八) 全身麻醉

1. 近年来全身麻醉方式在剖宫产手术中应用已越来越少,但一些产妇出血、凝血功能障碍、胎儿窘迫等紧急情况下仍需全身麻醉。全身麻醉有快速、可靠、能够保障气道通畅和增加血流动力学稳定性等优点。但其主要的缺点为反流误吸的风险增加。

2. 剖宫产全麻的处理流程建议

(1) 麻醉诱导前口服非颗粒型抑酸药物,并考虑给予甲氧氯普胺或 H_2 受体阻断剂。

(2) 实施常规监测,维持子宫左倾位,确保吸引器正常工作,气道处理设备及相关药品准备就绪。

(3) 确保患者有通畅的静脉通路,并且开始输入晶体液。

(4) 如果时间允许(非急诊),预防性使用抗生素并且填写流程备忘录。

(5) 高流量纯氧给氧 / 去氮大于 3 分钟或 4 次最大肺活量呼吸(超过 30 秒)。

(6) 当外科医师和患者准备完毕,助手应进行环状软骨压迫(保持加压直到确认气管插管位置)*。

(7) 通知外科医师,确认患者已做好麻醉诱导的准备。

(8) 使用麻醉诱导药物和肌松药进行快速诱导。等待 30~60 秒,使用直接喉镜气管插管。在产妇存在低血压时,可用依托咪酯或氯胺酮进行麻醉诱导。

(9) 确认气管导管位置之后,通知外科医师进行手术操作。

(10) 使用 50% 氧气和 50% 氧化亚氮以及 0.5~0.75MAC 值的吸入麻醉剂维持麻醉。

(11) 调整每分钟通气量,保持正常的二氧化碳水平(呼气末二氧化碳分压 30~32mmHg)。

(12) 胎儿娩出后给予阿片类药物、巴比妥类药物或丙泊酚复合吸入麻醉。如果需要可以考虑使用肌松药。

(13) 使用催产素并且评估子宫张力。

(14) 在手术结束时,当麻醉充分逆转,患者转为清醒,可以听从指令,并且充分拮抗肌松后,拔除气管导管。

注:* 并非公认环状软骨按压对所有患者都有用或者必须使用。

(九) 麻醉并发症

1. **低血压** 足月产妇由于妊娠子宫压迫下腔静脉导致静脉回流降低、心排量减少,使仰卧位时出现血压下降、心动过速,即"仰卧位低血压综合征",许多麻醉药及椎管内麻醉产生的交感神经阻滞作用可导致血管扩张,进一步降低静脉回流,加重低血压。产妇出现低血压应及时处理,可调整产妇体位,使子宫左倾 30°,及时扩容,必要时可给予产妇麻黄碱或去氧肾上腺素等升压药物。

2. **困难插管**

(1) 妊娠导致的体重增加、胸廓增大及咽喉水肿等体格特征会增加气管插管的难度,大多数麻醉相关性死亡是由于困难气道导致的低氧血症。

(2)产科困难气道处理流程:(图16-2~图16-4)。

3. 神经并发症 产妇发生神经系统并发症的风险高于一般患者,其引起神经系统并发症的主要因素主要包括长期接触浓度过高的局麻药、麻醉操作不当的机械性损伤、产妇自身解剖变异,注药压力过高可能造成麻醉后下胸段和腰段脊髓缺血坏死,或产妇可能已合并外周神经损害,麻醉可能加剧已有损害。

(十)护理要点

剖宫产手术麻醉护理人员要做好产妇及家属的心理护理,积极配合麻醉实施;熟练进行手术配合,保障手术顺利进行及产妇和新生儿的安全。

1. 术前准备

(1)择期手术术前访视

1)术前访视谈话需结合产妇及家属的文化背景、受教育程度和对分娩方式的选择意向。产科医师需充分告知产妇及家属术中及术后可能出现的不良结局,对 CDMR 更应解释清楚。

2)剖宫产手术的指征和必要性:向产妇及家属详细交代病情,解释经阴道分娩的危险性,采取剖宫产手术结束妊娠的必要性,获得产妇及家属的同意。

3)剖宫产手术前、术中和术后母儿可能出现的

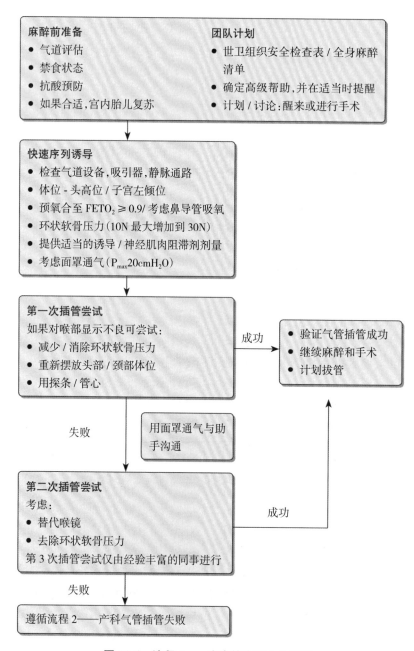

图 16-2 流程 1——安全的产科全身麻醉

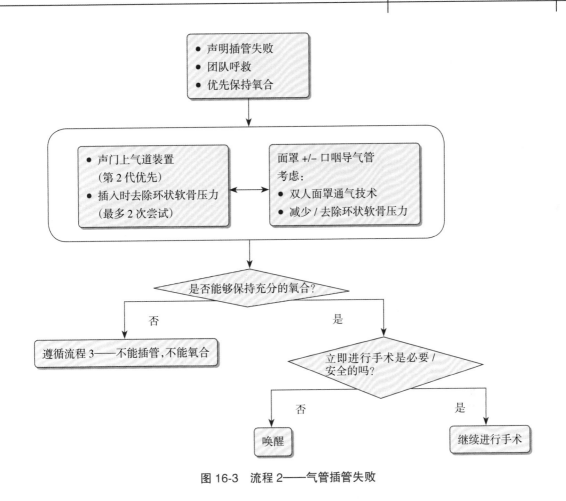

图 16-3　流程 2——气管插管失败

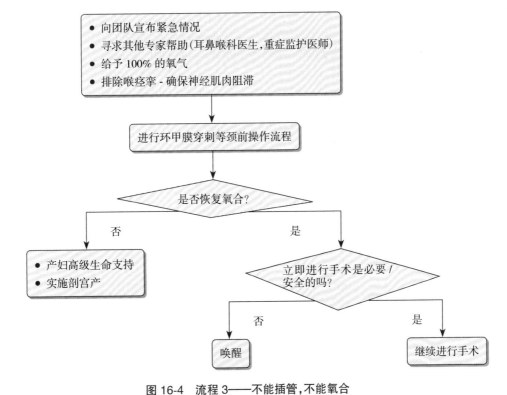

图 16-4　流程 3——不能插管, 不能氧合

并发症。

4）对产妇及家属进行心理护理,讲解手术及麻醉过程,取得配合。

（2）相关用物准备:手术相关物品准备:在产科危重症麻醉护理流程手术相关物品准备基础上,二次剖宫产添加电刀,胎儿臀位增加一块大纱布,留血标本时备 20ml 注射器 1 支,胎儿留脐带血时备脐带血袋。其余视手术情况添加。

2. 术中护理

（1）器械护士术中护理

1）器械护士熟练手术步骤,做到正确、主动、快速传递手术器械,缩短子宫切开至胎儿娩出间隔时间,使手术顺利进行。

2）污染器械与无菌器械分开放置,避免手术布单被羊水及血液污染,保持手术铺巾干燥,保障手术的无菌。

3）及时地与巡回护士进行物品清点。

（2）巡回护士术中护理

1）巡回护士手术全程密切关注产妇呼吸、脉搏、血压、心率等生命体征,观察并记录患者的液体出入量,对于清醒的产妇,要重视其主诉。

2）术中给药要核对药物及医嘱,方可给药。

3）由于术中牵扯或缩宫素的使用,产妇可能会感到不适或恶心呕吐,可以向患者简单讲解手术进度,并嘱其张口呼吸,缓解产妇的不适感,还可防止术后腹胀,若产妇恶心呕吐,则将产妇头偏向一侧呕吐,以免呕吐物误吸。

4）胎盘娩出后根据产妇实际情况及术前胎盘弃留意见处理胎盘,并填写手术室胎盘脐带血去向登记,若胎盘取走则需产妇或家属在胎盘取走记录上签字。

5）巡回护士还要按实际情况进行术中记录单和设备器械核查单的记录。

（董有静　李洋　吴慧颖）

参考文献

1. American Society of Anesthesiologists Committee, Practice Guidelines for Obstetric Anesthesia. Anesthesiology, 2016.

2. 姚尚龙. 产科麻醉快速指南. 中国继续医学教育, 2011, 3 (10): 131-138.

3. Plante L, Gaiser R. Practice bulletin No.177: Obstetric analgesia and anesthesia. Obstet Gynecol, 2017, 129 (4): e73-e89.

4. 邓小龙, 庄心良, 曾因明, 等. 现代麻醉学. 第 4 版. 北京: 人民卫生出版社, 2015: 1380-1382.

5. Ronald D Miller. 米勒麻醉学. 第 8 版. 邓小明, 曾因明, 黄宇光, 主译. 北京: 北京大学医学出版社, 2016: 2125-2129.

6. Groden J, Gonzalez-Fiol A, Aaronson J, et al. Catheter failure rates and time course with epidural versus combined spinal-epidural analgesia in labor. Int J Obstet Anesth, 2016, 26 (1): 4-7.

7. 赵怡, 陈向东, 姚尚龙, 等. 产科麻醉困难气道处理. 妇产与遗传(电子版), 2016, 6 (1): 1-6.

8. Balki M, Cooke M, Dunington S, et al. Unanticipated difficult airway in obstetric patients: development of a new algorithm for formative assessment in high-fidelity simulation, anesthesiology, 2012, 117 (1): 883-897.

9. Mushambi MC, Kinsella SM, Popat M, et al. Obstetric Anaesthetists' Association and Difficult Airway Society guidelines for the management of difficult and failed tracheal intubation in obstetrics. Anaesthesia, 2015, 70 (11): 1286-1306.

2

第二篇

胎儿医学

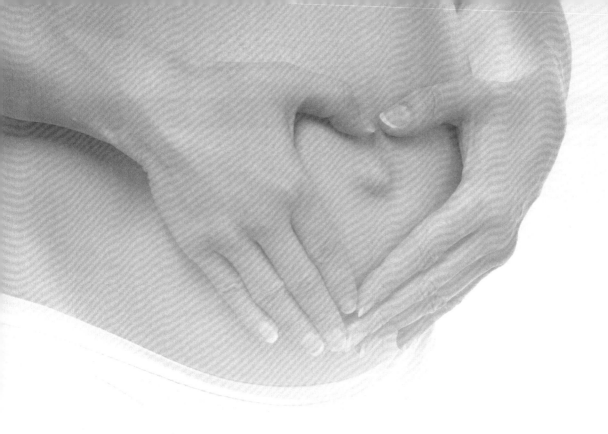

第十七章

遗传咨询

概述

　　随着分子生物学技术的迅猛发展和对人类遗传密码的不断解读,在临床工作中越来越多涉及遗传咨询的内容。母胎医学实践中会遇到很多胎儿异常的夫妇,她们希望通过遗传咨询发现胎儿异常的原因,更希望能得到对再次妊娠的指导性建议。但是,由于胎儿异常从临床表现到发病原因的复杂性,检查胎儿方法上的局限性,以及胎儿疾病表型的不完全性,这些都对胎儿异常遗传咨询工作提出更高的要求。从事胎儿异常遗传咨询的医师需要涉猎相关领域的知识。首先要具备扎实的遗传学基本功,能通过详细了解病史及家族史,来了解胎儿不同系统异常的可能致病原因,仔细区分是以遗传性因素致病还是环境因素致病为主,必要时描画系谱图判断遗传方式;还需要掌握各种胎儿异常的孕期管理、产后可能治疗方案、不同方案的可能预后等知识。同时还应了解患者及家属的宗教信仰、家庭经济条件、受教育程度,体谅他们的心理感受,帮助他们做出符合自己实际情况和意愿的最佳抉择。

　　本章就常见的产科门诊遗传咨询的几种情况进行逐一介绍。如上面所述,详尽的家族史、既往婚育史对于遗传咨询是最基本的,内容也大致一致,故将家族婚育史的问诊流程表陈列见下表:

既往史、家族史重点采集信息

□ 近亲结婚	□ 夫妇双方是否三代以内有共同的祖先					
□ 家族史	□ 妻子方面	□ 特殊种族	□ 丈夫方面	□ 特殊种族		
		□ 特殊家族		□ 特殊家族		
		□ 不孕史		□ 不育史		
		□ 出生缺陷史		□ 出生缺陷史		
		□ 迟发疾病史		□ 迟发疾病史		
		□ 智力障碍		□ 智力障碍		
		□ 类似表型特征		□ 类似表型特征		
		□ 其他有意义家族史		□ 其他有意义家族史		
		□ 患病者与丈夫关系		□ 患病者与妻子关系		
		□ 与他人婚育及子女情况		□ 与他人婚育及子女情况		
	□ 妻子诊断情况	□ 诊断医院	□ 丈夫诊断情况	□ 诊断医院		
		□ 诊断名称		□ 诊断名称		
		□ 遗传学诊断		□ 遗传学诊断		
		□ 影像学诊断		□ 影像学诊断		
□ 既往史	□ 孕产史*	□ 孕次__次	□ 分娩或引产异常儿情况	□ 患儿1	□ 分娩孕周	□ 是否健在
		□ 自然流产史：□ 早期流产史__次；□ 晚期流产史__次			□ 死亡原因	□ 诊断
		□ 早产史__次			□ 诊断方法	□ 诊断医院
		□ 引产史__次		□ 患儿2	□ 分娩孕周	□ 是否健在
		□ 既往分娩方式：□ 阴式分娩__次；□ 剖宫产__次			□ 死亡原因	□ 诊断
		□ 目前存活子女__个			□ 诊断方法	□ 诊断医院
		□ 有或无出生缺陷		□ 患儿3	□ 分娩孕周	□ 是否健在
		□ 有或无胎死宫内			□ 死亡原因	□ 诊断
	□ 其他内外科疾病、既往手术情况				□ 诊断方法	□ 诊断医院

第一节 胎儿结构异常

（一）流程化管理清单

1. 遗传咨询门诊诊疗流程

重点采集信息		
	□ LMP	
	□ EDC	
	□ 保胎情况	□ 流血
		□ 腹痛
		□ 保胎药
		□ 发生时间
	□ 患病情况	□ 发热
		□ 感冒
		□ 外伤
		□ 其他疾病
		□ 发生时间
现病史采集	□ 用药情况	□ 用药种类
		□ 用药时间
	□ 可疑致畸物接触情况	□ 放射线
		□ 装修
		□ 污染物
		□ 化学制剂
		□ 接触剂量及时间
		□ 宠物
		□ TORCH
	□ 感染性疾病	□ 梅毒
		□ 水痘
		□ 感染症状及治疗情况
	□ 妊娠合并症	□ 糖尿病
		□ 高血压
		□ 其他
		□ 发病时间及诊治经过
	□ 检查情况	□ 唐筛/无创
	□ 发现胎儿结构异常情况	□ 发现异常情况
		□ 发现异常医院
		□ 进一步诊治情况

详尽的既往史、家族史、婚育史采集（见本章的概述部分）

检查及咨询	
推荐检查	□ 指导到具备产前诊断资助医院会诊超声检查
	□ 指导相关母体血清生化检查（如母体糖尿病、高同型半胱氨酸血症、免疫性疾病等增加胎儿结构异常风险）
	□ 动态复查结构异常消涨情况（2~4周）
	□ 必要时推荐胎儿 MRI 检查
	□ 必要时推荐介入性产前诊断（染色体核型分析、CNV、基因突变等）
	□ 必要时推荐遗传代谢病检测（质谱分析）
	□ 有家族史者，搜集家族成员样本，进行连锁分析及致病突变检测
遗传咨询	□ 有家族史者画出系谱图、判断遗传方式；收集家族成员样本、检测致病基因、指导再发风险
	□ 无家族史、介入性产前诊断有阳性发现者，对父母进行相关遗传异常的检查，判断胎儿遗传异常属于新发突变还是从父母遗传来的，并指导再发风险
	□ 无家族史、介入性产前诊断无阳性发现者，协助判断是否环境因素致病，可能避免方式
	□ 多次不良妊娠史者，可疑叶酸代谢障碍，必要时夫妇双方行相关基因检测，并指导孕前补充叶酸 5mg 每天一次口服
	□ 针对胎儿生后的相关器官功能的可能影响、程度、随访频率、治疗时机、可能费用以及预后等相关信息给予指导

2. 遗传咨询门诊护理流程

护理流程	描述要点
□ 健康教育	□ 病区环境
	□ 胎儿结构异常相关知识宣教
	□ 化验检查注意事项
	□ 安全评估及告知
□ 心理护理	□ 心理状况评估及护理
□ 协助医师	□ 询问病史、家族史、孕产史
	□ 孕前毒物、药物接触史
	□ 体格检查
□ 观察胎儿安危	□ 产检
	□ 胎心监测
	□ 胎心监护

护理流程	描述要点
□ 协助检查	□ 唐筛 /NIPT
	□ 胎儿超声
	□ 胎儿磁共振
	□ 产前诊断
	□ 代谢病检测
	□ 遗传学检查
□ 门诊随访	□ 胎儿结构异常部位进展情况
	□ 终止妊娠时机

(二) 遗传咨询的过程及要点

遗传咨询一般需要通过获取病史、推荐检查、确定诊断、评估风险、给出意见这几个过程。围产领域的遗传咨询多发生于孕前或者产前筛查夫妇双方或者一方为携带者,或者孕期检查发现或者可疑胎儿异常的情况。

随着产前影像学检查水平的提高,胎儿结构异常的发现率有所增加。如何区分生理性变化和病理性改变,如何鉴别环境因素造成还是遗传因素导致,都给临床工作提出严峻考验。在遗传咨询中要仔细询问病史、推荐进一步检查。一般超出生理范围、持续存在或者进行性加重的结构异常以及合并多发异常者考虑与遗传相关,根据具体情况可以推荐进一步遗传学检查。遗传因素造成的胎儿异常,往往表现为综合征,即可能同时存在多系统的异常表现,影像学发现到一个系统异常时,需认真检查其他系统,避免遗漏微小异常,还要注意延迟显现的可能。

同时要注意产前遗传学检查需要设法获得胎儿标本才能进行,根据不同孕周,可选择绒毛活检、羊水穿刺、脐血穿刺等有创手段,取材方法本身具有一定流产或导致胎死宫内的风险。尤其是脐血穿刺,根据加拿大妇产科医师协会临床实践指南(No.326),胎儿存在单一或多种异常以及胎儿生长受限时进行脐血穿刺的胎儿丢失率为 1.3%~25%,而胎儿正常时,该风险仅仅为 1.3%。因此,在进行遗传咨询的时候,要向咨询者充分告知存在遗传学异常的可能、严重程度、进行下一步检查能检测出遗传学异常的检出率、有创产前检查的风险,给出非指令性建议,帮助咨询者综合评估风险,根据自身情况,慎重做出抉择。

先就遗传咨询过程各个阶段的注意事项进行逐一详述。

1. 详尽获取病史

(1) 家族史

1) 对于孕期检查发现胎儿异常前来就诊的患者要详细询问夫妇双方家族中是否有类似疾病患者。如果有类似疾病患者,需追问患者与咨询者的血缘关系、居住地距离、居住地附近无血缘关系居民是否有患类似疾病情况。这些有助于判断是否属于遗传性疾病或是由于居住地区某种微量元素缺乏或者存在特殊污染物致病。

2) 详细了解家族中其他有意义的家族史,包括:特殊种族、特殊家族、不育史、出生缺陷史、迟发疾病史、智力障碍史等。还要了解家族中患病成员的诊断情况,患病成员母亲的怀孕、分娩情况,是否存在孕期患病及有毒害物质接触史、是否有难产及新生儿窒息史。患病成员与就诊者的亲缘关系。

(2) 孕产史

1) 详细询问孕妇孕产史,包括是否已婚、是否有其他婚史。与先前丈夫生育子女是否健康。

2) 是否曾生育表型异常患儿。

3) 是否有自然流产及死胎病史。

4) 是否有难产史。

(3) 此次妊娠情况

1) 详细了解孕妇此次怀孕的经过,尤其是早孕期间是否有先兆流产保胎经过。是否有患病、发热情况,是否接触过放射线或者其他有毒有害物质。

2) 居住环境或者工作场所是否新近装修、是否存在污染嘈杂等情况。

3) 是否接触宠物。

4) 是否存在妊娠合并症(种类及控制情况)。

2. 推荐辅助检查、建立证实诊断

(1) 影像学检查

1) 超声检查是筛查胎儿异常的首要工具。很多患者的就诊原因是常规产前超声检查发现胎儿异常。产前超声检查多于胎龄 18~22 周时进行。但胎儿各系统,尤其是神经系统的发育随胎龄增加不断变化,因此针对不同系统器官,要结合胎龄选择最佳超声检查时机。

2) 胎儿磁共振检查是产前超声诊断的辅助和补充。《美国胎儿影像指南(2014)》建议胎儿 MRI 检查的适应证主要包括神经系统异常,对于非神经系统异常胎儿 MRI 应用相对有限,主要用于可能侵犯气管的颈部包块,胎儿面、颈部淋巴血管畸形、甲状腺肿、畸胎瘤及面裂;神经管缺陷、胎儿骶尾部畸胎瘤、脊柱畸形等胎儿脊柱相关疾病;先天性肺部发

育畸形、先天性膈疝、胸腔积液、纵隔包块及食管闭锁等胎儿胸部疾病以及胎儿腹、盆部及腹膜后疾病的诊断等。该指南推荐胎儿 MRI 检查时机为 20~22 周胎龄，但同样胎儿各系统 MRI 检查的时机和检查结果判断也必须结合胎龄进行。

（2）遗传学检查

1）严重的结构异常或者多器官结构异常要注意染色体异常，需要考虑绒毛、羊水或者脐血取材，培养后进行染色体核型分析。

2）染色体不平衡拷贝数变异（copy number variant，CNV）的检测：取材同常规核型分析，检测方法包括：染色体微阵列芯片、荧光原位杂交、实时荧光 PCR、多重连接依赖探针扩增和高通量测序等技术。"染色体微阵列分析技术在产前诊断中的应用协作组"发布的《染色体微阵列分析技术在产前诊断中的应用专家共识》推荐产前超声检查发现胎儿结构异常是进行染色体微阵列分析（chromosomal microarray analysis，CMA）检查的适应证，建议在胎儿染色体核型分析的基础上进行，如核型分析正常，则建议进一步行 CMA 检查。但是实际操作中，不同机构会选择适合本实验室检查方法，上面列举的技术都能用于检测 CNV。尤其是高通量测序技术（也称二代测序技术 next generation sequencing，NGS）随着测序深度的不断调整、技术的不断完善、成本的不断下调，越来越多地在临床被用于非整倍体检测、CNVs 和单基因病的检测。

3）已经明确先证者遗传学诊断的，可以直接取绒毛、羊水或者脐血，进行遗传学检测。

4）对患者（前一胎患儿或者此次妊娠可疑异常的胎儿）双亲同时进行遗传学检测，有助于判断遗传变异的来源；在已知基因型和表型相关性时，还可以提供疾病预后及严重性等重要信息。

（3）生化检测：可疑遗传代谢病的可以对血、尿或者羊水进行串联质谱分析。

3. 进行风险评估 许多病例中，进行遗传咨询的夫妇双方是希望获得未来再生育或个体患病的风险。需要通过系谱分析，判断遗传方式、个体与先证者的关系，进行风险评估。对于环境因素引起的先天畸形的风险评估，应该首先了解有关致突变或致畸物质接触时间，然后根据相应经验风险数据进行评估。

4. 给出详尽解释 这是遗传咨询的输出阶段。需要用咨询者能够理解的语言解释疾病诊断、疾病状况、遗传方式、发病及再发风险、预防或治疗的策略、对个体及家庭的可能影响。讨论可能的选择，帮助咨询者家庭根据自己的情况做出合适的选择。

5. 注意心理疏导 遗传性疾病多具有先天性和不可治疗性，现阶段很多疾病尚不能进行产前诊断。很多咨询者对疾病本身没有足够认识，在遗传咨询过程中要注意咨询者的情绪波动，帮助咨询者在理性思维下，做出合理选择。

（三）常见胎儿结构异常的遗传咨询要点

1. 侧脑室增宽 胎儿侧脑室增宽是产前超声检查中较常见的胎儿异常情况。根据侧脑室增宽程度不同，预后也不尽相同。Gaglioti P 的研究认为胎儿侧脑室宽度在 10~12mm 与 12.1~14.9mm 相比合并胎儿非整倍体风险增加以及产后神经系统发育异常风险降低。因此将胎儿侧脑室宽度在 10~12mm 定义为轻度脑室扩张；12~15mm 定义为中度脑室扩张；>15mm 定义为重度脑室扩张。轻度侧脑室增宽和中度侧脑室增宽同属于临界侧脑室增宽。Gaglioti P 的定义方法目前在临床比较被接受。

胎儿 MRI 检查中，若胎儿侧脑室宽度 >10mm，则诊断为脑室扩张；若胎儿侧脑室宽度为 10~15mm 则诊断为轻度脑室扩张；若侧脑室宽度 >15mm，邻近脑皮质厚度 >3mm，则诊断为中度脑室扩张；若侧脑室宽度 >15mm，邻近脑皮质厚度 <2mm，则诊断为重度脑室扩张。胎儿 MRI 检查在诊断胎儿脑室扩张中的优势在于不受孕妇肥胖、羊水过少以及骨伪影的影响，可识别产前超声检查无法发现的神经系统结构异常，还能鉴别脑出血。

（1）常见病因：侧脑室增宽多为脑结构发育异常的并发征象。导致或并发侧脑室增宽的可能异常有以下几个方面：

1）染色体异常：临界性双侧侧脑室增宽是胎儿染色体异常的超声软指标。合并其他异常的临界性侧脑室增宽病例中，染色体异常发生率约 7.9%；不合并其他异常的孤立性临界侧脑室增宽病例中，染色体异常发生率为 3%。

2）中枢神经系统畸形：如胼胝体发育不良或缺失、梗阻性脑积水、Dandy-Walker 畸形、Chiari Ⅱ 畸形等。

3）宫内感染：约 1.5% 的胎儿轻度侧脑室增宽与弓形虫及巨细胞病毒感染相关，而在确定巨细胞病毒感染的胎儿中，约 18% 的病例合并侧脑室轻度增宽。

4）其他畸形：侧脑室增宽还可以见于其他遗

传性疾病,如致死性骨发育不良、水致死综合征、骨硬化症等;胎儿同种免疫性血小板减少综合征的病例 10%~30% 会出现胎儿颅内出血,表现为侧脑室增宽。

(2) 孕期处理

1) 产前检查发现胎儿侧脑室增宽时,要注意是否合并其他系统包括颅内结构的异常;对于病变轻微、形态学改变不明显者建议 2~3 周后超声动态监测,并在 30~34 周再次详细神经系统检查,以观察侧脑室增宽程度以及是否合并其他颅内畸形。建议临界及以上侧脑室增宽者行磁共振检查,能增加 6%~10% 颅内异常的诊断率。

2) 临界性侧脑室增宽可以作为侵入性产前检查的指征。除常规核型分析,染色体微缺失微重复的检测能够提供更多遗传信息。产前超声检查多种合并畸形的发现,可能提示某种遗传综合征,可参考文献,进行致病基因及突变等相关遗传学检测。

3) 注意侧脑室增宽是否合并其他宫内感染的超声征象,如室管膜下小囊、室周钙化、腹水、肠管回声增强、肝脏钙化灶等。必要时需进行母血或者脐血等宫内感染项目的检测。

(3) 风险评估

1) 再发风险取决于侧脑室增宽的严重程度和病因。重度侧脑室增宽的平均再发风险为 6%;男性先证者的再发风险为 12%;女性先证者再发风险为 0。

2) 对于非遗传性因素导致的侧脑室增宽,如感染因素,针对病因相应治疗,可以起到预防作用。

(4) 遗传咨询要点

1) 要注意咨询者的心理感受,指导进行介入性产前检查,取材进行胎儿染色体核型分析、CMA、病原体抗体等相关检查,以帮助寻找病因,避免咨询者过度焦虑。

2) 针对病因、再发风险、后续治疗等方面提出指导性建议。

3) 指导围孕期补充叶酸。根据围受孕期增补叶酸预防神经管缺陷指南工作组的《围受孕期增补叶酸预防神经管缺陷指南(2017)》,对于有神经管缺陷生育史的妇女、夫妻一方患有神经管缺陷或既往有神经管缺陷生育史的妇女,建议从可能怀孕或孕前至少 1 个月开始,每天增补 4mg 叶酸,直至妊娠满 3 个月(鉴于国内没有 4mg 而有 5mg 叶酸剂型,亦可每天 5mg 叶酸)(ⅠA)。对于患先天性脑积水、先天性心脏病、唇腭裂、肢体缺陷、泌尿系缺陷,或有

上述缺陷家族史,或一、二级直系亲属中有神经管缺陷生育史的妇女,以及患糖尿病、肥胖或癫痫的妇女,正在服用增加胎儿神经管缺陷风险药物的妇女,以及患胃肠道吸收不良疾病的妇女,建议从可能怀孕或孕前至少 3 个月开始,每天增补 0.8~1mg 叶酸,直至妊娠满 3 个月(Ⅱ-2A)。无高危因素妇女建议孕前至少 3 个月开始,每天增补 0.4mg 或 0.8mg 叶酸,直至妊娠满 3 个月(Ⅱ-1A);对于有先天性脑积水家族史,或者一、二级直系亲属中有神经管缺陷生育史妇女,建议从可能怀孕或孕前至少 3 个月开始,每天增补 0.8~1mg 叶酸,直至妊娠满 3 个月(Ⅱ-2A)。还要注意个性化增补:对于居住北方,尤其是北方农村、饮食中新鲜蔬菜水果食用量小、血液叶酸水平低、MTHFR677 位点 TT 基因型、备孕时间短的妇女可酌情增加补充剂量或延长孕前增补时间;对于高同型半胱氨酸血症妇女,建议每天增补至少 5mg 叶酸,直至妊娠满 3 个月(Ⅱ-3A)。

4) 指导咨询者早孕期避免接触有毒害物质;遗传学病因清楚的,可指导其进行产前诊断以及孕期监测方法。

2. 脊柱裂 神经管缺陷占出生缺陷第二位,脊柱裂是神经管缺陷中最常见的一种,脊髓脊膜疝和脊膜疝也属于脊柱裂。按照临床病情严重程度,脊柱裂被分为开放性脊柱裂和隐性脊柱裂:开放性脊柱裂占 80%~85%,其中 8% 左右流产或在出生时或出生一天内死亡;存活病例 80% 合并残疾,通常有大小便失禁、脑积水和截瘫。10%~20% 病例有中重度智力低下。

(1) 常见病因

1) 遗传因素:脊柱裂可见于 13- 三体、18- 三体、三倍体等染色体病和 Meckal 综合征、Roberts 综合征等单基因病。

2) 环境因素:孕妇服用一些药物,如抗痉挛抗叶酸药物、维生素 A 等;物理因素,如孕妇高热、羊膜束带综合征等;母体代谢异常,如叶酸、锌、维生素 B_2 缺乏、糖尿病等。

(2) 孕期处理:产前超声对于确诊开放性脊柱裂并不困难,胎儿磁共振对于确诊更有意义。胎儿脊柱裂是介入性产前诊断的指征,应建议患者进行绒毛活检或者羊水穿刺,取材进行染色体核型分析或者染色体微缺失微重复的检测等。有助于除外遗传学病因,并指导再次妊娠。开放性脊柱裂属于严重致残畸形,可建议引产。如果渴求生育,可以在除外胎儿染色体异常的前提下,到有能力开展宫内手

术的医疗机构于 20~25 周进行宫内修补手术。术前需经专业团队对于手术风险、术后管理、预后等进行全面评估，并充分告知患者及家属，取得知情同意。

（3）风险评估：再发风险与多因素相关，其中包括：地域差异（我国北方神经管畸形发病率高于南方，约为 0.1%~0.2%）；与先证者关系的密切程度（与先证者关系越密切，再发风险越高）；同一家庭里的患者数量（患者数量越多，再发风险越高）。但是与一般的多因素疾病不同，脊柱裂的再发风险与疾病的严重程度无关（表 17-1）。

表 17-1 神经管缺陷再发风险

NTD 患者或咨询者其他健康状况	再发风险率
父或母	3%~4.5%
表、堂兄弟姐妹	0.3%
一个儿女	2%~3%
两个儿女	6.4%
一个父或母，加上一个儿女	>10%
一个儿女，加上一个一级表、堂兄弟姐妹	9%

（4）遗传咨询要点

1）开放性脊柱裂属于严重致残疾病，根据我国国情应建议终止妊娠放弃畸形胎儿，注意避免咨询者与引产畸形死胎见面。建议对引产胎儿进行包括染色体核型分析、CMA 以及尸体活检等全面检查，以便提供更多信息，帮助寻找病因。

2）给予积极的支持性咨询，提供再发风险率，注意对咨询者负罪感、内疚、焦虑心理的疏导。

3）给予孕期筛查、出生后治疗、预后相关知识的教育。

4）指导围孕期补充叶酸，预防脊柱裂发生。美国妇产科医师协会实践简报（No.187）介绍孕期增补叶酸能预防 16%~58% 的神经管缺陷发生，建议 NTD 高风险妇女要增补高于每天 400mg 的叶酸。我国"围受孕期增补叶酸预防神经管缺陷指南工作组"也针对不同人群围受孕期增补叶酸给出了具体的建议（详见本章第一节"（三）常见胎儿结构异常的遗传咨询要点 1. 侧脑室增宽"相应部分）。

5）神经板融合发生于受精后 3~4 周，这个时期有些妇女甚至没有意识到自己已经怀孕。因此指导咨询者再次妊娠早孕期避免接触可能致畸因素。

6）对于遗传学病因清楚的，可指导其再次妊娠进行产前诊断以及孕期监测方法。

3. 唇腭裂 唇腭裂是最常见的先天性面部畸形，是鼻额隆突和颚骨融合失败所致。可分为完全性或不完全性，单侧性或双侧性，对称性或不对称性。唇腭裂的新生儿发生率与种族有关。白人新生儿发病率约 1:1000，我国新生儿发病率约 1.82:1000。

（1）常见病因

1）遗传因素：尽管有 300 余种综合征性疾病合并唇腭裂，但是 70% 以上的病例发生在非综合征性疾病。多数唇腭裂患者呈散发性，属于多基因疾病。有些单基因疾病也合并唇腭裂，如 van Der Woude 综合征。

2）环境因素：孕妇酗酒、服用抗癫痫药物或叶酸拮抗剂等；孕妇合并糖尿病或者 MTHRF 基因突变；还有羊膜束带等。

（2）孕期处理：产前超声检查能发现大多数唇裂，单纯腭裂的产前超声常常漏诊。要指导发现胎儿唇腭裂的孕妇进行介入性产前诊断，取材进行胎儿染色体核型分析和 CMA 等检测，以除外染色体异常引起的唇腭裂。

（3）风险评估：单基因病相关的唇腭裂，再发风险按照单基因病的遗传类型计算风险。多基因疾病相关的唇腭裂，再发风险与唇腭裂的严重程度、家族中患者数目、家族成员关系密切程度以及患者的性别相关（表 17-2）。

表 17-2 兄弟姐妹先证患者唇 / 腭裂的再发风险

畸形状况	再发风险率
双侧性唇裂 + 腭裂	5.7%~8%
单侧性唇裂 + 腭裂	3.3%~4.2%
只有单侧性唇裂	1.6%~2.5%
只有软腭裂	3.8%
只有硬腭裂	5.4%

（4）遗传咨询要点

1）面对唇腭裂患儿，家长常常会紧张并有罪恶感、羞愧感。要注意适当对咨询者进行心理疏导，避免她们过度焦虑。对怀疑综合征的患儿进行致病基因检测。

2）胎儿唇部在胚胎 45 天左右融合，孕妇在这段时间用药要特别慎重。注意孕妇糖尿病的早期诊断并控制到理想血糖。

3）为咨询者提供发病原因、预防措施、喂养注意事项、治疗时机等相关信息。

4）指导围孕期补充叶酸（详见本章第一节"（三）常见胎儿结构异常的遗传咨询要点 1. 侧脑室增宽"

相应部分）。

5）指导咨询者孕前全面体检，积极治疗合并症至稳定状态；遗传学病因清楚的指导患者进行产前诊断并在孕期18~22周行三级超声检查。

4. 先天性心脏病　先天性心脏病（congenital heart disease，CHD）占出生缺陷的首位，发病率为新生活产儿的6‰~10‰，若加上死胎、死产，发病率可达10‰~20‰。CHD严重危害儿童健康。环境和遗传因素共同参与CHD的发生，家系研究证实CHD具有很高的遗传度。

（1）常见病因

1）染色体异常：21-三体患儿约40%~50%合并CHD，95%的18-三体和90%的13-三体患儿合并CHD，30%~50%的Turner综合征患儿有CHD，5号染色体短臂缺失的5P综合征患儿50%合并CHD。22q11区域微缺失综合征（也称DiGeorge syndrome）患儿80%合并各种CHD，22q11区域更是CHD最常见的染色体拷贝数变异，占法洛四联症的15%。还有4P综合征、3P综合征、18P综合征等染色体结构异常的染色体病也常合并CHD。

2）单基因异常：约120种单基因病合并CHD，这些单基因病常表现为综合征，而不是单独存在的心脏畸形。常染色体显性遗传的Marfan综合征、Noonan综合征、Holt-Oram综合征等，常染色体隐性遗传的Ellis-Van综合征、Alagille综合征等多合并CHD。

3）多基因遗传缺陷：研究发现很多基因与遗传和散发的CHD相关。GATA4、TBX5等心脏早期发育重要的转录因子的突变与CHD相关；另有研究发现各种CHD表型相关的基因。

4）宫内感染：先天性风疹综合征患儿可以表现为动脉导管未闭、肺动脉瓣狭窄等CHD。另外麻疹、流行性感冒、流行性腮腺炎、微小病毒、柯萨奇病毒、巨细胞病毒等感染也可能发生CHD。

5）母体代谢性疾病：母体胰岛素依赖性糖尿病、苯丙酮尿症、结缔组织病等代谢性疾病孕期发生胎儿CHD风险增加。

6）致畸物暴露史：孕期酗酒、吸烟，以及抗惊厥剂丙戊酸、异维A酸、锂、乙内酰脲等物质接触史者，胎儿发生CHD风险增加。

（2）孕期处理

1）中华医学会儿科学分会心血管学组、中国医师协会儿科医师分会先天性心脏病专家委员会《中华儿科杂志》编辑委员会联合发布的《胎儿先天性心脏病诊断及围产期管理专家共识》推荐对每个胎儿在孕中期常规行系统产前超声Ⅲ级检查进行包括心脏畸形的筛查。对于疑似CHD者，要根据胎儿生长发育的特点进行定期随访，以更好地判断畸形的严重程度、宫内进展以及是否伴发胎儿心力衰竭等。

2）还要注意先天性心脏病可能是综合征的一个表现，发现先天性心脏病后还要警惕合并其他部位的外观畸形；即使是外观"正常"，还可能存在产前难以检出的出生缺陷，如先天性脑血管畸形、其他内脏不明显畸形、智力障碍、代谢异常、免疫缺陷等。建议胎儿先天性心脏病，尤其是复杂性先天性心脏病或者可疑合并综合征的孕妇进行介入性产前检查，取材进行胎儿染色体核型分析、CMA或者基因检测、遗传代谢病检测、病原体及其抗体检测等。

（3）风险评估：单基因病相关的先天性心脏病再发风险按照单基因病的遗传类型计算风险。多基因疾病相关的先天性心脏病再发风险显示出多基因遗传的累积效应：越常见的先天性心脏病，在患者一级亲属中的再发风险越高、家族中患者数目越多、家族成员关系越密切，以后所生子女的再发风险也越高。染色体异常相关先天性心脏病再发风险取决于染色体异常的类型和来源。宫内感染、环境因素以及母体代谢性疾病等相关的先天性心脏病在去除致病因素后，再发风险与普通人群接近。

（4）遗传咨询要点

1）随着医学的不断进步，许多先天性心脏病可以通过手术矫治，且成功率不断提高。对先天性心脏病患儿家长提供准确有效的治疗信息，有助于减轻他们的焦虑心理和负罪感。

2）早孕8~12周是心脏形成的主要时期，在这一时期孕妇去公共场所，防止呼吸道病毒感染。同样要戒烟戒酒、避免接触有毒有害物质、用药要特别慎重。合并糖尿病妇女备孕期间要调整用药至血糖正常范围，孕期也要严格检测、控制血糖。孕期服用甾体类抗炎药可能导致胎儿动脉导管狭窄或早闭。

3）为咨询者提供发病原因、预防措施、喂养注意事项、治疗时机等相关信息。

A.《胎儿先天性心脏病诊断及管理专家共识》还指出超声检查是筛查胎儿先天性心脏病的首选方法，能对绝大部分心脏畸形作出正确判断。一般在孕16周左右即可进行胎儿先天性心脏病检查，但胎儿心脏超声检查的最佳时间是孕18~22周。因此要指导早期胎儿心脏筛查。

B. 帮助查找先天性心脏病患儿的病因，尤其是遗传学病因，可以使对再次妊娠的指导更具有针对性。CHD 不属于遗传性疾病,但是遗传因素参与了 CHD 的发生,部分 CHD 是染色体异常、基因异常或遗传综合征的一部分。应对所有诊断胎儿 CHD 的孕妇进行可行的遗传学检测、咨询及建议。

C. 由于 CHD 种类繁多,严重程度跨度大,往往合并遗传综合征,需要由小儿心脏内外科、遗传咨询、产科、新生儿科等专业学科多学科协作,才能给予孕妇及家庭从孕期到分娩、生后的治疗及预后等各方面全面科学的咨询。

4) 指导围孕期补充叶酸(详见本章第一节"(三)常见胎儿结构异常的遗传咨询要点 1. 侧脑室增宽"相应部分)。

5) 指导咨询者孕前全面体检,积极治疗合并症至稳定状态;遗传学病因清楚的指导再次妊娠合适孕周进行产前诊断和超声检查。

(四) 护理要点

据 2006 年美国发布的"全球出生缺陷报告"中估计,全球每年新增出生缺陷人数超过 790 万,随着我国二胎政策的放开,高龄产妇也随之增多,以及人类生活环境的变化,导致胎儿异常的发生率逐渐增加,胎儿结构异常的孕妇及家属多对胎儿结构异常相关知识不甚了解,难以接受现实,伴有不同程度的心理问题。因此,针对胎儿结构异常的孕妇,护士应掌握健康教育、心理护理等相关要点,降低流产率和相关并发症的发生,促进母儿健康。

1. 健康教育

(1) 护士应向孕妇及家属讲解不同胎儿结构异常的胎儿基本情况,告知孕妇及家属部分胎儿结构异常胎儿可进行产时手术,有存活的希望,不要过分悲观失望。

(2) 如果不是由于胚胎染色体原因导致的胎儿结构异常,指导门诊随诊胎儿结构异常部位变化,相应科室咨询结构异常的预后情况,注意胎动变化,必要时提前终止妊娠。

(3) 部分胎儿结构异常是胚胎染色体异常引起的,需要进行终止妊娠,不要勉强保胎,减少出生缺陷儿的发生,并告知孕妇及其丈夫进行相关遗传咨询。

2. 心理护理

(1) 使用孕妇焦虑抑郁自评量表评估孕妇的心理状态,心理功能障碍严重程度随患者而不同。

(2) 向患者提供心理学支持,专业性健康教育和人性化的关怀可以增进护患之间的信任。尤其特殊关注有家族史、高龄产妇及家属。

(3) 妊娠中晚期引产或即将迎来一个尚不健全的宝宝对夫妇二人及其家庭的影响比早孕流产的冲击还要大。除了悲伤、愧疚之外,还将要承担很高的胎儿产时及产后手术费用,及宝宝出生后成长过程中面临的身体、心理的重大创伤。劝慰患者及家属,帮助其接受现实,以相同情况顺利分娩,胎儿预后良好的事例鼓励孕妇及家属,使其顺利度过悲伤期。

(王珺 杨洪艳)

参考文献

1. 陆国辉,徐湘民.临床遗传咨询.北京:北京大学医学出版社,2007.
2. Wilson RD,Gagnon A,Audibert F,et al. Prenatal diagnosis procedures and techniques to obtain a diagnostic fetal specimen or tissue: maternal and fetal risks and benefits. J Obstet Gynaecol Can,2015,37(7):656-668.
3. James DK,Steer PJ,Weiner CP,et al. 高危妊娠.段涛,杨慧霞,主译.北京:人民卫生出版社,2009.
4. Kenneth LJ,Marilyn CJ,Miguel DC. Smith's Recognizable Patterns of Human Malformation. 7th ed. USA: Elsevier saunders,2013.
5. 张恒,宁钢.《美国胎儿影像指南(2014)》胎儿 MRI 检查部分解读.中华妇幼临床医学杂志(电子版),2017,13(3):276-280.
6. 染色体微阵列分析技术在产前诊断中的应用协作组.染色体微阵列分析技术在产前诊断中的应用专家共识.中华妇产科杂志,2017,49(8):570-573.
7. Gaglioti P,Oberto M,Todros T. The significance of fetal ventriculomegaly: etiology,short- and long-term outcomes. Prenat Diagn,2009,29(4):381-388.
8. Levine D. Atlas of fetal MRI.Boca Raton: Taylor &Francis Group,2005:25.
9. 谢红宁.胎儿临界性侧脑室增宽的临床意义.中国产前诊断杂志(电子版),2015,7(2):14-16.
10. 围受孕期增补叶酸预防神经管缺陷指南工作组.围受孕期增补叶酸预防神经管缺陷指南(2017).中国生育健康杂志,2017,28(5):401-410.
11. Committee on Practice Bulletins-Obstetrics. Practice Bulletin No. 187: Neural Tube Defects. Obstet Gynecol,2017,130(6):e279-e290.
12. Society for Maternal-Fetal Medicine (SMFM). The use of chromosomal microarray for prenatal diagnosis. Am J Obstet Gynecol,2016,215(4):B2-B9.
13. 中华医学会小儿外科学会分会心胸外科学组.新生儿危重先天性心脏病术前评估中国专家共识(草案).中华小儿外科杂志,2017,38(3):164-169.
14. 中华医学会儿科学分会心血管学组,中国医师协会儿科医师分会先天性心脏病专家委员会,《中华儿科杂志》编辑委员会.胎儿先天性心脏病诊断及围产期管理专家共识.中华儿科杂志,2015,53(10):728-733.

第二节　胎死宫内

（一）流程化管理清单

1. 遗传咨询门诊诊疗流程

重点采集信息		
现病史采集	□ 末次月经	
	□ 预产期	
	□ 保胎情况	□ 流血
		□ 腹痛
		□ 保胎药
		□ 发生时间
	□ 患病情况	□ 发热
		□ 感冒
		□ 外伤
		□ 其他疾病
		□ 发生时间
	□ 用药情况	□ 用药种类
		□ 用药时间
	□ 可疑致畸物接触情况	□ 放射线
		□ 装修
		□ 污染物
		□ 化学制剂
		□ 接触剂量及时间
	□ 感染性疾病	□ 宠物
		□ TORCH
		□ 梅毒
		□ 水痘
		□ 感染症状及治疗情况
	□ 妊娠合并症	□ 糖尿病
		□ 高血压
		□ 其他
		□ 发病时间及诊治经过
	□ 检查情况	□ 唐筛/无创
	□ 自感胎动消失	
	□ 自感乳房不涨	
	□ 之前诊治情况	□ 就诊医院
		□ 主要阳性结果
		□ 处置情况

检查及咨询		
推荐检查	□ 指导到三级医院会诊超声检查（确定胎儿死亡；观察是否合并胎儿畸形、水肿；胎盘、脐带、羊水异常等线索）	
	□ 母体进行的检查	□ 母体严重并发症的血清生化检查（如妊娠期高血压疾病、妊娠期糖尿病等）
		□ 母体严重合并症的血清生化检查（如感染、出血等继发多器官功能衰竭、甲亢等）
		□ 母体凝血功能、血浆纤维蛋白原的检测（监测 DIC 的发生）
		□ 间接 Coomb 试验
		□ 外周血涂片寻找胎儿血红细胞（Kleihauner-Betke 检查）
		□ 母体细菌学检查（血培养、中段尿培养、阴道及宫颈拭子培养）
		□ 母体血清病原筛查（病毒、梅毒等）
		□ 免疫相关检查（抗心磷脂抗体、抗核抗体、狼疮抗凝物、β2- 糖蛋白等）
		□ 血栓形成倾向检查（同型半胱氨酸、抗凝血活酶、蛋白 S、蛋白 C 等）
		□ 母体尿可卡因代谢检测（除外母体吸毒）
		□ 夫妇双方染色体核型分析
		□ 羊水培养检测巨细胞病毒、厌氧菌和需氧菌
		□ 羊水遗传代谢病检测（质谱分析）
	□ 胎儿进行的检查	□ 胎儿染色体核型分析或 CNVs 检测或单基因病检测
		□ 胎儿产物 PCR 方法进行病毒检测
		□ 胎儿尸体检查（外观检查、尸体活检、组织学检查、胎盘脐带检查）
		□ 胎儿尸体全身 X 线照片
	遗传咨询	□ 有家族史者描画系谱图、判断遗传方式；搜集家族成员样本、检测致病基因、指导再发风险
		□ 无家族史，介入性产前诊断有阳性发现者，对父母进行相关遗传异常的检查，判断胎儿遗传异常属于新发突变还是从父母继承来的，并指导再发风险
		□ 无家族史，介入性产前诊断无阳性发现者，结合上述检查判断属于母体、胎儿、胎盘及脐带因素的哪一方面，对于母体因素致病，指导孕前系统治疗，在相关科室综合管理下受孕
		□ 多次不良妊娠史者，可疑叶酸代谢障碍，必要时夫妇双方行相关基因检测，并指导孕前补充叶酸 5mg 每天一次口服

2. 胎死宫内遗传咨询门诊护理流程

护理流程	描述要点
□ 健康教育	□ 同胎儿结构异常
□ 心理护理	□ 同胎儿结构异常
□ 协助医师	□ 询问病史、家族史、孕产史
	□ 唐筛 /NIPT
	□ 体格检查
□ 观察阴道流血和其他症状	□ 观察阴道流血及排出组织物
	□ 观察宫颈口开放情况
	□ 观察腹痛及其他症状
□ 采血	□ 见医嘱
□ 协助检查	□ 超声检查
	□ 产前诊断
	□ 代谢病检测
	□ 遗传学检查
	□ 母体并发症、合并症
□ 入院准备	□ 备血
	□ 备皮
	□ 留置尿管
	□ 根据病情开启急救绿色通道

(二) 胎死宫内的遗传咨询过程

1. 详尽获取病史

(1) 家族史

1) 胎死宫内多呈散发出现,但是,如果患者家族中还有其他成员曾出现胎死宫内,则要追问家族的患病史。因为胎死宫内通常只是一个表象,多继发于严重母体疾病,如果胎死宫内在家族中聚集出现,需要详细调查家族居住地附近是否存在辐射、重金属或有机污染物污染、微量元素缺乏以及饮食生活的特殊习惯。在排除相同居住地、相似生活习惯人群发生胎死宫内情况的时候,就要高度怀疑家族有严重遗传性疾病,需要进行相关检查。

2) 如果家族成员有胎死宫内、反复流产、畸形等现象聚集,则要注意异常染色体或致病基因携带。

(2) 孕产史

1) 如果患者既往曾有过胎死宫内,此次妊娠再次出现,则高度怀疑胎死宫内为母体因素导致。遗传性易栓症、糖尿病酮症、妊娠期高血压疾病、结缔组织病、甲状腺功能亢进、母体严重感染发热、休克、外伤等是造成胎死宫内的常见母体因素。

2) 胎儿免疫性溶血是造成反复胎死宫内的胎儿因素。

(3) 此次妊娠情况

1) 追问孕妇此次怀孕的经过,早孕期间是否因先兆流产保胎,是否有患病、发热情况,是否接触过放射线或者其他有毒有害物质,是否接受过染色体非整倍体筛查。

2) 孕前以及孕期患病及治疗情况。同上一条"孕产史"中提及的造成胎死宫内的常见母体因素。

3) 孕期常规产检及引产后的异常发现情况,涉及造成胎死宫内的胎儿因素、脐带因素和胎盘因素。是否胎儿畸形或结构异常、是否胎儿生长受限或者胎儿血流异常、是否胎儿非整倍体异常筛查阳性、是否进行死胎尸检及尸检结果;有无脐带过度螺旋、脐带打结、脐带缠绕、脐带脱垂或者脐带血栓;是否胎盘老化或胎盘梗死、前置胎盘或前置血管、羊水过多或羊水过少。有无胎母输血表现等。

4) 对于双胎妊娠一胎或者双胎胎死宫内者,需要辨别双胎的绒毛膜性以及羊膜性,根据孕期监测结果判断是否双胎之一畸形、双胎输血、双胎宫内生长不一致、双胎脐带绞索等。

2. 推荐辅助检查、建立证实诊断

(1) 影像学检查

1) 超声检查除了对胎死宫内进行确诊,更主要是能对造成胎死宫内的胎儿、脐带和胎盘因素进行鉴别。在孕期要个体化安排产检,对于有高危因素孕妇应该增加产检频次。

2) 胎儿磁共振检查可以帮助确诊某些严重胎儿畸形,或者发现胎死宫内的原因(比如胎儿脑出血)。

3) 如果发现死胎合并胎儿畸形,建议做胎儿全身 X 线照相检查,能发现胎儿骨骼系统的畸形。

(2) 实验室检查:常规实验室化验检查主要用于排查母体因素和胎儿免疫性溶血造成的胎死宫内。这些检查需要在发现胎死宫内时进行。

1) 妊娠期高血压疾病:进行尿蛋白测定、血小板计数、纤维蛋白测定、肝肾功能检查等。

2) 糖尿病酮症:进行尿酮体测定、血气分析、空腹血糖测定、肝肾功能及血清离子检查等。

3) 控制不佳的甲状腺功能亢进:进行甲状腺功能测定、血气分析、肝肾功能及血清离子检查等。

4) 遗传性易栓症:进行凝血五项、血栓弹力图、抗凝血酶活性、蛋白 S 和蛋白 C 以及其他凝血因子等血栓形成倾向检查。

5) 自身免疫性疾病:

① 进行抗心磷脂抗体、狼疮抗凝物、β₂糖蛋白、抗核抗体测定等检查。

② 抗核抗体系列中的 SSA 和 SSB 抗体阳性与胎儿水肿及房室结钙化传导阻滞有关。

6) 母体严重感染:进行血常规、CRP、降钙素原等测定。

7) 其他母体严重内外科疾患:母体急性重症胰腺炎、重症肝炎、呼衰、心衰等都可能造成胎死宫内,需根据相应临床表现进行化验检查,寻找原发病因。

8) 胎儿免疫性溶血:直接 Coomb 试验。

9) 胎母输血综合征:外周血涂片检查寻找胎儿血红细胞(Kleihauer-Betke 检查)。

10) 宫内感染:

A. 胎儿产物 PCR 方法进行病毒检测。

B. 羊水培养检测巨细胞病毒、厌氧菌、需氧菌等。

11) 母体 DIC 的监测:晚期胎死宫内 4 周内母体 DIC 的风险为 10%,而 4 周后,这个风险增加到 30%。对于近期不能终止妊娠患者要每周两次监测 DIC 等凝血指标。

(3) 遗传学检查

1) 夫妇双方应该做染色体核型分析除外平衡易位携带者或嵌合体。

2) 产前没有做胎儿染色体检查的,应该做染色体核型分析,研究显示 6% 的死胎存在染色体异常。除羊水和脐血培养,有条件的医院也可以进行皮肤、软骨和胎盘样本的培养进行核型分析。但是皮肤样本培养的失败率是其他样本的 2 倍,胎盘样本培养有受母体污染以及胎盘嵌合体影响的可能。

3) CNV 的检测:染色体微阵列分析技术在产前诊断中的应用协作组发布的《染色体微阵列分析技术在产前诊断中的应用专家共识》推荐对于胎死宫内或死产、需行遗传学分析者,建议对胎儿组织行 CMA 检测。NGS 等技术也可用于 CNV 的检测。这些技术的优点在于不需要细胞培养,能够高效、快速、可靠地检查常见核型异常,但是不能发现染色体平衡易位以及标记染色体,另外三倍体也无法鉴别。

4) 可疑遗传性易栓症患者可以做相关致病基因检测。

5) 其他可疑单基因疾病检测。

(4) 引产后检查

1)《2010 英国皇家妇产科医师学院晚期胎死宫内和死产指南》建议对死胎进行全面检查,包括

外生殖器检查判断性别,大体外观检查测量身长体重、观察外表畸形。有条件的单位应该由有经验的病理或者法医进行尸体活检可能为发现胎儿畸形和死亡原因提供更多信息。皮肤活检应在大腿内侧取材,长度在 1cm 左右,深度应包含皮肤下肌肉组织。

2) 胎盘胎膜的组织切片检查有助于发现胎盘梗死、宫内感染等异常情况。胎盘活检应在胎儿面、脐带根部附近,取材直径 1cm 左右,避免母体组织污染。

3) 对死胎进行全身 X 线检查,能发现尸体活检很难发现的骨骼畸形。

4) 有研究推荐对不同意尸检的病例进行死胎超声或磁共振检查,来帮助发现胎儿的异常,但在临床上的操作性和可信性还很难评估。

3. 进行风险评估

(1) 对于遗传性血栓形成倾向的人群,妊娠期的血液高凝状态不论对孕妇还是胎儿都可能造成生命威胁。对一级亲缘关系中有明显静脉血栓栓塞家族史的妇女,或者本身存在静脉血栓高危因素的女性,孕期要严密监护,推荐使用弹力袜,必要时给予抗凝治疗。

(2) 妊娠合并自身免疫性疾病若发生胎死宫内需要重新评估孕前自身免疫性疾病的控制状态,妊娠时机是否成熟。以自身抗体为特点的自身免疫性疾病,如系统性红斑狼疮,在妊娠期有加重风险。SLE 活动期妇女为妊娠禁忌。建议在病情完全缓解后再妊娠,孕前评估应包括相关抗体滴度测定、贫血、血小板减少、潜在肾脏功能的评估。孕前需停用细胞毒性药物和非甾体抗炎药物。孕早期要 1~2 周一次产前检查,对胎儿的监护也要提早至 24~25 周开始。根据病情,调整孕期及产后糖皮质激素、羟氯喹、阿司匹林以及低分子肝素的用量。

(3) 同样其他母体因素造成的胎死宫内,下次妊娠前需要规范治疗,多学科联合协助诊治、共同管理,综合评估是否具备妊娠时间。孕期严密监测,系统管理,再次发生胎死宫内的风险将明显降低,接近普通人群。

(4) 染色体非整倍体异常造成的胎死宫内,再发风险升高,具体升高程度取决于夫妇核型状态。以唐氏综合征为例,在普通人群,孕妇分娩年龄 35 周岁时,胎儿为唐氏综合征的风险是 1/350;40 岁时,风险为 1/100;45 岁时,风险为 1/25。如果夫妇双方核型正常者,再次妊娠发生染色体三体综合征的风险是同龄女性的 2~8 倍。这可能因为夫妇存在染色

体不分离易感性相关的遗传或者非遗传因素。

如果夫妇一方为罗伯逊平衡易位携带者,子代唐氏综合征再发风险取决于平衡易位的类型,21/21易位携带者,再发风险为100%,应该向患者解释,避免生育。

(5) 胎儿免疫性溶血是导致胎死宫内的主要原因之一。被 Rh 抗原致敏而未诊断、未治疗,之后首次妊娠发生胎儿水肿乃至胎死宫内的风险为10%。如果在有经验的医院,定期监测母体血清抗 D 抗体浓度、观察胎儿是否出现水肿、大脑中动脉血流测定评估胎儿贫血程度,对于严重溶血性贫血胎儿进行宫内输血,可以降低胎儿及新生儿发生溶血性贫血和相关并发症的风险。

(6) 脐带因素造成的胎死宫内具有偶然性,不增加再发风险。但常常存在过度诊断,需要详细排查其他可能因素,再下结论。

(7) 胎盘因素造成的胎死宫内,除了外伤外,常存在原发疾病,对于原发疾病的积极治疗能降低再发风险。

4. 给出详尽解释

(1) 在对患者前次胎死宫内的原因全面评估、准确判断后,有针对性给出患者解释和建议。要注重死胎和胎盘的活检,一项包含1477个死产病例的研究显示单独活检能发现45.9%的死胎原因,再结合其他检查,能给40.1%的病例提供再发风险信息,给51%的病例提供下次妊娠管理建议。

(2) 对于夫妇双方染色体结构异常或嵌合体者,指导其可选择辅助生殖技术进行植入前诊断以及下次妊娠中期产前诊断。

(3) 对于母体因素者协助患者系统治疗原发疾病,在专科医师和产科医师共同评估、管理下备孕、受孕。有吸烟吸毒不良嗜好者积极戒除不良嗜好。体重指数超过25的肥胖妇女建议控制体重或者减重后怀孕。把握再次妊娠合理时机、严密孕期监测、早期发现孕期异常并积极治疗,争取好的妊娠结局。

(4) 个体化指导围孕期叶酸补充(详见本章第一节"(三)常见胎儿结构异常的遗传咨询要点1. 侧脑室增宽"相应部分)。

5. 注意心理疏导
在遗传咨询时要注意响应患者的情感。胎死宫内可能对患者及家属打击很大,她们可能存在悲伤、焦虑、沮丧、负罪感等情绪表现。在对患者解释发病原因、避免措施时要给予适当的安慰和鼓励,帮助患者走出低谷、找回信心。

(三) 护理要点

随着社会的进步,人们保健意识的逐渐提高,孕期发生胎死宫内的几率有所下降,但仍有发生,引产不仅对孕妇的身体造成伤害,还对孕妇的心理造成极大的创伤,严重危及其心理健康,与正常孕妇相比,其承受着很大的心理压力,面对父母和爱人有很强的愧疚感和失落感。因此,了解死胎孕妇的心理状况,给予合理的心理疏导,是当前医疗工作人员和家庭成员的重要职责,而且造成死胎的原因,帮助家庭以后顺利生产健康宝宝,术后的遗传咨询尤为重要,护士应该掌握健康教育、心理护理、专科指导、用药护理等护理相关要点,降低相关并发症的发生。

1. 健康教育

(1) 指导孕妇加强孕期保健,告知孕妇孕期保健是预防胎死宫内的关键,在早孕期建卡,遵医嘱产检,在产检时学会如何计数胎动。

(2) 向孕妇及家属讲解胎死宫内的原因有很多,劝慰孕妇不必过分自责,指导其进行遗传咨询,查找胎死宫内原因,为下次怀孕作准备。

2. 心理护理

(1) 做好引产前的相关知识宣教,讲解分娩过程中的配合方法,消除其紧张情绪。

(2) 护士应该主动热情地接待产妇,关心安慰、鼓励诉说、给予心理上支持。

(3) 产后尽量住单间病房,避免正常分娩的母婴对胎死宫内产妇的刺激。

(4) 关心产妇,及时了解其心理活动,加强护理防范措施。

3. 专科护理

(1) 严密观察宫缩,正确处理产程,减少并发症。

1) 选用留置针开放静脉通路,为抢救输液输血作好准备。

2) 严密观察宫缩情况,正确、及时地处理产程,尽早结束分娩。

3) 分娩过程中严格遵守无菌操作,注意保护会阴,行毁胎术避免产道裂伤。

4) 产后注意观察子宫收缩及阴道流血情况。

(2) 仔细检查胎盘、胎膜是否完整,有无异常。如果不完整及时给予清宫,对于胎盘不完整且清宫不满意者,出院前 B 超复查子宫有无组织残留。

(3) 预防感染

1) 水囊引产要注意预防感染,放置水囊时严格执行无菌操作,严密消毒会阴、阴道及宫颈。

2)检测体温,做好会阴护理。

3)如阴道流血多、发现破膜、宫缩过强,可提前取出水囊。

4)放置水囊无异常,24小时后取出水囊。

4. 用药护理　静脉滴注缩宫素,并调节至有效宫缩为止,严格执行缩宫素引产指征,专人护理,根据宫缩情况调节滴速。

（王珺　杨洪艳）

参考文献

1. 陆国辉,徐湘民.临床遗传咨询.北京:北京大学医学出版社,2007.
2. James DK, Steer PJ, Weiner CP, et al. 高危妊娠.段涛,杨慧霞,主译.北京:人民卫生出版社,2009.
3. 染色体微阵列分析技术在产前诊断中的应用协作组.染色体微阵列分析技术在产前诊断中的应用专家共识.中华妇产科杂志,2014,49(8):570-573.
4. 围受孕期增补叶酸预防神经管缺陷指南工作组.围受孕期增补叶酸预防神经管缺陷指南(2017).中国生育健康杂志,2017,28(5):401-410.
5. Michalski ST, Porter J, Pauli RM. Costs and consequences of comprehensive stillbirth assessment. Am J Obstet Gynecol, 2002,186:1027-1034.

第三节　复发性流产

（一）流程化管理清单

1. 遗传咨询门诊信息采集流程

重点采集信息

现病史采集	□ LMP	
	□ EDC	
	□ 保胎情况	□ 流血
		□ 腹痛
		□ 保胎药
		□ 发生时间
	□ 患病情况	□ 发热
		□ 感冒
		□ 外伤
		□ 其他疾病
		□ 发生时间
	□ 用药情况	□ 用药种类
		□ 用药时间

重点采集信息

现病史采集	□ 可疑致畸物接触情况	□ 放射线
		□ 装修
		□ 污染物
		□ 化学制剂
		□ 接触剂量及时间
	□ 感染性疾病	□ 宠物
		□ TORCH
		□ 梅毒
		□ 水痘
		□ 感染症状及治疗情况
	□ 妊娠合并症	□ 糖尿病
		□ 高血压
		□ 其他
		□ 发病时间及诊治经过
	□ 检查情况	□ 唐筛/无创
□ 每次流产的孕周、是否有胎心		
□ 流产物是否进行染色体检查、结果如何		

检查及咨询

推荐检查	□ 超声检查除外子宫畸形、宫劲机能不全、子宫内膜息肉、宫腔粘连(必要时宫腔镜检查)
	□ 夫妇双方染色体核型分析
	□ 母体外周血微量元素检测
	□ 内分泌异常相关检查(糖尿病、甲状腺功能异常、黄体功能不全、多囊卵巢综合征、高泌乳素血症等)
	□ 感染相关检查(TORCH、细小病毒B19、HIV、梅毒、淋球菌、GBS、衣原体、支原体、布鲁菌等)
	□ 易栓症相关检查
	□ 自身免疫相关抗体检测(抗心磷脂抗体、抗核抗体、狼疮抗凝物、β_2-糖蛋白、抗甲状腺抗体等)
	□ 同种免疫相关抗体检测(封闭抗体、抗精子抗体等)
	□ 流产物染色体检查(核型分析、FISH、CNVs等)
遗传咨询	□ 染色体核型分析结果显示夫妇一方为平衡易位携带者:解释流产原因、生育正常后代几率、指导如何获得健康后代
	□ 双方染色体核型分析结果未见异常,流产物检测为染色体数目异常:解释为减数分裂错误、异常配子形成并受精、染色体数目异常的胚胎被自然淘汰
	□ 双方染色体核型分析结果未见异常,流产物检测为染色体结构异常:解释为新发突变

检查及咨询	
遗传咨询	☐ 双方染色体核型分析结果未见异常,流产物检测为染色体 CNVs:推荐夫妇双方 CNVs 检查,判断流产物 CNVs 的来源,以及是否为有意义 CNVs:如果 CNVs 片段短,且来源于父母,则不考虑染色体异常导致流产
	☐ 对于不考虑胚胎染色体异常导致的流产,建议女方详细排查内分泌、解剖、感染、免疫、易栓症等相关检查,分析病因、指导下一步治疗
	☐ 多次不良妊娠史者,可疑叶酸代谢障碍,必要时夫妇双方行相关基因检测,并指导孕前补充叶酸 5mg 每天一次口服

2. 复发性流产遗传咨询门诊护理流程

护理流程	描述要点
☐ 健康教育	☐ 同胎儿结构异常
☐ 心理护理	☐ 同胎儿结构异常
☐ 协助医师	☐ 询问病史、既往流产孕周、症状
	☐ 体格检查
☐ 观察胎儿安危	☐ 同胎儿结构异常
☐ 观察阴道流血和其他症状	☐ 观察阴道流血、流液及排出组织物
	☐ 观察腹痛及其他症状
☐ 采血	☐ 见医嘱
☐ 协助检查	☐ 超声检查
	☐ 产前诊断
	☐ 代谢病检测
	☐ 遗传学检查
	☐ 母体并发症、合并症
☐ 入院准备	同胎死宫内

(二)复发性流产的遗传咨询过程

1. 详尽获取病史

(1)家族史:复发性流产患者就诊时要详细询问家族中是否有复发性流产、胎死宫内以及畸形的情况。详细调查家族居住地附近是否存在辐射、重金属或有机污染物污染、微量元素缺乏以及饮食生活的特殊习惯。在排除环境因素后,就要考虑遗传因素,需要做相关检查。

(2)孕产史

1)既往妊娠和分娩情况,有无存活子女,是否健康,有无畸形及畸形种类、原因,有无胎死宫内等。

若曾有胎死宫内或胎儿畸形,需注意染色体异常。既往流产物、死胎、畸形儿的遗传学检查结果。

2)既往发生流产的年龄、流产孕周、流产前胎儿是否存活以及流产方式。反复流产发生于 6 个月左右,破膜后规律宫缩,产程短、胎儿存活,考虑宫劲机能不全。妊娠早期出现复发性流产,空囊没有胎芽,或者有胎芽后很快胎心消失,要注意胚胎染色体异常。停经 12 周以后发生的复发性流产要注意遗传性易栓症以及抗磷脂抗体综合征。

(3)此次妊娠情况:追问孕妇此次怀孕的经过,早孕期间是否因先兆流产保胎,是否有患病、发热情况,是否接触过放射线或者其他有毒有害物质,是否接受过染色体非整倍体筛查。

2. 推荐辅助检查、建立证实诊断 ①自然流产的原因很多,大致分为非免疫因素和免疫因素。非免疫因素包括染色体异常、子宫因素、内分泌异常、生殖道感染、凝血功能异常;免疫因素包括自身免疫型和同种免疫型。②对复发性流产的遗传咨询要建立在自然流产的病因分析上。

(1)遗传学检查

1)中华医学会妇产科学分会产科学组发布的《复发性流产诊治的专家共识》推荐对有 RSA 史的夫妇进行外周血的染色体核型分析,观察染色体数目和结构的畸变。

2)1/2 以上自然流产的胚胎存在染色体异常。已知的流产绒毛染色体异常中 95% 以上是染色体数目异常。可见多倍体和非整倍体。早期复发性流产胚胎中三倍体和四倍体的发生率分别为 8% 和 2.5%。非整倍体可以发生在任何一条染色体上。对流产后胚胎组织进行染色体核型分析,可以发现染色体异常造成的自然流产。

3)尽管"染色体微阵列分析技术在产前诊断中的应用协作组"发布的《染色体微阵列分析技术在产前诊断中的应用专家共识》认为 CMA 应用于早、中孕期胎儿丢失原因的研究数据积累不足,暂不推荐使用。但是由于流产组织常规染色体核型分析方法操作繁琐、失败率较高,很多医疗机构已经把 NGS 以及 CMA 等技术用于有意愿进行流产物染色体检查的患者。这些技术虽然不能检测到染色体平衡性结构异常,但是无需细胞培养,且可检测冷冻样本,随着测序深度增加,可以更高分辨地检测到染色体 CNVs,可作为细胞培养失败核型分析的重要补救方法,或者在没有条件做流产物染色体核型分析机构的进行。

(2)影像学检查

1）超声检查可用于子宫因素造成流产的病因筛查。比如宫腔粘连、子宫肌瘤、子宫内膜息肉、子宫纵隔等。

2）子宫输卵管造影是比较传统有效诊断宫腔粘连、子宫纵隔的方法。对于黏膜下肌瘤、明显的子宫内膜息肉也有诊断价值。

3）宫腔镜是诊断宫腔粘连、子宫内膜息肉、黏膜下肌瘤的金标准。

4）磁共振检查能够无损伤、整体、直观显示子宫形态结构，对于子宫畸形、颈管完全粘连封闭情况下观察宫腔内膜情况有较大诊断价值。

（3）实验室检查：围绕自然流产的内分泌因素、感染因素、凝血因素以及免疫因素等分别进行化验检查。

1）内分泌因素：黄体功能不全、多囊卵巢综合征、高泌乳素血症、甲状腺功能减退、甲状腺功能亢进、糖尿病都会增加自然流产风险。

2）感染因素：TORCH、微小病毒 B19、HIV、B 族链球菌、布鲁菌、衣原体、支原体、梅毒等多种微生物的感染会增加自然流产风险。

3）凝血功能异常：抗凝血酶缺陷、蛋白 S 缺陷、蛋白 C 缺陷、高同型半胱氨酸血症、凝血酶原基因突变、凝血因子 V Leiden 突变等遗传性易栓症和抗磷脂抗体综合征、肿瘤、肥胖等导致的获得性易栓症可引起自然流产。

4）自身免疫因素：抗磷脂抗体综合征和补体系统的异常激活可导致流产。

5）同种免疫因素：封闭抗体、细胞免疫紊乱。

3. 进行风险评估

（1）至少 50% 的流产胚胎可检测出染色体异常。多数胚胎染色体异常是新发事件，与孕妇年龄升高有关。两次以上复发性流产的夫妇，6% 存在染色体平衡易位或者倒位。再次妊娠流产风险与染色体异常的类型有关。染色体平衡易位携带者再次妊娠流产风险为 8/9。罗伯逊易位如果是不同染色体的易位，再次流产风险为 2/3；如果为同一个染色体的易位，则不可能生育正常孩子。染色体臂间倒位携带者，倒位片段越短，流产几率越高。

（2）对于宫腔粘连、子宫肌瘤、子宫内膜息肉、子宫纵隔等子宫解剖原因造成的流产，再次妊娠前需通过手术去除病因，可以期望得到好的妊娠结局。对于宫劲机能不全造成的晚期流产，可以进行孕期宫颈环扎或者孕前宫颈环扎术。

（3）内分泌因素造成的流产，要根据具体情况

处理。黄体功能不全导致的复发性流产，早孕期需要补充黄体酮。甲状腺功能低下、甲状腺功能亢进、高泌乳素血症等患者孕前需要在内分泌科系统治疗，由内分泌科与产科医师共管，调整至合适状态，方可怀孕。争取改善妊娠结局。

（4）感染因素导致的复发性流产，积极针对相应病原体对症治疗，降低流产风险。

（5）对于遗传或者免疫因素造成的高凝状态进行抗凝治疗，增加妊娠成功可能。

（6）对于各种免疫因素导致的复发性流产需要根据具体情况进行免疫调节、抗凝等个体化综合治疗。

4. 给出详尽解释

（1）复发性流产的病因比较复杂，涉及遗传、内分泌、感染、免疫、解剖等很多方面，有时存在多种因素混杂的情况，治疗上也比较困难。给这些患者咨询，需要全面掌握相关知识，客观地给出病因解释，做出恰当的风险评估。

（2）对于夫妇双方染色体结构异常或嵌合体者，指导其可选择辅助生殖技术进行植入前诊断以及下次妊娠中期产前诊断。

（3）对于母体因素者指导患者系统治疗原发疾病，在专科医师和产科医师共同评估、管理下备孕、受孕。

（4）个体化指导围孕期叶酸补充（详见本章第一节侧脑室增宽部分）。

5. 注意心理疏导　很多研究显示心理因素与复发性流产相关：复发性流产的患者压力调查评分抑郁程度较重。同时压力因素可以通过改变免疫 - 内分泌系统而增加流产风险。对于复发性流产的患者进行遗传咨询，一定要考虑到心理因素的影响。既要充分准确地评估患者病情，给患者进行到位的解释，还要在保证患者充分理解病情的前提下，让患者对病情有理性的理解，避免过度焦虑或抑郁。

（三）护理要点

复发性流产的孕妇及家属大多了解流产的原因，但很无奈，常伴有不同程度的心理问题。因此，针对复发性流产的孕妇，护士应掌握健康教育、心理护理、专科护理的相关要点，积极指导孕妇进行专科检查，介绍专家指导，避免再次流产的发生，促进母儿健康。

1. 健康教育

（1）向孕妇及家属讲解复发性流产原因很多，要积极配合检查，如果是由于过度劳累或母体原因

引起的经查明原因,针对病因和对症治疗多数是会好转的。

（2）告知孕妇保持心情愉悦,对疾病治疗效果及预后的积极意义,日常生活应注意适量休息并避免过度劳累。

（3）告知遵医嘱治疗对疾病疗效、预后的积极意义,通过列举以往典型病例使患者了解未遵医嘱治疗可能造成的严重后果,提高患者接受治疗依从性。

（4）复发性流产也可能与其配偶有关,指导孕妇及其配偶共同进行遗传咨询,为下次怀孕作准备。

2. 心理护理

（1）复发性流产患者多存在心理负担,应该加强与患者沟通,耐心倾听患者,详细讲解治疗相关知识和治疗策略,分享治疗成功的案例,以帮助患者消除紧张情绪,对治疗树立信心,使患者感受到关心和安慰,引导患者积极配合治疗和护理。

（2）对其配偶进行健康教育,使之了解患者在治疗过程中的不易与辛苦,进而引导患者的家属积极参与,帮助患者获得家庭关怀与支持。对于患方提出的问题,给予科学系统的回答,打消患方疑虑,增进患方对护士的信任感。

（3）复发性流产患者大多由于自身、家庭及社会等因素,将产生焦虑、恐惧、抑郁等负面情绪,严重影响其配合临床治疗积极性、依从性,护理人员应与患者、家属进行有效沟通交流从而掌握其准确心理状态并给予针对性的干预措施,如过度担心妊娠结局者可给予适当语言鼓励并列举以往成功病例、不了解自身病情者可适当讲解疾病知识等。

3. 专科护理

（1）观察患者的病情变化,注意患者的面部表情及腹痛流血情况。

（2）仔细检查排出物,结合停经月份判断排出胚胎是否完整。

（3）重视妊娠组织排出后阴道流血的情况,如发现出血过多应及时报告医师,及时给予清宫处理,以防失血过多。

（4）患者流产后要多休息,补充一些富含蛋白质、维生素和铁质的食物,增强机体的抵抗力。

（5）必要时入院清宫治疗。

（王珺　杨洪艳）

参考文献

1. 陆国辉,徐湘民.临床遗传咨询.北京:北京大学医学出版社,2007.

2. James DK,Steer PJ,Weiner CP,et al.高危妊娠.段涛,杨慧霞,主译.北京:人民卫生出版社,2009

3. 林其德.自然流产.北京:人民卫生出版社,2015.

4. 张建平.流产基础与临床.北京:人民卫生出版社,2012.

5. 中华医学会妇产科学分会产科学组.复发性流产诊治的专家共识.中华妇产科杂志,2016,51(1):3-9.

6. 染色体微阵列分析技术在产前诊断中的应用协作组.染色体微阵列分析技术在产前诊断中的应用专家共识.中华妇产科杂志,2017,49(8):570-573.

7. 围受孕期增补叶酸预防神经管缺陷指南工作组.围受孕期增补叶酸预防神经管缺陷指南(2017).中国生育健康杂志,2017,28(5):401-410.

第四节　染色体疾病、单基因疾病、多基因疾病、线粒体疾病

（一）流程化管理清单

1. 染色体疾病、单基因疾病、多基因疾病、线粒体疾病门诊 / 急诊诊疗流程

重点采集信息			
□ 病史	□ 现病史	□ 年龄 *	□ 高龄妊娠
		□ 受孕方式	□ 正常受孕
			□ 人工受孕
		□ 单胎或多胎 *	□ 单胎
			□ 双胎
			□ 多胎
		□ 妊娠期疾病	
		□ 孕早期毒药物、放射线接触史 *	
		□ 病毒或寄生虫感染史 *	
	□ 既往史	□ 婚史	□ 婚否
			□ 婚次
		□ 个人史	□ 吸烟 *
			□ 喝酒
	□ 用药史		
	□ 家族史 *	□ 先证者	
		□ 直系亲属发育异常史	
		□ 直系亲属不良孕产史	

重点采集信息			
□ 病史	□ 孕产史 *	□ 孕次	
		□ 既往分娩方式	□ 阴式分娩
			□ 剖宫产
		□ 自然流产史	□ 早期流产史
			□ 早期胎停史
		□ 不良孕产史	□ 胎死宫内
			□ 胎儿结构畸形

检查及咨询			
□ 体格检查	□ 常规体检 *	□ 面部外观	
		□ 检查结果	
□ 先证者辅助检查 *	□ 实验室检查 *		
	□ 影像检查 *	□ X 线检查	
		□ MR	
		□ CT	
		□ 超声	
		□ 其他	
	□ 遗传学检查 *	□ 遗传模式	□ 常显
			□ 常隐
			□ 性连锁
			□ 线粒体
			□ 其他
		□ 染色体	□ 数目异常
			□ 结构异常
		□ 基因	□ 突变位点
		□ 其他	
□ 遗传咨询 *	□ 再发风险评估		
	□ 再次妊娠选择	□ 产前诊断	
		□ 植入前筛查与诊断	

注:* 为重点项目

2. 染色体疾病、单基因疾病、多基因疾病、线粒体疾病门诊 / 急诊护理流程

护理流程	描述要点
□ 健康教育	□ 同胎儿结构异常
□ 心理护理	□ 同胎儿结构异常
□ 协助医师	□ 询问病史、家族史、孕产史
	□ 体格检查
□ 观察胎儿安危	□ 同胎儿结构异常
□ 协助检查	□ 超声会诊
	□ 产前诊断、基因检测
□ 指导门诊随访	□ 胎儿超声
	□ 终止妊娠时机

(二) 诊断要点

1. 病史要点

(1) 明确临床表型

1) 染色体病:染色体(chromosome)是遗传物质的载体,由 DNA 和蛋白质等构成,具有储存和传递遗传信息的作用。真核细胞的基因大部分存在于染色体上,基因在细胞分裂过程中随着染色体的分离而传递,从母细胞传给子细胞、从亲代传给子代。不同物种的染色体数目、形态、大小各具特征,而同一物种的染色体形态结构和数目是恒定的,故染色体的数目和形态可以作为物种的标志。如果染色体发生数目或结构的异常,将会引起许多基因的缺失或重复,因而染色体病常表现为多种异常或畸形的综合征,又称为染色体综合征,如特纳综合征(45,X)等。

2) 基因病:基因突变(gene mutation)是指在 DNA 分子水平上遗传物质发生改变。自然界中 DNA 受到物理、化学及生物学因素的作用发生损伤,修复过程中出现错误导致自发突变(spontaneous mutation)。诱发突变(induced mutation)则是指在人为干涉下引起的基因突变。基因突变是生物界普遍存在的遗传事件之一,但突变的频率一般很低,高等生物的自发突变率约为 1×10^{-10}~1×10^{-5}/ 配子 / 位点 / 代,即每 10 万 ~100 亿个配子中可能发生一次突变,人类的突变频率约为 1×10^{-6}/ 配子 / 位点 / 代。突变不仅发生于生殖细胞,也可发生于体细胞。发生于生殖细胞的突变能够传递给后代个体。一般来说,基因功能相对单一,如 *FGFR3* 基因突变通常只引起骨骼畸形,因此基因突变导致的疾病一般只累

及单个系统或器官。但也有少部分基因突变导致的综合征表现为多发畸形。

3）线粒体病：线粒体基因组缺陷所引起的疾病称为线粒体基因遗传病（mitochondrial genetic disorder），属于细胞核外遗传。线粒体是真核细胞的能量代谢中心，细胞呼吸作用中的氧化还原反应在线粒体中进行。线粒体内膜富含呼吸链-氧化磷酸化系统的酶复合体，通过电子传递和氧化磷酸化产生大量 ATP，为细胞的各种生命活动提供能量。线粒体 DNA（mtDNA）与核 DNA 的不同之处在于，mtDNA 分子上没有核苷酸结合蛋白，缺乏组蛋白对 DNA 的保护作用；而且线粒体内缺乏 DNA 损伤修复系统，使得 mtDNA 易于发生突变而无法修复，突变容易传递。另外，大部分细胞含有数百个线粒体，每个线粒体含有 2~10 个 mtDNA 分子，这样每个细胞可含有数千个 mtDNA，成为 mtDNA 杂质性的分子基础。有性生殖的受精方式决定了 mtDNA 的母系遗传特点。线粒体广泛存在于除红细胞以外所有的组织细胞中。脑和骨骼肌作为高能量代谢器官，其细胞中含有大量线粒体，因而 mtDNA 缺陷产生极其广泛的疾病谱，最主要的表现为线粒体性脑肌病。线粒体基因病常见临床表现包括：肌病、心肌病、痴呆、突发性肌阵挛、耳聋、失明、贫血、糖尿病及大脑供血异常（休克）等。临床表现的严重程度依赖于多种因素，如胚胎发育早期突变型 mtDNA 的复制分离程度、突变型 mtDNA 在特定组织中的累积程度、杂质性程度、组织对氧化磷酸化的依赖性以及年龄等。目前，已发现人类 100 多种疾病与线粒体基因突变有关。

4）人类的许多遗传性状或疾病并非由一对等位基因决定，而是由多对等位基因共同控制。每一对基因对遗传性状或疾病形成的作用是微效的，称为微效基因（minor gene），而若干对微效基因的效应累加在一起可以形成一个明显的表型效应，称为累加效应（additive effect），相应的基因也称为累加基因（additive gene）。因此，由多个微效基因的累加效应控制遗传性状或疾病的遗传方式称为多基因遗传（polygenic inheritance）或多因子遗传（multifactorial inheritance）。此外，上述的遗传性状或遗传病的发生不仅受多个微效基因的影响，还受环境因素的影响，这类遗传性状或疾病也称为复杂性状或复杂疾病（complex disorder）。人类的许多常见病和先天畸形都属于复杂疾病范畴，如原发性高血压（essential hypertension）、糖尿病（diabetes）、精神分裂症（schizophrenia）、Alzheimer 病、唇裂、腭裂以及先天性心脏病等。

（2）明确是否有不良孕产史及家族史

1）目前，很多先天缺陷具有家族遗传的特点。因此，在询问病史的时候，家族史和既往不良孕产史尤为重要。

2）区分环境因素导致的胎儿畸形，如孕早期或孕前期接触大量的足以致畸的放射线以及毒药物，可能导致胚胎发育异常。

2. 染色体及基因检测要点

（1）染色体检查

1）染色体核型分析仍是目前染色体检测的重要手段。但核型分析的分辨率通常只有 5MB 左右，无法检测到更小片段的缺失重复。

2）高分辨核型可以检测到 2~3MB 的缺失重复。

3）芯片和高通量测序通常可以检测到 100k 以上的缺失重复。

4）FISH 可针对已知的目标染色体片段进行数目和位置检测。

（2）基因检测

1）根据不同疾病的基因水平改变选择合适的检测方法，如已知单碱基突变可以选择一代测序。基因外显子的拷贝数变化则应首选多重探针连接反应（MLPA）或者定量 PCR 的方法进行检测。

2）高通量测序可以一次性检测多种基因甚至全部基因，通常分为疾病 Panel 测序，全外显子测序（WES）及全基因组测序（WGS），根据不同疾病和实际情况进行合适地选择，兼顾成本及检测时间，但对于孕期可能主要考虑检测周期及准确性。

3. 遗传模式及特点

（1）单基因遗传病的传递遵循孟德尔定律，故又称孟德尔遗传病。根据致病基因所位于的染色体，以及基因的"显性"或"隐性"性质，将单基因遗传方式分为五种：①常染色体显性（autosomal dominant，AD）；②常染色体隐性（autosomal recessive，AR）；③X 连锁显性（X-linked dominant，XD）；④X 连锁隐性（X-linked recessive，XR）；⑤Y 连锁遗传（Y-linked inheritance）。

（2）常染色体显性遗传的特征：①致病基因位于常染色体，因而致病基因的遗传与性别无关，即男、女性患病机会均等。②系谱中连续几代都能看到患者，疾病呈连续传递。③患者的双亲中通常有一个是患者，致病基因由患病的亲代遗传下来；如果双亲都未患病，则可能是由新发突变所致，多见于突变率较高的遗传病。④双亲均无病时,子女一般不会患病,除非发生新的基因突变。⑤患者的同胞和后代有 1/2 的风险患病。

(3) 常染色体隐性遗传的特征:①致病基因位于常染色体,因而致病基因的遗传与性别无关,即男、女性的患病机会均等;②系谱中通常看不到连续传递现象,往往是散发病例,但同胞中可有多人患病;③患者的双亲一般不患病,但都是致病基因的携带者;④患者的同胞有 1/4 的风险患病,患者表型正常的同胞中有 2/3 的几率为携带者;⑤患者的后代一般不发病,但一定是携带者;⑥近亲婚配时子女的发病风险显著提高,因为共同的祖先可能传递给他们共同的突变基因。

(4) X 连锁显性遗传的特征:①群体中女性患者数目多于男性患者,一般约为男性患者的 2 倍,但女性患者病情通常较男性轻。②患者双亲中必有一方患病;如果双亲均不患病,则致病基因为新发突变。③由于存在交叉遗传,男性患者的女儿全部患病,儿子全部正常;女性患者(杂合子)的子女中各有 1/2 的风险患病。④系谱中常可见疾病呈连续传递,但绝无父子传递(male-male transmission)。

(5) X 连锁隐性遗传的特征:①群体中男性患者数目远远多于女性患者,某些致病基因频率低的疾病家系中,往往只见到男性患者。②男性患者的致病基因由携带者母亲传递而来,如果母亲不是携带者,则致病基因可能源自新发突变,也可能是由于母亲的生殖腺嵌合。③携带者母亲再生育时,其儿子有 1/2 的风险患病,女儿有 1/2 的几率是携带者。④由于交叉遗传,男性患者的兄弟、外祖父、舅父、姨表兄弟、外甥、外孙等也有可能是患者。⑤如果出现女性患者,则有如下几种可能:父亲是患者同时母亲是携带者;X 染色体丢失或重排导致女性半合子;遗传异质性。

(6) Y 连锁遗传方式特点:致病基因随着 Y 染色体的传递而传递,由父亲传给儿子、儿子传给孙子,这样的遗传方式又称全男性遗传。Y 连锁遗传疾病或性状全部为男性受累,女性不会患病,也不会传递基因。

(三) 护理要点

染色体疾病、单基因病、多基因疾病、遗传代谢病是影响出生人口素质的重要因素,也是围生儿死亡的主要原因之一,是目前我们所关注及需要解决的一个重大公共卫生问题。故做好产前筛查、设立遗传咨询门诊、做好患儿及家属的心理护理至关重要。

● **健康教育:**

1. 告知孕妇及家属进行产前筛查的重要性,为其选择合适的产前筛查方法,提高产前筛查的依从性。

2. 已知染色体疾病的家庭,指导其到遗传咨询门诊就诊,由从事医学遗传学的医师根据医学遗传的原理,对患有遗传病的患者及家属提出的有关疾病问题的进行解答,咨询的目的是为了在是否应该生育、如何生育的这个问题上作出合理决定。

3. 护士可以与患者及家属分享患有此类疾病,生育健康宝宝的事例,减轻患儿家属的焦虑、抑郁。

4. 告知筛查阳性孕妇,要进行门诊随访,通过随访,可在规定时间内得到医疗机构诊断,并在随访治疗中得到相关育儿知识和生育知识指导。

(吕远　杨洪艳)

参考文献

1. 陈竺. 医学遗传学. 第 3 版. 北京:人民卫生出版社,2015.
2. 赵彦艳,孙开来. 人类发育与遗传学. 第 3 版. 北京:科学出版社,2017.
3. Strachan T,Read AP. 人类分子遗传学. 第 3 版. 孙开来,主译. 北京:科学出版社,2007.
4. 染色体微阵列分析技术在产前诊断中的应用协作组. 染色体微阵列分析技术在产前诊断中的应用专家共识. 中华妇产科杂志,2014,49(8):570-572.
5. 荧光原位杂交技术在产前诊断中的应用协作组. 荧光原位杂交技术在产前诊断中应用的专家共识. 中华妇产科杂志,2016,51(4):241-244.
6. 邬玲仟,张学. 医学遗传学. 北京:人民卫生出版社,2016.
7. Turnpenny PD,Ellard S. Emery's Elements of Medical Genetics: The cellular and molecular basis of inheritance. 14th ed. Churchill: Livingstone,2012.
8. 陆国辉,徐湘民. 临床遗传咨询. 北京:北京大学医学出版社,2007.
9. Firth HV,Hurst JA. Oxford Desk Reference Clinical genetics and genomics. 2nd ed. Oxford: Oxford University Press,2017.

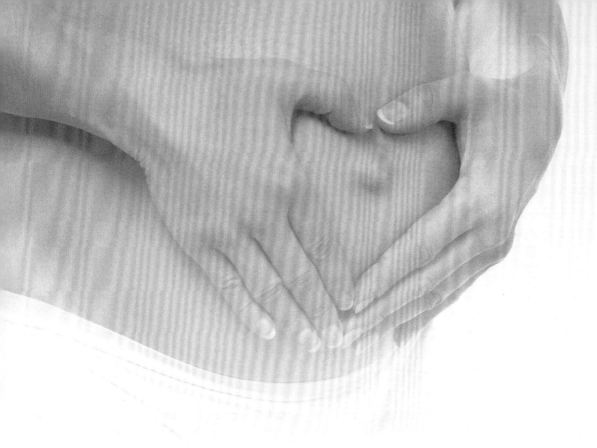

第十八章

产前筛查与产前诊断

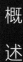

概述

　　中国是出生缺陷高发国之一,出生缺陷发生率约为 5.6%,每年新增出生缺陷数约 90 万例,出生缺陷儿给社会和家庭带来了巨大的经济负担和精神压力。胎儿出生缺陷的常见原因包括遗传因素,如染色体异常和基因突变,最常见的疾病有 21- 三体综合征和 13- 三体、18- 三体综合征等;环境因素如生物因素、化学毒物以及电磁辐射等,生物因素最常见的是 TORCH 感染,TORCH:指可导致先天性宫内感染及围产期感染而引起围产儿畸形的病原体,它是一组病原微生物的英文名称缩写,其中 T(Toxoplasma)是弓形虫,R(Rubella virus)是风疹病毒,C(Cytomegalo virus)是巨细胞病毒,H(Herpes virus)即是单纯疱疹病毒Ⅰ/Ⅱ型,此外还有水痘、带状疱疹病毒、肝炎病毒和梅毒螺旋体等。TORCH 感染是严重危害新生儿健康的重要因素之一。可导致多器官损害及一系列严重后遗症。积极做好 TORCH 感染的血清学筛查以便及早发现不良妊娠并及时处理,对优生优育具有重要现实意义。

　　为提高出生人口素质,降低围产儿死亡率,对高风险孕妇及时进行产前筛查与产前诊断显得尤为重要。从以年龄为依据的筛查、以血清学筛查至以超声为基础的产前筛查以及近年来的非侵入性产前筛查(non-invasive prenatal testing, NIPT),近三十年来,产前筛查与产前诊断经历了重要的改变。目前筛查方法包括单一血清学筛查、单一系统超声筛查、血清学联合系统超

567

声在孕中期筛查。孕中期行血清学筛查,是筛查胎儿神经管畸形,筛查以唐氏综合征、18-三体综合征为主的染色体疾病的有效方法之一。系统超声筛查效能高于单一血清学筛查,联合筛查效能高于单一血清学筛查,以血清学筛查为基础,联合超声筛查,可以提高产前筛查准确率。中孕期系统超声筛查能诊断大部分胎儿结构畸形,降低出生缺陷。同时超声筛查发现的一些结构异常可以提示胎儿染色体异常,中孕期超声筛查对于18-三体有较高的提示作用。

本章分为三个章节,阐述临床常用的产前筛查与产前诊断技术的筛查方法、适应证,以及遗传咨询方法,并系统地论述 TORCH 感染的临床和影像学表现、筛查和诊断的方法。

第一节　产前筛查流程

(一)流程化管理清单

1. 产前筛查门诊/急诊诊疗流程

重点采集信息			采集信息的描述要点	
病史	现病史	□ 年龄*	□ 是否高龄妊娠	
		□ 停经*	□ 月经周期是否规律	
			□ 停经时间	
		□ 受孕方式	□ 正常受孕	
			□ 人工受孕	
		□ 单胎或多胎*	□ 单胎	
			□ 双胎或多胎	
		□ 妊娠期疾病*	□ 妊娠期糖尿病	□ 有或无
			□ 妊娠期高血压疾病	□ 有或无
			□ 其他	
		□ 孕早期毒药物、放射线接触史*	□ 有或无	
		□ TORCH感染史*	□ 有或无	
	既往史	□ 婚史	□ 婚否	
			□ 婚次	
		□ 个人史	□ 吸烟*	□ 有或无
			□ 喝酒	□ 有或无
		□ 胰岛素依赖性糖尿病史	□ 有或无	
	家族史*	□ 直系亲属发育异常史		
		□ 直系亲属不良孕产史		
		□ 其他		

重点采集信息			采集信息的描述要点	
病史	孕产史*	□ 孕次__次		
		□ 既往分娩方式	□ 阴式分娩__次	
			□ 剖宫产__次	
		□ 自然流产史	□ 早期流产史__次	
			□ 晚期流产史__次	
		□ 不良孕产史	□ 既往胎儿胎死宫内	
			□ 既往胎儿结构畸形	
			□ 既往胎儿染色体异常	
		□ 目前存活子女__个		
体格检查	生命体征	□ 体温		
		□ 脉搏		
		□ 呼吸		
		□ 血压		
	常规体检	□ 身高*		
		□ 体重*		
		□ 步态	□ 活动自如	
		□ 体位	□ 活动受限	
		□ 面色	□ 正常	
			□ 苍白	
			□ 黄染	
		□ 结膜	□ 正常	
			□ 苍白	
			□ 黄染	
			□ 疱疹	
		□ 巩膜	□ 正常	
			□ 苍白	

重点采集信息			采集信息的描述要点		
体格检查	常规体检	巩膜	黄染		
			出血		
		口咽部黏膜	正常		
			苍白		
			黄染		
			疱疹		
		肺部听诊	呼吸音清		
			啰音		
			哮鸣音		
		心脏听诊	心音清		
			瓣膜杂音		
		腹部检查	平坦		
			膨隆		
			瘀斑		
			水肿		
			触诊	压痛	
				反跳痛	
				肌紧张	
			肠鸣	无	
				次数	
				气过水音	
		四肢	活动	灵活	
				受限	
			水肿		
	妇产特殊检查（消毒窥器检查）	宫高			
		腹围			
		胎心率			
		胎先露			
		外阴	尿道口		
			阴道口		
			肛门及肛周		
			外阴	是否女性型	
				赘生物	
		阴道	通畅		
			纵隔、横膈、斜隔		
			阴道壁静脉曲张		
			活动性出血		

重点采集信息			采集信息的描述要点		
体格检查	妇产特殊检查（消毒窥器检查）	阴道	分泌物	性状	
				气味	
			形态	正常	
				肥大	
			陈旧瘢痕及裂口		
		宫颈	表面	光滑	
				溃烂	
				渗血	
			息肉	大小	
				性状	
				触之出血	
			质地		
			活动度		
			与盆腔脏器是否粘连		
			宫颈口	关闭	
				开放	
			举摆痛		
		子宫	大小		
			压痛		
			活动度		
			包块		
			粘连		
		双侧附件区	压痛		
			增厚		
			包块		
	辅助检查*	实验室检查*	血常规＋血型		
			凝血五项		
			TORCH 六项		
			肝炎病毒		
			艾滋病病毒		
			梅毒病毒		
			肝肾功能		

筛查及治疗

			正常	
筛查方案	血清学筛查	早期筛查	正常	
			异常	18-三体高风险
				21-三体高风险
				神经管缺陷高风险
		唐氏筛查	正常	
			异常	18-三体高风险
				21-三体高风险
				神经管缺陷高风险
		无创DNA	正常	
			异常	13号染色体异常
				18号染色体异常
				21号染色体异常
	超声*	孕早期NT超声	核实孕周	
			正常	
			异常	
		胎儿系统超声*	正常	
			异常	结构异常(软标志:鼻骨缺失或发育不良;颈背部皱褶增厚等)
				羊水量异常
				胎儿脐血流异常
				其他异常
	胎儿磁共振		正常	
			异常	
治疗方案	动态观察	门诊	遗传咨询	
			超声复查	
			产前诊断	

注:* 为重点项目

2. 产前筛查门诊护理流程

护理流程		描述要点	
□ 健康教育		□ 病区环境	
		□ 产前筛查重要性	
		□ 产前筛查流程	
		□ 化验检查注意事项	
		□ 安全评估及告知	
□ 心理护理		□ 心理状况评估及护理	
□ 协助医生		□ 询问病史、家族史、孕产史	
		□ 体格检查	
□ 孕早期	□ 超声		
	□ 化验检查	□ 见医嘱	
	□ 当地社区立卡		
	□ 血清学筛查		
□ 孕中期	□ 观察胎儿安危	□ 同胎儿结构异常	
	□ 糖尿病筛查		
	□ 超声检查		
	□ 必要时产前诊断		
	□ 血清学筛查		

(二) 诊断要点

1. 病史要点

（1）明确年龄

1）孕妇年龄与21-三体综合征发生密切相关。随着年龄的增加,21-三体综合征发生率逐渐上升。

注意孕妇年龄与21-三体综合征的发生率有下列关系:

20 岁	25 岁	30 岁	35 岁
1/1400	1/1100	1/1000	1/350
38 岁	40 岁	42 岁	45 岁
1/175	1/100	1/65	1/25

2）但是年龄并不能作为唐氏筛查的唯一标准,因此建议所有预产期年龄<35岁的孕15~20周的孕妇做产前筛查;预产期年龄>35岁的孕妇及高危孕妇做产前诊断。

（2）明确孕龄

1）产前筛查应在早、中孕期进行,最晚不超过26周。

2）血清学筛查结果与孕周具有相关性。月经不规律或未核对孕周的孕妇,可以通过超声核实孕周。

（3）明确受孕方式：通过辅助生殖受孕的孕产妇，出生缺陷率明显高于自然受孕的孕妇。因此，在患者就诊时，注意询问孕妇的受孕方式。

（4）明确是否为多胎妊娠

1）首先应明确此次妊娠是单胎还是双胎或者多胎妊娠，产前超声对多胎妊娠的早期诊断是至关重要的。

2）单胎妊娠：建议进行血清学筛查与超声联合筛查。

3）双胎或多胎妊娠：产前筛查并不能全部照搬单胎妊娠，产前筛查技术的准确率会受到影响。在必要时，应根据孕周的大小决定是否实施羊水穿刺或者脐血穿刺等产前诊断技术。

4）在有经验的产前诊断机构，双胎21-三体综合征的筛查可选择 NIPT 的方法，而 NIPT 应用于双胎 18-三体综合征及 13-三体综合征的筛查数据十分有限，需要更多的研究及数据积累。

（5）明确是否有不良孕产史及家族史

1）目前，很多先天缺陷或染色体异常具有家族遗传的特点。因此，在询问病史的时候，家族史和既往不良孕产史尤为重要。

2）孕早期或孕前期接触放射线以及毒药物，可能导致胚胎发育异常。

3）曾生育染色体异常的子代，应进行产前诊断而不是产前筛查。

（6）明确是否合并内外科疾病或者为妊娠期疾病

1）糖尿病会影响血清学筛查结果的准确性。进行产前筛查之前，应明确孕妇是否有糖尿病病史或者为妊娠期糖尿病。

2）其他妊娠期合并疾病或者妊娠期疾病，可能是某些产前筛查技术的指征或者禁忌证，应明确掌握每个产前筛查技术的指征和适应证，根据孕妇情况采取不同的产前筛查技术。

（7）明确产前筛查适应证：对一般孕妇坚持知情选择原则，建议所有孕妇进行产前筛查。根据《产前诊断技术管理办法》，孕妇有以下 5 种情况建议进行产前诊断：

1）羊水过多或者过少的。

2）胎儿发育异常或者胎儿有可疑畸形的。

3）孕早期时接触过可能导致胎儿先天缺陷的物质的。

4）有遗传病家族史或者曾经分娩过先天性严重缺陷婴儿的。

5）预产期年龄超过 35 周岁的。

2. 查体要点

（1）生命体征：主要是注意有无气短、贫血等征象。

（2）常规检查

1）腹部常规检查对于是否合并内外科疾病的鉴别至关重要。

2）体质量会对血清学筛查结果的准确性产生影响。明确孕妇身高、体重，对结果的分析与解读至关重要。

3. 辅助检查要点

（1）血常规＋血型

1）血常规和血型检查对于门急诊患者很重要，尤其是血型检查，早期明确是否 Rh 阴性血型对于妊娠期间的抗体效价的适时监测，宫内胎儿溶血病的预测也有益。

2）血常规的检测主要明确是否有贫血和感染。

（2）病毒感染指标

1）孕妇感染 TORCH、梅毒或 HIV 后，可垂直传播给胎儿，导致流产、早产、死产或胎儿畸形等异常。

2）孕期常规监测各种病毒感染指标，有利于保证胎儿的远期预后。

（3）超声

1）超声检查确定是否为宫内妊娠，测量妊娠囊大小，用于评估孕周。

2）早孕期通过测量胎芽、胎儿头臀长确定孕龄。

3）中孕期通过测量胎儿发育指标并与同孕龄标准值相比进行孕周评估，但是不如早孕期超声评估孕周准确等。

（三）筛查要点

1. 超声筛查

（1）早孕期超声筛查

1）筛查时间：孕 $11\sim13^{+6}$ 周。

2）检测染色体疾病相关的软指标：胎儿颈项透明层（NT）厚度、鼻骨及静脉导管等。目前，NT 是孕早期筛查胎儿非整倍体畸形的重要指标。

3）在 $11\sim13^{+6}$ 周期间，NT 越厚的胎儿，出生后患有染色体问题和心脏等问题的几率就越高，目前，普遍认为此临界值是 2.5mm。

4）如果 NT 值 <2.5mm，但早期唐筛提示高风险，可能是因为年龄或者孕期用药等造成的，要充分排除外界干扰因素的影响去分析孕早期唐筛的结

果。因为 NT 值作为超声筛查指标,相对于孕早期血清学筛查,更有意义。

5)如果 NT 介于 2.5mm 和 3.0mm 之间,则要考虑测量 NT 的时间,不同的测量时间,NT 值的准确度也存在差异。再进一步决定是否需要进行下一步的染色体筛查。

6)如果 NT 介于 3.0mm 和 3.5mm,则建议联合孕中期血清学筛查或(和)NIPT 行进一步筛查。

7)从 3.0 以上的 NT 值开始,除染色体问题外,NT 增厚也提示其他疾病,如先天性心脏病等,应慎重考虑是否有必要接受羊水穿刺,以诊断所有可能的染色体问题。

8)早孕期超声筛查应尽可能发现严重的胎儿畸形,如无脑儿、单心室、胎儿严重水肿。

(2)孕中期胎儿超声筛查

1)血清学筛查只能提示染色体非整倍体异常的风险,并不能发现确切的胎儿染色体异常或者结构异常。

2)孕中期的超声筛查虽然不推荐作为 21- 三体和 18- 三体筛查的主要手段,但是可以发现神经管缺陷,因此联合超声筛查是必要的。

3)推荐在 22~26 周,进行详细的胎儿形态学筛查,发现是否存在胎儿结构异常或畸形。

4)筛查的主要超声软标志:

A. 鼻骨缺失或发育不良:DS 胎儿鼻骨常表现为缺陷状态或发育不良。

B. 颈背部皱褶增厚:颈背部皱褶厚度 ≥ 6mm 时,与正常胎儿相比,胎儿唐氏综合征的危险性增加 17 倍。

C. 肠管回声增强:回声增强者发生 13、18、21- 三体及染色体异常的危险性增加。在 13~28 孕周的胎儿,肠管回声增强的发现率为 0.6%~2.4%。在单倍体异常的胎儿中单纯肠管回声增强者占 9%。

D. 轻度脑室扩张:与胎儿单倍体异常的关系:当脑室轻度扩张单独存在时,胎儿单倍体异常的发生率约为 3.8%。在 21- 三体的胎儿中约有 1.4% 于孕 16~20 周超声检查可发现单侧脑室轻度扩张。

E. 心内灶状强回声:与胎儿单倍体异常的关系:胎儿左心室单发局灶性强回声较常见,在低危人群中单倍体异常发生的似然比仅为 0~1.8。而右心室、双心室多发或明显的灶状强回声胎儿单倍体异常的危险性增高,有条件应行胎儿染色体组型分析。

F. 脉络丛囊肿:与胎儿单倍体异常的关系脉络丛囊肿在中孕胎儿中发生率为 1%,在 18- 三体的胎儿发生率为 50%。18- 三体的胎儿中有 10% 以脉络丛囊肿为唯一的超声异常表现,但囊肿的大小、分布及数量同 18- 三体发病危险性无关。

G. 单脐动脉:单脐动脉与胎儿单倍体畸形无关。与胎儿肾脏发育不良、心脏畸形和低体重儿有关。

H. 后颅凹池扩大:后颅凹池扩大与胎儿单倍体异常尤其是 18- 三体有关。尤其当侧脑室不扩张而有其他异常存在时与单倍体异常的关系最大。孤立的后颅凹池扩大与染色体异常的关系不是很大。现尚无前瞻性、大样本的研究说明该标志的意义。与胎儿非染色体异常的关系:后颅凹池扩大常见于其他的解剖结构异常,发现有后颅凹池扩大时应仔细检查胎儿其他部位,以排除其他异常或胎儿生长受限及羊水量异常。仅发现后颅凹池扩大而无其他异常并存时,无需行胎儿染色体组型检查,可行超声或其他影像检查随访观察。后颅凹池扩大且有其他异常并存时,需行胎儿染色体组型检查。

I. 轻度肾盂扩张:与胎儿单倍体异常的关系:孕 16~26 周的胎儿中单侧肾盂扩张的发生率约为 0.7%。在唐氏综合征的胎儿中,超声检查仅发现有轻度肾盂扩张者为 2%。

除上述超声胎儿软标志外,还有其他尚未普及应用的软标志包括股骨短小、肱骨短小、第 5 指弯曲、圆头形、髂骨角增大、耳短小等,临床注意鉴别。

2. 血清学筛查

(1)血清学筛查指标

1)甲胎蛋白(AFP):AFP 是胎儿血清中最常见的球蛋白,其结构和功能类似于白蛋白。早孕期由卵黄囊产生,晚孕期由胎儿肝脏大量产生。人类胚胎在子宫内发育的第六周左右用双向扩散法即能测出 AFP,到第 13 周左右可达到高峰,第 16 周后 AFP 的浓度迅速下降。胎儿上皮完整时,少量的 AFP 从胎儿泌尿道排入羊水中。正常孕妇血中的 AFP 会随着胎儿的发育而逐步增高。唐氏症儿由于肝脏发育不全,AFP 合成减少,所以母血中含量相应减少。当胎儿出现开放性神经管缺陷或腹壁缺陷时,羊水和母体血清中的 AFP 显著升高,妊娠 15~16 周时孕妇血清中 AFP 会表现出急剧升高。

与 AFP 增高相关胎儿畸形:开放性神经管畸形、无脑儿、腹裂、先天性肾病、泌尿道梗阻、消化道闭锁或梗阻、畸胎瘤、水囊状淋巴管瘤、羊膜带综合征、胎儿染色体异常、胎儿皮肤病。

AFP 异常升高的其他情况:①孕周错误。②多胎妊娠;死胎。③母亲异常:肝脏肿瘤、卵巢畸胎瘤、急性病毒性肝炎、血型不合(Rh)、系统性红斑狼疮。④胎盘异常:胎盘脐带血管瘤、胎盘血池、胎盘后出血。

值得说明的是,在胰岛素依赖性糖尿病病人中,AFP 浓度较正常值低 10%,黑色人种的孕期 AFP 偏高,母亲体重高者 AFP 值偏低,吸烟者 AFP 高 3%。AFP 结果受多种因素影响,因此在计算此风险值时应综合考虑孕妇的情况。

2)free-β-hCG(游离 -β 亚基 - 促绒毛膜性腺激素):hCG 是由 α 和 β 二聚体的糖蛋白组成。α 亚单位为与 LH、FSH、TSH 的 α 亚单位氨基酸序列几乎完全相同。β 亚单位是 hCG 所特异的。完整的 hCG 全部是由胎盘绒毛膜的合体滋养层产生。在妊娠的前 8 周增加很快,以维持妊娠。在大约 8 周以后,hCG 逐渐下降,直到大约 20 周达到相对稳定。孕妇血清中的 hCG 主要以完整形式存在,游离 β-hCG 占总 hCG 的 1%~8%。在中孕期唐氏妊娠母血清中 hCG 和 free-β-hCG 均呈现持续上升趋势,分别为正常孕妇的 1.8~2.3MoM 和 2.2~2.5MoM(18- 三体,β-hCG 表现为降低异常,一般 ≤0.25MoM 作为 18-三体的高风险的重要表现)。

3)雌三醇(uE₃):雌三醇是由经胎儿肾上腺和肝脏最后由胎盘合成的一种甾体类激素。它以游离形式直接由胎盘分泌进入母体循环。在母体肝脏内很快地以硫酸盐和葡萄糖苷酸雌三醇的形式代谢。母体血清中 uE₃ 水平随着孕周的增长而增加。唐氏综合征胎儿的母体血清 uE₃ 偏低,推测可能与胎儿生长受限有关。异常一般为 <0.7MoM。母血清三联指标在胎儿各类缺陷中的浓度状况,见表 18-1。

表 18-1 母血清三联指标在胎儿各类缺陷中的浓度状况

	hCG	uE₃	AFP
神经管开放	正常	正常	高
无脑缺陷	低	低	高
21- 三体	高	低	低
18- 三体	低	低	低

(2)其他血清标志物

1)妊娠相关血浆蛋白 A(PAPP-A):是由四个相同的亚单位组成的四聚体,来源于胎盘滋养层细胞。在早孕期时孕妇血中即可测得,血浆浓度随妊娠的进行而上升,足月时达高峰,产后 2~3 天在母血浓度即将至最低。具有免疫抑制、保护胎儿免遭排斥的

作用。当自然流产、异位妊娠、胎儿生长受限(FGR)、胎死宫内时,母血 PAPP-A 呈低值,与胎盘功能不足使其合成减少有关。在早孕期间(8~14 周)低水平 PAPP-A 是筛查唐氏综合征的较好指标,单独检测阳性检出率可达 66%,假阳性率为 5%,现已被用作为孕早期筛查血清标志物首选。双胎妊娠母血 PAPP-A 明显升高,有助于早期诊断。

2)抑制素 -A(InH-A):抑制素是由胎盘合体滋养层分泌的一种异二聚体的糖蛋白。α- 亚单位与一个 βA- 亚单位组成抑制素 -A;与 βB- 亚单位组成抑制素 -B。胎盘中存在相对较多的低分子量(<30k)抑制素 A;至妊娠晚期,其含量将进一步增加:从早期的 0.3% 升高到晚孕期的 6%。早孕时母体血清中不能检出抑制素 -B,抑制素 -A 可能与胎儿及胎盘的发育有关,在孕 10~12 周时增加并达到高峰,15~20 周保持恒定,到妊娠晚期时再一次升高,足月时达最高水平。胎儿患唐氏综合征时抑制素 -A 则升高。InH-A 的加入可使唐氏综合征的检出率提高 6%~20%。

3)尿 β-core-hCG:尿 β-core-hCG 是存在于尿中的 hCG β 亚单位的降解片段,β-core-hCG 在 DS 孕妇尿中的浓度较正常妊娠妇女要高出许多倍,单项筛查的检出率为 79.6%,联合 TE 的检出率为 82.3%。尿 β-core-hCG 的优势是在体外非常稳定,而血 β-hCG 易于变性分解。

4)妊娠特异蛋白 -1:SP1 是胎盘合体滋养层细胞产生的一种糖蛋白,几乎与 hCG 同时出现于母体血液循环中,随着孕周进展而增加,DS 胎儿孕母血 SP1 浓度值在妊娠 9 周以内是一种具有很强鉴别能力的血清标志物。假阳性率为 5% 时,可筛查出 38%~43% 的染色体异常胎儿,目前尚未广泛使用。

血清学筛查是目前胎儿非整倍体产前筛查最常用的方法。

(3)早孕期血清学筛查

1)孕 9~13 周(最好 9~12 周)实施。

2)早孕期常用生化指标为游离绒毛膜促性腺激素 β 亚单位(free-β-hCG)和妊娠相关血浆蛋白 -A(PAPP-A)。free-β-hCG 的参考值为 0.25~2MoM,怀有 21- 三体综合征胎儿的孕妇其血清 free-β-hCG 水平呈强直性升高,平均 MoM 值为 2.3~2.4MoM;PAPP-A 的参考值为 0.42~2.5MoM,21- 三体核型异常的孕妇血 PAPP-A 值明显低于正常孕妇。年龄 +PAPP-A+free-β-hCG,21- 三体的检出率:设定阳性率 5% 时,检出率为 60%~65%;早孕期 12 周 NT

超声联合血清学生化指标筛查,年龄 +PAPP-A+free-β-hCG+NT 21- 三体的检出率:设定阳性率 5% 时,检出率为 85%~90%。

3）孕早期 DS 筛查可以达到早筛查、早诊断和早干预的效果,最大程度地降低妊娠 DS 胎儿家庭的身体痛苦和精神负担,同时可较早地解除 DS 低危患者的担忧。另外,孕早期 DS 联合筛查的检出率要高于孕中期,孕早期可检出约 80%~89% 的 DS 患儿（假阳性率 5%）,而孕中期检出率仅能达到 67%~76% 的 DS 患儿（假阳性率 5%）。需要注意的是,早孕期血清学筛查高危的孕妇如取绒毛进行染色体核型分析。应用绒毛进行染色体核型分析时,如果出现限制性胎盘染色体嵌合现象,不能排除胎盘组织干扰,需进一步等待羊膜腔穿刺或脐静脉穿刺确诊。

（4）中孕期血清学筛查

1）孕 14~20 周（最好 15~17 周）实施。中孕期常用的生化指标为甲胎蛋白（AFP）、hCG、游离雌三醇（uE$_3$）、抑制素 A（inhibin A）等。

2）常用的筛查方法包括:

● 二联:AFP+β-hCG　设定阳性率 5% 时,检出率为 67%~76%

　　AFP+hCG　设定阳性率 5% 时,检出率为 66%

● 三联:AFP+Free-β-hCG+uE$_3$　设定阳性率 5% 时,检出率为 65%~70%

　　AFP+hCG+uE$_3$　设定阳性率 5% 时,检出率为 74%

　　AFP+β-hCG+InH-A/NT　设定阳性率 5% 时,检出率为 85%

● 四联:AFP+β-hCG+uE$_3$+InH-A/NT　设定阳性率 5% 时,检出率为 80%~90%

　　AFP+hCG+uE$_3$+InH-A/NT　设定阳性率 5% 时,检出率为 81%

3）孕中期 DS 筛查的优缺点:①优点:孕中期 DS 筛查结果报告后,对于高危患者的确诊通过取羊水内胎儿细胞进行。羊膜腔穿刺操作技术简单,成功率高,流产率低,染色体核型分析结果可靠,在全国很多单位都能进行。另外可以评估开放性神经管缺陷的风险。②缺点:孕中期 DS 联合筛查会增加患者焦急等待的时间,且检出率较孕早期低,漏诊率较高。应用最佳四联联合方案（AFP+B-hCG+uE$_3$+Inh-A）,检出率可达 67%~76%,但四联联合方案的筛查成本增加,目前大多数医院采用的是

AFP+B-hCG 两联筛查方案和 AFP+B-hCG+uE$_3$ 三联筛查方案。

（5）整合筛查:即孕早期筛查 + 孕中期筛查,最终得出一个风险值,根据风险值判断是否进行产前诊断,主要包括:血清学整合筛查和全面整合筛查（血清学整合筛查 +NT）。

1）孕早期检测:NT+PAPP-A 或 PAPP-A+β-hCG。

2）孕中期检测:AFP+β-hCG+uE$_3$+InH-A,设定阳性率 5% 时,检出率为 85%。

（6）序贯筛查（集合筛查）:有两种方式:一是分段序贯筛查:即先进行早孕期筛查,得出早孕期风险值,高危者建议行产前诊断,低危者至中孕期接受中孕期筛查,最后根据早中孕期筛查结果进行综合风险分析;二是酌情序贯筛查:即早孕期筛查后,将筛查人群分为三类,风险值 >1/60 的进行产前诊断;风险值 <1/1000 的无需进行孕中期筛查仅常规体检,而介于两者之间的孕妇至中孕期筛查后,综合判断是否进行产前诊断。

序贯筛查与整合筛查的区别是,前者在早孕期筛查后有风险评估,根据风险度决定是否接受孕中期筛查,而后者中间无风险评估,直接进行中孕期筛查,根据两次筛查结果进行风险度评估。

孕早期检测:PAPP-A。

孕中期检测:AFP+β-hCG,设定阳性率 5% 时,检出率为 85%。

孕早期检测:PAPP-A。

孕中期检测:AFP+β-hCG+uE$_3$+InH-A/NT,设定阳性率 5% 时,检出率为 90%。

孕早、中期联合筛查有利于提高筛查结果的准确性,在限定 5% 假阳性率的前提下,对 21- 三体的检出率可达到 90% 以上。

多指标联合筛查的临床应用优点:在临床单项指标筛查应用过程中,大都存在着检出率低、假阳性率高等问题。联合筛查可以弥补这些缺陷。包括血清学指标、准确的超声检查以及详细的孕妇信息（年龄、体重、孕周、胎儿数目、标本采集时间等）,通过标准化数学统计软件,计算出筛查风险值,从而提高检出率,降低假阳性率。

1）神经管缺陷（NTD）风险:AFP（≥ 2.0~2.5MOM）可以提示神经管缺陷的风险。此临界风险值对于无脑儿的诊断灵敏度达到 100%,对于脊柱裂的诊断灵敏度达到 88%。

2）21- 三体风险:当筛查值 <1:270,属低风险人群;当筛查值 >1/270 为高危人群,位于

1：270~1：1000之间的人群,为临界高风险。

3) 18-三体风险:当筛查值 <1：350,属低风险人群;当筛查值 >1/350 为高危人群。

4) 对于双胎或多胎妊娠,双胎可以进行血清学和 NT 的联合筛查,但是准确性会降低;而对于三胎及以上的多胎妊娠,可以仅通过超声征象预测唐氏综合征的风险,不建议进行血清学筛查。在双胎妊娠中,进行孕早期的唐氏筛查时,应充分告知绒毛膜性和羊膜性,有利于提高结果的准确性。

5) 35 岁以上孕妇推荐产前诊断。

3. NIPT 检查

(1) 在有经验的产前诊断机构,可以选择无创产前检测。

(2) 自孕 12 周开始,可进行 NIPT 检测。

(3) 双胎 NIPT 筛查方式类似于单胎妊娠,但对于三胎或多胎以上妊娠,并不建议应用 NIPT。自然受孕双胎检测孕周从 12 周开始,辅助生殖受孕双胎,应根据植入日期确定孕周,于 12~14 周开始进行 NIPT 检测。辅助生殖胎儿是珍贵儿,待 18 周胎儿流产风险降低后再进行检测,与检测方法无关。

(4) 双胎的合子性质对产前筛查尤其是双胎 NIPT 十分重要。目前临床上常通过早孕期超声上的绒毛膜性来帮助判断合子性质。如早期未能确认合子性质,为了保证结果的准确性,应当作异卵双胎对待。

(5) 在单胎妊娠中,NIPT 对 21-三体的检出率是 99.2%,假阳性率是 0.09%;对 18-三体的检出率是 96.3%,假阳性率是 0.13%;对 13-三体的检出率是 91.0%,假阳性率是 0.13%;对单条 X 染色体的检出率是 90.3%,假阳性率是 0.23%;对除单条 X 染色体的性染色体异常的检出率是 93.0%,假阳性率是 0.14%。

(6) 在双胎妊娠中,NIPT 对 21-三体的检出率目前可达到 93.7% 以上,假阳性率为 0.23%。而 NIPT 应用于 18-三体及 13-三体的筛查数据十分有限,需更多的研究及数据积累。

(7) NIPT 技术在低风险人群中对 21-、18-、13-三体综合征的预测准确率与在高风险人群中无异。因此,无论风险如何,NIPT 均可以应用于常见的非整倍体的产前筛查。

(8) 其他产前筛查结果为临界高风险时,可行 NIPT 进一步进行风险的评估。

(9) NIPT 可用于其他染色体三体或(和)染色体微缺失微重复(CNV)的检测,但缺乏足够的临床数据验证 NIPT 在其中的应用价值。

(四) 诊疗要点

1. 遗传咨询

(1) 筛查报告解读:由于各个实验室报告的数值不同,所以,所有实验室均以正常人群中位数的倍数(multiple of the unaffected population median,MoM)作为检验结果的标准。由于产前筛查标志物的水平随孕周的增加会有很大的变化,因此必须转化为 MoM,使其标准化,便于临床判断。

(2) 筛查报告单校正后的筛查目标疾病的风险度,包括 21-三体综合征(又称唐氏综合征)、18-三体综合征和开放性神经管缺陷,如果高于设定的数值则为高风险,如果低于设定的数值则为低风险。根据检测方法的不同,各医院判定"高风险"和"低风险"所用的比例值也不同。

(3) 一定要记住产前筛查实验不是诊断胎儿是否异常的实验,在高风险的孕妇里只有一小部分孕妇的胎儿患有染色体异常或神经管缺陷。筛查结果呈高风险,表示胎儿患该疾病的几率较高,并不表示胎儿一定不正常,需要进一步产前诊断方能确定。同样,低风险表示胎儿患该病的几率较低,不必进行介入性产前诊断。但筛查低风险的孕妇也有可能怀有唐氏儿。

2. 产前诊断

(1) 早孕期筛查发现高危的孕妇建议进一步绒毛取样进行染色体核型分析(详见第二十二章第一节)。

(2) 中孕期筛查发现高危的孕妇建议羊膜腔穿刺取羊水细胞培养后进行染色体核型分析(详见第二十二章第三节)。

(五) 护理要点

产前筛查即通过简便、经济、较少创伤的检测方法,从孕妇群体中发现某些怀疑有先天愚型和遗传性疾病胎儿的高危孕妇以便进一步明确诊断。在妇产科门诊工作中,产前筛查工作是一项重大的工作内容。

● 健康教育:

1. 向孕妇及其家属讲解产前筛查的意义,提高孕妇对于产前筛查的依从性。

2. 向孕妇及家属讲解先天畸形、神经管缺陷儿、胎儿结构异常的患儿给母婴带来的身体及心理的创伤,引起孕妇及其家属的重视。

3. 了解孕妇一般状态,询问病史,告知孕妇及家属,是否有不良孕产史,不同的受孕方式等特殊情况,直接影响产前筛查过程,鼓励孕妇及家属实事求是,对孕产史、病史等不得隐瞒。

4. 根据孕妇情况,讲解产前筛查的具体流程,并且可以在产科门诊进行产前筛查相关的产前咨询。

(1) 孕早期

1) 指导孕妇注意休息,如有腹痛、阴道流血情况及时就诊。

2) 指导孕妇在孕 7 周左右,进行超声检查,除外宫外孕及胚胎停育等。

3) 指导孕妇到户口所在的社区医院立卡,进行基础的化验检查和体格检查及产检。

4) 指导孕妇进行病毒感染指标筛查。

5) 指导孕妇孕 11~13^{+6} 周进行超声筛查,避免错过最佳检查时机。

6) 指导孕妇于孕 9~13 周进行早期的血清学筛查。

(2) 孕中期

1) 指导孕妇孕 22~25^{+6} 周进行胎儿系统超声检查。

2) 指导孕妇孕 14~20 周,最佳时机 15~17 周进行中期血清学筛查。

3) 指导孕妇进行糖尿病筛查。

(3) 无创 DNA(NIPT)检查:孕 9 周开始,可进行 NIPT 检测,告知孕妇可进行相关产前咨询。

(刘晓梅　吕远　杨洪艳)

参考文献

1. 中华人民共和国卫生部 . 中国出生缺陷防治报告,2012.
2. 中华人民共和国卫生部 . 产前诊断技术管理办法,2002.
3. ISPD. International Society for Prenatal Diagnosis. Position Statement from the Chromosome Abnormality Screening Committee on Behalf of the Board of the International Society for Prenatal Diagnosis. Prenat Diagn,2015,35(8):725-734.
4. 马京梅,杨慧霞 . 基于母体外周血胎儿游离核酸的无创产前检查:来自国际两大学术组织的最新指南 . 中华围产医学杂志,2015,18(11):834-837.
5. 中华人民共和国国家卫生和计划生育委员会公益性行业科研专项《常见高危胎儿诊治技术标准及规范的建立与优化》项目组 . 双胎妊娠产前筛查与诊断技术规范(2017). 中国实用妇科与产科杂志,2017,33(8):810-814.
6. Gil MM,Quezada MS,Revello R,et al. Analysis of cell-free DNA in maternal blood in screening for fetal aneuploidies: updated meta-analysis. Ultrasound Obstet Gynecol,2015,45: 249-266.

第二节　产前诊断流程

(一) 流程化管理清单

1. 产前诊断门诊 / 急诊诊疗流程

重点采集信息		采集信息的描述要点	
病史	现病史	年龄 *	高龄妊娠
		受孕方式	正常受孕
			人工受孕
		单胎或多胎 *	单胎
			双胎或多胎
		孕早期毒药物、放射线接触史 *	
		TORCH 感染史 *	
	既往史	婚史	婚否
			婚次
		个人史	吸烟 *
			喝酒
		用药史	
	家族史 *	先证者	
		直系亲属发育异常史	
		直系亲属不良孕产史	
		绘制家系图	
		其他	
	孕产史 *	孕次__次	
		自然流产史	早期流产史
			中晚期胎停史
		不良孕产史	
体格检查	生命体征	体温	
		脉搏	
		呼吸	
		血压	
	常规体检 *	异常临床表型	
样本获取	无创	孕妇外周血	
		胎儿游离 DNA	
	有创	绒毛活检	
		羊水穿刺	
		脐血	

重点采集信息	采集信息的描述要点		
□ 胎儿样本	□ 实验室检查*	□ 染色体	□ 数目异常
			□ 结构异常
		□ 基因	□ 突变位点
			□ 拷贝数变化
□ 胎儿	□ 影像学检查*	□ 超声	
		□ MRI	
		□ 其他	
□ 知情同意*	□ 再发风险评估		
	□ 检测方案	□ 胎儿样本	
		□ 父母样本	
		□ 家系样本	
	□ 本人或家属签字		

注:* 为重点项目

2. 产前诊断门诊/急诊护理流程

护理流程	描述要点	
□ 健康教育	同产前筛查	
□ 心理护理	同产前筛查	
□ 协助医师	□ 询问产前诊断适应证	
	□ 体格检查	
□ 产前检查	□ 脉搏	
	□ 血压	
	□ 测量宫高	
	□ 测量腹围	
□ 胎心监测	□ 听胎心	
□ 辅助检查	□ 化验检查	
	□ 超声检查	
□ 手术配合	□ 配合完成产前诊断手术	
	□ 确认胎心或胎心监护无异常	
□ 指导门诊随访	□ 产前诊断结果	

(二)诊断要点

1. 产前诊断指征

(1)染色体病产前诊断的指征

1)夫妻之一有染色体畸变或染色体平衡易位。

2)夫妻核型正常,但曾生育染色体病患儿。

3)夫妻核型正常,但原因不明反复流产死胎。

4)35 岁以上高龄孕妇。

5)产前筛查或产前影像学检查提示出生缺陷高风险的孕妇。

(2)单基因病产前诊断的指征

1)严重致死、致残、致愚的单基因病。

2)家系中先证者临床诊断明确,致病基因已知,且胎儿有较高发病风险。

2. 明确临床表型 根据孕妇产前筛查结果,如唐筛、NIPT、胎儿影像学结果初步判断胎儿疾病,以便选择相应的检测手段和方法。

3. 染色体及基因检测要点

(1)染色体核型分析是染色体病诊断的重要手段,对于怀疑染色体病的患者首先应完成染色体核型分析,以发现显著的染色体数目异常与结构畸变。

(2)当常规染色体检查无异常时,可选择分辨率更高的检查手段,如芯片或高通量测序,以期发现染色体的微小结构改变,包括微缺失及微重复等。

(3)由于产前诊断取样方式具有一定的风险以及尽量缩短检查周期以便临床尽快制订诊治方案,在家属充分知情同意后,推荐同时完成染色体(大体结构及微结构)和(或)基因检查。

4. 遗传咨询及风险

(1)判断产前诊断的医学必要性需尊重家属意愿,医师只需要客观告知产前诊断的意义及风险,由当事人自主选择是否进行产前诊断。

(2)对申请者解释产前诊断结果及面临的风险,在符合法规的情况下,应由申请者自行决定是否终止妊娠。

(3)原则上较严重的遗传病才有必要进行产前干预,而是否适合于产前诊断并非完全取决于病种,还涉及基因突变对基因功能的影响程度。如甲型血友病,重型患者致残致死率较高,需终生替代治疗,而轻型患者在有效治疗后基本不影响生活工作。

(4)产前诊断可以最大限度地避免严重遗传病患儿出生,但应认识到这是一个高风险的医疗行为,尤其是单基因病的产前诊断,都是通过检测家系中已知基因突变的传递判断胎儿状况,而非对胎儿基因全序列进行分析,因此无法发现新产生的生殖源性突变,理论上无法完全避免遗传病患儿的出生。

(5)虽然遗传病的产前诊断已有一套严格的程序,但也无法完全消除诊断技术的局限与从业人员人为差错所带来的风险。

(6)遗传病的产前诊断与遗传咨询密不可分,必须对产前诊断申请者进行详细的遗传咨询,充分提示诊断的风险,并为其决定提供正确的遗传学依据。随后必须由孕妇本人或家属签署知情同意。

（三）护理要点

产前诊断又称宫内诊断,指在胎儿出生前对胎儿宫内感染和出生缺陷进行诊断,包括免疫学诊断、B超影像学诊断、细胞遗传学诊断和基因诊断等。产前诊断是优生优育,预防缺陷儿出生的重要手段。据统计,我国每年有80万~120万出生缺陷儿出生,占全部出生人口4%~6% 染色体病是导致新生儿出生缺陷的最常见遗传性疾病。尤其以21-三体综合征最受关注,且此类染色体疾病尚无法治疗,还给社会和家庭造成很大的经济负担和压力,故产前诊断已经成为世界各国应用广泛、实用价值最为显著的预防性优生措施。

- 健康教育:

1. 向孕妇及家属讲解产前诊断的目的及意义　可诊断胎儿先天畸形或遗传性疾病的同时能够了解胎儿在宫内的生长发育和成熟度,诊断非遗传性疾病和胎儿宫内窘迫,根据诊断的结果进行选择性流产或者宫内治疗。

2. 向孕妇及家属讲解在什么情况下,需要产前诊断,根据孕妇特殊情况,对其进行相关指导。

3. 向孕妇及家属讲解产前诊断的时机。

4. 向孕妇及家属讲解产前诊断所需要的检查前准备及需要完善的各项生化检查,告知其必要性,使其配合完成。

5. 向孕妇及家属讲解产前诊断检查的方式方法、存在的风险及检查可能引起的并发症等,并协助医师签署患者知情同意告知书,为患者做好心理护理,消除患者对于检查的恐惧,配合医师完成产前诊断。

6. 产前诊断一般为侵入性操作,向孕妇及家属讲解检查后的注意事项。观察一定时间后,确认胎心或胎心监护无异常后方可离开。

（吕远　杨洪艳）

参考文献

1. 陈竺. 医学遗传学. 第3版. 北京:人民卫生出版社,2015.
2. 赵彦艳,孙开来. 人类发育与遗传学. 第3版. 北京:科学出版社,2017.
3. Strachan T, Read AP. 人类分子遗传学. 第3版. 孙开来,主译. 北京:科学出版社,2007.
4. 染色体微阵列分析技术在产前诊断中的应用协作组. 染色体微阵列分析技术在产前诊断中的应用专家共识. 中华妇产科杂志,2014,49(8):570-572.
5. 荧光原位杂交技术在产前诊断中的应用协作组. 荧光原位杂交技术在产前诊断中应用的专家共识. 中华妇产科杂志,2016,51(4):241-244.
6. 邬玲仟,张学. 医学遗传学. 北京:人民卫生出版社,2016.
7. Turnpenny PD, Ellard S. Emery's Elements of Medical Genetics: The cellular and molecular basis of inheritance. 14th ed. Churchill: Livingstone, 2012.
8. 陆国辉,徐湘民. 临床遗传咨询. 北京:北京大学医学出版社,2007.
9. Firth HV, Hurst JA. Oxford Desk Reference Clinical genetics and genomics. 2nd ed. Oxford: Oxford University Press, 2017.

第三节　TORCH感染

（一）流程化管理清单

1. TORCH感染门诊/急诊诊疗流程

重点采集信息		采集信息的描述要点	
□ 病史	现病史	□ 年龄	
		□ 停经*	□ 月经周期是否规律
			□ 停经时间
		□ 受孕方式	□ 正常受孕
			□ 人工受孕
		□ 孕期发热	□ 有或无
		□ 阴道流血	□ 有或无
		□ 阴道流液	□ 有或无
		□ 皮疹	□ 有或无
		□ 猫等宠物接触史*	□ 有或无
		□ 使用未煮熟肉类史*	□ 有或无
		□ 孕早期毒药物、放射线接触史	□ 有或无
	既往史	□ 婚史	□ 婚否
			□ 婚次
		□ 个人史	□ 吸烟　□ 有或无
			□ 喝酒　□ 有或无
		□ TORCH感染史*	□ 有或无
			□ 是否胎儿致残致病
	家族史*	□ 直系亲属TORCH感染史	
		□ 直系亲属不良孕产史	
		□ 其他	

重点采集信息			采集信息的描述要点		
病史	输血史		☐ 有或无		
	孕产史*	☐ 孕次__次			
		☐ 既往分娩方式	☐ 阴式分娩__次		
			☐ 剖宫产__次		
		☐ 自然流产史	☐ 早期流产史__次		
			☐ 晚期流产史__次		
		☐ 不良孕产史	☐ 既往胎儿胎死宫内		
			☐ 既往胎儿生长受限		
			☐ 既往胎儿结构畸形		
			☐ 既往胎儿染色体异常		
		☐ 既往胎膜早破史			
		☐ 目前存活子女__个			
体格检查	生命体征	☐ 体温*			
		☐ 脉搏			
		☐ 呼吸			
		☐ 血压			
	常规体检	☐ 身高			
		☐ 体重			
		☐ 步态	☐ 活动自如		
		☐ 体位	☐ 活动受限		
		☐ 淋巴结*	☐ 无肿大		
			☐ 肿大		
		☐ 面色*	☐ 正常		
			☐ 苍白		
			☐ 黄染		
		☐ 结膜	☐ 正常		
			☐ 苍白		
			☐ 黄染		
			☐ 疱疹		
		☐ 巩膜	☐ 正常		
			☐ 苍白		
			☐ 黄染		
			☐ 出血		
		☐ 口咽部黏膜	☐ 正常		
			☐ 苍白		
			☐ 黄染		
			☐ 疱疹		

重点采集信息			采集信息的描述要点		
体格检查	常规体检	☐ 皮疹	☐ 有　☐ 无		
		☐ 肺部听诊	☐ 呼吸音清		
			☐ 啰音		
			☐ 哮鸣音		
		☐ 心脏听诊	☐ 心音清		
			☐ 瓣膜杂音		
		☐ 腹部检查	☐ 平坦		
			☐ 膨隆		
			☐ 瘀斑		
			☐ 水肿		
			☐ 触诊	☐ 压痛	
				☐ 反跳痛	
				☐ 肌紧张	
			☐ 肠鸣	☐ 无	
				☐ 次数	
				☐ 气过水音	
		☐ 四肢	☐ 活动	☐ 灵活	
				☐ 受限	
			☐ 水肿		
	妇产特殊检查（消毒窥器检查）	☐ 宫高			
		☐ 腹围			
		☐ 胎心率			
		☐ 胎先露			
		☐ 外阴	☐ 尿道口		
			☐ 阴道口		
			☐ 肛门及肛周		
			☐ 外阴	☐ 是否女性型	
				☐ 赘生物	
		☐ 阴道	☐ 通畅		
			☐ 纵隔、横膈、斜隔		
			☐ 阴道壁静脉曲张		
			☐ 活动性出血		
			☐ 分泌物	☐ 性状	
				☐ 气味	
		☐ 宫颈	☐ 形态	☐ 正常	
				☐ 肥大	
			☐ 陈旧瘢痕及裂口		

左表

重点采集信息	采集信息的描述要点
体格检查 → 妇产特殊检查（消毒窥器检查） → 宫颈 → 表面	□ 光滑 / □ 溃烂 / □ 渗血
息肉	□ 大小 / □ 性状 / □ 触之出血
□ 质地	
□ 活动度	
□ 与盆腔脏器是否粘连	
□ 宫颈口	□ 关闭 / □ 开放
□ 举摆痛	
辅助检查 → 实验室检查* → □ 血常规 + 血型	
□ 尿常规	
TORCH 检测	□ 血清学筛查 TORCH-IgM
	□ 血清学筛查 TORCH-IgG
	□ CMV-IgG 抗体亲和力指数
□ 核酸检测	□ 弓形虫-DNA 检测
	□ 风疹病毒-RNA 检测
	□ 巨细胞病毒-DNA 检测
	□ 单纯疱疹病毒-DNA 检测
	□ 微小病毒 B19-DNA 检测
□ 免疫功能检测	
□ 艾滋病病毒	
□ CRP	
□ 降钙素原	
血清学筛查 → 早期筛查	□ 正常
□ 异常	18-三体高风险 / 21-三体高风险 / 神经管缺陷高风险

右表

重点采集信息	采集信息的描述要点
辅助检查 → 血清学筛查 → □ 唐氏筛查	□ 正常
□ 异常	18-三体高风险 / 21-三体高风险 / 神经管缺陷高风险
□ 无创 DNA	□ 正常
□ 异常	13 号染色体异常 / 18 号染色体异常 / 21 号染色体异常
超声* → □ 孕早期 NT 超声	□ 核实孕周 / □ 正常 / □ 异常
□ 胎儿系统超声*	□ 正常
□ 异常	结构异常 / 羊水量异常 / 胎儿脐血流异常 / 其他异常
□ 胎儿磁共振	□ 正常 / □ 异常

治疗方案

治疗方案	采集信息的描述要点
动态观察 → □ 门诊	□ 遗传咨询
	□ 请感染科会诊
	□ 2 周左右复查超声
	□ 抗病毒治疗
	□ 羊膜腔穿刺等产前诊断
保胎治疗 → □ 住院	□ CMV-IgG 抗体亲和力动态监测
□ 终止妊娠	□ 评估新生儿状态 / □ 请感染科会诊 / □ 请新生儿会诊 / □ 新生儿抗病毒治疗

注:* 为重点项目

2. TORCH 感染门诊 / 急诊护理流程

护理流程	描述要点	
□ 健康教育	同产前筛查	
□ 心理护理	同产前筛查	
□ 协助医师	□ 询问病史、接触史	
	□ 体格检查	
□ 产前检查	同产前诊断流程	
□ 胎心监测	同产前诊断流程	
□ 协助检查	□ 超声检查	
	□ 病毒筛查	
	□ 产前诊断	
	□ 磁共振检查	
□ 门诊随访	□ 病毒感染情况	
	□ 胎儿超声	
	□ 必要时引产	

（二）TORCH 感染诊断要点

1. 病史要点

（1）明确感染时孕龄

1）孕妇进行 TORCH 抗体筛查时需要准确核实孕周。

2）孕周对胎儿的预后以及诊治措施的采取至关重要。

3）孕早期发生的 TOX 宫内感染对胎儿的危害最严重。

4）孕早期，特别是妊娠第 1~16 周感染风疹病毒，可导致流产、死胎或婴儿出生缺陷（先天性风疹综合征）。随着孕周越大，风疹感染对胎儿危害降低。

5）妊娠 20 周以前的 B19 病毒原发性感染，可导致胎儿严重并发症。

（2）明确继发感染或现症感染

1）既往感染：受检者既往曾有过症状明显的特定病原体感染史（如弓形虫）或有可靠的血清学检测结果，如 TORCH 抗体检测结果为 IgG 抗体阳性、IgM 抗体阴性，表示受检者曾经感染过相应的病原体，机体产生了相应抗体。而病原体可以完全被机体清除，也可以在机体内长期潜伏存在（如 HSV、CMV 等）。

2）原发性感染：机体第 1 次受到某种病原体的感染。弓形虫和风疹感染以原发性感染为主。原发性巨细胞病毒和单纯疱疹病毒感染对胎儿的影响比复发性感染严重。

3）复发感染：是在宿主免疫功能低下的情况下，潜伏状态的病毒重新激活所导致的感染。

4）再次感染：是宿主因暴露于外源性同种新病毒株所引发的感染。对这种情况除血清学检测结果与复发感染有相同表现之外，还需通过病毒分离和基因测序鉴定为新病毒株才能确认。

5）明确孕妇是孕期初次感染还是孕前感染（即原发感染或复发感染），对下一步的诊断和治疗有重要意义。

（3）明确是否有病源接触史

1）孕前或孕期有猫等宠物的接触史、食用过未煮熟的肉类，或者 TORCH 感染患者接触史，是 TORCH 感染的高危因素。推荐对与感染者有密切接触史的人群进行 TORCH 感染筛查。

2）孕期有发热和（或）上呼吸道感染症状等，应警惕 TORCH 感染的发生，建议进行 TORCH 感染筛查。

3）对有传染性红斑患者，或有微小病毒 B19 感染者接触史、不明原因发热、关节痛症状的高危对象，建议进行 B19-IgM、IgG 抗体测定。对 IgG 抗体阴性者每隔 2 周复查，直到接触后 12 周。

（4）明确是否有不良孕产史及家族史

1）TORCH 感染可能会导致流产、死胎、FGR、小头畸形等多种先天性异常或畸形，在围产医学中特称为 TORCH 综合征。

2）有不良孕产史的孕妇 TORCH 感染率高，这些孕妇妊娠期应常规进行筛查以提高诊断。

3）直系亲属中有 TORCH 感染史或者不良孕产史，建议对孕妇行 TORCH 感染的筛查。

（5）明确胎儿是否感染

1）胎儿宫内感染与孕妇的免疫状态、感染的持续时间有关，因此孕妇进行 TORCH 抗体筛查时需要注明孕周。

2）巨细胞病毒原发性感染的孕妇，胎儿感染的风险为 30%~40%；而复发感染的孕妇，胎儿感染的风险为 1%。但是对于两者而言，一旦胎儿感染，生后出现后遗症的风险为 20%~25%。

3）可通过超声发现胎儿是否存在结构异常或者畸形，但是胎儿超声异常对于胎儿宫内感染而言是非特异性的。

2. 体格检查要点

（1）重视生命体征：主要是注意有无发热、感染等征象。

（2）浅表淋巴结检查：局部或全身淋巴结肿大，

对病毒感染的诊断至关重要。

（3）颜面部以及全身皮肤

1）口唇或其他部位皮肤疹或疱疹（包括外阴生殖道等生殖器疱疹），提示存在单纯疱疹病毒的感染。

2）颜面红斑、潮红，提示微小病毒 B19 的感染。

3）颜面及全身皮肤相继出现浅红色斑丘疹，提示存在风疹病毒感染。

3. 辅助检查要点

（1）明确是否存在病毒感染

1）血清学筛查：建议使用血清 IgM、IgG 抗体定量检测进行 TORCH 感染筛查。其方法简便、操作标准化、成本较低而适用于筛查。结果能够更好地记录和反映受检者的免疫状态，为确认孕期感染或择期复查提供易于比较的患者抗体滴度动态资料。对于可能的感染者来说，通过定量检测观察其抗体滴度的动态变化，结合临床表现、病史和其他实验室检查方法，可对大多数感染者作出准确评估。

IgG 阴性、IgM 阴性：①未感染可以怀孕；②孕早期获得初次感染传给胎儿的高危人群，孕前应注射风疹疫苗；③妊娠早期动态监测 IgG 和 IgM，如果发生阳转，应进行产前诊断。

IgG 阳性、IgM 阴性：①既往已经感染了该病毒。可以怀孕。②妊娠期尤其是妊娠早期要注意复发感染和再感染（CMV，RV），妊娠晚期注意 HSV 复发感染。如果连续双份血清 IgG+ 出现 4 倍增高，复发感染的可能性较大。

IgG 阴性、IgM 阳性：①可能是急性感染。②也可能是 IgM 假阳性或长期持有。③2 周后复查或送参比实验室。如果 IgG 转为阳性，为急性感染，未妊娠者推迟怀孕。妊娠者确定胎儿是否感染（推算孕周或产前诊断）。如果不变，为非急性感染，假阳性。

IgG 阳性、IgM 阳性：①对于弓形虫可能是急性感染期，对其他病毒可能是感染后期。送参比实验室确认。②IgM 可能是假阳性，也可能是长期持有。加做 IgG 亲和实验；复查 IgG 是否连续双份血清出现 4 倍增高。③如果是急性感染，推迟怀孕；医师酌情进行产前诊断。

2）IgG 抗体亲和力指数（AI）：一般 <30% 为低亲和力，30%~50% 为中度亲和力，>50% 为高度亲和力。当使用 IgM 和 IgG 抗体定量测定仍难以判别原发性感染或复发感染时，可检测 IgG 抗体 AI。高度亲和力提示为有过既往感染，再加上 IgM 阳性则可诊断复发感染；低度亲和力则提示为发生在近期

（CMV 为近 3 个月内）的原发性感染。

3）病原体核酸检测：对怀疑有活动性感染和宫内感染风险的病例，应针对不同病原体的生活史特点，在恰当的孕周采用最可靠的取材和检测方法进行产前诊断。在孕 21 周以后且距离孕妇首次发现感染 5 周以上，通过羊膜腔穿刺等介入性手段，检测病原体特异性 DNA 或 RNA，是产前诊断胎儿宫内感染的首选方法。以核酸检测为基础的 TORCH 感染诊断：用种属特异性引物和探针进行的 PCR 扩增检测病原体的 DNA 或者 RNA，或者以基因测序技术检测病原体种属特异性核酸序列，可以得到病毒血症或者活动性感染的直接证据。对怀疑有活动性感染和宫内感染风险的病例，应针对不同病原体的生活史特点，在恰当的孕周采用最可靠的取材和检测方法进行产前诊断。大部分学者认为，在孕 21 周以后且距离孕妇首次发现感染 5 周以上，通过羊膜腔穿刺等介入性手段，取得羊水、脐血等胎儿样本检测病原体特异性 DNA 或 RNA，具有高特异度、高敏感度的优点，是产前诊断胎儿宫内感染的首选方法。孕中期有 CMV、TOX、RV 感染的孕妇取羊水标本做 PCR 确诊宫内感染率接近 10%，其中 CMV 最高，达到 17%。

弓形虫 -DNA 检测：孕妇在孕 20 周前发生的 TOX 原发性感染且羊水寄生虫载量超过 100GE/ml 时，胎儿预后不良的风险较高。在孕妇感染后 5 周采集羊水标本检测 TOXDNA，敏感度 87%，特异度 99%。

风疹病毒 -RNA 检测：使用反转录 PCR（RT-PCR）技术检测。使用脐带血标本同时检测 RV-RNA 及 RV-IgM 抗体也是可选择的产前诊断方法，但胎儿免疫应答弱，有可能会出现 IgM 抗体假阴性。

巨细胞病毒 -DNA 检测：使用荧光定量 PCR 技术检测孕妇或产妇血液、宫颈分泌物、尿液、乳汁标本中的 CMV-DNA，以诊断受检者的活动性感染或持续排毒状态。对确诊的原发性感染或者再次感染孕妇，有必要进行产前诊断，可选择取羊水标本检测羊水 CMV-DNA，或取脐带血标本检测脐带血 CMV-DNA 和 CMV-IgM 抗体，部分病例脐带血 CMV-IgM 抗体可能在孕晚期才能检出。羊水病毒载量可能与胎儿预后相关，超过 103GE/ml 的宫内感染，胎儿不一定表现出严重后果；超过 105GE/ml 时，则预示胎儿可能出现严重症状，与出现超声可见的异常相关。

单纯疱疹病毒 -DNA 检测：采用荧光定量 PCR 检测 HSV-DNA 来诊断活动性感染。在受检者没有

皮肤、口唇、生殖器疱疹病灶皮损标本的情况下,可采取血液、宫颈分泌物标本检测。对孕期有 HSV 感染症状或者有外阴、阴道 HSV 感染史的孕妇,若无超声发现的胎儿畸形,一般不需要专门的介入性手术取材做宫内感染的产前诊断。

微小病毒 B19-DNA 检测:可通过荧光定量 PCR 方法检测血液、羊水或者其他组织类型标本的 B19-DNA。因感染 B19 的孕妇中大部分胎儿预后良好,因此,介入性产前诊断只针对超声提示出现贫血和(或)水肿的胎儿。

(2) 免疫功能监测:孕妇由于妊娠期间机体免疫力下降,尤其是 T 淋巴细胞免疫功能减弱极易发生原发 TORCH 感染,同时既往受过感染的孕妇体内潜伏的病毒也易被激活而导致复发感染。监测免疫功能有助于发现 TORCH 感染的病因,对因治疗,从而改善围产结局。

(3) 血常规检测:主要明确是否有贫血和感染。动态监测患者的血常规和感染指标,尤其是入院后的动态监测,有助于 TORCH 感染的早期发现和治疗等。

(4) 明确是否存在染色体异常

1) 需明确胎儿流产、死胎或畸形的病因,排除染色体异常。

2) 孕早期唐氏筛查联合 NT 和(或)孕中期血清学筛查联合超声进行染色体异常的筛查,结果提示高风险需进一步确诊。

3) 无创产前筛查,目前较常采用的孕妇筛查手段。在有经验的产前诊断机构,双胎染色体异常的筛查可选择无创产前检测(NIPT)的方式。

(5) 超声检查

1) TORCH 病原体可通过胎盘引起宫内感染,可引起早产、流产、死胎或畸胎等。TORCH 宫内感染的胎儿超声异常大多为非特异性的,敏感度只能达到 15% 左右,超声检查有利于发现胎儿结构异常,并且定期随访,动态观察胎儿的生长发育情况。中晚孕期重复检查可发现迟发性胎儿超声异常表现。依据章锦曼等 2016 年发表的专家共识,可能有以下影像学表现:

2) 弓形虫宫内感染的胎儿影像学表现可能有但不局限于以下几点:有随处可见的颅内钙化灶;肝脾大或伴有肝脏实质内多发的强光点;胸腔或心包积液;侧脑室增宽;如有胎儿水肿时可出现羊水过多;胎盘增厚;FGR 等。

3) 风疹病毒宫内感染的胎儿影像学表现可能有:小头畸形;小眼畸形、白内障;肝脾大;心脏畸形(室间隔缺损、肺动脉狭窄、闭锁等);FGR。

4) 巨细胞病毒宫内感染:超声可见胎儿多个部位的钙化灶(侧脑室侧壁、室管膜下部、肝脏、脾脏),基底神经节出现分枝状线性钙化灶;肠回声增强;肝脾大;心肌肥大、快速或缓慢性心律失常;单侧肾脏积水;羊水过多或过少;FGR。

5) 微小病毒 B19 宫内感染:超声可见胎儿水肿、胸腔积液、心包积液、皮肤增厚,在妊娠后期加重;一般羊水量正常,胎盘肥大,胎儿生长指标正常。贫血可能导致非免疫性水肿,胎儿水肿时可出现胎盘肥大。严重者可见胎儿心脏扩大,胎动减少,肝脾大,颅内和肝脏钙化灶,小头畸形,脑积水,中度或重度贫血胎儿大脑中动脉峰值流速增加;严重者会发生死胎、无脑儿。

6) 需注意的是单纯疱疹病毒宫内感染胎儿超声检查多无异常表现。

(6) 胎儿 MRI

1) 当超声结果显像不清晰、无法辨别软组织或者神经系统结构的微小变化时,MRI 常用于超声发现异常影像后的进一步检查。

2) MRI 能对脑室扩张的程度及周围脑实质的发育情况作出更准确的判断。

(三) TORCH 感染治疗要点

1. TORCH 宫内感染的门诊咨询要点

(1) 何种情况下建议进行介入性产前诊断:对妊娠中发生的原发性感染或者再次感染,且感染持续时间较长,特别是超声已经发现胎儿宫内发育异常,且仍处于孕 28 周内时,可进行介入性产前诊断。而对于孕期复发感染的孕妇,若无孕妇较长时间病毒血症或胎儿宫内发育异常的证据时,或者已经超过孕 28 周者,一般不建议进行介入性产前诊断。

(2) 对宫内感染胎儿的预后评估需要根据孕妇感染的病原体种类、感染状态(原发性感染与复发感染)、感染发生的孕期和持续时间、介入性产前诊断结果,以及是否合并有胎儿超声异常表现等多方面信息进行综合评估。不应依据 1 次或多次血清检测结果而向孕妇做出终止妊娠的建议。

2. 治疗要点

(1) 弓形虫感染

1) 确诊的 TOX 急性感染者,应避孕,接受治疗后再计划妊娠。

2) 建议给予急性感染孕妇乙酰螺旋霉素 3g/d

治疗 7~10 天,虽然不能防止胎儿 TOX 宫内感染,但可以降低 TOX 的垂直传播率。

3）若在妊娠 18 周后检查到羊水 TOX-DNA 阴性,则胎儿不需要治疗,但需要孕期超声监测胎儿生长发育,出生后及时做新生儿血清学筛查。

4）对产前诊断确诊的 TOX 宫内感染但胎儿无超声异常者,可联合应用磺胺嘧啶、乙胺嘧啶和甲酰四氢叶酸治疗。

5）对确诊 TOX 宫内感染且已经出现超声异常的胎儿,也可联合治疗,但疗效尚不明确。

（2）风疹病毒感染:尚无特效疗法,不推荐对 RV 宫内感染的胎儿使用抗病毒药物,但需要综合评估胎儿预后。

（3）巨细胞病毒感染

1）妊娠早期:一般妊娠早期巨细胞病毒抗体阳性者不必立即终止妊娠,可到妊娠 16~20 周抽羊水或脐血培养 +CMA-IgM 进行产前诊断,查明有否先天性感染,如确诊感染应适时终止妊娠。

2）妊娠晚期:妊娠晚期感染巨细胞病毒或从宫颈管分离出病毒。无需特殊处理,但应综合评估之后,酌情处理。妊娠足月临产后,可以阴道娩出。因胎儿可能已在宫内感染巨细胞病毒。由于新生儿尿液中可能有 CMV,故应使用一次性尿布,或对尿布做消毒处理。乳汁中检测出巨细胞病毒的产妇,应停止哺乳,改用人工喂养为宜。抗病毒药物对巨细胞病毒感染孕妇并无实际应用价值,阿糖胞苷和阿糖腺苷静脉滴注可能有效。

（4）单纯疱疹病毒感染

1）垂直传播率很低,所以对有前驱症状或活动性感染的孕妇,一般在孕 36 周给予口服阿昔洛韦或伐昔洛韦治疗。

2）是否剖宫产需要医师权衡手术风险、新生儿感染风险以及产道情况或病灶部位 HSV-DNA 检测结果决定。

（5）微小病毒 B19 感染

1）对有免疫缺陷的 B19 感染患者,应用含有 B19-IgG 抗体的免疫球蛋白治疗。

2）胎儿非免疫性水肿或不明原因胎死宫内的孕妇,对确诊贫血的存活胎儿有 B19 宫内感染时,建议给予宫内输血治疗。

（四）护理要点

TORCH 为多义词:指可导致先天性宫内感染及围产期感染而引起围产儿畸形的病原体,它是一组病原微生物的英文名称缩写。这组微生物感染有着共同的特征,即可造成母婴感染。TORCH 的感染影响着人口的素质,与优生优育有重要关系。

● 健康教育:

1. 向孕妇及家属讲解 TORCH 病毒检测的意义。积极做好 TORCH 感染的血清学筛查,以便及早发现不良妊娠,并及时给予处理。

2. 告知孕妇及家属,TORCH 感染是目前临床对胎儿影响较大的疾病,其主要使孕妇子宫内胎儿被病毒感染,导致胎儿先天性畸形、生长受限、死胎、智力障碍、流产等。若不及时进行产前检查,会给家庭带来严重影响。

3. 告知患者 TORCH 病毒检查的方法,减轻孕妇的焦虑情绪。

4. 做好孕前宣传指导,避免孕期感染,提高孕妇免疫力。避免和减少易感因素的接触,预防 TORCH 病毒感染。

5. 告知孕妇应避免接触猫、狗等动物和食用未熟的动物肉。

6. 对风疹病毒抗体阴性的妇女（易感者）进行风疹疫苗接种,但接种后至少应避孕 3 个月,可预防先天性风疹综合征。

（刘晓梅　杨洪艳）

参考文献

1. 全军计划生育优生优育专业委员会 . 妊娠期 TORCH 筛查指南 . 发育医学电子杂志,2013,1（4）:236-256.

2. 章锦曼,阮强,张宁,等 . TORCH 感染筛查、诊断与干预原则和工作流程专家共识 . 中国实用妇科与产科杂志,2016,32（6）:535-540.

3. 罗青清,骆名恋,邹丽 . 妊娠期微小病毒 B19 感染的临床实践指南 . 中国实用妇科与产科杂志,2016,32（6）:502-504.

4. 罗杰·C·桑德斯 . 结构性胎儿发育异常 . 章锦曼,主译 . 天津:天津翻译科技出版有限公司,2016:296-305.

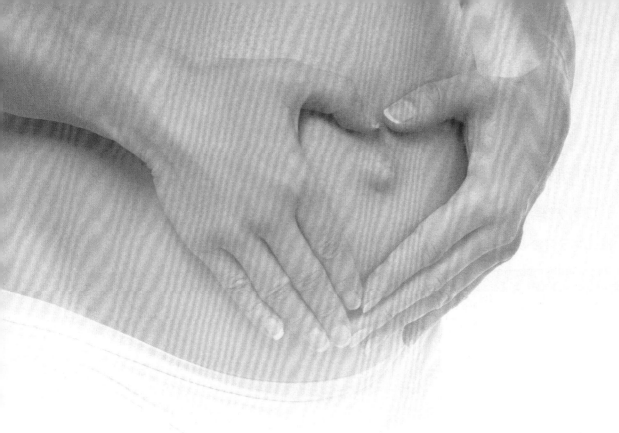

 第十九章

胎儿结构异常

概述

　　随着影像学技术及产前诊断技术的逐年发展,胎儿先天性结构异常及(或)染色体异常的检出率越来越高。胎儿结构异常主要包括胎儿神经系统、循环系统、呼吸系统、消化系统、骨骼异常、泌尿系统、颈部异常、腹壁异常及颜面部异常等。因胎儿结构异常种类较多,在影像学检查发现异常后,应进一步行染色体检查及系统的结构异常评估,来判定是否继续妊娠、妊娠期的处理方案及新生儿的远期预后。

　　本章将详细对胎儿各系统结构异常进行阐述。

第一节　胎儿神经系统异常

一、胎儿神经管畸形

（一）流程化管理清单

1. 胎儿神经管畸形诊疗流程

病史重点采集信息			
□ 现病史	□ 孕期情况 *	□ 月经周期规律	
		□ 停经时间与胎儿大小相符	
		□ 早孕反应剧烈	
		□ 早孕高热（T>38.5℃）	
		□ 早孕不良因素侵入　化学因素□，放射线□，有害气体□，病毒感染□，细菌感染□	
		□ 唐氏筛查正常	
	□ 胎儿神经管畸形相关病史 *	□ 发现神经管畸形孕周＿＿＿＿	
		□ 神经管畸形类型	□ 无脑儿
			脑膨出
			脊柱裂
			□ 其他
		□ 羊水过多	
		□ 合并其他异常	
		□ 动态监测	
		□ 完善胎儿 MRI 检查	
		□ 完善胎儿染色体检查	
□ 既往史	□ 高血压病史		
	□ 糖尿病病史		
	□ 心脏病病史		
	□ 病毒感染病史		
	□ 孕产史 *	□ 孕＿次　产＿次	
		既往分娩方式　□ 阴式分娩＿次　□ 剖宫产＿次	
		□ 目前存活子女＿个	
		□ 既往分娩出生缺陷儿病史　□ 是　□ 否	
		□ 既往胎死宫内病史　□ 是　□ 否	

体格检查重点采集信息				
□ 生命体征 *	□ 体温			
	□ 脉搏			
	□ 血压			
	□ 呼吸			
□ 常规查体	□ 活动	□ 自如		
		□ 受限		
	□ 贫血貌	□ 无		
		□ 有		
	□ 心肺部听诊	□ 正常		
		□ 异常		
	□ 产科查体	□ 宫高		
		□ 腹围		
		□ 胎心率		
		□ 跨耻征	□ 阳性
			□ 阴性

辅助检查重点项目					
□ 实验室检查	□ 血常规 + 血型				
	□ 凝血五项				
	□ 微量元素	□ 维生素 B$_{12}$	□ 正常	□ 缺乏	
		□ 叶酸	□ 正常	□ 缺乏	
	□ TORCH	单纯疱疹病毒	□ 阳性	□ 阴性	
		风疹病毒	□ 阳性	□ 阴性	
		弓形虫病毒	□ 阳性	□ 阴性	
		巨细胞病毒	□ 阳性	□ 阴性	
	□ 甲胎蛋白	□ 阳性	□ 阴性		
	□ 染色体检查	□ 绒毛穿刺	□ 阳性	□ 阴性	
		□ 羊水穿刺	□ 阳性	□ 阴性	
		□ 脐血穿刺	□ 阳性	□ 阴性	
		若为阳性,异常核型为＿＿＿＿			
□ 影像学检查	□ 超声				
	□ 胎儿头部 MRI				

治疗方案

产前：遗传咨询并产前诊断

必要时终止妊娠

产后：随访、跟踪新生儿预后情况

注：* 为重点项目

2. 胎儿神经管畸形住院护理流程

护理流程	描述要点
□ 健康教育	□ 病区环境
	□ 胎儿神经系统畸形相关知识宣教
	□ 化验检查注意事项
	□ 负责医护人员
	□ 安全评估及告知
	□ 用药的作用和注意事项
□ 协助医生	□ 询问病史
	□ 体格检查
	□ 测量生命体征
	□ 辅助检查
□ 心理护理	□ 继续妊娠时心理状况评估及护理
	□ 终止妊娠时心理状况评估及护理
□ 专科护理	□ 活动
	□ 会阴护理
	□ 预防便秘
	□ 观察宫缩及阴道流血流液等症状
	□ 排尿观察及指导
	□ 用药
□ 出院指导	□ 复查时间
	□ 自我护理方法
	□ 办理出院相关流程

（二）胎儿神经管畸形诊断要点

1. 病史要点

（1）胎儿神经管畸形高危的孕妇病史的询问

1）是否在妊娠早期有不良因素侵入：因胚胎在神经管闭合前如遇到物理化学因素、放射线、有害气体、病毒感染、细菌感染、风疹、弓形虫感染等，使神经管不能闭合将造成神经管畸形。

2）是否有剧烈早孕反应：有资料提示孕早期呕吐会使身体处于一种脱水状态，维生素叶酸、B$_{12}$ 等某些微量元素缺乏，使早期胚胎受到影响、容易生育神经管畸形胎儿。

3）是否有遗传因素：神经管畸形属多基因遗传病，产妇既往有出生缺陷史或家庭畸形史，其生育神

经管畸形儿的危险性增高。流行病学调查也发现，上述母亲生育神经管畸形儿的再发风险可达 8.1%，且再发率与畸形率密切相关。

4）孕妇是否高龄：高龄产妇的胎儿畸形发生率显著增高，有文献表明孕妇年龄也是影响胎儿神经管畸形的可疑因素。

（2）胎儿神经管畸形主要临床表现：神经管畸形是由于神经管胚胎发生时期闭合不良所致的一组先天性疾病，主要表现为无脑儿、脑膨出、脊柱裂等。

1）无脑儿：是最常见也是最严重的神经管缺陷，系前神经孔闭合失败所致，属胎儿严重致死性畸形之一，发病率约 1/1200，正常情况下胚胎第四周末神经管应该完全闭合，如果失去脊索的诱导或受到环境因素的影响，神经沟就不能闭合为神经管，头侧的神经沟未闭，致大脑半球发育不全，常伴有颅顶骨发育不良，形成无脑畸形，外因常是环境原因，内因是细胞核内遗传基因。其主要特征是颅盖骨及双侧大脑半球、小脑缺如。

2）脑膨出：是一种先天性颅骨缺损，中枢神经系统部分组织经此缺损向颅外疝出。如颅内疝出物只包括脑脊液和脑膜则称脑膜膨出。如内容物为脑组织和脑膜，则称为脑膜脑膨出。脑膨出的发病率约 0.3%~0.8%，约 75% 的这类病例膨出部位在枕部。其次为前额部及其他部位。脑膨出的确切发生机制尚不十分清楚，胚胎学支持在妊娠的 4~6 周神经外胚层和中胚层发育障碍，导致神经管闭合不全所致。胎儿脑膜膨出及脑膜脑膨出常合并其他颅内外异常，最常见的颅内异常是脑积水，其他还可见小脑发育不良、胼胝体缺失、全前脑等。有学者研究指出脑膨出 75% 合并中枢神经系统畸形，44% 合并染色体核型异常。脑膨出尚无有效的预防措施，只能采用及早诊断和及时终止妊娠的方法。

3）脊柱裂：是后神经孔第 26~30 天时闭合失败所致，根据统计研究显示，目前的胎儿脊柱裂临床发病率在 0.1% 左右，其主要特征是指背侧的两个椎弓未能融合在一起而引起的脊柱畸形，脊膜和（或）脊髓通过未完全闭合的脊柱疝出或向外露出，主要类型有显性脊柱裂、隐性脊柱裂，而显性脊柱裂又分为囊性脊柱裂及脊髓外翻。

2. 辅助检查要点

（1）胎儿超声

1）作为一个无创伤性检查，在胎儿神经管畸形的诊断有着举足轻重的作用。早期能探查出胎儿头颅和脊柱大致情况，如颅后凹池和脊柱光带平行特

征等,中期则能探测出脑室和中线结构,能探测出部分脑沟脑回样结构,此时脊柱能清晰显示出来。在三维超声下还能显示出内在的脊髓圆锥,能在不同程度上反映出神经管发育缺陷。

2) 无脑儿一般在孕后 12 周就能得到初步诊断,在超声上表现为颅骨光环缺失,面部结构和颅骨基底部存在,眼眶上可见无回声杂乱块状物,可见似蛙状的眼眶回声。

3) 脑脊膜膨出多发生在枕部,在超声上能直观显示出肿块和胎头相连,且会随着胎头运动而运动。

4) 脊柱裂超声中表现为小脑延髓池变窄,呈香蕉征,且会出现梗阻性脑积水等,报道称,脊柱裂在孕 20 周左右超声显示最清晰。

5) 总之,超声是目前为止检出胎儿神经管缺陷最有效的方法,对减少畸形儿出生、降低医疗风险以及提高优生优育具有非常重要的意义。

(2) 甲胎蛋白血清学筛查

1) 能够一定程度上预测胎儿神经管畸形的风险。

2) 其主要在胎儿肝脏和卵黄囊形成,是胎儿特异性蛋白,由胎儿的肾脏排入羊水再渗入母体,当胎儿患开放性神经管畸形时,如脑组织或脊髓外露,羊水及母血中 AFP 水平显著升高,因而,通过检测孕妇血清 AFP 可筛查胎儿神经管畸形,但其水平受孕周影响,需提供准确孕周,对末次月经不清者,应该通过 B 超确定孕周。如果超声正常,但出现血清学指标甲胎蛋白浓度异常者,应定期复查 B 超,尤其是高风险产妇,如仍有可疑,可做羊膜腔穿刺。

3) 孕妇母体血清学检查是产前筛查胎儿神经管畸形的有效手段,具有经济简便、无创性的特点。

(三)胎儿神经管畸形的临床处理

临床一旦发现胎儿神经管畸形,确诊后应立即终止妊娠。对孕妇进行神经管畸形筛查是减少缺陷儿活产,提高出生人口素质的经济有效方法。

(四)胎儿神经管畸形的预防

1. 育龄妇女在怀孕前后要注意生殖保健,加强优生优育教育,增强其优生意识,要做到有计划的生育,合理营养膳食。

2. 孕期避免患病,用药必须在专业医师的指导下进行,避免接触有害环境。

3. 有妊娠剧吐的孕妇,要注意饮食,加强营养,补充维生素及微量元素锌等,由于神经管闭合在第 4 周完成,应强调在受孕后 4 周内服用叶酸和维生素 E、B,预防神经管畸形。对有异常胎儿分娩史者,要注意全面细致检查,如检测出异常,及时终止妊娠,把畸形胎儿的发病率降到最低点,从而达到优生目的。

(五)护理要点

神经管畸形是由于神经管闭合不全引起的一类先天性畸形,常合并羊水过多、其他系统畸形。妊娠 16 周后,神经系统发育完全,因此多数可于孕早期和孕中期发现。一旦确诊,建议终止妊娠。护理上加强宣教,重在预防。胎儿侧脑室扩张与染色体异常及宫内感染等相关,轻度畸形可继续妊娠,如脑室扩张 <15mm 者则行产前及产后复查,需密切随访,动态观察,对于预后不良者及时终止妊娠。

1. 一般护理

(1) 病房环境安静舒适,保持床单位清洁整齐。

(2) 采用焦虑抑郁量表评估孕妇的精神心理状况,及时给予解释、安慰。

(3) 适量活动,防止便秘。

2. 饮食的护理

(1) 围孕期补充叶酸,可降低神经系统畸形胎儿的发生率。

(2) 进食富含叶酸的食物,如新鲜蔬菜水果、坚果、动物肝脏等。

(3) 有神经系统疾病家族史或生育过神经系统畸形胎儿的高危女性,每天可服用叶酸 4mg。低危育龄妇女,每天服用叶酸 400μg。

3. 羊水穿刺的护理

(1) 穿刺前排空膀胱,听胎心,测量体温。

(2) 穿刺后卧床休息 2 小时,听胎心,观察胎动。

(3) 观察宫缩、阴道流血流液等,及时发现先兆早产等征象。

(4) 保持腹部敷料清洁干燥,防止感染。

4. 继续妊娠至足月分娩的护理

(1) 观察腹痛、阴道流血流液情况,及时发现胎膜早破,先兆早产,做好新生儿抢救准备。

(2) 快速康复

1) 产前全面详细宣教。

2) 专科护士在营养、康复、心理护理等方面制订个性化护理方案。

3) 给予充分镇痛。

5. 终止妊娠及产后的护理

(1) 详见正常分娩流程。

(2) 产后鼓励早期进水进食,早期下床活动。

（3）尽早拔除导尿管。

（4）观察记录恶露量、性质等。

（5）每天行两次会阴护理，每天测四次温，防止感染。

（6）协助进行新生儿随访，关注神经系统发育情况。

6. 用药护理

（1）使用缩宫素引产时，应注意滴速，根据宫缩情况由慢到快逐渐调节，防止宫缩过强。

（2）产后失血过多应及时快速补液。

（陈静　陈皓旸）

二、胎儿侧脑室扩张

（一）流程化管理清单

胎儿侧脑室扩张诊疗流程

病史重点采集信息		
□ 现病史	□ 孕期情况	□ 月经周期规律
		□ 停经时间与胎儿大小相符
		□ 早孕反应剧烈
		□ 早孕高热（T>38.5℃）
		□ 早孕不良因素侵入 化学因素□，放射线□，有害气体□，病毒感染□，细菌感染□
		□ 唐氏筛查正常
	□ 胎儿脑室扩张相关病史*	□ 发现脑室扩张孕周＿＿＿＿
		□ 脑室扩张程度 □ 轻度 □ 中度 □ 重度
		□ 合并其他异常
		□ 动态监测
		□ 完善胎儿头部 MRI 检查
		□ 完善染色体检查
□ 既往史	□ 高血压病史	
	□ 糖尿病病史	
	□ 心脏病病史	
	□ 病毒感染病史	
	□ 孕产史*	□ 孕＿次　产＿次
		□ 既往分娩方式 / □ 阴式分娩＿次 / □ 剖宫产＿次
		□ 目前存活子女＿个
		□ 既往分娩出生缺陷儿病史
		□ 既往胎死宫内病史

体格检查重点采集信息		
□ 生命体征*	□ 体温	
	□ 脉搏	
	□ 血压	
□ 常规查体	□ 活动	□ 自如
		□ 受限
	□ 贫血貌	□ 无
		□ 有
	□ 心肺部听诊	□ 正常
		□ 异常
	□ 产科查体	□ 宫高
		□ 腹围
		□ 胎心率
		□ 跨耻征 □ 阳性 / □ 阴性

辅助检查重点项目			
□ 实验室检查	□ 血常规＋血型		
	□ 凝血五项		
	□ TORCH 单纯疱疹病毒 风疹病毒 弓形虫病毒 巨细胞病毒	□ 阳性 □ 阳性 □ 阳性 □ 阳性	□ 阴性 □ 阴性 □ 阴性 □ 阴性
	□ 染色体检查	□ 羊水穿刺 □ 阳性 □ 阴性	
		□ 脐血穿刺 □ 阳性 □ 阴性	
		□ 若为阳性，异常核型为＿＿＿＿	
□ 超声及 MRI	脑室扩张部位	□ 单侧 □ 双侧	
	脑室扩张程度	□ 轻度 □ 重度	
	合并其他异常	□ 是 □ 否	

治疗方案
产前：遗传咨询并产前诊断 动态观察：超声及 MRI（2~4 周复查） 产后：新生儿动态随访，注意有无神经系统发育异常等

注：* 为重点项目

（二）胎儿侧脑室扩张诊断要点

1. 病史要点

（1）胎儿侧脑室扩张程度的询问

1）当侧脑室体部宽度 ≥10mm，无论胎儿孕周大小,均可以诊断为脑室扩张。根据扩张程度将侧脑室扩张分为重度(单侧或双侧侧脑室宽度≥15mm)和轻度侧脑室扩张(侧脑室宽度为10~15mm)。

2)有研究发现侧脑室后角宽度10~12mm者预后与脑室正常者相同,故建议分为轻度(10~12mm)、中度(12~15mm)和重度(>15mm);国内研究亦发现胎儿侧脑室后角宽度10.0~12.0mm者预后较好,与侧脑室后角宽度12.1~14.9mm者差异有统计学意义,但此分类方法并未得到广泛认同。

(2)是否合并其他异常:根据是否合并其他异常,可将胎儿侧脑室扩张分为孤立性与非孤立性;非孤立性侧脑室扩张在合并胎儿多系统或多部位异常的同时,更易潜在合并胎儿染色体异常等遗传学异常,因此预后较孤立性差,更应引起警惕和关注。

(3)胎儿侧脑室扩张可因多种原因所致,可以是单纯的脑室扩张,也可以为病理性扩张,如脑积水、胼胝体发育不全、脑发育障碍、脑损伤等。

1)脑积水:脑积水是最常见的胎儿畸形之一,新生儿发病率约0.03%~0.25%,是指脑脊液过多积聚于脑室系统内,出现脑室的异常扩张和压力升高。正常情况下胎儿侧脑室压力为40~50mmHg,重度脑积水时侧脑室压力可高达350~400mmHg。脑脊液循环通路中任何环节出现问题,使脑脊液不能完成循环,并超出胎儿的正常代偿能力时,则可导致脑积水。原发性脑积水包括孤立性的脑室扩大以及伴有畸形的脑室扩大。常见病因有3种:①中脑导水管狭窄;②Dandy-Walker畸形;③Amold-Chiari畸形。孤立性脑积水是指不伴有其他畸形,且不是由其他原因引起的脑积水,在影像学上表现为单纯的脑室扩大。由Dandy-Walker畸形引起的脑积水,不同的影像学检查方法表现各异。典型的Dandy-Walker畸形超声表现为小脑蚓部完全缺损。横切面可见两侧小脑半球分开,第四脑室扩张与增大的后颅窝相通。产前MRI表现为第四脑室囊性扩张和小脑蚓部及小脑半球发育不良。后颅窝显著扩大,小脑幕高位。

2)胼胝体发育不全:胼胝体连接着两侧大脑半球,并形成侧脑室的顶部,一般在胚胎18~20周发育完成。胼胝体发育不全的患病率大约为0.35%,常伴有智力低下与行为异常,因此早期诊断十分重要。超声诊断胼胝体发育不全主要通过横切面时脑室形态异常等间接征象。声像图表现为透明隔间腔消失,侧脑室三角区增大,第三脑室增大且上移。产

前磁共振矢状面可清晰显示胼胝体全貌及其畸形的部位,提供胼胝体发育不全的直接征象,并可结合横断位及冠状位进行全面分析。

3)前脑无裂畸形:前脑无裂畸形又称为全前脑,为前脑未完全分裂而导致的一系列异常,包括脑内结构异常和面部畸形。前脑无裂畸形分为无脑叶型、半脑叶型和脑叶型。声像图表现:①无叶全前脑:不能显示颅内正常结构,仅见一个较大的原始脑室,中央见低回声丘脑,呈融合状。面部结构严重异常,可出现独眼畸形、管状鼻、中央唇裂等。②半叶全前脑:超声表现为前部为单一增大的脑室腔,后部可分开为两个脑室,丘脑不完全融合,部分枕叶脑组织形成。面部畸形较无叶全前脑轻,单鼻孔、扁平鼻,可有唇腭裂。③叶状全前脑:大脑半球及脑室完全分开,大脑纵裂发育尚可,丘脑分开,但超声检查可发现透明隔间腔消失,冠状切面见侧脑室前角在中线处连通,此型面部结构一般正常。

4)脑穿通畸形:脑穿通畸形是大脑半球内形成含脑脊液的囊腔,常与脑室和蛛网膜下腔相通。其病因不明,Zimmerman等认为脑血管发育异常是主要病因,也与胎儿宫内脑损伤、母体感染、遗传因素等有关。超声表现为脑实质内一个或多个囊肿样结构,内呈无回声,形状不规则,大小不一。产前MRI表现为脑实质内单发或多发分布的脑脊液样信号的囊腔,与邻近脑室和蛛网膜下腔相通,囊壁无灰质成分,相应脑室或蛛网膜下腔局限性扩大。脑穿通畸形较为罕见,其预后与囊腔的大小及部位相关,不伴有脑积水的小囊腔预后较好。

2. 辅助检查要点

(1)超声:是产前诊断及胎儿畸形筛查的主要手段。不仅可以显示胎儿宫内的立体结构,还能对胎儿脑内结构进行长度测量及容积测定,为临床诊断提供了丰富的影像信息。胎儿侧脑室扩张是中枢神经系统异常的主要表现之一,是产前超声筛查中的常规检查项目。侧脑室扩张是一个动态的过程,超声可重复性强,适合产前定期复查及随访。但超声显像也有一定的局限性:首先其视野较小,软组织的声学对比稍差,图像质量易受羊水量多少、孕妇腹壁脂肪层肥厚、胎头位置较低及骨骼等因素的影响,使胎儿颅内结构显示不清,其次对于非典型的颅内畸形,超声不具有特异性表现,部分脑实质病变不易显示。

(2)MRI:MRI比超声视野大且更加清晰,软组织分辨率高,不受孕妇体型、羊水量及骨骼等因素的

影响,能够清晰显示胎儿内部结构,并可进行多方位、多参数成像,对胎儿组织定位精确。产前 MRI 能够清晰显示脑沟脑回,分辨灰质和白质,在皮质发育不良疾病中 MRI 诊断明显优于超声。目前 MRI 能够清晰显示脑室形态,对侧脑室扩张的评价有着重要意义。产前 MRI 检查由于其图像清晰而受到广泛重视。但 MRI 不适用于胎龄 <3 个月的胎儿,且不能实时检测胎儿发育情况,不适合产前随访;由于其价格昂贵,在产前诊断中有一定的局限性。

(3) 胎儿染色体检查:染色体异常是导致胎儿侧脑室增宽的重要原因,轻度侧脑室增宽合并染色体异常的比例约为 3%~10%,其中最常见的是 21-三体综合征,其次为 18- 三体、13- 三体、染色体部分缺失、非平衡易位等。产前诊断中常用的染色体检查方法有分子学、基因学以及细胞学检测方法。

(4) TORCH 检查:宫内感染也是导致胎儿侧脑室扩张的原因之一,常见的病原体包括弓形虫、巨细胞病毒、风疹病毒以及单纯疱疹病毒等。Enders 等认为侧脑室扩张是宫内感染巨细胞病毒最常见的表现。

(三) 胎儿侧脑室扩张的孕期监测以及预后随访

1. 胎儿侧脑室增宽的胎儿易合并其他中枢神经系统疾病。因此一旦超声发现胎儿侧脑室扩张,均应建议孕妇:①进一步检查评估排除染色体异常、宫内感染及其他严重颅内外畸形;②必要时可行胎儿 MRI 检查以帮助评估胎儿颅脑情况;③对继续妊娠者需密切随访胎儿脑室扩张程度变化,同时仔细观察颅内颅外其他异常。建议动态超声检查和头颅 MRI 观察胎儿脑室扩张的进展情况。

2. 胎儿侧脑室扩张有其发展变化的生理过程,临床咨询和判断时要动态观察,尤其注意有自行消退可能。如胎儿存在以下情况通常预后良好:①男性胎儿;②侧脑室后角宽度≤11mm;③单侧性;④不合并前角增宽;⑤胎儿双顶径大于同孕龄胎儿;⑥首次发现时孕周较大者较早期发现者预后更好。

3. 胎儿脑室扩张远期预后主要与基础疾病和伴随的畸形有关,诊断时间与预后无明显相关。蛛网膜囊肿、Monro 闭锁、胼胝体发育不良和继发于胎儿颅内出血的脑积水患儿预后良好,相比之下,全前脑畸形、脑膨出、脑积水综合征、胎儿病毒感染导致的脑积水患儿的预后不佳。

4. 胎儿脑室扩张是胎儿超声检查脑异常中最常见症状,然而明确病因仍然较困难,产前咨询和家庭支持非常重要。对于单发脑室扩张其预后差异很大,临床决定容易陷入两难的境况。因此,进一步加强胎儿脑室扩张的临床研究,建立胎儿脑室扩张的诊断和治疗指南非常重要。

(陈静 陈皓旸)

参考文献

1. 李胜利.胎儿畸形产前超声诊断学.北京:人民军医出版社,2010:136-139.
2. 陆冰,邓学东.产前超声诊断胎儿颅骨形态异常.中国医学影像技术,2012,28(4):375-378.
3. 田晓先,郑陈光,林莲恩,等.母血甲胎蛋白与超声联合筛查胎儿神经管畸形的研究.中国优生与遗传杂志,2008,16(9):100.
4. Sepulveda W, Wong AE, Andreeva E, et al. Fetal cephalocele: first-trimester sonographic spectrum in a review of 35 cases. Ultrasound Obstet Gynecol, 2015, 46(1): 29-33.
5. Ceylaner S, Ceylaner G, Gunyeli I, et al. Postmortem evaluation of 220 prenatally diagnosed fetuses with neural tube defects: detection of associated anomalies in a Turkish population. Prenatal Diagnosis, 2013, 26(2): 147-153.
6. Elahm M, Abbasali K, Mohammad-Jafar G. Maternal folate and vitamin B_{12} status and neural tube defects in Northern Iran: a case control study. Iranian Journal of Pediatrics, 2012, 20(2): 45-48.
7. 冯艳,高原,孙睿.产前超声诊断胎儿神经系统畸形的价值.中国临床医学影像,2008,19(3):216-217.
8. ACOG 妇产科临床处理指南(NO.44):神经管缺陷. Int J Gynaecol Obstet, 2003, 83(1): 123-133.
9. Yamasaki M. Hydrocephalus//Yamasaki M. Guidelines for diagnosis and management of fetal hydrocephalus. 2nd ed. Kyoto: Kimpodo, 2011: 13-21.
10. Adzick NS, Thom EA, Spong CY, et al. A randomized trial of prenatal versus postnatal repair of myelomeningocele. N Engl J Med, 2011, 364(11): 993-1001.
11. Grivel RM, Andersen C, Dodd JM. Prenatal versus postnatal repair procedures for spinabifida for improving infant and maternal outcomes.Cochrane Database Syst Rev, 2014, 10: CD008825.
12. Sakamoto H. Treatment of fetal hydrocephalus//Yamasaki M. Guidelines for diagnosis and management of fetal hydrocephalus.Kyoto: Kimpodo, 2011: 25-34.
13. Bisht A, Suri A, Bansal S, et al. Factors affecting surgical outcome of endoscopic third ventriculostomy in congenital hydrocephalus. J Clin Neurosci, 2014, 21(9): 1483-1489.
14. Tee LM, Kan EY, Cheung JC, et al. Magnetic resonance imaging of the fetal brain. Hong Kong Med J, 2016, 22(3): 270-278.
15. McKechnie L, Vasudevan C, Levene M. Neonatal outcome of congenital ventriculomegaly. Semin Fetal Neonatal Med,

2012,17(5):301-307.

16. Araujo Junior E, Martins WP, Nardozza LM, et al. Reference range of fetal transverse cerebellar diameter between 18 and 24 weeks of pregnancy in a Brazilian population. J Child Neurol, 2015, 30(2):250-253.

第二节　胎儿循环系统异常

（一）流程化管理清单

1. 胎儿循环系统异常流程化管理

病史重点采集信息

□ 病史	□ 现病史	□ 年龄*	□ >35 岁
			□ <35 岁
		□ 停经	□ 月经周期是否规律
			□ 末次月经
		□ 受孕方式*	□ 正常受孕
			□ IVF-ET
			□ 促排卵
			□ 其他
		□ 孕早期毒药物、放射线接触史*	□ 无
			□ 药物
			□ 毒物
			□ 化学物质
			□ 放射线
		□ 多胎妊娠*	□ 是
			□ 否
		□ 胎动	□ 尚无
			□ 正常
			□ 异常
		□ TORCH 感染*	□ 是
			□ 否
	□ 既往史	□ 婚史	□ 已婚
			□ 未婚
		□ 疾病史*	代谢性疾病 → □ 孕前糖尿病 / □ 妊娠期糖尿病 / □ 苯丙酮尿症 / □ 其他

病史重点采集信息

□ 病史	□ 既往史	□ 疾病史*	结缔组织病 → □ 系统性红斑狼疮 / □ 干燥综合征 / □ 其他
			先天性心脏病及其类型 → □ 房间隔缺损 / □ 室间隔缺损 / □ 心律失常 / □ 其他
		□ 孕前毒药物、放射线、化学药物等不良接触史	□ 无
			□ 有
	□ 孕产史*	□ 孕__次产__次	
		□ 早产__次	
		□ 目前存活子女__个	
		□ 出生缺陷	□ 无
			□ 有（何种具体描述：____）
		□ 不良孕产史*	□ 既往胎儿循环系统异常
			□ 既往胎儿胎死宫内
			□ 既往胎儿染色体异常
	□ 家族史	□ 慢性病史	□ 无
			□ 有
		□ 直系亲属循环系统异常史*	□ 无
			□ 有
		□ 直系亲属不良孕产史*	□ 无
			□ 有
		□ 遗传病家族史*	□ 结节性硬化症
			□ Noonan 综合征
			□ DiGeorge 综合征
			□ Williams 综合征
			□ Holt-Oram 综合征
			□ Ellis-van Creveld 综合征
			□ 其他
		□ 近亲结婚*	□ 是
			□ 否

病史重点采集信息

病史	个人史	吸烟	□ 是
			□ 否
		酗酒	□ 是
			□ 否

体格检查重点采集信息

体格检查	生命体征	□ 体温		
		□ 脉搏		
		□ 呼吸		
		□ 血压		
	产科检查	□ 宫高		
		□ 腹围		
		□ 胎心率		
		□ 胎方位		
		□ 孕妇体重		
		□ 胎先露		
	常规体检	□ 面色*	□ 正常	
			□ 苍白	
		□ 心肺部听诊*	□ 正常	
			□ 异常	
		□ 腹部检查*	□ 正常	
			□ 异常	□ 压痛
				□ 反跳痛
				□ 肌紧张
	妇产特殊检查*	□ 阴道	□ 通畅	□ 是
				□ 否
			□ 活动性出血	
			□ 分泌物	□ 性状
				□ 气味
		□ 宫颈	□ 形态	□ 正常
				□ 肥大
			□ 陈旧瘢痕及裂口	□ 无
				□ 有
			□ 表面	□ 光滑
				□ 溃烂
				□ 渗血
			□ 与盆腔脏器是否粘连	□ 是
				□ 否
			□ 宫颈口	□ 关闭
				□ 开放
			□ 宫颈 Bishop 评分	

体格检查重点采集信息

体格检查	实验室检查*	□ 血常规 + 血型鉴定		
		□ 凝血五项		
		□ 尿常规		
		□ 肝肾功能		
		□ 血沉		
		□ CRP		
		□ 艾滋病		
		□ 梅毒		
		□ 肝炎病毒		
		□ 风疹病毒		
		□ 单纯疱疹病毒		
		□ 巨细胞病毒		
		□ 弓形虫		
		□ 微小病毒 B19		
		□ 血糖		
		□ 糖化血红蛋白		
		□ 甲功		
		□ 血清补体系列		
		□ 免疫球蛋白		
		□ ANA 系列		
		□ SSA/SSB 自身抗体		
	超声*	□ 孕早期超声	□ 单胎	
			□ 双胎	□ 双绒毛膜双羊膜囊双胎
				□ 单绒毛膜双羊膜囊双胎
				□ 单绒毛膜单羊膜囊双胎
			□ 三胎及以上多胎妊娠	
		□ 孕早期 NT 超声*	□ 正常	
			□ 异常	□ NT 增厚
				□ 鼻骨缺失或发育不良
				□ 肠管回声增强
				□ 脑室扩张
				□ 其他
		□ 胎儿系统超声*	□ 正常	

体格检查重点采集信息

□ 体格检查	□ 超声*	□ 胎儿系统超声*	□ 异常	□ 循环系统或其他结构异常
				□ 羊水量异常
				□ 胎儿脐血流异常
				□ 胎儿水肿
				□ 胎儿生长受限
				□ 其他异常
		□ 胎儿超声心动图*	□ 正常	
			□ 异常	□ 房间隔缺损
				□ 室间隔缺损
				□ 法洛四联症
				□ 大动脉转位
				□ 胎儿心律失常
	□ 胎儿心脏MRI	□ 正常		
		□ 异常		
	□ 唐氏筛查	□ 正常		
		□ 异常	□ 18-三体高风险	
			□ 21-三体高风险	
			□ 神经管缺陷高风险	
	□ 无创DNA	□ 正常		
		□ 异常	□ 13号染色体异常	
			□ 18号染色体异常	
			□ 21号染色体异常	
	□ 介入性产前诊断	□ 样本来源	□ 绒毛	
			□ 羊水	
			□ 脐血	
			□ 其他	
		□ 染色体STR	□ 正常	
			□ 异常	
		□ 染色体核型分析	□ 正常	
			□ 异常	

体格检查重点采集信息

□ 体格检查	□ 介入性产前诊断	□ 微缺失、微重复	□ 正常
			□ 异常
		□ 基因检测	□ 正常
			□ 异常
	□ 其他		

治疗方案

□ 治疗方案	□ 动态观察	□ 门诊	□ 2~4周复查胎儿常规超声	
			□ 2~4周复查胎儿超声心动图	□ 病情恶化 □ 是 / □ 否
			□ 儿科、心外科就诊咨询	
			□ 羊膜腔穿刺等产前诊断	
			□ 动态观察	
		□ 住院	□ 宫内治疗	□ 药物治疗
				□ 微创宫内治疗
				□ 开放式胎儿外科手术
			□ 儿科、心外科会诊	
		□ 终止妊娠		

注:* 为重点项目

2. 胎儿循环系统异常护理流程

同本章第一节"胎儿神经管畸形住院护理流程"。

(二)胎儿循环系统异常诊断要点

1. 病史要点

(1) 明确是否为多胎妊娠

1) 双胎妊娠存在特殊并发症,如双胎输血综合征(twin-to-twin transfusion,TTTS)、双胎反向动脉灌注序列征(twin reverse arterial perfusion sequence,TRAP)等,这些并发症可能存在双胎或者双胎之一循环系统异常,询问病史时,应详细询问是否为双胎及以上多胎妊娠,注意诊断与鉴别诊断。

2) 双胎及以上多胎妊娠存在胎儿循环系统异常或者其他结构异常、胎儿染色体异常的风险比单胎妊娠高。

(2) 孕期高危因素

1) 孕期药物、放射线等接触史,可能导致胎儿循环系统结构异常。如:妊娠期孕妇服用维A酸、妊娠晚期使用非甾体类抗炎药物（NSAID）等。

2）孕期的感染，如 TORCH 感染，也可以引起胎儿循环系统异常。如，早孕期的风疹病毒感染可引起胎儿心肌炎。但是当使用药物治疗非特异性感染时，此时无法明确胎儿循环系统异常是来自于孕期药物作用还是发热对胎儿的影响导致的。美国心脏协会发表的先天性心血管疾病风险因素的科学声明中指出：风疹病毒感染可导致胎儿动脉导管未闭、肺动脉瓣狭窄和室间隔缺损等。

3）孕妇合并某些疾病时，可能合并胎儿循环系统异常。如：代谢性疾病（糖尿病、未控制的苯丙酮尿症等）、结缔组织病（系统性红斑狼疮、干燥综合征、类风湿性关节炎等）。孕妇系统性红斑狼疮常合并胎儿先天性完全房室传导阻滞等异常。无论是妊娠期糖尿病，还是孕前已有糖尿病史，都是胎儿循环系统异常的高危因素，并且孕前糖尿病导致胎儿循环系统异常的风险更高。

4）当胎儿存在其他系统结构异常（如：脑积水、肾脏疾患、单脐动脉等）时，也应警惕循环系统异常的可能。神经系统、呼吸系统、胃肠道系统、生殖系统与骨骼肌肉系统的异常均是胎儿循环系统异常的高危因素。此时最重要的，是要明确导致胎儿存在结构异常的原因。

5）染色体异常伴发先天性心脏病的风险极高，13- 三体胎儿伴发先天性心脏病（congenital heart disease，CHD）的几率高达 84%，21- 三体（唐氏综合征）伴发 CHD 的发生率为 50%。需进行产前诊断，对胎儿染色体或基因异常进行明确诊断。

6）Davies 于 2012 年指出，辅助生殖受孕的胎儿存在先天性心脏病的风险。诊断前，需详细了解该患儿是否为辅助生殖受孕。

（3）明确是否有不良孕产史及家族史

1）目前，胎儿循环系统异常具有家族遗传的特点。虽然胎儿循环系统异常不是遗传病，但其与遗传相关，因此，在询问病史的时候，家族史和既往不良孕产史尤为重要。

2）若孕妇曾生育循环系统异常的患儿或有胎儿循环系统异常的妊娠史，或孕妇曾有胎死宫内、胎儿染色体异常、胎儿其他系统结构异常等异常妊娠史，此胎胎儿合并循环系统异常的风险比上一胎正常的孕妇大。

3）母亲患有先天性心脏病，胎儿患有先天性心脏病的几率较正常孕妇的胎儿增加约一倍。虽然先天性心脏病并不是遗传病，但遗传因素参与了先天

性心脏病的发病，其可能作为染色体异常、基因异常或遗传综合征的一部分，因此，若胎儿的父亲或母亲和父亲的兄弟姊妹有先天性心脏病，应详细了解该胎儿的家族史。

（4）是否高龄

1）高龄孕妇合并染色体异常的风险比 35 周岁以下孕妇大，且高龄孕妇易合并胎儿结构异常（包括胎儿循环系统异常）。

2）有研究表明，即使新生儿染色体没有任何异常，产妇高龄也是先天性心脏病的危险因素。因此，在诊断时，应详细询问孕妇年龄是否超过 35 周岁。

2. 体格检查要点

（1）重视生命体征

1）主要是注意有无发热、面色苍白、贫血、呼吸不均等征象。

2）发热有助于了解孕妇是否存在感染，贫血、面色苍白、呼吸不均有助于判断孕妇是否存在循环系统相关疾病。

（2）腹部检查

1）对于孕妇是否合并内外科疾病的鉴别至关重要。

2）触诊有无压痛、反跳痛及肌紧张。

（3）心脏检查

1）对于明确孕妇是否存在循环系统疾病至关重要。

2）胸部视诊观察胸部形态、是否对称、心尖搏动、呼吸频率等。

3）心脏触诊确定心尖搏动的准确位置、强度和有无抬举性，触诊是否有心包摩擦感。

4）心脏叩诊确定心脏（包括所属的大血管）的大小、形状及其位置。

5）心脏听诊获得心率、节律、心音变化和杂音等多种信息。

3. 辅助检查要点

（1）血常规 + 血型：血常规和血型对门急诊患者尤其重要，主要可以明确孕妇是否存在感染、贫血。

（2）TORCH

1）需明确胎儿循环系统异常或者其他结构异常的病因，是否是由于孕期 TORCH 感染导致。

2）但不能根据 TORCH 结果判定胎儿循环系统异常是 TORCH 感染导致的。并不是所有的 TORCH 感染都会表现出胎儿循环系统异常，也并不是所有 TORCH 感染导致的胎儿畸形都可以在孕期被发现。但是，TORCH 四项的检查可以给医师一个

指导,即使不是胎儿循环系统异常的病因,但是要警惕 TORCH 感染在孕期对胎儿及孕妇的影响。

（3）超声

1）超声检查有利于发现胎儿结构异常,并且定期随访,可动态观察胎儿的生长发育情况。

2）早孕期 NT 超声的 NT（胎儿颈部透明带的宽度）增宽常与胎儿心脏畸形密切相关。应于早孕期行 NT 检查。一方面明确是否为双胎及以上多胎妊娠,另一方面,检查 NT 值是否存在异常。

3）胎儿先天性心脏病合并心血管系统以外的结构畸形比例可以高达 20%。系统超声可发现胎儿除循环系统之外的其他结构异常。

4）评估胎儿是否存在胎儿水肿、心衰等异常情况,观察胎儿胎心率是否正常。

（4）胎儿超声心动图

1）胎儿超声心动图是目前诊断胎儿循环系统异常的最主要的方法。并且对于已经确诊 CHD 或疑似 CHD 者,通过多次随访,可进一步提高产前诊断的准确率。

2）常规胎儿超声心动图检查包括二维超声、彩色多普勒、脉冲多普勒等技术,评估胎儿心脏结构、功能和心率变化。

3）American Heart Association 在 *Diagnosis and Treatment of Fetal Cardiac Disease* 指南中指出:妊娠 18~22 周是进行胎儿心脏超声检查的最佳时机。妊娠 30 周以后因羊水减少、胎儿活动受限等因素影响,检查有一定困难。

4）相对于单纯心脏畸形而言,合并其他畸形的胎儿 CHD 产前诊断率更高。

（5）MRI

1）胎儿心脏 MRI 目前被认为是胎儿循环系统异常的补充诊断方法。

2）MRI 可以较容易地显示出心脏位置的异常以及相关心脏外异常,在绝大多数情况下可以清晰地显示出四腔心切面,从而发现心脏大小异常、心腔比例异常。

3）MRI 对于大动脉转位、右室双出口等心室大动脉连接异常以及法洛四联症等畸形具有一定的诊断价值。且胎儿心脏 MRI 的视野并不会受孕期、孕妇情况以及胎儿情况的影响。

4）当怀疑可能存在胸廓内病变或者合并心脏疾病的多发畸形时可以考虑使用 MRI 进行检查。

（6）产前诊断

1）至少 15%~30% 的胎儿先天性心脏病合并

有染色体异常,以非整倍体为主,如 21- 三体、13- 三体、18- 三体等。

2）应对产前超声筛查胎儿结构异常（包括胎儿循环系统）的胎儿行产前诊断技术,以明确胎儿染色体是否存在异常。

3）不同孕周应实施不同的产前诊断技术:见第二十二章介入性产前诊断操作。

（三）胎儿循环系统异常治疗要点

我国胎儿先天性心脏病诊断及围产期管理专家共识指出:对于胎儿 CHD 应按照心脏畸形的严重程度及预后分级进行科学的分级处理。

1. 低危及中危 CHD

（1）低危指不影响或较小影响生活质量和寿命的循环系统异常,包括室间隔缺损、肺动脉瓣狭窄等。

（2）中危虽可以治愈,但长期生存率数据不足,包括法洛四联症（轻、中度）、单纯性完全性大动脉转位、完全性房室间隔缺损、主动脉缩窄（重度）等。

（3）不提倡立即终止妊娠,建议继续妊娠,并每 2~4 周随访一次胎儿超声心动图,以进一步明确诊断,同时观察胎儿病情进展情况,以便及时采取相关措施。

2. 高危 CHD

（1）高危循环系统异常手术复杂,部分难以解剖纠治,包括永存动脉干、法洛四联症（重度）、右室双出口、心室双入口、肺动脉闭锁等。

（2）若胎儿出生后无有效治疗方法或治疗预后差,可向孕妇及其家属明确告知详细治疗方案和预后,在孕妇及其家属知情选择的情况下,建议其终止妊娠。

（3）对于可治疗的胎儿循环系统异常,可选择胎儿宫内治疗或者出生后进行相关的治疗处理。但所有的治疗方案以及预后应详细告知孕妇及其家属,依据每个孕妇的情况,在孕妇及其家属知情同意的情况下,采取个体化治疗方案。

3. 胎儿宫内治疗措施　胎儿心脏病宫内治疗包括药物、微创宫内治疗和开放式胎儿外科治疗等手段。但是需要考虑母体、胎儿目前的情况以及胎儿出生后的预后等多方面因素,以决定是否需要开展宫内治疗。目前,胎儿宫内治疗主要针对心律失常、复杂先天性心脏病和严重心衰。

（1）胎儿心律失常:American Heart Association 在 *Diagnosis and Treatment of Fetal Cardiac Disease* 指

南中指出了胎儿心律失常的治疗措施,如下:

1) 心动过缓:胎儿心动过缓的原因和机制决定了宫内治疗的策略。针对窦性、离子通道异常或房性二联律等引起的心动过缓,常予以观察。完全性房室传导阻滞(CHB)有三种类型,一种是与复杂先天性心脏病并存的先天性传导系统异常,一种是免疫性的,一种病因不明。当胎儿室性心率 <55 次/分,给予 β 受体兴奋剂,提高心率。针对免疫性因素引起的 CHB,给予孕妇地塞米松和(或)免疫球蛋白治疗。

2) 心动过速:胎儿心动过速是胎儿非免疫性水肿、早产和围产期死亡和并发症的主要原因。宫内治疗需要权衡治疗的可行性和有效性与早产并发症之间的利弊。药物治疗主要用于非足月、持续心动过速或间断心动过速合并胎儿水肿、心功能不良。大多数间断性心动过速的胎儿没有明显心脏异常,不需要治疗,但是要密切随访,有部分胎儿可能发展到持续状态。当胎儿室性心率超过 200 次/分时,需要干预,预防胎儿水肿和心衰,出生后需要进一步评估及观察。

3) 持续性室上性心动过速,心室率常 >220 次/分。当不能提前分娩时,需要积极干预,使用的药物主要有地高辛、氟卡尼、索他洛尔等,用药途径主要是母体口服,经胎盘到胎儿。对于水肿胎儿,经胎盘途径到胎儿的剂量减小,可以通过宫内胎儿肌注或经脐血管用药。

4) 持续性室性心动过速,当心室率 >200 次/分,一线用药是短期母体使用镁剂,不超过 48 小时,除了镁剂之外,还有静脉使用利多卡因或口服普萘洛尔。排除了长 QT 综合征,还可以使用索他洛尔、胺碘酮等。

(2) 胎儿复杂先天性心脏病的介入治疗:胎儿宫内矫治复杂先天性心脏病有利于改变胎儿心脏异常结构,促进胎儿心脏向正常方向发育。胎儿心脏外科的发展受制于胎儿体外循环的技术障碍,尚未进入临床应用。胎儿心脏介入治疗已在全球多个国家的小儿心脏中心开展。病种比较单一,主要是严重主动脉瓣狭窄伴有左心发育不良综合征发展趋势、左心发育不良综合征合并限制性或完整性房间隔,肺动脉闭锁合并完整室间隔。技术成功率从 30%~80% 不等,主要与操作技术的熟练和手术适应证有关。

(3) 胎儿心力衰竭的处理

1) 不论是心律失常还是复杂先天性心脏病,影响到胎儿心功能,产生胎儿非免疫性水肿、多个体腔的积液,就应积极地开展处理。推荐母体口服地高辛负荷剂量为 0.25mg,2 次/天,后可改为维持剂量 0.125~0.25mg/次,保持母亲血药浓度在 1.0~2.0ng/ml。

2) 对于不同原因引起的胎儿心力衰竭,必须对原发病进行积极治疗。

3) 胎儿贫血性水肿可进行胎儿宫内输血治疗;快速性胎儿心律失常引起的胎儿心衰,可单用地高辛治疗或者联用其他抗心律失常药物治疗;胎儿镜手术治疗可应用于先天性膈疝、畸胎瘤等心外畸形引起的胎儿心衰。

4) 对于心力衰竭胎儿存在的其他的合并症,如胸腹腔积液,可采取对症治疗措施。

(四) 护理要点

近几年胎儿循环系统畸形的诊断治疗手段明显提升,一旦提示胎儿畸形,孕妇及家庭都陷入焦虑恐慌状态,母体情绪直接影响胎儿在宫内的生长发育。部分心血管畸形预后良好,甚至无需治疗,仅需随访观察即可,个别严重畸形需终止妊娠。护士应做好健康教育、心理护理、专科护理、用药护理等,使孕妇及家属正确认识胎儿畸形,做出最优选择。

1. 一般护理

(1) 病房环境安静舒适,保持床单位清洁整齐。

(2) 妊娠早期注意避免感冒。

(3) 采用焦虑抑郁量表评估孕妇的精神心理状况,及时给予解释,安慰。

(4) 适量活动,防止便秘。

2. 药物治疗的护理

(1) 严格遵循服药剂量和时间。

(2) 服药前后检测心率脉搏。

(3) 严密观察不良反应,如恶心呕吐,头晕头痛,心动过速、期前收缩等。

3. 介入治疗的护理

(1) 术前排空膀胱,听胎心,测量体温。

(2) 术后卧床休息 2 小时,听胎心,观察胎动。

(3) 严密观察宫缩、阴道流血流液等,及时发现胎膜早破、先兆早产等。

(4) 观察腹部敷料有无渗液。

(5) 每天测量四次体温,及时发现感染征象。

4. 剖宫产患者的护理

(1) 术前 6 小时禁食固体食物,术前 2 小时禁食液体。

(2) 鼓励术后早期进食,活动。

（3）及时充分给予镇痛。

（4）尽早拔除导尿管等。

5. 正常分娩及终止妊娠的护理　详见本章第一节胎儿神经系统异常。

（张志涛　陈皓旸）

参考文献

1. 中华医学会儿科学分会心血管学组.胎儿先天性心脏病诊断及围产期管理专家共识.中华儿科杂志,2015,53(10):728-733.

2. Davies MJ, Moore VM, Willson KJ, et al. Reproductive technologies and the risk of birth defects. N Engl J Med, 2012, 366:1803-1813.

3. Schulkey CE, Regmi SD, Magnan RA, et al. The maternal-age-associated risk of congenital heart disease is modifiable. Nature, 2015, 520(7546):230-233.

4. American Heart Association. Diagnosis and Treatment of Fetal Cardiac Disease: A Scientific Statement From the American Heart Association. Circulation, 2014, 129:2183-2242.

5. 周成斌,庄建.《胎儿心脏病的诊断和治疗:AHA 科学声明》解读.中国循环杂志,2015,30:85-88.

第三节　胎儿呼吸系统异常

（一）流程化管理清单

1. 胎儿呼吸系统异常诊疗流程

病史重点采集信息

现病史	□ 年龄 *	□ <35 岁
		□ ≥ 35 岁
	□ 停经 *	□ ___ 个月
	□ 受孕方式 *	□ 自然妊娠
		□ 促排卵
		□ 体外受精
		□ IVF-ET
	□ 早孕反应	□ 轻度
		□ 妊娠剧吐
	□ 不良接触史 *	□ 妊娠期间有毒性物质接触
		□ 妊娠期间化学性物质接触
		□ 妊娠期间有放射性物质接触
		□ 其他
	□ 用药史 *	□ 长期用药
		□ 孕期用药

病史重点采集信息

现病史	□ 家族史 *	□ 父亲染色体异常
		□ 母亲染色体异常
	□ 产检史 *	□ 规律产检
	□ 妊娠合并 / 并发疾病情况 *	□ 妊娠期糖尿病
		□ 妊娠期高血压
		□ 妊娠合并内科疾病
		□ 妊娠合并外科疾病
		□ 妊娠合并传染病
		□ 其他
	□ 呼吸系统异常的类型 *	□ 肺囊腺瘤样畸形
		□ 肺隔离症
		□ 膈疝
		□ 其他
	□ 孕早期筛查情况 *	□ 唐氏筛查
		□ NT 筛查
	□ 一般情况 *	□ 胎动
		□ 腹痛
		□ 流血
		□ 流液
孕产史	□ 初产	
	□ 经产	□ 既往胎停
		□ 胎死宫内
		□ 既往分娩畸形胎儿
既往史	□ 妇产科相关手术史	
	□ 高血压病史	
	□ 糖尿病病史	
	□ 其他疾病史	
家族史	□ 高血压家族史	
	□ 糖尿病家族史	
	□ 其他遗传病家族史	

体格检查重点采集信息

□ 一般情况 *	□ 体温	
	□ 脉搏 *	
	□ 呼吸	
	□ 血压 *	
□ 专科查体	□ 宫高	
	□ 腹围	
	□ 胎方位	

体格检查重点采集信息			
□ 专科查体	□ 胎心率		
	□ 窥器下	□ 流血	
		□ 流液	
		□ 分泌物	
	□ 消毒内诊	□ 宫颈	
		□ 宫口	

辅助检查重点项目			
□ 实验室检查	□ 血常规 + 血型 *		
	□ 凝血五项 *		
	□ 肝炎病毒		
	□ 梅毒 +HIV		
	□ TORCH*		
□ 超声 *	□ 胎儿超声检查 *	□ 肺囊腺瘤	□ Ⅰ型
			□ Ⅱ型
			□ Ⅲ型
		□ 隔离肺	□ 叶外型
			□ 叶内型
		□ 膈疝	□ 轻度
			□ 中度
			□ 重度
		□ 合并其他异常	□ 羊水过多
			□ 羊水过少
			□ FGR
			□ 其他
	□ 常规胎儿超声(NT)*		
	□ 胎儿系统超声 *		
	□ 胎儿超声心动图 *		
□ MRI*	□ 胎儿胸部 MRI*		
□ 产前诊断 *	□ 染色体核型 *		
	□ 染色体微缺失 / 微重复检查		
	□ 其他相关基因检测		

治疗方案		
□ 治疗 *	□ 门诊治疗	□ 转诊至产前诊断 / 母胎医学中心,进行产前诊断
		□ 完善检查,明确诊断
		□ 动态监测胎儿宫内情况
		□ 动态监测母体一般情况

治疗方案			
□ 治疗 *	□ 住院治疗	□ 完善相关科室会诊	□ 新生儿内科
			□ 新生儿外科
			□ 麻醉科
		□ 确实分娩时机	
		□ 确定分娩方式	□ 阴式分娩
			□ 剖宫产
		□ 制订患儿手术方案	□ 宫内干预
			□ 产时手术
			□ 择期手术
			□ 期待疗法

注:* 为重点项目

2. 胎儿呼吸系统异常护理流程

同本章第一节"胎儿神经管畸形住院护理流程"。

(二)诊断要点

1. 病史要点

(1)胎儿呼吸系统异常的诊断时间及方式:产前超声检查是发现胎儿呼吸系统异常的主要方式,随着超声诊断技术的发展,大多数胎儿呼吸系统异常都能在孕中早期通过超声检查发现。

(2)既往是否有不良妊娠史

1)此对夫妻既往是否有停育史、流产史、胎死宫内等病史。

2)既往是否生育过肺发育相关疾病或其他结构畸形患儿。

3)既往是否生育过 18-、21- 三体等染色体异常患儿。

(3)妊娠期间是否有不良接触史

1)夫妻双方的工作性质,是否有化学制剂、毒物、放射性的物质接触史。

2)是否有慢性病,长期服用药物。

3)妊娠期间是否服用过可致畸药物。

(4)是否有肺发育异常家族史

1)夫妻双方直系亲属是否有肺发育异常等疾病的家族史。

2)如有家族史的患者应检测孕妇或(和)丈夫染色体。

2. 辅助检查要点

(1)超声检查

1)隔离肺超声诊断标准:选择性数字减影血管

造影(DSA)是出生后肺隔离症诊断的金标准,但不适用于胎儿,而产前超声由于无创、操作简单、可反复动态观察、能同时显示隔离肺组织异常血供等特点,在胎儿肺隔离症诊断方面有至关重要的作用。

A. 妊娠16周即可发现和诊断叶外型(ELS),ELS的声像图特征是胎儿胸腔内强回声或稍强回声团块,呈三角形或叶状,内部回声均匀,边界清。

B. ELS的特征性表现是病灶的滋养血管来自体循环动脉或其分支,三维能量超声有助于发现异常供血血管,其敏感性更高。

2) 肺囊腺瘤的超声诊断标准:肿块拟诊断肺囊腺瘤后依据Sanders的病理分型标准进行超声分型:①Ⅰ型(大囊型):囊泡的直径2~10cm;②Ⅱ型(中囊型):囊泡的直径0.5~2cm;③Ⅲ型(微囊型):囊泡的直径<0.5cm,团块呈均匀的高回声。

3) 膈疝的诊断标准:

A. 胸腔内显示腹腔内脏器回声,包括胃、小肠、肝、脾、结肠甚至肾等,这是最主要且直接的诊断依据。

B. 左侧膈疝以胃疝入胸腔常见,表现为心脏左侧出现胃泡回声与左房相邻,且腹腔内胃泡回声消失。

C. 右侧膈疝的疝内容物以肝为主,应注意胃的位置是否后移,同时彩色多普勒血流显像追踪门静脉是否位于膈上方。

D. 胸腔内肺、心脏及纵隔等脏器受压移位,这也是诊断CDH最初最明显的征象。

(2) 孕期监测:在对孕妇的监测管理中,需要始终监测整个孕期,尤其是孕晚期,必要时及时分娩终止监测。其中远程实时动态监测是我们所倡导的。

1) 超声监测:产前系列的动态超声影像随诊显得尤为重要。对继续妊娠者应每3~4周超声检查1次,观察指标主要包括:肿块大小、内部回声变化以及有无水肿和羊水过多等情况发生。

2) 胎儿超声心动图:需要专门的胎儿心脏超声科医师检查胎儿心脏结构有无异常。偶尔有由于心脏受挤压导致确诊困难的情况。对于重度FCDH,有报道胎儿右肺动脉<3.3mm,左室舒张末期直径达10.8mm提示预后不良。

3) 动态监测:除动态实时远程监测外,孕34周后若羊水多,需考虑计划性早产,以确保胎儿在发动前及时处理。孕32周后推荐使用地塞米松促进胎肺发育。

(3) MRI检查:磁共振成像技术相对于超声检查来说,对确定胎儿肺部发育畸形病变范围程度、肺部受压情况、正常肺组织定量以及判断胎儿预后方面有着明显的优势。

1) 肺囊腺瘤:CCAM的磁共振表现为患侧肺内大囊样或多个微囊样 T_2WI 高信号改变,信号强度高于邻近肺组织,边界清晰,可显示短 T_2WI 低信号分隔,患侧肺体积增大,纵隔向对侧移位。

2) 隔离肺:磁共振表现为 T_2WI 序列团块状 T_2WI 高信号,信号多高于正常肺组织,位于肺内者与正常肺组织分界较清,部分病例可见供血血管来源于体循环大血管,表现为 T_2WI 序列团块高信号内可见迂曲的低信号血管影与胸主动脉或腹主动脉相连。磁共振以横断位及冠状位显示病灶与腹主动脉或胸主动脉关系较好,扫描序列中以 T_2 SFSE 序列显示低信号连接血管较好,若 FIESTA 序列能显示线状高信号血管与主动脉相连则可明确诊断。

3) 膈疝:磁共振表现为 T_2WI 稍高信号、T_1WI 高信号的胃及小肠疝入胸腔,尤其 FIRM 序列能清晰显示肠管内胎粪呈明显高信号,同侧肺组织明显受挤压、移位。大量肝脏进入胸腔,O/E LHR 或 MRI 的 O/E FLV<25%,即可确认为重症 FCDH。

总之,先天性膈疝、CCAM 和 BPS 三者在磁共振表现上各有其特点,根据是否由体循环供血、大囊样或多囊样改变并低信号分隔、胃泡是否存在以及 T1WI 序列是否为高信号等特征不难鉴别。

(4) 染色体检查

1) 肺囊腺瘤一般呈散发性,没有再发的风险,目前尚无证据显示它与染色体异常有关,但当合并有肾发育不良、小肠闭锁、膈疝时,则需除外染色体异常。

2) 胎儿先天性膈疝,应接受遗传学专家的咨询,了解家族史和产前遗传方面检查结果:约20%的 FCDH 合并其他先天性异常,包括染色体或泌尿生殖器的异常;孤立的 FCDH 时,不一定需要专门的遗传学检查,而复杂的 FCDH 则必须进行遗传学检查。

(三) 临床处理要点

1. 对于肺部病变胎儿,肺部本身的病变(先天性肺囊腺瘤畸形、隔离肺、胸腔积液、肺缺如),产前咨询时均应及时向孕妇及其家属讲清此病变有自然复原的可能性和良好预后。

2. 先天性肺囊腺瘤畸形、隔离肺超声随访病灶在妊娠晚期有自然消失的趋势,应动态监测,可期待治疗。

3. 当肺部病变(先天性膈疝,胸腔积液)伴发肺外畸形,胎儿存活率降低,可考虑行染色体核型分析。

4. 如合并胎儿纵隔和心脏移位、胎儿水肿、胸腹腔积液或有染色体异常是终止妊娠的指征。

(四) 治疗要点

胎儿肺部病变胎儿有多种外科治疗方法,如开放式手术、产时子宫外处理技术以及出生后选择性的手术,如何选择治疗方式和时机必须依据孕期疾病的发展、有无并发症出现、诊断的准确性、治疗的技术水平予以综合的考量。

1. 宫内干预 胎儿镜:CCAM 治疗的胸腔-羊膜腔分流术;FCDH 治疗的气道封堵术。

2. 产时处理(EXIT) 如 CCAM 患儿在分娩时行肺叶切除;重度膈疝患儿分娩时建立气管插管。

3. 择期手术治疗 对于出生时无呼吸症状的患儿,待肺内情况平稳后,择期行手术治疗。

4. 期待疗法 约 15%~20% 的 CCAM 患儿由于包块的变小或消失而在出生时无症状,不需要外科干预。约 50%~70% 的隔离肺患儿包块随孕周的增加而部分或完全萎缩。

(五) 护理要点

胎儿呼吸系统畸形轻微型不容易被发现,严重畸形需手术治疗,在经济和心理上对孕妇产生巨大负担。护士应充分掌握相关知识,做好健康教育、心理护理、专科护理及用药护理,促进孕产妇健康,减少出生缺陷儿。

1. 健康教育

(1) 呼吸系统畸形的原因目前尚不明确,其治疗效果手术方法明显优于保守治疗方法,应充分考虑预后、经济等因素选择是否继续妊娠。

(2) 有先天性疾病家族史及畸形胎儿生产史者要严密监测整个孕期检查。

(3) 终止妊娠时有腹痛、阴道流血等症状及时通知医护人员。

2. 心理护理

(1) 用孕妇焦虑抑郁自评量表评估孕妇的心理状态。

(2) 根据不同的心理障碍给予个体化的心理支持。

(3) 鼓励家属安慰陪伴,避免产生自责等不良情绪。

(4) 对于有既往不良孕产史、高龄初产妇、习惯性流产及辅助生殖技术妊娠等应重点关注,帮助孕妇尽快从否认、愤怒过渡到接受、积极调整的状态。

3. 继续妊娠至足月的护理 详见本章第一节胎儿神经系统异常。

4. 终止妊娠及产后的护理 详见本章第一节胎儿神经系统异常。

(张志涛 陈皓旸)

参考文献

1. Adzick NS. Open fetal surgery for life threatening fetal anomalies. Semin Fetal Neonatal Med,2010,15(1):1-8.

2. Adzick NS,Harrison MR,Crombleholme TM,et al. Fetal lung lesions:management and outcome. Am J Obstet Gynecol,1998,179(4):884-889.

3. Nagata K,Masumoto K,Tesiba R. Outcome and treatment in an antenatally diagnosed congenital cystic adenomatoid malformation of the lung. Pediatr Surg Int,2009,25(9):753-757.

4. Mahle WT,Rychik J,Tian ZY,et al. Echocardiographic evaluation of the fetus with congenital cystic adenomatoid malformation. Ultrasound Obstet Gynecol,2000,16(7):620-624.

5. Cruz-Martinez R,Castanon M,Moreno AO,et al. Usefulness of lung-to-head ratio and intrapulmonary arterial Doppler in predicting neonatal morbidity in fetuses with congenital diaphragmatic hernia treated with fetoscopic tracheal occlusion. Ultrasound Obstet Gynecol,2013,41(1):59-65.

6. Quintero RA,Kontopoulos EV,Quintero LF,et al. The observed vs. expected lung-to-head ratio does not correct for the effect of gestational age on the lung-to-head ratio. J Matern Fetal Neonatal Med,2013,26(6):552-557.

7. Ruano R,Lazar DA,Cass DL,et al. Fetal lung volume and quantification of liver herniation by magnetic resonance imaging in isolated congenital diaphragmatic hernia. Ultrasound Obstet Gynecol,2014,43(6):662-669.

8. Yamoto M,Inamura N,Terui K,et al. Echocardiographic predictors of poor prognosis in congenital diaphragmatic hernia. Journal of Pediatric Surgery,2016,51(12):1926-1930.

9. Sanders RC. Prenatal ultrasonic detection of anomalies with a

lethal or disastrous outcome. Radiol Clin North Am, 1990, 28
（1）: 63-177.

第四节　胎儿消化系统畸形

（一）流程化管理清单

1. 胎儿消化系统畸形诊疗流程

病史重点采集信息

□ 病史	□ 现病史	□ 年龄 *	□ ≥ 35 岁	
			□ <35 岁	
		□ 停经	□ 月经周期	□ 规律
				□ 不规律
			□ 末次月经	
		□ 受孕方式 *	□ 正常受孕	
			□ IVF-ET	
			□ 促排卵	
			□ 其他	
		□ 孕早期毒药物、放射线接触史 *		
		□ 多胎妊娠 *		
		□ 胎动		
		□ TORCH 感染		
	□ 既往史	□ 婚史	□ 婚次	
		□ 疾病史 *	□ 消化系统畸形	
	□ 孕产史 *	□ 孕__次		
		□ 足月产__次		
		□ 目前存活子女个数及有无消化系统畸形		
		□ 不良孕产史 *	□ 既往胎儿消化系统异常	
			□ 既往胎儿基因检测异常	
			□ 既往胎儿染色体异常	
	□ 家族史	□ 直系亲属消化系统异常史 *		
		□ 直系亲属不良孕产史 *		
		□ 遗传病家族史 *		
		□ 近亲结婚 *		
	□ 个人史	□ 吸烟		
		□ 喝酒		

体格检查重点采集信息

□ 体格检查	□ 常规体检	□ 身高		
		□ 手脚		
		□ 头部		
		□ 脊柱		
		□ 心肺部听诊		
		□ 腹部检查		
	□ 超声 *	□ 孕早期超声	□ 单胎	
			□ 双胎	□ 双绒毛膜双羊膜囊双胎
				□ 单绒毛膜双羊膜囊双胎
				□ 单绒毛膜单羊膜囊双胎
			□ 三胎及以上多胎妊娠	
		□ 胎儿早期超声 *	□ NT 增厚	
			□ 鼻骨缺失或发育不良	
			□ 肠管回声增强	
			□ 脑室扩张	
			□ 其他	
		□ 胎儿系统超声 *	□ 肠管扩张	
			□ 肠管回声增强	
			□ 腹腔内钙化灶	
			□ 双泡征	
			□ 胃不显示	
			□ 胎盘异常	
			□ 脐带附着异常	
			□ 胎儿水肿或腹水	
			□ 羊水过多	
			□ 胎儿心脏超声	
			□ 其他	
	□ 胎儿磁共振	□ 食管近端扩张远端消失		
		□ 腹腔大量积液		
		□ 腹部假性囊肿		
		□ 小肠扩张		
		□ 其他		
	□ 介入性产前诊断	□ 样本来源	□ 绒毛	
			□ 羊水	
			□ 脐血	
			□ 其他	

体格检查重点采集信息			
□ 体格检查	□ 产前诊断结果	□ 染色体核型分析	
		□ 微缺失、微重复	
		□ 基因检测	
		□ 其他	

治疗方案			
□ 门诊	□ 动态观察	□ 完善胎儿超声会诊	
		□ 完善胎儿心脏彩超	
		□ 完善胎儿染色体检查	
		□ 3~4 周复查胎儿超声	
		□ 排除其他相关疾病	
	□ 转诊到产前诊断中心		
	□ 遗传咨询		
	□ 必要时羊膜腔穿刺放羊水		
	□ 每周复查彩超监测羊水量及胎儿生长发育情况		
	□ 羊水过多导致先兆早产需保胎治疗		
□ 住院	□ 终止妊娠	□ 合并染色体异常或复杂性畸形等引产指征的放弃胎儿	
		□ 不具备产科指征的可阴式分娩,注意预防羊水栓塞、脐带脱垂、胎盘早剥、产后出血	
		□ 产时新生儿科会诊	
		□ 密切观察新生儿进食、排便等情况,完善相关检查	
		□ 新生儿内科住院或新生儿外科手术治疗	

注:* 为重点项目

2. 胎儿消化系统异常护理流程

同第一节"胎儿神经管畸形住院护理流程"。

(二) 诊治要点

1. 病史要点

(1) 胎儿消化系统畸形没有特异性的症状,如果合并羊水过多可有气短及腹胀症状,遇到有气短及腹胀症状的孕妇,除了母体呼吸、循环及消化系统的相关检查外,还应完善胎儿超声检查,了解羊水量、胎儿个数及胎儿宫内情况,如发现羊水量异常,及时行胎儿医学超声筛查胎儿畸形。

(2) 胎儿消化系统畸形病例的病史多为胎儿超声检查发现胎儿肠管扩张、胃不显示、羊水过多等表现,接诊时应询问患者孕期有无不良接触史,有无不良孕产史,应进行胎儿医学超声复查,对确诊及高度怀疑胎儿消化系统畸形的病例应完善介入性产前诊断胎儿染色体检查,对可疑病例短期内复查超声或行胎儿磁共振检查以明确诊断。

(3) 由于妊娠期高血压、妊娠期糖尿病、母儿血型不合、病毒感染等也可出现羊水过多,对于合并羊水过多的患者,应询问血糖、血压、血型等相关病史。

2. 查体要点

(1) 胎儿消化系统畸形的患者没有特异性的体征,按门诊及入院常规查体:生命体征,常规心肺、腹部、四肢查体,宫高、腹围、听胎心及消毒内诊。

(2) 对于合并羊水过多的患者,产科查体宫高、腹围可能大于实际孕周。

3. 辅助检查要点

(1) 超声检查

1) 近年国内文献报道,超声对胎儿消化道梗阻的诊断符合率在 90% 以上,仍是胎儿消化道畸形的首选影像学检查方法。

2) 超声检查对消化系统畸形早期缺乏特异性表现,而中晚期需通过是否显示胃泡,胃、肠腔扩张,羊水过多等间接征象才能发现,因此需要多次重复检查排除胃排空、吞咽羊水、胎便一过性肠梗阻等情况,胃泡不显示要注意排除膈疝胃部疝入胸腔的情况。

3) 正常的超声表现不能完全除外消化系统畸形,可见于胎儿宫内呕吐、食管闭锁伴随食管气管瘘及肛门闭锁合并直肠阴道瘘或直肠尿道瘘时。

(2) 肠管扩张:文献中多数采用产前超声小肠内径 >7mm 为小肠扩张,而结肠是否扩张需参考妊娠时间共同判断,正常胎儿 25 周时结肠直径应 <7mm,足月儿应 ≤18mm,当肠管直径 >20mm,提示结肠扩张。

(3) 先天性食管闭锁(esophageal atresia,EA)

1) 先天性食管闭锁在新生儿的发病率约为 1/2500~1/4000,在双胞胎中发病率略高。

2) 食管闭锁的产前诊断依然比较困难,仅有少部分患儿可在产前获得诊断。妊娠 16~20 周超声检查羊水过多同时伴有胃泡过小或缺如应怀疑食管闭锁,但诊断的敏感性和特异性较低。

3) 孕 32 周超声检查发现食管上段盲袋征是产前诊断食管闭锁较为可靠的征象。先天性食管闭锁患儿在 MRI 的 T_2 加权上可以看到近端食管扩张,而远端食管消失的现象,敏感性较高,但单独使用MRI诊断食管闭锁假阳性率较高。因此专家共识推荐宜产前超声发现盲袋征、胃泡不显示、羊水过多等征象,可在产前诊断部分食管闭锁,建议行胎儿MRI筛查。

4）超过50%的食管闭锁患儿合并其他先天性畸形,部分患儿合并两种或两种以上畸形（VACTERL综合征）,其中最常见为心血管系统畸形,约占23%;四肢及骨骼畸形占18%;肛门直肠及消化道畸形占16%;泌尿系统畸形占15%;头颈部畸形占10%;纵隔部位畸形占8%;染色体畸形约为5.5%。专家推荐对于先天性食管闭锁的患儿全面体检明确是否合并其他畸形,孕期也应行胎儿医学超声及胎儿染色体检查了解合并其他畸形及染色体异常的情况。

（4）胎粪性腹膜炎

1）胎粪性腹膜炎的MRI表现较典型,可直观显示胎儿腹部情况,并可根据肠管分布及形态推断肠管闭锁和穿孔的位置,为新生儿的治疗提供依据。

2）胎粪性腹膜炎多表现为腹腔积液、肠管呈漂浮状或纠集、聚拢,结、直肠显示细小等。

3）该病需与以下胎儿病变鉴别:①胎儿水肿综合征:常有胎儿腹腔积液征象,多合并心包积液、胸腔积液、皮肤水肿、胎盘增厚等多种征象;②腹部囊性占位性病变:假性囊肿型胎粪性腹膜炎需与淋巴管畸形、肠重复畸形等腹腔囊性占位性病变相鉴别,假性囊肿内容物主要为胎粪和腹腔渗出液的混合物,因胎粪所富含的蛋白及顺磁性矿物质成分,其特征性表现为在T1W1呈高信号,T2W1呈偏低信号,但后者囊性病变内容物多呈T1W1低信号、T2W1高信号,结合肠管形态及信号等征象不难鉴别。MRI还可直观显示假性囊肿与肠管的关系,如提示胎儿腹部假性囊肿与肠管直接相通。

（5）三维磁共振成像

1）有文献报道三维磁共振结肠成像可以提供和钡灌肠类似的图像,对于结肠闭锁有较高的诊断价值,可作为超声诊断肠道病变的重要补充。

2）对于腹腔囊性占位性病变,三维磁共振结肠成像可以根据是否含有胎粪信号来鉴别是否来源于结肠。

3）同时有研究显示,在产前诊断肠系膜囊肿和肠道重复畸形方面,三维磁共振结肠成像的结肠低信号可以为诊断和鉴别诊断提供有用的信息。

（6）实验室检查

1）对仅有羊水过多的病例应注意排除因其他原因导致的羊水过多,如妊娠期糖尿病、妊娠期高血压、母儿血型不合、病毒感染、胎盘绒毛血管瘤、双胎输血综合征等。除了行胎儿超声检查,还应行实验室检查。

2）空腹或随机血糖、糖化血红蛋白及糖化白蛋白了解有无血糖异常,如存在血糖异常应指导饮食并监测空腹及三餐后之间血糖,并请内分泌科会诊。

3）血型鉴定了解是否存在母儿ABO或RH血型不合的可能。

4）尿常规了解尿蛋白情况,如尿蛋白阳性应取清洁中段尿复查并监测患者血压,根据监测及复查尿常规结果给予相应解痉、降压等治疗。

5）行TORCH、柯萨奇病毒化验,判断胎儿宫内感染的可能。

4. 治疗要点

（1）胎儿消化系统畸形的治疗目前以生后手术治疗为主,产前无特殊治疗,仅对于羊水过多的患者必要时行羊膜腔穿刺行羊水减量治疗及先兆早产的保胎治疗。

（2）胎儿消化系统畸形可伴发其他畸形或胎儿染色体异常,单发的胎儿消化系统畸形多数可生后行手术治疗,诊断后是否终止妊娠应完善胎儿染色体检查,行遗传咨询,经产科及新生儿外科会诊后综合判断。

（3）消化系统梗阻的新生儿,出生后不能进食,应立即儿外科住院,完善相关检查,尽快手术治疗。

（三）护理要点

胎儿消化系统畸形包括食管闭锁、幽门狭窄与闭锁、十二指肠狭窄与闭锁、空回肠狭窄与闭锁胎粪性腹膜炎、肛门闭锁等。预后程度因分型而异。护士应密切关注孕妇情绪状态,做好健康教育、心理护理、专科护理、用药护理等。

1. 健康教育

（1）具体致畸原因目前尚不明确。

（2）情绪可直接影响胎儿的发育。

（3）胎儿的取舍应综合考虑畸形的严重程度、治疗方法、孕妇的健康状况、家庭经济条件、胎儿出生后的生活质量等。

（4）终止妊娠时有腹痛、阴道流血等症状及时通知医护人员。

2. 心理护理

（1）用孕妇焦虑抑郁自评量表评估孕妇的心理

状态。

（2）根据不同的心理障碍给予个体化的心理支持。

（3）鼓励家属安慰陪伴，避免产生自责等不良情绪。

（4）鼓励病人主动倾诉，减少负性情绪，帮助孕妇尽快从否认、愤怒过度到接受、积极调整的状态。

3. 剖宫产患者的护理 详见本章第二节循环系统异常。

4. 正常分娩及终止妊娠的护理 详见本章第一节胎儿神经系统异常。

（张志涛 陈皓旸）

参考文献

1. 中华医学会小儿外科分会新生儿外科学组.先天性食管闭锁诊断及治疗（专家共识）.中华小儿外科杂志,2014,35(8):623-626.
2. 孙子燕,夏黎明,韩瑞,等.胎儿结肠三维磁共振成像研究.放射学实践,2011,26(11):1216-1220.
3. 李胜利.胎儿畸形产前超声诊断学.北京:人民军医出版社,2004:296-314.
4. 李姣玲,颜璨,耿秀平,等.消化道梗阻的产前超声诊断及围产期结局.中华临床医师杂志,2015,9(20):3714-3719.
5. 卫炜,王红,王建华,等.胎儿消化系统异常的产前超声诊断与妊娠结局.中国临床医学影像杂志,2016,27(3):191-193.
6. 曹亚先,王芮,陈臻,等.MRI诊断胎儿胎粪性腹膜炎.中国医学影像技术,2017,33(9):1380-1383.
7. Theodore J,Beverley N,Erika R. Meconium in perinatal imaging: associations and clinical significance. Semin Ultrasound CTMRI,2015,36:161-162.

第五节 胎儿骨骼异常

（一）流程化管理清单

1. 胎儿骨骼异常流程化管理

病史重点采集信息

病史	现病史	年龄*	≥35岁	
			<35岁	
		停经	月经周期	规律
				不规律
			末次月经	

病史重点采集信息

病史	现病史	受孕方式*	正常受孕	
			IVF-ET	
			促排卵	
			其他	
		孕早期毒药物、放射线接触史*		
		多胎妊娠*		
		胎动		
		TORCH感染		
	既往史	婚史	婚次	
		疾病史*	骨骼畸形	
	孕产史*	孕__次		
		足月产__次		
		目前存活子女个数及有无骨骼畸形		
		不良孕产史*	既往胎儿骨骼异常	
			既往胎儿基因检测异常	
			既往胎儿染色体异常	
	家族史	直系亲属骨骼异常史*		
		直系亲属不良孕产史*		
		遗传病家族史*		
		近亲结婚*		
	个人史	吸烟		
		喝酒		

体格检查重点采集信息

体格检查	常规体检	身高		
		手脚		
		头部		
		脊柱		
		心肺部听诊		
		腹部检查		
	超声*	孕早期超声	单胎	
			双胎	双绒毛膜双羊膜囊双胎
				单绒毛膜双羊膜囊双胎
				单绒毛膜单羊膜囊双胎
			三胎及以上多胎妊娠	

体格检查重点采集信息

□ 体格检查	□ 超声*	□ 胎儿早期超声*	□ NT 增厚
			□ 鼻骨缺失或发育不良
			□ 肠管回声增强
			□ 脑室扩张
			□ 其他
		□ 胎儿系统超声*	□ 头围
			□ 股骨
			□ 肱骨
			□ 上肢
			□ 脊柱
			□ 手脚
			□ 胎儿生长受限
			□ 内脏
			□ 其他
	□ 唐氏筛查	□ 18-三体高风险	
		□ 21-三体高风险	
		□ 神经管缺陷高风险	
	□ 无创DNA	□ 13 号染色体异常	
		□ 18 号染色体异常	
		□ 21 号染色体异常	
	□ 介入性产前诊断	□ 样本来源	□ 绒毛
			□ 羊水
			□ 脐血
			□ 其他
	□ 产前诊断结果	□ 染色体核型分析	
		□ 微缺失、微重复	
		□ 基因检测	
		□ 其他	

治疗方案

□ 诊治方案	□ 动态观察	□ 2~3 周复查胎儿超声
		□ 儿科、骨外科就诊咨询
	□ 终止妊娠	

注:* 为重点项目

2. 胎儿骨骼异常护理流程

同本章第一节"胎儿神经管畸形住院护理流程"。

(二)胎儿骨骼异常诊断要点

1. 病史要点

(1) 明确单胎或多胎妊娠:单胎妊娠的后续诊疗相对简单,多胎妊娠中胎儿畸形的数量决定诊疗的手段,如双胎一胎畸形可选择减胎。

(2) 高危因素:胎儿骨骼畸形通常由基因突变或染色体变异导致,与孕期感染、孕妇自身疾病或其他环境因素基本无关。

(3) 明确是否有不良孕产史及家族史:常见的胎儿骨骼异常通常为常染色体显性遗传或隐性遗传,具有家族遗传的特点,后代患病率高。因此,在询问病史的时候,家族史和既往不良孕产史尤为重要。

(4) 是否高龄

1) 并没有明确的证据显示女方高龄与胎儿骨骼畸形相关。

2) 明确的高危因素是父亲的年龄 >40 岁,患病率与父亲的年龄呈正相关。

(5) 详细的胎儿超声检查

1) 是否为单纯的胎儿骨骼系统畸形。

2) 是否为合并其他系统畸形,如心脏、肾脏、生殖器等。

2. 体格检查要点　明确孕妇是否存在骨骼畸形,这对疾病的判断及后续临床诊疗具有重要意义。

3. 辅助检查要点

(1) 超声

1) 超声检查是发现胎儿骨骼畸形的主要方法,产前超声检查股骨和(或)肱骨长度低于相应孕周均值 4SD 以上,合并双顶径增大时警惕骨骼发育异常;低于均值 2~4SD 时,需行胎儿染色体检测并动态观察;当低于均值 8SD 以上时,考虑致死性骨骼发育异常。

2) 早孕期胎儿颈部透明带的宽度(NT)的检查可为骨骼异常胎儿临床表型提供补充。应于早孕期行 NT 检查。一方面明确是否为双胎及以上多胎妊娠,另一方面,检查 NT 值是否存在异常。

3) 系统超声可排除是否合并其他系统畸形,如心脏、肾脏、生殖器等。

(2) MRI

1) 胎儿 MRI 是发现胎儿是否合并其他畸形的

补充诊断方法。

2）当怀疑可能存在脑部或内脏等病变时可以考虑使用 MRI 进行检查。

（3）产前诊断

1）骨骼畸形首选的检测项目为基因检测，如骨骼 Panel、医学全外显子、全外显子或全基因组检测。

2）基因检测结果提示阴性的前提下，完善胎儿染色体核型及染色体微缺失微重复检测，排除胎儿染色体是否存在异常。

3）由于涉及是否终止妊娠的选择，基因和染色体的检测应尽快完成，因此建议以上检测同时进行。

（三）胎儿骨骼异常治疗要点

1. 对于致死性的骨骼畸形的胎儿，如致死性软骨发育不良或者成骨发育不全Ⅱ型等，通常合并胸廓狭窄或者其他畸形，应尽早终止妊娠，并后续完善染色体及基因检测以明确病因。

2. 对于非致死性的只表现为四肢短小的骨骼畸形，应与家属进行详细的交代预后，并请骨科会诊。

（四）胎儿骨骼异常遗传咨询

1. **明确致病原因**　根据基因或染色体的结果判断胎儿准确疾病，并判断其遗传方式，如常染色体显性等。

2. **风险评估**

（1）根据疾病的遗传模式及家族史评估再发风险。

（2）对于显性遗传病且胎儿的父母正常基因为野生型，需要交代生殖细胞携带突变的可能性。

3. **再次妊娠的选择**

（1）产前诊断

1）骨骼异常通常用影像学手段即可诊断，因此早期超声的监测是必要的，直到确诊胎儿是否异常。

2）如基因或染色体检测结果阳性，则可在孕早期选择绒毛，孕中后期选择羊水检测查到的变异位点或片段。

（2）植入前诊断

1）明确遗传诊断后可进行植入前诊断，但必须提前与生殖机构沟通设计筛查方案。

2）为保证结果的准确性，进行植入前诊断的孕妇，孕期也必须接受产前诊断。

（五）护理要点

胎儿骨骼系统畸形是临床常见的出生缺陷之一，有时可合并多脏器发育异常、胎儿水肿、胎儿生长受限等。部分单纯的胎儿骨骼系统异常可以通过后天手术治疗，取得良好结局；而伴有染色体异常的骨骼系统异常胎儿可能伴有智力障碍，治疗前景不佳。无论是否为致死性畸形，都对孕妇造成巨大的心理压力，影响身心健康。孕妇经历震惊、否认、悲伤、担忧一系列心理变化过程，护士给予适当的干预能在一定程度上缓解这一应激源对孕妇的伤害。护士应针对不同的畸形，做好相应的护理。

1. **健康教育**

（1）胎儿骨骼系统畸形的发病机制尚不明了，多种遗传综合征、染色体异常或基因突变、宫内感染、糖尿病、服用某些药物等都可成为致畸因素。

（2）妊娠 18~24 周是超声检查骨骼系统畸形的最佳时机，孕周过大或过小均增加检测难度。

（3）若明确诊断需终止妊娠，应注意腹痛、阴道流血等症状，及时通知医护人员。

（4）积极配合治疗，保持情绪平稳。

2. **心理护理**

（1）使用孕妇焦虑抑郁自评量表评估孕妇的心理状态。

（2）加强与孕妇及家属的沟通，充分了解其心理需求，给予相应心理支持。

（3）鼓励家属对孕妇陪伴安慰，使其得到充分的家庭支持。

（4）对于终止妊娠的产妇要积极劝慰患者及家属，帮助其接受现实并与其分享引产后再次成功分娩健康宝宝的事例，使其顺利度过悲伤期。

3. **剖宫产患者的护理**　详见本章第二节循环系统异常。

4. **正常分娩及终止妊娠的护理**　详见本章第一节胎儿神经系统异常。

（李欢　陈皓旸）

参考文献

1. 邬玲仟，张学. 医学遗传学. 北京：人民卫生出版社，2016.

2. Jaffe AE，Eaton WW，Straub RE，et al. Paternal age，de novo mutations and schizophrenia. Mol Psychiatry，2014，19（3）：274-275.

3. Helen VF，Jane AH. Oxford Desk Reference Clinical genetics and genomics. 2nd ed. Oxford：Oxford University Press，2017.

4. 黄林环,方群,谢红宁,等.胎儿短长骨的产前诊断及临床分析.中华医学杂志,2007,45:3178-3182.

5. 陆国辉,徐湘民.临床遗传咨询.北京:北京大学医学出版社,2007.

第六节　胎儿泌尿系统异常

(一) 胎儿泌尿系统异常诊疗流程

1. 胎儿泌尿系统异常诊疗流程

病史重点采集信息

□ 高龄妊娠*	□ 否	
	□ 是	
□ 停经	□ 月经周期是否规律	
	□ 末次月经	
	□ 怀孕周数	
□ 受孕方式	□ 正常受孕	
	□ IVF-ET	
	□ 促排卵	
	□ 其他	
□ 早孕反应	□ 无	
	□ 有	□ 一般
		□ 妊娠剧吐
□ 孕早期毒药物接触史*	□ 无	
	□ 有	
□ 孕早期放射线接触史*	□ 无	
	□ 有	
□ 孕早期化学性药物接触史*	□ 无	
	□ 有	
□ 发现胎儿异常情况*	□ 超声异常表现	□ 重复肾
		□ 肾盂扩张
		□ 肾积水
		□ 多囊肾
		□ 其他
	□ 羊水量异常	□ 是
		□ 否
□ 胎动	□ 正常	
	□ 胎动减少、过频	
□ 腹痛	□ 无	
	□ 有	
□ 阴道流液	□ 无	
	□ 有	

(左侧纵向标注：现病史)

病史重点采集信息

□ 既往史*	□ 泌尿系统异常	□ 重复肾
		□ 肾盂扩张
		□ 肾积水
		□ 多囊肾
□ 孕产史*	□ 不良孕产史	□ 既往胎儿胎死宫内
		□ 既往胎儿结构畸形
		□ 既往胎儿染色体异常
		□ 其他异常
□ 家族史	□ 高血压家族史	□ 无
		□ 有
	□ 糖尿病家族史	□ 无
		□ 有
	□ 心脏病家族史	□ 无
		□ 有
	□ 家族遗传病史*	□ 无
		□ 有
	□ 其他	□ 无
		□ 有

体格检查重点采集信息

□ 生命体征	□ 体温	
	□ 脉搏	
	□ 呼吸	
	□ 血压	
□ 一般体格检查	□ 身高	
	□ 体重	
	□ 步态	□ 活动自如
		□ 活动受限
	□ 面色	□ 正常
		□ 苍白
		□ 黄染
	□ 四肢	□ 活动 □ 灵活
		□ 活动 □ 受限
		□ 水肿 □ 下肢水肿
		□ 水肿 □ 全身水肿
□ 产科查体	□ 宫高	
	□ 腹围	
	□ 胎先露	
	□ 胎心率	
	□ 外阴	□ 正常
		□ 异常
	□ 阴道	□ 活动性出血
		□ 分泌物 □ 性状
		□ 分泌物 □ 气味

辅助检查重点项目			
□ 血常规＋血型			
□ 凝血五项			
□ TORCH 病毒 IgG			
□ 辅助检查	□ 唐氏筛查	□ 正常	
		□ 异常	□ 13 号染色体异常
			□ 18 号染色体异常
			□ 21 号染色体异常
	□ 无创 DNA	□ 正常	
		□ 异常	□ 13 号染色体异常
			□ 18 号染色体异常
			□ 21 号染色体异常
	□ 孕早期子宫附件三维超声	□ 正常	
		□ 异常	
	□ 孕早期NT 超声	□ 正常	
		□ 异常	
	□ 胎儿系统超声 *	□ 正常	
		□ 异常	□ 重复肾
			□ 肾盂扩张
			□ 肾积水
			□ 多囊肾
	□ 胎儿心脏超声 *	□ 正常	
		□ 异常	
	□ 胎儿三维超声(32周)	□ 正常	
		□ 异常	
	□ 胎儿磁共振	□ 正常	
		□ 异常	

治疗方案			
□ 门诊治疗方案	□ 转诊		
	□ 明确诊断	□ 完善辅助检查	
	□ 介入性产前诊断 *	□ 羊水穿刺	□ 正常
			□ 异常
		□ 脐血穿刺	□ 正常
			□ 异常
	□ 动态观察	□ 孕妇情况	妊娠合并症
			妊娠并发症
		□ 胎儿情况	
		□ 孕期动态检测母胎情况	□ 孕妇情况
			□ 胎儿情况
	□ 住院治疗	□ 孕妇出现异常	
		□ 胎儿异常情况	
		□ 需要进行相关治疗	

注:* 为重点项目

2. 胎儿泌尿系统异常护理流程

同本章第一节"胎儿神经管畸形住院护理流程"。

(二) 诊断要点

1. 病史要点

(1) 明确胎儿泌尿系统异常的类型:

1) 重复肾是指肾、输尿管重复畸形,即肾被膜内有两个肾段,两套集合系统,特指多发育的那个肾脏(上段肾)及输尿管。可为单侧,也可为双侧。可同时合并肾盂输尿管交界处梗阻。

2) 肾积水是由泌尿系统梗阻性病变和非梗阻性病变引起的肾盂积水。肾积水最常见的是肾盂输尿管连接处梗阻、膀胱输尿管反流、后尿道瓣膜以及重复肾的梗阻。

3) 肾盂前后径宽≥4mm 称为肾盂扩张;肾盂前后径≥10mm 或存在肾小盏扩张则为重度肾盂扩张或肾积水。肾盂扩张在胎儿超声检查比较常见,绝大多数肾盂扩张会在孕期或生后几个月消失。

4) 多囊肾是一种双侧肾脏囊性改变但不伴有结构异常的遗传性疾病。根据遗传方式不同,可分为常染色体显性多囊肾病和常染色隐性多囊肾病。

5) 产前超声能准确检查出大部分胎儿泌尿系统异常,而且可检出伴发的胎儿其他系统异常,其诊断筛查胎儿泌尿系统畸形的准确率高且无创、便捷可重复,是目前筛查胎儿畸形的最佳方法。

(2) 明确胎儿泌尿系统异常的严重程度:

1) 残余肾功能与胎儿预后关系密切。羊水减少导致胎肺不发育是梗阻性泌尿道疾病新生儿死亡率增加的重要原因。肾盂前后径增宽是最早出现及最主要的表现,研究认为在 4~10mm 时多为生理性的扩张,若 >15mm 或伴有肾实质改变是诊断严重肾积水的指标。

2) 当合并其他系统畸形时,要注意:Mechel-Gruber 综合征,13- 三体综合征以及 Beckwith-Wiedeman 综合征,巨膀胱 - 小结肠 - 肠蠕动过缓综合征及梅干腹(prune-belly)综合征。

3) 明确泌尿系统异常患儿是否合并染色体或基因异常,多种泌尿系统异常表现出明显的家族性。重复肾有一定的遗传性,可发生显性遗传及隐性遗传。常染色体显性多囊肾病是一种最常见的单基因遗传性肾病,常染色隐性多囊肾病是胎儿肾脏呈多囊性改变的首位原因。

(3) 既往是否有不良妊娠史:

1) 此对夫妻既往是否有停育史、流产史、胎死宫内等病史。

2) 既往是否生育过泌尿系统异常或其他结构畸形患儿。

(4) 妊娠期间是否有不良接触史:

1) 夫妻双方的工作性质,是否有化学制剂、毒物、放射性的物质接触史。

2) 是否有慢性病,长期服用药物。

3) 妊娠期间是否服用过可致畸药物。

(5) 是否有泌尿系统异常家族史:

1) 夫妻双方直系亲属是否有泌尿系统异常等疾病的家族史。

2) 如有家族史的患者应检测孕妇或(和)丈夫染色体。

2. 查体要点

(1) 胎儿监测:

1) 定期监测胎儿的胎心、生物物理评分、发育情况等。

2) 主要需要定期检测羊水量,防止羊水过少。最重要的是监测胎儿残余肾功能。

(2) 腹部检查:观察腹型,测量宫高、腹围是否符合相应孕周。

3. 辅助检查要点

(1) 超声检查:

1) 孕早期超声筛查:阴式高分辨率超声9周可显示胎儿肾脏,12周时可辨别肾内部分结构。经腹高分辨率超声14周可显示胎儿肾脏。18~20周时,肾窦及肾脏边缘反射增强,如果出现肾盂积水畸形此时间段可检出。

2) 孕中期超声筛查:系统超声检查建议在20~24周时进行,而20~27周时羊水较丰富。肾积水通常是众多泌尿系统畸形的一个间接征象,必须多次超声追踪观察才能判断是生理性还是畸形引起。而多囊肾的一些类型诊断较困难,需要多次超声动态观察。

3) 孕期超声监测:一旦确诊为胎儿泌尿系统异常,应增加产检及超声检查的频率。

4) 重复肾的超声诊断标准:胎儿病变侧肾有上下两个肾盂且不相通。

5) 肾积水的超声诊断标准:采用 Feldman DM 诊断标准和美国胎儿泌尿学会的分类方法,孕20~30周时,横切面肾盂前后径 <5mm 为正常,前后径 5~8mm 为轻度,前后径 9~15mm 为中度,前后径 >15mm 为重度;30周后,横切面肾盂前后径 <7mm

为正常,前后径 7~9mm 为轻度,前后径 10~15mm 为中度,前后径 >15mm 为重度。

6) 多囊肾的超声诊断标准:常染色体隐性遗传性:双侧肾脏对称性增大,弥漫性实质回声增强,皮质与集合系统分界不清。常染色体显性遗传性:双侧肾脏增大伴肾实质回声增强,肾内见多个大小不等的囊性暗区,其羊水量正常或略少。

(2) 染色体检查:

1) 如有家族史的患者应检测孕妇或(和)丈夫染色体。

2) 核型分析结果异常者,建议遗传咨询,充分沟通后决定是否继续妊娠;核型分析正常者,建议做染色体芯片检测以排除染色体的微小缺失重复等异常结构。

3) 芯片结果异常且与泌尿系统相关者,遗传咨询充分沟通后决定是否继续妊娠。芯片结果正常者或发现的异常意义未明时,向家属交代病情。

4) 如患者(珍贵儿)强烈要求进行全基因组测序筛查,医师需详细交代本技术的优势及不足,并签知情同意。

(三) 治疗要点

1. 分娩时机　目前对于胎儿泌尿系统异常的分娩孕周尚无指南、共识等材料指导,在监测胎儿及母体病情稳定的情况下,一般会期待至妊娠足月。

2. 分娩方式　胎儿泌尿系统异常不是剖宫产的指征。

3. 随访预后　与胎儿预后关系最密切的是分娩的孕周以及残余肾功能。羊水减少导致胎肺不发育是梗阻性泌尿道疾病新生儿死亡率增加的重要原因。肾盂前后径 APD 增宽是最早出现及最主要的表现,研究认为 APD 在 4~10mm 时多为生理性的扩张 APD>15mm 或伴有肾实质改变是诊断严重肾积水的指标。如果胎儿染色体核型或者 CMA 明确异常,胎儿预后极差。如果连续超声监测下出现羊水极少,肾脏重度积水,肾皮质变薄,肾实质回声增强,失去正常肾脏结构声像,膀胱壁增厚等表现,提示胎儿肾功能严重受损。胎儿出现单纯肾盂积水的几率相对较高,若胎儿超声检查双侧肾出现梗死性肾盂积水,预后相对较差。根据肾盂前后径(APD)按 Grignon 等的分级标准进行分级:Ⅰ 级(APD<10mm),Ⅱ 级(APD 10~15mm),Ⅲ 级(APD>15mm)肾盂轻度扩张,Ⅳ 级(APD>15mm)肾盂中度扩张,Ⅴ 级(APD>15mm)肾盂重度扩张。单纯肾盂积水发病率较高,大部分预后较好,新生儿产后 5~7 天进行随访,此时期新生儿已不再受母体黄体酮类激素影响而致平滑肌松弛。有研究认为对于孕期诊断为 Grignon Ⅰ～Ⅱ级(生理性肾积水)的患儿,出生后也应严密随访,应在新生儿出生后的 1、3、6、12 个月进行随访检查,如积水消失或减轻,以后可不再随访。如出生后检查肾积水与胎儿期不符,并且进行性加重,应尽早手术治疗,可以达到满意疗效。国外也有研究显示 APD<10mm 的胎儿预后良好,APD10~15mm 胎儿中的 23% 和 APD>15mm 胎儿中的 64% 需后续治疗。多囊肾发病具有遗传性,且宫内发病越早病死率越高,出生后预后越差。

(四)护理要点

胎儿泌尿系统畸形以先天性肾积水、肾囊肿、肾发育不良、膀胱外翻等多见,有时伴有其他脏器畸形,与遗传、环境等相关。先天性尿道上裂、膀胱外翻等要做可控性膀胱。护士应针对不同的畸形给予解释说明和疏导,避免盲目引产。

1. 一般护理

(1)同本章第一节胎儿神经系统异常。

(2)嘱孕妇定期做超声检查,定期监测羊水量,及时发现病情变化。

2. 羊水过少的护理

(1)严密监测胎心胎动,若有异常及时处理。

(2)分娩过程中密切观察产程变化,若有宫缩过强可及时通知医师给予人工破膜。

(3)胎心监护监测胎儿有无宫内窘迫,缩短第二产程,并做好新生儿复苏准备。

3. 剖宫产患者的护理 详见本章第二节循环系统异常。

4. 正常分娩及终止妊娠的护理 详见本章第一节胎儿神经系统异常。

(李欢 陈皓旸)

参考文献

1. 王婷.产前超声诊断在筛查胎儿泌尿系统畸形中的应用.中国医药指南,2013,11(19):266-267.

2. Feldman DM,DeCambre M,Kong E,et al. Evaluation and follow-up of fetal hydronephrosis. J Ultrasound Med,2001,20(10):1065-1069.

3. Atwell D,Cook PL,Howell CJ,et al. Familial incidence of bifid and double ureters. Arch Dis Child,1974,49:390-393.

4. Tsatsaris V,Gagnadoux MF,Aubry MC,et al. Prenatal diagnosis of bilateral isolated fetal hyperechogenic kidney. Is it possible to predict long term outcome？ BJOG,2002,109(12):1388-1393.

5. Feldman DM,Decambre M,Kong E,et al. Evaluation and follow up of fetal hydronephrosis. Ultrasound Med,2001,20:1065-1069.

6. 陈健,陈小鸣.产前超声诊断胎儿泌尿系统异常分析.中国儿童保健杂志,2009,15(3):322-323.

7. Grignon A,Filion R,Filiatrault D,et al. Urinary tract dilatation in utero：classification and clinical applications. Radiology,1986,160:645-647.

8. 周雪鸿,石建华.肾积水胎儿出生后的预后及治疗方法.宁夏医科大学学报,2016,38(5):595-597.

9. Fisch JD,Keskinepe L,Ginsburg M,et al. Graduated embryo score and soluble human leukocyte antigen-G expression improve assisted reproductive technology outcomes and suggest a basis for elective single-embryo transfer. Fertil Stern,2007,87(4):757-763.

10. Nejat A,Onder Y,Murat K,et al. Postnatal management of infants with antenatally detected hydronephrosis. Pediatr NePhrol,2009,20(10):1253-1259.

11. Stephen DC,Vincenzo G,Dominic F,et al. Megacystis with an anterior urethral valve；Case report and review of literature. Journal of Pediatric Urology,2010,6:459-462.

12. 吴娅.足月妊娠羊水过少产妇50例临床护理.实用妇科内分泌杂志,2017,4(9):43-44.

第七节 胎儿颈部异常

(一)流程化管理清单

1. 胎儿颈部异常管理流程

病史重点采集信息				
病史	现病史	□ 年龄		□ 高龄妊娠
		□ 停经*		□ 月经周期是否规律
				□ 停经时间
				□ 怀孕周数
		□ 受孕方式*		□ 正常受孕
				□ IVF-ET
				□ 促排卵
				□ 其他
		□ 早孕反应		□ 一般早孕反应
				□ 妊娠剧吐
		□ 孕早期毒药物接触史*		

病史重点采集信息

病史
- 现病史
  - □ 孕早期放射线接触史 *
  - □ 孕早期化学性物质接触史 *
  - □ 发现胎儿异常情况 *
    - □ 发现异常孕周
    - □ 发现异常方式
      - □ 超声
      - □ 其他
    - □ 胎儿异常类型
      - □ 淋巴管瘤
      - □ 畸胎瘤
      - □ 血管瘤
      - □ 甲状腺肿
      - □ 其他
    - □ 孕期治疗
    - □ 其他伴随情况
      - □ 羊水量改变
      - □ 气道受压移位
      - □ 胎儿心脏功能改变
      - □ 胎儿生长受限
      - □ 胎儿水肿
      - □ 其他畸形
      - □ 其他
  - □ 孕期发热 *
  - □ 胎动 *
    - □ 发现胎动孕周
    - □ 正常
    - □ 异常
  - □ 腹痛 *
  - □ 阴道流血 *
  - □ 阴道流液 *
  - □ 大小便
    - □ 大便次数、是否规律、性状
    - □ 小便次数、是否规律、性状
- 既往史
  - □ 传染病史
  - □ 外伤手术史
  - □ 输血史
  - □ 药物食物过敏史
  - □ 其他

病史重点采集信息

病史
- 孕产史 *
  - □ 孕次
  - □ 产次
    - □ 足月产__次
    - □ 早产__次
    - □ 阴式分娩__次
    - □ 剖宫产__次
  - □ 流产次数
    - □ 人工流产__次
    - □ 自然流产__次
  - □ 目前存活子女出生缺陷
  - □ 不良孕产史
    - □ 既往胎儿胎死宫内
    - □ 既往胎儿结构畸形
    - □ 既往胎儿染色体异常
    - □ 其他异常
- 家族史
  - □ 高血压家族史
  - □ 糖尿病家族史
  - □ 心脏病家族史
  - □ 其他家族遗传病史
  - □ 夫妻染色体异常史
  - □ 其他
- 个人史
  - □ 孕期居住环境影响
  - □ 孕期工作环境影响
  - □ 夫妻特殊用药史
  - □ 吸烟史
  - □ 饮酒史

体格检查重点采集信息

体格检查
- 生命体征 *
  - □ 体温
  - □ 脉搏
  - □ 呼吸
  - □ 血压
- 一般体格检查
  - □ 身高
  - □ 体重
  - □ 步态
    - □ 活动自如
    - □ 活动受限
  - □ 面色
    - □ 正常
    - □ 苍白
    - □ 黄染

体格检查重点采集信息

- 体格检查
  - 一般体格检查
    - 四肢
      - 活动：□灵活　□受限
      - 水肿：□无　□下肢水肿　□全身水肿
  - 产科检查 *
    - □宫高
    - □腹围
    - □胎先露
    - □胎心率
    - □外阴
    - 阴道
      - □活动性出血
      - □活动性流液
      - □分泌物：□性状　□气味

辅助检查重点项目

- 辅助检查 *（生化检查）
  - □血常规 + 血型 *
  - □凝血五项 *
  - □肝炎病毒 *
  - □HIV, 梅毒 *
  - □TORCH 病毒 *
  - 唐氏筛查
    - □正常
    - □异常：□18- 三体高风险　□21- 三体高风险　□神经管缺陷高风险
  - 无创 DNA
    - □低风险
    - □高风险：□13 号染色体高风险　□18 号染色体高风险　□21 号染色体高风险
  - □糖尿病筛查
- 辅助检查 *（物理检查）
  - □孕早期子宫附件三维超声 *
  - □孕早期 NT 超声 *
  - 胎儿系统超声 *
    - □正常
    - □异常：□结构异常　□羊水量异常　□胎儿脐血流异常　□其他异常

辅助检查重点项目

- 辅助检查 *（物理检查）
  - □胎儿常规超声
  - □胎儿心脏超声 *
  - □胎儿会诊超声 *
  - □胎儿磁共振 *
  - 胎儿遗传学检查 *
    - 检查方法：□绒毛活检　□羊水穿刺　□脐血穿刺
    - □染色体核型结果
    - □STR
    - □CGH
    - □其他

治疗方案

- 治疗方案
  - □转诊
  - □动态观察
    - □孕妇情况：□妊娠合并症　□妊娠并发症
    - □胎儿情况：□生长发育情况　□安危情况　□其他伴随情况
  - □相关科室会诊
  - □住院治疗
    - □孕妇异常治疗情况：□妊娠合并症　□妊娠并发症
    - □胎儿异常治疗情况
      - □继续监测：□超声　□胎心监护　□其他
      - □完善相关科室会诊：□新生儿内科　□新生儿外科　□麻醉科　□其他
      - □孕期治疗：□宫内治疗
      - □终止妊娠：□剖宫产　□阴式分娩
      - □产时胎儿手术

注：* 为重点项目

2. 胎儿颈部异常护理流程

同本章第一节"胎儿神经管畸形住院护理流程"。

（二）诊断要点

1. 病史要点

（1）明确胎儿颈部异常的类型：胎儿颈部肿物以水囊状淋巴管瘤最常见，其他肿瘤较少见，如畸胎瘤、甲状腺肿、血管瘤等。其他罕见肿瘤，文献报道的有成肌细胞瘤、脂肪瘤、先天性牙龈瘤、转移性肿瘤、舌囊肿、面部囊肿等。

（2）明确胎儿颈部异常的严重程度

1）明确颈部的严重程度：颈部异常的类型、肿物大小，是否压迫气道及血管。

2）明确颈部是否合并其他结构畸形，尤其是淋巴管瘤患儿常合并心脏异常、胎儿水肿，一旦合并严重的多发畸形，应慎重考虑是否继续妊娠。

3）明确颈部患儿是否合并染色体或基因异常，尤其是胎儿淋巴管瘤有 80% 左右是胎儿染色体异常，其中最多的是 Turner 综合征，其次是 21-三体综合征、18-三体综合征、13-三体综合征，其余为克氏征、部分三体、部分单体、染色体易位及嵌合等。一旦合并染色体异常，应慎重考虑是否继续妊娠。

（3）既往是否有不良妊娠史

1）此对夫妻既往是否有停育史、流产史、胎死宫内等病史。

2）既往是否生育过颈部异常或其他结构畸形患儿。

3）既往是否生育过 21-三体等染色体异常患儿。

（4）妊娠期间是否有不良接触史

1）夫妻双方的工作性质，居住环境，是否有化学制剂、毒物、放射性的物质接触史。

2）是否有慢性病，长期服用药物病史。

3）妊娠期间是否服用过可致畸药物。

（5）是否有颈部异常家族史

1）夫妻双方直系亲属是否有颈部异常等疾病的家族史。

2）如有家族史的患者应检测孕妇或（和）丈夫染色体。

2. 孕期监测要点

（1）主要定期监测胎儿发育情况、羊水量、生物物理评分等。

（2）对于颈部异常患儿建议每 2~4 周行 1 次超声检查，监测颈部肿物大小、位置、生长速度，是否压迫气道及血管、心功能改变等情况。

（3）除监测颈部异常的情况外，还应严密监测胎儿其他器官的发育情况，及时发现，尽早处理。

3. 辅助检查要点

（1）超声检查

1）孕早期 NT 筛查：对于高危妊娠的产妇应于妊娠 11~13^{+6} 周完善胎儿 NT 筛查，此阶段的胎儿颈项透明带厚度（NT）在一定程度上提示胎儿的健康情况；且国内外报道：最早可在孕 10~14 周 B 超检查胎儿颈项皮下透明层厚度（NT）>3mm，则发现胎儿颈部囊性淋巴瘤。

2）孕中期系统超声筛查：系统超声筛查一般在妊娠 18~24 周进行，根据胎儿超声检测水平、超声科医师的技能等因素，不同医院的检查孕周有所差异，中国医科大学附属盛京医院一般在妊娠 22~26 周进行。此阶段颈部异常可被明确诊断，同时可对胎儿其他器官系统的发育情况进行筛查，进一步明确胎儿颈部异常是否合并其他结构畸形。

3）胎儿心脏超声筛查：部分颈部异常患儿，尤其是颈部淋巴管瘤易合并其他的异常，包括心脏异常、胎儿胸腹腔积液、胎儿水肿等，一旦确诊颈部异常，应完善胎儿心脏超声筛查，一旦合并严重的心脏畸形，应考虑尽早结束妊娠。

4）孕期超声监测：一旦确诊为胎儿颈部异常，完善上述筛查后，决定继续妊娠的患者，应增加产检及超声检查的频率。

5）颈部淋巴管瘤的超声诊断标准：

A. 无分隔的水囊状淋巴管瘤表现为单房囊性包块，体积较小，多位于颈前两侧。

B. 有分隔的水囊状淋巴管瘤表现为多房囊性包块，其内可见分隔光带，体积较大，多见于颈背部。

C. 一般表现为颈项部明显增粗，胎儿头颈部围绕一较大囊肿，内为网状间隔，呈多房性无回声囊腔，囊壁较薄、光滑，向前可延伸至胎儿面部，引起面部皮肤高度肿胀，典型者头部外周呈"茧"状。

D. 有时胎儿颈部及颈后区可见多房型囊肿，囊壁均匀性较厚，表面光滑，包膜完整；囊内见菲薄强回声间隔，呈放射状排列，无乳头无移动性，有时水囊瘤很大甚至大于胎头。

6）畸胎瘤的超声诊断标准：

A. 囊实相间的肿块，液性暗区内可见分隔，囊内可见点状回声，可疏可密。

B. 囊实混合性或实性肿物,可见钙化所致强回声,大小不一,可巨大,边界清,形态欠规整,CDFI 示其内可见条状血流信号。

(2) MRI 检查

1) 分辨率更高,能清晰显示肿物的位置、范围以及与周围脏器的关系,还有助于排除颅内病变。对于有条件的医院应尽量完善,但并非临床诊断的必要措施。

2) 检查时间:20~28 周(补充超声诊断)及 32~34 周(妊娠决策评估),共两次。

(3) 染色体检查

1) 对于超声发现的颈部淋巴管瘤应尽早进行绒毛活检、羊水或脐血穿刺完善染色体核型分析,有条件的完善染色体微缺失微重复检测,明确胎儿染色体情况。

2) 如有家族史的患者应检测孕妇或(和)丈夫染色体。

(4) 实验室检查:有研究发现,胎儿 NCH 时母血清或羊水中甲胎蛋白(alpha-feto-protein, AFP)升高或多项母血清标志物升高,这可能与胎儿 NCH 时 21- 三体高发有关。AFP 异常升高对胎儿畸胎瘤诊断有一定的参考意义,对术后监测意义较大,可连续监测其水平以判断肿瘤是否未切尽或复发。

(三) 治疗要点

1. 孕期管理

(1) 妊娠合并胎儿颈部异常患者一旦诊断应转诊至产前诊断中心或母胎医学中心,以便进行明确诊断,决定是否继续妊娠。

(2) 对于颈部肿物合并其他结构畸形、合并染色体异常或其他社会因素的患儿,向患者及家属详细交代病情及预后,得到患者及家属知情,慎重选择。

(3) 对于单纯性的胎儿淋巴管瘤或畸胎瘤,超声、染色体检查未见明显异常的患儿,向患者家属交代病情,充分告知可能预后,得到患者及家属知情同意后继续妊娠。孕期增加产检、超声检查的频率,完善相关检查,一旦病情加重或出现其他的异常情况,如合并其他畸形,随时向患者及家属交代,共同决定是否继续妊娠。

2. 分娩时机 在监测胎儿及母体病情稳定的情况下,期待至妊娠足月。如有产科因素或胎儿因素需提前终止妊娠,具体个体化决定。

3. 分娩方式 肿物不大,不阻碍产道,无其他产科剖宫产指征,可选择阴式分娩;如肿物巨大,阻碍产道,并且巨大淋巴管瘤分娩过程中有发生肿瘤破裂可能,需选择剖宫产终止妊娠。

4. 治疗方案 近年来随着 EXIT(ex utero intrapartum treatment) 的应用,胎儿颈部异常,尤其是合并呼吸道受压的胎儿预后有所改善。胎儿出生时不断脐直接行气管插管或气管切开,解除呼吸道梗阻,避免胎儿呼吸循环功能障碍,随后根据异常的类型再进行相应的外科处理。

关于淋巴管瘤的手术时机,有学者认为对于病灶局限和体腔深部、诊断不确定的病灶,宜早期手术;而对有广泛浸润、无呼吸道等压迫症状的病例可予以适当观察,然后选择注射或手术治疗。对于瘤体大,压迫气管,会造成新生儿窒息的多房性淋巴管瘤,可选择产时胎儿手术治疗。对于包绕重要血管神经的囊性淋巴管瘤,介入治疗为其首选治疗方法,创伤性小,无瘢痕,可减轻或消除家长的心理负担。

颈部畸胎瘤多为良性,但易引起气道阻塞,且手术残留易复发,可恶变,因此早期手术根治切除是唯一治疗方法。畸胎瘤一旦确诊,必须争取早期手术切除,以避免良性畸胎瘤因耽搁手术而导致肿瘤恶变,同时可预防肿瘤感染、破裂、出血及并发症的发生。当存在气道受压可能时,胎盘支持下分娩方式即分娩期中行宫外处理 EXIT 步骤可供选用。须做好插管失败时行紧急气管切开术的准备。

(四) 护理要点

淋巴管瘤是起源于胚胎期异常淋巴组织的先天性、良性肿瘤,由间叶组织的原始淋巴囊和淋巴管发育而成,属错构瘤,具畸形和肿瘤双重性,是胎儿颈部最常见的异常。其护理要点主要是加强孕前和孕期的健康教育和疾病预防,旨在早发现,早诊断,早治疗,已确定胎儿异常者,应加强其心理护理,根据病情轻重,给予恰当治疗,必要时做好引产准备和用药护理。

1. 一般护理

(1) 病房环境安静舒适,保持床单位清洁整齐。

(2) 采用焦虑抑郁量表评估孕妇的精神心理状况,及时给予解释,安慰。

(3) 适量活动,防止便秘。

2. 产时手术的护理

(1) 术前准备全面充分,熟悉手术流程,做好心理疏导,备好新生儿抢救用物和急救药品。

(2) 收集脐血以备使用。

3. 介入治疗的护理

（1）按时复查患儿血常规及胸片。

（2）严密观察患儿有无发热、恶心呕吐、腹泻等症状。

（3）嘱患者6个月后复查。

4. 正常分娩及终止妊娠的护理 详见本章第一节胎儿神经系统异常。

5. 用药护理 同本章第一节胎儿神经系统异常。

（李欢　陈皓旸）

参考文献

1. Woodward PJ, Sohaeg R, Kennedy A, et al. From the archives of the AFIP: a comprehensive review of fetal tumors with pathologic correlation. Radiographics, 2005, 25(1): 215-242.

2. Marwan A, Crombleholme TM. The EXIT procedure: principles, pitfalls, and progress. Sem Pediatr Surg, 2006, 15 (2): 107-115.

3. Uba AF, Chirdan LB. Management of cystic lymphangioma in children: experience in Jos, Nigeria. Pediatr Surg Int, 2006, 22(4): 353-356.

4. Chen M, Chen CP, Shih JC, et al. Antenatal treatment of chylothorax and cystic hygroma with OK-432 in nonimmune hydrops fetalis. Fetal Diagn Ther, 2005, 20(4): 309-315.

5. Sichel JY, Udassin R, Gozal D, et al. OK-432 therapy for cervical lymphangioma. Laryngoscope, 2004, 114(10): 1805-1809.

6. Sasaki Y, Chiba Y. Successful intrauterine treatment of cystic hygroma colli using OK-432. A case report. Fetal Diagn Ther, 2003, 18(6): 391-396.

7. Jordan RB, Gauderer MW. Cervical teratomas: an analysis, literature review and proposed classification. J Peddiatr Surg, 1988, 23: 583.

8. Sanhal CY, Mendilcioglu I, Ozekinci M, et al. Prenatal management, pregnancy and pediatric outcomes in fetuses with septated cystic hygroma. Brazilian Journal of Medical and Biological Research, 2014, 47(9): 799-803.

9. Temizkan O, Abike F, Ayvaci H, et al. Fetal axillary cystic hygroma: a case report and review. Rare Tumors, 2011, 3(4): e39.

10. 李欢, 张志涛, 刘彩霞, 等. 胎儿淋巴管管瘤治疗方法的临床探讨. 中国妇幼保健, 2013, 28(6): 944-946.

11. 李胜利. 胎儿畸形产前超声诊断学. 北京: 人民军医出版社, 2004: 468-487.

12. 王果. 小儿外科手术学. 2版. 北京: 人民卫生出版社, 2010: 111-114.

13. Vaknin Z, Reish O, Ben-Ami I, et al. Prenatal diagnosis of sex chromosome abnormalities: the 8 -year experience of a single medical center. Fetal Diagn Ther, 2008, 23(1): 76-81.

14. Hyett J, Sonek J, Nicolaides K. Nuchal translucency and the risk of congenital heart disease. Obstet Gynecol, 2007, 109 (6): 1455-1456.

15. Malone FD, Ball RH, Nyberg DA, et al. First -trimester septated cystic hygroma: prevalence, natural history, and pediatric outcome. Obstet Gynecol, 2005, 106(2): 288-294.

16. 李欢, 张志涛, 李秋玲, 等. 胎儿淋巴管瘤治疗方法的临床探讨. 中国妇幼保健, 2013, 28: 944-946.

17. 杨祖菁, 王磊, 施诚仁, 等. 胎儿畸形产房外科的围产期评估. 上海交通大学学报(医学版), 2007, 27(9): 1151.

第八节　胎儿腹壁异常

（一）流程化管理清单

1. 胎儿腹壁异常诊疗流程

病史重点采集信息			
现病史	□ 年龄*	□ <35 岁	
		□ ≥35 岁	
	□ 停经*	□ ___ 个月	
	□ 受孕方式*	□ 自然妊娠	
		□ 促排卵	
		□ 体外受精	
		□ IVF-ET	
	□ 早孕反应	□ 无	
		□ 轻度	
		□ 妊娠剧吐	
	□ 不良接触史*	□ 无	
		□ 妊娠期间化学性物质接触	
		□ 妊娠期间有毒性物质接触	
		□ 妊娠期间有放射性物质接触	
	□ 用药史*	□ 长期用药	
		□ 孕期用药	
	□ 家族史*	□ 父亲染色体异常	
		□ 母亲染色体异常	
	□ 产检史*	□ 规律产检	
		□ 无规律产检	
	□ 妊娠合并/并发疾病情况*	□ 妊娠期糖尿病	
		□ 妊娠期高血压	
		□ 妊娠合并内科疾病	
		□ 妊娠合并外科疾病	
		□ 妊娠合并传染病	
		□ 其他	

病史重点采集信息

□ 现病史	□ 腹壁异常类型*	□ 腹裂	
		□ 脐膨出	
		□ 膀胱外翻	
		□ 泄殖腔外翻	
		□ 其他	
	□ 孕早中期筛查情况*	□ NT筛查	□ 未做
			□ 正常
			□ 异常
		□ 唐氏筛查	□ 未做
			□ 正常
			□ 异常
		□ 系统超声筛查	□ 未做
			□ 正常
			□ 异常
	□ 一般情况*	□ 胎动	□ 未出现
			□ 正常
			□ 异常
		□ 腹痛	□ 有
			□ 无
		□ 流血	□ 有
			□ 无
		□ 流液	□ 有
			□ 无
□ 孕产史	□ 初产		
	□ 经产	□ 既往胎停	□ 无
			□ 有
		□ 胎死宫内	□ 无
			□ 有
		□ 既往分娩畸形胎儿	□ 无
			□ 有
□ 既往史	□ 妇产科相关手术史	□ 无	
		□ 有	
	□ 高血压病史	□ 无	
		□ 有	
	□ 糖尿病病史	□ 无	
		□ 有	
	□ 其他疾病史	□ 无	
		□ 有	

病史重点采集信息

□ 家族史	□ 高血压家族史	□ 无
		□ 有
	□ 糖尿病家族史	□ 无
		□ 有
	□ 其他遗传病家族史	□ 无
		□ 有

体格检查重点采集信息

□ 一般情况*	□ 体温		
	□ 脉搏*		
	□ 呼吸		
	□ 血压*		
□ 专科查体	□ 宫高		
	□ 腹围		
	□ 胎方位		
	□ 胎心率		
	□ 窥器下	□ 流血	□ 无
			□ 有
		□ 流液	□ 无
			□ 有
		□ 分泌物	□ 无
			□ 少
			□ 多
	□ 消毒内诊	□ 宫颈	
		□ 宫口	

辅助检查重点项目

□ 实验室检查	□ 血常规+血型*		
	□ 凝血五项*		
	□ 肝炎病毒		
	□ 梅毒+HIV		
	□ TORCH*		
□ 超声检查*	□ 胎儿超声检查*	□ 大小	□ <5cm
			□ ≥5cm
		□ 膨/疝出物	□ 肝脏
			□ 肠管
			□ 胃
			□ 膀胱
			□ 其他

辅助检查重点项目

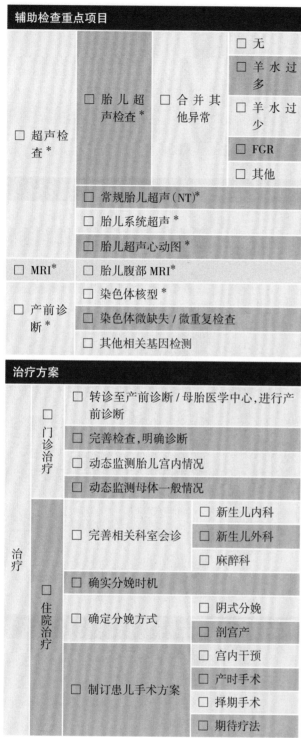

超声检查*	胎儿超声检查*	合并其他异常	无
			羊水过多
			羊水过少
			FGR
			其他
	常规胎儿超声（NT）*		
	胎儿系统超声*		
	胎儿超声心动图*		
MRI*	胎儿腹部 MRI*		
产前诊断*	染色体核型*		
	染色体微缺失/微重复检查		
	其他相关基因检测		

治疗方案

治疗	门诊治疗	转诊至产前诊断/母胎医学中心,进行产前诊断	
		完善检查,明确诊断	
		动态监测胎儿宫内情况	
		动态监测母体一般情况	
	住院治疗	完善相关科室会诊	新生儿内科
			新生儿外科
			麻醉科
		确实分娩时机	
		确定分娩方式	阴式分娩
			剖宫产
		制订患儿手术方案	宫内干预
			产时手术
			择期手术
			期待疗法

注:* 为重点项目

2. 胎儿腹壁异常护理流程

同本章第一节"胎儿神经管畸形住院护理流程"。

（二）诊断要点

1. 病史要点

（1）腹壁异常的诊断时间及方式

1）腹壁异常最早可在孕 11~14 周 NT 检查时发现,对于脐膨出的诊断,在妊娠 12 周前应谨慎除外生理性脐疝。

2）至妊娠中期 97% 的腹壁异常可通过超声检查明确诊断。

（2）既往是否有不良妊娠史

1）此对夫妻既往是否有停育史、流产史、胎死宫内等病史。

2）既往是否生育过腹壁缺损或其他结构畸形患儿。

3）既往是否生育过 21- 三体等染色体异常患儿。

（3）妊娠期间是否有不良接触史

1）夫妻双方的工作性质,是否有化学制剂、毒物、放射性的物质接触史。

2）是否有慢性病,长期服用药物。

3）妊娠期间是否服用过可致畸药物。

（4）是否有腹壁异常家族史

1）夫妻双方直系亲属是否有腹壁异常等疾病的家族史。

2）如有家族史的患者应检测孕妇或（和）丈夫染色体。

2. 辅助检查要点　辅助检查的目的主要是进行产前诊断,主要包括超声、MRI、介入穿刺下胎儿染色体检查。

（1）超声检查

1）孕早期超声检查:规范化早孕期超声筛查对早期诊断先天性腹壁缺损具有重要的临床意义。文献报道,先天性脐膨出最早可在妊娠 12 周通过超声检查进行诊断,但此阶段要特殊注意与生理性脐疝相鉴别。

2）孕中期系统超声筛查:系统超声筛查一般在妊娠 18~24 周进行,根据胎儿超声检测水平、超声科医师的技能等因素,不同医院的检查孕周有所差别。此阶段腹壁缺损可被明确诊断,同时可对胎儿其他器官系统的发育情况进行筛查,进一步明确胎儿腹壁缺损是否合并其他结构畸形。

3）胎儿心脏超声筛查:部分腹壁异常患儿,尤其是脐膨出患儿多合并其他的结构异常,心脏异常较多见,一旦确诊腹壁缺损,应完善胎儿心脏超声筛查,一旦合并严重的心脏畸形,应考虑尽早终止妊娠。

4）脐膨出的超声诊断标准:

A. 前腹壁中线处胎儿皮肤强回声中断、缺损,可见一向外膨出的包块。

B. 包块的内容物因缺损的大小不同而不同,缺损小的脐膨出,包块内仅可见肠管等内容物,缺损大的脐膨出,除含有肠管外,还含有肝脏、脾脏等内容物。

C. 膨出的包块表面有一层强回声膜覆盖,为腹膜或羊膜和腹膜,在两层膜之间可见网条状无回声,为华腾胶。

D. 脐带入口大多位于包块表面,可以位于中间,也可以偏向一侧,彩色多普勒超声可有助于判断脐带入口的位置。

5) 腹裂的超声诊断标准:

A. 超声可见脐带入口右侧强回声的腹壁皮肤连续性中断,可测量中断部的直径大小,通常为2~3cm。

B. 胎儿胃、肠等腹腔内脏器外翻至腹腔外,表面无膜组织覆盖,在羊水内漂浮。胎儿腹围小于相应的孕周大小。

C. 脐带腹壁入口位置正常,大多数位于突出内容物的左侧前腹壁。

D. 外翻的肠管有时可见局部扩张,管壁增厚,蠕动差。

(2) MRI 检查:产前超声以其准确、方便、经济、实用等优点,仍为目前产科的首选影像学检查方法。但当母体过于肥胖、羊水过少或在一些复杂畸形中,超声有一定局限性,而磁共振不受此限制,逐渐成为胎儿异常的又一项重要影像学诊断方法。随着快速磁共振序列的发展,日益显示出其在胎儿疾病诊断中的优势。

(3) 染色体检查:根据孕妇具体情况,可选择性羊水穿刺染色体检查、脐血穿刺染色体检查、母体外周血胎儿染色体分析及 FISH 等方法手段排除胎儿染色体异常。

1) 对于超声发现的单纯脐膨出或伴有并发症的胎儿应立即进行羊水或脐血穿刺胎儿染色体。

2) 核型分析,不建议做母体外周血无创筛查(NIPT)。

3) 如有家族史的患者应检测孕妇或(和)丈夫染色体。

4) 核型分析结果异常者,建议进行遗传咨询。

5) 必要时可进行芯片筛查,芯片结果异常者,并且该异常与脐膨出或出现的合并症相关,建议遗传咨询。芯片结果正常者或发现的异常染色体结构意义未明时,向家属交代病情。

(三)治疗要点

1. 孕期监测

(1) 对于单纯性腹壁缺损建议每 2~4 周行 1 次超声检查,检测缺损部位的大小、进展情况、膨/疝出物是否增多等情况。

(2) 对于复杂性腹壁缺损患儿应酌情增加检查次数,除检测腹壁缺损的进展情况外,还应严密检测胎儿其他器官的发育情况,及时发现,尽早处理。

(3) 定期监测胎动、胎儿的生长发育情况及生物物理评分等。

2. 分娩时机　目前对于腹壁异常的分娩孕周尚无指南、共识等材料指导,但在监测胎儿及母体病情稳定的情况下,一般会期待至妊娠足月。回顾性分析中国医科大学附属盛京医院 2009~2017 年 8 年来的 46 例脐膨出和腹壁患儿的分娩孕周在 33~39 周,平均孕周为 37.5 周。

3. 分娩方式

(1) 妊娠合并腹壁缺损患者的分娩方式存在争议,研究发现,剖宫产和自然分娩的患儿预后并无明显差异,认为胎儿腹壁异常不是剖宫产的绝对指征。

(2) 但在临床工作中发现,对于巨大脐膨出及腹裂患儿,自然分娩过程中经产道挤压,增加了脐膨出被膜破裂及肠损伤的几率,增加了术后感染几率,影响患儿预后。所以,对于巨大脐膨出及腹裂合并疝出物的患者倾向于剖宫产终止妊娠。

4. 治疗方案　目前先天性腹壁缺损的治疗多以手术修补为主,然而新生儿出生后的最佳手术时机及手术方案尚有一定争议,根据条件可以施行产时胎儿处理或产房外科。

(1) 脐膨出

1) 关于脐膨出,临床上根据膨出物的大小、膨出物种类等情况,采取不同的手术方案,对于直径 <6cm 的中、小型脐膨出采取 I 期修补,直接手术修补,或利用脐带及补片修补;然而直径 >6cm 的巨型脐膨出,内脏膨出多,或有肝脏脱出,内脏还纳入腹腔困难,临床上可采取分期手术、I 期手术修补及保守治疗后手术修补等方案,即可使用 Silo 袋等保护内脏组织,待腹壁条件允许后,实施手术关闭裂口。

2) 由于脐膨出的被膜较易发生破裂,继而并发感染,因此建议分娩前转运到可实施新生儿外科手术治疗的医院,分娩后可给予 EXIT(产时胎儿处理)或产房外科,尽早实施手术治疗。

（2）腹裂

1）产时胎儿手术：腹裂患儿分娩前转运到可实施新生儿外科手术治疗的医院分娩，对于脱出肠管较少的病例，可给予 EXIT 或产房外科治疗。

2）择期手术：对于肠管不能完全还纳的病例，建议尽早使用人工设备覆盖、保护肠管，如 Silo 袋、无菌塑料薄膜等，待腹壁条件允许后，实施手术关闭裂口。

（四）护理要点

胎儿腹壁异常或畸形包括脐膨出、腹裂等，其致病因素多样，护理要点主要是加强孕前和孕期的疾病预防，如健康教育、营养指导、环境保护等，研究表明孕 16~32 周是检查胎儿腹壁异常的最佳时间，超声是首选检查的首选方法，旨在早发现，早诊断，早干预。已确定胎儿异常者，应加强孕产妇心理护理，根据病情轻重，给予恰当治疗，必要时做好引产准备。

1. 一般护理 同本章第一节胎儿神经系统异常。

2. 胎儿脐膨出修补术的护理

1）术前准备全面充分，熟悉手术流程，做好心理疏导，备好新生儿抢救用物和急救药品。

2）预防产妇和新生儿低体温，室温维持在 24~26℃，注意包裹产妇肢体，新生儿辐射台提前 10 分钟预热，术中监测产妇体温。

3）术中尽可能维持宫腔内压力，防止胎盘提前剥离。

4）术后观察产妇有无发热，恶露是否正常。

3. 剖宫产患者的护理 详见本章第二节循环系统异常。

4. 正常分娩及终止妊娠的护理 详见本章第一节胎儿神经系统异常。

（刘彩霞　陈皓旸）

参考文献

1. Wilson RD，Johnson MP. Congenital abdominal wall defects：an update. Fetal Diagn Ther，2004，19：385-398.
2. Juin YK，Kee TY，Mohamed E，et al. Outcomes of infants with abdominal wall defects over 18 years. J Pediatr Surg，2016，51（10）：1644-1649.
3. 刘彩霞，刘婧一. 产时胎儿手术现状与展望. 中国实用妇科与产科杂志，2015，31（9）：799-802.
4. 张志涛，周胜兰，刘彩霞，等. 胎儿腹裂的产前诊断与产时手术. 中华围产医学杂志，2014，17（2）：81-83.
5. 李雪，张志涛，刘彩霞，等. 胎儿先天性腹壁缺损产时处理及预后探讨. 中国实用妇科与产科杂志，2017，33（6）：533-536.
6. Tassin M，Benachi A. Diagnosis of abdominal wall defects in the first trimester. Curr Opin Obstet Gynecol，2014，26：104-109.
7. 吴云. 超声对胎儿腹壁异常的诊断及分析. 齐齐哈尔医学院学报，2007，28（4）：420-421.
8. 李胜云，白冰，陈皓，等. 胎盘支持下产时胎儿脐膨出修补术的护理. 护理研究，2013，27（3）：637-638.

第九节　胎儿颜面部异常

（一）流程化管理清单

1. 胎儿颜面部异常管理流程

病史重点采集信息			
病史	现病史	□ 年龄 *	□ <35 岁
			□ >35 岁
		□ 末次月经	□ 规律
			□ 不规律
		□ 受孕方式	□ 自然受孕
			□ 人工助孕
		□ 药物、毒物、化学物质、放射线接触史 *	□ 药物
			□ 毒物
			□ 化学物质
			□ 放射线
		□ 保胎治疗	
		□ 胎动	
		□ 腹痛	
		□ 阴道流血	
		□ 阴道流液	
		□ 阴道分泌物	
		□ 二便	
		□ 胎儿异常发现孕周 *	□ <16 周
			□ 16~26 周
			□ >26 周
		□ 胎儿异常发现医院（或医院等级）	
		□ 胎儿异常发现方式	□ 超声
			□ 磁共振
			□ 其他

病史重点采集信息

病史	既往史	□ 孕前药物、毒物、化学物质、放射线接触史 *	□ 药物
			□ 毒物
			□ 化学物质
			□ 放射线
		□ 药物、食物过敏史	
		□ 慢性病史	
		□ 传染病史	
		□ 手术、外伤、输血史	
		□ 瘢痕子宫	
	个人史	□ 吸烟、饮酒史	
	孕产史	□ 不良孕产史 *	□ 足月产
			□ 早产
			□ 大月份流产
			□ 小月份流产
			□ 胎停
			□ 引产
			□ 计划外妊娠人流 / 药流
			□ 宫外孕
			□ 目前存活子女有出生缺陷
			□ 既往胎儿胎死宫内
			□ 既往胎儿结构畸形
			□ 既往胎儿染色体异常
	家族史	□ 慢性病史	
		□ 遗传病史	
		□ 直系或旁系三代以内亲属发育异常史 *	
		□ 直系或旁系三代以内亲属不良孕产史 *	
		□ 近亲结婚 *	

体格检查重点采集信息

体格检查	一般查体	□ 体温
		□ 脉搏
		□ 呼吸
		□ 血压
		□ 心肺听诊
		□ 身高
		□ 体重
		□ 贫血貌
		□ 水肿

体格检查重点采集信息

体格检查	产科查体	□ 宫高
		□ 腹围
		□ 胎先露
		□ 胎心率
		□ 阴道检测（消毒窥器检查）
		□ 阴道分泌物
		□ 宫颈陈旧瘢痕或损伤（消毒窥器检查）
		□ 宫颈 Bishop 评分

辅助检查重点项目

辅助检查	实验室检查	□ 血常规	
		□ 凝血五项	
		□ 尿常规	
		□ 肝炎	
		□ 梅毒	
		□ 艾滋	
		□ 风疹病毒 *	
		□ 弓形虫 *	
		□ 单纯疱疹病毒 *	
		□ 巨细胞病毒 *	
	产前诊断会诊超声 *	□ 颜面异常 *	□ 唇腭裂
			□ 小眼畸形
			□ 无眼畸形
			□ 外鼻畸形
			□ 小下颌畸形
			□ 耳畸形
			□ 前脑无裂的面部畸形
			□ 其他
		□ 其他系统异常 *	□ 神经系统
			□ 循环系统
			□ 消化系统
			□ 泌尿系统
			□ 生殖系统
			□ 运动系统
			□ 呼吸系统
			□ 内分泌系统

辅助检查重点项目

辅助检查	产前诊断磁共振*	颜面异常*	唇腭裂
			小眼畸形
			无眼畸形
			外鼻畸形
			小下颌畸形
			耳畸形
			前脑无裂的面部畸形
			其他
		其他系统异常*	神经系统
			循环系统
			消化系统
			泌尿系统
			生殖系统
			运动系统
			呼吸系统
			内分泌系统
	血清学筛查*	唐氏筛查	
		无创DNA	
	介入性产前诊断*	样本来源	羊水
			脐血
			其他
		染色体STR	
		染色体核型分析	
		微缺失微重复	
		基因检测	
		其他	

治疗方案

治疗方案	转诊到产前诊断中心或母胎医学中心*		
	动态观察	监测母儿情况	
	住院处理	母体合并症、并发症*	
	适时终止妊娠*	引产	致死性畸形
			合并胎儿染色体或基因异常
			其他
		产时处理	
		新生儿期处理	

注:* 为重点项目

2. 胎儿颜面部异常护理流程

同本章第一节"胎儿神经管畸形住院护理流程"。

（二）胎儿颜面部异常诊断要点

1. 病史要点

（1）明确胎儿颜面部异常类型:常见的胎儿颜面部畸形包括唇腭裂、小眼或无眼畸形、外鼻畸形如短鼻或鼻缺失、小下颌畸形、耳畸形以及前脑无裂的面部畸形;前脑无裂的面部畸形包括独眼畸形、头发育不全畸胎、喉头畸形以及正中唇腭裂。其中,唇腭裂是口腔颌面部最常见的先天性畸形。胎儿颜面部异常有时只是多发畸形的表现之一。明确胎儿颜面部异常的类型及是否伴发其他畸形对于判断是否为致死性畸形、选择手术方式、评估期待治疗及手术的风险和预后等皆十分重要。

（2）明确是否有不良孕产史及家族史:目前,很多先天性结构畸形具有家族遗传的特点。因此,在询问病史的时候,既往不良孕产史及家族史显得尤为重要。

（3）患者是否高龄:高龄是胎儿畸形的风险因素。国际妇产科联盟（FIGO）将年龄≥35周岁的产妇定为高龄产妇。因此,在患者就诊时,注意询问孕妇年龄是否超过35周岁。

（4）其他高危因素:颜面部畸形的确切致畸原因尚不明确,可能与染色体结构或数目的异常、基因突变、病毒感染、羊膜带综合征、毒（药）物接触史、高龄妊娠、吸烟饮酒史以及孕妇自身免疫性疾病等有关。孕前及孕早期接触放射线以及毒药物、孕期病毒感染、个人不良生活习惯等原因均可能导致胚胎发育异常,仔细询问患者的这些情况能够帮助寻找致畸原因。

2. 产前筛查与诊断要点

（1）超声筛查与诊断

1）胎儿颜面部结构异常的诊断首选超声检查。医师需要询问患者发现胎儿畸形的孕周,超声检查描述及结果,以及孕期动态复查超声提示结构异常的动态变化情况。并注意是否伴发其他系统的畸形,明确是否为致死性畸形。目前已经有研究表明,胎儿颜面部畸形与染色体异常之间存在着关联,常见胎儿染色体异常主要为13、18、21号染色体异常,还可能合并有其他系统的畸形及微小的结构异常。国外有相关研究指出,小颌畸形、耳低位、鼻骨缺失等可作为染色体异常的超声软指标,唇腭裂合并其他结构畸形及双侧唇裂亦可作为染色体异常的超声软指标。

2）国际妇产科超声学会早孕期胎儿超声指南中指出：孕 11~13^{+6} 周的早孕期筛查超声，可以尝试对一些胎儿结构异常进行早期产前检出，因为此时胎儿的大部分器官和结构已经分化形成，现有的超声仪能够辨别部分胎儿结构，如双眼晶状体、眶间距，面部轮廓包括鼻子、鼻骨和下颌骨，以及嘴和上唇的完整性等。其中，全前脑畸形及鼻骨异常的超声诊断已经较为成熟。结合 NT 测量，能提高胎儿结构异常和染色体异常的检出率。

3）对于早孕期没有检出胎儿颜面部异常的孕妇，也不能因此就忽视中孕期常规胎儿超声检查的重要性。根据国际妇产超声学会中孕期常规胎儿超声检查操作指南，中孕期常规胎儿超声检查通常在妊娠 18~22 周进行，此时胎儿的各个器官已经基本发育完成，这个时期平衡了确定孕周（越早确定孕周越准确）和及时发现胎儿主要的先天畸形的需要。技术可行的情况下，胎儿面部基本的检查应显示：上唇的连续性，正中矢状面部轮廓，双眼眶。若在孕早期诊断出不明确致死性的胎儿颜面部畸形可于孕中期复查。若就诊孕妇在孕早期或孕中期筛查出胎儿颜面部异常，应前往有资质的产前诊断中心进行产前诊断会诊超声检查，明确超声诊断。

4）虽然大部分先天畸形可在中孕期被检出，但仍需要向孕妇及家属充分告知，即使最有经验的操作者使用最先进的超声设备亦可能漏诊，尤其是那些只有在妊娠后期才表现出来的畸形，做到知情同意。故而，妊娠后期的常规胎儿超声检查也是有必要的。

（2）磁共振诊断：磁共振成像（magnetic resonance imaging，MRI）并非胎儿颜面部异常诊断的首选手段，但 MRI 能确认或补充超声发现，以改变或修改患者的孕期管理方案。相对于超声检查，MRI 有其自身优势。MRI 检查不受羊水量、胎儿体位和母体体型的影响，对于超声检查难以检出或明确的颜面部异常如软腭裂等，MRI 具有明显优势。此外，MRI 对于颜面部异常伴其他系统结构异常的诊断也具有独特优势，它的优点包括对软组织的描述，多平面处理的能力，评估气管变形和压迫程度的能力，对颈面部包块的性质和尺寸的描述，以及对整个胎儿的成像能力。超声和 MRI 成像在产前诊断胎儿异常时是互补的，在超声诊断不明确或不全时，应积极利用

MRI。

（3）血清学筛查与介入性产前诊断方法

1）出生缺陷的产前筛查及诊断除了影像学筛查和诊断，还包括血清学筛查、介入性产前诊断等。当孕妇前来就诊时，应询问是否已经进行血清学筛查或介入性产前诊断，并详细记录结果。

2）早期唐氏筛查适合孕周为 11~13^{+6} 周，检测孕妇血清中妊娠相关蛋白 A 及 β- 绒毛膜促性腺激素，并结合孕妇的年龄、体重、孕周及胎儿颈后透明带（nuchal translucency，NT）等方面来计算胎儿非整倍体的风险值，主要针对 21- 三体和 18- 三体的筛查，优点是筛查时间早，为孕妇后期处理争取了时间。中期唐氏筛查适合孕周为 14~20^{+6} 周，检测母体血清中甲型胎儿蛋白、绒毛促性腺激素和游离雌三醇的浓度，并结合孕妇的年龄、体重、孕周等方面来判断胎儿患先天愚型、神经管缺陷的危险系数。但是存在一定的漏诊率和假阳性率。

3）无创产前检测（non-invasive prenatal diagnose，NIPT）高通量基因测序即无创 DNA 产前检测技术，适合孕周为 12~26^{+6} 周，仅需采取孕妇静脉血，利用新一代 DNA 测序技术对母体外周血中的游离 DNA 片段（包含胎儿游离 DNA）进行测序，并将测序结果进行生物信息分析，可以从中得到胎儿的遗传信息，用于常见胎儿染色体非整倍体异常的风险评估（即 21- 三体、18- 三体、13- 三体综合征）。但该方法定位仍是高精度的筛查而不是诊断，应向患者充分告知，对于 NIPT 检测后高风险的孕妇，必须经过介入性产前诊断后才能确诊胎儿是否真正为染色体非整倍体改变。原则上来说，唐氏筛查高风险的孕妇应进行介入性产前诊断，但对于有流产顾虑而拒绝和不适合进行（如有流产征兆者）羊膜腔穿刺或脐血穿刺的孕妇来说，也可进行 NIPT。

4）介入性产前诊断的指征除了阳性的非整倍体筛查结果，还包括高龄妊娠、孕妇不良孕产史、已知的家族遗传病史或超声发现胎儿有异常等。不同孕周可以选择不同的介入性产前诊断。

5）绒毛活检（chorionic villus sampling，CVS）可在早孕期 12~14 周进行，对于早孕期发现的胎儿颜面部异常病例可以选择 CVS。它是早孕期唯一的诊断性检查，能够进行诊断分析，包括荧光免疫原位杂交（FISH）、染色体核型分析、微阵列、分子检测及基因测序等。绒毛活检的缺点是，大约有 1%~2% 的

结果可能反映的是胎盘嵌合体而不是真正的胎儿染色体异常。根据最近的统计,CVS 造成的胎儿丢失约为 455 例之 1。

6)羊水穿刺可在中孕期 16~24 周进行,因为这个时期羊水中的胎儿细胞活性最大,培养细胞的成活率高。错过羊水穿刺检查最佳孕周的高风险病例、胎儿畸形病例等可选择进行脐静脉穿刺,脐静脉穿刺可在晚孕期 >26 周时进行。从羊水里提取的或脐血中的胎儿细胞可供制片、染色,进行染色体核型分析、染色体 STR 检测、染色体遗传病诊断、染色体微缺失微重复检测和性别判定等,也可用细胞 DNA 进行基因病诊断、代谢病诊断等。随着产前筛查的技术的发展和丰富,多数胎儿畸形尤其是胎儿颜面部异常多于中孕期或更早被发现,所以,目前以中孕期羊水穿刺居多。相比于脐静脉穿刺的流产(约为 0.5%~1%)及死胎的几率,羊水穿刺的流产几率要小得多(约为 0.3%~0.5%),是更为安全的介入性产前诊断。

7)对于超声筛查出胎儿颜面部异常的孕妇来说,不论前来就诊时是否进行产前血清学筛查,都应该充分告知孕妇及家属介入性产前诊断的必要性和相应的风险,由其知情选择是否进行介入性产前诊断。

(三) 胎儿颜面部异常围产期管理要点

主要考虑以下几个问题:畸形严重程度和诊断的准确性;畸形胎儿存活或健康存活的可能性;期待治疗的预后及风险;父母的伦理观念及对胎儿的期望程度。

1. 明确是否为致死性畸形

(1)明确胎儿异常是否为致死性畸形或者无法治疗的染色体异常、基因突变等,如无脑儿、脑膨出、前脑无裂畸形,或合并严重的心脏畸形、开放性脊柱裂等,常见致死、致畸性染色体变异包括 13、18、21 号染色体三体。若明确胎儿异常无法治疗,应建议孕妇及家属进行遗传咨询。在孕妇及家属充分理解病情的情况下,知情选择是否终止妊娠。

(2)若所在医院或中心无法进行及早、准确的产前诊断,应立即向上级医院或者向有资质的产前诊断中心、母胎医学中心转诊。

2. 孕期动态观察 母体定期产检,若母体有妊娠合并症、并发症等,按相应管理流程处理;注意胎儿生长发育情况,要观察是否发生其他系统发育异常。

3. 期待治疗

(1)若胎儿异常为单纯的可治疗的先天性畸形,如唇裂,应向孕妇及家属交代可选择的治疗方案,孕期随访注意事项,期待治疗的预后及相关风险,远期新生儿手术的计划、难度和费用等,必要时请新生儿外科会诊。

(2)期待治疗意味着分娩畸形胎儿;可治疗的结构畸形新生儿面临着后续的治疗,带来了很大的家庭精神及经济负担,且不能保证治疗预后情况。

(3)畸形胎儿可能出现生长受限、胎儿窘迫甚至胎死宫内的可能,随着孕周增大,对孕妇产生的不良影响越来越大及分娩并发症、合并症也越来越严重。

4. 终止妊娠 若胎儿畸形为致死性或存在无法治疗的染色体异常、基因突变,孕妇和家属可选择终止妊娠。分娩方式的选择应首选阴式分娩,只有在具有产科指征的情况下方可选择剖宫产。

5. 产时处理 子宫外产时处理(ex utero intrapartum treatment,EXIT)是胎儿外科的一种,是在保持胎儿胎盘循环的同时去除阻碍胎儿呼吸的诱因,已成为治疗胎儿在分娩时可能出现的气道损害的首选措施。一些颜面部发育异常如严重的小下颌畸形或鼻缺失等在出生时新生儿需要立即复苏和气道管理,则需要 EXIT。因此需要在分娩时有一个高度熟练的新生儿团队(新生儿专家、新生儿颜面专家、围产期专家、儿科麻醉科医师、儿科耳鼻喉科医师、呼吸治疗师、新生儿护理、放射科/超声技术人员等)和产科团队(产科外科医师、麻醉师),胎儿娩出后交由新生儿科医师处理。

6. 临床遗传咨询 胎儿发育异常或畸形的夫妻应携带产前诊断的报告,包括超声诊断报告及介入性产前诊断报告,前往遗传科进行临床遗传咨询,尤其是已经有过不良孕产史的夫妻,以及直系(或旁系三代以内)亲属有发育异常史、不良孕产史的夫妻更应该进行临床遗传咨询。明确胎儿异常是否为遗传性原因,如夫妻双方或一方有染色体异常、基因突变等;对于此类家庭,可建议进行胚胎植入前遗传学筛查和诊断(PGS/PGD),即第三代试管技术。

(四) 护理要点

对孕妇而言,胎儿畸形作为一种应激源,能够刺激孕妇的交感神经并使其兴奋,处于强应激状态,造成孕妇处于焦虑、高度紧张、恐惧等不良心理,对孕妇的身心健康构成巨大威胁。颜面部畸形的确切致畸原因目前尚不明确,可能与染色体异常、基因突变、TORCH感染、羊膜带综合征、孕早期的病毒感染史、毒物接触史、孕期服用不良药物、高龄妊娠以及孕妇自身免疫性疾病等有关。护士应充分做好产前的心理评估和疏导,分娩时的技巧和配合,产褥期护理,使其能科学地认识胎儿畸形,减轻心理压力,为再次妊娠积极准备。

1. 一般护理

(1) 颜面部畸形为非致死性畸形,但可能为家庭和患儿带来巨大负担,指导孕妇及家属根据自身条件选择是否继续妊娠。

(2) 病房环境安静舒适,保持床单位清洁整齐。

(3) 胎儿颜面部畸形的超声诊断通常为18~24周,可能需要染色体检查以提高诊断率。帮助孕妇尽快从否认、愤怒过渡到接受、积极调整的状态。

(4) 适量活动,防止便秘。

2. 继续妊娠至足月的护理

(1) 分娩过程中唇腭裂胎儿羊水容易吸入气管,引起新生儿肺炎,接生过程中注意吸净胎儿口鼻腔羊水。

(2) 快速康复

1) 产前全面详细宣教。

2) 产后鼓励早期进水进食、早期下床活动。

3) 给予充分镇痛。

4) 尽早拔除导尿管。

3. 终止妊娠及产后的护理

(1) 详见正常分娩流程。

(2) 观察记录恶露量、性质等。

(3) 每天行两次会阴护理,每天测四次体温,防止感染。

(4) 产后正确指导新生儿喂养。

(李欢　陈皓旸)

参考文献

1. 张洁,张云山,朱海燕,等.胎儿颜面部畸形的超声检测与其染色体异常的相关分析.中国超声医学杂志,2017,2:153-156.

2. Persico N,Molina F,Borenstein M,et al. Nasal-bone length in euploid fetuses at 16-24 weeks' gestation by three-dimensional ultrasound. Ultrasound in Obstetrics & Gynecology,2010,36(3):285-290.

3. Bergé SJ,Plath H,Van PT,et al. Fetal cleft lip and palate:sonographic diagnosis,chromosomal abnormalities,associated anomalies and postnatal outcome in 70 fetuses. Ultrasound Obstet Gynecol,2001,18(5):422.

4. Salomon LJ,Alfirevic Z,Bilardo CM,et al. ISUOG Practice Guidelines:performance of first-trimester fetal ultrasound scan. Ultrasound in Obstetrics & Gynecology,2013,41(1):102-113.

5. Salomon LJ,Alfirevic Z,Berghella V,et al. Practice guidelines for performance of the routine mid-trimester fetal ultrasound scan. Ultrasound Obstet Gynecol,2011,37(1):116-126.

6. Prayer D,Malinger G,Brugger PC.BruggerISUOG Practice Guidelines:performance of fetal magnetic resonance imaging. Ultrasound in Obstetrics & Gynecology,2017,49:671-680.

7. 吴怡,程蔚蔚.出生缺陷概况及产前筛查.中国计划生育和妇产科,2016,1:29-33.

8. Carlson LM,Vora NL. Prenatal diagnosis:screening and diagnostic tools. Obstet Gynecol Clin North Am,2017,44(2):245-256.

9. 刘彩霞,李秋玲,崔红,等.胎儿常见疾病诊断与处理.北京:人民卫生出版社,2015.

10. MacArthur CJ. Prenatal diagnosis of fetal cervicofacial anomalies. Curr Opin Otolaryngol Head Neck Surg,2012,20(6):482-490.

11. 李欢,刘彩霞,乔宠,等.子宫外产时处理技术规范(2017).中国实用妇科与产科杂志,2017,7:702-704.

12. 郭碧云,罗翠娟,胡春柳,等.护理干预对胎儿神经管畸形孕妇引产前后焦虑心理的应用效果.国际护理学杂志,2014,33(2):397-399.

13. 张洁,张云山,朱海燕,等.胎儿颜面部畸形的超声检测与其染色体异常的相关分析.中国超声医学杂志,2017,33(2):153-156.

14. 陈达丽,彭丽珊.胎儿唇裂与唇腭裂产前超声诊断分析.武汉大学学报(医学版),2017,35(4):639-641.

第十节　胎儿结构异常的影像学检查

一、胎儿 MRI 检查适应证

（一）流程化管理清单

1. 胎儿中枢神经系统 MRI 检查

疾病类型	描述要点	建议行 MRI 检查的情况
□ 神经元移行异常	□ 无脑回 - 巨脑回畸形 □ 脑裂畸形 □ 灰质异位 □ 多小脑回畸形:脑回小而浅的皱褶 □ 半侧巨脑畸形	□ 超声发现异常 □ MRI 有利于明确诊断,并发现其他伴发颅内异常的疾病
□ 脑室扩张	□ 单纯脑室扩张 □ 脑室扩张合并其他畸形	□ 超声发现异常 □ MRI 有利于明确诊断,并发现其他伴发颅内异常的疾病
□ 胼胝体发育畸形	□ 完全性 □ 部分性	□ 超声能明确诊断具备典型侧脑室"泪滴样"征象的胼胝体缺失 □ MR 诊断声像图不典型的胎儿胼胝体缺失
□ 前脑无裂畸形	□ 无脑叶型:大脑半球完全融合未分开 □ 半脑叶型:大脑半球后方不完全的半球间裂 □ 脑叶型	□ 超声可明确诊断
□ 视 - 隔发育不良	□ 视 - 隔发育不良	□ MRI 有利于明确诊断
□ 脑膨出	□ 脑膜膨出 □ 脑膜脑膨出 □ 闭锁型脑膨出	□ 超声可明确诊断 □ MRI 有利于明确分类膨出物类别
□ 后颅窝囊性畸形	□ Dandy-Walker 畸形 □ 大枕大池 □ 后颅窝蛛网膜囊肿	□ 超声筛查发现颅后窝增宽 □ MRI 有利于区分 Dandy-Walker 畸形及其他类型
□ 脑穿通畸形	□ 脑脊液信号囊腔	□ MRI 有利于明确诊断,并发现其他伴发颅内异常的疾病
□ Chiari 畸形	□ 小脑扁桃体下移,位于枕大孔以下	□ 超声可明确诊断
□ 小脑发育不全	□ 单侧或双侧小脑小	□ 超声可明确诊断
□ 缺血缺氧性脑损伤	□ 生发层及脑室内出血 □ 脑白质损伤及软化	□ MRI 有利于明确诊断,并发现其他伴发颅内异常的疾病
□ 脑动静脉畸形	□ Galen 大静脉瘤样畸形最常见	□ MRI 有利于明确诊断
□ 脊柱先天畸形	□ 神经管闭合不全 □ 半椎体畸形 □ 脊髓纵裂	□ MRI 有利于补充诊断

2. 胎儿胸部 MRI 检查

疾病类型	描述要点	建议行 MRI 检查的情况
□ 先天性肺囊性腺瘤样畸形	□ 单侧肺或单一肺叶 □ 较正常肺组织信号高的高信号病灶	□ 对超声能明确诊断的肺囊腺瘤及隔离肺无需 MRI 检查 □ 对于体积较大的肺囊腺瘤及隔离肺,须评价病灶与残留正常肺叶及其与周围组织的关系时,纵隔及心脏移位程度显示病变的范围、位置、内部成分;并判断是否存在合并肺发育不良
□ 支气管肺隔离症	□ 实性边缘整齐高信号肿块 □ 体循环供血	
□ 先天性膈疝	□ 左侧:胃、肠管等疝入胸腔 □ 右侧:肝等疝入胸腔	□ 评价膈疝胸腔疝入内容物 □ 肺体积的计算 □ 评价肺发育不良
□ 先天性胸腔积水	□ 液体信号围绕肺周围 □ 肺被压缩	□ 肺体积的计算 □ 评价肺发育不良
□ 先天性气道高位阻塞综合征	□ 双肺扩大 □ 扩张气道明确梗阻部位	□ 判断气道阻塞的部位和程度

3. 胎儿泌尿系统 MRI 检查

疾病类型	描述要点	建议行 MRI 检查的情况
□ 肾缺如	□ 单侧或双侧 □ 肾窝未见肾影像	□ 产前超声在肾区未见正常肾脏,须通过 MRI 明确肾发育不良、异位肾及肾缺如的诊断
□ 肾囊性疾病	□ 常染色体隐性遗传性多囊肾:增大的肾脏、肾脏外周带广泛分布小囊 □ 多囊性发育不良肾:肾多发大小不等囊肿	□ 婴儿型多囊肾或多囊性肾发育不良囊肿较小或无明显囊肿,超声容易漏诊
□ 尿路扩张	□ 盂管交界部狭窄:肾盂扩张,输尿管无扩张 □ 先天性巨输尿管:输尿管梭囊状扩张	□ 产前超声不能明确梗阻部位的病理性肾积水 □ MRI 可提供进一步的诊断信息
□ 重复肾畸形	□ 双组肾盂肾盏 □ 伴或不伴双输尿管	□ MRI 可提供进一步的诊断信息
□ 马蹄肾	□ 双肾下极在腔静脉及腹主动脉前方融合成较薄的峡部	□ MRI 可提供进一步的诊断信息

4. 胎儿消化系统 MRI 检查

疾病类型	描述要点	建议行 MRI 检查的情况
□ 食管闭锁	□ 胃不显示或很小 □ 羊水过多	□ 对食管闭锁的诊断,超声观察间接征象——羊水多、胃泡不显示等,并在颈部及上胸段实时观察食管盲端结构,优于 MRI
□ 十二指肠梗阻	□ 胃及梗阻近端十二指肠扩张形成双泡征	□ MRI 有利于明确诊断 □ 鉴别原因
□ 小肠闭锁	□ 闭锁近端小肠扩张 □ 胃及十二指肠也可见扩张	□ MRI 判断梗阻部位 □ 鉴别原因

疾病类型	描述要点	建议行 MRI 检查的情况
□ 胎粪性腹膜炎	□ 腹水、小肠扩张	□ MRI 可提供进一步的诊断信息
	□ 腹膜钙化、胎粪性假囊肿	
□ 肛门闭锁	□ 结肠扩张	□ MRI 有利于明确诊断
□ 先天性巨结肠	□ 病变段肠管狭窄,以上段结肠扩张	□ MRI 有利于明确诊断
□ 先天性胆总管囊肿	□ 肝内外胆管囊性或梭形扩张	□ MRI 有利于明确诊断

5. 胎儿腹壁 MRI 检查

疾病类型	描述要点	建议行 MRI 检查的情况
□ 脐膨出	□ 脐局部囊状结构突出于腹壁外	□ 通过 MRI 将腹壁缺损大小、突出物及囊膜等结构清晰显示
	□ 脱出于体腔外的脏器囊膜包被	□ 准确地将腹裂、脐膨出两者鉴别
□ 腹裂	□ 突出的胃肠道没有羊膜及腹膜包被	□ 对于部分病例超声提示脐部异常者予以进一步明确类型
	□ 肠管漂浮于羊水中	

6. 胎儿肿瘤 MRI 检查

疾病类型	描述要点	建议行 MRI 检查的
□ 骶尾部畸胎瘤	□ 骶尾部肿块	□ 观察肿块是否与椎管相通
	□ 观察肿块是否与椎管相通	□ 观察肿块与周围组织的关系
□ 淋巴管瘤	□ 囊性肿块,颈部多见	□ 观察是否存在气管受压
		□ 观察肿块与周围组织的关系
□ 婴儿型肝血管内皮瘤	□ 边缘清晰长 T_1 长 T_2 圆形肿块	□ 观察肿块与周围组织的关系
	□ 病变周围及病变内可见血管流空效应	

(二) 胎儿 MRI 检查常见疾病诊断要点

1. 侧脑室扩张

(1) 概述:脑室扩张可包括单纯的脑室扩张和病理性脑室扩张(如脑积水、脑萎缩、脑软化、胼胝体缺如、脑发育障碍等),大约有 70%~85% 脑室扩大病例合并其他中枢神经系统和躯体异常。所以,当发现胎儿脑室扩张时,应进一步判断脑室扩张程度及其与周围脑组织的关系,寻找可能的原因及伴发畸形。

(2) MRI 表现:测量侧脑室三角区横径(三角区脉络膜平面),妊娠任何时期三角区横径≤10mm 为正常。当三角区横径 >10mm 而无其他畸形时为单纯性侧脑室扩大,并按照扩大程度分为轻、中、重三度:>10~12mm 为轻度扩大;13~15mm 为中度;≥16mm 为重度。另外,MRI 除了诊断脑室扩张的程度,还需要寻找是否合并侧脑室壁规则程度、周围脑皮质发育、神经元移行异常及其他躯体异常(图19-1)。

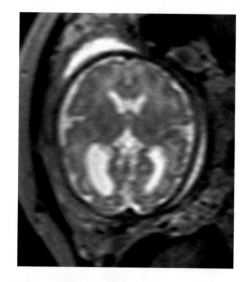

图 19-1　横断面 T_2WI 示单纯性一侧脑室扩大

(3) MRI 检查意义:因程度及伴发畸形不同,胎儿侧脑室扩张预后差异迥异,所以产前准确诊断至关重要。有研究表明侧脑室扩张的预后主要取决于其合并畸形及扩张程度。超声能诊断单纯的脑室扩张,但对于其合并畸形,超声漏诊率高,超声不能发现的阴性可高达 10%~25%,尤其是微小畸形,如神经元移行异常、皮质发育异常。MRI 对脑室扩张的程度、侧脑室壁规则程度、周围脑皮质发育、神经元移行异常及合并的躯体异常均可作出明确的诊断。因此,超声筛查发现脑室扩张后很有必要再行胎儿 MRI 检查。

2. 颅后窝增宽

(1) 概述:颅后窝增宽即枕大池扩大(>10mm)为一组先天性后脑畸形,主要包括 Dandy-Walker 畸形(先天性第四脑室正中孔及侧孔闭锁)、大枕大池及后颅窝蛛网膜囊肿。

(2) MRI 表现:Dandy-Walker 畸形:①扩张的第四脑室与后颅窝脑脊液相通;②小脑蚓部及小脑半球发育不良,并被扩大的第四脑室推挤向上移位翘起并向两侧分离,在矢状面像上则可见发育不良的小脑蚓部明显向上移位;③后颅窝显著扩大,枕部向后膨隆;④高位小脑幕;⑤伴有脑积水时侧脑室与第三脑室也可能扩大;⑥常合并中枢系统的其他畸形,如胼胝体发育不良、前脑无裂畸形、神经元移行障碍等,同时还可合并骨骼畸形,如多指(趾)、并指(趾)、颅板裂、枕骨缺损等(图 19-2)。

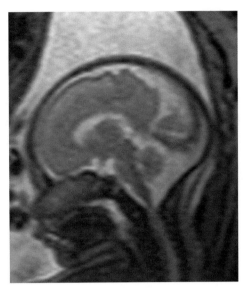

图 19-3 大枕大池

矢状面 T_2WI 示后颅窝池扩大,小脑发育正常

2) 后颅窝蛛网膜囊肿:矢状位见后颅窝颅板内侧孤立的脑脊液样信号囊性区域,边缘光滑锐利,不与第四脑室相通,不合并小脑发育不良。囊肿处颅骨内板受压变薄,较大囊肿可具有占位效应,枕部轻度向后膨出,小脑轻度受压向前贴近脑干(图 19-4)。特别大时可压迫中脑导水管或第四脑室出口,导致脑积水。

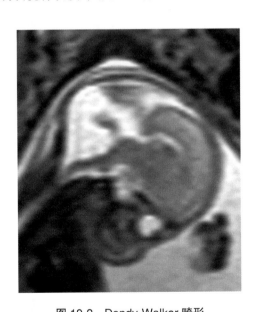

图 19-2 Dandy-Walker 畸形

矢状面 T_2WI 示扩大的第四脑室与后颅窝脑脊液相通,小脑蚓部发育不全,天幕上移

1) 大枕大池:后颅窝枕大池扩大,一般认为其前后径 >10mm 为异常,不与第四脑室相通,不合并小脑及小脑蚓部发育不良、后颅窝扩大、颅骨内板受压或缺损、天幕上移(图 19-3)。

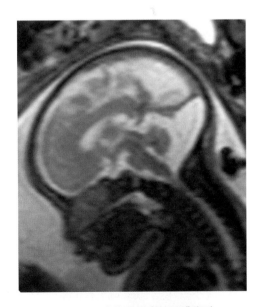

图 19-4 胎儿后颅窝蛛网膜囊肿

矢状面 T_2WI 示后颅窝囊状膨胀性扩张,并可见枕部轻度后突

(3) MRI 检查意义:因为胎儿颅骨骨骼影响,超声显示颅后窝解剖结构常较困难,尤其是孕晚期胎头入盆后,为避开胎儿颅骨干扰,过度倾斜探头,测

得的颅后窝池宽度误差较大。另外,胎儿MRI可以清晰显示颅后窝结构,可多切面显示小脑及其蚓部形态、大小(尤其是矢状面),枕大池宽度,能准确鉴别Dandy-Walker畸形、Dandy-Walker变异型及单纯枕大池扩大(>10mm),颅后窝蛛网膜囊肿的范围及其周围的脑组织发育情况,明确诊断Dandy-Walker畸形所致的相关畸形。因此,超声筛查发现颅后窝增宽后,很有必要再行胎儿MRI检查,对病变进一步分类,并寻找合并畸形,从而指导预后。

3. 支气管肺隔离症(bronchopulmonary sequestration,BPS)

(1)概述:接受体循环供血的异常的肺组织不与支气管树相通。供血动脉一般起自于胸或腹主动脉,另外还有可能起源于锁骨下动脉、腹腔干、脾动脉、肋间动脉、冠状动脉。肺隔离症分肺叶外型及肺叶内型。肺叶外型可发生于膈上或膈下,由其自身胸膜包裹。肺叶内型常见(占3/4),由脏层胸膜包裹。这两型均常见于下叶,左肺下叶为最常见。

(2)MRI表现:体循环供血是支气管肺隔离症的特征性表现(图19-5)。可见肺内实性长 T_2 信号占位由体循环供血,边缘整齐,信号较均匀。肺叶内型须与CCAM Ⅲ鉴别,肺叶外型者须与神经母细胞瘤、肾上腺出血相鉴别。

(3)MRI检查意义:MRI较US视野较大,能清晰显示病变的范围、位置、内部成分;并判断是否存

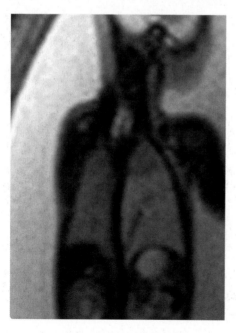

图19-5 支气管肺隔离症
冠状位 T_2WI示胎儿左肺下叶大片状均匀长 T_2 高信号,并可见主动脉的分支供血

在合并肺发育不良、纵隔及心脏移位程度。

4. 先天性囊性腺瘤样畸形(congenital cystic adenomatoid malformation,CCAM)

(1)概述:是一种肺组织错构畸形,组织学上以终末支气管过度增生和囊状扩张、正常肺泡结构缺失为特征,提示正常肺泡发育受阻。

(2)MRI表现:可见单侧肺或单一肺叶较正常肺组织 T_2WI信号增高的病灶,按囊泡大小不同CCAM分3型,MRI表现有所不同。

1)Ⅰ型(大囊型):为单发或多个大囊(直径3~10cm),边缘锐利,可显示较囊肿信号略低的囊壁和分隔。

2)Ⅱ型(中间型):由各种小囊组成(直径0.5~2cm),囊实混合。

3)Ⅲ型(微小囊型):表现为一侧肺内介于羊水和正常肺组织之间的均匀实性片状高信号,未见明显囊泡(因直径<0.5cm),此型须与支气管肺隔离症相鉴别(图19-6)。

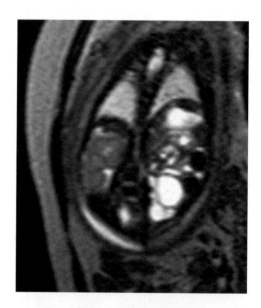

图19-6 胎儿CCAM
冠状位 T_2WI示左肺下叶高信号占位,未见到体循环分支供血

(3)MRI检查意义:产前超声是其主要影像学诊断手段,但超声(US)易受胎儿体位、肋骨影响,尤其是微囊型,在US上表现为边界不清的回声略高区,易漏诊。MRI较US更具诊断优势,其视野较大,同一切面能清晰显示病变的范围、内部结构及所在肺叶;患侧剩余肺组织的范围、发育情况及患侧肺的体积;纵隔及心脏移位程度;对侧肺是否受压;受压程度以及是否合并胎儿水肿。病变的范围、患侧剩

余肺组织的发育情况、心脏移位程度及对侧肺受压的程度是CCAM预后的参考指标,尤其是胎儿水肿,常导致胎儿死亡。

5. 先天性膈疝

(1) 概述:先天性膈疝(congenital diaphragmatic hernia,CDH)是因一侧或两侧膈肌有缺陷,腹部脏器进入胸腔所致。好发部位有三处:①后外侧疝(Bochdalek疝):胎儿期最为常见、往往也是最严重的类型,占80%~90%,其中又以左侧多见。腹腔脏器疝入胸腔程度不一,重者胸腔内充满腹腔脏器,伴肺受压缩导致肺发育不全。②胸骨后疝(Morgagni疝):常见于右侧或双侧。③食管裂孔疝。

(2) MRI表现

1) T2WI序列上,可见胃、肠管、肝疝入胸腔内位于膈上。胃常膨胀含有液体呈长T1长T2信号。小肠和结肠在MRI上呈管样匍匐爬行结构,充满液体的小肠T1WI低信号、T2WI高信号,结肠因含胎粪T1WI高信号、T2WI低信号,MRI可通过这些特殊形态、信号特征明确辨别胸腔内的肠管类别。肝脏是否疝入是重要的预后指标。肝脏疝入胸腔的肝脏信号和未疝入的肝脏信号相似,呈短T1、短T2信号(图19-7)。

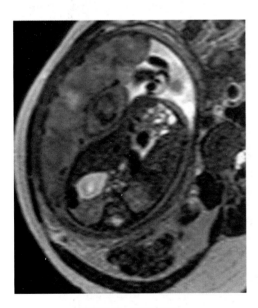

图 19-7　左侧膈疝
冠状位T2WI示高信号胃泡、高信号小肠肠管、管状低信号的结肠疝入左侧胸腔,纵隔右移

2) 纵隔移位,纵隔内心脏、大血管在T2WI序列上呈低信号,移位纵隔偏离胎儿体部中线,肺组织受压或发育不全(图19-8)。纵隔和心脏移位可影响胎儿静脉回流及羊水吞咽,严重者可导致胎儿水肿,并

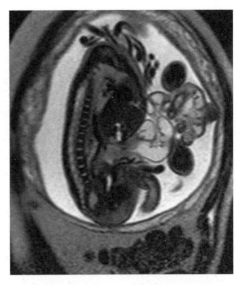

图 19-8　右侧膈疝
冠状位T2WI示肝及右肾疝入右侧胸腔

可能出现胸腔积液、腹水和羊水过多等。

(3) MRI检查意义:正确产前诊断对咨询非常重要。超声由于胎肺与疝入的腹部脏器之间的对比不佳,视野小、孕妇肥胖、依赖操作者等因素受到一定限度。且MR计算胎儿肺体积可为预后提供重要依据信息。

6. 十二指肠闭锁

(1) 概述:造成十二指肠闭锁或狭窄常见的原因有:原发十二指肠闭锁、十二指肠蹼、环形胰腺、十二指肠旋转不良伴Ladd束带或扭转。但在胎儿时期由于脏器很小往往不易诊断确切的病变。

(2) MRI表现:十二指肠闭锁或重度梗阻,MRI显示胃以及梗阻近段十二指肠扩张所形成的双泡征(double bubble sign),在T2WI上呈高信号,T1WI上呈低信号(图19-9)。

(3) MRI检查意义:相对超声,MRI视野大,对组织成分区分明显,能够鉴别造成十二指肠闭锁或狭窄常见的原因,提供进一步诊断了解合并畸形。

7. 先天性巨结肠、Hirschsprung病

(1) 概述:病变可发生于直肠、结肠任何一段、全结肠及小肠,最常见为直肠或乙状结肠,以先天性一段肠管肠壁内副交感神经节缺如或稀少为特征。

(2) MRI表现:神经节缺如的肠段无蠕动。如果受累肠段为结肠或直肠,胎粪潴留引起肠管扩张,病变段肠管狭窄。所见与肛门-直肠闭锁相似,在T1WI上扩张的结肠呈短T1高信号,病变狭窄的肠

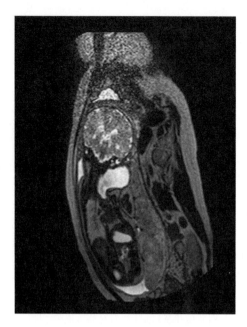

图 19-9　十二指肠闭锁
冠状位 T_2WI 示中上腹双泡征

管因其内胎粪少,所以信号比上方扩张肠段为低信号(图 19-10)。如果累及小肠,则可见近段小肠扩张并伴有羊水过多。

(3) MRI 检查意义:相对超声,MR 因为信号不同,能够鉴别充满其内含胎粪的结肠及不含胎粪的小肠信号,有利于治疗及预后判断。

8. 肾囊性疾病

(1) 概述:按照 Potter 分型,胎儿常见的肾囊性疾病主要有常染色体隐性遗传性多囊肾(autosomal recessive polycystic disease,Potter Ⅰ)及多囊性发育不良肾(Potter Ⅱ型)。

(2) MRI 表现

1) Potter Ⅰ型肾囊性疾病可见增大的肾脏占据大部分腹腔,肾脏外周带可以见到广泛分布的小囊(1~2mm)。常伴有羊水减少、肺发育不良、肝纤维化和其他畸形,如肢体发育不良等(图 19-11)。

2) 多囊性发育不良肾(multicystic dysplastic kid-ney disease,MDKD),又称 Potter Ⅱ型肾囊性疾病(Potter Ⅱ cystic kidney disease),在 MR 上表现多样,可以为增大的多囊的肾脏,也可以为正常大小或缩小的肾脏,伴或不伴有囊性灶。多数情况下肾脏实质完全失去正常形态,很难分辨出正常肾实质,并伴肾盂及输尿管闭锁(图 19-12)。

(3) MRI 检查意义:产前超声对于胎儿泌尿系统畸形的诊断存在以下问题:①羊水过少,使胎儿超声缺乏良好的背景对比,易影响诊断结果;②对伴发的其他畸形显示不清。

因此进行胎儿泌尿系统的 MRI 具有如下意义:①羊水过少影响产前超声诊断的,需要进行 MRI 检查明确诊断;②肾脏不发育或发育不良、多囊性肾病等,对于诊断有疑问的,MRI 检查可以明确有无异位肾、多囊性病变类型及程度、有无伴发畸形等,有利于判断预后。

9. 脐膨出

(1) 概述:脐膨出(omphalocele)是在脐周围发生于中线的腹壁缺损。脐膨出的伴随畸形与腹裂者

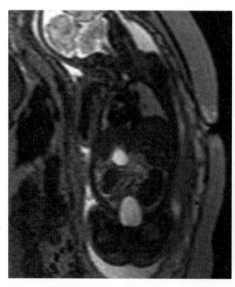

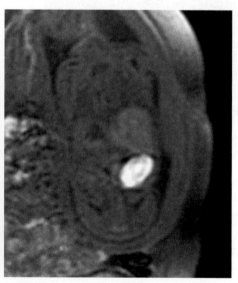

图 19-10　结肠扩张
冠状位 T_2WI 示及 T_1WI 示左下腹 T_2WI 低信号、T_1WI 高信号的结肠肠管扩张

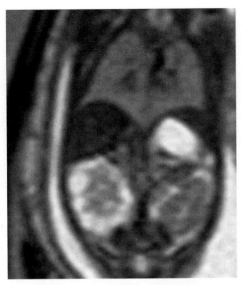

图 19-11　Potter I 型肾囊性疾病

T₂WI 示右侧肾脏增大，并见多发小囊状高信号，以肾周边为著

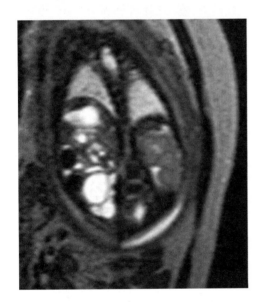

图 19-12　胎儿左侧多囊性发育不良肾

冠状位 T₂WI 示胎儿左肾见多发大小不等囊状高信号

不同。例如，头襞发生汇合缺陷可导致 Cantrell 五联症（上腹部脐膨出、膈疝、胸骨缺损、心包缺损和先天性心脏病），尾襞汇合缺陷导致下腹壁脐突出，膀胱或泄殖腔外翻。有无伴随畸形很重要，涉及临床治疗与预后。

（2）MRI 表现：MRI 可见脐局部囊状结构突出于腹壁外，并见线状低信号的膜包绕，囊内可见腹腔内结构，突出物多少及内容不等（图 19-13）。

（3）MRI 检查意义：通过 MRI 将腹壁缺损大小、突出物及囊膜等结构清晰显示，从而准确地将腹裂、

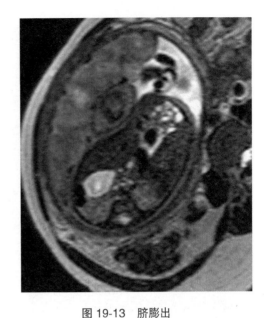

图 19-13　脐膨出

横断位 T₂WI 示脐局部结构突出于腹壁外，并见线状低信号的膜包绕，囊内可见腹腔内结构，并见与脐带相连

脐膨出两者鉴别，对于部分病例超声提示脐部异常者予以进一步明确类型。

10. 腹裂

（1）概述：腹裂（gastroschisis）为胚胎早期形成腹壁的两个侧壁之一发育不全形成，表现为脐旁腹壁的全层缺损，大多位于右侧。腹裂常见的伴随畸形与脐膨出的伴随畸形不同。腹裂的胎儿约 10% 有肠管狭窄或闭塞。究其原因多认为是由于肠管缺血所致。其他较少见的合并的畸形有睾丸未下降、梅克尔憩室、肠重复畸形等。

（2）MRI 表现：患儿脐、脐带位置及形态均正常，突出于体腔外的是原肠，从胃到乙状结肠，且突出的胃肠道没有羊膜和腹膜包被（图 19-14）。这些特点是腹裂与脐膨出的鉴别要点。MR 可以示腹壁缺损大小、突出物多少及内容。

（3）MRI 检查意义：准确地将腹裂、脐膨出两者鉴别，通过 MRI 将腹壁缺损大小、突出物成分结构清晰显示，从而明确疝出物类型。

11. 胎儿颈部囊性淋巴管瘤

（1）概述：又称为囊性水瘤，是一种淋巴系统的先天性发育异常，是晚期流产、胎儿宫内死亡的原因之一。由于胎儿颈部囊性水瘤常合并有染色体畸形、心血管畸形，最常见的是 Turner 综合征，同时可导致孕妇羊水过多，妊娠中晚期胎死宫内，因此早期正确诊断对于遗传咨询和胎儿的预后都有积极的指导意义。

（2）MRI 表现：MRI 显示为囊状长 T₁、长 T₂ 信号，

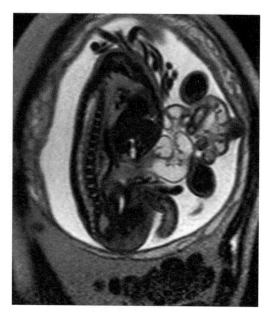

图 19-14　腹裂

矢状位 T_2WI 示,腹部缺损,肠管突出漂浮于羊水中,未见包膜包绕

其中可有分隔呈多囊状表现,信号均匀或不均匀,瘤体大小不等,单侧多见。瘤体较大者可向颈前部、枕部、背部及纵隔发展,边界清楚,可推压颈部血管及气管移位(图 19-15)。

(3) MRI 检查意义

1) 胎儿颈部囊性水瘤的超声诊断有时并不难,但要与枕部脑膜脑膨出或颈部脊膜膨出、胎盘囊肿、脐带囊肿相鉴别,当囊肿体积较大时,超声有时很难确定肿块的起源,同时由于颅骨回声和胎儿体位的影响,超声可将颈部囊性水瘤误诊为脑膜脑膨出,而

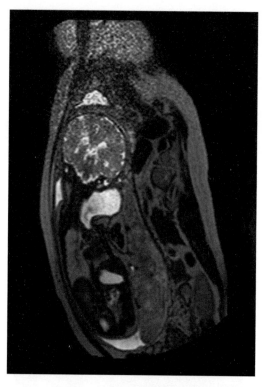

图 19-15　颈部囊性淋巴管瘤

冠状位 T_2WI 示颈部高信号占位,压迫气管

MRI 则不受胎儿颅骨和体位的影响,可以多平面任意角度显示病变的部位及与周围组织的关系。

2) 同时具有较高的软组织分辨力。超声诊断胎儿颈部囊性包块之后。MRI 可以作为超声的重要补充,于明确诊断、指导遗传咨询具有重要意义。尤其是针对是否存在气管受压改变,可以判断是否需要实施 EXIT。

(乞文旭)

二、胎儿超声检查

(一)流程化管理清单

1. 单胎诊断流程

超声检查	检查要点	
□ 妊娠早期常规超声检查	□ 检查子宫及附件,判断有无妊娠囊,妊娠囊的可以用妊娠囊平均直径来描述,观察妊娠囊内有无卵黄囊及胚胎	
	□ 有胚胎时需测量头臀长,并观察有无胎心搏动	
	□ 确定胚胎数目	
	□ 评估胎儿孕龄	□ 在妊娠 8~13^{+6} 周是评估孕龄的最佳时间
		□ 在妊娠 11~13^{+6},CRL 和 BPD 是评估孕龄最常用的 2 个参数

超声检查	检查要点			
□ 妊娠早期常规超声检查	□ 评估胎儿结构	□ 头部（孕11周后）	可见颅骨骨化	
			中线及大脑镰显示	
			脉络丛充满整个脑室	
		□ 颈部	NT正常	
			注意是否有颈部淋巴管瘤	
		□ 面部	尝试观察眼眶及晶体、眶间距、鼻子、鼻骨、下颌等侧面轮廓	
			尝试观察口唇的完整性	
		□ 脊柱	观察椎骨排列的完整性（纵切面及横切面）	
			观察外周皮肤的完整性	
		□ 胸部	双肺对称，回声均匀	
			胸腔内无积液或包块	
		□ 心脏	心脏位于胸腔左侧	
		□ 腹部	为液性无回声结构	
			仅见胃泡和膀胱	
		□ 腹壁	观察腹壁脐带入口，孕11周可出现生理性脐疝，需要与脐膨出和腹裂相鉴别	
		□ 四肢	注意观察上下肢，双手足的存在，方向位置是否正常	
		□ 脐带	观察脐带根部胎儿端	
			脐带内血管的数目	
			有无脐带囊肿	
	□ 染色体异常的监测	□ NT		
		□ 鼻骨		
		□ 三尖瓣返流		
		□ 动脉导管返流		
	□ 子宫、附件及胎儿附属物	□ 观察孕妇子宫及附件有无异常，以及是否存在子宫畸形		
		□ 观察胎盘有无异常，如肿物、较大绒毛膜下液性区等		
□ 妊娠中晚孕常规超声检查	□ 确定胎儿存活与否、胎儿数目、胎动情况、胎先露			
	□ 测量最大羊水深度、羊水指数			
	□ 观察胎盘位置、成熟度、厚度、形态、胎盘下缘与宫颈内口的关系			
	□ 观察脐带内脐血管的数目			
	□ 在标准平面上测量双顶径、头围、腹围、股骨长、肱骨长，综合估计胎儿大小并估计胎儿体重			
	□ 检查宫颈及附件情况			
	□ 胎儿结构检查	□ 头部：颅骨、大脑、脑中线、侧脑室、丘脑、第三脑室、小脑半球、小脑蚓部、后颅窝池		
		□ 颜面部：眼、唇		
		□ 心脏：四腔心切面，观察心脏在位置是否正常		
		□ 脊柱：颈段、胸段、腰段、骶尾段		
		□ 腹部	腹壁是否连续	
			腹腔内脏器（肝脏、胃泡、双肾、膀胱）	
			脐带附着部位	

635

超声检查	检查要点		
□ 妊娠中孕期系统超声检查	□ 应在孕18~26周内进行系统胎儿超声检查，除常规超声检查的内容外，还应包括以下内容	□ 头部	颅骨结构及骨化程度
			颅内结构（大脑、大脑镰、侧脑室、第三脑室、丘脑、小脑、小脑蚓部、第4脑室、后颅窝池、必要时脑部冠状切面显示胼胝体）
		□ 颜面部：眼、眼眶、鼻、鼻骨、唇、牙槽突、面颊、胎儿侧面轮廓线	
		□ 心脏	1）a. 四腔心切面：四腔心是否对称、心脏十字交叉是否存在、房室连接是否正常。 b. 左、右心室流出道切面：观察心室与大动脉的连接关系、大动脉的大小、形态。 c. 动脉导管弓及主动脉弓切面：观察动脉导管、大动脉及其分支 d. 大动脉起始部：观察大动脉起始部交叉关系
			2）彩色多普勒：观察房室瓣、大动脉内血流，其内有无反流及无异常血流。
			3）观察胎儿心率及有无心率异常
		□ 腹部	观察胎儿肝脏、胃泡、双肾、膀胱等腹腔脏器
			观察有无腹裂、脐膨出、膈疝、肠管扩张、胸腹水
		□ 肢体	观察胎儿四个肢体以及其内的长骨及手、足的结构、形态、手、足的姿势，手与前臂、足与小腿的关系
			观察有无短肢畸形、有无肱骨、股骨、胫腓骨、尺桡骨的严重畸形
		□ 脐带	观察脐带内脐血管的数目、有无脐带绕颈、绕肢体、有无脐带囊肿、脐带粗细是否正常
		□ 脐动脉血流	测量脐动脉血流阻力指数
□ 妊娠中、晚孕胎儿彩色多普勒超声血流监测	彩色多普勒超声是临床上无创性诊断胎儿宫内缺氧，预测胎儿宫内安危的主要检查方法	□ 脐动脉	脐动脉反应胎儿-胎盘循环，多普勒可显示脐动脉S/D、PI、RI值，当胎儿缺血缺氧时，胎儿-胎盘循环障碍，血流阻力增高，脐动脉的各血流参数增高；如果缺血缺氧进一步加重，则会出现脐动脉舒张末期血流缺失，或反向血流，多预示不良的妊娠结局
		□ 大脑中动脉	胎儿轻度缺氧时，首先出现脑保护效应，大脑中动脉扩张，阻力下降，血流重新分配，流向脑的血流增加，而流向外周动脉及胎盘的血流减少。表现为大脑中动脉舒张末期血流速度增加、PI降低、RI降低。如果胎儿缺氧进一步加重，代谢紊乱，大脑水肿时，大脑血管代偿舒张功能丧失，表现为脑血流量减少，大脑中动脉RI增加，PI正常或增高
		□ 子宫动脉	子宫动脉在非妊娠期及妊娠早期表现为高阻力、低舒张期血流状态，在妊娠14~16周后，子宫动脉高阻力的血流逐渐变成低阻力、丰富舒张期血流状态，子宫动脉RI及PI值均随之降低。当胎盘状态异常时，子宫动脉阻力增高、胎盘供血不足，组织受损发生缺血缺氧性改变，引发妊娠期高血压疾病，继发胎儿生长受限、胎儿窘迫、胎死宫内等
		□ 静脉导管	静脉导管起源于门静脉窦，终止于下腔静脉入右心房处，在保证胎儿脑组织和心肌供血供氧方面有重要作用，故静脉导管血流参数反映胎儿右心功能。正常胎儿静脉导管内始终是单向血流，其搏动指数随着孕周的增加而降低。当出现a波缺失或倒置时，提示胎盘循环恶化，胎儿心功能受损，随时可能出现胎死宫内
		□ 腹腔内脐静脉	腹腔内脐静脉是向胎儿输送氧气和营养物质的主要通道。当胎儿宫内缺氧导致心功能不全发生右心衰时，胎儿腹腔内脐静脉出现搏动征象，多预示着胎儿缺血缺氧已导致不可逆损伤

2. 妊娠期糖尿病单胎诊断流程

超声检查	检查要点		
妊娠期间的糖尿病孕妇的胎儿超声监测	☐ 妊娠28周开始进行连续胎儿生长评估 ☐ 每3~4周评估母体血糖控制对胎儿生长速率和羊水量的影响		
	☐ 36周起每周评估胎儿健康状况		☐ 无应激试验
			☐ 羊水指数
			☐ 胎儿生物物理评分
			☐ 或以上这些方法的任意组合
	☐ 以下情况需更早和(或)更频繁地评估胎儿健康状况		☐ 孕妇存在肥胖
			☐ 血糖控制不佳
			☐ 高血压
			☐ 死产史
			☐ 大于胎龄儿
			☐ 小于胎龄儿等高危因素
	☐ 当怀疑胎儿生长受限(FGR)时,需增加多普勒超声监测频率		☐ 脐动脉血流评估
			☐ 大脑中动脉血流评估
			☐ 子宫动脉血流评估
			☐ 静脉导管血流评估
			☐ 腹腔内脐静脉血流评估

3. 双胎诊断流程

超声检查	检查要点		
☐ 双胎妊娠常规超声检查	☐ 确定孕龄		☐ 早孕期通过测量胎儿胎芽及头臀长确定孕龄
			☐ 自然妊娠以较大胎儿头臀长测量值确定孕龄
			☐ 辅助生殖技术后的双胎妊娠通过取卵日或胚胎移植确定孕龄
	☐ 判定绒毛膜性及羊膜性		☐ 胎囊个数
			☐ 应在孕11~13^{+6}周之前判定双胎妊娠绒毛膜性及羊膜性。通过观察分隔膜与胎盘交界处的厚度及胎盘数量进行判断
	☐ 标注双胎胎儿位置		☐ 据胎儿的位置,标注为左、右或上、下,并尽可能多地描述每一胎儿特征
	☐ 孕11~13^{+6}周测量NT并进行早孕期胎儿结构筛查		☐ 可能发现某些胎儿严重结构异常,如胎儿严重水肿、严重心脏病(如单心室)、无脑儿、双胎反向动脉灌注序列征等
	☐ 中孕期胎儿结构筛查		☐ 推荐孕18~22周进行胎儿超声结构筛查,有条件的医院可进行系统产前超声检查及胎儿心脏超声检查,筛查内容同单胎
	☐ 双胎妊娠超声动态监测	☐ 双绒毛膜双胎	☐ 孕20周起每4周进行一次超声检查,评估胎儿生长发育及脐动脉血流Doppler
		☐ 单绒毛膜双胎	☐ 孕16周起每2周进行一次超声检查,评估胎儿生长发育及脐动脉血流Doppler,妊娠20周起评估胎儿大脑中动脉收缩期峰值血流速度(middle cerebral artery velocity, MCA-PSV)
		☐ 双胎妊娠合并症及并发症	☐ 依据病情增加超声检查频率

超声检查	检查要点			
□ 双胎并发症超声诊断与动态监测	□ 双胎妊娠的转诊	□ 双胎妊娠超声检查发生可疑或确定并发症,应及时将孕妇转诊至产前诊断中心、母胎医学中心或胎儿医学中心进行专业的咨询与管理		
	□ 双胎选择性胎儿生长受限(selective fetal growth restriction, sFGR)	□ sFGR 超声诊断	□ 一胎儿估计体重低于相应孕龄胎儿体重第 10 百分位数和两胎儿体重不一致(体重相差 >25%)	
		□ 单绒毛膜双胎选择性胎儿生长受限分型	□ Ⅰ型:脐动脉血流频谱正常	
			□ Ⅱ型:脐动脉舒张末期血流持续缺失或反向	
			□ Ⅲ型:脐动脉舒张末期血流间歇性缺失或反向	
		□ sFGR 超声动态监测	□ 单绒毛膜双胎	□ 至少每 2 周进行一次胎儿生长发育的评估、每周一次胎儿脐动脉、大脑中动脉血流 Doppler 评估。脐动脉血流多普勒异常者,应进行静脉导管血流 Doppler 评估,监测生物物理评分,进行胎儿大脑影像学检查,观察是否存在脑室扩张、脑室周围异常回声、蛛网膜下腔增大、孔洞脑等脑损伤征象。进行胎儿心功能评估,观察是否存在心脏增大、房室瓣反流、心包积液、胎儿水肿等心衰征象
			□ 双绒毛膜双胎	□ 与单胎妊娠生长受限一样监测随访。应每隔大约 2 周进行胎儿多普勒评估监测脐动脉、大脑中动脉和静脉导管血流及生物物理评分。双绒毛膜双胎妊娠合并 sFGR 的监测随访观察可根据病情严重程度减少频率
	□ 双胎之一死亡	□ 单绒毛膜双胎之一死亡如选择保守治疗,应每 2~4 周进行存活胎儿生长发育评估、脐动脉及大脑中动脉血 Doppler(MCA-PSV)评估。双胎之一死亡后 4~6 周进行存活胎儿大脑影像学检查,观察是否存在脑室扩张、脑室周围异常回声、蛛网膜下腔增大、孔洞脑等脑损伤征象		
	□ 双胎之一畸形	□ 双胎相关畸形包括神经管缺陷、前腹壁缺损、唇裂、脑畸形、心脏缺陷和胃肠道异常等。一经发现应及时转诊至产前诊断中心、母胎医学中心或胎儿医学中心进行专业的超声评估		
	□ 双胎输血综合征(twin-to-twin transfusion syndrome, TTTS)	□ TTTS 超声诊断	□ 受血儿羊水过多(>8cm;20 周以后,>10cm)和供血儿羊水过少(<2cm)	
			□ 单羊膜囊双胎输血综合征超声诊断征象为:共同羊膜囊内羊水过多及膀胱大小不一致	
		□ TTTS 的 Quintero 分期	□ Ⅰ期:羊水过多-羊水过少序列征,受血儿羊水过多(>8cm;20 周以后,>10cm)和供血儿羊水过少(<2cm)	
			□ Ⅱ期:供血儿膀胱不显示	
			□ Ⅲ期:严重的异常多普勒频谱,即脐动脉舒张期血流消失或反向、静脉导管血流 a 波反向或脐静脉呈搏动性频谱	
			□ Ⅳ期:胎儿水肿	
			□ Ⅴ期:一胎儿或双胎儿死亡	

超声检查	检查要点			
☐ 双胎并发症超声诊断与动态监测	☐ 双胎输血综合征(twin-to-twin transfusion syndrome, TTTS)	☐ TTTS 超声动态监测	☐ TTTS 未行治疗	☐ 应进行密切监测,包括两胎儿羊水量和脐动脉、脐静脉、大脑中动脉及静脉导管血流 Doppler 评估,以及胎儿心功能评估,并观察是否发生胎儿水肿
			☐ TTTS 治疗后	☐ 2 周内每周进行超声监测,观察到已缓解的临床证据后可降低超声监测频率。超声监测内容包括:两胎儿羊水量、生长发育情况、脐动脉、大脑中动脉、静脉导管血流 Doppler 评估,以及胎儿大脑、心脏及四肢评估
	☐ 双胎贫血-红细胞增多序列征(twin anemia-polycythemia sequence, TAPS)	☐ TAPS 产前超声诊断		☐ 供血儿 MCA-PSV(peak systolic velocity,收缩期峰值速度)>1.5 倍中位数(multiple of median, MoM)且受血儿 MCA-PSV<1.0MoM
		☐ 双胎贫血-红细胞增多序列征分期		☐ Ⅰ 期:供血儿 MCA-PSV>1.5MoM 且受血儿 MCA-PSV<1.0MoM,无其他胎儿并发症
				☐ Ⅱ 期:供血儿 MCA-PSV>1.7MoM 且受血儿 MCA-PSV<0.8MoM,无其他胎儿并发症
				☐ Ⅲ 期:Ⅰ 期或 Ⅱ 期伴有心血管并发症或血流动力学异常,即脐动脉舒张末期血流消失或反向、脐静脉搏动频谱、静脉导管 a 波反向
				☐ Ⅳ 期:胎儿水肿
				☐ Ⅴ 期:一胎儿或双胎儿死亡
		☐ TAPS 超声动态监测		☐ 应密切监测两胎儿 MCA-PSV 及脐动脉、脐静脉、静脉导管血流,并排除 TTTS、sFGR。晚孕期可进行胎儿大脑影像学检查
	☐ 双胎反向动脉灌注序列征(twin reversed arterial perfusion, TRAP)	☐ TRAP 超声诊断		☐ 单绒毛膜双胎中一胎儿形态结构正常,另一胎儿严重畸形且缺乏心脏结构,无心畸胎上部身体头、躯干、上肢等常难以辨认,可伴有畸形的下肢结构,多伴有广泛皮下水肿,少数畸形胎儿存在心脏遗迹可见心脏搏动;彩色及频谱 Doppler 可显示无心畸胎脐动脉血流从胎盘流向胎儿髂内动脉及全身,脐静脉血流从脐部流向胎盘,与正常胎儿脐血流方向相反。动态检查可见无心畸胎持续增长
		☐ TRAP 分期		☐ Ⅰa 期:无心畸胎:泵血儿腹围比 <50% 且无并发症
				☐ Ⅰb 期:无心畸胎:泵血儿腹围比 <50% 且伴有并发症
				☐ Ⅱa 期:无心畸胎:泵血儿腹围比 >50% 且无并发症
				☐ Ⅱb 期:无心畸胎:泵血儿腹围比 >50% 且伴有并发症

超声检查	检查要点		
□ 双胎并发症超声诊断与动态监测	□ 双胎反向动脉灌注序列征(twin reversed arterial perfusion,TRAP)	□ TRAP 超声动态监测	□ 保守治疗者应密切监测无心畸胎的增长情况及泵血儿心功能状态,包括观察两胎儿腹围(体重)差异、羊水量变化及泵血儿是否存在心脏增大、心包积液等心衰征象
	□ 单绒毛膜单羊膜囊双胎	□ 应进行详细的胎儿结构筛查排除先天异常,每两周一次超声随访	□ 胎儿生长发育评估、羊水量评估、膀胱充盈情况及胎儿脐动脉、大脑中动脉血流 Doppler 评估。孕 20 周前最大羊水深度 >8cm 或孕 20 周后最大羊水深度 >10cm 且膀胱大小不一致可诊断为 TTTS
	□ 联体双胎	□ 早孕期超声筛查有利于联体双胎的尽早诊断。如明确诊断为联体双胎而父母选择继续妊娠者需转诊至产前诊断中心等专业机构进行详细评估,应用超声细致观察胎儿联合部位、心脏、血管等解剖结构	

(二) 诊断要点

1. 脑室增宽

(1) 概述

1) 胎儿脑室扩张是指胎儿脑室增大,发病率约为 2/1000。这是胎儿中孕期超声最常见的一种胎儿异常。(图 19-16)

2) 胎儿脑室扩张表现多种多样,新生儿神经系统预后也不尽相同。

3) 侧脑室宽度正常值约(6.2±1.2)~(7.6±0.6)mm,当侧脑室宽度 >10mm 时,通常大于平均值的 3~4 个标准差,定义为侧脑室扩张。侧脑室扩张按照侧脑室扩张程度不同,可分为以下几类:10~12mm 为轻度侧脑室扩张,13~15mm 为中度扩张,>15mm 为重度扩张。

4) 孤立脑室扩张,是指单纯脑室扩张而无其他异常,如 Chiari 畸形、神经管缺陷、Dandy-Walker 畸形、胼胝体发育不良、基因综合征。在脑室重度扩张的患者中,出生后发现其他异常是很常见的。胎儿期的脑室扩张经常伴随着出生的脑积水。然而这两种情况意义不同,脑积水是一个临床诊断,是由于脑脊液动力学改变导致脑室压力增加。胎儿脑室扩张,是脑室的增大,并不总是由于脑脊液动力改变所引起,并不总是导致颅内压增加。胎儿脑室扩张可由脑积水引起,也可由脑损伤引起或广义的脑萎缩,这些情况不伴随颅内压增高。

(2) 诊断要点

1) 胎儿脑室宽度用来诊断脑室扩张,大多数脑室扩张胎儿在中孕期被诊断,胎儿脑室扩张时,侧脑室枕角首先扩张,且扩张程度大于侧脑室其他部分,例如侧脑室额角。

2) 超声测量脑室宽度是在垂直于侧脑室长轴向进行测量。

3) 扩张的侧脑室呈无回声区,侧脑室内脉络丛看似悬挂于侧脑室,脉络丛占用较少的侧脑室,而在无脑室扩张的胎儿,脉络丛大约充填 1/2 或者更多的侧脑室。

4) 脑室扩张胎儿双顶径较同孕周增大,且头围与腹围相比明显增大。

5) 一侧脑室扩张,脑中线向对侧偏移,严重脑积水可有脑组织受压变薄。

(3) 漏诊误诊的防范

1) 中孕期可出现近侧大脑半球显示不清,远侧大脑半球呈无回声,如果将无回声的大脑半球当做侧脑室,易误诊为侧脑室扩张或脑积水。其实,侧脑室因充满强回声的脉络丛,此时应呈强回声而不是无回声。

2) 一次超声检查未发现侧脑室扩张,不除外胎儿以后不会出现,应该至少在妊娠 28~34 周之间进行一次脑室测量,并每月评估以监测侧脑室进展情况。

3) 产前靠近超声探头的侧脑室显示不清,一般只测量远侧侧脑室,所以当远侧侧脑室正常,而近侧侧脑室扩张时,超声难以诊断。

4) 侧脑室扩张应与全前脑所导致的单一巨大脑室进行鉴别。

(4) 进展:三维超声和磁共振的应用有助于产前发现与脑室扩张相伴发的其他胎儿异常,这些异

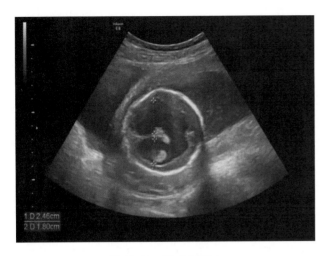

图 19-16　胎儿脑积水

常与较差的预后密切相关。先进的成像技术有助于更好地测量脑室的宽度和观察脑室的结构,当超声检查怀疑胎儿颅内结构异常时,可应用磁共振进行进一步检查。磁共振在发现颅内小的出血灶、胼胝体异常、脑皮质发育异常方面具有优势。

2. 后颅窝增宽　后颅窝增宽是指后颅窝内小脑蚓部距颅骨内缘的距离 >10mm,包括小脑延髓池扩大、Dandy-Walker 综合征和后颅窝囊肿等疾病。

3. 隔离肺

(1) 隔离肺又称肺隔离症,是胚胎期一部分胚芽肺组织未与正常支气管相通,并接受体循环血液供应而形成无功能的肺组织团块(图 19-17)。

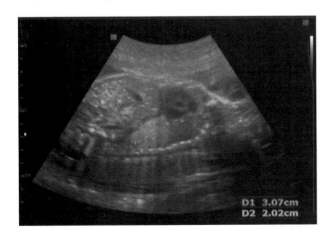

图 19-17　胎儿隔离肺

(2) 分为叶内型和叶外型两大类,胎儿期叶内型罕见,多为叶外型。叶外型隔离肺有独立的胸膜包绕,与正常肺组织分离。

(3) 产前超声最早可在 16 周发现隔离肺,平均的诊断孕周约为 26 周。大部分叶外型隔离肺发生于左肺基底部,也可发生在纵隔、膈下、心包内。胎儿隔离肺典型的超声声像图表现为边界清晰、均质的强回声包块,呈楔形,多位于左侧胸腔底部。隔离肺较大时可引起纵隔移位、同侧胸腔出现胸水和胎儿水肿。彩色多普勒超声可显示其血供来源于胸主动脉或降主动脉,也可来源于肋间动脉、锁骨下动脉等其他体循环动脉,彩色多普勒检出此征象有助于隔离肺与肺囊腺瘤等其他肺部异常相鉴别。

(4) 随妊娠进展,动态观察隔离肺,约 50%~70% 可减小或消失。隔离肺与右侧膈疝相似需要与其鉴别,需要仔细观察膈肌的完整性及肿块内部回声,但同时也应注意叶外型隔离肺常合并先天膈疝。左侧膈下型隔离肺需要与肾及肾上腺神经母细胞瘤和出血相鉴别。

4. 膈疝　先天性膈疝是膈发育缺陷,导致腹腔内容物疝入胸腔,包括胸腹裂孔疝、胸骨后疝、食管裂孔疝。一般为单侧,左侧多发,约占 75%~90%。疝内容物进入胸腔压迫肺组织,可引起肺发育不良,心脏、纵隔移位等,故产后新生儿常出现继发性肺发育不良、肺动脉高压。膈疝常合并心脑畸形及染色体异常。

膈疝多数在孕 18~22 周时超声扫查时被诊断(图 19-18)。膈疝的超声声像图表现:①胎儿胸腔内可见腹腔脏器回声,左侧膈疝疝内容物以胃泡多见,其次为小肠、结肠、脾脏,右侧膈疝时胸腔内可见肝脏回声。②大的膈疝会发生双侧肺发育不良、心脏、纵隔受压移位,提示胎儿预后不良。临床上应用肺头比(lungto-head ratio,LHR)来判定膈疝胎儿肺发育不良的程度,肺头比为四腔心切面水平,膈疝对侧肺面积与头围之比,LHR>1.4 时,胎儿存活率较高,LHR<1 存活率较低。③由于腹腔内脏器疝入胸腔,

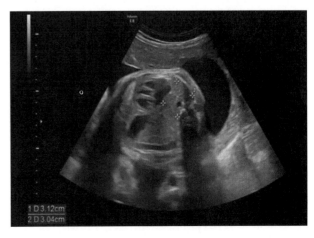

图 19-18　胎儿膈疝

腹围明显缩小,腹腔内无相应脏器回声。④有时可见膈肌回声中断,但此征象超声很难确认。⑤可合并羊水过多,胎儿胸水、腹水、心脑畸形等。⑥注意与肺囊腺瘤相鉴别,疝入胸腔内的胃肠可在超声下观察到大小变化及蠕动,这一点可进一步明确诊断。

5. 肺囊腺瘤 肺囊腺瘤是肺部常见的发育异常之一,是由于胚胎期支气管末梢异常增殖,腺瘤样过度增长导致肺内缺乏正常的肺泡组织。囊腺瘤与支气管树相交通,其血液供应来自肺动脉。肺囊腺瘤通常在18~21周经超声扫查时被发现,所有肺叶均可发生,可累及一叶肺或一侧肺,表现为肺内肿块,多数为单侧(图19-19)。肺囊腺瘤超声声像可分为3种类型:Ⅰ型为大囊型,由一个或多个大囊组成,囊肿大小约2~10cm;Ⅱ型为混合型,囊肿和高回声区域混合存在;Ⅲ型为微囊型,囊肿<5mm,表现为肺内高回声区。彩色多普勒超声可见肿块血液供应来自肺动脉。肿块较大时可引起心脏及纵隔移位,当心脏及下腔静脉受压时可出现胎儿非免疫性水肿。可由于食管受压,胎儿吞咽羊水减少和肿块产生过多羊水而出现羊水过多。囊腺瘤随访观察可出现不同程度缩小。囊腺瘤体积为长度×宽×高×0.52,临床应用囊腺瘤体积比(the cystic adenomatoid malformation volume ratio,CVR)评估胎儿预后,囊腺瘤体积比为囊腺瘤体积与头围之比。当CVR>1.6时胎儿水肿的风险增加,约80%的胎儿会出现水肿,而出现胎儿水肿者预后最差。

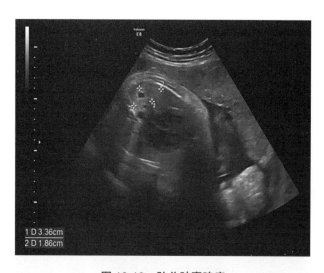

图 19-19 胎儿肺囊腺瘤

6. 十二指肠闭锁或狭窄 十二指肠闭锁或狭窄是最常见的先天消化道畸形之一,在活产儿中发生率约为1/2500~1/10 000,目前认为其发生机制是

由于肠管重建失败,十二指肠腔化受阻导致肠管狭窄或闭锁,环形胰腺压迫或肠扭转也可导致继发肠梗阻。此病易合并染色体异常,其中以21-三体综合征多见。十二指肠闭锁或狭窄的超声声像图表现为胃泡及十二指肠近段明显扩张,扩张的胃泡及十二指肠在胎儿上腹部显示为"双泡征",仔细观察,两泡之间有较细的幽门管相连通,有时两囊泡壁可见蠕动波和逆蠕动,两囊泡在不同时间检查时形态不同(图19-20)。值得注意的是,"双泡征"不是十二指肠闭锁或狭窄特有的征象,而是十二指肠梗阻的典型表现。引起十二指肠梗阻的病因除了十二指肠狭窄或闭锁,还包括环形胰腺、肠旋转不良等。十二指肠闭锁或狭窄的胎儿可早在19周出现羊水过多,其羊水过多出现的时间以及严重程度与十二指肠梗阻程度有关。

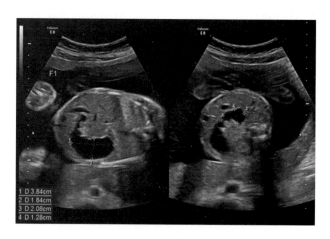

图 19-20 胎儿十二指肠狭窄

7. 先天巨结肠 先天性巨结肠是引起新生儿肠梗阻最常见的原因,是由于结肠的平滑肌神经丛缺乏神经节细胞,使病变段结肠运动功能障碍,经常处于痉挛性功能狭窄状态,导致近段肠管扩张。轻度先天巨结肠超声下可于胎儿下腹部见到扩张肠管回声,肠管蠕动增强。重度扩张可在腹腔内见巨大的液性占位,肝脏受压上移,胎儿腹围明显增加,羊水过多,需与胎儿重度肾积水、肠系膜囊肿、卵巢囊肿相鉴别。

8. 成骨发育不全 成骨发育不全是以骨脆性增强与胶原蛋白代谢紊乱为特点的全身结缔组织疾病,多为常染色体显性遗传,又称为脆骨病,或脆骨-蓝巩膜-耳聋综合征。成骨发育不全根据遗传方式及临床表现可分为四种类型:Ⅰ型为常染色体显性遗传,轻度关节畸形,可有蓝巩膜;Ⅱ型为常染色体显性或隐性遗传,严重致死型,表现为严重的短肢畸形和骨折；Ⅲ型为常染色体显性或隐性遗传，致死率低，患者一般能够活下来，Ⅳ为常染色体显性遗传，无蓝巩膜，中度骨骼畸形，出生后发育迟缓，身材矮小。成骨不全Ⅱ型在产前超声检查时最容易被发现，典型成骨不全Ⅱ型超声表现为四肢严重短小，长骨短且粗，弯曲，有多处骨折，骨折后成角，因肋骨骨折可导致胸廓变形，由于骨化差或不骨化，胎儿颅骨变薄，颅骨柔软，探头加压变形。可伴有羊水过多。成骨不全Ⅱ型可在15周诊断，17周超声检查未发现异常可排除此型。其他三型成骨发育不全产前诊断较困难。

9. 软骨发育不良　软骨发育不良影响软骨的生长，为常染色体显性或隐性遗传，是多种胶原基因突变引起。软骨发育不全可分为2型：Ⅰ型为常染色体隐性遗传，主要特征为严重短肢畸形，胸廓窄，腹部膨隆，颅骨、椎骨及骨盆骨化极差或几乎不骨化，是最严重的一种软骨发育不良。Ⅱ型为常染色体显性遗传，四肢与躯干稍长，颅骨、椎骨骨化相对正常。软骨发育不良的超声表现主要有：四肢严重短小，胸廓狭窄，肺发育不良，头颅增大，双顶径和头围与孕周不相符，比例失调，颅骨与椎骨骨化差，可有水肿表现，出现胸水、腹水或心包积液，可伴有羊水过多。

10. 多囊肾　多囊肾为遗传性肾脏疾病，按遗传方式分为常染色体隐性遗传性多囊肾和常染色体显性遗传性多囊肾。常染色体隐性遗传性多囊肾又称婴儿型多囊肾，是胎儿肾脏多囊性改变最常见的原因。超声图像特征：胎儿双侧肾脏对称均匀性增大，是正常肾脏的3~10倍，回声弥漫性增强，肾脏皮质和髓质难以区分。可伴或不伴明显肾囊肿，有不同程度的门静脉周围纤维化，胆管发育不良。孕20周后由于婴儿性多囊肾导致肾功能不全，使羊水生成减少，胎儿膀胱较小或不可见，伴有羊水过少。常染色体显性遗传性多囊肾又称成人型多囊肾，多数为双侧，少数为单侧，超声声像图与婴儿型多囊肾相似，表现为肾脏增大，回声增强，与婴儿型多囊肾不同的是成人型多囊肾皮质髓质交界处回声增强，能够较好地显示低回声的肾髓质，而且肾髓质无明显增大，肾区见多个中等大小的囊状结构，囊状结构之间可见正常的肾实质。成人型多囊肾不会引起肾功能不全，因此胎儿羊水量大多数在正常范围内。

11. 肾积水　胎儿肾积水大多数是由泌尿道梗阻性疾病引起，如肾盂输尿管连接处梗阻、膀胱输尿管连接处梗阻、尿道瓣膜闭锁等。超声下肾积水最早可

在孕18周诊断，在18~24周超声可见肾盂前后径扩张。肾盂前后径扩张在24周前>6mm，30周前>10mm是有意义的。在肾盂扩张的胎儿中约50%可发现肾脏畸形。肾盂扩张可单侧也可双侧发生。随着梗阻的增加，超声下可见肾皮质变薄，回声增强（图19-21）。

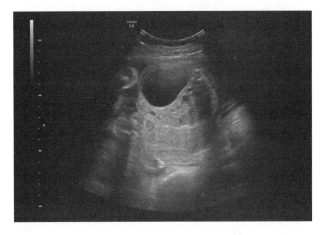

图19-21　胎儿肾积水

12. 腹裂　腹裂是在某些因素影响下，胎儿腹壁发育阶段一侧褶发育不全形成脐部腹壁全层完全缺损。腹裂的超声声像图特征：超声下可见胎儿腹壁皮肤强回声线连续性中断，中断处约为2~3cm，根据裂口大小不同，腹腔脱出的内容物有所不同，裂口较小时脱出内容物仅为肠管，随着裂口的增大，胃、肝脏、膀胱等也会脱出。由于腹腔内容物减少，腹腔空虚，腹围小于同孕周水平。脱出的腹腔脏器漂浮于羊水中，无腹膜覆盖，脱出的肠管可见管腔扩张，管壁增厚，回声增强。腹裂胎儿的腹壁缺损多数位于脐右侧，缺损范围较小，脐根部无异常，腹裂口与其根部有正常的腹壁间隔。胎儿羊水过多，且内有较多低回声点（图19-22）。

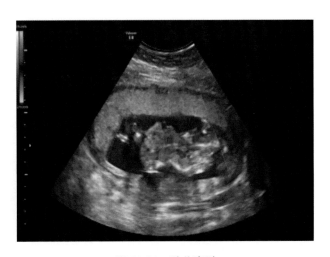

图19-22　胎儿腹裂

13. 脐膨出　脐膨出为先天腹壁发育不全,由于正中线处脐带周围的肌肉或者皮肤不同程度缺损,导致腹膜及腹腔内容物突入脐带内,在其表面形成覆盖较薄的腹膜和羊膜。小型脐膨出为腹壁缺损直径<5cm,超声下见突出物仅为肠管。巨型脐膨出为腹壁缺损>5cm,除肠管以外肝脏、胃、脾脏等均可突出腹腔外。脐膨出的超声表现:胎儿前腹壁正中处强皮肤回声中断,可见脐部包块位于前腹壁正中。包块表面包膜覆盖完整,内包绕无回声区,包块内可见肠管、肝脏、脾脏等内容物。脐带入口位于包块表面中央或偏于一侧。胎儿脐膨出易合并染色体异常(图19-23)。

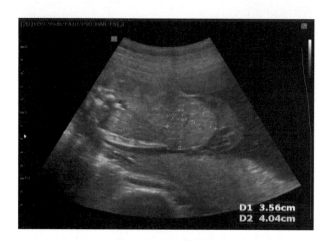

图 19-23　胎儿脐膨出

14. 颈部水囊瘤　颈部水囊瘤又称颈部囊性淋巴管瘤(cervical hygroma or cervical cystic lymphangioma),是一种产前常见的胎儿颈部异常,主要特征是在颈后出现薄壁囊状扩张的肿物。超声声像图主要表现为:约90%水囊瘤发生在单侧,二维超声可见颈部薄壁囊性包块,内呈低回声,无分隔型和有分隔型。

无分隔型水囊瘤为单房囊性包块,有分隔型水囊瘤为多房囊性包块,其内可见多个纤细分隔。有分隔型水囊瘤最早可在约妊娠10周诊断,而无分隔型水囊瘤在13周之前诊断较困难。彩色多普勒超声于水囊瘤的囊壁及分隔内不能检出彩色血流信号。三维超声可以更详细地显示包块的范围及与周围组织的空间位置关系(图19-24)。

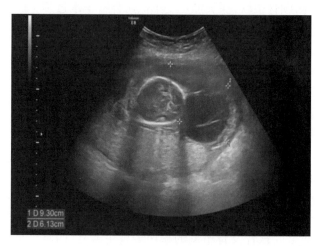

图 19-24　胎儿颈部水囊瘤

15. 双胎输血综合征(twin-to-twin transfusion syndrome,TTTS)

(1) TTTS超声诊断:受血儿羊水过多(>8cm;20周以后,>10cm)和供血儿羊水过少(<2cm)。单羊膜囊双胎输血综合征超声诊断征象为:共同羊膜囊内羊水过多及膀胱大小不一致。

(2) TTTS的Quintero分期

1) Ⅰ期:羊水过多-羊水过少序列征,受血儿羊水过多(>8cm;20周以后,>10cm)和供血儿羊水过少(<2cm)(图19-25)。

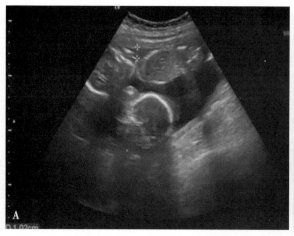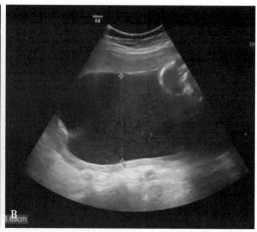

图 19-25　双胎输血综合征

2）Ⅱ期:供血儿膀胱不显示。

3）Ⅲ期:严重的异常多普勒频谱,即脐动脉舒张期血流消失或反向、静脉导管血流a波反向或脐静脉呈搏动性频谱。

4）Ⅳ期:胎儿水肿。

5）Ⅴ期:一胎儿或双胎儿死亡。

（3）TTTS超声动态监测:TTTS未行治疗者应进行密切监测,包括两胎儿羊水量和脐动脉、脐静脉、大脑中动脉及静脉导管血流Doppler评估,以及胎儿心功能评估,并观察是否发生胎儿水肿。TTTS治疗后2周内每周进行超声监测,观察到已缓解的临床证据后可降低超声监测频率。超声监测内容包括:两胎儿羊水量、生长发育情况和脐动脉、大脑中动脉、静脉导管血流Doppler评估,以及胎儿大脑、心脏及四肢评估。

16. 双胎反向动脉灌注序列征（twin reversed arterial perfusion,TRAP）

（1）TRAP超声诊断:单绒毛膜双胎中一胎儿形态结构正常,另一胎儿严重畸形且缺乏心脏结构,无心畸胎上部身体头、躯干、上肢等常难以辨认,可伴有畸形的下肢结构,多伴有广泛皮下水肿,少数畸形胎儿存在心脏遗迹可见心脏搏动;彩色及频谱Doppler可显示无心畸胎脐动脉血流从胎盘流向胎儿髂内动脉及全身,脐静脉血流从脐部流向胎盘,与正常胎儿脐血流方向相反。动态检查可见无心畸胎持续增长（图19-26）。

（2）TRAP分期

1）Ⅰa期:无心畸胎:泵血儿腹围比<50%且无并发症。

2）Ⅰb期:无心畸胎:泵血儿腹围比<50%且伴有并发症。

3）Ⅱa期:无心畸胎:泵血儿腹围比>50%且无并发症。

4）Ⅱb期:无心畸胎:泵血儿腹围比>50%且伴有并发症。

（3）TRAP超声动态监测:保守治疗者应密切监测无心畸胎的增长情况及泵血儿心功能状态,包括观察两胎儿腹围（体重）差异、羊水量变化及泵血儿是否存在心脏增大、心包积液等心衰征象。

17. TAPS产前超声诊断　供血儿MCA-PSV（peak systolic velocity,收缩期峰值速度）>1.5倍中位数（multiple of median,MoM）且受血儿MCA-PSV<1.0MoM。

（1）双胎贫血-红细胞增多序列征分期

1）Ⅰ期:供血儿MCA-PSV>1.5MoM且受血儿MCA-PSV<1.0MoM,无其他胎儿并发症。

2）Ⅱ期:供血儿MCA-PSV>1.7MoM且受血儿MCA-PSV<0.8MoM,无其他胎儿并发症。

3）Ⅲ期:Ⅰ期或Ⅱ期伴有心血管并发症或血流动力学异常,即脐动脉舒张末期血流消失或反向、脐静脉搏动频谱、静脉导管a波反向。

4）Ⅳ期:胎儿水肿。

5）Ⅴ期:一胎儿或双胎儿死亡。

（2）TAPS超声动态监测:应密切监测两胎儿MCA-PSV及脐动脉、脐静脉、静脉导管血流,并排除TTTS、sFGR。晚孕期可进行胎儿大脑影像学检查。

18. 双胎选择性胎儿生长受限（selective fetal growth restriction,sFGR）　sFGR超声诊断:一胎儿估计体重低于相应孕龄胎儿体重第10百分位数和两胎儿体重不一致（体重相差>25%）。

单绒毛膜双胎选择性胎儿生长受限分型:Ⅰ型:脐动脉血流频谱正常;Ⅱ型:脐动脉舒张末期血流

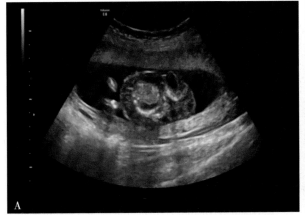
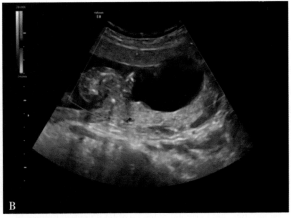

图19-26　双胎反向动脉灌注序列征

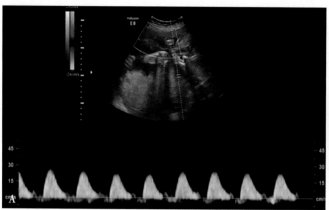
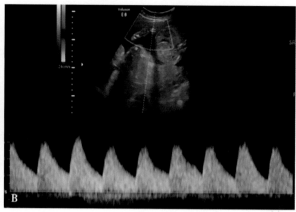

图 19-27　双胎选择性胎儿生长受限一胎脐动脉舒张期血流消失,另一胎脐动脉血流正常

持续缺失或反向;Ⅲ型:脐动脉舒张末期血流间歇性缺失或反向。

　　sFGR 超声动态监测:单绒毛膜双胎至少每 2 周进行一次胎儿生长发育的评估,每周一次胎儿脐动脉、大脑中动脉血流 Doppler 评估。脐动脉血流多普勒异常者,应进行静脉导管血流 Doppler 评估,监测生物物理评分,进行胎儿大脑影像学检查,观察是否存在脑室扩张、脑室周围异常回声、蛛网膜下腔增大、孔洞脑等脑损伤征象。进行胎儿心功能评估,观察是否存在心脏增大、房室瓣反流、心包积液、胎儿水肿等心衰征象(图 19-27)。

(廖姗姗)

参考文献

1. 董素贞,朱铭,钟玉敏.MRI 在胎儿神经系统畸形诊断中的应用.中国医学计算机成像杂志,2009,15:391-395.

2. 张玉珍,冯赟,刘明,等.MR 在胎儿脐膨出与腹裂诊断中的应用.临床放射学杂志,2007,26(3):294-297.

3. 罗德清,陈欣林,朱霞,等.产前超声和 MRI 在诊断胎儿畸形中的应用.中国医学影像技术,2016,32(4):586-590.

4. 朱铭.胎儿磁共振——磁共振检查的新领域.磁共振成像,2011,2(1):7-12.

5. 朱铭.胎儿磁共振成像——产前诊断的新技术.中国产前诊断杂志(电子版),2013,5(4):1-2.

6. 董素贞,朱铭.胎儿畸形的超声和 MRI 诊断价值对比.国外医学临床放射学分册,2007,30(4):279-283.

7. 陈丽英,蔡爱露.胎儿影像诊断学.北京:人民卫生出版社,2014.

8. Pisapia JM,Sinha S,Zarnow DM,et al. Fetal ventriculomegaly: Diagnosis,treatment,and future directions. Childs Nerv Syst,2017,33(7):1113-1123.

9. Weichert J,Hartge D,Krapp M,et al. Prevalence, characteristics and perinatal outcome of fetal ventriculomegaly in 29 000 pregnancies followed at a single institution. Fetal Diagn Ther,2010,27(3):142-148.

10. Mehlhorn AJ,Morin CE,Wong-You-Cheong JJ,et al. Mild fetal cerebral ventriculomegaly: prevalence,characteristics, and utility of ancillary testing in cases presenting to a tertiary referral center. Prenat Diagn,2017,37(7):647-657.

11. Hidaka N,Ishii K,Kanazawa R,et al. Perinatal characteristics of fetuses with borderline ventriculomegaly detected by routine ultrasonographic screening of low-risk populations. J Obstet Gynaecol Res,2014,40(4):1030-1036.

12. Zhang H,Tian J,Chen Z,et al. Retrospective study of prenatal diagnosed pulmonary sequestration. Pediatr Surg Int,2014,30(1):47-53.

13. Hung JH,Shen SH,Guo WY,et al. Prenatal diagnosis of pulmonary sequestration by ultrasound and magnetic resonance imaging. J Chin Med Assoc,2008,71(1):53-57.

14. Alamo L,Gudinchet F,Meuli R. Imaging findings in fetal diaphragmatic abnormalities. Pediatr Radiol,2015,45(13):1887-1900.

15. Tudorache S,Chiutu LC,Iliescu DG,et al. Prenatal diagnosis and perinatal outcome in congenital diaphragmatic hernia. Single tertiary center report. Rom J Morphol Embryol,2014,55(3):823-833.

16. Benachi A,Cordier AG,Cannie M,et al. Advances in prenatal diagnosis of congenital diaphragmatic hernia. Semin Fetal Neonatal Med,2014,19(6):331-337.

17. Gajewska-Knapik K,Impey L. Congenital lung lesions: prenatal diagnosis and intervention. Semin Pediatr Surg,2015,24(4):156-159.

18. Tsai HF,Cheng YC,Ko HC,et al. Prenatal diagnosis of fetal congenital cystic adenomatoid malformation of the lung using three-dimensional ultrasound: comparison between the 20th and 21st centuries. Taiwan J Obstet Gynecol,2013,52(1):90-96.

19. Kuratsuji G,Hokuto I,Higuchi M,et al. Final diagnosis in patients with congenital cystic lung disease detected by fetal

ultrasonography. Pediatr Int, 2011, 53 (1): 131-132.

20. Adin ME. Ultrasound as a screening tool in the follow-up of asymptomatic congenital cystic adenomatoid malformation. Ultrasound, 2016, 24 (3): 175-179.

21. Kim JY, You JY, Chang KH, et al. Association between prenatal sonographic findings of duodenal obstruction and adverse outcomes. J Ultrasound Med, 2016, 35 (9): 1931-1938.

22. Kumar M, Thakur S, Haldar A, et al. Approach to the diagnosis of skeletal dysplasias: experience at a center with limited resources. J Clin Ultrasound, 2016, 44 (9): 529-539.

23. Tsai PY, Chang CH, Yu CH, et al. Three-dimensional ultrasound in the prenatal diagnosis of osteogenesis imperfecta. Taiwan J Obstet Gynecol, 2012, 51 (3): 387-392.

24. Taner MZ, Kurdoglu M, Taskiran C, et al. Prenatal diagnosis of achondrogenesis type I: a case report. Cases J, 2008, 1 (1): 406.

25. Dias T, Sairam S, Kumarasiri S. Ultrasound diagnosis of fetal renal abnormalities. Best Pract Res Clin Obstet Gynaecol, 2014, 28 (3): 403-415.

26. Robertson JA, Kimble RM, Stockton K, et al. Antenatal ultrasound features in fetuses with gastroschisis and its prediction in neonatal outcome. Aust N Z J Obstet Gynaecol, 2017, 57 (1): 52-56.

27. Faugstad TM, Brantberg A, Blaas HG, et al. Prenatal examination and postmortem findings in fetuses with gastroschisis and omphalocele. Prenat Diagn, 2014, 34 (6): 570-576.

28. Prefumo F, Izzi C. Fetal abdominal wall defects. Best Pract Res Clin Obstet Gynaecol, 2014, 28 (3): 391-402.

29. Lu D, Wang Y, Zeng W, et al. Giant fetal lymphangioma at chest wall and prognosis: case report and literature review. Taiwan J Obstet Gynecol, 2015, 54 (1): 62-65.

30. Orgul G, Ozyuncu O, Oktem A, et al. Management and outcomes of cystic hygromas: experience of a tertiary center. J Ultrasound, 2017, 20 (2): 127-131.

31. Sueters M, Oepkes D. Diagnosis of twin-to-twin transfusion syndrome, selective fetal growth restriction, twin anemia-polycythaemia sequence, and twin reversed arterial perfusion sequence. Best Pract Res Clin Obstet Gynaecol, 2014, 28 (2): 215-226.

32. Khalil A, Rodgers M, Baschat A, et al. ISUOG Practice Guidelines: role of ultrasound in twin pregnancy. Ultrasound Obstet Gynecol, 2016, 47 (2): 247-263.

33. Buyukkaya A, Tekbas G, Buyukkaya R. Twin reversed arterial perfusion (TRAP) sequence; characteristic gray-scale and doppler ultrasonography findings. Iran J Radiol, 2015, 12 (3): e14979.

34. 中华医学会围产医学分会胎儿医学学组. 中华医学会妇产科学分会产科学组. 双胎妊娠临床处理指南(第二部分) - 双胎妊娠并发症的诊治. 中华妇产科杂志, 2015, 50 (9): 641-647.

35. Valsky DV, Eixarch E, Martinez JM, et al. Selective intrauterine growth restriction in monochorionic twins: pathophysiology, diagnostic approach and management dilemmas. Semin Fetal Neonatal Med, 2010, 15 (6): 342-348.

36. Inklaar MJ, van Klink JM, Stolk TT, et al. Cerebral injury in monochorionic twins with selective intrauterine growth restriction: a systematic review. Prenat Diagn, 2014, 34 (3): 205-213.

37. Robinson A, Teoh M, Edwards A, et al. Fetal brain injury in complicated monochorionic pregnancies: diagnostic yield of prenatal MRI following surveillance ultrasound and influence on prognostic counselling. Prenat Diagn, 2017, 37 (6): 611-627.

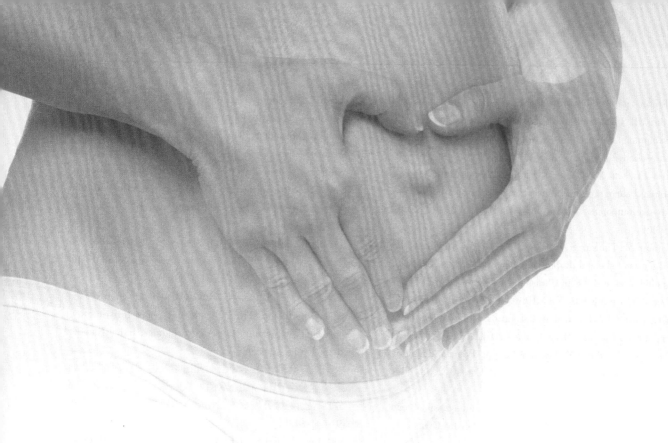

 第二十章

胎 儿 水 肿

概述

　　胎儿水肿是指过多的液体积聚在至少1处的浆膜腔(腹腔、体腔或者心包腔)伴有皮肤水肿(厚度>5mm)或两处浆膜腔积液不伴皮肤水肿,此外羊水过多、心包积液、胎盘增厚(厚度>6cm)也是胎儿水肿的表现形式。胎儿水肿是一种不常见但较严重的疾病,其病因及发病机制复杂,预后较差。胎儿水肿分为免疫性水肿和非免疫性水肿(nonimmune hydrops fetalis,NIHF)2种,胎儿非免疫性水肿的诊治主要依据病因,其病因复杂。免疫性来源的胎儿水肿主要是母体和胎儿血型不合所致。

648

鉴别诊断流程图（图 20-1）

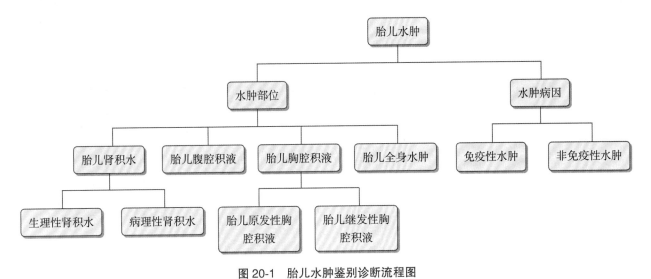

图 20-1　胎儿水肿鉴别诊断流程图

第一节　胎儿水肿及胸腹腔积液

（一）流程化管理清单

1. 胎儿水肿及胸腹腔积液诊疗流程

病史重点采集信息			
	□ 停经 *	□ __周__天	
	□ 胎动	□ 良好　□ 减少	
	□ 发热史 *	□ 有　　□ 无	
		□ 是否伴有皮疹	
		□ 热型	
	□ 羊水过多症状	□ 腹胀	□ 是　□ 否
		□ 呼吸困难	□ 是　□ 否
	□ 产检史 *	□ 规律产检	
		□ 无规律产检	
现病史	□ 妊娠合并/并发疾病情况 *	□ 妊娠合并糖尿病	
		□ 妊娠合并重度贫血	
		□ 妊娠合并高血压	
		□ 妊娠合并风湿免疫疾病	
		□ 妊娠合并心脏病	
		□ 妊娠合并传染病	
		□ 其他	
	□ 孕早期筛查情况 *	□ 唐氏筛查	□ 未做
			□ 正常
			□ 异常

病史重点采集信息			
现病史	□ 孕早期筛查情况 *	□ NT 筛查	□ 未做
			□ 正常
			□ 异常
	早产先兆	□ 腹痛	□ 有　□ 无
		□ 流血	□ 有　□ 无
		□ 流液	□ 有　□ 无
既往史	□ 孕产史 *	□ 孕__次　产__次	
		□ 胎死宫内__次	
		□ 流产__次	
		□ 有或无出生缺陷	
		□ 新生儿黄疸	
	□ 家族病史	□ 高血压家族史	□ 无　□ 有
		□ 心脏病家族史	□ 无　□ 有
		□ 糖尿病家族史	□ 无　□ 有
	□ 染色体异常家族史		□ 父亲染色体异常
			□ 母亲染色体异常

体格检查重点采集信息

□ 一般查体	□ 体温	
	□ 脉搏	
	□ 呼吸	
	□ 血压	
	□ 水肿情况	
□ 专科查体宫缩情况	□ 宫高	
	□ 腹围	
	□ 胎方位	
	□ 胎心率	
□ 窥器下	□ 流血	□ 无　□ 有
	□ 流液	□ 无　□ 有
	□ 分泌物	□ 无　□ 少　□ 多
□ 消毒内诊	□ 宫颈	
	□ 宫口	

辅助检查重点项目

□ 实验室检查免疫系统检测	□ 血常规+血型	
	□ 凝血五项	
	□ Coombs 实验	
	□ 抗体效价	
	□ 血清病毒学	□ 弓形虫
		□ 巨细胞病毒
		□ 风疹病毒
		□ 单纯疱疹病毒
		□ 微小 B19 病毒
□ 超声	□ 积液	□ 大小
		□ 位置
	□ 羊水	
	□ 胎盘	
	□ 脐动脉血流	
	□ 大脑中动脉血流	
	□ 静脉血流频谱	
□ 磁共振		
□ 产前诊断*	□ 染色体核型*	
	□ 染色体微缺失/微重复检查	
	□ 其他相关基因检测	

治疗方案

□ 门诊治疗	□ 转诊至产前诊断/母胎医学中心	
	□ 完善检查,明确诊断	
	□ 动态监测胎儿宫内情况	
	□ 动态监测母体一般情况	
□ 住院治疗	□ 完善相关科室会诊	□ 新生儿内科
		□ 新生儿外科
		□ 麻醉科
	□ 胎儿治疗方案	□ 观察疗法
		□ 药物治疗
		□ 胸腔穿刺术
		□ 胸腔-羊膜腔引流术
		□ 胸腔封闭术
		□ 腹腔穿刺术
		□ 宫内输血治疗
		□ 产时手术
	□ 确定分娩时机	
	□ 分娩方式	□ 阴式分娩
		□ 剖宫产

注:* 为重点项目

2. 胎儿水肿及胸腹积液住院护理流程

护理流程	描述要点
□ 健康教育	□ 病区环境
	□ 胎儿全身水肿相关知识宣教
	□ 化验检查注意事项
	□ 负责医护人员
	□ 安全评估及告知
	□ 用药的作用和注意事项
□ 协助医师	□ 询问病史
	□ 体格检查
	□ 测量生命体征
	□ 辅助检查
□ 心理护理	□ 继续妊娠时心理状况评估及护理
	□ 终止妊娠时心理状况评估及护理
□ 专科护理	□ 活动
	□ 会阴护理
	□ 预防便秘
	□ 观察宫缩及阴道流血流液等症状
	□ 排尿观察及指导
	□ 用药

护理流程	描述要点
□ 出院指导	□ 复查时间
	□ 自我护理方法
	□ 再次妊娠注意事项
	□ 办理出院相关流程

（二）胎儿水肿及胸腹腔积液诊断要点

胎儿水肿是指胎儿软组织水肿及体腔积液，超声表现为 2 处及 2 处以上的胎儿体腔异常积液，包括胸腔积液、腹腔积液、心包积液及皮肤水肿（皮肤厚度 >5mm），临床其他常用的辅助超声指标还有胎盘增厚和羊水过多。胎儿水肿分为免疫性水肿和非免疫性水肿（nonimmune hydrops fetalis，NIHF）2 种，其中 NIHF 占 90% 以上。

1. 病史要点

（1）母儿血型不合导致免疫性胎儿水肿可有既往胎死宫内及新生儿黄疸、死亡病史。

（2）非免疫性胎儿水肿常在超声检查中发现。病情严重者可有胎动减少，母体出现镜像综合征时，可有母体水肿，合并有羊水过多可有腹痛、腹胀、呼吸困难等表现。

2. 体格检查要点

（1）心率，血压，贫血貌。

（2）水肿

1）局限于膝以下为"+"，延及大腿为"++"，延及外阴及腹壁为"+++"，全身水肿或伴有腹腔积液为"++++"。

2）镜像综合征以子痫前期的临床表现为主，包括水肿（约 90%）、高血压（60%）、尿蛋白（40%）。母体可出现高血压、蛋白尿、低蛋白血症、稀释性贫血；除此之外，可能出现肝肾功能损害、胸腹腔积液、急性肺水肿、急性心力衰竭、急性肾衰竭、产后出血、弥散性血管内凝血和 HELLP 综合征等严重并发症，甚至危及母体生命安全。

（3）母体腹部检查：胎儿胸腔积液常出现羊水过多，表现为母体腹壁张力大，孕妇可出现宫缩，待产期间可能出现胎膜早破、胎儿宫内窘迫等并发症。

3. 辅助检查要点

（1）ABO 和 RH 血型鉴定

1）备孕期妇女孕前应行血型咨询，孕早期应作 ABO 及 Rh 血型鉴定，O 型或 Rh（D）阴性女性，同时应筛查血型抗体；尤其对有不明原因流产、死胎、新生儿重度黄疸等不良孕产史者，无论 ABO 或 Rh 血型种类，均应筛查甚至鉴定 ABO 及 ABO 外抗体。

2）母婴血型不合是免疫性胎儿胸腔积液的主要原因，Rh 血型抗原在妊娠 38 天即可在胚胎红细胞膜表面检出，妊娠 12 周时 ABO 血型抗原即主要存在于胎儿红细胞膜表面，胎儿血型抗原性随生长发育逐渐增强，妊娠 6 周的胚胎红细胞 Rh 抗原性即能致敏免疫反应。

（2）抗体效价和血清 Coombs 实验

1）首次抗体效价检查应于妊娠 16 周内完成。

2）Coombs 试验即抗人球蛋白试验，是检测血液中温反应性抗体的一种方法，也是诊断自身免疫性溶血性贫血的重要指标。

（3）血清病毒学检查

1）TORCH 和微小病毒 B19 感染可引起多种畸形包括：胎儿水肿、胸腔积液、心包积液、皮肤增厚、肠回声增强、肝脾大、羊水过多或过少等全身多种畸形。

2）弓形虫：初次感染后，仅 10%~20% 出现临床症状，如果未经过治疗，虫血症孕妇可通过胎盘垂直传播导致胎儿宫内感染。

3）风疹病毒：建议准备生育的妇女在孕前 3 个月内常规进行 RV-IgM、IgG 定量，阴性者可到当地疾病预防控制中心注射麻风腮三联疫苗。

4）巨细胞病毒：绝大多数人感染无症状或症状轻微，对确诊感染的孕妇应在孕早、中、晚定量测定尿液中的 CMV-DNA。

5）单纯疱疹病毒：分为 Ⅰ 型（口周黏膜疱疹）和 Ⅱ 型（生殖器疱疹），后者可经阴式分娩传播给新生儿，因此孕晚期可行 HSV-PCR 检测。

6）微小病毒 B19：约 8%~20% 的非免疫性胎儿水肿是由微小病毒 B19 所致，B19 宫内感染可导致胎儿贫血、水肿、胸腹腔积液等。

（4）超声：是产科检查的首选影像方法，是诊断胎儿水肿的重要方法，其实时、方便、经济的优点是其他影像学检查所不能替代的。详细的超声检查可以检测出积液的性质包括位置、数量、范围，羊水指数、胎盘厚度等，胎儿多普勒血流检查（包括胎儿大脑中动脉血流、脐动脉血流、脐静脉有无脉冲波、静脉导管 A 波）。

（5）磁共振：能够对胎儿水肿及胸腹提供全面信息，做出全面评价，能够早期发现积液产生原因，如胸腔异常、肿瘤、泌尿消化系统异常、胎盘脐带病变等。

（6）产前诊断

1）羊膜腔穿刺术：细胞及分子遗传学检测 FISH、染色体核型分析、染色体微阵列、留存羊水标本以备外显子测序或单基因检测。

2）胸腔积液患儿常合并染色体异常，因此每例患者行染色体检查是必要的。染色体异常可引起心脏畸形、淋巴系统发育异常、骨髓造血异常，通过多种机制导致胎儿水肿。

3）常见于 21- 三体综合征，其次 Turner 综合征。妊娠 18~24 周可以行羊水穿刺术检查染色体；妊娠后期可以通过脐血穿刺术行染色体检查。

4）若孕期未行染色体检查，可于出生后早期行胸水或外周血染色体核型分析明确诊断。

5）部分高度怀疑感染的病例，羊水标本做 CMV 及细小病毒 B19 的病毒 DNA 检测。

（7）明确积液的性质

1）明确积液的性质对诊断有一定的帮助，对于胎儿胸腔积液的病例可同时行胎儿胸腔积液抽吸术，抽取胸水行淋巴计数、胸水生化、病毒学检测。

2）采用胸腔穿刺术，既可以用于判断积液的性质，也可以抽取积液缓解症状。

3）乳糜实验可以确诊是否为乳糜胸，若抽取的积液为白色乳糜状，考虑乳糜胸的可能性较大。

4）乳糜胸诊断依据：白细胞中淋巴细胞占 80% 以上；白细胞数 20~50 个 / 高倍视野，其中 90% 以上为淋巴细胞；蛋白含量与血浆相似。

（8）胎儿脐静脉 / 肝静脉穿刺：对于胎儿 MCA-PSV 增高的病例可在胎儿宫内输血的情况下行胎儿血取样术，应用于胎儿血常规、血型及抗体、血液 TORCH、血液生化、血液电泳检查等。

4. 诊断要点

（1）免疫性还是非免疫性

1）免疫性来源的胎儿水肿主要是母体和胎儿血型不合所致。主要为 Rh 同种异体免疫，其次是 Kell 抗原和 Fy 抗原致敏，ABO 同种异体免疫极少见。Rh 阴性血的母体致敏后，体内 Rh 抗体通过胎盘破坏 Rh 阳性血的胎儿红细胞，导致胎儿贫血，进而激发胎儿髓外造血，引起肝脾大和肝功能失调，最终导致白蛋白合成减少、低蛋白血症及胶体渗透压降低，诱发水肿。

2）胎儿非免疫性水肿的诊治主要依据病因，而其病因复杂。尽管致病原因不尽相同，但病理生理机制不外乎以下几种：毛细血管静水压增高、血浆渗透压降低、血管通透性增加以及淋巴静脉回流受阻。常见病因：

A. 胎儿心血管异常：常见于左心室发育不良、心内膜垫发育缺失、心律失常等。

B. 染色体异常：主要有唐氏综合征，此外还有 Turner 综合征、18- 三体、13- 三体。

C. 胎儿贫血：最常见的贫血是 α- 地中海贫血，人类微小病毒 B19 也可导致贫血。

D. 胎儿宫内感染：包括细小病毒 B19、梅毒、弓形虫、风疹、巨细胞病毒、腺病毒、单纯疱疹病毒等的感染。

E. 胸腔异常：先天性囊性腺瘤样畸形、膈疝、肺外隔离水 / 胸腔其他转移性胸部肿瘤包括血管瘤、畸胎瘤、白血病，肝肿瘤，神经母细胞瘤。

F. 胎儿消化系统异常：肠道梗阻、肠扭转、肠闭锁等可致静脉和淋巴回流受阻产生腹水。肝硬化、肝炎、肝纤维化等肝功能异常疾病，也可引起低蛋白血症相关的水肿。此外，胎粪性腹膜炎是多种原因导致的肠穿孔使胎粪溢入腹腔而引起的无菌性化学性腹膜炎。

G. 其他：双胎输血综合征、溶酶体贮积症、胎盘绒毛膜血管瘤和一些母体因素（妊娠期糖尿病、严重贫血、甲状腺功能亢进等）。

（2）原发性还是继发性

1）原发性胸腔积液主要原因为乳糜胸，其病理机制为胸导管内或胸腔淋巴管破裂或阻塞导致淋巴液积聚于胸腔。

2）继发性胸腔积液主要病因为免疫性或非免疫性胎儿水肿。

5. 治疗要点

（1）免疫性胎儿水肿（母儿血型不合）治疗

1）一般治疗：针对孕期出现的症状给予对症处理。为了提高胎儿抵抗力，于孕早、中、晚期（即孕 24、30、33 周左右）各进行 10 天的综合治疗。包括 25% 葡萄糖溶液及维生素 C，每天静注一次；维生素 E，每天一次；氧吸入每天 1 次，每次 20 分钟。于预产期前两周开始服苯巴比妥，以加强胎儿肝细胞葡萄醛酸酶与胆红质结合的能力，减少新生儿核黄疸的发生。

2）中医治疗：茵陈蒿汤（茵陈 30g、制大黄 6g、黄芩 15g、甘草 3g），自抗体效价升高时，每天一剂煎服，直至分娩。此方有抑制抗体的作用。

3）胎儿宫内监护：定期 B 超检查，观察胎儿发育情况及有无水肿。如疑为溶血病或水肿胎儿，更需密切行 B 超检查，并在 B 超监护下行羊膜腔穿刺，进行诊断与治疗。

4) 胎儿宫内输血:宫内输血可以挽救一部分严重溶血且胎龄过小的胎儿,藉以延长胎龄,甚至胎肺成熟再进行终止妊娠。

5) 血浆换置术:Rh 血型不合孕妇,在孕中期(24~26 孕周),胎儿水肿未出现前,可进行血浆换置术。300ml 血浆可降低一个比数的滴定度。此法比直接胎儿宫内输血或新生儿换血安全,但需血量较多。

6) 终止妊娠:妊娠越近预产期,抗体产生越多,对胎儿的危害也越大。原则为既防止死胎,又防止因过早终止妊娠而致早产死亡。抗体效价滴定度,胎儿胎盘功能,以及参照羊水中胆红质含量及 L/S 比等加以综合考虑,以选择恰当的终止妊娠日期及方法。

7) 产时处理:孕妇于预产期前 2 周提前入院。有产科指征才行剖宫产。一般以自然分娩为原则。临产后缩短第二产程。分娩后立即断脐以减少抗体进入新生儿体内。Rh 血型不合者,于产后 72 小时给产妇肌注抗 D 丙种球蛋白 300μg,以防下一胎发生婴儿溶血病。

(2) 非免疫性胎儿水肿

1) 观察疗法:

A. 对于胎儿胸腔积液病变轻微,压迫症状不明显者,且胎儿胸腔积液有自然消退可能,因此保守治疗是被推荐的。

B. 主要包括:B 超定期随访监测胸腔积液量,观察羊水、胎盘,有无畸形及合并全身水肿,必要时行胎心监护。

2) 药物治疗:

A. 母体多食用一些低脂、无长链甘油三酯食物有利于阻断乳糜胸的发展。

B. 母体使用地高辛、氟卡尼等药物可缓解胎儿室上性心动过速导致的胎儿胸腔积液。

C. 母体口服地塞米松或泼尼松等可缓解胎儿心脏传导阻滞导致的胸腔积液。

3) 胸腔穿刺术:超声引导下胸腔穿刺术抽取胸腔积液一方面应用于产前或产时诊断,另一方面用于治疗,缓解胸腔积液压力,有利于恢复胸腔内正常解剖位置,穿刺过程中避开胎盘、胎儿及母体血管,从胎儿腋中线及肋骨间隙中进针,穿刺针接触胎儿过程中极易刺激胎儿躯体旋转导致进针位置改变,因此要注意进针位置及力度。进针点同时要考虑如何尽可能地抽尽液体,要始终保持针尖在不断缩小的积液腔内。但常在操作后 24~48 小时后复发,因此反复操作有可能导致流产、早产,甚至促进水肿的发展。

4) 胸腔 - 羊膜腔分流术:使胸腔积液持续流入羊膜腔,有助于改善肺部发育、羊水过多、胎儿水肿。胎儿存活率较胸腔穿刺术显著提高,但其并发症有导管移位、堵管、血清蛋白不足、母体及胎儿创伤腹膜穿孔、胎儿血胸、羊水泄露致使母体腹水以及羊水过少、胎儿肢体挛缩等。有文献提示:胸腔 - 羊膜腔分流术治疗伴有水肿者成功率为 33%~66%,不伴水肿者成功率 100%。

5) 子宫外产时处理:适用于宫内积液引流失败,要求在分娩时维持胎盘循环保证氧和的情况下进行干预。

6) 宫内输血治疗:对于 B19 病毒感染或母婴血型不合导致胎儿中重度贫血,可选择使用 O 型、巨细胞病毒阴性、血细胞比容在 70%~80% 范围内的红细胞,可通过胎儿脐带内血管或腹腔内输血。

7) 终止妊娠时机:胎儿胸腔出现以下情况时建议终止妊娠:

A. 胎儿水肿未改善,提示水肿原因可能为其他潜在严重疾病。

B. 超声检查发现其他结构畸形。

C. 合并染色体核型异常。

D. 妊娠 34 周后,若胎肺已成熟,可选择剖宫产,避免积液进展加重肺发育不良。

(三) 护理要点

胎儿水肿包括免疫性水肿和非免疫性水肿,常伴随羊水过多和胎盘增厚。预后取决于病因、诊断、分娩孕周、Apgar 评分、复苏程度等。对于非免疫性胎儿水肿,建议及时行羊水穿刺染色体核型分析确诊,一旦诊断出染色体异常,应及时终止妊娠。

1. 一般护理

(1) 病房环境安静舒适,保持床单位清洁整齐。

(2) 采用焦虑抑郁量表评估孕妇的精神心理状况,及时给予解释,安慰。

(3) 饮食宜高蛋白,高热量,易消化,摄入液体量不宜过多。

(4) 适量活动,防止便秘。

2. 伴随羊水过多的护理

(1) 注意休息,宜左侧卧位,有呼吸困难可取半卧位。

(2) 抬高下肢,增加静脉回流,减轻压迫。

(3) 经腹壁羊膜腔穿刺放羊水后腹部放置沙袋或加腹带包扎。

3. 镜像综合征患者的护理

（1）持续心电监护，严密监测血压，每30分钟一次并记录。

（2）引产前同侧上肢建立两条以上静脉通路，积极防治产后出血。

（3）准确记录出入量，严格控制入量。

4. 分娩时及产后的护理

（1）观察腹痛、阴道流血流液情况，及时发现胎膜早破，先兆早产，做好新生儿抢救准备。

（2）非免疫性胎儿水肿新生儿出生时随时可能发生窒息缺氧，提前做好抢救复苏准备。

（3）缩短第二产程，胎儿娩出后立即断脐。

（4）按要求留取胎盘脐带组织，以便做病理检查及细菌培养。

（5）详见正常分娩流程。

（6）每天行两次会阴护理，每天测四次体温，防止感染。

5. 用药护理　服用地平类降压药物后避免立即活动，用药30分钟后测量血压。

（魏军　李欢　陈皓旸）

参考文献

1. Ibrahim H，Asamoah A，Krouskop RW，et al. Congenital chylothorax in neonatal thyrotoxicosis. J Perinatol，1999，19：68-71.

2. Bartha JL，Comino-Delgado RF. Chylothorax response to maternaldietarytreatment. ObstetGynecol，2001，97（5Pt2）：820 - 823.

3. Yang YS，Ma GC，Shih JC，et al. Experimental treatment of bilateral fetal-chylothorax using in-utero pleurodesis. Ultrasound Obstet Gynecol，2012，3 9：56-62.

4. Cao L，Du Y，Wang L. Fetal pleural effusion and Down syndrome. Shanghai，China：Intractable & Rare Diseases Research，2017：158-162.

5. Fawaz A，Mohamed S，Eman B. Intrathoracic displacement of pleuroamniotic shunt after successful in utero treatment of fetal hydrops secondary to hydrothorax. Fatal Diagnosis and Therapy，2009：41-43.

6. 冯穗华 . 胎儿胸腔积液的产前诊断与治疗 . 国外医学妇产科学分册，2003：6-9.

7. Mary E，Norton MD，Suneet P，et al. Society for Maternal-Fetal Medicine（SMFM）Clinical Guideline #7：nonimmune hydrops fetalis. SMFM Clinical Guideline，2014：1-9.

8. 朱好 . 先天性乳糜胸的产前诊疗进展 . 现代妇产科进展，2015：622-623.

9. 卫炜，彭城，王红，等 . 胎儿胸腔异常的超声诊断及随访 . 中国妇幼保健，2017：1314-1316.

10. 张玉珍，曹剑锋，刘明，等 . 胎儿水肿综合征的磁共振表现 . 临床放射学杂志，2017：107-110.

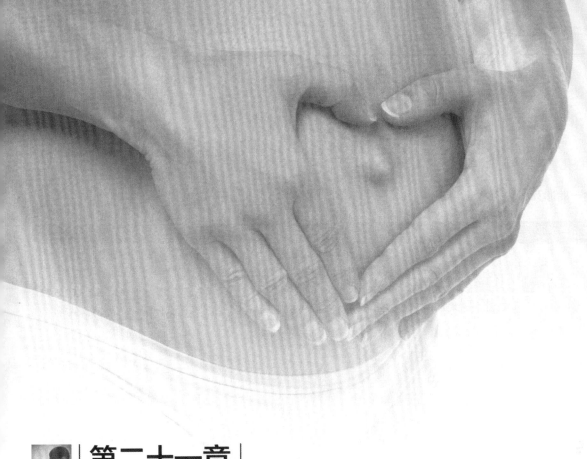

第二十一章

复杂性多胎

概述

　　复杂性多胎是指多胎在胚胎分化及胎儿发育过程中出现一胎儿死亡、畸形、发育不一致等情况,严重影响围产儿的生命及预后。因此,复杂性多胎的早期诊断及治疗具有重大意义。其主要包括双胎一胎胎死宫内、双胎一胎异常、双胎输血综合征、双胎反向灌注综合征、选择性生长受限。临床中,通过对复杂性多胎的早期诊断,制订治疗及监测方案,对符合宫内治疗的患者尽早行宫内干预成为改善复杂性多胎预后的重要手段。

　　本章将就该组疾病进行详细讲解。

第一节　双胎一胎胎死宫内

（一）流程化管理清单

1. 双胎一胎胎死宫内流程化管理

病史重点采集信息

- □ 病史
  - □ 现病史
    - □ 停经*
      - □ 月经周期是否规律
      - □ 末次月经
      - □ 停经时间
    - □ 受孕方式*
      - □ 自然受孕
      - □ 辅助生殖
        - □ 促排卵受孕
        - □ 人工授精
        - □ 卵细胞内单精子注射
        - □ 体外受精-胚胎移植
    - □ 早孕反应
      - □ 程度
      - □ 特殊处置
        - □ 用药治疗
        - □ 住院治疗
    - □ 孕期用药
    - □ 孕期不良物质接触史
    - □ 早孕期超声*
      - □ 首诊超声
        - □ 卵黄囊
        - □ 妊娠囊
      - □ 11~14周超声
        - □ 绒毛膜性
        - □ 羊膜性
        - □ NT
    - □ 中孕期超声*
      - □ 系统排畸超声*
        - □ 绒毛膜性
        - □ 羊膜性
        - □ 胎儿附属物情况
        - □ 胎儿生长发育情况
        - □ 胎儿结构筛查
        - □ 胎儿血流监测
      - □ 胎儿心脏超声

病史重点采集信息

- □ 病史
  - □ 现病史
    - □ 妊娠合并症及并发症*
      - □ 发现孕周
      - □ 疾病类型
      - □ 妊娠期高血压疾病
      - □ 妊娠期糖尿病
      - □ 母儿血型不合
      - □ 其他
    - □ 孕期特殊情况*
      - □ 发生孕周
      - □ TTTS
      - □ TRAP
      - □ 生长发育不一致
      - □ 胎儿血流异常
      - □ 阴道流血、流液
      - □ 宫缩
      - □ 其他
      - □ 治疗
      - □ 药物治疗
      - □ 胎儿治疗
    - □ 产前诊断*
      - □ 检查孕周
      - □ 检查方法
        - □ 无创DNA
        - □ 羊水穿刺
        - □ 脐血穿刺
    - □ 发现胎死宫内情况*
      - □ 发现胎死宫内孕周
      - □ 发现胎死宫内方式
        - □ 胎动改变
        - □ 阴道流血
        - □ 产前检查
      - □ 发现时超声检查
        - □ 死亡胎儿有形态改变
        - □ 存活胎儿生长发育情况
        - □ 存活胎儿血流情况
    - □ 目前情况*
      - □ 胎动
      - □ 宫缩
      - □ 阴道流血
      - □ 阴道流液
      - □ 其他不适症状

病史重点采集信息

病史	孕产史	孕__次	
		产__次	前次分娩时间
			前次分娩方式
		流产次数:__次	自然流产__次
			人工流产__次
			药物流产__次
		不良孕产史	胚胎停育
			胎儿畸形
			胎死宫内
			胎儿染色体异常
			其他
		目前存活子女情况	
	既往史	高血压	
		糖尿病	
		心脏病	
		其他	
		病史:__年	
	家族遗传史	高血压	
		糖尿病	
		心脏病	
		其他	
		亲属类型	

辅助检查重点项目

辅助检查	血常规*	血型	
		白细胞变化	
	凝血五项*		
	尿常规		
	肝功能、肾功能*		
	胎心率监测		
	胎心监护*	反应型	
		宫缩波	
	胎儿医学超声评估*	胎儿生长发育	
		羊水量异常	
		胎儿结构异常	
		胎儿附属物情况	脐带异常
			胎盘异常
		有无双胎特有疾病	TTTS
			sFGR
			TAPS
			TRAPS
			双胎生长发育不一致
		胎儿血流监测	脐动脉血流
			脐静脉血流
			静脉导管血流
			大脑中动脉血流
		胎儿心脏超声	
	胎儿头部磁共振*		

体格检查重点采集信息

体格检查	一般查体	血压
		脉搏
		呼吸
		体温
		有无水肿
		皮肤黏膜有无出血点
	产科查体*	宫高
		腹围
		胎方位
		宫颈
		是否可扪及宫缩
		有无阴道流血
		有无阴道流液

治疗方案

治疗方案	门诊治疗	转诊至母胎医疗中心	
		门诊随诊监测	监测胎儿宫内安危
			监测母体情况
	住院治疗	住院保胎治疗	促胎肺成熟
			抑制宫缩
			抗凝治疗
			抗感染治疗
			支持治疗
			其他
		住院终止妊娠	讨论分娩时机
			选择分娩方式
	产后新生儿随访		

注:* 为重点项目

2. 双胎一胎胎死宫内护理流程

护理流程	描述要点
□ 观察存活胎儿安危	□ 听胎心
	□ 询问胎动情况
	□ 胎心监护
□ 健康教育	□ 教会患者和家属计数胎动的方法
	□ 帮助患者了解并接受双胎一胎胎死宫内的事实和配合事项
	□ 化验检查注意事项
□ 监测	□ 生命体征
	□ 血氧
	□ 有无出血倾向
□ 心理护理	□ 心理状况评估及答疑解惑
□ 协助医师	□ 询问病史
	□ 体格检查
□ 采血	□ 遵医嘱
□ 唐氏筛查	□ 根据高低危结果,指导羊水穿刺的必要性和注意事项
□ 协助检查	□ 超声检查:确定绒毛膜性
	□ 磁共振
	□ 产前筛查和诊断
□ 入院准备	□ 心理和物品准备
	□ 需急诊手术的按照急诊绿色通道准备
□ 吸氧	
□ 给药	□ 遵医嘱给予抑制宫缩的药物
	□ 遵医嘱给予促胎肺成熟的药物
	□ 遵医嘱给予硫酸镁
□ 备血	
□ 胎儿镜术前准备	□ 备皮
	□ 留置尿管
	□ 左上肢留置套管针,建立2条静脉通路
	□ 术晨静滴抑制宫缩的药物
□ 胎儿镜术后观察	□ 神志
	□ 生命体征
	□ 血氧
	□ 宫缩
	□ 腹痛
	□ 腹胀
	□ 阴道流血、流液情况

护理流程	描述要点
□ 胎儿镜术后专科护理	□ 遵医嘱应用抑制宫缩的药物
	□ 询问胎动情况
	□ 观察穿刺部位有无血肿、压痛、反跳痛
	□ 指导双下肢床上活动,防止血栓的发生
	□ 给予抗生素、补液
	□ 会阴护理
□ 胎儿镜术后24h	□ 复查血常规、凝血五项、超声,确认手术效果
	□ 复查胎心监护,监测胎儿安危
	□ 拔出尿管,观察排尿情况
□ 出院指导	□ 复查时间和内容
	□ 告知有腹痛、阴道流血、流液,及时就诊

(二)双胎一胎胎死宫内诊断要点

1. 病史要点

(1)是单绒毛膜双胎还是双绒毛膜双胎?

1)由于双绒毛膜双胎(dichorionic twins,DCT)之间多无血管吻合支,一胎发生宫内死亡时,一般不会影响存活儿的血流动力。然而,在单绒毛膜双胎(monochorionic twins,MCT)中,两胎儿之间存在血管吻合支,当发生一胎死亡时,存活胎发生急剧的血流动力学改变,从而导致神经系统损伤。2011年,Hillman等对双胎一胎胎死宫内进行meta分析,结果显示:与发生一胎胎死宫内的MCT相比,DCT存活胎儿死亡率(15% vs. 3%)、早产率(68% vs. 54%)、胎儿大脑影响异常比率(34% vs. 16%)、存活儿神经系统发育受损发生率(26% vs. 2%)降低。绒毛膜性是决定存活儿预后及指导孕期管理的重要因素。

2)根据2015年发表的《双胎妊娠临床处理指南》,妊娠早、中期(妊娠6~14周)超声检查发现为双胎妊娠时,应该进行绒毛膜性的判断,保存相关的超声图像。在妊娠6~9周,可通过孕囊数目判断绒毛膜性;妊娠11~14周,可以通过双胎间的羊膜与胎盘交界的形态判断绒毛膜性。具体鉴别详见本章第七节单绒毛膜单羊膜囊双胎。

(2)双胎一胎胎死宫内的发生在什么时候?

1)妊娠早期多胎妊娠的一个停止发育,称为

"双胎之一消失综合征",通常表现为无症状或有斑点状出血及轻度出血。Pinbor 等报道孕早期双胎妊娠的胎儿丢失率为 10.4%~29%。

2）产前一胎胎死宫内（single intrauterine fetal death，sIUFD）是指发生于妊娠 14 周后的 sIUFD。有研究报道，孕中晚期 sIUFD 的发生率为 0.5%~6.8%。Lee 等人报道，MCT 发生 sIUFD 的风险较 DCT 明显增高（3.6% vs. 1.1%）。

3）临床上，大多数的孕早期胚胎丢失通常无法察觉，并且存活胎儿预后通常很好。发生于妊娠 3~4 个月死胎常被挤压成纸样儿，对存活儿影响相对较小。而中晚孕期双胎妊娠 sIUFD 存活胎儿的围产期患病率和死亡率均增加。发生于孕 28 周以后，活胎更易并发严重神经系统异常，死亡风险亦增加。特别地，复杂性双胎妊娠依绒毛膜性不同其临床处理及妊娠结局也有所不同。所以，胎死宫内的发生时间对母儿预后的咨询及管理有着重要意义。

（3）双胎一胎胎死宫内的可能病因有哪些？

1）引起胎死宫内的原因主要可分为以下几类：胎儿先天异常，胎儿附属物异常，母体妊娠合并症及并发症。单绒毛膜双胎因其胎盘特征，其发生一胎胎死宫内的病因与双绒毛膜双胎有所不同。

2）单绒毛膜双胎（MCT）发生 sIUFD 的病因：①胎儿先天异常：Pauli 等人报道约 20% 的 MCT 发生 sIUFD 是其自身原因所致，主要是胎儿严重的结构畸形或染色体异常，胎儿结构异常可使 sIUFD 发生率增加 2~4 倍，尤其是先天性心脏病胎儿。②胎儿附属物异常：脐带因素包括脐带帆状附着、扭转、缠绕、打结等，脐带扭转和狭窄可使胎儿血运受阻而发生胎死宫内。单绒毛膜单羊膜囊双胎常发生因两胎儿脐带缠绕而致胎死宫内；胎盘因素是复杂性 MCT 的重要病理解剖基础，胎盘表面存在广泛的血管吻合，吻合血管间的血流动力学不平衡及胎盘份额分配不均衡等因素引发一系列特殊并发症，导致 sIUFD 发生率明显高于 DCT，如双胎输血综合征（twin-twin transfusion syndrome，TTTS）、选择性胎儿生长受限（selective fetal growth restriction，sFGR）、双胎反向动脉灌注序列征（twin reversed arterial perfusion sequence，TRAP）、双胎贫血 - 红细胞增多序列征（twin anemia polycythemia sequence，TAPS）。③母体妊娠合并症及并发症：妊娠期高血压疾病、妊娠期糖尿病等为双胎妊娠较常见的并发症，可导致胎盘缺血缺氧、梗死钙化、胎盘早剥，胎膜早破可致脐带

脱垂、胎儿宫内窘迫、继发母胎感染，可导致胎死宫内。

3）双绒毛膜双胎（DCT）发生 sIUFD 的病因与单胎相似：①胎儿先天异常：如胎儿自身发育异常、胎儿肿瘤及羊膜带综合征等；②胎儿附属物异常：胎盘胎膜因素，如胎盘早剥、胎盘梗死、胎盘血管瘤、早期胎膜早破及绒毛膜羊膜炎等，脐带因素，如脐带真结、脐带脱垂或脐带绞窄等；③母体妊娠合并症及并发症：如重度子痫前期、抗心磷脂综合征及母儿血型不合溶血等。

4）减胎术后 sIUFD：即医源性因素。Lee 等研究提示 MCT 行一胎儿减胎术，存活胎儿术后发生宫内死亡者占 15%，多发生在术后 2 周内，其主要原因是胎膜早破所致早产和脑损伤。

5）其他不明原因：除上述因素外，临床及病理检查未发现明显异常的病例均归为原因不明，文献报道所占比例不定。

（4）是否伴有胎动改变或阴道流血、腹痛等症状：临床表现不典型，可有胎动减少、阴道血性分泌物及阵发性宫缩等表现，但大多数孕妇于产检行超声等检查时才发现。

2. 辅助检查要点

（1）血常规及凝血功能：理论上，sIUFD 死胎滞留宫腔和部分胎盘梗死后缓慢释放组织凝血酶可能是影响母体凝血功能的因素，可能会发生 DIC，但在临床报道中罕见。尽管 sIUFD 发生母体凝血功能异常的风险较低，但定期复查血常规、凝血功能及 3P 试验测定，有助于及时发现凝血相关异常并处理。

（2）超声诊断及监测

1）临床诊断主要依据超声检查，早孕期超声可见 2 个妊娠囊，数周后再次复查仅见一个胎儿，则可诊断为双胎之一消失综合征。孕中晚期双胎妊娠发生 sIUFD 的诊断，包括胎儿超声声像显示胎心搏动与胎动消失，胎儿形态可无明显变化，亦可出现胎头软化变形、颅骨与头皮间的脂肪层分离而呈现双环像、颅骨重叠或塌陷，胎儿脊柱及肋骨变形。亦有在胎儿娩出后，检查胎盘见纸样胎儿。

2）影响存活儿预后的主要因素包括死胎发生孕周及绒毛膜性。DCT 存活儿的预后主要与孕周有关，MCT 双胎主要危险在于因胎盘间血管交通吻合支导致存活胎儿向死胎胎儿急性输血，导致存活胎儿发生急性循环血量减少，各脏器低灌注及缺氧，神经血管损伤和终末器官受损。所以，早孕期超声

或中孕期系统性超声需判定绒毛膜性。除了筛查存活胎儿是否伴发结构异常外,需超声评估存活胎儿的双顶径、股骨长度、腹围、羊水量、胎盘成熟度,了解其生长发育情况并注意有无胎儿水肿情况,检测存活胎儿脐血流、大脑中动脉、静脉导管血流,监测胎儿宫内安危。对于 MCT,可通过超声检测存活胎儿大脑中动脉收缩期峰值流速判断其是否存在严重贫血。一般以大脑中动脉收缩期峰值流速 >1.5MoM 为预测值。但当胎儿缺氧进一步加重,出现脑水肿时,大脑中动脉血流阻力会再次上升。因此,动态监测大脑中动脉血流对判断胎儿宫内缺氧程度有一定帮助。

(3)胎儿头部磁共振:正如前文提到的,存活胎儿面临着大脑损伤的风险。据 2009 年 O'Donoghue 等人的研究,影像学最早发现存活胎儿大脑异常声像的时间为 MCT 发生 sIUFD 后 1~2 周,最终形成为 4 周。另有研究显示,在 sIUFD 发生 3~4 周后行 MRI,6.6% 的存活胎儿可检测到胎儿大脑异常影像,与超声相比,可额外发现 23% 的异常,且 MRI 对大脑组织局部缺血及皮质改变的发现优于超声。故根据 2015 年发表的《双胎妊娠临床处理指南》,发生胎死宫内后 3~4 周对存活胎儿进行头颅 MRI 扫描,可能比超声检查更早地发现一些严重的胎儿颅脑损伤。虽然正常的 MRI 不能完全排除脑部异常,但可提示非常积极的结局。

(三)治疗要点

多胎妊娠一胎 IUFD 的最佳处理方式尚未完全确定,目前主要基于专家意见。临床处理取决于胎龄、母亲状态或存活胎儿的宫内状况。处理的目的是改善存活胎儿的预后,同时避免不必要的早产。推荐对存活胎儿的生长进行动态超声评估。产前检查开始的时间、检查的频率依据临床状况如胎死宫内的胎龄而定。

1. 期待治疗

(1)监测母儿安危

1)母体监测:应定期监测患者的凝血功能,注意皮肤、黏膜有无瘀斑、瘀点及牙龈出血;监测有无妊娠相关并发症及合并症,如血压、尿蛋白等。部分循证医学证据显示,双胎发生 sIUFD 后,孕妇妊娠高血压相关疾病的发生率有所增高。

2)存活儿宫内监测:根据 2017 年发表的《双胎妊娠超声检查技术规范(2017)》除对存活儿作全面的超声检查胎儿有无伴发异常外,每 2~4 周超声评估胎儿生长情况及羊水量,评估脐动脉及大脑中动脉血流 Doppler(MCA/PSV)情况;双胎之一死亡后 3~4 周进行存活胎儿大脑影像学检查(MRI 检查),观察是否存在脑室扩张、脑室周围异常回声、蛛网膜下腔增大、孔洞脑等脑损伤征象。

(2)宫内输血:对于存活胎儿,如果存在严重贫血,可以通过对贫血胎儿进行宫内输血治疗以纠正贫血,延长孕周,降低存活胎儿发生神经系统损伤的风险,但也存在争议。

(3)糖皮质激素促胎肺成熟:在存活胎儿生后可存活的前提下,考虑 1 周内终止妊娠的患者,肌注单疗程的糖皮质激素。

(4)抑制宫缩:若伴发不规律宫缩,可进行抑制宫缩治疗,以延长妊娠孕周。

(5)抗感染:监测母体感染指标,必要时行抗感染治疗。

2. 终止妊娠时机及方式 绒毛膜性、死胎发生的孕周及终止妊娠的孕周是影响妊娠结局的重要因素。分娩时机的选择需根据绒毛膜性、胎死宫内的可能原因、存活胎儿的生长情况及监测结果,个体化选择。

(1)对于 DC 双胎,因两胎儿多为独立循环系统,死胎对存活胎多无明显影响,若存活胎儿监测良好,无其他异常,可期待至足月分娩。

(2)对于 MC 双胎,胎儿损伤在另一胎死亡之时就发生了,存活胎的发病率和死亡率均很高。关于其终止妊娠时机尚有争议。较多文献报道终止妊娠时 <32 周,新生儿不良妊娠结局的发生率较高;若存活胎儿血流检测无异常,胎儿头部磁共振未见明显异常,排除其他异常情况后,可期待治疗至 32~34 周以后。据 2014 年美国妇产科协会(ACOG)发布的多胎妊娠实践公告,如果 IUFD 发生在孕 34 周或以后,应考虑分娩,在没有其他适应证的情况下,孕 34 周前的双胎一胎 IUFD 不应立即分娩。

(3)分娩方式选择应根据母体因素、胎位及胎儿大小选择。多数文献表明双胎一胎胎死宫内不是剖宫产指征,若有阴道试产条件,可阴道试产。分娩时需对脐带血进行血气分析,同时需告知新生儿医师妊娠期病史,建议儿科跟踪随访评估生长和发育情况。

(四)护理要点

双胎妊娠一胎胎死宫内是双胎妊娠的并发症。严密监测母体凝血功能及存活儿的宫内情况,在保证孕妇和存活胎儿安全的前提下根据绒毛膜性,按照指南要求最大限度地延长孕周,力争存活儿的预后较好。产时按照自然分娩及剖宫产分娩护理。给予胎儿镜手术的患者还要注意观察出血、感染、流产或早产的征兆,早发现早治疗,同时做好母乳喂养的指导和新生儿的随访。

1. 监测母体凝血功能

(1) 妊娠期出现一胎死亡,孕妇在期待治疗时来自死胎及胎盘的凝血激酶进入母体后易诱发凝血功能障碍。

(2) 每周监测血常规、凝血五项,并密切观察皮肤、黏膜有无出血点及牙龈出血。

2. 存活儿的监护及处理

(1) 监测孕妇宫高、腹围和体重,间接了解存活儿在宫内生长情况,每周复查B超监测胎儿各径线增长及羊水、胎盘情况,及时发现胎儿畸形与生长障碍。

(2) 发现胎儿生长受限,遵医嘱给予肠外营养治疗。

(3) 指导孕妇进食高热量、高蛋白、高维生素饮食,以保证母体和胎儿需要,补充铁剂、叶酸以防贫血。

(4) 指导产妇胎动计数,以左侧卧位为主,以增加子宫血流及减少对宫颈的压力,减缓其容受及扩张速度,以防早产及胎膜早破。

(5) 孕32周开始常规作胎心电子监护,孕34周后每周2~3次。

(6) 胎儿生物物理评分和脐动脉S/D流速比值测定,综合判断胎儿宫内情况;孕妇间歇吸氧,预防和纠正胎儿宫内窘迫。

(7) 妊娠28周后常规用地塞米松肌内注射促胎肺成熟,如已达到妊娠34周并确定胎肺已成熟,单卵双胎者可终止妊娠。对于双卵双胎的孕妇可严密监测至足月分娩。

3. 对症治疗的护理观察

(1) 因下腹痛入院,宫缩不规则,宫口未开,宫缩抑制剂抑制宫缩,严密监测宫缩和胎心变化,观察有无阴道流血及流液。

(2) 患者合并妊娠期高血压疾病,按照妊娠高血压疾病治疗和护理。

4. 心理护理

(1) 双胎妊娠孕妇和家属知道一胎死亡后,由愉悦心理骤然变为紧张、恐惧、担心,同时迫切希望了解存活儿的宫内情况及存活率。

(2) 详细讲解相关知识和治疗方案,并与其进行有效沟通,建立融洽的信任关系。

(3) 及时、主动、恰当解释存活儿的宫内情况。

(4) 同时,发挥社会支持系统的作用,要求家属给予情感支持,增强孕妇的自信心。

5. 胎儿镜治疗的护理　详见本章第二节双胎一胎异常的护理。

(李欢　夏春玲)

参考文献

1. 中华医学会围产医学分会胎儿医学学组,中华医学会妇产科学分会产科学组.双胎妊娠临床处理指南(第二部分):双胎妊娠并发症的诊治.中国产前诊断杂志,2015,7(4):57-64.

2. 国家卫生和计划生育委员会公益性行业科研专项《常见高危胎儿诊治技术标准及规范的建立与优化》项目组.双胎妊娠超声检查技术规范(2017).中国实用妇科与产科杂志,2017,33(8):816-820.

3. 国家卫生和计划生育委员会公益性行业科研专项《常见高危胎儿诊治技术标准及规范的建立与优化》项目组.双胎妊娠产前筛查与诊断技术规范(2017).中国实用妇科与产科杂志,2017,33(8):811-815.

4. South Thames Obsteric Research Collaborative(STORK). Prospective risk of late stillbirth in monochorionic twins:a regional cohort study. Ultrasound Obstet Gynecol,2012,39(5):500-504.

5. Hillman SC,Morris RK,Kilby MD. Single twin demise:consequence for survivors. Semin Fetal Neonatal Med,2010,15:319-326.

6. Royal College of Obstetricians and Gynaecologists. Management of monochorionic twin pregnancy. BJOG,2016,DOI:10.1111/1471-0528.14188.

7. 蒋丹凤,孙慧连,石芸,等.双胎妊娠晚期一胎胎死宫内的围产期护理.护理与康复,2012,11(8):732-734.

8. 林颖,王蕴慧.双胎之一胎死宫内34例的妊娠结局分析.中华临床医师杂志(电子版),2015,9(10):90-94.

9. 高丽丽,杨剑秋.双胎妊娠一胎死宫内研究进展.协和医学杂志,2015,4:305-309.

10. 闫志风,卢彦平,谢潇潇,等.单绒毛膜双胎之一胎死宫内后急性胎-胎输血2例分析及文献复习.中国产前诊断杂志(电子版),2014,2:42-46.

11. 史晓宁.双胎妊娠一胎胎死宫内的研究进展.吉林医学,2013,34(16):3213-3215.

12. 冯锦屏,王丽娟,刘正平,等.双胎妊娠一胎胎死宫内产妇哀伤心理现状调查.国际护理学杂志,2015,23:3248-3249,3250.

13. 中华医学会围产医学分会胎儿医学学组,中华医学会妇产科学分会产科学组.双胎妊娠临床处理指南(第二部分):双胎妊娠并发症的诊治.中华妇产科杂志,2015,9:641-647.

14. 邵长香,孙路明,邹刚,等.单绒毛膜单羊膜囊双胎妊娠17例临床分析.中华围产医学杂志,2014,17(9):609-613.

15. 付泽霞.24例双胎之一胎死宫内妊娠结局分析.中国妇幼保健,2016,31(16):3295-3297.

16. 中华医学会围产医学分会胎儿医学学组,中华医学会妇产科学分会产科学组.双胎妊娠临床处理指南(第二部分):双胎妊娠并发症的诊治.中华围产医学杂志,2015,18(9):641-647.

17. 李雅岑,方鹏.双胎妊娠一胎宫内死亡患者期待治疗期间的护理.中国实用护理杂志,2014,30(36):40-41.

18. 余江.双胎妊娠之一胎死宫内期待治疗12例分析.山东医药,2013,53(31):99-100.

第二节　双胎一胎异常

(一)流程化管理清单

1. 双胎一胎异常流程化管理

病史重点采集信息

病史	现病史	年龄	是高龄妊娠	
			不是高龄妊娠	
		停经	月经周期是否规律	
			末次月经	
			怀孕周数	
		受孕方式*	正常受孕	
			IVF-ET	第一代
				第二代
				第三代
			促排卵	
			其他	
			辅助生殖妊娠次数	
			辅助生殖移植胚胎数目	
		早孕反应	一般早孕反应	
			妊娠剧吐	
		孕早期毒药物接触史		
		孕早期放射线接触史*		
		孕早期化学性药物接触史*		
		绒毛膜性*	双绒毛膜双羊膜囊双胎	
			单绒毛膜双羊膜囊双胎	
			单绒毛膜单羊膜囊双胎	
		发现胎儿异常情况*	发现异常孕周	
			发现异常方式	超声
				唐氏筛查
				无创DNA
				其他
		胎儿异常治疗情况*	接受治疗	
			未特殊治疗	
		胎动*	发现胎动孕周	
		腹痛		
		阴道流液		
		大小便	大便次数、是否规律、性状	
			小便次数、是否规律、性状	
	孕产史*	孕次		
		足月产次		
		流产次数	人工流产次数	
			自然流产次数	
		目前存活子女个数及有无出生缺陷		
		不良孕产史	既往胎儿胎死宫内	
			既往胎儿结构畸形	
			既往胎儿染色体异常	
			其他异常	
	既往史	家族史*	高血压家族史	
			糖尿病家族史	
			心脏病家族史	
			其他家族遗传病史	
			其他	
		孕早期毒药物接触史		
		孕早期放射线接触史*		
		孕早期化学性药物接触史*		

体格检查重点采集信息

体格检查	生命体征	□ 体温		
	□ 生命体征	□ 脉搏		
		□ 呼吸		
		□ 血压		
	□ 一般体格检查	□ 身高		
		□ 体重		
		□ 步态	□ 活动自如	
			□ 活动受限	
		□ 面色	□ 正常	
			□ 苍白	
			□ 黄染	
		□ 四肢	□ 活动	□ 灵活
				□ 受限
			□ 水肿	□ 下肢水肿
				□ 全身水肿
	□ 产科特殊检查	□ 宫高		
		□ 腹围		
		□ 胎先露		
		□ 胎心率		
		□ 外阴		
		□ 阴道	□ 活动性出血	
			□ 分泌物	□ 性状
				□ 气味

辅助检查重点项目

□ 完善辅助检查*(生化检查)	□ 血常规 + 血型	
	□ 凝血五项	
	□ TORCH 病毒	
	□ 肝炎病毒,HIV,梅毒	
□ 完善辅助检查*(物理检查)	□ 胎儿系统超声*	
	□ 胎儿心脏超声*	
	□ 胎儿三维超声(32 周)	
	□ 胎儿磁共振	
	□ 介入性产前诊断	□ 绒毛活检
		□ 羊水穿刺
		□ 脐血穿刺

治疗方案

治疗方案(门诊)	□ 转诊	□ 胎儿医学中心	
□ 治疗方案(门诊)		□ 产前诊断中心	
	□ 动态观察	□ 孕妇情况	□ 妊娠合并症
			□ 妊娠并发症
		□ 胎儿情况	
	□ 明确诊断	□ 完善辅助检查	
		□ 孕期动态检测母胎情况	□ 孕妇情况
			□ 胎儿情况
	□ 住院治疗	□ 孕妇出现异常	
		□ 胎儿异常情况	
		□ 需要进行相关治疗	
□ 治疗方案(住院)	□ 孕妇异常治疗情况	□ 妊娠合并症	
		□ 妊娠并发症	
	□ 胎儿异常治疗情况	□ 继续监测	□ 超声
			□ 胎心监护
			□ 其他
		□ 终止妊娠	
	□ 异常胎儿治疗情况	□ 孕期减胎治疗	
		□ 产时 EXIT 治疗	
		□ 产房外科治疗	

注:* 为重点项目

2. 双胎一胎异常护理流程

护理流程	描述要点
□ 观察胎儿安危	□ 听 2 个胎心(相差 10 次 / 分)
	□ 询问胎动情况
	□ 双胎监护仪胎心监护
□ 协助医师	□ 询问病史
	□ 体格检查
□ 健康教育	□ 教会患者和家属双胎计数胎动的方法
	□ 产前筛查和诊断的方法和注意事项
	□ 化验检查注意事项
	□ 双胎绒毛膜性和相互的影响、答疑解惑

护理流程	描述要点
□ 心理护理	□ 评估产妇和家属对于双胎一胎异常的反应和给予心理护理
□ 监测	□ 生命体征
□ 采血	□ 遵医嘱
□ 协助检查	□ 超声检查:确定绒毛膜性和异常胎儿
	□ 磁共振
	□ 产前筛查和诊断
□ 胎儿镜术前准备	□ 备血、备皮、留置尿管
	□ 左上肢留置套管针,建立 2 条静脉通路
	□ 术晨静滴抑制宫缩的药物
□ 胎儿镜术后观察	□ 神志
	□ 生命体征
	□ 血氧
	□ 腹胀
	□ 宫缩、腹痛
□ 胎儿镜术后专科护理	□ 遵医嘱应用抑制宫缩的药物
	□ 询问胎动情况
	□ 观察穿刺部位有无血肿、压痛、反跳痛
	□ 指导双下肢床上活动,防止血栓的发生
	□ 给予抗生素、补液
	□ 会阴护理
□ 胎儿镜术后 24 小时	□ 复查超声,确认手术效果
	□ 复查胎心监护,监测胎儿安危
	□ 拔出尿管,观察排尿情况
□ 出院指导	□ 复查时间和内容
	□ 告知有腹痛阴道流血、流液,及时就诊
	□ 指导遵医嘱定期产检

(二) 双胎一胎儿异常诊疗要点

1. 病史要点

(1) 询问患者是否知道孕早期双胎妊娠绒毛膜性

1) 双绒毛膜双羊膜囊双胎。

2) 单绒毛膜双羊膜囊双胎。

3) 单绒毛膜单羊膜囊双胎。

(2) 明确患者妊娠合并胎儿异常类型

1) 双胎之一异常在临床上主要表现为染色体异常和结构发育异常。

2) 胎儿结构异常的诊断主要通过孕期超声。超声必须诊断出的六种严重胎儿畸形包括:严重胸腹壁缺损伴内脏外翻,单腔心,致死性软骨发育不全,无脑儿,严重脑膨出和严重开放性脊柱裂。医师需要询问患者发现胎儿畸形的孕周,超声检查描述及结果,以及孕期动态复查超声提示结构异常的动态变化情况。明确是否为致死性畸形。

3) 胎儿染色体异常主要为 13、18、21 号染色体异常。目前,可以通过唐氏筛查联合孕早期超声、无创 DNA 等产前筛查方法评估胎儿染色体异常的风险,染色体高风险的孕妇需要进行产前诊断。

(3) 明确是否为致死性畸形

1) 明确双胎妊娠一胎儿异常是否为致死性畸形或者无法治疗的染色体异常。

2) 明确异常胎儿无法治疗后,应根据双胎妊娠绒毛膜性确定患者减胎方式。

3) 如异常胎儿为可治疗先天性畸形,应向患者及家属交代可选择的治疗方法,孕期随访注意事项,期待治疗的预后及相关风险。

(4) 询问患者是否有不良孕产史及家族史

1) 目前,很多先天性结构畸形具有家族遗传的特点。因此,在询问病史的时候,家族史和既往不良孕产史尤为重要。

2) 孕早期接触放射线以及毒药物,可能导致胚胎发育异常,仔细询问患者的不良接触史能够帮助明确患者的致病原因。

(5) 患者是否高龄:高龄对于胎儿畸形是风险因素。因此,在患者就诊时,注意询问孕妇年龄是否超过 35 周岁。

2. 体格检查要点

(1) 一般体格体征:主要是注意有无气短、贫血等征象。

(2) 产科特殊检查

1) 明确宫高、腹围,胎先露,胎心率是否符合双胎妊娠。

2) 胎动情况。

3. 辅助检查要点　双胎一胎儿异常筛查主要分为胎儿染色体非整倍体筛查、染色体结构异常、双胎结构畸形筛查。

(1) 胎儿染色体非整倍体筛查

1) 早孕期超声筛查:

A. 筛查时间:孕 11~13^{+6} 周。

B. 检测染色体疾病相关的软指标:胎儿颈项透明层(NT)厚度、鼻骨及静脉导管等。

C. 尽可能发现严重的胎儿畸形,如无脑儿、单心室、胎儿严重水肿。

2)血清学筛查:

A. 目前,并不推荐单独对双胎妊娠进行血清学筛查。

B. 应联合早期超声筛查以及孕妇年龄综合判断。

3)无创 DNA 检查:

A. 在有经验的产前诊断机构,双胎 21-三体的筛查可选择无创产前检测。

B. 对于出现双胎一胎消失时推荐产前诊断而非产前筛查。

(2)双胎妊娠超声筛查要点

1)确定孕龄:

A. 早孕期通过测量胎儿头臀长确定孕龄。

B. 自然妊娠以较大胎儿头臀长测量值确定孕龄。

C. 辅助生殖技术后的双胎妊娠通过取卵日或胚胎移植确定孕龄。

2)孕早期绒毛膜性及羊膜性的判定:

A. 应在妊娠 13^{+6} 周之前判定双胎妊娠绒毛膜性及羊膜性。

B. 在妊娠 6~9 周,可通过孕囊数目判断绒毛膜性。

C. 妊娠 10~13^{+6} 周,通过双胎间的羊膜与胎盘交界的形态判断绒毛膜性。

D. 孕中期,通过分离的胎盘个数和胎儿性别判断绒毛膜性。

E. 孕早期判断绒毛膜性至关重要,因为绒毛膜性直接影响妊娠结局并且是制订孕期监测和管理计划的主要决定因素。对于双胎妊娠一胎异常的患者,绒毛膜性决定了健康胎儿继续妊娠的风险大小,并且是孕期治疗方法选择的决定性因素之一。

3)双胎结构畸形筛查:

A. 早孕期超声:可以对一些严重的胎儿结构异常进行早孕期产前检出,如无脑儿、颈部水囊瘤、严重心脏畸形等。

B. 孕中期胎儿结构筛查超声:双胎妊娠结构畸形中发病率较高的畸形主要为:心血管畸形,神经系统畸形,骨骼肢体畸形。因此,在结构畸形筛查中,对胎儿心血管系统应予特殊注意。检查时间:孕18~22 周。

C. 磁共振检查:磁共振在孕期诊断胎儿结构异常中起到了补充诊断的作用。由于 MRI 对于软组织结构区分效果优于超声。因此,胎儿如神经系统结构异常需要进行磁共振检查进行补充及明确诊断。

(3)产前诊断:双胎之一发现染色体异常或者结构畸形后往往需要进行产前诊断,双胎妊娠产前诊断一般难度较大,并且可能涉及后期的宫内治疗或减胎处理。因此,应建议患者转诊至有宫内干预能力的胎儿医学中心。

1)产前诊断方法:

A. 影像学诊断:超声检查及磁共振检查。胎儿磁共振检查一般应用于超声提示结构异常后需要磁共振进一步确认及双胎一胎胎死宫内后存活胎儿的病理状态评估等。

B. 细胞遗传学诊断:主要包括核型分析及FISH 检测。样本来源:绒毛活检、羊膜腔穿刺或脐血穿刺。细胞培养染色体核型分析目前仍为产前诊断金标准。

C. 分子遗传学诊断:微阵列分析、基因测序、QF-PCR、MLPA 等技术。特点:时间短,在孕晚期产前诊断中具有优势。

2)介入性产前诊断取样方法:

A. 当一个胎儿存在超声异常或产前筛查提示高风险时,建议对两个胎儿分别进行介入性产前诊断。

B. 对于双胎产前诊断的取样方法推荐早期的绒毛穿刺术以及孕中晚期的羊水穿刺术,应严格掌握脐血穿刺的适应证。

(三)治疗要点

目前,关于多胎妊娠不一致畸形的处理,主要考虑以下几个问题:①诊断的准确性;②畸形严重程度;③绒毛膜性;④畸形双胎存活或健康存活的可能性;⑤畸形胎儿对其他胎儿的影响;⑥伦理观念;⑦减胎治疗或者期待治疗的预后及风险。

1. 期待治疗

(1)期待治疗意味着在正常胎儿分娩时,也有畸形胎儿分娩;可治疗的结构畸形新生儿面临着后续的治疗,带来了很大的家庭及经济负担。

(2)在未分娩前,双胎妊娠有更高的早产风险。

(3)畸形胎儿可能出现胎死宫内,单绒毛膜双胎妊娠中,一胎宫内死亡可能导致存活胎儿死亡、严重贫血或远期神经系统后遗症。

2. 终止妊娠　发现胎儿畸形后终止妊娠,面临着失去正常胎儿。

3. 选择性减胎

(1) 双绒毛膜双胎妊娠中最常用的方法是心内注射氯化钾。

(2) 单绒毛膜双胎选择性减胎有脐带结扎术和脐带凝固术两大类,脐带凝固术又包括脐带双极电凝术、射频消融减胎术、胎儿镜下激光电凝术等。

（四）护理要点

双胎一胎异常根据胎儿异常的种类、多学科会诊的意见、患者和家属的意愿等给予个性化的治疗和护理方法。异常胎儿减胎术可导致妊娠终止、感染等并发症。护理关键是充分做好评估和术前准备,严格无菌操作,密切观察孕妇的全身情况,术后密切注意胎心率、宫缩、孕妇的生命体征及被减胎儿吸收和健康胎儿预后情况。

1. 心理护理

(1) 因孕妇对脐带电凝减胎术或氯化钾减胎术缺乏认识,既担心减胎手术引起胎儿流产或早产,又担心因减灭胎儿吸收而影响正常胎儿发育。

(2) 多胎妊娠减胎术的孕妇有不同程度的恐惧、沮丧、罪恶感和心理压力。

(3) 术前对患者进行心理护理,可减少孕妇紧张、恐惧和心理压力。

(4) 热情主动关心孕妇,向孕妇及家属介绍手术过程,以及对健康胎儿可能造成的影响,使孕妇产生信任感,乐于将心中忧虑向医护人员倾诉。

(5) 解除孕妇心中顾虑和负担,使其主动配合,以最佳心态接受手术。

2. 减胎术围术期护理

(1) 术前日及手术当日遵医嘱给予抑制宫缩药物静脉滴注,减轻子宫敏感性。

(2) 术前避免受凉、感冒,做好血常规、血型、凝血五项等检查。手术当天测量体温、血压。

(3) 术前30分钟可给予抗生素静脉滴注预防感染。

(4) 孕妇术前留置尿管,避免术中膀胱充盈而影响手术操作。

(5) 备好消毒的胎儿镜内镜系统。穿刺放羊水时,应严格无菌技术,防止发生感染,监测孕妇血压、心率、呼吸变化,防止发生心力衰竭。

(6) 术后注意观察患者体温变化,防止发生感染。监测产妇生命体征及行胎心监护。

(7) 观察流产或早产征兆。

(8) 术后一天复查超声和给予胎心监护,确定手术效果和胎儿安危。

(9) 根据孕妇宫缩情况决定是否继续使用抑制宫缩的药物。预防胎膜早破、感染、胎儿死亡等并发症。

3. 术中配合

(1) 配合麻醉师给予孕妇联合阻滞麻醉或静脉全身麻醉。

(2) 先接上输液,协助孕妇双手各放于身体两侧,以防影响手术操作,按常规协助腹部皮肤消毒、铺无菌巾及连接穿刺探头,调节穿刺线,在超声仪,线阵型腹部穿刺探头引导下,确定畸形儿方位,将异常胎作为拟减胎。

(3) 根据胎盘、胎儿位置以及拟电凝的脐带节段选择孕妇腹壁穿刺部位,腹壁做一小切口,穿刺套管针经腹壁切口进入拟减胎的羊膜腔。

(4) 体位及定位:协助孕妇取左侧 150° 卧位,在 B 超指导下仔细区分正常与异常胎儿位置、特征、胎盘位置,对需减灭胎儿定位,防止误穿刺。

(5) 运用胎儿镜及超声联合定位拟电凝的脐带节段,置入双极电凝钳,在超声引导下钳夹拟减胎的脐带,确认无误后启动电凝机、电凝方案,直至超声下见电凝部位出现"气泡"征象,并在多普勒超声下确认脐带血流消失,胎心搏动停止。

(6) 在首次电凝部位附近再次钳夹脐带后电凝,反复 2~3 次,确保脐带血流完全被阻断,胎儿镜下确认电凝部位脐带缩窄。术毕拔出穿刺套管针,处理腹壁伤口。

(7) 术中间断用超声监测拟保存胎儿的心跳情况,注意给孕妇保暖同时监测孕妇有无寒战,监测孕妇生命体征,防止低血压的发生。

4. 术后护理

(1) 术后取左侧卧位。

(2) 生命体征的监测:术后密切观察患者的意识、血压、脉搏、呼吸变化,持续心电监护 6 小时。

(3) 并注意监测正常胎儿的胎心音、宫缩及阴道排液情况。

(4) 次日复查 B 超。

5. 术后并发症的观察及护理

(1) 妊娠丢失

1) 由于手术的刺激和一些并发症的影响都有可能引起妊娠丢失。

2）一般发生在 14 天内，伴有少量阴道出血及下腹部阵发性疼痛。

3）术后每周定期复查 B 超，做好记录。

（2）早产及羊水渗漏

1）由于单绒毛膜双胎异常胎脐带双极电凝减胎穿刺术的刺激，个别会出现宫缩及羊水破漏，可出现下腹部阵发性疼痛及阴道流水。

2）术后嘱孕妇卧床休息 3~7 天，防止羊水溢漏。

3）术后给予抑制宫缩药物静脉滴注或口服，以预防或抑制宫缩。

4）密切观察有无腹痛及阴道分泌物情况。

5）注意辨别腹痛的性质是宫缩还是穿刺点疼痛，预防双极电凝减胎术后诱发宫缩引起流产。

（3）感染

1）手术感染率较低，但是术前和术中做好感染的预防工作比手术感染的再治疗更为重要。

2）术前 30 分钟抗生素静脉滴注。

3）术中严格无菌操作。

4）术后 3 天注意体温的变化。

6. 出院指导

（1）妊娠期定期监测，了解妊娠合并症和结局，交代定期复查凝血功能。

（2）术后 1 周内超声动态监测胎儿大脑中动脉血流峰值流速变化、脐动脉血流频谱和羊水量。

（3）出院后每 2 周随访一次，超声监测和评估活胎生长发育情况。

孕妇出院后还需定时电话随访，建立随访档案。

（刘彩霞　夏春玲）

参考文献

1. 陈涌珍,周祎,罗艳敏,等.单绒毛膜双胎患者行脐带电凝减胎术的护理.中国实用护理杂志,2013,29(15):28-30.

2. 李晶.早孕期规范化超声筛查在双胎异常妊娠中的临床价值.临床医药文献电子杂志,2016,3(18):3642-3643.

3. 潘丽,苏文,林道彬,等.珠海市双胎妊娠的产前诊断.广东医学,2013,34(18):2830-2833.

4. 杨丽娟,茹彤,顾燕,等.规范化早孕期超声筛查在双胎异常妊娠中的临床价值.中华临床医师杂志(电子版),2012,6(6):1477-1480.

5. 张玉珍,尹秋凤,高煜,等.MRI 对双胎异常的诊断价值.中华放射学杂志,2014,48(12):977-981.

6. 马梅.规范化早孕期超声筛查在双胎异常妊娠中的临床研究.临床医学,2016,36(1):116-117.

7. 刘百灵.双胎妊娠中一胎异常的筛查、诊断与处理.保健文汇,2016,9:10-12.

8. 刘敬萍.规范化早孕期超声筛查在双胎异常妊娠中的临床价值.中国继续医学教育,2015,5:196-197.

9. 陈涌珍,陈信芝,黄爱兰,等.中孕减胎的术后护理.按摩与康复医学(下旬刊),2012,3(10):98-99.

10. 侯彩霞,梅红,黄秀英,等.超声技术在异常双胎妊娠诊断中的应用.中国医疗设备,2013,8:161-162,168.

11. 王德刚,董兴盛,江陵,等.孕中期经腹氯化钾减胎术的临床应用.中国计划生育和妇产科,2014,2:18-21.

12. 任杰,陈斯娜,安海燕,等.寄生胎的诊治进展.疑难病杂志,2014,12:1314-1316.

13. 李胜利,张葵,田晓先,等.早孕期胎儿严重畸形的产前超声诊断.中华医学超声杂志(电子版),2016,13(2):83-95.

14. 陈涌珍,周祎,方群,等.脐带双极电凝减胎的术后护理.北方药学,2012,12:124.

15. 廖伊娅.早孕期胎儿严重肢体畸形产前超声诊断新技术研究.南方医科大学,2013.

16. 刘海燕.不同时间拆卵对胚胎异常受精和发育的影响.苏州大学,2013.

第三节　双胎输血综合征

（一）流程化管理清单

1. 双胎输血综合征诊疗流程

病史重点采集信息			
□ 现病史	□ 停经*	□ 月经周期是否规律	
		□ 末次月经	
	□ 妊娠方式*	□ 自然妊娠	
		□ 辅助生殖及方式	
	□ 绒毛膜性*		
	□ 超声检查频率及内容*	□ 超声检查频率	
		□ 首次发现胎儿生长受限时间	
		□ 最近一次超声检查内容	
	□ 腹痛*	□ 有或无	
		□ 部位	
		□ 性质	
		□ 程度	
	□ 腹胀*	□ 开始时间	
		□ 程度	

病史重点采集信息

- □ 现病史
  - □ 胎动 *
    - □ 有或无
    - □ 是否活跃
  - □ 是否需要转诊
    - □ 是 □ 否
  - □ 是否曾因双胎输血综合征接受胎儿镜激光治疗 *
    - □ 是
    - □ 否
  - □ 胎动情况
    - □ 如常
    - □ 活跃
    - □ 减弱
- □ 既往史
  - □ 既往内、外科病史
- □ 家族病史
- □ 遗传病史
- □ 孕产史
  - □ 孕__次产__次
  - □ 自然流产__次及早产__次
  - □ 既往分娩方式
  - □ 目前存活子女__个
  - □ 有无双胎妊娠史

体格检查重点采集信息

- □ 体格检查
  - □ 常规一般查体
    - □ 血压
    - □ 呼吸
    - □ 脉搏
    - □ 体温
    - □ 腹部触诊
  - □ 常规产科查体
  - □ 产科查体 *
    - □ 宫高
    - □ 腹围
    - □ 四部触诊法
    - □ 胎心率 $_1$
    - □ 胎心率 $_2$
  - □ 妇产科特殊检查 *
    - □ 有无赘生物
    - □ 宫颈表面有无出血
    - □ 宫颈管有无出血
  - □ 宫颈 *
    - □ 胎儿显露
    - □ 宫颈口
      - □ 关闭
      - □ 开放
        - □ 羊膜囊
        - □ 胎儿肢体

辅助检查重点项目

- □ 常规超声部分
- □ 超声检查
  - □ 胎儿基本测量
    - □ 双顶径 $_1$
    - □ 双顶径 $_2$
    - □ 头围 $_1$
    - □ 头围 $_2$
    - □ 股骨长 $_1$
    - □ 股骨长 $_2$
    - □ 腹围 $_1$
    - □ 腹围 $_2$
  - □ 胎儿预计体重 EFW *
    - □ 胎儿预计体重 EFW $_1$
    - □ 胎儿预计体重 EFW $_2$
  - □ 羊水深度 *
    - □ 羊水深度 $_1$
    - □ 羊水深度 $_2$
  - □ 胎儿超声血流多普勒监测 *
  - □ 胎儿大脑中动脉血流频谱 *
    - □ 供血胎儿 MCA-PSV
    - □ 受血胎儿 MCA-PSV
  - □ 供血胎儿脐动脉舒张期血流频谱 *
    - □ 正常
    - □ 脐动脉舒张期血流缺失或反流
    - □ 静脉导管搏动指数增加或反流
    - □ 脐静脉搏动
  - □ 受血胎儿脐动脉舒张期血流频谱 *
    - □ 正常
    - □ 脐动脉舒张期血流缺失或反流
    - □ 静脉导管搏动指数增加或反流
    - □ 脐静脉搏动
  - □ 胎儿脐静脉血流频谱(供血儿) *
    - □ 正常 □ 搏动
  - □ 胎儿脐静脉血流频谱(受血儿) *
    - □ 正常 □ 搏动

辅助检查重点项目		
□ 超声检查	□ 母体子宫动脉血流	□ 切迹
		□ 评分
	□ 胎儿其他畸形筛查	
	□ CHOP 等心血管评分系统辅助评估*	
□ 胎儿头部 MRI	□ 供血胎儿　□ 正常　□ 异常	
	□ 受血胎儿　□ 正常　□ 异常	

治疗方案	
□ TTTS 分期及评估病情*	
□ 制订治疗方案*	
□ 胎儿镜激光治疗	□ 详见胎儿镜激光治疗章节
□ 选择性减胎术	□ 详见选择性减胎术章节
□ 序列羊水减量术	
□ 保守治疗	
□ 随访　□ 胎儿超声检查　□ 同术前超声检查内容	

注:* 为重点项目

表 21-1　费城儿童医院胎儿心血管评分表(参考)

得分		0	1	2	3
受血胎儿					
心室功能	心脏扩大	无	轻度	>轻度	
	心室流出道肥厚	无	有		
	收缩功能障碍	无	轻度	>轻度	
瓣膜功能	三尖瓣反流	无	轻度	>轻度	
	二尖瓣反流	无	轻度	>轻度	
血流多普勒	三尖瓣血流	双峰	单峰		
	二尖瓣血流	双峰	单峰		
	静脉导管	同向	心房收缩下降	反向	
	脐静脉搏动	无	有		
大血管	流出道血管比较	肺动脉(PA)>主动脉(Ao)	PA=Ao	PA<Ao	右室流出道梗阻
	肺动脉灌注不足	无	有		
供血胎儿					
脐静脉多普勒		正常	舒张期血流下降	舒张期血流缺失或反向	

2. 双胎输血综合征护理流程

护理流程	描述要点
□ 监测胎儿安危	□ 听胎心
	□ 询问胎动情况
	□ 胎心监护
□ 健康教育	□ 教会患者和家属双胎计数胎动的方法
	□ 充分认知双胎输血综合征的疾病特点和注意事项
	□ 化验检查注意事项
	□ 指导可能出现的并发症和预防方法

护理流程	描述要点
□ 心理护理	□ 评估孕产妇及家属对疾病的心理反应和答疑解惑
□ 协助医师	□ 询问病史
	□ 体格检查
□ 监测	□ 生命体征
	□ 腹胀
	□ 宫缩、腹痛
	□ 阴道流液
	□ 睡眠

护理流程	描述要点
□ 采血	□ 遵医嘱
□ 协助检查	□ 超声检查:确定绒毛膜性和双胎输血综合征的分期
	□ 产前筛查和诊断
□ 办理入院手续	□ 双胎输血综合征Ⅱ~Ⅳ期
	□ 18~26 周
	□ 腹胀
□ 给药	□ 遵医嘱静滴抑制宫缩的药物
□ 胎儿镜术前准备	□ 备皮
	□ 备血
	□ 留置尿管
	□ 左上肢留置套管针,建立 2 条静脉通路
	□ 术晨静滴抑制宫缩的药物
□ 胎儿镜术后观察	□ 神志
	□ 生命体征
	□ 血氧
□ 胎儿镜术后专科护理	□ 遵医嘱应用抑制宫缩的药物
	□ 观察腹痛、阴道流血、流液情况
	□ 听胎心
	□ 询问胎动情况
	□ 观察穿刺部位有无血肿、压痛、反跳痛
	□ 指导双下肢床上活动,防止血栓的发生
	□ 给予抗生素、补液
	□ 会阴护理
	□ 腹胀
	□ 睡眠
□ 胎儿镜术后 24 小时	□ 复查超声,确认手术效果
	□ 复查胎心监护,监测胎儿安危
	□ 拔出尿管,观察排尿情况
	□ 复查时间和内容
□ 出院指导	□ 告知有腹痛阴道流血、流液,及时就诊
	□ 出现胎心、胎动异常及时就诊

(二) 双胎输血综合征诊断要点

1. 病史要点　如何精准诊断双胎输血综合征?

双胎输血综合征的诊断标准为:①单绒毛膜双胎;②双胎羊水量的差距,即受血胎儿最大羊水池 >8cm(20 周以上 >10cm),供血胎儿最大羊水池

<2cm。必须满足这两点,才能诊断为双胎输血综合征。双胎输血综合征是单绒双胎的特有疾病,明确是否为单绒毛膜双胎是诊断双胎输血综合征的基本条件,也是鉴别诊断的有效参考。

(1) 判断是否为单绒毛膜双胎妊娠的意义?

首先,双胎输血综合征的病理基础是单绒毛膜双胎共用胎盘之间通过胎盘血管交通支的血流不平衡所致。双胎之一表现为有效循环增多、羊水多。另外一胎表现为有效循环减少、羊水少的症状。但是有些双绒毛膜双胎也可能出现一个胎儿畸形而造成羊水量减少,另外一胎表现为羊水量增多,在这种疾病中,如果能清楚地判断为双绒毛膜双胎,那对于排除双胎输血综合征具有决定性的意义。

其次,孕期的超声监测计划是根据绒毛膜性的不同制定的,单绒毛膜双胎较双绒毛膜双胎具有更频发和细致的超声监测计划,其目的就是及早发现诸如双胎输血综合征这样的单绒毛膜并发症。

(2) 双胎输血综合征的诊断和鉴别要点:

在明确是单绒毛膜双胎之后,超声是诊断和区分复杂性双胎并发症的重要手段,诊断标准如表 21-2。这其中,双胎输血综合征的主要特征表现就是两个胎儿羊水量的巨大差异。

表 21-2　TTTS 的 Quintero 分期

分期	诊断标准
Ⅰ期	受血胎儿最大羊水池 >8cm(20 周以上 >10cm) 供血胎儿最大羊水池 <2cm
Ⅱ期	供血胎儿膀胱不充盈
Ⅲ期	超声多普勒改变 脐动脉舒张期血流缺失或反流 静脉导管血流 a 波反向 脐静脉血流搏动
Ⅳ期	一胎或双胎水肿
Ⅴ期	至少一胎胎死宫内

选择性生长受限也是单绒毛膜双胎并发症之一,存在双胎体重的严重差异,而双胎输血综合征也可能存在双胎之间严重的体重差异,并且两种疾病的病理学基础极为相似,极容易混淆。其明确的鉴别标准就是是否有羊水量的明显差异,即受血胎儿最大羊水池 >8cm(20 周以上 >10cm),供血胎儿最大羊水池 <2cm。

2. 体格检查要点

(1) 对于 TTTS 的患者,我们要注意有无高血压、

胸腔积液等症状,注意是否有镜像综合征。

(2) 查体需要注意触诊是否存在宫缩。另外,腹胀逐渐加重和阴道流液为主诉患者一定要进行妇产科消毒窥器检查。检查前充分沟通,告知该操作的目的和必要性。窥器检查动作要轻柔,可以在窥器表面涂无菌润滑剂以减轻患者痛苦,因为患者腹部张力较大,可能存在宫口开大,胎囊膨出进入阴道可能,注意不要造成人为破膜而影响进一步治疗。

(3) 评估宫颈长度和形状是进一步制定是否在胎儿治疗的同时实施宫颈环扎术的重要指标。

3. 辅助检查要点 超声监测:无论是否进行手术治疗的双胎输血综合征患者均需要严密的超声监测,推荐每周至少进行一次超声监测,如接受手术治疗(例如胎儿镜下胎盘血管交通支激光凝结术、射频消融减胎术等),术后 24 小时需要复查超声检查,评估手术效果,术后每周至少进行一次超声监测,监测内容主要包括双胎生长发育情况、胎儿及脐带血管血流超声多普勒检查、羊水、胎盘以及宫颈情况。

4. 治疗要点

(1) 胎儿镜下胎盘表面血管激光凝结术的使用要点

1) 胎儿镜下胎盘表面血管激光凝结术是唯一从病理学层次治疗双胎输血综合征的手段。但是也需要综合考虑胎儿病情、胎盘位置、脐带插入点位置等信息,来最终判断使用胎儿镜激光治疗的可行性。

2) 胎膜早破和流产是所有胎儿宫内治疗都需要面对的,也是极为重要的并发症。详细的围手术管理和成熟的手术操作是降低这些并发症的关键。

(2) 选择性减胎术的应用:当胎儿镜激光手术操作困难,或者双胎之一濒临死亡或者胎儿镜手术效果不理想,可以考虑使用选择性减胎技术。手术孕周:妊娠 18~26 周,可适当延后。

(3) 序贯羊水减量术:适用于暂不需要胎儿镜或者减胎术治疗的双胎输血综合征患者,但需要注意的是一旦选择序贯手术治疗可能因为穿刺损伤双胎之间间膜,造成两胎儿羊膜囊相同而无法再行胎儿镜治疗。

(4) 宫颈环扎术:根据孕妇具体情况,如出现宫颈内口形态改变,宫颈进行性缩短,考虑是否行宫颈环扎术。

(三) 护理要点

妊娠合并双胎输血综合征孕产妇易出现羊水过多、腹胀、不能平卧等症状。胎儿易流产、早产、胎

死宫内。做胎儿镜下激光凝固胎盘吻合血管术和羊水减量术后可出现感染、胎膜早破等并发症,需做好围术期护理。妊娠期要指导产妇定期产检和计数胎动的方法,产后防止产后出血和感染的发生。提高母儿护理质量。新生儿存活率低,会对产妇的心理造成很大负担,讲解疾病知识,缓解压力,使孕产妇配合治疗,适当延长妊娠周数。

1. 病情观察

(1) 在护理过程中要观察生命体征、阴道流血及腹痛情况。注意有无宫缩及宫缩强度、持续时间应做好记录。

(2) 指导孕妇自数胎动,必要时行胎心监护及 B 超检查以动态监测胎儿变化。

(3) 同时注意观察是否阴道流血、流液情况,根据病情作出正确判断。

(4) 每周测量腹围。遵医嘱应用地塞米松促胎儿肺成熟,做好产前各项准备,提高早产儿存活质量。

(5) 嘱孕妇常取左侧卧位。注意孕妇自觉症状,羊水过多的孕妇压迫症状严重时应经腹羊膜腔穿刺放羊水,缓解压迫症状。

(6) 每周监测血常规、凝血五项,并密切观察皮肤、黏膜有无出血点及牙龈出血。

(7) 人工破膜时,应在宫缩间歇期让羊水缓慢流出。

2. 胎儿镜下激光凝固胎盘吻合血管术和羊水减量术围术期护理

(1) 术前日及手术当日除常规护理外应遵医嘱给予抑制宫缩药物静滴,减轻子宫敏感性。

(2) 穿刺放羊水时,应严格无菌技术,防止发生感染,监测孕妇血压、心率、呼吸变化,防止发生心力衰竭。

(3) 术后注意观察患者体温变化,防止发生感染。监测产妇生命体征及行胎心监护。观察流产或早产征兆。

(4) 术后一天复查超声和给予胎心监护,确定手术效果和胎儿安危。

(5) 根据孕妇宫缩情况决定是否继续使用抑制宫缩的药物和抗生素。预防胎膜早破、感染、胎儿死亡等并发症。

3. 心理护理

(1) 孕妇由于过分担心胎儿安危而表现情绪紧张、焦虑不安、抑郁,甚至悲伤、恐惧、失望心理。

(2) 因为羊水过多,子宫过于膨胀,压迫附近脏

器。孕妇可出现腹部胀痛、呼吸困难、心悸。

（3）责任护士在护理过程中认真评估，建立良好的护患关系，讲解相关知识、治疗方案。

（4）告知孕妇及家属并发症对孕妇及胎儿的危害性，使他们对该病有一定了解，有一个充分的心理准备，积极配合医师做好产科相关检查及处理。

（5）适度延长孕周、保障围生儿的安全。

（6）出院前做好宣教工作必不可少。其内容包括出院后孕妇的休息、饮食、活动等注意事项。

（7）教会孕妇做好宫内胎儿安危的自我监护，并交代有关早产的先兆症状和定期来院复诊的重要性。

（8）孕妇出院后还需定时电话随访，建立随访档案。

4. 产程观察及护理

（1）在产科医师评估下，做好急诊剖宫产的准备，或者行阴道试产。

（2）入院后立即用电子胎心监护仪，监测宫缩和胎心变化。

（3）观察产程进展，阴道检查了解宫口扩张及胎先露下降情况，破膜后立即听胎心音，注意羊水性状与量，阴道检查有无脐带脱垂并做好记录。

（4）加强第三产程的观察和处理，第二胎儿娩出后常规注射缩宫素，同时腹部置沙袋，以腹带紧裹腹部，以防腹压骤降引起休克。

5. 做好新生儿复苏准备

（1）期待治疗中，小于孕 34 周孕妇因出现产科指征导致终止妊娠不可避免，因胎儿小及胎肺不成熟，产科与 NICU 医师共同会诊，制订新生儿抢救方案。

（2）做好充分的物资准备，备好新生儿复苏床、氧气、呼吸皮囊、气管插管、药物等，请 NICU 医师到场抢救，协助新生儿的安全转运，以提高新生儿的存活率。

6. 预防产后出血

（1）双胎妊娠由于子宫腔容积增大，压力增高，子宫肌纤维过度伸展，子宫不同程度的收缩乏力，不管何种方式分娩，产后出血发生率均比单胎发生率高，应做好产后出血的预防和治疗。

（2）产后严密监测生命体征，观察子宫收缩、子宫底高度、膀胱充盈度、阴道流血量、会阴及阴道渗血、血肿等，准确记录产后出血量；产后复查凝血五项。

（3）术后应严密观察产妇病情变化，腹部加压

砂袋 6 小时，严密观察子宫收缩情况，准确及时地使用缩宫素，及时更换卫生垫，计算出血量。

7. 预防感染

（1）感染是剖宫产术最常见的并发症之一，密切观察体温变化及恶露性状、颜色、气味。

（2）留置导尿管妥善固定，保持引流通畅，防止逆流，遵守无菌操作，观察记录尿量及性状，拔管后观察有无尿路刺激症状。

8. 新生儿护理

（1）评估产妇及家属对母乳喂养的认知和情绪反应。

（2）评价母乳喂养技能的掌握情况，宣教坚持纯母乳喂养的意义和特殊情况下母乳喂养的措施。

（3）对母婴同室的产妇，责任护士帮助早吸吮、勤吸吮，按需哺乳，合理安排产妇休息与活动，促使母婴同步休息。

（4）对母婴分离的产妇，指导挤奶的正确方法，保证乳汁分泌，送至儿科，让患儿能够及时吃到母乳，增加抵抗力。加强与产妇沟通，告知新生儿的现况，减轻心理压力。

（5）新生儿出生后注意每天进行经皮胆红素测定，必要时采集静脉血进行测量，转新生儿病房治疗。

9. 减胎术的围术期的护理　见本章第二节双胎一胎异常的护理。

（尹少尉　夏春玲）

参考文献

1. 国家卫生和计划生育委员会公益性行业科研专项《常见高危胎儿诊治技术标准及规范的建立与优化》项目组 . 胎儿镜激光治疗双胎输血综合征技术规范 (2017). 中国实用妇科与产科杂志, 2017, 33 (7):695-698.

2. Quintero RA, Morales WJ, Allen MH, et al. Staging of twin-twin transfusion syndrome. J Perinatol, 1999, 19 (8 Pt 1):550-555.

3. Committee on Practice Bulletins—Obstetrics, Society for Maternal-Fetal Medicine. Practice Bulletin No. 169:Multifetal Gestations:Twin, Triplet, and Higher-Order Multifetal Pregnancies. Obstet Gynecol, 2016, 128 (4):e131-e146.

4. Quintero RA, Kontopoulos E, Chmait RH. Laser treatment of twin-to-twin transfusion syndrome. Twin Res Hum Genet, 2016, 19 (3):197-206.

5. Stamilio DM, Fraser WD, Moore TR. Twin-twin transfusion syndrome:an ethics-based and evidence-based argument for clinical research. Am J Obstet Gynecol, 2010, 203 (1):3-16.

6. Gapp-Born E, Sananes N, Guerra F, et al. Predictive value of

cardiovascular parameters in stages 1 and 2 of twin-to-twin transfusionsyndrome. Prenat Diagn, 2014, 34(9): 908-914.

7. 尹少尉, 那全, 李秋玲, 等. 弧形胎儿镜治疗前壁胎盘双胎输血综合征的效果. 中华围产医学, 2013, 16(5): 294-296.

8. 尹少尉, 张志涛, 栗娜, 等. 胎儿镜选择性胎盘血管交通支凝结术治疗前壁胎盘双胎输血综合征患者的临床结局及其影响因素分析. 中华妇产科杂志, 2015, 50(5): 329-333.

9. Kilby MD, Oepkes D, Johnson A. Fetal therapy: scientific basis and critical appraisal of clinical benefits. New York: Cambridge University Press, 2013: 149-164.

10. Salomon LJ, Nasr B, Nizard J, et al. Emergency cerclage in cases of twin-to-twin transfusion syndrome with a short cervix at the time of surgery and relationship to perinatal outcome. Prenat Diagn, 2008, 28(13): 1256-1261.

11. Sago H, Hayashi S, Saito M, et al. The outcome and prognostic factors of twin-twin transfusion syndrome following fetoscopic laser surgery. Prenat Diagn, 2010, 30(12-13): 1185-1191.

12. 李蕊, 李艳梅. 妊娠合并双胎输血综合征患者的护理. 中国实用护理杂志, 2013, 29(16): 39-40.

13. 江丽仙, 钟柳英, 黄丽娟, 等. 胎儿镜下激光凝固胎盘吻合血管术治疗双胎输血综合征的护理配合. 海南医学, 2015, 14: 2173-2174, 2175.

14. 高珊珊, 吕艳. 7例双胎输血综合征患者的护理. 天津护理, 2017, 25(2): 132-133.

15. 温燕, 李奎, 王克, 等. 一例双胎输血综合征胎儿镜下激光血管凝固术的围术期护理. 中国实用护理杂志, 2015, 31(34): 2616-2617.

16. 赵婷婷, 徐红艳, 姚红霞, 等. 胎儿镜下血管吻合支激光电凝手术配合及护理体会. 中国初级卫生保健, 2015, 29(7): 122-123.

第四节　双胎反向动脉灌注序列征

(一) 流程化管理清单

1. 双胎反向动脉灌注序列征诊疗流程

病史重点采集信息

□ 现病史	□ 年龄 *	□ __岁
	□ 停经 *	□ __个月
	□ 末次月经	□ _____
	□ 受孕方式 *	□ 自然妊娠
		□ 促排卵
		□ 体外受精
		□ IVF-ET

病史重点采集信息

□ 现病史	□ 早孕反应	□ 无
		□ 轻度
		□ 妊娠剧吐
	□ 不良接触史 *	□ 无
		□ 妊娠期间有毒物性物质接触
		□ 妊娠期间化学性物质接触
		□ 妊娠期间有放射性物质接触
	□ 用药史 *	□ 长期用药;__
		□ 孕期用药;____
	□ 家族史 *	□ 父亲染色体异常
		□ 母亲染色体异常
	□ 不良嗜好 *	□ 吸烟
		□ 饮酒
	□ 产检史 *	□ 规律产检
		□ 无规律产检
	□ 妊娠合并/并发疾病情况 *	□ 妊娠合并糖尿病
		□ 妊娠合并高血压
		□ 妊娠合并内科疾病
		□ 妊娠合并外科疾病
		□ 妊娠合并传染病
		□ 其他,描述:_____
	□ 孕早期超声结果 *	□ 胎囊个数__
		□ 胎芽个数__
		□ 胎心个数__
		□ 单绒毛膜
		□ 双绒毛膜
		□ 单羊膜囊
		□ 双羊膜囊
		□ 其他:_____
	□ 首次确诊时间 *	□ 妊娠__周
	□ 孕早期筛查情况 *	□ 唐氏筛查
		□ NT 筛查
		□ NIPT

病史重点采集信息

□ 现病史	□ 异常情况 *	□ 胎动异常
		□ 腹痛
		□ 阴道流血
		□ 阴道流液
□ 孕产史	□ 孕__次　产__次	
	□ 既往胚胎停育	□ 无
		□ 有；__次
	□ 胎死宫内	□ 无
		□ 有；__次
	□ 分娩畸形胎儿	□ 无
		□ 有；__次
	□ 妇产科手术史	□ 无
		□ 有，描述：_____
□ 既往史	□ 家族遗传史 *	高血压家族史
		糖尿病家族史
		其他遗传病家族史，描述__

体格检查重点采集信息

□ 一般情况 *	□ 体温	□ __℃
	□ 心率 *	□ __次/分
	□ 呼吸	□ __次/分
	□ 血压 *	□ __mmHg
	□ 贫血	
	□ 水肿情况	
□ 专科查体 *	□ 体重	□ __公斤
	□ 宫高	□ __cm
	□ 腹围	□ __cm
	□ 胎心率	□ __次/分
	□ 窥器下	□ 流血
		□ 流液
	□ 消毒内诊	□ 宫颈

辅助检查重点项目

□ 实验室检查	□ 血常规 + 血型 *	
	□ 凝血五项 *	
	□ 肝炎病毒	
	□ 梅毒 +HIV	
	□ TORCH *	
□ 超声	□ 常规胎儿超声（NT）*	
	□ 胎儿系统超声 *	
	□ 胎儿超声心动图 *	

辅助检查重点项目

□ 超声临床分期 *	□ 无心胎与泵血儿腹围比	□ <50%
		□ ≥50%
	□ 泵血儿受累症状	□ 中 - 重度的羊水过多
		□ 心脏扩张或心包积液
		□ 三尖瓣反流
		□ 静脉导管血流反向
		□ 脐静脉搏动
		□ 大脑中动脉血流峰值增加
	□ Ⅰa 期	
	□ Ⅰb 期	
	□ Ⅱa 期	
	□ Ⅱb 期	
□ MRI *	□ 胎儿 MRI *	
□ 产前诊断 *	□ 染色体核型 *	
	□ 染色体微缺失 / 微重复检查	
	□ 其他先关基因检测	

治疗方案

□ 治疗	□ 门诊治疗	□ 转诊至产前诊断 / 母胎医学中心	
		□ 每 2 周行超声检查	
	□ 住院治疗	□ 保守治疗	□ 羊水减量术
		□ 宫内治疗	□ RFA 减胎术
			□ 胎儿镜 BBC
			□ 胎儿镜下脐带结扎术
			□ 胎儿镜胎盘血管凝集术
			□ 酒精消融术
		□ 分娩方式	□ 阴式分娩
			□ 剖宫产
□ 妊娠结局	□ 分娩孕周__周		
	□ 出生体重 1__g　□ 出生体重 2__g		

注：* 为重点项目

2. 双胎反向动脉灌注序列征护理流程
详见本章第二节双胎—胎异常。

（二）双胎反向动脉灌注序列征诊断要点

1. 病史要点

（1）双胎反向动脉灌注序列征的概念及流行病学特点

1）双胎反向动脉灌注序列征（twin reversed arterial perfusion sequence，TRAP），又称作无心胎（acardiac twinning），是发生在单绒毛膜多胎妊娠中的一种严重的并发症。表现为双胎之一发育失去正常形态且无胎心搏动，其在妊娠中的发生率在 1/35 000 左右；约占单绒毛膜双胎妊娠的 1%。

2）双胎反向动脉灌注序列征形成的病理基础是由于单绒毛膜双胎胎盘间存在的血管交通支，并由此形成两种假说来解释其形成原因。①胚胎早期的胎盘血管形成异常，即"动脉-动脉"血管交通支，使大量的低氧合血液从泵血儿流至受血儿，仅能维持局部组织的形成与发展（下半身），从而形成无心胎；②在胚胎形成早期，双胎之一原发心脏形成异常，即无心胎，而为了保证其发育及发展，胎盘继发地形成了血管交通支。

3）按照无心胎的形态，双胎反向动脉灌注序列征可分为以下 4 种类型：①无心无躯干型：占 5%，特征是仅见胎头发育；②无心无脑型：占 8%，特征是有部分颅骨，面部发育不完全，可以有躯干、肢体的发育，但无心脏可见；③无定形无心型：占 25%，特征为球形或无定形的难以辨认的肉团，上覆以皮肤及毛发，包含肌肉、骨骼、软骨和其他组织；④无心无头型：最常见，占 62%，特征是无头、胸部及上肢的发育，腹腔内可有发育不完全的各种脏器，通常下肢发育良好。

（2）妊娠早期的"不典型"双胎妊娠

1）妊娠早期，大多数的双胎妊娠可在妊娠 6~10 周通过超声进行诊断，并且可以用胎囊的数目初步判断绒毛膜性。

2）在妊娠早期的一些双胎反向动脉灌注序列征的病例中，在妊娠早期可表现为"单胎妊娠"，或者仅见一正常的胎心胎芽和一妊娠囊，或者可见一正常的胎心胎芽和一不典型的胎心搏动。前两种情况是无心胎在妊娠早期，由于血液供应不良而导致的发育迟缓；后者是由于无心胎发育较早，出现了类似的原始心管搏动，但随着妊娠的进行，其实为大动脉的有规律的搏动。

2. 体格检查要点

（1）腹部检查：子宫增大速度大于单胎妊娠，甚

至大于双胎妊娠。

（2）有无流产迹象

1）腹部查体是否可触及不正常的子宫收缩。

2）有无阴道流血。

3. 诊断要点

1）超声是诊断双胎反向灌注序列征的常用且有效的辅助检查。双胎反向动脉序列征最早可在 11 周通过超声确诊，超声下既可见已发育正常且符合孕周的胎儿——泵血儿，还可见一形态不规则且无明确胎心搏动的胎儿团块——无心胎。对两胎儿进行多普勒检查可以发现，在泵血儿中，脐动脉血流的方向是由胎儿流向胎盘；而无心胎中，脐动脉的血流方向是由胎盘流向胎儿，两者血流方向正好相反，因此被命名为"双胎反向动脉灌注序列征"。但其并不只在双胎中发生，也可发生于三胎及以上多胎妊娠中的任意两单绒毛膜胎儿之间。

2）超声诊断的另一特点是无心胎的脐带显示。在无心胎中，由于脐带发育不良，脐带过短，超声检查可未见脐带显影。在一些发育不良的无心胎中，脐带血流灌注不足，因此多普勒下可见脐带血流间歇显示，甚至无血流灌注。另外，无心胎的脐带血流多普勒影像，通常都是单脐动脉。在无心胎的解剖中发现，78% 的胎盘上为单脐动脉。而剩下 22% 的胎盘上虽然存在三条血管，但是其中一条脐动脉中大多都有血栓形成，造成动脉堵塞。

3）对于双胎反向动脉灌注序列征来说，超声检查除明确诊断外，还需对无心胎的体积及泵血儿的安危进行评估，并为诊断提供依据。在超声下无心胎的体重可以通过下面 2 种方法进行计算：①$(1.2 \times$ 最长径线 $^2)-(1.7 \times$ 最长径线$)$；②可以通过测量其长径、横径以及前后径（mm），计算出无心胎的体积，1ml 换算成 1g。然后，通过与泵血儿体重的比率，来评估其预后情况。如果比率 >70%，早产、羊水过多及泵血儿发生充血性心力衰竭的几率分别为 90%、40% 和 30%；如果 <70%，早产、羊水过多及泵血儿发生充血性心力衰竭的几率则分别为 75%、30% 和 10%。

4）双胎反向动脉灌注序列征的产前诊断。

5）对于双胎反向动脉灌注序列征来说，由于无心胎的血液分流作用，大约使 5%~10% 的泵血儿存在结构异常，主要以心血管系统异常为主。另外，TRAP 中染色体异常的发生率可达 9%，如 21- 三体综合征、Klinefelter 综合征等。因此，对其实行宫内干预前，推荐行三维彩超及染色体检查。

(三) 治疗要点

1. 由于双胎反向动脉灌注序列征发病率较低，其治疗与疾病的评估标准，医院的胎儿医学水平，新生儿医疗水平密切相关，目前对其的治疗时机、方式的选择呈现多样化，尚无统一标准，但大体的治疗原则还是比较统一。

2. 虽然双胎反向动脉灌注序列征的治疗以阻断无心胎的血流供应为目的，但随着宫内治疗技术的不断发展，其手段也越来越多，向着微高效、安全、微创甚至无创的方向发展。

(1) 双胎反向动脉灌注序列征的分期与处理：2005年，Wong等根据双胎反向动脉灌注序列征的临床特点制定了临床分期标准（表21-3）。即存在威胁泵血儿宫内安危的临床征象出现时，应给予相应的宫内处理。

表21-3　双胎反向动脉灌注序列征的临床分期

分期	无心胎与泵血胎腹围比值	*泵血儿受累症状	处理
Ⅰa	<50%	不存在	2周后重新分期；如果分型无变化，但无心胎体积增大或持续存在明显的血流，考虑给予治疗
Ⅰb	<50%	存在	2周后重新分期；如果分型无变化，但无心胎体积增大或持续存在明显的血流，限期给予治疗
Ⅱa	≥50%	不存在	限期给予治疗
Ⅱb	≥50%	存在	立即给予治疗

注：*定义为二维超声下的物理指标（中-重度的羊水过多，心脏扩张或心包积液）或异常的多普勒信号（三尖瓣反流、静脉导管血流反向、脐静脉搏动、大脑中动脉血流峰值增加）

(2) 双胎反向动脉灌注序列征的治疗时机：大量文献报道，未经过治疗的TRAP中，泵血儿（正常胎儿）的死亡率可高达50%~70%，而近年来随着各种治疗手段的出现，其死亡率可下降到50%~10%。因此，适时对双胎反向动脉灌注序列征进行宫内干预，可以有效地降低泵血儿的死亡率。在妊娠早期（<16周），部分病例进展迅速，增加了泵血儿的死亡率，因此有观点认为，宫内干预应该尽早地实施，以预防泵血儿的死亡。但此时子宫敏感性较高，且无有效的抑制宫缩的药物可以应用，给予宫内介入治疗后可能会增加流产的发生，因此延后的（>16周）

宫内干预虽然增加了泵血儿的死亡率，但却减少了流产的发生。另外，不同的治疗方法对孕周的要求亦不相同，详见后文。

(3) 双胎反向动脉灌注序列征的期待治疗：在双胎反向动脉灌注序列征Ⅰa期的病例中，由于其对泵血儿的影响极小，不主张对其进行宫内干预，但仍需每2周进行超声评估，监测疾病的进展情况。虽然，对于Ⅰa期以上的病例，大多数观点支持宫内干预，并取得较好的临床预后，但少数观点仍认为对Ⅰb~Ⅱa期的病例进行期待治疗，即序贯的超声监测、营养支持、适时终止妊娠等，也可取得较好的预后。

(4) 选择性减胎术在双胎反向动脉灌注序列征中的应用：在过去的20年中，对于TRAP患者除给予羊水减压术等保守治疗外，其他的治疗方法都是旨在阻断无心胎的血流供应，其主要分为两类：一类是阻断无心胎脐带血流的方法，如脐带套扎或结扎术、脐带或胎盘血管的激光凝固术、脐带双极电凝术等；另一类是阻断胎儿体内段脐带血流的方法，如乙醇注射凝固术、热凝术、激光凝固术、射频消融术、高强度聚焦超声血流阻断术等，其中应用最多的是超声引导下的射频消融术和胎儿镜下的脐带双极电凝术，近年来胎儿体内断血流的激光凝集术在处理早孕期的双胎反向血流灌注序列征中也有较多的应用。

随着减胎技术的不断进步，各种减胎技术的优缺点及适应证各不相同。超声引导下的射频消融技术，以其安全、高效、微创等优势，迅速得到了国内外广大学者的认同，与胎儿镜下的双极电凝术相比，射频消融减胎术更加微创，操作便捷，技术易于掌握，应用孕周范围更广，并且胎膜早破等的并发症也越低。但随诊治疗病例的数据增多，各治疗方法的优缺点逐渐显现出来，美国的一项多中心数据表明，射频消融选择性减胎术治疗的TRAP病例中，泵血儿的存活率在56%~85%，其预后主要与疾病的分期、实施减胎术时的孕周、胎儿个数等因素相关，但对孕19周以下患者实施射频消融选择性减胎术，其泵血儿宫内死亡的几率明显高于孕19周以上的患者，因此该报道不推荐对19周以下的TRAP病例实施射频消融减胎术。

胎儿体内断血流的激光凝集术较多应用在妊娠早期（<18周）的病例中，虽然其操作难度较高，但在泵血儿的存活率、分娩孕周等方面与射频消融减胎术无明显差别。

双极电凝减胎术,最好在羊水多的病例进行,以利于鞘卡的插入和设备的移动。但在无心胎脐带短小的病例中,实施困难,可增加泵血儿早产、胎死宫内以及胎膜早破的风险。且在12~14周操作,可增加流产的发生率。

酒精消融术,相对于其他介入治疗方式,有费用低、技术要求低、容易实施等优势。但由于胎盘间血管吻合支的存在,注射到无心胎血管的酒精可能会随着血液循环进入泵血儿,可导致泵血儿出现心动过缓、血管血栓栓塞等,甚至导致泵血儿死亡。因此,只有当其他介入治疗技术难以实施时,才考虑采用此技术。

最近,高强度聚焦超声血流阻断技术已成功地应用于临床,预示着双胎反向动脉灌注序列征的治疗将向着无创的方向迈进。

(四) 护理要点

双胎反向动脉灌注序列征是双胎妊娠中较罕见的疾病。需动态地评估与分期,根据不同分期分别给予期待治疗和减胎术。护理关键是做好心理护理,密切观察孕妇的全身情况,注意孕妇的生命体征、宫缩及供血胎儿宫内安危和预后情况。实施减胎术的护理要点同本章双胎一胎异常的护理。

(张志涛　夏春玲)

参考文献

1. van Gemert MJC, van den Wijngaard JP, Vandenbussche FP. Twin reversed arterial perfusion sequence is more common than generally accepted. Birth Defects Res A Clin Mol Teratol, 2015, 103:641-643.
2. Wong AE, Sepulveda W. Acardiac anomaly: current issues in prenatal assess-ment and treatment. Prenatal Diagnosis, 2005, 25:796-806.
3. 张志涛,刘彩霞,乔宠,等. 射频消融选择性减胎术技术规范(2017). 中国实用妇科与产科杂志,2017,7:699-701.
4. Blaicher W, Repa C, Schaller A. Acardiac twin pregnancy: associated with trisomy 2. Hum Reprod, 2000, 15:474-475.
5. Tsao K, Feldstein VA, Albanese CT, et al. Selective reduction of acardiac twin by radiofrequency ablation. Am J Obstet Gynecol, 2002, 187:635-640.
6. Lee H, Bebbington M, Crombleholme TM. The North American Fetal Therapy Network Registry Data on outcomes of radiofrequency ablation for twin-reversed arterial perfusion sequence. Fetal Diagn Ther, 2013, 33:224-229.
7. Berg C, Holst D, Mallmann MR, et al. Early vs late intervention in twin reversed arterial perfusion sequence. Ultrasound Obstet Gynecol, 2014, 43:60-64.
8. Okai T, Ichizuka K, Hasegawa J, et al. First successful case

of non-invasive in-utero treatment of twin reversed arterial perfusion sequence by high-intensity focused ultrasound. Ultrasound Obstet Gynecol, 2013, 42:112-114.
9. 张志涛,刘彩霞,尹少尉,等. 不同期别双胎反向动脉灌注序列征的治疗方法选择与围产结局分析. 中华妇产科杂志,2014,7:490-494.

第五节　双胎贫血 - 红细胞增多序列征

(一) 流程化管理清单

1. 双胎贫血 - 红细胞增多序列征(twin anemia-polycythemia sequence, TAPS) 诊疗流程

病史重点采集信息		
	□ 停经*	□ 月经周期是否规律
		□ 停经时间
	□ 妊娠方式*	□ 自然妊娠
		□ 辅助生殖及方式
	□ 绒毛膜性*	
	□ 超声检查频率及内容*	□ 超声检查频率
		□ 首次发现胎儿生长受限时间
		□ 最近一次超声检查内容
□ 现病史	□ 腹痛*	□ 有或无
		□ 部位
		□ 性质
		□ 程度
	□ 胎动*	□ 有或无
		□ 是否活跃
	□ 是否需要转诊	□ 是　□ 否
	□ 是否曾因双胎输血综合征接受胎儿镜激光治疗*	□ 是 □ 否
	□ 胎动情况	□ 如常
		□ 活跃
		□ 减弱
□ 既往史	□ 既往内、外科病史	
□ 家族病史		
□ 遗传病史		

病史重点采集信息

□ 孕产史	□ 孕__次产__次
	□ 自然流产__次及早产__次
	□ 既往分娩方式
	□ 目前存活子女__个
	□ 有无双胎妊娠史
	□ 有或无出生缺陷，或无胎死宫内

体格检查重点采集信息

□ 体格检查	□ 常规一般查体	□ 血压		
		□ 呼吸		
		□ 脉搏		
		□ 体温		
		□ 腹部触诊		
	□ 常规产科查体			
	□ 妇产科特殊检查*	□ 产科查体*	□ 宫高	
			□ 腹围	
			□ 胎心率1	
			□ 胎心率2	
		□ 宫颈*	□ 有无赘生物	
			□ 宫颈表面有无出血	
			□ 宫颈管有无出血	
			□ 宫颈口*	□ 关闭
				□ 开放 □ 羊膜囊
				□ 开放 □ 胎儿肢体

辅助检查重点项目

□ 影像检查	□ 常规超声检查	
	□ 胎儿基本测量	□ 双顶径1
		□ 双顶径2
		□ 头围1
		□ 头围2
		□ 股骨长1
		□ 股骨长2
		□ 腹围1
		□ 腹围2
	□ 胎儿预计体重 EFW*	□ 胎儿预计体重 EFW1
		□ 胎儿预计体重 EFW2
	□ 羊水深度*	□ 羊水深度1
		□ 羊水深度2

辅助检查重点项目

□ 影像检查	□ 胎儿预计体重 EFW*	□ 胎儿预计体重 EFW1（较大者）
		□ 胎儿预计体重 EFW2
	□ 羊水深度*	□ 羊水深度1
		□ 羊水深度2
	□ 胎儿超声血流多普勒监测*（如不能执行，需要转诊到具备检查条件的医院或中心）	
	□ 胎儿大脑中动脉血流频谱*	□ 供血胎儿 MCA-PSV
		□ 受血胎儿 MCA-PSV
	□ 供血胎儿脐动脉舒张期血流频谱*	□ 正常
		□ 脐动脉舒张期血流缺失或反流
		□ 静脉导管搏动指数增加或反流
		□ 脐静脉搏动
	□ 胎儿脐静脉血流频谱（供血儿）*	□ 正常 □ 搏动
	□ 胎儿脐静脉血流频谱（受血儿）*	□ 正常 □ 搏动
	□ 母体子宫动脉血流	□ 切迹
		□ 评分
	□ 胎儿其他畸形筛查	
	□ 胎儿头部 MRI*	□ 胎儿1 □ 正常 □ 异常
		□ 胎儿2 □ 正常 □ 异常

□ 确定诊断	□ TAPS 分期
	□ 鉴别诊断

治疗方案

□ 治疗方案	□ 18~26 周	□ 胎儿镜血管激光治疗（详见胎儿镜激光血管凝结术）
		□ 选择性减胎术
	□ 26 周之后	□ 宫内输血
		□ 终止妊娠
□ 随访	□ 胎儿超声检查	□ 常规超声检查
		□ 胎儿心脏超声检查
		□ 胎儿大脑中动脉峰值血流速度

注：* 为重点项目

2. 双胎贫血 - 红细胞增多序列征护理流程

详见本章第三节双胎输血综合征。

（二）TAPs 分期表

表 21-4　TAPs 分期表

分期	产前超声检查结果	产后 Hb 差值（g/L）
I 期	供血胎儿 MCA-PSV>1.5MoM	>80
	受血胎儿 MCA-PSV<1.0MoM	
II 期	供血胎儿 MCA-PSV>1.7MoM	>110
	受血胎儿 MCA-PSV<0.8MoM	
III 期	除上述表现外，供血胎儿心脏危象	>140
	脐动脉舒张期血流缺失或反流	
	静脉导管搏动指数增加或反流	
	脐静脉搏动	
IV 期	供血胎水肿	>170
V 期	至少一胎胎死宫内	>200

（三）双胎贫血 - 红细胞增多序列征诊治要点

1. 诊疗关键

（1）双胎贫血 - 红细胞增多序列征诊断与鉴别

1）双胎贫血 - 红细胞增多序列征（TAPs）：TAPs 是单绒毛膜双羊膜囊双胎妊娠的胎儿并发症之一。单绒双胎共用的胎盘上存在两个胎儿的血管吻合，包括动脉间、静脉间及动静脉间的吻合。TAPs 发病的病理学基础是通过这些血管交通支，一胎（供血儿）向另外一胎（受血儿）出血输血。造成供血儿贫血、受血儿红细胞增多的一种序列征，由于动脉 - 静脉血管交通支较细，一般直径 <1mm，以此允许"输血"现象存在的同时，体液循环系统得以有代偿的时间，从而没有表现为双胎输血综合征的症状。TAPs 可以自然发生在单绒毛膜双胎中，也可能出现在 TTTS 接受胎儿镜治疗之后。

2）绒毛膜性的鉴定：单绒毛膜双胎并发症诊疗的第一关键点为是否鉴别绒毛膜性并制定双胎孕期监测策略，这也是围产医学需要强调的重点。国家原卫生部行业项目制订的《双胎妊娠超声检查技术规范（2017）》建议双胎妊娠应在 13^{+6} 周之前判定双胎妊娠绒毛膜性及羊膜性的鉴定。通过观察分隔膜与胎盘交界处的厚度及胎盘数量进行判断。双胎间隔膜与胎盘交接处呈"T"征单绒毛膜双羊膜双胎可能性大；呈"λ"征即双胎峰为双绒毛膜双胎可能性

较大；没有隔膜为单绒单羊双胎。

（2）超声动态监测

1）TAPs 未行治疗者应进行密切监测，包括两胎儿羊水量和脐动脉、脐静脉、大脑中动脉及静脉导管血流 Doppler 评估，以及胎儿心功能评估，并观察是否发生胎儿水肿。

2）TAPS 治疗后 1~2 周内每周进行超声监测，观察到已缓解的临床证据后可降低超声监测频率。超声监测内容包括：两胎儿羊水量、生长发育情况和脐动脉、大脑中动脉、静脉导管血流 Doppler 评估，以及胎儿大脑、心脏及四肢评估。

（3）鉴别双胎输血综合征（twin-twin transfusion syndrome，TTTS）：双胎输血综合征的病理基础和 TAPs 极为相似，诊断 TTTS 必须有双胎羊水量的差异［受血胎儿最大羊水池 >8cm（20 周以上 >10cm），同时供血胎儿最大羊水池 <2cm］，而不必有体重的差别。这是区分这两种疾病的重要依据。

2. TAPs 的宫内治疗

（1）胎儿镜激光血管凝结术治疗：胎儿镜激光治疗的方法及注意事项同双胎输血综合征治疗，但是，由于双胎之间没有羊水差异，没有附壁胎儿，因此进入一胎羊膜腔之后可能无法窥得血管交通支的全部。胎儿镜激光治疗主要针对 26 周之前出现的 TAPs。

（2）选择性减胎术治疗：此种方法的适应证和有效性尚缺乏大样本的证据，主要针对病情较重的 TAPs，主要目的是改善保留胎儿的生存状态，延长运走，改善预后。主要方法包括胎儿镜脐带结扎术和射频消融减胎术。

（四）护理要点

双胎贫血红细胞增多序列征是单绒毛膜双羊膜囊双胎特有的严重并发症之一。TAPS 是单绒毛膜双胎通过胎盘间细小血管（直径 <1mm）交通发生在双胎之间的输血并发症，可自然发生，也可继发于 TTTS 激光治疗术后。产前主要根据超声异常进行诊断，产后可以根据两胎儿血红蛋白含量、网织红细胞、血细胞比容的差异进行诊断。根据该病的发病过程可分为急性和慢性两种，临床以慢性多见，若不予治疗，则死亡率高，并且存活儿中出现神经系统后遗症的风险极大。产前无明显羊水量差异，出生体重相差不大，但血色素相差明显且网织红细胞比率升高。

1. 新生儿护理

（1）生后认真评估，早期发现，并给予治疗，可

改善新生儿预后,并需长期随访其发育情况。

(2) 红细胞增多的新生儿因血红蛋白含量、血细胞比容和血液黏滞度高,应予血液稀释、换血及抗凝治疗,动态监测血红蛋白含量及血细胞比容。

(3) 贫血新生儿出生后血红蛋白含量低,应给予悬浮红细胞、血浆、白蛋白输注支持治疗,同时贫血新生儿还合并肾功能损害、肺出血、低血容量性休克、极重度贫血等易发生死亡。

2. 专科护理

(1) 产前确诊的 TAPS 尚无最佳治疗方案,可供选择的治疗方案包括期待治疗、终止妊娠、胎儿镜激光治疗、宫内输血和选择性减胎术。选择何种治疗方案与孕周有关。护理同双胎输血综合征和双胎一胎异常的护理。

(2) 由于激光治疗是对因治疗,似乎是更理想的治疗方案。然而受血胎羊水量正常、胎儿镜下易遗漏细小的胎盘吻合血管,可导致激光治疗困难。据报道经激光治疗术后继发 TAPS 的病例,供血胎经系列腹腔内输血而获得痊愈。

(3) 但应慎用宫内输血治疗挽救供血胎儿,因为受血胎儿可能会加重多血质病情,发生血栓甚至严重的肢体坏疽、缺如等严重并发症。

(尹少尉　夏春玲)

参考文献

1. 汪吉梅,程国强,钱蓓倩,等.双胎贫血红细胞增多序列症一例及文献复习.中华儿科杂志,2013,51(1):21-28.
2. 郭晓玥,邵珲,魏瑷,等.双胎贫血-红细胞增多序列征二例报告并文献复习.中华妇产科杂志,2015,2:137-139.
3. 王学举,李璐瑶,魏瑷,等.自发性双胎贫血-红细胞增多序列征孕妇的妊娠结局及胎盘形态特点.中华妇产科杂志,2017,52(3):153-158.
4. 黄轩,周祎,李满超,等.自发型双胎贫血-红细胞增多序列征的临床研究.中华妇产科杂志,2013,48(8):624-626.
5. 潘维伟.双胎贫血-红细胞增多序列症与胎-胎输血综合征的比较研究.国际儿科学杂志,2015,42(6):651-654.
6. 丁云燕,张篁,陈红伟,等.双胎贫血红细胞增多序列征一例.中国新生儿杂志,2015,30(4):300-301
7. 李满超,方群.双胎贫血-红细胞增多序列征一例.中华围产医学杂志,2012,15(6):379-381.
8. 王学举,熊光武,魏瑷,等.胎儿镜激光凝固胎盘吻合血管术治疗44例双胎输血综合征临床分析.中华妇产科杂志,2014,49(12):886-892.
9. 哈斯塔娜,王红云.双胎贫血红细胞增多序列症1例.中外健康文摘,2014,(20):267-268.
10. 孙路明,邹刚,杨颖俊,等.选择性胎儿镜下激光凝固术治疗双胎输血综合征的临床效果和围产儿结局.中华妇

产科杂志,2014,49(6):404-409.
11. 孙路明,李颖,邹刚,等.无并发症的单绒毛膜双羊膜囊双胎胎盘灌注的特点.中华围产医学杂志,2014,17(5):337-341.
12. 彭软,谢红宁,郑菊,等.双极脐带电凝和射频消融减胎术治疗复杂性单绒毛膜双胎妊娠的比较.中华围产医学杂志,2015,18(5):348-351.
13. 周奋翮,孙路明.选择性减胎术在单绒毛膜双胎中的应用.中华围产医学杂志,2013,16(9):527-528.
14. Dick Oepkes.TAPS.中国产前诊断杂志(电子版),2014,2:12.
15. 汪吉梅,程国强,钱蓓倩,等.78.双胎贫血红细胞增多序列症一例及文献复习.第四届围产医学新进展高峰论坛论文集,2012:167.

第六节　双胎一胎选择性生长受限

(一) 流程化管理清单

1. 双胎一胎选择性生长受限(sFGR)诊疗流程

病史重点采集信息			
□ 现病史	□ 停经*		□ 月经周期是否规律
			□ 停经时间
	□ 妊娠方式*		□ 自然妊娠
			□ 辅助生殖及方式
	□ 绒毛膜性*		
	□ 超声检查频率及内容*		□ 超声检查频率
			□ 发现胎儿生长受限时间
			□ 最近一次超声检查内容
	□ 腹痛*		□ 有或无
			□ 部位
			□ 性质
			□ 程度
	□ 腹胀*		□ 开始时间
			□ 程度
	□ 胎动*		□ 有或无
			□ 是否活跃
	□ 是否需要转诊		□ 是　□ 否
	□ 是否曾因双胎输血综合征接受胎儿镜激光治疗*		□ 是　□ 否
	□ 胎动情况		□ 如常　□ 活跃　□ 减弱

病史重点采集信息

- ☐ 既往史
  - ☐ 既往内、外科病史
- ☐ 家族病
- ☐ 遗传病史
- ☐ 孕产史
  - ☐ 孕__次 产__次
  - ☐ 自然流产__次及早产__次
  - ☐ 既往分娩方式
  - ☐ 目前存活子女__个
  - ☐ 有无双胎妊娠史
  - ☐ 有或无出生缺陷,或无胎死宫内

体格检查重点采集信息

- ☐ 体格检查
  - ☐ 常规一般查体
    - ☐ 血压
    - ☐ 呼吸
    - ☐ 脉搏
    - ☐ 体温
    - ☐ 腹部触诊
  - ☐ 常规产科查体
  - ☐ 妇产科特殊检查 *
    - ☐ 产科查体 *
      - ☐ 宫高
      - ☐ 腹围
      - ☐ 四部触诊法
      - ☐ 胎心率$_1$
      - ☐ 胎心率$_2$
    - ☐ 宫颈 *
      - ☐ 有无赘生物
      - ☐ 宫颈表面有无出血
      - ☐ 宫颈管有无出血
      - ☐ 胎儿显露
      - 宫颈口
        - ☐ 关闭
        - ☐ 开放 ☐ 羊膜囊 ☐ 胎儿肢体

辅助检查重点项目

- ☐ 超声检查
  - ☐ 常规超声部分
  - ☐ 胎儿基本测量
    - ☐ 双顶径$_1$
    - ☐ 双顶径$_2$
    - ☐ 头围$_1$
    - ☐ 头围$_2$
    - ☐ 股骨长$_1$
    - ☐ 股骨长$_2$
    - ☐ 腹围$_1$
    - ☐ 腹围$_2$

辅助检查重点项目

- ☐ 超声检查
  - ☐ 胎儿预计体重 EFW *
    - ☐ 胎儿预计体重 EFW$_1$
    - ☐ 胎儿预计体重 EFW$_2$
  - ☐ 羊水深度 *
    - ☐ 羊水深度$_1$
    - ☐ 羊水深度$_2$
  - ☐ 胎儿超声血流多普勒监测 *
  - ☐ 胎儿大脑中动脉血流频谱 *
    - ☐ 正常胎儿 MCA-PSV
    - ☐ 受限胎儿 MCA-PSV
  - ☐ 受限胎儿脐动脉舒张期血流频谱 *
    - ☐ 正常
    - ☐ 脐动脉舒张期血流缺失或反流
    - ☐ 静脉导管搏动指数增加或反流
    - ☐ 脐静脉搏动
  - ☐ 正常胎儿脐动脉舒张期血流频谱 *
    - ☐ 正常
    - ☐ 脐动脉舒张期血流缺失或反流
    - ☐ 静脉导管搏动指数增加或反流
    - ☐ 脐静脉搏动
  - ☐ 正常胎儿脐静脉血流频谱 *
    - ☐ 正常 ☐ 搏动
  - ☐ 受限胎儿脐静脉血流频谱 *
    - ☐ 正常 ☐ 搏动
  - ☐ 母体子宫动脉血流
    - ☐ 切迹
    - ☐ 评分
  - ☐ 胎儿其他畸形筛查
- ☐ 胎儿头部 MRI
  - ☐ 正常胎儿 ☐ 正常 ☐ 异常
  - ☐ 受限胎儿 ☐ 正常 ☐ 异常

治疗方案

- ☐ sFGR 分期及评估病情 *
- ☐ 制订治疗方案 *
  - ☐ 胎儿镜激光治疗 ☐ 详见胎儿镜激光治疗章节
  - ☐ 选择性减胎术 ☐ 详见选择性减胎术章节
  - ☐ 序列羊水减量术
  - ☐ 保守治疗
- ☐ 随访 ☐ 胎儿超声检查 ☐ 同术前超声检查内容

注:* 为重点项目

2. 双胎一胎选择性生长受限护理流程

详见本章第三节双胎输血综合征。

（二）双胎一胎选择性生长受限

1. 病史要点

（1）是否是单绒毛膜双胎妊娠：单绒毛膜双胎一胎选择性生长受限的预后更差，因此确定绒毛膜性对疾病的诊治意义重大。判断是否为单绒毛膜双胎妊娠是诊断双胎选择性生长受限的基础条件，可以根据早期超声妊娠囊数量、胎盘数量、T 征和 λ 征、胎儿性别等进行判断。

（2）诊断和鉴别

1）在明确是单绒毛膜双胎之后，超声是诊断和区分复杂性双胎并发症的重要手段，诊断标准如表 21-5。这其中，双胎输血综合征的主要特征表现就是两个胎儿羊水量的巨大差异。

表 21-5　sFGR 分型

分型	标准
Ⅰ型	生长受限胎儿脐动脉舒张期血流正常
Ⅱ型	生长受限胎儿脐动脉舒张期血流缺失或反向
Ⅲ型	生长受限胎儿脐动脉舒张期血流间断性缺失或反向

2）双胎选择性生长受限也是单绒毛膜双胎并发症之一，也可能存在双胎体重的差异，两者病理学基础极为相似，均存在共用一个胎盘，胎盘表面有血管交通支，两个胎儿之间通过血管交通支存在第三循环，重要的鉴别诊断标准为是否存在羊水量的差异。

2. 监测和诊断要点

（1）超声

1）超声是诊断和鉴别诊断双胎一胎选择性生长受限最重要的临床诊断手段。超声诊断双胎一胎选择性生长受限监测（表 21-6）。

2）无论是否进行手术治疗的双胎一胎选择性生长受限患者均需要严密的超声监测，推荐每周至少进行一次超声监测，如接受手术治疗（例如射频消融减胎术等），术后 24 小时需要复查超声检查，评估手术效果，术后每周至少进行一次超声监测，监测内容主要包括双胎生长发育情况、胎儿及脐带血管血流超声多普勒检查、羊水、胎盘以及宫颈情况。

（2）治疗要点：见表 21-6。

（三）护理要点

单绒双胎中 sFGR 的发病机制不仅仅与两胎儿胎盘分配不均衡有关，也与胎盘吻合血管间血流交换的大小和方向相关，前者是 sFGR 的发病基础，但后者决定了临床结局。根据超声下小胎儿脐血流多普勒表现，可分为三型：Ⅰ型的围产儿结局最好，临床中可期待妊娠，适时终止；Ⅱ型需结合诊断的孕周、两胎儿体重差异的程度和多普勒血流异常的严重性来综合判断；Ⅲ型的临床结局具有不可预测性，临床咨询时应充分告知。其余见双胎输血综合征患者的护理。

1. 健康教育

（1）在 sFGR Ⅰ型中，两胎儿之间的血流动力学相对稳定，围产儿的死亡率及出生后脑损伤的发生率更低。

（2）当不合并多普勒血流异常时，超声随访频率为每周一次，可期待至 34~36 周终止妊娠。

（3）对于Ⅱ型的孕期管理应考虑以下方面因素：诊断的孕周、两胎儿体重差异的程度和多普勒血流异常的严重性。当出现脐血流舒张期缺失或倒置时，应随时超声评估；当出现静脉导管血流异常时应考虑终止妊娠。

（4）对于 sFGR Ⅲ型，尽管血流稳定，但不可预测的胎儿宫内死亡风险更高。因而健康教育时需将突然胎死宫内的风险充分告知孕妇及家属，如出现

表 21-6　双胎一胎选择性生长受限超声监测及治疗要点

分型	检测指标	监测间隔	终止妊娠时机及处理
Ⅰ型	□ UA	□ 1~2 周	□ 34~36 周
Ⅱ型	□ DV	□ DV（−）每 1 周一次 □ DV（升 2 个标准差）更严密	□ DV（+）<28W 选择性减胎术 □ DV（+）>28W 终止妊娠
Ⅲ型	□ UA □ 生物物理评分	1 周	□ 终止妊娠　□ UA 舒张末反向，>32W □ 终止妊娠　□ EFW 相差大，>32W □ 终止妊娠　□ UA 间歇消失，>34W □ 减胎术　　□ 严重者，<28W

胎动异常,随时告知医护人员。

(5) sFGR Ⅲ型的宫内治疗技术也受到两胎儿脐带距离较近、缺乏羊水过多、羊水过少序列的限制。

2. 心理护理　向患者讲解疾病相关知识和注意事项,介绍成功病例以及出现不良预后的应对方法。

(尹少尉　夏春玲)

参考文献

1. Kilby MD,Oepkes D,Johnson A. Fetal therapy:scientific basis and critical appraisal of clinical benefits. New York:Cambridge University Press,2013:149-164.
2. 彭软,谢红宁,张颖,等.提示单绒毛膜双胎选择性生长受限胎儿预后不良的超声征象.中华围产医学杂志,2012,15(5):278-281.
3. 周琪,侯莉,张冬梅,等.产前超声监测对单绒毛膜双羊膜囊双胎妊娠一胎选择性生长受限的诊断及治疗选择的价值.2015临床急重症经验交流高峰论坛论文集,2015:626-627.
4. 彭软,谢红宁,张颖,等.提示单绒毛膜双胎选择性生长受限胎儿预后不良的超声征象.中华围产医学杂志,2012,15(5):278-281.

第七节　单绒毛膜单羊膜囊双胎

(一)流程化管理清单

1. 单绒单羊双胎诊疗流程

病史重点采集信息

病史	现病史	停经*	月经周期是否规律	
			末次月经	
			停经时间	
		受孕方式*	自然受孕	
			辅助生殖	促排卵受孕
				人工授精
				卵细胞内单精子注射
				体外受精-胚胎移植
		早孕反应	程度	一般早孕反应
				妊娠剧吐
			特殊治疗	

病史重点采集信息

病史	现病史	孕期用药史		
		孕期不良物质接触史		
		早孕期超声	首诊超声	卵黄囊
				妊娠囊
			11~14周超声	绒毛膜性
				羊膜性
				NT
		中孕期超声*	系统系排畸超声	绒毛膜性
				羊膜性
				脐带缠绕
				胎儿生长发育情况
				胎儿结构筛查
				胎儿血流监测
			胎儿心脏超声	
		产前诊断	检查孕周	
			检查方法	无创DNA
				羊水穿刺
				脐血穿刺
		妊娠合并症及并发症*	发现孕周	
			疾病类型	妊娠期高血压疾病
				妊娠期糖尿病
				其他
		孕期特殊情况*	发生孕周	
			特殊情况*	胎死宫内
				TTTS
				TRAP
				生长发育不一致
				胎儿血流异常
				阴道流血、流液
				宫缩
				其他
			治疗	药物治疗
				胎儿治疗

病史重点采集信息

病史	现病史	目前情况 *	□ 胎动
			□ 腹胀
			□ 宫缩
			□ 阴道流血
			□ 阴道流液
			□ 其他不适症状
	孕产史	□ 孕__次	
		□ 产__次	□ 前次分娩时间
			□ 前次分娩方式
		流产次数：__次	□ 自然流产__次
			□ 人工流产__次
			□ 药物流产__次
		不良孕产史	□ 胚胎停育
			□ 胎儿畸形
			□ 胎死宫内
			□ 胎儿染色体异常
			□ 其他
		□ 目前存活子女情况	
	既往史	□ 高血压	
		□ 糖尿病	
		□ 心脏病	
		□ 其他	
		□ 病史：__年	
	家族遗传史	□ 高血压家族史	
		□ 糖尿病家族史	
		□ 心脏病家族史	
		□ 其他家族遗传病史	
		□ 亲属类型	

体格检查重点采集信息

体格检查	一般查体	□ 血压
		□ 脉搏
		□ 呼吸
		□ 体温
		□ 有无水肿
		□ 皮肤黏膜有无出血点
	产科查体	□ 宫高
		□ 腹围
		□ 胎方位
		□ 是否可扪及宫缩
		□ 有无阴道流血
		□ 有无阴道流液

辅助检查重点项目

辅助检查	血常规 *	□ 血型
		□ 白细胞变化
	□ 凝血五项 *	
	□ 尿常规	
	□ 肝、肾功能 *	
	□ 胎心率监测	
	胎心监护 *	□ 反应型
		□ 宫缩波
	胎儿医学超声评估 *	□ 胎儿生长发育情况
		□ 胎儿结构异常
		□ 羊水量有无异常
		□ 羊膜间隔
		□ 脐带缠绕、打结
		有无双胎特有疾病	□ TTTS
			□ sFGR
			□ TAPS
			□ TRAPS
			□ 双胎生长发育不一致
		胎儿血流监测 *	□ 脐动脉血流
			□ 脐静脉血流
			□ 静脉导管血流
			□ 大脑中动脉血流
		□ 胎儿心脏超声	
	□ 胎儿头部磁共振 *	

治疗方案

治疗方案	门诊治疗	□ 转诊至母胎医疗中心
		门诊随诊监测	□ 监测胎儿宫内安危
			□ 监测母体情况
	住院治疗	住院保胎治疗	□ 动态监测
			□ 促胎肺成熟
			□ 抑制宫缩
			□ 支持治疗
			□ 其他
		住院终止妊娠	□ 讨论分娩时机
			□ 选择分娩方式
	□ 产后新生儿随访	

注：* 为重点项目

2. 单绒单羊双胎护理流程

详见本章第三节双胎输血综合征患者的护理。

（二）单绒单羊双胎诊断要点

1. 孕早期是否有超声确定绒毛膜性和羊膜性

（1）单羊膜囊双胎是受精卵于受精后8~12天分裂形成，为单卵双胎的一种罕见形式，仅占单卵双胎妊娠的1%。在孕早期确定绒毛膜性和羊膜性最为简单可靠，且对孕期管理至关重要。除了罕见的病例外，羊膜囊数应等同于卵黄囊数，故在孕早期计数卵黄囊来判断羊膜性相对简单易行，一个卵黄囊提示为单羊膜性。尽管最早在孕7周可经阴道超声通过卵黄囊数目来判断羊膜性，但对于单羊膜囊双胎，目前认为最佳的诊断时机为孕11~14周，同时需完成胎儿颈项透明层（NT）厚度检查，评估胎儿发生唐氏综合征的风险，并可早期发现部分严重的胎儿畸形。但也有个别病例报道，早孕期超声下见两个卵黄囊，而后晚孕期超声及分娩时确定为单羊膜囊双胎。简言之，早孕期单个卵黄囊不能作为单羊膜囊双胎的确切诊断依据，孕期需复行超声以确定诊断。

（2）可根据胎盘个数、胎儿性别、早孕期超声下"λ"征等征象将单绒毛膜双胎与双绒毛膜双胎相互鉴别。但单绒毛膜双羊膜囊双胎与单羊膜囊双胎的鉴别要困难一些，单绒双羊双胎超声下可见两胎儿间较薄的羊膜分隔，即"T"征。然而在孕12周前或晚孕期，该羊膜间隔常常难以显示。所以，若早孕期未显示羊膜间隔，建议定期监测。

2. 孕中期的胎儿系统排畸超声有无异常

（1）在孕中期后，确定绒毛膜性和羊膜性的准确度降低，可超声检查先确定胎盘的数量和每个胎儿的性别，然后扫查分隔羊膜来系统地评估绒毛膜性和羊膜性。在一些单绒毛膜双羊膜囊双胎中，如严重的TTTS，由于分隔羊膜较薄，超声显像不佳，甚至有时因严重的羊水过少导致分隔羊膜紧贴胎囊中的胎儿而不能显示，即"贴附儿"现象，不管母亲的位置如何变化，该胎儿都紧贴子宫壁不动，单羊膜囊双胎需与此相鉴别。另外，单羊膜囊双胎可见两胎儿的自由活动及其脐带的缠绕。任何在孕中期或孕晚期首次怀疑为单羊膜囊的双胎必须经临床经验丰富的超声科医师评估，以排除严重TTTS的可能。最近的一系列研究发现，在排除胎儿畸形的病例后，产前诊断为单羊双胎的胎儿围产期死亡率由7%~20%降低至2.4%~2.8%。

（2）与双卵双胎相比，同卵双胎更易发生先天性异常。有报道，单卵双胎中重大畸形的发生率高于单胎的4倍，高于双卵双胎的近3倍。在同卵双胎中，单羊膜囊双胎较双羊膜囊双胎有着更高的先天异常发生率，约为18%~28%，影响围产儿的病死率。所以，在孕中期系统性排畸超声检查尤为重要。

（3）由于表观遗传表达、自发性突变等环境因素对胚胎发育的影响，单卵双胎有着较高的基因疾病及先天畸形不一致的发生率，两胎儿异常一致的发生率仅为18%~23%，单羊膜囊双胎亦如此。因此，双胎中一胎儿结构未发现异常也不能忽视对另一胎儿的筛查，同样地，一胎儿异常也应仔细检查另一胎儿。

（4）在单绒双胎中，两胎儿胎盘间存在交通支，影响胎儿循环，可能对胎儿的心脏发育产生不良影响。有报道显示，单羊膜囊双胎较双羊膜囊双胎有着更高的胎儿心脏异常的发生率，但也有研究表明，单绒单羊与单绒双羊双胎的胎儿心脏发育异常的发生率无明显差异。但肯定的是，双胎的胎儿心脏异常的发生率为1.4%，而单胎的仅为0.87%。因此，单羊膜囊双胎除了进行胎儿系统性超声检查外，还需另行胎儿心脏超声检查。必要时，应及时将孕妇转诊至产前诊断中心、母胎医学中心或胎儿医学中心进行专业的咨询与管理。

（三）治疗要点

1. 孕期监测要点

（1）单羊膜囊双胎是否需住院监测及监测频率

1）单绒单羊双胎的围产期死亡率近50%，原因有早产、生长受限和先天畸形（见于25%的单绒单羊双胎），但最主要原因为脐带缠绕和脐带意外。有文献报道，71%的单羊膜囊双胎存在一定程度的脐带缠绕，可导致脐带受压，影响胎儿血供，超过50%的胎儿死亡与脐带因素有关。脐带缠绕可通过超声评估诊断，多普勒超声除了可观察到是否存在脐带缠绕，还可评估缠绕的严重程度及对胎儿血流的影响程度。

2）由于脐带意外是胎儿死亡的主要原因，大多数指南强调加强胎儿监测，以便在胎死宫内前尽早发现识别。但关于监测频率以及住院监测的必要性一直备受关注。几项研究表明，有存活能力的单羊膜囊双胎，住院后每天行胎儿监测可提高新生儿存活率，减少围产儿发病率。

3）一些机构对单羊膜囊双胎妊娠孕妇选择性地进行连续胎儿监测。然而，在临床实践中，真正的连续监测是不可能实现的。Quinn等人回顾研究了超过10 000小时的单羊膜囊双胎的胎儿监测，发现仅有51.6%的时间里两个胎儿都能被成功监测到。所以不建议进行连续监测，而是建议每天监测胎儿心率(FHR)2次或3次。虽然不能预测脐带意外，但FHR监测可能观察到变异减速，此时则建议进行连续监测，若情况恶化或胎儿宫内安危无法保证时需紧急终止妊娠。

4) 入院的时间根据孕妇期待分娩孕周决定，且需产科医师与新生儿科医师预约咨询，讨论不同孕龄的早产儿的并发症。有研究表明，24周后即开始有效的胎儿监测，可减少24~28周的胎死宫内发生率。入院的时间一般为妊娠24~28周。特别地，入院后可预防性地产前给予皮质类固醇，为可能发生的早产作准备。

(2) 单羊膜囊双胎特殊疾病的监测及治疗

1) 关于双胎输血综合征(twin-twin transfusion syndrome, TTTS)的监测和诊断是所有单绒双胎孕期管理的要点。两胎儿间的胎盘血管交通支使得胎儿处于严重并发症的危险中，如胎死宫内等。虽然单羊膜囊双胎发生TTTS的风险(2%~3%)对于双羊膜囊单绒双胎(15%)，但鉴于TTTS在单绒双胎中的高发生率，TTTS仍是单羊膜囊双胎的孕期监测要点之一。由于单羊膜囊双胎存在于同一羊膜囊内，TTTS中羊水量差异的诊断要点并不适用于此。所以，对单羊膜囊双胎而言，需每2周行一次超声检查，观察是否存在胎儿膀胱不可见、羊水过多和两胎儿生长发育不一致，出现任何可疑征象都需增加超声监测频率。

2) 正如前文所述，单羊膜囊双胎有着更高的胎儿先天异常的发生率，两胎儿先天结构异常或遗传综合征的不一致性，这给孕期监测及管理带来了更多的困难，因为异常胎儿会使正常胎儿面临胎死宫内、早产等其他围产期并发症的风险。由于单羊膜囊双胎共享胎盘血液循环且有脐带过度缠绕的风险，对于单羊膜囊双胎一胎异常的病例而言，选择性减胎术是非常复杂的决定。由于单绒双胎存在胎盘血管交通支，故减胎药物不能应用，可采用的选择性减胎方法有激光电凝、双极电凝、脐带结扎、射频消融等方法阻断胎儿脐带血流。但脐带缠绕、打结的问题仍是威胁存活胎儿宫内安危的因素，有研究报道，在行减胎术的同时，可截断已减胎儿脐带，以预防远期因脐带缠绕、打结导致的胎死宫内。

2. 特殊药物的应用

(1) 妊娠34周前，应用糖皮质激素可改善新生儿的肺功能。在单羊膜囊双胎中，胎儿窘迫及早产的发生风险更高，糖皮质激素的应用要更加谨慎。

通常在26周左右，胎儿有一定的存活力，可先给予糖皮质激素一个疗程。若2~3周内未分娩，或于分娩前，需再另用一疗程。

(2) 舒林酸(sulindac)是一种非甾体类抗炎药，可减少胎儿尿量的排泄，改善羊水量过多，进而减少胎儿活动及脐带缠绕。有研究表明，舒林酸可减少羊水量，然而研究中病例较少，不足以证明其有效性，且其可能影响胎儿大脑、消化道等的发育。因此，不推荐使用该药物。

3. 终止妊娠时机及方式的选择

(1) 单羊膜囊双胎预后的改善主要是因为产前应用皮质类固醇，增加胎儿监测频率和择期早产分娩。Van Mieghem等人评估了193例单羊膜囊双胎的胎儿及新生儿预后，得出结论，26~28周后开始严密监测，可降低33周前胎死宫内的风险，以及由早产带来的新生儿死亡的风险，且接近于33周分娩时，新生儿的死亡率及严重并发症的风险最低。2014年ACOG关于多胎妊娠的实践公报指出，虽然现有关于妊娠期管理和分娩时机的循证依据有限，但单羊膜囊双胎在妊娠32~34周终止妊娠较为合理。因此，大多数研究建议在妊娠32~34周期间进行产前皮质类固醇治疗后进行择期分娩，且在32~34周终止妊娠，新生儿出现并发症的风险低，抵消了不可预测的持续的IUFD的风险。

(2) 虽然密切监测胎儿宫内安危，阴道分娩并不是完全禁忌的，但目前推荐用剖宫产来避免脐带意外的风险。另一方面有病例报道，第一胎脐带绕颈一圈，为了促进分娩，将其剪断后发现该脐带为第二胎脐带。大多数研究建议单羊膜囊双胎选择剖宫产分娩。

(四) 护理要点

单绒毛膜单羊膜囊孕妇易出现双胎脐带扭转、脐带真结，分娩时易出现分娩第二个胎儿时胎位异常等并发症，护理上应注意双胎妊娠通常恶心、呕吐等早孕反应重，妊娠中期后体重增加迅速，腹部增大明显，下肢水肿、静脉曲张等压迫症状出现早且明显，妊娠晚期常伴有呼吸困难、行动不便。多胎妊娠易引起妊娠高血压疾病、早产、胎膜早破、胎儿发育异常等并发症。护理上应注意观察和健康教育指导。

1. 病情观察

(1) 定期产检，监测胎儿生长发育及早发现胎儿有无异常和畸形。教会孕妇计数胎动，观察胎心变化，应该在不同部位听到两个胎心音或者同时听诊 1 分钟,并胎心率相差 10 次 / 分以上。

(2) 嘱孕妇常取左侧卧位。注意孕妇自觉症状,羊水过多的孕妇压迫症状严重时应经腹羊膜腔穿刺放羊水,缓解压迫症状。

(3) 人工破膜时,应在宫缩间歇期让羊水缓慢流出,防止胎盘早剥和脐带脱垂等并发症的发生。

(4) 临产后严密观察产程进展及胎心变化,对于胎先露下降不理想者应高度重视,防止发生胎头交锁及胎儿碰撞导致难产。

(5) 分娩时应注意第一胎儿娩出后,必须立即夹紧胎盘侧脐带,防止第二胎失血。助手应在腹部固定第二胎儿为纵产式,并立即观察胎心有无脐带脱垂、胎盘早剥等。

(6) 无论阴道分娩还是剖宫产,均应积极预防产后出血,做到临产时备血,胎儿娩出前建立静脉通道,第二胎儿娩出后立即使用缩宫素,腹部压沙袋 6 小时。

2. 健康教育

(1) 单绒毛膜单羊膜囊双胎的分娩孕周是 32~34 周,双胎易并发早产,应提前为孕妇制订分娩计划。

(2) 妊娠后期应适当活动、卧床休息,防止早产的发生。

(3) 指导孕产妇加强营养,尤其注意补充铁、钙、叶酸等,以满足妊娠需要。

(4) 产后指导双胎新生儿的母乳喂养,对于早产儿母婴分离的状况时,教会母乳保存和喂养的方法。

3. 心理护理

(1) 孕妇由于过分担心胎儿安危而表现情绪紧张、焦虑不安、抑郁,甚至悲伤、恐惧、失望心理。

(2) 因为羊水过多,子宫过于膨胀,压迫附近脏器。孕妇腹部胀痛,呼吸困难,心悸。

(3) 责任护士在护理过程中认真评估,建立良好的护患关系,讲解相关知识、治疗方案、告知孕妇及家属并发症对孕妇及胎儿的危害性,使他们对该病有一定了解,有一个充分的心理准备,积极配合医师做好产科相关检查及处理。

(4) 适度延长孕周、保障围生儿的安全,

(5) 对有死胎、死产及新生儿异常等情况者,提供心理支持、人文关怀和帮助。

(6) 孕妇出院后还需定时电话随访,建立随访档案。

(刘彩霞　夏春玲)

参考文献

1. Allen VM,Windrim R,Barrett J,et al. Management of monoamniotic twin pregnancies:a case series and systematic review of the literature. BJOG,2001,108:931-936.

2. Baxi LV,Walsh C. Monoamniotic twins in contemporary practice:a single-center study of perinatal outcomes. J Mat Fet Neonatal Med,2010,23(6):506-510.

3. 中华医学会围产医学分会胎儿医学学组,中华医学会妇产科学分会产科学组. 双胎妊娠临床处理指南(第二部分):双胎妊娠并发症的诊治. 中国产前诊断杂志,2015,7(4):57-64.

4. Tim VM,Roel DH,Liesbeth L,et al. Prenatal management of monoamniotic twin pregnancies. Obstet Gynecol,2014,124:498-506.

5. Keisuke I. Prenatal diagnosis and management of monoamniotic twins. Curr Opin Obstet Gynecol,2015,27(2):159-164.

6. Annalisa P,Kent H. Managing monoamniotic twin pregnancies. Clin Obstet Gynecol,2015,58(3):643-653.

7. 国家卫生和计划生育委员会公益性行业科研专项《常见高危胎儿诊治技术标准及规范的建立与优化》项目组. 双胎妊娠超声检查技术规范(2017). 中国实用妇科与产科杂志,2017,33(8):816-820.

8. Valsky DV,Martinez-Serrano MJ,Sanz M,et al. Cord occlusion followed by laser cord transection in monochorionic monoamniotic discordant twins. Ultrasound Obstet Gynecol,2011,37(6):684-688.

9. 郭晓玥,魏瑗,邵珲,等. 单羊膜双胎 17 例临床分析. 实用妇产科杂志,2014,30(3):227-230.

10. 王桂梅,杨小红,胡娅萍,等. 单绒毛膜单羊膜囊双胎之一畸形 1 例. 实用医学杂志,2015,20:3426-3426.

11. 邵长香,孙路明,邹刚,等. 单绒毛膜单羊膜囊双胎妊娠 17 例临床分析. 中华围产医学杂志,2014,17(9):609-613.

12. 潘云祥,马小燕,尚宁,等. 三维超声对单绒毛膜单羊膜囊双胎脐带缠绕的诊断价值. 实用医学杂志,2017,33(13):2126-2129.

13. 杨祖菁,王俊. 联体双胎的诊断和处理. 实用妇产科杂志,2012,28(5):333-335.

14. 张静宇,刘照娟. 单卵双胎脐带绞索形成真结 1 例. 安徽医学,2012,33(10):1406.

15. 蒋小娥,彭巧珍,张卫社,等.1 例足月单羊膜囊双活胎病例报道及文献复习. 中国现代医学杂志,2015,25(30):109-112.

16. 胡君,孙伟杰,杨慧霞,等. 单绒毛膜单羊膜囊双胎脐带缠绕病例报道及文献学习. 中国计划生育和妇产科,2015,4:46-49.

17. 马兰华. 单羊膜囊双胎 2 例. 中国社区医师(医学专业),2012,14(8):19.

18. 潘义,孙丽洲. 单羊膜囊双胎妊娠 2 例报道并文献复习. 现代妇产科进展,2013,22(11):935-936.

19. 马腾,丁新. 单绒毛膜单羊膜囊双胎妊娠 2 例临床分

析 . 中国医刊,2016,51(10):73-76.

第八节　三胎以上多胎妊娠

(一)流程化管理清单

1. 三胎及以上多胎妊娠管理流程

病史重点采集信息

- 病史
  - □ 现病史
    - □ 年龄
    - □ 停经*
      - □ 月经周期是否规律
      - □ 末次月经
      - □ 怀孕周数
    - □ 受孕方式*
      - □ 正常受孕
      - □ IVF-ET
        - □ 第一代
        - □ 第二代
        - □ 第三代
      - □ 促排卵
      - □ 其他
      - □ 辅助生殖妊娠次数
      - □ 辅助生殖移植胚胎数目
    - □ 早孕反应
      - □ 一般早孕反应
      - □ 妊娠剧吐
    - □ 绒毛膜性*
      - □ 三胎妊娠:包括单绒毛膜双胎
      - □ 三胎妊娠:包括双绒毛膜双胎
      - □ 三绒毛膜三羊膜囊三胎
      - □ 三胎以上多胎妊娠
    - □ 发现多胎妊娠孕周*
    - □ 胎动*
      - □ 发现胎动孕周
    - □ 腹痛
    - □ 阴道流液
    - □ 大小便
      - □ 大便次数、是否规律、性状
      - □ 小便次数、是否规律、性状
  - □ 孕产史*
    - □ 孕次
    - □ 足月产次
    - □ 流产次数
      - □ 人工流产次数
      - □ 自然流产次数
    - □ 不良孕产史
    - □ 多胎妊娠孕产史

病史重点采集信息

- 病史
  - □ 既往史
    - □ 家族史
      - □ 高血压家族史
      - □ 糖尿病家族史
      - □ 心脏病家族史
      - □ 其他家族遗传病史
      - □ 其他
    - □ 孕早期毒药物接触史
    - □ 孕早期放射线接触史*
    - □ 孕早期化学性药物接触史*

体格检查重点采集信息

- 体格检查
  - □ 生命体征
    - □ 体温
    - □ 脉搏
    - □ 呼吸
    - □ 血压
  - □ 一般体格检查
    - □ 身高
    - □ 体重
    - □ 步态
      - □ 活动自如
      - □ 活动受限
    - □ 面色
      - □ 正常
      - □ 苍白
      - □ 黄染
    - □ 四肢
      - □ 活动
        - □ 灵活
        - □ 受限
      - □ 水肿
        - □ 下肢水肿
        - □ 全身水肿
  - □ 产科特殊检查
    - □ 宫高
    - □ 腹围
    - □ 胎先露
    - □ 胎心率
    - □ 外阴
    - □ 阴道
      - □ 活动性出血
      - □ 分泌物
        - □ 性状
        - □ 气味

辅助检查重点项目

- □ 完善辅助检查*(生化检查)
  - □ 血常规 + 血型
  - □ 凝血五项
  - □ 肝炎病毒,HIV,梅毒
  - □ 血 hCG
  - □ 孕酮

辅助检查重点项目

□ 完善辅助检查*(物理检查)	□ 孕早期超声*	□ 绒毛膜性	□ 三绒毛膜三羊膜囊三胎
			□ 双绒毛膜三羊膜囊三胎
			□ 单绒毛膜三羊膜囊三胎
			□ 双绒毛膜双羊膜囊三胎
			□ 三胎以上多胎妊娠
		□ 其他异常	

治疗方案

□ 治疗方案	□ 减胎治疗		
	□ 孕妇异常治疗情况	□ 妊娠合并症	
		□ 妊娠并发症	
	□ 胎儿异常治疗情况	□ 继续监测	□ 超声
			□ 胎心监护
			□ 其他
	□ 终止妊娠		

注:*为重点项目

2. 三胎及以上妊娠护理流程

护理流程	描述要点
□ 观察胎儿安危	□ 听3个胎心(相差10次/分)
	□ 询问胎动情况
	□ 双胎监护仪及另一个单胎胎心监护仪监护
□ 协助医师	□ 询问病史
	□ 体格检查
□ 健康教育	□ 教会患者和家属三胎计数胎动的方法
	□ 产前筛查和诊断的方法和注意事项
	□ 化验检查注意事项
	□ 绒毛膜性和相互的影响、答疑解惑
	□ 用药的作用和注意事项
□ 心理护理	□ 评估产妇和家属对于三胎妊娠的反应和给予心理护理
□ 监测	□ 生命体征
□ 采血	□ 遵医嘱

护理流程	描述要点
□ 协助检查	□ 超声检查:确定绒毛膜性和胎儿状况
	□ 磁共振
	□ 产前筛查和诊断
	□ 多学科会诊
□ 胎儿镜术前准备	□ 备血、备皮、留置尿管
	□ 左上肢留置套管针
	□ 术晨静滴抑制宫缩的药物
□ 胎儿镜术后观察	□ 神志
	□ 生命体征
	□ 血氧
□ 胎儿镜术后专科护理	□ 遵医嘱应用抑制宫缩的药物
	□ 观察腹胀、腹痛、阴道流血、流液情况
	□ 询问胎动情况
	□ 观察穿刺部位有无血肿、压痛、反跳痛
	□ 指导双下肢床上活动,防止血栓的发生
	□ 给予抗生素补液
	□ 会阴护理
□ 胎儿镜术后24小时	□ 复查超声,确认手术效果
	□ 复查胎心监护,监测胎儿安危
	□ 拔出尿管,观察排尿情况
□ 心理护理	□ 减胎术后反应及答疑解惑
□ 出院指导	□ 复查时间和内容
	□ 告知有腹痛、阴道流血、流液,及时就诊
	□ 指导遵医嘱定期产检
	□ 办理出院相关流程

(二)诊疗要点

1. 病史要点

(1)询问患者妊娠绒毛膜性

1)明确多胎妊娠,较可靠的方法为孕期超声检查。

2)孕早期超声可以测定胎儿数量,判断孕龄、绒毛膜性及羊膜性。

3)和双胎妊娠相同,三胎及以上多胎妊娠绒毛膜性的判断对于患者的孕期管理、风险评估、实施减胎、预后评估非常重要。因此,孕早期通过超声判断绒毛膜性必不可少。

4)有研究提示:三胎及以上多胎妊娠中,完全单绒毛膜或者其中双胎为单绒毛膜的三胎妊娠,其发生并发症的风险高于三绒毛膜三胎。

（2）患者此次多胎妊娠原因：一般来说，极少数患者三胎及以上多胎妊娠为自然妊娠，基本都为辅助生殖妊娠，所以，临床医师应该明确患者此次辅助妊娠的原因，对于后续减胎治疗提供依据。我国《多胎妊娠减胎术操作规范（2016）》中提出：早期妊娠诊断为多胎妊娠需要减胎，但如夫妇一方有染色体异常、先天畸形儿分娩史、孕妇高龄，可保留至妊娠中期，根据产前诊断结果再选择性减胎；高龄孕妇、瘢痕子宫、子宫畸形、宫颈机能功能不全等，多胎妊娠建议减为单胎；孕妇合并其他疾病，如高血压、糖尿病等，建议减为单胎。

2. 体格检查要点

（1）一般体格体征：主要是注意有无气短、贫血等症状。

（2）产科特殊检查

1）明确宫高、腹围，胎先露，胎心率是否符合多胎妊娠。

2）有无孕期阴道流血、腹痛等流产/早产症状。

3）宫颈长度的定期监测及胎盘位置的监测。

3. 辅助检查要点

（1）生化检查：如有流产症状者或流产病史者可监测血 hCG。

（2）影像学检查

1）孕龄的确定：

A. 早孕期通过测量胎儿头臀长确定孕龄。

B. 自然妊娠以较大胎儿头臀长测量值确定孕龄。

C. 辅助生殖技术后的双胎妊娠通过取卵日或胚胎移植确定孕龄。

2）绒毛膜性的确定：

A. 应在妊娠 13^{+6} 周之前判定双胎妊娠绒毛膜性及羊膜性。

B. 在妊娠 6~9 周，可通过孕囊数目判断绒毛膜性。

C. 妊娠 10~13^{+6} 周，通过双胎间的羊膜与胎盘交界的形态判断绒毛膜性。

3）孕早期通过超声判断是否存在胎儿异常：

A. 检测染色体疾病相关的软指标：胎儿颈项透明层（NT）厚度、鼻骨及静脉导管等。

B. 尽可能发现严重的胎儿畸形，如无脑儿、单心室、胎儿严重水肿。

（三）治疗要点

1. 向患者及家属进行必要的告知　对于多胎妊娠的孕妇及家属，在门诊就诊时，作为临床医师我们需要对其进行详细的病情及相关风险告知。根据目前的研究进展，多胎妊娠母体风险包括：妊娠剧吐、妊娠期糖尿病、高血压、贫血、产后出血、剖宫产、产后抑郁症等。胎儿相关风险包括：新生儿和婴儿近期和远期的发病率，如胎儿早产、低体重儿、极低体重儿、脑瘫、学习障碍、语言发展缓慢、行为困难、慢性肺病、发育迟缓和死亡的风险增加。

2. 多胎妊娠减胎治疗

（1）多胎妊娠面临着很高的母胎风险。孕期孕妇的并发症如高血压，糖尿病，妊娠剧吐均较单胎妊娠高出很多倍。胎儿发生早产的风险也大大增加，并且新生儿及婴儿出现远期不良预后的风险增加。因此，我国《多胎妊娠减胎术操作规范（2016）》中写到：需要减胎的对象包括：自然妊娠及辅助生殖技术助孕妊娠三胎及三胎以上的患者。根据患者情况，建议减至单胎或双胎，避免三胎或以上的妊娠分娩。一项 META 分析表明三胎妊娠经减胎术变为双胎妊娠的妇女，其妊娠丢失、产前并发症、早产、低出生体重儿、剖宫产以及新生儿死亡的发生率均低于那些继续三胎妊娠的妇女，与自然受孕的双胎妊娠相近。多胎妊娠减胎术（MFPR）是降低胎儿围产期发病率和死亡率的适宜方法。

（2）减胎术的时机：一般来说，根据临床具体情况和患者具体要求综合决定。目前的研究提示，减胎时间越早，对孕妇的刺激越小、操作越容易、残留的坏死组织越少，因而越安全且妊娠结局越优。有研究提示，MFPR 的最佳时间为 11~14 周。

（3）关于多胎妊娠减胎为单胎还是双胎的问题：我国多胎妊娠减胎术操作规范（2016）中认为：由于多胎妊娠存在自然减胎的可能，一般认为可将多胎妊娠经减胎术保留双胎；但对于高龄孕妇、瘢痕子宫、子宫畸形、宫颈机能功能不全、三胎妊娠中含有单绒毛膜双胎或孕妇合并其他疾病等患者，应该减为单胎。

（4）关于减灭胎儿的选择：主要考虑有利于操作的妊娠囊；靠近宫颈的妊娠囊；含有最小胚体的妊娠囊；如果当宫内一胎囊为单绒毛膜单胎，另一胎囊为单绒毛膜双胎时，首选对单绒毛膜双胎行减胎术，保留单绒毛膜单胎，以减少产科及围产期并发症。

3. 多胎妊娠的孕期管理

（1）目前，并没有关于多胎妊娠的详细孕期监测方案。但是，三胎及以上妊娠的孕妇应严格按照高危妊娠管理。严密监测孕妇可能出现的并发症及胎儿宫内安危情况。

（2）对于三胎及以上妊娠，均应转诊至母胎医学中心进行后续监测和管理。减胎至双胎妊娠的孕妇，需要按照双胎妊娠孕期管理方案进行必要的监测和治疗。孕期注意孕妇及胎儿可能出现的合并症及并发症。

4. 妊娠的分娩时机及分娩方式

（1）多胎妊娠的分娩方式受受孕方式、孕周、胎儿大小、胎位、孕妇的年龄和身体情况等多种因素的影响。

（2）三胎及多胎妊娠面临着很高的早产风险。目前，对于多胎妊娠分娩时机的研究很少，大多数专家认为无并发症的三胎妊娠合理的分娩时间为35~36周。

（3）三胎妊娠患者可以选择阴道分娩，但是这对于接产医师是极大的考验。助产团队必须要求丰富的经验。并且，分娩过程中监测母胎的安全难度极大。因此，对于达到存活胎龄的三胎及多胎妊娠，建议选择择期剖宫产分娩。

（四）护理要点

同本章第三节双胎输血综合征的护理。

（张志涛　夏春玲）

参考文献

1. 胡琳莉，黄国宁，孙海翔，等.多胎妊娠减胎术操作规范（2016）.生殖医学杂志，2017，26（3）：193-198.

2. Dodd JM，Dowswell T，Crowther CA. Reduction of the number of fetuses for women with a multiple pregnancy. Cochrane Database Syst Rev，2015，11：CD003932.

3. Zipori Y，Haas J，Berger H，et al. Multifetal pregnancy reduction of triplets to twins compared with non-reduced triplets：a meta-analysis. Reprod Biomed Online，2017，35（3）：296-304.

4. Wimalasundera RC. Selective reduction and termination of multiple pregnancies. Seminars in Fetal & Neonatal Medicine，2010，15（6）：327-335.

5. 杜鹃.多胎妊娠的适宜分娩时机与分娩方式.中国实用妇科与产科杂志，2009，25（6）：436-437.

6. 吴远菲，周娜，殷潜生，等.1例八胎妊娠分次减胎术患者的护理.当代护士（专科版），2014，2：151-152.

7. 李南，王佳燕，陈敏，等.超声引导下氯化钾选择性减胎术131例分析.中国医学创新，2017，14（10）：1-4.

8. 吴克良，刘辉，于官令，等.实验室对特殊病例胚胎移植方式的选择.国际生殖健康/计划生育杂志，2012，31（5）：362-364.

9. 李红燕，王燕芸，王谢桐，等.复杂性多胎妊娠选择性减胎术.中华围产医学杂志，2015，18（2）：130-133.

10. 肖宇，吕杰强.辅助生殖技术单卵多胎妊娠的影响因素研究进展.医学研究杂志，2013，42（2）：203-206.

11. 陈云，张焕芳.26例多胎妊娠行选择性减胎术的护理.护理研究，2014，29：3680-3682.

12. 程利南.多胎妊娠是否需要住院和卧床休息？中华全科医师杂志，2016，15（1）：9.

13. 董耘.多胎减胎术的临床分析.武汉：华中科技大学，2012.

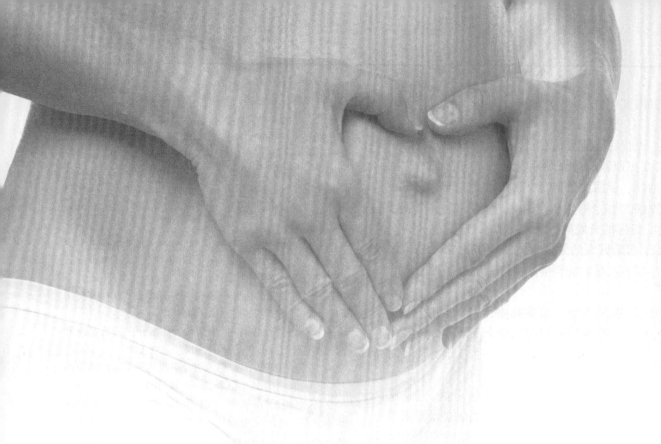

 第二十二章

介入性产前诊断操作

概述

　　越来越多的孕妇需要进行介入性产前诊断。介入性产前诊断是有创性的操作，涉及绒毛活检、羊膜腔穿刺、脐带血穿刺等。每种技术均有其适应证、禁忌证，术前需要经过产科医生或遗传咨询师的遗传咨询，评估胎儿生长发育情况，确定是否具有产前诊断指征，根据不同的孕周选择手术方法。

　　本章主要介绍绒毛膜穿刺取样术、羊膜腔穿刺、脐带血穿刺的适应证、禁忌证、手术时机、术前准备、穿刺及检查步骤、并发症等。

第一节 绒毛膜穿刺取样术

（一）流程化管理清单

1. 绒毛膜穿刺取样术门诊／急诊诊疗流程

病史重点采集信息		
□ 现病史	□ 停经	□ 月经周期是否规律
		□ 月经型
		□ 停经时间
		□ 超声确定孕周 *
	□ 本次穿刺原因 *	□ 早期唐氏筛查高风险：□ NT>3mm／□ NT+血清学筛查高风险
		□ 既往生育过染色体异常或单基因病患儿
		□ 父母为染色体异常携带者
		□ 父或母同为某一单基因遗传性疾病携带者
		□ 预产期年龄≥35岁
	□ 发热或其他感染性疾病	
□ 孕产史	□ 孕次__次	
	□ 自然流产史	□ 早期流产史__次
		□ 晚期流产史__次
	□ 早产史__次	
	□ 胎膜早破史__次	
	□ 既往分娩方式	□ 阴式分娩__次
		□ 剖宫产__次
	□ 目前存活子女__个	
	□ 胎死宫内史	
	□ 出生缺陷	□ 染色体病
		□ 基因病
	□ 本人或丈夫是否为染色体异常或单基因遗传病携带者	
□ 家族病史	□ 父母、祖父母、外祖父母、兄弟姐妹是否为染色体异常或基因异常患者	

体格检查重点采集信息		
□ 生命体征 *	□ 体温	
	□ 脉搏	
	□ 呼吸	
	□ 血压	
□ 常规体检	□ 活动	□ 自如
		□ 受限
	□ 腹部查体	□ 压痛
		□ 反跳痛
		□ 肌紧张

辅助检查重点项目		
□ 实验室检查 *	□ 血常规加血型	
	□ 凝血五项	
	□ HIV+RPR	
	□ 肝炎病毒标志物	
□ 超声 *	□ 胎盘位置	□ 部位
		□ 是否覆盖宫颈内口
	□ 胎心率	
	□ 胎儿是否有发育异常（脐膨出，淋巴瘤等）	

注：* 为重点项目

2. 绒毛膜穿刺取样术门诊／急诊护理流程

护理流程	描述要点
□ 健康教育	□ 病区环境
	□ 绒毛膜穿刺取样术相关知识宣教
	□ 化验检查注意事项
	□ 安全评估及告知
□ 心理护理	□ 心理状况评估及护理
□ 协助医师	□ 询问适应证
	□ 风险告知
	□ 完善病历
□ 术前准备	□ 审查检验报告
	□ 协助医师听胎心
□ 术中配合	□ 严格无菌操作
	□ 超声定位穿刺部位
	□ 留取适量标本
□ 术后观察	□ 确认胎心
	□ 留观30分钟
□ 门诊随访	□ 产前诊断结果

（二）绒毛膜穿刺取样术操作要点

1. 绒毛穿刺定义　胎盘绒毛穿刺（chorionic villus sampling, CVS）简称绒毛穿刺，是指穿刺针进入胎盘实质内抽吸绒毛标本，然后进行染色体等一系列遗传、生化学检测的介入性产前诊断方法。总体流产率约 0.2%~2%，与操作者的经验密切相关。

2. 绒毛穿刺的优缺点　绒毛穿刺产前诊断时间较早，可以在胎儿较小时作出诊断，减轻患者知晓结果作决定后的心理冲击，此时放弃胎儿身心伤害都较小。缺点是技术操作难度大，绒毛培养技术要求高，还有胎盘嵌合体存在，影响结果解读，必要时还需羊水或者脐带血穿刺进一步明确诊断。

3. 询问病史，严格把握穿刺指征。

（1）适应证

1）年龄≥35 周岁的孕妇。

2）既往生育过染色体异常患儿或单基因遗传病患儿或性染色体连锁疾病患儿。

3）夫妻双方之一染色体平衡易位或其他染色体结构异常的携带者。

4）早期非整倍体筛查高风险（如母体血清学标志物伴或不伴非整倍体的超声标志，NIPT 的结果异常等）。

5）有遗传性疾病家族史，或者父母双方均为常染色体隐性遗传性疾病的携带者。

6）早期妊娠超声检查时发现先天性异常。

（2）禁忌证

1）母体同种异体反应。

2）母体携带宫内节育器。

3）阴道流血者。

4）腹痛。

5）发热或其他感染性疾病活动期。

6）阴道及宫颈炎症。

4. 签署知情同意书　详细告知患者目前的穿刺指征，及穿刺技术本身的风险和并发症，是否有替代方法（无创 DNA 及羊水穿刺、脐带血穿刺）及利弊，知情选择。

5. 操作要点　最先获取胎盘绒毛的方法是经阴道操作，我国辽宁省鞍山市率先开展此项技术并用于产前诊断，后因经阴道操作的逆行感染问题，引起的阴道流血及流产发生率均较高，故已被经腹绒毛穿刺术替代，故本文仅讨论经腹操作绒毛穿刺取样术。

（1）穿刺时机选择：目前用于产前诊断的绒毛穿刺术均经腹操作，孕周在 10~14 周之间，在此时间范围内，绒毛相对易于获取，适合染色体及 DNA 检测。不宜在妊娠 9 周前作此操作，有报道过早绒毛穿刺可能造成胎儿下颌、肢体发育不良综合征。而孕周过大时绒毛发育粗大坚固，有时不易抽吸到标本，且此时可考虑羊膜腔穿刺获取胎儿细胞完成产前诊断。

（2）术前准备

1）常规询问病史，明确本次穿刺指征。与患者本人及家属谈话，告知穿刺风险，签署手术知情同意书。

2）选择绒毛穿刺专用套针，备 5ml 或 10ml 无菌注射器，无菌生理盐水。

3）B 型超声诊断仪：可有或无穿刺探头。

4）局麻用利多卡因注射液。

（3）穿刺步骤

1）患者排空膀胱，先行超声检查亦明确胎盘位置及胎儿心率。

2）常规腹部手术消毒铺单。

3）选择合适穿刺点后，以 0.5% 利多卡因用 5ml 无菌注射器沿拟穿刺经过组织行局部麻醉后，在超声监视下先将穿刺套针外针刺入胎盘，取出枕芯，插入内针，超声下可显示内针的进入及针尖抵达胎盘组织内。然后，将内针与含有培养液或生理盐水的无菌注射器相连，术者需轻微进行提插内针的操作以破坏局部绒毛组织使抽吸时可获得绒毛组织标本。当获得足够培养或其他诊断的标本后，取出内针，再缓慢退出外针。穿刺点局部压迫至出血停止。

4）超声下观察胎儿心率及胎动正常，局部无活动性出血后手术结束。患者需观察 0.5~1 小时左右，复查超声未见明显异常可离院。

5）必要时口服抗生素预防感染。

（4）穿刺要点探讨

1）绒毛穿刺术多数无法借助穿刺探头或穿刺架准确到达目的胎盘组织（部分位置特别好的前壁胎盘除外），故要求术者有较高的穿刺技术及超声图像阅读能力。需要熟练的羊膜腔穿刺术的经验方可实施。

2）影响穿刺成功与否的因素除了术者的技术水平外，还与胎盘本身发育及位置有关：薄而面积大的胎盘不易穿刺成功，后壁近宫颈的胎盘不易穿刺成功。所以术前术者应给患者进行详细的超声检查，结合自己的技术水平判断是否进行绒毛穿刺。

6. 绒毛穿刺常见并发症及处理

（1）近期并发症

1）常见少量阴道流血及腹痛，可予口服保胎药物及卧床休息，多在术后 1~2 个月消失。

2）宫内感染：经腹绒毛穿刺取样术如严格无菌操作，宫内感染发生率较低，有高危因素者可予口服或静脉使用抗生素预防（治疗）。

3）流产：无法控制的出血或感染可能引起流产，文献报道，发生率约 0.2%~2%，甚至更少。

4）胎母输血：因部分绒毛遭到破坏，故理论上存在胎母输血可能，因此，有学者主张对 RH 阴性血孕妇施术后可使用抗 D 免疫球蛋白以减少母体产生抗体导致胎儿宫内溶血可能。

（2）远期并发症：早孕期行绒毛穿刺术可能出现胎儿下颌 - 肢体发育不良综合征，现孕周选择于 10~14 周内，该综合征发生率未高于正常人群。

（3）绒毛标本细胞核型分析异常时，应考虑到限制性胎盘嵌合体存在的可能性。

因绒毛组织虽与胎儿同源，但在胎儿发育前已分化出绒毛组织，故其细胞遗传学表现与胎儿细胞偶可出现差异，或只在绒毛组织出现异常而胎儿实际上并无异常，即出现所谓的限制性胎盘嵌合体（confined placental mosaicism），一旦出现需行羊膜腔穿刺术或脐带穿刺重新获取来自胎儿的细胞重新进行产前诊断。

（三）绒毛膜穿刺取样术护理要点

绒毛膜穿刺取样术是用于确诊胎儿是否有染色体异常、神经管缺陷以及某些能在羊水中反映出来的遗传性代谢疾病。但绒毛膜穿刺比羊膜腔穿刺技术复杂，母体组织污染率高，手术并发症发生率较羊膜腔穿刺高，尚未在中国各省市普遍开展。

1. 健康教育

（1）告知患者绒毛膜穿刺的时间是 11~13^{+6} 周，避免患者错过穿刺时机，耽误诊断，告知孕妇穿刺当日无需禁食，以免穿刺过程中发生不适。

（2）让孕妇与家属了解穿刺的过程，可能发生的并发症，介绍此技术的能力、安全性及并发症。消除孕妇及家属的思想顾虑和恐惧感。

（3）告知孕妇及家属仍有部分遗传性疾病与先天畸形无法以绒毛膜腔穿刺术作为产前诊断。因此一个结果正常的绒毛膜腔穿刺，不能保证将来生下

的孩子绝对正常，避免患者过度依赖此项检查。

2. 专科护理

（1）术前护理

1）协助医师签署穿刺知情同意书。

2）配合医师认真核对胎儿孕周，询问病史，阴道流血者、有腹痛、发热或其他感染性疾病活动期的孕妇禁忌做绒毛膜穿刺术。

3）审核术前检查报告单，如有凝血异常、血常规异常禁止行绒毛膜穿刺术；如肝炎病毒系列，梅毒艾滋病检查有异常，进行特殊病情交代，调整手术时间，安排在当日手术最后一台，术后严格消毒，防止交叉感染。

4）指导孕妇排空膀胱。

（2）术中护理

1）协助医师在 B 超下确认胎心。

2）穿刺过程中严密观察孕妇生命体征的变化。

3）严格无菌操作。

4）配合医师留取一定量的标本。

5）协助孕妇按压穿刺部位 5 分钟，后用无菌敷料覆盖，观察穿刺点有无出血及渗出。

6）协助医师在 B 超下再次确认胎心，并告知孕妇胎心频次。

（3）术后护理

1）穿刺后扶孕妇回休息区留观 30 分钟。

2）30 分钟后，为孕妇听胎心，胎心正常后，方可离开。

3）告知孕妇如有 2 次体温高于 37.5℃，及时来院就诊。

4）告知孕妇观察如有阴道出血、腹痛等先兆流产征象，及时来院就诊。

（4）术后注意事项

1）保持心情愉快。

2）多吃粗纤维食物，以免便秘。

3）避免过劳，禁止性生活 2 周。

4）穿刺针孔处敷料 3 天后可以除去，如果中途脱落可以用创可贴或无菌纱布覆盖。

（关洪波　杨洪艳）

参考文献

1. 刘新民 . 妇产科手术学 . 第 3 版 . 北京：人民卫生出版社，2003：988-1003.

2. 陆国辉 . 产前遗传病诊断 . 广州：广东科技出版社，2002：146-148.

第二节　脐血穿刺取样术

(一) 流程化管理清单

1. 脐静脉穿刺取样术门诊 / 急诊诊疗流程

病史重点采集信息

现病史	停经	月经周期是否规律	
		月经型	
		停经时间	
		超声确定孕周	
	本次穿刺原因	早期唐氏筛查高风险	NT>3mm
			NT+ 血清学筛查高风险
		既往生育过染色体异常或单基因病患儿	
		父母为染色体异常携带者	
		父或母同为某一单基因遗传性疾病携带者	
		预产期年龄≥35 岁	
		羊水穿刺失败者	
	腹痛 *	部位	
		性质	
		程度	
	阴道流血	性状	
		量	
		持续时间	
	发热或其他感染性疾病无		
孕产史	孕次__次		
	自然流产史	早期流产史__次	
		晚期流产史__次	
	早产史__次		
	胎膜早破史__次		
	既往分娩方式	阴式分娩__次	
		剖宫产__次	
	目前存活子女__个		
	有或无胎死宫内		
	有或无出生缺陷	染色体病	
		基因病	
	本人或丈夫是否为染色体异常或单基因遗传病携带者		

病史重点采集信息

家族病史	父母、祖父母、外祖父母、兄弟姐妹是否为染色体异常或基因异常患者	

体格检查重点采集信息

生命体征 *	体温	
	脉搏	
	呼吸	
	血压	
常规体检	活动 *	自如
		受限
	贫血貌 *	无
		有
	心肺部听诊	正常
		异常
	腹部检查 *	正常
		压痛
		反跳痛
		肌紧张

辅助检查重点项目

实验室 *	血常规 + 血型	
	凝血五项	
	HIV+RPR	
	肝炎病毒标志物	
超声 *	胎儿大小	双顶径
		股骨长
	胎盘位置	部位
		覆盖宫颈内口
	羊水量	羊水最大垂直深度
	胎心率	
	胎儿是否有明显发育异常	如有:详述
	脐带	过度扭转
		脐带囊肿

辅助检查重点项目				
妇科体检 如经阴部穿刺，需加入妇科检查	□ 宫颈	□ 糜烂样改变		
		□ 肥大		
		□ 宫颈囊肿		
		□ 赘生物		
		□ 黏液栓		
		□ 陈旧性裂伤		
	□ 阴道	□ 颜色	□ 赤红	
			□ 粉红	
		□ 分泌物	□ 异味	
			□ 量	□ 多
				□ 少
			□ 性状	□ 豆渣
				□ 水样
				□ 正常
			□ 颜色	□ 黄
				□ 白
				□ 绿

注：*为重点项目

2. 脐静脉穿刺取样术门诊/急诊护理流程

术后建议住院观察 24 小时。其余同本章第一节绒毛膜穿刺取样术。

(二) 脐血穿刺取样术操作要点

1. 脐血穿刺取样术定义及优缺点

(1) 定义：脐血穿刺取样术 (cordocentesis) 简称脐血穿刺，是指穿刺针刺入胎儿脐带或者胎儿肝内脐静脉获取胎儿血液进行一系列检查的介入性产前诊断方法。该操作的胎儿流失率约 0.5%，实际发生率和操作者技术熟练程度密切相关。

(2) 脐血穿刺的优点：是可以进行胎儿血液相关疾病的诊断，如贫血、感染等。而且胎儿血液细胞培养时间短，出结果早。还可进行宫内输血等部分胎儿疾病的治疗。

(3) 脐血穿刺的缺点是对操作者技术要求较高，需要熟练掌握介入性产前诊断技术的操作者来实施操作。

2. 仔细询问病史，严格掌握穿刺指征。

(1) 适应证

1) 遗传性疾病的产前诊断错过绒毛及羊水穿刺时机。

2) 部分胎儿血液系统疾病的产前诊断：如贫

血、血小板减少等。

3) 胎儿感染性疾病：如母体 TORCH 病毒感染需明确胎儿是否感染者。

4) 需快速产前诊断者 (脐血细胞培养时间明显短于绒毛细胞培养)。

(2) 禁忌证

1) 有先兆流产症状者。

2) 发热或其他感染性疾病活动期。

3) 有出凝血功能障碍者。

3. 穿刺要点

(1) 穿刺时机选择：如确有需要，如需要化验血常规、生化指标、酶学检测等，最早可于妊娠 16 周起成功实现穿刺。但因 16~20 周胎儿较小，脐带细，加上此时胎儿循环血量较少，故脐血穿刺难度较大，单独穿刺成功获取脐血率低于 20 周后，故产前诊断中心多从 20 周后开始于脐血穿刺，至分娩前均可实现成功穿刺，需根据实际情况决定是否需要穿刺。

(2) 术前准备

1) 常规询问病史，明确本次穿刺指征，如能用羊膜腔穿刺替代的，首选羊膜腔穿刺。根据检测目的确定需要的脐血量，一般单次穿刺取血量最多不超过 2ml。

2) 核实孕周，检测生命体征在正常范围内。查看两周内的血尿常规、凝血功能、阴道分泌物清洁度及肝炎病毒、梅毒、艾滋病等化验结果。

3) 向患者和家属再次谈话，需向其交代本次穿刺的目的、安全性及可能出现的并发症，知情选择，并在手术同意书上签字。

4) 穿刺针的选择：20~22G PTC 针，理论上，针越细，对脐带的伤害越小，穿刺结束后脐带渗血发生率及持续时间较少，但是，如果目标期待距离腹壁较远，或羊水池深，或需经过较厚的腹壁或胎盘时，较细的针更容易偏离穿刺线而导致穿刺不成功。故应根据当时超声检测的实际情况决定选用哪种型号的穿刺针。

5) 5ml 无菌注射器抽取脐血。

6) 配备有穿刺探头或穿刺架的超声机。

(3) 穿刺步骤

1) 患者排空膀胱后平卧于检查床上。

2) 超声检查胎儿胎心率、胎盘位置、羊水量、脐带走行后，初步确定穿刺点。因脐带漂浮于羊水中，受胎动影响漂浮度较大，故穿刺前还需重新在超声下选择。

3) 常规腹部手术消毒，并于术区上下左右铺无菌巾。

4) 消毒好的穿刺探头 (线阵) 或者带穿刺架的

凸阵探头再次扫查胎儿,尽可能寻找平直的游离脐带,于胎动间歇沿穿刺线快速刺入脐静脉内,这是一步穿刺法。也可以于脐带胶质表面停顿一下,再以控制性手法刺入脐静脉内,这是两步穿刺法。超声可看到穿刺针枕尖位于脐静脉,迅速取出枕芯,连接5ml无菌注射器抽取适量脐血待检。

5)插入枕芯退出穿刺针并压迫穿刺点至无活动性出血。继续超声观察穿刺线经过部位及脐带穿刺点有无出血,如有,应该持续观察至出血停止,同时观察胎心变化,一起正常后可于缓冲间卧床或端正均可,休息30分钟左右,再次复查胎心正常,无明显出血及血肿后可离院回家,术后定期产前检查,随诊。

6)术后酌情使用口服抗生素。

(4)穿刺要点探讨

1)关于穿刺部位选择,通常有游离段及脐根部两种。游离段脐带因漂浮于羊水中,受胎动影响很大,故需要较高的穿刺技巧。首先,穿刺线经过之处,不能有胎体,能避开胎盘更好,如不能避开,则经胎盘刺入,游离段脐带穿刺最大的优点是不会混入母血。也有术者选择脐根部脐带穿刺,虽然位置固定,但是有时受限于胎盘附着部位,脐带插入部及周围胎儿组织不易避开等多种因素受限,有时可能取血失败,或者刺破胎盘血窦混入母血,影响检测结果。

2)所取得的标本需鉴定是否为脐血,使用碱变性实验可迅速鉴定。原理为成人血红蛋白和胎儿血红蛋白碱变性不同,将 NaOH 加入溶血标本中,因胎儿血红蛋白可以抵抗碱变性而不变色,而如果是母血,则迅速变成黑色,可鉴别。

3)术者与操作者或抽吸脐血者之间的配合:很多医院脐血穿刺操作由超声科医师与产科医师共同完成,两者之间需要密切配合,超声操作者应始终稳定探头,使穿刺针与脐带同时显示在屏幕上,术者操作应轻柔、快捷,当看到针尖进入脐静脉时,立即取出枕芯,抽取脐血,中国医科大学附属盛京医院一直采用术者一手自己做超声,另一只手自己穿刺,然后配合护士抽取脐血的方法完成脐血穿刺,优点为一个人更能配合默契,领会自己的意图。这就要求术者有很强的超声功底,也有很高的穿刺技术。

4)对于华通胶较厚的脐带,穿刺难度较大,有时超声下明明看到针尖在脐静脉内,可是回抽时既没有血,也没有羊水,此时,穿刺针即位于脐带华通胶内,此时缓慢退针,可见到脐带随穿刺针同时向上移动,可边退边抽吸,有时针尖可退到脐血管内,实现脐带血的获取。有时确实在华通胶内,但是完全没

有经过脐血管,可轻微调整穿刺针方向,再次快速穿刺,有时也会获得成功。偶尔有穿刺针越过脐带穿刺入羊膜腔,此时可缓慢退针至脐静脉内,抽吸结束完全退针后应注意观察脐带渗血情况直至完全停止。

4. 脐血穿刺常见并发症及处理

(1)胎儿心动过缓:中国医科大学附属盛京医院统计发生率约10%,严重者可低至 30 次/分,多数在 60~100 次/分之间,持续时间最长约 2 分钟。临床上观察到的现象提示与脐带是否出血及出血量的多少无关。考虑可能与脐血管本身或华通胶遇刺后发生痉挛或其他反射有关。发生胎儿心动过缓时应立即停止手术,嘱患者左侧卧位,吸氧。对于心肺功能正常的孕妇,也曾使用过阿托品 1mg 肌内注射。胎儿心率迅速恢复正常。可作为顽固性胎儿心动过缓的一种可选方法。

(2)脐带穿刺点出血:有时子宫穿刺点也有出血现象。多数出血缓慢,超声下可见穿刺点处出现落雪样改变,因脐带血压力较低,且羊水本身有浮力,羊水中还含有的凝血酶原有止血作用,故出血多在 10~60 秒左右停止。在观察出血期间,应同时注意胎儿心率,出现心动过缓,应立即予以处理。

(3)胎死宫内:穿刺相关胎死宫内发生率低。中国医科大学附属盛京医院仅有的两例,一例为多发胎儿结构异常,同时合并脐带囊肿。穿刺即时及当日胎心胎动均正常,3 天后无诱因出现胎死宫内。事后染色体结果显示正常。尸检结果除胎儿结构异常外,脐血管内未见血栓。另一例孕 33 周羊水过少行脐血穿刺,术后次日胎死宫内,细胞培养亦提示染色体正常。所以严格掌握脐血穿刺指征,提高穿刺技术是降低胎死宫内的重要手段。

(4)流产:同所有的介入性产前诊断方法一样,脐血穿刺因刺激子宫,穿刺胎膜,可引起敏感体质患者出现胎膜早破、规律腹痛及阴道流血等症状,严重者出现流产或早产。中国医科大学附属盛京医院数据同大多数文献报道结果一样,约 0.5% 左右。

(5)感染:严格掌握无菌操作原则,尽量减少进针次数,穿刺前患者无感染征象者,一般发生穿刺相关性感染的几率很低。

总之,严格掌握穿刺指征,提高穿刺技术,尽量减少多次进针,严格无菌操作,可最大限度降低脐血穿刺风险。

(三)护理要点

出生缺陷的自然发生率为 3%~4%,产前诊断是

有效预防降低出生缺陷、提高人口素质的重要手段。脐血穿刺取样是一种重要的介入性产前诊断技术。做好脐血穿刺的护理至关重要。

1. 健康教育

（1）告知患者脐带血穿刺的时间是 26 周以上。

（2）其余同本章绒毛膜穿刺取样术。

2. 专科护理

（1）术前护理

1）在手术之前要监测胎心以及胎动的变化。

2）其余同本章绒毛膜穿刺取样术。

（2）术中护理

1）在手术当中一旦出现胎儿心动过缓，要马上停止手术，对孕妇实施吸氧，协助孕妇采取左侧卧体位，特殊情况的时候要遵医嘱给予相关药物治疗。

2）其余同本章绒毛膜穿刺取样术。

（3）术后护理

1）术后建议住院观察 24 小时。

2）必要时穿刺结束后进行吸氧 30 分钟，并行胎心监护。

3）其余同本章绒毛膜穿刺取样术。

（4）术后注意事项

1）建议休息 1 周。

2）禁性生活 1 个月。

3）同本章第一节绒毛膜穿刺取样术。

（关洪波　杨洪艳）

参考文献

1. 刘新民 . 妇产科手术学 . 第 3 版 . 北京：人民卫生出版社，2003：988-1003.

2. 陆国辉 . 产前遗传病诊断 . 广州：广东科技出版社，2002：146-148.

第三节　羊膜腔穿刺取样术

（一）流程化管理清单

1. 羊膜腔穿刺取样术诊疗流程

病史重点采集信息

现病史	□ 停经	□ 月经周期是否规律
		□ 月经型
		□ 停经时间
		□ 超声确定孕周

病史重点采集信息

□ 现病史	□ 本次穿刺原因	□ 早期唐氏筛查高风险	□ NT>3mm
			□ NT+ 血清学筛查高风险
		□ 既往生育过染色体异常或单基因病患儿	
		□ 父母为染色体异常携带者	
		□ 父或母同为某一单基因遗传性疾病携带者	
		预产期年龄≥35 岁	
	□ 腹痛*	□ 部位	
		□ 性质	
		□ 程度	
	□ 阴道流血	□ 性状	
		□ 量	
		□ 持续时间	
	□ 发热或其他感染性疾病		
□ 孕产史*	□ 孕次 __ 次		
	□ 自然流产史	□ 早期流产史 __ 次	
		□ 晚期流产史 __ 次	
	□ 早产史 __ 次		
	□ 胎膜早破史 __ 次		
	□ 既往分娩方式	□ 阴式分娩 __ 次	
		□ 剖宫产 __ 次	
	□ 目前存活子女 __ 个		
	□ 有或无胎死宫内		
	□ 有或无出生缺陷	□ 染色体病	
		□ 基因病	
	□ 本人或丈夫是否为染色体异常或单基因遗传病携带者		
□ 家族史	□ 父母、祖父母、外祖父母、兄弟姐妹是否为染色体异常或基因异常患者		

体格检查重点采集信息

□ 生命体征*	□ 体温
	□ 脉搏
	□ 呼吸
	□ 血压

体格检查重点采集信息

常规体检	□ 活动 *	□ 自如
		□ 受限
	□ 贫血貌 *	
	□ 心肺部听诊	□ 正常
		□ 异常
	□ 腹部检查 *	□ 正常
		□ 压痛
		□ 反跳痛
		□ 肌紧张

辅助检查重点项目

实验室 *	□ 血常规 + 血型	
	□ 凝血五项	
	□ HIV+RPR	
	□ 肝炎病毒标志物	
超声 *	□ 胎儿大小	□ 双顶径
		□ 股骨长
	□ 胎盘位置	□ 部位
		□ 是否覆盖宫颈内口
	□ 羊水量	□ 羊水最大垂直深度
	□ 胎心率	
	□ 胎儿是否有明显发育异常	□ 如有：详述
	□ 脐带	□ 是否有过度扭转
		□ 有无脐带囊肿

注：* 为重点项目

2. 羊膜腔穿刺取样术门诊／急诊护理流程

同本章第一节绒毛膜穿刺取样术。

(二) 羊膜腔穿刺术操作要点

1. 羊膜腔穿刺的定义及优缺点

(1) 定义：羊膜腔穿刺(amniocentesis)是指穿刺针进入羊膜腔，抽出羊水，离心后获取胎儿细胞进行遗传学检测的介入性产前诊断方法。文献报道流产率 0.1%~0.5% 不等。

(2) 有人曾经尝试在早孕晚期及中孕早期(10~14 周)行羊膜腔穿刺，通常称其为早期羊膜腔穿刺，目的希望早诊断早抉择，虽有成功报道，但是也发现此时期穿刺获取的羊水量少，胎儿细胞数量

太少，无法满足诊断需要，且流产率甚至高于胎盘绒毛穿刺，故现在一般不建议早期羊膜腔穿刺。本节讨论的羊膜腔穿刺均指中期羊膜腔穿刺。

(3) 该技术最大的优点是操作简单，获取标本成功率高，技术本身对操作者要求不高。

(4) 缺点是细胞培养时间长，一旦穿刺点出血标本混血培养可能失败。

2. 询问病史，严格掌握穿刺指征。

(1) 适应证

1) 有对胎儿遗传性疾病进行产前诊断的指征：唐氏筛查高风险；孕妇年龄≥35 周岁，既往生育过遗传性疾病的患儿母亲，夫或妻为染色体异常或某种单基因遗传病的携带者。

2) 胎儿胎盘成熟度的相关检测。

3) 治疗性穿刺：补充过少的羊水或放出过多的羊水，羊膜腔内注射地塞米松促胎儿肺成熟，注射依沙吖啶进行引产等。

(2) 禁忌证

1) 患者已出现阴道流血、腹痛等先兆流产等症状，宜控制后再进行穿刺。

2) 发热。

3) 其他感染性疾病活动期。

4) 有出凝血功能异常者。

(三) 签署知情同意书

详细告知患者目前的穿刺指征，及穿刺技术本身的风险和并发症，是否有替代方法(无创 DNA、脐带血穿刺)及利弊，知情选择。

(四) 穿刺技术要点

1. 穿刺时间的选择

(1) 妊娠早期羊膜腔穿刺因羊水量少，并发症多，已被绒毛穿刺取代。

(2) 妊娠中期羊膜腔穿刺时间报道不一，起始时间多从妊娠 15 周起，终止时间：对于染色体疾病的产前诊断，国外很多医疗机构因为围产期定义为 24 周，且有法律法规规定 24 周后无致死性畸形不予引产，故将羊水穿刺终止时间定在妊娠 22 周，之后两周内可出诊断结果，患者可根据结果选择是否继续妊娠。而在我国，因围产期定义在 28 周，故只要本院遗传室技术力量能够实现羊水细胞的成功培养，在 26 周前均可进行羊膜腔穿刺术获取产前诊断标本且对于仅有染色体水平需要的孕妇，羊膜腔穿刺术很显然比脐带血穿刺技术上要求略低，安全性

更高。

2. 术前准备

（1）常规询问病史,明确本次穿刺目的及需要的羊水量。

（2）通常选用一次性使用的21G PTC 针(经皮肝穿刺胆管造影针),备 5ml、20ml 无菌注射器抽取羊水。

（3）超声诊断仪:有或无穿刺探头、穿刺架。

3. 穿刺步骤

（1）患者排空膀胱后取半卧位。

（2）超声检查:羊水深度,胎盘位置,胎儿心率。如果可能,尽量选择避开胎盘的羊水池。

（3）以选择好的穿刺部位为中心常规腹部手术消毒,根据需要可选择铺或者不铺无菌巾。

（4）在超声引导下将穿刺针准确刺入羊膜腔内,以备用的无菌注射器抽取适量羊水送检。注意穿刺时如可能,尽量避开胎盘,以免胎盘出血进入羊水污染标本影响细胞培养。完全性前壁胎盘无法避免时只能穿过胎盘,此时,可选择更细一点的穿刺针,如 22G、23G。穿刺时尽量快速,准确经过胎盘刺入羊膜腔,避免在胎盘组织内反复停顿、反复穿刺,减少并发症。

（5）羊水取出后应立即送检,若不能立即送检,应放置在 4℃冰箱内保存,但不得超过 24 小时。如有治疗需要,比如腔内注射引产,可于此时注入药物。

（6）抽吸羊水结束后,将穿刺针针芯放回套针内,纱布压迫穿刺点,迅速拔出穿刺针。待穿刺点无活动性出血后结束压迫。

4. 穿刺要点探讨

（1）穿刺时及穿刺后均应使针芯位于穿刺针内,这样操作可尽量避免将羊水带到母体,尽可能降低因穿刺引起羊水栓塞的可能性,尤其是穿刺针需经过胎盘者。

（2）如为前壁胎盘,应在超声引导下尽量选择避开胎盘的穿刺点,如有穿刺探头或穿刺架,可借助减少经过胎盘的几率。如必须经过胎盘,建议穿刺速度宜快、准,避免胎盘内穿刺针停顿、换方向等操作,以减少胎盘内尤其是胎盘与宫壁间血管破裂形成血肿影响胎儿,甚至导致胎盘早剥、胎死宫内的严重并发症。

（3）整个操作过程要严格执行无菌操作规范,以减少宫内感染的发生率,及可能与此相关的胎膜早破、难免流产。如术后出现发热,应及时给予抗生素治疗。

（4）羊膜腔穿刺术操作虽难度不大,无超声引导盲穿时易因进针方向不对或深度不够或过深而导致无法获取羊水,或抽出血液,或伤害胎儿,而多次穿刺术亦增加流产、感染等并发症发生几率。

（五）护理要点

随着科学的不断发展,超声技术的不断提高,使得在 B 超下行羊膜腔穿刺取样术更加简便、安全。B 超引导下羊膜腔穿刺取样术安全、稳定,并发症少,是目前公认的产前诊断技术,广泛应用于产前诊断,在临床广泛应用。羊膜腔穿刺过程中,护理起到十分重要的作用。通过密切观察孕妇症状、良好的身心护理等重要因素确保了手术的成功。

1. 健康教育

（1）告知患者羊膜腔穿刺取样的时间是 19~25^{+6} 周。

（2）其余同本章第一节同绒毛膜穿刺取样术。

2. 专科护理

（1）术前护理:同本章第一节绒毛膜穿刺取样术。

（2）术中护理

1）严格无菌操作,由于羊水中可供培养的活力细胞较少,培养周期较长,各方面培养条件要求很高,防污染严格,一旦污染将直接导致培养失败,在整个穿刺过程中都要严格无菌操作。

2）如在羊膜腔穿刺拔针后,突然出现烦躁不安、寒战、恶心、呕吐是羊水栓塞的先兆症状,医护人员应立即抢救。

3）其余同本章绒毛膜穿刺取样术。

（3）术后护理

1）教会孕妇数胎动的方法,如观察胎动次数减少或无胎动及时就诊。

2）其余同本章绒毛膜穿刺取样术。

（4）术后注意事项:同本章第一节绒毛膜穿刺取样术。

（关洪波　杨洪艳）

参考文献

1. 刘新民.妇产科手术学.第3版.北京:人民卫生出版社,2003:988-1003.

2. 陆国辉.产前遗传病诊断.广州:广东科技出版社,2002:146-148.

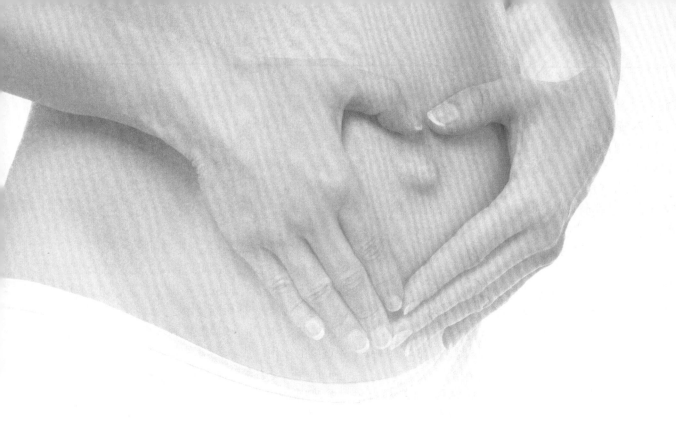

 # 第二十三章

胎儿宫内治疗

第一节 减胎术

(一) 流程化管理清单

1. 减胎术诊疗流程

妊娠早期减胎术管理流程		
术前准备		
□ 术前一般情况	□ 年龄*	□ __岁
	□ 身高*	□ __cm
	□ 体重*	□ __公斤

妊娠早期减胎术管理流程		
□ 术前一般查体	□ 体温*	□ __℃
	□ 心率*	□ __次/分
	□ 呼吸*	□ __次/分
	□ 血压*	□ __mmHg

妊娠早期减胎术管理流程

☐ 妊娠伴发疾病	☐ 妊娠并发症 *	
	☐ 妊娠合并症 *	
	☐ 手术史 *	
☐ 术前诊断	☐ 多胎妊娠（≥2 胎）*	☐ 双胎
		☐ 三胎
		☐ 四胎
		☐ 五胎
		☐ 六胎
☐ 术前超声评估	☐ 胎盘位置 *	☐ 前壁
		☐ 后壁
		☐ 前置胎盘
		☐ 前置血管
	☐ 拟减胎儿位置 *	☐ 宫底
		☐ 靠近宫颈内口
	☐ 宫颈情况 *	☐ 宫颈长度__cm
		☐ 宫颈内口开放
☐ 术前用药	☐ 宫缩抑制剂使用	
	☐ 抗生素使用	
☐ 术前化验及检查	☐ 血常规 + 血型 *	
	☐ 凝血五项 *	
	☐ 肝炎病毒	
	☐ 梅毒 +HIV	
	☐ TORCH	
	☐ 阴道分泌物 *	
	☐ 心电图 *	
☐ 手术器械核对	☐ 穿刺装置 *	
	☐ 超声机 *	

术中操作

☐ 术中操作	☐ 超声定位 *	☐ 胎盘位置 *
		☐ 拟减胎儿位置 *
		☐ 保留胎儿位置 *
	☐ 超声测量指标 *	☐ 胎心率 *
		☐ 胎芽长度 *

注：* 为重点项目

妊娠早期减胎术管理流程

☐ 术中操作	☐ 保留羊水 *	
	☐ 局部麻醉 *	
	☐ 镇静 *	
☐ 术中超声检查	☐ 保留胎儿 *	☐ 胎心__次 / 分
	☐ 拟减胎儿 *	☐ 胎心、胎芽消失

术后复查

☐ 术后用药	☐ 宫缩抑制剂使用		
	☐ 抗生素使用		
☐ 术后 24 小时复查	☐ 超声检查 *		
☐ 术后 3 日复查	☐ 超声检查 *		
☐ 术后 1 周复查	☐ 超声检查 *		
☐ 术后 4 周复查	☐ 超声检查 *		
☐ 术后随诊	☐ 产科常规检查、化验及超声检查 *		
☐ 妊娠结局	☐ 分娩孕周__周		
	☐ 出生体重 1__g	☐ 出生体重 2__g	
	☐ 分娩方式	☐ 剖宫产	
		☐ 自然产	
☐ 母体并发症	☐ 孕期并发症	☐ 感染	
		☐ 凝血功能异常	
		☐ 胎膜早破	
		☐ 流产	
		☐ 早产	
	☐ 产后并发症	☐ 产褥感染	
		☐ 产后出血	
☐ 胎儿并发症	☐ 宫内感染		
	☐ 胎儿窘迫		
	☐ 胎儿生长受限		
	☐ 胎死宫内		

妊娠中期减胎术管理流程		
术前准备		
□ 术前一般情况	□ 年龄 *	□ __岁
	□ 身高 *	□ __cm
	□ 体重 *	□ __公斤
□ 术前一般查体	□ 体温 *	□ __℃
	□ 心率 *	□ __次/分
	□ 呼吸 *	□ __次/分
	□ 血压 *	□ __mmHg
□ 妊娠伴发疾病	□ 妊娠并发症 *	
	□ 妊娠合并症 *	
	□ 手术史 *	
□ 术前诊断	□ 多胎妊娠(≥3胎)*	□ 三胎
		□ 四胎
		□ 五胎
		□ 六胎
	□ 双胎反向动脉灌注序列征 *	□ Ⅰb 期
		□ Ⅱa 期
		□ Ⅱb 期
	□ 双胎之一发育异常 *	□ 结构异常
		□ 染色体异常
	□ 选择性生长受限 *	□ Ⅰ型
		□ Ⅱ型
		□ Ⅲ型
	□ 双胎输血综合征 *	□ 1 期
		□ 2 期
		□ 3 期
		□ 4 期
□ 术前超声评估	□ 绒毛膜性 *	□ 单绒
		□ 双绒
	□ 胎盘位置 *	□ 前壁
		□ 后壁
		□ 前置胎盘
		□ 前置血管
	□ 拟减胎儿位置 *	□ 宫底
		□ 靠近宫颈内口
	□ 宫颈情况 *	□ 宫颈长度__cm
		□ 宫颈内口开放
□ 术前用药	□ 宫缩抑制剂使用	
	□ 抗生素使用	

妊娠中期减胎术管理流程		
□ 术前化验及检查	□ 血常规 + 血型 *	
	□ 凝血五项 *	
	□ 肝炎病毒	
	□ 梅毒 +HIV	
	□ TORCH	
	□ 阴道分泌物 *	
	□ 胎儿染色体检查 *	
	□ 心电图 *	
□ 手术器械核对	□ 胎儿镜装置 *	
	□ 激光纤维 *	
	□ 结扎脐带操作器械	
	□ 射频消融针 *	
	□ 微波装置 *	
	□ 穿刺针 *	
	□ 超声机 *	
	□ 羊水减量设备 *	
	□ 氯化钾注射液 *	
	□ 无水酒精 *	
术中操作		
□ 术中操作	□ 超声定位 *	□ 胎盘位置 *
		□ 拟减胎儿位置 *
		□ 保留胎儿位置 *
	□ 超声测量指标 *	□ 胎心率 *
		□ 超声多普勒血流 *
	□ 羊水减量	
	□ 局部麻醉 *	
	□ 药物减胎术 *	
	□ 药物注射部位 *	□ 胸腔 *
		□ 心腔 *
		□ 颅内 *
	□ 氯化钾 * / □ 无水酒精 *	□ 1ml
		□ 2ml
		□ 3ml
		□ 4ml
		□ 5ml
	□ 穿刺针型号 *	□ 21G
		□ 22G
		□ 23G

妊娠中期减胎术管理流程		
□ 术中操作	□ 阻断血流胎儿减胎术 *	
	□ 胎儿镜下脐带结扎术 *	
	□ 胎儿镜下双极电凝术 *	
	□ 胎儿镜激光凝集术 *	
	□ 超声引导下微波消融术 *	
	□ 超声引导下射频消融术 *	
□ 术中超声检查	□ 保留胎儿 *	□ 胎心__次 / 分
		□ 多普勒血流
	□ 拟减胎儿 *	□ 胎心消失
		□ 胎心__次 / 分
		□ 多普勒血流消失

术后复查

□ 术后 24 小时复查	□ 超声检查 *	
	□ 血常规 *	
	□ 凝血五项 *	
	□ 血清离子 *	
□ 术后 1 周复查	□ 超声检查 *	
	□ 血常规 *	
	□ 凝血五项 *	
	□ 血清离子 *	
	□ CRP*	
□ 术后随诊	□ 每 2~4 周产科常规检查、化验及超声检查 *	
□ 妊娠结局	□ 分娩孕周__周	
	□ 出生体重 1__g	□ 出生体重 2__g
	□ 分娩方式	□ 剖宫产
		□ 自然产
□ 母体并发症	□ 孕期并发症	□ 感染
		□ 凝血功能异常
		□ 高钾血症
		□ 胎膜早破
		□ 流产
		□ 早产
	□ 产后并发症	□ 产褥感染
		□ 产后出血
□ 胎儿并发症	□ 宫内感染	
	□ 胎儿窘迫	
	□ 胎儿生长受限	
	□ 胎死宫内	

注：* 为重点项目

2. 减胎术手术护理流程

护理流程	描述要点
□ 术前访视	□ 参与术前讨论
	□ 疾病相关知识宣教
	□ 手术相关知识宣教
	□ 麻醉相关知识宣教
□ 心理护理	□ 心理状况评估及护理
□ 器械准备与术前准备	□ 常规手术器械的准备
	□ 药品的准备
	□ 备皮
	□ 排空膀胱
□ 术中配合	□ 患者入室与查对
	□ 静脉通路建立
	□ 协助麻醉实施
	□ 安全体位摆放
	□ 手术配合
	□ 患者生命体征及状态观察
	□ 预防术中低体温
	□ 协助特殊器械和药品的安全使用
	□ 麻醉终止期的护理
□ 术后护理	□ 患者的安全转运与交接
□ 器械清洁与维护	□ 器械的清洁与维护

（二）减胎术的分类

1. 1988 年，Evans 医师首次公开报道了多胎妊娠减胎技术，此后随着辅助生殖技术的发展、多胎妊娠率逐年增加，减胎术得到广泛应用及重视，各种减胎技术及器材也得到了迅速的发展。

2. 按减胎术的施行时间，其可分为妊娠早期减胎术和妊娠中期减胎术，妊娠早期减胎术主要经阴道实施，主要包括经阴道孕囊抽吸法和经阴道机械破坏法；妊娠中期减胎术，根据绒毛膜性质的不同，可分为药物减胎术和阻断胎儿脐带血流的减胎技术，前者主要适用于双绒毛膜双胎，经腹穿刺给胎儿心腔或胸腔注射氯化钾；后者主要应用于单绒毛膜双胎，又可分为阻断胎儿体外段脐带血流的方法，如胎儿镜下脐带套扎或结扎术、脐带或胎盘血管的激光电凝术、脐带双极电凝术等；以及阻断胎儿体内段脐带血流的方法，如酒精注射凝固术、热凝术、激光电凝术、射频消融术、高强度超声血流阻断术等。

(三)减胎术的适应证

根据《多胎妊娠减胎术操作规范(2016)》及《射频消融选择性减胎术技术规范(2017)》将其适应证阐述如下:

1. 自然妊娠三胎妊娠的处理要根据患者的情况及意愿而定;超过三胎的妊娠必须减至三胎或双胎,避免三胎或以上的妊娠分娩。

2. ART助孕妊娠三胎及三胎以上的必须减胎。

3. 产前诊断一胎为遗传病、染色体病或结构异常者。

4. 早期妊娠诊断为多胎妊娠需要减胎,但如夫妇一方有染色体异常、先天畸形儿分娩史、孕妇高龄,可保留至妊娠中期,根据产前诊断结果再选择性减胎。

5. 孕妇子宫畸形、宫颈机能功能不全、高血压、糖尿病等多胎妊娠可能致妊娠失败者等。

6. 单绒毛膜多胎出现其中一胎严重结构异常、严重选择性生长受限(sFGR)、双胎反向灌注序列征(TRAP)Ⅰb以上、双胎输血综合征(TTTS)Ⅲ期或Ⅳ期者、胎儿镜术后失败者。

虽然减胎术已被证实是安全、有效、有利于改善多胎妊娠结局的重要手段,且作为一种补救措施广泛应用于临床,但其作为一种有创性的医疗措施,仅能作为多胎妊娠的补救措施,而不能视为常规的医疗手段。同时,对于一些复杂性多胎妊娠的病例来说,选择性减胎术并不一定能改善妊娠结局(详见第二节 射频消融选择性减胎术),因此,在对患者实施减胎治疗时,不仅要严格把握医学指征,还要遵循伦理与法律准则,尊重患者及家属的主观意愿。

(四)减胎术的术前准备要点

1. 对母体进行血尿常规、肝肾功、心电图、凝血功能、阴道清洁度和细菌学检查,排除急性炎症特别是泌尿生殖道急性炎症以及合并的内外科疾病。

2. 对于中期妊娠的减胎术而言,尤其是合并有胎儿结构异常(如先天性膈疝),或超声软指标异常(如NT值异常)的病例,须行产前诊断,主要包括影像学及遗传学两部分,一方面有助于明确减胎指征,另一方面,也是最重要的,是要最大限度地保证共存胎儿的良好预后。

3. 减胎术的时机　虽然越早实施减胎治疗,母儿的术后并发症越少,但如果共存胎儿可能存在不良预后,则需密切观察疾病的进展,而不是盲目地实施减胎治疗。例如,在sFGR 3型的病例中,共存胎儿的神经系统损伤可能在分娩后才能出现,如果盲目地减除生长受限儿,虽然延长了分娩孕周,仍然不能达到一个良好的妊娠结局。

4. 减除胎儿的选择　对于早期妊娠的减胎术,选择有利于操作的妊娠囊,如最靠近阴道壁的妊娠囊;选择含有最小胚体的妊娠囊;选择靠近宫颈的妊娠囊;对于孕早期多胎妊娠含有单卵双胎的高序多胎妊娠者,因单绒毛膜双胎出现胎儿并发症的风险要明显高于双绒毛膜双胎,首选对单绒毛膜双胎行减胎术。对于中期妊娠的减胎术,一般选距腹壁最近或宫底部的胎儿,避免减灭靠近宫颈内口位置的胎儿,尽量避开胎盘,首选对单绒毛膜双胎行减胎术。

5. 设备及器械　不同的减胎术需要准备适当的设备,如胎儿镜、激光、镜下操作器械,射频发射器及电极,微波治疗仪,以及各种型号的穿刺针等,对于有些复杂的病例,还需准备羊水灌注设备。

(五)减胎术的手术操作要点

1. **妊娠早期减胎术**　适用于妊娠7~10周,尽量不超过12周。

(1)患者取截石位,排空膀胱,阴式手术术区消毒,阴式超声下定位拟减灭的妊娠囊。

(2)选择16~18G的穿刺针,在超声引导下,对准胎心搏动位置,将针尖刺入胚体的胎心搏动点,转动针尖可见胚体联动证实已刺入胚体。

(3)对于妊娠7~8周者,进行负压抽吸,穿刺针管内有吸出物,并见有白色组织样物混于其中,提示胚胎组织已被吸出,尽量不吸出羊水。将吸出物置于显微镜下观察,可见胚胎的体节结构;对于孕8~9周者,稍大的胚胎难以在负压下被吸出,可采用反复穿刺胚胎心脏并抽吸胎心的方法,直到胎心搏动停止;对于孕9~12周者,由于胚胎较大,可在针尖进入胎心搏动区时,回抽无液体或少许血液,然后注射0.6~2ml 10%氯化钾注射液,超声显示胎心搏动消失,5~10分后再次观察确认无复跳,提示减胎成功。

2. **氯化钾减胎术**　适用于妊娠中期的双绒毛膜双胎妊娠。

(1)患者取仰卧位,常规腹式手术术区消毒,超声下确定拟减灭胎儿的位置。

(2)待胎儿处于静息状态时,在超声引导下,应用20~23G穿刺针快速刺入胎儿心脏或近心脏的胸腔部位,回抽无液体或少许胎儿血后,即可注入 10% 氯化钾注射液 1.5~7.5ml。

(3) 观察 5~10 分钟,胎心消失,则提示手术成功。

(4) 对于难以进行心脏穿刺的病例,可行经胎儿颅内注射,操作相对简单。

3. 胎儿镜下双极电凝减胎术 适用于妊娠中期的单绒毛膜双胎妊娠。

(1) 麻醉满意后,患者取仰卧位,常规腹式手术术区消毒,超声下确定胎盘、拟减目标胎儿及保留胎儿的位置。

(2) 于超声引导下,将胎儿镜置入拟减胎儿胎囊内,找到游离段脐带,使用双极电凝凝固脐带,效果不确切时,可再选择其他部位进行电凝。

(3) 超声确认拟减胎儿无脐带血流供应,术毕。

4. 射频消融减胎术 详见本章第二节射频消融选择性减胎术。

其他的减胎技术,还包括酒精凝固术、胎儿镜下激光凝固术、微波热凝减胎术以及高强度聚焦超声减胎术等,根据不同的病例特点,选择适当的减胎技术,各减胎技术也有其不同的优缺点,本书在"第二十一章第四节双胎反向动脉灌注序列征"中有简要的介绍。

(六) 减胎术的术后管理要点

1. 减灭的胎儿在继续妊娠过程中,可对母体造成一些不良影响,孕周越大,各种并发症发生的几率越高。如高白细胞血症、高钾血症、凝血功能异常等。因此,术后 24 小时 ~1 周,要监测母体的血常规、血钾及凝血功能情况,尽早发现异常。

2. 术后 24 小时对手术效果进行评估,包括拟减目标胎儿的情况,是否有胎心搏动和血流灌注;保留的胎儿的胎心及多普勒血流情况;羊水分布情况;宫颈长度;宫缩情况等。

3. 长期的随访,主要观察减除胎儿的吸收及羊水情况;保留胎儿的发育情况以及是否存在并发症,如生长受限、羊水渗漏、束带缠绕等。

4. 分娩后,检查胎盘、脐带及死胎,随访新生儿的生长发育。

(七) 护理要点

1. 术前护理

(1) 术前访视

1) 术前讨论:与医师共同分析孕妇的相关情

况,包括一般病情及治疗、手术的必要性及术前的注意事项等,手术方式和手术中可能发生的并发症及其处理方法。

2) 术前宣教和心理护理:了解孕妇的情绪变化,做好孕妇术前宣教,介绍本病的相关知识,减轻紧张、恐惧心理,介绍有关术前注意和配合事项,让患者及家属理解,取得孕妇的密切配合,以良好的心态接受手术。减胎手术减去了产妇期盼已久的胎儿,可能造成孕妇抑郁。对她们来说,决定减胎和接受减胎是一个艰难的过程。因此,要向孕妇及家属解释多胎妊娠的危险性、产科结局、早产并发症和风险及减胎的注意事项,减胎术后可提高妊娠成功率、改善妊娠结局,介绍减胎成功的案例,减轻孕妇的紧张情绪。

(2) 器械准备与术前准备

1) 常规手术器械准备。

2) 超声仪 1 台。

3) 药品准备:氯化钾心内注射减胎术中氯化钾溶液的准备。

4) 备皮和排空膀胱。

2. 术中护理

(1) 巡回护士配合

1) 将患者推入手术间,核对病历上的各项信息并安抚患者,减轻其紧张情绪。

2) 孕妇采取左侧 15° 平卧位。妥善固定双下肢及双手,约束带固定,时刻注意患者的安全,防止坠床,床单拉平以预防术中压疮。

3) 建立静脉通路。

4) 协助医师超声下被减胎儿的定位和穿刺点的标记。

5) 术中严密观察呼吸、心率、血压及尿量等病情变化,积极配合手术医师和麻醉医师的工作,确保手术顺利完成。

6) 为了预防患者术中发生低体温,术中所用静脉输注液体均加温至 37℃。另外,还要减少不必要的暴露,加强患者的保暖,使患者感觉舒适。

7) 由于患者处于清醒状态,要进行适当的安慰和有效的沟通。

(2) 器械护士配合

1) 与巡回护士清点器械及敷料,并仔细检查器械的完整性。医师消毒铺单后协助其安放手术器械和超声探头,器械按使用的先后顺序摆放,熟悉各种器械的名称、用途及手术步骤,在术中传递器械要做到稳、准、快,以避免手术时间不必要的延长。

2) 配合医师的手术过程。在手术过程中,手术敷料如有浸湿,应及时更换或加盖,避免手术区域污染。

(3)特殊器械的使用与维护

1)熟悉手术中超声设备的连接,合理摆放并检查运转是否正常,以利手术顺利进行。

2)手术结束后仔细检查各种器械的完整性,防止术中遗失。

(张志涛 孙晶)

参考文献

1. 张志涛,刘彩霞,乔宠,等.射频消融选择性减胎术技术规范(2017).中国实用妇科与产科杂志,2017,7:699-701.
2. 胡琳莉,黄国宁,孙海翔,等.多胎妊娠减胎术操作规范(2016).生殖医学杂志,2017,3:193-198.
3. Evans MI,Berkowitz RL,Wapner RJ,et al. Improvement in outcomes of multifetal pregnancy reduction with increased experience. Am J Obstet Gynecol,2001,184(2):97-103.
4. Okai T,Ichizuka K,Hasegawa J,et al. First successful case of non-invasive in-utero treatment of twin reversed arterial perfusion sequence by high-intensity focused ultrasound. Ultrasound Obstet Gynecol,2013,42:112-114.
5. Berg C,Holst D,Mallmann MR,et al. Early vs late intervention in twin reversed arterial perfusion sequence. Ultrasound Obstet Gynecol,2014,43:60-64.
6. Pagani G,D'Antonio F,Khalil A,et al. Intrafetal laser treatment for twin reversed arterial perfusion sequence:cohort study and meta-analysis. Ultrasound Obstet Gynecol,2013,42:6-14.
7. 冯浩,王谢桐.多胎妊娠孕中期选择性减胎术的临床应用研究.济南:山东大学,2006:1.
8. 万盈璐,邓文红,余莉华.多胎妊娠妇女减胎围术期护理.护理研究,2012,26(9B):2475.
9. 董耘.多胎减胎术的应用进展.现代妇产科进展,2013,22(5):422-423.

第二节 射频消融选择性减胎术

(一)流程化管理清单

1. 射频消融选择性减胎术诊疗流程

术前准备

术前一般情况	□年龄*	□__岁
	□身高*	□__cm
	□体重*	□__公斤
术前一般查体	□体温*	□__℃
	□心率*	□__次/分
	□呼吸*	□__次/分
	□血压*	□__mmHg

术前准备

妊娠伴发疾病	□妊娠并发症*	
	□妊娠合并症*	
	□手术史*	
术前诊断	□多胎妊娠(≥3胎)*	□三胎
		□四胎
		□五胎
		□六胎
	□双胎反向动脉灌注序列征*	□Ⅰb期
		□Ⅱa期
		□Ⅱb期
	□双胎之一发育异常*	□结构异常
		□染色体异常
	□选择性生长受限*	□Ⅰ型
		□Ⅱ型
		□Ⅲ型
	□双胎输血综合征*	□1期
		□2期
		□3期
		□4期
术前超声评估	□胎盘位置*	□前壁
		□后壁
		□前置胎盘
		□前置血管
	□拟减胎儿位置*	□宫底
		□靠近宫颈内口
	□宫颈情况*	□宫颈长度__cm
		□宫颈内口开放
术前用药	□宫缩抑制剂使用	
	□抗生素使用	
术前化验及检查	□血常规+血型*	
	□凝血五项*	
	□肝炎病毒	
	□梅毒+HIV	
	□TORCH	
	□阴道分泌物*	
	□胎儿染色体检查*	
	□心电图*	

术前准备

□ 手术器械核对	□ 射频发射装置*
	□ 射频消融电极*
	□ 超声机*
	□ 羊水减量设备*

术中操作

□ 术中操作	□ 超声定位*	□ 胎盘位置*
		□ 拟减胎儿位置*
		□ 保留胎儿位置*
	□ 超声测量指标*	□ 胎心率*
		□ 超声多普勒血流*
	□ 羊水减量	
	□ 局部麻醉*	
	□ 射频消融电极穿刺*	
	□ 数据记录*	□ 起始能量__W
		□ 最高能量__W
		□ 达到预设温度时间__分
		□ 手术总时间__分
		□ 射频周期数__
□ 术中超声检查	□ 保留胎儿*	□ 胎心__次/分
		□ 多普勒血流
	□ 拟减胎儿*	□ 胎心消失
		□ 胎心__次/分
		□ 多普勒血流消失

术后复查

□ 术后24小时复查	□ 超声检查*
	□ 血常规*
	□ 凝血五项*
	□ 血清离子*
□ 术后1周复查	□ 超声检查*
	□ 血常规*
	□ 凝血五项*
	□ 血清离子*
	□ CRP*
□ 术后随诊	□ 每2~4周产科常规检查、化验及超声检查*
□ 妊娠结局	□ 分娩孕周__周
	□ 出生体重1__g　□ 出生体重2__g
	□ 分娩方式　□ 剖宫产
	□ 自然产

术后复查

□ 母体并发症	□ 孕期并发症	□ 感染
		□ 凝血功能异常
		□ 高钾血症
		□ 胎膜早破
		□ 流产
		□ 早产
	□ 产后并发症	□ 产褥感染
		□ 产后出血
□ 胎儿并发症	□ 宫内感染	
	□ 胎儿窘迫	
	□ 胎儿生长受限	
	□ 胎死宫内	

注:*为重点项目

2. 射频消融减胎术手术护理流程

护理流程	描述要点
□ 术前访视	□ 参与术前讨论
	□ 疾病相关知识宣教
	□ 手术相关知识宣教
	□ 麻醉相关知识宣教
□ 心理护理	□ 心理状况评估及护理
□ 器械准备与术前准备	□ 常规手术器械的准备
	□ 超声仪和射频消融设备和器械的准备
	□ 备皮
	□ 排空膀胱
□ 术中配合	□ 患者入室与查对
	□ 静脉通路建立
	□ 协助麻醉实施
	□ 安全体位摆放
	□ 手术配合
	□ 患者生命体征及状态观察
	□ 预防术中低体温
	□ 协助特殊器械和设备的安全使用
	□ 麻醉终止期的护理
□ 术后护理	□ 患者的安全转运与交接
□ 器械清洁与维护	□ 常规器械的清洁与维护
	□ 超声及射频消融设备器械的清洁与维护

（二）射频消融妊娠减胎术适应证

根据《射频消融选择性减胎术技术规范(2017)》，将其适应证阐述如下：

1. 单绒毛膜多胎妊娠者(≥3胎)或绒毛膜性不确定者，建议实施射频消融减胎术，减至单胎或双胎。

随着辅助生殖技术的发展，多胎妊娠的发生率逐年增高，其中单绒毛膜双胎(MC)的并发症发生率较高，其中早产、流产、胎儿发育异常及围产期死亡率均较高。Evans 等认为减至双胎的流产率和早产率最低，新生儿出生体重也较好；Stone 等研究在初始孕周相同者减至单胎与双胎的流产率无差异，但减至单胎在延长分娩孕周、降低早产率与增加新生儿出生体重优于减至双胎组，其研究结果显示，减至单胎、双胎、三胎的平均分娩孕周分别为38.0周、35.2周和30.0周，新生儿出生体重也随保留胎儿数目的减少而增加。因此，对于三胎及以上妊娠者，建议实施减胎治疗。另外，也有学者建议在减胎之前应行绒毛活检术，以排除染色体异常，而对于有经验的胎儿医学中心来说，绒毛活检的胎儿流失率也低于1/1000。

2. 双胎反向动脉灌注序列征(TRAP)，Ⅰb~Ⅱb期，即无心胎与泵血胎腹围比值≥50%或(和)泵血儿受累症状(详见第二十一章第四节双胎反向动脉灌注序列征)。

3. 单绒毛膜双胎其中一胎合并致死性畸形　在单绒毛膜双胎妊娠中，胎儿流失的最常见原因是双胎输血；而在双绒毛膜双胎妊娠中，胎儿流失最常见的原因是胎儿异常(包括染色体及结构异常)，因此当单绒毛膜双胎合并胎儿结构异常时，胎儿流失率也会更高。当然，单绒毛膜双胎中也有染色体不一致的情况，较为常见的是一胎45,X0，另一胎46,XX，但总体来说，十分罕见。由于结构异常的胎儿常有胎死宫内、羊水过多等并发症发生，常常导致正常胎儿发生胎死宫内、中枢神经系统损伤及早产等，因此需要对此类病例实施减胎治疗。

4. 选择性生长受限Ⅱ与Ⅲ型　Gratacos 等根据发育较小胎儿的脐动脉(UA)多普勒血流将选择性生长受限分为3型：Ⅰ型，正常脐带血流；Ⅱ型，脐动脉舒张期血流持续消失或反向；Ⅲ型，脐动脉舒张期血流间歇消失。在Ⅱ型选择性生长受限中，大多数文献报道的分娩孕周在30周以前，少数病例可延长至32周，因此对于Ⅱ型选择性生长受限来说，一方面发育较小胎儿的死亡造成较大胎儿胎死宫内及神

经系统损伤的风险较大；另一方面，早产造成两胎儿脑发育不成熟而带来的神经系统损伤也占一定比例。而在Ⅲ型选择性生长受限中，大多数情况下，由于动脉-动脉吻合支的补偿效果，保障了较小胎儿的存活，但也增加了较小胎儿死亡及共存胎儿神经系统损伤的不可预见性，因此其平均分娩孕周在32周左右。综上所述，对于存在胎儿死亡或神经系统损伤风险较大的病例，如在序贯的超声随诊过程中，当出现静脉导管搏动指数(PI)升高>2个标准差或静脉导管血流a波反向等危及胎儿生命的多普勒信号时，需结合患者本人意愿及所处单位的医疗水平及伦理，实施选择性减胎术或终止妊娠。有文献报道，对较小胎儿实施减胎治疗后，共存胎儿的存活率在80%~85%左右。

5. 双胎输血综合征(TTTS)　对于TTTS中一胎儿合并致死性畸形、两脐带插入部紧邻而无法实施胎儿镜下激光凝结术操作等情况者，可实施射频消融减胎术；对于激光治疗术后效果不佳者，也可实施减胎治疗。而对于TTTS Ⅳ期来说，合并胎儿水肿或严重的心功能异常者，建议转到经验丰富的胎儿治疗中心实施胎儿镜下激光凝结术；不具备转院条件者，也可考虑射频消融减胎治疗。

（三）射频消融妊娠减胎术的禁忌证

1. 泌尿生殖系统感染。

2. 先兆流产者。

3. 胎动频繁、胎儿位置、胎盘位置等因素造成穿刺困难者。尤其是合并羊水过多的病例，胎动十分活跃，可通过对母体实施镇静来减少胎动，也可以通过羊水减量术来限制胎儿的活动。对于拟减胎儿位置接近宫颈内口者，穿刺及死亡胎儿的吸收可能造成流产及胎膜早破，因此手术适应证应严格掌握，对于必须实施减胎治疗者，根据情况可实施宫颈环扎手术，以降低流产及胎膜早破的发生。对于胎盘阻碍穿刺路线者，可通过改变患者体位来改变胎儿位置，来避开胎盘；如果仅为胎盘较薄的边缘阻碍时，也可通过胎盘进行穿刺，但要切忌反复穿刺，并密切观察胎盘出血情况；如不能避开胎盘主体时，需选择其他减胎方式或放弃减胎治疗。

4. 母体合并严重的内外科疾病、凝血功能、肝功能等异常者。

（四）射频消融妊娠减胎术的术前准备要点

1. 对母体进行血尿常规、肝肾功、心电图、凝

血功能、阴道清洁度和细菌学检查,排除急性炎症特别是泌尿生殖道急性炎症以及合并的内外科疾病。

2. 对胎儿进行详细的系统超声检查 首先,在早孕期需要明确绒毛膜性的诊断,是选择何种治疗方法及鉴别诊断的基本条件。其次,对于合并胎儿结构异常及超声软指标异常的病例,须要对胎儿进行产前诊断,包括必要的影像学及遗传学检查。第三,对于选择性生长受限与双胎输血综合征的鉴别诊断困难的病例,可以通过序贯彩超密切观察病情的变化,以期作出正确的诊断,切忌在诊断不清的情况下,盲目地采取治疗措施。

3. 术者的超声检查 射频消融减胎术不同于其他的手术,术者需要在术前亲自做超声检查,充分了解胎儿及胎盘位置、宫颈情况等指标,以提高手术的成功率。

4. 设备及器械 术前需充分了解病情,以准备合适的医疗器械。如羊水过多者,需要准备羊水减量装置或较长的消融电极;再如无心胎较大且血流丰富者,宜选择大功率的射频仪。

(五)射频消融妊娠减胎术的手术操作要点

1. 术前再次超声确认胎盘、拟减目标胎儿及保留胎儿的位置。

2. 患者取仰卧位,2块电极板分别置于臀部或大腿外侧。

3. 给予患者适量的镇静剂,穿刺部位行局部麻醉。

4. 于超声引导下,将射频消融电极经皮穿刺进入拟减胎儿腹腔内,使穿刺针针尖位置靠近拟减灭胎儿的脐带附着处,展开伞形针芯,超声再次确定穿刺针位置。

5. 以20W的初始能量发射射频,每分钟增加5~10W,达到设定温度(100℃左右),维持此温度至脐带血流消失,提示手术成功。

手术成功的关键步骤在于穿刺针的位置是否恰好位于脐带根部,虽然一般的射频消融电极可造成直径2cm的能量区域,但若离脐带根部较远,则不能达到完全阻断血流的效果,需要在消融前进行调整,以减少手术时间。另外,只有射频的温度达到100℃时,机体组织才会发生变性,达到阻断血流的效果,如果温度上升较慢,难以达到预设的目标温度时,亦需要调整穿刺位置,保证手术成功。

(六)射频消融妊娠减胎术的术后管理要点

1. 射频消融减胎术可对母体造成一些不良影响,如高白细胞血症、高钾血症、凝血功能异常甚至灼伤等。因此,在手术过程中,要实时询问患者有无灼痛的表现,术后要立即检查母体的极板附着处,看是否造成皮肤烧伤。术后24小时及1周,要对母体进行血常规、血钾及凝血功能的检查,尽早发现异常。

2. 术后24小时对手术效果进行评估,包括拟减目标胎儿的情况,是否有胎心搏动和血流灌注;保留的胎儿的胎心及多普勒血流情况;羊水分布情况;宫颈长度;宫缩情况等。

3. 长期的随访 主要观察减除胎儿的吸收及羊水情况;保留胎儿的发育情况以及是否存在并发症,如生长受限、羊水渗漏、束带缠绕等。

(七)护理要点

1. 术前护理

(1)术前访视

1)术前讨论:与医师共同分析孕妇的相关情况,包括一般病情及治疗、手术的必要性及术前的注意事项等,手术方式和手术中可能发生的并发症及其处理方法。

2)术前宣教和心理护理:了解孕妇的情绪变化,做好孕妇术前宣教,介绍本病的相关知识,减轻紧张、恐惧心理,介绍有关术前注意和配合事项,让患者及家属理解,取得孕妇的密切配合,以良好的心态接受手术。减胎手术减去了产妇期盼已久的胎儿,可能造成孕妇抑郁。对她们来说,决定减胎和接受减胎是一个艰难的过程。因此,要向孕妇及家属解释多胎妊娠的危险性、产科结局、早产并发症和风险及减胎的注意事项,减胎术后可提高妊娠成功率、改善妊娠结局,介绍减胎成功的案例,减轻孕妇的紧张情绪。

(2)器械准备与术前准备

1)常规手术器械和药品的准备:无菌脐穿包、无菌手术衣、无菌器械保护套、一次性注射器、2%利多卡因、生理盐水。

2)检查彩色多普勒超声仪和射频治疗仪处于正常状态,根据拟被减胎儿的位置、孕妇脂肪的多少和是否有羊水过多等选择合适长度的射频消融电极针。

3)孕妇准备:备皮与排空膀胱。

2. 术中护理

（1）巡回护士配合

1）将患者推入手术间，核对病历上的各项信息并安抚患者，减轻其紧张情绪。

2）妥善固定双下肢及双手，建立静脉通路。

3）协助孕妇取仰卧位，或者轻度左侧卧位，以孕妇舒适为宜。两负极板连接电极线后贴在双侧臀部。时刻注意患者的安全，防止坠床，床单拉平以预防术中压疮。

4）协助医师超声下被减胎儿的定位和穿刺点的标记。

5）术中严密观察呼吸、心率、血压及尿量等病情变化，积极配合手术医师和麻醉医师的工作，确保手术顺利完成。

6）为了预防患者术中发生低体温，术中所用静脉输注液体均加温至 37℃。另外，还要减少不必要的暴露，加强患者的保暖，使患者感觉舒适。

7）由于患者处于清醒状态，要进行适当的安慰和有效的沟通。

（2）器械护士配合

1）与巡回护士清点器械及敷料，并仔细检查器械的完整性。医师消毒铺单后协助其安放手术器械和超声探头，器械按使用的先后顺序摆放，熟悉各种器械的名称、用途及手术步骤，在术中传递器械要做到稳、准、快，以避免手术时间不必要的延长。

2）配合医师的手术过程。在手术过程中，手术敷料如有浸湿，应及时更换或加盖，避免手术区域污染。

（3）特殊器械的使用与维护

1）熟悉手术中超声设备和射频消融仪的连接，合理摆放并检查运转是否正常，以利手术顺利进行。

2）手术结束后仔细检查各种器械的完整性，防止术中遗失。护士应熟练掌握射频消融仪的性能、构成、拆卸及正确的连接方法，由专人负责其清洗、维护和保养。

（张志涛　孙晶）

参考文献

1. 张志涛，刘彩霞，乔宠，等．射频消融选择性减胎技术规范（2017）．中国实用妇科与产科杂志，2017，7：699-701.

2. Evans MI, Berkowitz RL, Wapner RJ, et al. Improvement in outcomes of multifetal pregnancy reduction with increased experience. Am J Obstet Gynecol, 2001, 184(2):97-103.

3. Stone J, Ferrara L, Kamrath J, et al. Contemporary outcomes with the latest 1000 cases of multifetal pregnancy reduction (MPR). Am J Obstet Gynecol, 2008, 199(4):406.e1-e4

4. Ilagan JG, Wilson RD, Bebbington M, et al. 2008. Pregnancy outcomes following bipolar umbilical cord cauterization for selective termination in complicated monochorionic multiple gestations. Fetal Diagn Ther, 23:153-158.

5. Gratacos E, Antolin E, Lewi L, et al. Monochorionic twins with selective intrauterine growth restriction and intermittent absent or reversed end-diastolic flow (Type III): feasibility and perinatal outcome of fetoscopic placental laser coagulation. Ultrasound Obstet Gynecol, 2008, 31(6):669-675.

6. Glinianaia SV, Rankin J, Wright C. Congenital anomalies in twins: a register based study. Hum Reprod, 2008, 23:1306-1311.

7. Johnson A. Diagnosis and management of Twin-Twin transfusion syndrome. Clin Obstet Gynecol, 2015, 58:611-631.

8. Novak CM, Patel SV, Baschat AA, et al. Maternal coagulopathy after umbilical cord occlusion for twin reversed arterial perfusion sequence. Obstet Gynecol, 2013, 122:498-500.

9. Lee H, Wagner AJ, Sy E, et al. Efficacy of radiofrequency ablation for twin-reversed arterial perfusion sequence. Am J Obstet Gynecol, 2007, 196:459.e1-e4

10. Tsao K, Feldstein VA, Albanese CT, et al. Selective reduction of acardiac twin by radiofrequency ablation. Am J Obstet Gynecol, 2002, 187(3):635-640.

11. 李红燕，王谢桐，梁波，等．射频消融选择性减胎术处理复杂多胎妊娠的安全性及有效性．中华妇产科杂志，2012，47(12):905-909.

12. 孙路明，周奋翮，邹刚，等．射频消融减胎技术治疗34例单绒毛膜性双胎妊娠并发症的妊娠结局．中华围产医学杂志，2014，7(6):365-369.

13. 董耘．多胎减胎术的应用进展．现代妇产科进展，2013，22(5):422-423.

第三节　胎儿镜激光血管凝结术

（一）流程化管理清单

1. 胎儿镜激光血管凝结术流程化管理清单

术前准备			
□ 术 前 病 史 确 认	□ 患者基本 信息	□ 年龄	
		□ 身高	
		□ 体重	
		□ 体重指数	
	□ 生命体征	□ 心率	
		□ 血压	
		□ 体温	
		□ 呼吸	

术前准备

□ 术前病史确认

- □ 基础疾病
  - □ 妊娠合并症
  - □ 妊娠并发症
  - □ 内外科病史　□ 手术史
- □ 术前诊断
  - □ Quintero 分期__期
  - □ 其他疾病
- □ 拟麻醉方式
  - □ 脊柱麻醉　□ 局部麻醉
  - □ 全麻

□ 术前部分

- □ 术前超声检查*
  - □ 胎盘位置确认
    - □ 前壁胎盘
    - □ 后壁胎盘
    - □ 左侧壁　□ 右侧壁
    - □ 宫底部
    - □ 前置胎盘
  - □ 胎儿位置
    - □ 受血儿位置
    - □ 供血儿位置
  - □ 脐带插入点
    - □ 受血儿脐带插入点
    - □ 供血儿脐带插入点
  - □ 宫颈
    - □ 宫颈长度
    - □ 宫颈开放　□ 内口开放
- □ 胎心监护
  - □ 宫缩情况　□ 宫缩　□ 无宫缩
  - □ 胎心率
- □ 阴道分泌物
  - □ 阴性　□ 阳性
- □ 术前生化检查
  - □ 血常规 + 血型
  - □ 凝血功能
  - □ 肝炎病毒　□ 梅毒　□ 艾滋病
  - □ 优生优育五项
- 胎儿染色体检查(羊水培养)
  - □ 做　□ 不做

□ 术前手术设备核对

- □ 胎儿镜系统
  - □ 弧形胎儿镜
  - □ 侧向 30° 胎儿镜
- □ 胎儿镜影像系统
- □ 激光系统
  - □ 激光发生机
  - □ 激光导线
- □ 胎儿镜通道
  - □ 穿刺设备
  - □ 胎儿镜通道

术前准备

□ 术前手术设备核对

- □ 羊水灌注设备
  - □ 灌注设备
  - □ 加温设备
- □ 羊水采集容器
- □ 减胎设备(备用)
  - □ 射频消融设备
  - □ 胎儿镜电凝钳
- □ 超声设备

术中操作

□ 术中

- □ 术中超声定位
  - □ 脐带插入点
  - □ 胎盘横轴
- □ 穿刺器进入
  - □ 穿刺进入超声确定
  - □ 留取羊水标本
  - □ 置入胎儿镜
- □ 胎儿镜进入后操作
  - □ 寻找重叠间膜
  - □ 寻找供血儿
  - □ 确认血管交通支并记录
  - □ 选择激光凝结方法
    - □ 非选择性血管交通支凝固术(NSLCPY)
    - □ 选择性血管交通凝固术(SLCPV)
    - □ Solomon 技术
  - □ 记录凝结血管交通支
    - □ 动 - 动交通支
    - □ 静 - 静交通支
    - □ 动 - 静交通支(供血儿 - 受血儿)
    - □ 静 - 动交通支(供血儿 - 受血儿)
  - □ 激光凝结术后检查
    - □ 复通
    - □ 出血
- □ 羊水减量
  - □ 减量　□ 未减量
    - □ >1500ml
    - □ >3000ml
    - □ 羊水深度 <7cm
- 术中超声复查
  - □ 胎心率
    - □ 正常
    - □ 异常
  - □ 脐动脉舒张期血流(受血儿)
    - □ 正常
    - □ 消失
    - □ 反向
  - □ 脐动脉舒张期血流(供血儿)
    - □ 正常
    - □ 消失
    - □ 反向

术中操作

术中	术中超声复查	羊水最大深度(受血儿)	
		羊水最大深度(供血儿)	
		□ 穿刺点是否有出血	□ 正常　□ 出血
		□ 宫颈长度	
	阴道窥器检查	□ 宫颈情况	□ 正常 □ 缩短 □ 开放
		□ 阴道消毒	
	母体监测	□ 症状	□ 腹胀 □ 腹痛 □ 紧缩感
		□ 体征	□ 心率 □ 血压 □ 血氧
			□ 宫缩情况
	宫缩抑制剂	□ 术前使用	□ 使用 □ 未使用
		□ 术后使用	□ 使用 □ 未使用
		□ 钙通道阻滞剂 □ 催产素受体拮抗剂	

术后复查

术后	术后24小时超声检查	□ 病情是否恢复或进展	□ 正常 缓解 □ 无改变 □ 加重
		□ 胎儿血流多普勒	□ 正常 □ 异常
		□ 胎儿是否存活	□ 供血儿存活 □ 受血儿存活
		□ 宫颈长度及形态	□ 正常 □ 缩短 □ 内口开放 □ 完全开放
	□ 术后每周超声监测	同上	
	术后4周胎儿神经系统MRI	□ 供血儿胎儿神经系统MRI □ 受血儿胎儿神经系统MRI	
	一胎胎死宫内监测	□ 感染指标	□ 血常规 □ CRP □ 降钙素原
		□ 凝血功能指标	□ 凝血功能 □ 血小板

术后复查

术后	胎盘检查	□ 胎盘血管灌注	□ 是 □ 否
		□ 是否有手术遗漏血管	□ 是 □ 否
	母体检查	□ 症状	□ 腹胀 □ 腹痛 □ 紧缩感 □ 胎动
		□ 体征	□ 血压监测
		□ 辅助检查	□ 血常规 □ 凝血功能
随访	随访新生儿	□ 1个月	□ 存活 □ 死亡 神经系统: □ 正常　□ 异常
		□ 6个月	□ 存活 □ 死亡 神经系统: □ 正常　□ 异常
		□ 1岁	□ 存活　□ 死亡 神经系统: □ 正常　□ 异常
	随访母体	□ 术后情况	□ 术后感染 □ 胎膜早破 □ 流产 □ 出血
		□ 产后情况	□ 阴道分娩 □ 剖宫产 □ 产后出血 □ 产后感染

注:* 为重点项目

2. 胎儿镜激光血管凝结术手术护理流程

护理流程	描述要点
□ 术前访视	□ 参与术前讨论
	□ 疾病相关知识宣教
	□ 手术相关知识宣教
	□ 麻醉相关知识宣教
□ 心理护理	□ 心理状况评估及护理
□ 器械准备	□ 常规手术器械的准备
	□ 胎儿镜手术专用器械的准备
	□ 钬激光设备及器械的准备
	□ 灌注液的准备
	□ 超声仪的准备

护理流程	描述要点
□ 术中配合	□ 患者入室与查对
	□ 静脉通路建立
	□ 安全体位摆放
	□ 协助麻醉实施
	□ 手术配合
	□ 患者生命体征及状态观察
	□ 预防术中低体温
	□ 协助特殊器械的安全使用
	□ 麻醉终止期的护理
□ 术后护理	□ 患者的安全转运与交接
□ 器械清洁与维护	□ 特殊器械的清洁与维护

(二) 胎儿镜激光血管凝结术技术要点

1. 手术指征 治疗双胎输血综合征:胎儿镜下胎盘表面血管激光凝结术是唯一从病理学层次治疗双胎输血综合征的手段,其手术指征和手术时机如下:

(1) Quintero 分期Ⅱ~Ⅳ期。

(2) Quintero 分期Ⅰ期,并且孕妇腹胀症状进行性加重以及羊水异常有加重趋势者,需要严密观察,酌情处理,可以参考胎儿心功能费城儿童医院 CHOP 评分等 TTTS 补充评估系统进行手术指征判断。

(3) 妊娠 18~26 周。

2. 如何细化手术器械的准备?

(1) 前壁胎盘:建议使用弧形胎儿镜或 30° 胎儿镜等。

(2) 产前诊断:准备羊水细胞染色体培养。

(3) 准备宫颈环扎

1) 评估宫颈长度和形状是进一步制定是否在胎儿治疗的同时实施宫颈环扎术的重要指标。

2) 即使术前判断宫颈状态不需要环扎,但术中可能因手术刺激出现宫颈改变,仍然可能需要宫颈环扎术。

3. 关于治疗双胎输血综合征手术术式的选择问题?

胎儿镜激光治疗是治疗双胎输血综合征的首选治疗方案,并且也是这种技术应用最广泛的领域。目前的 3 种常见的激光凝固血管交通支技术,具体优劣尚有争议,建议根据具体情况及术者掌握技术情况选择手术治疗方式。

(1) 非选择性血管交通支凝固术(NSLCPY):技术要点为使用激光凝固全部通过两胎儿之间隔膜的血管。

(2) 选择性血管交通凝固术(SLCPV):技术要点为对经胎儿镜确定为双胎之间血管交通支的血管,根据其类型有序、依次进行激光凝固:首先是动脉 - 静脉交通支(供血儿动脉至受血儿静脉),然后是静脉 - 动脉交通支(供血儿静脉至受血儿动脉),最后是动脉 - 动脉交通支和静脉 - 静脉交通支。

(3) Solomon 技术:在选择性血管交通支凝固术之上发展而来,在选择性血管凝固的基础上,对凝固点之间的胎盘区域进行连续线状激光凝固,并连接各个凝固点。

4. 手术麻醉的选择问题 可以选择局部麻醉和椎管内麻醉:①局部麻醉:利多卡因局部浸润麻醉是最广泛使用的麻醉方法;②椎管内麻醉:此麻醉方法适用于手术时间较长的病例,例如前壁胎盘预计手术时间长者、可能需要宫颈环扎术者、不能耐受长时间卧姿者。镇静:必要时可使用镇静剂。

5. 如何制订超声监测计划?

(1) 术前需要详细判断疾病程度和宫内胎儿、胎盘及脐带的空间定位,以便于制订手术方案和使用器械。

(2) 术后 24 小时需要复查超声检查,评估手术效果。

(3) 术后每周至少进行一次超声监测,监测内容主要包括双胎生长发育情况、胎儿及脐带血管血流超声多普勒检查、羊水、胎盘以及宫颈情况。

6. 手术禁忌证

(1) 孕妇存在各系统特别是泌尿生殖系统的急性感染。

(2) 先兆流产者应慎行胎儿镜手术。

(3) 其他手术禁忌证。

7. 如何预防早产胎膜早破和流产?

早产胎膜早破和流产是介入性胎儿治疗的常见并发症,也是最重要的并发症。其直接影响治疗成功与否。

(1) 合理的手术时机选择:在妊娠 18 周之前羊膜和绒毛膜没有完全贴合,此时手术进行胎儿镜介入治疗,出现胎膜破裂和流产的风险较高,因此手术都尽量选择在妊娠 18 周之后进行。

(2) 宫缩时治疗策略的选择:宫缩(或先兆流产)是胎儿介入治疗的相对禁忌证,在宫缩没有得到良好控制的前提下进行胎儿镜治疗可能会增加流产和胎膜早破的风险。病情允许的情况下，应当尝试先控制宫缩症状，再进行治疗。但是在某些情况下，例如胎儿病情危重或者宫缩病情是由过量的羊水引起的情况，可以权衡利弊在抑制宫缩药物的使用下，尝试进行胎儿镜治疗并同时进行羊水减量术。

（3）阴道炎症和宫颈环扎术：阴道炎症是引起胎膜早破的重要原因，围术期详细的检查和治疗阴道炎症是保证手术成功率的重要举措。另外，对于宫颈形态改变，或者有流产病史的患者，可行宫颈环扎术预防早产的发生。但是其治疗效果如何尚需要大量的数据证明。

8. 术后处理

（1）常规监测

1）监测孕妇生命体征。注意宫缩情况。注意早产、胎膜早破、胎盘早剥、羊水渗漏等并发症。注意穿刺点有无出血、渗出、化脓等。嘱孕妇注意卧床休息和外阴清洁，禁止性生活。注意腹痛、阴道出血或异常分泌物、发热等，及时随诊。普通产科检查。

2）分娩后处理：检查胎盘、脐带（如果有一胎胎死宫内需要检查死胎），确认胎盘绒毛膜性质与手术效果，条件允许需要行胎盘血管灌注进一步确认手术效果。

3）随访新生儿，主要包括新生儿的存活率、中枢神经系统发育情况。

（2）超声监测

1）术后 24 小时超声复查确定手术治疗效果：TTTS 病情是否恢复或进展；胎儿血流多普勒；胎儿是否存活；宫颈长度及形态。

2）术后每周复查超声了解胎儿生长发育、羊水情况、胎儿各种血流多普勒情况、胎儿心脏功能、宫颈长度、是否存在双胎贫血-红细胞增多序列征（TAPS）和 TTTS 复发等。定期检查凝血功能及血常规，注意腹痛、阴道流血及阴道分泌物。

（三）护理要点

1. 术前护理

（1）术前访视

1）术前讨论：与医师共同分析孕妇的相关情况，包括一般病情及治疗、手术的必要性及术前的注意事项等，手术方式和手术中可能发生的并发症及其处理方法。

2）术前宣教和心理护理：了解孕妇的情绪变化，做好孕妇术前宣教，介绍本病的相关知识，减

轻紧张、恐惧心理，介绍有关术前注意和配合事项，让患者及家属理解，取得孕妇的密切配合，以良好的心态接受手术。由于双胎输血综合征的特殊性，孕妇往往既担心手术能否成功，又担心术后能否继续保胎，基于这种特殊性，应该针对孕妇的顾虑向其介绍手术的先进性、安全性和手术方法，并向其介绍此类手术的成功案例，减轻患者的紧张和不安。

（2）设备器械和灌洗液准备

1）常规手术器械准备。

2）胎儿镜和钬激光设备和器械准备：监视系统1 套，钬激光器及光纤系统 1 套，配套冷光源 1 套，一次性灭菌腔镜专用保护套，导丝，加温灌洗器，一次性注射器。将各仪器设备接通电源，检查性能，确保正常使用，打开监视系统及冷光源并按要求调节好，冷光源导光束、摄像头和超声探头用一次性灭菌腔镜专用保护套套好，连接冷光源及监视系统，在监视下插入胎儿镜，开放羊水补充液（林格液）与胎儿镜的冲水连接管。

3）超声仪 2 台。

4）灌洗液：37℃的林格液 2000ml。

2. 术中护理

（1）巡回护士配合

1）将患者推入手术间，核对病历上的各项信息并安抚患者，减轻其紧张情绪。

2）孕妇采取平卧位，妥善固定双下肢及双手，建立静脉通路。

3）协助患者摆好麻醉体位并且在麻醉成功后妥善固定好穿刺管，帮助患者恢复到平卧位并将患者一侧抬高 15°~30°，约束带固定，时刻注意患者的安全，防止坠床，床单拉平以预防术中压疮。

4）术中严密观察呼吸、心率、血压及尿量等病情变化，积极配合手术医师和麻醉医师的工作，确保手术顺利完成。

5）为了预防患者术中发生低体温，术中所用静脉输注液体和外用冲洗液体均加温至 37℃。另外，还要减少不必要的暴露，加强患者的保暖，使患者感觉舒适。

6）由于患者处于清醒状态，要进行适当的安慰和有效的沟通。

（2）器械护士配合

1）与巡回护士清点器械及敷料，并仔细检查胎儿镜器械的完整性。医师消毒铺单后协助其将胎儿镜镜头、光源线、冲洗装置置于手术台上并注意勿压

在患者胸腹部。对于胎儿镜特殊器械和普通器械要分开放置，按使用的先后顺序摆放，熟悉各种器械的名称、用途及手术步骤，在术中传递器械要做到稳、准、快，以避免手术时间不必要的延长。

2）配合医师用37℃灌洗液进行羊水置换，以确保手术视野清晰。在手术过程中，手术敷料如有浸湿，应及时更换或加盖，避免手术区域污染。

3）医师置trocar时，应在B超定位下进行，避开刺入胎盘羊膜腔，防止胎盘出血导致视野模糊或胎盘早剥。激光易导致胎盘血管破裂发生术中大出血或胎盘早剥。如发生术中大出血，及时用双极电凝止血，止血效果不好或有活动性出血时，应随时做好开腹手术的准备；如有胎盘早剥发生，应立即停止操作，如剥离面小则严密观察，如剥离面大或观察过程中剥离面迅速增大，应及时终止妊娠。

（3）特殊器械的使用与维护

1）熟悉手术中各种仪器的连接，合理摆放并检查运转是否正常。注意监视系统是否完好，确保电视屏幕清晰，以利手术顺利进行。

2）必须熟悉钬激光的性能、操作步骤和注意事项，在按下激光开关前，一定要仔细检查光纤，以确保没有可能导致激光泄漏和造成损害的因素。掌握小血管止血的技术参数，术中根据医师的要求及时调节。光纤由护士双手平托，与操作医师保持水平位置，不能过度弯曲，防止损害或折断。注意光纤要长出镜子一定的距离，避免镜子被烧坏。

3）羊水补充液要保证程序灌注，确保恒定的灌注流量和适当的压力，防止羊水过多流失。灌注液保持恒温37℃，因为灌注液是用来补充羊水，如果大量的室温灌注液进入羊膜腔不但会刺激子宫，更会刺激胎儿，引起早产。

4）手术结束后仔细检查各种器械的完整性，防止术中遗失。注意光缆线的放置，防止因打折而导致的光缆线损坏。鉴于胎儿镜器械十分精密且昂贵，护士应熟练掌握各种仪器设备的性能、构成、拆卸及正确的连接方法，由专人负责其清洗、维护和保养。

（尹少尉 孙晶）

参考文献

1. 国家卫生和计划生育委员会公益性行业科研专项《常见高危胎儿诊治技术标准及规范的建立与优化》项目组. 胎儿镜激光治疗双胎输血综合征技术规范 (2017). 中国实用妇科与产科杂志, 2017, 33 (7): 695-698.

2. Quintero RA, Morales WJ, Allen MH, et al. Staging of twin-twin transfusion syndrome. J Perinatol, 1999, 19 (8 Pt 1): 550-555.

3. Committee on Practice Bulletins—Obstetrics, Society for Maternal-Fetal Medicine. Practice Bulletin No. 169: Multifetal Gestations: Twin, Triplet, and Higher-Order MultifetalPregnancies. Obstet Gynecol, 2016, 128 (4): e131-e146.

4. Quintero RA, Kontopoulos E, Chmait RH. Laser Treatment of Twin-to-Twin Transfusion Syndrome. Twin Res Hum Genet, 2016, 19 (3): 197-206.

5. Stamilio DM, Fraser WD, Moore TR. Twin-twin transfusion syndrome: an ethics-based and evidence-based argument for clinical research. Am J Obstet Gynecol, 2010, 203 (1): 3-16.

6. Gapp-Born E, Sananes N, Guerra F, et al. Predictive value of cardiovascular parameters in stages 1 and 2 of twin-to-twin transfusionsyndrome. Prenat Diagn, 2014, 34 (9): 908-914.

7. 尹少尉, 那全, 李秋玲, 等. 弧形胎儿镜治疗前壁胎盘双胎输血综合征的效果. 中华围产医学, 2013, 16 (5): 294-296.

8. 尹少尉, 张志涛, 栗娜, 等. 胎儿镜选择性胎盘血管交通支凝结术治疗前壁胎盘双胎输血综合征患者的临床结局及其影响因素分析. 中华妇产科杂志, 2015, 50 (5): 329-333.

9. Kilby MD, Oepkes D, Johnson A. Fetal therapy: scientific basis and critical appraisal of clinical benefits. New York: Cambridge University Press, 2013: 149-164.

10. Salomon LJ, Nasr B, Nizard J, et al. Emergency cerclage in cases of twin-to-twin transfusion syndrome with a short cervix at the time of surgery and relationship to perinatal outcome. Prenat Diagn, 2008, 28 (13): 1256-1261.

11. Sago H, Hayashi S, Saito M, et al. The outcome and prognostic factors of twin-twin transfusion syndrome following fetoscopic laser surgery. Prenat Diagn, 2010, 30 (12-13): 1185-1191.

12. Peeters SH, Akkermans J, Westra M, et al, Identification of essential steps in laser procedure for twin-twin transfusion syndrome using the Delphi methodology: SILICONE study. Ultrasound Obstet Gynecol, 2015, 45 (4): 439-446.

13. Chalouhi GE, Essaoui M, Stirnemann J, et al. Laser therapy for twim-to-twim transfusion syndrome (TTTS). Prenat Diagn, 2011, 31 (7): 637-646.

14. Mathis J, Raio L, Baud D. Fetal laser therapy: applications in the management of fetal pathologies. Prenat Diagn, 2015, 35 (7): 623-636.

15. Fisk NM, Duncombe GJ, Sullivan MH. The basic and clinical science of twin-twin transfusion syndrome. Placenta, 2009, 30 (5): 379-390.

第四节　宫内输血

（一）流程化管理清单

1. 宫内输血术手术护理流程

常规问诊及病史记录

□ 常规入院检查

□ 胎儿超声检查	□ 胎儿预测体重		
	□ 胎盘及脐带胎盘插入位置		
	□ 胎儿心脏超声		
	□ 胎儿大脑中动脉峰值血流速度	□ MCA-PSV 具体数值	
	□ 胎儿其他血流多普勒检查	□ 脐动脉 S/D	□ 数值 □ 消失 □ 反向
		□ 脐静脉	□ 正常 □ 搏动
	□ 其他血流超声多普勒		
□ 母体重要生化检查	□ 血型	□ ABO	□ Rh
	□ 血常规		
	□ 凝血五项		
	□ B19 病毒检测（IgG 和 IgM）		
	□ TORCH		
	□ G6PD 缺乏检测		
	□ 母体血红细胞酸洗脱实验法（Kleihaue-Betke test，KB 试验）		
	□ Coombs 试验		

宫内输血

第一步	□ 签署知情同意书		
第二步	□ 穿刺诊断前备血（具体要求见附录）		
	□ 超声定位		
	□ 宫缩抑制剂		
第三步	□ 无菌术		
	□ 超声引导下穿刺进入胎儿脐带胎盘插入部位脐带静脉。		
	□ 采胎儿血样 1ml 送检	□ 胎儿血细胞比容	□ 其他检查结果
	□ 保持穿刺针在穿刺位置		
第四步	□ 根据病情计算输血量		

宫内输血

第五步	□ 给予胎儿宫内输血	□ 经胎儿脐带静脉输血
		□ 经胎儿腹膜输血
		□ 经胎儿脐带静脉输血及胎儿腹膜联合输血
		□ 经胎儿心脏输血（慎用）
		注：腹腔输血时如胎儿有腹水，应该先进行腹水减量
第六步	□ 超声评估	
第七步	□ 48~72 小时之后可重复宫内输血治疗	

并发症处理

□ 胎儿窘迫	□ 终止操作 □ 终止妊娠（症状不缓解，并考虑胎儿具备存活能力）
□ 胎死宫内	□ 引产　□ 明确病因
□ 胎膜早破	

术后随访

□ 2~3 周之后穿刺检查胎儿脐带血	□ 血细胞比容
□ 胎儿超声检查	□ 常规超声检查
	□ 胎儿心脏超声检查
	□ 胎儿大脑中动脉峰值血流速度

2. 宫内输血术手术护理流程

护理流程	描述要点
□ 术前访视	□ 参与术前讨论
	□ 疾病相关知识宣教
	□ 手术相关知识宣教
	□ 麻醉相关知识宣教
□ 心理护理	□ 心理状况评估及护理
□ 器械准备与术前准备	□ 常规手术器械的准备
	□ 超声仪的准备
	□ 药品的准备
	□ 血制品的准备
	□ 备皮
	□ 排空膀胱

护理流程	描述要点
□ 术中配合	□ 患者入室与查对
	□ 静脉通路建立
	□ 协助麻醉实施
	□ 安全体位摆放
	□ 手术配合
	□ 血样的送检
	□ 患者生命体征及状态观察
	□ 预防术中低体温
	□ 协助特殊器械和药品的安全使用
	□ 麻醉终止期的护理
□ 术后护理	□ 患者的安全转运与交接
□ 器械清洁与维护	□ 器械的清洁与维护

（二）不同原因宫内输血血品要求

表 23-1　不同原因宫内输血血品要求

免疫性水肿继发贫血	非免疫性水肿继发贫血，胎儿贫血
O 型（或者胎儿血型），有条件选择 Rh0（D）：阴性	ABO：O 型，Rh_0（D）：阴性
血细胞比容接近 80%	血细胞比容至少 80%
巨细胞病毒抗体阴性	巨细胞病毒抗体阴性
血样少于 4 天	——
放射处理	放射处理
母体血清抗体对应抗原阴性	与母亲血清相合并且不表达母亲抗体对应抗原

输血量计算公式：

$$输血量 = \frac{拟达到的胎儿血细胞比容 - 原始的胎儿血细胞比容}{输血血品的血细胞比容} \times (150) \times (EFW)$$

注：公式中的"150 是胎盘矫正指数"；"EFW 是胎儿预测体重（单位：千克）

（三）宫内输血操作要点

1. 宫内输血的目标的选择　虽然输血的指征是血细胞比容 <30%，但是在治疗疾病的同时需要满足以下要求：如果血细胞比容 <20%，首次进行宫内输血的目标是使血细胞比容达 20%~25%。并且一般首次输血不建议将胎儿血细胞比容升高超过

25% 或者超过输血前血细胞比容的 4 倍。如一次治疗无法达到治疗效果，可在 48~72 小时之后重复治疗，直到使血细胞比容达 45%~50%（免疫性水肿）或 40%~45%（非免疫性水肿）。同时注意输血最大量 =（妊娠周数 –20）×10ml。这样做的原因是大量的血液输入有可能造成循环系统的压力过大，出现胎儿宫内死亡。

2. 输血方法的选择

（1）一般宫内输血的方案有四种：①经胎儿脐带静脉输血；②经胎儿腹膜输血；③经胎儿脐带静脉输血及胎儿腹膜联合输血；④胎儿心脏穿刺输血。

（2）其中经胎儿脐带静脉输血是最有效的输血方案。但是在脐带位置穿刺困难时，也可选择经胎儿腹膜输血，但是需要注意的是，选择经胎儿腹膜输血时，如果胎儿腹水，应当在输血前引流 150ml，以保证输血后不增加腹腔压力，但是需要注意的是这种操作对胎儿血液循环影响加大，有出现心力衰竭和猝死的风险。因此术前胎儿心脏超声的评估就显得尤为重要。

（3）另外，当胎儿处于濒死状态或者胎儿呼吸运动消失，经腹腔输血作用不大。有时也会选取经胎儿脐带静脉输血及胎儿腹膜联合输血，这两种输血方式联合使用，一方面脐带静脉输血能够迅速提升胎儿血红蛋白，另一方面腹腔内的输血能够提供相对缓慢持久的血液补充。

（4）最后经胎儿心脏输血的风险较大，目前较少使用，使用前需要充分权衡利弊。

（四）护理要点

1. 术前护理

（1）术前访视

1）术前讨论：与医师共同分析孕妇的相关情况，包括一般病情及治疗、手术的必要性及术前的注意事项等，手术方式和手术中可能发生的并发症及其处理方法。

2）术前宣教和心理护理：了解孕妇的情绪变化，做好孕妇术前宣教，介绍本病的相关知识，减轻紧张、恐惧心理，介绍有关术前注意和配合事项，让患者及家属理解，取得孕妇的密切配合，以良好的心态接受手术。因孕妇对胎儿宫内输血手术知识缺乏，既担心宫内输血手术引起胎儿早产，又担心该手术引起感染甚至胎死宫内。因此，术前对孕妇进行心理护理，热情主动关心孕妇，向孕妇及家属介绍手术过程以及以往宫内输血成功例子，消除孕妇紧张、恐惧的心理，使其积极主动配合手术治疗。

（2）器械准备与术前准备

1）常规手术器械的准备。

2）超声仪的准备。

3）药品准备：2%利多卡因。

4）血制品的准备。

5）备皮和排空膀胱。

2. 术中护理

（1）巡回护士配合

1）将患者推入手术间，核对病历上的各项信息并安抚患者，减轻其紧张情绪。

2）孕妇采取左侧15°平卧位。妥善固定双下肢及双手，约束带固定，时刻注意患者的安全，防止坠床，床单拉平以预防术中压疮。

3）建立静脉通路。

4）协助医师超声下脐静脉的定位和穿刺点的标记。

5）严格按程序仔细认真核对血制品。观察血制品输入速度。

6）术中严密观察呼吸、心率、血压及尿量等病情变化，积极配合手术医师和麻醉医师的工作，确保手术顺利完成。

7）为了预防患者术中发生低体温，术中所用静脉输注液体均加温至37℃。另外，还要减少不必要的暴露，加强患者的保暖，使患者感觉舒适。

8）由于患者处于清醒状态，要进行适当的安慰和有效的沟通。

（2）器械护士配合

1）与巡回护士清点器械及敷料，并仔细检查器械的完整性。医师消毒铺单后协助其安放手术器械和超声探头，器械按使用的先后顺序摆放，熟悉各种器械的名称、用途及手术步骤，在术中传递器械要做到稳、准、快，以避免手术时间不必要的延长。

2）配合医师的手术过程。在手术过程中，手术敷料如有浸湿，应及时更换或加盖，避免手术区域污染。

（3）特殊器械的使用与维护

1）熟悉手术中超声设备的连接，合理摆放并检查运转是否正常。以利手术顺利进行。

2）手术结束后仔细检查各种器械的完整性，防止术中遗失。

（尹少尉 孙晶）

参考文献

1. Thomas A, Mathew M, Unciano Moral E, et al. Acute massive fetomaternal hemorrhage：case reports and review of the literature. Acta Obstet Gynecol Scand, 2003, 82（5）：479-480.

2. 方群, 许玉芳. 胎儿宫内输血及其进展. 中国实用妇科与产科杂志, 2001, 10（17）：631-633.

3. El-Azeem SA, Samuels P, Rose RL, et al. The effect of the source of transfused blood on the rate of consumption of transfused red blood cells in pregnancies affected by red blood cell alloimmunization. Am J Obstet Gynecol, 1997, 177（4）：753.

4. Schild RL, Hoch J, Plath H, et al. Perinatal management of fetal hemolytic disease due to RHincompatibility combined with fetal alloimmune thrombocytopenia due to HPA-5b incompatibility. Ultrasound Obstet Gynecol, 1999, 14（1）：64.

第五节 宫内引流术

（一）流程化管理清单

1. 宫内引流术诊疗流程

术前准备			
□ 术前一般情况	□ 年龄 *	□ __岁	
	□ 身高 *	□ __个月	
	□ 体重 *	□ __cm	
□ 术前一般查体	□ 体温 *	□ __℃	
	□ 心率 *	□ __次/分	
	□ 呼吸 *	□ __次/分	
	□ 血压 *	□ __mmHg	
□ 妊娠伴发疾病	□ 妊娠并发症 *		
	□ 妊娠合并症 *		
	□ 多胎妊娠（≥2胎）*		
	□ 手术史 *		
□ 术前诊断	□ 胎儿下尿路梗阻 *	□ 尿道闭锁 *	
		□ 后尿道瓣膜 *	
		□ 梅干腹综合征 *	
	□ 胎儿胸腔积液 *	□ 原发性胸腔积液 *	
		□ 继发性胸腔积液 *	
	□ 胎儿心包积液 *	□ 先天性心室憩室 *	
		□ 先天性心包肿瘤 *	
	□ 胎儿先天性肺囊腺瘤样病变 *		
	□ 胎儿脑积水 *		
□ 术前超声评估	□ 胎盘位置 *	□ 前壁	
		□ 后壁	
		□ 前置胎盘	
		□ 前置血管	
	□ 羊水情况 *	□ 羊水过多	
		□ 羊水过少	

术前准备

☐ 术前超声评估	☐ 宫颈情况 *	☐ 宫颈长度__cm
		☐ 宫颈内口开放
☐ 术前用药	☐ 宫缩抑制剂使用	☐ 抗生素使用
☐ 术前化验及检查	☐ 血常规 + 血型 *	
	☐ 凝血五项 *	
	☐ 肝炎病毒	
	☐ 梅毒 +HIV	
	☐ TORCH	
	☐ 阴道分泌物 *	
	☐ 胎儿染色体检查 *	
	☐ 胎儿病变部位的磁共振检查 *	
	☐ 心电图 *	
☐ 手术器械核对	☐ 穿刺设备 *	
	☐ 双头猪尾管 *	☐ 单头猪尾管 *
	☐ 超声机 *	
	☐ 羊水置换设备(可用于羊水减量或羊水灌注)*	

术中操作

☐ 术中操作	☐ 超声定位 *	☐ 胎盘位置 *
		☐ 胎儿位置 *
	☐ 超声测量指标 *	☐ 胎心率 *
		☐ 超声多普勒血流 *
	☐ 羊水减量	
	☐ 局部麻醉 *	
	☐ 引流液送检 *	
☐ 术中超声检查	☐ 胎儿情况 *	☐ 胎心__次 / 分
		☐ 多普勒血流
	☐ 其他 *	☐ 引流管位置
		☐ 积液量

术后复查

☐ 术后 24 小时复查	☐ 超声检查 *	
☐ 术后 1 周复查	☐ 超声检查 *	
☐ 术后随诊	☐ 每 2~4 周产科常规检查、化验及超声检查 *	
☐ 妊娠结局	☐ 分娩孕周__周	
	☐ 出生体重 1__g	
	☐ 分娩方式	☐ 剖宫产
		☐ 自然产

术后复查

☐ 母体并发症	☐ 孕期并发症	☐ 感染
		☐ 胎膜早破
		☐ 流产
		☐ 早产
	☐ 产后并发症	☐ 产褥感染
		☐ 产后出血
☐ 胎儿并发症	☐ 宫内感染	
	☐ 胎儿窘迫	
	☐ 胎儿生长受限	
	☐ 胎死宫内	
	☐ 引流管脱落	
	☐ 引流管缠绕	

注:* 为重点项目

2. 宫内引流术手术护理流程

护理流程	描述要点
☐ 术前访视	☐ 参与术前讨论
	☐ 疾病相关知识宣教
	☐ 手术相关知识宣教
	☐ 麻醉相关知识宣教
☐ 心理护理	☐ 心理状况评估及护理
☐ 器械准备与术前准备	☐ 常规手术器械的准备
	☐ 超声仪的准备
	☐ 穿刺套装和引流管的准备
	☐ 备皮
	☐ 排空膀胱
☐ 术中配合	☐ 患者入室与查对
	☐ 静脉通路建立
	☐ 协助麻醉实施
	☐ 安全体位摆放
	☐ 手术配合
	☐ 患者生命体征及状态观察
	☐ 预防术中低体温
	☐ 协助特殊器械的安全使用
	☐ 麻醉终止期的护理
☐ 术后护理	☐ 患者的安全转运与交接
☐ 器械清洁与维护	☐ 器械的清洁与维护

（二）宫内分流术适应证

1. 下尿道梗阻Ⅱ期和Ⅲ期　泌尿系统的梗阻，一方面可造成不同程度的肾盂积水和肾发育不全，另一方面还可能导致肺发育不良。根据 Rodrigo 等制定的临床管理分期，Ⅱ期和Ⅲ期的病例可进行胎儿膀胱羊膜腔分流术。

● Rodrigo 分期：

（1）Ⅰ期：孕 18 周后羊水指数正常；超声显示胎儿肾脏回声正常、无肾皮质囊肿、无肾脏发育异常迹象；孕 18~30 周经胎儿膀胱抽取的尿液样本生化结果良好。良好的胎儿尿液生化指数范围为：尿 Na^+<100mEq/L，尿 Cl^-<90mEq/L，渗透压 <200mOsm/L，β_2 微球蛋白 <6mg/L。此期提倡保守治疗并每周对胎儿进行超声监测，如果病情进展到Ⅱ期，则需要介入治疗。有研究表明，当胎儿尿 Ca^{2+} 与尿 Na^+ 大于相应孕周的 95% 时，提示胎儿肾衰竭，预后较差，不提倡进行介入治疗。

（2）Ⅱ期：孕 18 周后羊水过少；超声显示肾脏高回声但未出现肾囊肿，并缺乏肾脏发育异常的显著迹象；胎儿尿液生化结果良好。此期提倡胎儿膀胱羊膜腔分流术。

关于胎儿尿液生化结果，应取最多连续 3 次的最后一次结果（只有在上一次尿液样本生化结果不良好或界限不清，并且胎儿膀胱充盈、超声未显示肾脏发育异常，才进行新一次的胎儿尿液采集）。胎儿膀胱羊膜腔分流术曾被认为是治疗下尿路梗阻有效的方案，但现在的观点认为：反复多次的治疗性膀胱穿刺在Ⅱ期并不推荐，因为这些操作显著增加了感染、流产和胎膜早破的风险。因此，在后尿道瓣膜等病例中，胎儿镜治疗的推荐指数高于膀胱羊膜腔分流术。

（3）Ⅲ期：羊水过少；超声显示肾脏高回声，并观察到肾皮质囊肿和肾脏发育异常；经最多连续 3 次穿刺后，胎儿尿液生化结果仍不良好。此期推荐胎儿膀胱羊膜腔分流术来预防肺发育不良，但无法扭转肾损伤。

（4）Ⅳ期：胎儿出现宫内肾衰竭，最显著的特点是胎儿膀胱穿刺后，48 小时后膀胱重新充盈比例 ≤27%。考虑到尿液生成显著减少，胎儿会出现严重的肺发育不良。新生儿出生一周后死亡率高，目前此期病例没有有效的治疗方案。

2. 胎儿胸腔积液伴发水肿或羊水过多　大量的胸腔积液一方面可压迫胎儿心脏，使心脏前后负荷增大，心脏结构改变，甚至造成心衰。另一方面，大量的胸腔积液压迫肺组织，可引起严重的肺发育不良和肺动脉高压，以及流产、早产、羊水过多、围产儿死亡等并发症。胎儿胸腔积液的治疗取决于孕周、积液量、病情进展速度，是否存在胎儿水肿、羊水过多、纵隔偏移等。对于妊娠 24~32 周之间诊断的病例，可以实施胎儿胸腔穿刺术、胸腔 - 羊膜腔分流术、胸腔 - 母体皮下引流术等。反复胸腔穿刺术由于不能从根本上解决肺脏受压及肺发育不良，其效果各文献报道差异较大，目前已不主张实施；胸腔 - 羊膜腔分流术可以持续地降低胎儿胸腔压力，促使肺组织扩张，从而大大降低原发性胎儿胸腔积液的死亡率。如果存在胎儿水肿、纵隔移位及肺不张，建议立即实施胸腔 - 羊膜腔分流术。

3. 妊娠 <32 周的大囊泡型先天性肺囊腺瘤样病变和（或）伴发胎儿水肿　根据解剖，可将先天性肺囊腺瘤样病变分为 3 型：大囊泡型（病变直径 >5cm，单囊或多囊）；小囊泡型（病变直径 <5cm，实质），常伴发胎儿水肿，预后差；混合型。巨大的先天性肺囊腺瘤样病变可能引起胎儿纵隔移位和胎儿血流动力学的紊乱，导致非免疫性水肿的发生。一旦胎儿出现水肿，胎儿的预后变差，死亡率增高。巨大的肿块也会导致胎儿食管受压，吞咽羊水困难，导致羊水过多、流产及早产等。对于大囊泡型先天性肺囊腺瘤样病变可以通过放置引流管来缓解症状。根据费城儿童医院（CHOP）的研究，放置引流管相较于单纯穿刺抽液，手术能够减少胎儿发生水肿，胎儿的存活率可达 74%。

4. 进行性发展的胎儿脑积水　脑脊液的过度生成或潴留将引起脑组织不同程度受压，导致脑组织发育受损。持续脑积水可以直接导致胎儿脑室周围白质的慢性低灌注损伤，引起脑组织的局部神经元的丢失和神经轴突系统变性、胶质化、突触减少和新生儿髓鞘形成延迟等病理改变。而这一不良结局可通过在孕 32 周前治愈脑积水来改善。虽然部分脑积水有自愈性，但是对于脑室进行性扩张的病例，可行脑室羊膜腔分流术。

5. 胎儿心包积液　胎儿心包积液是某些先天性疾病在发展过程中表现出的临床表现，常见的导致心包积液的疾病包括先天性心室憩室、先天性心包肿瘤、先天性心包膈疝、宫内感染、非免疫性胎儿水肿以及胎儿染色体异常等。大量心包积液对胎儿最大危害是导致肺脏发育不良和心力衰竭，有的病例可因大量积液而导致心脏压塞，继而造成胎死宫内。因而，对于大量心包积液导致胎儿心功能异常者，必须采取适当的治疗措施，根据孕周可选择心包穿刺或引流术，以及适时终止妊娠。

（三）宫内分流术的禁忌证

1. 泌尿生殖系统感染。
2. 先兆流产者。
3. 母体合并严重的内外科疾病、凝血功能、肝功能等异常者。
4. 胎儿有其他致命性畸形及染色体异常。
5. 胎儿疾病无法通过宫内分流术来改善预后，包括下尿道梗阻已出现肾衰竭者，即 Rodrigo Ⅳ 期者；<24 周的大量胎儿胸腔积液；>32 周的病例，根据胎儿发育情况，可以考虑计划分娩。

（四）宫内分流术的术前准备要点

1. 对母体进行血尿常规、肝肾功、心电图、凝血功能、阴道清洁度和细菌学检查，排除急性炎症特别是泌尿生殖道急性炎症，以及合并的内外科疾病。
2. 胎儿发育异常的产前诊断　首先，需要对胎儿进行产前诊断，包括必要的影像学及遗传学检查，超声可用于明确原发疾病的诊断，以及发现合并的其他结构异常；但对于脑室扩张的病例，磁共振检查可能更优于超声检查。其次，对通过序贯的超声检查及胎儿穿刺，对疾病的严重程度进行充分的评估及分期，以选择适当的治疗方法。第三，实施操作前，还需进一步明确胎盘、胎儿及病变部位的位置，必要时可能需要进行羊水减量或灌注，以利于操作的顺利进行。
3. 孕妇术前通常处于极度的紧张和焦虑中，此时适合的心理辅导显得必不可少。
4. 设备及器械　对于不同的疾病程度选择型号合适的穿刺器及引流导管。通常使用的引流导管分两种：Harrisson 导管，即双头猪尾管和导管，即单头猪尾管，根据病例不同，选择合适的导管。

（五）宫内分流术的手术操作要点

以膀胱 - 羊膜腔分流术为例，将宫内分流术的操作要点总结如下：

1. 术前再次超声确认胎盘、胎儿及病变部位的位置，定位穿刺点。
2. 施行局部麻醉，在超声引导下将穿刺器刺入胎儿膀胱内，注意动作轻柔，尽量避免胎儿副损伤。
3. 抽出管芯，置入引流导管，应用推进器将导

管放置到合适位置，使尿液引流至羊膜腔内。

4. 超声确认导管两端的位置，术毕。

在一些合并羊水过少的病例中，为了保证在羊膜腔内的准确置管分流，置管前可进行羊膜腔灌注。灌注后可改善手术视野和清楚手术入路，一般采用 300~500ml 温乳酸林格液。术中可应用抗生素预防感染。

（六）宫内分流术的术后管理要点

1. 术后每 1~2 周进行彩超检查，评估分流效果，及时发现分流引流导管移位和脱落。对于脑室羊膜腔分流术后的病例，必要时需行磁共振检查，尽早发现硬脑膜下出血、囊肿、感染、分流通路闭锁等并发症。
2. 监测感染和出血。需要注意羊膜腔内的出血及血肿的形成，腔内纤维束带的形成，以及绒毛膜羊膜炎等。
3. 防治流产及早产。尤其是进行羊水灌注的病例，需要注意绒毛膜羊膜分离的发生等。
4. 对于引流导管脱落的病例，还需注意观察脱落的导管是否与胎儿肢体发生了缠绕。

（七）护理要点

1. **术前护理**　术前访视：

（1）术前讨论：与医师共同分析孕妇的相关情况，包括一般病情及治疗、手术的必要性及术前的注意事项等，手术方式和手术中可能发生的并发症及其处理方法。

（2）术前宣教和心理护理：了解孕妇的情绪变化，做好孕妇术前宣教，介绍本病的相关知识，减轻紧张、恐惧心理，介绍有关术前注意和配合事项，让患者及家属理解，取得孕妇的密切配合，以良好的心态接受手术。因孕妇对胎儿肾积水的宫内治疗知识缺乏，既担心宫内手术引起胎儿早产，又担心该手术引起感染甚至胎死宫内。因此，术前对孕妇进行心理护理，热情主动关心孕妇，向孕妇及家属介绍手术过程以及以往宫内治疗成功例子，消除孕妇紧张、恐惧的心理，使其积极主动配合手术治疗。

● 器械准备与术前准备：

a. 常规手术器械的准备。

b. 超声仪的准备。

c. 穿刺套装和穿刺管的准备：经皮肾镜穿刺套装和双 J 管。

d. 备皮和排空膀胱。

2. 术中护理

（1）巡回护士配合：

1）将患者推入手术间，核对病历上的各项信息并安抚患者，减轻其紧张情绪。

2）孕妇采取左侧15°平卧位。妥善固定双下肢及双手，约束带固定，时刻注意患者的安全，防止坠床，床单拉平以预防术中压疮。

3）建立静脉通路。

4）协助医师超声下定位和穿刺点的标记。

5）术中严密观察呼吸、心率、血压及尿量等病情变化，积极配合手术医师和麻醉医师的工作，确保手术顺利完成。

6）为了预防患者术中发生低体温，术中所用静脉输注液体均加温至37℃。另外，还要减少不必要的暴露，加强患者的保暖，使患者感觉舒适。

7）由于患者处于清醒状态，要进行适当的安慰和有效的沟通。

（2）器械护士配合：

1）与巡回护士清点器械及敷料，并仔细检查器械的完整性。医师消毒铺单后协助其安放手术器械和超声探头，器械按使用的先后顺序摆放，熟悉各种器械的名称、用途及手术步骤，在术中传递器械要做到稳、准、快，以避免手术时间不必要的延长。

2）配合医师的手术过程。在手术过程中，手术敷料如有浸湿，应及时更换或加盖，避免手术区域污染。

（3）特殊器械的使用与维护：

1）熟悉手术中超声设备的连接，合理摆放并检查运转是否正常，以利手术顺利进行。

2）手术结束后仔细检查各种器械的完整性，防止术中遗失。

（张志涛　孙晶）

参考文献

1. 黄帅,漆洪波. 胎儿宫内治疗性分流术. 中国实用妇科与产科杂志,2011,27(4):253-255.

2. Ruano R,Dunn T,Braun M C,et al. Lower urinary tract obstruction:fetal intervention based on prenatal staging. Pediatric Nephrology,2017,32(10):1871-1878.

3. Al-Anazi A,Al-Mejhim F,Al-Qahtani N. In uteroventriculo-amniotic shunt for hydrocephalus. Childs Nervous System,2008,24(2):193-195.

4. Deurloo K,Devlieger RE,Klumper F,et al. Isolated fetal hydrothorax·with hydrops:a systematic review of prenatal treatment options. Prenat Diagn,2007,27(10):893-899.

5. 张志涛,刘彩霞,尹少剧,等. 心包穿刺术治疗胎儿大量心包积液一例报告并文献复习. 中华妇产科杂志,2014,49(1):48-50.

6. Blaicher W,Hausler M,Gembruch U,et al. Feto-amniotic shunting-experience of six centres. Ultraschall Med,2005,26:134-141.

7. Wilson R D,Johnson MP. Prenatal ultrasound guided percutaneous shunts for obstructive uropathy and thoracic disease. Semin Pediatr Surg,2003,12:182-189.

8. Soothill PW,Bartha JL,Tizard J. Ultrasound guided laser treatment for fetal bladder outlet obstruction resulting from ureterocele. Am J Obstet Gynecol,2003,188:1107-1108.

9. 叶蓁蓁,马继东. 胎儿畸形的宫内治疗及其进展. 中国实用妇科与产科杂志,2008,24(1):10-12.

10. 梁志清,李俊男. 胎儿下尿路梗阻的宫内诊断与治疗进展. 实用妇产科杂志,2009,25(12):714-716.

第六节　胎母输血综合征

（一）流程化管理清单

1. 胎母输血综合征诊疗流程

病史重点采集信息		
	□ 停经*	□ 月经周期是否规律
		□ 末次月经
	□ 妊娠方式*	□ 自然妊娠
		□ 辅助生殖及方式
	□ 超声检查频率及内容*	□ 超声检查频率
		□ 发现胎儿生长受限时间
		□ 最近一次超声检查内容
现病史	□ 腹痛*	□ 有或无
		□ 部位
		□ 性质
		□ 程度
	□ 腹胀*	□ 开始时间
		□ 程度
	□ 胎动*	□ 有或无
		□ 是否活跃
	□ 是否需要转诊	□ 是　□ 否
	□ 是否曾因双胎输血综合征接受胎儿镜激光治疗*	□ 是 □ 否
	□ 胎动情况	□ 如常 □ 活跃 □ 减弱

病史重点采集信息

既往史	☐ 高血压
	☐ 糖尿病
	☐ 外伤史
	☐ 输血史

家族史及遗传病史	☐ 家族病
	☐ 遗传病史

孕产史	☐ 孕__次　产__次
	☐ 自然流产__次及早产__次
	☐ 既往分娩方式
	☐ 目前存活子女__个
	☐ 有无双胎妊娠史
	☐ 有或无出生缺陷,或无胎死宫内

体格检查重点采集信息

☐ 体格检查	☐ 常规一般查体		☐ 血压
			☐ 体温
			☐ 呼吸
			☐ 脉搏
			☐ 腹部触诊
	☐ 妇产科特殊检查*	☐ 产科查体*	☐ 宫高
			☐ 腹围
			☐ 四部触诊法
			☐ 胎心率
		☐ 宫颈*	☐ 有无赘生物
			☐ 宫颈表面有无出血
			☐ 宫颈管有无出血
			☐ 胎儿先露
			☐ 宫颈口　☐ 关闭　☐ 开放　☐ 羊膜囊胎儿肢体
	☐ 患者基本信息		☐ 年龄
			☐ 身高
			☐ 体重
			☐ 体重指数

体格检查重点采集信息

☐ 体格检查	☐ 术前查体	☐ 心率
		☐ 血压
		☐ 体温
		☐ 呼吸
	☐ 基础疾病	☐ 高血压
		☐ 糖尿病
		☐ 甲状腺功能异常
		☐ 内外科病史
		☐ 手术史
	☐ 拟麻醉方式	☐ 脊柱麻醉　☐ 局部麻醉　☐ 全麻

☐ 排除诊断	☐ 胎盘早剥　☐ 胎盘血管瘤破裂
	☐ 其他非免疫性水肿合并胎儿贫血　☐ 免疫性水肿合并胎儿贫血
	☐ 其他

☐ 常规入院检查	☐ 血常规 + 血型
	☐ 凝血功能
	☐ 肝肾功能
	☐ 尿常规
	☐ 心电图

辅助检查重点项目

☐ 胎儿超声检查	☐ 常规胎儿检查	
	☐ 胎儿大脑中动脉峰值血流速度	☐ MCA-PSV 具体数值　☐ MCA-PSV 高于均数 1.5 倍
	☐ 胎儿其他血流多普勒检查	☐ 脐动脉 S/D　☐ 数值　☐ 消失　☐ 反向
		☐ 脐静脉　☐ 正常　☐ 搏动
		☐ 其他血流超声多普勒　☐ 正常　☐ 异常
	☐ 评估胎儿失血量	

☐ 持续胎心电子监护	☐ 正弦曲线 ☐ 其他
☐ 脐带血穿刺检查	☐ 胎儿血常规检查（必要时）　☐ HB　☐ HCT
☐ 母体重要生化检查	☐ 血型　☐ ABO　☐ Rh ☐ 血常规

辅助检查重点项目		
□ 母体重要生化检查	□ 母体血红细胞酸洗脱实验法（Kleihaue-Betke test，KB 试验）	
	□ TORCH	
	□ G6PD 缺乏检测	
	□ B19 病毒检测（IgG 和 IgM）	
	□ Coombs 试验	

治疗流程		
□ 胎儿成熟（35 周之后）	□ 尽快终止妊娠	
	□ 新生儿复苏准备	
□ 胎儿未成熟（32 周之后）	□ 促胎儿肺成熟	
	□ 视胎儿情况终止妊娠	
	□ 新生儿复苏准备	
□ 胎儿未成熟（32 周之前）	□ 羊水穿刺检查 + 宫内输血（详见宫内输血）	
	□ 胎儿宫内窘迫，视胎儿情况选择是否终止妊娠	
□ 随访	□ 2~3 周之后穿刺检查胎儿脐带血	□ 血细胞比容
	□ 胎儿超声检查	□ 常规超声检查
		□ 胎儿心脏超声检查
		□ 胎儿大脑中动脉峰值血流速度

注：* 为重点项目

2. 胎母输血综合征护理流程

同本章第四节宫内输血的护理流程。

（二）母胎输血综合征诊治要点

1. 母胎输血综合征的诊断

（1）临床表现：FMH 三联症：出现三联症是 FMH 晚期的一种表现，并且经典的三种症状同时出现的病例较少。

1）孕妇感胎动较少或消失。

2）B 超发现胎儿水肿。

3）持续胎心电子监护提示正弦样曲线：正弦曲线为基线在 120~160 次 / 分，长变异 5~15 次 / 分规则波动，无短变异，无加速。一般认为，产前正弦波动与胎儿贫血、水肿有关。

（2）辅助检查：

1）胎儿大脑中动脉峰值血流速度（MCA-PSV）：超声胎儿大脑中动脉收缩期峰值流速（MCA-PSV）是可广泛应用于产前监测胎儿贫血的方法。当 MCA-PSV 高于均数 1.5 倍可考虑发生胎儿宫内失血。

2）母体血红细胞酸洗脱实验法（Kleihaue-Betke test，KB 试验）：胎儿血红蛋白 F 比成人血红蛋白 A 更耐酸，经过酸性溶液的洗脱，很容易将胎儿红细胞与母亲红细胞区分开来。其中：胎儿失血量 =（母亲血容量 × 母亲血细胞比容 × 胎儿红细胞百分百）÷ 新生儿血细胞比容。例如：胎儿出血量 =（5000×0.35×0.020）÷ 0.5=70ml。提示：KB=2.0%，胎儿失血约 70ml。

3）胎儿脐带血血红蛋白（FHb）及细胞比容（HCT）检查：胎儿脐静脉穿刺能了解胎儿有无贫血。FMH 胎儿或新生儿血象示血红蛋白及降低，有核红及网织红细胞升高。但是该检查操作为侵入性操作，操作本身增加胎儿受损危险，还可能加重 FMH。

2. 母胎输血综合征的治疗

（1）终止妊娠：FMH 诊断明确后对考虑已经成熟胎儿应尽快结束妊娠。

（2）宫内输血：对 <32 周的未成熟胎儿，如无紧急终止妊娠指征，可行宫内输血治疗：胎儿 HCT<0.3 为宫内输血治疗指标。

1）宫内输血途径有胎儿脐静脉血管内输血和胎儿腹腔内输血，当脐带血管输血困难时，可以考虑胎儿腹腔内输血。

2）输血量根据胎儿 HCT、体重和孕龄决定，输血最大量为（妊娠周数 −20）×10ml；贫血严重病例每次输血量不宜过多，以免因血量高负荷引起早产或出现胎儿心衰和肺水肿。

3）胎儿 HCT≥0.4 或 Hb≥150g/L 为结束输血的指标；对于病情严重或反复发作的患者可以多次输血。

（三）护理要点

同本章第四节宫内输血的护理要点。

（尹少尉　孙晶）

参考文献

1. Thomas A，Mathew M，Unciano Moral E，et al. Acute massive fetomaternal hemorrhage：case reports and review of the literature. Acta Obstet Gynecol Scand，2003，82（5）：479-480.

2. Maass B，Wurfel B，Fusch C. Recurrent fetomaternal transfusion in two consecutive pregnancies.Prenat Diagn，2001，21（9）：791-793.

3. Stefanovic V. Fetomaternal hemorrhage complicated pregnancy：risks，identification，and management.Curr Opin Obstet Gynecol，2016，28（2）：86-94.

4. Bellussi F，Perolo A，Ghi T，et al. Diagnosis of Severe Fetomaternal Hemorrhage with Fetal Cerebral Doppler：Case Series and Systematic Review. Fetal Diagn Ther，2017，41（1）：1-7.

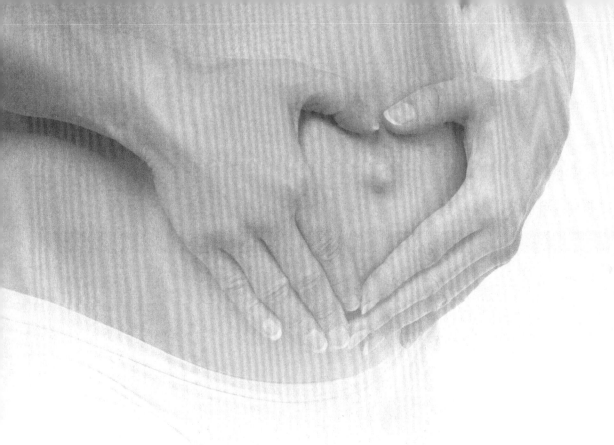

第二十四章

产时胎儿手术

概述

随着医学技术的发展，越来越多的先天性胎儿疾病可在妊娠期间发现，且部分疾病在胎儿 - 新生儿期间通过手术等治疗方法能更好地改善患儿预后，提高患儿的生命质量。其中产时胎儿手术是目前国内开展的比较成熟的技术之一。产时胎儿手术（fetal EXIT procedure）是指在胎儿娩出过程中及胎儿娩出后立即进行的出生缺陷的手术治疗，其主要包括子宫外产时处理（ex utero intrapartum treatment，EXIT）、完全胎盘支持的产时胎儿手术（operation on placental support，OOPS）及断脐后产房外科手术（in house surgery）。

相对于开放式胎儿手术而言，产时胎儿手术可以避免羊水渗漏、宫内感染、早产、子宫破裂、胎盘早剥等并发症；与传统的新生儿手术相比，它能尽早去除疾病的诱因和（或）病因，减少感染的机会；胃肠道气体少，有利于进行关闭腹壁缺损的手术；切口瘢痕反应小，美观；此外还可以减少或消除家长精神痛苦和经济负担。但复杂的畸形矫治不适宜在产时完成，过度的产时创伤和其他应激对生后宫内外生理平稳过渡影响较大，死亡和并发症风险增高，应做好充分的术前评估。因此，有广阔的应用前景。

本章将就产时手术的产科及新生儿内外科处理进行详细讲解。

第一节　产时胎儿手术的母体管理

（一）流程化管理清单

1. 产时胎儿手术孕妇门诊管理流程

病史重点采集信息

病史 — 现病史
- □ 年龄
  - □ 高龄妊娠
  - □ 不是高龄妊娠
- □ 停经 *
  - □ 月经周期是否规律
  - □ 停经时间
  - □ 怀孕周数
- □ 受孕方式 *
  - □ 正常受孕
  - □ IVF-ET
  - □ 促排卵
  - □ 其他
- □ 早孕反应
  - □ 一般早孕反应
  - □ 妊娠剧吐
- □ 孕早期毒药物接触史 *
- □ 孕早期放射线接触史 *
- □ 孕早期化学性物质接触史 *
- □ 发现胎儿异常情况 *
  - □ 发现异常孕周
  - □ 发现异常方式
    - □ 超声
    - □ 其他
  - □ 胎儿异常类型
    - □ 淋巴管瘤
    - □ 膈疝
    - □ 腹裂
    - □ 脐膨出
    - □ 畸胎瘤
    - □ 其他
  - □ 孕期治疗
  - □ 其他伴随情况
    - □ 羊水量改变
    - □ 气道受压移位
    - □ 胎儿心脏功能改变
    - □ 胎儿生长受限
    - □ 胎儿水肿
    - □ 其他畸形
    - □ 其他

病史重点采集信息

病史 — 现病史
- □ 发现胎儿异常情况 *
  - 相关科室会诊情况
    - □ 新生儿外科
    - □ 超声影像科
    - □ 疾病相关科室
  - □ 产前诊断情况
- □ 孕期发热 *
- □ 胎动 *
  - □ 发现胎动孕周
  - □ 正常
  - □ 异常
- □ 腹痛 *
- □ 阴道流血 *
- □ 阴道流液 *
- □ 大小便
  - □ 大便次数、是否规律、性状
  - □ 小便次数、是否规律、性状

病史 — 既往史
- □ 传染病史
- □ 外伤手术史
- □ 输血史
- □ 药物食物过敏史
- □ 其他

病史 — 孕产史 *
- □ 孕__次
- □ 产__次
  - □ 足月产__次
  - □ 早产__次
  - □ 阴式分娩__次
  - □ 剖宫产__次
- □ 流产__次
  - □ 人工流产__次
  - □ 自然流产__次
- □ 目前存活子女出生缺陷
- □ 不良孕产史
  - □ 既往胎儿胎死宫内
  - □ 既往胎儿结构畸形
  - □ 既往胎儿染色体异常
  - □ 其他异常

病史 — 家族史
- □ 高血压家族史
- □ 糖尿病家族史
- □ 心脏病家族史
- □ 其他家族遗传病史
- □ 夫妻染色体异常史
- □ 其他

病史重点采集信息

病史	个人史	
		□ 孕期居住环境影响
		□ 孕期工作环境影响
		□ 夫妻特殊用药史
		□ 吸烟史
		□ 饮酒史

体格检查重点采集信息

体格检查	生命体征*			
		□ 体温		
		□ 脉搏		
		□ 呼吸		
		□ 血压		
	一般体格检查	□ 身高		
		□ 体重		
		□ 步态	□ 活动自如	
			□ 活动受限	
		□ 面色	□ 正常	
			□ 苍白	
			□ 黄染	
		□ 四肢	□ 活动	□ 灵活
				□ 受限
			□ 水肿	□ 无
				□ 下肢水肿
				□ 全身水肿
	产科检查*	□ 宫高		
		□ 腹围		
		□ 胎先露		
		□ 胎心率		
		□ 外阴		
		□ 阴道	□ 活动性出血	
			□ 活动性流液	
			□ 分泌物	□ 性状
				□ 气味

辅助检查重点项目

辅助检查*（生化检查）			
□ 血常规 + 血型*			
□ 凝血五项*			
□ 肝炎病毒*			
□ HIV，梅毒*			
□ TORCH 病毒*			
□ 肿瘤标志物（AFP）*			
□ 唐氏筛查	□ 正常		
	□ 异常	□ 18- 三体高风险	
		□ 21- 三体高风险	
		□ 神经管缺陷高风险	

辅助检查重点项目

辅助检查*（生化检查）			
	□ 无创 DNA	□ 正常	
		□ 异常	□ 13 号染色体异常
			□ 18 号染色体异常
			□ 21 号染色体异常
	□ 糖尿病筛查	□ 未做	
		□ 已做	

□ 孕早期子宫附件三维超声*
□ 孕早期 NT 超声*

辅助检查*（物理检查）			
	□ 胎儿系统超声*	□ 正常	
		□ 异常	□ 结构异常
			□ 羊水量异常
			□ 胎儿脐血流异常
			□ 其他异常
	□ 胎儿常规超声		
	□ 胎儿心脏超声*		
	□ 胎儿会诊超声		
	□ 胎儿磁共振*		
胎儿遗传学检查*	□ 检查方法	□ 绒毛活检	
		□ 羊水穿刺	
		□ 脐血穿刺	
	□ 染色体核型结果		
	□ STR		
	□ CGH		
	□ 其他		

治疗方案

治疗方案			
	□ 转诊		
	□ 动态观察	□ 孕妇情况	□ 妊娠合并症
			□ 妊娠并发症
		□ 胎儿情况	□ 生长发育情况
			□ 安危情况
			□ 其他伴随情况
	□ 相关科室会诊		
	□ 住院治疗	□ 孕妇异常治疗情况	□ 妊娠合并症
			□ 妊娠并发症

729

治疗方案

治疗方案	住院治疗	胎儿异常治疗情况	继续监测	超声
				胎心监护
				其他
			完善相关科室会诊	新生儿内科
				新生儿外科
				麻醉科
				其他
			孕期治疗	宫内治疗
			终止妊娠	剖宫产
				阴式分娩
			产时胎儿手术	

注:* 为必做项目

2. 产时胎儿手术孕妇住院管理流程

入院及术前一天	□ 实验室检查(同门诊)
	□ 超声会诊
	□ 磁共振检查
	□ 复习孕期超声情况,磁共振结果,染色体结果
	□ 新生儿外科会诊(手术时间及方式)
	□ 新生儿内科会诊(通气管理及生理指标监护)
	□ 麻醉科会诊(麻醉方式及术中母儿安危监测)
	□ 手术室会诊(手术物品、器械及术间准备)
	□ 多学科会诊决定治疗方案
	□ 手术同意书签署
	□ 必要时医务科备案
□ 术日	□ 新生儿外科病房联系沟通手术时机
	□ 新生儿病志
	□ 新生儿棉被
	□ 促宫缩药及抑制宫缩药
	□ 脐血袋
	□ 留置导尿或带导尿包入术间
	□ 空腹 6 小时或带胃肠减压入术间

□ 术日	□ 血气针
	□ 备血
	□ 术中记录及交代
	□ 留取标本
	□ 新生儿转入新生儿外科病房
□ 术后	□ 预防产后出血
	□ 预防产褥感染
	□ 新生儿随访(1、3、6、12 个月随访,远期随访)
	□ 母亲随访

3. 产时胎儿手术孕妇住院护理流程

护理流程	描述要点
□ 术前访视	□ 参与术前讨论
	□ 术前宣教
	□ 心理护理
□ 术前准备	□ 手术室环境准备
	□ 物品准备
	□ 仪器设备准备
	□ 母婴手术台准备
□ 巡回护士配合	□ 产妇入室与查对
	□ 静脉通路建立
	□ 安全体位摆放
	□ 协助麻醉实施
	□ 产妇生命体征及状态观察
	□ 预防术中低体温
□ 器械护士配合	□ 手术配合
	□ 协助胎儿娩出头胸部后的气管插管
	□ 建立新生儿静脉通路
	□ 留置新生儿胃管和尿管
	□ 新生儿安全体位摆放
	□ 新生儿手术配合
	□ 新生儿生命体征及状态观察
□ 术后护理	□ 麻醉终止期的护理
	□ 产妇和新生儿的安全转运与交接

(二) 产时胎儿手术处理要点

1. 明确适应证 参考 2017 发表的《子宫外产

时处理技术规范》,主要应用于影响新生儿呼吸功能的出生缺陷,通过气管插管术或气管切开术建立通气,如胎儿气道受肿瘤包绕,受压明显,无法实施气管插管术或气管切开术,则需在保持胎儿胎盘循环的情况下,直接手术切除肿瘤。任何的可疑气道受压或合并胎儿心肺功能不全的病例,都可成为其适应证。主要包括各种类型的颈外梗阻,如颈部畸胎瘤、淋巴管瘤、血管瘤、甲状腺肿,神经母细胞瘤等;先天性高位气道梗阻综合征,如喉部瓣膜、喉闭锁、喉部囊肿、气管闭锁和狭窄等;喉咽部或口腔部的肿瘤,如舌下囊肿、牙龈瘤等以及严重的小下颌及颅面部发育异常等;胸部病变,如先天性肺囊腺瘤、支气管肺隔离症、EXIT 过渡到胎儿肺部、胸腔或纵隔肿瘤切除术,先天性膈疝(评估后判断是否需 FETO 或过渡到体外膜肺)等;还可应用分离连体婴儿等方面。在保证母体安全的情况下,对于有经验的治疗中心,腹裂、脐膨出也可考虑实行 EXIT 过渡到产房外科。

2. 排除禁忌证

(1) 孕妇存在各器官系统严重合并症,无法耐受手术。

(2) 母体存在胎盘早剥等严重影响母体及胎儿安危的并发症。

(3) 胎儿染色体异常。

3. 术前知情同意及评估 在术前,要与患儿家属充分沟通,实事求是地与患儿家长讨论手术的必要性、可能出现的风险及应对措施,向患者及家属告知病情、胎儿预后及手术的风险与并发症,并尊重家属的意愿,根据家属的选择来决定治疗方案。

手术时机的选择要根据临床具体情况决定。一般由产前诊断中心严密监测至足月妊娠后终止妊娠,如有产科因素或胎儿因素需提前终止妊娠,具体个体化决定。术前评估基本由四个基本部分组成:产前诊断评估先天性胎儿异常的类型及严重程度,关键是判断出生后是否存在呼吸道梗阻和严重程度;排除伴发畸形、染色体异常及手术禁忌证;评估母儿对手术的耐受能力;多学科会诊制订合适的手术方案、选择合适的手术时机。

(1) 评估胎儿异常、排除伴发畸形

1) 影像学检查:通过超声筛查及评估胎儿异常的种类,畸形严重程度,胎儿有无伴发其他异常,能否手术及手术方法,估计预后。通过磁共振检查对超声检查结果进行补充。

2) 染色体检查:主要技术包括羊水穿刺或脐血穿刺行染色体核型分析、绒毛活检、FISH、母体外周血检测胎儿游离 DNA 等。主要目的是排除胎儿染色体异常。

(2) 确定手术的意义和必要性,评估母儿对手术的耐受力

确定手术的必要性和意义,确保手术能达到正性效果。通过系统检查评估母亲健康状况,根据胎龄、胎儿发育及宫内状况评估胎儿对产时手术的耐受程度。充分评估手术风险,并制定相应对策,保证手术的成功率。

(3) 多学科会诊及合作

1) 胎儿医学团队:包括产科、新生儿内科、新生儿外科、麻醉科、手术室、影像科、超声科、遗传科、耳鼻喉科、口腔科及疾病相关科室,形成一个相对固定的胎儿医学团队,这是成功开展子宫外产时处理的关键。

2) 由产科医师组织进行多学科会诊,确定分娩方式、手术地点、手术时机、参加人员。制定详细的手术流程,明确分工,确保手术顺利进行。

4. 术前准备

(1) 一般准备:完善各项辅助检查,根据需要再次复查超声或者 MRI,确定胎儿胎盘位置,确定分娩方式,如手术拟定手术切口;若患儿 <34 周,事先给予地塞米松或倍他米松产前治疗促胎肺成熟;剖宫产或者阴式分娩之前的常规准备,如备皮、备血、禁食、留置尿管等。

(2) 场地、仪器设备及手术物品准备

1) 有两张手术台的手术室(可同时进行患儿和母亲的手术)。

2) 胎儿/新生儿复苏抢救台(具有保温、空氧混合装置功能)。

3) 新生儿复苏设备及药品(如肾上腺素、生理盐水等)。

4) 胎儿监测设备(包括胎儿血氧饱和度监测仪)、胎心监护仪。

5) 彩色超声仪。

6) 无菌气管插管及气管切开设备。

7) 脐血收集袋。

8) 新生儿转运设备(包括新生儿呼吸机)。

9) 羊水循环设备。

10) 相应的手术器械。

(3) 术前备用药品:常规备药,抑制子宫敏感性或抑制宫缩类药物,促进术后子宫收缩类药物等。

(4) 术前超声实时监测

1）超声确定胎盘位置、胎方位及胎姿势。

2）选择最佳的母体体位(左侧或者右侧略倾斜的仰卧位)。

3）确定手术切口(包括腹壁和子宫的切口位置)并确定胎儿率先娩出部位。

(5) 确定参与手术人员及各自分工,规划手术室仪器设备摆放位置及手术人员站位:

1）产科医师:负责阴式分娩或者剖宫产手术,保证母亲手术安全,在完全胎盘支持的胎儿手术中保证胎盘延迟剥离及减少子宫切口的失血量。

2）新生儿内科医师:负责患儿的通气管理、生理指标监测、复苏及术后转运。

3）新生儿外科医师:负责患儿畸形的矫正处理。

4）麻醉科医师:两组,分别负责母亲和患儿的麻醉及术中状态监测。

5）超声科医师:术前术中多次定位,确定腹壁切口及子宫切口的位置;在胎盘支持的产时手术中实时监测胎盘,便于及时发现胎盘剥离。

6）手术室护士:两组,分别负责母亲和患儿的手术。

7）其他:包括协助阴式分娩的助产士、摄像人员,随时记录手术情况及与家属随时联系的产儿科医师等。

5. 手术方法

(1) 孕产妇的分娩方式

1）要根据胎儿病变的部位、大小、性质以及分娩时间的可掌握性进行选择。

2）如果病变较大,易造成梗阻性难产(如头颈部巨大淋巴管瘤),或者病变受到挤压容易破裂(如脐膨出),或者病变容易被污染后导致感染(如胎儿腹裂),或者胎儿状态耐受不了分娩刺激(如严重胎儿膈疝)及有产科剖宫产指征的病例,建议择期剖宫产终止妊娠。

3）对于没有剖宫产指征的孕妇,分娩时要有胎儿治疗团队的人员设备。

(2) EXIT 麻醉方式

1）EXIT 过程通常采用吸入性全身麻醉,国外有文献报道为减轻术中和术后疼痛,大部分患者需要同时行腰椎硬膜外置管。

2）国内报道一般选择全麻,但对于一些 EXIT 操作时间较短,即较为容易建立气道通气的病例,如无明确提示气道压迫的先天性颈部肿瘤,可对孕妇实施硬膜外麻醉。需麻醉科医师现场监测、开放静脉通路、手术过程中心电和血氧监护等。

(3) 胎儿手术的手术方式

1）在临床操作中,EXIT 中的气管插管操作可以和产房外科手术联合进行。因此,手术方式可分为 EXIT 联合产房外科手术以及完全胎盘支持的产时胎儿手术。

2）依据手术部位分类,可分为头、颈部病变的手术,胸部病变的手术,腹部病变的手术,骶尾部病变的手术和其他病变的手术。

3）EXIT 联合产房外科手术 - 手术步骤及操作要点:胎盘循环支持下的 EXIT 中的气管插管操作,旨在通过胎盘保持胎儿血运氧气供应的前提下,给予麻醉师、新生儿医师或者耳鼻喉医师从容地进行气管插管或者气管切开操作的时间。多见于病变阻塞气道影响通气的病例。在临床的实际操作中,如果需要同时进行产房外科手术,无论胎儿病变是否阻塞气道,都可以在断脐带前进行气管插管操作,简化麻醉程序,增加麻醉的安全性。可以根据母亲自身状况来选择麻醉方式,不必考虑胎儿手术的需要。

A. 常规剖宫产手术方法切开腹壁,暴露子宫。

B. 子宫切口的选择应尽可能避开胎盘。如果胎盘部位出血,不适合行 EXIT,需要尽快断脐后将新生儿送下处理。

C. 切开子宫后,暴露胎头,尽可能保持宫腔内压力,延后胎盘剥离的时间,在保持胎儿胎盘循环的前提下由麻醉科或新生儿科医师行胎儿气管插管。操作中注意避免脐带受压,利用胎儿血流和心脏监测胎儿状态,确保胎儿安全。

D. 确定插管成功后,娩出胎儿,结扎脐带。新生儿由新生儿外科医师处理。采集脐血以保障新生儿手术的自体输血。

E. 给予缩宫素、前列腺素等药物预防产后出血,手法按摩子宫,娩出胎盘。按常规剖宫产手术步骤关腹。

4）完全胎盘支持的产时胎儿手术:完全胎盘支持的产时胎儿手术是胎儿外科的一种。与 EXIT 联合产房外科手术相比,其优点是:①麻醉药通过胎盘对胎儿发生作用,简化了胎儿麻醉程序,避免了手术体位与麻醉的互相限制;②通过脐带循环,增加了胎儿的有效血容量,减少了胎儿手术引起的失血的并发症;③术中通过羊水循环和母亲体温保证了胎儿对温度湿度的高要求,减少了由此引起的并发症。但是,完全胎盘支持的产时胎儿手术操作难度较大,产科处理更加复杂。尤其是如何术中抑制子宫收缩而术后促进子宫收缩等,以保障母体围术期安全。需要产科医师、新生儿内外科医师、麻醉科医师和超声科医师等参与者有丰富的相关经验,出现突发事件能够应对自如。如果技术成熟,并发症并不增加。如果经验不足,有可能损害母儿的安全。因此,如果没有十足的把握,建议选择便于操作的 EXIT 联合产房外科手术。母亲需要采用全身麻醉,麻醉后 30 分钟后开始手术,胎儿即可通过胎儿胎盘循环获得良好的麻醉效果。

A. 常规剖宫产手术方法切开腹壁,暴露子宫。腹壁和筋膜的切口取决于胎盘的位置。如果是后壁胎盘,因为子宫不需要从腹部取出,可行下腹部耻骨联合上横切口;如果是前壁胎盘,则需要足够的空间以保证将子宫翻转取出腹部行宫底部切口或子宫后壁切口,建议行下腹正中纵切口。

B. 子宫切口的选择应避开胎盘,至少距离胎盘边缘 4~5cm。根据胎儿手术操作部位的暴露要求以及胎盘部位情况来选择子宫切口,可以是子宫前壁的横切口或纵切口,甚至可以选择子宫后壁的切口。暴露宫腔后,接羊水循环装置,将羊水引出并加温后再次回输,保证术中有效的羊水循环,维持宫内及胎儿有效的温度,防止宫内容量及温度骤变,导致子宫收缩及胎儿循环衰竭。

C. 充分暴露胎儿手术操作部位,由新生儿外科医师进行胎儿手术。对于经验不够丰富的治疗中心,在胎儿手术前可以暴露胎头,行气管插管术,作为胎儿乏氧治疗的预备措施。产科医师要通过宫缩抑制剂的应用和保持宫腔内压力来尽力避免胎盘过早剥离。术中避免脐带受压,将脐带放置在便于观察处,注意脐带的搏动。用超声监测胎盘状况,如发现胎盘剥离不可避免,需要及时娩出胎儿。注意子宫切口处确切止血,必要时行切口缝合防止出血,胎儿手术结束后再拆除缝线。术中除了监测母体状况,还要通过监测胎儿生命体征、血氧饱和度、血流、心脏等状况并留置静脉通路做好抢救准备。保证胎儿的温度及湿度,防止胎儿循环衰竭。要考虑到胎儿出血过多的可能性,孕期行胎儿染色体检查的时候可以鉴定胎儿血型,术前备血。

D. 手术结束后,娩出胎儿,交由新生儿科医师处理。采集脐血。

E. 母体立即停止宫缩抑制剂的给入,给予强效宫缩剂预防产后出血,手法按摩子宫,娩出胎盘。按常规剖宫产手术步骤关腹。如果出现产后出血,要

根据产后出血的处理指南来进行处理。

6. 并发症防治

(1) 产后出血及由此引起的产后贫血:主要有以下原因:①EXIT 操作在术前及术中需要应用硫酸镁来降低子宫敏感性,避免胎盘剥离过早,以维持胎儿胎盘循环。这样的处理会导致子宫收缩乏力,增加产后出血的风险。②EXIT 操作中子宫切口暴露时间相对延长,子宫切口有活动性出血或渗血而没有被及时发现,导致剖宫产术中出血增加。术前要充分考虑到产后出血的风险。在胎儿断脐离开母体后,要预防性应用缩宫素、前列腺素等药物促进子宫收缩,如果出现产后出血,要根据产后出血的指南进行及时的救治。术中要仔细检查子宫切口,应用组织钳钳夹切口,确保没有活动性出血点或渗血部位。产后注意子宫收缩及阴道流血情况,定期复查血常规以尽早发现贫血,通过补充铁剂或者输血的方式及时纠正贫血。

(2) 产褥感染:EXIT 操作增加了剖宫产的手术时间,增加了出血及术后贫血的风险,因此增加了母亲产褥感染的机会。术后要密切观察,积极预防及治疗,避免产褥感染的发生。

(3) 胎儿窘迫或新生儿窒息:造成这个并发症的原因包括:EXIT 操作时间过长,期间胎盘提前剥离或者脐带受压,导致胎儿血运受阻;母亲术中失血没有及时发现,胎儿胎盘循环血量下降,氧供不足;胎儿手术中温度湿度不能满足胎儿需要,影响胎儿循环;胎儿手术失血过多,出现失血性休克。术前要充分考虑到胎儿的安全问题,做好应对措施,术中严密监测,确保胎儿生命体征平稳。

(三) 护理要点

胎盘循环支持下胎儿手术护理需要与多学科协助,护理人员要熟悉与麻醉、产科、儿科等相关科室的配合,具有扎实的专业基础、良好的沟通和应变能力。术前准备充分,术中在熟练地配合手术进行的同时还要注意保障产妇及胎儿的安全,准确、及时的胎儿监护是保障胎儿安全的基础,充足的氧供和有效的氧合是保障胎儿安全的关键。

1. 术前访视

(1) 术前讨论

1) 与医师共同分析产妇和胎儿的相关情况,包括一般病情及治疗、手术的必要性及术前的注意事项等,手术方式。

2) 分析手术中可能发生的并发症及其处理

方法。

（2）术前宣教和心理护理

1）了解产妇的情绪变化，做好产妇术前宣教，介绍本病的相关知识，减轻紧张、恐惧心理。

2）介绍有关术前注意和配合事项，让患者及家属理解，取得产妇的密切配合，以良好的心态接受手术。

3）由于胎盘循环支持下胎儿手术的特殊性，孕妇往往既担心剖宫产手术能否成功，又担心新生儿手术能否成功，基于这种特殊性，应该针对产妇的顾虑向其介绍手术的先进性、安全性和手术方法，并向其介绍此类手术的成功案例，减轻产妇的紧张和不安。

2. 术前准备

（1）手术室环境准备：选择 24 小时运行百级层流手术间，选择 50m² 以上的大手术间，并设置两张手术床，室温调节并维持在 26~28℃。手术全过程限制非手术相关人员进入手术间。

（2）物品准备

1）产科组备品：产科包、敷料包，纱布，产科保护膜，妇科针，1# 可吸收线，0/4 角针可吸收线，V903 可吸收线，吸引器盘两套，吸引器头 1 个，手套两双（术中更换手套），22# 刀片，无菌吸痰管，无菌喉镜，超声。

2）儿科组备品：婴儿开器械，敷料包，纱布，小号保护膜，吸引器盘，吸头，电刀，儿外针，10# 刀片，0、1、4# 丝线，棉签，0/4、0/6 圆针可吸收线。

（3）仪器设备准备：实施手术的手术间准备心电监护仪两台，麻醉机两台（其中一台具有新生儿呼吸管理模式，并具有空气供给模式），吸引装置两套（一套产科手术、一套新生儿断脐前插管），胎儿监测仪一台。

（4）母婴手术台准备

1）新生儿手术台所使用物品均需严格消毒，按照无菌手术台准备。

2）设立两个新生儿无菌手术台。

3）其中一个新生儿手术台（称第一手术台）设立在平卧位产妇两腿间，手术区域使用约 50cm×30cm 的无菌托盘承托，铺双层无菌治疗巾，胎儿部分娩出保持脐血循环下行胎儿手术，麻醉医师在胎儿娩出头胸部后即刻实施新生儿气管插管操作后行手术。

4）另一个新生儿手术台（称第二手术台）设立同一手术间内产妇手术台旁，当新生儿气管插管操

作完成或术中出现胎盘提前剥离时，立即将新生儿断脐后转至该手术台，实施麻醉、手术、监护和复苏。两个新生儿手术台均在术前充分预热加温至 37℃ 并保持备用状态。

3. 巡回护士配合

（1）将产妇推入手术间，协助其在手术床上躺好，与其核对病历上的各项信息并安抚患者，减轻其紧张情绪。

（2）产妇采取平卧位，妥善固定四肢，建立静脉通路。

（3）协助产妇摆好手术体位并且在麻醉成功后约束带固定，时刻注意患者的安全，防止坠床，床单拉平以预防术中压疮。

（4）术中严密观察呼吸、心率、血压及尿量等病情变化，积极配合手术医师和麻醉医师的工作，确保手术顺利完成。

（5）为了预防患者术中发生低体温，术中所用静脉输注液体和外用冲洗液体均加温至 37℃。另外，还要减少不必要的暴露，加强患者的保暖，使患者感觉舒适。

（6）对于处于清醒状态的产妇，要进行适当的安慰和有效的沟通。

4. 器械护士配合

（1）与巡回护士清点器械及敷料，并仔细检查核对器械。术中传递器械要做到稳、准、快，以避免手术时间不必要的延长。

（2）将新生儿气管插管、监护导线等无菌用物放置在无菌治疗台，确认麻醉设备性能良好。待产妇麻醉后，负责胎儿麻醉的麻醉医师和护士按照外科手术洗手要求洗手后穿着手术衣，准备进行新生儿气管插管麻醉。

（3）胎儿头部、胸部娩出时，先安置于新生儿第一手术台，立即插管建立有效气道通气，开通静脉通道。新生儿头胸部娩出后胎盘尚未剥离，可在严密监测胎盘脐动脉血流，保持胎盘脐血循环下进行新生儿手术。但一旦发生脐动脉血流消失，胎盘早剥，血氧供给不足，应及时断脐后转至新生儿第二手术台继续进行新生儿手术。

（4）新生儿术中保暖：手术麻醉过程中监测体温变化，动态记录采用多模式的保温措施。新生儿输注的所有液体和血液制品均采用输液加温仪进行加温，温度控制为 37℃ 左右；吸入气体经加温和湿化处理，非手术区域使用加温毯或新生儿术中保暖衣覆盖。

5. 术后转运

（1）手术结束后做好麻醉终止期的护理。

（2）将产妇和新生儿安全转运交接。

（李欢　毛健　吴慧颖）

参考文献

1. Mychaliska G，Bealer J，Graf J，et al. Operating on placental support：the ex utero intrapartum treatment procedure. J Pediatr Surg，1997，32：227-231.

2. 李秋玲，张志涛，刘彩霞.产房外科手术和产时子宫外处理在治疗出生缺陷儿中的应用.中华妇产科杂志，2009，44（4）：285-287.

3. 张志涛，刘彩霞，周阳子，等.产时手术在治疗出生缺陷儿及改善其预后中的价值.中华妇产科杂志，2010，45（9）：652-657.

4. 施诚仁，蔡威，王俊，等.小儿外科畸形早期外科干预新途径—产房外科的可行性.临床儿科杂志，2005，23（2）：98-100.

5. 周阳子，刘彩霞，张志涛.产前诊断在产时胎儿手术中作用的探讨.中国实验诊断学，2010，14（1）：123-124.

6. Marwan A，Crombleholme TM. The EXIT procedure：principles，pitfalls，and progress. Semin Pediatr Surg，2006，15：107-115.

7. Diana WB. New York：McGraw-Hill Medical Pub. 2010：46-64.

8. Ayres AW，Pugh SK. Exutero intrapartum treatment for fetal oropharyngeal cyst. Obstet Gynecol Int，2010：273410.

9. F Gary Cunningham.Williams Obstetrics-24. Open University Press，2014：321-344.

10. Stoffan AP，Wilson JM，Jennings RW，et al. Does the ex utero intrapartum treatment to extracorporeal membrane oxygenation procedure change outcomes for high-risk patients with congenital diaphragmatic hernia? J Pediatr Surg，2012，47：1053-1057.

11. Prontera W，Jaeggi ET，Pfizenmaier M，et al. Ex utero intrapartum treatment（EXIT）of severe fetal hydrothorax. Arch Dis Child Fetal Neonatal Ed，2002，86：F58-F60.

12. Julie SM. Ex Utero Intrapartum Therapy. Seminars in Pediatric Surgery，2013，22：44-49.

13. MacKenzie TC，Crombleholme TM，Flake AW. The ex-utero intrapartum treatment. Curr opin Pediatr，2002，14：453-458.

14. 李欢，孙颖，李秋玲，等.行产时手术的出生缺陷儿的预后随访分析.中国医科大学学报，2011，40（4）：327-330.

15. 李秋玲，张志涛，刘彩霞.多学科协作在产房外科手术和子宫外产时处理中的作用.中国现代医学杂志，2011，21（2）：267-271.

16. 乔宠，张志涛，刘彩霞，等.行产时胎儿手术的母体预后分析.中国医科大学学报，2010，39（2）：140-143.

17. 李欢，刘彩霞，乔宠，等.子宫外产时处理技术规范.中国实用妇科与产科杂志，2017，33（7）：702-704.

18. Ducloy-Bouthors AS，Marciniak B，Vaast P，et al. Maternal and foetal anaesthesia for ex utero intrapartum treatment（EXIT）procedure. Ann Fr Anesth Reanim，2006，25（6）：638-643.

第二节　产时胎儿手术的产时处理

一、膈疝

（一）流程化管理清单

1. 膈疝产时处理诊疗流程

病史重点采集信息		
☐ 母亲现病史	☐ 孕周	
	☐ 孕期检查	
	☐ 胎儿产前诊断	
	☐ 拟行分娩方式	
☐ 母亲既往史	☐ 流产＿次	
	☐ 生产史	
	☐ 生育畸形胎儿＿次	
	☐ 是否有相同病孕史	
☐ 胎儿现病史	☐ 诊断孕周	
	☐ 肺头比/肺容比	
	☐ 用药情况（促肺成熟药）	
	☐ 胎儿有否相关治疗	
☐ 新生儿临床症状	☐ 呼吸系统症状	☐ 呼吸困难
		☐ 呼吸急促
		☐ 发绀
		☐ 因哭闹或体位变动使症状加重
	☐ 消化系统症状：中肠旋转不良，脏器发生嵌顿会出现呕吐	
	☐ 循环系统症状：持续性肺动脉高压会出现	☐ 呼吸短促
		☐ 酸中毒
		☐ 低氧血症
		☐ 高碳酸血症
		☐ 低体温
		☐ 低血钙
		☐ 低血镁

体格检查重点采集信息

新生儿体格检查	□ 患侧胸部呼吸运动减弱，患侧胸部隆起	
	□ 心尖搏动移向对侧，心音位置	
	□ 胸壁叩诊呈浊音	
	□ 患侧胸部听到肠鸣音	
	□ 舟状腹	
	□ 合并畸形	□ 心血管畸形
		□ 泌尿生殖系统畸形
		□ 染色体畸形
		□ 其他畸形

辅助检查重点项目

辅助检查	□ 化验	□ 血常规+血型
		□ 凝血五项
		□ 肝功
		□ 肾功
		□ HIV HTPP
		□ 血气离子分析
	□ 胸片	
	□ 上消化道造影	
	□ 胸部MRI	

治疗方案

治疗	□ 物品准备	□ 新生儿住院首页信息
		□ 家长准备住院押金
		□ 新生儿内科医师准备气管插管物品
		□ ECMO
		□ 胃肠减压管和减压盒
		□ 肛诊手套和凡士林
	□ 产时一般处理	□ 保温
		□ 胃肠减压
	□ 产时处置	□ 产前评估为重症膈疝
		— □ 考虑胎盘循环下气管插管
		— □ ECMO
		□ 产前评估非重症膈疝
		— □ 产房气管插管
		— □ 病房气管插管
		— □ 术前不需气管插管
	□ 手术方式	□ 经胸手术
		— □ 胸腔镜
		— □ 开胸
		□ 经腹手术
		— □ 腹腔镜
		— □ 开腹
	□ 应用补片	□ 是
		□ 否

2. 膈疝产时处理护理流程

护理流程	描述要点
□ 告知与签字	□ 新生儿身份识别
	□ 新生儿病情评估及告知
	□ 用药的作用和注意事项
	□ 化验检查意义及注意事项
	□ 负责医护人员
	□ NICU住院护理相关告知
	□ 其他
□ 协助医师	□ 了解孕产妇一般资料及孕期状况
	□ 保暖
	□ 清理气道
	□ 吸氧或建立人工气道
	□ 断脐并结扎
	□ 脐带采血备检
	□ 其他
□ 监测	□ 神志
	□ 脉搏
	□ 血压
	□ 血氧
	□ 呼吸
	□ 体温
	□ 尿量及颜色
□ 新生儿一般检查	□ 观察哭声是否响亮
	□ 观察四肢肌张力是否正常
	□ 观察皮肤完整性及色泽
	□ 观察四肢末梢温度及循环状况
	□ 观察胸廓是否饱满，测量胸围
	□ 听诊心音是否正常
	□ 听诊呼吸音是否正常
	□ 观察有无腹胀，测量腹围
	□ 听诊肠鸣音是否正常
	□ 观察三凹征及程度
	□ 观察外观是否正常、有无产伤(产瘤、五官、四肢、脊柱、会阴、肛门)
	□ 观察脐带是否结扎完好
	□ 观察原始反射引出情况
□ 协助检查	□ 床旁超声检查
	□ 床旁X线检查

护理流程	描述要点	
□ 专科护理	□ 人工气道护理	
	□ 皮肤护理	
□ 心理护理及生活护理	□ 母婴肌肤接触、建立早期亲子关系	
	□ 疼痛状况评估及护理	
	□ 心理状况评估及护理	
	□ 一般生活护理	
	□ 其他	
□ 家属沟通与教育	□ 费用告知与提醒	
	□ 与疾病相关教育	

(二)膈疝诊断要点

1. 产前诊断

(1) 先天性膈疝产前诊断:先天性膈疝产前诊断非常重要,根据产前对疾病的检查的分析评估判定畸形的程度从而预测疾病的发展及结果,从而作出适合的选择:胎儿外科、终止妊娠、出生后外科纠治及体外膜肺氧合治疗等。

(2) 超声:超声检查在妊娠15周即可发现该病,超声可观察到膈疝的胎儿胸腔内有异常占位,表现为胸腔内发现有肝、肠或胃时即可诊断。同时发现心脏移位到对侧,腹腔内容物减少。

(3) 诊断时需与下列疾病鉴别:先天性肺叶气肿,囊性腺瘤样畸形,纵隔肿物如支气管源性、神经源性或胸腺肿物等。

(4) 肺头比及肺容比与预测容积比

1) 产前检查的数据对预后评估帮助较大,较为有意义的为肺头比(lung to head ratio,LHR)及肺容比[肺容积(fetal lung volume,FLV)与预测容积比(observed to expected FLV,o/e FLV)]。

2) LHR是指用健侧的肺面积与头围的比值,而肺面积的测量是在胸廓横断面四腔心水平切面上测得的CDH对侧肺的最大面积(mm²),其方法是肺最长径与其垂直的最宽径相乘所得的值即健侧最大肺面积超声测量胎儿右肺与胎儿头围之比,这个指标是用来评估胎儿肺脏发育情况,胎儿肺发育不良越严重则成活率则越低。当LHR<0.6则预后差;LHR在0.6~1.35,成活率在61%;LHR>1.35,成活率高达100%。

(5) 其他相关预测指标:另一项影响预后的产前征象是发现肝或胃疝入胸腔时先天性膈疝患婴成活率低,如果当妊娠9个月出现羊水过多时成活率

也低。心脏两个心室不对称是预后差的指标之一。

2. 出生后辅助检查

(1) X线摄片:置入胃管,直立位、前后位及侧位平片。胸腔内含有蜂窝状积气肠管影像与腹腔相连,如胃疝入则胸腔内可见胃管,患侧肺萎缩,纵隔向健侧移位。可经胃管注入造影剂明确诊断。检查后抽出造影剂,以免发生吸入性肺炎。

(2) 右侧膈疝:可以右胸腔内出现肠管,也可以只有肝脏疝入右胸内而无肠管进入右胸,X线平片可见右下胸腔内有一软组织团块影像并延续于右上腹部。B超检查可探测到肝脏疝入右胸腔内而作出诊断。

(3) MRI检查:可以显示疝入胸腔内脏器情况及肺脏大小。

(三)膈疝治疗要点

1. 产前管理

(1) 建立CDH的MDT(产科、新生儿科、影像科、麻醉科等)。

(2) 产前预测评估:(确立诊断,明确缺损位置大小、(O/E LHR),肝脏的位置(腹腔内还是胸腔内);(并发畸形诊断,染色体、CNV及分子遗传学分析;(肺容积测定及3D超声多普勒肺血管发育评价预测肺动脉高压,及生后的ECMO支持的风险度)。

(3) 依据上述的诊断评价综合判断存活率。

(4) 产前作出诊断后应及时转入救治CDH有经验的三级医院。

(5) 虽然产前胎儿镜封堵气管介入治疗(fetal endoscopic tracheal occlusion,FETO)有助于肺生长,但是,由于其有很高的早产风险,死亡率极高,RCT研究仍在进行中,不建议常规进行。

2. 产时管理

(1) 分娩方式与时机:目前对分娩方式的选择存在争议,不过胎龄越小死亡率越高,ECMO的支持与胎龄成反比,建议最好在39周后,不过37~39周的死亡率没有显著差异。

(2) 监测与管理目标:原则在保证适宜的组织灌注与氧合的前提下避免高气道压力通气。导管前的饱和度80%~95%,生后2小时内导管前经皮氧饱和度最低可以70%,但是组织灌注正常,pH>7.2,$PaCO_2$<65mmHg,如果没有接受通气可以逐渐改善是可接受的,应避免使用高氧,氧饱和度不宜超过95%。

(3) 气管插管与机械通气:生后即气管插管维

持合适的通气是标准的管理步骤,避免高通气压力一般 <25cmH_2O。

（4）留置鼻胃管,建立血管通路,监测血压及动脉导管前后的氧饱和度及组织灌注,灌注不足可以应用生理盐水 10~20ml/kg,低灌注不能改善可以应用正性肌力药物,必要时可以应用氢化可的松。

3. NICU 管理

（1）可允许性高碳酸血症与"温和通气":导管前氧饱和度 80%~95%,$PaCO_2$ 50~65mmHg,pH>7.2,Lactate<5mmol/L,尿量 >1ml/(kg·h);PIP>28mmHg,建议高频通气救治。

（2）持续性肺动脉高压管理:在保证合理的通气与灌注条件下仍有持续的低氧血症,且有右向左分流和超声学的肺动脉高压证据,应积极救治同时也预示死亡风险的增加。救治手段包括 iNO,西地那非（sildenafil）和米力农（milrinone）静脉注射,肺动脉高压的降低也有一定的帮助;

（3）ECMO 救治:达到下列标准可以选择:①导管前氧饱和度不能达到 85%,或导管后 <70%;②呼吸性酸中毒伴 pH<7.15;③PIP>28cmH_2O 或 MAP>17cmH_2O 氧饱和度才能维持 85%;④组织灌注不良:pH<7.15,Lactate>5mmol/L,尿量 <0.5ml/(kg·h)持续 12~24 小时;⑤氧合指数 >40 至少持续 3 小时。

4. 术前准备
保温、适当斜坡卧位,胃肠减压、吸氧、监测血气分析指标、纠正酸中毒、预防感染,对于自然呼吸无法维持正常血氧者依情况,相应给予高频通气,一氧化氮吸入（iNO）以及呼吸机辅助呼吸,超声心动图监测肺动脉高压,吸氧:尽可能避免用面罩以防止胃肠道压力升高增加胸腔压力。完善术前检查等。

（1）手术时机:限期手术,等待患者肺循环相对稳定,血气分析等指标好转再行手术。一般在生后一周左右。

（2）呼吸机辅助通气策略:保证氧合,采用适当的技术尽可能减少气压伤是其主要原则。可使用高频振荡通气、一氧化氮吸入等。

（3）是否需要 ECMO:如患儿在呼吸机支持下仍不能维持有效血氧饱和度,考虑应用 ECMO 高级生命支持。

（4）术前辅助检查:如患儿病情允许可完善胸片、上消化道造影、心脏彩超、胸部 MRI 或 CT。

5. 手术治疗
可根据具体情况选择经胸或经腹手术入路、腔镜或开放手术。较大膈疝可用补片或皮瓣修补。目前腔镜手术多选用胸腔镜手术,其优点在于胸腔为自然空间有肋骨支撑,操作方便,修补膈肌方便,干扰因素较腹腔少。开放手术多选经腹手术,可以一并解决肠旋转不良问题。

（1）胸腔镜手术:患儿呼吸、血流动力学相对稳定、没有伴发畸形的患儿首选胸腔镜手术。在还纳肠管时可以给予正压充气,压力不可高于 6~8cmH_2O,当肠管还纳入腹后可停止充气。膈肌修补用不可吸收线行结节缝合,在于关闭近肋骨胸壁处时要将缝线缝在肋间肌上以防复发。缝合时注意勿将膈下肠管受损及膈神经受损。术后可下胸腔引流管。

（2）开腹手术:回纳内脏方便,且损伤较小;可以同时纠正肠旋转不良等伴发畸形。

（3）膈肌缺损较大膈疝修补:生物补片、自体血管神经肌瓣均可用于修复较大缺损膈肌。

6. 术后处理原则

（1）术后多数患儿需要辅助呼吸,呼吸机参数遵循允许性高碳酸血症原则,控制通气压力,必要时高频通气。

（2）抗生素预防性使用 48 小时,如感染指标较高可继续使用。

（3）术后 2~3 天可根据肠道功能恢复情况进行喂养。

（王大佳　黄英　李欢　吴慧颖　姜红）

二、腹裂

（一）流程化管理清单

1. 腹裂产时手术诊疗流程

□ 术前检查项目中实验室及辅助检查同前	
	□ 新生儿住院首页信息
	□ 家长准备住院押金
	□ 已签字的手术同意书
□ 术前备品	□ 胃肠减压管和减压盒
	□ 6 号气囊尿管
	□ 温盐水及甲硝唑
	□ 肛诊手套和凡士林
	□ 保温保湿,无菌纱布包裹固定肠管
	□ 静脉输液
□ 产时处理	□ 插管麻醉
	□ 胃肠减压,尿管,通便
	□ 消毒铺巾

□ 产时处理	□ 还纳肠管,探查有无肠闭锁或肠穿孔及其他肠管畸形
	□ 根据腹腔压力情况决定一期还纳或分期修补
□ 治疗	□ 一期肠管回纳法
	□ 分期修补法:Silo 袋
	□ 无缝合,非麻醉下一期肠管回纳法
	□ 术后处理:可辅助机械通气

2. 腹裂产时处理护理流程

同本章本节的膈疝产时处理护理流程。

(二) 腹裂诊断要点

1. 腹裂产前多可诊断,产前 B 超和磁共振检查可发现胎儿腹壁外有肠管样组织突出,突出肿物无包膜,胎儿的肠管在羊水中漂浮。有报道 B 超发现腹裂的敏感度达 83%。

2. 出生后患儿根据腹裂的典型临床表现:肠管经脐右侧腹壁缺损突出体外,无囊膜覆盖即可获得诊断。

3. 需与腹裂鉴别的疾病　脐膨出,脐带疝,脐疝,泄殖腔外翻等。

4. 腹裂需与囊膜破裂的脐膨出进行鉴别,其特点为:①脐带之外的腹壁缺损;②脐和脐带的位置和形态均正常;③脱出的内脏无囊膜覆盖;④脐带根部与腹壁缺损之间可有皮肤存在;⑤腹壁缺损绝大多数在右侧;⑥脱出体腔外的脏器,常为小肠与结肠,见肠管粗大、肥厚、短缩。

(三) 腹裂治疗要点

1. 产房一般处理　大多数患儿在胎内突出腹壁的肠管并未受损,所以出生后立即给予保温保湿,防止污染非常重要,有利于后续处理。温生理盐水纱布覆盖固定肠管,立即转至同术间新生儿外科手术床。因患儿常为未成熟儿,需注意全身发育情况和心肺功能,必要时给予呼吸支持。

2. 持续保暖保湿、禁食、胃肠减压,并行肛门指检排除结肠内容物;留置导尿管;静脉补液,原则为尽早处理,外露肠管的多少、腹腔发育程度如何是决定缺损一期修补或延期、分期手术的关键。

3. 一期肠管回纳法

(1) 经上述简单处理和评估后,对有望将肠管一期回纳关闭缺损的患儿,立即进行插管麻醉。常

规消毒铺巾后,手术医师将脐带提起,把肠管一段一段经腹壁缺损回纳腹腔,多数病例,由于肠管尚未充气扩张,较为容易回纳。在回纳过程中需仔细探察肠管有无肠闭锁或肠穿孔。完全回纳肠管后,腹膜水平分离结扎脐血管和脐尿管,关闭腹壁缺损并作脐部皮肤成形术。

(2) 肠管回纳过程中需密切观察腹腔压力情况,除直接观察肠管色泽、腹壁压力及呼吸情况外,如强行关腹造成腹腔压力过高,可引起回纳肠管血供障碍、呼吸障碍、肾缺血等并发症,肠穿孔的风险增高,肠功能的恢复也会受到影响,严重者可直接导致死亡。

4. 分期修补法

(1) 约 40%~50% 的腹裂患儿不能进行一期修补。尤其是腹腔发育小,大量肠管外露者,如果强行回纳关闭缺损会由于腹腔压力过高而产生一系列问题:①横膈抬升,引起呼吸功能障碍;②下腔静脉压力过高,引起回心血量下降、右心功能衰竭;③肠系膜血管受压,肠壁灌注减少,肠壁缺血坏死。

(2) 分期修补是将清洗消毒后的疝出脏器放入 Silo 袋,袋顶端结扎悬吊于开放式抢救台顶部,使 Silo 袋呈圆柱状垂直于腹壁。利用重力和轻度压力使腹腔逐渐增大,肠管逐渐回纳。通常在 5 天左右可完全回纳:随后拆除 Silo 袋,直接间断缝合各层腹壁组织完成修补并作脐部皮肤成形。

5. 近年来有报道可采取无缝合、非麻醉下一期肠管回纳法进行治疗。既可减少患儿对手术的打击,也可减少手术费用;并有肠道功能恢复快、更具美观的优势。

6. 术后处理

(1) 术后均需密切观察呼吸循环各项指标、腹部张力、静脉回流等情况,应留置鼻胃管持续减压,留置导尿并记录每小时尿量。为减轻腹压增高对呼吸的影响可给予辅助机械通气并使用肌松剂和镇静药。

(2) 如关腹后出现通气功能障碍、回心血量减少、心输出量减少和少尿,应立即拆除腹壁缝线,开放腹壁,减缓腹腔压力,用人工补片临时关闭腹壁或继续应用 Silo 袋,延期关腹。

(3) 术后并发症的发生常与未成熟儿、伴发畸形和关闭腹壁后腹腔压力过大有关。

(4) 腹裂患儿术后肠道功能恢复需时较长,不能经口摄食,需要较长时间静脉营养。

(王大佳　黄英　李欢　吴慧颖　姜红)

三、脐膨出

(一)流程化管理清单

1. 脐膨出产时手术诊疗流程

□ 术前备品	□ 新生儿住院首页信息
	□ 家长准备住院押金
	□ 已签字的手术同意书
	□ 胃肠减压管和减压盒
	□ 6 号气囊尿管
	□ 温盐水
	□ 肛诊手套和凡士林
□ 体格检查注意综合征表现	□ 巨舌,半身肢体肥大,低血糖
	□ 小头,耳垂线,面部红痣
	□ 胸骨裂,胸骨下部缺损
	□ 膀胱外翻,肛门直肠畸形,脊髓脊膜膨出
□ 外科检查	□ 囊膜完整性
	□ 肝脏脱出
	□ 脾脏脱出
	□ 生殖腺脱出,卵巢或睾丸
	□ 小肠、结肠脱出
□ 治疗	□ 一般处理:保温,保湿,通便,胃肠减压,尿管
	□ 一期手术:还纳脏器,关腹,脐部整形
	□ 二期手术:Silo 袋,二期手术关腹。
	□ 保守治疗:外用药使囊膜形成假性皮肤,择期修补腹壁疝

2. 脐膨出产时手术护理流程

同本章本节的膈疝产时处理护理流程。

(二)脐膨出诊断要点

1. 临床分型　临床根据腹壁缺损大小,以 5cm 为界分为巨型脐膨出和小型脐膨出。巨型脐膨出囊内容物可包含胃、小肠、结肠、肝脏、脾脏等几乎所有腹腔脏器,肝脏突出腹腔外是巨型脐膨出的重要标志。

2. 合并畸形　脐膨出合并各种畸形可达 80%。每个脐膨出患儿多存在肠旋转不良,其次为心脏畸形和染色体畸形。所以诊断明确后,应行产前染色体、胎儿心脏和其他脏器的检查。出生后亦需常规

心脏彩超和染色体检查。

3. 出生后诊断及注意事项　出生后根据脐膨出典型临床表现很容易获得诊断,脐带疝病例有可能被忽略,在结扎脐带时误将肠管一并结扎在内,导致肠瘘或肠梗阻,在临床上应予注意。产时手术中,注意是否合并膈疝/肠闭锁等畸形存在。

4. 相关综合征

(1) Beckwith-Wiedemann 综合征(EMG 综合征):脐膨出伴有巨舌症,半身肢体肥大和低血糖(高胰岛素血症)。有时三者可以缺一,但伴有某些畸形如小头、锯齿状耳垂线、面部红痣、肾母细胞瘤等。此综合征生后早期常有低血糖症,应予注意。

(2) Cantrell 五联症:包括腹壁缺损、异位脊索、胸骨裂、膈疝和心脏畸形。

(三)脐膨出治疗要点

由于有囊膜包裹,脐膨出患儿体液丢失,热量散失和体温低下的情况较腹裂患儿为少。但也要尽早处理,增加一期关闭机会。如产前诊断脐膨出,应有新生儿外科医师介入,以及时评估和做必要的处理。

1. 一般处理　出生后为了避免囊膜破裂和污染,局部应立即用无菌温湿生理盐水敷料覆盖加以保护,减少热量及水分的散失,周围皮肤加以消毒。及时置胃管,减少胃肠内积气,并进行通便,清除结肠内胎粪。从出生开始注意患儿保暖,维持体温非常重要,必要时给予吸氧和机械通气。最好通过上肢静脉输液,给予维生素 K_1 并预防应用抗生素。

2. 产时手术和产时处理　如果患儿无严重心肺功能不良,能够耐受手术,可行手术修补。手术方法的选择,按腹壁缺损大小,疝出腹壁脏器多少,评估能否一期回纳修补作出判断。

(1)一期修补法

1)一期修补是最理想的方法。

2)手术时将囊膜切除,结扎脐部血管,将膨出内容物回纳后分层缝合腹壁缺损。关闭腹壁时不能因腹压过高而影响呼吸、循环或疝道受压梗阻。

3)回纳肝脏时注意避免肝静脉扭转而影响门脉回流和避免损伤肝脏包膜。

(2)二期修补法:适用于巨型脐膨出,利用无菌 Silo 袋,袋顶悬挂,外用抗生素溶液敷料包裹,每天收缩袋顶,使内脏分次逐步回纳腹腔,一般约 3~7 天,全麻下取下 Silo 袋,分层缝合腹壁。

(3)术后处理:密切观察呼吸循环各项指标、腹

部张力、静脉回流等情况,留置鼻胃管持续减压,留置导尿并记录尿量。为减轻腹压增高对呼吸的影响可给予辅助机械通气并使用肌松剂和镇静药。

3. 术后并发症

(1)与未成熟儿相关并发症:体温过低致硬肿症,呼吸衰竭,高胆红素血症,低血糖症,低血钙症等。

(2)与腹壁关闭后腹压过高相关并发症:呼吸窘迫,回心血量减少,心输出量减少和少尿。一旦发生,立即打开腹壁筋膜缝线,为腹腔减压,腹壁仅缝合皮肤或用人工补片关闭腹壁。

(四)护理要点

胎儿宫内至宫外的过程中需要关注的重点很多,这一关键性的过渡是决定新生儿生命质量的重要过程,以孕产妇及胎婴儿为主题,给予生理、心理、精神的全方位支持,做好新生儿生后的初步评估及处理。如果此过程发生异常,将出现相关病症,产生近期或远期的不良影响。产时胎儿手术成功的关键是有一支技术一流、齐心协作的团队,需要产科、小儿外科、新生儿科、超声科等多学科的密切配合,同时需要具有专业护理知识和技能的照护人员,护士应根据新生儿外科相关护理知识及新生儿基础护理知识为患儿提供最优质的术前、术后的护理,观察并降低内外科相关并发症的发生,促进患儿康复。因此,做好这一关键时期的护理工作,保护胎儿安全过渡到新生儿阶段至关重要。

1. 保暖

(1)新生儿体温调节中枢发育不完善,体表面积相对较大,体温易随着环境温度变化,应在新生儿娩出瞬间即给予保暖。胎儿娩出后,应立即擦干皮肤表面并用预热的毯子包裹,也可将新生儿置入母亲怀抱,袋鼠式护理保暖。

(2)同时予新生儿戴布帽,重视头部保暖。

(3)有条件者将新生儿置于事先预热、铺无菌巾的自控式辐射床内保暖的处理,注意避免医源性高温。

(4)对于极低、超低出生体重儿可用灭菌塑料袋包裹躯干及四肢后置于辐射台上保暖。

2. 保持呼吸道通畅

(1)确保分娩过程中有熟练掌握新生儿复苏技术的人员在场,可及时有效地进行新生儿窒息复苏技术。

(2)分娩中,胎肩娩出前助产士用手将胎儿口、鼻中分泌物挤出。

(3)娩出后置新生儿头轻度仰伸位,清理口鼻腔分泌物。严格限制吸痰时间、深度及负压引力(时间不超过 10 秒,负压不超过 100mmHg 即 13.3kPa)。

(4)当确认呼吸道通畅却仍未啼哭时,用手拍打或手指轻弹新生儿足底后摩擦背部 2 次以诱发自主呼吸,如无效表明新生儿出现继发性呼吸暂停,需进行正压人工通气,必要时予 t 组合复苏器等辅助手段为患儿建立通气。

3. 脐带的处理
脐带的处理时间近年来在国际上颇有争议。WHO 提出脐带在第三产程的处理中具有积极的牵拉作用,故期待不应在此前结扎,建议在正常情况下大约 3 分钟结扎,而新生儿窒息需复苏者应立即结扎脐带。

4. 身份安全管理
脐带结扎后助产士用左手托起新生儿头背部,右手夹持新生儿双足将其托起,让产妇观察并确认其性别和一般情况,协助母婴进行肌肤接触,建立早期亲子关系。随后将腕带系在新生儿双手腕上,腕带上清晰记录母亲姓名、住院号、婴儿性别、出生日期,多胎者应明确标示。腕带松紧适宜,保障患儿安全。将患儿送往产科 - 新生儿监护室,并与婴儿父亲确认患儿性别及一般情况,在新生儿出生记录单上签名并印取婴儿足印。

5. 收入 NICU 进行治疗

(1)立即体检:①检查新生儿有无畸形;②皮肤完整性;③有无产伤。如有任何异常应立即给予处理,向家属详细交代并记录。

(2)肌内注射 1mg 维生素 K_1,预防性用药 3 天,预防出血性疾病。选择上臂注射,注意避开接种卡介苗部位。

(3)对母亲为 HBsAg 阳性的新生儿,要求在生后 12 小时内尽早注射乙肝免疫球蛋白,剂量不小于 100U,同时在不同部位接种 10μg 乙肝疫苗。如未能在 12 小时内执行者,仍然要进行阻断注射。对于母亲为 HBsAg 阴性的患儿,出生后共接种 3 针 10μg 乙肝疫苗,按 0~1~6 个月程序接种,并要求在生后 24 小时内接种。

6. 术前护理

(1)收集患儿资料,评估患儿病情,作出护理诊断,拟定护理计划,实施护理措施。

(2)协助完善各项检查、化验。

(3)与患儿家长沟通围术期注意事项,取得家长配合。

(4)皮肤准备:头部手术剃光全部头发,腹部手术注意脐孔清洁。

（5）胃肠道准备

1）胃肠减压：胃肠道及胆道手术、经腹的腹膜后手术、肝脾手术等，术前留置胃肠减压，妥善固定胃肠减压装置，及时观察引流物的颜色、性质、量。

2）术日晨禁食水，母乳喂养患儿术前禁食4小时，配方奶患儿术前禁食6小时。

（6）灌肠：腹腔镜、肾脏、胆道手术等开腹但非肠道手术术前1天晚上应通便一次。结直肠及肛门手术患儿，术前1天晚上及术日晨进行清洁灌肠。

（7）建立静脉通路。

（8）术前用药：遵医嘱予患儿静滴或静脉注射抗生素预防感染，术前一小时静脉输注止血药预防出血。

（9）测量生命体征并记录。

（10）环境及物品准备

1）手术室内保持适当的温度对手术成功非常重要。新生儿体温调节功能不完善，皮下脂肪薄，体表散热面积相对较大，易散热，体温易受外界环境温度的影响，应将手术室温度维持在24~26℃，相对湿度55%~65%。

2）备喉镜、气管插管及静脉输液相关物品，有需要者胎儿娩出立即予气管插管，予呼吸支持，并建立静脉通路。

3）全麻患儿防止术后误吸引起窒息，备好抢救物品及吸痰用物。

7. 术后护理

（1）做好交接班工作。患儿术后返回病房，应仔细核对患儿身份、全身皮肤状况、伤口情况、各种引流管是否通畅并固定良好，观察患儿麻醉是否清醒，测量其生命体征并记录。

（2）生命体征的观察护理

1）新生儿病情变化快，预后差，需要加强监护。予患儿保暖，实时监测各项生命体征：心电、血氧、呼吸、体温、血压等，随时观察其动态变化。

2）气管插管患儿如不能拔管予机械通气辅助呼吸。

3）麻醉未清醒前去枕平卧，并将患儿头偏向一侧。肥胖患儿肩颈部垫软枕以打开气道，保持呼吸道通畅。必要时吸痰。

4）对于危重患儿，要加强患儿循环、呼吸及肾功能方面的监测和维护。同时关注患儿的神智变化、肌张力、肤色、末梢循环、大小便等情况。

5）实施胃肠道手术的患儿，定时观察肠鸣音，

排便、排气情况，同时准确记录胃肠减压引流物的颜色、性质、量，发现异常及时告知医师。

6）保持伤口敷料清洁、干燥，密切观察伤口有无渗血、渗液，如发现伤口处有大量鲜红色渗出，应立即通知医师，及时处理。

（3）导管护理

1）胃管护理：①每班确认胃管留置长度、固定是否牢固，切勿打折、扭曲、受压；②每天更换胃肠减压盒，保持有效负压，并及时记录胃液的性状、颜色、量；③观察患儿腹部体征、肠蠕动情况、排便排气情况。

2）尿管护理：①每班确认导尿管留置长度，妥善固定尿管，避免意外拔管，切勿打折、扭曲、受压；②及时倾倒尿液，并及时记录尿液的性状、颜色、量，每周更换引流袋1~2次；③每天生理盐水擦拭尿道口2~4次；④尿袋位置应始终低于耻骨联合水平；⑤观察患儿下腹部体征，叩诊有无膀胱充盈；⑥拔管后观察首次排尿时间及尿量，观察有无尿储留。

3）胸腔闭式引流管护理：①每班确认导管留置长度，切勿打折、扭曲、受压，妥善固定引流管，确定引流管固定牢固，如不慎滑脱，应立即双手紧紧捏住引流管周围皮肤，立即通知医师；②定期负压挤捏管道，保持管道通畅；③观察并记录引流液的性状、颜色、量，观察导管是否通畅、固定、密闭，水柱波动是否明显；④引流瓶勿高于引流管出口；⑤观察患儿伤口周围情况，有无捻发音或捻发感；⑥观察患儿呼吸状况，有无呼吸急促或反常呼吸；⑦置管期间患儿尽量采取半卧位。

8. 专科护理

（1）膈疝患儿的护理

1）术中要严密观察产妇及新生儿生命体征，采取有效保暖措施，术中静脉输入液体和血液制品采用输液加温仪进行加温，温度控制在37℃左右。新生儿断脐后转移至无菌红外线辐射台，为保证辐射加温仪的温度稳定，至少提前10分钟开启预热，并在娩出后给予抹干身上的液体并放置在辐射台上。

2）膈疝患儿娩出后应立即评估呼吸状态，及时予气管插管，呼吸支持。

3）手术中所有物品包括敷料、消毒液及输注液体必须加温后使用，以防止新儿的低体温。消毒液采用0.5%碘伏，并提前放置37℃恒温箱内，以减少患儿的冷刺激。

4）术中严格控制参观人员的数量（不超过3人）并做好门禁管理，以避免新生儿感染。

5）在断脐后马上在另一手术床施行新生儿膈疝修补术,术前必须用加温毯加温以防新生儿术后低温。

（2）腹裂患儿的护理

1）将暖床放在产妇两腿间,胎儿娩出立即放在预热的暖床上,胎儿娩出时肠管都暴露在腹腔外面,立即插入气管导管。

2）由于羊水已经粪染,在分娩过程中胎儿吸入粪染的羊水,故通过气管导管吸出羊水,连接氧气,保持呼吸道通畅,避免吸入性肺炎,给胎儿连接小儿血氧监测探头,监测胎儿血氧饱和度和心率。

3）在插管的同时,巡回护士立即进行外周静脉穿刺,保持静脉输液通畅。

4）用温盐水打湿无菌纱布,包裹暴露在外的肠管。然后结扎胎儿脐带,10% 碘伏消毒断端。将胎儿在吸氧、移动监护仪监测下平稳移至新生儿手术床。

5）注意保暖:患儿娩出后立即转运至铺垫保温毯的手术台,适当调高手术室内温度及湿度,提前预热碘伏及生理盐水,以减少患儿水分及热量丢失,避免体温不升或体温过低。

6）强化无菌操作:由于腹裂手术系污染手术,外露肠管水肿、羊水污染、无菌硅胶袋的应用均是引起腹壁切口感染的因素,术后感染引起囊袋与腹壁缝合处的撕裂可导致手术失败。科室应该严格执行消毒隔离技术,加强医护人员的洗手意识,规范执行各项无菌操作,注意室内物品的清洁和消毒,降低院内感染发生的几率。

7）需重视腹壁伤口的处理,应以蘸有湿敷液（配制方法:庆大霉素 8.0mg,甲硝唑 0.5g,地塞米松 5.0mg 溶于生理盐水 500ml 中）的纱布包绕覆盖硅胶袋与腹壁缝合处,并定期更换。

8）一期手术后挤压囊袋时应注意适度:严密观察患儿的呼吸、心率及下肢有无水肿,避免操之过急,引起腹腔内压力过高,影响心肺功能,增加切口裂开风险。

9）Silo 袋护理:保持垂直悬吊,清洁干燥,Silo袋悬吊利用重力作用并逐日适当挤压袋子,适应性扩充腹内容量,每小时向袋内注入无菌生理盐水 5ml,保持肠管湿度和蠕动,严密观察袋内肠管的血液循环,每小时测量肠管温度,观察肠管色泽。

（3）脐膨出患儿的护理

1）术前提高室温,使室温维持在 24~26℃。

2）胎儿娩出后,立即配合医师插入气管导管。

3）所有静脉输入的液体和血液制品采用输液加温仪进行加温,温度控制为 37℃左右。

4）新生儿断脐后转移至无菌红外线辐射台,为保证辐射加温仪的温度稳定,至少提前 10 分钟开启预热。

5）采用安慰奶嘴等非药物性疼痛管理方法减轻患儿疼痛,避免患儿哭闹,从而减小腹部压力。

9. 心理护理

（1）新生儿刚出生即接受手术,危险系数高,家属情绪紧张焦虑。因此对于有先天性疾病、需要产时治疗的患儿,要提前做好家属的心理护理工作。要根据患儿家属的文化程度及家庭背景进行心理护理,缓解患儿家属的思想压力。通过有效沟通,了解患儿家属的想法和需求,耐心解释疏导,让其对相关疾病有更深刻的认识,取得其理解和配合。

（2）我国目前大多数家长在得知胎儿存在先天性畸形后,会选择放弃治疗。尤其是现在医疗环境复杂,需要和家长进行有效沟通,科学、实事求是地评估,让家长认识到腹裂胎儿生后可能面临的风险,以及生后"产房外科"模式治疗腹裂的优势,帮助其正确决定是否终止妊娠。

10. 饮食护理　非腹部手术术后禁食水 6 小时,术日应少量多餐,逐渐加奶。腹部手术患儿禁食水至肠蠕动恢复。

（王大佳　黄英　李欢　姜红）

参考文献

1. Charles JH, Peter WD. Congenital Diaphragmatic Hernia and Eventration. Pediatric Surgery, 2012: 809-824.

2. Bianchi DW, Alton MED, Crombleholme TM, et al. Congenital Diaphragmatic Hernia. Fetology: Diagnosis and Management of the Fetal Patient. 2nd ed. Mc Graw Hill Medical, 2010: 278-292.

3. Snoek KG, Reiss IKM, Greenough A, et al. Standardized postnatal management of infants with congenital diaphragmatic hernia in Europe: the CDH EURO consortium consensus-2015 update. Neonatology, 2016, 110（1）: 66-74.

4. Klein MD. Congenital Defects of the Abdominal Wall. Pediatric Surgery, 2012: 973-984.

5. Gamba P, Midrio P. Abdominal wall defects: prenatal diagnosis, newborn management, and long-term outcomes. Seminars in Pediatric Surgery, 2014, 23（5）: 283-290.

6. Bauman B, Stephens D, Gershone H, et al. Management of giant omphaloceles: a systematic review of methods of staged surgical vs. nonoperative delayed closure. Journal of Pediatric Surgery, 2016, 51（10）: 1725-1730.

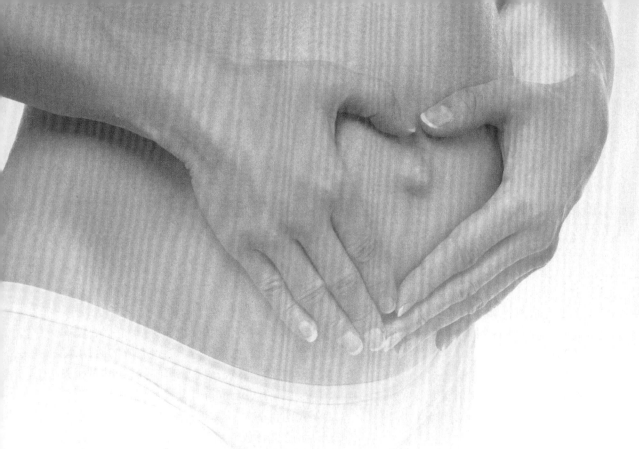

第二十五章

胎儿治疗麻醉

概述

随着产前诊断影像技术,胎儿治疗技术的不断创新发展,以及对胎儿病理生理愈加深刻的认识,胎儿医学治疗已成为受医学界广泛关注和快速发展的医学领域。据统计,全世界每年有500万先天性缺陷的胎儿,并且这个数字仍在不断上升。而且胎儿治疗可有效地防止出生缺陷胎儿不可逆的器官损伤或胎儿死亡,为许多有出生缺陷胎儿增加生存的机会。胎儿治疗包括宫内微创手术,孕中期开放式宫内手术和分娩期产时手术。所有胎儿治疗都具有侵袭性,为母亲和胎儿带来风险,因此决定施行胎儿治疗之前,必须对风险加以权衡并将产妇的安全放在首位。作为胎儿治疗的关键,胎儿治疗的麻醉管理必须为胎儿治疗提供充分良好的操作条件,同时减少母体和胎儿的风险,对于母体和胎儿的安全具有重大意义。因此,胎儿治疗对麻醉医师提出了更高的要求和挑战。

本章就胎儿的宫内手术和产时手术的麻醉管理进行详细讲解。

第一节　胎儿宫内治疗的麻醉管理

(一) 流程化管理清单

1. 宫内手术麻醉前访视

□ 病史	□ 现病史	□ 孕周
		□ 妊娠合并症
		□ 患者心肺功能
		□ 孕妇一般状态
	□ 既往史	□ 手术麻醉史
		□ 循环系统疾病
		□ 呼吸系统疾病
		□ 其他疾病
		□ 药物使用史
	□ 过敏史	
□ 体格检查	□ 生命体征:心率、血压、血氧、体温	
	□ 常规体检	□ 心肺检查
		□ 气道评估(牙齿、张口度、头部活动度、Mallampati 分级、是否饱胃)
		□ 脊背检查
□ 辅助检查	□ 实验室检查	□ 血常规 + 血型
		□ 凝血五项
		□ 血栓弹力图
		□ 肝肾功离子
		□ 动脉血气分析
		□ 血糖、血乳酸
	□ 影像学检查	□ 心电图
		□ 其他

(1) 药物使用史注意是否使用阿司匹林或其他影响血凝的药物。

(2) 孕妇在妊娠期发生了巨大的生理改变,体重增加、乳房增大、气道黏膜水肿等,均可使孕妇在全身麻醉时发生插管困难。因此手术前进行气道评估是非常重要的。在产科麻醉时,无论采用椎管内麻醉还是全身麻醉,均应准备好困难气道插管用具。

(3) 孕妇一般会在孕期多次检查血常规,血小板的变化可能提示很多问题,如:血液病、HELLP 综合征等。尽管 2016 年 ASA 产科麻醉指南认为健康

的产妇分娩前无需常规检查 PLT 计数,但考虑到临床实际情况,有些产妇可能未及时进行产检,因此分娩前的血常规检查是应该做的。

2. 宫内手术麻醉流程

患者入室前	母体监测设备检查
	胎儿监测设备检查
	母体麻醉药物、抢救药物核对
	胎儿麻醉药物、抢救药物核对
患者入室后	开放静脉通路,用于快速补充循环容量
	母体监测
	胎儿监测
麻醉方式选择	局麻 ｜ 射频消融减胎术等
	椎管内麻醉 ｜ TTTS 行胎儿镜胎盘血管交通支激光凝结术
	全身麻醉 ｜ 其他复杂的胎儿宫内治疗,或者那些需要将子宫完全外置的胎儿宫内治疗的患者,可以考虑直接行全身麻醉
术中胎儿镇静	咪唑安定等苯二氮䓬类药物经母体静脉注射
	低剂量丙泊酚持续泵注
	瑞芬太尼等阿片类药物持续泵注
	七氟醚低浓度母体吸入
	经母体静脉注射肌松药
术中抑制子宫收缩	阿托西班等宫缩抑制剂
	七氟醚母体吸入
术中事件应急预案	母体仰卧位低血压:足够的容量负荷以及去氧肾上腺素或麻黄碱母体静脉注射
	胎儿心动过缓:阿托品母体静脉注射,效果不佳或严重的持续性心动过缓可胎儿肌内给予肾上腺素(1~2μg/kg)
	母体气道梗阻或呼吸抑制:口咽通气道、喉罩或气管插管机械通气
	紧急剖宫产:应做好新生儿复苏准备。对于椎管内麻醉下的胎儿宫内治疗,若麻醉平面可以满足可直接行剖宫产;若麻醉平面不能满足,可经硬膜外导管予以 2% 利多卡因行区域阻滞或直接行全身麻醉;对于局麻下的胎儿宫内治疗,可直接行全身麻醉

3. 宫内手术麻醉的护理流程

护理流程	描述要点
☐ 术前访视	☐ 参与术前讨论
	☐ 麻醉相关知识宣教
☐ 心理护理	☐ 心理状况评估及护理
☐ 麻醉药品和器械准备	☐ 麻醉药品的准备
	☐ 麻醉器械的准备
☐ 麻醉配合	☐ 患者入室与查对
	☐ 静脉通路建立
	☐ 麻醉体位摆放
	☐ 协助麻醉实施
	☐ 患者生命体征及状态观察
	☐ 麻醉终止期的护理
☐ 术后护理	☐ 患者的安全转运与交接

(二) 胎儿宫内治疗麻醉选择要点

1. 术前评估和术前准备要点

(1) 重视病史采集

1) 应充分评估母体的心功能,并且追问病史,明确其是否已存在仰卧位低血压。主要是注意有无并存疾病和既往病史。

2) 由于妊娠期极易发生胃食管反流和吸入性肺炎,应严格控制禁食水时间,术前禁食至少 8 小时,禁水 2 小时。

3) 记录母体身高、体重等基本信息用以决定麻醉用药量。

4) 术前应同产科医师沟通,明确胎盘和脐带的位置,胎儿的位置、体重,了解胎儿的胎动及胎心监测的胎心基线等基本信息。

(2) 麻醉相关体格检查

1) 应该首先重点对孕妇的气道及插管条件做充分的评估,并对所有孕妇尤其是肥胖的孕妇按照困难气道的处理标准进行管理。

2) 穿刺部位是否存在感染,脊柱形态是否正常。

3) 常规心肺听诊。

4) 化验检查指标是否提示凝血机制异常等。

(3) 设备和药品准备

1) 术前应准备好母体麻醉所需的设备,同时也要准备胎儿/新生儿复苏或紧急剖宫产的设备。具体包括:母体的麻醉机、成人喉镜、成人气管导管或喉罩、新生儿喉镜、新生儿气管导管(ID 2.5~3.0)、新生儿面罩、新生儿呼吸囊等。

2) 麻醉药品应该包括母体麻醉所需的药品(局麻药物,如利多卡因、布比卡因或丙泊酚、七氟醚等全麻药品)、胎儿麻醉镇静所需的药品(七氟醚、丙泊酚、咪唑安定、瑞芬太尼等)以及紧急剖宫产麻醉所需的药品(利多卡因或丙泊酚、司克林、七氟醚等全身麻醉药物)。

3) 抢救药品应该包括母体及胎儿所需的抢救药物(阿托品、去氧肾上腺素、麻黄碱等)。术前备好去氧肾上腺素或麻黄碱,以备术中纠正母体低血压,改善胎盘血流;术前备好阿托品用于防止术中胎儿心动过缓。

2. 麻醉选择

(1) 麻醉方法选择

1) 针对于胎儿宫内治疗的麻醉选择,麻醉医师要根据宫内治疗的具体操作是否需要母体和胎儿的镇静镇痛,胎儿是否需要镇静,是否需要足够的子宫松弛,手术时间的长短,术者对于操作技术的熟练程度等进行评估和选择。

2) 选择性激光凝结异常血管用以治疗 TTTS,由于手术时间相对较长,母体的镇痛要求时间长,且需要一定程度的子宫松弛,同时内镜操作的部位主要在胎盘血管而非胎儿本身,对胎儿可能不会产生伤害性刺激。因此,我们采取椎管内麻醉来对母体进行镇痛,并加用镇静药物来抑制胎动,保持一定的子宫松弛。

3) 其他的胎儿宫内治疗手术比如主动脉瓣扩张术,该术式中需要将针头穿入胎儿胸部,这必然会对胎儿产生伤害性刺激,并且手术要求最大可能减少胎动,因此,在这种情况下,全身麻醉就更有优势。

4) 另一种较为常见的射频消融减胎术,由于其手术时间短,母体镇痛要求不高,且不需要胎儿镇静镇痛,因此多数情况采用母体局部麻醉来完成手术。

总之,麻醉方式的选择要根据术式、手术时间的长短、母体和胎儿的镇痛镇静要求来制定。

(2) 麻醉药物选择

1) 选择性激光消融异常血管用以治疗 TTTS,由于胎儿镜进镜打孔的位置一般在脐水平或以下,因此麻醉方式选择椎管内麻醉,且平面控制在 T_8 左右;如果胎儿镜打孔位置超过脐水平,麻醉平面需在 T_6 左右。可以通过蛛网膜下腔予以 0.5% 布比卡因或者硬膜外予以 2% 利多卡因进行区域神经阻滞来实现,同时可以予以低剂量丙泊酚或咪唑安定等苯二氮䓬类药物或瑞芬太尼等阿片类药物进行母体镇静,必要时可应用七氟醚吸入镇静及维持子宫松弛。

2）对于其他复杂的胎儿宫内治疗,或者那些需要将子宫完全外置的胎儿宫内治疗的患者,根据具体的术式和镇痛镇静要求,可以考虑行全身麻醉来实现镇静镇痛及维持子宫松弛,应用的药物包括丙泊酚、司克林、瑞芬太尼等阿片类药物、七氟醚等。

3）选择性激光凝结异常血管用以治疗 TTTS,内镜操作的部位主要在胎盘血管而非胎儿本身,对胎儿可能不会产生伤害性刺激,但是,由于胎儿的体动可能会对术者的操作产生影响。因此,需要应用镇静药物来抑制胎动。术中常用的可以产生胎儿镇静作用的药物包括七氟醚、丙泊酚、咪唑安定、瑞芬太尼等。目前常规的给药途径是经母体静脉或吸入用药,利用这些药物可以透过胎盘的特性来达到胎儿镇静的目的。另外,文献报道,还可以通过胎儿静脉内直接给药、直接胎儿肌肉内给药和经羊膜给药。然而,经胎儿静脉给药过程中,穿刺针可能会伤及运动中的胎儿。此外,还存在潜在的胎儿、脐带以及胎盘出血风险。而直接胎儿肌肉内给药无法很好地评估多少药物被胎儿吸收了。另外,经羊膜给药是尚处于试验阶段而不常规用于临床实践。因此,在临床应用过程中,首选经母体静脉或吸入用药来维持胎儿镇静。

4）而对于射频消融减胎术,由于手术操作时间相对较短,因此一般不需要胎儿镇静,但针对特殊复杂病例,可根据术者要求予以胎儿镇静。

5）在临床麻醉过程中,除了要考虑母体和胎儿两方面的麻醉要求之外,麻醉医师更重要的是要保证两者的安全,因此,必要的抢救药物也是应该在术前准备。术前备好去氧肾上腺素(50μg/ml)或麻黄碱(10mg/ml),以备术中纠正母体低血压,改善胎盘血流;术前备好阿托品(0.2mg/ml)用于防止术中胎儿心动过缓。

（3）气道保持

1）对于局麻或椎管内麻醉的孕妇,绝大多数可以自主呼吸。当需要胎儿镇静或子宫松弛时,在母体给予镇静麻醉药物后,应注意观察母体的呼吸状态,必要时可考虑呼吸机辅助或控制通气。

2）对于拟实施全身麻醉的孕妇,应行气管插管呼吸机控制通气来维持气道。随着孕周的增加,氧耗和每分通气量逐步增加。因此,孕妇的呼吸参数设定应较正常成人增加以满足机体氧供。另外,随着子宫的逐渐增大,孕妇的残气量和功能残气量显著下降,当肺容量低于肺闭合容量时孕妇极易出现

肺不张。因此,在机械通气时,可以考虑加用 PEEP 或间断胀肺来预防术后肺不张的发生。

（三）麻醉管理要点

1. 母体方面

（1）母体神经紧张或疼痛刺激可能会影响胎盘血流、影响胎儿供血供氧以及诱发早产等。因此,在胎儿宫内治疗的过程中,要对母体进行有效的镇静和镇痛。

（2）根据不同的术式和镇痛要求,选择相应的麻醉方式进行母体镇静镇痛。

（3）选择性激光凝结异常血管用以治疗 TTTS,手术时间相对较长,手术操作中产生疼痛刺激的操作主要为胎儿镜进镜时对腹部皮肤的刺激,因此,母体的镇痛选择区域神经阻滞,并应用咪唑安定镇静。

（4）而对于射频消融减胎术,由于其手术时间较短,可以选择穿刺部位皮肤局部麻醉来达到镇痛目的,并视患者的紧张程度选择是否应用镇静药物。而应用镇静药物的同时,应注意患者的气道管理,防止气道梗阻或呼吸抑制的发生。同时,由于行胎儿治疗的患者多数都处在孕中晚期,增大的子宫可能压迫下腔静脉而产生仰卧位低血压,因此,术前及术中应密切观察循环波动,及时调整输液速度,必要时应用血管活性药物。

2. 胎儿方面

（1）有效的胎儿镇静镇痛有利于术者手术的顺利进行,同时还能有效地减轻手术操作对胎儿产生的伤害性刺激。

（2）在应用胎儿镇静药物之后,应该密切监测胎心率及胎动的变化,直至药物完全代谢,因此,很有可能需要在手术结束回到病房之后还需要监测胎心监护和胎动,应与病房医师做好交接。

（3）由于胎儿对镇静药物的反应程度不同,对手术操作的刺激的应激反应也各有不同,因此,要做好个别胎儿对镇静镇痛药物反应过强或无反应的特殊情况的应急预案。

3. 应急预案

（1）母体仰卧位低血压:足够的容量负荷以及去氧肾上腺素或麻黄碱母体静脉注射。

（2）胎儿心动过缓:阿托品母体静脉注射,效果不佳或严重的持续性心动过缓可胎儿肌肉给予肾上腺素(1~2μg/kg)。

（3）母体气道梗阻或呼吸抑制:口咽通气道、喉罩或气管插管机械通气。

（4）紧急剖宫产：应做好新生儿复苏准备。对于椎管内麻醉下的胎儿宫内治疗，若麻醉平面可以满足可直接行剖宫产；若麻醉平面不能满足，可经硬膜外导管予以 2% 利多卡因行区域阻滞或直接行全身麻醉；对于局麻下的胎儿宫内治疗，可直接行全身麻醉。

（四）护理要点

1. 术前护理

（1）术前访视

1）术前讨论：与麻醉医师共同分析孕妇的相关情况，包括一般病情及治疗、手术的必要性及术前的注意事项等，麻醉方式和麻醉中可能发生的并发症及其处理方法。

2）术前宣教和心理护理：了解孕妇的情绪变化，做好孕妇术前宣教，介绍麻醉的过程和相关知识，减轻紧张、恐惧心理，介绍有关注意和配合事项，让患者及家属理解，取得孕妇的密切配合，以良好的心态接受手术麻醉。

（2）药品和器械准备

1）麻醉药品准备。

2）麻醉器械准备。

2. 麻醉配合

（1）将患者推入手术间，核对病历上的各项信息并安抚，减轻其紧张情绪。

（2）孕妇采取平卧位，建立静脉通路。

（3）协助患者摆好麻醉体位并且在麻醉成功后妥善固定好穿刺管。

（4）麻醉过程中严密观察呼吸、心率、血压等生命体征变化，积极配合麻醉医师的工作，确保麻醉顺利完成。

（5）由于患者处于清醒状态，要进行适当的安慰和有效的沟通。

3. 麻醉终止期的护理

（1）穿刺点的按压止血，观察局部皮肤是否有血肿、出血等。

（2）患者的安全转运与交接。

（王媛　赵平　孙晶）

参考文献

1. Myers LB，Bulish LA. Anesthesia for fetal intervention and surgery. BC Decker，New York，2005.
2. 李桂源. 病理生理学. 第 3 版. 北京：人民卫生出版社，2015.
3. 盛卓人，王俊科. 实用临床麻醉学. 第 4 版. 北京：科学出版社，2009.
4. Mushambi MC，Kinsella SM，Popat M，et al. Obstetric Anaesthetists' Association and Difficult Airway Society guidelines for the management of difficult and failed tracheal intubation in obstetrics. Anaesthesia，2015，70（11）：1286-1306.
5. Peeters SH，Akkermans J，Westra M，et al，Identification of essential steps in laser procedure for twin-twin transfusion syndrome using the Delphi methodology：SILICONE study. Ultrasound Obstet Gynecol，2015，45（4）：439-446.
6. Chalouhi GE，Essaoui M，Stirnemann J，et al. Laser therapy for twim-to-twim transfusion syndrome（TTTS）. Prenat Diagn，2011，31（7）：637-646.
7. Mathis J，Raio L，Baud D. Fetal laser therapy：applications in the management of fetal pathologies. Prenat Diagn，2015，35（7）：623-636.
8. Fisk NM，Duncombe GJ，Sullivan MH. The basic and clinical science of twin-twin transfusion syndrome. Placenta，2009，30（5）：379-390.
9. 庄心良，曾因明，陈伯奎. 现代麻醉学. 第 3 版. 北京：人民卫生出版社，2003：1301-1313，1413-1437.

第二节　产时手术的麻醉管理

（一）流程化管理清单

1. 产时手术麻醉前访视

病史	□ 现病史	
	□ 既往史	□ 手术麻醉史
		□ 循环系统疾病
		□ 呼吸系统疾病
		□ 其他疾病
		□ 药物使用史
	□ 过敏史	
体格检查	□ 生命体征：心率、血压、血氧、体温	
	□ 常规体检	□ 心肺检查
		□ 气道评估（牙齿、张口度、头部活动度、Mallampati 分级、是否饱胃）
		□ 脊背检查
辅助检查	□ 实验室检查	□ 血常规 + 血型
		□ 凝血五项
		□ 血栓弹力图
		□ 肝肾功、离子
		□ 动脉血气分析
		□ 血糖、血乳酸
	□ 影像学检查	□ 心电图
		□ 超声、MRI 等

术前会诊	□ 影像科
	□ 产科
	□ 新生儿内科
	□ 新生儿外科
	□ 遗传科
	□ 麻醉科
	□ 超声科

2. 产时手术麻醉流程

患者入室前	母体监测设备检查	
	胎儿/新生儿监测设备检查	
	母体麻醉药物、抢救药物核对	
	胎儿/新生儿麻醉药物、抢救药物核对	
	无菌胎儿插管设备,无菌胎儿静脉穿刺设备	
	新生儿麻醉机,母体麻醉机	
患者入室后	开放静脉通路	
	母体监测	
	胎儿监测	
人员配备	母体麻醉组	
	胎儿气道处理组	
	新生儿麻醉组	
母体麻醉方式选择	椎管内麻醉	发生恶性高热可能性较高,术前评估存在严重困难气道的产妇
	全身麻醉	常规首选
	椎管内麻醉复合全身麻醉	为产妇提供良好的术后镇痛
胎儿气道处理	胎儿气管插管	
新生儿麻醉手术	吸入全身麻醉	
胎儿/新生儿监护	胎儿脉搏血氧监测,心率监测,胎儿头皮电极超声心动图(或经食管超声心动图),胎儿超声,体温监测及胎儿脐血液采样监测	
术中抑制子宫收缩	阿托西班等宫缩抑制剂	
	七氟醚母体吸入	

术中事件应急预案	母体插管困难:所有孕产妇均按困难气道准备,备好可视设备
	胎儿复苏:产科医师确保子宫左旋,提升母体吸入氧浓度,通过血管活性药物和液体治疗来提升母体血压,充分的子宫松弛。上述方法失败,直接给予胎儿急救药物复苏,如果胎儿手术在胎儿静脉开放的情况下,可经静脉输注阿托品和肾上腺素,应用剂量为阿托品 0.02mg/kg,肾上腺素 1μg/kg。行胸外按压,100~150 次/分,胎儿如行开胸手术,紧急给予心内注射。必要时输入准备的去除白细胞的 O 型血输血治疗
	胎儿气道处理失败:准备紧急胎儿/新生儿气管插管,做好新生儿复苏准备

3. 产时手术麻醉的护理流程

护理流程	描述要点
□ 术前访视	□ 参与术前讨论
	□ 麻醉相关知识宣教
□ 心理护理	□ 心理状况评估及护理
□ 麻醉药品和器械准备	□ 麻醉药品的准备
	□ 麻醉器械的准备
□ 麻醉配合	□ 患者入室与查对
	□ 静脉通路建立
	□ 麻醉体位摆放
	□ 协助麻醉实施
	□ 患者生命体征及状态观察
	□ 协助胎儿气管内插管
	□ 胎儿静脉通路的建立
	□ 麻醉终止期的护理
□ 术后护理	□ 产妇与胎儿的安全转运与交接

(二) 胎儿宫内治疗麻醉选择要点

1. 术前评估和术前准备要点

（1）对胎儿异常进行正确的产前诊断,准确地评估胎儿异常是否是产时手术的适应证。

（2）根据 WHO 建议的有关产前诊断的伦理准则,向孕妇及家属做充分的胎儿异常情况及异常严重程度、手术方法、预后情况、母体及胎儿手术以及麻醉的风险进行交代。在获得同意手术后,做充分的术前检查。

（3）由于行产时手术的胎儿存在各种类型畸

形,需要完善术前检查和多科室、多学科参与会诊,综合考虑产妇和胎儿,针对患儿具体情况制订出最合适的处理方案(术前院内会诊)。

(4) 影像科医师:通过磁共振(MRI),定期复诊监测畸形的动态变化。

(5) 遗传科医师:进行染色体分析。

(6) 超声科医师:进行详尽的超声、超声心动图检查。

(7) 产科医师评估孕妇对手术的耐受情况,手术风险、分娩的时机、分娩方式及各科室之间的协调。

(8) 新生儿外科医师,共同讨论胎儿的手术指征、手术方案、手术效果及预后,进行胎儿存活风险的评估。

(9) 新生儿内科医师参与制订围术期治疗方案,在畸形儿出生和手术后全面参与治疗。

(10) 麻醉科医师决定母儿耐受手术麻醉创伤的全身状况,行充分的术前评估。

(11) 麻醉评估包括目前病情和状态的详细病史、出生史、孕龄、体格检查、实验室检查和影像学检查。对母体和胎儿进行麻醉风险评估,要了解母体的心肺功能,有无合并妊娠期疾病,由于怀孕后发生困难气道的风险增加,因此需要对母体气道进行充分的术前评估,了解孕妇体重、胎盘位置等。胎儿方面,了解胎儿存在的畸形情况,相邻器官的功能发育情况,如膈疝胎儿,了解膈疝嵌入内容性质大小,受累肺部发育情况;颈部巨大肿物的胎儿,了解肿物大小、位置、对气管压迫情况等。通过超声心动图,了解胎儿心血管功能生理指标。

2. 麻醉选择

(1) 母体麻醉

1) 母体麻醉方式的选择:产妇麻醉通常选择气管插管全身麻醉,分为吸入性全身麻醉,或静吸复合全身麻醉。因全身麻醉可为母体和胎儿提供有效的麻醉和镇痛、理想的子宫松弛以及安全保障,作为首选。如产妇行短时间 EXIT 及断脐后产房外科手术,则产妇麻醉方式可与无痛分娩或剖宫产麻醉方式相同,可选择椎管内麻醉等方式进行手术。对于发生恶性高热可能性较高,术前评估存在严重困难气道的产妇,考虑选择椎管内麻醉。另外,椎管内麻醉配合全身麻醉,可为产妇提供良好的术后镇痛。

2) 麻醉药物的选择:

A. 吸入麻醉药:使用氟烷类麻醉药物,具有良好的可控性,母体麻醉后,胎儿可在短时间内也

达到手术需要的麻醉深度,而在胎儿手术结束后使麻醉深度迅速减浅。吸入性麻醉药的子宫平滑肌松弛作用,此其作用呈剂量依赖性。在吸入麻醉药浓度控制方面,常在切皮前将吸入麻醉药浓度控制在 2~3MAC(最小肺泡浓度,minimal alveolar concentration,MAC),不仅能够为母体、胎儿提供良好的镇静镇痛,达到足够的麻醉深度,同时能够维持充分的子宫松弛。但深麻醉下,吸入麻醉药物对母体和胎儿循环产生抑制作用也十分明显。胎儿由于缺乏有功能的肺,只能依靠增加心率来增加心排血量,而吸入麻醉药则会通过对胎儿心肌的直接抑制、降低心排量、扩张血管等破坏胎儿心血管系统的平衡。目前,对于高浓度吸入麻醉药对胎儿的不良影响还没有明确结论,有研究认为未发现长时间高浓度的吸入麻醉药物,会造成胎儿缺氧和酸中毒的不良影响;但也有研究认为高浓度吸入麻醉药会导致胎儿酸中毒。建议将吸入麻醉药浓度控制在 1~1.5MAC,配合使用瑞芬太尼镇痛,硝酸甘油维持子宫松弛,胎儿麻醉方面可配合肌内给药达到镇痛制动作用,从而减轻深麻醉下造成的胎儿心血管抑制。

目前常使用的氟烷类吸入麻醉药包括异氟醚、七氟醚和地氟醚三种。在吸入麻醉药的选择上,由于均可通过胎盘循环作用于胎儿,因此,应选择既能满足胎儿手术麻醉深度,同时又对胎儿心血管系统影响最小的吸入麻醉药。其中异氟醚最易被胎儿摄入。有研究发现,产时手术中,同等的麻醉深度,地氟醚与异氟醚对胎儿心功能均有明显的抑制,表现为胎心明显减慢,射血分数和心室短轴缩短率明显下降。子宫切开前,高浓度(2~3MAC)异氟醚可达到足够的子宫松弛效果,但对母体可明显降低外周血管阻力而降低血压。七氟醚起效快,可控性强,就透过胎盘和胎儿对药物的摄取率来说,七氟醚较异氟醚低。但七氟醚存在麻醉深度不足缺点。七氟醚对母体心血管抑制方面,有学者研究发现,低浓度的七氟醚(0.5~1MAC)可以在术中提供稳定的心血管状态,而高浓度的七氟醚(2~3MAC)则和异氟醚一样会对循环产生抑制。虽然有研究认为,相对于地氟醚,七氟醚可对胎儿心功能产生明显抑制作用,并且七氟醚存在麻醉深度不足的缺点,而地氟醚可减少血管活性药(升压药)的使用量,故地氟醚对子宫外产术麻醉应用价值更高,应作为首选。但七氟醚仍被广泛用于产时手术。另外,停用七氟醚后子宫的收缩性很快恢复,当呼气末浓度在 0.8~0.9MAC

时,子宫平滑肌对催产素有很好的敏感性。

B. 静脉麻醉药:关于静脉麻醉药物在胎儿麻醉中的应用,由于和吸入麻醉药物相比,静脉药物可控性差,因此,需谨慎使用静脉药物。母体行全麻的胎儿,全麻静脉药物可经过胎盘运输到胎儿,因此同样需考虑到胎儿使用的安全性。麻醉诱导常应用异丙酚,阿片类药物常应用瑞芬太尼。低剂量的瑞芬太尼能很好地使胎儿安静不动。有报道,静脉诱导药和阿片类药物可以降低胎儿的心率变异性,但只要母亲的血流动力学参数保持稳定,就不会导致胎儿的发病。可在子宫切开前后,使用异丙酚和瑞芬太尼配合 1~1.5MAC 地氟醚,可保证良好的子宫松弛。

(2) 胎儿麻醉:研究表明由于胎儿痛觉感知所涉及的神经结构发育贯穿于胎儿期,皮质 - 下丘脑神经通路形成产生痛觉,在 24~26 周后对特定的恶性刺激具有可确定的反应,因此胎儿手术时需要对胎儿进行麻醉和镇痛。胎儿麻醉和镇痛的目的在于:①抑制术中胎儿体动,利于手术操作;②抑制应激所致的内分泌激素改变,抑制应激反应;③避免疼痛所致的新生儿远期神经行为学的不良影响。

1) 胎儿麻醉麻醉药物和给药途径:

A. 胎儿手术时胎儿的麻醉给药方式包括:母体胎盘途径;胎儿静脉给药;胎儿肌内注射,注射部位三角肌或臀部;母体胎盘途径配合胎儿肌内注射。

B. 胎盘给药途径:胎盘给药途径时,所有的强效吸入麻醉药都通过胎盘屏障,临床上常采用母体高浓度氟醚类吸入麻醉药实现胎儿麻醉,其摄取率取决于母体的血药浓度、子宫胎盘的灌注、药物的电离和蛋白质的结合率、母体和胎儿血液的 pH,以及药物在胎儿血中的溶解度等因素。与母体相比,胎儿对于吸入麻醉药的摄取有延迟,但药物的胎儿麻醉效果却优于母体,即胎儿MAC值低于母体。另外,前文提及高浓度吸入麻醉药会对胎儿心肌产生直接的抑制作用。因此,不建议使用过高浓度的吸入麻醉药。推荐,当胎儿在手术过程中出现体动,可直接经胎儿静脉或胎儿肌内注射阿片类和肌松药类药物,配合母体胎盘麻醉途径,不仅可以降低胎儿麻醉风险,还能提供有效的术后镇痛。除吸入性麻醉药外,前文提及母体选用阿片类、苯二氮䓬类药物也可对胎儿起到镇静镇痛作用,肌松药提供良好的制动作用。

C. 胎儿静脉给药:可通过脐静脉或外周静脉。由于术中需要维持胎盘循环,脐静脉给药途径受到限制,建议有条件的情况下,开放外周静脉。注意:防止注射到脐动脉。

D. 胎儿三角肌内注射:给予胎儿三角肌内注射芬太尼 10~20μg/kg,维库溴铵(万可松)0.2mg/kg。既可完善麻醉效果,又可提供术后镇痛。可辅助行全麻母体的母体胎盘胎儿麻醉,也可应用于行椎管内麻醉母体的胎儿麻醉。

2) 术中胎儿复苏术:

胎儿手术期间,当胎儿出现心动过缓(fetal heart rate,FHR<100 次 / 分)、低氧血症(FSpO₂<30%~40%)、心室功能受损、心脏灌流不足的情况时,应立即进行胎儿复苏。复苏的目标是胎盘循环。对母体处理:产科医师确保子宫左旋,调整胎儿的位置,增加子宫体积,以减轻脐带压迫。提升母体吸入氧浓度,通过血管活性药物和液体治疗来提升母体血压,充分的子宫松弛。对胎儿处理:上述方法失败,直接给予胎儿急救药物复苏,如果胎儿手术在胎儿静脉开放的情况下,可经静脉输注阿托品和肾上腺素,应用剂量为阿托品 0.02mg/kg,肾上腺素 1μg/kg。行胸外按压,100~150 次 / 分,胎儿如行开胸手术,紧急给予心内注射。必要时输入准备的去除白细胞的 O 型血输血治疗。行紧急分娩。如术前可预见胎儿可能出现窘迫,需提前进行术前讨论,必要时安排二组麻醉医师,一组新生儿麻醉管理,一组产妇麻醉管理。

3) 胎儿气道处理:

EXIT 手术的胎儿,绝大多数需建立人工气道,由于许多行 EXIT 胎儿,存在颈部巨大肿物或气道上部疾病,因此,对于气管插管建立人工气道,技术要求非常高。对于困难气道胎儿,如普通气管插管失败,可行支气管镜插管、气管切开或逆行气管插管。Laje P 等对 12 例行 EXIT 患有颈部淋巴管瘤的胎儿成功建立气道,其中困难气道 5 例,4 例使用支气管镜。而对于完全胎盘支持下的产时胎儿手术,虽然术中绝大部分胎儿都无需先建立人工气道,胎儿手术结束时建立人工气道即可,但仍主张在胎儿头部娩出后,进行气管插管备用,以免因胎盘剥离或脐血流消失后可以迅速对胎儿进行抢救。

3. 维持稳定的胎盘循环

(1) 维持稳定的胎盘循环是保证胎儿手术成功的关键,子宫胎盘血流灌注的维持,是保证胎儿氧合重要前提。而子宫胎盘血流灌注依赖于母体血流动力学的稳定和子宫的松弛状态。为保证母体血流动力学稳定,根据麻醉深度监测和血流动力学监测,满足母体、胎儿麻醉的前提下,尽量避免深度麻醉,给予血管活性药物和液体治疗。麻黄碱和去氧肾上腺素是目前公认的应用于产妇的升压药,研究认为两种药物对维持产妇血压具有同样的安全性和有效性。

(2) 子宫松弛需要麻醉深度和宫缩抑制剂来维持。吸入性麻醉药物不仅能产生子宫肌层松弛的正面作用,同时也可导致母体和胎儿心血管功能抑制,若进一步增加子宫松弛度,需附加使用一种或多种子宫收缩抑制剂,其中,宫缩抑制剂的使用可相应减少麻醉药物的使用浓度及剂量。目前常使用的宫缩抑制剂包括:硝酸甘油、阿托西班、硫酸镁、利托君等。

(三) 产时手术麻醉监测和管理

1. 母体监测和管理

(1) 麻醉深度监测:手术进程中,需精准地控制母体麻醉深度,防止吸入麻醉药物通过母体胎盘途径对胎儿心血管造成抑制,同时影响子宫胎盘血流灌注。母体的麻醉深度监测十分必要。一项应用麻醉意识深度监测仪 Narcotrend 监测产时手术麻醉深度的研究表明,当控制母体的麻醉深度分期 (narcotrend stage,NTS) 在 D 级时,胎儿心率在整个胎儿手术中明显增快;而在 E0 和 E 级,胎儿心率则基本稳定;但 E 级母亲的循环波动明显高于 E0 级。兼顾两者,建议尽量控制麻醉深度较普通麻醉稍深的 E0 级,即麻醉深度指数(BIS)28~35 之间并适当使用血管活性药稳定母体的循环。

(2) 血流动力学方面

1) 产时手术的特殊性,对母体血流动力学的监测和管理尤为重要。如前所述,胎儿手术结束前,为达到胎儿麻醉深度和充分的子宫松弛,维持胎儿手术期间稳定的胎盘循环,需为母体实施深度麻醉和应用宫缩抑制剂,然而,随之带来的风险就是母体低血压的发生,子宫收缩乏力,进而引发产后出血。而母体血流动力学的不稳定,对胎盘血流灌注造成显著影响。因此,对行产时手术的产妇,应进行直接动脉压监测,应用强心药物、血管收缩剂或液体疗法治疗产妇低血压。国外很多学者的研究认为,产时手术术中所有孕妇,在深麻醉状态时均需要用血管活性药来维持循环的稳定。

2) 指导术中血管收缩药物和液体扩容治疗。输液量根据中心静脉压调整,要注意晶体胶体结合输注。常用血管收缩药物包括麻黄碱、去氧肾上腺素等。研究表明麻黄碱和去氧肾上腺素用于维持母体血压对新生儿的预后没有明显的临床差异。如果

孕妇心率很慢,麻黄碱是一种很好的选择,而如果孕妇心率较快,则可以使用去氧肾上腺素。

3) 在胎儿手术结束断脐后,应立刻停用宫缩抑制剂并降低吸入麻醉药浓度,减浅麻醉深度。可预防性使用宫缩药,如催产素、卡前列素氨丁三醇、米索前列醇、麦角新碱。同时附加子宫按摩处理,目的均为尽快恢复子宫收缩力,减少产妇出血。并且,预防性输注产妇的术前备血,避免发生产时和产后出血。对于难以控制的产后出血,可行子宫动脉结扎、子宫压迫缝合等手术,应尽量避免子宫切除。

2. 胎儿监测和管理
胎儿监测包括胎儿脉搏血氧监测、心率监测、胎儿头皮电极超声心动图(或经食管超声心动图)、胎儿超声、体温监测及胎儿脐血液采样监测等。

(1) 胎儿氧饱和度和胎心率

1) 在通过母体胎盘循环保持胎儿氧供期间,充足的氧供和有效的氧合是保障胎儿安全的关键。胎儿的氧供与下列因素有关:①有效的子宫胎盘血流;②母体的充分氧合。因此,产妇低血压、胎盘剥离、脐带受压、深度麻醉、产妇缺氧、胎儿低体温等均可造成胎儿窘迫,影响胎儿氧供。表现为胎心率下降、血氧饱和度降低。因此,及时、准确的胎儿监护是保障胎儿安全的基础。产科医师将胎儿手术部位暴露出子宫后,麻醉医师将脉搏血氧饱和度探头放置在胎儿手背或腕关节处,监测胎儿的血氧饱和度、胎心率。胎儿超声心动图,了解胎心率、心律。胎儿血氧饱和度下降是胎儿窘迫的标志。在缺少胎儿氧饱和度的情况下,胎儿窘迫最常用的标志是心动过缓。正常胎儿血氧饱和度为 60%~70%,但一般血氧饱和度在 40% 以上就能满足胎儿的氧合需求。胎儿 P50 仅 19mmHg,胎儿 Hb 高(达 18g/dl),故胎儿具有较强的摄氧和运氧能力,对缺氧也有一定的耐受力。手术期间,须保证脐带血供通畅,由专人维护脐带血供。值得提出的是,由于脐带长度有限,故新生儿手术台必须紧靠母体手术台。

2) 发生胎心率下降基线的20%或<100次/分,可直接给予胎儿抢救药物或输血,如阿托品和肾上腺素等。在胎儿手术结束后断脐,新生儿交由新生儿科医师转运至 NICU 进行治疗。

(2) 胎儿心脏功能:胎儿超声,可监测胎儿心脏功能参数,如射血分数、血流量、心肌收缩力、心脏舒张功能,动脉导管是否闭锁等,也可用一些特制的超声探头直接监测子宫胎盘血流量、脐血流。用来

确诊胎儿窘迫和产妇低血压可能来自隐匿性胎盘早剥。

（3）体温：长时间胎儿手术，必须监测胎儿体温，并给予充分保温。使用肛温探头来监测控温。环境温度要维持在37℃左右，胎盘维持下手术应不断更换37℃左右的热盐水纱布覆盖胎儿身体和脐带，维持胎儿的体温及皮肤湿度，以维持接近宫内的环境。可选择恒温乳酸格林液进行羊膜腔持续快速灌注，替代流失的羊水，保持子宫容量恒定，利于胎儿保温。

（4）胎儿脐动静脉血气：胎儿动静脉置管直接监测胎儿的血流动力学及抽取血样进行血气分析、生化检测等。

（四）护理要点

1. 术前护理

（1）术前访视

1）术前讨论：与麻醉医师共同分析孕妇和胎儿的相关情况，包括一般病情及治疗、手术的必要性及术前的注意事项等，麻醉方式和麻醉中可能发生的并发症及其处理方法。

2）术前宣教和心理护理：了解孕妇的情绪变化，做好孕妇术前宣教，介绍麻醉的过程和相关知识，减轻紧张、恐惧心理，介绍有关注意和配合事项，让患者及家属理解，取得孕妇的密切配合，以良好的心态接受手术麻醉。

（2）药品和器械准备

1）麻醉药品准备。

2）麻醉器械准备。

2. 麻醉配合

（1）将患者推入手术间，核对病历上的各项信息并安抚患者，减轻其紧张情绪。

（2）孕妇采取平卧位，建立静脉通路。

（3）协助患者摆好麻醉体位并且在麻醉成功后妥善固定好各种管路。

（4）麻醉过程中严密观察呼吸、心率、血压、尿量等生命体征变化，积极配合麻醉医师的工作，确保麻醉顺利完成。

（5）协助麻醉医师在胎儿娩出头胸部后完成气管内插管。

（6）迅速建立新生儿静脉通路。

（7）严密观察新生儿术中呼吸、心率、血压、尿量等生命体征变化，积极配合麻醉医师的工作，确保麻醉和手术顺利完成。

3. 麻醉终止期的护理

（1）麻醉终止过程中协助麻醉医师的工作，保证产妇的安全复苏。

（2）产妇和新生儿的安全转运与交接。

4. 特殊注意事项

（1）新生儿使用的所有麻醉用品均应经灭菌消毒，常规应准备2套无菌麻醉用品，其中一套为备用，争取在胎儿娩出头胸部后尽快完成麻醉插管，确保麻醉成功率，避免胎儿缺氧。

（2）新生儿体温调节中枢发育不完善，手术时间越长越容易发生术中低体温。手术时间长即腹腔暴露时间长，可导致机体大量热量丢失，同时体温过低可导致呼吸抑制、术后苏醒延迟等呼吸并发症的发生及新生儿硬肿症、感染等。因此，使用多种方法维持新生儿体温是十分必要的，包括环境温度、手术台温度、输注液体温度、手术部位温度，在充分保温的同时避免皮肤烫伤。

（3）新生儿特别是早产儿机体抵抗力低，长时间低体温及环境、操作、用物等因素影响，均可增加新生儿术后感染的发生率。因此手术麻醉应严格限制手术室内的人数，谢绝手术参观人员，各种耗材严格消毒。

（4）新生儿气管插管、动静脉通道的建立都是极大的挑战，难度大。一旦建立了这些通道一定要妥善固定并精心护理，记录导管插入深度，防止导管的脱出而影响手术麻醉的进行，甚至威胁新生儿生命安全。各种通道的固定应采用对皮肤的损伤少、防水、透气和稳固的胶布。

（佟冬怡　赵平　孙晶）

参考文献

1. Benonis JG, AS Habib. Ex utero intrapartum treatment procedure in a patient with arthrogryposis multiplex congenita, using continuous spinal anesthesia and intravenous nitroglycerin for uterine relaxation. Int J Obstet Anesth, 2008, 17(1):53-56.

2. Garcia PJ, Olutoye OO, Ivey RT, et al. Case scenario: anesthesia for maternal-fetal surgery:the Ex Utero Intrapartum Therapy (EXIT) procedure. Anesthesiology, 2011, 114(6): 1446-1452.

3. Palahniuk RJ, Shnider SM. Maternal and fetal cardiovascular and acid-base changes during halothane and isoflurane anesthesia in the pregnant ewe. Anesthesiology, 1974, 41(5): 462-472.

4. 吴霞，丁正年. 产时子宫外胎儿膈疝手术的麻醉一例. 临床麻醉学杂志, 2012, 28(3):310.

5. 叶玉萍,付晖,刘涌,等.EXIT 术中不同吸入麻醉药对胎儿心功能的影响.中国医药指南,2015,26:158-159.

6. Olveira E,Pereira P,Retroz C,et al. Anesthesia for EXIT procedure(ex utero intrapartum treatment)in congenital cervical malformation-a challenge to the anesthesiologist. Braz J Anesthesiol,2015,65(6):529-533.

7. Okutomi T,Whittington RA,Stein DJ,et al. Comparison of the effects of sevoflurane and isoflurane anesthesia on the maternal-fetal unit in sheep. J Anesth,2009,23(3):392-398.

8. 王正坤,刘涌,叶玉萍.地氟醚和七氟醚在子宫外产时手术麻醉中应用价值比较.现代医院,2017,17(2):277-279.

9. Van de Velde M,De Buck F. Fetal and maternal analgesia/anesthesia for fetal procedures. Fetal Diagn Ther,2012,31(4):201-209.

10. Sviggum HP,BS Kodali. Maternal anesthesia for fetal surgery. Clin Perinatol,2013,40(3):413-427.

11. Brusseau R,Mizrahi-Arnaud A. Fetal anesthesia and pain management for intrauterine therapy. Clin Perinatol,2013,40:429-442.

12. Lin EE,Tran KM. Anesthesia for fetal surgery. Semin Pediatr Surg,2013,22(1):50-55.

13. Laje P,Peranteau WH,Hedrick HL,et al. Ex utero intrapartum treatment(EXIT)in the management of cervical lymphatic malformation. J Pediatr Surg,2015,50(2):311-314.

14. Cooper DW,Carpenter M,Mowbray P,et al. Fetal and maternal effects of phenylephrine and ephedrine during spinal anesthesia for cesarean delivery. Anesthesiology,2002,97(6):1582-1590.

15. Lee A,Ngan Kee WD,Gin T. A quantitative,systematic review of randomized controlled trials of ephedrine versus phenylephrine for the management of hypotension during spinal anesthesia for cesarean delivery. Anesth Analg,2002,94(4):920-926,table of contents.

16. Braden A,Maani C,Nagy C. Anesthetic management of an ex utero intrapartum treatment procedure:a novel balanced approach. J Clin Anesth,2016,31:60-63.

17. Ngamprasertwong P,Michelfelder EC,Arbabi S,et al. Anesthetic techniques for fetal surgery:effects of maternal anesthesia on intraoperative fetal outcomes in a sheep model. Anesthesiology,2013,118(4):796-808.

18. Ngan Kee WD,Lee A,Khaw KS,et al. A randomized double-blinded comparison of phenylephrine and ephedrine infusion combinations to maintain blood pressure during spinal anesthesia for cesarean delivery:the effects on fetal acid-base status and hemodynamic control. Anesth Analg,2008,107(4):1295-1302.

19. Aaronson J,Goodman S. Obstetric anesthesia:not just for cesareans and labor. Semin Perinatol,2014,38(6):378-385.

20. Rychik J. Acute cardiovascular effects of fetal surgery in the human. Circulation,2004,110(12):1549-1556.

21. Masatoki K,Shunichi T,Motoi M,et al. Application of a fetal scalp electrode for continuous fetal heart rate monitoring during an ex utero intrapartum treatment. J Pediatr Surg,2011,46(2):e37-e40.

22. Reed CA,et al. Application of near-infrared spectroscopy during fetal cardiac surgery. J Surg Res,2011,171(1):159-163.

23. 陈新忠,鲁惠顺,应志强.胎儿手术的麻醉进展.国际麻醉学与复苏杂志,2007,6:520-522.

24. Rychik J,Cohen D,Tran KM,et al. The role of echocardiography in the intraoperative management of the fetus undergoing myelomeningocele repair. Fetal Diagn Ther,2014,37:172-178.

25. Howley L,Wood C,Patel SS,et al. Flow patterns in the ductus arteriosus during open fetal myelomeningocele repair. Prenat Diagn,2015,35:564-570.

26. Baker PA,Hounsell GL,Futter ME,et al. Airway management equipment in a metropolitan region:an audit. Anaesth Intensive Care,2007,35(4):563-569.

27. 张金哲,杨启政.中华小儿外科学.郑州:郑州大学出版社,2006:391-399.

28. 朱剑文,赵茵,杨钧,等.胎盘支持的产时胎儿手术围手术期问题及对策分析.中国产前诊断杂志,2011,3(4):26-29.

29. 杨咏如,李艳,戴培靓.宫外产时处理新生儿腹裂的护理.护理学杂志,2012,27(12):55-56.

30. 庄心良,曾因明,陈伯奎.现代麻醉学.3 版.北京:人民卫生出版社,2003:1301-1313,1413-1437.

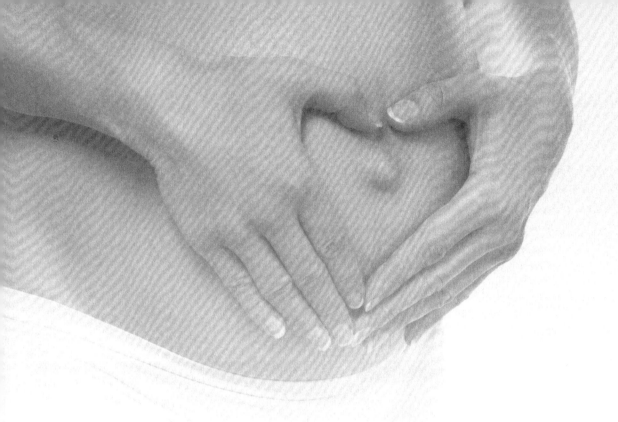

 # 第二十六章

高危儿管理及新生儿复苏

概　述

　　高危儿是指由于母亲疾病、母孕期异常或分娩史异常等原因,已经发生或可能发生某种严重疾病而需要监护的新生儿。近年来,随着 NICU 救治水平的不断提高,极低和超低出生体重儿的发生率逐渐增加,对这些患儿的复苏和复苏后干预成为了围产期管理的新挑战。新生儿期的感染,尤其是生后早期感染,以往主要以金黄色葡萄球菌、大肠埃希菌感染为主。但近年来,B 族溶血性链球菌(GBS),由于其感染率逐渐增加,在我国的某些区域甚至超过大肠埃希菌感染,且感染后不良预后发生率较高,逐渐受到重视。此外,随着国民生活水平的提高和产科医师的重视加强,妊娠期糖尿病(GDM)的检出率越来越高,GDM 可对母胎产生严重影响,并且 GDM 母亲的婴儿远期发生代谢性疾病和心血管疾病的风险均明显增高。因此,对这些高危儿进行加强管理、早期干预、重点治疗是降低新生儿死亡率,提高儿童素质的重要措施。

　　新生儿复苏虽然已经普及,然而全世界每年近 400 万例新生儿死亡的病例中,因围产期窒息死亡的比例仍高达 23%。围产期窒息所致的新生儿缺氧缺血性脑病是儿童期致残的主要原因之一,而新生儿复苏仍然是降低缺氧缺血性脑病的主要措施。新生儿复苏的推广应用,可以使得每年将有数十万的新生儿得以改善预后。为此,国际复苏联络委员会(ILCOR)每隔 5 年组织全球相关领域的专家,对新生儿复苏指南进行更新。继《2010 年新生儿复苏指南》发表后,

概述	针对新生儿复苏的相关研究进行追踪、整理数据、收集循证医学证据,应用推荐的证据等级进行评价、指定和评估,美国儿科学会的新生儿复苏专业组对该指南进行了修订和补充,于2015年10月发表了最新版的《新生儿复苏指南》。中国新生儿复苏项目专家组参考国际复苏联络委员会推出的复苏指南,结合中国国情和新生儿复苏培训进展及现状,于2016年7月更新发表了《中国新生儿复苏指南》(2016年北京修订)版本,供全国推广使用。

第一节　极早产儿与超早产儿管理

(一)流程化管理清单

1. 出生前管理流程

孕母重点信息采集

- □ 现病史
  - □ 胎次
  - □ 孕周
  - □ 胎膜早破(时间)
  - □ 妊娠期高血压(时间及控制情况)
  - □ 妊娠期糖尿病(时间及控制情况)
  - □ 宫颈环扎(时间)
  - □ 感染
    - □ 发热
    - □ 腹痛
    - □ 腹泻
    - □ 白细胞和(或)CRP异常
- □ 孕产史
  - □ 孕次__次
  - □ 自然流产史
    - □ 早期流产史__次
    - □ 晚期流产史__次
  - □ 早产史__次
  - □ 既往分娩方式
    - □ 自然分娩__次
    - □ 剖宫产__次
  - □ 目前存活子女__个
  - □ 出生缺陷(例数)
  - □ 胎死宫内(例数)
- □ 既往史
  - □ 孕早期感染史
  - □ 原发性高血压(时间及控制情况)
  - □ 原发性糖尿病(时间及控制情况)
  - □ 贫血(时间及控制情况)
  - □ 心脏病(类型及心功能情况)
  - □ 传染性疾病(类型及控制情况)
  - □ 其他疾病史
- □ 用药
  - □ 促胎肺成熟药物(药物名称及使用时间)
- □ 分娩
  - □ 分娩方式
    - □ 自然分娩
    - □ 剖宫产

胎儿重点信息采集

- □ 基本情况
  - □ 胎心率
  - □ 胎动
  - □ 头围
  - □ 预估体重
  - □ 胎儿个数
- □ 特殊情况
  - □ 胎儿生长受限
  - □ 双胎输血
  - □ 生长缺陷
  - □ 胎盘
    - □ 正常
    - □ 异常
  - □ 脐带
    - □ 正常
    - □ 异常
  - □ 羊水
    - □ 正常
    - □ 异常
  - □ 其他情况

与早产儿父母沟通流程

- □ 对早产儿是否了解
- □ 早产儿风险告知并签字
  - □ 存活率
  - □ 生后早期并发症
  - □ 生后晚期并发症
- □ 救治意愿

2. 产房内管理流程

管理流程	描述要点
□ 避免散热及水分流失	□ 维持体温 36.5~37.5℃
	□ 产房温度 25~28℃
	□ 预热的暖箱或辐射台
	□ 擦干患儿,也可以不用擦干直接用塑料薄膜包裹
□ 复苏	□ 复苏指征
	□ 复苏流程
□ 呼吸支持	□ 血氧监测仪
	□ 自主呼吸较好,血氧饱和度维持不佳考虑使用空氧混合仪
	□ 自主呼吸,存在呼吸窘迫考虑正压通气或 CPAP
	□ 持续无自主呼吸或严重呼吸窘迫考虑气管插管
□ 早期表面活性物质治疗	□ 严重呼吸窘迫考虑 NRDS 的早产儿可在产房使用 PS 治疗
□ 转运至新生儿病房	□ 预热转运暖箱
	□ 血氧饱和度及心率监测
	□ 患儿与父母第一次见面
	□ 新生儿科医师与产科医师一起转运
	□ 提前告知新生儿病房做好准备

3. NICU 管理流程

管理流程	描述要点
□ 存活风险评估	□ 24~48 小时为关键期
	□ 呼吸系统评估
	□ 循环系统评估
	□ 严重神经系统后遗症评估
□ 体温及湿化管理	□ 体温应维持在 36.5~37.5℃
	□ 暖箱或辐射台根据胎龄及体重设置温度
	□ 脐血管置管及气管插管过程中注意保暖
	□ 超早产儿生后 1 周内湿度要求维持在 70% 或更高
	□ 矫正胎龄 32 周逐渐下调至 50%~60%

管理流程	描述要点	
□ 呼吸管理	□ 通气策略	□ 低潮气量,短吸气时间
		□ 避免高氧血症及低碳酸血症
		□ 有症状者早期使用表面活性物质
		□ 明确高频通气的指征
	□ 目标血氧饱和度在 90%~95%	
	□ 维生素 A 减少支气管肺发育不良的发生	
	□ 呼吸暂停的治疗:WHO 推荐枸橼酸咖啡因	
□ 液体及电解质管理	□ 液体摄入途径	□ 外周
		□ 中心静脉(首选)
	□ 液体摄入量:根据胎龄、体重及日龄每天计算	
	□ 液体成分	□ 葡萄糖
		□ 氨基酸
		□ 脂肪乳
		□ 电解质
		□ 维生素及微量元素
	□ 电解质监测:每 6 小时监测 1 次直至电解质水平稳定	
□ 心血管系统管理	□ 血压:平均动脉压维持在其胎龄之上	
	□ 动脉导管未闭	□ 动态观察
		□ 药物治疗
		□ 手术治疗
□ 输血管理	□ 输血量:10~15ml/kg	
	□ 输血时间:4~6 小时内	
	□ 减少医源性失血	
	□ 严格遵守输血指征	
□ 感染及感染控制	□ 感染类型	□ 早发型败血症
		□ 晚发型败血症
	□ 感染病原体	□ 细菌
		□ 病毒
		□ 真菌
	□ 感染常见部位	□ 血行
		□ 呼吸道
		□ 导管
	□ 避免滥用抗生素,加强护理	
□ 营养管理	□ 肠道外营养管理	
	□ 肠道内营养管理	

4. 高危儿护理流程

护理流程	描述要点
□ 告知与签字	□ 病情评估及告知
	□ 用药的作用和注意事项
	□ 化验检查意义及注意事项
	□ 负责医护人员
	□ NICU 住院护理相关告知
	□ 母乳喂养宣教
	□ 其他
□ 协助医师	□ 复习病史
	□ 体格检查
	□ 吸氧或建立人工气道、机械通气
	□ 建立静脉通路及中心静脉穿刺、动脉穿刺留置针
	□ 测足跟血糖
	□ 静脉营养及相关药物精准泵入
	□ 采血送化验
	□ 留取大小便送化验
	□ 留置胃管或胃肠减压
□ 监测	□ 神志
	□ 体温及末梢循环变化
	□ 心率、心律
	□ 呼吸
	□ 血氧
	□ 血压
	□ 血流动力学监测
	□ 血糖
	□ 尿量
	□ 经皮二氧化碳监测
	□ 近红外线光谱组织氧测定
	□ 面色、皮肤颜色变化
	□ 四肢肌张力情况
□ 观察出血和其他症状	□ 观察气管、口鼻腔痰液量、性状、颜色
	□ 观察有无三凹征及程度
	□ 观察有无呕吐、胃潴留
	□ 观察有无腹胀、腹壁颜色改变、便秘、便血
	□ 观察黄疸程度及进展

护理流程	描述要点
□ 协助检查	□ 床旁超声检查
	□ 床旁 X 线检查
	□ 床旁眼底检查
	□ 床旁脑功能监测
	□ 床旁脑干诱发电位
	□ 床旁耳声发射检查
□ 专科护理	□ 人工气道护理
	□ 呼吸机相关护理
	□ 静脉输液通路与用药护理
	□ 排尿观察与护理
	□ 胃液观察与胃管护理
	□ 皮肤护理
	□ 饮食护理
	□ 新生儿四炎护理(眼炎、口炎、脐炎、臀炎)
	□ 其他
□ 心理护理及生活护理	□ 疼痛状况评估及护理
	□ 心理状况评估及护理
	□ 一般生活护理
	□ 其他
□ 家属沟通与教育	□ 费用告知与提醒
	□ 与疾病相关教育
	□ 袋鼠式护理相关教育
	□ 其他

（二）极早产儿与超早产儿诊断要点

目前对于极 / 超早产儿的分类方式主要有两种：第一种是根据体重，超低出生体重儿(extremely low birth weight，ELBW)指出生体重 <1000g 的新生儿，极低出生体重儿(very low birth weight，VLBW)指出生体重 >1000g 而 <1500g 的新生儿，此种分类方式以前较为常用；另一种是根据胎龄划分，超早产儿(extremely preterm infant，EPI)，胎龄 <28 周，占早产儿总数的 5.5%，极早产儿(very preterm infant，VPI)，胎龄 >28 周而不足 32 周，占早产儿总数的 10.5%，是目前对早产儿进行评估更为常用的分类方法。

（三）治疗要点

近年来，随着新生儿重症监护室(neonatal intensive care unit，NICU)的发展和呼吸管理的改进，

EPI 和 VPI 的存活率逐年增加，但由于此类早产儿胎龄及体重较小，各器官发育及生理上均极不成熟，对呼吸、血压、液体、营养及其他很多方面微小的变化表现敏感，死亡率仍较高，尤其是超早产儿，存活者可以出现脑瘫、早产儿视网膜病变、失聪、生长发育落后、认知功能障碍及社会适应能力障碍等许多问题。一项针对 ELBW 儿在 7 岁时的研究显示脑瘫发生率为 16%，耳聋或严重的听力缺陷发生率为 11%，失明或严重视力异常为 12%，多数患儿存在不同程度的发育障碍，包括认知功能及运动协调能力障碍等。在青少年期，ELBW 儿与正常胎龄 - 体重儿相比，在社会适应及与人交流方面差异不明显，但在身体健康及情感方面则存在不同程度的问题。因此如何规范极早 / 超早早产儿的管理，进一步提高其存活率，同时改善呼吸及神经系统等长期预后，是今后早产儿管理的重点。要想更好地管理极 / 超早产儿，其中重要的一点就是建立规范化的诊疗方案。

1. 出生前管理 如果条件允许，极 / 超早产儿尤其是超早产儿尽量在有相应诊疗设备的Ⅲ级 NICU 医院分娩，当然也要评估宫内转运和生后转运的危险程度。产前使用激素十分必要，即使无法达到足疗程仍建议使用，以减少新生儿呼吸窘迫综合征（respiratory distress syndrome of newborn，NRDS）及其他早产后遗症的发生。极 / 超早产儿的出生存在风险，新生儿科医师应该同父母、产科医师共同评估，告知父母患儿出生前后可能出现的各种问题。

极 / 超早产儿的出生让他们父母十分恐惧，担心患儿是否能够存活。不同国家、不同地区的医疗水平不同，不同医疗机构分娩的时机掌握存在差异，当地的医疗水平对极 / 超早产儿的死亡率及伤残率起着重要的作用。如澳大利亚相关研究显示 EPI 的存活率已达到了 79.5%，VPI 的存活率超过了 95%，EPI 和 VPI 的整体存活率为 92.2%。英国报道胎龄 23~32 周早产儿的存活率为 91.9%。2009 年中国住院新生儿调查显示，<28 周、28~30 周和 31~33 周的病死率分别为 9.3%、7.8% 和 2.3%，研究中病死率较低，考虑与纳入医院的等级水平相关；国内报道 ELBW 患儿的存活率存在较大差异，报道范围为 38.5%~87%。目前日本在极 / 超早产儿的救治上水平最高，Isayama 等根据日本新生儿研究网 2006~2008 年早产儿资料显示胎龄 <25 周、25~26 周、27~28 周和 29~32 周的病死率分别为 27.1%、9.6%、4.1% 和 1.4%。

通常情况下，胎龄越小，发生伤残的风险越大，

产房复苏成功不代表一定能够存活，超早产儿的高危期在生后会持续数周。是否治疗及父母期望不仅是应建立在患儿存活上，还需考虑可能出现的短期及远期预后。出生前应衡量患儿出生时及生后短期内可能出现的问题，如 NRDS 的发生及是否需要通气支持治疗（NICU）中，24 周早产儿全部需要通气支持，25~26 周为 80%~90%，27~28 周为 50%~60%；有感染高危因素的患儿在血培养回报前需要预防性使用抗生素等。此外，应该告知父母多数极 / 超早产儿最有可能发生的疾病及住院期间治疗方案，如早产儿呼吸暂停、颅内出血、院内感染、喂养困难及远期的认知功能障碍，早产儿视网膜病变及随后出现的视觉缺失、听力缺失等，一些并发症可能在住院后期甚至出院后才能出现。但应注意不要言之过甚，避免造成父母恐惧及焦虑。父母都希望对自己的孩子进行抢救治疗，这就需要清晰、理性、真实地告知他们治疗成功的可能性及长期预后，以便让他们做出最恰当的选择。

通过新生儿科会诊，医师应该了解患儿父母是否希望对患儿进行抢救并进行接续治疗，尤其是对存活几率很小的患儿。

2. 产房内管理 极 / 超早产儿出生前做好复苏准备工作对复苏成功及良好预后十分重要，复苏团队中至少有一名经验丰富的新生儿科医师。复苏方式与其他早产儿及足月儿相近，但应注意以下方面：

（1）脐带结扎：研究发现延迟结扎脐带超过 30 秒可以增加血压，减少输血，降低颅内出血及坏死性小肠结肠炎的发生率，但延迟结扎时间不宜过长，避免热量丢失。当存在产妇大出血，胎盘异常或新生儿需立即复苏，胎盘血液循环差时，需立即断脐。

（2）减少热量丢失：极 / 超早产儿由于体表面积相对较大，棕色脂肪含量少，皮下脂肪层薄，皮肤发育不成熟，糖原储备少，发生低体温的风险极大，而低体温可以增加极 / 超早产儿的死亡率及伤残率。生后新生儿的体温应维持在 36.5~37.5℃，确保产房温度在 25~28℃。常见方法为将患儿放置在预热的暖箱或辐射台，擦干患儿并移除湿毛巾，动作迅速轻柔避免损伤患儿皮肤。以下几种方式有助于保持体温：迅速包裹未擦干的患儿同时将四肢用塑料薄膜包裹或将患儿直接放入塑料袋中；应用加热毯；注意避免过分加热，尤其是上述几种方法同时使用的时候。

（3）呼吸支持

1）多数极 / 超早产儿由于肺脏及呼吸肌发育

不成熟需要通气支持。使用空氧混合避免高浓度氧气摄入（减少早产儿视网膜等不良后果的发生），最初复苏使用21%~40%浓度的氧，根据氧饱和度情况调整氧浓度，同时应用血氧监测仪置于右上肢监测新生儿血氧饱和度水平，所有胎龄<28周的早产儿在NICU中也需要监测血氧饱和度（目标是90%~95%）。如果新生儿生后哭声有力，多数选择应用空氧混合气体同时观察是否有呼吸窘迫发生。

2）多数患儿因为呼吸暂停或无效呼吸需要正压通气。如果患儿有自主呼吸，存在呼吸窘迫，选择常压给氧或CPAP。如果患儿无自主呼吸，需要立即开始正压通气，进一步的支持需要通过患儿的状态来决定，多数患儿需要维持CPAP治疗，压力在5~6cmH$_2$O。如果缺乏肺泡表面活性物质（pulmonary surfactant, PS），最初可能需要适当的加压通气，但是峰压应该迅速降低保证肺脏受到最小的气压伤（一般不超过20~25cmH$_2$O），目标是使用最小的潮气量和峰压达到足够的通气。没有证据表明第一次呼吸建立前应用PS作用会更好，需要气管插管复苏的，可以在产房内应用外源性PS。

3）儿科医师评估复苏的效果并决定进一步的治疗方案。如果患儿没有反应，医师应该重新检查所有支持方式是否有效，如果患儿持续对治疗没有反应，考虑停止抢救。

（4）复苏后管理：复苏后立即将使用塑料包裹的新生儿放入预热的转运暖箱转至NICU进一步治疗，转运途中父母和新生儿第一次见面，注意对新生儿的呼吸支持及心率、血氧饱和度监测。在NICU，迅速将患儿放置暖箱或辐射台上进行全面评估及早期治疗。

3. NICU管理 注重细节及持续监测对极/超早产儿的救治十分必要，短时间内可能迅速发生危急的病情变化。大量液体的丢失、液体摄入及血糖水平的平衡、轻微的肺脏变化、脏器的不成熟及高敏感性都需要持续监测。监测本身也会增加风险如采血量多、血管细不易采血及皮肤完整性破坏等。在极/超早产儿的治疗中应该注意以下几点：

（1）存活：生后数天尤其是24~48小时是存活与否的重要阶段，需要对呼吸、循环及神经系统等功能进行持续评估，判断存活的可能性，如果死亡不可避免或者极有可能发生严重的神经系统后遗症，征得父母同意可以放弃治疗。

（2）体温及湿化管理：体温应维持在36.5~37.5℃，防止低体温发生，低体温与新生儿伤残率及死亡率增加关系密切。在脐血管置管及气管插管过程中容易发生低体温，因此建议早产儿最好保持在塑料内，直到所有最初的干预措施完成，必要时，应使用辐射加热器或暖毯。暖箱或辐射台根据胎龄及体重设置温度，监测患儿体温。超早产儿生后1周内湿度要求维持在70%或更高，矫正胎龄32周逐渐下调至50%~60%，维持一定湿度可以减少不显性失水及简化液体治疗。暖箱还可以减少对患儿不必要的刺激及降低噪音。

（3）呼吸管理：由于胸廓柔软、肺不成熟、小支气管软骨少、肺泡换气面积小、PS合成不足、肺扩张能力有限等原因，多数极/超早产儿尤其是超早产儿需要呼吸支持。

1）常见的通气策略：

A. CPAP应用于极/超早产儿有助于避免气管插管，减少机械通气应用，同时具有减少肺损伤、改善呼吸功能、减少并发症和不影响长期神经发育预后等方面的优势，是极/超早产儿最基本的呼吸管理技术，对于有自主呼吸的极/超早产儿推荐最初使用CPAP。美国儿科学会目前推荐生后立即CPAP而后根据病情选择性给予PS作为生后预防性给予PS的替代呼吸支持策略，目前PS+CPAP的呼吸支持手段越来越多地应用于临床。

B. 最近几年，在许多国家开始迅速开展高流量鼻导管吸氧，其优点是使用简单方便，易于在基层医院开展，缺点是不能显示压力，压力波动较大，高流量时压力难以控制。鼻塞双水平气道正压通气（BiPAP, SiPAP）是一种新的无创呼吸支持方法，能够改善氧合和通气，降低呼吸做功和提高功能残气量。有创机械通气中以同步间歇指令通气（synchronised intermittent mandatory ventilation, SIMV）和辅助/控制呼吸（assist-control, A/C）最为常用。

C. 由于早产儿机械通气中极易发生容积伤，近年来各种容量目标通气（volume targeted ventilation, VTV）技术如容量控制、容量保证和容量支持通气应用逐渐广泛，其他通气模式如压力支持呼吸、神经调节呼吸和高频振荡呼吸模式都取得了一定的进展，高频振荡通气主要用于应用PS后呼吸问题没有改善，同时常规通气模式需要较高的吸气峰压时。如果患儿存在气漏，尤其是肺间质气肿，高频震荡通气是首选模式。

D. 极/超早产儿的目标血氧饱和度在90%~95%，监护仪报警的界限限制在89%和95%。限制高氧血症也可以减少严重支气管肺发育不良及早产儿视网膜病的发生。尽管允许性高碳酸血症是否有益仍存在争论，但避免低碳酸血症是非常重要的。

2）PS 治疗：胎龄 <26 周产前未使用激素的早产儿应在生后 15 分钟内预防性使用 PS，对需要气管插管的所有早产儿 RDS，也应使用 PS 预防。2016 版欧洲新生儿 RDS 指南中建议考虑 RDS 的患儿应早期给予 PS 治疗，给药时机为胎龄 <26 周，FiO_2>0.30，胎龄 >26 周 FiO_2>0.40，对抢救性治疗，固尔苏首剂剂量 200mg/kg 比 100mg/kg 效果更好，如果有证据提示 RDS 在进展，如持续吸氧，需要机械通气，应使用第 2 剂 PS，有时需要第 3 剂。如果需要建议在生后 2 小时内给予 PS 治疗，在生后 1 小时内给药最好。

3）维生素 A：所有体重 <1000g 的新生儿在生后 4 周内每周都应该肌内注射 5000IU 的维生素 A 3 次，可以减少支气管肺发育不良的发生。

4）呼吸暂停的治疗：WHO 推荐枸橼酸咖啡因，使用方法：口服或静脉，负荷剂量：20mg/kg（相当于咖啡因 10mg/kg）；维持剂量：24 小时后每天 5~10mg/kg，qd；疗程：纠正胎龄 34 周，或呼吸暂停消失 1 周后。咖啡因除减少呼吸暂停的发生，还可以降低发生 BPD 的风险。

5）一氧化氮：一项研究发现生后 1 周仍使用机械通气的患儿，给予一氧化氮治疗可以减少 BPD 的发生，治疗的细节及具体策略需要进一步观察研究。

（4）液体及电解质平衡：对于极 / 超早产儿来说，体表面积比例大且皮肤发育不成熟，胎龄越小皮肤丢失水分越多，同时肾脏发育不成熟造成大量体液及电解质的丢失，因此容易发生水电解质失衡。早期湿化暖箱的使用可以减少不显性失水，但应注意尽量减少反复开放暖箱。水电解质管理目前没有固定模式，应根据体重丢失、尿量、电解质测定、血压及疾病状态如 RDS、动脉导管未闭（PDA）等进行综合评估。

1）液体摄入途径：生后如果可能尽快建立脐动脉及双腔脐静脉通路，脐动脉通路可以保留 7~10 天，如仍有需要可更换为外周动脉留置，脐静脉通路尽可能保留 7~14 天（最好不超过 7 天），如果需要长期静脉营养，之后更换为经外周中心静脉置管。

2）液体摄入量：不同胎龄及体重的超早产儿最初液体的摄入量也不相同。需要动态监测体重、血压、尿量及血清电解质的水平，摄入足够的液体避免发生脱水及高钠血症。生后 12 小时内（<800g 的患儿 6 小时内）需要监测电解质，此后每 6 小时监测 1

次直至电解质水平稳定。生后第 2 天，许多患儿出现多尿及尿钠排泄增多，因此需要持续评估及矫正液体摄入量及电解质水平。不显性失水则会在生后数天内随着皮肤增厚及干燥而逐渐减少。第二天以后的液体量应根据体重、尿量及尿比重、血流动力学监测、电解质监测等多个方面评估结果给予。

3）液体组成：

A. 葡萄糖：保证一定浓度的葡萄糖溶液，维持血糖浓度 >45~50mg/kg。极 / 超早产儿容易发生低血糖，因此生后应立即给予补充葡萄糖，多数情况 10% 糖浓度的葡萄糖可以维持血糖正常，但需要监测血糖浓度，及时调整输糖速度，通常情况下葡萄糖速度在 4~10mg/（kg·min）之间是适宜的，如果血糖升高，可以降低糖浓度，但要避免低渗浓度（糖浓度 <5%）。如果血糖水平持续高于 180mg/dl 并伴有尿糖增高，可以使用胰岛素，按照 0.05~0.1U/（kg·h）剂量根据需要进行调整。

B. 氨基酸：ELBW 儿几乎生后即开始丢失蛋白，出现负氮平衡，因此患儿转入 NICU 后即可开始肠外营养，在葡萄糖溶液中加入氨基酸，避免出现负氮平衡，同时有助于维持血糖浓度及促进生后生长发育。

C. 脂肪乳：生后早期即可使用，由于脂蛋白脂酶活性低，容易出现高脂血症，脂肪乳应用 2 周后需每周监测血清甘油三酯水平，正常维持在 1g/L 以下，超过 1.5g/L 应停止脂肪乳剂，直到血脂水平恢复正常。

D. 电解质：钠通常在低于 130mmol/L 时开始应用，多数在生后第 2 天。由于极 / 超早产儿在生后 24~48 小时容易出现高钾血症，因此钾通常在出现低钾血症后方应用，多数在生后 48 小时以后。电解质剂量为钠 3~4mmol/（kg·d）、钾 2~3mmol/（kg·d）及钙 50~100mg/（kg·d）。

E. 维生素及微量元素：最好在 24 小时内添加。

4）皮肤护理：极 / 超早产儿皮肤发育不成熟，易受损害，要求护理人员精心护理以保持皮肤的完整性，减少体液丢失。出生后胎脂要清除，避免损伤性操作如反复采血及穿刺，局部不建议使用润肤油或润肤剂，当皮肤受损的时候可以使用半渗透性的敷料。

（5）心血管系统管理：心血管系统的管理在极 / 超早产儿中极为重要，与颅内出血及神经系统的不良预后有着密切的关系。

1）血压：由于动脉导管未闭（patent ductus

arteriosus，PDA）造成左向右分流、极 / 超早产儿心肌收缩力弱，代偿能力有限，容易发生低血压及血压波动，但识别并治疗低血压有一定难度。目前对极 / 超早产儿血压正常范围仍未确定，为了避免神经系统不良预后，原则上将平均动脉压维持在其胎龄之上是比较理想的，同时应保持稳定的心率。也有研究表明对于临床反应良好的早产儿一定程度的"允许性低血压"是可以接受的。

低血压是否治疗则需要全面评估循环功能的稳定性，除平均动脉压之外，还包括终末器官灌注情况及心搏出量测定。极 / 超早产儿生后早期的低血压主要是由于血管反应性的改变而并非低血容量，所以除非确认为低血容量所致血压降低，否则液体扩容并不推荐，因为液量过多可以造成急性心功能衰竭和颅内出血。可以给予正性肌力药如多巴胺或多巴酚丁胺维持血压，如果有临床和（或）超声的证据表明心输出量下降，应首选多巴酚丁胺药物治疗。在败血症和其他情况下，外周血管阻力低，心输出量正常或增高，多巴胺为首选的药物，因为它除了具有正性肌力作用外，还可以增加外周血管阻力。对于难治性的低血压可以尝试使用氢化可的松治疗（1mg/kg，12 小时 1 次）。

2）PDA：对于体重 <1000g 的早产儿，症状性动脉导管的开放率可高达 70%，外源性 PS 有增加症状性 PDA 的风险，需要密切监测血流动力学变化。症状性 PDA 多数发生在生后 24~48 小时，表现为需要通气支持或对氧需求的增加。当心脏杂音不明显，心率增快及心尖波动明显也未被察觉时，PDA 可能会被忽略。症状性 PDA 的患儿发生 BPD 的风险增高，但早期关闭导管并未降低 BPD 的发生率。许多早产儿严重合并症都可以引起 PDA，如窒息、感染及 RDS 等。在治疗时，多数情况下需完善心脏彩超证实导管开放并造成左心功能降低及降主动脉远端流速下降后才考虑使用药物吲哚美辛或布洛芬，如果不能立刻完善心脏彩超，而临床出现明显的呼吸循环功能障碍，考虑为 PDA 所致时，也应该及早使用药物治疗。目前无推荐预防性使用吲哚美辛或布洛芬作为常规治疗的有效证据。持续或反复出现的 PDA 可以考虑使用第二疗程的吲哚美辛或布洛芬，如果两个疗程的药物治疗动脉导管仍未关闭，同时存在明显的左向右分流，则应考虑选择合适的时机进行外科导管结扎。

（6）输血管理：极 / 超早产儿促红细胞生成素量少且活性低下、红细胞寿命短、不可避免的医源性采血，多数患儿尤其是超早产儿需要输血治疗。体重 <1000g 伴有中重度合并症的早产儿在生后早期的数周内可能需要接受 8~9 次的输血治疗。输血量为10~15ml/kg，4~6 小时内持续滴入。在体内铁充足的情况下使用促红细胞生成素可以加速红细胞生成，但其并不能减少输血次数，因此临床上并未常规使用。减少采血次数，避免不必要的实验室检查从而减少医源性失血，同时严格遵守输血指征是减少输血的有效方法。

（7）感染及感染控制

1）极 / 超早产儿患细菌感染的风险较高，但也容易产生滥用抗生素的不良影响，因此感染的预防、监控及抗生素合理应用是非常重要的。很多早产的发生与早发型败血症相关，B 族链球菌在发达国家早产儿感染中较为常见，目前我国也呈逐年增多趋势，革兰阴性细菌是早发型败血症最常见的病原体。超早产儿也容易发生院内感染（出生 72 小时以后发生的感染），体重 <1000g 的早产儿有 1/3 在住院期间发生至少 1 次的院内感染，在不同的医学中心，感染发生率存在较大差异。尽管不同的新生儿单位发生感染的病原体并不完全一致，但国外研究提示多数医院院内感染中约 1/2 的病原体为凝固酶阴性葡萄球菌，其次为革兰阴性细菌，第三为真菌，在我国，真菌感染也呈逐年增多的趋势。晚发型败血症的早产儿死亡率增高，尤其是革兰阴性细菌感染的患儿，其高危因素包括长时间机械通气、脐血管及中心静脉置管的应用、肠外营养应用等。目前的证据表明，只有在临床怀疑感染的情况下才建议使用抗生素，一旦血液培养阴性，应及时停止使用抗生素，不推荐预防使用抗生素。另一方面，有研究表明，抗真菌预防治疗可以降低侵袭性真菌感染的风险，因此应推荐。

2）晚发感染（尤其是导管相关性感染）可以通过加强护理而避免，其中最重要的手段是加强洗手，同时在每个患者的床前放置洗手液，定期并随机地对接触患儿的医护人员进行手卫生的监测及报告。同时注意对呼吸机管路的维护，减少机械通气的时间。建议静脉营养在层流环境下准备，配好后不要再有变动。早期喂养建议使用人乳，减少中心静脉置管的时间同时摄取更多免疫因子。如果中心静脉置管是必要的，应该保证穿刺者技术娴熟，穿刺后应立即确定置管位置是否有偏差（X 线检查确定位置是否正确），每个 NICU 应该设有专门的中心静脉置管团队以规范穿刺技术及减少感染风险。加强导管接头处的护理，减少细菌定植，也可以减少中心静脉置管相关性细菌感染。尽量减少实验室检查，同时将采血时间集中，这样可以避免多次穿刺造成患儿皮肤破坏及减少患儿操作刺激，这也是所有体重<1000g新生儿皮肤护理标准化规范的一部分。

(8) 营养管理

1) 肠外营养管理：所有极／超早产儿在生后即可营养支持，其中液体量因个体而异，不同情况下(如手术后、光疗、开放式／闭合式暖箱、心肺肝肾功能等)所需要的液体量有很大差别，应每天根据监测情况调整入液量，推荐使用输液泵将全日总量匀速输注。热量80~100kcal/(kg·d)，但在临床上极／超早产儿发生"营养累积缺乏"即早期摄入热量不足导致生长受限时，该热量未必能满足追赶生长的需要，因此实际临床工作中热量通常高于推荐值。推荐使用小儿专用氨基酸，含有多种条件必需氨基酸如牛磺酸等为儿童生长所必需，目前国内外研究均认为氨基酸使用越早越好，可以减少宫外生长受限的发生并促进大脑发育和身高增长。一般在生后数小时即可开始输注(肾功能不全者例外)，初始量为1.5~2.0g/(kg·d)，迅速达到标准需要量3.5~4.0g/(kg·d)。必须注意氮：非蛋白热量 =1g：100~200kcal，才能保证蛋白质的充分利用。脂肪乳生后24小时内即可开始应用，建议使用20%的脂肪乳，且中长链混合型脂肪乳优于长链脂肪乳，可以减少脂代谢相关并发症。从1.0g/(kg·d)开始，按照0.5~1.0g/(kg·d)的速度增加，最好不要不超过3.0g/(kg·d)。葡萄糖开始剂量4~8mg/(kg·min)，按1~2mg/(kg·min)的速度逐渐增加，最大剂量不超过11~14mg/(kg·min)。此外，肠外营养中还包含电解质、水溶性及脂溶性维生素和微量元素等。

2) 肠内营养管理：应该使用小剂量母乳或早产儿奶，无禁忌证情况下尽早开始，可以促进胃肠激素分泌，尽早建立胃肠功能。在脐血管置管最初的3~4天，肠内喂养的量可以维持不变，不必每天增加。此后监测患儿如果喂养耐受，包括没有腹胀、呕吐及胃内残留，可以缓慢增长奶量，每天10~20ml/kg。区分胃肠活动减弱和严重胃肠功能障碍(如坏死性小肠结肠炎)是非常重要的，但有时两者在早期很难区分。大约有2/3的超早产儿会出现喂养不耐受而导致喂养中断，当肠内喂养达到90~100ml/kg(24cal/30ml)，喂养耐受良好，可以停用肠外营养，此后可以继续增长肠内喂养量。无论肠外营养还是肠内营养，每天蛋白摄入量应达到4g/kg，保证身长及头围的增长。

极／超早产儿是新生儿中的特殊群体，胎龄越小、体重越低，死亡率越高。近年来，随着NICU的建立，新生儿医学的发展及医护条件的日臻完善，该群体患儿死亡率明显降低。通过逐渐建立成熟的极／超早产儿管理规范，包括产前会诊及准备，产房及生后早期的规范化管理，可以进一步提高抢救成功率，减少存活者短期和长期并发症的发生率，改善极／超早产儿的生存质量。

(四) 护理要点

近年来，随着围产期管理水平和NICU监护技术的改善、产科医学的发展与新生儿早期干预项目的研究，极低、超低出生体重儿(very low birth weight/extremely low birth weight, VLBW/ELBW)的存活率明显提高，但该类新生儿由于系统发育不完善、免疫功能低下、适应外界环境能力差、合并症多等特点，在新生儿中的死亡率最高，即使存活，大多数都存在神经系统发育的异常及其他并发症，但良好的临床医疗和护理管理不仅可以挽救他们的生命，还可提高其日后的生活质量，因此对于此类患儿，体温及湿度的调节、呼吸的管理、喂养及营养的管理及预防感染等诸多细节工作都至关重要。

1. 温度和湿度

(1) 患儿出生后，应立即在远红外辐射台上用温暖的毛巾吸干其体表的水分，用塑料薄膜覆盖全身，先不需要擦拭，避免体温波动过大。转入NICU后立即置入暖箱，调节中性温度(温度范围33~35℃)，待体温正常后再擦拭胎脂。各项诊疗操作应集中进行，减少操作时长和开温箱门的次数，另外，和婴儿接触的各类物品均应提前预热。

(2) 予鸟巢式护理(模仿鸟巢的各种用品)，使其舒适、有安全感。利于安静的治疗护理。

(3) 在保温的同时应注意保湿，因为其不显性失水相对较多，容易出现脱水。生后2~3天相对湿度55%~65%，3~7天后逐步降低。暖箱内较高的湿度会增加感染的机会，故极低出生体重儿、早早产儿要加强医疗行为中预防感染的措施。

2. 呼吸管理

(1) 严密监测呼吸情况，观察呼吸频率、节律、深浅度等情况，同时注意患儿的面色、口唇及四肢末端的色泽，是否呻吟。

(2) 有呼吸困难的患儿应遵医嘱给予氧疗。维持患儿肢端经皮氧饱和度范围为88%~95%，缺氧症状改善应及时停止吸氧，避免氧疗并发症的发生。

（3）对于频发呼吸暂停、呼吸窘迫综合征患儿应合理用药，并选用合理的呼吸机进行治疗。

3. 喂养和营养

（1）尽早喂养

1）患儿的喂养不应过迟，听诊有肠蠕动后应尽早给予胃肠管饲法喂养，尽早喂养可以减轻生理性体重下降的程度，预防低血糖，促进胎粪排出，降低核黄疸发生的几率。

2）喂养应以母乳为首选，不仅可以提高患儿免疫力，还可以有效预防坏死性小肠结肠炎的发生，由于母乳热量低，无法满足患儿生长发育需求，必要时加入母乳强化剂辅助支持。

3）如果没有母乳，应选用早产儿配方奶喂养，在使用配方奶之前可以先试用糖水，但糖水的浓度不可超过 5%，因为高渗性糖水对 VLBW 的胃肠道不利，容易引起坏死性小肠结肠炎。

（2）喂养方式

1）由于极低出生体重儿、早早产儿经口吞咽困难，可以使用鼻胃管或鼻肠管喂养。

2）需要注意的是，在使用鼻胃管或鼻肠管喂养时，应注意给奶的速度，切忌快速注入。必要时遵医嘱予泵奶。

3）大部分 VLBW 需经 2~3 周的全肠外营养（TPN）或部分肠外营养。在给予 TPN 时应注意营养素的全面和均衡。

4）在出院后需要 3~6 个月的强化喂养，可给予早产儿出院后配方。

4. 预防感染

（1）操作过程应实行保护性隔离，有条件可入层流病房。

（2）严格执行消毒隔离制度，注意其环境和用具的清洁。对于使用气管插管、鼻胃管或鼻肠管的小儿，应至少每周换管 1 次。每天更换患儿衣帽、床单、毛巾等，并予以高压蒸汽消毒。暖箱水槽每天消毒并更新水槽内灭菌注射用水，暖红外辐射台、新生儿暖箱每天消毒湿巾擦拭。

观察患儿有无精神萎靡、胃纳差、肤色异常、体温异常、末梢循环差等感染前驱症状的发生。

（陈丹　毛健　姜红）

参考文献

1. Blencowe H, Cousens S, Oestergaard MZ, et al. National, regional, and worldwide estimates of preterm birth rates in the year 2010 with time trends since 1990 for selected countries:

a systematic analysis and implications. Lancet, 2012, 379 (9832): 2162-2172.

2. Blencowe H, Cousens S, Chou D, et al. Born too soon: the global epidemiology of 15 million preterm births. Reprod Health, 2013, 10 (Suppl 1): S2.

3. 李娜, 刘丽红. 早产儿临床流行病学研究现状. 国际儿科学杂志, 2016, 43 (7): 576-580.

4. Kwinta P, Klimek M, Grudzień A, et al. Intellectual and motor development of extremely low birth weight (≤1000g) children in the 7th year of life: a multicenter, cross-sectional study of children born in the Malopolska voivodship between 2002 and 2004. Med Wieku Rozwoj, 2016, 16 (3): 222-231

5. Methúsalemsdóttir HF, Egilson SÞ, Guðmundsdóttir R, et al. Quality of life of adolescents born with extremely low birth weight. Acta Paediatr, 2013, 102 (6): 597-601.

6. Cloherty JP, Eichenwald EC, Hansen AR, et al. Care of the extremely low birth weight infant. Manual of Neonatal Care, 7th edition, Lippincott Williams & Wilkins, 2011: 154-165.

7. Bolisetty S, Legge N, Bajuk B, et al. Preterm infant outcomes in New South Wales and the Australian Capital Territory. J Paediatr Child Health, 2015, 51 (7): 713-721.

8. Manktelow BN, Seaton SE, Field DJ, et al. Population-based estimates of in-unit survival for very preterm infants. Pediatrics, 2013, 131 (2): e425-e432.

9. 中华医学会儿科分会新生儿学组. 中国住院新生儿流行病学调查. 中国当代儿科杂志, 2009, 11 (1): 15-20.

10. 陈春. 超低出生体重儿救治的国内外近况. 中国当代儿科杂志, 2013, 15 (8): 703-706.

11. Isayama T, Lee SK, Moil R, et al. Comparison of mortality and morbidity of very low birth weight infants between Canada and Japan. Pediatrics, 2012, 130 (4): 957-965.

12. Ghavam S, Batra D, Mercer J, et al. Effects of placental transfusion in extremely low birthweight infants: meta-analysis of long- and short-term outcomes. Transfusion, 2014, 54 (4): 1192-1198.

13. Backes CH, Huang H, Iams JD, et al. Timing of umbilical cord clamping among infants born at 22 through 27 weeks' gestation. J Perinatol, 2016, 36 (1): 35-40.

14. de Almeida MF, Guinsburg R, Sancho GA, et al. Hypothermia and early neonatal mortality in preterm infants. J Pediatr, 2014, 164 (2): 271-275.

15. Lyu Y, Shah PS, Ye XY, et al. Association between admission temperature and mortality and major morbidity in preterm infants born at fewer than 33 weeks' gestation. JAMA Pediatr, 2015, 169 (4): e150277.

16. Sweet DG, Carnielli V, Greisen G, et al. European consensus guidelines on the management of respiratory distress syndrome-2016 Update. Neonatology, 2017, 111 (2): 107-125.

17. Noori S, Seri I. Neonatal blood pressure support: the use of inotropes, lusitropes, and other vasopressor agents. Clin

Perinatol,2012,39(1):221-238.

18. Mertens L,Seri I,Marek J,et al. Targeted Neonatal Echocardiography in the Neonatal Intensive Care Unit: practice guidelines and recommendations for training. Writing Group of the American Society of Echocardiography (ASE) in collaboration with the European Association of Echocardiography (EAE) and the Association for European Pediatric Cardiologists (AEPC). J Am Soc Echocardiogr, 2011,24(10):1057-1078.

19. Tripathi N,Cotten CM,Smith PB. Antibiotic use and misuse in the neonatal intensive care unit. Clin Perinatol,2012,39 (1):61-68.

20. Cleminson J,Austin N,McGuire W. Prophylactic systemic antifungal agents to prevent mortality and morbidity in very low birth weight infants. Cochrane Database Syst Rev,2015, 24(10):CD003850.

21. 中华医学会肠内肠外营养学分会儿科学组,中华医学会儿科学分会新生儿学组,中华医学会小儿外科学分会新生儿外科学组.中国新生儿营养支持临床应用指南.中华小儿外科杂志,2013,34(10):782-786.

第二节　妊娠合并细菌感染

(一) 流程化管理清单

1. 妊娠合并细菌感染诊疗流程

病史重点采集信息

□ 母亲现病史	□ 发热*	□ 最高体温
		□ 发热时间
		□ 热型
	□ 孕周	□ ≥37 周
		□ <37 周
	□ 是否食用污染物	□ 如奶酪、熟肉、热狗
	□ 孕产史	□ 早产__次
		□ 死产__次
		□ 既往分娩细菌感染新生儿
	□ 胎膜早破	□ 颜色
		□ 气味
		□ 时间
	□ 有无细菌定植	□ 绒毛膜羊膜炎
		□ 子宫内膜炎
		□ 泌尿系感染
		□ 其他

病史重点采集信息

□ 母亲现病史	□ 细菌培养结果	□ B 族溶血性链球菌
		□ 李斯特菌
		□ 沙门菌
		□ 其他
	□ 是否给予抗生素	□ 有或无
□ 新生儿病史	□ 分娩前	□ 有无宫内窘迫
		□ 系统胎儿超声结果
	□ 分娩后	□ Apgar 评分

新生儿体格检查重点采集信息

□ 生命体征*	□ 体温	
	□ 脉搏	
	□ 呼吸	
	□ 血压	
	□ 心率	
	□ 经皮血氧饱和度	
□ 常规体检	□ 外观	□ 有无畸形
	□ 肤色	□ 红润
		□ 苍白
		□ 青紫
		□ 有无花纹
		□ 有无瘀点瘀斑
	□ 呼吸系统	□ 有无呼吸窘迫
		□ 有无呼吸暂停
		□ 肺部听诊有无啰音
	□ 消化系统	□ 有无腹胀
		□ 有无肝脾大
	□ 循环系统	□ 有无杂音
		□ 有无心力衰竭表现
	□ 神经系统	□ 意识
		□ 肌张力
		□ 原始反射
		□ 有无抽搐

新生儿辅助检查重点项目		
□ 实验室检查	□ 血常规	
	□ CRP	
	□ 降钙素原	
	□ 病毒抗体、PCR	
	□ 血细菌培养	
	□ 脑脊液检查	
□ 影像学检查*	□ 胸部 X 线	
	□ 心脏、腹腔超声	

治疗方案		
□ 母亲无发热,且给予足够预防措施	□ 继续观察	
□ 母亲发热	□ 需新生儿内科病房住院	

2. 妊娠合并细菌感护理流程

同本章第一节的"高危儿护理流程"。

(二) B 族溶血性链球菌

孕期细菌感染,是导致新生儿感染非常重要的原因之一。常见的细菌包括大肠埃希菌、B 族溶血性链球菌、李斯特菌、沙门菌等。在国内产前产时感染曾以大肠埃希菌感染为主,现 GBS 已经成为新生儿主要感染及致死病原菌之一,近年来国内外报道发生率逐渐增多。新生儿 GBS 感染通常为宫内感染或产时感染。

1. 详细了解母孕期病史要点

(1) 母亲感染情况:10%~30% 的母亲存在 GBS 的定植,如无乳链球菌。定植可能导致一些孕妇的症状性感染,大多表现为绒毛膜羊膜炎、子宫内膜炎或泌尿系感染。妊娠妇女感染 GBS 的危险因素主要有肥胖、糖耐量异常、多次妊娠、低龄或高龄产妇等。若在宫颈发现有大量 GBS,可引发胎膜早破、晚期流产、早产、胎儿生长受限等一系列妊娠并发症。

(2) 母亲治疗情况:GBS 定植母亲自然分娩婴儿,如不经治疗,50% 发生 GBS 定植。其中 2% 的患儿会表现出临床症状。因此需进行孕晚期筛查及必要的抗生素治疗。

(3) 导致新生儿感染的高危因素:母亲存在 GBS 感染,新生儿感染的高危因素:早产(孕周 <37 周),长时间胎膜早破(≥18 小时),产时发热(体温 ≥38℃)。

2. 母婴传播　新生儿 GBS 感染通常为宫内感染或产时感染。

3. 新生儿检查要点

(1) 临床表现

1) 早发型 GBS 感染可表现为无症状、全身性脓毒症、肺炎和脑炎。占新生儿 GBS 感染的 80%。

2) 通常在生后 1 小时出现临床表现,呼吸窘迫最常见。表现为呼吸急促、呻吟、需要氧疗甚至呼吸机辅助通气。

3) 脓毒症非特异性表现:烦躁、嗜睡、体温异常、灌注低下和低血压等。

4) 存活婴儿中 15%~30% 留有严重的后遗症,主要包括脑积水、运动障碍、智力障碍、脑室炎、偏瘫或全身瘫痪、癫痫、语言障碍、皮质盲、耳聋等。

(2) 辅助检查

1) GBS 早发型脓毒症的临床表现可与 RDS 相似,胸片可能无明显区别。

2) 实验室检查全血细胞计数、血细菌培养、脑脊液检查。血细菌培养仍是新生儿 GBS 的确诊手段,其灵敏度和特异性均较高,价格适中,缺点为所需时间较长,目前仍是国内大多数医院首选的检测方法。实时 PCR 技术检测 B 族链球菌,敏感性和特异性显著提高,但对人员和设备要求较高,费用相对昂贵,且无法获得药敏结果。

4. 治疗要点

(1) 广谱抗生素经验性治疗:青霉素或氨苄西林,重症患儿加用三代头孢菌素。

(2) 支持治疗:如机械通气、肺表面活性物质等。

(3) 预防:GBS 疫苗的使用,但目前尚未广泛应用于临床。

(4) 对于无症状、有早发性脓毒症风险、孕周 ≥35 周的新生儿的处理:

1) 母亲无发热:

A. 如果母亲 GBS 阴性或 GBS 阳性且已经给予足够的 GBS 预防措施,不需要特殊处置。

B. 如果母亲 GBS 阳性,但未给予足够的 GBS 预防措施,并且患儿 <37 周或胎膜早破时间 ≥18 小时,需要完善全血细胞计数和血细菌培养。

2) 母亲发热体温 <38.3℃:

A. 如果患儿 <37 周或胎膜早破时间 ≥18 小时,或者目前 GBS 阳性未给予足够的 GBS 预防措施,需要完善全血细胞计数和血细菌培养的同时应用氨苄西林。

B. 不符合上述条件,只需完善全血细胞计数和血细菌培养。

3) 母亲发热体温≥38.3℃:所有患儿均需完善全血细胞计数和血细菌培养的同时应用氨苄西林。

(三)李斯特菌感染

1. 详细了解母孕期病史要点

(1) 母亲饮食情况:李斯特菌感染是一种食物传播疾病,污染物如软奶酪、熟肉、热狗等。

(2) 母亲临床表现:母亲常无明显临床表现,在妊娠期间常表现为不显著的发热,但对胎儿或新生儿是致命性的,李斯特菌感染胎儿、新生儿的病死率仍近 20%。流行病学显示李斯特菌对妊娠有特异毒性作用,早期感染可引起流产。出现早产时,伴有羊水胎粪污染。

2. 母婴传播 可由李斯特菌感染母亲经胎盘垂直传播。

3. 新生儿检查要点

(1) 临床表现

1) 可能在生后数小时内死亡。

2) 可能出现李斯特菌败血症和肺炎。

3) 可表现为脑炎症状体征,伴有丘疹样皮疹、结膜炎和腹泻。

4) 严重可能致 DIC 和多器官功能受累,早产儿早发败血症死亡率高。

5) 出生前可能出现严重感染,肝脾形成微脓肿。

(2) 辅助检查:全血细胞计数、血细菌培养、CRP 等感染指标以及血清学检查。

4. 治疗要点

(1) 氨苄西林或青霉素,李斯特菌对头孢菌素耐药。

(2) 预防:母亲不食用外带熟食、午餐肉、热狗等,除非再次加热,不食用软干酪等食物。

(富建华 姜红)

参考文献

1. 李娜,刘丽红. 早产儿临床流行病学研究现状. 国际儿科学杂志,2016,43(7):576-580.

2. 中华医学会儿科分会新生儿学组. 中国住院新生儿流行病学调查. 中国当代儿科杂志,2009,11(1):15-20.

3. Sweet DG, Carnielli V, Greisen G, et al. European consensus guidelines on the management of respiratory distress syndrome-2016 Update. Neonatology, 2017, 111(2):107-125.

4. Noori S, Seri I. Neonatal blood pressure support: the use of inotropes, lusitropes, and other vasopressor agents. Clin Perinatol, 2012, 39(1):221-238.

第三节　病毒感染

(一)流程化管理清单

1. 妊娠合并病毒感染诊疗流程

病史重点采集信息			
☐ 母亲现病史		☐ 发热 *	☐ 最高体温
			☐ 发热时间
		☐ 孕周	☐ ≥37 周
			☐ <37 周,≥28 周
			☐ <28 周
		☐ 病毒监测	☐ 病毒抗体、PCR
		☐ 孕产史	☐ 早产__次
			☐ 死产__次
			☐ 其他
		☐ 胎膜早破	☐ 颜色
			☐ 气味
			☐ 时间
		☐ 病毒感染类型	☐ 初次感染
			☐ 再次感染
			☐ 潜伏感染复燃
		☐ 母亲分娩类型	☐ 阴道分娩
			☐ 剖宫产分娩
		☐ 治疗情况	☐ 已经治疗
			☐ 未治疗
☐ 新生儿病史		☐ 分娩前	☐ 有无宫内窘迫
			☐ 系统胎儿超声结果
		☐ 分娩后	☐ Apgar 评分

新生儿体格检查重点采集信息
☐ 生命体征 *
☐ 体温
☐ 脉搏
☐ 呼吸
☐ 血压
☐ 心率
☐ 经皮血氧饱和度

新生儿体格检查重点采集信息

□ 常规体检	□ 外观	□ 有无畸形
	□ 肤色	□ 红润
		□ 苍白
		□ 青紫
		□ 有无花纹
		□ 有无瘀点瘀斑
	□ 呼吸系统	□ 有无呼吸窘迫
		□ 有无呼吸暂停
		□ 肺部听诊有无啰音
	□ 消化系统	□ 有无腹胀
		□ 有无肝脾大
	□ 循环系统	□ 有无杂音
		□ 有无心力衰竭表现
	□ 神经系统	□ 意识
		□ 肌张力
		□ 原始反射
		□ 有无抽搐

新生儿辅助检查重点项目

□ 实验室检查	□ 血常规
	□ CRP
	□ 病毒抗体、PCR
	□ 脑脊液检查
□ 其他辅助检查	□ 胸部 X 线
	□ 心脏、腹腔超声、头部影像学检查等
	□ 听力监测等相关检查

新生儿治疗方案

□ 无相关异常表现	□ 继续观察,监测发育
□ 有相关异常表现	□ 需新生儿内科病房住院

2. 妊娠合并病毒感染护理流程

同本章第一节的"高危儿护理流程"。

(二) 先天性病毒感染

先天性病毒感染,包括巨细胞病毒、单纯疱疹病毒、风疹病毒、水痘 - 带状疱疹病毒、乙肝病毒、人细小病毒 B_{19} 等病毒感染,分为宫内感染和产时感染。通常情况下,这些病毒对孕妇本身危险性不大,然而对于机体免疫防御系统还未发育成熟的胎儿或

新生儿可能非常严重,甚至是致命的。先天性病毒感染可能在出生前经超声发现心血管、神经系统等方面的异常,也可能在生后出现临床表现。当疑似围产期病毒感染,不仅仅是通常所说的 TORCH(T= 弓形虫,O= 其他,R= 风疹,C= 巨细胞病毒,H= 单纯疱疹病毒),而还需要考虑其他可能的病原,并选择合适的诊断方法,尽早诊断、尽早治疗。

(三) 巨细胞病毒感染

1. 详细了解母孕期病史要点　巨细胞病毒感染是最常见的先天性感染,并且是儿童耳聋的感染病因。母亲初次感染、再次感染、潜伏感染复燃均可能通过胎盘传播。初次感染,30%~40% 的婴儿会出现先天性感染 CMV,并且可能在怀孕的任何期间,但是孕早期感染预后不良。再次感染、潜伏感染复燃引起的先天感染仅 0~1% 出现症状或后遗症。

2. 母婴传播　胎盘传播为主要的传播途径,其次为产时暴露于母亲产道的病毒,以及产后接触感染母乳,以上途径均可以使新生儿感染。

3. 新生儿检查要点

(1) 临床表现

1) 约 85%~90% 的宫内感染患儿没有临床症状,但其中 10%~15% 没有症状的患儿会在之后出现异常发育,通常表现为单侧或双侧的听力受损,还包括精神发育障碍、运动强直、小头畸形、牙釉质异常。

2) 有症状,但无危及生命的并发症的感染,表现为胎儿生长受限或小头畸形、伴有或不伴有颅内钙化。

3) 急性暴发性感染可波及多个器官,死亡率高(高达 30%)。临床可见瘀斑或紫癜、肝脾大、出血性紫色皮疹、早产儿、FGR。

4) CMV 肺炎,部分可无明显临床症状,而胸部 X 线可发现异常。有症状者起病缓慢,可表现为发热、精神差、呼吸急促、呼吸暂停、发绀、咳嗽,查体偶可闻及双下肺啰音。20% 的先天性症状性 CMV 感染有间质性肺炎。

(2) 病原学检测:CMV 病毒的 PCR 技术检测,敏感性非常高,但是阴性不能除外 CMV 感染;尿液分离病毒敏感度、特异性均较高;CMV 抗体检测,IgM 阳性提示确定为近期活动性感染,脐血中检测出 CMV-IgM 和 IgG 对确诊先天性 CMV 感染有价值。

（3）其他检查

1）有症状的新生儿需进行头颅 CT 或头 MRI 以及脑脊液检查。

2）先天性早期症状性感染可能表现为急性暴发性感染，实验室检查结果表现为肝转氨酶及胆红素水平升高、贫血、血小板减少。

3）任何新生儿听力筛查异常者应立即检测 CMV 感染情况。

4）对任何有典型感染症状或母孕期有血清阳性史或单核细胞增多症样疾病史的婴儿均应检测 CMV。

4. 治疗要点

（1）不需要母婴隔离。

（2）更昔洛韦和口服前体药物缬更昔洛韦治疗。更昔洛韦剂量为每天 5~10mg/kg，分为 12 小时 1 次，静脉滴注，疗程为 6 周。

（3）治疗中可能出现血小板减少及中性粒细胞减少。

（4）CMV 免疫球蛋白可能有益。

（5）CMV 感染的早产儿，没有足够的来自母体 IgG 的保护。因此，已知 CMV 感染的极早产儿可以选择配方奶喂养或处理后的母乳喂养。

（四）单纯疱疹病毒感染

1. 详细了解母孕期病史要点

（1）初次感染生殖器 HSV 的母亲尽量避免自然分娩。

（2）产时感染的危险性在胎膜早破时增高，尤其是胎膜早破时间 >4 小时以上时。

（3）宫内感染的新生儿病死率高，甚至在孕早期就发生自然流产。

（4）HSV-1 和 HSV-2 感染均能使母亲和新生儿致病。母体存在 HSV 抗体，可能降低胎儿感染风险。

2. 母婴传播　产时感染，是新生儿 HSV 感染最常见的原因，宫内感染并不多见。

3. 新生儿检查要点

（1）临床表现

1）50%HSV 感染新生儿病灶限于皮肤、眼睛或皮肤黏膜。疱疹会在新生儿出生后 6~9 天时出现。

2）约 1/3 的患儿会在无播散性感染的情况下患脑炎，并且其中近 60% 不伴有皮肤黏膜疱疹，一般 10~14 天出现症状。

3）播散性感染，是新生儿 HSV 感染最严重的一种表现。发生在 22% 左右的 HSV 感染患儿中，

病死率近 1/2。症状波及肝脏、肾上腺以及其他多个器官。

（2）病原学检测：在临床标本中分离出 HSV 病毒及检测出 HSV 病毒抗体对临床诊断至关重要。对存在黏膜皮肤受损患儿，需要对疱疹进行检测。PCR 检测 CSF 的诊断率几乎为 100%。

（3）其他检查

1）具有以下临床表现的患儿需要进行 HSV 感染的鉴别诊断，包括中枢神经系统异常、发热、休克、DIC 以及肝炎。

2）对怀疑脑炎患儿，进行脑脊液检测，脑脊液表现为蛋白增高、淋巴细胞增多，也可正常。EEG 和头 CT 或头 MRI 对诊断脑炎非常重要。

3）播散性 HSV 感染，可表现为肝转氨酶增高、结合胆红素增高、中性粒细胞减少、血小板减少以及凝血异常。

4）X 线检查发现 HSV 肺炎呈弥散性间质性病变。

4. 治疗要点

（1）所有 HSV 感染都应进行阿昔洛韦治疗。然而，即使经过治疗，播散性 HSV 感染死亡率仍很高。

（2）阿糖胞苷具有辅助治疗 HSV 感染作用。

（3）预防：予初次感染 HSV 的孕妇需应用 10~14 天阿昔洛韦治疗；对于存在宫颈病变的母亲，如自然分娩婴儿后，需要与其他婴儿隔离，并取口咽分泌物进行培养；如母亲为复发性感染，可以待新生儿出现临床症状，如皮疹、失水或呼吸急促等时就诊；患儿和母亲需要予以隔离。

表 26-1　存在活动性生殖器单纯疱疹病毒感染的产妇的婴儿出生管理

母体原发感染或者首发感染
无论胎膜早破时间是否 <4 小时，考虑选择剖宫产
收集新生儿的结膜和咽部拭子，尽可能收集尿液进行 DFA 和培养来评估 HSV 暴露情况
如果 DFA 或者培养阳性或者新生儿有 HSV 感染表现，给予阿昔洛韦治疗
如果剖宫产在胎膜早破 24 小时之后或者不能避免进行阴式分娩
收集新生儿的结膜和咽部拭子、尿液进行 DFA 和培养来评估 HSV 暴露情况
在等待培养和 DFA 结果时或有新生儿 HSV 感染表现时考虑开始应用阿昔洛韦治疗
复燃的感染，在分娩时为活动期

续表

如果剖宫产破膜后 4 小时以上或者不可避免阴式分娩
收集新生儿的结膜和咽部拭子,尽可能收集尿液进行 DFA 和培养来评估 HSV 暴露情况
如果培养阳性或者存在新生儿 HSV 感染征象时给予阿昔洛韦治疗

（富建华　姜红）

参考文献

1. 李娜,刘丽红.早产儿临床流行病学研究现状.国际儿科学杂志,2016,43(7):576-580.
2. 中华医学会儿科分会新生儿学组.中国住院新生儿流行病学调查.中国当代儿科杂志,2009,11(1):15-20.
3. Sweet DG, Carnielli V, Greisen G, et al. European consensus guidelines on the management of respiratory distress syndrome-2016 Update. Neonatology, 2017, 111(2):107-125.
4. Noori S, Seri I. Neonatal blood pressure support: the use of inotropes, lusitropes, and other vasopressor agents. Clin Perinatol, 2012, 39(1):221-238.

第四节　糖尿病母亲婴儿

(一) 流程化管理清单

1. 妊娠合并糖尿病母亲的新生儿诊疗流程

病史重点采集信息

□ 母亲现病史	□ 母亲糖尿病类型	□ 糖尿病合并妊娠(Ⅰ型/Ⅱ型)
		□ 妊娠期糖尿病
	□ 孕周	□ ≥37 周
		□ <37 周
	□ 孕产史	□ 早产__次
		□ 死产/胎死宫内__次
		□ 是否为巨大儿
		□ 其他
	□ 血糖控制情况	□ 良好
		□ 不良
		□ 不详
	□ 有无血管病变	□ 视网膜病
		□ 肾病
		□ 高血压

病史重点采集信息

□ 母亲现病史	□ 有无妊娠期高血压疾病	□ 有(严重程度)
		□ 无
	□ 用药情况	□ 是否应用胰岛素
	□ 其他不良预后征象	□ 酮症酸中毒
		□ 肾盂肾炎
□ 新生儿病史	□ 分娩前	□ 有无宫内窘迫
		□ 系统胎儿超声结果(有无畸形、羊水情况)
	□ 分娩后	□ Apgar 评分
		□ 血糖监测情况

体格检查重点采集信息

□ 生命体征*	□ 体温	
	□ 脉搏	
	□ 呼吸	
	□ 血压	
	□ 心率	
	□ 经皮血氧饱和度	
□ 常规体检	□ 外观	□ 有无畸形
	□ 肤色	□ 红润
		□ 苍白
		□ 青紫
		□ 有无花纹
		□ 有无瘀点瘀斑
	□ 呼吸系统	□ 有无呼吸窘迫
		□ 有无呼吸暂停
		□ 肺部听诊有无啰音
	□ 消化系统	□ 有无腹胀
		□ 有无肝脾大
	□ 循环系统	□ 有无杂音
		□ 有无心力衰竭表现
	□ 神经系统	□ 意识
		□ 肌张力
		□ 原始反射
		□ 有无抽搐

辅助检查重点项目		
☐ 实验室检查		☐ 血常规
		☐ 空腹血糖、血气离子
		☐ CRP
		☐ 病毒相关监测
		☐ 脑脊液检查
☐ 其他辅助检查		☐ 胸部 X 线
		☐ 心脏、腹腔超声、头部影像学检查等
		☐ 听力监测等相关检查

治疗方案		
☐ 无症状	☐ 血糖正常	☐ 生后 1 小时喂奶,继续观察
	☐ 血糖异常	☐ 需新生儿内科病房住院
☐ 有症状	☐ 需新生儿内科病房住院	

2. 妊娠合并糖尿病母亲的新生儿护理流程
同本章第一节的"高危儿护理流程"。

(二)详细了解母孕期病史要点

约 7% 的孕妇患有糖尿病,妊娠期糖尿病占90%,而糖尿病合并妊娠,包括 1 型和 2 型糖尿病占 10%,与妊娠相关糖尿病有关的围产期发病率和死亡率仍在增高。血糖能经易化扩散通过胎盘,因此,孕期高血糖症能导致胎儿高血糖。在孕早期,母亲高血糖能够增高胎儿器官畸形的风险,胎儿发育畸形在糖尿病合并妊娠的孕妇中高达 6%~10%,血糖控制不良的母亲胎儿发育畸形的发生率升高至25%;孕晚期的胎儿慢性高血糖能导致胎儿高胰岛素血症,从而引起胎儿过度生长,同时伴有肺发育延迟。孕妇糖尿病控制不良可导致胎死宫内,胎儿高胰岛素血症能够导致低氧血症和酸中毒,同样可能使胎儿致死。所有的这些可能的并发症都与母孕期的血糖控制直接相关,血糖增高表现为平均血糖水平或者糖化血红蛋白水平的增高。糖尿病血管病变可能同样影响胎盘功能,因此会提高胎儿生长受限和早产的发生风险。控制好孕晚期的血糖水平可能减少糖尿病母亲新生儿低血糖的发生率,在分娩前及分娩时母亲摄入大量的葡萄糖可能刺激胰岛素反应。因此,需要将分娩时母亲血糖控制在 6.7mmol/L 左右。

1. 糖尿病合并妊娠　需对孕期及围产期的风险进行评估,出现以下表现,提示风险增加:

(1)血管病变,如视网膜病、肾病以及高血压。

(2)血糖控制不良。

(3)孕期不良预后征象,包括酮症酸中毒、肾盂肾炎、妊娠期高血压疾病或未予临床监测。

2. 妊娠期糖尿病　需要对具有妊娠期糖尿病风险的孕妇(根据孕前体重、年龄、有无血糖异常及不良分娩史)进行糖耐量实验,需要进行饮食控制或胰岛素治疗,具体可根据 White 分期。

3. 母亲临床表现与胎儿、新生儿的关系

(1)酮症酸中毒:可导致 50% 的胎儿死亡。

(2)羊水过多:需要超声检查除外食管闭锁等先天畸形。

(3)严重母亲血管病变:可伴有子宫胎盘功能不良,导致胎儿生长受限及一些新生儿并发症。

(4)死产/胎死宫内:多发生于血糖控制不理想、胎儿畸形、严重血管病变和胎儿生长受限,以及严重的先兆子痫。肩难产也可致新生儿死亡。

4. 其他　糖尿病母亲的评估检测应该始于分娩之前。如果无法确定肺脏是否成熟,需要予羊膜穿刺,进行羊水检测。可以通过 L/S 的比值、FLM 实验或对 SPC 含量进行评估。大多数糖尿病母亲儿发生 RDS 死亡者多为 <35 周因胎儿窘迫或孕期并发症而剖宫产的新生儿。

(三)新生儿检查要点

1. 临床表现

(1)糖尿病母亲儿低血糖的临床表现:出现低血糖症的 IDM 患儿症状往往不特异,通常不伴有肢体抖动,表现为安静甚至昏睡。可能出现的临床表现还有呼吸暂停、呼吸急促、呼吸窘迫、肌张力减低、休克、发绀以及惊厥等症状。如患儿出现了症状,提示出现后遗症的几率会增加。

(2)糖尿病母亲儿呼吸系统表现:糖尿病母亲儿因为高胰岛素血症阻碍皮质醇的产生,出现肺发育延迟、肺表面活性物质生成减少,生后可能出现RDS。而呼吸窘迫的其他原因还需要注意心脏或肺脏畸形(4%)、肥厚性心肌病、新生儿暂时性呼吸增快、红细胞增多症、肺炎、气胸以及膈疝等。

1)糖尿病母亲的胎儿和新生儿其他系统临床表现:

A. 巨大儿和巨内脏:可能出现产伤,表现为肩难产、臂丛神经损伤、膈肌麻痹以及喉返神经损伤;也可表现为早产。

B. 先天性畸形:可表现为心血管系统、中枢神经系统、胃肠道系统、肌肉骨骼系统及肾脏系统的畸形。

C. 代谢异常:可表现为低钙血症及如前所述的低血糖症。

D. 血液系统:主要表现为红细胞增多症及高胆红素血症。

E. 呼吸系统:除了呼吸窘迫综合征(RDS)也可以表现为新生儿暂时性呼吸增快。

F. 骨骼系统:尾部退化综合征。

2) 糖尿病母亲的胎儿和新生儿主要的先天畸形:

A. 心血管系统:圆锥动脉干畸形、室间隔缺损、房间隔缺损、肥厚性心肌病伴有左心室流出道狭窄、单脐动脉。

B. 神经系统:尾部退化综合征、先天无脑畸形、脊柱裂。

C. 肾脏系统:肾盂积水、肾发育不全、输尿管重复畸形。

D. 胃肠道系统:十二指肠闭锁、肛门闭锁、小左结肠综合征。

2. 辅助检查

(1) 血糖

1) 不管胎龄大小及是否具有临床表现均需要对新生儿进行血糖检测。新生儿低血糖症定义为血糖水平 <2.2mmol/L。

2) 因部分糖尿病母亲儿的低血糖可能出现在生后 12~24 小时,因此需要在生后 1、2、3、6、12、24、26、48 小时应用血糖试纸条监测。如果出现 <2.2mmol/L 需要立即急性临床实验室检测,并予患儿口服或静脉补充葡萄糖。

(2) 其他血液检验:有研究显示 IDM 患儿有 22% 的低血钙风险,19% 的高胆红素血症风险以及 34% 的红细胞增多症风险;因此,需要对患儿在生后 1 小时和 24 小时进行血细胞比容检测。如果患儿出现肢体抖动或任何原因的不适需要检测血钙水平。如果出现黄染,需要检测血清胆红素。

(3) 影像学检查:需要对糖尿病母亲的新生儿进行头部影像学检查。

因患儿往往缺乏低血糖脑损伤的特异性临床表现,建议完善头部影像学检查,新生儿期头 MRI 检查结果对低血糖性脑损伤的神经系统预后评估具有指导意义。并且,糖尿病母亲的胎儿可能在胎儿期伴有神经系统的发育异常,如无脑畸形等,并且,由于体重偏大,容易发生产伤,需要行头部 CT 或头 MRI 对脑损伤进行评估。

因 IDM 患儿可伴有先天畸形,需要完善彩超等影像学检查,以明确。

(4) 糖尿病母亲儿出现呼吸窘迫时的检查

1) 实验室检查:血气,评估气体交换及右向左分流情况。

2) 血培养、脑脊液检查及培养:患儿病情持续,并且考虑感染可能时。

3) 影像学检查:胸部 X 线评估肺部肺充气情况,有无渗出,心脏大小、位置,气胸及其他异常。如考虑有肥厚性心肌病或心脏异常时需要进行心电图和心脏超声。

(四) 治疗要点

1. 糖尿病母亲的新生儿评估治疗流程

(1) 分娩之后,需要进行基础的 Apgar 评分,以明确新生儿是否需要进行复苏。体格检查是否有先天性畸形,检查胎盘情况。需要对脐带血进行血糖及 pH 的检测。

(2) 如果出现发绀,需要考虑到心脏疾病、RDS、新生儿暂时性呼吸增快或者红细胞增多症。注意脑、心脏以及骨骼系统的先天异常。

2. 糖尿病母亲新生儿的治疗

(1) 无症状、血糖正常的糖尿病母亲儿:所有新生儿生后 1 小时内开始喂奶,口服、鼻饲均可。<2kg 的新生儿需要静脉输注葡萄糖。

(2) 低血糖的治疗

1) 静脉应用葡萄糖指征:已经开奶的症状性低血糖患儿,具有基础疾病的患儿,<2kg 体重的患儿。

2) 如果血糖低于 2.6mmol/L,患儿无症状,静脉滴注葡萄糖液 6~8mg/(kg·min),每小时监测一次血糖,直至血糖正常,后逐渐减少至停止输注葡萄糖。

3) 如果血糖低于 2.6mmol/L,患儿有严重症状(如惊厥或呼吸功能受损),静脉推注 10% 葡萄糖注射液 2ml/kg,随后继续滴入 10% 葡萄糖 6~8mg/(kg·min)。

4) 如低血糖仍不缓解,可逐渐增加输注葡萄糖 10~12mg/(kg·min)。

5) 需要持续监测血糖,观测低血糖的治疗情况,同时避免出现高血糖。不能突然停止血糖输注,以防止出现反应性的低血糖。

6) 严重时应用氢化可的松。

7) 如果低血糖持续 >7 天,需要进一步其他处理。

3. 妊娠期糖尿病母亲的母乳喂养　高度推荐母乳喂养。母乳喂养能够降低远期肥胖、糖尿病、高血压以及心血管疾病的风险。母乳喂养和肥胖的关系是剂量依赖的。接受母乳喂养至少 2 个月后的儿童同样有较低的 2 型糖尿病的风险。

（富建华　姜红）

参考文献

1. 中华医学会儿科分会新生儿学组.中国住院新生儿流行病学调查.中国当代儿科杂志,2009,11(1):15-20.
2. Sweet DG,Carnielli V,Greisen G,et al. European consensus guidelines on the management of respiratory distress syndrome-2016 Update. Neonatology,2017,111(2):107-125.
3. Noori S,Seri I. Neonatal blood pressure support:the use of inotropes,lusitropes,and other vasopressor agents. Clin Perinatol,2012,39(1):221-238.

第五节　妊娠期合并性病

一、妊娠合并梅毒

(一)流程化管理清单

1. 妊娠合并梅毒诊疗流程

病史重点采集信息

□ 母亲孕产史	□ 流产__次	
	□ 早产__次	
	□ 胎死宫内/死产__次	
	□ 既往胎儿畸形	
□ 母亲现病史	□ 梅毒诊断时间	□ 早期
		□ 晚期
	□ 治疗史	□ 未经治疗
		□ 经治疗,不恰当
		□ 恰当治疗
	□ 胎膜早破	□ 颜色
		□ 气味
		□ 时间
	□ 化验检查	□ 梅毒螺旋体滴度
□ 新生儿病史	□ 分娩前	□ 有无宫内窘迫
		□ 胎儿超声结果：胎囊不规则
		胎心异常
		胎动异常
		胎盘水肿
		宫内窘迫
		胎儿水肿
		肝脾大
		腹水
	□ 分娩后	□ Apgar 评分

体格检查重点采集信息

□ 生命体征*	□ 体温	
	□ 脉搏	
	□ 呼吸	
	□ 血压	
	□ 心率	
	□ 经皮血氧饱和度	
□ 常规体检	□ 外观	□ 有无畸形
	□ 四肢	□ 灵活,无触痛
		□ 不灵活,有触痛
	□ 皮肤	□ 有无疱疹
		□ 有无皮疹
		□ 有无肝脾大
	□ 呼吸系统	□ 有无呼吸窘迫
		□ 有无呼吸暂停
		□ 肺部听诊有无啰音
	□ 消化系统	□ 有无腹胀
		□ 有无肝脾大
	□ 循环系统	□ 有无杂音
		□ 有无心力衰竭表现
	□ 神经系统	□ 意识
		□ 肌张力
		□ 原始反射
	□ 淋巴结	□ 有无淋巴结肿大

辅助检查重点项目

□ 实验室检查	□ 血常规、肝肾功、心肌酶
	□ 暗室野显微镜检查
	□ 螺旋体试验:TPPA、FTA-ABS
	□ 非螺旋体试验 RPR、VDRL
□ 其他辅助检查	□ 胸部 X 线
	□ 心脏、腹腔超声、头 MRI
	□ 听力监测等相关检查

治疗方案

□ 治疗标准	□ 梅毒血清学试验阳性且伴有临床症状
	□ 母亲孕期未经过足疗程青霉素治疗
□ 治疗药物	□ 首选青霉素:总疗程 10~14 天
	□ 普鲁卡因青霉素,10~14 天
□ 监测指标	□ 疗程结束后继续监测 VDRL 或 RPR

2. 妊娠合并梅毒护理流程

同本章第一节的"高危儿护理流程"。

(二) 妊娠合并梅毒诊疗要点

1. 详细了解母孕期病史

(1) 患梅毒的时间：妊娠妇女患早期梅毒时，经胎盘感染胎儿的可能性较患晚期梅毒时更大。患有早期潜伏期梅毒的妊娠妇女所生婴儿发生先天性梅毒的几率为 40%。患晚期梅毒的妊娠妇女所生婴儿发生先天性梅毒的几率仅为 6%~14%。

(2) 是否得到恰当的治疗

1) 患有梅毒的孕妇接受恰当的治疗后，可减少先天性梅毒的发生率，且越早治疗效果越好。如在妊娠 16 周以前对妊娠妇女进行充分的治疗，则可防止胎儿受累。

2) 如母亲的感染未经治疗，引起死产或流产的可能性有 40%，也可造成早产、新生儿死亡或新生儿先天性梅毒。若孕早期即感染梅毒却未治疗者，则发生不良妊娠后果的几率几乎是 100%，其中发生先天性梅毒的可能性约为 60%。

3) 即使给予治疗，但如果治疗不恰当，则先天性梅毒的发生率也会高达 25%~64%。如果患有梅毒的孕妇从接受治疗到分娩不足 30 天，那么先天性梅毒发生的几率极高。

(3) 母孕期梅毒螺旋体抗原的滴度：发生先天性梅毒的几率也与孕妇治疗及分娩时梅毒螺旋体抗原的滴度相关，滴度高，发生先天性梅毒的几率也高。

2. 新生儿检查要点

(1) 临床表现

1) 大多数受累患儿出生时无症状，于 2~3 周后逐渐出现。若母亲在妊娠早期感染病毒又未及时治疗，则新生儿发病时间早且病情重，早期先天梅毒的主要症状如下：一般症状发育、营养差，哭声嘶哑，低热，贫血，易激惹，黄疸，低血糖等。

2) 皮肤黏膜损害：常于生后 2~3 周出现，皮疹为多形性，可表现为全身散在斑丘疹、梅毒性天疱疮、口周或臀部皮肤呈放射状裂痕。

3) 梅毒性鼻炎通常在一周左右出现，表现为鼻塞、血样分泌物，累及鼻软骨时以后形成"鞍鼻"，累及喉部引起声嘶。

4) 骨损害出现于约 90% 患儿，多发生于生后数周，长骨的干骺端最易受累，常因剧痛造成肢体"假性瘫痪"。X 线特点为长骨骨前端出现横行透亮带。

5) 肝、脾、全身淋巴结肿大，几乎所有患儿均有肝大。滑车上淋巴结肿大有诊断价值。

6) 血液系统症状包括贫血、白细胞减少、白细胞增多、血小板减少等。新生儿早期 Coombs 试验阴性的溶血性贫血是特征性的表现。

7) 中枢神经系统症状在新生儿罕见，多在生后 3~6 个月时出现急性化脓性脑膜炎样症状，但脑脊液中细胞数增加以淋巴为主，糖正常。

8) 其他尚可见视网膜脉络膜炎、胰腺炎、肺炎和心肌炎等。

9) 晚期先天梅毒的症状包括神经性耳聋、"马鞍鼻"、间质性角膜炎、桑葚样磨牙、智力发育迟缓等。

(2) 实验室检查要点

1) 暗视野显微镜检查：暗视野显微镜下如见到活动的梅毒螺旋体即可确诊。

2) 血清学检查：血清学试验包括螺旋体试验和非螺旋体试验。

A. 螺旋体试验包括螺旋体明胶凝集试验 (TPPA) 和荧光螺旋体抗体吸附试验 (FTA-ABS)，由于试验以梅毒螺旋体为抗原，特异性强，可用于确诊。但由于感染梅毒后该抗体将终生阳性，故不能用于疗效、复发或再感染的判定。

B. 非螺旋体试验包括快速血浆反应素试验 (RPR) 和性病研究实验室试验 (VDRL)。该组试验用心磷脂做抗原，检查血清中抗心磷脂抗体，并非直接检测梅毒螺旋体，所以当患者有自身免疫性疾病、近期有发热性疾病、妊娠或药瘾时可出现假阳性反应，需进一步完善螺旋体抗体试验以确诊。因此特异性差，只是作为筛查试验。但由于非螺旋体试验能定量，且抗体浓度与疾病活动性相关，因此也可作为疾病疗效判定的指标。

(3) 影像学检查：有症状新生儿中 90% 显示异常。可见长骨干骺端的透明带、骨膜炎 (骨膜下骨样组织增生增厚) 和临时钙化带增宽等。双侧胫骨近端干骺端内侧对称性骨髓炎和病理性骨折好像锥凿后缺去一角 (Wimberger 征)。

3. 治疗要点

(1) 梅毒血清学试验阳性且伴有临床症状或母亲孕期未经过足疗程青霉素治疗的新生儿需要抗梅毒治疗。

(2) 药物首选青霉素：为避免因大量杀灭螺旋体而释放出异性蛋白质所致不良反应，应从小剂量开始使用,每次 5 万 U/kg,静脉滴注,每 12 小时 1 次,7 天后改为每 8 小时 1 次,每次剂量同上,总疗程 10~14 天。或用普鲁卡因青霉素,5 万 U/kg,肌注,每天 1 次,共 10~14 天。

(3) 疗程结束后,应每 2~3 个月监测一次 VDRL 或 RPR 试验,直至其滴度持续下降或转阴。脑脊液检查异常的患儿每隔 6 个月复查脑脊液,直至正常。

二、妊娠合并 HIV

(一)流程化管理清单

1. 妊娠合并 HIV 诊疗流程

病史重点采集信息			
□ 母亲现病史	□ 发热*	□ 最高体温	
		□ 发热时间	
	□ 孕周	□ ≥37 周	
		□ <37 周	
	□ 治疗史	□ 治疗方案	
		□ 是否足疗程	
	□ 胎膜早破	□ 气味	
		□ 时间	
		□ 颜色	
		□ 气味	
		□ 时间	
□ 新生儿病史	□ 分娩前	□ 胎儿超声结果	□ 宫内窘迫
			□ 发育迟缓
			□ 结构畸形
	□ 分娩史	□ 剖宫产	
		□ 顺产无侧切	
		□ 顺产侧切	
		□ 有无助产	
	□ 分娩后	□ Apgar 评分	

注:* 为重点项目

体格检查重点采集信息		
□ 生命体征	□ 体温	
	□ 脉搏	
	□ 呼吸	
	□ 血压	
	□ 心率	
	□ 经皮血氧饱和度	

体格检查重点采集信息		
□ 常规体检	□ 外观	□ 有无畸形
	□ 肤色	□ 红润
		□ 苍白
		□ 青紫
		□ 有无花纹
		□ 有无瘀点瘀斑
	□ 呼吸系统	□ 有无呼吸窘迫
		□ 有无呼吸暂停
		□ 肺部听诊有无啰音
	□ 消化系统	□ 有无腹胀
	□ 淋巴结	□ 肌张力
		□ 原始反射
		□ 有无淋巴结肿大

辅助检查重点项目	
□ 实验室检查	□ 血常规
	□ 肝肾功
	□ 心肌酶
	□ HIV DNA
	□ HIV RNA
	□ 病毒培养
	□ p24 抗原检测
□ 其他辅助检查	□ 胸部 X 线
	□ 心脏、腹腔超声、头部影像学检查等
	□ 听力监测等相关检查

治疗方案		
□ 治疗时间	□ 出生后应尽早开始预防性用药	
	□ 生后 6 小时内给予,最长不超过 72 小时	
□ 治疗药物	□ 奈韦拉平(NVP)和齐多夫定(AZT),口服	
□ 剂量与疗程	□ NVP 2mg/kg,最大剂量不超过 6mg,单剂量	
	□ AZT 4mg/kg Q12h	母亲用药 ≥4 周者,新生儿用药 1 周
		母亲用药 <4 周者,新生儿用药 4 周
□ 监测指标	□ 血常规	

2. 妊娠合并 HIV 护理流程

同本章第一节的"高危儿护理流程"。

（二）妊娠合并 HIV 诊治要点

1. 详细了解母孕期病史

（1）母孕期诊断及治疗史

1）宫内传播约占母婴传播的 23%，母血中 HIV 可直接感染绒毛膜细胞或经胎膜破损缺口进入胎儿循环。

2）孕期抗病毒治疗能够有效地降低母婴传播，目前公认的 HIV 感染孕妇治疗方案是高效抗反转录病毒治疗（HAART）方案，即联合两种以上抗病毒药物治疗。在非洲以外，无论在发展中国家或其他发达国家，接受 HAART 方案治疗的 HIV 母婴传播率是最低的，低于 1%~2%。

（2）了解分娩方式

1）产时新生儿感染 HIV 的危险性最大，占母婴传播的 65%。

2）胎儿可通过接触含有 HIV 的母血及宫颈阴道分泌物而被感染，宫缩时胎头直接接触母体子宫和阴道分泌物。会阴切开术，应用胎儿头皮电极或阴道助产时，若致皮肤或黏膜破损，则伤口直接被母体血液和产道分泌物污染。若分娩时存在窒息，可使新生儿吞入污染羊水。另外，母体存在细菌性感染时，母体被 HIV 感染的 T 细胞进入羊水并通过胎儿的皮肤、黏膜、肠道和肺进入胎儿体内。

3）对于病毒载量 >1000cp/ml 以及未接受抗病毒治疗、病毒载量未知的孕妇，择期剖宫产可有效减少孩子长时间暴露在母亲产道、血液及体液里的时间，降低艾滋病母婴传播的几率。

2. 新生儿检查要点

（1）临床表现

1）HIV 感染临床经过包括急性感染期（窗口期）、潜伏期（无症状期）和晚期（艾滋病，AIDS）。

2）HIV 感染新生儿出生时可无临床表现，一般于生后 1 年才发展成为 AIDS 并出现症状和体征。

3）即使存在也不特异、不典型，包括：①生长缓慢（最常见），表现为营养不良和体重不增。②发育异常和各种畸形，如小头畸形、鼻梁塌陷、短鼻、眼距宽、眼裂缩小等。③口腔炎，以反复口腔假丝酵母菌感染（鹅口疮）最多见，其次为单纯疱疹病毒感染。④贫血、白细胞或（和）血小板减少。⑤肝脾淋巴结肿大和腮腺肿大等。⑥肺部感染：最常见的是卡式肺孢子虫肺炎，为死亡主要原因。此外还有淋巴间质性肺炎和肺淋巴样增生等。⑦其他：持续发热、慢性腹泻、神经系统损害引起的脑病和恶性肿瘤等及其他机会性感染（败血症、中耳炎、蜂窝组织炎和黏膜皮肤感染）等。

（2）实验室检查：由于胎传抗体的存在，抗体检测阳性不能确定婴幼儿是否感染 HIV。HIV 感染最终需要通过病毒学检测方法确定（包括病毒培养、DNA-PCR 方法、RNA 检测）。检测时间通常会安排在 14~21 天、1~2 个月或 4~6 个月。

1）HIV DNA-PCR 方法：HIVDNA-PCR 是一种敏感的检测方法，用于检测整合到外周血单核淋巴细胞中的前病毒 DNA。48 小时以内的敏感度 <40%，一项 meta 分析结果显示，38% 的感染儿童在出生后 48 小时 HIV DNA-PCR 呈阳性结果，到 14 天时 HIV DNA-PCR 阳性的敏感度达 93%，28 天时敏感度和特异度分别为 96% 和 99%。该方法对于已经接受高效抗反转录病毒的个体仍会显示阳性，使用干血斑技术结合 HIV DNA-PCR 检测用于早期诊断已经是首选策略。

2）HIV RNA 方法：HIV RNA 方法检测在血浆中的细胞外病毒 RNA，作为 HIV 暴露婴幼儿的早期诊断的方法与 HIV DNA-PCR 相比，具有较好的敏感度和特异度。一些研究显示，在出生后 1 周敏感度可达到 25%~40%，2~3 月龄时可以升高到 90%~100%，但结果 <10 000 拷贝/ml 时需要重复。当初次检测 HIV DNA-PCR 后，有些临床医师愿意选择 HIV RNA 方法作为再次确诊方法，因为 HIV RNA 结果可以用于指导是否使用抗病毒治疗。对于母亲及婴儿使用过预防性抗病毒治疗的情况下，HIV RNA 的诊断意义就差强人意。

3）病毒培养及 p24 抗原检测：进行 HIV 病毒培养也是非常好的方法，但是由于该方法的复杂性、价格昂贵、获得结果需要 2~4 周等原因使其难以成为实验室之外的常规诊断方法。p24 抗原检测方法也可用于诊断，但由于在感染的第 1 个月内敏感度与特异度的问题，并不常规推荐作为早期诊断的方法。

（3）我国目前对婴幼儿早期诊断的策略：婴儿出生后 6 周采集第一份血样本，若第一份血样本检测呈阳性反应，尽快再次采集第二份血样本进行检测。若两份血样本检测均呈阳性反应，报告"婴儿 HIV 感染早期诊断检测结果阳性"，诊断儿童 HIV 感染。及时对 HIV 感染儿童进行追踪和病情监测，将其转介到儿童抗病毒治疗医疗服务机构。

3. 治疗要点　新生儿出生后应尽早开始预防

性用药,最好在生后6小时内给予口服单剂量奈韦拉平(NVP)和齐多夫定(AZT)。开始服药的时间最长不超过生后72小时。

(1) 新生儿预防性用药的剂量:NVP 2mg/kg,最大剂量不超过6mg;AZT 4mg/kg,每12小时1次。

(2) 新生儿预防性用药的疗程:NVP为单剂用药1次。AZT的用药时间与母亲分娩前用药的时间有关。母亲产前接受AZT预防用药时间超过或等于4周者,新生儿预防性口服AZT 1周;如果母亲产前接受AZT预防用药时长不足4周时,新生儿出生后预防性口服AZT需要服用4周。新生儿若在服用NVP后1小时内出现呕吐,应及时补服一剂,并观察1小时。因AZT的不良反应可能有骨髓抑制,建议对需要AZT预防性口服4周的新生儿治疗期间监测血常规,密切注意骨髓抑制情况。

(3) 预防性用药方案的特点是药物预防覆盖了产前、产时、产后和新生儿出生后用药,联合用药将减少续惯治疗的耐药性,但依从性需要监督和指导,花费较高,用药期间应监测血常规。

4. 其他问题

(1) 新生儿是否需要隔离

1) 艾滋病毒主要通过血液、性和母婴垂直传染,其他途径是不会被感染的,包括日常生活和日常接触。所以这种情况是没有必要进行隔离的。

2) 但由于产时及产后都可能造成母婴垂直传播,因此新生儿出生后,应对其进行及时且特殊的护理,以尽量减少分娩过程中的感染。在有条件的情况下,新生儿出生时应换台下巡回护士处理,无条件则接生者换手套再处理;及时清除新生儿皮肤黏膜、鼻腔、口腔等处的母血、羊水及分泌物。有条件用吸耳球清理呼吸道,减少呼吸道黏膜损伤。如果使用新生儿吸痰管及管式导管,务必注意操作轻柔,防止黏膜损伤;与正常新生儿不同,HIV感染母亲所生婴儿在清理呼吸道或复苏之后应尽快用流动的温水清洗新生儿,手法应轻柔,避免损伤新生儿皮肤和黏膜。若无条件,可用湿纸巾清洗新生儿皮肤、黏膜,避免脐带结扎时被带有HIV的血液污染。新生儿应注意保暖,脐带严格消毒。

(2) 是否母乳喂养

1) 由于母乳中含有HIV,HIV可以经母乳传播给婴儿,长期母乳喂养将大大增加传播HIV的危险性。提倡对HIV感染母亲所生新生儿进行人工喂养,避免母乳喂养,杜绝混合喂养。

2) 只有存在以下情况时选择纯母乳喂养:①母亲或家庭其他成员不能接受人工喂养,或不能得到营养、安全的母乳替代食品;②母亲或监护人不能正确准备或配制母乳替代食物,或当地很难得到洁净的水源,或缺少必要的燃料;③新生儿出生后尚未做好人工喂养的物质准备和心理准备;④婴儿在人工喂养中出现各种严重的疾病,如严重的牛奶过敏、腹泻等。

3) 纯母乳喂养最长不应超过6个月,长时间母乳喂养将大大增加感染机会。纯母乳喂养过程中,应积极创造人工喂养的条件,一旦条件具备,应及时转变为人工喂养。但是在替换食物时应杜绝混合喂养的过渡。混合喂养时,母乳以外的其他食物和水可使婴儿肠道发生过敏和炎性反应,导致肠道的通透性增强,使母乳中的HIV更易于侵入,从而抵消了母乳的免疫作用,母婴传播几率增大。

4) 在纯母乳喂养期间,HIV感染母亲应继续应用抗病毒药物,停止应用抗病毒药物前应先停止纯母乳喂养。如果在纯母乳喂养过程中母亲出现乳头皲裂、乳腺炎和乳腺脓肿,应避免母乳喂养。

(富建华 姜红)

参考文献

1. 邵肖梅,叶鸿瑁,丘小汕.实用新生儿学.第4版.北京:人民卫生出版社,2011.

2. 桂永浩,薛辛东.儿科学.第3版.北京:人民卫生出版社,2015.

3. 中华医学会感染病学分会艾滋病学组.艾滋病诊疗指南第3版(2015版).中华临床感染病杂志,2015,8(5):385-401.

4. 赵燕,张福杰.儿童艾滋病诊断与治疗现状及挑战.中华检验医学杂志,2011,34(5):469-472.

5. 中华医学会妇产科学分会感染性疾病协作组.妊娠合并梅毒的诊断和处理专家共识.中华妇产科杂志,2012,2(47):158-160.

第六节 甲状腺功能亢进

(一) 流程化管理清单

1. 甲状腺功能亢进诊疗流程

病史重点采集信息		
母亲现病史	妊娠甲亢病因	□ Graves病(85%)
		□ 妊娠甲亢综合征(SGH)
		□ 甲状腺高功能腺瘤
		□ 结节甲状腺肿
	孕产史	□ 流产
		□ 甲亢控制不佳-引产

病史重点采集信息

母亲现病史	化验指标	TRAb 升高	胎儿甲亢
			新生儿甲亢
			胎儿甲减
			新生儿甲减
		TRAb 正常	
	孕期用药	ATD 适当	
		ATD 过量	
新生儿病史	分娩前	有无宫内窘迫	
		胎儿超声	有无胎儿甲状腺肿
			有无胎儿骨龄加速
			有无宫内生长迟缓
		胎儿心率	心率 >170
			心率正常
	分娩后	Apgar 评分	

体格检查重点采集信息

生命体征 *	体温	
	脉搏	
	呼吸	
	血压	
	经皮血氧饱和度	
常规体检	外观	有无畸形
	皮肤	红润
		苍白
		青紫
		有无花纹
		有无瘀点瘀斑
		肺部听诊有无啰音
	呼吸系统	有无呼吸窘迫
		有无呼吸暂停
		肺部听诊有无啰音
	消化系统	有无腹胀
		有无肝脾大
	循环系统	心率
		有无杂音
		有无心力衰竭表现

体格检查重点采集信息

常规体检	神经系统	意识
		肌张力
		原始反射
	甲状腺	有无甲状腺肿大

辅助检查重点项目

实验室检查	血常规
	肝肾功、心肌酶
	足跟血 TSH 筛查
	血 TSH 筛查
	血 FT$_4$ 筛查
影像学检查 *	胸部 X 线
	心脏超声
	甲状腺超声

治疗方案

暂时性甲状腺功能低下,约 3 个月缓解	
新生儿甲亢	ATD
	碘剂
	其他支持对症处理

2. 甲状腺功能亢进护理流程

同本章第一节的"高危儿护理流程"。

(二)甲状腺功能亢进诊治要点

1. 了解母孕期病史要点

(1)了解母亲甲亢病因以及孕期的治疗情况和化验检查

1)妊娠甲亢病因中,Graves 病占 85%,包括妊娠前和新发 Graves 病;Graves 病妊娠妇女胎儿和新生儿甲亢的患病率约为 1%。Mitsuda 报告 230 例 Graves 病妊娠妇女,其中新生儿甲亢(包括亚临床甲亢)发生率 5.6%,新生儿一过性甲减占 10.7%。

2)另外妊娠期间甲状腺功能状态与妊娠结局直接相关。甲状腺毒症控制不良可导致流产、妊娠期高血压疾病、早产、低体重儿、胎儿生长受限、死产(胎儿在分娩时死亡)等。

3)TRAb 滴度是 Graves 病活动的主要标志。TRAb 滴度升高提示可能发生下列情况:①胎儿甲亢;②新生儿甲亢;③胎儿甲减;④新生儿甲减;⑤中枢性甲减。且在妊娠 22~26 周时高滴度 TRAb 是胎儿或新生儿甲亢的危险因素。

4）抗甲状腺药物（ATD）可以通过胎盘屏障。孕期 ATD 的过度治疗，可导致胎儿甲状腺肿及甲减的可能。

（2）了解孕期胎儿心率：胎儿心动过速是怀疑胎儿甲亢的最早体征。心率 >170 次 / 分，持续 10 分钟以上（胎儿心率的正常值是：妊娠 21~30 周，心率 140 次 / 分；妊娠 31~40 周，心率 135 次 / 分，出自《妊娠和产后甲状腺疾病诊治指南》）。

（3）了解胎儿超声情况：胎儿甲状腺肿是怀疑胎儿甲亢另一个重要表现，发生在心动过速以前。超声检查是发现甲状腺肿的主要方法，不同胎龄的甲状腺体积国内外已有报告。2014 年，刘彦英等人的 237 胎正常胎儿甲状腺的超声测量结果可作为参考，具体如表 26-2。另外超声还可发现胎儿骨龄加速和胎儿生长受限。

表 26-2　不同胎龄正常胎儿甲状腺左右径、
前后径的超声测量值

胎龄（周）	检测胎儿数	甲状腺左右径	甲状腺前后径
23~24^{+6}	35	0.49 ± 0.05	0.36 ± 0.03
25~26^{+6}	33	0.52 ± 0.07	0.40 ± 0.07
27~28^{+6}	32	0.60 ± 0.05	0.45 ± 0.04
29~30^{+6}	28	0.69 ± 0.05	0.51 ± 0.06
31~32^{+6}	46	0.76 ± 0.05	0.56 ± 0.04
33~34^{+6}	33	0.84 ± 0.04	0.59 ± 0.05
35~36^{+6}	30	0.95 ± 0.03	0.64 ± 0.04

2. 新生儿检查要点

（1）临床表现

1）暂时性甲状腺功能低下：多见于未成熟儿，由于母亲抗甲状腺药物治疗或母亲促甲状腺激素（TSH）受体阻断性抗体通过胎盘到胎儿而引起，一般在生后 3 个月左右缓解。主要表现为黄疸延长、喂养不耐受、嗜睡、便秘、腹胀、低体温、四肢末端及生殖器水肿、皮肤冷凉发花、心率减慢等。

2）新生儿甲亢：Graves 病妊娠妇女胎儿和新生儿甲亢的患病率约为 1%。主要发生于存在高滴度 TRAb（TRAb>30% 或者 TSAb>300%）的 Graves 病妇女。通常于妊娠中期发病，先有胎儿甲亢，出生后为新生儿甲亢。症状多在 24 小时内出现。表现兴奋、易激惹、震颤。皮肤潮红、出汗。食欲亢进，可有呕吐腹泻，体重增长少、不增或下降。眼睛常睁大，眶周水肿、眼睑挛缩，可有突眼，一般较轻。多

有甲状腺肿，可以很小不易觉察，或很大甚至压迫气管引起呼吸困难。心跳和呼吸增快，高血压，肝脾可增大。重症可出现体温增高、室上性心动过速、节律不整、充血性心力衰竭和黄疸、肝脏衰竭、凝血障碍等。

3）暂时性甲亢的病程为自限性，3~12 周后自然缓解，亦有长达 6 个月者。甲状腺肿可在所有甲亢症状消失后尚持续一段时间。

4）某些患儿可有骨龄超前和颅缝早闭。部分患儿在治疗过程中可能发展为甲状腺功能减退症，警惕腹胀、反应差、肌张力下降等症状。

（2）辅助检查要点

1）足跟血 TSH 筛查：通常采用的筛查指标是足跟血至特制纸片检测 TSH 浓度作为初筛（滤纸干血斑标本）。中国原卫生部（现国家卫生健康委员会）《新生儿疾病筛查技术规范（2010 年版）》规定：足月新生儿出生 72 小时 ~7 天之内采取标本。早产儿可以延缓至出生后 7 天采取标本。TSH 浓度的阳性切点值根据实验室和试剂盒而定，一般 >10~20mU/L 为筛查阳性。

2）血 TSH 及 FT$_4$：筛查阳性者立即复查血清 TSH、FT$_4$。诊断标准由各地实验室根据本实验室的参考值确定。血清 TSH>9mU/L，FT$_4$<0.6ng/dl（7.7mmol/L）作为先天性甲减的诊断标准可以参考。尚需结合先天性甲减病因检查的结果。

3）有甲亢高危因素的新生儿，如存在功能甲状腺毒症的证据、孕母接受过抗甲状腺药物治疗或甲状腺刺激性免疫球蛋白滴度偏高、具有继发于 TSH 受体突变所致新生儿甲亢家族史等，在出生后应密切监测新生儿甲状腺功能。出现上述临床表现，TSH 降低即可诊断新生儿甲亢。

3. 治疗要点　新生儿甲亢的治疗包括抗甲状腺药物（ATD）、碘剂和其他支持对症处理。由甲状腺刺激免疫球蛋白所致的新生儿甲亢为暂时性，当母体抗体从新生儿体内清除之后即可恢复正常。

（富建华 姜红）

参考文献

1. 商铁刚. 美国甲状腺协会妊娠期和产后甲状腺疾病的诊断和治疗指南. 国际内分泌代谢杂志,2011,31（5）:353-356.
2. 邵肖梅,叶鸿瑁,丘小汕. 实用新生儿学. 第 4 版. 北京:人民卫生出版社,2011.
3. 刘彦,英钱隽,李谊,等. 胎儿甲状腺的超声检测及其临床意义. 中国超声医学杂志,2014,30（4）:350-352.

第七节 妊娠合并血小板减少

（一）流程化管理清单

1. 妊娠合并血小板减少诊疗流程

病史重点采集信息		
□ 母亲孕产史	□ 流产__次	
	□ 早产__次	
	□ 胎死宫内/死产__次	
	□ 既往分娩血小板减少新生儿__个	
□ 母亲现病史	□ 孕周	□ ≥37周
		□ <37周
	□ 胎膜早破	□ 颜色
		□ 气味
		□ 时间
	□ 血小板减少原因	□ 妊娠期血小板减少症（60%~70%）
		□ 呼吸
		□ 其他
	□ 治疗药物	□ 激素
		□ 丙球
		□ 孕期不宜服用药物
	□ 化验指标	□ 血小板计数
		□ 血小板抗体
	□ 有无出血倾向	□ 有或无
	□ 是否输注血小板	□ 有或无
□ 新生儿病史	□ 分娩前	□ 有无宫内窘迫
		□ 胎儿超声结果
	□ 分娩后	□ Apgar评分

体格检查重点采集信息	
□ 生命体征*	□ 体温
	□ 脉搏
	□ 呼吸
	□ 血压
	□ 心率
	□ 经皮血氧饱和度

体格检查重点采集信息		
□ 常规体检	□ 外观	□ 有无畸形
	□ 皮肤	□ 红润
		□ 苍白
		□ 青紫
		□ 有无花纹
		□ 有无瘀点瘀斑
	□ 呼吸系统	□ 有无呼吸窘迫
		□ 有无呼吸暂停
		□ 肺部听诊有无啰音
	□ 消化系统	□ 有无腹胀
		□ 有无肝脾大
	□ 循环系统	□ 有无杂音
		□ 有无心力衰竭表现
	□ 神经系统	□ 意识
		□ 肌张力
		□ 原始反射
		□ 有无抽搐

辅助检查重点项目	
□ 实验室检查	□ 血常规
	□ 肝肾功心肌酶
	□ PAIgG
□ 影像学检查*	□ 胸部X线
	□ 腹腔超声
	□ 头颅超声/头MRI

治疗方案			
□ 监测血小板	□ <150×10⁹/L	□ 动态监测	
	□ <30×10⁹/L	□ 无出血倾向	丙球、激素
		□ 有出血倾向	丙球、激素+血小板

2. 妊娠合并血小板减少护理流程

同本章第一节的"高危儿护理流程"。

（二）妊娠合并血小板减少诊疗要点

1. 详细了解母孕期病史要点

（1）既往有无流产史以及前次分娩的新生儿是否存在血小板减少：既往数据显示：如果前次分娩的新生儿发生ITP，对此次分娩的新生儿发生ITP有较高的预测价值。

（2）孕期导致血小板减少的原因及对胎儿、新生儿的影响

1）妊娠期血小板减少症：最多见，约占妊娠期血小板减少的60%~70%，围产期的发生率约为3.6%~8.3%，可因血液稀释和血小板破坏导致。血小板计数一般 $>70×10^9/L$，低于 $50×10^9/L$ 者罕见。

2）特发性血小板减少性紫癜（ITP）合并妊娠：育龄妇女中ITP的发病率约为1/（1万~2万）。妊娠合并ITP时，因为胎盘具有IgG分子的Fc段抗体，可主动将母体的免疫球蛋白通过胎盘转移至胎儿体内，故抗血小板抗体可通过胎盘进入胎儿循环，造成胎儿血小板减少，发生率约为20%~40%，其中1%~3%有颅内出血的危险。

3）其他：血栓性血小板减少性紫癜（TTP）合并妊娠，服用某些抑制血小板生成或免疫破坏的药物（肝素、阿司匹林、吲哚美辛等），以及多种病毒感染（EB病毒、B19病毒、风疹病毒、巨细胞病毒等），都可导致妊娠期血小板减少。以上情况除关注妊娠期出血外，还需关注原发病对胎儿及新生儿的影响。

（3）ITP治疗药物对胎儿及新生儿的影响：妊娠期ITP的药物治疗主要包括激素与丙球，长春新碱、雄激素和大多数免疫抑制药物不宜使用。激素口服为首选，但需注意使用剂量，当泼尼松剂量 $>15mg/d$ 时，会增加子痫前期、胎儿早产、生长受限以及先天性出生缺陷的风险。

（4）孕妇血小板抗体与新生儿血小板减少的相关性：有文献报道孕妇血小板抗体与新生儿血小板减少存在一定的相关性，可通过孕妇血小板抗体的数值间接估测新生儿血小板减少的发生。

2. 新生儿检查要点

（1）体格检查：注意皮肤黏膜有无出血倾向，新生儿ITP出生后一至数小时全身皮肤可迅速出现广泛性出血点、瘀斑、血肿，尤以骨骼突出部或受压部位明显。严重病例同时出现内脏出血，消化道出血可出现便血，其他出血有尿血、脐残端出血、针刺孔

渗血或较大的头颅血肿、颅内出血等，颅内出血患儿可出现抽搐、呼吸困难、发绀等。

（2）辅助检查要点：无论新生儿是否存在出血症状，均应脐血或新生儿外周血测定血小板计数。当患儿有神经系统的表现，用其他原因解释不了时，应进一步进行影像学检查，以明确有无颅内出血。血小板相关抗体PAIgG也对疾病的诊断和治疗有一定的辅助。

3. 治疗要点

（1）当新生儿出生时，血小板计数 $<150×10^9/L$ 应动态监测，通常最低值发生于生后2~5天，但也可在生后更长时间发生。

（2）无出血症状，但血小板计数 $<30×10^9/L$ 的新生儿，应使用大剂量丙球，使用剂量为每次1g/kg，根据使用后出血症状以及血小板计数的变化决定是否反复使用。必要时考虑使用糖皮质激素治疗，为泼尼松 $2mg/（kg·d）$，2周后根据血小板计数的变化逐渐减量。

（3）存在出血倾向，且血小板计数 $<30×10^9/L$ 的新生儿，使用大剂量丙球或糖皮质激素的同时，输入血小板，使血小板维持 $>50×10^9/L$。

（富建华）

参考文献

1. 徐雪，梁梅英，郭天元.2014年日本"妊娠合并特发性血小板减少性紫癜诊疗共识"解读.中华围产医学杂志,2015,4:246-251.
2. 邵肖梅，叶鸿瑁，丘小汕.实用新生儿学.第4版.北京：人民卫生出版社,2011.
3. Neunert C,Lim W,Crowther M,et al. The American Society of Hematology 2011 evidence-based practice guideline for immune thrombocytopenia. Blood,2011,117(16):4190-4207.

第八节 新生儿复苏

（一）流程化管理清单

1. 新生儿复苏的准备工作

新生儿复苏器械和用品	
☐ 保暖	☐ 预热开放式抢救台、预热毛巾或毯子 ☐ 准备塑料袋或塑料薄膜包裹、准备转运暖箱
☐ 清理气道	☐ 10F或12F吸管连接吸引器，设置压力80~100mmHg

新生儿复苏器械和用品	
□ 听诊	□ 听诊器
□ 给氧	□ 常压给氧:面罩、导管、充气式气囊或T组合复苏器 □ 空氧混合仪 □ 经皮血氧饱和度仪 □ 有条件者:备3导联心电图
□ 通气	□ 正压通气装置(包括足月儿和早产儿面罩),检查功能良好,有限压阀连接空氧混合仪,无条件者可将氧源连接在不带储氧袋的正压通气装置上
□ 气管插管	□ 喉镜(保证亮度),0号和1号镜片 □ 气管插管型号:2.5mm、3.0mm、3.5mm、4.0mm,备金属导丝
□ 药物	□ 1:10 000肾上腺素和生理盐水 □ 静脉留置针,给药和放置脐静脉导管的用品
□ 其他	□ 记录用品、纸笔、胶布等

2. 新生儿复苏的规范化流程(图26-1)

(二)新生儿复苏的相关问题

产科医师在分娩前与新生儿科医师进行良好的沟通,新生儿科医师充分了解产妇存在的异常病史及可能存在的高危因素,从而对接下来新生儿出生后可能存在的问题有一个全面的了解。

1. 可能需要新生儿复苏的相关危险因素如下:

(1)产前因素

1)产妇方面:糖尿病、妊娠期高血压疾病或先兆子痫、慢性高血压、产前有发热或者感染,产妇患有心、肝、肺、肾、甲状腺或神经系统疾病,妊娠中后期贫血、孕妇特殊用药、孕妇吸毒、未行产前检查、大龄产妇(年龄>35岁)等。

2)胎儿因素:羊水过多、羊水过少、胎膜早破、胎儿贫血或者同种免疫疾病、既往有死胎或新生儿死亡史、胎儿水肿、过期妊娠、多胎妊娠、胎儿大小与实际孕周不符、可疑胎儿畸形或异常、胎动减弱等。

(2)产时因素:急诊剖宫产、产钳或胎吸助产、臀先露或者其他异常先露、早产、急产、绒毛膜羊膜炎、胎膜早破(>18小时)、滞产(>24小时)、巨大儿、Ⅱ类或Ⅲ类胎儿心电图、产妇全麻、羊水胎粪污染、脐带脱垂、胎盘早剥、前置胎盘、过量产时出血等。

2. 新生儿复苏的人员和物品的准备

(1)分娩时需要复苏人员在场

1)对每一个出生的新生儿做好复苏的准备,故每次分娩都应当至少有一名掌握新生儿复苏技能的人员在场,专门负责处理新生儿。如果有可能需要进一步复杂的需要,还应当有另外掌握复苏技能的人员参加。如预期有复苏的需要,相关人员应提前到达分娩现场,做好复苏前准备。复苏人员应具备

产房 Apgar 评分记录表								
Apgar 评分								胎龄____周
体征	0分	1分	2分	1分钟	5分钟	10分钟	15分钟	20分钟
A(肤色)	青紫或苍白	四肢青紫	全身红润					
P(心率)	无	<100次/分	>100次/分					
G(反应)	无	反应及哭声弱	哭声响 反应灵敏					
A(肌张力)	松软	有些弯曲	动作灵活					
R(呼吸)	无	微弱,不规则	哭,良好					
总分				复苏				
备注:			分钟	1分钟	5分钟	10分钟	15分钟	20分钟
			给氧					
			正压通气					
			气管插管					
			胸外按压					
			肾上腺素					

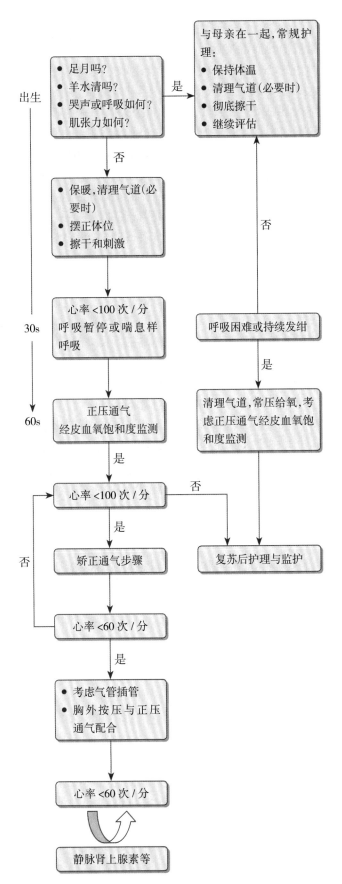

图 26-1 新生儿复苏的规范化流程

（参考《中国新生儿复苏指南（2016 年北京修订）》制定．来自：中华围产医学杂志，2016，19（07）：481-486.）

完成整个复苏操作的技能，包括气管插管、胸外按压和复苏用药等。

2）若新生儿出生后需要复苏，应立即开始且不能有任何耽搁。如有产前高危因素的存在，预计可能需要难度更大的复苏时，至少应该有两名人员在产房内参与新生儿的复苏，明确"复苏小组"的概念，即一个专门的领导者和 2~3 个明确分工的小组成员（多胎分娩的每个新生儿都应有专人负责）。

（2）复苏前应准备物品：新生儿复苏设备和药品要准备齐全，单独存放，功能良好。

3. Apgar 评分的优缺点

（1）目前沿用 Apgar 评分标准，包括五项体征：肤色、心率、反应、肌张力和呼吸，每一项都被授予分值 0、1 或 2，然后将 5 项分值加起来，总数就是 Apgar 评分。Apgar 评分是一个量化评价新生儿情况的客观方法，有助于反映新生儿的总体状况以及对复苏措施的反应。然后，新生儿娩出后，复苏必须在 1 分钟 Apgar 评分完成前开始，因此，Apgar 评分不能用于决定是否需要复苏以及需要哪些复苏的步骤和何时使用这些步骤。

（2）对每一个出生的新生儿进行 1 分钟和 5 分钟的 Apgar 评分，如 5 分钟评分 <7 分，应当每 5 分钟再进行一次评分，直到 20 分钟。尽管 Apgar 评分不是一个理想的判断预后的指标，但是生后连续时间点的评分变化能反映新生儿对复苏措施的反应，因此在评分时也应同时记录所采用的复苏措施。推荐产房采用表格记录 Apgar 评分及复苏措施。

（三）新生儿复苏流程

1. 如何确定新生儿是否需要复苏？

新生儿娩出后，需要立即进行以下 4 项指标的评估：①是否为足月？②羊水清吗？③哭声或呼吸如何？④肌张力如何？如 4 项均为"是"，应快速彻底擦干，和母亲皮肤接触，进行常规护理。如 4 项中有 1 项为"否"，则需要进行初步复苏。

（1）足月吗？

新生儿是否足月，通常可以在出生前就可以根据末次月经计算得出，但少数的产妇可能会记错末次月经，导致胎龄存在误差。90% 的新生儿可以很好地完成从宫内向宫外的过渡，不需要任何辅助措施，这其中绝大多数是足月儿。如果是晚期早产儿（34~37 周），大多数生命体征平稳，观察数分钟后，可将新生儿与母亲放在一起。早产儿（<34 周）常常由于肺部发育不成熟，不能有效地建立呼吸，且生后不

能维持体温稳定,出生后应置于开放式辐射抢救台上进行评估和初步复苏。

（2）羊水清吗?

部分羊水胎粪污染的情况可在分娩前得知,但大部分在生后才能知道羊水是否污染。如羊水有胎粪污染,也应首先进行新生儿是否有活力的评估,然后决定是否气管插管吸引胎粪。

（3）哭声或呼吸如何?

观察新生儿胸部可判断有无自主呼吸,新生儿生后哭声有力也说明自主呼吸良好。但要注意,新生儿可出现喘息样呼吸,喘息是在缺氧缺血的情况下出现的一系列单次或多次的深吸气,为无效呼吸,常预示着该新生儿有严重的神经和呼吸抑制。

（4）肌张力如何?

健康足月新生儿四肢屈曲并有活动,而患儿或早产儿常表现为肢体伸展、松弛,肌张力差。

2. 初步复苏　如何判断一名新生儿生后需要复苏,应在生后的几秒钟即开始初步复苏,包括:

（1）保暖:产房温度设置为 25~28℃;提前预热辐射保暖台,足月儿辐射保暖台温度设置为 32~34℃,或腹部体表温度 36.5℃;早产儿根据其中性温度设置;用预热毛巾包裹新生儿放在辐射保暖台上,注意头部擦干和保暖;复苏胎龄 <32 周的早产儿时,可将其头部以下躯体和四肢放在清洁的塑料袋内,或盖以塑料薄膜置于辐射保暖台上,摆好体位后继续初步复苏的其他步骤;同时也要避免高温,防止引发呼吸抑制。

（2）体位:置新生儿头于轻度仰伸到鼻吸气位,使得咽后壁、喉和气管成一条直线,此时气道无梗阻,颈部过度仰伸或屈曲都会使气道受阻。此位置也是复苏气囊面罩或气管插管正压通气的最佳位置。为了使新生儿保持正确的体位,可在肩下垫一块折叠的毛巾,可以更好地维持鼻吸气的体位。

（3）清理气道:必要时(这里强调的是"必要时",指分泌物量多或有气道梗阻时,而不是常规给予吸引)用吸球或吸管(12F 或 14F)先口咽后鼻腔清理分泌物。过度用力吸引可能导致喉痉挛,并刺激迷走神经,引起心动过缓和自主呼吸延迟出现。应限制吸管的深度和吸引时间(<10 秒),吸引器负压不超过 100mmHg(1mmHg=0.133kPa)。

（4）羊水胎粪污染时的处理:由于目前没有足够的证据支持羊水胎粪污染无活力婴儿常规进行气管插管和吸引可以带来更多的好处,2015 年美国新生儿复苏指南不再推荐羊水胎粪污染时常规气管内

吸引胎粪(无论有无活力),更重视的是气管插管可能带来的损害及延误复苏时间。

（5）根据我国国情和实践经验,最新版《中国新生儿复苏指南》做如下推荐:当羊水胎粪污染时,仍首先评估新生儿有无活力(有活力定义:呼吸规则或哭声响亮、肌张力好、心率 >100 次 / 分,任何一项不好,则认为无活力):新生儿有活力时,继续初步复苏,必要时可吸引清理口鼻腔分泌物或胎粪;新生儿无活力,应在 20 秒内完成气管插管及用胎粪吸引管吸引胎粪,从而减少严重的呼吸系统疾病——胎粪吸入综合征的发生;如果不具备气管插管条件,而新生儿无活力时,应快速清理口鼻腔后立即开始正压通气。

（6）擦干和刺激:用预热的毛巾快速彻底擦干头部、躯干和四肢。一方面可以减少新生儿的体表热量丢失,有利于维持体温正常;另一方面也可以诱发自主呼吸。对许多新生儿来说,这些刺激足以诱发自主呼吸,如果新生儿没有建立正常呼吸,可给予短暂的触觉刺激,包括:拍打或轻弹足底,轻轻摩擦新生儿的背部、躯干等。如果触觉刺激后新生儿仍然没有呼吸(呼吸暂停)或喘息样呼吸,或心率 <100 次 / 分,则需要立即进行正压通气。

3. 正压通气　新生儿复苏成功的关键在于建立充分的通气,一般采用复苏气囊面罩正压通气。

（1）指征:①呼吸暂停或喘息样呼吸;②心率 <100 次 / 分。对有以上指征者,要求在"黄金一分钟"内实施有效的正压通气。如果新生儿有呼吸,心率 >100 次 / 分,但有呼吸困难或持续发绀,应清理气道,监测经皮血氧饱和度,可常压给氧或给予持续气道正压通气,特别是早产儿。

（2）新生儿正压通气的复苏装置

1）自动充气式气囊:每次挤压后自动充气,将气体(空气、氧气或两者混合气体)吸进气囊内。

2）气流充气式气囊:也称之为"麻醉气囊",来自压缩气源的气体进入气囊,气体出口通过密闭的面罩或气管插管进入新生儿的肺时才能充盈。

3）T- 组合器:T- 组合复苏器是一种由气流控制、压力限制的机械装置,能提供恒定的吸气峰压(PIP)及呼气末正压(PEEP),通过操作者示指的交替打开和关闭 T 型管上方的开口来控制频率。对早产儿的复苏更能提高安全性和有效性,但只有在有压缩气源的时候方可使用。

● 指征:用于足月儿和早产儿的持续正压通气。

● 用法:接上压缩气源,气体由 T- 组合复苏

器的出口经管道,与面罩或气管导管相连即可使用。预先设定吸气峰压 20~25cmH₂O、呼气末正压 4~5cmH₂O、最大气道压(安全压)40cmH₂O。操作者用拇指或示指关闭或打开 T 形管的开口,控制呼吸频率及吸气时间,使气体直接进入新生儿气道。由于提供恒定的 PIP 和 PEEP,维持功能残气量,更适合早产儿复苏的需要。

(3) 复苏气囊面罩正压通气

1) 通常的通气压力在 20~25cmH₂O,少数病情严重的新生儿可用 2~3 次 30~40cmH₂O 压力通气。通气频率:40~60 次 / 分。

2) 分娩前,要准备好适合不同大小新生儿的各种尺寸的面罩;准备大小适宜的复苏气囊,国内使用的新生儿复苏囊为自动充气式气囊(250ml)。

3) 检查防止压力过高的安全装置:复苏气囊应有减压阀,一般设定的最高压力为 30~40cmH₂O,每次使用前要检查减压阀功能是否良好。当吸气峰压 >30~40cmH₂O,减压阀打开,可以限制进入新生儿气道的压力。

(4) 新生儿复苏的用氧

1) 一直存在争议,目前推荐足月儿开始用空气进行复苏,早产儿开始给 21%~40% 浓度的氧气,用空氧混合仪根据经皮血氧饱和度逐渐调整给氧浓度,使经皮血氧饱和度达到目标值。新生儿出生后导管前的经皮血氧饱和度(TcSO₂)逐渐上升,一般在生后 10 分钟内达到 85%~90%(表 26-3),故不用急于给新生儿吸入高浓度的氧气以快速提高经皮血氧饱和度,以免造成氧毒性,尤其是早产儿。无论足月儿或早产儿,正压通气均要在血氧饱和度仪的监测指导下进行。胸外按压时给氧浓度要提高到 100%。当新生儿无中心性发绀或经皮血氧饱和度在 85%~90% 以上时,应逐渐减少氧气供给直至新生儿在吸入空气的情况下仍能维持经皮血氧饱和度在正常范围之内。之后根据动脉血气分析和经皮血氧饱和度调整氧浓度在一个合适的水平。

表 26-3　生后导管前目标血氧饱和度正常值

生后时间(min)	经皮血氧饱和度范围
1	0.60~0.65
2	0.65~0.70
3	0.70~0.75
4	0.75~0.80
5	0.80~0.85
10	0.85~0.90

2) 在常压给氧的情况下,新生儿仍有持续发绀或经皮血氧饱和度 <85% 时,表明可能患有严重的肺部疾病,应进行正压通气;当在足够正压通气的情况下仍有发绀或经皮血氧饱和度 <85% 时,应考虑新生儿可能存在持续性肺动脉高压或发绀型先天性心脏病等情况。

3) 在复苏过程中,对于条件有限的医疗单位,还应注意:

A. 推荐县及县以上医疗单位创造条件在产房添置空氧混合仪、空气压缩器及经皮血氧饱和度仪(经皮血氧饱和度仪的传感器通常夹在右侧手腕处)。

B. 无法配备经皮血氧饱和度仪或空氧混合仪或两者皆无的医疗单位,可利用自动充气式气囊复苏,分别有四种氧浓度可用:自动充气式气囊不连接氧源,氧浓度 21%(空气);连接氧源,不加储氧器,可得到约 30%~40% 浓度的氧气;连接氧源,加储氧器可分别得到 100%(袋状)和 90%(管状)浓度的氧气。

(5) 如何评估正压通气的效果?

1) 开始正压通气时即刻连接经皮血氧饱和度仪,并观察胸廓起伏情况。有效的正压通气表现为胸廓起伏良好,心率迅速上升。心率增加是有效复苏最重要的指征。正压通气后,若心率不增加,应观察正压通气时胸廓起伏情况并听诊双侧呼吸音以评估正压通气的效果。如达不到有效通气,则需立即矫正通气,步骤包括:检查面罩和面部之间是否密闭,再次通畅气道(调整头位为鼻吸气位,使新生儿的口张开,快速清除吸引分泌物)及增加气道压力。经 30 秒有效正压通气后,如有自主呼吸且心率 ≥100 次 / 分,可逐步减少并停止正压通气,根据经皮血氧饱和度值决定是否常压给氧;如心率 <60 次 / 分,应立即气管插管、正压通气并开始胸外按压。

2) 听诊心率 >100 次 / 分且稳定时,逐渐减少正压通气的压力和频率,同时观察新生儿是否已经建立有效的自主呼吸,可给予新生儿适当的刺激诱发呼吸。当心率持续 >100 次 / 分且新生儿保持自主呼吸时,可以停止正压通气,并根据经皮血氧饱和度逐渐下调氧浓度。

4. 气管插管

(1) 气管插管指征

1) 羊水胎粪污染时,且新生儿的呼吸、肌张力或心率受到影响,判断为"无活力儿",在开始其他复苏措施之前,首先气管插管,气管内吸引胎粪。

2) 气囊面罩正压通气不能充分改善临床症状、

无良好的胸廓起伏时,或者需要转运新生儿而延迟面罩正压通气时。

3) 如需胸外按压,气管插管有利于正压通气与胸外按压更好的配合,使每次正压通气效果最佳。

4) 其他情况:需经气管内注入肺表面活性物质、怀疑有先天性膈疝或超早产儿、超低出生体重儿等。

(2) 气管插管前准备:进行气管插管必需的器械和用品应放置在一起,在每个产房、手术室、新生儿室和急救室应随时备用。常用的气管导管为上下直径一致的直管,不透射线和有刻度标示。如使用金属导丝,导丝前端不可超过管端。不同胎龄和出生体重的新生儿气管导管内径的选择,见表26-4。

表26-4　不同胎龄和出生体重的新生儿
气管导管内径的选择

导管内径(mm)	出生体重(g)	胎龄(周)
2.5	<1000	<28 周
3.0	1000~2000	28~34 周
3.5	2000~3000	34~38 周
3.5~4.0	>3000	>38 周

简易公式:气管导管内径 =2+ 体重(kg)/2

(3) 操作步骤

1) 右手稳住新生儿的头部,助手帮助控制头部于"鼻吸气"位。

2) 打开口腔,喉镜镜片沿着舌面右侧滑入,将舌推至口腔左侧,逐渐推进镜片至顶端达到会厌软骨谷处。

3) 轻轻提起镜片,舌即抬起,暴露咽喉区;上提时需将整个镜片平行朝镜柄方向移动。注意不可上撬镜片,这样既不能暴露声门,也会因为压力过大作用于患儿牙槽,造成损伤。

4) 看到会厌软骨,下方暴露打开的声门,此时可以看到声带,像倒"V"形。如不能看清上述结构,可以缓慢前进或后退镜片,向下压环状软骨有助于暴露声门。

5) 看准声门,当声门张开时,插入气管导管,直到导管上的"声带线"达到声门水平。如声门关闭,要等待开放,不可用管端使劲推声门,可能会引起声带痉挛。

6) 右手稳定导管,小心撤出喉镜,确定唇端距,胶布固定。不同胎龄和出生体重的新生儿气管导管插入深度,见表26-5。整个气管插管需要在30

表26-5　不同胎龄和出生体重的新生儿
气管导管插入深度的选择

出生体重(g)	插入深度(cm)
<750	6
1000	6~7
2000	7~8
3000	8~9
4000	9~10

简易公式:唇端距 =6+ 体重(kg)

秒内完成,因此,需要复苏者熟练掌握气管插管操作,气管插管操作时间过长将导致新生儿病情恶化,如心率减慢、血氧饱和度下降等,此时应停止插管,重新面罩正压通气,待患儿状况改善后,再尝试插管。

(4) 如何确认插管成功?

1) 心率和经皮血氧饱和度快速上升、新生儿反应好转。

2) 听诊双肺呼吸音一致(部位:腋下),且胃部无呼吸音或很小的呼吸音。

3) 正压通气时胃部无扩张。

4) 呼气时,可见导管内壁有雾气凝结。

5) 双侧胸廓起伏一致。

(5) 哪些情况表明气管导管可能未插入气管?

1) 正压通气后,心率和经皮血氧饱和度未能上升、新生儿反应无好转。

2) 未听到双肺呼吸音。

3) 正压通气时可见胃区扩张,可听到胃内有"呼噜"声。

4) 导管内无雾气。

5) 每次正压通气,胸廓无对称性运动。

此时,右手固定导管,左手重新插入喉镜直至看到声门,可以看到导管是否穿过声带,进入气管内;若没有看到导管进入气管内,应立即撤出导管,继续面罩正压通气,待心率和肤色好转后,再重新插管。

5. 胸外按压　新生儿在有效正压通气 30 秒后,心率仍 <60 次 / 分,可能血氧水平很低和明显的酸中毒,此时,心肌功能受到抑制,心脏不能有力收缩及泵血,此时,正压通气的同时需要进行胸外按压,用机械的方法将心脏的血泵出,直至心肌充分的氧合并恢复足够的自主功能。尽管复苏气囊正压通气也可以进行胸外按压,此时应气管插管正压通气配合胸外按压,使得通气更有效,同时,胸外按压时

给氧浓度增加至 100%。

（1）方法：胸外按压的位置为胸骨下 1/3（两乳头连线中点下方），避开剑突。按压深度约为胸廓前后径的 1/3，产生可触及脉搏的效果。按压和放开的时间应为按压时间稍短于放开时间，放开时拇指或其他手指不应离开胸壁。新生儿胸外按压常用两种方法：

1）双指法：右手示指和中指 2 个指尖放在胸骨上进行按压，左手支撑背部。

2）拇指法：双手拇指的指端按压胸骨，根据新生儿体型不同，双拇指重叠或并列，双手环抱胸廓支撑背部。

因为拇指法比双指法能更好地控制深度，能产生更高的血压和冠状动脉灌注压，操作者不易疲劳，加之采用气管插管正压通气后，拇指法可以在新生儿头侧进行，不影响脐静脉插管，因此推荐拇指法为胸外按压的首选方法。

（2）胸外按压同时配合气管插管正压通气：由于通气障碍是新生儿窒息的首要原因，因此胸外按压和正压通气的比例应为 3∶1，即 90 次 / 分按压和 30 次 / 分呼吸，达到每分钟约 120 个动作。每 2 秒为一个循环，要完成 3 次胸外按压加 1 次正压通气。45~60 秒，约 20~30 个循环后重新评估心率，如心率仍 <60 次 / 分，除继续胸外按压外，考虑使用肾上腺素。

6. 药物　新生儿复苏时，很少需要用药。新生儿心动过缓通常是由于通气不足或严重缺氧所致，纠正心动过缓最重要步骤是快速建立有效充分的正压通气。

（1）肾上腺素

1）指征：45~60 秒的正压通气和胸外按压后，心率仍持续 <60 次 / 分。

2）剂量：新生儿复苏应使用 1∶10 000 比例肾上腺素。静脉用量：0.1~0.3ml/kg；气管内用量：0.5~1ml/kg；必要时每 3~5 分钟重复给药 1 次。

3）给药途径：首选脐静脉给药。如脐静脉插管操作尚未完成或没有条件做脐静脉插管时，可气管内快速注入，若需重复给药，则应选择静脉途径。

（2）扩容

1）指征：有低血容量、怀疑失血或休克的新生儿在对其他复苏措施无反应时。

2）扩容剂：推荐生理盐水。

3）方法：首次剂量为 10ml/kg，经脐静脉或外周静脉 5~10 分钟缓慢推入。必要时可重复扩容 1 次。

（四）新生儿复苏后注意哪些问题

1. 复苏后监测

（1）需要复苏的新生儿在接受了长时间的正压通气、气管插管和（或）胸外按压后，新生儿处于严重的应激状态，可能存在多器官功能受累，需对脑、心、肺、肾及胃肠等器官功能进行监测，早期发现异常并适当干预，以减少死亡和伤残。

（2）复苏后的新生儿有的呼吸正常，有的仍需要呼吸支持，所有新生儿均需维持心率 >100 次 / 分和经皮血氧饱和度在正常范围。

（3）继续监测并维持内环境的稳定，包括血氧饱和度、心率、血压、血红蛋白、动脉血气、离子电解质、血糖等。一旦完成复苏，为避免血糖异常，应定期监测血糖，低血糖者静脉给予葡萄糖。

（4）如合并中、重度缺氧缺血性脑病者，有条件的医疗单位可视情况给予亚低温治疗措施。

2. 长时间复苏的新生儿有哪些常见的并发症？

（1）PPHN：出生时低氧或酸中毒使得新生儿的肺血管处于持续收缩的状态，这种情况称为"新生儿持续性肺动脉高压（PPHN）"，常见于 34 周以上的晚期早产儿及足月儿，偶尔会发生在胎龄 <32 周的早产儿或极低出生体重儿。一般通过氧疗或机械通气治疗新生儿 PPHN 以舒张肺血管，提高血氧水平，但严重的肺动脉高压会导致持续严重的低氧血症，需要进一步采取 NO 吸入或体外膜肺（ECMO）等治疗措施。新生儿复苏后应避免低氧血症所致的肺动脉收缩的发生。

（2）肺炎和其他肺部并发症：由于吸入综合征、围产期窒息、先天性感染等多方面原因，使得复苏后的新生儿患肺炎比例较高，复苏后的患儿如仍有呼吸窘迫或对氧有需求，应考虑是否合并肺炎或败血症等，适当给予抗生素治疗。

（3）代谢性酸中毒：复苏后患儿动脉血气分析往往提示有代谢性酸中毒，但是否需要使用碳酸氢钠纠酸目前存在争议。碳酸氢钠确实有助于纠正低氧或低心排出量所致的乳酸堆积形成的酸中毒，应用碳酸氢钠可能提高 pH，但会加重细胞内酸中毒，因此，如果确实需要使用碳酸氢钠纠酸的话，一定在保证肺部充分通气的前提下使用，这样碳酸氢钠遇到酸性物质后产生的 CO_2 能够排出去。

（4）低血压：窒息可导致心肌损伤和血管张力降低，从而发生低血压。复苏后的新生儿应持续监测心率和血压直至生命体征平稳,部分新生儿经初步扩容之后仍无法达到正常血压,可能需要使用正性肌力药物以增加心排出量和血管张力。

(5) 低血糖:新生儿窒息时,机体进行低氧代谢,比正常氧合消耗更多的葡萄糖,导致复苏后的患儿容易发生低血糖。由于葡萄糖是新生儿脑部代谢的主要能量供应,长时间低血糖可能导致复苏后神经功能障碍,甚至发生低血糖脑病。故复苏后的患儿需要立即检测血糖,并定期复查血糖值,适当给予静脉输注葡萄糖以维持血糖在正常范围之内,尤其是禁食期间的患儿。

(6) 液体量的控制:重度窒息的患儿,在复苏后的几天,需密切监测尿量、体重、电解质和肾功等。液体的摄入量需要根据新生儿的体重、尿量和生化检查结果适时调整。

(7) 喂养问题:由于新生儿的胃肠道对缺氧缺血十分敏感,窒息复苏的患儿容易发生喂养不耐受,胃肠道出血,甚至坏死性小肠结肠炎等。

(8) 体温管理:复苏后的患儿容易发生低体温,尤其是早产儿。但温度过高亦会对新生儿有害,要使用温控探头监测维持体温在正常范围。

(五) 早产儿复苏时需特别关注以下几点

1. 产房中的体温管理

(1) 在复苏过程中,一定要避免低体温的发生,尤其是针对极低或超低出生体重儿,低体温可能引起呼吸困难、喂养困难、低血糖、肺出血等发生。多项研究表明低体温可导致早产儿的死亡率增高,体温每降低 1℃,死亡率增加 28%,发生晚期败血症增加 11%,同时低体温还与 3~4 级颅内出血有关。

(2) 2016 年欧洲 RDS 防治指南指出:对于胎龄 <32 周或出生体重小于 1500g 的早产儿应在预热的辐射式抢救台上复苏,减少低体温的发生。早产儿生后无需擦干,直接用聚乙烯薄膜包裹身体(包括头部),减少热量的蒸发丢失。复苏完成后,转运至 NICU 接受进一步救治过程中也需要注意保温,可使用暖箱转运或用预热的被子包裹,尽可能减少转运途中体温的丢失。如需辅助通气,需要给气体加温加湿后使用,同时监测体温的变化,避免体温过高(>37.5℃)或过低(<36℃)。

2. 延迟脐带结扎时间　2015 年美国新生儿复苏指南指出:对于出生时不需要立即复苏的足月儿和早产儿,建议延迟脐带结扎 30 秒以上,可减少日后输血、增加血红蛋白和血细胞比容,降低颅内出

血的风险,减少坏死性小肠结肠炎的发生,且未增加母婴的风险,但不能降低死亡率和重度脑室内出血的发病率。对于出生时需要复苏的新生儿,延迟脐带结扎的益处尚存在争议,目前尚无足够证据推荐是否延迟脐带结扎,同时强调:延迟脐带结扎有可能会延误早期快速建立有效的通气。同时,对于胎龄 <28 周的超早产儿,常规脐带挤压的安全性及有效性尚未得到证实,因此,不推荐对胎龄 <28 周的超早产儿常规进行脐带挤压。

3. 早产儿的用氧

(1) 对 <35 周的早产儿进行初始复苏,建议使用低浓度氧(21%~30%),逐渐增加氧浓度到目标血氧饱和度,即导管前血氧饱和度接近健康足月儿血氧饱和度水平。不推荐早产儿初始复苏时给予高浓度氧(>60%),高浓度的氧产生氧自由基造成对肺和脑组织的损害。早产儿初始复苏时给予高浓度氧(>60%),与低浓度氧(21%~30%)相比,并不能提高患儿的生存率,且增加支气管肺发育不良、脑室内出血、早产儿视网膜病等发生风险。

(2) 还需注意,即使是健康的足月儿或早产儿,出生后的脉搏血氧饱和度也需大约 5~10 分钟达到 90% 以上,剖宫产比阴式分娩上升更慢,早产儿比足月儿上升更慢,数值更低,约 10 分钟达到 90%。因此,复苏时,在逐渐调整吸入气氧浓度达到目标血氧饱和度的同时,还要考虑到出生后血氧饱和度的动态变化规律。

(3) 我们需要谨记:氧气也是一种药物,过度使用会带来很多的副作用,氧毒性目前认为是唯一可控制的、防止早产儿视网膜病的危险因素。因此,一定强调在复苏时尽早使用经皮血氧饱和度仪,维持经皮血氧饱和度在 90%~95% 之间,不要快速增加氧浓度使得经皮血氧饱和度快速上升,还要避免血氧饱和度的大范围波动。

4. 正压通气

(1) 目前 CPAP 辅助通气模式已被广泛应用于新生儿临床。研究表明,早产儿生后早期使用 CPAP 或使用肺表面活性物质(PS)后迅速拔管改为 CPAP,与使用 PS 后持续使用一段时间机械通气相比,临床结局类似,同时,早期使用 CPAP 可以减少气管插管和使用 PS 的比例。

(2) 有自主呼吸的早产儿伴有呼吸困难表现,应尽早给予 CPAP 辅助通气而不是常规气管插管、机械通气辅助治疗。同时,2016 年欧洲 RDS 管理指南也指出,有自主呼吸的早产儿可使用面罩或鼻

塞 CPAP 通气，压力至少 6cmH₂O。因此，我们建议针对有自主呼吸的早产儿生后早期行 CPAP，一般建议早产儿使用约 6~7cmH₂O 的压力，可以减少气管插管率、减少机械通气时间、减少 PS 的使用、减少 BPD 发生率、降低死亡率等。

5. 尽可能减少或避免脑损伤发生

（1）早产儿由于生发层基质的存在，易造成室管膜下 - 脑室内出血。心肺复苏时要特别注意保温、避免使用高渗药物、注意操作轻柔、维持颅压稳定，减少颅内出血的发生。有研究表明：头部正中位可能是预防颅内出血的一项措施，建议从分娩室开始予患儿头部置于正中位并保持 7 天，建议所有 <30 周的早产儿可以使用正中头位的装置。

（2）90% 的颅内出血发生在生后 72 小时之内，尽量减少对这些患儿的刺激，包括：尽可能减少噪音的刺激，采用床罩蒙住暖箱或使用眼罩避光，采用襁褓体位，集中治疗和操作，尽可能减少刺激。机械通气的早产儿要避免发生低碳酸血症（PaCO₂<30mmHg），生后早期的低碳酸血症会增加严重颅内出血、脑室周围白质软化和脑瘫的发生率。

（六）护理要点

新生儿窒息是指新生儿出生 1 分钟后仅有心跳而无呼吸或未建立规律呼吸的缺氧状态。若新生儿窒息过程持续太久，可导致永久性脑损伤和死亡，同时也会影响其他脏器的功能，因此新生儿复苏技术需要在充足的人力和物力准备的前提下，争分夺秒地进行。以下就新生儿窒息的预防及新生儿复苏的后续护理的注意事项展开讨论。

1. 新生儿生命体征及内环境稳定的持续监测
监测内容包括心率、血压、呼吸、血氧饱和度及血糖等。复苏后尤其要定时关注血糖变化，预防低血糖。复苏后患儿要严密监测其生命体征变化，随时做好抢救准备。

2. 温度管理

（1）保温：根据具体情况使用预热包被、辐射抢救台等保暖措施，孕周 <28 周或体重 <1500g 的患儿指南推荐生后不擦干，颈部以下用塑料薄膜包裹，置于远红外辐射抢救台实施复苏或观察，有效减少热量散失，维持正常体温。

（2）避免高温：复苏后高体温与脑部体温调节中枢损伤有关，需要复苏的患儿及复苏后的患儿应以达到体温正常为目的，避免医源性体温过高。

（3）国际指南推荐可以使用全身或选择性脑部亚低温治疗，改善脑损伤和保护脑组织。但目前尚无常规应用降温。

3. 吸氧管理

（1）足月儿复苏接受正压通气者，研究证明，100% 氧气在短期内与空气比较没有优势。

1）足月儿生后复苏用正压通气时，开始用空气而不是 100% 氧气。

2）如果在有效通气的情况下氧饱和度增加不满意，再考虑用高浓度氧。

（2）若胎龄 <32 周的早产儿应用空气复苏不能达到要求的血氧饱和度时，应改用空氧混合仪。开始的氧浓度为 30%~40%，然后根据氧饱和度调节氧浓度。

（3）如果没有氧饱和度仪或空氧混合仪，可采用自动充气式气囊复苏，有三种氧浓度可用：

1）空气（21%）：自动充气式气囊不连接氧气。

2）40% 氧：自动充气式气囊连接氧气，但不连接储氧器。

3）90% 或 100% 氧：自动充气式气囊连接氧气，也连接储氧器（管状储氧器 90% 氧；密闭储氧器 100% 氧）。

4. 复苏后器官功能监测

（1）复苏后立即行血气分析，根据结果评估窒息的程度。

（2）窒息可能导致其他器官功能损害，应及时监测脑、肺、心、胃肠、肾等器官的功能，尽早发现异常并给予干预，以改善窒息预后。

（富建华　姜红）

参考文献

1. Black RE，Cousens S，Johnson HL，et al. Child Health Epidemiology Reference Group of WHO and UNICEF. Global，regional，and national causes of child mortality in 2008：a systematic analysis. Lancet，2010，375（9730）：1969-1987.

2. Wyckoff MH，Aziz K，Escobedo MB，et al. Part 13：Neonatal Resuscitation：2015 American Heart Association Guidelines Update for Cardiopulmonary Resuscitation and Emergency Cardiovascular Care. Circulation，2015，132（18 Suppl 2）：S543-S560.

3. Sweet DG，Carnielli V，Greisen G，et al. European Consensus Guidelines on the Management of Respiratory Distress Syndrome-2016 Update. Neonatology，2017，111（2）：107-125.

4. 中国新生儿复苏项目专家组 . 中国新生儿复苏指南（2016 年北京修订）. 中华围产医学杂志，2016，19（7）：481-486.

5. 石永言，富建华 .《2015 年美国儿科学会新生儿复苏指南》解读 . 中国实用儿科杂志，2016，31（6）：401-404.

6. 邵肖梅,叶鸿瑁,丘小汕.实用新生儿学.第4版.北京:人民卫生出版社,2011:395-398.

7. Brocato B,Holliday N,Whitehurst RM Jr,et al. Delayed cord clamping in preterm neonates:a review of benefits and risks. Obstet Gynecol Surv,2016,71(1):39-42.

8. Laptook AR,Salhab W,Bhaskar B. Neonatal Research Network. Admission temperature of low birth weight infants:predictors and associated morbidities. Pediatrics,2007,119(3):e643-e649.

9. Polin RA,Carlo WA. Committee on Fetus and Newborn;American Academy of Pediatrics. Surfactant replacement therapy for preterm and term neonates with respiratory distress. Pediatrics,2014,133(1):156-163.

10. Committee on Fetus and Newborn;American Academy of Pediatrics. Respiratory support in preterm infants at birth. Pediatrics,2014,133(1):171-174.

11. Isayama T,Chai-Adisaksopha C,McDonald SD. Noninvasive ventilation with vs without early surfactant to prevent chronic lung disease in preterm infants:a systematic review and meta-analysis. JAMA,2015,169(8):731-739.

12. Erickson SJ,Grauaug A,Gurrin L,et al. Hypocarbia in the ventilated preterm infant and its effect on intraventricular haemorrhage and bronchopulmonary dysplasia. J Paediatr Child Health,2002,38(6):560-562.

13. Al-Abdi SY,Al-Aamri MA. A systematic review and meta-analysis of the timing of early intraventricular hemorrhage in preterm neonates:clinical and research implications. J Clin Neonatol,2014,3(2):76-88.

58检